# 瓦尔尼助产学

# Varney's Midwifery

## 第6版

主　编　Tekoa L. King　Mary C. Brucker
　　　　Kathryn Osborne　Cecilia M. Jevitt
主　审　段得琬
主　译　陆　虹　庞汝彦
副主译　朱　秀　徐鑫芬

人民卫生出版社
·北京·

ORIGINAL ENGLISH LANGUAGE EDITION PUBLISHED BY

Johns & Bartlett Learning, LLC
5 Wall Street
Burlington, MA 01803 USA

Varney's Midwifery, 6th ed, Tekoa L. King, Mary C. Brucker, Kathryn Osborne, Cecilia M. Jevitt,
© 2019 JONES & BARTLETT LEARNING, LLC. ALL RIGHTS RESERVED

瓦尔尼助产学
陆虹、庞汝彦，译

**图书在版编目（CIP）数据**

瓦尔尼助产学 /（美）特科阿·L.金
（Tekoa·L. King）主编；陆虹，庞汝彦主译 . —北京：
人民卫生出版社，2020.10
　ISBN 978–7–117–29734–9

　Ⅰ.①瓦…　Ⅱ.①特…②陆…③庞…　Ⅲ.①助产学
Ⅳ.①R717

中国版本图书馆 CIP 数据核字（2020）第 146577 号

| 人卫智网 | www.ipmph.com | 医学教育、学术、考试、健康， |
| --- | --- | --- |
| | | 购书智慧智能综合服务平台 |
| 人卫官网 | www.pmph.com | 人卫官方资讯发布平台 |

图字：01-2019-2565

## 瓦尔尼助产学
### Waerni Zhuchanxue

主　　译：陆　虹　庞汝彦
出版发行：人民卫生出版社（中继线 010-59780011）
地　　址：北京市朝阳区潘家园南里 19 号
邮　　编：100021
E - mail：pmph @ pmph.com
购书热线：010-59787592　010-59787584　010-65264830
印　　刷：廊坊一二○六印刷厂
经　　销：新华书店
开　　本：889 × 1194　1/16　　印张：70
字　　数：2168 千字
版　　次：2020 年 10 月第 1 版
印　　次：2020 年 10 月第 1 次印刷
标准书号：ISBN 978-7-117-29734-9
定　　价：398.00 元

打击盗版举报电话：**010-59787491**　**E-mail：WQ @ pmph.com**
质量问题联系电话：**010-59787234**　**E-mail：zhiliang @ pmph.com**

# 译 者 名 录

主　审　段得琬

主　译　陆　虹　庞汝彦

副主译　朱　秀　徐鑫芬

译　者　（按姓氏笔画排序）

朱　秀　北京大学护理学院

刘　军　北京大学第一医院

刘　宏　首都医科大学附属北京妇产医院

杨海澜　山西医科大学第一医院

陆　虹　北京大学护理学院

罗碧如　四川大学华西第二医院

庞汝彦　中国妇幼保健协会

侯　睿　北京大学护理学院

姜　梅　首都医科大学附属北京妇产医院

徐鑫芬　浙江大学医学院附属妇产科医院

　　　　海宁市妇幼保健院

高玲玲　中山大学护理学院

高素红　北京海淀妇幼保健院

黄　群　上海交通大学医学院附属国际和平妇幼保健院

熊永芳　湖北省妇幼保健院

魏　瑷　北京大学第三医院

# 译 者 序

经过五年的努力，《瓦尔尼助产学》第6版中文版终于正式出版了。我不禁回忆起6年前决定翻译引进这部著作的过程。由联合国人口基金支持的助产专业建设的项目，在研究助产士核心胜任力和助产士大专及本科课程设置时，对我国的和国外的助产教科书也进行了比较研究，提出了需要基于国际助产士联盟的核心胜任力标准来编写我国助产学教材。但是我国助产专业教育刚刚起步，要完成一本比较全面的教科书是一个浩大的工程，因此决定借鉴比较成熟的经验，先翻译一本国际上广泛认可的助产学教科书。在认真比较国外的助产学教材的过程中，我们发现了《瓦尔尼助产学》这部经典的助产学教科书。1989年海伦·瓦尔尼·布尔斯特编写了本书的第1版，该书是当时在西半球出版的第一本写给现代助产士们的教科书。30年来已出版到第6版，成为了美国应用最广的助产士教材，并被翻译为全球多种语言出版，应用于全球多个国家的助产教育和培训中。它是一座连接医学理论与助产学基本理念和临床实践的桥梁；是跟进时代循证医学的发展，有理有据、内在厚重的权威之作；是将理论应用于实际操作，提供了许多实用技能的综合性工具。它的中文版也是凝集了我国助产领域一流专家和学者们无私奉献、集体智慧的结晶。

这部经典著作的中文版得以问世，我们首先要感谢这支由来自全国知名医学院校、医疗保健机构的专家学者组成的翻译团队，她们在繁重的临床工作之余翻译后又更新了这本教科书的第5版和第6版，并进行多轮反复审校。我们也要感谢担任翻译秘书的朱秀副教授，用她的韧性和友善，五年来不断与译者团队、主审、出版社及联合国人口基金等多方交流和沟通，才得以使这部巨著顺利完成。我们还特别要感谢主审段得琬博士的纯熟的专业知识、精湛的中英双语技巧和修养，以及诲人不倦的精神，得以保证这本教科书的高质量翻译。

在这里我们还要感谢国家卫生健康委员会妇幼健康服务司秦耕司长、宋莉副司长和裴洁处长多年来对助产专业建设和发展的支持，对开展助产学本科教育、课程体系的设置、助产士规范化培训建设给予明确的指引，这是翻译这本教科书最强的助力。我们还要感谢联合国人口基金十年来与中国妇幼保健协会合作，支持助产专业建设与发展，支持《瓦尔尼助产学》中文版的翻译和发行工作。人民卫生出版社对出版物的高标准要求和对内容的严格把关更增加了这本书厚重的质量。

中国妇幼保健协会的各位领导和同仁多年来致力推动助产专业的建设和发展，几年来一直对这本教科书的翻译、出版和宣传提供鼎力支持，使这项巨大的翻译工程得以圆满结束，在此我们也表示由衷的感谢。希望这部助产学力作的出版能助力我国助产学事业的进步，为学科发展做出贡献。

陆　虹　庞汝彦

# 献　辞

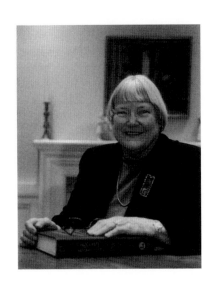

谨将此书献给

海伦·瓦尔尼·布尔斯特

护士-助产士 / 护理硕士 / 荣誉博士 / 护士-助产士学会理事

1989 年,海伦·瓦尔尼·布尔斯特编写出版了本书的第 1 版,那时的书名是 Nurse-Midwifery。该书是当时在西半球出版的第一本写给现代助产士们的教科书。这标志着助产专业有了自己的知识法典。因为在此书出版之前助产士们只能从英国助产学教科书、美国的医学教科书,还有各种教材和文章中去学习怎样为妇女健康保健提供助产服务。在第 1 版的前言里,海伦·瓦尔尼·布尔斯特写道:"这本书是应需而写。"

在一个个版本的演进过程中,助产学的基本通用原则在书中得到了应用与诠释,这使得本书成为当今美国不可或缺的教科书。现在以更贴切的《瓦尔尼助产学》冠名的该书被认为是助产学教育的基石。本书还被翻译成多种文字在全球范围内用于助产士的教育与培训。

《瓦尔尼助产学》仅仅是海伦·瓦尔尼·布尔斯特助产学事业追求的众多成就之一。今天许多助产士只是通过这本教科书得以知道海伦·瓦尔尼·布尔斯特的名字,其实正是因为她多年的助产实践和作为助产学领域各种活动的积极参与者(她曾任美国助产学会的主席),她才能有如此远见卓识成为助产学教科书的作者。

　　海伦·瓦尔尼·布尔斯特是我们所能见到的最慷慨的人。她是睿智、思维清晰、无私的助产士们的缩影。当说到以前几版《瓦尔尼助产学》的编写过程时,她总会提起许多其他助产士和工作人员的名字,其实书里的章节到处渗透了她的声音,累累硕果中充满了她的贡献,书中的每一页上都留下了她的指印。在本书出版至第4版后,海伦·瓦尔尼·布尔斯特自己决定将传承的火炬交给后人,此时她已将助产学的标准制定成形。这种感动人心的奉献是海伦·瓦尔尼·布尔斯特诸多荣誉之一,因此受到了大家的诚挚感激。她的传奇将代代延续,并存在于今后更新的《瓦尔尼助产学》后续版本中。通过学习《瓦尔尼助产学》所有的助产士都可以真实地说他们是"海伦·瓦尔尼·布尔斯特的学生"。

（段得琬　译）

# 前　言

如今,编写一本临床医学教科书的目的是什么呢? 既然当前的研究发现、国家规范、循证医学推荐的管理方法都能够在互联网上找到,且助产实践所需的信息每日都在更新,那么为什么还要去读书呢?

同所有的卫生保健医者一样,助产士也需要具有关于解剖学、生理学、生理事件自然过程的核心知识,以及了解出现不正常变异时的症状和体征。这些核心内容是永恒的,将这些信息集中于一本面对我们所有人的教科书则很有价值。把核心知识总结集中在一起是所有教科书的首要目的。

有时,新的研究发现和科学技术会进一步揭示旧有的知识,由此引申出新的理解和临床应用。因此,定期复习基础知识和经常回顾支持临床实践的循证依据是十分重要的。每出版一本补充了当前发展新内容的新版教科书也都同样是为了这第二个目的。每5年左右,本教科书的作者们会对目前助产实践中的科学发现做出系统的综述,并且对本专业的实践纲要做出修改。

一直以来,通过一系列新版书的出版,本教科书记录了助产实践中基本知识组成内容的发展成长过程。教科书不断修改进步的第三个目的就是为助产实践与时俱进的轨迹提供文字记载。

《瓦尔尼助产学》的第1版在30多年前写成。在这本书编写发行之前,助产专业的学生们只能通过产科教科书、英国助产学教科书、医学杂志发表的文章和护理专业刊物来获得核心知识。科学研究快速发展膨胀,信息资源大爆炸,可能是过去10年里最大的演进,而如今助产专业的学生们和实践中的助产士们仍然在使用前面提到的这些资源。临床实践者如今面对着大量眼花缭乱的研究成果、实践规范,以及由不同专业组织提出的反复变化的临床管理方法。由此引出这本书的第四个目的,即对目前的实践规范和标准治疗干预方法做出总结。

来自全国各地作者的声音充分体现了目前临床实践中的种种差别。循证医疗保健信息的便利使助产实践中取得共同决策成为现实。社会在发生变化,助产学在不断进步,因此这本教科书也应该与时共进。这版新书加入了新的一章,阐述了超越生物医学模式的个人健康影响因素。同遗传基因和感染源暴露的影响因素一样,健康保健在本质上还受到社会与文化因素的影响。用生物医学模式的框架来看待健康保健已经远远不够。这版新教科书加入的一章是"助产学:服务对象、社会因素和保健服务",以献给助产保健的受众,并献给那些在从助产实践价值观不受医学领域承认的年代到今天建立起全方位助产模式的历史长河中前行的助产士先驱们。

以上就是《瓦尔尼助产学》编写完成并多次修订的原因。同样重要的是,对于所有的读者来说,这本教科书还仅仅只是一个开始,是他们出发探索有关助产专业方方面面的起点。如今还有许多同期出版的助产学教科书可用,助产士们也可以使用这些教科书作为从事安全、优质的助产保健实践的参考。助产士必须是终身学习者,目前存在的互联网是一个很有价值的信息来源,它可以帮助助产士保证自己在本行业实践中获得不断更新的知识。我们鼓励这本教科书的所有读者,通过使用互联网跟进当前的研究循证成果以保证自己的工作能力和水平。在本书每一章节的结尾都列出了相应的网址,以帮助读者扩大知识范围和保持知识更新。

《瓦尔尼助产学》是目前美国用于助产士教育的基本教科书之一。今后30年的发展很难预测,本版新书和将来更新版的教科书都是为了给在寻求知识道路上的助产士们提供帮助,使他们在助产实践中不断取得进步。

Tekoa L.King,
Mary C.Brucker,
Kathryn Osborne,
Cecilia M.Jevitt

# 致　　谢

这本书的写作就像是一次旅行，在走过的路途中有一个起点、一个终点，并有很多的高峰和低谷，还有绕行的支路。使用 PubMed 进行搜索，可能是探索过程中的一个黑洞。很幸运的是，助产学同时还是一个共同的旅途，在写这本书的过程中我得到了多得出乎我意料的支持与协助。

感谢 Bill、Kya、Tim、Todd、Deepa、Simon 和 Odessa，你们是支撑我双脚的基石和我航船的心脏。感谢 Mary Brucker、Kathryn Osborne 和 Cele Jevitt 与我分享写作过程中的每一个脚步。特别要感谢我多年的写作伙伴 Mary，一路同行以来你是最好的合作伙伴。感谢参与这本教科书编写的所有作者，你们经常放弃自己的生活安排与大家同行在写作的道路上，为满足临时提出的要求而花费大量的个人时间。感谢 Francie Likis 和 Patty Murphy，你们是我多年的编辑伙伴，为我扫清前面的道路和让我分享我们共同的工作成果。与许多旅行一样，这本书的写作同样是一个花费了大量时间精力的过程。在我们的相互协作之下，这个旅行经过了一年的时间顺利完成。最后回来，我要用我所有的爱来感谢你，Bill。

Tekoa L.King

感谢所有为这本书的完成做出贡献的人——那些欢迎助产士进入他们生活的人们、那些用肩膀托起我们的助产士们、下一代和更下一代的学生们。就个人来说，我要感谢在写作这本书的过程中，忍受我身心全部缺席的家人与朋友，特别是 Nancy、Linda、Cathy、Ted 和 Julia 等。当然，还要感谢我们的写作团队，你们都是最棒的，特别是 Tekoa，是你使这本书的写作过程变成了爱的娩出过程。

Mary C.Brucker

深深地感谢广大妇女和他们的家庭将自己的健康保健信任地交到了助产士的手中，没有他们这本书就没有存在的必要；感谢这本书的作者们花费大量时间以及分享自己的知识经验，没有他们这本书就根本不可能写成；感谢在我加入这本书的编撰团队后 Tekoa 和 Mary 给予我的耐心指导；感谢我的家人，特别是我的先生 Pat，在我助产士的成长历程中给予了不断的鼓励和支持。

Kathryn Osborne

　　助产士的工作从来不属于他们个人，而是所有助产士认知的延伸。我特别要感谢 Elizabeth Sharp、Sr.Jeanne Meurer、Terri Gesse、Anne Scupholme、Dorothea Lang、Kitty Ernst、Joyce Thompson 和 Helen Varney，是他 / 她们培育我成长。我的孩子们，Maura、Lorna 和 Connor，感谢他们给予我各不相同的妊娠、分娩及为人之母的体验与认知。最后，我要深深地感谢我的先生 Bill Rowe，是他伴随我走过了这本书的研究准备与写作过程。

Cecilia M.Jevitt

# 编 者 名 录

**Cindy M. Anderson, PhD, WHNP-BC**
The Ohio State University
Columbus, Ohio

**Deborah Anderson, CNM, MSN**
University of California, San Francisco
San Francisco, California

**Melissa D. Avery, PhD, CNM**
University of Minnesota
Minneapolis, Minnesota

**Alice J. Bailes, CNM, MSN**
BirthCare & Women's Health
Alexandria, Virginia

**Mary K. Barger, PhD, MPH, CNM**
University of San Diego
San Diego, California
Beyster Institute for Nursing Research
La Jolla, California

**Cheryl Tatano Beck, DNSc, CNM**
University of Connecticut
Storrs, Connecticut

**Sharon M. Bond, CNM, PhD**
Medical University of South Carolina
Charleston, South Carolina

**Esther R. Ellsworth Bowers, CNM, WHNP,
   MSN, MS**
Flagstaff Birth & Women's Center
Flagstaff, Arizona

**Mary C. Brucker, CNM, PhD**
*Nursing for Women's Health*
Washington, DC
Georgetown University
Washington, DC

**Betty Jane Watts Carrington, EdD, CNM (ret.)**
Cambria Heights, New York

**Heather Clarke, CNM, LM, DNP**
Frontier Nursing University
Hyden, Kentucky

**Anne Z. Cockerham, PhD, CNM, WHNP-BC**
Frontier Nursing University
Hyden, Kentucky

**Carolyn Curtis, CNM, MSN**
CARAB Company
Washington, DC

**Kim Q. Dau, CNM, MS**
University of California, San Francisco
San Francisco, California

**Jennifer M. Demma, CNM, MSN**
Family Tree Clinic
St. Paul, Minnesota

**Debora M. Dole, PhD, CNM**
Georgetown University
Washington, DC

**Elizabeth Donnelly, CNM, WHNP-BC**
Kaiser Permanente
Walnut Creek, California
Planned Parenthood Northern California
Richmond, California

**Simon Adriane Ellis, CNM, MSN**
Kaiser Permanente
Seattle, Washington

**Debra A. Erickson-Owens, PhD, CNM**
University of Rhode Island
Kingston, Rhode Island

**Melicia Escobar, MSN, CNM, WHNP-BC**
Georgetown University
Washington, DC

**Mary Ann Faucher, CNM, PhD**
Baylor University
Dallas, Texas

**Nicolle L. Gonzales, CNM, MSN**
Changing Woman Initiative
Santa Fe, New Mexico

**Karen Trister Grace, MSN, CNM**
Georgetown University
Washington, DC

**Barbara W. Graves, CNM, MN, MPH**
Baystate Medical Center
Springfield, Massachusetts

**Wendy Grube, PhD, CRNP**
University of Pennsylvania
Philadelphia, Pennsylvania

**Barbara K. Hackley, PhD, CNM**
Midwifery Institute at Jefferson
Philadelphia, Pennsylvania

**Lily Hsia, MS, CNM, PCNP (ret.)**
SUNY Downstate Medical Center
New York, New York

**Linda A. Hunter, CNM, EdD**
Brown University
Providence, Rhode Island

**Marsha E. Jackson, MSN, CNM**
BirthCare & Women's Health, Ltd.
Alexandria, Virginia

**Cecilia M. Jevitt, CNM, PhD**
Yale University
New Haven, Connecticut

**Ira Kantrowitz-Gordon, CNM, PhD**
University of Washington
Seattle, Washington

**Deborah Brandt Karsnitz, DNP, CNM**
Frontier Nursing University
Hyden, Kentucky

**Holly Powell Kennedy, PhD, CNM**
Yale University
New Haven, Connecticut

**Julia Lange Kessler, CM, DNP**
Georgetown University
Washington, DC

**Joyce L. King, PhD, CNM, FNP**
Georgia State University
Atlanta, Georgia

**Tekoa L. King, CNM, MPH**
*Journal of Midwifery & Women's Health*
Silver Spring, Maryland
University of California, San Francisco
San Francisco, California

**Jan M. Kriebs, CNM, MSN**
Jefferson (Philadelphia University and
    Thomas Jefferson University)
Philadelphia, Pennsylvania
University of Maryland
Baltimore, Maryland

**Gwen A. Latendresse, PhD, CNM**
University of Utah
Salt Lake City, Utah

**Mayri Sagady Leslie, CNM, EdD, MSN,**
George Washington University
Washington, DC

**Frances E. Likis, DrPH, NP, CNM**
*Journal of Midwifery & Women's Health*
Silver Spring, Maryland
Vanderbilt University
Nashville, Tennessee

**Patricia O. Loftman, LM, MS, CNM (ret.)**
New York, New York

**Lisa Kane Low, PhD, CNM**
University of Michigan
Ann Arbor, Michigan

**Nancy K. Lowe, PhD, CNM**
University of Colorado
Aurora, Colorado

**Amy Marowitz, CNM, DNP**
Frontier Nursing University
Hyden, Kentucky

**William F. McCool, PhD, CNM**
University of Pennsylvania
Philadelphia, Pennsylvania

**Judith S. Mercer, PhD, CNM (ret.)**
University of Rhode Island
Kingston, Rhode Island
Brown University
Providence, Rhode Island

**Patricia Aikins Murphy, CNM, DrPH**
University of Utah
Salt Lake City, Utah

Jeremy L. Neal, CNM, PhD
Vanderbilt University
Nashville, Tennessee

Elizabeth Nutter, CNM, DNP
United States Army
Vancouver, Washington

Maria Openshaw, CNM, WHNP, MS
Partners in Health
Boston, Massachusetts

Felina M. Ortiz, CNM, DNP
University of New Mexico
Albuquerque, New Mexico

Kathryn Osborne, CNM, PhD
Rush University
Chicago, Illinois

Lisa L. Paine, CNM, DrPH
The Hutchinson Dyer Group
Cambridge, Massachusetts

Julia C. Phillippi, CNM, PhD
Vanderbilt University School of Nursing
Nashville, Tennessee

Barbara J. Reale, MSN, CNM
University of Pennsylvania
Philadelphia, Pennsylvania

Nancy Jo Reedy, CNM, MPH
Georgetown University
Washington, DC

Joyce E. Roberts, PhD, CNM (ret.)
University of Michigan
Ann Arbor, Michigan

Sharon L. Ryan, CNM, DNP
Alliance Family Health Center
Alliance, Ohio

Mavis N. Schorn, PhD, CNM
Vanderbilt University
Nashville, Tennessee

Jyesha Wren Serbin, CNM, WHNP, MS
University of California, San Francisco
San Francisco, California

Linda J. Smith, MPH, IBCLC, LCCE
Bright Future Lactation Resource Centre
Dayton, Ohio
International Lactation Consultant Association
La Leche League International
Columbus, Ohio

M. Susan Stemmler, CNM, FNP, PhD
California State University, Dominguez Hills
Carson, California

Joyce E. Thompson, DrPH, CNM (ret.)
University of Michigan
Ann Arbor, Michigan

Deanne R. Williams, MS, CNM
Intermountain Healthcare, Inc.
Salt Lake City, Utah

Karline Wilson-Mitchell, CNM, RM, DNP
Ryerson University
Toronto, Canada

# 目　录

# 助产学

HOLLY POWELL KENNEDY

21 世纪初期的今天,助产专业正在前所未有的机遇中发展。在展望助产专业的未来时,我们还是有必要来总结一下我们的过去和现在,以此来确定未来的目标和道路,否则我们就有可能会重复以往犯过的错误。

在全球妇女和家庭保健领域里,《瓦尔尼助产学》是美国助产专业与助产实践的知识纲要。这本更新至第 6 版的新书,不仅描述了当前助产专业的实际实践情况,还对助产专业所处的复杂环境与社会位置进行了解读。正像我在上一版《瓦尔尼助产学》的简介中所提到的,这些章节的作者们对我们取得的成就和面临的挑战作了非常出色的介绍,这将使读者对助产士和助产专业的韧性、弹性与顽强毅力心生敬畏。

"美国助产专业发展史"、"当代职业助产士"和"助产学:服务对象、社会因素和保健服务"这三章为大家提供了助产专业在美国发展的历史总结,从最早迁徙到北美大陆的欧洲移民开始直至现在。美国的助产士们奋斗了几个世纪才使他们的知识技能和对妇女卫生保健的贡献得到公正的认可。助产士们昂首面对挑战,一步一步地建立起详细精准的临床规范文件、政策和法规,用以指导助产实践和增加助产服务对妇女受众的可及性。本书增加了一个很重要的部分,讨论了在当今越来越复杂的世界状况下妇女保健面临的不断增加的挑战。这不是因为当今的妇女群体更加具有挑战性,而是因为助产士对本专业的复杂性有了更深入广泛的视野。

本部分将对从上版出版以来的几年里世界所发生的巨大进步做出介绍。值得注意的是,美国助产专业在如何定义助产士的问题上遇到了挑战,特别是在助产专业教育准备方面。各个美国助产专业组织将 2011 年国际助产士联盟的全球教育标准规则加以调整,并用于本国环境。顺着这条思路,他们建立了一个联合工作组,并写出了一个美国助产专业法规监管的共识文件,这是一个几年前难以想象的巨大成就[1]。能做到这件事的原因之一是,他们在以前的合作努力中建立了对正常生理分娩的循证定义,这是一件他们能够达到共识的事情!这个进步代表了行业内合作正在相互信任的基础上慢慢建立起来,这些内容在"当代职业助产士"一章中有很好的叙述。我们必须在本行业内合作工作,不然的话就不能完成我们改善母亲、妇女、家庭健康的使命。

本部分还叙述了行业间合作所面临的挑战。过去几十年来,助产专业正在获得我们的产科同行越来越多的尊重和信任。美国护士-助产士学会(ACNM)和美国妇产科医师学会(ACOG)发表了协同临床实践的有力宣言:

"美国妇产科医师学会和美国护士 - 助产士学会相信,在医疗体系中建立医疗保健机构之间和医疗保健提供者之间的有效沟通,可以促使卫生保健的效益达到最优化。妇产科医生和助产士都是经过教育、培训、认证的独立医疗保健提供者,他们是自己专业领域中的专家,根据病人的需要他们可以并肩共同工作[2]。"

在产科医生数量不足的情况下,尊重助产士的专业技能是保证妇女得到连续优质健康保健的关键。

这本教科书真正重要的添加部分是"助产学:服务对象、社会因素和保健服务"这一章。这一章将帮助助产士对不同人群健康水平的差距,以及助产士在扭转这些差距中的作用形成一个基本认识。这里不仅表述了决定健康状况的社会因素和理论视角,还有少数族裔助产士的故事,可以帮助读者了解这些问题在美国存在的总体情况。

明确的证据表明,助产保健——特别是在社区模式当中运行的助产保健——可以获得非常良好的社会效益。助产专业所面临的一个严重挑战是,在面对所有妇女的标准卫生保健中如何对助产保健加以定位。即便是出现并发症的妇女,同样应该根据她们的生活状况和社区条件,由助产士和其他医务人员联合管理为其提供受到尊重的照护。现在妇女们都很清楚自己所拥有的话语权,我们必须去倾听她们曾经受到过的伤害,并且鼓励她们行使自己的权利。第 6 版《瓦尔尼助产学》将帮助我们并肩工作行使这一使命。作为助产士,我们应该相信每一个找到我们寻求照护的妇女,保证所有妇女得到一流的健康照护是我们的职责。助产专业是强有力的,我们日复一日与妇女一道努力,增进她们的健康,并通过她们把健康带给全世界。

（段得琬　译）

## 参考文献

1. American College of Nurse-Midwives. Principles for model U.S. midwifery legislation and regulation. Available at: http://www.midwife.org/ACNM/files/ccLibraryFiles /Filename/000000005972/US-MERALegislativeStatement 2015.pdf. Accessed December 18, 2017.

2. American College of Nurse-Midwives. Joint statement of practice relations between obstetrician-gynecologists and certified nurse-midwives/certified midwives. Available at: https://www.acog.org/-/media/Statements -of-Policy/Public/sop1102.pdf?dmc=1&ts=201709 23T2058080347. Accessed June 3, 2017.

# 1

# 美国助产专业发展史

ANEN Z.COCKERHAM
感谢本章前版作者 Helen Varney Burst 的贡献

## 引言

了解历史很重要。如果不去探究自己所服务的妇女、新生儿/婴儿及其家庭的历史,即:他们每个人面临着什么样的挑战和机遇?他们身处的社会、经济、家庭、精神、物质和政治环境如何?助产士们就不能很好地为他们提供保健服务。同样,助产专业人员还必须了解本专业的发展史,助产专业实践所走过的各个阶段与过程,以及是哪些经历造就了今日的助产专业。

助产专业历史悠久。所有的助产士们,无论是在哪个机构工作、处于哪个历史阶段,其贡献都值得去发掘和歌颂,可惜的是在这短短的一章综述篇幅中作者不可能对所有内容全部呈现。在今日美国,一个人选择成为一名助产士的方式可以是成为一名认证护士-助产士(certified nurse-midwife)、认证助产士(certified midwife)或认证专业助产士(certified professional midwife)。在本书"当代职业助产士"一章,讲述了不同类别助产士的助产专业教育和临床实践范围。本章则主要介绍美国的护士-助产士,以及最近得到发展和演进的认证助产士。对美国各类助产士的发展历史感兴趣的读者,可以阅读更广泛的文献资料,以了解除了护士-助产士之外的其他助产士的成就和其曾面临过的挑战[1-6]。更详细的历史记载可以在以下资源中寻找,例如:Helen Varney 和 Joyce Thompson 的著作《美国助产专业历史:助产士说不要害怕》[7],以及 Judith Rooks 的著作《美国助产学与生育》[8]。

为了帮助读者探索有关助产行业形成的关键概念和主题,本章按照主题而不是按时间顺序来组织讲述。包括自助产行业成立以来并继续影响至今的,需要得到足够重视的八个行业主题:

1. **公众形象**:在护士-助产士专业诞生的过程中,助产士们依靠几千年的助产实践建立起强有力的专业声誉,同时还要努力克服临床医学行业(例如:临床医生)加盖在助产专业上的"助产士问题"标签所带来的负面的影响。从那时起,护士-助产士们一直致力于通过组织起来、建立彼此之间及与公众之间的相互沟通,以及发展和维持公众可见和可理解的行业标准来塑造积极的正面形象,并获得自主权。直到今天,仍有公众认为助产士在照顾低风险妇女方面不如医生称职,尽管持这种见解的人数要比以前少得多。

2. **合法权限**:自从美国出现护士-助产士专业以来,获得合法执业权一直是一个挑战。虽然通过本专业成员的不懈努力,护士-助产士专业人员最早只在部分地区取得了合法实践的授权,但这些地区的范围在一直进展扩大,直到囊括美国所有的州。合法执业自主权仍是当今认证护士-助产士和认证助产士们的一个持续努力的焦点。

3. **临床实践范围**:在助产行业成立之初,护士-助产士的临床实践范围主要集中于对孕产妇的保健照护,包括孕期保健。一些早期的护士-助产士还提供公共卫生保健以满足其所服务社区的需求。随着专业发展,助产实践中逐渐增加了计划生育、妇科保健、初级卫生保健和特定的"先进技能"部分。这些添加的内容变成了助产专业临床实践范围的一部分,使得临床工作的助产人员能够更好地满足所服务对象的需求。随着更多的医学知识和医疗保健技术应用于临床实践,助产专业实践范围将会继续发展扩大。

**4. 照顾医疗服务匮乏人群**:最早开始时,满足医疗服务极度匮乏人群的需要是护士-助产士专业产生与维持的原因。从那时起至今,助产士们一直在持续照护这部分人群。虽然这些人群的健康问题和其他风险因素存在的频率和严重程度增高,但是助产保健已显示出优异的成果。至今助产人员仍在继续为这些医疗服务匮乏人群提供强有力的照护。

**5. 分娩地点**:护士-助产士最初是在产妇家里接产。然而随着越来越多的妇女开始住院分娩,助产士随之将工作地点转变到这些医疗机构里继续为产妇提供服务。助产士们将有助产学特色的服务带进医院,如自然分娩和以家庭为中心的保健照护等临床实践。在20世纪70年代,随着消费者对医院外分娩的需求增加,助产士又相应提供家庭分娩和分娩中心服务来满足这种需求。

**6. 与其他医疗保健服务提供者的关系**:尽管助产士和医生在提供最佳医疗保健服务方面持有共识,但这两组人员在协商合作中因专业领域上的界限不同仍会面临一些挑战。尽管助产士和产科医生有过短期的冲突,但在许多医疗机构中他们能够达成一致,共同合作来提供联合临床服务。当今,这种跨专业合作已受到越来越多的重视。

**7. 学术研究**:从助产专业建立的开始至今,护士-助产士们一直致力于记录助产护理的结果,以此证明助产服务的质量、安全性和有效性。助产专业学者和临床实践者创造了丰富的研究和理论遗产,涵盖了与助产学和妇女卫生保健有关的广泛专题。助产专业组织和学术期刊通过宣传扩大由助产士引领的研究成果,在促进和支持学术研究方面发挥了重要作用。

**8. 助产学教育**:从两个"初始培训项目"中发展出来的一连串助产学专业教育计划将所有的护士-助产士和认证助产士相互联系在一起。虽然助产专业教育抓住了发展机遇,并在向助产专业人员和学生提供继续教育服务方面面临着挑战,但助产学教育者们始终努力保持其课程与助产实践的基本原则相一致,并进行了教育改革,如很早即采用远程教育和模拟教学。

## 护士-助产士的专业形象与组织演变

助产学实践和助产士这个术语有着古老的根源。在美国的许多地方,学徒式传承训练的助产士为当地社区提供了卓有成效的服务。但总的来说,在19世纪和20世纪初期,助产行业并没有合法地位且缺少国家的认可。这种地位的缺乏在很大程度上是随着社会倾向的变化和20世纪的前几十年社会对西医疗法日益增长的兴趣所造成的。其结果是,助产专业受到公众误解,缺乏专业驱动力和凝聚力。

因此,在20世纪20年代,当护理、公共卫生和医学领域中富有远见的领导者试图以护士-助产士的形式重振助产专业时,他们面临了一场艰苦的奋斗。他们通过将符合现代标准的公共卫生护士与长期存在的传统助产术相结合的途径创造出一个助产专业形象。这种将古代助产术重塑于现代护士-助产士专业的做法要求助产士们组织起来,保持彼此之间和与公众之间的交流,并建立和保持公开可见和受到大众理解的专业标准。

### 20世纪以前的助产专业

尽管美洲原住民文化中的分娩习俗并没有保留广泛地记载,但现有的资料一致显示,当产妇分娩时会得到其他几名妇女的支持,并且采用直立体位姿势分娩。19世纪之前,分娩过程由助产士所主导,是一个以妇女和家庭为中心的社会活动,助产士因其丰富的经验而享有社区成员的尊重。许多助产士是通过学徒形式得到训练的,她们知识的积累来源于社区成员的需求。有些助产士受过更正规的教育,包括来自欧洲的不同移民群体中曾接受过培训的助产士。

19世纪,随着男性医生逐渐将他们的实践扩展到产科领域,助产士的形象开始出现改变[9]。受欧洲日益发展的医学知识体系影响,医学培训和正规教育开始包括产科知识,而这些培训和教育只面对中产阶级和上层社会的男性开放。美国的医生们也开始意识到,在妇女分娩时医生的到场可能会建立起长期而有收益的医患关系。在1820年,一位哈佛的著名医生曾写道:

"女人很少会忘记一个温柔和安全地帮助她分娩的医生……助产职业实践范围成为医生希望涉及的领域,他们相信这会比其他工作更加稳定和安全"[10](pp79-80)。

在20世纪初,住院分娩、使用产钳、产科麻醉术和征服产褥热的技术被广泛采用。而助产士们不能接触这些技术操作,所以她们的知识逐渐被公众认为是过时的[9]。在当时,妇女被认为不具备学习高级知识的心智能力,被排除在高等教育机构的录取之外。历史学家 Judy Litoff 写道:"1800 年时美国有四所医学院,但在产科技术发展的关键时期,妇女们却被社会体系排斥于医学教育之外。如果她们能够接受医学培训的话,这些技术会使她们成为更有能力的助产士。"[2](pp9)历史学家 Laurel Thatcher Ulrich 进一步指出,助产专业下跌的原因是因为"助产士是由经验造就的,而医生是靠学习造就的。助产士的基础经验为所有妇女所分享,其权威性是个人的也是公众的"[11](pp134)。

此外,助产士们通常彼此隔离,缺乏全国性或地方性的组织、专业期刊、或其他专业沟通方式。欧洲移民社区拥有技能丰富的助产士,但是这些移民助产士通常不会说英语或缺乏进入现有医疗保健系统的途径[12]。在南方农村服务的非洲裔美国助产士通常无法获得正规教育。其他为社区服务的助产士们也面临着类似的挑战,包括阿巴拉契亚地区的白人"祖母"助产士[2]、密苏里州南部奥扎克的助产士[13]、加利福尼亚州和西南部的西班牙后裔"伙伴"助产士[14,15],以及夏威夷的来自日本和太平洋西北部的桑巴助产士[16]。总之,19 世纪末至 20 世纪初,助产士在美国的影响力和活动范围越来越有限。缺乏接受正规教育和科学发展的机会、没有认证制度或专业组织、缺乏行业内部的沟通,以及公众观念的改变,这些因素都限制了这个时代美国许多地区的助产士加入卫生保健系统的可能性。

## 20 世纪初期"助产士问题"

当传统助产士的影响范围继续缩小的时候,一股由有强大权利的医生、护士、社会改革者和公共卫生官员组成的势力断言美国存在有"助产士问题"[17]。这个理论的支持者提出:没有受过教育、无职业规范的助产士是美国的孕产妇和婴儿患病率与死亡率远远高于多数欧洲国家的主要原因[2,18]。例如:护士卡 Carolyn Van Blarcom 在 1914 年的《美国公共卫生杂志》中写道:"新生儿眼炎导致许多婴儿失明……这在很大程度上是由于助产士在这方面的无知和疏忽所导致的。"[19](pp197)在 1923 年《美国医学协会杂志》题为"美国的助产士问题"一文中 Anna Rude 医生写道:"我们的法律对助产士没有足够的约束,既无统一管理,又无标准要求。"[19](pp19)一些医生要求在法律上遏制助产士,按照违法给予起诉。另一些人,包括高层公共卫生官员,则提出不要取消助产专业实践,而是对助产专业和助产教育加以规范化管理[2]。在"助产士问题"的处理运作中,医疗、护理、公共卫生专业形成综合权威转向对助产专业与生育领域的控制。

事实上,那些认为助产士是导致不良产科结局的唯一原因或最重要原因的观点是不正确的。从 1915 年到 20 世纪 30 年代中期,随着医生对产科干预措施、外科手术和药物使用的增加,才出现了孕产妇和婴儿死亡率显著上升。1933 年,纽约医学院的一个委员会报告说,外科医生手术管理下的孕产妇死亡率为 9.9/1 000 活产儿,而产科医生管理的孕产妇死亡率为 5.4/1 000 活产儿[2]。相比之下,接受公共卫生指导的助产士家庭分娩的孕产妇死亡率最低,为 1.4/1 000 活产儿[2]。在美国,产科结局不佳的真正原因实际上相当复杂,包括:缺乏能够发现产前保健中可治疗问题的医务人员,包括医生在内的所有孕产妇保健提供者的教育水平低下,医生采用未经验证且常常十分危险的产科干预技术,以及随着越来越多的妇女住院分娩造成的因病人间传播而导致的产褥感染的高发生率[20]。

20 世纪 20 年代期间,一些护理、医学和公共卫生的领导人提出了"助产士问题"的解决办法:将公共卫生护士培训成为助产士。这个新职业需要精心塑造公众形象以及受过良好教育的专业人士的参与;美国第一批护士-助产士从 20 世纪 20 年代开始产生成长,实现并超出了这一目标。1925 年,Mary Breckinridge 在肯塔基州开办了第一家护士-助产士临床服务机构,称为"前沿护理服务(Frontier Nursing Service,FNS)"(图 1-1)。在 FNS 里,在英国受过培训的护士-助产士向与世隔绝的山区社区的妇女和家庭介绍了专业的孕产妇和公共卫生保健,由医疗咨询小组制定了严格的医疗指南,并保持了高质量的病历文件以记录其照护的结果。在东海岸,由纽约市的一组护士-助产士组成的孕产妇中心协会(Maternity Center Association,MCA)为那些发病率和死亡率都很高的社区贫困妇女提供专业的孕产妇保健与指导,明确地保持着与医生的特殊合作关系,并仔细记录下他们的临床照护的结果。

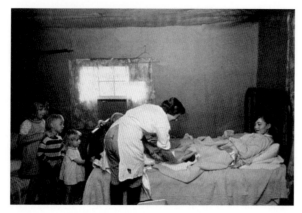

图 1-1 一名来自"前沿护理服务"的在护士 - 助产士在肯塔基州的 Circa 地区提供家庭访视(1950 年)(得到"前沿护理服务"许可使用)

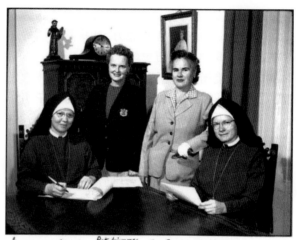

图 1-2 美国护士 - 助产士学会成立章程正本文件签字人。从左到右为:修女 Theophane Shoemaker CNM, MMS;Pat Simmons CNM;Ann Fox CNM;Sr. Judith Kroska CNM,MMS(美国护士 - 助产士学会批准复制)

### 1955 年:护士 - 助产士专业组织的建立

在 20 世纪 20 年代至 50 年代期间 FNS、MCA 和其他机构的工作基础上,护士 - 助产士们认识到一个专业成功的关键因素是要建立一个自己的专业组织。在此期间的几项尝试成为重要的奠基石,包括:以"前沿护理服务"为重点的美国护士 - 助产士协会(AANM)和国家公共卫生护理组织(NOPHN)内的护士 - 助产士部门。由于各种原因,如:医生的角色、护士 - 助产士的最佳实践医疗机构,以及专业构成和专业组织纳入标准方面存在的意见分歧,AANM 和 NOPHN 都不是理想的载体来代表统一护士 - 助产士专业的组织[21]。

最终的结果是,美国护士 - 助产士学会(ACNM)成立了。1954 年初,由新墨西哥州圣达菲的"天主教孕产妇保健所(Catholic Maternity Institute,CMI)"主任 M.Theoph.Shoemaker 修女担当了学会组织委员会的主席。在开始工作的最初几个月内,组织委员会的成员们确定了组织目标和组织结构,明确了护士 - 助产士的定义,制定了助产学校的教育标准,设计和分发调查问卷以征询未来协会成员的意见,编写并邮寄了最后为六份组织委员会组织公报中的两份文件公告,以及组织了即将举行的学会成立大会[22,23]。在 1955 年 5 月的一次会议上,组织委员会一致投票同意决定成立美国护士 - 助产士学会。1955 年 11 月 7 日美国护士 - 助产士学会在新墨西哥州成立。组委会成员选择在新墨西哥州成立学会是因为新墨西哥州是少数几个允许护士 - 助产士执业的州之一,所以学会成立过程相对简单[24](图 1-2)。

新的专业组织为护士 - 助产士们提供了相互交流的平台,通过该平台护士 - 助产士们可以相互沟通,并制定如何推动专业发展的战略。1955 年由 Rita Kroska 设计了美国护士 - 助产士学会的组织印章(图 1-3):被一条缎带所包围的大型盾牌,缎带上面刻着"美国护士 - 助产士学会·新墨西哥,1955 年 11 月 7 日。家庭生活的健康和福祉,特别是母亲和婴儿"[25]。在"护士"和"助产士"之间加上的连字符是一个关键的标点符号,这标志着"护士 - 助产士"是一个独一无二的特定专业。

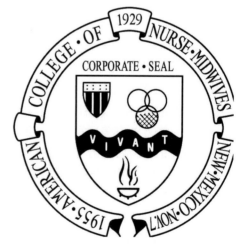

图 1-3 美国护士 - 助产士学会印章(美国护士 - 助产士学会许可使用)

在 ACNM 成立几天后,第一届大会在堪萨斯城举行,有代表 8 个州的 17 名护士 - 助产士出席了大会。接下来的 1955 年 12 月,ACNM 出版了第一期《美国护士 - 助产学会通报》,其中包括该组织的"主导精神"描述:

在第一次大会上所发生的一切,会让你们享受到会议特有的团结精神和热情。在这个会议上所进行的非正式、友好坦诚的讨论,为建立一个充满希望的新组织提供了相互鼓励。我们的座右铭是:活力!发挥学会的生命力

在第二期公报中,ACNM 主席 Hattie Hemschemeyer 强调了组织、沟通、发展和维护专业标准的重要性。在报告了 ACNM 的组织成员已经发展到 124 个之后,Hemschemeyer 女士写道:

学会成员的增多要求我们的每一个行动都必须考虑周全细致。学会必须认真选择它所将要进行的工作,然后要保证做好选定的工作。我们需要有奉献精神和信念……我们有一个开拓性的工作要做,如果我们能以一个团队的形式延续过去单独工作时的高质量与建设性,我们就可以提高助产专业的能力,提供更好的服务和教育项目,并更充分地利用资源,创造光明的前途[26](pp5-6)。

### 专业学术期刊:20 世纪 50 年代至今

从 1955 年的第一期《美国护士 - 助产学会通报》开始,这本助产专业学术杂志就对护士 - 助产专业发展起到了举足轻重的作用。早在 1957 年 1 月,一篇通报性文章就已经将参与重要文章出版的重要性告知读者[27]。文章指出,专业组织及其学术期刊在提高助产士服务水平以及忠实于自己的专业理念方面将发挥关键作用:

现在我们有一个论坛,在论坛上我们可以直接表达我们的想法。护士 - 助产士的贡献不能借助于其他学科,其独特性必须由助产士自己来定义。作为学会,我们可以坚定地表达我们的理念和想法,因为它们是我们自己的。这个专业团体成长和影响力的责任完全取决于我们每一个成员和领导团体的努力[27](pp1-2)。

随着时间流过全国助产学术杂志在名称上的改变,反映了专业组织和助产实践的更广泛的变化。1955—1968 年间,该杂志名为《美国护士 - 助产士学会通报》。1969 年时,ACNM 将杂志更名为《美国护士 - 助产士学会杂志》,而通报期刊直到 1972 年仍被称为《美国护士 - 助产士学会通报》。1973—1999 年间,该期刊被更名为《护士 - 助产士杂志》。2000 年,为了应对助产士临床实践范围的扩展,该杂志改

名为《助产学与妇女健康杂志》,并延续至今。

### 助产教育项目的认证

护士 - 助产士们在 1955 年创建 ACNM 时就已经认识到建立并保持高标准的护士 - 助产士教育的重要性。第一号学会章程的第二条款所设定的目标是"在联合教育组织的协助下,计划和发展符合助产专业行业质量需求的护士 - 助产士教育计划"[28,29](pp146)。1960 年时,助产士们对助产教育计划的认证问题进行了深入的讨论。鉴于近期助产教育计划的增长,Vera Keane 提出 ACNM 是"建立和支持助产教育认证的合理组织"。此外,Keane 还强调,理想的认证机构应该是"具有长远眼光和崇高理念"的认证者和"愿意充分分享他们所关注问题和诚信"的教育者之间的"合作机构"。根据 Keane 的说法,认证过程的好处包括教育计划认证者能够客观地审查教学课程设置大纲,并协助教育者培养出最好的护士 - 助产士[30](pp39-41)。

护士 - 助产士教育计划的认证早在 20 世纪 70 年代初就已确立。1982 年,美国教育部(USDOE)首次承认 ACNM 的认证部(DOA)为国家级教育认证机构,现名为助产专业教育认证委员会(ACME)。现在所有的助产学教育计划,包括提供硕士和博士学位的教育计划,都必须得到 ACME 的认证许可,以确保这些教育计划所设置的课程能够符合相应的助产学教育标准。

### 护士 - 助产士的认证

国家对护士 - 助产士的个人认证是在专业内建立公众承认标准的另一个关键步骤。通过认证程序,可以向消费者保证该助产士具有相应的执业能力。1971 年,ACNM 成员投票通过对一项细则做出修改,其中包括要求对经过护士 - 助产士资质教育的毕业生进行国家级资质认证。Joyce Cameron 在其对改变作出说明的文章中详细介绍了认证的历史背景,回答了有关认证目的的问题,并阐述了国家资质认证会如何影响护士 - 助产士执业执照,以及国家资质认证的过程[31]。此外,她的文章还讲述了在 1971 年之前就通过执业资格的护士 - 助产士的认证处理过程。

1994 年,应州际监管机构的要求,ACNM 进一步在设定没有护理教育背景的专业助产士的资格认证标准方面发挥领导作用。ACNM DOA 采用了与护士 - 助产士教育相同的标准,为非护士 - 助产士

制定了基本助产士教育标准，ACNM 认证委员会承诺对来自 ACNM 认证的助产士教育计划的毕业生进行测试和认证，并授予认证助产士执照（Certified Midwife，CM）[32]。这些助产士达到了与护士 - 助产士相同的学术和临床实践标准。第一个非护士（直接进入）的 ACNM DOA 认证助产士教育计划建立于 1996 年。

2001 年 5 月，美国教育部再次延长了 ACNM 认证部对护士 - 助产士教育的预认证和认证资格，并承认其认证范围可扩大到对非护士直接进入助产专业教育计划的资格预审和认证。2008 年，DOA 的名称更改为助产士教育认证委员会（ACME）。

### 小结

助产士们既受益于、也挣扎于与"助产士"名称相连的助产士形象。在数千年来为众多妇女提供分娩服务的经历之后，助产士的形象在 19 世纪末期开始受到损毁，20 世纪初见证了一场浩大的反对"助产士问题"的宣传运动。新型护士 - 助产士的多重角色专业形象与以前的负面形象抗争博弈，同时，助产专业人员通过组织起来、加强沟通和发展高可见度的专业标准来继续进行这场抗争。

## 护士 - 助产士合法执业权限的演变

在美国，实现护士 - 助产士的合法执业权限是扩大助产学实践的最重要的决定因素之一。最初，护士 - 助产士的实践得到允许的范围只局限在少数几个辖区。随着时间的推移，许多医疗保健专业人员的勤奋工作促进了助产士合法执业权限的扩展和对立法问题的参与。

### 逐步扩展合法执业权限：20 世纪 20~80 年代

在美国护士 - 助产专业开始后的头 40 年里，护士 - 助产士仅在少数几个地方拥有明确的法定执业权限，包括纽约市（孕产妇中心协会）、肯塔基州（前沿护理服务）、新墨西哥州（天主教孕产妇保健所）。虽然产科护理教育工作者、护理服务临床人员、医院产科主管，以及联邦和国际卫生组织的顾问们都需要护士 - 助产士的协助，但是在护士 - 助产士职业存在的最初几十年里，却只有少数地区允许护士 - 助产士合法地进行临床工作[33]。

20 世纪 60 年代，情况开始发生改变。护士 - 助产士的领导者们评估了护士 - 助产士的执业地点，

从并表示要开展助产专业教育来保证对助产士合法执业的承诺。美国护士 - 助产士学会在 1961 年和 1962 年进行了一项有关助产实践的多方面的调查，调查研究了正在从事助产临床实践的助产士。调查结果显示，当时的 213 名受访者中只有 66 人（约占 31%）能够直接提供助产临床服务[34]。20 世纪 60 年代的《美国护士 - 助产士学会通报》中有许多文章可以让读者了解到有关国家和基于州的法律范围内助产士执业的问题[35,36]。

在 20 世纪 70 年代和 80 年代，护士 - 助产士在获得官方合法执业权限的承诺以及扩大护士 - 助产士临床执业的行政区域方面都取得了重大进展。1974 年，ACNM 立法委员会参加了护士 - 助产士法律地位研讨会，并随后撰写了《护士 - 助产士法律权限的立场声明》。该声明惊叹"由于关于助产执业范围法律的严重模糊，阻碍了护士 - 助产士的最佳发展"，并建议"以单独的法律认可条文作为护士 - 助产士临床实践的基础。在可能的范围内，这项立法在美国全国及各个司法管辖区域内应该是统一的"[37](pp24)。

### 确保护士 - 助产士了解立法问题

1976 年《护士 - 助产士杂志》发表了一个专题报告，集中讨论了助产专业有关的立法问题。该报告包含有正面新闻和警示性说明。作者认为当时的护士 - 助产士专业"总体上处于一个相当开放的领域。几乎全部的州和地区立法既没有限制，也没有明确禁止护士 - 助产士的发展"。尽管"趋势是……大多数的州即将通过授权立法，但也很明显，这些州的许多护士 - 助产士并没有从事临床执业实践，而另一些州的助产士也只有一两个人在从事执业实践"[38](pp19)。

1984 年《护士 - 助产士杂志》再次专门讨论了各州、哥伦比亚特区、波多黎各和维尔京群岛的护士 - 助产士执业实践的立法状况。虽然自第一次助产士合法执业状况调查以来，在 10 年中发生了很多变化，但挑战仍然存在。Nancy Cuddihy 这样来描述取得的成就和所面临的挑战：

好消息是，认证护士 - 助产士在除了两个司法管辖区以外的美国所有地区都已建立了执业的合法基础。坏消息是，这种实践的合法基础是各种护理和医疗实践行为的拼凑，并没有允许护士 - 助产士作为一个专业来独立和自主地进行工作。法律上的杂乱表现在目前实际上有五种不同类型的司法机构被授权规范护士 - 助产士实践。这种缺乏统一立法

的现象一直并将继续阻碍护士 - 助产士专业转变为一个合法的、行政独立的和能够做出公共决策的机构性专业形式[39](pp55)。

到 20 世纪 90 年代初,随着相关的法律和规章制度的进一步改变,ACNM 的政治和经济事务委员会进行了一次立法升级。1992 年,《护士 - 助产士杂志》分两部分发表了这份报告[40-42]。该报告由 ACNM 地区组织构建,其中包括有关实践监管机构、法规和条例、处方权、继续教育要求、助产士服务保险报销付费和分娩中心监管等有关内容[41,42]。1992 年进行的立法升级还包括,"认证护士 - 助产士(CNM)实践中自主权显著改善"的正性消息,包括助产士在 36 个州获得了处方权(而 1984 年只有 18 个州)和 27 个州的强制性第三方报销付费政策(而 1984 年只有 14 个州)[40](pp159)。

关于护士 - 助产士处方权的相关规定接踵而至。如今,护士 - 助产士已经被授予在所有 50 个州和哥伦比亚特区开具处方的权利。Kathryn Osborne 在 2011 年和 2015 年出版的《助产学与妇女健康杂志》就有关处方权的问题进行了论述[43,44]。

### 小结

自 20 世纪 20 年代美国引入护士 - 助产士之后,全国只有少数几个地区具有护士 - 助产士执业的相关法规。经过几十年的立法行动,现在美国各地的护士-助产士都已具有合法执业权限和处方开具权。

## 助产学实践范围的演变

影响助产专业形象的另一个因素是,助产士对应助产服务对象的妇女和家庭不断变化的需求来对其实践范围进行及时调整。虽然今天的助产士可以为妇女提供各个生活阶段的终身护理,甚至包括:计划生育、妇科和初级卫生保健服务等非产科护理,但历史上的护士 - 助产士实践服务曾经是十分有限的。最早的护士 - 助产士临床实践主要是孕产妇保健与传统公共卫生护理服务的结合,而从那时候到现在,助产实践的范围一直在不断演变扩展[45]。

### 20 世纪初的孕产妇保健

在护士 - 助产士最初引入时,多数护士 - 助产士的临床实践只限制在对妇女孕期、分娩和产褥期的保健护理[35]。在 20 世纪的前 20 年中,孕产妇保健的缺乏造成了高孕产妇死亡率和高婴儿发病率与死亡率。在这一时期,孕产妇和儿童健康受到了社会日益增加的关注,联邦儿童局(1912 年)因此成立,研究人员开始收集数据来证明高质量的孕期保健与降低孕产妇和婴儿死亡率的联系[45]。

从孕期保健建立的早期开始,由护士 - 助产士主导的孕期保健组成部分一直保持不变。孕产妇中心协会的孕期保健被描写为:"健康生活的指导……护士 - 助产士帮助每个孕妇评估饮食营养……根据国家研究委员会的推荐来调整其饮食,并根据孕妇及其家人能够接受的食物种类来补充营养"[46](pp29)。

同样,20 世纪 40 年代圣达菲的天主教孕产妇保健所提供的"准妈妈课程",其授课内容包括:讨论"身体准备"(生理和心理变化);孕期卫生:饮食、休息、衣服着装、清洁、性关系、静脉曲张、腰痛、胃灼热感、乳房增大、危险信号、何时需要寻求医疗管理……丈夫和其他孩子需要做的准备……和需要准备的用品等[47](pp182~183)。

### 20 世纪初期的公共卫生服务

助产专业一直与公共卫生有着紧密的联系。在美国引入护士 - 助产士专业时,公共卫生护士是转变为护士 - 助产士的合理人选,因为公共卫生护士已经将妇幼保健作为其服务内容的一部分。此外,国家公共卫生护理组织(NOPHN)是最早承认护士 - 助产士专业的护理组织之一[45]。公共卫生护理实践是某些护士 - 助产士工作的延伸,因为他们经常在医疗资源短缺的地区进行实践。例如:孕产妇中心协会(MCA)的公共卫生护士走访了提供服务的地区,进行挨家挨户的寻访,评估计划在家分娩的孕妇的家庭环境,并鼓励孕妇寻求孕期保健。MCA 公共卫生护士还与孕妇可能会去寻求帮助的其他社区服务组织协调合作,如:牛奶站、收容所和教堂。

与她在 MCA 的同事一样,Mary Breckinridge 在创建了"前沿护理服务"(FNS)后不久就认识到,如果 FNS 不能为农村人口提供全面的公共卫生和初级卫生保健服务,那么 FNS 就不可能取得成功。FNS 特别关注的公共卫生领域是寄生虫控制、工作效果和地区清洁卫生。如某地区的儿童蛔虫感染猖獗,并且经常导致儿童健康状况不良,FNS 的护士们就逐步敦促山区居民建造干净的厕所和用氯化物处理污染的水井。同时 FNS 还非常重视疫苗接种和其他疾病预防服务[48](图 1-4)。

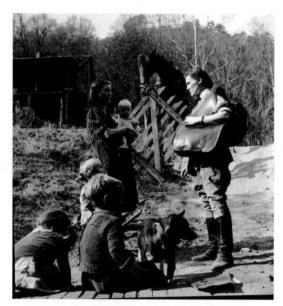

图 1-4　"前沿护理服务（FNS）"的护士 - 助产士在走访家庭时提供公共卫生保健服务（得到前沿护理大学允许）

## 满足非生育妇女的需求：20 世纪 50 年代至今

20 世纪 50 年代，社会因素和科学进步已经趋于一致，护士 - 助产士开始考虑扩大其临床实践的范围。1958 年，当 FNS 的护士 - 助产士在联合口服避孕药的研究中担任临床医务人员时，护士 - 助产士开始进入计划生育服务领域。在学者 John Rock 的研究支持下，FNS 的护士分发避孕药物并将对研究项目参与者的保健护理纳入她们的日常工作中。研究项目完成后，口服避孕药被批准在美国使用，避孕药的提供和管理被纳入了 FNS 护士 - 助产士的执业实践范围之内。此后不久，FNS 的护士 - 助产士又接受了如何放置宫内节育器的指导，并通过后续跟踪来对妇女进行保健护理[50]。

尽管 FNS 的护士 - 助产士能够将其临床实践职责扩大到将计划生育服务包括在内，但在其他一些地区，将计划生育服务增加到助产服务实践内中则很困难。Helen Varney Burst 回忆她 1962 年在耶鲁大学做护士 - 助产士学生时的经历，写道：

……计划生育服务常常是偷偷摸摸地将信息传递给妇女，诸如在床单下放一个计划生育的宣传小册子，上面有离她家最近的诊所的地址。有人告诉我，在纽约市立医院传播计划生育信息是"违反政策"或"非法的"，更不用说提供避孕方法了[51](pp527)。

1965 年，这种情况随着在纽约州立大学下城医疗中心的 Kings County 医院的护士 - 助产士学生 Shirley Okrent 的工作而发生了变化。Okrent 被人举报给她的上司，因为她与产后病人谈论计划生育的话题，但是这个话题不是护士 - 助产士教育课程内容的一部分，也不是护士 - 助产士实践范围所认可的部分。幸运的是，Okrent 所在的妇产科主任一直在寻找一名可以为其计划生育诊所工作的护士 - 助产士。在 Okrent 完成助产士教育的期间里和毕业后，她学习了宫内节育器放置、避孕隔膜放置、口服避孕药咨询和开具处方等技能[51]。Okrent 将她的经历发表在 1966 年和 1970 年的《美国护士 - 助产士学会通报》上[52,53]。她还发表了关于口服避孕药、宫内节育器放置和避孕隔膜放置的临床指南[54,55]。Okrent 扩大助产实践领域范围的事件在当时受到了褒贬不一的评论。一些护士 - 助产士坚决主张助产服务应在产后 6 周即结束；另一些人则反对除了禁欲以外其他任何形式的计划生育方法；还有些人担心计划生育工作可能会涉及堕胎问题[51]。

到 20 世纪 70 年代末，护士 - 助产士的临床实践范围进一步扩展，涉及妇科保健护理的许多方面，最初被称为妊娠间期的保健照护。1978 年 ACNM 对护士 - 助产士临床实践的定义里增加了"和 / 或妇科"保健领域。1980 年瓦尔尼的第 1 版助产学教材《护士 - 助产学》中就有一章的题目是"妊娠间期的管理"，将这一时期的保健护理描述为"初潮与更年期之间与女性生殖系统有关的妇女基本卫生保健。服务对象不光（包括）尚未怀孕的妇女，还包括可能准备怀孕或不想怀孕的妇女"[51](pp528)。

在 20 世纪 80 年代和 90 年代，护士 - 助产士的工作开始包括妇科疾病的筛检，为患有性传播疾病的妇女提供照护[49]。此外还增加了对围绝经期和绝经期妇女的服务。因为，正如 Mary Barger 所指出的那样，"助产士帮助妇女娩出婴儿，并在以后的生活中继续提供妇科问题的防治服务，这些妇女希望能继续在诊室中见到助产士"[56](pp88)。

在 20 世纪 90 年代期间，越来越多的助产士开始为妇女提供初级卫生保健，特别是在农村和缺乏医疗服务的地区更是如此。1993 年 ACNM 做出的一项调查发现，护士 - 助产士的临床管理包括有各种急慢性疾病，如：支气管炎、哮喘、感冒、耳部感染、贫血、轻度高血压、腹泻和皮炎等。护士 - 助产士还注重身体、性和情感虐待，以及药物毒品和酒精依赖等问题[57]。《护士 - 助产士杂志》的编辑 Mary Ann Shah 表示支持 1992 年 ACNM 关于护士 - 助产士是初级卫生保健提供者的立场声明。Shah 指出，妇女群体中心脏病的发病率高,以及妇女"被灌输了一种她们的乳房和生殖器官不会发生癌症病变的虚假安全感",Shah 认为护士 - 助产士"绝对有能力提供最全面的初级卫生保健"[58](pp185~187)。

### 定义和扩大执业实践范围的系统过程

专业发展的历史进程中,护士 - 助产士已经形成了定义和评估其执业实践范围的系统过程,通过充分思考加入的新内容。自 1955 年以来,ACNM 一直是定义护士 - 助产士专业实践的中央权威性机构。在每次 ACNM 对护士 - 助产士临床实践的定义进行升级时,护士 - 助产士的执业实践范围都会变得更为广泛、添入更多的元素。例如:1961 年的定义升级版本指出,"只要进展过程符合正常标准,护士 - 助产士临床实践范围就能够延伸到整个孕产周期的母亲与婴儿管理"。在认识到助产专业实践已经扩展到能够对患有某些妊娠并发症和临床合并病症的孕产妇进行照护的实际情况后,后来的版本又取消了"产妇基本正常的"限制。

ACNM 认识到助产学实践的不断发展,于 1972 年制定了护士 - 助产士操作技能评估标准[59]。这些指南制定了使用新的实践操作内容时用来对护士 - 助产士进行适宜性评估的体系。这一过程于 1992 年更新升级,并以"将新的操作技术纳入护士 - 助产士临床实践的指南"为题出版,现可以在"助产专业实践标准"部分中找到。

在 20 世纪 80 年代和 90 年代,人们对"高级先进"技能的兴趣持续增长。针对 ACNM 成员的调查发现,很多护士 - 助产士在执业时已经在从事不包括于助产学基础教育内容里的临床实践,如:放置胎儿头皮电极和子宫内压监测导管、修部Ⅲ度和Ⅳ度撕裂伤口、包皮环切术、使用真空吸引器和产钳助产、手取胎盘、宫颈旁阻滞、超声检查、阴道镜检查、子宫内膜活检、臀位至头位外倒转、剖宫产手术第一助手等[49]。1993 年,《护士 - 助产士杂志》首次出版了"全面审视超越其传统定义的护士 - 助产士实践"的特刊[60](pp105)。这期杂志收集了包括包皮环切术、子宫内膜活检、孕晚期超声、羊膜腔灌注、臀位至头位外倒转、避孕药棒皮下埋置和胎儿头皮采血取样在内的有关文章和"家庭自学计划"。

尽管一些护士 - 助产士充满通过增进先进操作技能来扩大其临床实践范围的热情,但是助产士们也一直在努力坚持守护其专业定义的实践界限范围[61,62]。

### 小结

最早的护士 - 助产士的实践范围主要包括孕产妇保健,包括相对较新的孕期保健服务。一些早期护士 - 助产士的服务内容也包括公共卫生保健,以满足所服务人群的需求。渐渐地,为了继续满足女性服务对象的需求,计划生育、妇科临床保健、初级卫生保健和一些"高级技能"变成了助产士临床实践范围的一部分。在整个演变过程中,一个助产临床实践范围调整的系统过程一直在引导着行业的进步。

## 为缺乏卫生保健的人群提供服务

虽然在过去的一个世纪里,助产专业临床实践的范围在不断扩大,但是在很多方面助产学服务并没有发生改变,特别是服务对象仍侧重于那些缺乏可及的卫生保健服务和因社会、地理、族裔等其他因素而特别需要卫生保健服务的妇女和家庭。事实上,在美国的护士 - 助产士服务一直是深深植根于面向缺乏卫生保健群体的服务方向的。最早的护士 - 助产士服务创建者,包括前沿护理服务、孕产妇中心协会和天主教孕产妇保健所,他们建立了这些服务的策略目标之一就是为了满足当时那些最缺乏卫生保健服务的人群的需求。相关研究也表明,即使是对于那些因社会经济因素导致健康状况较差的人群,助产专业服务也会对其健康产生积极的影响。

### 20 世纪初针对缺乏卫生保健服务人群的助产专业服务

在纽约市,孕产妇中心协会(MCA)为贫穷的城市妇女提供服务,她们中的许多人住在没有热水的公寓里,营养不良、缺乏社会支持和多次妊娠分娩。MCA 主要服务于非洲裔美国人和波多黎各人,这些群体的人们常常要克服高失业率、住房歧视和职场剥削等问题。许多 MCA 患者甚至无法支付孕期、产时服务和产后检查的仅有 5 美元的就诊费用。

当 Mary Breckinridge 决定在肯塔基州东南部建立前沿护理服务来为成千的山区居民提供孕产期保健和一般护理服务时,她选择了这个地理区域,因为该地区与世隔绝,贫困率高,缺乏医疗保健,居民健康状况不佳。根据 1931 年美国医学协会的出版物记载:

*前沿护理服务在医疗指导下开始为南部山区*

偏远地区的民众提供护理、公共卫生和助产服务。开始时……只有两个护士 - 助产士住在肯塔基州一个偏远的县内,该县有 10 000 人口,却没有一个常驻医师。这是一个名副其实的前沿地带,那里没有铁路、没有公路、河流溪水上没有桥梁……可用于耕种的土地是如此少以至于那里的人民非常贫穷[63](pp633)。

当时的另一个旨在满足缺乏医疗保健服务人群的需求的护士 - 助产士服务是天主教孕产妇保健所。在 20 世纪早期,新墨西哥州的人口主要在乡村,每平方英里(约 2.6 平方千米)人口不到 3 人,而当时全国每平方英里的平均人口接近 31 人[64]。新墨西哥州是全国最后一个建立卫生部门的州,当天主教孕产妇保健所成立时,新墨西哥州的婴儿死亡率是全国最高的州之一。与其他州的居民相比,新墨西哥人能得到的可及医疗保健服务更少,该州的人均医师数也只有其他州的一半[64]。

按照天主教的规则,护士、医生和其他医疗服务人员组成了医疗使命修女服务团,这个团体是为提供国际医疗援助而组织的,但是由于第二次世界大战期间的旅行限制,当时只能在美国提供服务。为了满足新墨西哥州农村的巨大保健需求,应圣达菲大主教的请求,修女们于 1944 年在新墨西哥州成立了天主教孕产妇保健所。天主教孕产妇保健所的创始成员之一,修女 Theoph Shoemaker 具体描述了他们向急需帮助的社区提供援助的动机和工作情况:

……我们成了圣达菲社区不可或缺的一部分……我们熟识了这些家庭。拜访了每一个卫生保健和社会机构,并会见他们的官员和工作人员。我们和公共卫生护士一起进行家访,以了解小山沟里的情况以及居住在那里的贫困家庭。我们与数百位母亲交谈……从她们那儿了解到,在这里大多数的人都非常贫穷,没有受过教育,但是他们为自己的文化感到自豪,而且很敏感地对其文化加以保护。人们愿意接受良好的卫生保健服务,但不愿意接受那些没有同情心的专业人士的服务[65](pp645)。

今天,助产士仍然在对各种各样的缺乏医疗保健服务的群体给予特殊关照,这些人群包括:少数族裔、怀孕的青少年、移民、贫困妇女、印第安原住民、女同性恋 / 男同性恋 / 双性恋 / 跨性别 / 无性别属性 (LGBTQ) 群体;以及只能在联邦资助的医疗健康中心接受保健服务的低收入和无健康保险群体。这些群体之间的一个共同点是,与一般人群相比获得医疗保健服务的可及程度较低。不计其数的助产士照顾缺乏医疗保健服务人群的例子可见下文。

## 种族、伦理与文化

助产士总是照顾来自不同文化的妇女,并继续在向不同种族和少数族裔妇女提供保健服务方面发挥重要作用。《护士 - 助产士杂志》1994 年的一篇文章中报道了 1981~1992 年期间,在洛杉矶南加州大学妇女医院的分娩中心内由助产士接产的 30 000 多例产妇的分娩结果。助产服务对象大大多为西语裔、低收入人群,服务工作人员记录下了非常出色的分娩结局,其成功与跨学科专业人员之间的合作管理密切相关,这个成功模式可以作为照顾低收入少数族裔妇女和婴儿的典范[66]。在 20 世纪 90 年代末和 21 世纪初进行的一些研究也显示,护士 - 助产士仍然在照护源于多种不同经济和文化群体的妇女,护士 - 助产士比医生更有可能去照顾来自少数族裔群体的妇女[67]。

值得注意的是,助产人力资源队伍的构成与服务对象的种族和民族构成从来没有出现过匹配一致的情况。1981 年,Betty Watts Carrington 很关注地写道:"美国助产士中来自少数族裔的比例很低",排除其他因素,困难是"非少数族裔的卫生保健人员对少数族裔人群的微妙文化特征和生活方式对其健康影响的敏感性和认知度不足"[68](pp2)。Carrington 对少数族裔护士 - 助产士的招聘工作缺乏进展表示失望,并呼吁该行业的成员们要"更加努力地确保(护士 - 助产士行业)能够代表美国社会的文化和种族多元性。"[68](pp1)。尽管在 20 世纪 80 年代和 90 年代期间,助产行业一直都在努力吸纳来自多元文化背景的人力资源,但 Holly Powell Kennedy 及其同事在 2006 年的《助产研究中多元化的声音》一文中指出,助产士所服务的人群在种族民族方面仍明显比助产士更加多元复杂化[69]。这是当今助产行业持续发展的一个重要焦点之一。

## 移民群体

助产士经常要为移民妇女提供医疗保健,许多已发表的报告都记载了这种护理的有效性和文化适宜性。一个典型例子是 Kathleen Morrow 在 1986 年发表的报告,描述了助产保健服务和加利福尼亚 Hmong 族人的生育习俗之间的相互作用。Morrow 总结道:

仔细聆听 Hmong 族妇女的诉说,我意识到生育传统在维持身心健康方面的重要作用。作为护士 -

助产士,尽可能接受并将其习俗纳入为她们提供的服务之中,我们才能够积极地帮助这些人们。这只是一个开始,我鼓励其他的护士 - 助产士去探索治疗中的文化涵义。技术不能取代通过维护这些习俗而获得的情感和精神收益[70](pp255)。

### 原住民群体

原住民人群和保留地居民经常会遇到与住房、卫生、就业、营养和交通相关的挑战性问题,多年来,助产士一直致力于疏解原住民人群的医疗保健困难。与原住民群体一起进行护士 - 助产专业服务,改善了孕产妇和新生儿的健康结局和他们获得保健服务的可及性,包括增加孕期和产后访视以及营养咨询服务[71]。

从 1969 年开始,Carol Milligan 作为印第安卫生服务部门的医疗保健员工在阿拉斯加州的 Bethel 提供助产服务。这个社区的婴儿死亡率是全国最高的,当地交通不便,只能通过船只或飞机到达[8]。在 20 世纪 70 年代早期,已有护士 - 助产士给亚利桑那州 Fort Defiance 的纳瓦霍(Navajo)妇女提供服务,这其中就包括第一位纳瓦霍人助产士 Hazel Canfield 和一名传统接生员的女儿 Ursula Knoki-Wilson。她们因在卫生服务工作中的杰出贡献和突出的文化意识而获得了美国妇产科医师学会 2017 年颁发的 William HJ Haffner 美国印第安人 / 阿拉斯加原住民妇女健康奖。

2008 年 ACNM 出版的一篇文章描述了助产士对印第安群体卫生保健服务的贡献[72]。当时,护士 - 助产士在 9 个印第安卫生服务区提供全面的卫生保健服务,其孕产妇和新生儿健康统计数据非常优异。在这些地方,护士 - 助产士的工作旨在满足其社区的独特保健需求。例如:位于 Chinle 的综合医疗保健机构特别提供“适合纳瓦霍妇女及其家庭文化的助产专业服务……其助产服务制作了自己的健康教育材料,来提供以纳瓦霍文化为基础的卫生保健信息”[72](pp2)。

### 社会经济风险

1960 年至 1963 年间,在加利福尼亚州马德拉(Madera)县一个贫穷农业社区的示范项目,是显示助产保健服务对具有导致不良健康后果社会经济风险的妇女人群产生显著影响的一个重要例子,经常被人们所引用。当时,马德拉县的医生严重短缺,很多新移民的农场工人没有或很晚才能接受孕期保健,常常在没有医生接产的情况下分娩。因为当时在加利福尼亚州助产士执业是非法的,政府通过了一项特殊法律授权护士 - 助产士可以合法管理正常妊娠、产程与分娩接产。该项目结束时,马德拉县有 78% 的住院分娩婴儿由护士 - 助产士接产,卫生保健的可及性得到显著改善。早产率由 11% 下降到 6.4%,新生儿死亡率从 24/1 000 活产儿下降到 10.3/1 000 活产儿[73,74]。而在项目结束和助产士不再提供保健护理后,一项后续研究显示,早产率、新生儿死亡率和未接受孕期保健妇女的百分比立即出现显著上升;对比周围地区的医疗服务并没有看到助产保健介入所带来的这些变化,由此推论停止护士 - 助产士保健项目是造成健康保健可及性和健康结局恶化的原因[73,74]。认识到助产保健服务工作的价值,加利福尼亚州的政府官员从马德拉县妇产保健可及项目中提取了三个基本的组成部分——营养咨询、社会心理评估和健康教育,并把这三个助产保健实践要素作为加州医疗保健政府资助计划的产科服务必备内容。时至今日,它们仍然是产科服务的必备组成成分。

1984 年,Elizabeth Sharp 和 Lizabeth Lewis 研究了佐治亚州格雷迪(Grady)纪念医院针对城市贫困妇女的护士 - 助产士保健服务。由于社会和经济环境低下、多子女、生育龄年龄过高或过低、种族的影响,这些孕产妇出现不良健康结局的风险增高。即便这样,Sharp 和 Lewis 总结道,“保留全面综合护理的哲学立场,护士 - 助产士服务可以整合到一个大型的三级产科服务中心之中……服务的类型由患者选择……在具备先进设备的医疗机构里这一点可以得到调和”[75](pp364)。

### 女同性恋者、男同性恋者、双性恋者、变性人和无性别属性群体(LGBTQ)

与非 LGBTQ 人群相比,LGBTQ 群体出现不良健康结局的风险增加。在 20 世纪 80 年代发表的报告中,助产士即表达了对满足性取向变异的少数群体保健需求的承诺。1984 年,护士 - 助产士 Eileen Olesker 和 Linda Walsh 报道了她们对女同性恋孕妇的研究结果。研究者注重记录了女同性恋者的需求和感知,用于帮助提高护士 - 助产士对这一群体需求的了解和敏感性。研究结果显示,参与者希望医疗保健提供人员了解该群体特有的健康需求,并能秉承开放和支持的态度[76]。另一项对女同性恋母亲健康经历的助产学研究还显示,与选择医生照护的妇女相比,选择助产专业保健的同性恋妇女能够从照护者那里得到更多的支持和安慰[77]。

最近，通过修改后的 2012 年版 ACNM《助产专业实践核心技能》，助产士们再次表明了其对 LGBTQ 群体提供服务的承诺，要求运用"知识、技术和能力，在妇科保健护理中包括针对人类性行为、性别身份和角色、性取向的咨询、临床干预、和 / 或关于性和性别问题的转诊"[78]。此外，《助产学与妇女健康杂志》在过去几年发表了数篇文章，旨在帮助助产士提高照护 LGBTQ 群体方面的知识和技能[79]。

### 联邦政府资助的卫生保健中心的妇女保健服务

联邦政府资助的卫生保健中心（FQHC）可以提供全面的初级卫生保健服务，特别针对那些缺少医疗保健服务的人群，包括：移民打工者、无家可归者、公共住房低收入居民和其他无法负担医疗保健费用的人们[80]。2010 年，ACNM 发表的一篇文章提供了 16 个联邦政府资助的卫生保健中心所提供的助产保健服务情况[81]。每一个中心的服务中都强调了以符合文化特点的方式来为贫困人口提供服务的助产学原则。

### 小结

自助产专业创建以来，助产士们一直都在为缺少医疗保健服务的人群提供医疗保健照护，最先是肯塔基州偏远山区的妇女和家庭、纽约市拥挤公寓中的贫困妇女，以及偏远农村中缺医少药的新墨西哥州妇女。在助产专业的整个历史中，助产士们一直在为高风险的人群提供保健服务，研究结果也证明，助产服务确实给这些人群带去了巨大的卫生保健福利。

## 分娩地点

在通过助产服务人群的视野对助产专业的历史做出介绍后，现在来考量一下助产服务的分娩地点。虽然早年大多数助产士的接生地点是在孕产妇的家里，但随着时代的推进助产士的接生地点也伴随社会变化的趋势而发生改变。无论分娩地点在何处，在工作中，助产士们永远都是把孕产妇的分娩体验放在中心位置。

### 家中分娩

20 世纪 50 年代前几乎所有产妇都是在家分娩，护士 - 助产士是在产妇家里接生。随着多数分娩地点从家里转变为住院分娩以来，助产士们积极努力了许多年来获得住院接产的认证，以便能够继续陪伴产妇走过产程与分娩。

美国最早期的护士 - 助产士分娩服务形成于孕产妇的家里，并一直以家中分娩的形式持续了数十年。孕产妇中心协会的罗本斯汀（Lobenstine）诊所在临床服务的 26 年中（1932—1956 年），共接产了 7 099 例产妇，其中 6 116 例产妇是家中分娩。这些家庭分娩的结局非常优秀，其孕产妇死亡率为 0.9/1 000 活产儿，而同期当地的总体孕产妇死亡率为 10.4/1 000 活产儿，纽约市的一家领先医院的同期孕产妇死亡率为 1.2/1 000 活产儿[82]。

同样，在 1925—1950 年期间，肯塔基东南部地区的绝大多数分娩是由前沿护理服务的护士 - 助产士在山区的产妇家里接产。与孕产妇中心协会的结果一样，这些家中分娩的结局同样十分突出，尽管当地人群存有社会经济及与健康相关的危险因素，但其孕产妇死亡率和新生儿死亡率却都低于美国其他地区的数值[83]。

在 1944—1950 年期间，新墨西哥州圣达菲地区的天主教孕产妇保健所的分娩服务也同样如此，几乎都是家中分娩。家庭分娩实际上是修女们所持有的经济与精神上的理念。在孕妇讲席班上，医疗人员强调："除了花费低廉以外，家中分娩是既优良又适宜的做法。不仅出生日期重要，出生地点也同样很重要。伯利恒（耶稣诞生地）的神力会保佑世界"[84](pp156)。当回忆在产妇家接产的经历时，Catherine Shean 修女写道：

我想对我来说最美好的时刻是在家分娩宝宝出生的时候……母亲清洗干净去准备接受宝宝……许多时候其他年幼的孩子也被邀请来与宝宝相见……我们孕产妇服务的传统是当完成了接产护理后，跟丈夫和整个家庭团聚在一起，我们与他们一起祈祷，感谢上帝带来了新的生命和给予我们的所有帮助，然后我们才从产妇家离开。[84](pp15~157)

虽然天主教孕产妇保健所在建成时是以家庭分娩服务为主，但在两年以后，该医院的工作人员开始为孕产妇提供在家或者在一个单独的小型产房进行分娩的选择，这个小型产房距离医院的主要建筑不远，叫做拉塞塔（La Casita）。拉塞塔产房可以满足临床实践的几种需要，其中包括：距离医院较近，如果出现并发症时可以及时处理；可以为护士 - 助产士学员提供更多的临床经验；还可以更加有效地利用助产士的时间,而不用长途跋涉去产妇家里接产(图 1-5)。

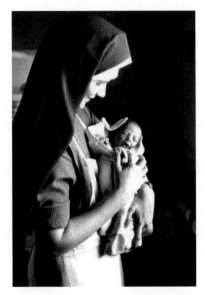

图 1-5　天主教孕产妇保健所的 Pat Patton 修女怀抱新生儿;1955 年

### 20 世纪 30~50 年代期间:向住院分娩的转变

全国分娩地点向住院分娩的转变发生在 20 世纪 30 年代到 40 年代之间。1932 年时,>60% 的产妇是在家分娩;而到了 1950 年时,88% 的产妇都变成了住院分娩[45]。发生这个转变的影响因素包括医院床位数目的持续增加和使用健康保险人群数量的增加。另一个影响因素是母亲住院分娩的做法已被社会广泛地接受,同时还包括产程中使用镇痛药和失忆性麻醉药来缓解疼痛的做法,以及使用产钳助产与阴道侧切的临床实践。另外一个重要因素是,当时那个年代的卫生保健专家们将孕产妇和婴儿死亡率的改善归功于产科医生接产的住院分娩人数的增加。

20 世纪中期,护士 - 助产士们继续坚持以满足孕产妇的需要为工作重点,并遵循助产保健实践模式中的既定组成要素。她们将为孕产妇代言和以家庭为中心的孕产妇保健带到医院里。虽然许多孕产妇和产时照护者不再在家分娩接产,但护士 - 助产士的影响仍对推行母婴同室和母乳喂养起到了关键性的促进作用;有准备的自然分娩、以家庭为中心的支持性照护对于孕产妇在孕期、产时和产后体验影响的研究仍在继续;并且鼓励父亲或家庭成员在产房支持产程分娩[85]。

虽然以"家庭为中心的孕产妇保健"是由谁首先提出来的仍未搞清,但通常会将大力推广这一理念的做法归功于孕产妇中心协会主席海泽尔·克尔滨(Hazel Corbin)。克尔滨强调了产妇的家庭成员参与分娩过程的重要性,并以此来抵消住院分娩对产妇和家庭人口增加带来的负性体验。20 世纪 40 年代中期,孕产妇中心协会的毕业生护士 - 助产士凯特·海德(Kate Hyder)在美国纽黑文的 Grace 社区医院开创了母婴同室的先河[7]。孕产妇中心协会的毕业生护士 - 助产士爱因斯坦·威登巴克(Ernestine Weidenbach)在 1958 年出版了护理学教科书《以家庭为中心的孕产妇护理》一书时,她所建立的产科护理科学艺术框架激发出一代护士群体去寻求助产专业教育[86]。

### 20 世纪 60 年代:家庭分娩的复兴

20 世纪 50 年代末至 60 年代,产妇和家庭对住院分娩不满地抱怨说:医院在产程与分娩过程中经常将产妇与家庭成员分开;产妇常规进行灌肠、剃除阴毛和接受会阴切开术;分娩时要求产妇两腿打开放在脚蹬上。鉴于住院分娩环境过于受限造成产妇失去了自主感,所以一些医疗保健消费者、助产士和产科医生开始重新考虑选择家庭分娩。20 世纪 70 年代期间,在女权主义、反潮流思想、妇女保健运动的推动下,医疗保健消费者对家庭分娩的要求增高。

医疗保健消费者对专业产科医疗保健的不满使得人们对助产专业服务的兴趣增加,而这些助产士通常被称为"旧式助产士"。这些教育背景各不相同的旧式助产士通常可以提供家庭分娩服务。但是这些旧式助产士本身也面临着挑战,因为在当时她们属于没有受到法律法规管理的群体。在 20 世纪 70~80 年代期间,这些没有得到护士 - 助产士专业教育培训的旧式助产士的背景与技能极为不一致。旧式助产士及其代言人们开始通过寻求正式教育、建立实践标准、资格认证和法规管理来努力解决这些问题。20 世纪 70 年代,为了将旧式助产士和家庭分娩的支持者联合在一起,一些团体和组织应运而生,其中包括:全国生育安全替代方式父母与专业联合会(NAPSAC)、家庭分娩国际协会(ACHI)、全国助产士联合会(NMA)。还有已经存在的国际生育教育协会(ICEA)、国际母乳联盟(La Leche League)也加入了对助产士的支持。旧式助产士的第一次全国会议于 1977 年在得克萨斯州的埃尔帕索举行[7]。

尽管医疗保健消费者对家庭分娩的需求增加,但护士 - 助产士行业对于家庭分娩达成共识的进展却十分缓慢。20 世纪 70 年代初,选择进行家庭分娩的护士 - 助产士在提供服务的过程中并没有得到 ACNM 的支持。首先在 1973 年提出,后于 1975 年在《护士 - 助产士杂志》上发表的关于家庭分娩的说明是:"由于对母亲和婴儿具有明确的益处,所以 ACNM 认为应该选择医院或者得到官方正式认证的孕产妇中心作为分娩地点"[87](pp15)。有些 ACNM 的成员指出这个声明缺乏证据,因而提出反对意见。经过进一步的探讨,1980 年 ACNM 就实践地点条件发布声明,将家庭列为可接受的分娩地点。

20 世纪 90 年代期间,ACNM 发布了助产士提供家庭分娩的官方条件标准[88]。今天,在安全性和孕产妇适合性的循证指南标准下,ACNM 对家庭分娩给予了强烈地支持,详细内容请见"家庭分娩和分娩中心分娩"一章。

### 20 世纪 70 年代:分娩中心运动

在护士 - 助产士、医疗保健消费者和非护士 - 助产士认为低危孕产妇使用家庭分娩比住院分娩更加优越的同时,另一些人开始对选择其他不同的分娩地点发生了兴趣,这就是分娩中心。基于 1946 年到 1969 年期间天主教孕产妇保健所附属的独立 La Casita 产房的经验[84],现代分娩中心运动在 20 世纪 70 年代到 80 年代期间发展起来。在此期间,第一个独立分娩中心于 1975 年正式成立开业,这就是孕产妇中心协会的示范模式"生育中心"(CbC)。在体会到一些育龄夫妇决定在院外分娩的愿望之后,孕产妇中心协会的工作人员开设了 CbC。分娩中心的早期开拓者护士 - 助产士罗斯·鲁比克(Ruth Lubic)是这样来描述希望在医院外分娩夫妇的愿望的:

……医院或者说是在其中发挥功能的专业人员使得家庭成员在分娩过程中的危机和庆贺时刻对彼此的相互需要极大增高。医务人员单方面为改善孕产妇与婴儿生存率的这种近乎宗教信仰的临床态度具有不良影响。[89](pp225)

分娩中心运动发展迅速,分娩中心的支持者们认真地研究和报告了分娩中心的工作成果。1981 年 MCA 资助了第一个对全国性 14 个分娩中心的研究项目。接着就有几个重要的相关研究文献发表,其中包括两个代表性的研究结果:在《新英格兰杂志》上发表的"全国分娩中心研究(1985—1996)"和在《美国公共卫生杂志》上发表的"圣地亚哥分娩中心研究"[90,91]。这些研究都显示,分娩中心保健照护安全、有效、满意度高、性价比佳。2013 年发表的

第二轮国家分娩中心研究又再一次显示出分娩中心模式的安全性。这个研究是由护士 - 助产士 Susan Stapleton 和 Cara Osborne 所领导的,样本包括有 15 000 多名孕产妇[92]。

在由具有献身精神的专业人士所组成的各种组织的帮助下,分娩中心运动取得了极大的成功。在以后的几年中孕产妇中心协会的分娩中心同盟(CBCN)于 1981 年成立,并于 1983 年演进为全国生育中心联合会(NACC)。2005 年该组织改名为美国分娩中心协会(AABC)。AABC 对分娩中心运动的多种贡献中包括有:产生形成了建立分娩中心要求的标准法规、国家质量标准、各州的执业执照制、分娩中心临床位置的声明、医疗纠纷保险制度、促进医疗保险报销付费、执业资质评估机制和参加对分娩中心的重点研究项目。

### 小结

护士 - 助产士们最早都是在孕产妇家里进行家庭分娩。进入 20 世纪后,较大的社会影响使较多的孕产妇选择住院分娩,因此护士 - 助产士们转向争取进入医院为产妇接产的机会。1960 年以后,妇女们要求有更多的自主权和减少受到过多医疗干预控制的分娩体验,结果引起家庭分娩实践的复兴。也因为同样的原因导致分娩中心的应运而生。

## 护士 - 助产士与产科医生共同合作中的机遇和挑战

无论是在家庭分娩、分娩中心接产、或者住院分娩,护士 - 助产士与产科医生的共同合作都十分重要。早期护士 - 助产士是主动自主工作以避免与产科医生发生冲突。而如今,随着多年来助产专业与医疗专业关系的成熟发展,助产士可以作为产科团队成员来发挥作用。

### 成功共同合作的早期模式

新兴的助产专业从社会与文化性的"助产士问题"中脱颖而出。在以前走过的道路中助产专业显示出的成功模式里都存在有上级医生对助产保健的支持合作。罗夫·罗本斯汀(Ralph Lobenstine)医生是一位有突出支持性影响力的上级医生,其工作对于纽约孕产妇中心协会早期取得的成功经验起到了重要作用。在 1939 年《美国护理杂志》的一篇文章中 Hattie Hemschemeyer 详细描述了上级医生与护

士 - 助产士之间的精诚合作，并找出了能够增进母
婴健康的合作形式[93]。

1923 年"前沿护理服务（FNS）"在肯塔基成立时，
法规认证的临床服务要点中清楚地支持了 FNS 与该
组织内医生的共同合作。为此 FNS 的章程规定，助
产士的工作要"在指导下、按照州卫生部门对助产士
的规范与肯塔基护理法规的认证下，并与距离最近的
医疗机构共同合作[49](pp523~524)。此外，FNS 还聘用了
一名医生作为医疗总监，成立了临床指导委员会，并
制定了详细的临床实践规范（临床常规指南）[48]。

在天主教孕产妇保健所（CMI）里，护士 - 助产士
与她们的上级医生建立和保持着坚固与相互尊重式
的合作关系。1946 年，CMI 里的 Theophane Shoemaker
修女在谈及他们的支持性医疗总监时写道：

> 对我们早期工作进展与成功做出最大贡献的人
> 是产科医生 Nancy Campbell，她一直是我们项目的医
> 疗总监。她肯定了经过助产培训的护士们所能给予
> 的特殊贡献……她一次又一次地告诉患者我们所做
> 的一切，她说：去找那些经过护理与助产训练可以提
> 供良好照护的修女们吧……护士 - 助产士能够给予
> 你们更好的照护，比我或任何其他医生都强，因为她
> 们可以在产程与分娩中更多地陪伴你们。[65](pp645~646)

### 20 世纪中期医生短缺的影响

20 世纪中期，医疗界的医生们表达了对护士 -
助产士与医生合作更高的兴趣，特别是当孕产妇保
健人力资源缺乏的影响出现时。关于第二次世界大
战后婴儿潮的影响，一个产科医生在美国护士 - 助
产士学会 1959 年的公报中写道：

> 美国的经济正在复苏，随着经济的复苏出现了
> 人口的大量增长：更多的婴儿出生，然而医生的人数
> 并没有随之增加，因此对其他产科医护人员的需要
> 量就有所加大，护士 - 助产士就成了完成这一任务
> 的当然人选。[94](pp9)

此外，护士 - 助产士在许多以医生为中心的医
疗机构变得越来越显而易见。例如：进入 20 世纪
50 年代中期，许多大学里开设了护士 - 助产士专业
教育，如哥伦比亚大学、约翰·霍普金斯大学和耶鲁
大学[95]。

### 20 世纪 60 年代和 70 年代对护士 - 助产士培训与实践的调控

虽然一些产科医生支持护士 - 助产士的理念，
但许多产科医生认为他们应该调控护士 - 助产士的

培训与实践。在美国护士 - 助产士学会 1960 年的
公告中，产科医生 John Whitridge 谈到他对于如何
最好利用现代护士 - 助产士的观点：

> 在产科医生的指导与共同合作下工作，护士 - 助
> 产士可以分担产科医生漫长的工作时间，而这些时间
> 中的许多工作并不需要他的特殊技能……接受培训
> 并习惯于在医生指导下工作的护士 - 助产士将非常
> 不愿意成为一个独立的助产保健提供者。[95](pp33)

实际上，在美国妇产科医师学会（ACOG）内部
就这样问题一直有着激烈的争论。1959 年 ACOG
成立了一个产科助理委员会来研究美国护士 - 助产
士的职责。委员会成员们争论的内容从是否应该支
持护士 - 助产士直到"护士 - 助产士"称呼上的观点。
1971 年，产科助理委员会变成了医疗专业人员委员
会，并建议接受美国护士 - 助产士学会关于孕产妇
保健的联合声明[96]。

ACOG 对护士 - 助产士的这一正式承认代表了
助产士在专业领域里的一个重要进步，但并非等同
于护士 - 助产士获得了完全的专业自主性。联合声
明确实提出"医生、护士 - 助产士、产科执照护士与
其他医疗人员团队的合作努力要由胜任的妇产科医
生来领导。[96](pp22)

### 20 世纪 60 年代和 70 年代的成功合作模式

20 世纪 60 年代和 70 年代期间，一些护士 - 助
产士 / 医生组成的跨专业团队显示出护士 - 助产士
与医生共同合作是一种成功的模式。其中的一个范
例是加利福尼亚州马德里县的示范项目。他们在美
国妇产科杂志上发表了自己的研究结果，Levy 与他
的同事强调说，在马德里县护士 - 助产士不仅缓解
了孕产妇保健医生短缺的问题，且护士 - 助产士与
医生共同合作的做法还大大提升了孕产妇与新生儿
有关的健康数据[73]。同样，在密西西比州赫尔麦斯
县（Holmes）当护士 - 助产士与医生在同一团队中提
供孕产妇保健时，婴儿死亡率降低一半[97]。当护士 -
助产士 Marie Meglen 在 1971 年的 ACOG 会议上发
言时描述了她在 Holmes 县服务的经历，她恳请与会
者 - 其中大多数是医生 - 将护士 - 助产士纳入孕产
妇服务的队伍中来应对人员短缺的挑战：

> ……通过让团队中的每个成员发挥自己所擅
> 长的作用，我们就能够为更多的患者提供更好的服
> 务，从长远来看，这还可以改善我们地区的母婴保健
> 水平。我们在密西西比州的头两年里学到了很多东
> 西，我想将此转达给你们，如果在您工作中愿意与护

士 - 助产士合作,这将使你的努力事半功倍。[98](pp67)

同样,俄亥俄州的 Springfield 市也成功地将护士 - 助产士纳入他们的孕产妇保健服务。医生 John Burnett 在《妇产科杂志》上发表了他在 Springfield 市的工作经历,他认为产科医生应该提高对产科服务中"服务需求与人才匹配"的认识,"护士 - 助产士已经证明了其有能力在整个孕产妇保健周期的临床实践中与医生并肩工作"[99](pp719)。

### 医疗保健使用者对助产保健需求的增加:自20世纪70年代至今

20 世纪 60 年代和 70 年代中包括女权主义和医疗保健使用者运动等在内的社会变迁,使得中产阶级对护士 - 助产士的需求增加。在助产专业的发展早期,护士 - 助产士主要在照护来自低收入社会群体和医生服务资源缺乏地区的妇女;然而,在 20 世纪 70 年代期间,出现更多的能够支付护理费用的中产阶级女性希望由助产士来给她们提供服务。1976—1977 年美国护士 - 助产士学会(ACNM)的一项调查显示,事实上有大约 26% 的护士 - 助产士在以某种形式进行着私人助产保健服务[100]。

至 20 世纪 90 年代,护士 - 助产士的专业自主权取得了较大进展。1992 年,ACNM 对护士 - 助产士专业的实践定义进行了修订,删除了关于护士 - 助产士服务人群为"基本正常"的描述,从而助产士的执业范围扩大为"独立管理",删除了提及团队医生指导的有关修饰语。在整个 20 世纪 90 年代,《护士 - 助产士杂志》发表了许多文章和社论,为护士 - 助产士们提供大量的经验证据,鼓励为护士 - 助产士们继续为本行业代言,并建立起临床合作实践所需知识资源[101~103]。

助产士与医生的合作关系持续直至今日并仍在不断发展。2002 年,ACOG 和 ACNM 出版了《妇产科医师与执照护士 - 助产士 / 执照助产士临床合作关系联合声明》的修订版,首次不再提及医师监督指导或助产士与医生之间的不平等执业地位。2011 年升级版的《联合声明》继续强调了助产士与医生之间相互尊重共同合作关系的进步[104]。不幸的是,仍有一些地区,虽然医生和执照护士 - 助产士或执照助产士本身希望相互合作,但面临陈旧过时法律法规和付费报销问题的挑战。

### 小结

助产士和医生之间的复杂关系受到成功合作模式以及专业自主性和竞争冲突的影响。尽管存在冲突,助产士和医生仍持有共同的目标,即保障妇女和家庭的健康与安全。为实现这一目标,建立最佳合作方式的努力仍会继续。

## 记录助产保健结局和助产学科学研究

许多助产学者、研究人员和临床医生仔细收集和记录了的助产保健服务的成果,以此作为助产学实践结局优秀的证据。助产科学研究始于最早期的护士 - 助产士服务,并且贯穿于整个助产专业发展的历史进程。

### 早期护士 - 助产士服务结局的记录

在纽约市的孕产妇中心协会(MCA)的工作为护士 - 助产士记录其保健护理结果提供了一个重要范例。对 MCA 保留的详尽孕产妇保健数据的分析显示,MCA 提供的助产保健护理服务显著了降低孕产妇、胎儿和新生儿的死亡率。这些数据和其他的数据,如:分娩方式、登记人数、出生地点和分娩接产人、妇女孕次、并发症发生率、患者和护士 - 助产士满意度等,在 1955 年 MCA 的出版物《1933-1953,护士 - 助产士专业的 20 年》中进行了详细报道[46]。

重要的是,在最初的 20 年中 MCA 在强调安全护理结局的同时,并没有埋没助产专业服务的本质核心。在 20 年报告近结尾处,作者赞扬了在降低死亡率方面取得的进展,但遗憾的是,在全国范围内,"对于社会、情感因素对生育与家庭生活的影响关注得太少。护士 - 助产士正在帮助恢复对以患者为中心的保健护理和母婴健康的重视。"[46](pp115)

自从在肯塔基州工作开始,前沿护理服务(FHS)的创始人 Mary Breckinridge 就开始注重收集和使用数据来指导领导决策。在谈到数据的重要性及其利用数据改进组织工作状况的价值时 Breckinridge 写道:"科学研究是一件持续不断的事情。在一个人行动时,可以在内心觉察到下一步最好任何行动"[48](pp159)。Breckinridge 的确认识到,第一项任务是准确建立基线,其服务工作将与其进行比较。Breckinridge 在服务中心成立一年后这样描述了研究过程的演进:

Leslie 是一个实验室,是我们的研究领域。我们问自己这样的问题:与旧时期的数字相比肯塔基州偏远农村地区的护士 - 助产士服务是否会使孕产妇和婴儿死亡率降低? 护士、普通的公共卫生护士与助产服务相结合可以为哪些地区与人群提供服务？……我们写下了非常准确的日常记录以便回答这个问题。费用是多少？……人们会接受这项服务吗？……这项服务能否只由护士一直开展下去？……时间会做出证明。[105](pp47)

时间确实给出了答案，Breckinridge 及其护士们的工作改善了肯塔基州山区的母亲、婴儿和家庭的健康结局。在开发和实施综合记录系统后，FNS 员工使用卡内基公司设立的统计系统收集数据；然后由大都会人寿保险公司的统计人员对数据结果进行分析。这些科学研究结果按每 1 千次妊娠系列方式报告了 FNS 的数据，提供了美国护士 - 助产士保健护理安全性和有效性的首批统计学证据。大都会人寿保险公司员工在 1958 年的 FNS 季刊中发表，并在 1960 年《美国护士 - 助产士学会通报》中重新刊登的"前沿护理服务的第 10 个千人分娩记录总结"被认为是代表助产实践典范最重要的学术研究之一[83]。虽然 FNS 的护士 - 助产士们面临的是危险的山区地形、恶劣的气候条件、道路不通、缺电缺水，以及贫困和营养不良的病人，但是她们的工作给当地人民带来了巨大的改变。在 FNS 开始提供服务的最初的 30 年期间，当地的孕产妇的死亡率为 12/10 000 活产儿，这个数字远远低于美国全国产的孕产妇死亡率。1931 年美国全国的孕产妇死亡率为 66.1/10 000 活产儿。1950 年美国全国孕产妇死亡率下降到 8.3/10 000 活产儿，而从开始到 1950 年之间的大部分时间里，由 FNS 的助产士照顾的分娩相关原因导致死亡的发生率却远远低于全国其他地区[48,83]。

### ACNM 对科学研究的领导和支持：20 世纪 50 年代至今

随着护士 - 助产士发展为一种成熟的专业，其专业组织对应日益增加专业的复杂性也不断加大了对科学研究的支持。美国护士 - 助产士学会（ACNM）最初目标之一是"促进开展科学研究和护士 - 助产学领域有关研究文献的发表"[29]。ACNM 的研究和统计学委员会为记录助产学实践和科研方面提供了领导和指南。早在 1956 年成立 ACNM 一年时，ACNM 就对护士 - 助产士们进行了有关科学研究的调查询问，董事会成员对数据管理和方法进行了讨论。结果显示，ACNM 领导者不仅对记录助产实践结果感兴趣，他们也知道在研究中如何去使用最新的统计分析和数据管理方法。Ruth Doran 写道：

……回顾了学会成员的调查问卷信息，并且听取了如何在未来采集这类数据的统计学专家的建议。讨论后得到了以下结论：建立一个针对目前已有信息的管理系统是可行的；可以建立一个打印表格式的编码系统，以后可以将数据转移到 IBM 卡盘；为收集统计学信息应该设计出一种的新表格。[106](pp13)

在第一次护士 - 助产士专业教育研讨会上，护士 - 助产学教育工作者提出了持续收集和分析助产保健结果数据的重要性。这次会议的总结报告指出，护士 - 助产学教育工作者们正准备"参与对信息资料数据的系统收集和分析，用以评估影响母亲和婴儿健康的保健服务质量与结果"[7](pp275)。在 20 世纪 70 年代和 80 年代期间，《护士 - 助产士杂志》就科学研究的作用提供了一些建议与鼓励。例如：1976 年的一篇文章"科学研究的语言表述学"讲述了关于研究专题产生和选择的实用指南、科研中相互协作的作用，以及基本法律问题。此外，作者还使用了大量篇幅对没有积极参与科学研究活动的助产士提出建议：

每位护士 - 助产士都有责任成为科学研究的重要参与者和智囊团成员。……检索科学研究结果、评估这些研究发现的说服力、优点和弱点，并将其应用于临床实践。（这一责任）还涉及通过在讨论中和会议上对研究结果给出态度和建设性意见、致信给期刊和赞助组织，以及自己与研究者联系等。[107](pp16)

20 世纪 80 年代早期，《护士 - 助产士杂志》曾有一系列的社论从各种角度探讨了护士 - 助产学科学研究。该杂志的研究顾问 Jacqueline Fawcett 介绍了发表原创研究论文的编辑计划，重点强调了临床实践中的应用和对以往研究结果的重复验证。次年，杂志副主编 Evelyn Hart 重复强调了"通过科学研究来验证科学客观的助产实践与助产教育的可靠性"。她说道：

助产学已经发展到必须对自身研究承担责任的时期节点。在临床实践中，助产士必须像重视技能和机警一样重视科学的态度和思维方式。助产专业必须向公众、医生和其他卫生专业人员证明自己的专业服务属性，不仅仅是通过其助产艺术，而且还要通过研究收集的科学证据。[108](pp3-38)

在此时期，护士 - 助产士们开始系统地收集和总结护士 - 助产学保健护理的结果，并利用这些数据来影响和改变地方、州和国家层面的政策法规[109]。除了影响护士 - 助产学临床实践和法律法规外,这些数据还用于说服医疗保健支付者去报销护士-助产士服务的费用。

到 1988 年时,助产学研究工作的数量和复杂性已经充分增长,这使得 ACNM 领导人和学会成员认识到应该将"研究和统计委员会"的设置升级到学部的水平。当时的 ACNM 主席 Betty Bear 赞同这一改变,而其他护士-助产士领导人,如 Jeanne DeJoseph、Joyce Roberts 和 Claire Andrews 则为研究学部的成功创立做出了贡献。由 Lisa Paine 担任第一任研究学部主席[110]。

在 20 世纪 80 年代末至 90 年代期间,通过更多地参与由基金资助的研究项目,建立起研究数据,以研究为重点的文章在《护士-助产士杂志》上发表,ACNM 年会海报形式、研究论坛、研讨会的教学部分,使得护士-助产士们受益匪浅[110]。的确,助产期刊的读者们在阅读了如 Joyce Fitzpatrick 的"作为科学家的临床助产士"这样的文章后引发出拓展自己的想法和实践的念头。在文章中 Fitzpatrick 问读者:"什么是科学? 为什么要研究? 知识的发展与临床护士-助产士有什么关系? 科学通过提出貌似平凡的问题和获得革命性的答案而蓬勃发展。现在是时候针对卫生保健和卫生保健服务去寻找一些革命性的回答了"[111](pp37)。

### 助产学理论的丰富遗产和临床研究与发展

在助产专业的整个发展历史中,护士-助产士们通过对助产保健理论的发展和助产实践模式的探索来塑造这一专业[112]。助产学理论研究者们的努力定义了助产学所特有的保健模式,如:Ernestine Wiedenbach 建立的关于以家庭为中心的孕产妇保健模式[86];Ela-joy Lehrman 的以家庭为中心的保健、健康教育和提倡不干预的护理理念[113];Joyce Thompson 的关于人类尊严和选择自我决定的著作[114];Holly Powell Kennedy 的同情和谨慎不干预的做法[115];以及 Jo Anne P.Davis 的正常范畴定义[116]。

除了对理论的发展,助产士们还对保健内容进行了多方面的研究,这些研究的大部分内容在本书的各个章节中都有所介绍,选择的范例有:以妊娠为中心的孕期保健模式[117];与医生相比、由护士-助产士提供的孕期保健的特色性组成部分[118];评估子宫大小、孕龄、胎儿先露与位置的非侵入性操作方法[119];分娩时的会阴管理和脐带延迟夹闭的好处[120,121];第二产程时的体位、呼吸和产妇用力下推时间[122];家庭分娩和分娩中心分娩

的结局[90~92,123]。助产学研究人员对围产期情绪障碍和新生儿护理方面的知识也做出了进一步的研究[124,125]。

### 小结

从前沿护理服务和孕产妇中心协会的早期护士-助产士记录其护理工作结果开始至今,助产士们一直在努力构建关于助产学保健护理和妇女健康的知识体系。在 ACNM 的领导下,以及助产学理论家、研究人员和临床实践者的努力下,助产学已拥有丰富的研究遗产。

## 护士-助产士教育

没有助产教育就没有助产专业的存在。助产教育的历史具有以下几个突出的特点:教育计划跨越地理位置和时间的互联性;很少讲述过的面对黑人护士-助产士的特殊教育计划;教育计划开办与关闭的兴衰;对坚持助产保健品质证明的长期承诺;使用创新方法促进知识学习和技能建立;提高助产教育的可及性,特别是面对偏远地区和缺乏医疗保健的人群。

### 教育计划的互联性:20 世纪 30 年代至今

美国第一个护士-助产士教育计划是纽约市的曼哈顿助产学校,开办时间为 1925—1931 年。关于这个教育计划的记载很少,但是随后的美国的护士-助产士教育计划都可以通过明确的"家谱关系"联系起来。在美国开设的第二个和第三个教育计划构成了 Helen Varney Burst 和 Joyce Thompson 所说的"第一代"教育计划[126]。1932 年,"助产学促进和标准化协会学校"(School of the Association for the Promotion and.standardization of Midwifery)开学,这个学校也通常被称之为"罗本斯汀(Lobenstine)助产学校"。1934 年该校更名为"孕产妇中心协会(MCA)护士-助产士学校"(图 1-6 和 1-7)。于 1939 年开办的另一个教育计划,是位于肯塔基州海登(Hyden)的前沿护理服务(FNS)的前沿助产研究生院,后来该学校变为助产与妇女保健前沿学校,最近更名为前沿护理大学。

第二代的助产教育计划是由 MCA 和 FNS 教育计划的毕业生们所建立,再随后出现的所有的士-助产士教育计划都变得紧密相连。同样,第三代助产教育计划是由第二代助产教育计划的毕业生们所

建立,并依此类推。即使是最新的第三代或第四代助产教育计划也保持了与护士-助产士教育体系的紧密互联性(表1-1)。2003年,瓦尔尼.巴尔斯特和乔伊斯.汤普森非常肯定地描述了这些互联性对护士-助产士们的重要性:

　　我们中有多少人可以真实地说我们与助产专业创始前辈们连在一起或彼此相连?答案是……我们每一个人都与她们相连和彼此连接!这个国家的每位护士-助产士都可以追溯其四代护士-助产士教育计划的历史根源……不论属于第一、第二、第三代中的哪一个助产教育计划,都可以追溯到这些教育计划的主任之一:孕产妇中心协会(MCA)的 Hattie Hemschemeyer 或是前沿护理服务(FNS)前沿助产研究生院的 Mary Breckinridge……这个追溯根源的过程对我们至关重要。它让我们了解助产专业起源于何处,也让我们知道助产保健哲学的组成和助产保健模式在照顾妇女和家庭生育的过程中经受住了时间的考验。[126](pp464)

　　特别值得一提的是,在通过助产教育计划来检查护士-助产士的互联性时,有两个第二代项目以前没有得到足够的重视:面对黑人护士-助产士的塔斯基吉(Tuskegee)护士-助产士学校和弗林特-古德里奇(Flint-Goodridge)护士-助产士学校,它们的第一任校长都是 MCA 学校的毕业生。

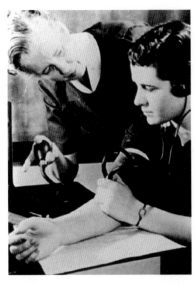

图 1-6　20 世纪 30 年代,Rose McNaught 在孕产妇中心协会的罗本斯汀助产学校教一名护士-助产士学员学习测量血压

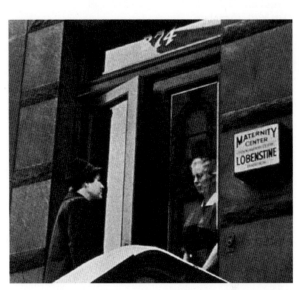

图 1-7　20 世纪 30 年代,学习老师 Rose McNaught 在孕产妇中心协会的罗本斯汀助产学校与诊所门口迎接一位护士-助产士学员 Margaret Thomas

| 表 1-1 | 助产教育计划分代时间线 | | | |
|---|---|---|---|---|
| | 教育计划/附属单位/地点 | 瓦尔尼/汤普森的教育计划分代 | 开办时间 | 关闭时间 |
| | 纽约曼哈顿助产学校,附属于曼哈顿产院与药房;由医院的护理学校管理<br>纽约市 | 无 | 1925 | 1931 |
| | 助产学促进和标准化协会学校,通常被称之为罗本斯汀助产学校;1934 年改为孕产妇中心协会护士-助产士学校;1958 年附属于纽约州立大学下州分校医学中心<br>纽约市 | 第一代 | 1932 | 开办至今<br>纽约州立大学下州分校 |
| | 前沿护理服务的前沿助产研究生院<br>肯塔基州,海登 | 第一代 | 1939 | 至今<br>现为前沿护理学院 |

续表

| 教育计划 / 附属单位 / 地点 | 瓦尔尼 / 汤普森的教育计划分代 | 开办时间 | 关闭时间 |
|---|---|---|---|
| 塔斯基吉护士 - 助产士学校<br>阿拉巴马州 | 第二代 | 1941 | 1946 |
| 弗林特 - 古德里奇护士 - 助产士学校<br>路易斯安那州,新奥尔良 | 第二代 | 1942 | 1943 |
| 天主教孕产妇保健所护士 - 助产士学校<br>北卡罗莱纳州,圣达菲 | 第二代 | 1945 | 1968 |
| 美国天主教大学天主教孕产妇保健所护士 - 助产士硕士教育计划<br>华盛顿市 | 第二代 | 1947 | 1969 |
| 哥伦比亚大学孕产妇护理学院研究生教育计划<br>纽约市 | 第二代 | 1955 | 至今 |
| 约翰霍普金斯大学护士 - 助产士教育计划<br>马里兰州,巴尔的摩 | 第二代 | 1956 | 1987 |
| 耶鲁大学研究生院孕产妇和新生儿保健护理教育计划<br>康涅狄格州,纽黑文 | 第二代 | 1956 | 至今 |
| 波多黎各大学开帕尔拉高地医院<br>波多黎各,圣胡安 | 第二代 | 1960 | 1981 |
| 纽约医学院护理研究生院护士 - 助产士教育计划<br>纽约市 | 第二代 | 1963 | 1972 |
| 犹他大学孕产妇 - 婴儿护理研究生教育计划<br>犹他州,盐湖城 | 第三代 | 1965 | 至今 |
| 蓬斯地区医院<br>波多黎各,蓬斯 | 第三代 | 1966 | 1975 |
| 密西西比大学医学中心护士 - 助产士教育计划(国外培养助产士的美国化教育)<br>密西西比州,杰克逊 | 第二代 | 1971 | 1972 |
| 密西西比大学医学中心护士 - 助产士教育计划<br>密西西比州,杰克逊 | 第三代 | 1969 | 1985 |
| 伊利诺伊大学芝加哥分校护士 - 助产士教育计划<br>伊利诺伊州,芝加哥 | 第二代 | 1972 | 至今 |
| 社区医院孕产妇保健服务助产教育计划(国外培养助产士的美国化教育)<br>俄亥俄州,斯普林菲尔德 | 第三代 | 1971 | 1975 |
| 洛马连达大学护士 - 助产士教育计划<br>加利福尼亚州,洛马连达 | 第三代 | 1971 | 1975 |
| 以色列医院(国外培养助产士的美国化教育计划)<br>纽约市 | 第二代 | 1972 | 1975 |
| Booth 国外培养助产士的美国化教育计划<br>宾夕法尼亚州,费城 | 第二代 | 1973 | 1984 |
| 明尼苏达大学护士 - 助产士教育计划<br>明尼苏达州,明尼阿波利斯 | 第三代 | 1973 | 至今 |
| 南卡罗莱纳医科大学护士 - 助产士教育计划<br>南卡罗莱纳州,查理斯顿 | 第三代 | 1973 | 2009 |

续表

| 教育计划 / 附属单位 / 地点 | 瓦尔尼 / 汤普森的教育计划分代 | 开办时间 | 关闭时间 |
|---|---|---|---|
| 乔治敦大学护士 - 助产士教育计划<br>华盛顿市 | 第三代 | 1973 | 至今 |
| 圣路易斯安那大学护士 - 助产士研究生教育计划<br>密苏里州,圣路易斯安那 | 第三代 | 1973 | 1984 |
| Meharry 医学院护士 - 助产士教育计划<br>田纳西州,纳什维尔 | 第二代 | 1973 | 1985 |
| 肯塔基大学护士 - 助产士教育计划<br>肯塔基州,列克星敦 | 第三代 | 1974 | 1998 |
| 新泽西医学与口腔学院护士 - 助产士教育计划,现为鲁特格尔生物医学保健科学院<br>新泽西州,纽瓦克 | 第三代 | 1975 | 至今 |
| 加州大学圣地亚哥分校护士 - 助产士教育计划<br>加利福尼亚州,圣地亚哥 | 第三代 | 1975 | 1995 |
| 美国空军护士 - 助产士教育计划<br>马里兰州,安德鲁空军基地 | 第二代 | 1975 | 1997 |
| 格雷迪纪念医院国外培养助产士的美国化教育计划<br>佐治亚州,亚特兰大 | 第三代 | 1972 | 1975 |
| 埃默里大学护士 - 助产士教育计划<br>佐治亚州,亚特兰大 | 第三代 | 1976 | 至今 |
| 亚利桑那大学护士 - 助产士教育计划<br>亚利桑那州,图森 | 第三代 | 1977 | 1985 |
| 迈阿密大学护士 - 助产士教育计划<br>佛罗里达州,迈阿密 | 第三代 | 1978 | 2014 |
| 旧金山总医院国外培养助产士的美国化教育计划<br>加利福尼亚州,旧金山 | 第三代 | 1976 | 1978 |
| 旧金山总医院 / 加州大学旧金山分校联合护士 - 助产士教育计划<br>加利福尼亚州,旧金山 | 第三代 | 1978 | 至今 |
| 宾夕法尼亚大学<br>宾夕法尼亚州,费城 | 第二代 | 1980 | 至今 |
| 科罗拉多大学<br>科罗拉多州,丹佛 | 第三代 | 1980 | 至今 |
| 俄勒冈健康科学中心<br>俄勒冈州,波特兰 | 第三代 | 1981 | 至今 |
| 南加州大学<br>加利福尼亚州,洛杉矶 | 第二代 | 1981 | 2003 |
| 拉什大学长老会医院<br>伊利诺伊州,芝加哥 | 第三代 | 1982 | 1988 |
| 斯坦福大学<br>加利福尼亚州,斯坦福 | 第三代 | 1982 | 1987 |
| 佛罗里达大学<br>佛罗里达州,盖恩斯维尔 | 第三代 | 1982 | 至今 |
| 凯斯西储大学佛兰西斯·培尼·鲍尔顿护理学院<br>俄亥俄州,克利夫兰 | 第四代 | 1983 | 至今 |

续表

| 教育计划 / 附属单位 / 地点 | 瓦尔尼 / 汤普森的教育计划分代 | 开办时间 | 关闭时间 |
|---|---|---|---|
| 加州大学旧金山分校 / 加州大学圣地亚哥分校联合护士 - 助产士教育计划<br>加利福尼亚州, 旧金山和圣地亚哥 | 第三代 | 1983 | 1999 |
| 贝勒医学院<br>得克萨斯州, 休斯敦 | 第四代 | 1984 | 2004 |
| 教育计划联合会<br>加利福尼亚州, 圣荷西 | 第三代 | 1987 | 1998 |
| 波特兰纪念医院 / 得克萨斯大学西南医学中心<br>得克萨斯州, 达拉斯 | 第四代 | 1989 | 2006 |
| 密歇根州大学<br>密歇根州, 安阿伯 | 第三代 | 1990 | 至今 |
| 查理斯 .R. 德鲁大学<br>加利福尼亚州, 洛杉矶 | 第三代 | 1990 | 2006 |
| 新墨西哥大学<br>新墨西哥州, 阿尔伯克基 | 第二代 | 1991 | 至今 |
| 阿拉巴马大学<br>阿拉巴马州, 伯明翰 | 第三代 | 1991 | 1996 |
| 得克萨斯州大学埃尔帕索分校 / 得克萨斯州科技大学医学科学中心<br>得克萨斯州, 埃尔帕索 | 第四代 | 1991 | 2004 |
| 波士顿大学公共卫生学院<br>马萨诸塞州, 波士顿 | 第四代 | 1991 | 2006 |
| Baystate 医学中心<br>马萨诸塞州, 斯普林菲尔德 | 第三代 | 1992 | 至今 |
| 东卡罗莱纳大学<br>卡罗纳州, 格林维尔 | 第四代 | 1992 | 至今 |
| 杰克逊纪念医院国外培养助产士的美国化教育计划<br>佛罗里达州, 迈阿密 | 第四代 | 1982 | 1997 |
| 罗得岛大学护理学院<br>罗得岛州, 沃尔维克 | 第二代 | 1993 | 2007 |
| 马凯特大学<br>威斯康星州, 密尔沃基 | 第三代 | 1993 | 至今 |
| 华盛顿大学护理学院<br>华盛顿州, 西雅图 | 第二代 | 1993 | 至今 |
| 得克萨斯州大学医学部 (中间有休斯敦分校加入和退出)<br>得克萨斯州, 加尔维斯敦 | 第三代 | 1992 | 2005 |
| 北布朗克斯中心医院<br>纽约市 | 第三代 | 1994 | 1995 |
| 罗切斯特大学<br>纽约州, 罗切斯特 | 第四代 | 1994 | 2001 |
| 加州大学欧文分校<br>加利福尼亚州, 洛杉矶 | 第四代 | 1994 | 2003 |
| 纽约大学<br>纽约市 | 第三代 | 1995 | 至今 |

续表

| 教育计划/附属单位/地点 | 瓦尔尼/汤普森的教育计划分代 | 开办时间 | 关闭时间 |
|---|---|---|---|
| 加州大学圣地亚哥州立大学<br>加利福尼亚州,圣地亚哥 | 第三代 | 1995 | 至今 |
| 纽约州立大学斯托尼布鲁克分校<br>纽约州,斯托尼布鲁克 | 第三代 | 1995 | 至今 |
| 范德比尔特大学护理学院<br>田纳西州,那斯维尔 | 第三代 | 1995 | 至今 |
| 密苏里大学<br>密苏里州,哥伦比亚 | 第四代 | 1995 | 2002 |
| Ramsey 诊所国外培养助产士的美国化教育计划<br>明尼苏达州,圣保罗 | 第四代 | 1995 | 1998 |
| 助产、妇女与健康研究院;2003 年改为费城大学助产研究院,2017 年又改为杰佛森助产研究院<br>宾夕法尼亚州,费城 | 第四代 | 1996 | 至今 |
| 俄亥俄州立大学护理学院<br>俄亥俄州,哥伦布 | 第二代 | 1997 | 至今 |
| 辛辛那提大学<br>俄亥俄州,辛辛那提 | 第四代 | 1997 | 至今 |
| 谢南多尔大学<br>弗吉尼亚州,温切斯图 | 第四代 | 1997 | 至今 |
| 波多黎各大学公共卫生学院<br>波多黎各,圣胡安 | 第三代 | 1998 | 2016 |
| 堪萨斯大学医学中心<br>堪萨斯州,堪萨斯市 | 第四代 | 1999 | 至今 |
| 马里兰大学<br>马里兰州,巴尔的摩 | 第三代 | 1999 | 2008 |
| 印第安纳波利斯大学<br>印第安纳州,印第安纳波利斯 | 第二代 | 2003 | 至今 |
| 韦恩州立大学<br>密歇根州,底特律 | 第四代 | 2004 | 至今 |
| 加州大学<br>加利福尼亚州,福勒顿 | 第四代 | 2004 | 至今 |
| 西雅图大学<br>华盛顿州,西雅图 | 第三代 | 2010 | 至今 |
| 得州理工大学医学科学中心护理学院护士-助产士教育计划<br>得克萨斯州,卢博克 | 第四代 | 2010 | 至今 |
| 贝勒大学路易斯.赫林顿护理学院<br>得克萨斯州,韦科 | 第三代 | 2011 | 至今 |
| 贝特尔大学<br>得克萨斯州,圣保罗 | 第四代 | 2014 | 至今 |
| 匹斯堡大学<br>宾夕法尼亚州,匹斯堡 | 第三代 | 2016 | 至今 |

### 塔斯基吉（Tuskegee）护士助产学校：20世纪40年代

Lucinda Canty 在其 1994 年的硕士论文提供了关于塔斯基吉护士 - 助产士学校的重要文献记录[127]。这所学校于 1941 年 9 月开办，重点教育黑人公共卫生护士成为助产士，目的是降低南方黑人社区的孕产妇死亡率和婴儿死亡率[128]。这所学校是梅肯（Macon）县卫生局、县儿童局、朱利叶斯·罗森瓦尔德基金（Julius Rosenwald Fund）、塔斯基吉大学（虽然不是该大学的正式组成部分）和阿拉巴马州卫生部的联合项目。项目负责人包括两名孕产妇中心协会的毕业生 Margaret Thomas 和 F.Carrington Owens，以及 1944 年塔斯基吉大学的毕业生 Claudia Durham[129]。经过 5 年的工作，该计划于 1946 年结束，培养出 31 名黑人助产士毕业生。虽然无法得到全部塔斯基吉大学毕业生的相关记录，但 Canty 在论文中描述了 10 名毕业生对护士 - 助产士专业和黑人社区的贡献：至少有 10 名塔斯基吉毕业生在医疗保健领域工作，这部分学生多数参与了对"祖母"助产士（经学徒式训练的传统社区助产士，不是护士）的培训并与之一起工作。至少 4 名毕业生在从塔斯基吉大学毕业后选择继续深造，部分人成为护理学教育者。

Maude E.Callen 是一名塔斯基吉大学护士 - 助产士学校的毕业生（图 1-8，图 1-9），在 1951 年的《生命》杂志上刊登了一篇介绍她的名为"护士 - 助产士 Maude E.Callen 解除分娩、生命、死亡之痛"的插图文章后，得到了全国性的关注[130]。1943 年毕业后，Callen 在南卡罗莱纳州的 Berkeley 农村执业，她居住和执业的地区有着很高的孕产妇和婴儿发病率和死亡率，同时肺结核和其他传染病的发病率也很高。《生命》杂志通过大约 30 张触目惊心的照片和文字说明介绍了 Callen 的工作，这些照片和文字说明描述了她与社区成员和其他卫生保健工作者的关系、她为病人服务的繁忙时间表，以及社区人群在卫生保健与经济上所面临的困难。《生命》杂志的专题报道引起了国民对 Callen 所做工作的认识，因此捐款接踵而来，在南卡罗莱纳州的 Pineville 地区开办了 Maude Callen 诊所[127]。

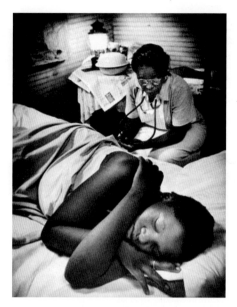

图 1-8 《生命》杂志刊登的 Maude E.Callen 照片

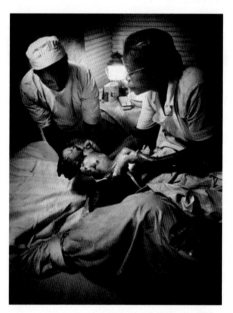

图 1-9 《生命》杂志刊登的 Maude E.Callen 照片

Linda Janet Holmes 在美国护士 - 助产士学会出版的有色人群[1]助产历史报告"走进阳光"中指出，《生命》杂志文章的一个重要目的是"在主流出版物中描绘一位担任医疗保健专业角色的黑人妇女"，作为"一名不知疲倦的全方位医者，在她扎根的南卡罗莱纳州极度贫困社区里担任起助产士、陪伴者、营

---

[1]  本书英文原著各章均采用中性名词"person/people of color"来描述传统意义上"白人以外的人群"，中译本保留直译"有色人群"以便从医学角度理解该指代人群。但提醒读者应辩证性地看待这一名词，并且意识到尽管作者不得不用一个字或一个词组指代一个人群，但是这些语言的标签用来描述一个群体可能是不全面或者是不恰当的。

养师、咨询师的角色"。Holmes 还指出,《生命》杂志在提到 Callen 时没有使用其姓氏而是直呼其名,这在当时是"一种表示黑人女性地位低下的常见做法",尽管 Callen 所在社区的妇女及其家人都尊敬地称她为"Callen 小姐"[131](pp11)。

### 弗林特 - 古德里奇(Flint-Goodridge)护士 - 助产士学校:20 世纪 40 年代

另一个在历史记录中被忽视的开创性助产教育计划是路易斯安那州新奥尔良市的弗林特 - 古德里奇(Flint-Goodridge)护士 - 助产士学校(1942—1943)。多年来,弗林特 - 古德里奇医院的管理者一直致力于建立一个护士 - 助产士培训计划,旨在培训护士 - 助产士来替代传统的"祖母"助产士,以此来降低新奥尔良市黑人人群中的高孕产妇和婴儿死亡率。最终,由美国儿童部和罗森瓦尔德基金出资建立了弗林特 - 古德里奇护士 - 助产士学校,附属于 Dillard 大学和弗林特 - 古德里奇医院。公共卫生护士和孕产妇中心协会(MCA)/ 罗本斯汀学校的护士 - 助产士毕业生 Kate Hyder 被选中领导弗林特 - 古德里奇护士 - 助产士教育计划。一名 MCA 的毕业生和牙买加助产士,Etta Mae Forte,担任教员。1943 年 6 月 15 日,在入学 9 个月后第一批学生(两名)从弗林特 - 古德里奇护士 - 助产士学校毕业。此后不久,学校关闭,目前没有找到说明学校关闭原因的完整历史记录。根据 Horch 的论文所述,1943 年弗林特 - 古德里奇医院的报告中使用了"战争紧急情况"作为弗林特 - 古德里奇护士 - 助产士学校关闭的原因,并注明是"暂时"关闭[132](pp45)。

Deola Lange Cyrus 是弗林特 - 古德里奇护士 - 助产士学校的两名毕业生之一,另一个毕业生的名字在历史记录中丢失。Cyrus 在路易斯安那州卫生局季刊中的文章中描述了她的工作和路易斯安那州的传统助产士在 20 世纪 40 年代的作用。鉴于她是一名受过正规教育的护士 - 助产士,Cyrus 对"祖母"助产士的称赞性评估是对助产士在当地和那一时期的重要作用的一个值得注意的描述:

在路易斯安那州,种植园内的助产士一直在农业社区生活中发挥着重要作用。她被认为是家庭问题的顾问、所有疾病的治疗者、公民事务中的领导者、预言家,以及黑人家庭和"男人老板"之间的联络者。最重要的是,她是怀孕母亲分娩时唯一可以依赖的人,无论是天寒地冻、飓风来袭、暴雨,还是高温热浪都不会阻止祖母助产士在她被人呼叫时到场。[132](pp51)

### 教育计划开办与关闭的模式:从 20 世纪 60 年代至今

在美国护士 - 助产士教育出现后的几十年里,教育计划出现了多种不同的模式,包括助产专业受到鼓励时新开助产教育计划的数量迅速增加。20 世纪 60 年代末至 70 年代初,随着护士 - 助产士的社会接受度不断提高,助产教育计划也四处开花。许多因素汇聚在一起形成了培养教育更多护士 - 助产士的需要,包括:产科组织对护士 - 助产士的官方认可、妇女运动和女权主义的知名度和参与性增加、消费者对护士 - 助产士的认知度提高、护士 - 助产士对联邦资助科研项目的参与,以及第二次世界大战后的婴儿潮出现使产科照护医师短缺,以及产科跨学科团队概念的有效性得到证实。

20 世纪 90 年代,护士 - 助产士教育计划经历了又一次迅速增长,新开办了 26 个助产教育计划,这是前所未有的;到 20 世纪末,已有 45 个由 ACME 认证的护士 - 助产士基础教育计划。这种增长部分是由于各州认识到助产保健护理的高质量和性价比,以及地方对教育计划的资助。然而为认证助产士而准备的教育计划却增长缓慢,至 2017 年只有两所学校可以提供认证助产士硕士学位,有 6 个州可以颁发认证助产士执业执照。

尽管教育计划的数目在各个时期都有不断增加,但维持教育计划的延续一直是助产教育者所面临的挑战,许多教育计划仅仅经过几年或几十年的运作就关闭了。助产教育计划关闭的原因有很多,比如:资金问题、部门内部资源的重新分配,以及教育机构发展了新的教育重点。然而,有些助产教育计划至今已有半个多世纪的历史了(例如:哥伦比亚大学、耶鲁大学、犹他大学)。1959 年《美国护士 - 助产士学会通报》的一篇社论对当时和现在助产教育计划的兴衰提供了有用的视角:

在实验开创的王国里,没有恐惧的表现。只要有提高教育或扩大影响范围的可能,护士 - 助产士们就会做出必要的调整,并开始尝试助产服务的另一个方面。[133](pp38)

### 助产教育中的基本概念和教育改革

护士 - 助产士临床实践中最初的概念包括:以家庭为中心的卫生保健途径、有效的沟通、与其他卫生保健提供者进行合作、健康教育、连续保健护理、社区资源和健康促进等。1985 年,又增加了以下概念:患者知情选择、生殖生命伦理的考虑,以及坚持分娩是一个正常生理过程。1992 年又增加了:促进健康的家庭关系和尊重文化差异。在 1997 年,这些基本概念被重新命名为"助产学的品质证明",又加入了以下概念,包括:月经和绝经是正常过程、人员陪伴的治疗价值和对缺乏卫生保健服务人群的保健护理。各个学校的教育计划是否将这些助产学的品质证明贯穿于助产教育课程大纲,会作为教育资质认证评估的一部分[134]。

护士 - 助产士专业教育者是多种形式教育改革创新的早期实践者,包括:课程教材模式化和远程教育。密西西比大学医学中心的护士 - 助产士教师在 1972 年开发了一个硕士课程教材模式化大纲。虽然课程教材模式化并不是一个新概念,但是很少有教育计划使用这种方法来以学生为中心、灵活地构建整个课程的教学大纲。这种课程教材模式化的方法如此持久耐用,以至于国际助产联盟至今仍在推广其在助产课程教学大纲编写中的应用。

远程教育为助产学教育者提供了利用创新方法来满足助产士学生需求,以及进一步扩大到满足妇女和家庭需求的另一个机会。这个想法最早在 20 世纪 70 年代应用于护士 - 助产士教育计划之中,当时的加州联合教育计划等远程教学试点项目为后来的教育计划奠定了基础。与 20 世纪 90 年代的网络技术相结合,护士 - 助产士远程教育有了质的飞跃[135]。创新性远程学习进展的主要贡献者是创始于 1989 年隶属于前沿护理服务的社区护士 - 助产士教育计划(CNEP)[136]。

## 小结

自罗本斯汀(Lobenstine)学校开办以来,美国的护士 - 助产士教育由一连串的助产教育计划贯穿联系在了一起,其中还包括几个面对黑人护士 - 助产士的教育计划,尽管这些教育计划的故事多数被历史记录所忽略。所有的助产士 - 护士教育计划都必须经历艰难困苦才得以维持,由此造成许多教育计划开办后又关闭的模式。自始至终,助产学教育者们都在致力于传播基本概念和引进创新技术。

## 结论

正如一个医疗保健提供者可以通过了解病人的病史来为患者个人和家庭提供最佳保健护理一样,助产士也必须了解本行业的历史。通过探讨这些内容和主题,今天的助产士可以增强对助产专业根基的了解,以及认识助产士在将近一个世纪时期内所经历过的机遇和挑战。获得了这些知识,助产士们就能更好的引领助产专业走过下一个世纪以至更远。

(庞汝彦 译　段得琬 审)

## 参考文献

1. Robinson SA. A historical development of midwifery in the black community: 1600–1940. *J Nurse Midwifery*. 1984;29(4):247-250.
2. Litoff JB. *American Midwives: 1860 to the Present*. Westport, CT: Greenwood Press; 1978.
3. Roush RE. The development of midwifery—male and female, yesterday and today. *J Nurse Midwifery*. 1979;24(3):27-37.
4. Morrison SM, Fee E. Nothing to work with but cleanliness: the training of African American traditional midwives in the South. *Am J Public Health*. 2010;100(2):238-239.
5. Smith MC, Holmes LJ. *Listen to Me Good: The Story of an Alabama Midwife*. Columbus, OH: Ohio State University Press, 1996.
6. Logan OL, Clark K. *Motherwit: An Alabama Midwife's Story*. New York: E.P. Dutton, 1989.
7. Varney H, Thompson JB. *A History of Midwifery in the United States: The Midwife Said Fear Not*. New York: Springer; 2016.
8. Rooks JP. *Midwifery and Childbirth in America*. Philadelphia: Temple University Press; 1997.
9. Dye NS. History of childbirth in America. *Signs*. 1980;6(11):97-108.
10. Fox CG. Toward a sound historical basis for nurse-midwifery. *Bull Am Coll Nurse Midwives*. 1969;14(3): 76-82.
11. Ulrich LT. *A Midwife's Tale: The Life of Martha Ballard, Based on Her Diary, 1785-1812*. New York: Knopf; 1990.
12. Dawley K. The campaign to eliminate the midwife. *Am J Nurs*. 2000;100(10):50-92.
13. Perry DS. The early midwives of Missouri. *J Nurse Midwifery*. 1983;28(6):15-22.
14. Manocchio RT. Tending communities, crossing cultures: Midwives in 19th-century California. *J Midwifery Womens Health*. 2008;53(1):75-81.
15. Ortiz FM. History of midwifery in New Mexico: Partnership between curandera-parteras and the New Mexico Department of Health. *J Midwifery Womens Health*. 2005; 50(5):411-417.
16. Smith SL. *Japanese American Midwives: Culture, Community, and Health Politics, 1880-1950*. Chicago, IL: University of Illinois Press; 2005.
17. Rude AE. The midwife problem in the United States. *JAMA*. 1923;81:987-992.

18. Kobrin FE. The American midwife controversy: a crisis of professionalization. *Bull Hist Med*. 1966; 40(4):350-363.

19. Van Blarcom CC. Midwives in America. *Am J Public Health*. 1914;4(3):197-207.

20. Ettinger LE. *Nurse-Midwifery: The Birth of a New American Profession*. Columbus, OH: Ohio State University Press; 2006.

21. Dawley K. Doubling back over roads once traveled: creating a national organization for nurse-midwifery. *J Midwifery Womens Health*. 2005;50(2):71-82.

22. Committee on Organization. *Organ Bull*. 1954;1.

23. Committee on Organization. *Organ Bull*. 1955;2.

24. First convention—Kansas City. *Bull Am Coll Nurse Midwifery*. 1955;1(1):1-4.

25. Kroska R. The emblem of the American College of Nurse-Midwives. *J Nurse-Midwifery*. 1973;18(3): 23-24.

26. Hemschemeyer H. Sends message to members. *Bull Am Coll Nurse Midwifery*. 1956;1(2):5-6.

27. Looking ahead. *Bull Am Coll Nurse Midwifery*. 1957;2(1):1-2.

28. Carrington BW, Burst HV. The American College of Nurse-Midwives' dream becomes reality: the Division of Accreditation. *J Midwifery Womens Health*. 2005;50(2):146-153.

29. American College of Nurse-Midwifery. *Articles of Incorporation and By-Laws*. Silver Spring, MD: American College of Nurse-Midwifery; 1955.

30. Keane V. Accreditation and responsibility. *Bull Am Coll Nurse Midwifery*. 1960;5(2):39-41.

31. Cameron J. Why national certification. *Bull Am Coll Nurse Midwives*. 1971;16(4):94-99.

32. Burst HV. Historical perspectives: an update on the credentialing of midwives by the ACNM. *J Nurse Midwifery*. 1995;40(3):290-296.

33. Thomas MW. *The Practice of Nurse-Midwifery in the United States (Children's Bureau Publication No. 436)*. Washington, DC: Department of Health, Education and Welfare; 1965.

34. Woodville L. Descriptive data: nurse midwives—U.S.A. *Bull Am Coll Nurse Midwifery*. 1963;1:30-38.

35. Runnerstrom L. Nurse-midwifery legislation: pro and con. *Bull Am Coll Nurse Midwifery*. 1966;11(2):62-68.

36. Crawford M. Nurse-midwifery: licensure or certification. *Bull Am Coll Nurse Midwifery*. 1968;13(2):18-22.

37. American College of Nurse-Midwives. Legislative scene: position statement on nurse-midwifery legislation. *J Nurse Midwifery*. 1974;19(4):24.

38. Part II: survey findings. *J Nurse Midwifery*. 1976;21(2): 5-19.

39. Cuddihy NR. On nurse-midwifery legislation. *J Nurse Midwifery*. 1984;29(2):55-56.

40. Bidgood-Wilson M. The legislative status of nurse-midwifery: trends and future implications. *J Nurse Midwifery*. 1992;37(3):159-160.

41. Bidgood-Wilson M, Barickman C, Ackley S. Nurse-midwifery today: a legislative update, Part I. *J Nurse Midwifery*. 1992;37(2):96-97.

42. Bidgood-Wilson M, Barickman C, Ackley S. Nurse-midwifery today: a legislative update, Part II. *J Nurse Midwifery*. 1992;37(3):175.

43. Osborne K. Regulation of prescriptive authority for certified nurse-midwives and certified midwives: a national overview. *J Midwifery Womens Health*. 2011;56(6):543-556.

44. Osborne K. Regulation of prescriptive authority for certified nurse-midwives and certified midwives: 2015 national overview. *J Midwifery Womens Health*. 2015;60(5):519-533.

45. Corbin H. Historical development of nurse-midwifery in this country and present trends. *Bull Am Coll Nurse Midwifery*. 1959;4(1):13-26.

46. Maternity Center Association. *Twenty Years of Nurse-Midwifery, 1933–1953*. New York, NY: Maternity Center Association; 1955.

47. Cockerham AZ. *A Mission for Mothers: Nurse-Midwifery and the Society of Catholic Medical Missionaries in Santa Fe, New Mexico, 1943–1969*. Unpublished dissertation; 2009.

48. Breckinridge M. *Wide Neighborhoods: A Story of the Frontier Nursing Service*. New York, NY: Harper; 1952.

49. Stone SE. The evolving scope of nurse-midwifery practice in the United States. *J Midwifery Womens Health*. 2000;45(6):522-531.

50. Beasley WBR. The nurse-midwife as a mediator of contraception. *Am J Obstet Gynecol*. 1967;98(2):201-207.

51. Burst HV. Historic perspectives. History of nurse-midwifery in reproductive health care. *J Nurse Midwifery*. 1998;43(6):526-529.

52. Okrent SA. The nurse-midwife in a family planning clinic. *Bull Am Coll Nurse Midwifery*. 1966;11(2):48-54.

53. Okrent SA. Family life education in a family planning clinic. *Bull Am Coll Nurse Midwifery*. 1970;15(3):78-85.

54. Okrent SA. *A Clinical Guide to Oral Contraception*. New York, NY: Shirley Okrent; 1973.

55. Okrent SA. *A Clinical Guide to the Intrauterine Device and the Vaginal Diaphragm*. New York, NY: Shirley Okrent; 1974.

56. Barger MK. Midwifery practice: where have we been and where are we going? *J Midwifery Womens Health*. 2005;50(2):87-90.

57. Fullerton JT. Reflections on nurse-midwifery role and functions. *J Nurse Midwifery*. 1994;39(2):107-109.

58. Shah MA. The nurse-midwife as primary care provider [Editorial]. *J Nurse Midwifery*. 1993;38(4):185-187.

59. American College of Nurse-Midwives. Standards for the evaluation of nurse-midwifery procedural functions. *Bull Am Coll Nurse Midwives*. 1972;18(2):50-51.

60. Avery MD, DelGiudice GT. High-tech skills in low-tech hands: issues of advanced practice and collaborative management. *J Nurse Midwifery*. 1993;38(2 suppl):9S-17S.

61. Thompson JE. Professional maturity or independence? *J Nurse Midwifery*. 1984;29(5):307-310.

62. Schuiling KD, Slager J. Scope of practice: freedom within limits. *J Midwifery Womens Health*. 2000;45(6):465-447.

63. Solenberger ER. Nurses on horseback. *Hygeia*. 1931: 633-638.

64. DeMark JB, ed. *Essays in 20th Century New Mexico History*. Albuquerque, NM: University of New Mexico; 1994.

65. Shoemaker MT. Is nurse-midwifery the solution? *Public Health Nurse*. 1946;38:644-648.

66. Greulich B, Paine LL, McClain C, Barger MK, Edwards N, Paul R. Twelve years and more than 30,000 nurse-midwife-attended births: the Los Angeles County + University of Southern California Women's Hospital birth center experience. *J Nurse Midwifery*. 1994;39(4):185-196.

67. Declercq ER, Williams DR, Koontz AM, Paine LL, Streit EL, McCloskey L. Serving women in need: nurse-midwifery practice in the United States. *J Midwifery Womens Health*. 2001;46(1):11-16.

68. Carrington BW. Minority recruitment. *J Nurse Midwifery*. 1981;26(1):1-2.

69. Kennedy HP, Erickson-Owens D, Davis JAP. Voices of diversity in midwifery: a qualitative research study. *J Midwifery Womens Health*. 2006;51(2):85-90.

70. Morrow K. Transcultural midwifery: adapting to Hmong birthing customs in California. *J Nurse Midwifery*. 1986;31(6):285-288.

71. Ross MG. Health impact of a nurse midwife program for the Navajo Indian population, Fort Defiance, Arizona. *Nurs Res*. 1981;30:353-355.

72. American College of Nurse-Midwives. Certified nurse-midwives and the Indian Health Service: a perfect match. Updated 2008. Available at: http://www.midwife.org/acnm/files/cclibraryfiles/filename/000000002226/ihs_packet_june_08.pdf. Accessed April 13, 2017.

73. Levy BS, Wilkinson FS, Marine WM. Reducing neonatal mortality rate with nurse-midwives. *Am J Obstet Gynecol*. 1971;109(1):50-58.

74. Raisler J, Kennedy H. Midwifery care of poor and vulnerable women, 1925–2003. *J Midwifery Womens Health*. 2005;50(2):113-121.

75. Sharp ES, Lewis LE. A decade of nurse-midwifery practice in a tertiary university-affiliated hospital. *J Nurse Midwifery*. 1984;29(6):353-365.

76. Olesker E, Walsh LV. Childbearing among lesbians: are we meeting their needs? *J Nurse Midwifery*. 1984; 29(5):322-329.

77. Harvey SM, Carr C, Bernheine S. Lesbian mothers: health care experiences. *J Nurse Midwifery*. 1989;34(3):115-119.

78. American College of Nurse-Midwives. *Core Competencies for Basic Midwifery Practice*. Silver Spring, MD: American College of Nurse-Midwives; 2012.

79. Walker K, Arbour M, Waryold J. Educational strategies to help students provide respectful sexual and reproductive health care for lesbian, gay, bisexual, and transgender per-

sons. *J Midwifery Womens Health*. 2016;61(6):737-743.

80. Carter M. Nurse-midwives in federally funded health centers: understanding federal program requirements and benefits. *J Midwifery Womens Health*. 2012;57(4):365-370.

81. American College of Nurse-Midwives. Certified nurse-midwives (CNMs) and federally qualified health centers (FQHCs): a perfect match. Updated 2010. Available at: http://www.midwife.org/acnm/files/cclibraryfiles/filename/000000004189/fqhc_packet_2010.pdf. Accessed April 13, 2017.

82. Laird MD. Report of the Maternity Center Association Clinic, New York, 1931–1951. *Am J Obstet Gynecol*. 1955;69(1):178-184.

83. Metropolitan Life Insurance Company. Summary of the tenth thousand confinement records of the Frontier Nursing Service. *Frontier Nursing Service Quart Bull*. 1958;33(4). Reprinted in *Bull Am Coll Nurse-Midwives*. 1960;5:1-9.

84. Cockerham AZ, Keeling AW. Finance and faith at the Catholic Maternity Institute, Santa Fe, New Mexico, 1944–1969. *Nurs Hist Rev*. 2010;18:151-166.

85. Nickel S, Gesse T, MacLaren A. Ernestine Wiedenbach: her professional legacy. *J Nurse Midwifery*. 1992; 37(3):161-167.

86. Wiedenbach E. *Family-Centered Maternity Care*. New York, NY: G. P. Putnam's Sons; 1958.

87. ACNM statement on home births. *J Nurse Midwifery*. 1975;20(3):15.

88. Jackson ME, Bailes AJ. Home birth with certified nurse-midwife attendants in the United States: an overview. *J Nurse Midwifery*. 1995;40(6):493-473.

89. Lubic RW. Alternative maternity care: resistance and change. In: Romalis S, ed. *Childbirth: Alternative to Medical Control*. Austin, TX: University of Texas Press; 1981:217-249.

90. Rooks JP, Weatherby NL, Ernst EK, Stapleton S, Rosen D, Rosenfield A. Outcomes of care in birth centers. The National Birth Center Study. *N Engl J Med*. 1989;321(26):1804-1811.

91. Jackson DJ, Lang JM, Swartz WH, et al. Outcomes, safety, and resource utilization in a collaborative care birth center program compared with traditional physician-based perinatal care. *Am J Public Health*. 2003;93(6):999-1006.

92. Stapleton SR, Osborne C, Illuzzi J. Outcomes of care in birth centers: demonstration of a durable model. *J Midwifery Womens Health*. 2013;58(1):3-14.

93. Hemschemeyer H. Midwifery in the United States: how shall we care for the million mothers whose babies are born at home? *Am J Nurs*. 1939;39(11):1181-1187.

94. Falson JB. The obstetrician and the nurse-midwife. *Bull Am Coll Nurse Midwifery*. 1959;4(1):8-9.

95. Whitridge J. Nurse-midwife fills a gap in obstetric care. *Bull Am Coll Nurse Midwifery*. 1960;5(2):28-35.

96. American College of Nurse-Midwives. Joint statement on maternity care. *Bull Am Coll Nurse Midwives*. 1971;16(1):22-23.

97. Meglen MC. Nurse-midwife program in the Southeast cuts mortality rates. *Contemporary OB/GYN*. 1976;8:79-97.

98. Meglen MC. Nurse-midwives and the maternity care team. *Bull Am Coll Nurse Midwifery*. 1972;17(3):65-72.

99. Burnett JJ. A physician-sponsored community nurse-midwife program. *Obstet Gynecol*. 1972;40(5):719-723.

100. American College of Nurse-Midwives. *Nurse-Midwifery in the United States: 1976–1977*. Washington, DC: American College of Nurse-Midwives; 1978.

101. Burgin K. CNM/MD relations: cultivating mutual respect. *J Nurse Midwifery*. 1992;37(2):81-83.

102. Vann MK. Professional autonomy for midwives: an essential component of collaborative practice. *J Nurse Midwifery*. 1998;43(1):41-45.

103. Miller S, King T. Professional update. Collaborative practice: a resource guide for midwives. *J Nurse Midwifery*. 1998;43(1):66-73.

104. American College of Obstetricians and Gynecologists, American College of Nurse-Midwives. Joint statement of practice relations between obstetrician-gynecologists and certified nurse-midwives/certified midwives. Updated 2011. Available at: http://www.acog.org/-/media/Statements-of-Policy/Public/sop1102.pdf?dmc=1&ts=20170426T0436213578. Accessed April 13, 2017.

105. Breckinridge M. An adventure in midwifery: the nurse-on-horseback gets a "soon start." *Surv Graph*. 1926;1:25-27,47.

106. American College of Nurse-Midwifery. Summary of minutes of the Executive Board meetings 1956. *Bull Am Coll Nurse Midwifery*. 1957;2(11):11-13.

107. Lanahan CC. Pragmatics of research. *J Nurse Midwifery*. 1976;21(3):14-18.

108. Hart E. Why research in midwifery? [Editorial]. *J Nurse Midwifery*. 1981;26(4):37-38.

109. Diers D, Burst HV. Effectiveness of policy related research: nurse-midwifery a case study. *Image: J Nurs Schol*. 1983;15(3):68-74.

110. Kennedy HP. Reflections on the past and future of midwifery research. *J Midwifery Womens Health*. 2005;50(2):110-112.

111. Fitzpatrick JJ. The clinical nurse-midwife as scientist. *J Nurse Midwifery*. 1988;33(1):37-39.

112. Barger M, Faucher MA, Murphy PA. Part I: Theorists and historical influences. *J Midwifery Womens Health*. 2015;60(1):89-98.

113. Lehrman E. Nurse-midwifery practice: a descriptive study of prenatal care. *J Nurse Midwifery*. 1981;26(3):27-41.

114. Thompson JB. A human rights framework for midwifery care. *J Midwifery Womens Health*. 2004;49(3):175-276.

115. Kennedy HP. A model of exemplary midwifery practice: results of a Delphi study. *J Midwifery Womens Health*. 2000;45(1):4-19.

116. Davis JP. Midwives and normalcy in childbirth: a phenomenologic concept development study. *J Midwifery Womens Health*. 2010; 55(3):206-215.

117. Ickovics JR, Kershaw TS, Westdahl C, et al. Group prenatal care and preterm birth weight: results from a matched cohort study at public clinics. *Obstet Gynecol*. 2003;102(5):1051-1057.

118. Oakley D, Murtland T, Mayes F, et al. Processes of care: comparisons of certified nurse-midwives and obstetricians. *J Nurse Midwifery*. 1995;40(5):399-409.

119. Engstrom JL, McFarlin BL, Sampson MB. Fundal height measurement: accuracy of clinicians' identification of the uterine fundus during pregnancy. Part 4. *J Nurse Midwifery*. 1993;38(6):318-323.

120. Albers LL, Sedler KD, Bedrick EJ, Teaf D, Peralta P. Midwifery care measures in the second stage of labor and reduction of genital tract trauma at birth: a randomized trial. *J Midwifery Womens Health*. 2005;50(5):365-372.

121. Mercer JS, Erickson-Owens DA, Collins J, Barcelos MO, Parker AB, Padbury JF. Effects of delayed cord clamping on residual placental blood volume, hemoglobin and bilirubin levels in term infants: a randomized controlled trial. *J Perinatol*. 2017;37(3):260-264.

122. Yeates DA, Roberts JE. A comparison of two bearing-down techniques during the second stage of labor. *J Nurse Midwifery*. 1984;29(1):3-11.

123. Murphy PA, Fullerton J. Outcomes of intended home births in nurse-midwifery practice: a prospective descriptive study. *Obstet Gynecol*. 1998;92(3):461-470.

124. Beck CT, Gable RK. Comparative analysis of the performance of the Postpartum Depression Screening Scale with two other depression instruments. *Nurs Res*. 2001;50(4):242-250.

125. Seng JS, Sperlich M, Low LK, Ronis DL, Muzik M, Liberzon I. Childhood abuse history, posttraumatic stress disorder, postpartum mental health, and bonding: a prospective cohort study. *J Midwifery Womens Health*. 2013;58(1):57-68.

126. Burst HV, Thompson JE. Genealogic origins of nurse-midwifery education programs in the United States. *J Midwifery Womens Health*. 2003;48(6):464-484.

127. Canty L. *The Graduates of the Tuskegee School of Nurse-Midwifery* [Master's thesis]. New Haven, CT: Yale University School of Nursing; 1994.

128. Kennedy JA. The first graduating class of the Tuskegee School of Midwifery. *J Nat Med Assoc*. 1942;34(3):107-109.

129. Dawley K, Burst HV. The American College of Nurse-Midwives and its antecedents: a historic time line. *J Midwifery Womens Health*. 2005;50(1):16-22.

130. Smith WE. Nurse midwife Maude Callen eases pain of birth, life, and death. *Life*. 1951;31(23):134-145.

131. Holmes LM. *Into the Light of Day: Reflection on the History of Midwives of Color Within the American College of Nurse-Midwives*. Silver Spring, MD: Midwives of Color Committee of the American College of Nurse-Midwives; 2011.

132. Horch J. *The Flint-Goodridge School of Nurse-Midwifery* [Master's thesis]. New Haven, CT: Yale University School of Nursing; 2002.

133. Nurse-midwifery education [Editorial]. *Bull Am Coll Nurse Midwifery*. 1959;4(2):37-38.

134. Avery MD. The history and evolution of the Core Competencies for Basic Midwifery Practice. *J Midwifery Womens Health*. 2005;50(2):102-107.

135. Avery M, Ringdahl D, Juve C, Plumbo P. The transition to web-based education: enhancing access to graduate education for women's health providers. *J Midwifery Womens Health*. 2003;48(6):418-425.

136. Osborne K, Stone S, Ernst E. The development of the Community-Based Nurse-Midwifery Education Program: an innovation in distance learning. *J Midwifery Womens Health*. 2005;50(2):138-145.

# 2

# 当代职业助产士

DEANNE R WILLIAMS

感谢本章前版作者 Susanna R.Cohen 和 Celeste R.Thomas 的贡献

## 引言

当代助产专业是向女性提供贯穿生命全程、以促进和保持健康为目标的健康服务专业。无论是在地区还是全球层面，现代助产专业由于具有教育和实践的标准，而得到了广泛认可，不再是单纯的一种工作或职业，已经成长为一个专业。安全的助产实践要求在为女性和新生儿服务时需要有技巧、知识和判断力，然而要成为安全、合法、独立、相互合作以及成功的助产士，需要远高于临床胜任力的本领。本章节介绍了美国助产士专业的总体状况。许多美国助产士从事国际工作，帮助培训资源缺乏的国家的助产士和为妇女提供帮助。附录 2A 里有一份如何成为国际助产顾问的指南。

## 助产专业

为捍卫助产的专业性，必须面对助产士受教育程度不高、知识过时或者不专业的挑战，助产士应该能够回答一个关键问题：成为专业人员需要什么？

Ament 认为，"在美国，保护公共福利的总目标……主要通过三个相互关联的机制：①指定的、认可的课程；②国家的证书；③政府（通常是州或其他管辖机构）的执照"[1]实现。此外，还期待医疗保健人员将自己的知识体系添加到同行审阅的期刊和教科书里去。助产专业的领导者和医疗保健政策的制定者，要接受美国护士 - 助产士学会（ACNM）的文件的检验。该文件设立一组助产教育和实践的标准，它们既作为助产是个专业的证据，也经过在各州和地区有执照的护士 - 助产士（CNM）和助产士（CM）的实践检验。

某个职业的从业者与"专业人士"之间存在差异。正如 Kennedy 所说："助产士的专业素养主要体现在赋予妊娠期妇女的权利上。"肯尼迪确定了助产专业能力的三个维度：

- 治疗维度说明助产士在提供照护时如何以及为何选择和使用特定疗法；
- 关怀维度反映助产士如何表明她或他关心这位怀孕妇女；
- 专业维度检验助产士如何增强自己的能力，接受"示范性"实践的程度。

Kennedy 将治疗维度分为两个必须保持平衡的要点：一是维持分娩的正常性，二是同时保持警惕、注重细节，仅在必要时进行干预。Kennedy 维持分娩正常性的方法，通常被描述为"无为的艺术"，即外部保持平静，而内部积极参与数据收集和进行批判性的思考[2]。

关怀维度体现在两个方面："①尊重女性和家庭的独特性；②创造一个尊重并反映女性需要的环境"[2]。助产士探索和尊重每个女人的个人历史和文化背景。临床医生与女性的这些合作，旨在为女性提供情感支持和增强她们的自信心。尽管其他人能否赋予个人权力还存在争议，但这种支持可以增加女性的自信心，促进她自己的赋权行动。

肯尼迪（Kennedy）认为与关怀维度相关的品质包括"坚定不移的诚信、诚实、同情和理解、有效沟通的能力和灵活性"。他们是情感工作者。例如：模范助产士是创建身体和情感安全的临床环境专家；照顾妇女分娩的助产士创造了一个和平的环境，有利于延续一个健康分娩过程、产妇满意度和产后即时母子关系;照顾正在寻求避孕方法妇女的助产士利用时间建立一种信任关系和一种环境,让妇女感到安全,足以诚实回答有关亲密伴侣暴力的各种问题。

专业维度侧重于界定、促进和维持助产士作为一种专业的角色[2]。助产士通过循证实践、质量和同行评审、继续教育、专业投入和专业热情以及自我关怀和努力来展示这一维度。模范助产士的重点不仅仅是对每个女性或处理分娩;还要致力于提高这一专业的专业性,并倡导在当地和全球范围内改善妇女的医疗保健状况。

美国的助产专业,包括注册护士 - 助产士专业、注册助产士专业和注册专业助产士专业,是一个充满活力的专业。美国助产士从关注个人实践转变到关注公民社会专业地位,这种演变和全世界的变化类似。在美国,助产实践的范围已扩展到生育年龄之外,安全照护所需的核心知识已经快速增长,为此需要促进跨学科团队合作。与此同时,民众对所有医疗保健专业人员的期望也在提高,因此助产士采用了新的教育和实践的标准。

## 助产士的类型

尽管越来越多的人熟悉并使用了助产士服务,但大多数助产士都被问过以下专业问题:注册护士 - 助产士(CNM)和注册助产士(CM)以及注册专业助产士(CPM)之间有什么区别? 什么是非专业助产士(lay midwife)? 直接入职助产士? 原住民助产士? 这些问题的答案在变化,既令人迷惑又存在争议。然而,对这个专业而言,探索不同类型助产士之间的相同点和不同点非常重要,其结果在表 2-1 中给出[3]。在此,目前所说的规则要求和实践范围,随着这本教科书出版时间而变化。与许多其他法规一样,与助产实践相关的法律也会随着反映更广泛社会和文化变化的政治进程而演变。

诸如"非专业助产士"和"直接入职助产士"之类的术语缺乏共同的定义。对于某些人来说,"非专业助产士"描述的是没有接受过正规教育的助产士,而有些人则认为她是未被政府实体认可的助产士。"直接入职助产士"通常是指在没有成为护士,就直接入职该专业的助产士。在一些州里,直接入职助产士和持证助产士是两种许可证类别,与其他类型的助产士混合在一起,但是她们与注册护士 - 助产士则有所不同。

术语"传统助产士"、"社区助产士"和"原住民助产士"指在他们社区里遵循传统习俗接生的女性或男性助产士。通常来说,这些助产士所在地区的正规教育机会较少,有人员配备齐全的医院也要比大城市少。传统助产士是往往从能提供与当地信仰系统相适应的护理服务、有影响、受尊敬的年长助产士那里学习技能。加拿大的原住民助产士,危地马拉的"comodronas"和墨西哥的"parteras"就是典型的例子。在资源匮乏的国家里,为孕产妇提供保健服务,学徒式的传统助产士发挥着重要作用。对这些助产士的历史和当前扮演的角色感兴趣的读者,可参考本章末尾附带的资料。

| 表2-1　美国助产士的类型 | | | |
| --- | --- | --- | --- |
| **美国国家助产士证书** | **注册护士 - 助产士(CNM)** | **注册助产士(CM)** | **注册专业助产士(CPM)** |
| **教育水平** | | | |
| **取得证书的最低教育水平** | 研究生学位 | | 不需学术学位,但需要展示具有专门领域的知识和技能方面的能力 |
| **教育计划最低准入教育水平** | 获得认可学院或大学的学士学位或更高学历;以及在助产教育计划之前或之内获得 RN 执照 | 获得认可学院或大学的学士学位或更高学历;以及在助产教育计划之前或之内成功完成所需的科学和健康课程以及相关的健康技能培训 | 高中文凭或同等学历。认可课程的先决条件各不相同,但通常包括统计学、微生物学、解剖学和生理学等特定课程,以及分娩教育和导乐证书等。没有明确的要求要经过北美助产士注册(NARM)的组合评估程序(PEP)。该评估程序是采取学徒式,由合格的指导者核实参与者的知识和技能 |

续表

| 美国国家助产士证书 | 注册护士 - 助产士（CNM） | 注册助产士（CM） | 注册专业助产士（CPM） |
|---|---|---|---|
| 临床经历要求 | 掌握美国护士 - 助产士学会（ACNM）基本助产士教育核心胜任能力所规定的知识、技能和专业行为。<br>临床教育必须在美国助产士认证委员会（AMCB）的监督下进行——经认证的 CNM/CM 或其他拥有研究生学位的合格导师，为有临床教学的准备，并具有与所教内容相称的临床专业知识和教学知识；50% 以上的临床教育必须在 CNM/CM 监督下进行 | | 具备 NARM 定期工作分析所确定的知识和技能。NARM 要求教育过程的临床部分必须至少持续两年以及至少完成三个不同类别的 55 例分娩。临床教育必须在助产士的监督下进行，该助产士必须经过国家认证，具有法律认可，已经执业至少三年并且在认证后参加了 50 次院外的分娩。通过 PEP 认证的 CPM 可以获得助产专业过渡证书（MBC），用以证明他们符合国际助产士联合会（ICM）的最低教育标准 |
| 教育计划认证组织 | | | |
| | 被美国教育部授权的助产士教育认证委员会（ACME）认可助产士教育计划和机构。助产士教育项目必须在认可的机构或附属机构进行 | | 美国教育部授权助产士教育认证理事会（MEAC）认可助产教育计划和机构。认可范围包括证书和学位授予机构、认可机构内计划和远程教育计划 |
| 服务范围 | | | |
| | CNM 和 CM 为青春期至停经期后的妇女提供一系列初级保健护理服务，包括独立提供孕前、孕期、分娩及产后照护和服务，以及出生至生后 28 天内正常新生儿保健服务、初级保健、妇科和计划生育服务以及治疗男性伴侣的性传播疾病。<br>CNM 和 CM 提供初诊和持续的综合评估、诊断和治疗服务。他们为服务对象做体检；开处方，包括管制药品和避孕方法；病人入院、管理及出院；预约和解释实验室检查和诊断检测，预约使用医疗设备。<br>助产服务还包括健康促进、疾病预防和个体化的健康教育及咨询 | | CPM 为妇女及其家人提供的专业服务、教育和咨询，包括整个妊娠期间的连续照护、亲手照护产妇的分娩和即时产后照护，以及产后 6~8 周的产妇和婴儿照护。<br>CPM 提供初诊和持续的综合评估、诊断和治疗。CPM 经过培训，能够识别需要咨询和 / 或转介给其他医疗保健专业人员的异常或危险情况。他们进行体检，管理药物使用和使用州法律允许使用设备，预约和解释实验室检查和诊断测试 |
| 服务地点 | 所有地点——医院、家里、分娩中心及办公室。CNM 和 CM 主要在医院接生 | | 家里、分娩中心和办公室。CPM 主要在家里和分娩中心接生 |
| 处方权 | 所有美国管辖区域 | 纽约、罗得岛州、缅因州 | 没有处方权，但是可以在部分州管理部分药物 |
| 第三方保险报销 | 主要是个人保险，全国覆盖的医疗保险，联邦医疗保险，卫生保健计划 | 主要是个人保险，覆盖纽约、罗得岛州、缅因州的医疗保险 | 在 6 个州享有个人保险托管；其他州情况不相同；13 个州的 CPM 包括在 Medicaid 计划 |
| 证书 | | | |
| 证书授予机构 | 美国助产士认证委员会（AMCB） | | 北美助产士注册处（NARM） |
| | AMCB 和 NARM 获得国家认证机构委员会的认可 | | |

续表

| 美国国家助产士证书 | 注册护士-助产士（CNM） | 注册助产士（CM） | 注册专业助产士（CPM） |
|---|---|---|---|
| 参加国家证书考试的要求 | 从助产士教育认证委员会（ACME）认可的助产教育计划毕业；<br>以及<br>教育项目负责人提供教育计划完成的证明；<br>以及<br>硕士学位或更高学历证明<br>*CNM 还必须在初次认证时提交有效注册护士（RN）执业执照 | | 完成 NARM 的项目组和评估程序（PEP）；<br>或者<br>从助产士教育认证委员会（MEAC）认可的助产教育计划毕业；<br>或者<br>AMCB 认证的 CNM/CM 在场的情况下，完成至少 10 个基于社区的接生经历；<br>或者<br>完成相应的州的执业许可证计划，包括：所有申请人还必须提交当前成人心肺复苏术和新生儿复苏证书或课程完成证明 |
| 再次认证要求 | 每 5 年 | | 每 3 年 |
| **执照** | | | |
| 法律地位 | 在 50 个州以及哥伦比亚特区和美国领土获得执照，如助产士，护士-助产士，高级执业注册护士或执业护士 | 在特拉华州、缅因州、新泽西州、纽约州和罗得岛州获得许可 | 在 31 个州获得许可或以其他方式受到监管（4 个州通过注册、证书或自愿许可进行监管） |
| 执照批准机构 | 助产士、医疗、护理、护士-助产士委员会，或卫生部 | 助产士、医疗、补充医疗保健服务工作者委员会，或卫生部 | 助产士、医疗、辅助卫生保健服务工作者委员会，或卫生部，或专业执照管理部门 |
| 专业机构 | | | |
| | 美国护士-助产士学会（ACNM） | | 美国国家注册专业助产士协会（NACPM） |
| 其他助产士组织 | | | |
| | 北美助产士联盟（MANA）<br>国际传统生育中心（ICTC） | | |

注：此表不适用于未经认证且在有或没有法律认可的情况下进行助产士实践的个人

经美国护士-助产士学会许可转载。用于比较注册护士-助产士、注册助产士、注册专业助产士，理清美国专业助产士证书之间的区别。可查询网址：www.midwife.org/Updated-CNM-CM-CPM-Comparison-Chart-October-2017. 日期：2017 年 11 月 15 日[3]

随着美国人口更加多样化，人们希望看到传统助产士在他们新建的社区里提供服务。简单认为由这些传统助产士提供服务的妇女结局不佳，或在没有与传统助产士建立合作关系的情况下向社区注入新的助产士，都是错误的。由于以医院为基础的分娩和对分娩并发症的恐惧已成为美国的文化常态，因此对选择其他环境或服务提供者的女性提出批评有时似乎很常见。然而，医源性并发症、不必要的剖宫产以及分娩前后失去和家人相处的宝贵时间，皆可成为一些女性对医院模式担忧的原因。这样，助产士倒是有机会推广一种医疗保健服务系统：健康的、无并发症的孕妇可以接受经良好教育的助产士提供的服务，也可以在医院外进行分娩。如果孕产妇出现并发症，该系统应当确保能够立即其转诊到可解决并发症问题的医院或场所。助产士也有机会减少不必要的医疗干预措施，提高住院分娩妇女的满意度。

在 20 世纪 90 年代之前,美国许多不是注册护士 - 助产士的助产士为了有资格参加助产教育计划,拒绝成为护士还反对采用国家教育和认证的标准。这种阻力部分来源于担心接下来会有正规助产教育的要求,对以前学徒式教育不予承认,要求领取州的执业执照。成为一名"非专业助产士"和能够在家中接生,对某些助产士而言,是其独立执业的终极目标,也是其自豪感的来源。

注册专业助产士(CPM)证书最早在 1994 年发布,最初是为接受过院外接生培训的助产士提供一种能力的认证。开展 CPM 认证考试的必然结果是,确保参加考试的人员符合助产教育和实践的共同标准,建立培训那些未达到标准人员的一种机制。注册专业助产士(CPM)的教育、认证和实践标准已经制定,CPM 继续争取扩大 CPM 执业执照的范围,将这个工作扩大到目前还没有颁发 CPM 执业执照的州里去[4]。

在 CPM 证书发展大致的同时,1991 年美国护士 - 助产士学会(ACNM)理事会批准了一种不需要护理学位的助产士教育途径,在培训后颁发注册助产士(CM)证书。在此后的 7 年里,该学会设计并测试了针对非注册护士教育计划的要求,以确保在学员毕业和经过认证后,人们无法发现注册专业助产士和注册助产士在知识和技能上的差别。1998 年发布了第一份注册助产士证书要求通过与注册专业助产士同样的认证考试。

尽管注册专业助产士、注册护士 - 助产士和注册助产士之间存在显著差异(表 2-1),但是助产士三大协会即美国护士 - 助产士学会、北美助产士联盟(MANA)和全国注册专业助产士认证协会(NACPM)之间的合作关系仍然存在,较之彼此的差异,它们更关注相互共同的价值观和目标[5]。

越来越清楚的是,在美国很难以区分持不同证书的不同类型助产士的差别,每个使用"助产士"头衔的人都对整个行业的形象负责。自国际助产士联盟(ICM)发布教育和规范标准以来,代表美国助产士的专业组织定期讨论如何满足和支持 ICM 标准以及如何在不同的情况下增加获得高质量助产服务的机会。这些讨论旨在澄清注册护士 - 助产士、注册助产士和注册专业助产士之间的差异。随着时间的推移,这种差异可能会减少。

记住这些是很明智的,如果没有消费者的支持,助产专业劳动密集型的成果,很难从内部理念转化为社会文化常态。从产妇中心协会(Maternity Center Association),即现称之为生育联盟和国家伙伴关系计划(Childbirth Connection and a program in the National Partnership for Women and Families)到助产公民(Citizens for Midwifery),消费者都提供了灵感、影响力和财政资源,以促进和保护助产服务的发展[6,7]。创造助产公众需求,在困难时站在助产士身边的个人名单,不仅很长而且各行各业的人都有。

## 核心胜任力

核心胜任力描述了预期的基本知识、技能和行为。它们可以作为其他多元化教育计划课程标准化的参考点,认证教育计划,包括那些不在护理学院或学校里的教育计划的标准。核心胜任力可以让监管机构、消费者和雇主,至少能够知道从认证项目中毕业的学员所能提供服务的能力。

用核心胜任力作为衡量学员的成功程度,使教育计划能知道在进入助产士计划前,许多人已具有了某些技能。它还可以让学员将研究重点放在新的领域里,而不是重复以前学过的东西。此外,清楚地说明助产士的能力,还可以让公众和助产界人士相信,所有认证计划培养的毕业生都是些有着充分准备的人员。

## 助产专业的特征

核心胜任力可分为六大部分,每个大部分又为 ACME 认可的助产教育计划毕业生应具备的技能和知识两个部分。每个部分都描述了助产实践所必需的关键技能和知识,但第一部分,即"助产专业的特征"为助产实践能力的建设奠定了基础。这些特征描述了助产特有照护服务的特点;反映了 ACNM 的理念、强调了对助产士有价值的照护部分。与所有助产士核心胜任力的链接,可以在本章后面的资源表里找到。表 2-2 给出了助产专业的特征[8]。

| 表 2-2　助产专业的特征 |
| --- |
| 助产专业的科学技术为如下特征所规定: |
| 视月经初潮、怀孕、分娩和更年期为正常的生理和发育过程 |
| 在没有并发症的情况下,倡导对正常过程不进行干预 |
| 将科学证据纳入临床实践 |

续表

| |
|---|
| 促进以妇女和家庭为中心的照护 |
| 赋予妇女作为保健服务合作伙伴的权力 |
| 促进健康家庭和人际关系 |
| 促进连续性的照护 |
| 健康促进,疾病预防和健康教育 |
| 提倡公共卫生服务的观点 |
| 关心弱势群体 |
| 宣传知情选择、参与决策和自主决定的权力 |
| 融合文化包容性和反应性 |
| 在教育和实践中纳入基于证据的补充和替代疗法 |
| 熟练的沟通,指导和咨询技巧 |
| 人类存在的治疗价值 |
| 与其他跨专业医疗保健团队成员的合作 |

经美国护士-助产士学会许可转载 Core Competencies for Basic Midwifery Practice.Silver Spring,MD:American College of Nurse-Midwives;2012.[8]

## 认证

获得大学学位是在美国获得成功的重要措施。学位表明在符合国家标准的机构中获得的知识,确保了能够有合格的教师在所选领域中对学生进行良好的教育。学生、雇主和消费者都希望知道,学位反映了对规定知识和技能的掌握程度。

为了提高正规教育的价值、保护学生免受欺诈,联邦政府和专业的教育组织已在高等教育机构里,建立了能够满足学习环境、课程内容和教师资格要求的标准。就助产专业而言,美国教育部已认定助产士教育认证委员会(ACME)作为教育计划的认证单位,包括自 1982 年起的护士-助产士教育计划和自 1994 年起的直接入职助产士项目。坚持与护理教育不同的助产士认证标准,使得 CNM/CM 专业能够实行自我监管,在倡导助产服务可及性上有较强公众影响力,对妇女和家庭健康的公众政策制定产生影响。

## 证书

教育计划要通过资格认证,而证书就是对个体专业人员的认可。对于 CNM 和 CM 来说,证书是个人完成了认可学习计划之后,通过掌握安全专业实践所需基本知识考试的证明。证书对获取某个州的从业执照、获得医院员工特权以及有资格从公共和私人医疗保险计划中取得报酬,都是必需的证件。有关参加考试的标准、考试内容和保持证书的有效期,在一些不是助产专业倡导组织的主持下制定。专业成员可以承担专业顾问的职务,发放证书的组织单位主要从保护服务对象健康和安全出发,遵从国家认证机构委员会制定的标准办事。CNM 从 1971 年起进行助产士考试认证,而 CPM 和 CM 分别从 1994 年、1998 年起进行认证考试。

## 执照和法规

对另一个人生命和健康负有的责任——如果是孕妇,则是对母亲和胎儿都负有的责任——包括具有多个应急条款的法律和社会契约。州立法者有责任保护公民免受不安全的医疗保健从业者的影响,并为此制定管理临床实践的相关法律。州机构负责采纳、正式通过规则和规定,以进一步阐明该法律。典型的州助产实践法律将规定①初始和续签执照的资格;②从业实践范围;③与医生的关系;④根据特殊要求对使用管制药物的处方权;⑤定义非法或非专业行为。管理执照的法律通过立法程序形成,因此会受到多个利益相关者的影响。此外,法案通过的过程可能无法预测。因此,助产的实践范围和认证或授权要求在州与州之间都有所不同。

许多州的实践法规并不完全符合专业助产士组织认可的或在公认的助产教育课程中教授的实践标准。尽管如此,已认证的助产士仍应遵守州政府的有关医疗服务类型的法规和规范。

助产实践还受州和联邦法律管辖。这些法律涉及医疗实践、联邦医疗保险和医疗援助计划的资金、药房、管制药物、医院认证以及独立生育中心许可。在监管机构的规定之外,专业人员应制定并完成自己的业务标准。

## 伦理准则

伦理是指一系列指导行为的原则[9]。助产士必须熟悉精通所有在医疗互动过程中所涉及的伦理问题[9,10]。医疗保健职业伦理的课题比较复杂,本文的简要介绍并没有对这一重要的课题进行全面的回顾。本章末尾列出了一些相关资料,涉及健康常识、计算能力、价值澄清、选择方案咨询、法律和伦理的临界区域,以及如何进行风险告知。《ACNM 伦理规范与解释性说明》深入分析了助产士面对的常见伦理困境,提出了相应的指导意见[12]。

以问责制概念为开端的伦理实践框架,对于助产士作为一种独立和受人尊重的职业的持续发展至关重要[10,11]。按照美国护士 - 助产士学会《伦理规范》的规定,注册护士 - 助产士和注册助产士有三个层面的伦理责任,分别是:为接受照护的个体,为公众的利益、为助产士职业本身的责任。伦理准则不仅鼓励自我约束,培养职业认同感,保护助产士以及代理人,而且还是衡量助产士是否成熟的手段[9]。

1990 年,《ACNM 伦理准则》首次出版;1993 年,国际助产士联盟伦理准则正式推出。这些文件以及北美助产士联盟(MANA)颁布的《助产士价值观声明》,为助产士在各种情形下的伦理行为提供指导。它们涉及产妇及家属护理、教育、科研、国家政策、企业管理以及卫生服务金融机构等方面[13,14]。

### 生命伦理原则

生命伦理学是伦理学的一个分支,主要研究生命科学和医疗保健领域的伦理学问题。现代生命伦理学的根本是四大生命伦理原则:自主原则、无伤害原则、有利原则和公正原则(表 2-3)[15,16]。

尊重个人隐私、不泄露患者信息、鼓励医患共同决策都是生命伦理原则的延伸。研究表明,若医疗服务提供者不尊重这些权利,他们的行为可能成为"虐待",给产妇造成心理创伤。但是在某些情境下,若两种伦理原则相左时,医疗专家们也会陷入伦理困境。

| 表 2-3　生命伦理学四原则 | | |
| --- | --- | --- |
| 生命伦理学原则 | 定义 | 在助产学领域的应用 |
| 自主原则 | 尊重患者的自主权 | 助产士尊重产妇自主做决定的权利 |
| 有利原则 | 维护以及增进患者利益 | 助产士的行为应最大化产妇的利益和幸福 |
| 无伤害原则 | 不减损患者现有利益 | 助产士应避免一切对产妇和其婴儿造成不利影响的行为 |
| 公正原则 | 公平、平等地对待所有患者 | 助产士应给予产妇应有的权利;平等地对待所有产妇 |

本表经 Mighty HE,Fahey J. 允许修改,来源于妇产科临床伦理学

### 隐私和保密

保护妇女隐私不仅是伦理问题,也是《健康保险可携性和责任法案》(Health Insurance Portability and Accountability Act of 1996,即 HIPAA 法案,颁布于 1996 年)的要求。助产士在与其他医务人员合作时,只能披露与产妇护理直接相关的健康信息,如果助产士希望就该产妇的健康问题向其会诊医师咨询时,必须事先告知该产妇。

通常孕妇的家人、丈夫或者朋友会陪同孕妇进行产检和分娩,助产士应私下向患者确认是否要将其个人健康信息告知在场陪同的亲朋好友。另外,助产士应避免在公共场合谈论患者信息,以免泄露患者的个人信息。通过电子邮件、传真、电子文件、互联网和社交媒体传输患者个人健康信息时,都有可能无意中违反保密规定,引起隐私泄露,导致严重的负面后果。

### 医患共同决策

知情同意的概念,是从法律判决和政府法规中发展出来的,在法律领域中经常使用的一个术语。直到 20 世纪 50、60 年代,美国法院才规定:医生在实施手术前需征得患者的知情同意。20 世纪 70 年代,法院关于知情同意的裁决激增,为知情同意在法律体系中的应用奠定了基础[17,18]。

知情同意的伦理基础是孕产妇对治疗方案的理解和认可[19]。它要求医生必须向患者提供以下六方面的信息:①病情诊断和评估;②治疗的目标;③治疗的潜在风险;④治疗的可能收益;⑤其他可行治疗方案以及其益处和危险性;⑥拒绝治疗的益处以及可能发生的意外。知情同意的前提是,患者充分理解医生提供的信息,并有自主决定的能力。

"知情决策"既包括知情同意(提供了必要的信息),也包括知情拒绝,反映了较之法律规定更高水平的伦理道德标准。Foster 指出知情决策的三大基本部分为:①知情或理解;②有能力;③自愿许可[8]。对自主选择知情决策核心的伦理道德解释是:妇女否能行使在自己身上发生何种事件的决定权?

对知情拒绝权的共同决策是一种比较新的伦理学方法,也符合美国护士 - 助产士学会(ACNM)的理念和核心价值观。共同决策的定义是:"临床医生和患者在做决策时共享最佳可用证据,支持患者的

各种选择,实现患者知情偏好的一种方法"[20-22]。由于医疗服务提供者越来越依赖基于证据的选择(即便是在证据不足或者矛盾的情况下),这种共同决策方法备受青睐。

促进共同决策需要医患双方进行沟通。妇女需要一些时间来理解信息及请教医生。医疗服务接受者需要得到具体的解释,以便充分了解信息,从而做出明智的决定。此外,还需要考虑患者的卫生知识,认知能力以及身体、智力、发育障碍等因素。个人情况也可能会限制部分患者的自主决定能力,例如来自家人、助产士或其他护理提供者的压力,缺乏隐私,没钱或医疗服务获取受限制以及受到虐待等因素。助产士在确定患者是否有根据自己的意愿做决定能力时,必须要评估这些因素,与此同时还要考虑患者的文化背景[18,23,24]。

### 伦理困境

职业道德规定,在特定情况下,当两种或两种以上道义责任之间产生冲突时,应通过审慎的道德分析和决策进行解决,包括权衡和平衡原则,最好能在受波及的各方之间达成共识。例如:一个医疗服务提供者试图"做好事",为难产产妇做剖宫产手术,这一做法可能会被医疗服务接受者理解为"做坏事"。在这种情况下,只有在没有足够的时间等待阴道分娩的情况下进行手术才是最好的选择。

另外助产学的特殊性也会导致困境的出现。助产学是一个特殊的领域:助产士需要同时照顾两个人——母亲和胎儿,这两个人的利益可能存在冲突。然而,患者的自主权并不会因为其怀孕而改变。现代伦理学的共识是,助产士对胎儿的责任和对母亲的责任是不同的,且对两者的责任随孕期和母体的条件变化而变化[24]。

表 2-4 和表 2-5 是两个伦理学情景案例。

| 表 2-4　情景案例 1 |
| --- |
| 一位正常妊娠的妇女在妊娠 37 周时要求引产,并坚称如果助产士不给她引产,她将去别处进行引产。助产士确认了孕妇的感受并告知其选择性引产的风险,而且表态不建议其在 37 周引产。<br>助产士知道,自然分娩对母体和胎儿的益处最大(有益),而危害最小(无害)。这位专业人士必须根据自主权原则权衡这些信息,即孕妇有权在知情的情况下对自己的身体和胎儿做决定。 |

| 表 2-5　情景案例 2 |
| --- |
| 一名妇女在她怀孕后初次去医院就诊时,告诉助产士自己没有医疗保险,也没有钱。正常情况下,助产士在孕妇第一次就诊时就会给孕妇提出基因检测的建议。但在与该孕妇交谈的过程中,助产士发现,她根本无法负担昂贵的基因检测费用,甚至还在犹豫是否要进行之后的检查。尽管如此,助产士最后还是像对待其他孕妇一样为这位孕妇提供咨询,而不管她是否有能力负担基因检测的费用。这一案例体现了公正原则。 |

## 美国助产士

美国没有典型的助产士。尽管如此,对执业助产士的人口学数据已经定期地收集了 50 多年。这些数据展现出助产士职业的变化以及目前仍存在的某些状况。

### 人口学特征

美国护士 - 助产士学会(ACNM)成员的描述性数据,通过会员调查的方式收集,至今已有 50 多年的历史了。1963 年的调查一共给 229 名成员邮寄了调查问卷,其中 72% 的人参与了此次调查[25]。调查显示,受访者的平均年龄为 41 岁,有 6 种不同的助产士教育项目,助产士的分布主要集中在东海岸一带,一些州或司法管辖区有法律禁止助产士接生。2012 年至 2013 年的调查报告发现,助产士的年龄普遍不到 50 岁,助产士相关的教育项目增加到了 40 多个,而且在美国 50 个州都有注册护士 - 助产士(CNM)分布。其分布情况与美国人口的总体分布类似[26]。

### 种族多元化

在过去半个多世纪里,执业助产士的种族多元化问题没有发生明显的变化[27,28]。美国人口日益多元化,然而白种人一直不承认种族主义的制度化。尽管人们做出了各种努力,比如增加医疗服务的获取渠道和提高医疗服务的质量,但是在妇幼保健方面的种族歧视情况并没有显著改善[29]。在历史上,助产士曾有很长一段时间都在为危险的妊娠妇女提供医疗服务,然而要想增加助产士的种族多样性仍然是一个挑战。有证据表明,种族和谐的照护可以减少健康方面的种族不平等[30]。尽管最近新加入的有色注册护士 - 助产士 / 注册助产士(CNM/CM)

的数量有所增加(2013 年为 14.5%),但美国护士 - 助产士学会(ACNM)的会员中白种人的比例仍然异常之高(超过 90%)[26]。

《助产学与妇女健康杂志》(*Journal of Midwifery and Women's Health*,*JMWH*) 的 2016 年 11/12 期刊全面回顾了长期以来,为了增加助产士人群的种族多样性,而采取的各种具体行动。毫无疑问地,JMWH 的这篇文章表明现状需要改变[31]。近期采取旨在促进助产士多样化的行动包括:ACNM 多样化工作组(ACNM Diversification)和种族包容特别工作组(Inclusion Taskforce)的相关工作。种族包容特别工作组发表了《改变框架:美国护士 - 助产士学会的多样性和包容性报告》;向美国护士 - 助产士学会(ACNM)董事会和员工提供反种族主义的培训;在 JMWH 上开设探讨种族多元化问题的主题以及出版了一个种族平等工具包;委任了一名有色助产士委员会成员为 ACNM 董事会成员;将增加多样性和包容性作为 ACNM2015-2020 年战略规划的五大核心承诺之一[32,33]。ACNM 的网站上记录了 ACNM 多样化工作组和种族包容特别工作组所做的工作[33]。这些文章警醒我们:有的人正在遭受歧视和排斥,需要将克服民族优越感的行动扩展到超越种族和民族差异的层面上去。

### 性别和身份的多样性和包容性

性别是另一个多年来没有发生显著变化的特征。虽然"助产士"的意思是"在妇女旁边",但并没有规定助产士就必须是女性。然而,传统上助产士都是女性。根据最近的调查,即使在今天,只有不到 2% 的注册护士 - 助产士(CNM)是男性[26]。从事助产士工作的男子往往感觉自己是妇女和包括助产士在内的其他医务人员的歧视对象。

ACNM 多样化工作组(ACNM Diversification)和种族包容特别工作组(Inclusion Taskforce)指出,"身份差异包括但不限于种族、民族、文化、阶级、性别和性别认同、性、性取向、宗教、体力和智力、国籍、公民身份、年龄、学习方式、精神健康、专业背景、助产士证书或学位。多元化也指个人身份所带来的思想和观点的多元化"[33]。其中,许多因素尚未受到足够的重视,但可以推断,在一定程度上助产学领域反映了人口的多元化水平。

显然,助产士并不是一个单一的职业。在助产士中也存在女同性恋、男同性恋、双性恋、跨性别者和无性别属性者(LGBTQI)。他们可能是信教的,

也可能不是;他们可以去寺庙、教堂或犹太教堂,也可以不去。助产士也会表达不同的意见。例如:在美国护士 - 助产士学会里(ACNM),支持生育公平和堕胎权利的核心小组成员可以与反对堕胎的核心小组成员进行讨论。助产士并非会不经思索地归属一个政党。不同助产士的执业范围也不尽相同。

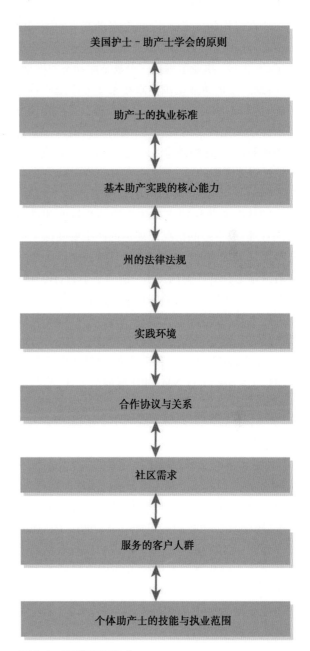

图 2-1　实践范围构成

由于助产士观点坚定,因此他们的会议经常会爆发激烈的争论。但是,尊重他人、旨在照顾妇女及其家属的观点一直是占上风的一方。对于所有人而言,包容仍然是 21 世纪的一个重要目标。

## 执业范围

长期以来,助产学领域享有良好的声誉,积累了大量的分娩经验。这种经验尊崇正常分娩过程以及生育经验推广的能力[34]。个人的执业范围由多种因素共同确定,包括法律管辖、体制政策、护理地点、工作合同、个人教育和经验[35]。此外,州法律和助产士所在机构的规章制度,也会对助产士和顾问医生或者合作医生之间的临床关系或者职业关系作出界定(图 2-1)。执业范围是一个复杂而动态的框架。例如:助产士的执业范围界限在某些方面是不容变更的(例如不能提供法律禁止的服务),而在其他方面的界限又是灵活的(例如高级临床技能——如首次协助剖宫产,这种经验可以是后天习得的,或在特定情况下才需要的)[35]。

在不同州里,管理助产执业的法律各不相同。最好的情况是州法律支持独立的助产执业和进行协同管理;最不好的情况是规定助产士要受医生的直接监督。管理助产执业的法律法规,通常可以从政府网站上找到。美国护士 - 助产士学会(ACNM)和北美助产士联盟(MANA)等专业组织,提供了各州助产士法律法规的在线摘要,致力于修改不允许助产士在其准备工作领域里充分发挥作用的法律。Osborne 在 2015 年的一份综述里,总结了国家关于注册护士 - 助产士(CNM)和注册助产士(CM)权限的规定[36]。

### 医院权限

在医院和大多数分娩中心从事助产工作的助产士,在上岗之前必须获得该医疗机构的认证和授权。医疗机构制定的规章制度会阐明助产士获得权限的要求、授权助产士的责任、可能由个别助产士执业的具体程序、向授权助产士提供的保护以及取消其权限的理由。这些规章制度也可能规定了助产士与协作医生之间的角色和责任,医生对助产士的责任。即使这些规章制度可能比州法律更有约束性,所有授权助产士也应该遵守。

## 执业模式

改善妇女健康是一项个人、社会以及政治的责任,助产士工作在妇女需要她们的一切地方。尽管许多助产士照料妇女分娩和提供妇女保健服务,但她们也可能是企业家、政策制定者和教育工作者。在所有这些角色之中,助产士始终都会与不同的团队成员进行合作。

在临床实践中,助产士可能在大城市的大型医院或医疗系统工作,也可能在农村社区的小型私人诊所工作,或者在两者之间的某些地方工作。助产士可能在家中、独立的分娩中心或医院照料妇女分娩。他们可能是个体经营者,也可能是医生或医疗机构的雇员。他们为来自不同社会经济阶层的女性提供照护。执业护士 - 助产士(CNM)和执业助产士(CM)可以为妇女提供初级卫生保健,也可以只服务处于特定年龄范围或特定情况的妇女,如计划生育、不孕、绝经、尿失禁或盆腔疼痛。注册专业助产士(CPM)提供产科照护有专门的执照。

自 20 世纪 60 年代以来,大多数 CNM 和现在的 CM 在医院和独立分娩中心照料妇女分娩,而绝大多数的 CPM 则在家庭或独立分娩中心照料妇女分娩。虽然这些趋势可能会持续一段时间,但是未来助产士将会有在更多场所执业的机会可供选择。

在如此众多的机会面前,典型的助产士会寻找一个与其经验、个性、技能和生活方式相匹配的职位。许多助产士成为一个诊所和机构的雇员。在考虑职位选择时,助产士首先要做的一件事就是进行个人评估:哪些工作和生活方式因素对个体助产士重要? 哪些技能 / 才能对于未来的雇主重要? 在这个领域里,雇主需要或者想要什么? 在评估任何工作的正、反两面时,一定要对业务进行多方位全面审查,包括可能成功和可能引起挫败的各个方面。例如:医生及其他医务人员(如营养师,物理治疗师)的可得性及其相互关系,辅助支持(如计费,办公流程),专业费用(如执照、认证书和继续教育)的报销,医疗事故保险费的支付情况,学生贷款的可得性以及退休福利等。

### 医疗事故责任保险的范围

尽管不太常见,但是不合理的医疗事故保险范围,也可能导致助产士的破产。受雇于大型医疗中心或大学的助产士,可能会受到所在机构的保护伞政策的庇护或者"保障"。因为这些机构属自我保险类型,所有员工在岗位职责规定范围内的医疗实践,都有类似于医疗事故保险的保障。对于大多数其他助产士来说,有两种基本的医疗事故责任保险:"索赔发生制"和"事故发生制"可供选择[37,38]。虽然比较少,但最好选择"事故发生制",因为其承保范围是助产士在保险期限内发生的一切事故。索赔发生制更为常见,但其承保范围只包括受到侵害的第三者在保险有效期间或延长保险期间,向被保险的助产士提出有效索赔的事故。因此,在索赔发生制保险情况中,助产士应购买延长保险将保险责任扩展至超过保单的年限。如果新保单生效,她(或他)之前发生的事故,可能会获得保险赔偿。

助产士需要详细地了解若在工作期间或之后发生医疗事故,能够收到多少保险补偿。由于向陪审团提出与分娩有关的索赔诉讼的时效可长达

18~20 年,因此,助产士应保留其保险证明资料的副本,直到他们从临床工作中退休。这一点对于助产士来说是非常重要的。此外,当助产士申请医院权限时,通常也需要提供之前的医疗事故责任保险证明。美国护士 - 助产士学会(ACNM)的成员可以获取详细的职业责任资源包和一些责任风险降低声明[38]。这些声明指明了造成职业责任索赔高风险的情况,也提供了降低风险的策略。这些策略旨在加强医疗保健服务、预防索赔情况的发生、或提高索赔的可防御性。表 2-6 总结了相关助产士医疗事故保险。

| 表 2-6 | 购买医疗事故责任保险须知 | |
| --- | --- | --- |
| 条款 | 解释 | 助产士须知 |
| 赔偿金 | 大型医疗机构可以自我保险,也就是说它们会保护陷于医疗事故诉讼中的员工。承保范围通常不包括机构所有工作地点以外发生的医疗事故 | 保险的赔付限额是多少?只有符合岗位职责规定范围内的行为才会被纳入保险范围。该保险是事故发生制还是索赔发生制度?再次购买该保险的利弊? |
| 医疗事故责任保险 | 从私人保险公司购买。个人可以以个人身份购买,有时助产士作为医生的雇员也可以购买。需要搞清楚保险期满的情况 | 我是否需要以及能否获得先前行为保险?我需要单独购买保险吗?或者我是医生保险的雇员,不需要再单独购买保险?这是事故发生制保险还是索赔发生制保险?我已经有一个事故发生制保险;我可以在我有新保险的同时购买先前行为保险吗?当我不再需要保险的时候,我可以买一个延长保险吗?如果可以的话,价格是多少? |
| 索赔发生制保险 | 该保险将负责索赔日期在保单有效期内的医疗事故的赔偿 | 我不需要该保险之后我能购买一个延长保险吗?如果可以的话,价格是多少? |
| 事故发生制保险 | 该保险将负责事故发生日期在保险有效期内的医疗事故的赔偿 | 如果雇佣关系终止,保险将不再负责其后发生的事情的赔偿,但对雇佣期间发生在保单有效期内的事件的保险仍然有效。助产士不需要购买长尾保险 |
| "裸奔" | 供应商不提供医疗事故责任险 | 保费成本的上升往往引发相关讨论,尽管一些人认为这种方式不道德。"裸奔"主要需要考虑两点:①你的个人或家庭储蓄及财产可能受到威胁;②如你日后申请医院权限,可能会因为一段没有医疗事故责任保险的临床工作而被拒绝 |
| 保险限额 | 职业责任险有两种类型的限额:一种是每次索赔或事故限额,另一种是保险公司在保险期间(通常为一年)支付的总额限额。例如:$ 100 万或者 $ 300 万 | 州法律和 / 或医院规章规定了每位助产士必须承担的最低保险范围吗? |

经 ACNM 许可呈现,来源于 ACNM 职业责任资源包

| 表 2-7 | 准备到诊所就业时需要考虑的因素 | |
| --- | --- | --- |
| **执业条件和特点** | | **薪酬 / 福利** |
| 工作地点 | | 薪资 |
| 管理理念 | | 工作效率 |
| 客户(客户量,客户人群,当前的照护的结果) | | 职位要求 / 奖金 / 加班时间 |
| 临床服务提供者(医生,助产士,护士,全科医生,其他,以及从业人员的合作氛围) | | 自己临床实践部门的能力 |
| | | 医疗事故责任险(类型,是否需要长尾保险) |
| 后勤人员(计费管理,办公室助理,营销专家) | | 假期 / 带薪休假时间 |
| 门诊时间 | | 产假 / 陪产假(如果适用的话) |
| 环境(设备,设施,财务稳定性) | | 其他职业福利(继续教育单位、会费、执照、停车、智能手机) |
| 接生设施 | | 医疗保险,退休 |
| 发展规划 | | 学生贷款偿还 |
| 证照审核时间,保险网络 | | |

## 雇员身份的助产士

无论是面对一个还是多个工作机会,助产士都应该充分考虑一些影响其工作满意度的因素,表 2-7 中列出了部分可能的因素。这个表格针对有志于从事助产士行业的人士编制。由于助产士个人的想法和需要不同,这些因素的权重也将会有所差异。这些因素的排列顺序具有随机性,没有先后、轻重,而且这个列表也不是独一无二的。

如果未来的雇主没有出具正式的合同,那么助产士应要求以书面形式写明薪酬和工作细节。若要签署合同,最好提前咨询律师。即使合同内容是不可协商更改的,助产士在签署前也应彻底了解合同内容。表 2-8 列出了在接受一个职位之前应商谈或者应该出现在合同上的内容[39,40]。

## 企业家身份的助产士

大多数助产士认为助产是一种职业,视为可能是具有挑战性的"一门生意",为此所有助产士都需要了解经营企业的基本原则。对助产士也要是优秀的管理人员和业务经理的需要就越来越多了。

许多助产士,或者以个人身份或者以合伙人身份,都成为了企业家。这种方式可以避免商业模式或医生、医院和社区诊所等制定的临床指南限制,显得非常诱人。在某些情况下,这种方式可能很必要。尽管许多助产士拥有的企业在规划不当或资源有限的情况下仍然取得了成功,但许多成功企业家提供的咨询都是一致的,要进行专家咨询、在营销上投资、培养记账能力以及收集数据。这些独立助产执业运作的每个方面都是促进长期成功的一个重要因素。

| 表 2-8 | 合同中应注明条款 |
| --- | --- |
| 职称 | |
| 工作职责,包括业务范围、资历、工作量和工时 | |
| 薪酬及福利,包括奖金、工作效率、专业 / 业务开支、学费报销、医疗保险及医疗事故责任保险,以及带薪假期 | |
| 雇用 / 合约续期的期限及要求 | |
| 雇主和 / 或雇员终止雇佣关系的缘由 | |
| 如何修改或更新合同 | |
| 其他一些可能包含的条款 | |
| 禁止竞业条款 [a] | |
| **合作事宜(买卖业务)** | |
| 无故终止合同 [a] | |
| 规则(用于计算奖金、生产效率,基于质量、患者满意度和利润的) | |
| 在雇佣关系终止时记录的所有权 | |

[a] 不推荐但是经常会出现在合同中并且没有商量余地的内容

## 专家对执业的忠告

在开办企业之前咨询专家(至少要咨询律师和会计师)的专业意见,是个明智之举。助产企业的法律架构(如独资、合伙或有限责任公司)会造成各种短期及长期个人和财务的后果。助产企业主应该是助产执业管理方面的法律法规专家,也应该知道法律如何管理医疗实践和医疗企业的实践,制药业的法规有可能会影响到企业的商业计划。助产士在为院外分娩的妇女提供护理时,必须遵守卫生部门的规定、分娩中心的要求、建筑规范以及各种商业规定。在聘用他人时,助产士必须明确如何给这些雇员发放报酬,遵守相关的雇佣税法和反歧视政策。除了医疗事故责任保险之外,新企业主往往会惊讶地发现还有许多保险需要购买,许多商业合同需要支付。在所有这些领域,好的咨询不仅可以节省资金,保护投资,还有助于助产士为妇女提供高质量的护理。

在寻求贷款以建立企业时,准备一份商业计划书,寻求会计师对经营成本方面的指导,会使创业者对所涉各个方面及其需求的思路更加清晰。表2-9[40]列出了一个商业计划包含的常见内容。将时间花在细节以及建立定期提供收支反馈信息的报告系统上,是一项很好的投资。这种系统提供了衡量整个团队业绩,在意外时缓解团队压力的一种方法。

| 表2-9 | 典型的商业计划书内容 |
| --- | --- |
| 封面(封面上需注明企业名称和联系信息) | |
| 业务描述 | |
| 服务 | |
| 客户 | |
| 关系网 | |
| 公司战略 | |
| 市场调查 | |
| 财政前景 | |
| 计划(营销、运营和财务) | |
| 预期的团队和安排 | |

基于 Slager J. 的《助产技术执行手册》(第 4 版)

在美国,独立企业的所有权非常受重视,对小企业业主的支持措施有很多,包括提供如何制定商业计划书以及在哪里申请小型企业贷款等方面的信息。成为企业主的助产士通常愿意指导后来的创业者。美国护士 - 助产士学会(ACNM)标准与实践司的商务部门致力于共享信息,为对助产商业感兴趣的助产士提供支持,增加了助产士拥有的服务项目。商务部与美国护士 - 助产士学会(ACNM)合作,共同主办"助产工作"年会,还出版了《助产实践管理手册》[40]。美国生育中心协会开办讲习班,讲授如何开办生育中心,深入探讨各种概念。在助产以外的领域里也有许多商业指南,可以提供额外的许多有用信息[39]。

非独立经营的助产服务仍有一些商业和管理工作需要解决。无论雇员人数多少,助产服务都必须就时间安排、薪酬、记录管理、财务报表监督、合作协议谈判、同行审议以及应对个人和职业困境的策略达成协议。当服务企业成功需要大家分担责任时,应该推举一位领导或者服务企业的主管,作为主要的联系人负责参加部门或者公司层面的会议,能够用法人的术语来描述公司取得的成绩,知道如何在组织内推动议程的前进。助产士高度重视与妇女建立友好的关系,重视其照护对象的正面反馈意见。这些技能可以应用到商业领域,对助产士也很有帮助。

**数据收集**

Mary Breckenridge 是前沿护理服务(Frontier Nursing Service)的开创者,其经验值得所有助产士学习。在 1925 年开办这个机构之前,Breckenridge 女士就收集了大量客户的数据,知晓数据的力量。这些数据包括开办机构之前的基线描述性数据,开办机构之后第一天及之后每天的描述性数据和结果数据。她对这些数据进行分析,得到了相关的发现,对外传播了这些结果。目前存在很多易于理解的机制用来收集和整理具体实践数据以及国家的数据,反映出助产士提供的护理情况。美国护士 - 助产士学会(ACNM)的成员可以参加 ACNM 行业标准项目(ACNM Benchmarking Project),允许参与者审查他们的临床操作,将其与美国其他类似的临床操作进行比较[41]。MANA 科研部及其统计系统、美国生育中心协会与其围产期数据注册系统(Perinatal Data Registey),都开发了基于网络的数据收集工具,个体用户也可以使用,有助于建立在所有环境下助产护理结果的国家数据库[42,43]。

**市场营销**

许多顾问建议尽早着手营销计划。如果没有与所做业务一致的、对消费者友好的信息和接触目标人群的媒介,可能不会有足够多的客户消费来维持企业自身的运转。尽管不是所有的企业都能有资金开发自己的商标以及印刷彩色小册子,但所有助产士都可以通过一些营销技能来促进其企业的发展。例如:有组织的、科学的讲课可能会吓到一些妇女,但是其他妇女可能会从中知道助产是基于证据的,在重大并发症时能够为妇幼保健提供适当的保障。

如今,利用社交媒体无疑是最高效、最低廉的一种营销策略。广大女性都希望企业能开办网站,及时更新网站信息,助产士们要经常在网站上发一些推文提醒女性注意健康行为。在社交媒体上,女性可以围绕健康问题进行自由讨论。要想取得成功,企业需要借助各种各样的社交媒体,同时要树立保护客户隐私的意识[44,45]。

专业组织通常是营销建议和资料的来源。某些组织参与了国家营销活动,这些活动可以推广到地方,比如 ACNM 的健康生育倡议(ACNM Healthy Birth Initiative)(总结于表 2-10)[46]。

| 表 2-10 | ACNM 健康生育倡议:实践工具 |
|---|---|
| 对象 | 组成 |
| 助产士和其他助产服务提供者 | 一个名为优化安全分娩(BirthTOOLS)的交互式的在线工具包,致力于促进生理性分娩,包括证据、资料、协议及其他材料 |
| 妇女 | 免费发放题为《给孕产妇和家属:关于正常、健康分娩:你需要知道什么?》的折页等宣传材料,并提供西班牙语和英语两个版本,以帮助消费者了解和促进基于证据的孕产妇保健 |
| 医院决策者,付款人和其他的机构 | 免费发放题为《生育事宜》的折页等宣传材料,该材料概述了生理性生育策略的实施 |

ACNM,美国护士 - 助产士学会

基于美国护士 - 助产士学会的健康分娩倡议。可从以下地址获取 http://www.midwife.org/ACNM-Healthy-Birth-Initiative.Accessed March 28, 2017.[46]

## 服务费用

若没有稳定的财务状况,助产企业最终会走向破产。医疗保健行业的一个基本财务教训就是:保险公司从来不会为各种服务买单。实际报销比例总是较低。这是在做预算时就应考虑到的一个因素。只要助产士提供的服务是可以收费的,她必须清楚地记录其提供的服务,完成启动计费流程的所需要的各个步骤。助产士有责任满足资费条例(billing codes)所需文件的各种要求。例如,体检收费多少随其检查的强度而变化,涉及检查人体系统的数目、诊断问题的类型以及提供和协调保健服务花费的时间等因素。如果这些内容在医疗记录里没有完整地记录下来,少付款甚至拒绝付款的情况就有可能出现。

在进行计费作业时,企业主有责任为其建立一个检查和制衡的系统,以监督计费流程的准确性和及时性,阻止贪污或保险欺诈事件的发生。花费时间和金钱建立一个切实可行的医疗记录和计费系统是极有必要的开支,所它能确保企业不断走向成功。即使助产士作为雇员,也应该获知企业的收入和开支情况,以便充分了解其实践活动的财务稳定性。

## 当代助产士的其他角色

当代助产士通常同时扮演多种角色。某些角色不仅促进了对妇女和新生儿的护理,而且也支持和提高了行业自身的地位。在这些角色里有:政策制定者、教育家和团队成员。任何或所有这些角色都可以作为一个助产士,为妇女和新生儿提供直接的照护。

### 政策制定者

助产专业的构建模块(教育标准、认证标准和临床实践标准)是具有深远影响的一些重要政治决策。联邦、各个州以及机构的政策,决定了妇女可获得的卫生保健服务和分娩设施以及谁可以报销费用的比例。哪些教育项目可以获得政府资金资助学生和职员,也是一个政策问题。医院、诊所和雇主都是政策制定者,制定的政策会直接影响助产服务的获得与供给。这些政策的制定,不仅影响到助产士行业,也影响到助产士提供服务的孕产妇,每个助产士都需要了解和参与相关的决策过程。

专业组织需要依赖其成员的大量工作来维持政策与之的相关性。这个行业的政策需求得到满足,主要表现在助产士心甘情愿去工作,具有将愿景变为现实的顽强决心。

许多在政策领域成功的助产士,起初并没有意识其工作的必要性,怀疑自己的能力,甚至想让别人来做这项工作[47]。令人欣慰的是人们认识到,完成向决策者的转变是一种后天学习的行为。在助产领域里,许多成功的助产士为此树立了榜样,为如何实现这种转变指明了道路(表 2-11)。

尽管过去取得了许多成功,但是在助产领域仍然存在许多政策工作要做。某些医师协会反对高级执业医师和作为独立服务提供者的助产士认可的法律;相反的是他们提倡医生监督模式。许多管理助产执业的州法律需要加以修改,允许助产士能够独立执业。某些重大的决策目前仍处在忽明忽暗的状态之中:

- 注册护士 - 助产士(CNM)是否应该寻求更多独立于护理和注册助产士(CM)之外的助产执业条例,还是仅仅待在高级执业注册护士(APRN)的保护伞下面?
- 注册护士 - 助产士 / 注册助产士和注册专业助产士(CPM)能否在相同的执业条例下注册?

| 表2-11 | 如何影响决策过程：自愿、观察和实践 |
|---|---|

机构的政策：为你的助产诊所，医院，和 / 或当地助产组织制定政策。

　　是否有可以遵循的模板？

　　如何才能让这个政策被认可？

立法的政策：通过参加一场影响你的实践的监管问题的听证会，观察现行的立法政策。

　　看起来谁是最高效的？为什么？

　　礼仪和仪容的常规标准是什么？

　　演讲者有效率吗？你是怎么知道的？

　　委员会作何反应？

确定一个指导者。

做好充分准备，讲听众能听懂的语言。

　　起草一份讨论草稿，让别人必须对你的想法做出回应

　　不要离题

知道自己的优点。

　　提供一个生活中的体验

　　为助产士发声，或者支持一个同意发言的女士或家人

　　了解自己的对手，不要独自出席。

为你再次出现在这个舞台做些准备。

　　帮助准备报告

　　与在场人士交朋友

　　尊重其他专家的意见

如果你不能够制定政策的话，请支持那些能够做这项工作的同事，包括经济上的支持。

- 注册专业助产士是否应该要求获得大学学位？
- 注册护士 - 助产士和注册助产士是否应该要求获得博士学位？
- 美国国会将通过推动助产行业向前进或向后退的医疗保健法案吗？（两个结果都有可能）

## 教育者

　　所有的助产士都是教育者。政策制定者、潜在雇主和消费者都需要了解助产学方法对助产服务的独特之处和价值所在。许多女性寻求助产士帮助，想要更多地了解如何照顾自己的身体，如何为青春期、妊娠期、绝经期及其之间可能出现的问题做好安全准备。面向消费者的文字资料通常用于此目的，它们多由助产士编写。例如：JMWH 定期出版名为《与女性分享》(Share with Women) 的健康教育系列讲义。这些以妇女为对象的无版权讲义，用恰当的语言及插图讲解了重要的临床课题，也适合具有各种健康素养的人群阅读。这些讲义还有西班牙语版本。

　　许多助产士致力于培养"助产士"学生，培养这些新手在认知、情感和精神运动领域的技能，使助产专业得以不断蓬勃发展。助产专业的传承取决于助产士学生进入助产士角色和担负起其责任的社会化程度。对于那些选择做学术研究的人，ACME 有认证过的 40 多个助产士教育项目，其教职工很多都是助产士。作为护理和医学院校教员的助产士，有很好的机会去教育培养下一代医疗保健服务提供者。这些提供者会尊重妇女的医疗保健决定、了解在各种环境中助产服务的状况，欢迎有机会与助产士合作。

### 跨专业团队成员

　　所有医疗保健服务提供者在同一个包括不同执业范围、不同专业文化和不同业务角色的卫生系统里工作。作为系统团队里的一员并不意味着就是个从属的角色：在某些情况下助产士是团队的领导者，而在某些情况下助产士是跨专业团队的一员。当妇女出现并发症或超出助产士执业范围时，维持跨专业团队的良好关系就显得格外重要。尽管人们早就认识到，对具有复杂医疗保健需求的对象来说，跨专业的团队能比单学科团队提供更好的照护[48,49]，然而，跨专业的合作和交流事项直到最近才成为专业研究、教育和临床项目的重心[50,51]。表 2-12 是对基于跨专业团队的护理指导原则的总结。

| 表2-12 | 基于团队照护的基本指导原则 |
|---|---|

团队有一个共同的奋斗目标

分工明确对于优化团队建设和团队运作至关重要

所有团队成员都对自己的实践负责，及对整个团队负责

有效的沟通是创建高质量团队的关键

团队领导不是一成不变的

　　1999 年，美国医学研究所(IOM)发布了一份里程碑式的报告，名为《人孰无过》(To Err Is Human)。该报告估计，美国医院每年有 4.5 万 ~9.8 万人死于医疗差错[52]。随后的安全报告强调，沟通不畅和团队协作不足是产生这些医疗差错的根源。例如，根据联合委员会(Joint Commission)的一个预防婴儿出生死亡和产伤的哨点事件分析(sentinel event analysis)发现，在 72% 的研究案例中，沟通问题是造成医疗差错的根本原因[53]。在同一份析报告中，55% 的被研究的组织提到了组织文化，包括"等级和胁迫、不能作为团队发挥作用、不能遵循沟通链沟通"。这些都是

阻碍有效沟通、团队合作常见的障碍[53]。

在这些出版物发表之后的几年里,人们做了许多工作来促进和支持医疗保健服务接力系统里的团队合作事宜。跨专业合作在孕产妇照护方面取得了某些进展,比如:产妇满意度提高,剖宫产率下降,成本费用降低[54]。

国际助产士联盟(ICM)《基本助产实践的核心胜任力》(Essential Competencies for Basic Midwifery Practice)指出"助产士……应与其他卫生工作者合作(团队合作),以提高对孕产妇及其家属的服务质量"[55]。此外,"助产士还应具有……发现怀孕期间异常情况,启动需要更高水平医疗干预转诊过程的能力"[55]。

美国护士-助产士学会(ACNM)认识到助产士是独立的执业者,在复杂的医疗保健系统中发挥着自身的功能,包括与不同医疗专业人员合作,确保产妇及其新生儿的健康与安全[56]。正如 ACNM 所定义的,协作管理包括咨询、合作和转诊三个层面。每个层面的定义通常作为州法律和医院细则中相关条文的指南。虽然 ACNM 定义明晰了助产士和医生的关系,但是为了提供尽可能好的照护,还需要得到许多其他专业人员及其专业知识的帮助。所有团队成员必须清楚自身在不同情况下的角色(表 2-13)[57]。

2011 年,美国护士-助产士学会(ACNM)和美国妇产科医师学会(ACOG)联合发表的《妇产科医师和注册护士-助产士/注册助产士之间实践关系的联合声明》宣称,"若某个医疗系统有利于跨医疗机构和服务提供者间的沟通与交流,那么在这个医疗系统中的医疗服务效率最高"[58]。国家注册专业助产士协会(NACPM)和北美助产士联盟(MANA)出版了关于注册专业助产士(CPM)和医生间关系的一些文件[4,59]。在文件中,写明了助产执业的自主性,在危急情况下 CPM 有望得到合作、咨询和转诊。表 2-14 总结了交流和团队合作的基本要素[60-62]。

团队合作和交流的技能可以通过学习获得[63-65]。虽然模拟训练(simulation training)的医疗服务结局尚未完全确定,但它似乎可以改善团队本身的建设、团队之间的协作以及跨专业的沟通[66-68]。

美国卫生保健研究和质量机构(AHRQ)编写了一系列资料和培训教材,统称为 TeamSTEPP,可用于医疗服务机构帮助培养团队合作精神[63,64,69]。TeamSTEPP 课程强调四项核心能力的培养:沟通能力、相互支持能力、态势监控能力以及领导能力。

### 成功合作的交流技巧

直接的和深思熟虑的交流技巧包括 SBAR、循环式沟通和传送。SBAR 由 Situation(情景)、Background(背景)、Assessment(评估)和 Recommendation(建议)的第一个大写字母组成。它是一种结构式的交流工具,经证实可以显著提高医疗保健服务提供者之间的沟通质量、减少错误[67]。SBAR 方法忽略女性病史中不重要的元素,只确认和提炼出最相关的信息。助产士可以使用 SBAR 方法向专家咨询(表 2-15)或在紧急情况下进行沟通(表 2-16)。

在循环式交流过程中,助产士直接将信息传递给特定的团队成员,团队成员大声重复该信息,助产士再确认该成员所获取的信息是否准确。这种方式在非常时期尤其重要,因为整个团队都能听到命令,而且能在执行命令之前纠正所有可能的错误。循环式交流工具,例如大声喊出(call-out)和大声反馈(check-back),可向团队的所有成员传递关键信息,从而使他们可以预测下一步需要做什么。团队成员也需要使用这些交流工具来沟通在获取某一信息后,他们计划做的事情和他们已经做的事情。

当妇女或新生儿的照护需要转送给另一个服务提供者时,尤其在需要获得高级别的照护时,应该在健康记录里写一个正式的说明,同时告知接收患者的医务人员。这种交流旨在给接收患者的医务人员提供相关的信息,便于继续对该产妇及其家庭提供安全的照顾。在本文的几个章节里,都列出了需要转诊的关键要素。在某些情况下,助产士可能会接手另一个医务人员的患者。在这种情况下,接手患者的助产士应以口头或书面形式与原医务人员沟通,确认已检查过的患者,简要总结其照护的过程。表 2-17 概述了交接通知/笔记的内容及其中应包含的关键元素。

SBAR、循环式交流、交接程序等交流技巧与其他任何临床技能一样:必须根据不同患者的情况进行调整,而且要反复练习直到它们成为自己的第二个本能为止。

| 表 2-13 | 助产照护合作管理的连续性 | | | | |
|---|---|---|---|---|---|
| 协作管理层次 | 定义 | 提供照护的主要责任人 | 助产士的角色 | 合作者的角色 | 备注 |
| 咨询 | CNM 或 CM 寻求医生或医疗团队其他成员的建议或意见的过程 | 助产士 | 主要的服务提供者 | 顾问 | 为咨询做准备;了解患者身体健康的既往情况;了解影响患者健康的社会和心理社会因素;了解照护实践的场所和范围;牢记助产管理过程 |
| 合作 | "CNM 或 CM 与医生共同管理有医疗或妇产科复杂情况的妇女或新生儿提供照护的过程" | 共同管理(主要取决于情况的复杂程度,助产士可能仍然是主要的医疗服务提供者) | 照护患者;协调患者的照护工作,继续服务该患者 | 照顾产妇,治疗妇科疾病或新生儿并发症 | 使用 SBAR、循环式沟通等跨专业沟通技巧;清楚地描述角色,以确保考虑到了照护计划的所有方面;与妇女和她的家人就这段关系进行沟通 |
| 转诊 [a] | "CNM 或 CM 直接将病人转诊给医生或医疗服务的专业人员以寻求其对患者某一特定问题或方面提供照护的过程" | 医生或其他接收转诊患者的医疗服务提供者 | 协调患者的照护工作,及时全面交接照护工作,持续服务 | 主要照护转诊的患者 | 确保转诊对患者来说是最优的解决办法;确保该妇女了解她已被转诊,由另一个医疗服务提供者负责照护,并且她有相应的预约和联系信息;注意是否有遗弃女性和/或"逃避"那些难以照护的女性的情况;使用跨专业的沟通技巧,例如转送 |

CM,注册助产士;CNM,注册护士 - 助产士;POC,照护计划;SBAR,情景、背景、评估、建议

[a] 转诊是指照护责任的移交及连续性。在保险的条文中,转诊(referral)仅为有证明(说明需要转诊)的个体提供转诊到某一专业的服务提供者

| 表 2-14 | 成功团队合作的基本要素 [a] |
|---|---|

团队中每个成员的专业能力(共同的知识体系、共同的语言、相似的治疗方式)

共同的取向:以女性或新生儿为根本

默契:团队中的每一个成员都能预见和预测其他成员的需求

认识到并且承认团队中所有成员之间是相互依赖的

专业间的尊重和信任

医疗服务提供者之间有正式的交流系统

基于达成共识的目标(寻找对各方利益最大化的解决方案)进行有效沟通

相互监督(发现团队成员的错误并给出反馈,以促进自我纠正)

在不同的情况下选择不同的团队领导

态势监控以及随情景变化的应变力

能够根据需要,充分调动每个团队成员参与工作

[a] 这个清单是根据对一般队伍和处于特殊紧急或紧急情况下的队伍的基本特征的不同分析而编制的。此表格的内容可能不够完善,排列也尽不合理,但是,设计这个表格的目的只是为了罗列出一些对于良好的团队合作必不可少的要素。而助产士通常是这个合作团队中的一员

| 表 2-15 | 使用 SBAR 进行咨询的例子 |
|---|---|

一个助产士正在照顾一个 33 孕周的孕妇,之前该孕妇被诊断出妊娠期糖尿病。当查看这个孕妇的血糖记录时,该助产士发现该孕妇超过 20% 的记录值都是高的。她于是联系了妇产科的医生并且运用 SBAR 进行了下面的咨询。

**情景(Situation):**我想要问一下一个患有妊娠期糖尿病但未得到有效控制的孕妇的情况。

**背景(Background):**Maria Gonzalez 是一个 24 岁的初产妇,末次月经到现在 33 周,与 19 周时的超声检查结果一致。结果显示其 1 小时葡萄糖耐量为 150mg/dl,3 小时葡萄糖耐量提高了两个值。于是她被送去糖尿病教育中心并且接受了饮食及血糖监测教育。在过去两周,她 20% 的值超出了范围,五个空腹血糖值在 100~110mg/dl 之间,五个餐后 2 小时血糖值高于 150mg/dl,其中最高的值为 180mg/dl。该产妇今天进行了无刺激胎心监护(NST),反应积极。并且胎儿大小正常,尿检葡萄糖阴性。

**评估(Assessment):**我担心她的糖尿病饮食不足以控制血糖水平,我认为她需要吃药。

**建议(Recommendation):**我会安排她在几天之内去见您。

SBAR:情景、背景、评估、建议

| 表 2-16 | 在紧急情况下使用 SBAR 的例子 |
|---|---|

在一个小的社区医院,一个助产士正在处理一例产后大出血。这个产妇刚分娩完就出血严重。她已经呼叫了医生来帮助他。当医生到达时,这位助产士说:

**情景**(Situation):这个产妇有产后出血。

**背景**(Background):Marta 在 15 分钟前生下了她的第五个孩子,会阴未撕裂。她的总出血量为 800ml。已经给予了 40IU 的催产素,0.2mg 的麦角新碱,以及经直肠给了 800μg 的米索前列醇。胎盘看似完整,子宫下段没有血凝块。

**评估**(Assessment):产妇宫缩严重无力,我认为在子宫底的前侧摸到了一些胎盘组织。

**建议**(Recommendation):我需要你戴上手套帮助我。

| 表 2-17 | 从院外转诊入院记录的关键内容(举例) |
|---|---|

要记录下转诊的时间、转诊目的医院,转诊交通工具,转诊时陪伴产妇 / 新生儿的人员。

写清楚产妇 / 新生儿是谁、转诊的提供者是谁,以及转诊目的医院的接诊人员。

记录的关键组成部分有个体化差异并且具有情境性,但是通常需要包括下述方面:

- 目前情况的危险性

- 需要转诊的指征和症状

- 转诊前提供的治疗:包括过程和结果;实验室检查结果或等结果;药物使用情况(剂量、给药途径以及上一次给药时间);对治疗的反应

- 对于当下情况的评估 / 诊断

- 总结转诊原因

- 需要下一步治疗方案的信息以供随访

### 研究者和研究使用者

助产专业有一个悠久的传统,包括通过观察来学习、口头转述来分享实证的知识、界定并维护正常的无医疗干预的分娩过程以及积极挑战"证据"等内容。这些传统能够很好地应用到产妇身上,尤其是在研究已确证了助产方法的合理性之后。例如助产士在许多最佳实践的发展上有很强的影响。这些最佳实践包括:减少常规侧切[70]、重新定义 Friedman 分娩曲线[71]、提倡早开奶以及延长母乳喂养时间[72]、晚断脐[73]、母婴皮肤直接接触[74]、

水中分娩[75]、对分娩中的产妇进行疼痛评估替代方案[76]、以及通过非药物方法镇痛[77]。

根据 2017 美国妇产科医师学会(ACOG)提出的意见,《分娩过程中限制干预措施的建议》能够减少医生和助产士在分娩管理中的某些分歧[78]。这个文件承认,很多产科常规做法对自然分娩的低危产妇没有确定的效益,而且提出了 11 个基于循证的建议来降低分娩过程中不必要的干预,提高产妇及其家庭的满意度。这些建议和美国助产士护士学会(ACNM)的建议一致[79]。

Sackett 等人在 2000 年将循证实践(evidence-based practice)定义为研究证据与临床经验、患者价值相结合的实践[80]。尽管不是所有助产士都需要积极地开展科研工作,但是他们都需要理解相关科研提供的循证医疗服务。号召系统地使用照护孕产妇的循证方法,常会引用 1989 年出版的《妊娠分娩中的有效医疗服务》两卷[81]。它是一本开创性的作品,作者认真地评估了现存的科研文章,指出了那些医疗实践有研究证据支持,那些医疗实践没有研究证据的支持。

妇女医疗保健服务提供者可以使用几个总结了最近大量临床研究课题循证结果的数据库。其中一个很重要的循证数据库是 Cochrane library。Cochrane 综述包括了医疗保健服务以及卫生政策的主要医学研究的、质量上乘的系统综述[82]。助产士经常用的其他的数据库还有:PubMed、the Up-to-Date Database 以及 DynaMed。

当评价研究数据及其结果时要记住,不是所有证据的确立都具有相同的基础。一旦获得到所有研究数据后,就要对研究发现进行比较和核对,然后评价证据以确定其效力[83]。目前已经有了几个评价研究发现的效力和质量的标准。其中最常用的一个标准,就是美国预防服务工作组使用的评价量表,它在本书"全生命周期的健康促进"章里给出。

文献的系统综述已经记录在案,对于基本健康的产妇而言,以助产士为主导的服务模式(以助产士为主)与以医生为主导的服务的结果相同。而对于某些结果来说,助产士提供的服务优于医生提供的服务。2008 年的 Cochrane 荟萃分析综述地回顾了 11 个研究项目,涉及 12 276 个产妇,发现助产士主导服务模式的结局与其他模式相比,差别显著且有统计学意义[84]。此综述涉及的所有研究均属随机、对照的试验,而且不局限于一个国家的范围

里。研究结果显示助产士主导的服务能够降低围产期住院、局部麻醉、侧切以及器械助产的使用率。此外,在助产士主导的服务系统里,产妇更容易体验到不使用麻醉、自发的阴道分娩、分娩中自己能掌控、分娩有熟悉的助产士在场和及早开始母乳喂养的感觉和好处。最后,对助产士主导服务的产妇而言,其新生儿的住院时间会更短。因此,该综述的作者得出结论:应该给产妇提供助产士主导的服务模式,也应该鼓励产妇选择这种方式。当然,对于有内科或产科并发症的孕妇,在选择模式时应当小心谨慎[84]。

2011 年的一篇检索了美国高级注册护士(APRN)护理效果的系统综述,也强调了与上述类似的结果。综述作者将注册护士 - 助产士(certified nurse-midwives)定义为一种高级的注册护士(APRN)。他将 1990 年到 2008 年注册护士 - 助产士的接生效果与其他接生人员进行了比较[85],总结了各种水平文献给出的结果,包括观察性研究文献,而且这些研究均在美国范围里开展。对此,该综述表明,在和医生进行比较时,注册护士 - 助产士提供的护理能够减少剖宫产、侧切、手术分娩、分娩阵痛的使用、降低会阴裂伤,催产率以及低体重儿比率,提

高新生儿的 Apgar 评分。此外,这些结果还在一定程度上表明,护士 - 助产士提供的服务能够降低硬膜外麻醉以及引产的使用。与医生提供的服务相比较,有相同或更高的自然分娩率、相同或更低的新生儿 ICU 转诊率以及更高的母乳喂养率[85]。

2016 年,Cochrane 妊娠与分娩工作组发表了一篇比较助产士主导的连续服务模式与其他服务模式的效果[86],也是对 2008 年 Hatem 等人的系统综述的一次更新[84]。这篇综述涉及 15 项试验研究,收集了 17 674 个产妇的资料。所有实验都随机地将产妇分配到助产士主导的连续性服务模式或其他模式的分组里去。总而言之,助产士主导的连续服务组里的产妇受到的干预较少。在具有相同不良结果的情况下,助产士连续护理组的产妇对服务的满意度,要比其他组高或者至少两组相同。这篇系统综述的主要结论在表 2-18 中给出。

除了这些大型的文献综述外,还有很多对助产士可能导致产妇及新生儿不同结局的某些特定实践的研究项目。在 2012 年,美国护士 - 助产士学会(ACNM)更新了名为"助产技术的珍珠"的一组课件,其最新的助产循证内容很容易为助产士、产妇及其家庭所理解[79]。

| 表 2-18　助产士主导的连续服务的系统综述结果,2016 | | | |
| --- | --- | --- | --- |
| **结果或研究题目** | | | |
| **主要结果:发现危险度显著降低** | | | |
| **结果或研究题目** | **研究个数 / 质量** | **样本量** | **相对危险度(95% 可信度)** |
| 局麻 | 14/ 高质量 | 17 674 | RR=0.85(0.78~0.92) |
| 工具协助阴道分娩 | 13/ 高质量 | 17 501 | RR=0.90(0.83~0.97) |
| 早产(孕周低于 37 周) | 8/ 高质量 | 13 238 | RR=0.76(0.64~0.91) |
| **更有可能趋向经验** | | | |
| 自然分娩 | 12/ 高质量 | 16 687 | RR=1.05(1.03~1.07) |
| 在剖宫产及会阴撕裂方面未发现组间别 | | | |
| **二级结局:发现危险度显著降低的** | | | |
| 人工破膜 | 4 | 3 253 | RR=0.80(0.66~0.98) |
| 侧切 | 14 | 17 674 | RR=0.84(0.77~0.92) |
| 24 周前流产以及新生儿死亡 | 11 | 15 645 | RR=0.81(0.67~0.98) |
| **更有可能趋向经验** | | | |
| 没有分娩过中使用镇痛或麻醉 | 7 | 10 499 | RR=1.21(1.06~1.37) |
| 产程时间增加 | 3 | 3 328 | RR=0.50(0.27~0.74) |
| 由认识的助产士接生 | 7 | 6 917 | RR=7.04(4.48~11.08) |

## 助产是一个世界性的行业

助产士的职责在于为产妇和新生儿提供个体化的服务,助产士被认为是在全球性的医疗保健领域里,明显改善了母婴健康十分重要的人物[87]。因此,助产士要从对个人忠诚,转变为对这个行业忠诚、对循证实践忠诚以及对需要帮助的无论身处何地的妇女忠诚。本章节就要讲述这种转变。

在很多年里,美国以及世界上很多国家的卫生政策制定者都低估了助产士的价值。大多数人认为,助产士的社会地位低、薪水低,反映了当时政策制定者对于女性以及女性健康价值的认识水平。随着妇女解放运动的发展,助产士找到了自己的集体声音,建立了优于医生在教育和执业方面的行业标准,证明了自己在健康的现代社会里具有的价值。

助产士作为专业、自主的医疗保健服务提供者,其社会的接受程度和法律的认可状况,州与州、国家与国家都不同,全球的助产士团体正在不断加强团结,寻求和争取这种认同感。国际助产士联盟(the International Confederation of Midwives,ICM)是一个全球性的助产士专业联盟,100多年来致力于支持、代表以及加强全世界助产士的活动及其地位和作用。

ICM最开始的时候为助产士提供了一个互相学习的平台,并且扩大了助产服务的可及性。即使这样,直到1972年,ICM才同意设立一个谁可以使用"助产士"这个头衔的标准。ICM最初的关注点是提高助产士的数量,这反映了当时有太多的妇女儿童处于死亡的边缘,因为她们分娩没有人照护。随着时间的推移,越来越清楚缺乏一个基本的助产士接生前准备工作以及接生服务的标准也会使产妇的生命处于危险之中。

许多助产士害怕设定助产技术教育以及服务的标准会孤立传统助产士,并且降低助产服务的可及性。但是另一部分助产士则强调设立自己的标准并用这些标准来衡量是否资助助产教育是有价值的,尤其是在那些资源有限的国家。1972年,ICM发表了其第一个《助产士定义》,这个定义一直到2011年才进行了更新。在2010年,ICM发表了《基本助产实践的核心胜任力》(Essential Competencies for Basic Midwifery Practice)一书,此书在2013年进行了更新[88]。

在2008—2011年,ICM接受了一个严峻的挑战,即正式地描述助产的三大支柱:教育、规则以及助产实践的基本核心胜任力(education,regulation and essential core competencies for midwifery practice)。ICM的这些核心文件对所有国家的助产都有重大的影响[55,88]。例如:助产教育、规则、专业社团工作组[5]是由美国七个助产士专业社团合作,一起根据ICM的文件,修改美国的有关助产的文件。2015年出版的《美国助产立法及建规模式的准则》(Principle for Model U.S.Midwifery Legislation and Regulation)就是这个合作的产出之一[5,89]。ICM现在出版了多个差距分析工具以及课程设置标准,以帮助助产士组织以及政策制定者实现他们对于专业助产实践的支持。ICM自从20世纪初成立以来,到2016年,已经扩展了113个国家的132个助产组织,约代表了全世界500 000名助产士[90]。

美国护士-助产士学会自从1956年就成为了ICM的一员。美国护士-助产士学会以及很多注册护士-助产士/注册助产士在完成ICM的任务方面做出了杰出的贡献,通过加强国际助产组织间的交流,出版助产士培训材料,例如:《助产士救生技能手册》[91]以及《助产士家庭接生技能手册》[92],并且在降低不必要的产妇死亡方面也做出了卓越贡献。

助产士不断地寻找能够将他们的技术分享到国际范围的方法,很多国际项目也会找他们作为项目的成员。附录2A提供了帮助助产士准备这些项目的方法。这些项目对于其他国家的妇女以及助产士本身都是有意义的。

## 结论

在21世纪,助产是一个正在发展的学科,因为它有着坚实的、有感召力的基础;有成熟的基础设施以促进高质量助产服务可及性的政策;有受过高等助产教育和执行着最优实践个体。他们蕴藏发展的巨大潜力。助产士们已经显示了他们进行学科建设的艰辛工作、批判性地评估传统服务模式、挑战基于有缺陷研究的政策和追寻一个更加平等的医疗服务系统的能力。这个学科的变化和发展如何在新助产士的身上有所反映,怎么带领他们走进这个职业,谁将教育他们,以及他们有怎样的精神奉献给产妇、奉献给助产专业以建立一个所有产妇都能最大限度获得最好医疗照护的世界,这都是当今助产专业面临的挑战。

(熊永芳 译　庞汝彦 审)

信息资源

## Articles

### Birth Centers

Alliman J, Phillippi JC. Maternal outcomes in birth centers: an integrative review of the literature. *J Midwifery Womens Health*. 2016;61:21-51.

Stapleton SR, Osborne C, Illuzzi J. Outcomes of care in birth centers: demonstration of a durable model. *J Midwifery Womens Health*. 2013;58:3-14.

### International Midwifery

Midwifery. *Lancet*. 2014. Available at: http://www.thelancet.com/series/midwifery. Accessed May 21, 2017.

### Traditional Midwives and Traditional Birth Attendants

Byrne A, Morgan A. How the integration of traditional birth attendants with formal health systems can increase skilled birth attendance. *Int J Gynaecol Obstet*. 2011;115(2):127-134.

Sibley LM, Sipe TA, Barry D. Traditional birth attendant training for improving health behaviours and pregnancy outcomes. *Cochrane Database Syst Rev*. 2012;8:CD005460. doi:10.1002/14651858.CD005460.pub3.

Stanton C. Steps toward achieving skilled attendance at birth. *Bull WHO*. 2008;86(4):241.

| Organization | Description | Webpage |
| --- | --- | --- |
| American Association of Birth Centers (AABC) | A multidisciplinary membership organization dedicated to the birth center model of care. | http://www.birthcenters.org |
| American College of Nurse-Midwives (ACNM) | Professional organization for certified nurse-midwives and certified midwives in the United States. The Hallmarks of Midwifery can be found on this site. | http://www.midwife.org <br> http://www.midwife.org/ACNM/files/ACNMLibraryData/UPLOADFILENAME/000000000050/Core%20Comptencies%20Dec%202012.pdf |
| American College of Obstetricians and Gynecologists (ACOG) | Founded in 1951, ACOG is the specialty's professional membership organization dedicated to the improvement of women's health. | https://www.acog.org |
| | Interdisciplinary collaboration | http://www.acog.org/Resources-And-Publications/Task-Force-and-Work-Group-Reports/Collaboration-in-Practice-Implementing-Team-Based-Care |
| American Nurses Association (ANA) | ANA advances the nursing profession and advocates on healthcare issues that affect nurses and the public. | http://nursingworld.org |
| American Public Health Association (APHA) | A champion for the health of all people and all communities, AHA works to strengthen the profession and to speak out for public health issues and policies supported by science. | https://apha.org |
| Association of Women's Health, Obstetric and Neonatal Nurses (AWHONN) | AWHONN works to improve and promote the health of women and newborns and to strengthen the nursing profession. | http://www.awhonn.org |

续表

| Organization | Description | Webpage |
|---|---|---|
| Childbirth Connection | This organization was founded in 1918 as the Maternity Center Association, is now a program in the National Partnership for Women and Families. It works to improve the quality and value of maternity care through consumer engagement and health system transformation. Childbirth Connection promotes safe, effective, and satisfying evidence-based maternity care and is a voice for the needs and interests of childbearing families. | http://www.childbirth connection.org |
| Coalition for Quality Maternal Care (CQMC) | In April 2011, nine national professional, consumer, and human rights organizations announced the formation of this coalition to champion the urgent need for national strategies to improve the quality and value of maternal and newborn health care in the United States. | http://www.midwife.org /Coalition-for-Quality-Maternity -Care |
| Home Birth Summit | In 2011, 2013, and 2014, the Home Birth Summits convened a multidisciplinary group of leaders, representing all stakeholder perspectives, to address their shared responsibility for care of women who plan home births in the United States. | http://www.homebirthsummit .org |
| International.Confederation of Midwives (ICM) | This global federation of midwifery associations has worked for more than 100 years to support, represent, and strengthen professional associations of midwives throughout the world. | http://internationalmidwives.org |
| Lamaze International | Established in 1960, and redefined in 2001, Lamaze dramatically changed from being a method for giving birth to a philosophy that provides the foundation and direction for women as they prepare to give birth. This organization's mission is to advance safe and healthy pregnancy, birth, and early parenting through evidence-based education and advocacy. | https://www.lamaze international.org |
| Midwifery Business Network (MBN) | A collaborative of CNMs and CMs who, for more than 30 years, have supported entrepreneur midwives. In 2015, the network was integrated into the Business Section of the American College of Nurse-Midwives' Division of Standards and Practice. | http://www.midwife.org/index .asp |
| National Association of Nurse Practitioners in Women's Health (NPWH) | NPWH works to ensure the provision of quality primary and specialty health care to women of all ages by women's health and women's health–focused nurse practitioners. | https://www.npwh.org |
| National Partnership for Women and Families (NPWF) | Founded in 1971 as the Women's Legal Defense Fund, NPWF promotes fairness in the workplace, reproductive health and rights, access to quality, affordable health care, and policies that help women and men meet the dual demands of work and family. | http://www.nationalpartnership .org |

| Organization | Description | Webpage |
|---|---|---|
| National Women's Health Network (NWHN) | Feminist health activists who use policy analysis as a tool. Starting in 1940 with a protest about the risks of estrogen, NWHN has sought to bring the voice of people concerned about women's health to the decision makers who create and implement health policies. | https://nwhn.org<br>https://www.womenshealthnetwork.com |
| Our Bodies Ourselves (OBOS) | Since its founding in 1969, OBOS has sought to advance health and human rights within a framework of values shaped by women's voices and a commitment to self-determination and equality. | http://www.ourbodiesourselves.org |
| White Ribbon Alliance | International organization with a mission to catalyze and convene advocates who campaign to uphold the right of all women to be safe and healthy before, during, and after childbirth. | http://whiteribbonalliance.org |

## 参考文献

1. Ament LA. *Professional Issues in Midwifery*. Sudbury, MA: Jones and Bartlett; 2007.

2. Kennedy HP. A model of exemplary midwifery practice: results of a Delphi study. *J Midwifery Womens Health*. 2000;45(1):4-19.

3. American College of Nurse-Midwives. Comparison of certified nurse-midwives, certified midwives, certified professional midwives clarifying the distinctions among professional midwifery credentials in the U.S. Available at: www.midwife.org/Updated-CNM-CM-CPM-Comparison-Chart-October-2017. Accessed November 15, 2017.

4. National Association of Certified Professional Midwives. Who are CPMs? Available at: http://nacpm.org/about-cpms/who-are-cpms/. Accessed June 2, 2017.

5. U.S. Midwifery Education, Regulation, and Association. Available at: http://www.midwife.org/US-MERA. Accessed April 6, 2017.

6. Childbirth Connection. Available at: http://www.childbirthconnection.org. Accessed April 26, 2017.

7. Citizens for Midwifery. Welcome to Citizens for Midwifery! Available at: http://cfmidwifery.org/index.aspx. Accessed April 26, 2017.

8. American College of Nurse-Midwives. *Core Competencies for Basic Midwifery Practice*. Silver Spring, MD: American College of Nurse-Midwives; 2012.

9. Foster IR, Lasser J. *Professional Ethics in Midwifery Practice*. Sudbury, MA: Jones and Bartlett; 2011.

10. Thompson JB. A human rights framework for midwifery care. *J Midwifery Womens Health*. 2004;49(3):175-176.

11. Thompson JB, King TL. Resources for clinicians: a code of ethics for midwives. *J Midwifery Womens Health*. 2004;49(3):263-265.

12. ACNM code of ethics with explanatory statements. Available at: http://www.midwife.org/ACNM/files/ACNMLibraryData/UPLOADFILENAME/000000000293/Code-of-Ethics-w-Explanatory-Statements-June-2015.pdf. Accessed June 3, 2017.

13. Midwives Alliance of North America. Statement of values and ethics. Available at: https://mana.org/resources/statement-of-values-and-ethics. Accessed April 16, 2017.

14. Beauchamp TL, Childress, JF. *Principles of Biomedical Ethics*. 5th ed. New York, NY: Oxford University Press; 2001.

15. Mighty HE, Fahey J. Clinical ethics in obstetrics and gynecology. In: Barbieri RL, Reece EA. *Obstetrics and Gynecology: The Essentials of Clinical Care*. Stuttgart, Germany: Thieme Publishers; 2010:517-526.

16. Hodges S. Abuse in hospital-based birth settings. *J Perinatal Educ*. 2009;18(4):8-11.

17. Beauchamp TL. Informed consent: its history, meaning, and present challenges. *Cambridge Q Healthcare Ethics*. 2011;20:515-523.

18. American College of Obstetricians and Gynecologists. ACOG Committee Opinion No. 390: ethical decision making in obstetrics and gynecology. Available at: http://www.acog.org/Resources-And-Publications/Committee-Opinions/Committee-on-Ethics/Ethical-Decision-Making-in-Obstetrics-and-Gynecology. Accessed April 26, 2017.

19. Elwyn G, Coulter A, Laitner S, Walker E, Watson P, Thomson R. Implementing shared decision making in the NHS. *BMJ*. 2010;341:c5146.

20. Elwyn G, Frosch D, Thomson R, et al. Shared decision making: a model for clinical practice. *J Gen Intern Med*. 2012;27(10):1361-1367. doi:10.1007/s11606-012-2077-6.

21. American College of Nurse-Midwives. Position statement: shared decision-making in midwifery care. Available at: http://www.midwife.org/ACNM/files/ACNMLibraryData/UPLOADFILENAME/000000000305/Shared-Decision-Making-in-Midwifery-Care-Dec-2016.pdf. Accessed April 27, 2017.

22. American College of Obstetricians and Gynecologists. ACOG Committee Opinion No. 390: ethical decision making in obstetrics and gynecology. *Obstet Gynecol.* 2007;110:1479-1487.

23. Sokol DK. Ethics man: rethinking ward rounds. *BMJ.* 2009;338:571.

24. Yeo GSH, Lim ML. Maternal and fetal best interests in day-to-day obstetrics. *Ann Acad Med Singapore.* 2011;40:43-49.

25. American College of Nurse-Midwives. Descriptive data nurse-midwives—USA. *Bull Am Col Nurse-Mid.* 1963;8(1):30-37.

26. Fullerton J, Sipe TA, Hastings-Tolsma M, et al. The midwifery workforce: ACNM 2012 and AMCB 2013 core data. *J Midwifery Womens Health.* 2015;60(6):751-761.

27. Kennedy HP, Erickson-Owens D, Davis JA. Voices of diversity in midwifery: a qualitative research study. *J Midwifery Womens Health.* 2006;51(2):85-90.

28. Holmes LJ. *Into the Light of Day: Reflections on the History of Midwives of Color within the American College of Nurse-Midwives.* Washington, DC: LJH Consultancies; 2011.

29. Health Resources and Services Administration. The rationale for diversity in the health professions: a review of the evidence. 2006. Available at: http://docplayer.net/255577-The-rationale-for-diversity-in-the-health-professions-a-review-of-the-evidence.html. Accessed June 3, 2017.

30. Serbin, J, Donnelly, E. The impact of racism and midwifery's lack of racial diversity: a literature review. *J Midwifery Womens Health.* 2016;61(6):694-706.

31. Foster J, DeLibertis J, Nixon A. Forging our future as a diverse and inclusive midwifery profession. *J Midwifery Womens Health.* 2015;60(6):662-664.

32. American College of Nurse-Midwives. Shifting the frame: a report on diversity and inclusion in the American College of Nurse-Midwives. 2015. Available at: http://www.midwife.org/acnm/files/ccLibraryFiles/Filename/000000005329/Shifting-the-Frame-June-2015.pdf. Accessed June 3, 2017.

33. American College of Nurse-Midwives. Diversification and Inclusion Task Force. Available at: http://www.midwife.org/Diversification-and-Inclusion-Task-Force. Accessed June 3, 2017.

34. Supporting healthy and normal physiologic childbirth: a consensus statement by ACNM, MANA and NACPM. Available at: http://www.midwife.org/ACNM/files/ACNMLibraryData/UPLOADFILENAME/000000000272/Physiological%20Birth%20Consensus%20Statement-%20FINAL%20May%202018%202012%20FINAL pdf. Accessed January 19, 2017.

35. Schuiling KD, Slager J. Scope of practice: freedom within limits. *J Midwifery Womens Health.* 2000;45(6): 465-471.

36. Osborne K. Regulation of prescriptive authority for certified nurse-midwives and certified midwives: 2015 national overview. *J Midwifery Womens Health.* 2015; 60:519-533.

37. American College of Nurse-Midwives. Midwifery strategies for liability risk reduction. Available at: http://www.midwife.org/index.asp?bid=59&cat=9&button=Search. Accessed February 2, 2017.

38. American College of Nurse-Midwives. Professional liability resource packet. Available at: http://www.midwife.org/index.asp?bid=59&cat=5&button=Search&rec=134. Accessed June 3, 2017.

39. Buppert C. *Nurse Practitioner's Business Practice and Legal Guide.* 6th ed. Burlington, MA: Jones & Bartlett Learning; 2018.

40. Slager J. *An Administrative Manual for Midwifery Practices.* 4th ed. Washington, DC: American College of Nurse-Midwives; 2016.

41. American College of Nurse-Midwives. The ACNM benchmarking project. Available at: http://www.midwife.org/Benchmarking. Accessed June 3, 2017.

42. Midwives Alliance of North American. MANA Statistics Project. Available at: https://www.manastats.org/help_public_about. Accessed June 3, 2017.

43. American Association of Birth Centers. AABC Perinatal Data Registry (PDR). Available at: http://www.birthcenters.org/?PDR. Accessed June 3, 2017.

44. Demiris G. Consumer health informatics: past, present, and future of a rapidly evolving domain. *Yearb Med Inform.* May 20, 2016;suppl 1:S42-S47.

45. Arcia A. Facebook advertisements for inexpensive participant recruitment among women in early pregnancy. *Health Educ Behav.* 2014;41(3):237-241.

46. American College of Nurse-Midwives. Healthy Birth Initiative. Available at: http://www.midwife.org/ACNM-Healthy-Birth-Initiative. Accessed March 28, 2017.

47. Williams DR. We need to say in unison: we are midwives and we do policy! [Editorial]. *J Midwifery Womens Health.* 2008;53(2):101-102.

48. Baldwin DC Jr. Some historical notes on interdisciplinary and interprofessional education and practice in health care in the USA. *J Interprof Care.*1996;21(suppl 1): 23-37.

49. Avery M, Montgomery O, Sbrandl-Salutz E. Essential components of successful collaborative maternity care models. *Obstet Gynecol North Am.* 2012;39:423-434.

50. Waldman R, Kennedy HP, Kendig S. Collaboration in maternity care: possibilities and challenges. *Obstet Gynecol Clin North Am.* 2012;39:435-444.

51. Jennings J, Nielsen P, Buck ML, et al. Executive summary: collaboration in practice: implementing team-based care: report of the American College of Obstetricians and Gynecologists' Task Force on Collaborative Practice. *Obstet Gynecol.* 2016;127(3):612-617.

52. Kohn LT, Corrigan JM, Donaldson MS. *To Err Is*

*Human: Building a Safer Health System.* Washington, DC: National Academy Press; 2000.

53. The Joint Commission. *Sentinel Event Alert: Preventing Infant Death and Injury During Delivery* (Issue No. 30). Oakbrook Terrace, IL: The Joint Commission; 2004. Available at: http://www.joint commission.org /assets/1/18/SEA_30.PDF. Accessed April 27, 2017.

54. Jackson DJ, Lang JM, Swartz WH, et al. Outcomes, safety, and resource utilization in a collaborative care birth center program compared with traditional physician-based perinatal care. *Am J Public Health.* 2003;93:999-1006.

55. International Confederation of Midwives. Global standards for midwifery regulation 2010. 2011. Available at: http://internationalmidwives.org/what-we-do /global-standards-competencies-and-tools.html. Accessed June 3, 2017.

56. American College of Nurse-Midwives. Position statement: independent midwifery practice. 2012. Available at: http://www.midwife.org/ACNM/files /ACNMLibraryData/UPLOADFILENAME/000000000073 /Independent-Midwifery-Practice-Feb-2012.pdf. Accessed December 21, 2017.

57. American College of Nurse-Midwives. Position statement: collaborative management in midwifery practice for medical, gynecologic, and obstetric conditions. 2014. Available at: http://www.midwife.org/ACNM/files /CNMLibraryData/UPLOADFILENAME/000000000058 /Collaborative-Mgmt-in-Midwifery-Practice-Sept-2014 .pdf. Accessed December 21, 2017.

58. American College of Nurse-Midwives. Joint statement of practice relations between obstetrician-gynecologists and certified nurse-midwives/certified midwives. Available at: https://www.acog.org/-/media/Statements-of-Policy /Public/sop1102.pdf?dmc=1&ts=20170923T2058080347. Accessed June 3, 2017.

59. Midwives Alliance of North America. Midwives model of care. Available at: https://mana.org/about-midwives /midwifery-model. Accessed June 3, 2017.

60. Interprofessional Education Collaborative Expert Panel. *Core Competencies for Interprofessional Collaborative Practice: Report of an Expert Panel.* Washington, DC: Interprofessional Education Collaborative; 2011.

61. Ivey S. A model for teaching about interdisciplinary practice. *J Allied Health.* 1988;17:189-195.

62. King TL, Laros RK, Parer JT. Interprofessional collaborative practice in obstetrics and midwifery. *Obstet Gynecol North Am.* 2012;39:411-422.

63. King H, Battles J, Baker DP, et al. TeamSTEPPS®2.0: team strategies and tools to enhance performance and patient safety. Agency for Healthcare Research and Quality.'Available at: https://www.ahrq.gov/teamstepps /index.html. Accessed June 3, 2017.

64. Merien AER, van der Ven J, Mol BW, Houterman S, Oei SG. Multidisciplinary team training in a simulation setting for acute obstetric emergencies: a systematic review. *Obstet Gynecol.* 2010;115(5):1021-1031.

65. Crofts JF, Ellis D, Draycott TJ, Winter C, Hunt LP, Akande VA. Change in knowledge of midwives and obstetricians following obstetric emergency training: a randomized controlled trial of local hospital, simulation center and teamwork training. *BJOG.* 2007;114:1534-1541.

66. Robertson B, Schumacher L, Gosman G, Kanfer R, Kelley M, DeVita M. Simulation-based crisis team training for multidisciplinary obstetric providers. *Simulation in Healthcare.* 2009;4(2):77-83.

67. Baker DP, Gustafson S, Beaubien J, Salas E, Barach P. *Medical Teamwork and Patient Safety: The Evidence-Based Relation Literature Review.* Rockville, MD: Agency for Healthcare Research and Quality; 2005. Available at: https://archive.ahrq.gov/research/findings /final-reports/medteam/medteamwork.pdf. Accessed April 27, 2017.

68. Miller LA. Patient safety and teamwork in perinatal care: resources for clinicians. *J Perinat Neonat Nurs.* 2005;19(1):46-51.

69. Vardaman JM, Cornell P, Gondo MB, Amis JM, Townsend-Gervis M, Thetford C. Beyond communication: the role of standardized protocols in a changing health care environment. *Health Care Manage Rev.* 2012;37(1):88-97.

70. Jiang H, Qian X, Carroll G, Garner P. Selective versus routine episiotomy for vaginal birth. *Cochrane Database Syst Rev.* 2017. Available at: http://onlinelibrary .wiley.com/doi/10.1002/14651858.CD000081.pub3 /full. Accessed September 23, 2017.

71. Albers LL, Schiff M, Gorwoda JG. The length of active labor in normal pregnancies. *Obstet Gynecol.* 1996;87:355-359.

72. Horta BL, Bahl R, Martines JC, Victoria CG. *Evidence on the Long-Term Effects of Breastfeeding: Systemic Review and Meta-analyses.* Geneva, Switzerland: World Health Organization; 2013. Available at: http://www .who.int/maternal_child_adolescent/documents /breastfeeding_long_term_effects/en/. Accessed May 21, 2017.

73. Mercer JS, Vohr BR, McGrath MM, Padbury JF, Wallach M, Oh W. Delayed cord clamping in very preterm infants reduces the incidence of intraventricular hemorrhage and late-onset sepsis: a randomized, controlled trial. *Pediatrics.* 2006;117(4):1235-1242.

74. Moore ER, Bergman N, Anderson, GC, Medley, N. Early skin-to-skin contact for mothers and their healthy newborn infants. *Cochrane Database Syst Rev.* 2016;11. doi:10.1002/14651858.CD003519.pub4.

75. Cluett ER, Burns E. Immersion in water in labour and birth. *Cochrane Database Syst Rev.* 2009;2:CD000111. doi:10.1002/14651858.CD000111.pub3.

76. Roberts, L, Gulliver B, Fisher J, Clyes KG. The coping with labor algorithm: an alternate pain assessment tool for the laboring woman. *J Midwifery Womens Health.* 2010;55:107-116.

77. Simkin PP, O'Hara M. Nonpharmacologic relief of pain during labor: systematic reviews of five methods. *Am J Obstet Gynecol.* 2002;186(suppl 5):S131-S159.

78. American College of Obstetricians and Gynecologists.

ACOG Committee Opinion No. 687: approaches to limit intervention during labor and birth. Available at: http://www.acog.org/Resources-And-Publications /Committee-Opinions/Committee-on-Obstetric-Practice /Approaches-to-Limit-Intervention-During-Labor-and -Birth. Accessed June 3, 2017.

79. American College of Nurse-Midwives. Evidence-based practice: pearls of midwifery: a presentation by the American College of Nurse-Midwives, Washington, DC, 2010. Available at: http://www.midwife.org/Pearls. Accessed March 28, 2017.

80. Sackett DL, Straus SE, Richardson WS, Rosenberg WM, Haynes RB. *Evidence-Based Medicine: How to Practice and Teach EBM*. 2nd ed. Edinburgh, UK: Churchill Livingstone; 2000.

81. Chalmer I, Enkin M, Marc JM, Keirse C. *Effective Care in Pregnancy and Childbirth*. Oxford, UK: Oxford University Press; 1989.

82. *Cochrane Database of Systematic Reviews*. Available at: http://www.cochranelibrary.com. Accessed May 21, 2017.

83. U.S. Preventive Services Task Force. Grade definitions. 2016. Available at: https://www.uspreventiveservices taskforce.org/Page/Name/grade-definitions. Accessed June 5, 2017.

84. Hatem M, Sandall J, Devane D, Soltani H, Gates S. Midwife-led versus other models of care for childbearing women. *Cochrane Database Syst Rev.* 2008;4:CD004667. doi:10.1002/14651858.CD004667.pub2.

85. Newhouse RP, Stanik-Hutt J, White KM, et al. Advanced practice nurse outcomes 1990–2008: a systematic review. *Nurs Econ.* 2011;29(5):230-250.

86. Sandall J, Soltani H, Gates S, Shennan A, Devane D. Midwife-led continuity models versus other models of care for childbearing women. *Cochrane Database Syst Rev.* 2016;4:CD004667. doi:10.1002/14651858 .CO004667.pub5.

87. Midwifery. *Lancet.* 2014. Available at: http://www .thelancet.com/series/midwifery. Accessed May 21, 2017.

88. International Confederation of Midwives. Essential competencies for basic midwifery practice. 2010. Updated 2013. Available at: https://internationalmidwives.org /assets/uploads/documents/CoreDocuments/ICM%20 Essential%20Competencies%20for%20Basic%20 Midwifery%20Practice%202010,%20revised%20 2013.pdf. Accessed December 18, 2017.

89. American College of Nurse-Midwives. Principles for Model U.S. Midwifery Legislation and Regulation. Available at: http://www.midwife.org/ACNM /files/ccLibraryFiles/Filename/000000005972 /US-MERALegislativeStatement2015.pdf. Accessed December 18, 2017.

90. International Confederation of Midwives. Who we are. Available at: http://internationalmidwives.org /who-we-are/. Accessed June 3, 2017.

91. Marshall MA, Buffington ST, Beck DR, Clark PA. *Life-Savings Skills: Manual for Midwives*. 4th ed. Silver Spring, MD: American College of Nurse-Midwives; 2008. Available at: http://www.midwife.org /ACNM-Publications. Accessed December 18, 2017.

92. Buffington ST, Sibley LM, Beck R, Armbruster DA. *Home Based Life Saving Skills*. 2nd ed. Silver Spring, MD: American College of Nurse-Midwives; 2010. Available at: http://www.midwife.org /ACNM-Publications. Accessed December 18, 2017.

# 2A

# 成为国际助产顾问的指南

本附录针对正在学习助产技术的学生以及那些希望将自己的专业知识分享到自己所在地之外的助产士们。下面的这些关键步骤旨在帮助一个助产士决定自己是否适合国际性的工作,如果合适,要怎样实现这个目标。这个过程会需要一些时间和精力,享受这个过程吧!

前两个步骤与自身反思有关,后面的七个步骤与投身于全球助产士工作实践有关。

## 步骤 1 :反思你的信仰、价值观以及性格特点

花点时间回答下面的这些问题。他们能够帮助你更好地理解你自己,并且评估你是怎样看待在其他文化中工作或者你会怎样与他人合作。对自己要坦诚。这个反思能够帮助你决定自己是否适合投身于全球助产士工作中。

### A. 价值观

哪五个最重要的价值观指导着我的生活、行动以及决定?

这些价值观为什么对我来说是重要的?

我认为妇女和女孩子应该享有哪些基本的人权?这些和我的价值观一致吗?

你认为助产士职业中最有价值的地方是什么?

通过本部分的反思,我的价值观和国际助产士职业一致吗?我需要重新制定我的长期计划吗?

### B. 与他人合作

我性格中的哪些方面有助于与不同的人或者在不同的文化中进行交流,或者我性格中的哪些方面不利于我跟别人交流?

当我不明白别人说的话的时候(可能别人用了其他种类的语言或者其他的方言),我通常的回应是什么? (包括语言或者非语言的回应)

当别人不理解我说的话的时候,我的回应是什么呢? (包括语言或者非语言的回应)

我是一个可信赖的人吗?别人把私密信息分享给我后我能够很好地保密吗?

我在一种新的环境下能够有效地的得到别人的信任吗?

目前为止,我有过和说其他语言的人一起生活或工作过吗?

通过本部分的反思,我需要加强哪些地方或者需要改进哪些方面?

### C. 作为团队的一员

我的主要的性格特点是什么(例如:有领导力,悲观,外向等)? 这些特点有助于我融入团队吗?在一个团队里我通常的角色是什么(例如:组长、组员、安静的一员等)?

当我发现我缺乏知识或经验,或者被其他人恐吓住的时候,我通常的反应是什么呢? 这是一个有效的反应吗? 如果不是,我要怎么改变它呢?

当我发现当下的情况需要改变我之前计划好的处理策略时,我的反应是什么?

当我和懂得比我多的人一起工作时,我的反应是什么?

如果其他组员比我年轻、年长或者性别不同,对我会有区别吗?

在工作中我能够让步吗? (请举例子,很重要)

当生活或工作的情况和我通常作出的选择不一样,我有这方面的经验吗?

别人听从我的建议对我来说重要吗?

我能够鼓励别人"为自己做事"而不是我为他们做事吗?

当小组内其他的成员不能够完成事先计划的工作时,我对这些人的回应是什么?

通过对本部分的反应,我需要加强哪些地方或者需要改进哪些方面?

### D. 我怎么应对压力?

我对于不确定的情况平常是如何回应的? (例如:新的住址,认识新的人)

在我的日常生活中我是怎样应对日常的压力的呢,尤其是当我有时差、劳累或者工作很多的时候?

通过本部分的考虑,我需要加强哪些地方或者需要改进哪些方面?

### E. 我能够生活在和我之前生活环境特别不同的环境中吗?

我在现在的文化中有特殊的饮食或医疗需求吗? 我是否想过这些需求能否在不同的文化中满足? 他们会限制我作为国际咨询师的能力吗? 请解释。

我的经历中哪些能够帮助我理解个人的不同隐私需求(包括我自己的)?

我是否曾在没有自来水、室内供暖、供电的情况下生活过几天? 我是怎样应对的?

我曾经离家 / 朋友最长的时间是? 我是否有过想家或者感觉孤独的情况?

我曾经是否与世界观不同的人一起工作过?

通过本部分的反思,我需要加强哪些地方或者需要改进哪些方面?

### 步骤 2 : 反思你自己能够提供什么

假如你想要从事国际性工作,你能够提供什么才能呢? 你想要对国际工作有所帮助而不仅仅是一个观察者。有时候你可能需要在一个非政府组织或者基金工作。你怎样推荐你自己呢?

我在母婴健康、计划生育以及助产的哪些方面有特殊的经验?

我能流利使用哪些语言?

我能够怎么做来提高我的咨询能力(例如,多参加活动,阅读,寻求其他专家的帮助)? (请详细说明)

我要怎么规划时间来完成上面的活动?

我应该成为更大组织的咨询专家或者小组成员吗?

### 步骤 3 : 准备就绪

一旦你已经理解和决定投身于国际性工作,做好准备很重要。你不能仅仅简单地到另一个国家然后开始找工作。

在考虑做国际性工作之前,要获得助产技术资格以及信心。

了解世界范围的一些助产士组织的创立(比如 ICM 和 WHO)的角色以及工作。

在想要工作的地区得到专业助产士资格认证。

在考虑成为一个正式的咨询专家之前考虑加入一个组织并尝试一下国际性质的工作。

发展其他方面的助产士技能(比如教育、规则,组织的领导力)。

### 步骤 4 : 在接受前仔细考虑目标项目或差旅

当你加入一个组织或者成为一个咨询专家时,要明白这个位置会带来什么。不要盲目地加入国际性质的工作。一个好的项目有清晰的、可量化的、可达到的并且可持续发展的目标。要了解谁或哪个组织在资助这个项目? 它在助产技术发展上面有过什么贡献、记录或者有过什么支持?

这个项目的目的是什么?

期望的产出以及时间表是什么? 每一个期望产出都由谁负责?

学习项目的语言(例如:期望的产出通常叫做 TOR)

在给定的时间内,这些产出可以完成吗?

这个项目在什么时间和地点,什么时候需要使用什么语言?

项目资金是多少,这些资金与产出相匹配吗? 我有与项目相关的资源吗?

谁负责这个项目的后勤工作,包括差旅安排以及签证办理(如果需要的话)?

如果合适的话,项目可持续的计划是什么?

这个项目和其他非政府组织的行动重合吗?

如果是的话,这个项目开展的意义何在?我应该参加吗?

## 步骤 5 : 决定你的资历和专业职能能否达到预期目标

在这一步骤中,你仍然需要对自己坦诚。你的哪些地方适合这个计划?你能够成为一个有用的贡献者吗?如果你是一个咨询专家,你有能力和知识使得这个项目成功吗?

我的角色会是什么:咨询专家?组员?还是其他?

我的能力能够符合我要承担的角色的要求吗?

我是否满足这个组织对于咨询专家或者项目组成员的要求?

我是否了解咨询国助产技术的现状?

我是否有咨询中要求的语言和沟通技巧?

如果没有,我未来要怎样计划来获得这些技巧?

## 步骤 6 : 在到达咨询国之前就计划好咨询工作

在你离开美国之前,你首先要了解一下你要去哪里。你提前知道的越多,你就能越快地成为一个国际工作者或者咨询师。你不能到那之后才开始了解那些你本来就应知道的事情。

查找任何关于该国家以及该国家助产技术的信息。

与其他曾在那个国家工作的助产士进行交流。

查看该国家有关你要做的工作的法律规定。

弄清楚该国家谁主管卫生领域(比如:谁是卫生部长)。

弄清楚助产士的工作是怎样和其他健康工作者联系起来的。

准备一个细致的工作计划以达到项目目标。

和该国家以及该组织的联系人交流。

在合适的时候,与该国的助产士或者其他组织进行合作。

确认关键的利益相关者并且提前安排会议。

准备咨询过程中需要的材料(例如:工作地点的时间表,材料,名片)。

带上适合该国家气候和文化的衣物;带上能在该国家充电的电脑。

确认行程安排。

## 步骤 7 : 根据 TOR 完成项目

尽管你应总是做好意外事情会发生的准备,但是你也需要清楚要怎样继续完成你的项目目标。不论你是一个项目组成员还是一个负责管理的咨询专家,这一条都适用。

到达该国家的时候从联系人那寻求简要信息。

确认事先安排好的与利益相关者的会议,并且与他们见面。

实施工作的详细计划,并且根据需要进行调整以达到目标。

每天都做好笔记,并且记录好联系过的每一个人,每一条改动的原因都要记录。

准备一个咨询的初步报告。

如果需要,在离开该国家之前向主管人员报告一个初步发现。

## 步骤 8 : 准备最终报告

最终报告是国际工作的一个关键组成部分。如果之前的步骤都很好地执行了,同时也记录好了笔记,那么报告就能够开始写了。

最终报告应遵循资助组织的模板要求。一些组织要求最终报告开头应该用一页来进行总结,即摘要。

报告应阐明每一个期望产出和这些产出完成的程度。

报告通常要包括拜访过的人员和地方,并且附上日期,工作坊产出,或者上过的课程。所有的报告都应有策略性的,应强调期望产出满足的程度、学到的经验以及需要的随访建议。

资助组织可能需要你提供一个单独的"旅行报告"以进行出差补贴。

向资助方提供一个发票,通常与最终报告一起提交。

## 步骤 9：回顾学到的经验教训

在每一次国际咨询之后都自我反思一下来强化自己对未来的计划。再说一次，对你自己绝对坦诚，并且从经验中学习。

在这次经历中我能够学到什么，并且能够帮助我未来的咨询工作？

我犯了什么错？需要做什么来避免以后犯类似的错误？

我展示了哪些强项或者特殊的技能，这些对我未来在国际助产职业或者咨询工作领域有什么帮助？

我计划怎样将自己的国际经验分享给其他人？

如果我这次是一个项目成员的话，我下一步想要成为一个咨询师吗？这是我想要的吗？

（熊永芳　译　庞汝彦　审）

### 信息资源

| Organization | Description | Webpage |
| --- | --- | --- |
| International Confederation of Midwives | An international organization dedicated to strengthening midwifery globally. | http://international midwives.org |
| U.S. Central Intelligence Agency, *The World Factbook* | Information on the history, people, government, economy, geography, communications, transportation, military, and transnational issues for 267 world entities. | https://www .cia.gov/library /publications/the -world-factbook/ |
| World Health Organization (WHO) | The WHO's website has webpages on specific countries, diseases, and other information for global work. | http://www.who .int/en/ |

Note: These are simply a few of the resources available. Additional information may be obtained when specific countries or organizations are identified.

# 3

# 助产学：服务对象、社会因素和保健服务

JYESHA WREN SERBIN, SIMON ADRIANE, ELIZABETH DONNELLY, KIM Q.DAU, BETTY JANE WATTS CARRINGTON, HEATHER CLARKE, CAROLYN CURTIS, NICOLLE L.GONZALES, PATRICIA O.LOFTMAN, FELINA M.ORTIZ, M.SUSAN STEMMLER, KARLINE WILSON-MTTCHELL
感谢 Jan M.Kriebs 对本章内容的贡献

"当他们的医疗保健提供者没有把个人信仰与专业作用区分开来时,一个人做出明智选择的能力就会受到损害。"

——Jan M.Kriebs

"如果你是来帮助我的,那么你是在浪费时间。但如果你的解脱与我的同在,那就让我们结伴同行……"

——澳大利亚土著妇女 Lila Watson 对使者的回答

## 引言

一个人的健康由五个因素影响:遗传因素(30%),行为因素(40%),社会环境条件(15%),医疗保健(10%)以及环境暴露(5%)[1,2]。行为因素和环境暴露都与社会环境条件有关。现在大家都知道健康的社会决定因素(social determinants of health,SDOH)对于健康来说很重要,并且是造成健康不平等的最关键的因素[1-5]。世界上社会政治经济以及环境因素的不平等持续地造成了显著的健康不平等,这些不平等包括了可以避免的患病以及死亡[3,4]。

只有在下述条件满足时,卫生服务才能提高个人健康状况。首先,个人必须有途径获得卫生服务。其次,提供的卫生服务应该是高质量的并且是基于循证的。如果影响服务的可及性以及服务质量的非生物因素没有被重视或解决的话,卫生服务很可能是无效的。本章介绍了一些主要的关于健康不平等的概念,其中包括不平等的根源以及助产士在缓解这些不平等方面所扮演的角色。助产士职业本身就

是一个以公共健康为导向的专业,她们有责任将这些知识应用到对每一个患者的照料中。

本章讨论的话题包括一些很有名的健康不平等的例子。尽管本章讨论的健康的社会决定因素很有限,但是它可以作为一个平台或者说一个基础,来帮助助产士确定自己需要学习什么,才可以为来自不同文化的人群提供服务。

第一节阐述了关于影响卫生服务相互作用的权力、特权以及偏见的概念。第二节探讨了造成健康不平等的有关社会决定因素的社会结构以及权利的概念。接下来几节提供了健康不平等的大概情况并且回顾了美国几个受健康不平等严重影响的人群。后面的几部分提供了助产士个体使用的和作为助产行业整体如何着手解决健康差异的技术。最后,介绍了在国际上被认为是反映基于人群的国家医疗及健康水平的指标,且被用来跟踪人群健康状态的发展趋势。了解生殖健康的统计数据对于所有的助产士都是很关键的,因为这些数据能够指导实践。附录 3A 回顾了关键的母婴健康数据指标并且解释他们是怎么被使用和解读的。

在讨论主要章节内容前,我们必须要澄清一个

更加重要的问题。语言本身就是一个进化过程,本章节使用的语言和内容是故意不一致的。本章节使用"有色人群(persons of color)"作为一个涵盖性术语指的是除了白人社会之外的所有人群。如果考虑种族主义的观点和影响,可能将所有的非白人都归为"有色人群"一类会有所帮助。然而,当所有的种族都放在一类时,该种族特殊的民族、文化身份可能会消失,读者们要记住这一点。此外,"非裔美国人(African American)"和"黑人(black)"在本章中均有使用,且是故意这样不一致使用的,目的在于说明社会环境下给人种贴标签是挑战性的和不完美的。本章节也会尽量使用性别中性的语言。由于性别的多样性、目前使用性别分类的变化以及性别分类数据的缺乏,本章节都一律使用了"女性(woman/women)",不加限定词。指代性别的语言并不是无纰漏的,所以读者需要用批判性的眼光看待本章的内容,并且意识到尽管必须要用一个字或一个词组指代一类人,但是这些语言的标签是不全面或者是完全不准确地描述任何一个个体的。

## 社会结构:权力、优先权以及偏见

"社会"是个体和群体存在的最有影响力的环境之一。"社会"指的是社会关系组成的模式以及人群内部的互动。它包含了对于我们每一个人的分类,这些分类是根深蒂固的。社会构造的分类加深了身份之间的等级关系,例如:性别、种族、民族、性取向、社会经济地位、宗教、国籍以及移民状态。社会阶级的存在赋予某些身份以特权,如具有暗示的和明确的权力而另一些人受到压迫。

权力是一种能够指导或者影响他人、自身行为或者影响一件事情的发展过程。当权力不公平地偏向一些社会阶层某些有优越条件人的时候,特权就产生了。表3-1中的有特权社会身份比其他受压迫社会地位的人更有优先待遇。相似地,被压迫的人可能仅仅因为他们的"少数人的状况"而受到歧视及差别对待。

一个人的社会地位由他的多重社会身份以及这些身份之间的相互作用构成(例如:种族、性别、阶层、性取向、年龄、是否残疾、迁移状态、宗教)。个人的多重身份从社会构造层面反映了优先待遇与压迫之间的交叉。总体来说,这种框架可称之为交叉性结构[6,7]。

社会的特权和歧视造成了获得社会、政治、经济资源,诸如工资、高质量的教育、住房和社区安全,以及综合的医疗服务等的不平等性。反过来结构性、制度性以及人际间的歧视也造成了健康的不平等性。健康及卫生服务受到社会上特权力以及权利的影响,因此在社会上占主导地位的个体倾向于拥有更好的健康结局。

### 卫生服务提供者的偏见

社会特权影响助产士服务的途径之一就是卫生服务提供者的偏见。社会阶层塑造了我们意识到的或潜意识的关于占主导地位的及受压迫的人群观念。这些观念就是偏见,也就是对于特定的人、群体或者事物有偏好或偏见,这些偏见通常是没有法律依据的。

偏见巩固了社会特权,并且可以导致不平等的医疗服务获得以及不平等的服务质量。由于卫生服务提供者本身的信念和行为之间明显的不一致,所以当他们在与和自己身份不同的人互动时,这些差异就出现了。卫生服务提供者通常是看重平等和正义的,但他们可能也会有和普通大众一样的偏见,因此就不可能对所有人都提供平等的服务[8-10]。因此,对卫生服务提供者是否提供了不平等的卫生服务需要检查是否存在偏见,特别是内在的偏见。

### 卫生服务提供者的内在偏见

内在的、不言明的偏见是在无意识的情况下产生的偏好及行动,因此这种内在的偏见塑造了一个人与其他人互动的方式并且影响了那些无意识的行为[8]。一个卫生服务提供者可能只有很少的外在偏见但是有严重的内在偏见。这个概念解释了卫生服务提供者信念和行为的矛盾。本质上说,内在偏见导致了一种无意识的矛盾,也就是想要提供基于循证的平等服务的愿望与实际上所做的临床决定的矛盾[11]。很多研究以及系统综述发现内在种族偏见负面影响医患关系、医疗决定、治疗依从性以及医疗结局[12~14]。在表3-1中列出了被社会压迫的人群更有可能因为医护人员的内在偏见遭受不平等的医疗待遇。

因为内在偏见是无意识的,因此很难解决。卫生服务提供者的压力以及疲劳都可能增加他们产生偏见的可能性。高度的认知负荷在无意识地试图对信息进行快速分类时会刺激内在的偏见的产生。在有些机构需要助产士在短时间内处理大量病人,因此就需要在机构层面的一些办法来降低认知需求,从而作为降低内在偏见的第一步[8]。

| 表 3-1 | 由社会等级决定的分类 [a] | |
|---|---|---|
| 类别 | 社会主导地位角色 | 受压迫的角色 |
| 性别 | 顺性别男性 | 顺性别女性、跨性别者、非二元及无性别认同者 |
| 种族 | 白人 | 有色人群 |
| 社会经济地位 | 中高阶级 | 贫穷,劳动阶层 |
| 国家 | 北部世界(包括美国) | 南部世界 |
| 民族 | 欧洲人 | 其他民族 |
| 性取向 | 异性恋的人 | 男同性恋、女同性恋、双性恋、无性恋、无性别属者 |
| 宗教 | 基督教 | 其他宗教 |
| 能力 | 健全的人 | 不健全的人(身体上、精神上或者认知上有障碍的人) |
| 年龄 | 年轻人 | 上了年纪的人 |
| 移民状态 | 公民 | 无身份证件人士、无保障证件人士、难民、外侨工、贫民窟的人 |
| 体格 | BMI 在 19~25mm/kg$^2$ 的人 | BMI<19mm/kg$^2$ 或者 >25mm/kg$^2$ 的人 |
| 语言 | 英语 | 其他语言 |

BMI,身体质量指数
[a] 本表提供了一些主要的影响个体的社会阶层的身份,并没有包含所有形式的阶级

降低由于内在的偏见造成的人际的歧视需要个人的不断地反思以及有意识的排除偏见两个方面的努力[15]。认识到个人内在偏见的存在是一个好的开始,但是最关键的降低内在偏见带来不良结果的方法是持续的自我教育,让自己了解到偏见的特性以及动机。能够帮助助产士了解其内在偏见的网络资源已列在了本章末的文献和资源部分。

## 健康的社会决定因素以及健康差异

在过去的二十年里,公共卫生、医学以及护理领域的研究者们在阐述历史、社会、政治以及社会经济因素对于个体及人群的健康影响有了很大进步。在之前已经提到的,健康的社会决定因素(social determinants of health, SDOH)是描述以上因素的广泛使用的术语。健康的社会决定因素包括了很多因素,这些因素影响了健康状况,但是历史上并没有在临床照护中考虑到(图 3-1)[16,17]。疾病预防与控制中心(CDC)将健康社会决定因素定义为"环境中的一些条件,在这些条件中,人们出生、生活、学习、工作、娱乐、尊崇以及衰老"[4]。这些因素能够提高健康状况也可能导致不好的健康状况。关于健康的社会决定因素的研究显示权力、金钱以及资源的不平等分布导致了健康结局的不平等[3]。因为这些因素是社会、政治、文化以及经济性的,仅临床工作并不能解决导致这些不平等的原因。解决并消除这些不平等需要重视政策、结构以及文化的改变。

助产士在认识以及处理健康社会决定因素方面有一个很长的历史。在这个术语使用之前,助产士就在他们所在的社区提供综合性治疗服务,他们的服务包括了公共卫生和预防医学的两个方面。例如:在美国南部,格兰德助产士们(例如:Onnie Lee Logan)不仅给他们的患者提供临床服务,而且给那些贫穷的患者带来食物以及社会支持[17]。前沿(Frontier)助产士(例如:Mary Breckinridge)倡导建造卫生间以及氯化的水井来提高家庭健康[18]。美国西部的日本助产士(例如:Toku Tosiko)主动为日本移民社区提供与文化及语言相适宜的照护,其角色既是卫生服务提供者也是文化中介人[19]。

认识并且解决健康的社会决定因素所造成问题的承诺在当下也仍在进行,它是助产士实践的基础准则。举一些当下的例子,如助产士们参加为解决种族健康不平等的孕产妇保健的项目[20],通过进行环境研究并开展活动来解决 Mohawk 社区母乳中环境毒素水平高的问题[21],以及像以妊娠为中心(Centering Pregnancy)新的服务模式,在这种模式下孕妇及家庭建立社会支持系统,共同经历妊娠及为人父母的过程,以达到最理想的健康结局等[22,23]。

Braveman 描述了健康社会决定因素影响健康结局的四种最普遍的机制[5]:

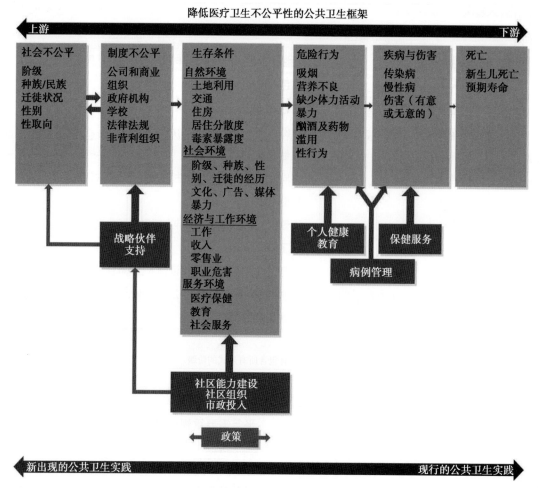

图 3-1　降低医疗卫生不公平性的公共卫生框架

- 直接、迅速作用的暴露导致直接、快速的不良精神和 / 或者生理健康结局。例如：在有慢性铅暴露（可以是住房本身也可以是水源）的住房里长大的孩子可能产生长期的认知困难。

- 间接、迅速作用的暴露导致迅速但是间接的不良精神和 / 或者生理健康结局。例如：社区中酒精的可获得性增加了酒精相关的不良健康结局。

- 对健康行为的间接影响包括暴露间接影响现在或者未来的健康行为。例如："食物沙漠"，也就是那些不容易获取新鲜食物但是获取快餐的很方便的地区，其与营养不良有关，并且几十年之后可能导致慢性病[24]。

- 复杂、长期的因果途径是那种对社会及环境压力的慢性暴露，其中包括歧视，它能导致生理的"消耗"。这些长期的因果途径可能会在一生中持续存在并且（或者）会在世代间传递。例如：Geronimus 的"风化"理论描述了对于长期压力的反复生物适应能够造成生理负担（适应负荷），并且导致提前衰老以及患病，在黑人女性中这种现象最为常见[25]。

压力、应变稳态以及表观遗传机制

　　健康社会决定因素与不良健康结局之间的生物学机制可能是通过长期的压力影响造成，这已经是一个大量的基于个体和群体研究的课题。应变稳态调节（allostasis）指的是机体为了应对压力的过程称为"应变稳态"，以保持"内稳态"（homeostasis）和体内平衡[26]。当一个人经历了长期压力以后，其生理的稳态介质的变化（例如皮质醇）能够产生不良的影响，比如降低免疫反应或者产生动脉粥样硬化。这是"风化"理论（weathering）机制，也就是慢性应激以及高水平的压力是怎样产生负面健康的[27]。长期的压力或者适应负荷也能产生表观遗传的改变。表观遗传修饰指的 DNA 甲基化、组蛋白修饰，以及非编码 RNA，这些是人体对于伤害的反应。细胞层面的证据，例如：端粒长度变短，这与寿命长短有关，这些在慢性应激或者受到歧视的人群中更为常见[28]。

　　表观遗传的改变能够引起未来不良健康结局。

例如:表观遗传修饰可能解释"历史伤害"(historical trauma)的生物表现,这种历史伤害指的是一生中或者世代传递的累积的情绪以及心理的创伤[29]。表观遗传及历史创伤可能也能够部分解释为什么黑人女性比相同人口学背景的白人女性早产率及婴儿死亡率更高[30~32]。在个体上,表观遗传的改变可能能够解释产前或者婴儿时期的暴露与成年不良健康结局的关系[27,30~32]。

### 全生命周期的观点

对于压力的反应在不同的个体间是非常不同的,因此为了帮助助产士理解这些过程是怎样影响个体健康的,我们需要另外一个概念。"全生命周期的观点(life-course perspective)"已经广泛地被公共卫生以及妇幼保健的倡导者们使用,他们将其作为理解健康的社会决定因素与健康保护性因素互动的框架[32]。这种框架将有害的环境暴露、营养、应激以及健康行为整合起来,作为环境对生物的影响因素,其中包括成人疾病在婴儿期的起源。最重要的是,全生命周期观点包括了个体及社区对抗环境危险的保护因素(包括耐受性、社会支持、自信以及自我效能)。健康及疾病的发展源头(developmental origins of health and disease,DOHaD)框架包括了应变稳态调节、表观遗传、"风化",以及全生命周期观点来探讨产前的应激对于个体以及世代的影响,这个领域正在迅速兴起[26~28,30~33]。

### 健康的差异

健康的差异是健康结局与其决定因素在一个人群内不同组之间的差异,这个不同组间的人群由社会、人口学、环境以及地理特征定义[34]。对于资源获得的不平等导致了地位低的人群的不良健康结局,此时就发生了健康差异。本质上说,健康差异是健康社会决定因素的下游效应。下面的章节展示了一些有关影响助产士照护的健康差异综述和总结。健康差异并不是自然的或者不可避免的,而是社会造成的,因此它们能够通过社会的变化来消除。

### 社会经济地位

社会经济地位(socioeconomic status,SES)是用来描述一个个体或者群体所处的社会位置的术语,表现的是这个个体或者群体对于金钱及资源的获得途径。Markers 评价社会经济地位的常用指标包括财富、收入、职业以及受教育水平。它不能仅仅由收入情况反映,因为收入通常会在一个人的一生产生巨大浮动。此外,社会经济因素在特定的时候可能有更大或者更小的影响;例如,一些证据表明童年的社会经济地位和成年社会经济地位不同,可单独影响成年后的健康[35]。

因为多种因素的影响,社会经济地位很难进行量化。例如:充足的证据证明社区的社会经济地位与个人的健康结局有关(除去个人的社会经济地位的影响)[36]。低社会经济地位的社区更可能有社会以及政治的结构劣势,它影响着人们短期及长期的健康,例如:缺少高质量的食物资源、对于环境毒素的高度暴露、低质量的教育和住房选择,以及交通的不便利[36]。

尽管准确地估计社会经济地位存在内生的困难,有大量的证据表明社会经济地位与健康有关,并且这种关系是有"剂量"关系的。因此,低等社会经济地位的人群更有可能产生不良的健康结局,中等社会经济地位的人群更有可能有一般的结局,相对应地,高等社会经济地位有最好的健康结局[3,36,37]。

### 种族差异

美国目前面临着以种族为基础的健康差异,这种差异是普遍并长期存在的,包括母婴健康。健康情况的种族差异以及疾病的患病率并不是因为不同种族间的基因差异。事实上,并没有特殊的遗传差异将一个种族与另一个种族区分开,在种族内部之间的基因差异就和种族间的一样多[38]。一个人的种族并不能提供很多关于这个人的遗传信息,也不能提供这个人的祖先或者文化的记录。正如美国公共卫生协会(American Public Health Association)的 Camara Jones 博士所说,"'种族'这个变量并不是一个反映内在不同的生物学概念,而是一个社会概念,它准确地反映了种族主义的影响"[39]。然而,种族主义导致了美国有色人群受到系统的压迫,这才是导致很多种族/民族差异的原因。因此,种族和民族是做研究时一个很有用的指标,用来反映那些遭受系统不公平个体及群体[40,41]。

传统上,种族主义被假定在三个层面起作用:制度化的、个体调节的以及内化的。近年来,这些层面被扩展了,又包括了系统的种族主义。

- 制度化的种族主义是"不同种族对于物资、服务以及社会机会获得的差异"[39]。这种水平的种族主义在我们社会的结构中是根深蒂固的,并且

"通常作为继承的劣势表现出来"[39]。它通常是看不到的，并且没有特定的"犯罪者"。制度化的种族主义塑造了一个个体与健康社会决定因素的关系，并且是种族与社会经济相联系的原因[39]。

● 个体调节的种族主义与偏见（prejudice）和歧视（discrimination）有关。偏见是根据民族来判断个体的能力、动机以及目的的想法。而歧视是对待不同种族人的不同行为[39]。这个水平的种族主义包含了有意识的偏见以及无意识的或者是内含的偏见，并且通常表现为不尊重、贬低以及去人性。

● 内化的种族主义被定义为"被污名化的种族成员接受诋毁他们自己的能力以及内在价值的负面信息"[39]。

● 系统的种族主义指的是通过政策、结构以及规范（例如白种人的规范）来确立的种族主义。

因为有很多明显与助产士实践有关的种族健康差别的例子，此处仅展示了母亲健康结局、婴儿健康结局，以及对产前护理的获取及使用情况的种族差异。健康结局的种族差异并不仅仅局限于母婴健康。

### 母婴健康的种族 / 民族差异

在美国，黑人女性比白人女性死于与生育相关事件的风险高三到四倍[42]。这种种族差异在美国的一些特定地区甚至更加恶劣。例如：纽约的一项调查显示黑人女性死于生育相关的事件的概率比白人女性高出 12 倍[43]。尽管黑人女性比白人女性发生先兆子痫、子痫、胎盘早剥、胎盘前置或者产后出血的概率低，但是他们死于这些并发症的概率更高[44]。其他有色人群也有更高的产妇死亡风险，美洲印第安妇女 / 阿拉斯加土著妇女比白人妇女死于生产的概率高 1.5 倍。然而，产妇死亡率只是冰山的一角，每 1 例产妇死亡有 100 例产妇患有严重产科疾病[42]。

相似地，婴儿死亡率也显示了巨大的种族差异。美洲印第安婴儿一岁前死亡率高出 1.5 倍，出生于黑人家庭的婴儿一岁前死亡率高出了 2 倍。数据显示 80% 的黑人 - 白人在婴儿死亡率上面的差异与早产的种族差异有关[44]。黑种人及美洲印第安人与其他种族的人相比早产的可能性更高。早产的种族差异更糟糕，因为其对幸存者一生的健康都有影响。黑人女性更有可能经历胎儿发育迟缓以及胎儿死亡[44]。

尽管健康差异的原因是复杂的、多因素的，并且并未被完全理解，但一些结局能够归因于社会不平等。例如：胎儿发育迟缓的高发可能与黑人妇女孕期体重增加不足并且孕期食物不安全有关，他们更有可能生活工作在一个有高浓度污染物的环境中[44]。大多研究发现西班牙裔妇女更有可能分娩出有神经管缺陷的婴儿。一个研究表明，在西班牙裔中，每 10 000 分娩中就有 4.18 个脊柱裂的婴儿，而黑人中为 2.9，白人为 3.37[44]。西班牙裔孕妇摄入叶酸更低，而叶酸不足能够增加神经管缺陷的发生。

非洲印第安裔、西班牙裔以及非西班牙裔的黑人妇女与白人妇女相比会更晚地接受产前医疗服务。在 2014 年，11% 的印第安妇女以及 10% 的黑人妇女在妊娠晚期才会接受产前医疗服务或者根本就不会接受服务，而白人孕妇中仅有 4% 的人这样[45]。这种差异的原因与医疗保险状况，住房、交通以及母婴护理的可获得性有关[45]。另一个可能的原因是歧视。

母婴健康结局的种族及民族差异并不能够被遗传或者文化的差异解释，因为陆续有研究指出同一种族中，出生在外国的产妇的生产结局比美国出生的要好。尽管这些外国出生的妇女更倾向于在妊娠更晚时期才接受产前护理，并且正规受教育程度更低[45]。更有力的证据是在婴儿死亡率方面的差异，低出生体重、早产在外国出生的黑人、亚洲人、西班牙人以及菲律宾人中并未发现。这种现象支持了母婴结局差异的原因至少一部分是种族主义导致的，以及种族主义导致的不平等的社会结构，而不是由种族间的内在遗传差异导致[44~46]。

## 性取向及性别认同

正式的人口学评价机制（比如：美国人口普查（U.S.Census））在收集性取向的信息上十分缓慢，并且仍然没有包括性别认同的部分。尽管这样，我们很清楚的是目前有大量的女同性恋、男同性恋、双性恋以及无性别属（酷儿）（LGBQ），变性者以及性别不适者（gender-nonconforming，TGNC）生活在美国。一个 2016 的盖洛普民意测验发现美国大约 1 000 万的人是女同、男同、双性恋或者变性者（并且在有色人群中概率更高）[47]。一个 2016 年发布的威廉研究所的调查估计，在美国有 140 万 TGNC[48]。LGBQ 和 TGNC 不成比例地受到贫困的影响[49]。TGNC 的社区报告了严重的贫困，不论受教育情况怎样。普遍地说，LGBQ 和 TGNC 的有色人群与白人相比有显著的可能遭受贫困[49]。表 3-2 定义了一些与性别认同有关的常用术语[50~52]。

| 表 3-2 | 与性别认同有关的部分术语 |
| --- | --- |
| **术语** | **定义** |
| 无性别(agender) | 认为自己性别在当下性别概念之外或者不属于任何一个性别分类 |
| 二元性别建构(binary gender construct) | 一种社会建构,只承认有两种互不兼容的性别,即男性和女性。在美国历史上一直是二元性别建构 |
| 顺性别(cisgender) | 一个人的性别认同与其出生时的生理性别一致 |
| 性别(gender) | 是一个社会而不是生物的建构,它将特定的角色、特征以及责任赋予给一个生理性别的人。这些特征是文化决定的并且在不同的文化中可能差别很大 |
| 性别表示(gender express) | 一个人外在表示其性别的方式。性别表示包括行为、穿衣风格、外表打扮 |
| 性别认同(gender identity) | 一个人对于自己性别身份的内在理解。性别认同可能与其生理性别或者性别表示不一致 |
| 性别不适者(gender nonconforming) | 一个人的性别认同不仅仅局限于只有女性或只有男性。这个词包括了一系列不同的性别认同 |
| 非二元(nonbinary) | 与性别不适者相似,这个词表示一个人的性别认同不仅仅局限于只有女性或只有男性 |
| 生理性别(sex) | 根据一个人的染色体组成以及生殖器将人分为不同的性别。一个人的生理性别在出生时就已经决定了。尽管生理性别通常被认为只有男性和女性,但是实际上还有其他的种类 |
| 跨性别 / 变性(transgender) | 一个人的性别认同与其生理性别不相同。跨性别者可以为二元或者非二元的性别认同 |
| 变性的女性(transgender women) | 一个人出生时生理性别为男性,但是有女性的性别认同。变性的女性可能通过外科手术来使他们的生理特征更接近他们的性别认同 |
| 变性的男性(transgender men) | 一个人出生时生理性别为女性,但是有男性的性别认同。变性的男性可能通过外科手术来使他们的生理特征更接近他们的性别认同 |

当前的卫生服务基础设施以及系统并不能很好地满足 LGBQ 及 TGNC 的需求。不全面的信息收集、按性别分类的门诊的卫生间以及医护人员性别异质的假定都导致了不利的服务环境并且降低了服务的安全性。电子病历(electronic health record,EHR)系统尤其有问题,它不能够捕捉到关键的健康信息比如性别认同、出生性别以及目前的生殖系统构成。他们也没有清晰的系统来记录下患者偏好的名字以及人称代词,因此也对获得受尊重的护理造成了壁垒[53]。当卫生服务提供者没有途径获得这些信息的时,卫生服务评估以及政策制定就会受损害。

研究表明卫生服务提供者对 LGBQ 和 TGNC 存在着外显或者内在的偏见[54,55]。一个大型针对 TGNC 个体的国家调查显示,TGNC 个体因为害怕受歧视,通常会推后或者避免获取需要的医疗服务或者预防性的医疗服务[49]。

目前已发表的研究中并没有描述助产士课程中与 LGBQ 及 TGNC 相关的内容。在一项针对妇产科医护工作者的国家调查中,80% 的参与者在实习期并没有接受过 TGNC 健康相关的培训。只有 35.3% 的参与者表示他们为变性男人提供服务时感到自在,只有 29% 的参与者反映他们为变性女人提供服务时感到自在[56]。这些发现与美国目前在医学及护理教育中并没有 LGBQ 和 TGNC 的内容的事实相一致。Lim 等人在 2015 年调查了本科护理学校(baccalaureate nursing school)的工作人员,调查显示在下面这些领域有显著的不足:75% 的参与者表示 LGBQ 和 TGNC 有关的内容完全缺失,很少有人表示关于这部分人群的知识是充足的[55]。Lim 等人发现护理课程大纲中只有平均 2.12 小时的时间用来讲授 LGBQ 和 TGNC 健康。相似的是,Obedin-Maliver 等人 2011 年的研究包括了 176 个美国医学院校,并且发现在医学培训项目(allopathic training programs)中只有平均 2.0 小时用来讲授 LGBQ 和 TGNC 人群健康,在骨科培训项目(osteopathic training program)中为 0 小时[55,57]。

## LGBQ 及 TGNC 人群的健康差异

和许多其他边缘群体一样,有关 LGBQ 和 TGNC 群体健康的研究在数量、质量以及深度上仍十分缺乏,这造成我们对这一群体的疾病负担以及健康差异的理解不足。尽管研究有限,现有的数据确实显示 LGBQ 和 TGNC 群体在身体以及精神健康上都有巨大的差异,包括与抑郁、焦虑、吸烟、饮酒以及药物滥用有关的疾病[58]。与异性恋的个体相比,LGBQ 和 TGNC 的年轻人自杀率更高,所有年龄段的 TGNC 个体也有更高的自杀率。自杀在那些经历过社会侮辱(例如:家庭排斥)的人群以及有色 TGNC 人群发生率最高,目前可获得的数据仍然表明 LGBQ 和 TGNC 人群有更大的患性传播疾病的风险,包括 HPV 和 HIV,尽管这些风险通常由于给 LBQ 女性以及 TGNC 个体提供服务的卫生工作者不认识的原因。

### 代谢及心血管健康

研究已经一致地显示 LBQ 女性与异性恋女性相比更有可能出现肥胖,其体重差异在青少年就可能出现了[59~61]。然而这个发现的临床意义还并不清晰。系统综述没有发现 LBQ 女性中肥胖相关病(例如:糖尿病,高血压或者血脂异常)患病增加[59,62]。尽管存在体重的显著差异,研究也没有在 LBQ 和异性恋女性中发现体力活动以及健康饮食的差别[60]。此外,有限的研究表示许多超重或者肥胖的 LBQ 女性在代谢上是健康的。相似地,研究表明成年 LBQ 女性会经历更高的心血管疾病风险,但是并没有明确表示实际心血管疾病患病和死亡的升高[59,61~63]。有关 TGNC 个体的体重以及代谢健康的数据很少。

### 性健康

关于 LBQ 女性以及 TGNC 个体之间性传播疾病(sexual transmitted infection,STI)以及阴道感染的不实信息在患者和医护人员中都是常见的。这种误解导致了很少的研究是关于 LBQ 女性 STI 的患病率以及 STI 的预防策略的。目前可获得数据表示 LBQ 和 TGNC 人群处于各种 STI 的患病风险中(包括衣原体、HPV 以及 HIV)[49,64~69]。LBQ 女性中细菌性阴道炎(bacterial vaginosis,BV)是很常见的[67],但是并没有 TGNC 女性中的 BV 患病数据。

尽管直接的女性对女性间 HIV 性传播率很低,LBQ 女性中的 HIV 感染风险必须全面考虑到个体的生活危险因素,其中包括毒品使用时共用针头,与生理男性性交,认为自己不会感染等因素。对于医护人员,要认识到身份和行为并不总是匹配的;实际的行为必须通过采集全面的性生活信息后来判断。

尽管数据仍然很有限,有关 TGNC 人群的 HIV 患病率的数据逐渐增加。国家 HIV 检测系统(National HIV Surveillance System)的数据表明在 2009 至 2014 年间,在 TGNC 人群中有 2 351 个 HIV 新发病例;84% 为变性女性,15.4% 是变性男性,0.7% 为没有性别认同的或其他人群[69]。这些诊断的主要人群为 TGNC 的非裔美国人。

因为缺乏报告系统、研究设计的偏见、医护人员在填写性生殖健康历史时的不安、不情愿以及其缺乏对性传播风险的认识,LBQ 女性及 TGNC 人群中的 HIV 以及性传播疾病的患病率可能被低估了[70]。例如:一些关注变性男性的性健康研究报告了这些人的性伴侣的出生性别,这存在的假设可能是变性男性的伴侣只能是生理性别为女性的人[71]。没有这些信息,我们很难来判断危险的大小,尤其是考虑到变性男性可能与生理男性发生危险性行为的情况下[71]。

## 针对 LGBQ 及 TGNC 人群的暴力

针对 LGBQ 和 TGNC 人群的暴力在美国的仇恨暴力中占了很大一部分,最常见的是针对有色人群[72]。在美国,有色变性女性面临着最高的致死性暴力。2017 年 11 月,人权运动(the Human Rights Campaign)以及有色跨性别者联盟(the Trans People of Color Coalition)发布了一个报告,确认了在 2017 年有 25 项谋杀针对 TGNC 人群。之后又有 3 个 TGNC 在当年底被谋杀[73]。由于受害者不愿报告这些犯罪以及法律执行系统不能很好地调查并且给这些犯罪分类,有关 LGBQ 和 TGNC 的仇恨犯罪的数目远远低于真实水平[74]。

针对 LGBQ 及 TGNC 人群的暴力,包括以仇恨为基础的暴力,通常发生在学校同学、家庭成员以及伴侣中。一项 2014—2015 年的全国性调查包括了 10 528 个男同性恋、LBQ 以及 TGNC 的年轻人,年龄在 13~21 岁,这些被调查者对于歧视以及恐惧的经历是很常见的。在这个队列中,58% 的人表示因为他们的性取向,在学校里他们感觉不安全;27% 的人表示他们经历过身体骚扰;13% 报告他们经历过身体的侵犯,原因是他们的性取向[75]。在因性别认同遭受过歧视的学生中,43% 表示他们没有安全感,20% 报告曾经历过身体骚扰,9% 报告经历过身体侵犯[76]。

## 基于性别的暴力

基于性别的暴力被用来描述由于性别角色期望以及不同性别获得权力、金钱以及资源的不平等造成的暴力[77]。这个术语足够用来表述一系列的暴力的共同根源原因。在这一章节,我们讨论了四种基于性别的暴力,这对临床助产照护有指导意义。这四种形式为:①针对 LGBQ 和 TGNC 的暴力;②亲密伴侣暴力(intimate-partner violence,IPV);③生育强迫;④性胁迫。

在美国,1/3 的顺性别(cisgender,指个人的生理性别与其行为或其扮演的角色完全匹配)女性以及 1/6 的顺性别男性在一生中会经历性暴力。助产士为所有年龄段的个体提供性生殖健康服务,尤其是那些处于可能经受性别暴力的时间段(例如怀孕及分娩)。理解性别暴力如何影响健康以及创伤知情护理(trauma-informed care)的获得在助产技术中尤为重要。助产士必须时刻准备提供降低伤害的护理策略以及在需要时提供转诊。降低伤害的策略包括关于避孕选择以及制定安全计划的讨论。

家庭和伴侣暴力在 LGBQ 和 TGNC 青少年和成年人中也很常见。在 2015 美国跨性别者调查(U.S Trans Survey)中,10% 的参与者表示他们因为自己的性别认同(任何年龄段)遭受过家庭成员的暴力,26% 的人表示因为性别认同与直系家人断绝关系[49]。有数据显示 LGBQ 及 TGNC 成年人遭受伴侣暴力的概率大约与异性恋伴侣相同[78]。其他的数据显示了更高的终身伴侣暴力概率,其中包括严重的伴侣身体暴力[49,79]。在 LBQ 女性中,与女同性恋以及异性恋女性相比,双性恋女性会经历更高的伴侣暴力,并且更有可能经历性暴力[79]。

### 伴侣暴力

伴侣暴力(intimate-partner violence,IPV)是一种侮辱性、胁迫性的行为,其包括身体伤害、精神虐待、性侮辱、进行性的社会孤立、跟踪(stalking)、剥夺(deprivation)、恐吓(intimidation)以及威胁(threats)。IPV 行为的实施者是伴侣、前任或者追求者,这些行为的目的是控制[80]。IPV 可能影响任何一个人,

不论他们的性别、性取向、民族、生理能力(physical ability)或者社会经济地位(SES)[81]。尽管顺性别的男性和女性都可能经历 IPV,但是更多的女性报告需要医疗护理,并且经历长期的影响(例如:持续的恐惧以及创伤后应激障碍症状)。

伴侣暴力可能在妊娠期初次出现,或者因为妊娠变得恶劣[82,83]。孕妇或者产后一年的女性面临的谋杀风险更高,这些谋杀大部分属于 IPV[80,82,83]。除了 IPV 的身体影响,受害者更有可能经历其他负面的健康结局,其中包括性传播疾病,盆腔炎以及意外怀孕。经历过 IPV 的人也更有可能经历心理和精神疾病,例如:慢性疼痛、神经障碍、胃肠障碍、偏头痛、抑郁、创伤后应激障碍、焦虑、药物滥用以及自杀。在怀孕的女性中,IPV 与早产和低体重儿有关[84]。遭受暴力后住院的孕妇更有可能经历其他的不良结局,包括胎盘早剥、子宫破裂、胎儿死亡和早产[85]。

筛查和支持经历过 IPV 的女性在本书的一些章节里有提到。许多个体可能选择不披露当前或者以前经历过的性别暴力。然而,常规的筛查能够提供一个机会来判断其是否有健康的亲密关系、安全的计划以及无评判的支持。

对于那些报告目前或者过去经历过性别暴力的患者,我们需要对其安全计划的风险及信息进行深入分析,并且为他们提供资源。评估他们目前的安全情况也很重要。所有的患者都应该获得关于暴力的安全信息,不论他们是否报告现在或者过去经历过 IPV。证据表明提供暴力安全信息能够降低暴力,并且能够提高患者的安全,甚至对于那些并未表明正在经历或经历过 IPV 的人也是这样。IPV 的筛查以及安全信息的资源在本章节的最后有提供。

### 生殖胁迫及性胁迫

生殖胁迫表示的是"成年人或者青少年的伴侣、前任或者追求者旨在保持关系中对于生殖健康的权力及控制的行为"[86]。生殖胁迫包括为了让对方怀孕而破坏其避孕措施的行为。它也包括胁迫性、威胁性或者暴力的行为来迫使不想堕胎的女性堕胎或者不想继续妊娠的女性保持妊娠。IPV 的受害者更有可能经历生殖胁迫[86,87]。

性胁迫"发生在一个恋爱关系当中"并且包括了那些不是生理要求的力量来强迫一个人与之发生性关系的行为。性胁迫的例子包括强迫或者反复胁迫伴侣发生性行为,拒绝使用避孕套以及性行为

中未经同意去除避孕套,故意传播 STI,或者在得知
STI 阳性时威胁或者伤害伴侣。

### 创伤知情护理(trauma-informed care)

对于那些遭受过性虐待,以前遇到过冷漠的卫
生服务人员,或者接受过很痛苦的医疗护理的人,健
康检查能够引起恐惧、创伤或者创伤后应激障碍症
状。此外,美国有过一段生殖暴力以及生殖胁迫的
历史,这些暴力和胁迫不成比例地主要影响有色人
群,这就导致了历史性创伤[88]。大约 1/3 的顺性别
女性曾经经历过性虐待。因为在助产士实践中盆腔
检查很常用,因此创伤知情护理是助产士能够融入
到临床实践的另一种方法[89]。创伤知情护理包含
允许患者保持控制权,其中包括使用尊敬的语言、知
情同意、共同决策、阴道分泌物自采、让患者自己插
入阴道镜以及避免使用脚镫。

## 助产士实践中解决健康不平等的技巧和工具

健康社会决定因素的共同影响、卫生服务提供
者的偏见以及歧视造成了健康不平等。由助产士提
供服务的人群与整个人群相比,有更大的种族以及
民族差异[90],这就使得健康差异在助产士实践中尤
为重要。本章节展示了一些方法,助产士能够借助
这些方法将健康的社会决定因素的知识、医护人员
的偏见以及歧视的影响整合起来以便提供护理。

### 文化背景、文化谦逊以及组织能力

文化是人类行为的整合模式,其包括了行动、行
为、语言、想法、交流、习俗、信仰、价值观以及制度的
集合,它将一群人与另一群人区分开来。文化是动
态的而不是静止不动的。此外,文化不可避免地包
括可见的和不可见的组成部分。例如:行动和行为
是文化中可见的组成部分,然而支持行动和行为的
想法、价值观以及态度是不可见的。没有认清文化
中不可见的关键组成部分是满足个人需求时的一个
主要障碍。

随着美国的人口变得越来越多样,提供文化和
语言的适宜服务(culturally and linguistically appropriate
services,CLAS)在卫生服务系统中变得越来越必
要。卫生系统中 CLAS 的标准最初在 2000 年由美
国卫生与公众服务部(U.S.Department of Health and
Human Services Office of Minority Health)提出[91],
这些标准为 CLAS 的使用绘制了蓝图。在 2003

年,由美国国立卫生研究院发布的《不平等的对
待:面对医疗保健中的种族和民族差异》(Unequal
Treatment:Confronting Racial and Ethnic Disparities
in Health Care)进一步表示了在卫生系统中提供
CLAS 的必要性[14]。此后,卫生组织制定了文化能
力的培训要求。

文化能力框架需要服务提供者和卫生系统"理
解社会和文化影响对于患者健康信念和行为的重要
性,并且考虑到这些因素与健康服务提供系统在多
个水平上都有互动关系"。实现文化能力的关键就
是扩大文化知识以及适应文化差异[92]。

尽管文化能力框架很热门并且被广泛地推崇,
文化能力培训只取得了适度的成功。值得注意的是,
这些项目提高了医护人员的知识和态度,但是对患
者结局的效果有限[93]。事实上,文化能力框架可能
会加深刻板印象而不是扩大知晓和理解。例如:"文
化"通常与种族或民族身份混淆,因此就会加深种族
刻板印象。可能对于文化能力框架最重要的批评就
是它维护了主流社会分类的规范视角,即建议患者
需要进行文化趋同,来提高健康状况[94]。

然而,在理解文化信念以及规范的时候有一个
明显的内在的价值,它影响了一个人的感知和行为。
这种感知和行为能够从文化谦逊(cultural humility)
的角度做到:"这个角度就是承诺和积极地投身参与
到贯穿一生的学习过程中,这个学习过程是不断地
以患者、社区、同事以及他们自己为基础的"[95]。除
了倡导对于其他观点和经历的持续关注、尊重以及
对别人的价值观和经验持开放以外,文化谦逊关注
于持续的、批判性的对于自身文化的反思,同时意识
到人的信念、价值观以及经历。这就包括对于助产
士职业文化以及医疗服务系统的批判性自省。文化
谦逊提倡对于医患关系中权力动态变化的考虑,因
此它就能够再构建医患关系或者有机会进行宣传。

每一个医患互动都在下面三种文化中发生:①助
产士自身生活经验;②患者寻医的经历;③医疗服务
系统本身的文化。文化的规范和价值观塑造了助产
士提供服务的方法和途径,并且文化力量塑造着整
个医疗服务系统。因此,帮助个体达到理想的健康
状态需要对于这三种文化影响的知情以及评估。

在描述任何文化或者文化行为时,注意到组内
差异可能和组间差异一样大是很重要的。人与人之
间的态度、信念以及行为都存在着很大的差异。如
果认为共享同一文化和语言中的人在所有方面都相
似,这是一个很危险的错误。此外,就像个体可能有

很多社会身份，他们可能与多种文化产生认同，这可能是同时发生或者在一生中反复发生。

## 组织能力

组织能力拓展了文化谦逊的概念；是训练临床工作者能够理解症状、态度或者疾病是怎样代表上游结构系统对下游影响的能力。组织能力被定义为拥有下述五个关键技巧：①学会临床外的一门组织和结构性的语言；②用结构的语言定义重新描述文化的代表；③想象组织、结构性干预；④发展组织、结构性文化；⑤认识到构造临床医患互动的结构[96]。

学会临床外的一门结构性的语言需要意识到社会结构是怎样影响社区健康的。用组织、结构性语言重新描述文化的代表使助产士认清并且描述导致"文化性"，"行为性"或者"生活方式"危险因素的结构原因。例如：认清并且探索食物短缺以及缺乏娱乐活动空间对于来自低 SES 环境的患者产生与食物或者锻炼有关的习惯的影响。想象结构性干预激励助产士构思并且参与到克服障碍获得理想健康的干预工作中去。发展结构文化确保助产士认清继续学习的需要。这是一个一生的学习和成长投入。总的来说，这四项技巧帮助助产士辨别塑造临床互动的结构，其中包括不同的影响个人的经济、社会以及政治力量，以及在临床中医患之间的权力和优先权的动态变化。

## 关注健康的社会决定因素的干预

改善健康差异的干预活动通常需要医护人员以及社区组织之间多部门的合作[97~100]。本文不会详尽地回顾可能降低健康差异的所有干预方法，但是读者可以参考本章节末的文献、资源部分以及最近的综述来获得更多信息[97~100]。承诺改善孕产妇健康差异的干预通常包括下面这些方面，在保健工作开始的时候先筛查健康的社会决定因素，将产前保健与其他可以解决人群健康社会决定因素的服务捆绑在一起，以妊娠为中心的小组产前保健（Centering Pregnancy group prenatal care），通过社区健康工作者和护士以及可追责的护理组织开展家访项目[45]。然而，医护工作者中逐渐增加的异质性并未在干预中受到关注。

## 种族和民族差异对助产士队伍的影响

越来越多的文献表明助产士人力资源队伍中的种族差异提高了护理的可获得性，增加了对于治疗方案的依从性并且提高了有色人群的医患互动质量[101,102]。服务来自相似背景的有色助产士的地位十分特殊，尤其是在理解影响他们患者的社会、经济以及政治力量的时候。文化以及价值观的一致促进了交流以及高质量护理的提供[101,102]。尽管使劳动力人种多样性是一个降低人种健康差异的重要干预方式，但是目前美国 98% 的护士 - 助产士从业者是白人[103]。种族主义也限制了对于助产士教育的获得。对于有色助产士的研究发现制度以及个体间的种族主义在助产士教育项目、临床设施、专业组织中很普遍，并且这种种族主义对于有色人群加入助产士职业是一个障碍[104]。

助产士职业是怎样发展为白人主导的职业呢？同时，这个职业缺乏种族的多样性会如何影响一个助产士为来自不同人群的患者提供的服务呢？在三个有色人群社区的助产士的发展简史能够给我们提供一些他们工作的信息以及他们提供的护理。这些故事代表了社会 / 文化价值一致的照护，并且表现了作为社区一员的助产士为了更好地满足孕妇的需求，是怎样填补文化差异的。这些故事也记录了种族主义是怎样将有色助产士排除系统外的，因此造成了现在助产士职业缺乏种族多样性的现象。

### 新墨西哥州的 Curandera-Parteras
#### ——Felina M.Ortiz

历史上来说，传统的助产士提供孕产妇护理，尤其是在有色人群社区。他们大多数人是社区中的老年人，并且其助产技巧从祖先就传承了下来[105]。助产士拥有与社区相同的文化及语言。随着实证医学（allopathic medicine）越来越多地被使用，在美国很多地区传统助产士越来越不被重视。新墨西哥是美国为数不多的推崇而不是反对传统西班牙助产士的地区，这些助产士被叫做 Curandera-parteras。新墨西哥卫生部的官员意识到了在偏远的地区提供产科服务的困难，以及对于 Curandera-parteras 的需求。在 1936 年，新墨西哥的公共卫生设施通过一个正式的助产士咨询项目把传统的卫生与现代医疗卫生服务联系了起来[105]。这个项目为 Curandera-parteras 提供了教育支持供给，同时它也反过来给偏远的难以到达的地区提供了迫切需要的产科服务，并且完成了一些文案工作，这些文案改善了新墨西哥的关键统计数据库。这种合作关系是让新墨西哥成为美国目前助产士助产分娩率最高的州的原因之一，这个项目已经开始了差不多一个世纪之久了。

在 1979 年，新墨西哥州引入了新的规定，它要求所有的执业 Curandera-parteras 获得正式的教育,并且通过英文从业执照考试。因为 Curandera-parteras 不认识英语,这些规定将这些人从助产士职业中渐渐排除出去[105]。这种压迫系统以及这些从业者的离开破坏了已建立起来的母婴保健系统,并且是机构性和系统性种族主义的有力表现。

## 非洲裔格兰德助产士
### ——Patrica O.Loftman,Betty Jane Watts Carrington,Heather Clarke,Carolyn Curtis,Karline Wilson-Mitchell

传统的格兰德助产士(Grand midwives)起源于非洲,通过 17 世纪的奴隶贸易从大西洋传到美国。格兰德(Grand)助产士将他们的知识、技巧以及分娩的文化传统带到了美国。这些传统通过观察、学徒式培训、个人经验以及口授的方式在世代间传递。在奴隶制时期,这些助产士照顾分娩,并且提供了很多其他的卫生服务,是种植园奴隶的卫生服务系统的基础。助产士不仅仅被当作老者受到尊敬,而且被看作家庭和社区的中心以及必不可少的人物。这些资深助产士生活在社区中,亲密地了解每个家庭,并且因为他们是世代传承为各个家庭提供护理服务的,所以他们是激励者、安慰者和支持者。

Onnie Lee Logan(1910—1995) 在 1931—1984 年间接生了数百名婴儿,她好像知道所有的与贫困社区生孩子有关的秘诀、草药、民间治疗方法以及"神授的母性智慧(God-given motherwit)"。她扮演了许多助产士都会扮演的角色,包括全面性地满足产妇需要,不论是为贫困家庭接生还是提供食物[17]。Margaret Charles Smith(1906—2004)的工作时期为 Jim Crow 法律主宰的时期,这个法律允许美国南部进行种族隔离。Smith 说她当时必须通过侧门或者后门进屋,来照顾白人母亲。她也表示在家生产能让助产士尽可能多地和产妇在一起,这与孤独的医院生产环境形成了反差。她将她的角色视为在社区内的辅助者和知识提供者以及支持者[106]。

在 20 世纪 30~40 年代的一些医生以及公共卫生部门的歧视性规定将这些格兰德助产士排除在了职业之外,这些规定在当下被视作结构性和系统性的种族主义。医生代表为他们的同行创造了提供孕产妇保健有经济回报的宣传,并且他们促进了针对非裔美国助产士的负面说法,说他们是"文盲、未受过教育、肮脏以及危险的",认为高孕产妇及婴儿死亡率是因为这些资深的格兰德助产士的行为不当引起,而不是由卫生资源获得的不平等造成。此后,格兰德助产士被要求在当地健康部门注册后才可以执业,并且他们需要接受州培训机构的培训课程[107]。这项运动很有效,但是负面结果就是随着越来越多的住院分娩和医生助产,母婴死亡率陡然增加,很多死亡是由于感染或者不必要的医疗干预的并发症引起的。

对于非裔美国助产士的第一个正式的教育项目在 1941 年开展,由 Tuskegee 护士 - 助产士学校提供,但是这个项目只存在了六年。它培养了 31 名非裔美国护士 - 助产士,这些助产士提供综合性的卫生服务,成为了社区与当地卫生部门的联络员,为母婴患病率和死亡率的降低做出了贡献,并且他们又继而培养了未来一代的非裔美国助产士。在这些 Tuskegee 毕业生中,有两名格外杰出。她们是 Maude Callen(1898—1990) 和 Constance Manning Derrell。Callen 在南卡罗莱纳州服务超过五十年,她提高了护士 - 助产士的关注度。传统的格兰德助产士为现在的有色助产士奠定了基础,他们的遗产为当下的有色助产士提供了激励和启发,并且他们的工作绘制了高质量的、以产妇为中心服务的蓝图。

## 原住民助产士以及印第安人卫生服务
### ——Susan Stemmler,Nicolle L.Gonzales

美国原住民助产士(indigenous midwifery)的历史是一个如诗如画的选集,在北美海龟岛上的分娩知识守护者心中长存。知识的很大一部分是以故事的形式,从祖母向孙女、从医疗从业的女性向学徒传递的。在 20 世纪早期,传统的格兰德助产士为非裔美国女性以及南方的贫穷的女性提供服务,Curandera-parteras 照顾新墨西哥州拉丁女性的生产,原住民传统助产士在产妇家中为美洲印第安女性以及阿拉斯加原住民女性接生。

历史上讲,本地传统的助产士负责美国印第安女性以及阿拉斯加土著女性的接生。在几个世纪内,美国针对美洲印第安以及阿拉斯加土著社区的政府政策以及同化实践永久地改变了他们的生活。

美国宪法确立了部落政府与联邦政府之间的关系,表示联邦承认的印第安部落自治,且有特殊内在权力。这将美洲印第安人与美国其他的民族区分了开来。许多条约承认政府资助的健康服务是美国政府使用印第安人土地的报酬。目前,印第安人卫生服务(the Indian Health Service,IHS)属于美国卫生与公众服务部,为 567 个联邦承认的土著部落提供卫生服务。

传统助产士并没有被包括在 IHS 内，也没有作为 IHS 的一部分被利用。然而，传统知识的保持者以及接生者仍然在他们的社区中提供礼仪的教育（ceremonial teaching），这些社区未被正规护士 - 助产士职业系统囊括。目前，在 IHS 工作的护士 - 助产士为 75% 的产妇提供服务，尽管 HIS 雇佣的助产士很少是印第安人或阿拉斯加土著人，但这些土著印第安护士 - 助产士也填补了土著习俗与医院护理之间的差别[108]。例如：Ursula Knoki-Wilson 在 1977 年的时候开始在 Chinle 综合健康中心执业，因为她在促进美洲印第安及阿拉斯加土著女性的健康以及文化认知方面常年的贡献，获得了 2017 W.J Haffmer 印第安人女性健康奖。

目前正在进行的一个运动要求恢复部落社区内原住民的分娩知识和文化。原住民助产士的定义和范围在变化，许多原住民女性正在通过他们的社区医者以及助产士来寻求这种知识文化。因为当下的主流文化不允许进行这样身心健康的礼仪的教育（ceremonial wellness），而这些礼仪对于这些社区的成员来说是很重要的，因此许多原住民助产士选择在体系之外工作。原住民助产士的发展历史仍然在书写，其未来仍然在构建当中，循证实践（evidence-based practice）与传统原住民实践相互交织产生影响。

## 结论

本章描述了影响个人健康的关键因素的概况，但仅为简短的介绍。因为篇幅原因，我们未能包括一些重要的话题，例如：健康素养以及卫生数字计算（health literacy and health numeracy），而这些话题对理解医疗服务信息是很关键的。此外，一些关键的健康差异在本章节并未涉及，包括缺乏获得医疗服务的渠道而产生的健康差异，而这对许多生活在偏远地区的人来说是一个很严重的问题。同样，关于特殊人群需求的信息也未被涉及，其中包括少数宗教、移民、残疾人以及经历过创伤或者不良童年经历的人群。本章展示的信息能够作为理解不同背景、历史、文化患者的框架，而它仅是一个框架，因为助产士职业需要一生的学习。

本章节的其他部分涉及了提供特殊医疗服务所需的临床知识。然而，只有当本章展现的话题被解决后，临床专业能力才能有效。助产士与产妇的医疗服务都发生在社会及文化背景下，这种背景或造成健康不平等，或缓解健康不平等。解决健康社会决定因素，避免医护人员偏见，提供满足个体需要的照护在任何时候都是十分关键的，并且对于任何个体来说都是极其重要的。

（庞汝彦 译　段得婉 审）

## 信息资源

| Organization | Description | Webpage |
|---|---|---|
| **Culturally and Linguistically Appropriate Services** | | |
| U.S. Department of Health and Human Services (DHHS) | Culturally and linguistically appropriate services (CLAS) standards. | https://www.thinkculturalhealth.hhs.gov/clas |
| | Resources for CLAS. | https://www.thinkculturalhealth.hhs.gov/resources/library |
| **Cultural Responsiveness Training for Healthcare Providers** | | |
| U.S. Department of Health and Human Resources (DHHS) | Think Cultural Health is a website that has collected resources, online courses, and links to other resources for culturally and linguistically appropriate services. | https://www.thinkculturalhealth.hhs.gov/about |
| | | https://www.hhs.gov/ash/oah/resources-and-training/tpp-and-paf-resources/cultural-competence/index.html |
| | Office of Minority Health, national CLAS standards. | https://www.thinkculturalhealth.hhs.gov/pdfs/EnhancedNationalCLASStandards.pdf?utm_source=H2RMinute+PCMH+May+8%2C+2013&utm_campaign=H2R+Minutes+May+8%2C+2013&utm_medium=email |

| Organization | Description | Webpage |
|---|---|---|
| **Gender-Based Violence** | | |
| American College of Obstetricians and Gynecologists (ACOG) and Futures Without Violence | "Addressing Intimate Partner Violence, Reproductive and Sexual Coercion: A Guide for Obstetric, Gynecologic and Reproductive Health Care Settings," 3rd ed. | https://www.futureswithoutviolence.org/userfiles/file/HealthCare/Reproductive%20Health%20Guidelines.pdf |
| Futures Without Violence | A four-panel double-sided tool folds up to the size of a business card. The card helps women recognize how their relationship affects their health and provides information on safety planning. The back of the card provides information about referral to the National Domestic Violence Hotline. | https://www.futureswithoutviolence.org/is-your-relationship-affecting-your-health-safety-card/ |
| National Domestic Violence Hotline | This site has safety planning, information about legal issues, and additional resources. | http://www.thehotline.org/help/path-to-safety/#leaving |
| **Health Literacy** | | |
| Agency for Health Care Research and Quality (AHRQ) | Health Literacy Universal Precautions Toolkit, 2nd ed. | https://www.ahrq.gov/professionals/quality-patient-safety/quality-resources/tools/literacy-toolkit/healthlittoolkit2.html |
| **Health Provider Implicit Bias** | | |
| Harvard University | The Implicit Association Test (IAT) measures attitudes and beliefs that may be unconscious, identifying the strength of associations. It is validated and widely used. | https://implicit.harvard.edu/implicit/takeatest.html |
| **LGBQ and TGNC Resources** | | |
| Center for Excellence in Transgender Health | Multiple resources for persons who are transgender and gender nonbinary people, including guidelines for primary care, online education programs, and referrals. | http://transhealth.ucsf.edu |
| Fenway Institute | The National LGBT Health Education Center provides resources and education to support optimizing the health of LGBT persons. | https://www.lgbthealtheducation.org |
| Gay and Lesbian Medical Association (GLMA) | Guidelines for care of LGBT patients. | http://glma.org/_data/n_0001/resources/live/GLMA%20guidelines%202006%20FINAL.pdf |
| World Professional Association for Transgender Health (WPATH) | Standards of care for the health of transsexual, transgender, and gender nonconforming people, version 7. | http://www.wpath.org/site_page.cfm?pk_association_webpage_menu=1351&pk_association_webpage=3926 |
| **Racial Health Disparities** | | |
| Agency for Health Care Research and Quality (AHRQ) | AHRQ activities to reduce racial and ethnic disparities in health care. | https://www.ahrq.gov/research/findings/factsheets/minority/disparities/index.html |
| Department of Health Policy, School of Public Health and Health Services, George Washington University | "Racial and Ethnic Disparities in Health Care: A Chartbook." | http://www.commonwealthfund.org/usr_doc/Mead_racialethnicdisparities_chartbook_1111.pdf |

续表

| Organization | Description | Webpage |
|---|---|---|
| **Social Determinants of Health** | | |
| Centers for Disease Control and Prevention (CDC) | Social determinants of health: Definition, resources, statistics, and links to agencies that explore social determinants of health. | https://www.cdc.gov/nchhstp /socialdeterminants/resources.html |
| Federal Office of Rural Health Policy - Rural Health Information Hub | Provides information and resources on rural health and health care, including approaches to improving rural health disparities. | https://www.ruralhealthinfo.org/about |
| *Healthy People 2020* | This website has multiple resources that explore causes and strategies to decrease adverse health outcomes secondary to social determinants of health. | https://www.healthypeople.gov /2020/topics-objectives/topic/social -determinants-health/interventions -resources |
| **Trauma-Informed Care** | | |
| Reproductive Health Access Project | Information on techniques for trauma-informed pelvic examinations and additional resources. | https://www.reproductiveaccess.org /resource/trauma-informed-pelvic-exams/ |
| Public Health Agency of Canada | "Handbook on Sensitive Practice for Health Care Providers: Lessons from Adult Survivors of Childhood Sexual Abuse." | https://www.integration.samhsa.gov /clinical-practice/handbook-sensitivve -practices4healthcare.pdf |

## 参考文献

1. McGinnis JM, Williams-Russo P, Knickman JR. The case for more active policy attention to health promotion. *Health Affairs*. 2003;21(2):78-93.

2. Schroeder SA. Shattuck Lecture. We can do better-improving the health of the American People. *N Engl J Med*. 2007;357(12):1221-1228.

3. Commission on Social Determinants of Health. *Closing the Gap in a Generation: Health Equity Through Action on the Social Determinants of Health. Final Report of the Commission on Social Determinants of Health*. Geneva, Switzerland: World Health Organization; 2008. Available at: http://www.who.int/social_determinants/thecommission/finalreport/en/. Accessed January 16, 2018.

4. Centers for Disease Control and Prevention. Health disparities and inequities report—United States, 2013. *MMWR Suppl*. 2013;62(3):1-187. Available at: https://www.cdc.gov/mmwr/preview/ind2013_su.html#HealthDisparities2013. Accessed January 16, 2018.

5. Braveman P. The social determinants of health: it is time to consider the causes of the causes. *Public Health Rep*. 2014;129(suppl 2):19-31.

6. Bowleg L. The problem with the phrase women and minorities: intersectionality—an important theoretical framework for public health. *Am J Public Health*. 2012;102(7):1267-1273.

7. Hankivsky O, Grace D, Hunting G, et al. An intersectionality-based policy analysis framework: critical reflections on a methodology for advancing equity. *Int J Equity Health*. 2014;13:119.

8. Byrne A, Tanesini A. Instilling new habits: addressing implicit bias in healthcare professionals. *Adv Health Sci Educ*. 2015;20(5):1255-1262.

9. Hall WJ, Chapman MV, Lee KM, et al. Implicit racial /ethnic bias among health care professionals and its influence on health care outcomes: a systematic review. *Am J Public Health*. 2015;105(12):e60-e76.

10. Hatzenbuehler ML, Phelan JC, Link BG. Stigma as a fundamental cause of population health inequalities. *Am J Public Health*. 2013;103(5):813-821.

11. Teal CR, Gill AG, Green AR, Crandall S. Helping medical learners recognize and manage unconscious bias toward certain patient groups. *Med Educ*. 2012;46:80-88.

12. FitzGerald C, Hurst S. Implicit bias in healthcare professionals: a systematic review. *BMC Med Ethics*. 2017;18(1):19.

13. Stone J, Moskowitz GB. Non-conscious bias in medical decision making: what can be done to reduce it? *Med Educ*. 2011;45:768-776.

14. Institute of Medicine. *Unequal Treatment: Confronting Racial and Ethnic Disparities in Health Care*. Washington, DC: National Academies Press; 2003. Available at: https://www.nap.edu/read/12875/chapter/1. Accessed January 20, 2018.

15. Byrne A, Tanesini A. Instilling new habits: addressing implicit bias in health care professionals. *Adv Health Sci Educ*. 2015;20(5):1255-1262.

16. Bay Area Regional Health Inequities Initiative. Available at: http://barhii.org/framework/. Accessed January 16, 2018.

17. Logan OL, Clark K. *Motherwit: An Alabama Midwife's Story*. San Francisco, CA: Untreed Reads Publishing; 1989, updated 2013.

18. Breckinridge M. *Wide Neighborhoods: A Story of the Frontier Nursing Service*. New York, NY: Harper;

1952.

19. Smith SL. *Japanese American Midwives: Culture, Community, and Health Politics, 1880–1950*. Champaign, IL: University of Illinois Press; 2010.

20. The JJ Way: A patient-centered model of care. *Commonsense Childbirth*. Available at: http://www .commonsensechildbirth.org/jjway/. Accessed January 16, 2018.

21. LaDuke W. *All Our Relations: Native Struggles for Land and Life*. Chicago, IL: Haymarket Books; 1999.

22. Robinson K, Garnier-Villarreal M, Hanson L. Effectiveness of CenteringPregnancy on breastfeeding initiation among African Americans: A systematic review and meta-analysis. *J Perinat Neonatal Nurs*. 2018. [Epub ahead of print]. doi:10.1097/JPN.0000000000000307.

23. Mazzoni SE, Carter EB. Group prenatal care. *Am J Obstet Gynecol*. 2017;216(6):552-556.

24. Richardson AS, Ghosh-Dastidar M, Beckman R, et al. Can the introduction of a full-service supermarket in a food desert improve residents' economic status and health? *Ann Epidemiol*. 2017;27(12):771-776.

25. Geronimus AT, Hicken M, Keene D, Bound J. "Weathering" and age patterns of allostatic load scores among blacks and whites in the United States. *Am J Public Health*. 2006;96(5):826-833.

26. Shannon M, King TL, Kennedy HP. Allostasis: a theoretical framework for understanding and evaluating perinatal health outcomes. *J Obstet Gynecol Neonat Nurs*. 2007;36:125-134.

27. Patchen L, Rebok G, Astone NM. Differences in obesity rates among minority and white women: the latent role of maternal stress. *J Midwifery Womens Health*. 2016;61:489-496.

28. Shalev I, Entringer S, Wadhwa PD, et al. Stress and telomere biology: a lifespan perspective. *Psychoneuroendocrinol*. 2013;38(9):1835-1842.

29. Brave Heart M. The historical trauma response among Natives and its relationship with substance abuse: a Lakota illustration. *J Psychoactive Drugs*. 2003;35:7-13.

30. Latendresse G. The interaction between chronic stress and pregnancy: preterm birth from a biobehavioral perspective. *J Midwifery Womens Health*. 2009;54(1):8-17.

31. Willis E, McManus P, Magallanes N, Johnson S, Majnik A. Conquering racial disparities in perinatal outcomes. *Clin Perinatol*. 2014;41(4):847-875.

32. Lu M, Halfon N. Racial and ethnic disparities in birth outcomes: a life course perspective. *Mat Child Health J*. 2003;7(1):13-30.

33. Wadhwa PD, Buss C, Entringer S, Swanson JM. Developmental origins of health and disease: brief history of the approach and current focus on epigenetic mechanisms. *Semin Reprod Med*. 2009;27(5):358-368.

34. Cater PO, Baquet C. What is a health disparity? *Public Health Rep*. 2002;117:426-434.

35. Braveman PA, Cubbin C, Egerter S, et al. Socioeconomic status in health research: one size does not fit all. *JAMA*. 2005;294(22):2879-2888.

36. Iton A. Tackling the root causes of health disparities through community capacity building. In: Hofrichter R, Bahtia R, eds. *Tackling Health Inequities Through Public Health Practice: Theory to Action*. Oxford, UK: Oxford University Press; 2010:370-417.

37. National Center for Health Statistics. 2012. *Health, United States, 2011: With Special Feature on Socioeconomic Status and Health*. Hyattsville, MD: U.S. Department of Health and Human Services, Centers for Disease Control and Prevention, National Center for Health Statistics. Available at: http://www.cdc.gov /nchs/data/hus/hus11.pdf. Accessed January 20, 2018.

38. Williams DR, Sternthal M. Understanding racial/ethnic disparities in health: sociological contributions. *J Health Soc Behav*. 2010;51(suppl):S15-S27.

39. Jones CP. Levels of racism: a theoretic framework and a gardener's tale. *Am J Public Health*. 2000;90(8):1212-1215.

40. Bailey ZD, Kreger N, Agfenor M, Graves J, Linos N, Bassett MT. Structural racism and health inequities in the USA: evidence and interventions. *Lancet*. 2017;389(10077):1453-1463.

41. Braveman PA, Heck K, Egerter S, et al. The role of socioeconomic factors in Black–White disparities in preterm birth. *Am J Public Health*. 2015;105(4):694-702.

42. Creanga AA, Berg CJ, Ko JY, et al. Maternal mortality and morbidity in the United States: where are we now? *J Womens Health*. 2014;23(1):3-9.

43. New York City Department of Health and Mental Hygiene, Bureau of Maternal and Child Health. Pregnancy-associated mortality, New York City, 2006–2010. New York, NY: New York City Department of Health and Mental Hygiene, Bureau of Maternal and Child Health; 2015.

44. Bryant AS, Worjoloh A, Caughey AB, Washington AE. Racial/ethnic disparities in obstetrical outcomes and care: prevalence and determinants. *Am J Obstet Gynecol*. 2010;202(4):335-343.

45. Gadson A, Akpovi E, Mehta PK. Exploring the social determinants of racial/ethnic disparities in prenatal care utilization and maternal outcome. *Semin Perinatol*. 2017;41(5):308-317.

46. Alhusen JL, Bower KM, Epstein E, Sharps P. Racial discrimination and adverse birth outcomes: an integrative review. *J Midwifery Womens Health*. 2016;61:707-720.

47. Gates GJ. LGBT data collection amid social and demographic shifts of the US LGBT community. *Am J Public Health*. 2017;107(8):1220-1222.

48. Flores AR, Herman JL, Gates GJ, Brown TNT. *How Many Adults Identify as Transgender in the United States?* Los Angeles, CA: Williams Institute; 2016.

49. James SE, Herman JL, Rankin S, Keisling M, Mottel L, Anafit M. *The Report of the 2015 U.S. Transgender Survey*. Washington, DC: National Center for Transgender Equality; 2016. Available at: https://www.transequality .org/sites/default/files/docs/USTS-Full-Report-FINAL .PDF. Accessed December 19, 2017.

50. Fenway Health. Glossary of gender and transgender terms. 2010 revision. Available at: http://fenwayhealth .org/documents/the-fenway-institute/handouts/Handout _7-C_Glossary_of_Gender_and_Transgender_Terms__fi

.pdf. Accessed December 19, 2017.

51. Selix NW, Rowniak S. Provision of patient-centered transgender care. *J Midwifery Womens Health*. 2016;61(6):744-751.

52. Centers for Disease Control and Prevention. Lesbian, gay, bisexual and transgender health: transgender persons. Available at: https://www.cdc.gov/lgbthealth/transgender.htm. Accessed December 19, 2017.

53. Callahan EJ, Hazarian S, Yarborough M, Sánchez JP. Eliminating LGBTIQQ health disparities: the associated roles of electronic health records and institutional culture. *LGBT Bioethics: Visibility, Disparities, and Dialogue, Special Report: Hastings Center Report*. 2014;44(5),48-52.

54. Sabin JA, Riskind RG, Nosek BA. Health care providers' implicit and explicit attitudes toward lesbian women and gay men. *Am J Public Health*. 2015;105(9):1831-1841.

55. Lim F, Johnson M, Eliason M. A national survey of faculty knowledge, experience, and readiness for teaching lesbian, gay, bisexual, and transgender health in baccalaureate nursing programs. *Nurs Educ Perspect*. 2015;36:144-152.

56. Unger CA. Care of the transgender patient: a survey of gynecologists' current knowledge and practice. *J Womens Health*. 2015;24(2):114-119.

57. Obedin-Maliver J, Goldsmith ES, Stewart L, et al. Lesbian, gay, bisexual, and transgender-related content in undergraduate medical education. *JAMA*. 2011;306(9):971-977.

58. Duncan DT, Hatzenbuehler ML. Lesbian, gay, bisexual, and transgender hate crimes and suicidality among a population-based sample of sexual-minority adolescents in Boston. *Am J Public Health*. 2014;104(2):272-278.

59. Eliason MJ, Ingraham N, Fogel SC, et al. A systematic review of the literature on weight in sexual minority women. *Womens Health Issues*. 2015;25(2):162-175.

60. Jun HJ, Corliss HL, Nichols LP, Pazaris MJ, Spiegelman D, Austin SB. Adult body mass index trajectories and sexual orientation. *Am J Prevent Med*. 2012; 42(4):348-354.

61. Ward BW, Dahlhamer JM, Galinsky AM, Joestl SS. Sexual orientation and health among U.S. adults: National Health Interview Survey, 2013. *Natl Health Stat Rep*. 2014;77:1-10.

62. Simoni JM, Smith L, Oost KM, Lehavot K, Fredriksen-Goldsen K. Disparities in physical health conditions among lesbian and bisexual women: a systematic review of population-based studies. *J Homosex*. 2017; 64(1):32-44.

63. Clark CJ, Borowsky IW, Salisbury J, et al. Disparities in long-term cardiovascular disease risk by sexual identity: the national longitudinal study of adolescent to adult health. *Prevent Med*. 2015;76:26-30.

64. Marrazzo, JM, Koutsky LA, Kiviat NB, Kuypers JM, Stine, K. Papanicolaou test screening and prevalence of genital human papillomavirus among women who have sex with women. *Am J Public Health*. 2001;91(6):947-952.

65. Wood SM, Salas-Humara C, Dowshen NL. Human immunodeficiency virus, other sexually transmitted infections, and sexual and reproductive health in lesbian, gay, bisexual, transgender youth. *Pediatr Clin North Am*. 2016;63(6):1027-1055.

66. Muzny CA, Austin EL, Harbison, HS, Hook EW. Sexual partnership characteristics of African American women who have sex with women: impact on sexually transmitted infection risk. *Sex Transm Dis*. 2014;41(10):611-617.

67. Gorgos LM, Marrazzo JM. Sexually transmitted infections among women who have sex with women. *Clin Infect Dis*. 2011;53(suppl 3):S84-S91.

68. Singh D, Fine DN, Marrazzo JM. *Chlamydia trachomatis* infection among women reporting sexual activity with women screened in family planning clinics in the Pacific Northwest, 1997 to 2005. *Am J Public Health*. 2011;101(7):1284-1290.

69. Clark H, Babu AS, Wiewel EW, Opoku J, Crepaz N. Diagnosed HIV infection in transgender adults and adolescents: results from the National HIV Surveillance System, 2009–2014. *AIDS Behavior*. 2017;21(9):2774-2783.

70. Hayes V, Blondeau W, Bing-You RG. Assessment of medical student and resident/fellow knowledge, comfort, and training with sexual history taking in LGBTQ patients. *Fam Med*. 2015;47(5):383-388.

71. Reisner SL, White JM, Mayer KH, Mimiaga MJ. Sexual risk behaviors and psychosocial health concerns of female-to-male transgender men screening for STDs at an urban community health center. *AIDS Care*. 2014;26(7):857-864.

72. Ahmed O, Jindasurat C. *Lesbian, Gay, Bisexual, Transgender, Queer and HIV-Affected Hate Violence 2013*. New York, NY: National Coalition of Anti-Violence Programs; 2014.

73. Human Rights Campaign, Trans People of Color Coalition. *A Time to Act: Fatal Violence Against Transgender People in America 2017*. Washington, DC: Human Rights Campaign & Trans People of Color Coalition; 2017.

74. Nolan JJ, Haas SM, Turley E, Stump J, LaValle CR. Assessing the "statistical accuracy" of the national incident-based reporting system hate crime data. *Am Behav Sci*. 2015;59(12):1562-1587.

75. Human Rights Campaign. *Violence Against the Transgender Community in 2016*. Washington, DC: Human Rights Campaign; 2016.

76. Kosciw JG, Greytak EA, Gig NM, Villenas C, Danischewski DJ. *The 2015 National School Climate Survey: The Experience of Lesbian, Gay, Bisexual, Transgender, and Queer Youth in Our Nation's Schools*. New York, NY: GLSEN; 2016.

77. United Nations. Glossary on sexual exploitation and abuse. October 5, 2016. Available at: https://hr.un.org/sites/hr.un.org/files/UN%20Glossary%20on%20SEA.pdf. Accessed January 16, 2018.

78. National Center for Victims of Crime, National Coalition of Anti-Violence Programs. *Why It Matters: Re-*

*thinking Victim Assistance for Lesbian, Gay, Bisexual, Transgender, and Queer Victims of Hate Violence and Intimate Partner Violence.* Washington, DC: National Center for Victims of Crime & National Coalition of Anti-Violence Programs; 2010.

79. Walters ML, Chen J, Breiding MJ. *The National Intimate Partner and Sexual Violence Survey (NISVS): 2010 Findings on Victimization by Sexual Orientation.* Atlanta, GA: National Center for Injury Prevention and Control & Centers for Disease Control and Prevention; 2013. Available at: http://doi.org/10.1037/e541522013-001. Accessed January 8, 2017.

80. American College of Obstetricians and Gynecologists. Committee Opinion No. 518: intimate partner violence. *Obstet Gynecol.* 2012;119:412-417.

81. Centers for Disease Control and Prevention. The National Intimate Partner and Sexual Violence Survey. September 25, 2017. Available at: https://www.cdc.gov/violenceprevention/nisvs/index.html. Accessed January 18, 2018.

82. Brownridge DA, Taillieu TL, Tyler KA, Tiwari A, Chan KL, Santos SC. Pregnancy and intimate partner violence: risk factors, severity, and health effects. *Violence Against Women.* 2011;17(7):858-881.

83. Cheng D, Horon IL. Intimate-partner homicide among pregnant and postpartum women. *Obstet Gynecol.* 2010;115:1181-1186.

84. Donovan BM, Spracklen CDN, Schweizer ML, Ryckman KK, Saftlas AF. Intimate partner violence during pregnancy and the risk for adverse infant outcomes: a systematic review and meta-analysis. *BJOG.* 2016;123(8):1289-1299.

85. El Kady DE, Gilbert WM, Xing G, Smith LH. Maternal and neonatal outcomes of assaults during pregnancy. *Obstet Gynecol.* 2005;105:357-363.

86. American College of Obstetricians and Gynecologists. Committee Opinion No. 554: reproductive and sexual coercion. *Obstet Gynecol.* 2013;121(2 pt 1):411-415.

87. Clark LE, Allen RH, Goyal V, Raker C, Gottlieb AS. Reproductive coercion and co-occurring intimate partner violence in obstetrics and gynecology patients. *Am J Obstet Gynecol.* 2014;210(1):42-e1.

88. Reilly PR. Eugenics and involuntary sterilization: 1907–2015. *Annu Rev Genomics Hum Genet.* 2015;16:351-368.

89. Sperlich M, Seng JS, Li Y, Taylor J, Bradbury-Jones C. Integrating trauma-informed care into maternity care practice: conceptual and practical issues. *J Midwifery Womens Health.* 2017;62(6):661-672.

90. Declercq E. Midwife attended births in the United States 1990–2012. *J Midwifery Womens Health.* 2015;60(1):10-15.

91. U.S. Department of Health and Human Services. National CLAS standards. Available at: https://www.thinkculturalhealth.hhs.gov/clas. Accessed January 20, 2018.

92. Betancourt JR, Green AR, Carrillo JE, Ananeh-Firempong O. Defining cultural competence: a practical framework for addressing racial/ethnic disparities in health and health care. *Public Health Rep.* 2003;118(4):293-302.

93. Horvat L, Horey D, Romios P, Kis-Rigo J. Cultural competence education for health professionals. *Cochrane Database Syst Rev.* 2014;5:CD009405. doi:10.1002/14651858.CD009405.pub2.

94. Malat J. The appeal and problems of a cultural competence approach to reducing racial disparities. *J Gen Intern Med.* 2013;28(5):605-607.

95. Tervalon M, Murray-García J. Cultural humility versus cultural competence: a critical distinction in defining physician training outcomes in multicultural education. *J Health Care Poor Underserved.* 1998;9(2):117-125.

96. Hansen H, Metzl J. Structural competency in the U.S. healthcare crisis: putting social and policy interventions into clinical practice. *J Bioethical Inquiry.* 2016;13(2):179-183.

97. Centers for Disease Control and Prevention. Strategies for reducing health disparities: selected CDC sponsored interventions—United States 2014. *MMWR Suppl.* 2014;63(1):1-47.

98. McGlade MS, Saha S, Dahlstrom ME. The Latina paradox: an opportunity for restructuring prenatal care delivery. *Am J Pub Health.* 2004;94:2062-2065.

99. Chin MH, Clarke AR, Nocon RS, et al. A roadmap and best practices for organizations to reduce racial and ethnic disparities in health care. *J Gen Intern Med.* 2012;27(8):992-100

100. Council on Patient Safety in Women's Health Care Alliance for Innovation on Maternal Health. Patient safety bundle: reduction of peripartum racial/ethnic disparities. Available at: http://safehealthcareforeverywoman.org/wp-content/uploads/2017/11/Reduction-of-Peripartum-Disparities-Bundle.pdf. Accessed January 16, 2018.

101. U.S. Department of Health and Human Services. The rationale for diversity in the health professions: a review of the evidence. 2006. Available at: http://anyflip.com/vhdl/blku/basic. Accessed January 18, 2018.

102. Butler AS, Bristow LR, eds. *In the Nation's Compelling Interest: Ensuring Diversity in the Health Care Workforce.* Washington, DC: National Academies Press; 2004.

103. Fullerton J, Sipe TA, Hastings-Tolsma M, et al. The midwifery workforce: ACNM 2012 and AMCB 2013 core data. *J Midwifery Womens Health.* 2015;60(6):751-761.

104. Wren Serbin J, Donnelly E. The impact of racism and midwifery's lack of racial diversity: a literature review. *J Midwifery Womens Health.* 2016;61(6):694-706.

105. Ortiz FM. History of midwifery in New Mexico: partnership between *curandera-parteras* and the New Mexico Department of Health. *J Midwifery Womens Health.* 2005;50:411-417.

106. Smith MC, Holmes LJ. *Listen to Me Good: The Story of an Alabama Midwife.* Columbus, OH: Ohio State

University Press; 1996.

107. Morrison SM, Fee E. Nothing to work with but cleanliness: the training of African American traditional midwives in the South. *Am J Public Health*. 2010;100:238-239.

108. Ogburn JA, Espey E, Pierce-Bulger M, et al. Midwives and obstetricians-gynecologists collaborating for Native American women's health. *Obstet Gynecol Clin North Am*. 2012;39:359-366.

# 3A

# 生殖健康数据

MARY C.BRUCK AND TEKOA L.KING
感谢 Nancy Jo Reedy 和 Esther R.Ellsworth Bowers 对本附录的贡献

孕产妇和婴儿死亡率的统计数据能够描述人群的健康状况的变化趋势，以及治疗干预的结果。这些数据也常被医学研究所、政府以及国际机构等使用，以帮助决定怎样配给资源。在美国，有关出生、死亡以及胎儿死亡的数据在每一个州或者管辖区域都会收集，并且会作为关键数据报告给国家健康统计中心（National Center for Health Statistics）。国家重要统计数据系统（National Vital Statistics System）由联邦政府、50 个州、2 个城市（华盛顿和纽约）以及 5 个属地（波多黎各、维京群岛、美属萨摩亚、关岛、北马里亚纳群岛）合作构建。州和属地有登记重要事件的法律职责。尽管大多数管辖区域使用标准的美国问卷收集出生和死亡数据，但是当在州和属地之间进行比较的时候，所收集的数据还是有差异。因此，在所有的管辖区域收集到的数据并不是一致的。

健康数据是被接受的评价卫生系统有效程度的方法，并且在国家健康指标中被广泛使用。死亡率的统计数据描述了国际上以及美国内部孕产妇和新生儿的情况。在美国等发达国家和资源有限的国家之间存在着患病率和死亡率的巨大差异。在美国内部，母婴健康结局有显著的种族及民族差异。本附录简单回顾了健康相关数据的定义以及他们是如何被使用的。关键生殖统计数据在表 3A-1 中被呈现[1-3]。最新的婴儿死亡率、胎儿死亡以及妊娠有关的死亡比率在表 3A-2[3-5]以及图 3A-1[6]中呈现。

## 婴儿死亡率

在 2014 年，美国整体的婴儿死亡率（infant mortality rate，IMR）是 6/1 000 活产。然而，婴儿死亡率在地区以及种族/民族之间存在差异，在非西班牙裔黑人中最高（表 3A-2）[3~5,7]。婴儿死亡的最常见原因是先天发育畸形、早产或低体重、母亲妊娠并发症、胎儿猝死综合征（sudden infant death syndrome，SIDS），以及意外伤害。

婴儿死亡率在历史上就被用来当作描述人群健康的指标，因为婴儿一岁内的健康很大程度取决于母亲健康、医疗护理质量、社会经济条件（例如营养、教育、金钱）以及公共卫生服务（例如环境卫生、预防保健服务）[8]。尽管美国在卫生服务上比其他国家多投入了大量的金钱，但是其在发达国家的排名为第26，其中婴儿死亡率大约是其他发达国家的两倍。

为什么尽管美国大量的卫生投入，婴儿死亡率还是这么高呢？背后的原因很复杂，并且未被充分理解。与国际比较发现，高婴儿死亡率很大一部分是因为高早产率以及大于 37 周妊娠婴儿的高死亡率[8]。

最可能改变的病因就是早产。许多研究探讨了旨在降低早产的策略，包括对环境表观遗传机制的探索，这些研究表明改善健康社会决定因素能够直接影响围产结局[9]。降低早产的干预包括提高母乳喂养率、给予更多的父母支持与教育以及增加医疗服务的获得途径。

## 胎儿死亡及死产

不同州对报告胎儿死亡的要求不同。大多数报告的胎儿死亡要求妊娠大于等于 20 周，出生体重大于等于 350g，并且将妊娠 20 周作为区分死产和流产的门槛。一些州将所有的流产都报告为胎儿死亡，不论当时妊娠时间的长短。美国的胎儿死亡率和新生儿死亡率大致相同，即 5.96/1 000 例 20 周后的活产和胎儿死亡做分母。这个率在不同的种族不同，并且在非西班牙裔黑人中最高。

| 表 3A-1 | 有选择的妇幼健康指标 |
|---|---|
| **术语** | **定义及解释** |
| 胎儿死亡率（见死产部分） | 分娩前胎儿自发死亡，不论怀孕时间多久。<br>胎儿死亡表现为分娩后胎儿无生命指征（例如：心跳、脐带搏动、呼吸、或者自发肌肉运动）。<br>胎儿死亡率是 20 周妊娠之后的胎儿死亡数目占这一年总体的活产加上胎儿死亡的数目，以每千活产数加上死胎数表示 |
| 婴儿死亡率<br>（infant mortality rate, IMR） | 在给定的一年中，每 1 000 例活产中一岁以前的婴儿死亡数 |
| 孕产妇死亡或者妊娠相关死亡的终生风险<br>（life time risk of maternal death or pregnancy-related death） | 一位女性在一生中死于妊娠或者分娩的风险。通过把孕产妇死亡率乘以 30 获得，或者用 15 至 44 岁的妇女可能妊娠的年数表示。这些计算基于国家孕产妇死亡率和生育率。这种估计方法显示，多次怀孕的妇女或者缺乏有效避孕措施的妇女面临极高的妊娠及生产死亡风险，因为这些妇女反复妊娠 |
| 活产<br>（live birth） | 胎儿从母亲体内娩出，不论妊娠时间多长，新生儿有生命体征，（例如心跳、脐带搏动、呼吸、或者自发肌肉运动），无论脐带是否被剪断，胎盘是否附着。心跳不是瞬间心脏的收缩，呼吸不是瞬间呼吸或者喘息 |
| 孕产妇死亡率<br>（maternal mortality rate） | 在某一年每 100 000 生育年龄的妇女中，妊娠中死亡或生产后 42 天之内死亡的估计的孕产妇数目。因为生产数目比生育年龄女性数目更容易获得，产妇分娩率不好获得，因此在资源有限的地区不使用这个指标 |
| 产妇死亡比例<br>（maternal mortality ratio） | 每 100 000 活产中，妊娠中死亡或分娩后 42 天之内死亡的孕产妇数目的估计。此比例是描述国家内产妇死亡趋势的最常用指标，并且可以用来进行国际上的比较。注：孕产妇死亡比例不同于产妇死亡率，它的分母为活产数目，而不是生产适龄女性数目。产妇死亡率不好计算，尤其是在那些数据收集不全面的国家 |
| 新生儿死亡率<br>（neonatal mortality rate） | 每 1 000 活产中，28 天内死亡的新生儿数目 |
| 早期新生儿死亡率<br>（early neonatal death rate） | 早期新生儿死亡率指新生儿出生后 7 天内死亡的数量 |
| 晚期新生儿死亡率<br>（early neonatal death rate） | 晚期新生儿死亡率指新生儿出生后 7 天到 27 天内死亡的数量 |
| 围产期死亡率<br>（perinatal mortality rate PMR）[a] | 一年内总胎儿死亡数（孕龄大于 20 周）加上早期新生儿死亡数（生后第一个 28 天之内）被这一年的总活产数加上死胎数除。用每千活产数加死胎数表示 |
| 妊娠有关死亡<br>（pregnancy-associated death） | 妇女在妊娠期内或者妊娠一年内的死亡，这个死亡并不是直接由妊娠引起。本定义与"非妊娠相关死亡"对比，非妊娠相关死亡就是从未妊娠过或者怀孕终止超过一年的妇女死亡。<br>以妊娠相关死亡比例报告，即每 100 000 活产中妊娠相关死亡数目 |
| 妊娠相关死亡<br>（pregnancy-related death） | 妇女在妊娠期内或者生产一年内的死亡（不论妊娠结局、时间以及妊娠位置），也不论其由妊娠或者妊娠管理引起，但不包括意外或偶然的原因。这些原因就包括了妊娠并发症，妊娠引起的一系列的事件，或者因为妊娠的生理效应造成的不相关情况的累积作用 |
| 死产<br>（still birth） | 孕周 ≥ 20 周的胎儿死亡 |

[a] 现在使用的围产期死亡率有很多定义，包括：出生后 7 天内新生儿死亡，出生后 28 天内新生儿死亡，还有其他的定义纳入了孕周大于 28 周的胎儿死亡

| 表 3A-2 | 美国不同种族 / 民族妊娠相关死亡率、胎儿死亡率以及新生儿死亡率 | | |
|---|---|---|---|
| 种族 / 民族 | 新生儿死亡率(2014 年)<br>n/1 000 活产 | 胎儿死亡率(2014 年)<br>n/1 000 活产 | 孕产妇死亡比例<br>(2011—2013 年)<br>n/100 000 活产 |
| 非西班牙裔黑人 | 11.37 | 10.53 | 43.5 |
| 印第安人 / 原住民美国人 | 8.3 | 6.2 | 14.4[a] |
| 西班牙裔人 | 5.0 | 5.22 | 14.4[a] |
| 非西班牙裔白人 | 4.9 | 4.88 | 12.7 |
| 亚洲人 / 太平洋岛民 | 4.2 | 4.68 | 14.4[a] |
| 总计 | 6 | 5.96 | 17.3 |

[a] 孕产妇死亡比率是除外非西班牙裔黑人和非西班牙裔白人后,将其他民族合并计算的

## 孕产妇死亡

在美国,孕产妇死亡由三个不同的系统进行评估[10]。国家关键数据系统(National Vital Statistics System)基于世界卫生组织(WHO)的国际疾病编码的死亡证明来报告孕产妇死亡率及比例。这些数据并不能提供直接死亡原因的细节数据。疾病控制中心(CDC)的妊娠死亡监测系统(the pregnancy mortality surveillance system)通过更加复杂的死亡证明、出生证明以及证明上的妊娠数据来监控妊娠有关的死亡。第三个系统就是产妇死亡回顾委员会(maternal mortality review committees),其在地区层面更细致地分析妊娠有关死亡。

孕产妇死亡与婴儿死亡、胎儿死亡相比更少见,报告时以 100 000 个分娩为参考(作为分母)。一个女性因为生孩子死亡是个悲剧,增加一个女性死亡对于社会来说都是个灾难,并且也会让这个国家难为情。尽管生活质量以及医疗服务技术的提高,产妇妊娠相关的死亡由 1987 年的 7.2/100 000 增加到了 2013 年的 17.3/100 000[3]。非西班牙裔黑人产妇死亡率高出非西班牙裔白人产妇三倍(40.2/100 000 v.s.14.2/100 000),这是美国当下最大的围产期健康差异之一[11]。目前,美国在世界上排名第 60,其孕产妇死亡率高于任何发达国家[12]。据估计美国大约 50% 的产妇死亡是可以避免的[13]。

历史上,最常见的产妇死亡原因是失血、感染、高血压以及麻醉并发症。因为孕妇的孕前健康状况随时间有了很大的改变,因此造成死亡率和患病率的原因也变化了很多。2011—2013 年,妊娠有关死亡的最常见的直接原因列举在了表 3A-3 中[3]。在合适的地点接受医疗服务可能降低个体的风险,但是贫困、获得服务的途径以及保险的问题可能会阻碍产妇获得这些医疗服务。与增加的产妇死亡比例有关的特殊因素还包括小于等于四次产前检查、非计划生产、剖宫产、未婚、一个州中黑人女性分娩率[11]。最后一个因素表现了美国内部种族民族相关的健康差异带来了持续挑战。

### 美国孕产妇死亡呈上升趋势

许多研究试图找出美国孕产妇死亡率上升的原因。最初的时候,这种上升的趋势被认为是短暂的并且与出生证明的变化、死亡原因的分类以及其他记录方式的变化有关[14,15]。然而,这种记录方式的变化并不能够说明某些特定州的产妇死亡变化。例如:一个州的孕产妇死亡率在两年的时间内翻了一倍,在没有战争、自然灾害或者严重的经济灾难的时候,这种上升是出乎意料的[15]。这个州和其他的一些州目前已经设立了产妇死亡回顾委员会。回顾委员会通常将助产士纳入到委员会成员中,来直接检查死亡的产妇的数据。但是委员会并不是在所有地区都存在[13]。

孕产妇死亡增加的潜在原因中很突出的一点就是孕产妇保健在整个国家存在着巨大的差异。在许多发达国家,不论在哪里生产,最优实践标准都要被执行。而在美国,对于发生妊娠并发症或生产紧急事件的孕妇的治疗方案并没有一个标准。这个问题是目前许多政策的关注点。例如:加利福尼亚

产妇护理质量联盟(California maternal quality care collaboration)开发了许多标准的实践方案,这些方案针对例如产后出血,并且在整个州范围推广[16]。研究发现使用这些方案能够降低产妇死亡,这就促成了国家母亲安全合作工具包(National Partnership for Maternal Safety's bundles)的产生,这个工具包的一部分就是对产科出血的管理[13,17]。这些实践指导方案很好地阐释了数据是怎样驱动研究的,然后这些研究影响了政策,进而转化成为临床实践。

### 孕产妇患病

产妇患病比产妇死亡更为常见。就像很难获得产妇死亡数据一样,产妇患病数据更难获得。死亡数据描述的是一个单一的事件。而与之相比,患病数据更难记录,并且缺乏标准病例定义,且产妇患病指标与许多其他并发症有关(例如:一个产妇可能同时患有严重贫血、膀胱阴道瘘、重复尿道感染以及抑郁症)。

孕产妇的危重症(near-miss maternal mortality)是威胁生命的事件,并且可以导致死亡。最近致力于定义并且追踪危重症案例的工作加大力度,他们是进一步评估健康服务质量以及干预有效性的一种方法[18]。为了降低孕产妇患病率,早期警示标准正在被整合到患者安全工具包中[18]。

## 生殖健康:全球的情况

尽管在美国,妊娠有关的死亡是一个国家性的关注点,但是 99% 的产妇死亡发生在资源贫乏的国家(表 3A-4)[19]。因为对于死亡定义以及死亡报告标准的不统一性,在国家之间比较产妇死亡率很难。在世界范围内,很多妇女妊娠期间从未被纳入卫生服务系统,即使在她们病危的情况下。因此关键数据、监测数据以及其他的记录并不能够很好地捕捉到死亡和残疾情况。因为孕产妇死亡率(rate)很难获得,孕产妇死亡比例(ratio)被更多地使用。当进行国家间的比较时,产妇死亡比例是指在给定时期每 100 000 例活产中有多少孕产妇死亡。

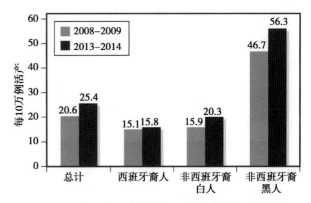

图 3A-1　不同民族 / 种族产妇死亡率,包括 27 个州以及华盛顿特区,2008—2009 和 2013—2014

| 表 3A-3 | 2011—2013 年美国孕产妇死亡的主要原因 |
|---|---|
| 原因 | 妊娠有关死亡率 |
| 心血管疾病 | 15.5% |
| 非心血管疾病(包括药物使用过量) | 14.5% |
| 感染或者败血症 | 12.7% |
| 出血 | 11.4% |
| 心肌病 | 11.0% |
| 血栓性肺栓塞 | 9.2% |
| 妊娠高血压 | 7.4% |
| 脑血管意外 | 6.6% |
| 羊水栓塞 | 5.5% |
| 麻醉并发症 | 0.1% |

本表基于疾病控制和预防中心:妊娠死亡监控系统

| 表 3A-4 | 联合国千年发展目标对产妇死亡比例、产妇死亡数目以及终生危险的估计 | | | | |
|---|---|---|---|---|---|
| 地区 | 产妇死亡比例 (n/100 000 生产) | 产妇死亡率估计范围 | | 产妇死亡数目 [a] | 产妇死亡终生 风险(1/n) |
| | | 最低估计 | 最高估计 | | |
| 世界 | 210 | 160 | 290 | 289 000 | 190 |
| 发达地区 | 16 | 12 | 23 | 2 300 | 3 700 |
| 发展中地区 | 230 | 180 | 320 | 286 000 | 160 |

[a] 产妇死亡比例、产妇死亡数目以及产妇死亡终生风险根据下面的标准近似报告:<100,无近似;100~999,近似到 10；1 000~999,近似到 100 ;>10 000,近似到 1 000

数据来源:世界卫生组织、联合国儿童基金会、联合国人口基金会、世界银行、联合国人口司

## 全球性的产妇死亡相关因素

在资源匮乏的地区,最常见的孕产妇死亡原因是失血、感染、高血压、分娩并发症以及不安全流产[19]。Betran 等人的系统综述报告了 2005 年 141 个国家的孕产妇死亡率[20]。通过使用标准回归模型,他们发现下述三个因素与世界范围的产妇死亡高度相关:①由技术熟练接生人员接生的比例;②婴儿死亡率;③对于健康的国民人均支出[20]。

此外,"三个拖延"现象被认为是孕产妇死亡的关键因素。这个现象指的是一旦在生产中出现紧急情况,下面这三个拖延会使孕产妇不能够及时接受高质量的服务:

1. 发现问题、决定治疗环节出现拖延。

2. 已确定问题或并发症,提供恰当照护的环节出现拖延。

3. 到达转诊医院后,接受恰当适宜的照护环节出现拖延。

## 母亲安全倡议

为解决母婴死亡有关的全球因素,在 1987 年,母亲安全倡议工作组(the Safe Motherhood Initiative)在非洲召开第一次会议[21]。几年后另一个小组成立了,其名字叫做白丝带联盟(White Ribbon Alliance),与母亲安全倡议工作组有相似的目标。白丝带联盟中的许多成员也在安全孕产倡议工作组中。但是白丝带联盟的范围更广,并且包含了国际非政府组织(International Nongovernmental Organizations,INGO)、政府机关、当地非政府组织以及资源有限地区的社区组织。联盟成员的普遍目的是促进实践和推广以帮助女性获取高质量妇科、计划生育、产前、分娩以及产后保健的服务的方案及指南制定,以保证母亲、胎儿以及婴儿取得围产期理想健康状态。尽管关注点在低资源的国家,母亲安全项目网站上的行动信息对于很多国家都有意义,包括美国在内(表 3A-5)[22]。

## 结论

由于在关键数据的定义、收集以及报告中存在复杂性,因此很难依赖确切的数据。然而,仅仅是这些数据的发展趋势就很有力了。美国投入到医疗的花费比世界上任何一个国家都高,虽然其婴儿死亡率在近几年也已降低。但是,美国的婴儿死亡率仍比很多其他发达国家高。孕产妇患病和死亡在增加,并且妇幼健康方面的种族/民族差异十分显著。

| 表 3A-5 | 母亲安全行动的信息 |
|---|
| 通过人权促进母亲安全 |
| 给女性赋权,确保选择 |
| 母亲安全是经济和社会发展的重要投资 |
| 推迟婚育 |
| 每一个妊娠都有风险 |
| 确保由有技术的接生人员接生 |
| 改善高质量生殖健康服务的可获得性 |
| 避免意外怀孕及不安全的流产 |

本表经允许后根据安全孕产行动信息改编

国家关键数据与个人临床护理之间的关系可能看起来很遥远,但是这些数据在世界上每一个临床实践中都起着重要作用。患病和死亡的原因在本质上既有社会性也有生物性。对于每一个产妇,助产士提供的照护都应既解决生物问题又考虑到社会因素,国际上,助产士提供这样的服务历史悠久且充满故事,当下的助产士也应该继续提供这种服务。

（庞汝彦　译　段得琬　审）

## 信息资源

| Organization | Description | Webpage |
|---|---|---|
| Cornell University Library | "Finding Health Data and Statistics: Reproductive and Family Health." | http://guides.library.cornell.edu/c.php?g=241897&p=1608216 |
| *Lancet* Series on Midwifery, June 23, 2014 | Special issue of *Lancet* that focuses on the needs of childbearing families internationally and the role of midwives. | http://www.thelancet.com/series/midwifery |

## 参考文献

1. World Health Organization. Health statistics: maternal mortality ratio. Available at: http://www.who.int/healthinfo/statistics/indmaternalmortality/en/. Accessed December 18, 2017.

2. World Health Organization. *ICD-10 International Statistical Classification of Diseases and Related Health Problems.* Geneva, Switzerland: World Health Organization; 2011.

3. Centers for Disease Control and Prevention. Pregnancy Mortality Surveillance System. November 9, 2017. Available at: https://www.cdc.gov/reproductivehealth/maternalinfanthealth/pmss.html. Accessed January 19, 2018.

4. Centers for Disease Control and Prevention. Infant health: protecting our next generation at a glance 2016. Available at: https://www.cdc.gov/chronicdisease/resources/publications/aag/infant-health.htm. Accessed January 20, 2018.

5. MacDorman MF, Gregory EC. Fetal and perinatal mortality: United States, 2013. *Natl Vital Stat Rep.* 2015;64(8):1.

6. MacDorman MF, Declercq E, Thomas ME. Trends in maternal mortality by sociodemographic characteristics and cause of death in 27 states and the District of Columbia. *Obstet Gynecol.* 2017;129(5):811-818.

7. MacDorman MF. Race and ethnic disparities in fetal mortality, preterm birth, and infant mortality in the United States: an overview. *Semin Perinatol.* 2011;35(4):200-208.

8. MacDorman MF, Mathews TJ, Mophangoo AD, Zeitlin J. International comparisons of infant mortality and related factors: United States and Europe, 2010. *Nat Vital Stat Rep.* 2014;63(5):1-10.

9. Vick AD, Burris HH. Epigenetics and health disparities. *Curr Epidemiol Rep.* 2017;4(1):31-37.

10. St Pierre A, Zaharatos J, Goodman D, Callaghan WM. Challenges and opportunities in identifying, reviewing, and preventing maternal deaths. *Obstet Gynecol.* 2018;131:138-142.

11. Moaddab A, Dildy GA, Brown HL, et al. Health care disparity and state-specific pregnancy-related mortality in the United States, 2005–2014. *Obstet Gynecol.* 2016;128:869-875.

12. Neggers YH. Trends in maternal mortality in the United States. *Reprod Toxicol.* 2016;64:72-76.

13. Main EK, McCain CL, Morton CH, Holtby S, Lawton ES. Pregnancy-related mortality in California: causes, characteristics, and improvement opportunities. *Obstet Gynecol.* 2015;125:938-947.

14. Joseph KS, Lisonkova S, Muraca GM, et al. Factors underlying the temporal increase in maternal mortality in the United States. *Obstet Gynecol.* 2017;129(1):91-100.

15. MacDorman MF, Declercq E, Cabral H, Morton C. Recent increases in the U.S. maternal mortality rate: disentangling trends from measurement issues. *Obstet Gynecol.* 2016;128(3):447-455.

16. Main EK, Goffman D, Scavone BM, et al. National Partnership for Maternal Safety consensus bundle on obstetric hemorrhage. *J Midwifery Womens Health* 2015;60:458-464.

17. Creanga AA, Syverson C, Seed K, Callaghan WM. Pregnancy-related mortality in the United States, 2011–2013. *Obstet Gynecol.* 2017;130(2):366-373.

18. Mhyre JM, D'Oria R, Hameed AB, et al. The maternal early warning criteria: a proposal from the National Partnership for Maternal Safety. *Obstet Gynecol.* 2014;124:782-786.

19. World Health Organization, United Nations Children's Fund, United Nations Population Fund, The World Bank, United Nations Population Division. Trends in maternal mortality: 1990 to 2013. Available at: http://www.who.int/reproductivehealth/publications/monitoring/maternal-mortality-2013/en/. Accessed December 12, 2017.

20. Betrán AP, Wojdyla D, Posner SF, Gülmezoglu AM. National estimates for maternal mortality: an analysis based on the WHO systematic review of maternal mortality and morbidity. *BMC Public Health.* 2005;12(5):131-143.

21. Islam M. The Safe Motherhood Initiative and beyond. *Bull WHO.* 2007;85(10):735.

22. Safe Motherhood action messages. Available at: http://www.safemotherhood.org. Accessed December 12, 2017.

# 助产士作为初级健康服务的提供者

助产士在孕妇与新生儿的初级保健中的地位已经被广泛认同,这也给我们带来了提高妇女及其家庭、团体一生的健康与幸福这样一个重大的责任。尽管在各个州之间立法与政策对妇幼保健的支持不尽相同,对初级保健的报酬也不尽相同,但助产士们都在信奉自己的使命和责任,并为之奋斗[1]。

从某种程度上说,在美国,助产士发挥初级保健的作用是一种新的现象,但追溯它的发展历程即使没有数百年,也有几十年。这个国家最初的助产士原本是受人尊重的医者中的一员,最初的助产士也就是为我们提供基础护理的我们现在的公共健康护士。她们的职业范围包括对于整个家庭的常规健康管理[2]。到20世纪90年代,初级保健的工作要求已经添加进助产士教育和练习标准中,甚至在后来的核心能力修订中被进一步明确[3,4]。在20世纪末,美国已有明确规定,对于具有初级保健工作资质的助产士准予其开展初级保健工作。

助产士照顾重点在于常态化,《瓦尔尼助产学》的这一部分讲述对所有年龄段的妇女进行持续的健康生活帮助所需要的知识。诚然,不同妇女从助产士处获得的健康帮助及教育是不同的,因此得到的结果也不一致。这个现实迫使助产士们对社会经济对健康的影响有更好的认识,并更好地探索初级保健如何帮助妇女应对复杂的社会环境以及随之而来的疾病、心理健康问题、药物滥用带来的并发症等情况[5,6]。

从美国的人口统计学来看,人口正在发生变化,尤其是在有色人群妇女和儿童的健康结果方面,这种变化更加明显。因此,应该优先关注种族和民族多样性。

对于其他人口,享受助产士健康照顾的情况也存在不平等性和差异,造成此种差距的因素包括:年轻或年老、低受教育水平、文盲、低收入、宗教信仰、残疾状况、性少数地位、居住地(尤其是偏远农村或城市)。这些人口特征的交叉性会加剧健康问题,对于农村居民之间同样存在着种族及民族间差异[7]。

为了实现医疗公平,助产士必须成为多元文化的护理提供者,并在可能的情况下成为这一领域的领导者[8]。培养文化谦逊是培养有效初级保健实践所需的文化能力技能重要的第一步[9]。文化谦逊是一个终生的自我批判、自我意识和反思的过程。

通过加入有经验的致力于帮助被剥夺权利的妇女或因家庭贫困而导致无法接受最基本的医疗护理的妇女的助产士前辈的组织中,助产工作包括了初级保健,并通过推进文化能力,使整个国家的健康状况得到持续改善,更重要的是,他们通过多样化的努力让助产工作更好地满足妇女的需求。

考虑到这些必要条件,本节的章节概述了初级保健中常见的健康问题。读者可首先阅读"贯穿整个生命周期的健康促进",该章节总结了当前关于初级和二级预防的建议。助产士也努力发挥自己的作用,履行其在初级保健方面的历史职责,从而确保国家的妇女、家庭和社区拥有更加健康的未来。

(杨海澜 译)

## 参考文献

1. Phillippi JC, Barger MK. Midwives as primary care providers for women. *J Midwifery Womens Health*. 2015;60:250-257.

2. Varney H, Thompson JB. *A History of Midwifery in the United States: The Midwife Said Fear Not*. New York, NY: Springer; 2016.

3. American College of Nurse-Midwives. *Core Competencies for Basic Midwifery Practice*. Silver Spring, MD: American College of Nurse-Midwives; 2012.

4. Phillippi JC, Avery M. The 2012 American College of Nurse-Midwives core competencies for basic midwifery practice: history and revision. *J Midwifery Womens Health*. 2014;59:82-90.

5. Goodman D. Improving access to maternity care for women with opioid use disorders: colocation of midwifery services at an addiction treatment program. *J Midwifery Womens Health*. 2015;60:706-712.

6. Womack JA, Brandt CA, Justice AC. Primary care of women aging with HIV. *J Midwifery Womens Health*. 2015;60:146-157.

7. James CV, Moonesinghe R, Wilson-Frederick SM, Hall JE, Penman-Aguilar A, Bouye K. Racial/ethnicity health disparities among rural adults—United States, 2012–2015. *MMWR Surveill Summ*. 2017;66(SS-#23):1-9. http://dx.doi.org/10.15585/mmwr.ss6623a1.

8. Dau KQ. Organizational change in the pursuit of equity. *J Midwifery Womens Health*. 2016;61:685-687.

9. Tervalon M, Murray-Garcia J. Cultural humility versus cultural competence: a critical distinction in defining physician training outcomes in multicultural education. *J Health. Care Poor Underserved*. 1998;9(2):117-125.

# 4

# 妇女健康管理简介

JAN M.KRIEBS

## 助产士的职责为"陪伴女性"

助产学既是一门艺术也是一门科学,其着眼于对女性及其家庭的照护。正如本书第 1 章介绍的那样,在美国,助产学是在资源非常有限的条件下,在对女性健康照护的实践过程中逐渐发展起来的一门受社会广泛尊重的专业。它包括对女性的基础照护、妇科服务、孕产妇保健服务,以及新生儿照护。助产学提供的是跨学科服务。助产士需要与妇科医生、产科医生、护士、社会工作者及其他健康相关专业工作者共同协作。而这些专业工作者同样离不开助产士。理解助产学专业的关键是认识到助产学专业是一门多种技能和知识交叉的专业,需要与他人共同协作才能达到为女性健康服务的最理想效果。

医学和护理学对于医疗保健的认识是基于循证医学研究和专家见解,同样,循证医学研究和专家见解也是助产学发展的基础。大多数医师的医疗实践经常受到指导过他们的专家们的个人习惯和经验的影响,这些专家的建议仅有少数是根据高质量的研究得来的。有时,某些治疗手段在尚未进行大量研究前已被应用于临床实践。相似的诊疗流程和处理方式均传承于那些教会他(她)们的高年资医师。

我们常认为"指南是基于可靠的研究证据制定而成的,且不存在偏倚",但这一认识是有缺陷的[1]。例如:在 2011 年美国妇产科医师学会发布了他们的发现,即已经证实他们的"实践简报(Practice Bulletins)"中只有不到 1/3 的报道是基于"良好一致"的研究证据[2]。此外,对于绝大多数的孕期保健,并不能使用被认为是最严格可靠的研究方法对它们进行安全且符合伦理地评估。尽管

越来越多的学者在助产研究中做出贡献,但助产研究在女性健康研究中所占比例仍然很低。例如:关于助产方面的研究有"关注孕期"培训项目(相当于国内医疗机构的孕妇学校)作为一种孕期保健模式的发展状况,以及关于出生后延迟脐带结扎的研究[3,4]。因此,辨析循证医学、解读指南所提供信息的质量和识别助产士及其他人经验中的偏见是推动助产学发展的关键点。

助产学作为女性的陪伴者的一门学科而与其他医学专业区分开来。助产士是女性陈述者的倾听者;是女性可与之共同探讨文化、性、生育问题的从业者;是女性健康问题的知情者与共同决策者;是女性的陪伴者。以上几点与专业行为综合起来即是对助产专业诊疗行为的归纳。本章讨论的内容包括助产学专业的临床目标及专业行为,此部分主要介绍助产士应具有的核心技能。

要掌握助产士的核心技能,先要了解助产学管理的发展过程。在 20 世纪 70 年代中期[5],通过密西西比及新泽西州助产士教育项目的发展,"7 步服务法"成为了助产学个体化服务流程的指南,同时也可参照它来对服务效果进行评估(表 4-1)。

助产管理模式强调助产士作为一个独立的照护服务者的责任,且助产管理过程必须建立在科学的基础上。尽管其他专业人员也参与照护,但助产士仍有责任确保妇女及其家人获得足够和恰当的治疗和健康教育服务。

管理过程中的综合性计划首先关注的是基于循证医学的,能够提升健康、预防发病和 / 或针对现状的治疗选择。这些干预措施不仅局限于简单的药物治疗,还包含对妇女的个体化照护。制定方案时还应考虑花费、可行性和可操作性等其他因素。

助产士的服务模式不仅应细致入微,还要保证全天候无间断的照护,而后者是提高照护质量的重要环节。

| 表 4-1 | 助产管理程序 |
| --- | --- |
| 1. 调查并获取所有必要的资料,以完善孕妇及新生儿的健康评估。 | |
| 2. 通过对资料的正确理解,准确发现问题,做出诊断,了解健康需求。 | |
| 3. 就目前存在的健康状况和诊断,发现潜在的健康问题和其他可能性诊断。 | |
| 4. 评估孕妇及新生儿的情况,决定是否需要进行产科护理、内科干预治疗,或其他健康管理团队的咨询和合作。 | |
| 5. 通过上述步骤获得的信息,制定一个全面的切实可行的健康管理计划。 | |
| 6. 有效、安全地实施健康管理计划。 | |
| 7. 评估所给予的医疗帮助的有效性,纠正健康管理中任何无效的医疗行为。 | |

## 沟通交流

清晰的交流是治疗互动的重要组成部分。要达到有效的交流就需要有意识的去关注交流。

但仍存在几个重要因素影响寻求健康咨询的妇女与助产士之间的有效沟通。

一个人的身份由许多特征形成。这些特征在助产士和女性之间的诊疗关系中起着很重要的作用。文化背景、性别、人种、民族、移民状态、社会经济状态等均影响着彼此之间的交流。健康意识和健康认知会影响一个人对医疗信息交流的理解程度,同时,语言本身可以促进或者阻碍这种理解。

### 文化、人种、民族、身份的影响

助产士常常会遇到一些女性,她们因为自己的信仰、身份不被别人接受而产生不信任、不愿意暴露自己的健康问题。而在这样的实践中助产士应该怎么做? 最重要的一步就是:助产士应当认同每个人的文化背景、欣赏每个人的人格特点,并理解每一个人对实际照护操作的不同选择。助产士应当认识到可能会因自己无意识的冒犯和潜意识中的不理解增加就诊者隐瞒重要信息和拒绝寻求帮助的风险,从而影响诊疗效果。所以,认同不同的文化背景、欣赏不同的人格特点,理解多样化的选择,这是我们终身都需要追求的一项事业,只是很少有人真正意识到这一点。

我们需要牢记医疗保健不仅是一种文化建设,同时可以在保健服务过程中发现一些有损身体健康的潜在问题而从中获益。文化知识体系是非常重要的,提供保健服务的助产士和保健服务的接受者均会受到影响。这个理念,不仅应延伸到提供保健服务医护人员,同时也应是医疗保健的基石并体现在服务过程中。DeMeester 和他的同事描述健康保健系统的组成可以提高对于高风险社区人员共享医疗决策,尤其是对那些双重少数的个体(同性恋和美国黑人)。这些服务包括:在社区办公室的工作流程的反馈、健康信息技术、文化组织和架构、外界环境、资源、员工培训和对阳性结果的处理[6]。值得注意的是,本书通篇都使用"女性"这一词,但也包括那些不认为自己是"女性"的女性。因为有些个体有和其与生俱来的生理性别相异的社会性别。对此部分的详细讨论,见于本书"助产学:服务对象、社会因素和保健服务"章节。另外,我们建议读者从物理检查这一章节中获取更多的相关信息。

### 谈论敏感话题

助产士面对的常常是女性生活中最私密的一面。诸如,她对伴侣的选择、生育决定以及她的性经验等这一类话题。而另一类话题可能是她曾遭遇身体、性、精神情感上的暴力。她对自己生活方式及生活习惯的可接受度,她患有的传染性疾病,她的文化程度,甚至于她是否有住所,所有这些话题都可能会出现在助产士对她的照护过程中。

女性会因为多种原因感到难堪。当一个人在一个团体中多次面对负面评价,就会倾向于回避那些可能令她感到尴尬的场合。助产士的职责就是创造一个安全的环境,在这里双方可以坦诚地提问与解答,可以寻求帮助和提供帮助。当我们在诊室接待一位妇女或者一个家庭时,当我们为其提供医疗服务时,当我们对各种选择进行讨论的时候,还应当观察其肢体动作及言语,这些都有助于我们发现其他需要注意的问题。

### 语言的使用

学会倾听他人说话,观察一个人在与他人相处时的肢体姿态同样也是一种技能。无论口头语言还是肢体语言都会影响助产士与妇女之间的关系。这意味着我们应该根据妇女的受教育情况及文化背景选择恰当的语言。助产士也应该从妇女角度去考虑问题,这样的话,医患双方便可以更好地站在同一个角度去思考和讨论问题。医疗工作者与患者沟通的语言并不是随意脱口而出的话语,而是需要经过数年的训练才能掌握的一门沟通技巧。

积极地倾听是一项基本技能。在与妇女进行交谈时,要求助产士要有充分的耐心让她们讲述自己的情况,尽量避免打断她们的陈述或使用指令性语言。使用开放式问题进行询问可以让妇女有机会说出她们真正担心的问题。当一个人能够积极专注地倾听,并及时做出反馈的话,意味着谈话双方彼此能够互相理解。耐心等待并鼓励对方提供更多的信息,对于不太清楚的部分,可通过以下问题,进一步询问,如:"我想你的意思是,这样理解正确吗?"有效的沟通还需要谈话双方的及时反馈,比如说"我听到你说。"通过这样的反馈来表明你对妇女所提供的信息的重视。以上这些都是非常重要的沟通技巧。对妇女所表述的问题进行确认是至关重要的——我们太容易误解她们的真实想法。而且,妇女需要确定她向你所陈述的一切是安全的,这样才可以使她更好地表达自己的想法。积极的倾听也包括一些非语言交流,包括眼神交流、靠近她而非疏远她,保持一个开放的身体姿势来表示对她的接受,尽量避免一些防御性的身体姿势(例如:双臂交叉),同时要保持职业的面部表情等。

在专业对话中,实现有效倾听的另一个方法是通过"讲话四道关"。助产士的语言应该回答以下四个问题,这些问题基于类似的概念去解释传统意义上分割的不同群体,比如神秘的苏菲派传统、苏格拉底、还有近些年的贵格教派。这也是伊斯兰苏菲神秘主义的一部分内容。在这种方法的所有内容中,其中以下内容适用于通过沟通来提高患者对专业对话的理解力。助产士在讲话前应该先回答以下四个问题:

1. 要讲的话是可信的吗?如果不可信,则没有必要讲出来。

2. 这些话是友善的吗?许多话题,在讨论的时候都需要善意地表达,这样,才能使听者接受那些原本不愿接受的建议。友善对待妇女既不是忽略她们的问题,也不是自恃恩人般的俯视她们。例如:有很多方式去告诉对方体重超重需要减肥。比较"你太胖了,需要少吃点"和"我担心你的体重可能会影响你的健康",哪一个陈述更有利于患者接受转诊建议去找营养师呢?

3. 这句话有必要讲吗?要想避免糖尿病及高血压带来的危害可能取决于妇女是否愿意转诊并积极改善自身身体状况。

4. 这句话恰当吗?在一定意义上,讨论体重控制总是适宜的,但如果患者此次就诊是为了诊治性传播疾病,也许减肥就不是她今天所要关注的重点了。

### 健康意识和健康认知

助产士应该使用孕妇使用的语言或孕妇能听懂的语言进行交流,表述清晰,且不能忽略重要的真实信息。健康意识被医学院校定义为:"个体通过获得、实施、理解基本健康信息和利用健康服务从而做出正确的医疗决定的水平[7]。"大概一半的美国成年人健康知识水平低下[8]。直接表现为拒绝使用钼靶技术和疫苗接种,尽管教育行业经常以委托的形式传授健康知识,大多数人群也在不停学习,获取健康知识,但是对健康的理解能力还是低于他们本来的教育程度。目前研究人员已经将电子读物、手机APP等发放给这些健康常识较低下的人群[9,10]。

健康认知,是个体对定量和概率性健康信息的理解程度。是健康文化的重要组成部分[11]。可以使用一系列通俗易懂的语言来增加孕妇对健康信息的理解,包括用日常数字代替百分比,相对危险系数和危险比[12],避免语言中描述精确概念时出现"罕见,不可能,不正常"和"不寻常"[13]。比如,1/4 比 25% 更容易理解。健康意识和健康认知经常用来描述患者的个人能力,但助产士提供高效的沟通技巧同样是确保医患互相理解的重要因素[14,15]。欲获取健康意识和健康认知的更多相关内容,详见最后一章。

## 接触妇女

妇女在与助产士见面之前,她首先接触到的是诊室环境。首先,她在确定所需要的医疗服务后进行预约,就诊登记,在这一系列过程中与接诊自己的护士及医师助理进行接触。在此期间,她也在观察诊室设施设备是否专业,家具是否完好整洁。尽管本章的目的不是探讨专科的服务实践管理,但所有这些细节都形成了妇女对她的助产士及助产服务的第一印象。第一次与妇女见面是选择在诊室还是直接让她赤身躺在检查床上,虽然这些看起来是简单的工作流程,其实这些都涉及相互尊重的问题。就像家庭随访时助产士在寻找反映妇女生活方式及其家庭成员健康状况的线索一样,她也在寻找着能够显示助产士专业水准的线索。

每次接诊中第一个专业性的问题常常是"你今天来就诊的目的是什么?"。然而,在问这一问题之前,双方需要进行自我介绍。首次接诊中双方形成的关系会影响妇女对之后所接受的医疗服务的评判。初次接诊时应该让她坐在舒适且足够私密的空间中。助产士应该增加与她的眼神接触，并通过询问"你今天怎么样？""你感觉如何？"这些问题来建立对妇女的关心。倾听她的回答有利于让她建立对助产服务的信任。

从法律依从性或支付角度来看，对各项接诊流程的要求也是对医疗服务重点内容的要求。尽管依从性涉及的是法律要求（比如：医疗保险法），支付涉及的是获得保险报销的要求，但这两方面也都对医疗服务有硬性要求。有些患者是有一个紧急问题需要解决，有些患者是需要做全面检查。但对于所有来看病的患者，就诊的流程都是一样的，都开始于同一个问题"您今天来就诊的原因是什么？"。这个问题的答案就是患者此次来访的首要目的，也就是说，这就是患者此次就诊的原因。"担忧""就诊的原因"这些表达会比过去的文书用语"主诉"少了些主观性。虽然有时其他更加重要的问题在以后的问诊或检查中才显露出来，但这个询问是接诊的起点。

初诊接待由以下几方面构成：对原先的病历记录、检查结果、病史、系统回顾进行审阅；检查结果及化验结果；评估及诊断；复诊建议；治疗方案讨论；给妇女提供宣教和指导。附录 4A 是关于医疗保健服务的标准预防措施。

## 收集病史

当收集病史时，助产士首先考虑的是妇女此次就诊的主要原因。相较主诉清晰具体的患者，对症状陈述较笼统的患者，询问病史时应该更加详细。建立产科首诊记录，通常应包含完整的个人史、社会史、家族史、遗传风险等。但如果患者此次就诊的主诉具体，比如孕期恶心呕吐，那么可直接问是否食用了变质的食物或是否接触了感染源？有食物过敏史吗？原来有无胃肠道疾病？既往孕期是否出现过恶心？

对妇女询问的一般原则是：从对她来说最容易回答的问题开始，逐渐过渡到那些关于个人隐私的问题。提问后要有停顿，留给其思考的时间，这样她提供的信息才会更加清楚全面；对话要简单流畅，通过不带有评价的交流促进双方沟通；如果一些问题涉及她的个人隐私，她不想讨论的话可以拒绝讨论；但有些敏感问题必须反复提问，直到她给出全面的回答。例如她的药物滥用史。此部分内容将在后面重点阐述。附录 4B 是完整的病史采集内容。

总是问问自己，下一个问题我该问什么，有哪些方面我还没有考虑到？

### 系统回顾

系统回顾（review of systems，ROS）是连接既往史与此次检查的桥梁。它包括妇女的主诉，例如：排尿时有灼烧感、出现皮疹。系统回顾与既往史相结合，可以启发助产士从多个角度向妇女提问。许多医院和诊所将系统回顾罗列成一份清单，请她们在候诊时完成填写。如其就诊原因是做定期检查，助产士可能在检查过程中进行系统回顾。如果提问准确，可以了解更多妇女所关心的问题，所做出的健康指导也更具有针对性。

## 体格检查

妇女健康体检大部分为疾病筛查。如果助产士在提供初级保健服务时或者从妇女的既往病史和系统回顾中发现她还存在其他潜在健康问题的话，则需要进一步详细检查。相对于全身检查来说，筛查是一种简化了的健康检查。附录 4C 列举了全面体格检查项目。

依照传统，无论女性怀孕与否，其首次健康评估要全面，应包括所有主要器官系统的检查。但对于那些需要定期就诊于助产士或者有指定的初级保健人员，可以只行泌尿生殖系统的"单系统检查"。这类检查可更详细地评估女性的泌尿生殖系统，重点对甲状腺、乳房、腹部和盆腔行全面检查，但不包括其他系统。评估女性健康的关键是乳房和盆腔检查，故在附录 4D 及 4E 中列举了相关的体格检查项目。

## 实验室检查

就诊的最后一项是完成实验室检查。通常，助产士实验室检查项目包括尿液试纸检测、阴道涂片、氢氧化钾检测（检测是否有外阴阴道假丝酵母菌病）、尿妊娠试验、羊齿试验（附录 4F）。

临床实验室改进法案修正案（CLIA）规定了必须在实验室进行的检查项目（CFR part 943）[16]。CLIA规定属于联邦标准级别，适用于所有检测人体标本的临床实验室检测项目，但不针对基础研究实验室检测。CLIA 监管将检测复杂性分为三个水平：①一般检测；②中度复杂检测；③高度复杂检测。一般检测是指那些检测结果对疾病诊断的灵敏度高（出现错误结果的可能性可以忽略不计），如果操作不当，造成的危害风险较小，且被美国食品药物管理局（FDA）批准可以在家操作的一类检测。表 4-2 列举了豁免检测和中度复杂检测项目。对于一些既可在家中自查又可在专业实验室操作的一般检测项目，FDA 必须单独对此实验室进行认证，授予其相应的检测资格。

| 表 4-2　CLIA 检查分类：一般检测和中度复杂检测 |
| --- |
| 豁免检测 |
| 　尿液检查（胆红素、葡萄糖、血红蛋白、酮体、白细胞、硝酸盐、尿比重、尿胆素原） |
| 　排卵试纸（通过颜色比对区别黄体化激素） |
| 　尿妊娠试纸：颜色比对试验 |
| 　血糖测定，使用血糖测定仪测定血糖。血糖测定仪被 FDA 认定为家庭使用 |
| 中度复杂检测 |
| 　需要用显微镜进行检查的检查 |
| 　氢氧化钾涂片检查 |
| 　性交后直接定性的阴道 / 宫颈黏液检查 |
| 　精子质量检查 |
| 　羊齿试验 |
| 　尿沉渣检查 |
| 　鼻部分泌物查白细胞 |
| 　粪便白细胞检查 |

精确的结果需要正确的操作才能获得，哪怕是最简单的实验。当疾病预防与控制中心（CDC）进行实验室搁置的试验，高误差的数据需要在质控和书面中表明；实验室测试的最佳实践随后发表[17]。

如果一般检测只能在实验室进行，则实验室须取得相应的检测资格才有权进行检测。医保医疗服务中心（The Centers for Medicare and Medicaid Services）在其官网对取得豁免资格的程序和要求做出了解释[18]。对于中度复杂检测和高度复杂检测项目，需进一步登记和备案。例如：显微镜检测属于中度复杂检查项目。可在 CLIA 规定中查询获取实验室许可证的相关信息[19]。

## 鉴别诊断：进行评估

将通过接诊获取的所有信息汇总后，助产士在鉴别诊断的基础上对病情进行评估。"鉴别诊断"应涵盖不同的情况、疾病和健康问题，而这些都有可能是问题的关键。有时，鉴别诊断依据明确且直接。例如，假设一名妇女来参加年度检查，她健康状况良好，唯一的问题是希望选择一种节育方法。此时，向她告知体检结果正常，并且为她进行避孕咨询或是为她制定避孕尝试方案是恰当的治疗手段。另一些情况下，鉴别诊断是非常复杂的。孕早期孕妇的右下象限腹痛可能是由于阑尾炎、异位妊娠、黄体囊肿，或者其他可能的合并症。选择鉴别诊断中危险性最高的疾病首先进行鉴别诊断。接着对可能性最大的疾病进行鉴别诊断。根据症状、病史、实验室检查结果来确定最可能的病因。

有时，初步的鉴别诊断为描述性的而不是诊断性的。在上文第二个例子中，异位妊娠应作为首要鉴别诊断，因为它可能对患者造成无法补救的伤害。

鉴别诊断有助于提供进一步检查和评估的方式和诊疗计划。我们继续以早孕期右下象限腹痛的妇女为例，其初步诊断为：早孕期右下腹痛，首先进行的检查是盆腔超声和 HCG 水平检测。

## 制定诊疗计划

诊疗计划包括实验室检查、常规处理、处方药物以及复诊时间。然而，对助产士来说，诊疗计划不仅仅局限于以上几点。在 *Hallmarks of Midwifery* 这本书中，诊疗计划还包括健康教育、健康咨询及指导意见[20]。助产士为每一位妇女所制定的诊疗计划都应该依据事实，且确保以上内容均已涵盖。助产士的声誉部分取决于助产士提供帮助、知识和清晰的信息的能力。有时，健康教育与健康咨询是即时施教，例如什么是 GBS 检查，为什么此项检查需要在孕 36 周进行。有时，健康教育与健康咨询是在制定长期治疗方案中完成的，例如，新的宫颈涂片检查的指导意见以及检查时间间隔变化的原因。诊疗计划还应包括一些会影响其共同决策的信息。

### 共同决策

助产士的责任是为妇女提供专业全面的信息；妇女的责任是考虑所有治疗方案，提出疑问，并最终做出决策。仅在极少数情况下，助产士可以根据其专业判断不需患者知情同意，通常这种情况出现在有生命危险需要紧急处理时。但即使是在这种紧急情况下，助产士的医疗行为有时也会受到限制，因为一些决策需获得家属同意甚至法庭允许。

共同决策并不是只陈述风险与益处。这种以妇女为中心的共同决策的前提是助产士全面告知她们可行的治疗方案以及每种治疗方案的利弊优劣。在充分交流后,妇女才能根据她自己的价值观、信仰和偏好做出选择。助产士有责任去证实妇女对被告知的信息数量和种类是否感到满意;是否满足其此次就诊需求。

助产士有责任确保妇女对所接受的信息量和信息类别满意,以及她们的就诊需求得到了满足。签署知情同意或知情拒绝是一项常规要求,反映妇女是否接受诊疗计划。共同决策并不只是简单地呈现给患者一个诊疗计划,而是需要患者做出知情同意或知情拒绝。从伦理及法律角度,让患者享有知情同意权是医务人员的义务[21,22]。

一个人的受教育程度及经济水平会影响她是直接决策还是共同探讨决策;医务人员与患者信息不对称加大时,会影响患者决策方式[23]。研究认为基于循证医学与共同决策的照护能够改善诊疗质量[25]。所以为了取得最佳诊疗效果,应履行妇女知情同意,让其自主决定是否接受全部或部分治疗方案。表 4-3 总结了知情同意告知的重要内容。

伦理学要求无害原则,即要求助产士为了家庭和社区的利益工作(善行);要求公平对待每一个人(公平);要求妇女有自主决定的权力(自主)。即使她们所做的决定并不被助产士所认可,甚至不是考虑范围内的选择,但助产士仍需尊重她们自主决定的权利,虽然这一点有时令人难以接受。当一个助产士无法提供妇女所要求的服务时,其责任是以公正开放的态度为其推荐其他的医疗资源。当助产士个人信仰与专业行为之间的界限不明确时,妇女的自主选择权就会受到损害。助产士不应向其提供有害其安全且没有证据支持的治疗方式。同样,助产士也不能基于她(他)自己的个人信仰而拒绝为妇女提供咨询或治疗。当妇女的选择超出了助产士的能力范围,无论是因为其复杂程度还是妇女认为其缺乏安全性(如果是孕妇,则可能对其胚胎或胎儿有害),助产士有义务为其推荐其他医疗资源。

| 表 4-3　知情同意与知情拒绝的重要内容 |
| --- |
| 已知的或可能诊断 |
| 治疗手段或治疗程序的本质和目的 |
| 诊疗计划的益处与风险 |
| 并发症及副作用(包括常规并发症及少见的严重并发症及副作用) |
| 对于个体治疗成功的可能性 |
| 其他可行的治疗方案 |
| 其他可选方案的优势及风险 |
| 如果不选择此项治疗方案可能产生的后果 |
| 评估患者是否理解告知内容及其依从性 |

## 结论

资深的助产士熟练掌握了病史采集、检查、诊断及治疗的各项技能。她(他)们游刃有余地进行宣教,指导,照护妇女一生的健康。做决策有根有据,时时刻刻为妇女的安全考虑已成为她(他)们的专业素养。资深助产士已超越了专业服务的基本要求,她(他)们认为每一位女性都是独立的个体,都是社区中的一员。她(他)们尊重不同的文化,在医疗服务中彰显文化胜任力,并且深信所有的女性都理应得到助产士的照护。

(杨海澜 译　陆虹 审)

### 信息资源

| Organization | Description | Webpage |
| --- | --- | --- |
| Centers for Disease Control and Prevention (CDC) | Health literacy for public health professionals: Web-based continuing education course designed for public health professionals about health literacy and their role in providing health information. | https://www.train.org/cdctrain/course/1057675/ |
| U.S Department of Health Resources and Services Administration (HRSA) | Health Literacy: Website has multiple resources for healthcare providers on how to address health literacy. Includes essential tools for health literacy. | https://www.hrsa.gov/publichealth/healthliteracy/ |
| | Culture, language, and health literacy: Resources for recognizing and addressing unique culture language and health literacy of diverse communities. | https://www.hrsa.gov/culturalcompetence/index.html |

**参考文献**

1. Sniderman AD, Furberg CD. Why guideline-making requires reform. *JAMA*. 2009;301(4):429-431.

2. Wright JD, Pawar N, Gonzalez J, et al. Scientific evidence underlying the American College of Obstetricians and Gynecologists' Practice Bulletins. *Obstet Gynecol*. 2011;118(3):505-512.

3. Rising SS, Quimby CH. *The Centering Pregnancy model*. New York NY: Springer; 2017.

4. Mercer JS, Erickson-Owens DA, Collins J, Barcelos MO, Padbury JF. Effects of delayed cord clamping on residual placental blood volume, hemoglobin and bilirubin levels in term infants: a randomized controlled trial. *J Perinatol*. 2017;37(3):260-264.

5. Kane Erwin D, Hosford B. Demystifying the nurse-midwifery management process. *J Nurse-Midwifery*. 2011; 32(1):26-32.

6. DeMeester RH, Lopez FY, Moore JE, Cook SE, Chin MH. A model of organizational context and shared decision making: application to LGBT racial and ethnic minority patients. *J Gen Intern Med*. 2016;31:651.

7. Institute of Medicine. *Health literacy: a prescription to end confusion*. Washington, DC: National Academies Press; 2004. Available at: https://www.nap.edu/catalog/10883/health-literacy-a-prescription-to-end-confusion. Accessed June 5, 2017.

8. Nelson W, Reyna VF, Fagerlin A, Lipkus I, Peters E. Clinical implications of numeracy: theory and practice. *Ann Behav Med*. 2008;35(3):261-274.

9. Kim H, Xie B. Health literacy in the eHealth era: a systematic review of the literature. *Patient Educ Couns*. 2017;100(6):1073-1082.

10. Eyler RF, Cordes S, Szymanski BR, Fraenkel L. Utilization of continuous "spinners" to communicate risk. *Med Decision Making*. 37(6):725-729.

11. Golbeck AL, Ahlers-Schmidt CR, Paschal AM, Dismuke SE. A definition and operational framework for health numeracy. *Am J Prev Med*. 2005;29(4):375-376.

12. Galesic M, Gigerenzer G, Straubinger N. Natural frequencies help older adults and people with low numeracy to evaluate medical screening tests. *Med Decis Making*. 2009;29(3):368-371.

13. Ancker JS, Kaufman D. Rethinking health numeracy: a multidisciplinary literature review. *J Am Med Informatics Assoc*. 2007;14(6):713-721.

14. Baker DW. The meaning and the measure of health literacy. *J Gen Intern Med*. 2006;21(8):878-883.

15. Edwards A, Elwyn G, Mulley A. Explaining risks: turning numerical data into meaningful pictures. *BMJ*. 2002;324(7341):827-830.

16. Centers for Disease Control and Prevention. Clinical Laboratory Improvement Amendments: CLIA law and regulations. Available at: https://www.cms.gov/Outreach-and-Education/Medicare-Learning-Network-MLN/MLNProducts/downloads/CLIABrochure.pdf. Accessed May 29, 2017.

17. Centers for Disease Control and Prevention. Good laboratory practices for waived testing sites: survey findings from testing sites holding a certificate of waiver under the Clinical Laboratory Improvement Amendments of 1988 and Recommendations for Promoting Quality Testing. *MMWR*. 2005;54(RR-13):1-21.

18. Centers for Medicare and Medicaid Services. Clinical Laboratory Improvement Amendments (CLIA): how to obtain a CLIA Certificate of Waiver. Available at: https://www.cms.gov/Regulations-and-Guidance/Legislation/CLIA/CLIA_Brochures.html. Accessed January 9, 2017.

19. Centers for Disease Control and Prevention. Provider-performed microscopy (PPM) procedures. Available at: https://www.cms.gov/regulations-and-guidance/legislation/clia/downloads/ppmplist.pdf. Accessed May 29, 2017.

20. American College of Nurse-Midwives. *Core Competencies for Basic Midwifery Practice*. Silver Spring, MD: American College of Nurse-Midwives; 2012.

21. Lipkin M. Shared decision making. *JAMA Intern Med*. 2013;173(13):1204-1205.

22. King JS, Moulton BW. Rethinking informed consent: the case for shared medical decision-making. *Am J Law Med*. 2006;32(4):429-501.

23. Verlinde EE, De Laender N, De Maesschalck S, Deveugele M, Willems S. The social gradient in doctor–patient communication. *Int J Equity Health*. 2012;11:12.

24. Moore JE, Titler MG, Kane Low L, Dalton VK, Sampselle CM. Transforming patient-centered care: development of the evidence informed decision making through engagement model. *Womens Health Issues*. 2015;25(3):276-282.

25. Moore JE. Women's voices in maternity care: the triad of shared decision-making, informed consent, and evidence-based practices. *J Perinat Neonatal Nurs*. 2016;30(3):218-223.

# 4A

# 标 准 预 防

医疗保健相关性感染(healthcare-associated infection, HAI)是指患者在直接接受医疗服务过程中所罹患的一切感染。已经测量出 HAI 的比率波动于 5%~35%[1]。

起初,HAI 预防措施只为保护患者,但是医疗服务人员同样面临着罹患 HAI 的风险。因此,保护妇女及其家人和助产士的双向标准预防措施构成了助产专业医疗实践的核心标准。

标准预防措施是预防 HAI 的重要方式,针对的是所有医务人员的一切医疗行为。标准预防措施不包括具体的感染风险,是最基本的感染控制方法,包含 4 个要素:①手卫生;②使用个人防护工具;③安全注射;④呼吸道卫生 / 咳嗽礼仪。

有时,标准预防[2]被认为会影响助产士与妇女之间的亲密关系。然而,它是防止双方获得意外感染的最有效方法。有时,助产士会为感染的妇女提供照护,因此她们感染的风险常常高于其他职业的妇女。尽管一些预防措施多应用于门诊,但标准预防在医院也有其局限性[3]。例如,患者有开放性伤口而没有提前告知助产士时,完全避免接触性感染就是难以实现的。

## 标准预防措施

1. 助产士应在接触妇女前后进行手卫生,无论其提供医疗服务的场所是医院、家里、分娩中心还是办公室。相比肥皂和流动水,含酒精的清洁剂能更有效地清除多种病原微生物,除非手部有肉眼可见的污染。如手部有肉眼可见的污染,血渍和体液,应用肥皂和流动水洗手[4]。

2. 在以下情况下要戴手套:进行阴道检查;收集细菌培养标本;分娩;静脉切开术;手指足跟穿刺;照护未被清洗擦干的新生儿;处理卫生巾,床垫,衣物,床单,或者其他被体液污染的物品。在脱掉手套后也需进行手卫生。

3. 个人防护用品(PPE)被用来防止皮肤和黏膜(眼,鼻,口腔)暴露于血液、羊水、阴道分泌物、精液、乳汁、体液和带有血的分泌物。个人防护用品包括手套、防护服或防水围裙、口罩、护目镜、鞋套、吹嘴、或抢救过程中的其他防护用品。

4. 有内置保护机制的安全针能够避免针刺伤。在引流时使用钝针能减少针刺伤。尽量选择安全的注射器和钝针。禁止回套针帽。禁止从一次性注射器上移除使用过的针头。禁止弯曲,折断或徒手处理使用过的针头。所有锐器在使用后立即置入一次性锐器盒内,并远离儿童。

5. 呼吸道卫生可防止呼吸道感染及飞沫感染。包括在每一个医疗场所内提供纸巾,口罩,手消毒液;提醒每一位就诊的妇女及其家人,当咳嗽或打喷嚏时,应使用提供的纸巾、口罩捂住口、鼻;保证每一位医务工作者执行标准预防措施。

## 参考文献

1. Flodgren G, Conterno LO, Mayhew A, Omar O, Pereira CR, Shepperd S. Interventions to improve professional adherence to guidelines for prevention of device-related infections. *Cochrane Database Syst Rev.* 2013;3:CD006559. doi:10.1002/14651858 .CD006559.pub2.

2. Siegel JD, Rhinehart E, Jackson M, Chiarello L, Healthcare Infection Control Practices Advisory Committee. 2007 guideline for isolation precautions: preventing transmission of infectious agents in healthcare settings. Available at: https://www.cdc.gov/hicpac/pdf/isolation /isolation2007.pdf. Accessed January 9, 2017.

3. Centers for Disease Control and Prevention, National Center for Emerging and Zoonotic Infectious Diseases. Guide to infection prevention for outpatient settings: minimum expectations for safe care 2011. Available at: https://www.cdc.gov/HAI/settings/outpatient/outpatient -care-guidelines.html. Accessed January 9, 2017.

4. Centers for Disease Control and Prevention. Guideline for hand hygiene in health-care settings: recommendations of the Healthcare Infection Control Practices Advisory Committee and the HICPAC/SHEA/APIC /IDSA Hand Hygiene Task Force. *MMWR*. 2002;51(RR-16):1-56. Available at: http://www.cdc.gov/mmwr/PDF /rr/rr5116.pdf. Accessed January 9, 2017.

# 4B

# 采 集 病 史

女性常见的健康问题主要是妊娠相关问题和妇科问题，但这并不意味着可以忽略她们的病史、手术史和家族史。妇女的整体健康状况会影响最终诊疗方案的制订，例如既往疾病及手术史会影响检查项目及治疗药物的选择，家族史能帮助了解妇女未来的患病风险，对于在病史和系统回顾中发现的其他健康问题，具备初级保健实践能力的助产士可能会给予全面的常规检查。

## 现病史

确定妇女就诊主诉后，下一步是询问其现病史，但现病史常常被误解。例如：妇女来诊的主要诉求是"我需要宫颈涂片检查和口服避孕药"，其现病史可能被误解为对目前避孕方式满意的女性来领取避孕药，但其来诊的目的可能是想与助产士讨论一下宫颈癌筛查的问题并获得建议。再如，以子宫异常出血为主要内容的现病史，可能会误导助产士产生对目前症状的过度评估。针对现病史提问的常用口诀有"OLD CARTS"（Onset 起病情况，Location/Radiation 部位 / 放射部位，Duration 持续时间，Character 主要症状特点，Aggravating factors 加重因素；Relieving factors 缓解因素，Timing 持续时间，Severity 严重程度）。在这之后可以询问以下问题，如"最近有哪些变化促使您来就诊？"或"什么原因使您选择现在来诊？"

## 既往史

病史和手术史的采集应包括全身器官的系统回顾、心理健康状况、常见传染病、输血史、外伤史、手术史等（表 4B-1）。表 4B-1 的内容虽不完整，但列出了常见的健康问题和与妇女健康密切相关的问题。当然，如妇女出现其他问题，也应仔细询问。

需要询问的问题包括：

1. 您患过什么疾病吗？例如：有呼吸道、胃、肝脏的问题吗？或者有过泌尿系感染吗？

2. 还有其他疾病吗？

3. 您进行过哪些特殊检查和治疗？

4. 您曾经因患病住院治疗过吗？什么时候住院的？是什么原因呢？

5. 找别人看过这个病吗？他们让您找其他人了吗？

对于那些定期就诊的妇女，要询问她们健康方面有哪些变化，也可以提醒她之前所陈述过的健康问题，这些问题将有助于提高妇女的就诊效率。

## 社会史

社会史，如同性生活史，可能会使一些妇女感到尴尬或者不安（表 4B-2）。所以，应以轻柔、专业的语气询问此类问题，并尊重其拒绝回答的权力。询问婚姻状况时，选择能鼓励妇女提供详细信息的提问方式，而不是得到简单的回答如"单身"或"结婚了，并且有孩子"。

## 妇产科相关疾病史

既往史采集完成后，可自然过渡到妇产科相关疾病史。此部分内容若在上述病史询问过程中已有记录的话，则不需要再次询问，而应着重了解未提到的问题（表 4B-3）。

| 表 4B-1 | 既往病史及手术史 | | |
|---|---|---|---|
| 1. 神经系统：<br>偏头痛、其他类型头痛、癫痫或痉挛、多发性硬化 | 2. 皮肤系统：<br>慢性皮肤病 | 3. 呼吸系统：<br>哮喘、肺结核 | 4. 心血管系统：<br>高血压、高血脂、脑血管意外、心肌梗死 |
| 5. 乳房：<br>是否定期进行乳房检查，活组织检查、囊肿腺瘤切除、隆胸手术、乳房缩小术、乳房再造，其他乳房问题 | 6. 肠胃系统：<br>胃食管反流症、慢性腹泻或便秘、胆囊切除术、阑尾切除术、肥胖治疗手术 | 7. 泌尿生殖系统：<br>频发尿路感染、生殖道感染、性传播疾病、子宫切除、肌瘤切除、卵巢切除、产后修复、宫颈环形电切术、锥切活检、雌激素暴露 | 8. 肌肉骨骼系统：<br>关节炎、运动障碍 |
| 9. 血液系统：<br>镰状细胞型贫血、血红蛋白病、贫血症、出血性疾病 | 10. 内分泌系统：<br>甲状腺疾病、糖尿病 | 11. 传染病：<br>儿童期感染史、疫苗接种史，尤其是百日咳和流感<br>慢性传染病病史——人类获得性免疫缺陷病(HIV)、乙型或丙型肝炎、疱疹病毒感染、盆腔炎、子宫内膜炎 | 12. 心理疾病：<br>抑郁症、产后抑郁、其他心理学障碍 |
| 13. 过敏史：<br>药物、环境、食物 | 14. 用药史：<br>处方药、维生素、非处方药、草药治疗、顺势疗法、营养或其他补充品 | 15. 其他：<br>手术史、外伤史 | 16. 暴力风险：<br>身体暴力、性暴力、心理暴力；<br>暴力：既往 / 现在；<br>滥用药物：既往 / 现在 |

| 表 4B-2 | 社会史 | | |
|---|---|---|---|
| 1. 婚姻状态：<br>有伴侣<br>已婚——注意是同性恋婚姻还是异性恋婚姻<br>单身<br>寡居、分居或离异 | 2. 饮食：<br>饮食习惯，进食障碍病史，膳食回顾<br>饮食限制——素食者或绝对素食者、宗教、文化限制 | 3. 物质滥用：<br>咖啡因、烟草、酒精、违禁药品、使用他人处方药 | 4. 职业 / 就学状态 |
| 5. 工作或家中的危险暴露 | 6. 定期健身 | 7. 安全带的使用 | 8. 家中的枪支武器 |

| 表 4B-3 | 妇产科相关疾病史 | | |
|---|---|---|---|
| 1. 末次月经日期和末次规律月经日期 | 2. 初潮年龄，月经周期，周期不规律，经量和持续时间，经前期综合征、痛经、子宫内膜异位症 | 3. 围绝经期症状<br>绝经年龄——外科手术所致或自然绝经<br>是否使用激素补充治疗 | 4. 抹片检查史<br>巴氏检测异常结果<br>阴道镜<br>宫颈部位治疗或手术 |
| 5. 避孕史 [a]<br>避孕措施<br>避孕措施的持续时间<br>出现的问题 | 6. 初次性行为年龄<br>关于性生活史的问诊详见表 4B-4 | 7. 妊娠史<br>G/P-TPAL（妊娠次数 / 分娩次数 - 足月 / 早产 / 流产 / 存活子女）<br>G：孕次(怀孕次数)；P：产次；T：足月产；<br>P：早产；<br>A：自发性或选择性流产；L：现有子女数量<br>异位妊娠和多胎妊娠<br>妊娠、分娩、产后恢复过程中出现的问题<br>基因检测<br>产后抑郁 | 8. 其他<br>不孕<br>生育计划 |

[a] 如果一位女性仅有女性性伴侣，她可能不需要避孕，但是为了其他目的，她可能仍会选择使用激素避孕药

## 性生活史

性生活史的一些关键问题已在妇产科疾病史中被提到——初次性交的年龄、性伴侣的数量和性别、现在性生活的状态，但是另外一些问题需选择恰当时机提问。如果不提问此类问题的话，通常女性不会主动回答。然而，CDC 推荐在第一次访问获取全面的性生活信息，作为预防性检查的一部分，以及任何可能的性传播感染均会影响女性[1,2]。性生活史基于"5P"原则——伙伴（Parter），练习（Practice），保护其不感染性传播疾病（Protection from STI），性传播疾病既往史（Past history of STI），防止其意外怀孕（Prevention of pregnancy）（表 4B-4）。因为这个话题是不同的，可以通过保证隐私的前提下询问问题的方式而告知妇女，CDC 同样提供简明性生活工具，通过填写问卷的形式在复查时获取信息[2]。

## 家族史

家族史有助于确定危险因素和基因问题。一些问题可能涉及医学方面，另一些可能与心理和社会因素相关。直系第一代和第二代亲属的信息最为重要。关于父母、兄弟姐妹、祖父母的情况询问详见表 4B-5。

病史采集中的最后一个问题应该为"还有我没有问到的问题吗？"或"还有什么内容您想告诉我？"

## 系统回顾

系统回顾是连接既往史与本次疾病之间的纽带。它是按照各身体系统询问妇女目前存在的症状和疾病。系统回顾能帮助了解妇女目前存在但在之前问诊过程中没有提到的症状。表 4B-6 是妇女在候诊中可以自行完成的一个系统回顾表格。一些医疗机构也会在妇女就诊前提供 PHQ-9 抑郁症筛查量表，她们可私下完成填写。或者，助产士可以对妇女进行体格检查时完成系统回顾，即在检查过程中询问她们有哪些症状。

| 表 4B-4 | 性生活史 |
|---|---|
| **1. 性伴侣** | |
| 你的性生活频繁吗？ <br> 　如果否，你曾经有过频繁的性生活吗？ <br> 　如果是，你的性伴侣是男性、女性还是两性均有？（如果她回答其伴侣两性均有，则接着分别询问每一个性别的性伴侣的相关问题） <br> 　从前的性伴侣的性别是什么，你有一些关于这个性伴侣的一些问题想要讨论吗？ | |
| **2. 性生活** | |
| 你尝试过口交吗？口交是指用嘴与阴茎或阴道进行性生活。有过几次未使用避孕套或牙齿阻隔膜进行口交？你进行过口内射精（男性将精液射入口腔）吗？ <br> 你尝试过阴道性交吗？阴道性交是指任何形式的将物体插入阴道的行为。插入阴道的物体是什么？你有过多少次未使用避孕套或其他保护措施的阴道性交？ <br> 你尝试过肛交吗？肛交是指阴茎进入直肠或肛门的性交方式。你能接受肛交内射精（男性将精液射入直肠）吗？你有过多少次未使用避孕套的肛交？ <br> 你的性生活让你感到疼痛或不适吗？ <br> 　如果是，请进一步询问有关性暴力、性交困难和性交疼痛不适的其他原因。 | |
| **3. 预防性传播疾病的保护措施** | |
| 你采取过什么措施在性生活中预防性传播疾病或 HIV 吗？ <br> 　如果否：请说明原因 <br> 　如果是：你采取的保护措施是什么及其使用频率？ <br> 你有对于预防性传播疾病的保护措施的疑问吗？ | |

续表

| 4. 性传播疾病史 |
| --- |

你曾经得过性病吗?

   如果是:你所采用的治疗措施是什么?

你曾经接受过 HIV 或其他性传播疾病的检查吗? 你愿意接受相关检查吗?

你出现过性病复发的症状吗?

   如果是:出现复发症状时你进行检测了吗?

| 5. 避孕措施 |
| --- |

你最近在尝试怀孕吗?

你最近有备孕的计划吗?

你正在使用任何形式的避孕方法吗? 你需要关于避孕方式的更多信息吗?

| 6. 附加问题 |
| --- |

你还有其他关于性健康或性生活的疑问需要讨论吗?

你还有什么顾虑或疑问吗?

| 表 4B-5 | 家族史 |
| --- | --- |

| 1. 父母和兄弟姐妹: | 2. 慢性疾病: | 3. 遗传问题: |
| --- | --- | --- |
| 在世 / 死亡 | 心脏病——特别是冠心病 | 先天性缺陷 |
| 死亡年龄 | 糖尿病 | 智力障碍 |
| 死亡原因 | 癌症——尤其是乳腺癌、生殖系统癌、结肠癌 | |

| 表 4B-6 | 系统回顾 |
| --- | --- |

请标记现在正在困扰您的或最近两周内困扰您的症状

| 1. 体质 | 2. 神经病学症状 | 3. 皮肤 |
| --- | --- | --- |
| □体重减轻 | □头晕 | □皮疹 |
| □体重增加 | □癫痫 | □疼痛 |
| □疲惫感 | □麻木感 | □皮肤干燥 |
| □发热 | □行走困难 | □痣 |
| □食欲改变 | □记忆力障碍 | □痤疮、粉刺 |
| | □头痛 | □湿疹 |
| | □晕厥 | |
| 4. 眼 | 5. 耳,鼻,喉 | 6. 呼吸系统 |
| □复视 | □鼻窦炎 | □呼吸痛 |
| □视力改变 | □听力障碍 | □哮喘 |
| □飞蚊症 | □耳痛 | □气短 |
| □框架眼镜 / 隐形眼镜 | □耳鸣 | □慢性咳嗽 |
| | □喉咙痛 | □咯血 |
| | □口疮 | |
| | □口腔问题 | |
| 7. 心血管系统 | 8. 乳房 | 9. 肠胃系统 |
| □胸痛或有压迫感 | □乳房疼痛 | □频繁腹泻 |
| □下肢水肿 | □乳房肿块 | □血便 |
| □活动时呼吸困难 | □乳头溢液 | □恶心 / 呕吐 |
| □心动过速或异常心律 | | □便秘 |
| | | □不自觉排气 / 排便 |

续表

| 10. 泌尿生殖系统 | 11. 肌肉骨骼系统 | 12. 血液及淋巴系统 |
|---|---|---|
| □血尿 | □肌无力 | □经常性出现淤点、淤斑 |
| □尿痛 | □肌痉挛 | □淋巴结肿大 |
| □尿频 | □肌肉或关节痛 | □伤口流血不止 |
| □膀胱排空不全 | □频繁跌倒 | |
| □尿失禁 | | |
| □咳嗽、抬重物时漏尿 | | |
| □阴道异常出血 | | |
| □痛经 | | |
| □性交痛 | | |
| □经前期综合征 | | |
| □阴道分泌物异常 | | |
| □潮热 | | |
| 13. 内分泌系统 | 14. 精神病学 | 15. 过敏症状 |
| □脱发 | □情绪波动 | □花粉病 |
| □寒热不耐受 | □经常性哭泣 | □荨麻疹 |
| □异常口渴 | □焦虑 | □季节性过敏 |
| □潮热 | □入睡困难 | □乳胶过敏 |
| | □有自残或伤人的想法 | □食物过敏 |

参考文献

1. Centers for Disease Control and Prevention. A guide to taking a sexual history. Available at: https://www.cdc.gov/std/treatment/sexualhistory.pdf. Accessed May 30, 2017.

2. Centers for Disease Control and Prevention. Brief sexual history tool. Available at: https://www.cdc.gov/actagainstaids/pdf/campaigns/hssc/hssc_sexualhistory tool_v4.pdf. Accessed May 30, 2017.

# 4C

# 体 格 检 查

与病史采集相同,本节对体格检查的介绍也集中于女性健康的重要方面。需要注意的是病史与体格检查是否存在不一致性。

## 体格检查注意事项

1. 在进行每一次检查手卫生是必不可少的。可以使用含有酒精的啫喱或消毒液。

2. 询问妇女有无特别想检查的部位。

3. 遮盖妇女的身体,只露出需要检查的部位。

检查行为要表现出对她身体和隐私权的尊重。

4. 检查应该按照从头到脚的顺序,尽量减少妇女变换体位的次数(表4C-1)。

5. 在检查过程中要注意与妇女沟通,告知其下一步内容、检查结果,及检查过程中会有哪些不适。

6. 用力适当,保证检查的准确性。

7. 告知妇女检查结果。如果检查结果正常,但她仍感到担忧,应给予其详细解释。

8. 在检查过程中与妇女简要讨论其身体异常问题,待其穿戴整齐之后再做详细讨论。

| 表 4C-1 体格检查 | | |
|---|---|---|
| 1. 基本情况<br>测量身高和体重,体重指数<br>生命体征:血压、脉搏、呼吸率、体温<br>面色,妆容,个人卫生 | 2. 神经系统<br>对时间、地点、人物的判断力<br>脑神经(明显的异常发现)<br>情绪和情感状态;<br>抑郁评分(如已正式评估) | 3. 皮肤<br>皮肤色泽、弹性、<br>有无皮疹、疖肿、伤口 |
| 4. 头颈部<br>双侧瞳孔等大等圆,对光反射存在<br>(PERLA)<br>需要口腔护理<br>甲状腺<br>淋巴结肿大 | 5. 呼吸系统<br>肺音;呼吸运作 | 6. 心血管系统<br>心率和心律;<br>心脏杂音或额外心音;<br>脉搏;<br>静脉曲张 |
| 7. 胃肠道系统<br>腹部色泽、腹肌自我防护、腹壁硬度;<br>肠鸣音<br>肝脾大小、包块<br>疝,腹股沟淋巴结<br>直肠(痔疮、肛裂) | 8. 泌尿生殖系统(见附录4E)<br>肋脊角压痛(CVAT)(详见初级护理<br>一章中常见情况表格)<br>耻骨上压痛 | 9. 骨骼肌肉系统<br>脊柱畸形<br>活动度<br>深反射(DTR)<br>阵挛(见"产程中与分娩时的并发症"<br>一章) |

# 4D

# 乳 房 检 查

如果妇女的主诉、个人史、家族史、既往病历和检验报告中出现乳房健康问题时，都应对其行乳房检查。现已不再推行定期乳房自检，取而代之的是强化女性的"乳房健康意识"，即让她们重视每次乳房检查后的异常结果。对于进行乳房临床检查的频率及有效性，目前尚未达成一致的结论[1~5]。美国预防服务工作组[3,4]建议对无症状的妇女进行定期的临床乳房检查。美国妇产科医师学会建议 25~39 岁的妇女每隔 1 至 3 年进行一次临床乳房检查，从 40 岁开始每年检查[5]。关于乳房健康评估及诊断的更多内容，请详阅"乳房健康状况"章节。

## 乳房检查步骤

1. 在检查前进行手卫生。

2. 妇女应坐在检查台上，保持身体正面与检查者相对，胸部应充分暴露。在检查过程中，遮盖其他身体部位。

3. 妇女采取坐位，挺直腰背，面对检查者，分别嘱其做如下动作，并观察乳房形态：①双臂自然下垂于身体两侧；②双臂高举超过头部；③双手推压两侧髋部，使肘关节与腹部平面呈 90 度夹角。

a. 当妇女双臂高举时，其胸肌筋膜提升。如果有癌细胞侵犯筋膜，可看到乳房有凹陷处或皮肤部分回缩。当手臂推压两侧髋部时，胸肌收缩。如果癌组织侵犯肌肉下的筋膜，乳房提升会更为明显，或会出现"酒窝征"、乳头位置偏移。如果乳房纤维组织受损，则其身体前倾时，其乳房会自然下垂，但也可能出现双侧乳房不对称或乳房皮肤回缩。

b. 记录乳房上的所有可见疤痕。

4. 触诊双侧锁骨上、下的淋巴结

5. 嘱妇女平躺于检查台，使其一侧手臂举起置于脑后或额头上。

a. 如其怀疑一侧乳房有肿块或病损，需先检查非患侧乳房。

6. 以轻柔动作触诊腋窝淋巴结。自腋窝处进行滑动触诊。先向前滑动触诊胸肌淋巴结群，然后向后滑动触诊肩胛下淋巴结群，之后沿上臂触诊肱淋巴结，最后触诊腋窝内侧的中央淋巴结群（图 4D-1）。

a. 较小的单一的淋巴结肿大可能是由于剃除毛发刺激或局部感染所致。可于 1 个月之内进行复查。

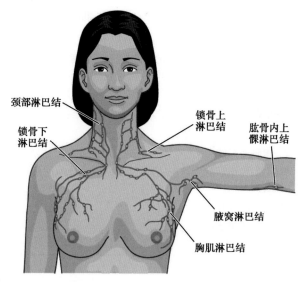

图 4D-1　胸部及腋下的浅表淋巴结

7. 检查乳头及乳晕的外观

a. 乳头可能表现为凸起型,平坦型或内陷型。它的外形受到性成熟、妊娠、哺乳,年龄等多种因素影响。

b. 自发性的乳头溢液、破溃、损伤、出血都是异常表现。

c. 不要通过挤压乳头检查是否存在溢液。

8. 检查乳房外观

a. 乳房皮肤质地及外观随时间改变。

b. 水肿、红肿、回缩或凹陷、可见的溃疡、包块都是异常表现。

9. 最有效的乳房检查模式是自上而下进行检查,顺序为从腋窝到胸骨,从锁骨到乳房下区(图 4D-2)。

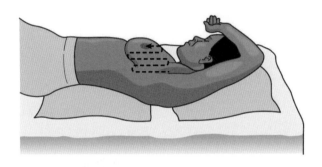

图 4D-2 乳房临床检查触诊方向示意图

10. 触诊时应注意乳房的质地和包块。动作轻柔,用手指的指腹,以旋转的方式进行触诊(图 4D-3)。每次手指放置在乳房上时都使用圆周运动。这不应该与旧的乳房检查方法混淆,因为触诊方向是圆形的——这种方法不再被推荐。

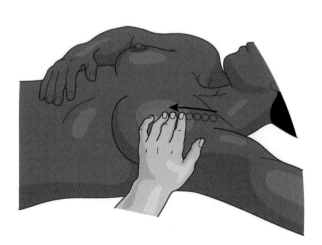

图 4D-3 乳房临床检查触诊方法

11. 全面触诊,触诊深度至胸廓(图 4D-4)。

a. 乳房组织有不同的质地。年轻女性的乳房组织较光滑,而哺乳过的老年女性则呈结节感。乳房质地应均匀一致。

b. 月经期,乳房有较明显的粗大结节和紧绷感。

c. 如有包块存在则需进一步检查(图 4D-5)。

12. 在乳房检查过程中,检查者应该向患者解释触诊结果,并且宣教如何自我发现乳房的变化。如果患者希望学习如何自检乳房,此时便是进行宣教的适当时机。

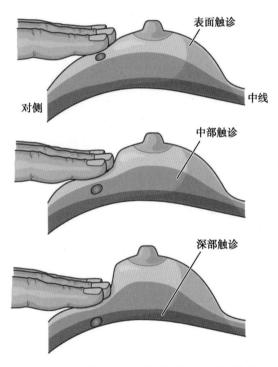

应用指腹,以旋转方式,三种不同的力度进行触诊按压:表面触诊,中部触诊,深部触诊

图 4D-4 乳房触诊的三种触诊深度

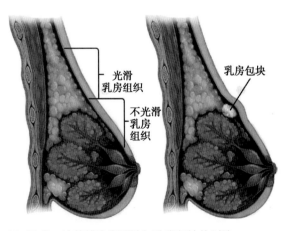

图 4D-5 结节状乳房质地与乳房包块的对比

**参考文献**

1. American College of Obstetricians and Gynecologists. Practice Bulletin No. 122: breast cancer screening. *Obstet Gynecol*. 2011;118(2 pt 1):372-382.

2. American Cancer Society. American Cancer Society recommendations for the early detection of breast cancer. Available at: https://www.cancer.org/cancer /breast-cancer/screening-tests-and-early-detection /american-cancer-society-recommendations-for-the -early-detection-of-breast-cancer.html. Accessed July 20, 2017.

3. U.S. Preventive Services Task Force. Screening for breast cancer: U.S. Preventive Services Task Force recommendation statement. *Ann Intern Med*. 2009;151(10):716-726, W-236.

4. Siu AL, on behalf of the U.S. Preventive Services Task Force. Screening for breast cancer: U.S. Preventive Services Task Force recommendation statement. *Ann Intern Med*. 2016;164:279-296.

5. American College of Obstetricians and Gynecologists. Practice Bulletin No. 179: breast cancer risk assessment and screening in average-risk women. *Obstet Gynecol*. 2017;130:241-243.

# 4E

# 盆腔检查

如果妇女的主诉、个人史和家族史中出现妇产科相关疾病时,则需要进一步做盆腔检查。在进行盆腔检查前,助产士应该明确该妇女既往是否进行过盆腔检查,她对盆腔检查是否存在担心、疑问,或者在既往检查中是否出现过任何问题。在每一步检查前,应告知其具体检查内容。虽然本附录讲解的是盆腔检查与窥阴器检查,但助产士应牢记不是所有进行盆腔检查的妇女都需要进行窥阴器检查。

在盆腔检查过程中和检查后,应该注意语言的选择和面部表情的使用。在整个检查过程中,帮助患者保持冷静并体现职业素养是非常重要的。通过观察患者的面部表情,常常可以了解她是否感到不适,是否存有疑虑。因此,在整个检查过程中,助产士与患者都应能看到对方的面部。在进行盆腔检查时,最好能有一女性陪护者陪伴患者。既可以安慰患者,使其确信不会有意外及不专业行为的发生;也可以在检查过程中提供一些帮助,如传递检查器具,协助将取样放置到器皿中。

1. 在进行检查前,患者应排空膀胱。

2. 与其他体格检查相同,在检查前助产士应进行手卫生,且最好在患者面前进行,以打消其对于卫生的顾虑。为避免阴道分泌物污染诊室,在检查前应确保所有必要的器具准备齐全,包括提前打开容器盖及包装。

3. 患者穿好检查服后,嘱其坐于检查床台的尾端,双脚置于脚架上或检查台的较低处。臀部稍越过台缘,使会阴置于台缘,以便于窥阴器的置入(图4E-1)。患者双臂应自然放于身体两侧或交叉放于腹部。一些患者更倾向于采取半卧位。根据患者隐私需要,调整铺单位置。一些助产士提倡使用洞巾,

这样能遮盖患者膝部,仅暴露其外阴。

a. 在内诊检查前与检查过程中,助产士应确保患者无任何身体不适。

b. 注意,这是北美妇女通常的姿势。在欧洲,通常是妇女取侧卧位进行检查[1]。

c. 患有生理或精神障碍的女性可能需要不同的盆腔检查定位。

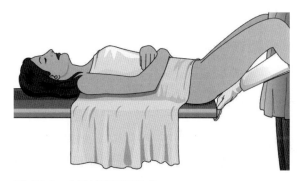

图 4E-1　内诊检查正确体位

4. 在戴无菌手套和选择窥器前,先调整好灯光。要确保选用合适型号且性能完好的窥阴器。

a. 窥阴器及其他内诊用物应放置于整洁的台面上。有时,可将窥阴器置于加热的包布上,使窥阴器温热,而不是给其加热。

b. 在此操作中如何使用无菌手套尚存在争议:

ⅰ. 一些助产士主张双手戴双层手套,在检查过程中若碰触到妇女或分泌物,则可脱掉最外层手套。

ⅱ. 一些助产士认为只需在要进行内诊的一只手上戴双层手套。在进行内诊接触后脱掉外层手套。

ⅲ. 在过去,只在需要进行内诊的手上戴一层手套。因医疗防护知识的普及,助产士在进行腹部或体表检查时也会戴上手套。

iv. 助产士已经越来越意识到手卫生的重要性。交叉感染非常容易发生,尤其是在接触患者的会阴后,再接触仪器、检查灯或无菌台。另外,要注意语言表达,不要用"脏"字来形容戴了手套进行内诊检查的手。

5. 选择正确的窥阴器可以提供更好的检查视野,也可以减轻患者在检查过程中出现的不适。窥阴器有多种型号和设计。Pederson 窥阴器两边平直;Graves 窥阴器是鸭嘴形的,这样可以更好地暴露阴道及阴道穹隆,尤其是在肌肉组织松散,黏膜下脂肪阻碍视野的情况下。根据情况需要,可选择狭窄型窥阴器或儿科窥阴器。图 4E-2 展示了各种各样的窥阴器。一次性塑料窥阴器的形状与 Pederson 金属窥阴器相似。

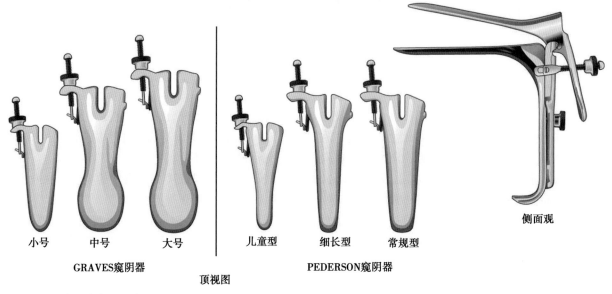

图 4E-2　常用的窥阴器类型

## 外阴部检查

1. 嘱患者两腿分开,放松臀部及大腿肌肉。

a. 当大腿及臀部放松时,阴道肌肉也会放松,便于放置窥阴器。

b. 提醒患者如果感觉疼痛或需要暂停检查可以立即沟通。

c. 在检查开始前,使用戴有手套的手背轻柔触摸患者大腿内侧,且在触碰阴道口或阴道前告知患者。

2. 外阴检查(图 4E-3)。分开大阴唇,检查小阴唇。分开小阴唇检查阴蒂,小阴唇内侧,前庭,尿道和阴道口。表 4E-1 列出了需要观察的内容。

a. 检查 Skene 腺(Skene's grands)和尿道是否形态正常,有无发炎、肿胀、破溃、红肿或分泌物。分开阴唇,把一只手指放置于阴道内,掌心向上,分别从尿道两侧触摸尿道口至阴道口的 Skene 腺。直接向上按压至尿道口,再依次从阴道顶端触诊至阴道口,以引出尿道分泌物。

b. 检查前庭大腺:查看是否有包块,脓肿波动、红肿、发热或疼痛。检查时一只手指在阴道内,其余手指及大拇指在阴道外。要触诊整个前庭大腺。通常先触诊大拇指与示指间的组织,然后依次触诊阴道口两侧。特别注意检查大阴唇后外侧部位。

c. 需要注意的是在窥阴器检查之前检查前庭大腺,有助于观察到分泌物。

d. 这一检查顺序便于自然过渡到窥阴器检查。

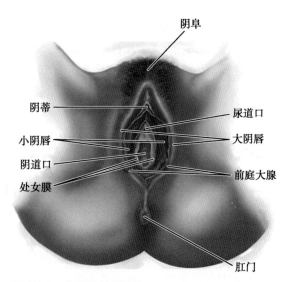

图 4E-3　正常的外阴结构

| 表 4E-1 | 外阴观察内容 |
|---|---|

外阴检查中，观察到的异常体征能提供重要的临床信息。检查内容：

| | |
|---|---|
| • 阴毛分布情况 | • 每一部位的尺寸和形状 |
| • 阴道口的外观 | • 阴蒂肥大 |
| • 炎症或刺激 | • 肿胀或水肿 |
| • 瘢痕形成 | • 褪色或淤青 |
| • 囊肿、息肉、湿疣或其他赘生物 | • 皮损、裂伤、皮疹、溃疡、硬皮 |
| • 组织粘连 | • 瘘管 |
| • 子宫脱垂 | • 静脉曲张 |

## 窥阴器检查

1. 首先用操作窥阴器的一手确认之前挑选好的窥阴器尺寸合适并且温度接近于体温。如有不妥，脱掉之前用于检查外阴的手套，准备好检查工具后，再换上新的手套。

2. 如果需要，用水润滑温热的窥阴器，因为其他种类的润滑剂可能会影响分泌物检查结果。在使用窥阴器前检查锁钮（金属窥阴器）和螺杆（塑料窥阴器）能否正常工作。

3. 当使用窥阴器进行检查时，一手用食指固定窥器上叶保证上下叶处于闭合状态，防止因疏忽导致两叶分开，另一手的两指置于阴道后壁（图 4E-4）。如需要，这两指可以轻微撑开阴道便于窥阴器进入。

4. 两指轻轻按压阴道，引导窥阴器进入阴道。放置和取出窥阴器时，应以 45 度角斜行，避开阴道前部的敏感部位（如尿道口，阴蒂）。当窥阴器沿阴道后壁插入阴道内的同时，以 45 度角缓慢移出手指。

5. 将窥阴器插入阴道后部时，边推进边旋转至水平位。当窥阴器未完全进入阴道内时不要打开窥阴器分叶。

6. 保持向下用力，轻柔地取出窥阴器。窥阴器张开的角度能暴露宫颈即可。

a. 一般的宫颈位置是稍倾斜靠近阴道后壁，因此要紧贴阴道后壁将窥阴器放置宫颈后方，缓慢打开，才能减少患者痛苦。

7. 当看到宫颈后，轻轻地把窥阴器继续深入阴道，进一步暴露宫颈，然后用锁钮或螺杆（塑料窥阴器）固定其开口位置。对于金属制的窥阴器，可进一步调整前叶使暴露更加充分。

a. 注意观察有无分泌物、囊肿、息肉、损伤、包块、糜烂样改变外翻，观察血管分布。

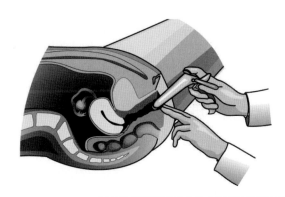

A

**斜行放置窥阴器并手放会阴处协助轻柔进入**

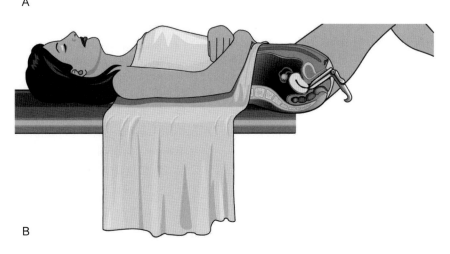

B

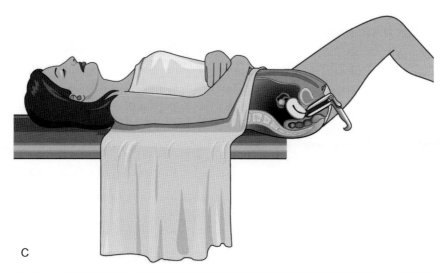

C

图 4E-4　窥阴器检查。A. 手的放置位置及窥阴器插入时(窥阴器倾斜)。B. 窥阴器沿阴道后壁进入。C. 窥阴器打开时暴露宫颈[2]

8. 如果需要,这时可收集阴道分泌物标本。

在标本收集完毕后,旋转窥阴器,分别暴露阴道前后壁。很多助产士在慢慢取出窥阴器的过程中进行此项检查。在完成子宫颈检查后,可闭合窥阴器两叶。因窥阴器靠近阴道口,所以在取出时应将其旋转至 45 度角。

## 双合诊

1. 必要时更换手套。将要插入阴道的戴有手套的手指涂润滑剂。

2. 此项检查需要两指插入阴道,除非阴道非常紧或患者对插入两指感到不适。

　a. 将检查手的拇指折叠在掌侧,以避免对阴蒂施加压力,并更容易使手指伸入阴道深处进行检查。

3. 手指轻轻向下按压,沿阴道后壁逐渐进入阴道。

4. 手指用力向下按压,使阴道打开,嘱患者用力收缩腹肌,观察有无膀胱或尿道膨出,并观察有无子宫脱垂。

5. 将两指分开,嘱患者再次用力,观察有无直肠膨出或肠疝。

6. 嘱患者收缩阴道肌肉,使阴道紧紧包裹检查手指。

　a. 此时可以宣教如何进行 Kegel 锻炼。

7. 用两指触诊整个阴道壁,检查是否有包块或损伤,如囊肿、息肉、尖锐湿疣。

8. 手指触及宫颈时,要以圆周方向移动手指触摸整个宫颈。

　a. 检查其大小、连续性、光滑度、形状、宫口开大情况及活动性。

9. 在两指间轻轻移动宫颈,检查宫颈活动度及有无压痛。

10. 另一手掌心朝下手指置于患者耻骨联合部位,朝阴道内手指向下向前按压。阴道内手指向上抬举宫颈,使宫底与腹部手指相互对合。两手同时轻柔按压,扪清前倾或前屈的子宫。子宫应能在两手间平滑移动。必要时,可再移动腹部手指以触摸宫底。

11. 记录子宫位置(前倾位、后倾位、前屈位、后屈位、中位),并记录子宫的形状、大小、连续性、活动度、有无压痛,是否有包块存在。

12. 如没有触摸到子宫,则将阴道内手指置于宫颈另一侧,重复以上操作(图 4E-5 描述了子宫位置)。

13. 如仍未能扪清子宫位置,则其可能是中位或后位。将阴道内的手指分别置于子宫上下,腹部手指内向按压,尽可能往子宫下部扪触。

14. 检查附件时,将腹部手指置于髂骨与腹中线之间。腹中线是脐与耻骨联合之间的一条线。用指腹朝耻骨联合及阴道内手指方向向下深压。

15. 阴道内的手指,掌心要朝上。两指均应放置在阴道穹隆处,与腹部手指相互对合。尽可能朝腹部手指向内向上深压。

16. 将阴道内手指以滑动的方式,轻柔但有力地在子宫与盆腔侧壁之间按压。腹部手指与阴道内手指对合,从骨盆缘以上的腹部区域向下扪触至耻骨联合。

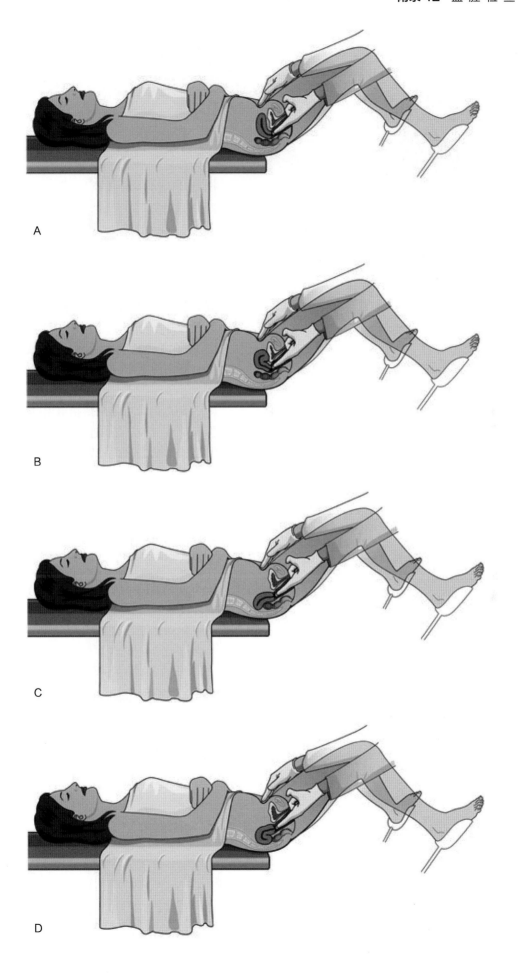

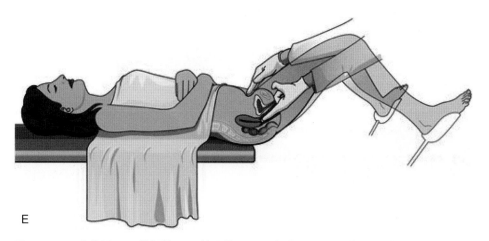

图 4E-5 子宫位置。A. 前倾位。B. 前屈位。C. 后倾位。D. 后屈位。E. 中位

## 三合诊检查

1. 在进行三合诊之前,助产士应向妇女解释此项检查的目的,即进一步检查子宫及附件或检查是否存在瘘管。告知患者,如果她能够放松的话,会减轻检查的疼痛感。

2. 更换手套,润滑手指。

3. 把戴有手套的食指放入阴道,嘱患者用力向下屏气,慢慢将中指伸入肛门。

4. 触诊肛门直肠交界处及以上部分,嘱患者交替收缩放松肛门括约肌。

a. 这个检查可以用来检查肛门括约肌的紧张性及是否存在内痔。

5. 阴道内及直肠内的手指扪及到最深处后,直肠内手指来回有条理地扪触一部分直肠壁,确保没有遗漏。嘱患者向下用力可延伸扪及区域,且使检查过程较舒适。

6. 如子宫后倾或后屈,则可能触摸到子宫后壁。用直肠内的手指,尽可能检查清楚子宫后壁的情况。

7. 在阴道内及直肠内两指退出过程中,可以按照步骤 5 对另一部分直肠进行扪触。

8. 脱去手套,进行手卫生处理。

9. 帮助患者坐好,提供清洁纸巾。

### 参考文献

1. William A, Williams M. A guide to performing pelvic speculum exams: a patient-centered approach to reducing iatrogenic effects. *Teach Learn Med*. 2013;25:383-391.

2. Schuiling KD, Likis FE, eds. *Women's gynecologic health*. 3rd ed. Burlington, MA: Jones & Bartlett Learning; 2017.

# 4F

# 采集尿液、阴道、宫颈及直肠标本检测，生理盐水、氢氧化钾溶液涂片

妇产科检查中收集到的标本主要用来检验感染、评估早产风险、胎膜破裂的风险和筛查宫颈癌。为防止医务人员暴露于血液及体液，在任何情况下都应做好标准防护措施。标本的采集顺序由标本的检测目的及类型决定。

## 标本采集的一般原则

1. 取材时要通过合理使用无菌手套、清洁消毒技术，避免仪器、用品、患者与临床标本之间的交叉感染。

2. 取材时避免使用胶状润滑剂可提高检出率。因为胶状润滑剂会通过污染采集部位，改变标本的pH及影响显微镜观察的准确性来影响检验结果。只有温水可以用于湿润窥阴器。

3. 常规的标本采集顺序如下：

a. 尿液

b. 进行阴道拭子细菌培养 / 核酸扩增技术（NAAT）

c. 阴道拭子用于pH、生理盐水或氢氧化钾溶液临时涂片

d. 宫颈拭子用于细菌培养 / 核酸扩增技术（NAAT）

e. 巴氏涂片检测

## 尿液标本采集过程

尿液标本采集主要用于尿液分析、尿液培养及通过NAAT检测奈瑟淋球菌和沙眼衣原体。

1. 在留取尿液标本前决定是否需要尿管导尿留取标本。如下情况需要使用尿管导尿留取标本：胎膜破裂后；产后早期；妇女难以充分清理取材部位，或者需对尿蛋白、白细胞、红细胞进行准确测量。

2. 如果需要进行尿管导尿留取标本：

a. 打开无菌导尿包，将无菌尿管放置于无菌布巾上；

b. 戴无菌手套；

c. 将尿管的末端置于无菌的尿液收集容器内；

d. 将大阴唇分开，使其远离尿道口，用肥皂（而不是消毒剂，因为消毒剂可能会影响细菌培养结果）将尿道口及阴道口清洗干净。从前到后擦洗，重复两次，每次更换清洁纱布。

e. 使用无菌技术，将顶端有水基润滑剂的尿管送入尿道，直到尿液流出（通常插入的深度在4~5cm）；

f. 根据不同的导尿目的，拔出尿管的时机可选择在收集到足够尿液后或膀胱排空时。

g. 封存尿液标本收集容器。为防止标本污染，不要碰触容器内侧。

h. 脱掉手套。

i. 在无菌容器上贴好标签。

## 阴道炎症的湿片或氢氧化钾涂片标本的收集步骤[1,2]

在美国，显微镜检查诊断感染或胎膜早破的诊断技术被纳入到1988年的美国临床实验室改进修正法规（CLIA）。此联邦法规要求提高质量控制，其中包括对进行人工镜检的能力要求。美国医疗保险和医疗补助服务中心负责对这些规定做出解释[3]；要获取更多信息请登录http://wwwn.cdc.gov/clia/regs/toc.aspx。因人工镜检也有暴露于血液或其他体液的风险，所以同样需要履行标准预防措施。第

一步是了解如何使用显微镜（表 4F-1）。

| 表 4F-1 | 光学显微镜的使用方法 |
| --- | --- |

光学显微镜有助于临床诊断。显微镜的合理维护和保养——当不使用时，遮盖显微镜可以最大程度减少显微镜的灰尘暴露；使用压缩无尘布擦拭目镜及物镜；使用超细纤维或无尘布擦拭显微镜的零部件可以保持显微镜的图像质量。在第一次使用显微镜前，须熟悉光源，粗准焦螺旋和细准焦螺旋的调节方法，移动载物台上的玻片的方法以及显微镜的放大率。大多数现代光学显微镜有一个 10 倍目镜和 4 倍、10 倍和 40 倍物镜。此类检测中不使用油镜。

生理盐水湿片用来直接观察阴道假丝酵母菌、阴道毛滴虫和细菌性阴道炎的线索细胞。评估是否存在阴道乳杆菌及白细胞也有助于诊断。氢氧化钾溶液涂片运用于观察外阴阴道假丝酵母菌。氢氧化钾溶液可破坏细菌的细胞壁和上皮细胞，但无法破坏真菌的细胞壁。它也可运用于氨臭试验。当细菌性阴道病标本暴露于碱性溶液时，氢氧化钾溶液可识别出其所释放的氨类物质。

1. 准备一支试管放置 0.5~1ml 生理盐水；如需进行氢氧化钾溶液检查，则在另一支试管内放置相同剂量的氢氧化钾溶液。生理盐水优于蒸馏水是因为其可以使样品中的微生物存活更久。

2. 将湿润的窥阴器置于阴道，充分暴露宫颈口。

3. 窥阴器放置好后，观察会阴的外形、阴道黏膜、宫颈上皮细胞、及阴道分泌物。将分泌物按数量、颜色、黏稠度和气味进行分类。

4. 使用无菌棉签，从阴道后穹隆或阴道壁采集标本。如果需要，可使用另一根棉签再次采集足够量标本。

5. 把棉签放置于放有生理盐水的试管中，快速旋转棉签。

6. 如必要，重复收集一个标本以用于氢氧化钾溶液检查。应及时检测标本，最好在 15 分钟内完成。

7. 戴无菌手套，用棉签取一滴标本放置于干净的载玻片上。尽量避免手接触载玻片表面。当进行氢氧化钾溶液标本观察时，应更换载玻片，避免污染生理盐水玻片。

8. 在载玻片上覆盖盖玻片，捏住载玻片边缘，以 45 度角倾斜缓慢放下，减少气泡产生（图 4F-1）。

9. 手指印、线头和灰尘会被误认为是标本所含物。因此保持载玻片清洁并留意盖玻片边缘能帮助找到正确的视平面。

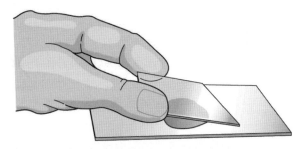

图 4F-1　盖玻片压片示意图

10. 如标本过厚导致盖玻片漂浮，用小片无尘纸吸取多余部分。

11. 先观察生理盐水玻片，再观察氢氧化钾溶液玻片。先用低倍镜（10 倍）观察盖玻片边缘，这时调节焦距使标本位于视野中央。

12. 通过使用螺旋来回移动载玻片以检测标本。进行准确的诊断必须保证观测整个载玻片。因为标本可能在载玻片上分布不均匀。

用 40 倍显微镜观察阴道分泌物。检查结果用阳性或阴性表示，如需要，附加详细的检查结果信息。

13. 在 10 倍显微镜下，可以看到细胞全景与基底物质，在 40 倍显微镜下可以准确判别血细胞、线索细胞、细菌、滴虫、酵母菌和芽孢（图 4F-2）。在生殖道感染和性传播疾病的章节中详述阴道感染及性传播感染的诊断。

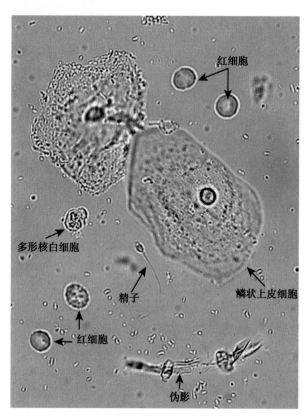

图 4F-2　正常的湿片图[4]

14. 关闭光源，清理用物，妥善处理标本。

## 采集阴道或宫颈分泌物标本，检测奈瑟淋球菌和沙眼衣原体

绝大多数实验室采用核酸扩增技术（NAAT）或基于 DNA 的检测方法评估黏液脓性宫颈炎或筛查奈瑟淋球菌和沙眼衣原体感染[5,6]。这些检测方法灵敏度高，且与分泌物培养的特异性相接近。如果这些正在用于检测宫颈拭子的方法能被许可应用于阴道检测的话，阴道拭子取材会与宫颈拭子取材的检测结果一样准确，甚至比尿液检测更为准确。阴道拭子可由专门医务人员取材，也可由患者自行取样。如以上检测方法不可行则需要进行其他一些监测方法，如：奈瑟淋球菌培养。沙眼衣原体培养的灵敏度和特异性均不高。

1. 将润滑过的窥阴器置于阴道，暴露宫颈。
2. 观察分泌物的性状和是否存在宫颈炎症。
3. 取阴道分泌物标本时，在阴道上段及阴道后穹隆使用涤纶（Dacron）拭子擦拭 10~30 秒。
4. 取宫颈分泌物标本时，首先使用大拭子擦除宫颈口处的黏液。
5. 将一个涤纶拭子置于宫颈，深度约 2cm，旋转 5 秒。这个标本可用于液基细胞学宫颈脱落细胞的检查。
6. 在取出拭子时，避免拭子碰到阴道壁。
7. 将标本放置于转运的器皿中。

## 宫颈脱落细胞学检查的操作过程

随着对异常病变认识能力的提高，液基细胞宫颈脱落细胞学检查已经成为筛查宫颈异常病变的标准。宫颈液基细胞学标本同样可以用于 HPV 检测[7]。传统的宫颈涂片是由直接从宫颈口收集的标本制备。但最好能使用带有加长刮头或扫帚样头的宫颈刷，这样才能得到最准确的检测结果[8-10]。关于常规宫颈癌筛查的内容在健康促进和维护一章中有更多信息。

1. 将润滑过的窥阴器置于阴道，暴露宫颈。
2. 如果仅做宫颈抹片检查，可以用少量的水性润滑剂润滑窥阴器。
3. 使用取样刷刮头或毛刷，沿宫颈 360 度旋转，保证整个宫颈口均被取样。最好选用带加长刮头的

宫颈刷。如鳞柱交界可见，则也需取样。

4. 取出取样刷时不要接触阴道壁，轻轻在固定液中旋转取样刷使细胞脱落，或者在载玻片上涂抹，这取决于标本是液态的还是固态的。
5. 对于干性的样品：将宫颈刷一面置于载玻片的顶半部，由内涂至载玻片边缘。然后翻转宫颈刷，将其另一面置于载玻片底半部，由内涂至载玻片边缘。如果涂片过厚，可用宫颈刷边缘两侧轻刷载玻片，去除多余部分。
6. 将宫颈刷至于宫颈内口 2cm，旋转 90 度~180 度。
7. 重复上述 4~5 步。
8. 如果使用了固态检查技术，为了保证细胞的完整性，在运输前确保样本及时固定好。

（杨海澜　译　陆虹　审）

## 参考文献

1. Centers for Disease Control and Prevention. Self-study STD modules for clinicians: vaginitis. Available at: https://www2a.cdc.gov/stdtraining/self-study/vaginitis/vaginitis_diagnosis_self_study_from_cdc.html. Accessed January 9, 2017.
2. Lowe S, Saxe JM. *Microscopic procedures for primary care providers*. Philadelphia, PA: Lippincott Williams & Wilkins; 1999.
3. Centers for Disease Control and Prevention. CLIA law and regulations. Available at: https://wwwn.cdc.gov/CLIA/Regulatory/default.aspx. Accessed January 9, 2017.
4. Centers for Disease Control and Prevention. CDC STI slide set. Available at: https://www2a.cdc.gov/stdtraining/ready-to-use/Manuals/Vaginitis/vaginitis-slides-2013.pptx. Accessed April 1, 2017.
5. Centers for Disease Control and Prevention. Sexually transmitted disease treatment guidelines, 2015. Available at: https://www.cdc.gov/std/tg2015/default.htm. Accessed January 9, 2017.
6. Association of Public Health Laboratories. Recommendations for the laboratory-based detection of *Chlamydia trachomatis* and *Neisseria gonorrhea* - 2014. Available at: https://www.aphl.org/programs/infectious_disease/std/Pages/N-gonorrhoeae-and-C-trachomatis.aspx. Accessed July 19, 2017.
7. Hoda RS, Loukeris K, Abdul-Karim FW. Gynecologic cytology on conventional and liquid-based preparations: a comprehensive review of similarities and differences. *Diagn Cytopathol*. 2013;41(3):257-278. doi:10.1002/dc.22842.
8. Martin-Hirsch PL, Jarvis GG, Kitchener HC, Lilford R. Collection devices for obtaining cervical cytology samples. *Cochrane Database Syst Rev*. 2011;4.
9. Davis-Devine S, Day SJ, Anderson A, et al. Collection

of the BD SurePath Pap Test with a broom device plus endocervical brush improves disease detection when compared to the broom device alone or the spatula plus endocervical brush combination. *CytoJournal*. 2009;6:4. Available at: http://www.cytojournal.com /text.asp?2009/6/1/4/45495. Accessed January 9, 2017.

10. Marchand L, Mundt M, Klein G, Agarwal SC. Optimal collection technique and devices for a quality Pap smear. *Wisc Med J*. 2005;104(6):51-55.

# 5

# 贯穿整个生命周期的健康促进

KATHRYN OSBORNE

感谢 Mary Ann Faucher 对本章内容的贡献,感谢前版作者 Ann F.Cowlin 的贡献

## 前言

健康促进是个体能够更好地控制和改善健康的过程。它的本质是为女性提供维持最佳健康状态的必要工具,主要通过健康教育、咨询以及在治疗关系中共享决策。保持最佳健康状态还需要女性做定期检查,以确保疾病的早期诊断。本章讲述了有关一级、二级健康促进和疾病预防服务的信息,这些服务有助于促进和维持妇女整个生命周期的健康。生育计划包括一级和二级预防战略,因此在最后一节中讲述。附录 5A 中介绍了被推荐于孕前保健访问的教育和咨询。

### 助产士在健康促进中的角色

健康促进是助产士工作中非常重要的一部分。国际助产士联盟(International Confederation of Midwives,ICM)对助产士的国际定义阐述了助产士在对产妇、产妇所在的家庭和社区的健康教育和健康咨询中扮演着重要的角色[1]。与此类似,美国护士 - 助产士学会(American College of Nurse-Midwives,ACNM)也将健康咨询、健康促进和疾病预防纳入注册护士 - 助产士(certified nurse-midwives,CNM)和注册助产士(certified midwives,CM)的实践范围[2]。美国护士 - 助产士学会(ACNM)和国际助产联盟(ICM)都认为健康促进和疾病预防是助产士的最基本 / 核心能力[3,4],美国护士 - 助产士学会将健康促进、疾病预防和健康教育视为助产学科学性与艺术性的标志[3]。

助产士的角色之一就是帮助个体有能力成为维护自我健康的积极参与者。而且,在社区帮助妇女有能力维持自我及家庭的健康,就需要助产士要有意识去关注社区的健康状态,关注能够促进社区健康的政策的实施和推广。

### 术语的定义

参与健康促进和健康维护首先要理解一些关键的概念和术语。

**健康**有很多种定义,一般根据一定的背景和情景使用。世界卫生组织(the World Organization,WHO)定义"健康是指身体上、心理上和社会上的完美状态,而不仅是没有疾病和虚弱的状态"[5]。美国疾病预防控制中心(Centers for Disease Control and Prevention,CDC)将健康定义为"人类在生理、社会和心理维度的状况,每一维度都以从正性极端到负性极端的连续性为特征。正性健康是指拥有享受生活和承受挑战的能力,而不仅仅是没有疾病。负性健康与疾病相连,在极端情况下,与过早死亡相关"[6]。如果健康概念被视为一个连续状态,那么助产士促进健康的目标应该是确保每一位女性维持健康的状态,并且采取必要的预防措施从而使其健康状态朝一个积极的方向发展。

**疾病**被定义为任何破坏人类生理、心理和社会的功能,影响个体维持生理、心理和社会完美状态的能力的因素。

**初级预防**涉及的医疗保健服务是针对特定的人群或个体进行疾病预防[7]。例如:对于女性个体来说一级预防包括免疫、咨询和教育,从人群和社区层面来讲一级预防包括促进空气清洁、水质干净以及确保工作环境安全的政策的实施。

**二级预防**涉及的医疗保健服务是指对疾病的早期发现和早期干预限制发病率和发病程度[7]。助产士能够提供的最重要的二级预防应该是通过彻底了解健康史发现高危因素，以及提供定期的常规筛查。

**三级预防**涉及的医疗保健服务是指促进功能恢复、改善健康状况以及根据疾病诊断防止长期残疾[7]。尽管助产士也参与三级预防(疾病治疗阶段)，但是本章我们着重介绍助产士为女性个体提供的一级预防和二级预防，三级预防的内容将在本书的其他章节介绍。

**筛查**是一个可以用作名词或动词的术语。作为一个动词，助产士筛查某些疾病状态的妇女作为二级预防的一个组成部分。作为一个名词，是指在测试中的评估。读者将在整个文本中看到筛查测试和诊断测试被提及。一般来说，筛查试验是实验室(或其他)对无症状的健康女性进行的测试，目的是及早发现健康问题。诊断测试是在实验室(或其他)进行的以确认诊断的测试，通常是在筛查呈阳性的情况下进行的。

## 健康促进：初级预防

通过初级预防从而预防慢性病的发生是健康促进的首要目标。美国是在卫生保健上投入最多的一个国家[8]。2015年，美国在卫生保健上的投入达到人均9 990美元，接近国内生产总值的18%[9]。尽管美国在卫生保健上的投入远远超过其他国家，但是多数测量结果显示美国健康状况较其他发达国家来说相对较差[8]。美国医疗投入飞速增长的原因是多方面的，研究表明最主要的投入是针对一些可预防的慢性疾病的治疗上[8-10]。

同样，造成美国健康状况较差的原因也有很多。公共卫生相关领导指出关键原因在缺乏对健康促进的关注[8,9]。慢性疾病是美国成年人死亡和残疾的主要原因，其中许多是可以预防的。据估计，美国50%的成年人有一个或多个慢性健康问题[11]。而慢性疾病发病率的上升主要是由可改变的健康风险行为造成的，比如：营养不良和久坐不动的生活方式[11]。一些常见慢性病如：2型糖尿病、癌症、高血压和心脏疾病，不仅会给卫生服务系统造成经济压力，也会导致生活质量下降，出现早逝的风险增高[8-11]。大量数据表明，增加预防保健服务的支出以提高人口健康水平，能减少医疗保健支出[8,9]、提高生产力，并能改善生活质量[8-11]。

### 教育和咨询

女性的死亡在很大程度上与生活方式行为有关，主要原因有心脏病、癌症、中风、慢性呼吸系统疾病和糖尿病[12]。因此，改变不良生活习惯如不活动、不良饮食习惯、吸烟能够降低发病和早逝的风险。为实现这一目标，助产士和其他医疗卫生服务的提供者需要将教育和咨询的重点放在改善个人健康的方法上[13]。重要的是实施这些干预措施，使咨询和教育对每个人都有意义[14]。个性化的教育和咨询计划主要基于完整的健康史和身体检查，在此过程中助产士发现需特别注意的高危因素。

### 理论学习

大多数人不太能从宣教者主导的教育方式中受益，其中往往是助产士决定个体学习的内容和时间。然而，在宣教或咨询过程中人们往往更能理解和执行他们所关心的内容，换句话说，当人们意识到有学习的需求并做好学习的准备，此时的学习一定是以既往的人生经验为基础。

成人学习的原则是构建一个框架，这个框架能够包含满足每一个女性需求的健康教育内容。对于一个成年的学习者来说学习的目标是获得一些能运用在日常生活中的技能和资源，而不是单纯的获取知识。当青少年开始学习为自己的生活方式做决定并为之负责时，成人学习常用的自主学习原则也同样适用，如表5-1所示[15]。对于成年人来说，学习的过程就是一个从"教师"成为促进者的过程。

| 表5-1　成人学习理论的假设 |
| --- |
| 成人在开始学习之前需要知道自己为什么要学习这些内容。 |
| 成人的自我概念将从依赖型转为独立型。 |
| 成人先前积累的经验为其学习提供了丰富的资源。 |
| 成人通常在需要应付生活状况或执行任务的时候才能做好学习的准备。 |
| 成人的学习目标是以生活为中心，教育是一个提升能力实现潜能的过程。 |
| 成人学习的动力更为实用而不再浮于表象。 |

建立健康促进计划的第一步也是很重要的一步就是了解成年学习者的外在动力。通过了解女性想要改变生活方式的原因，或者说她认为生活方式的改变能给她带来的益处，助产士可以获得有用的线索选择最有效的干预类型，从而帮助女性达到预期的目标。干预措施的制定可以结合她的天资、技能，以及

她固有的信仰。例如:对于增加运动量的计划制订时,必须要考虑到青少年的关注点可能在获得技能、帮助他人、结识朋友或外在表现上。各年龄段的女性都认为运动可以释放压力;可以减肥、减脂以及增肌;可以增强体能;可以结识新朋友;还可以预防糖尿病、高血压等慢性疾病。结合这些动力,助产士可以帮助每一位女性找到最舒适、最适合自己的运动类型。

宣教或咨询的计划中很重要的一步就是提供预期的指导。随着网络的到来,多渠道的健康知识来源使健康知识获得者群体越来越庞大。有些人能够得到充分的信息,有些人却没有获取健康知识的机会。因此,对女性进行基于危险因素的医疗保健需求评估以及提供个性化的适当的余生健康咨询是助产士义不容辞的责任。

### 咨询和教育过程中需要解决的内容

在确定好需要的信息之后,下一步就是确定如何解决在临床遇到的问题。根据成人学习理论,这个步骤中需要助产士和女性合作完成。女性通常通过一些具体问题向健康照护提供者诠释她们的临床遭遇。在这些例子中,女性会明确表达自己的需求,此时很容易制订宣教计划。无论女性是希望进行每年规律体检,还是仅仅希望解决特定问题的困扰,对于助产士来说最重要的就是对女性提出的需求做出回应,尤其是与当其见面的时间十分有限的时候。

在忙碌的实践设置中时间是宝贵的。当助产士在设计宣教或咨询计划时,需要有效的事实证据。把时间花在没有证据支持的护理或服务上意味着可以花在有证据证明有效的护理和服务上的时间更少。此外,2003 年医学研究所的一篇报道建议一切健康教育都应以患者为中心(在这里是女性为中心),并且实践要以循证为基础[16]。

## 以循证为基础的咨询干预

在过去的两百年,鼓励医疗保健提供者参与到循证实践中,并将其延伸到循证照护中。关于循证实践最早的定义是“一种明确、谨慎、合理运用最佳依据以决定患者个性化照护的医学方法。循证医学实践意味着个人临床知识与系统研究中最有价值的临床证据的整合”[17]。美国护士 - 助产士学会(ACNM)已经认识到在最佳实践的科学基础上提供护理的重要性,并将循证实践定义为“将有临床专业知识的最好的研究证据和患者价值相结合”[18]。其中个人价值和喜好包括任何使女性更独特的事物,例如宗教文化信仰、文化程度以及女性过往的知识和经验。

### 美国预防医学工作组

专业组织[例如美国妇产科医师大会(the American Congress of Obstetricians and Gynecologists)]和专业小组[例如美国癌症协会(American Cancer Society)]提出关于预防服务的超前建议已经有几十年了。然而,直到 1989 年美国预防医学工作组(U.S.Preventive Service Task Force,USPSTF)发表的临床服务指南(Guide to Clinical Preventive Services)才为卫生保健专业人员提供了基于科学依据无偏回顾的建议。USPSTF 的任务是“通过对临床预防服务和健康促进提出循证建议,以改善所有美国人的健康”。这些建议是为初级卫生保健临床医生制定的,以科学为基础,包括筛查测试、健康行为咨询、预防药物推荐[19]。美国预防医学工作组(USPSTF)的建议现在已经成为临床预防服务的“金标准”[19]。

然而循证实践并没有那么容易,基本伦理原则之一就是不伤害原则,也就是说不能有故意伤害。因此,接受新的证据是具有挑战性的,因为这意味着一个公认的临床实践可能是有害的。同样,在 2009 年,美国预防医学工作组(USPSTF)发表乳腺癌筛查的新标准,其中包括反对指导女性做乳房自检(breast self-examination,BSE)的建议,科学证据相对肯定地表明乳房自检的弊大于利[20]。大部分助产士从进入临床工作以来就在指导乳房自检,她们甚至都遇到过乳房自检时发现包块及时医治获救的例子。然而,循证实践要求助产士制订健康促进计划是以证据为基础而不是她们相信的内容。在最好的情况下,把时间用在乳房自我检查教学上是低效的,这些时间本可以用在基于证据的护理操作上;在最坏的情况下,把时间用在乳房自我检查教学的这一行为实际上可能是有害的。

为了帮助临床医生选择循证方法,美国预防医学工作组为临床预防服务提供了相应的推荐,包括咨询干预。指南反映了现有的证据的强度和干预的净收益(收益减去伤害)的大小。专业人士会发现美国预防医学工作组不同年份提出的推荐在证据等级上会有细微不同。基于 2007 年以前的版本并进行了修订,形成了从 2012 年到现在的推荐使用内容(表 5-2)[21]。等级 A 和 B 保存了应该提供给女性的干预。表 5-3 显示了与医疗实践相关的净收益水平的确定程度[21]。评分量表和确定程度都被用来评估特定的治疗干预或技术。

| 表 5-2 | 美国预防医学工作组等级定义(2012 年 7 月) | |
| --- | --- | --- |
| 等级 | 定义 | 实施建议 |
| A | 美国预防医学工作组推荐的服务等级,确定有非常可观的净收益 | 提供 |
| B | 美国预防医学工作组推荐的服务等级,确定有相对可观的净收益,或者相对确定有相对可观的净收益 | 提供 |
| C | 美国预防医学工作组建议要根据病人个体情况选择实施,对于没有其他指征或迹象支持的患者来说,可能受益很小 | 对于病人个体来说有其他证据支持提供该服务 |
| D | 美国预防医学工作组不推荐的服务等级,没有确定受益或弊大于利 | 不鼓励使用 |
| 我声明 | 美国预防医学工作组当前所包括的证据不足以评判该服务的利弊。证据不足,质量低劣,或相互矛盾,利弊平衡无法确定 | 阅读 USPSTF 推荐声明中的临床应用部分,实施该措施前必须确保病人知晓不确定的利弊 |

| 表 5-3 | 净收益的级别确定 |
| --- | --- |
| 级别的确定 | 描述 |
| 高 | 有效的证据通常包括从一个完整严谨的,针对初级卫生保健人群的研究中得出的一致的结论。这些研究能评估预防性服务对健康结果的影响,因此,结论受未来研究结果影响的可能性较小 |
| 中 | 有效的证据足以确定预防性服务对健康结果的影响,但是评估的把握程度受很多因素的限制,比如:<br>对于个体研究的数量、规模或质量<br>个体研究结果不一致<br>常规的护理实践限制了发现<br>证据链缺乏连贯性<br>随着可用信息的增多,观察到的效果的大小可能会改变,这个改变可能会影响结果 |
| 低 | 可用的信息不足以评估对健康结果的影响。证据不足的原因如下:<br>研究数量或规模的限制<br>研究设计或方法中的重大缺陷<br>证据链中的间隙<br>发现不适用于常规的初级卫生保健实践。<br>健康结果方面缺乏重要信息<br>需要更多的信息来评估对于健康结果的影响 |

美国预防医学工作组将确定定义为"美国预防医学工作组对预防服务净收益的评估可能正确。"净收益定义为:在一般人群中预防服务的收益减去伤害。USPSTF 根据在预防服务评估净收益时全部有效证据的性质在一定水平上将其进行分类

　　尽管美国预防医学工作组(USPSTF)推荐了很多基于证据的实施预防性服务(A 级和 B 级服务),仍有一些没有足够的证据去形成推荐的服务(I 级)和一些服务有中等程度确定性的净收益很小的服务(C 级)。使用这些服务的决策是通过共享决策达成的,由助产士和个人一起决定是否使用指定的服务。在这个过程中必须告知女性没有确定的证据(或相互矛盾的证据)支持这些服务措施是有效的。

　　美国预防医学工作组(USPSTF)的推荐经常更新。随着预防保健服务的新证据的出现,建议越来越能反映当前的身体状况。下面会列举一些美国预防医学工作组(USPSTF)已经发表的对女性生命周期咨询干预建议,建议读者定期关注美国预防医

学工作组（USPSTF）的网站获得最新相关信息及预防服务。本章末尾的参考资料部分提供了本网站的链接。

## 行为咨询干预

正如之前提到的，导致女性死亡的原因有不健康的生活方式，比如：不运动、吸烟，以及不均衡饮食。因此，大多数咨询干预会推荐女性改变生活习惯或者避免一些存在危险的行为。行为咨询干预包括教育、咨询和其他初级卫生保健设置中的干预措施，这些措施的重点都是帮助女性采纳新行为[22]，改变现有的危害健康的行为，并能够保持健康行为提高健康水平。

## 酒精滥用

酒精是美国可预防性死亡的第三个主要原因[23]，由于滥用酒精引起的疾病包括胎儿酒精综合征都是可以被避免的。过量饮酒的会引起肝脏疾病、心脏疾病、大脑损伤、一些癌症、性侵害、非计划妊娠、性传播感染、意外伤害以及过早死亡。CDC 数据显示，53.6% 的非孕期女性和 10.2% 的孕期女性饮酒[24]。报道称 18.2% 的非孕期女性和 3.1% 的孕期女性会间歇性（狂欢）饮酒，CDC 将其定义为一次（对女性而言）饮用三瓶以上酒精性饮料。对于未孕女性而言，偶尔喝一杯通常被认为是安全的[24,25]。但是，对于孕期女性来说，任何形式的饮酒都会造成胎儿酒精综合征或胎儿酒精谱系的一系列障碍，以及其他不良胎儿 / 新生儿结局[24,25]。

美国预防医学工作组（USPSTF）使用术语"酒精滥用"来描述一系列行为，包括危险或有害饮酒，有害的酒精使用，酒精滥用和酒精依赖[24]。建议在所有初级卫生保健机构中对所有成年人进行酒精滥用筛查，并提供咨询干预措施以减少酒精滥用。到目前为止，USPSTF 还没有发现足够的证据支持或反对 24 岁青少年进行筛查和咨询干预[24]。

饮酒行为的程度也由不同的团体或组织来定义。例如《美国膳食指南》（美国卫生与公众服务部和美国农业部）将适度饮酒定义为"女性每天最多饮酒 1 杯，男性每天最多饮酒 2 杯"[25]。美国国家酒精滥用和酒精中毒研究所将酗酒定义为通常发生在 2 小时内的，男性饮酒 5 杯、女性饮酒 4 杯之后导致血液酒精浓度达到 0.08g/dl[25]。

这些定义也说明了筛查和评估的区别：筛查的目的是识别出可能酒精滥用状况的女性，而评估的目的是识别阳性筛查结果的女性饮酒问题的程度[26]。助产士作为初级护理提供者要定期对所有女性进行筛查，并提供短暂的干预以减少酒精滥用的发生；对于持续滥用酒精可能发生酒精依赖的女性需要进一步评估和治疗[24,26]。

理想的状态是，在医疗保健机构中进行筛查，之后对于阳性结果的女性进行随访和评估。医疗保健机构中的助产士无法持续跟踪随访就需要找到社区医疗保健服务提供者对阳性结果的女性进行持续关注。

对于酒精滥用的筛查一般先问其饮酒量，如果女性表明自己从不饮酒，那么此次筛查就已经结束。医疗记录中应该包含筛查的阴性结果并标注一年后再进行筛查。如果女性表示自己饮酒，那么将采用可靠的工具继续进行筛查。

美国预防医学工作组（USPSTF）建议在初级卫生保健中使用酒精使用障碍识别测试（AUDIT）、酒精使用障碍识别测试 - 消费测试（AUDIT-C），或一个单一问题筛查来评估酒精滥用[23]。这些工具中最容易操作的是单一问题筛查，助产士只需问一个女性在过去一年中，她一天内饮酒在 4 杯或以上的行为有多少次；当答案为一年内 1 次或多次则认为是阳性筛查结果并表示其需要完成整个酒精使用障碍识别测试（AUDIT）[27]。完整的 AUDIT 如表 5-4 所示[28]。AUDIT-C 是 AUDIT 的缩略版本，完成填写仅需 1~2 分钟[29]。助产士需要向女性患者保证她提供的信息会被保密，然后收集完整的健康史或对酒精滥用的简要评估，并对这些内容进行管理。为了保证健康史的真实性，在提问的时候要保持客观，尤其是涉及敏感话题的时候比如关于饮酒情况。

大多数女性的饮酒量是在安全范围内的，对于这些女性的行为咨询的目标是防止危险性饮酒的危害。咨询主要包括对安全范围的提醒和必要时的戒酒（例如：怀孕或打算怀孕、服用药物期间或其他健康状况要求戒酒）[26]。医疗记录中应该包含筛查的阴性结果并标注一年后再进行筛查。

美国预防医学工作组（USPSTF）建议对那些危险或有害饮酒筛查结果阳性的女性进行行为咨询干预，并对有酗酒或依赖症状的女性转介从而进行进一步的评估和治疗。对于筛查呈阳性的女性，有几种咨询干预措施可供初级卫生保健机构使用。其中，国家研究院推荐的关于酒精滥用和酗酒的短暂的干预[26]是基于 5A（评估、建议、一致、帮助、安排）结构，列在表 5-6 中[30]。该方法也可能适用于除了酒精以外其他物质的滥用。

告知女性筛查呈阳性并需要转诊时注意措辞，最好的方式是告知其筛查结果显示她的饮酒情况可能对她造成伤害，并建议她去找专业的酒精咨询提供者，也许能从那里得到帮助。例如助产士可以以如下方式转诊：

我们都知道当女性饮酒超过安全量时会引起很多疾病。对于女性来说，每周饮酒超过 7 次或者一次饮酒超过 3 瓶都认为存在危险或风险[23,26]。基于你对刚才问题的回答，可以认为你可能已经处于危险边缘，也许事实并非如此，为了进一步确认，我建议你去找我的同事进行饮酒情况评估，他在这方面十分专业并且帮助因为饮酒影响到健康的女性做出了改变。

女性的文件记录应该包含滥用酒精的阳性结果，对于已经提供和推荐提供的行为咨询干预措施的描述，以及持续跟踪随访的计划。

| 表 5-4 酒精使用障碍鉴定测验（AUDIT） | |
| --- | --- |
| 1. 你多久喝一次含酒精的饮料？<br>　　(0)从不（跳转到问题 9~10）<br>　　(1)每月 1 次或以下<br>　　(2)每月 2~4 次<br>　　(3)每周 2~3 次<br>　　(4)每周 4 次或以上<br>2. 在喝酒的典型日子中，你喝多少杯含酒精的饮料？<br>　　(0)1 或 2<br>　　(1)3 或 4<br>　　(2)5 或 6<br>　　(3)7、8 或 9<br>　　(4)10 或以上<br>3. 你多久喝六杯或六杯以上？<br>　　(0)从不<br>　　(1)少于每月 1 次<br>　　(2)每月 1 次<br>　　(3)每周 1 次<br>　　(4)每天或几乎每天<br>4. 在过去的一年里，你有多少次发现一旦开始喝酒就无法停止？<br>　　(0)从不<br>　　(1)少于每月 1 次<br>　　(2)每月 1 次<br>　　(3)每周 1 次<br>　　(4)每天或几乎每天<br>5. 在过去的一年里，你有多少次因为喝酒而没有完成你通常期望做的事情？<br>　　(0)从不<br>　　(1)少于每月 1 次<br>　　(2)每月 1 次<br>　　(3)每周 1 次<br>　　(4)每天或几乎每天 | 6. 在过去的一年里，你有多少次因为喝酒而忘记了前一天晚上发生的事情？<br>　　(0)从不<br>　　(1)少于每月 1 次<br>　　(2)每月 1 次<br>　　(3)每周 1 次<br>　　(4)每天或几乎每天<br>7. 在过去的一年里，你有多少次在一夜狂饮之后，早上第一件事就是喝点酒来提神？<br>　　(0)从不<br>　　(1)少于每月 1 次<br>　　(2)每月 1 次<br>　　(3)每周 1 次<br>　　(4)每天或几乎每天<br>8. 在过去的一年中，你有多少次在饮酒后感到内疚或悔恨？<br>　　(0)从不<br>　　(1)少于每月 1 次<br>　　(2)每月 1 次<br>　　(3)每周 1 次<br>　　(4)每天或几乎每天<br>9. 是否发生过你或其他人因你饮酒而受伤？<br>　　(0)否<br>　　(2)是，但不是在去年<br>　　(4)是，在去年<br>10. 是否有亲戚、朋友、医生或其他医疗专业人士对你饮酒表示担忧或建议你减少饮酒量？<br>　　(0)否<br>　　(2)是，但不是在去年<br>　　(4)是，在去年 |
| 把与答案相关的分数加起来。总分为 8 分或以上则表示有害的饮酒行为（筛查阳性） | |

| 表 5-5 | AUDIT-C 问卷 |
| --- | --- |

1. 你多久喝一次含酒精的饮料?
   a. 从不(跳转到问题 9~10)
   b. 每月 1 次或以下
   c. 每月 2~4 次
   d. 每周 2~3 次
   e. 每周 4 次或以上
2. 在喝酒的典型日子中,你喝多少杯含酒精的饮料?
   a. 1 或 2
   b. 3 或 4
   c. 5 或 6
   d. 7、8 或 9
   e. 10 或以上
3. 你多久喝六杯或六杯以上?
   a. 从不
   b. 少于每月 1 次
   c. 每月 1 次
   d. 每周 1 次
   e. 每天或几乎每天

AUDIT-C 的评分范围是 0~12 分。每题 a=0 分;b=1 分;c=2 分;d=3 分;e=4 分。
在女性中,得分 ≥ 3 则认为筛查结果阳性。

| 表 5-6 | 酒精滥用之 5A 结构 |
| --- | --- |

**评估(Assess)**或者询问女性饮酒情况以及她改变行为的意愿。
**建议(Advise)**女性用个性化的方式改变自己的不良行为,并告知饮酒带来的危害和改变行为带来的益处。
在治疗目标和改变行为的方法上达成一**致(Agree)**。
通过宣教、支持、鼓励以及必要时的常规咨询**帮助(Assist)**女性实现既定目标,其中也包括帮助女性发掘社会资源。
**安排(Arrange)**后续定期随访并在必要时转诊治疗。
尽管这是为酒精滥用设计的干预措施,但是在实际工作中可以适当修改运用到其他行为改善上,如戒烟或减肥。

## 母乳喂养

事实证明母乳喂养对于母亲和婴儿大有裨益。虽然母乳喂养率在上升[31],美国尚未实现"全民健康 2020"(Healthy People 2020)中婴儿喂养的目标,其中包括婴儿的母乳喂养率达到 81.9%;母乳喂养持续六个月达到 60.6%;母乳喂养持续到一周岁达到 34.1%[32]。

初级医疗保健机构促进母乳喂养的措施不仅提升了母乳喂养率,也延长了母乳喂养的持续时间。因此,美国预防医学工作组推荐对选择母乳喂养的

女性在孕期和产后给予持续的支持[33]。最有效的干预是将母乳喂养支持方法联合使用,例如:宣传母乳喂养的好处,针对女性及其家庭提供切实可行的建议和正规培训,对母亲直接的支持,进行母乳喂养的专业训练,同伴与咨询支持。在产前护理、母乳喂养和母婴这两章中介绍母乳喂养教育和咨询。

## 牙齿健康

初级医疗卫生服务提供者通常会忽视牙齿健康,然而牙齿疾病可能会带来不利影响,例如:会增加心血管疾病的风险,会增加孕妇早产的几率。最近的有关预防牙齿疾病咨询干预推荐是在 1996 年提出的。这些推荐建议包括使用牙线,每天用含氟牙膏刷牙,并定期检查[34]。从 1996 年以后,没有新的关于初级医疗卫生服务提供者在促进口腔健康中的作用的相关证据的出现,因此美国预防医学工作组(USPSTF)推荐仍是 1996 年的内容,没有做任何修订[35]。CDC 的建议旨在维持良好的口腔卫生,包括饮用含氟水,用含氟牙膏刷牙和使用牙线,定期看牙医,不吸烟,限制酒精饮料,保持糖尿病和其他慢性疾病的管理,避免导致口干的药物,并且在无法避免口干的时候大量饮水[36]。

## 膳食咨询

已经有很多文献表明健康饮食的好处和不健康饮食的风险。女性的十大死亡原因中有四条都与饮食有关,即心脏病、某些癌症、脑卒中和糖尿病[12]。评估个别妇女的膳食咨询需求,首先要收集 24~48 小时的饮食回顾史,以评估营养和热量的摄入,收集身高和体重的数据以计算体重指数(BMI),收集健康史识别与饮食有关的健康高危因素。

当 BMI<18.5,认为"体重过轻";当 BMI 在 18.5~24.9,认为"正常";当 BMI>24.9 认为"超重";当 BMI ≥ 30,认为"肥胖"[37]。那些体重过轻或超重或是肥胖的女性,其体重相关疾病的发病率和死亡率会增加。对于某些癌症和冠状动脉疾病来说,不均衡饮食摄入是可以改变的危险因素,因此,改善饮食摄入可以全面提升健康状况,尤其是那些还存在其他与饮食相关疾病的高危因素(如:高血压、血脂异常、空腹血糖受损、代谢综合征、家族史)的女性[38]。美国预防医学工作组(USPSTF)推荐对所有女性进行肥胖筛查(使用 BMI),且为 BMI ≥ 30 的女性提供多方面行为干预[39]。同时建议对于超重、肥胖和有心血管和饮食相关慢性疾病的高危因素如高血脂和其他高危因素的成年人要强化膳食行为咨

询[38]。对于不肥胖以及没有冠状动脉疾病高危因素的女性,在提供咨询时要根据个体医疗保健需求做出决定[39]。

在"营养"一章中详细介绍了健康饮食建议。与滥用酒精的短暂干预类似,对于肥胖、超重的女性来说,最有效的行为干预以"5A"概念为基础[40]。针对酒精滥用的"5A"概念可以延伸到超重或肥胖的女性身上使用。助产士也可以考虑转诊到专门从事强化咨询的项目或临床医生那里[38]。医疗记录中应该包含对膳食的评估、健康危险因素的评估、BMI 以及对所给予的相关建议的描述。

### 癌症风险的遗传评估

乳腺癌是美国女性死亡的主要原因。2014 年,美国有近 237 000 名女性被诊断出患有乳腺癌,同年有超过 41 000 名女性死于乳腺癌[41]。乳腺癌的两个最具影响力的危险因素是性别和年龄;大多数乳腺癌是在 50 岁或以上的女性中发现的。乳腺癌的另一个重要危险因素是乳腺癌易感基因(BRCA1 或 BRCA2)的有害突变[41]。BRCA1 和 BRCA2 基因突变主要与乳腺癌、卵巢癌和输卵管癌风险显著增加有关,但也与其他形式的癌症有关[42]。

完整的健康史应该包括对女性家族史的全面评估,包括她家族的癌症史。更具体地说,完整的家族史包括哪些家庭成员受到影响,具体的癌症类型和癌症部位,诊断年龄和受影响家庭成员的性别,以及任何患有一种以上癌症的家庭成员的鉴定和记录[42]。家族史中的 7 项结果与 BRCA 突变风险可能性增加有关。与 BRCA 突变风险增加相关的家族史结果包括 ①乳腺癌和卵巢癌的;②在 50 岁之前诊断的乳腺癌;③双侧乳腺癌;④家庭中的多个乳腺癌病例;⑤一个或多个男性家庭成员患乳腺癌;⑥一个或多个家庭成员患两种 BRCA 相关类型的癌症;⑦德裔犹太人[42]。家族史中包括其中一项或多项的妇女应接受额外的基因风险筛查。

能可靠地发现应接受遗传咨询的妇女的家庭风险分层的几个工具之一是可以被使用的[42]。之前验证过的筛查工具包括安大略家族史评估工具,曼彻斯特评分系统,转诊筛查工具,谱系评估工具,以及家族史筛查 -7(FHS-7)。在初级卫生保健中,最易于使用的是转诊筛查工具和家族史筛查 -7(FHS-7)[42]。这两种工具都可以在互联网上找到,链接包含在本章末尾的参考资料部分。USPSTF 进一步建议,筛查呈阳性的女性应转诊给接受过遗传咨询培训的医疗专业人员,他们将接受进一步的评估、咨询和必要时或女性选择接受时的遗传检测[42]。

助产士可以将筛查和咨询作为健康女性病史和体检的一部分。咨询应该包括保证健康史为癌症风险提供了一个基本的筛查,尽管大多数女性有一个或多个风险因素,但大多数不会患癌症[41]。健康记录中的文件应包括与家族史有关的发现,如果使用检验筛查工具时的结果,以及提供给筛查阳性的妇女的咨询和转诊的描述。在乳腺状况这一章节中有关于 BRCA 筛查会详细讨论。

在筛查和咨询 BRCA 相关突变的许多步骤中,其中一个挑战可能是缺乏经过培训的遗传顾问。此外,即使遗传咨询是有效的,这项服务也可能不包括在保险范围内,而且对于初次筛查表明需要转诊的妇女来说,这可能是一笔很大的费用。建议助产士熟悉遗传咨询服务获得以及花费情况。这些服务包括妇女社区和周围地区提供的服务,以及通过电话和在线提供的遗传咨询服务,是为无法接触到遗传咨询师的妇女提供的[42]。遗传咨询资源的链接可以在本章末尾的参考资料部分找到。

### 预防伤害

在美国意外伤害是造成女性死亡的第六大原因[12]。与机动车碰撞有关的伤害是 1~54 岁人群死亡的主要原因[43]。尽管如此尽管很多时候伤害都是来自于一些不可控的意外,但是美国预防医学工作组认为适当的干预可以降低发生意外伤害的危险性。然而美国预防医学工作组发现尚无法评估针对个体进行正确使用安全带和儿童座椅咨询的利弊[43]。

其中一个原因是在美国立法行动、社区干预,以及初级卫生保健机构的建议,已经有很多人在使用汽车约束措施[44]。约 87% 的前座乘客现在使用安全带,而后座乘客使用安全带的比例约为 78%[44]。初级卫生保健机构针对女性的常规建议是否可以让使用率继续上升并无从知晓。尽管如此,美国预防医学工作组(USPSTF)和美国疾病控制与预防中心(CDC)发现,有关汽车的安全约束咨询干预带来的危害就算有也是微乎其微[45]。

增加安全带使用率和减少酒精障碍驾驶率可能对降低机动车死亡率有最大的影响[44]。因此,建议女性坚持使用汽车约束措施可能不会带来伤害,并能减少与汽车相关的死亡和伤害。美国疾病控制与预防中心(CDC)建议,医疗服务提供者应随时向孩子的父母和照顾者提供建议,让他们知道使用适合孩子年龄和体重的汽车座椅和约束装置的重要性。疾控中心还建议为青少年的父母提供安全驾驶方面的资源[43]。

成年人正确使用约束包括时刻系好安全带,并确保安全带系在肩部和大腿,横跨胸腔和骨盆。肩带应该跨过胸部中间并远离颈部;腰带应该跨过臀部保护胃部及以下部位的安全[46]。建议孕妇全程系好安全带,并且肩带要跨过胸部(从乳房中间)远离颈部;腰带要紧贴跨过臀部和骨盆,以保护腹部及以下部位,如图 5-1 所示。同时建议孕妇尽可能地调整座椅,以便更自如地控制脚踏板,同时保证胸部和方向盘保持至少 25cm 的距离[47]。

在美国,与车祸相关的死亡中有三分之一与酒后驾驶有关,并且没有明确的与酒后驾驶咨询相关的危害[43]。美国预防医学工作组发现咨询建议对于减少因为酒精或其他药物造成的交通事故中的作用与先前关于汽车约束措施的建议结果相似。减少酒精相关的交通事故最有效的方法是对酒精滥用筛查阳性结果进行个性化的咨询干预,包括饮酒后驾驶的危险性告知[24]。咨询应该包括在受损司机在场,确定指定的司机和建立替代运输计划的讨论。

驾驶过程中分心是一个新现象,相关干预措施对降低发生率和死亡率的效果,美国预防医学工作组还没有确定的结论。驾驶分心一般都是因为一边开车一边做其他事情,最典型的就是打电话和收发短信。据统计,美国 2015 年有近 3 500 人死于驾驶者分心导致的交通事故,有近 391 000 人因此受伤[48]。正如对酒后驾驶的干预效果一样,禁止开车时打电话或收发短信也能相对减少驾驶员因为手机分心引起的交通事故。

对于 65 岁及 65 岁以上的老年妇女,跌倒是受伤死亡的根本原因,也是非致命伤和因伤住院的最主要原因[49]。美国预防医学工作组建议 65 岁及以上的老年妇女通过规律锻炼、物理疗法以及补充维生素 D 预防跌倒的发生[50]。评估女性跌倒风险的一个方法是问她三个问题:

1. 你在过去的一年里跌倒过吗?

2. 你站着或走路时感到不稳吗?

3. 你担心摔倒吗?

以上问题有一个或多个回答"是",则表明筛查呈阳性[51]。

针对锻炼的建议包括在家或在集体运动时的负重训练、腿部力量训练、提高平衡力的训练(例如:太极拳)[50]。对于跌倒风险增高的人,补充维生素 D 的推荐剂量是每天 800 国际单位[50]。此外还有一些预防 65 岁及以上老年女性跌倒的建议包括警惕并识别药物造成地头晕眼花;改善房间设施,如:去掉可能绊倒老年人的设计,增加额外的扶手,提升房间亮度;以及每年检查视力必要时佩戴眼镜[51]。

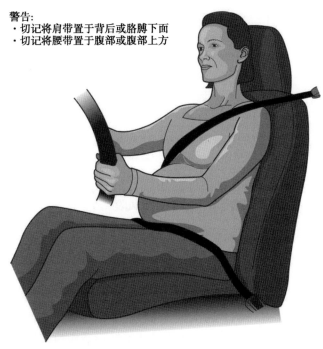

警告:
· 切记将肩带置于背后或胳膊下面
· 切记将腰带置于腹部或腹部上方

肩带应该穿过胸部中部远离颈部

尽可能调整座椅,保持胸部和方向盘之间至少 25cm 的距离,同时仍然能舒适地控制脚踏板

腰带应跨过臀部固定在胃部下方

图 5-1　孕期女性安全带的正确系法

## 体育锻炼

足量的、适宜的体育锻炼可以预防心脏病、2 型糖尿病、肥胖、不孕症、一些癌症、骨质疏松、骨关节炎、跌倒、焦虑和抑郁，以及男女性早逝[52]。在收集完整的健康史的过程中，关于活动兴趣和动机的具体问题可以有助于讨论一个人经常参与的活动类型。然后，助产士就能对营养状况、活动水平、生活方式的选择以及某些能通过体育活动而被最小化的疾病风险因素进行全面的描述。

关于体育活动的咨询建议主要基于风险因素。对于那些超重或肥胖并且额外有心血管疾病危险因素的人，建议采取包括体育活动和饮食在内的强化行为咨询干预措施[38]。

适用于 BMI 为 30 或以上的妇女、超重妇女和有心血管疾病危险因素的妇女的多成分推荐包括多个行为的管理活动，如目标设定、个人和团体咨询和 / 或运动会，使饮食和身体活动发生变化，认识到并解决改变中的障碍，长期规划以保持生活方式的改变[39]。虽然许多旨在改善身体活动的咨询可以从初级卫生保健提供者开始，但最有效的干预措施是由经过特殊培训的专业人员提供的，如：运动专业人员、物理治疗师或健康教育者[39]。

对于那些不肥胖且没有心血管疾病危险因素的女性，USPSTF 发现由初级卫生保健提供者进行的运动咨询有正向但很小的净收益[40]。在没有心血管疾病的危险因素的情况下，提供锻炼咨询的决策是基于女性个人的医疗保健需求的。准备好做出行为改变的女性最有可能从这种咨询中获益[40]。

为了帮助妇女提高她们的身体活动水平，需要在社区中发掘有用资源，探索最有效的运动方式。虽然有些女性可以通过认证的健身专业人士去健身房或健身工作室锻炼，但许多女性会更喜欢使用社区里可用的资源。在居住社区中散步或跑步，以及参加社区、学校或单位的活动可能是大多数女性增加耗能的最佳选择。重要的是助产士要了解他们生活和工作的社区的安全参数，以便他们准备为妇女提供安全的锻炼场所。对于一些有特殊需求（如：急慢性疾病）的女性时，需要根据特殊的健康状况为她们设计适合的锻炼计划。

对于已经有运动习惯的女性来说，助产士要做的是支持和鼓励她参加更有益于健康的运动。对于原来很少运动的女性，助产士要帮助她们一点一点地逐步朝健康积极的生活迈进。表 5-7 显示了对女

性一生中身体活动的建议[52]。疾病预防控制中心有关于各种形式的身体活动的额外信息，如：有氧和力量训练，以及测量身体活动强度的方法[53]。

健康记录中的文件应包括健康病史、健康风险评估和 BMI。文件还应包括关于咨询和 / 或转诊和后续计划的描述。

| 表 5-7 | 贯穿女性整个生命周期的身体活动建议 |
| --- | --- |
| 年龄 | 建议 |
| 青少年（17 岁及以下） | 每天进行 ≥ 60 分钟中等强度或高强度有氧运动<br>每周至少 3 天在 60 分钟内包括肌肉强化活动<br>每周至少 3 天在 60 分钟内包括骨强化活动 |
| 成年人（18~64 岁） | 每周进行 150 分钟[a] 的中等强度有氧运动以及每周进行 ≥ 2 天全肌群的肌肉强化活动<br>或<br>每周进行 75 分钟[a] 的高强度有氧运动，以及每周进行 ≥ 2 天的肌肉强化活动或每周进行中等强度和高强度有氧运动的等效组合，以及每周进行 ≥ 2 天全肌群的肌肉强化活动 |
| 老年人（65 岁及以上）[b] | 每周进行 150 分钟[a] 的中等强度有氧运动，以及每周进行 ≥ 2 天全肌群的肌肉强化活动<br>或<br>每周进行 75 分钟[a] 的高强度有氧运动，以及每周进行 ≥ 2 天的肌肉强化活动或每周进行中等强度和高强度有氧运动的等效组合，以及每周进行 ≥ 2 天全肌群的肌肉强化活动 |
| 孕妇及产后妇女 | 每周进行 150 分钟[a] 的中等强度有氧运动<br>怀孕前进行高强度有氧运动的健康女性，只要孕期身体健康，并与医疗服务提供者讨论运动情况，则可在怀孕期间和怀孕后继续进行高强度有氧运动 |

[a] 可以被分解成小到每次 10 分钟的增量
[b] 健康状况不受限的一般人

## 性传播感染和意外怀孕风险

在美国性传播疾病（STI）是可预防的发病和死亡原因，据估计每年新确诊的大约有两千万，其中超过一半的年龄在 15~24 岁之间[54]。认识到所有性活跃青少年都有患性传播疾病的风险，USPSTF 建议对所有性活跃期青少年进行重点行为辅导[54]，并建议对处于性传播疾病高风险成人进行重点行为辅导。高风险成人包括当前患有性

传播疾病的女性或者过去的一年内感染过性传播疾病的女性,拥有多个性伴侣的女性,不经常使用避孕套的女性,以及居住在性传播疾病患病率较高的社区内的女性[54]。

最有效的咨询干预措施是那些在 2 个小时或更长的时间内进行的,尽管时间短到 30 分钟的咨询干预也可能有效。有效咨询可以通过单个或多个会议,在小组或个人中进行。最有效的咨询干预措施能提供关于性传播感染及其传播的信息,性病传播风险评估,必要技能的培训如使用避孕套,谈论安全性行为,目标设定和问题解决[54]。在生殖道和性传播感染这一章中包含了对性传播感染和性传播感染预防的详细讨论。

目前 USPSTF 还没有对于预防非计划妊娠的建议。最新的数据显示,在美国 45% 的妊娠是非计划性的,低于 2008 年的 51%[55]。然而,"全民健康 2020"的目标之一是将非意愿妊娠率降到 44%[56],那么就可能需要在初级卫生服务机构中提供一些干预措施。在开始一场关于预防怀孕的讨论之前,助产士会询问这位妇女关于怀孕的计划。对没有怀孕计划的女性,助产士会对其进行了避孕措施的回顾复习。在计划生育一章中详细讨论了避孕方法。对于计划怀孕的女性,助产士要完成本章所述的健康促进计划的实施,侧重于附录 5A 中对于孕妇而言特别重要的主题。健康记录中的文件应包括性健康史的结果和提供的咨询和 / 或转诊的描述。

## 皮肤癌的预防

在美国最常见的癌症是皮肤癌,基底细胞癌和鳞状细胞癌是最常见的也是高度固化的两种形式[57]。65%~90% 的黑素瘤是由于紫外线暴露引起的[57],在美国每年有将近 8 000 人死于黑素瘤[58]。USPSTF 建议对白肤色的青少年和 24 岁以下年轻女性进行指导通过减少紫外线照射降低皮肤癌的风险[59]。因为皮肤癌的终身危险与早年紫外线照射量有很大关系,目前 USPSTF 还没有发现对 24 岁以上女性进行相关指导的有效性。然而,此类咨询和建议,即基于危险因素的紫外线暴露咨询,并无伤害[59]。

行为咨询干预包括提醒女性与皮肤癌有关的紫外线暴露造成的危险,建议女性避免在上午 10 点到下午 4 点紫外线较强的时间段暴露于阳光下。必须要暴露在阳光下时,建议使用防晒系数在 15 以上的防晒霜,并穿戴防晒衣、宽沿遮阳帽或撑太阳伞。同时建议女性避免使用室内晒黑设备[59,60]。

## 烟草使用

造成女性死亡的前四位主要原因:心脏病、癌症、脑卒中、慢性呼吸系统疾病,这些疾病都与烟草使用有关[12]。尽管在过去的几十年中,不管是在男性中还是在女性中烟草的使用率都有所下降,但是在美国吸烟仍然是可预防性死亡的头号杀手[61]。1978 年,肺癌超过乳腺癌成为美国女性癌症死亡的主要原因[61]。除了肺癌和一些其他形式的癌症,与烟草使用相关的健康风险包括:心血管疾病;内分泌系统疾病,如糖尿病;月经失调,如更年期提前;骨质疏松;过早死亡[61]。

女性在孕期吸烟会增加不良妊娠的风险,如:异位妊娠、自然流产、早产、胎膜早破、胎盘早剥、前置胎盘,可能增加围产期死亡率[62-64]。母亲在孕期吸烟会增加新生儿死亡和婴儿猝死综合征(sudden infant death syndrome,SIDS)的风险,并可能造成低出生体重[62-64]。每年有将近 41 000 名非吸烟者和 400 名婴幼儿因为长期暴露在香烟烟雾下,即吸二手烟或被动吸烟而造成过早的死亡[65]。一些专家正在进行一些关于三手烟的研究,即残留在汽车里、室内或衣服上的烟是否仍然会造成危险。

在任何年龄戒烟都能够降低吸烟有关疾病和过早死亡的发生率,女性在孕前或孕期戒烟能够有效降低不良妊娠结局的风险[64]。因此,初级预防侧重于帮助吸烟者戒烟或减少吸烟数量。

医疗卫生服务提供者应评估所有患者包括孕妇的烟草使用情况。建议使用烟草的个人停止吸烟,并提供相应的戒烟措施[64],也推荐将经由美国食品药品监督管理局批准的药物治疗运用到吸烟的未孕女性和男性身上。目前关于怀孕女性药物戒烟的利与弊还没有充分的证据显示[64]。

对于女性吸烟者最有效的行为咨询干预也可以概括为"5A"(询问、建议、评估、帮助、安排),见表 5-8[66]。有力证据表明哪怕是极为简短(3~10 分钟)的咨询干预配合一定的药物治疗也能有效帮助吸烟者停止吸烟并禁欲长达一年[64]。药物治疗包括尼古丁替代治疗(尼古丁替代口香糖和糖锭)以及安非他酮和伐尼克兰。目前还没有很明确这些药物对于孕期的影响[62,63]。

在助产教育计划中可以简要回顾戒烟干预措施。在 CNM 和 CM 的一项调查中发现,大约 50% 的受访者知道 USPSTF 指南和 5A 干预模式[67,68]。然而,最近的一项试点研究发现,助产士采用 5A 干预戒烟对于减少每天吸烟的数量和增加怀孕期间停止吸烟的妇女数量是有效的[69]。虽然这是一个小规模的试点研究,但结果表明使用改良版的 5A 干预戒烟计划是可以被纳入到助产实践中的[62,68]。此外,以非批判性的方式进行这种咨询是很重要的,对于孕期女性的咨询干预需要个性化制订,需要告知女性对于母体和胎儿相关的健康危险因素[64]。

| 表 5-8 | 戒烟的 5A 结构修改版 |
|---|---|

**询问(Ask)** 女性关于烟草使用情况。

**建议(Advice)** 女性戒烟并告知继续吸烟的危害。

**评估(Assess)** 女性戒烟的意愿,包括戒烟的障碍和动力识别。

**帮助(Assist)** 女性戒烟,包括设立戒烟目标,给予支持,寻求社会支持,应对动机障碍。

**安排(Arrange)** 助产士定期随访,如果需要的话参考其他卫生保健服务提供者给予更多的治疗。

大多数吸烟女性都能意识到吸烟的危害,并为自己持续这个不良行为而感到罪恶和羞愧。这种感觉在孕期吸烟的女性和那些尝试戒烟后又复吸的女性中尤为明显。最有效的咨询干预是建立在双方相互信任、尊重,并且以女性为中心的基础之上。与强制女性戒烟让她自己产生罪恶感和恐惧感相比,更为有效的方法是与女性进行一场主题为“促进和维护个人健康”公开的、平等的对话。健康记录中的文件应包括健康史中烟草使用情况,提供的咨询和 / 或转诊的描述以及后续计划。

## 免疫

在女性的一生中对于一些疾病获得免疫是主要预防策略[70,71]。表 5-9 总结了 CDC 关于女性在青少年时期、儿童时期及绝经期的免疫建议[70]。但重要的是,要明白这些建议经常更新,时间和剂量或许会有所改变。在 2018 年修订版的建议中将会有更多关于妊娠疫苗的信息。建议读者经常查询 CDC 网站上的最新建议。在本章末尾的参考资料部分可以找到 CDC 免疫接种时间表的链接。一个应用程序可供需要此信息的临床医生使用。还鼓励实施免疫接种的助产士查阅有关的免疫接种咨询委员会(ACIP)声明,该声明可在 CDC 的网站上获得,以获取更新的建议,免疫复合物致敏条件下的妇女的特别建议,以及医疗工作者和旅行者的疫苗接种指南。对于疫苗接种后的不良反应要打电话 8008227967 向疫苗不良事件报告系统报告(译注:仅适用于美国地区)。

与免疫相关资源的链接,包括免疫程序 APP,在本章末尾资料部分陈述。

| 表 5-9 | 女性在整个生命周期内的免疫接种时间表 | | | | |
|---|---|---|---|---|---|
| 疫苗 | 青少年 | 19~41 岁的女性 | 孕妇 | ≥ 41 岁的女性 | 剂量 / 系列,时间顺序以及其他注意事项 |
| 乙型流感嗜血杆菌(流感嗜血杆菌 B 结合疫苗) | 仅适用于解剖或功能性无脾的青少年(包括镰状细胞病)或无免疫史的艾滋病毒感染者 | 仅适用于有某些免疫功能低下的女性 | 仅适用于有某些免疫功能低下的女性 | 1 或 3 剂,取决于疫苗接种的适应证 | 有关其他信息,请参阅 CDC 指南 |
| 甲肝疫苗 | 建议居住在有针对年龄较大的儿童的疫苗接种计划的青少年;处于甲肝感染高风险下的青少年,以及自己希望获得免疫的青少年接种 | 仅适用于无免疫史和高感染风险或希望获得保护的女性 | | 仅适用于无免疫史和感染风险增高或希望获得保护的女性 | 单抗原甲型肝炎疫苗(HepA:Havrix)需要接种两剂,期间间隔 6~12 个月(Havrix)或间隔 6~18 个月(VAQTA)。或可以接种甲肝和乙型肝炎联合疫苗(HepA-HepB)共三剂;首剂接种后隔 1 个月接种第二剂,第三剂在第一剂后 6 个月 |

续表

| 疫苗 | | 青少年 | 19~41 岁的女性 | 孕妇 | ≥ 41 岁的女性 | 剂量 / 系列,时间顺序以及其他注意事项 |
|---|---|---|---|---|---|---|
| 乙肝疫苗 | | 适用于无免疫史的所有青少年 | 仅适用于无免疫史和高感染风险或希望获得保护的女性(参阅 CDC 指南) | | 仅适用于无免疫史和高感染风险或希望获得保护的女性参阅 CDC 指南) | 需要接种三剂:首剂接种后隔 4 周接种第二剂,第三剂与第二剂间隔 8 周(但是与第一剂不少于 16 周)。成人配方的两剂疫苗(间隔 4 个月)重组乙型肝炎疫苗可以用于 11~15 岁的女孩 |
| 带状疱疹疫苗 | | 不适用 | 不适用 | 不适用 | ≥ 60 岁的所有女性 | 一次性接种,不需要复种。一些其他疾病的女性禁用。(参阅 CDC 指南) |
| HPV 疫苗 | 加德西(Gardasil)(4VHPV)<br><br>加德西(Gardasil9)(9VHPV) | 11 岁或 12 岁的所有青少年<br><br>13~26 岁无免疫史者 | <26 岁的无免疫史女性<br><br>在接种前不需要进行检测 | 尽管没有证据表明接种该疫苗对孕妇造成伤害,但不推荐她们接种该疫苗。如果在第一剂接种后发现怀孕,剩余剂量应在其不再怀孕后继续完成;不需要额外的干预措施 | <26 岁的无免疫史女性 | 需要接种两剂:首剂接种后隔 6~12 个月接种第二剂。<br>≥ 15 岁开始接种疫苗的青少年应该接受三次剂量;首剂接种后隔 1~2 个月接种第二剂,第三剂在第一剂后 6 个月 |
| IIV(灭活流感疫苗) | | ≥ 9 岁的任何女性;减毒活流感疫苗不推荐使用于 <18 岁的女性 | 所有女性 | 所有成年人,包括孕期女性都可以接种 IIV | 所有女性 | 灭活流感疫苗有两种制剂:灭活流感和重组流感。这两种都适用于所有年龄阶段和怀孕期间。在流感季节到来前,每年注射一剂。对疫苗成分严重过敏者,接种疫苗后 6 周内有格林 - 巴利综合征史,或有发热的严重疾病(延迟到病情痊愈)者禁用。LAIV 是一种鼻腔喷雾剂,在怀孕期间和流感季节禁用。参阅 CDC 指南 |
| RIV(重组流感疫苗) | | ≥ 9 岁的任何女性;减毒活流感疫苗不推荐使用于 <18 岁的女性 | 所有女性 | 易使孕期女性、患有哮喘或其他潜在危险的女孩产生流感并发症 | 所有女性 | 重组流感疫苗 |

续表

| 疫苗 | 青少年 | 19~41 岁的女性 | 孕妇 | ≥ 41 岁的女性 | 剂量/系列,时间顺序以及其他注意事项 |
|---|---|---|---|---|---|
| IPV(灭活脊髓灰质炎病毒) | 仅适用于 <18 岁无免疫史的女性 | 不适用 | 不适用 | 不适用 | 需要接种三剂:首剂接种后 4 周接种第二剂;第三剂在第二剂接种后 4 周 |
| MMR(麻疹、流行性腮腺炎和风疹联合疫苗) | 适用于无免疫史的女性 | 无论出生年份,育龄女性都应该有实验室确认的风疹免疫。<br>不具有免疫能力的女性应该接种疫苗。<br>非孕期妇女在能够确认未怀孕的经期接种 | 孕期以及免疫能力低下的女性禁用。<br>没有实验室确认免疫的孕期女性应在产后立即去接种 | 不具有免疫能力的女性应该接种疫苗 | 分两剂接种至少间隔 4 周。<br>只有大学生、在医疗机构工作、有计划出国旅行的女性需要接种第二剂。<br>在 1963-1979 年期间接种过麻疹灭活疫苗或未知类型的疫苗的女性需要复种两剂 MMR |
| 脑膜炎球菌多蛋白结合疫苗 | Menactra 或 Menveo 11~12 岁,16 岁加强<br>无免疫史者接种疫苗时间为 13~18 岁 | MenACWY,MPSV4 居住集体宿舍的 <21 岁的大一女生,且 16 岁及以后没有接种过该疫苗,HIV 阳性,在流行病区旅游或在暴发地区居住,以及军事新兵 | 如果有血清群 A,C,W,或 Y 的风险,可以使用 | MenACWY,MPSV4 未接种或未患病的女性 | 如果第一剂接种时 ≥ 16 岁,则不需要再加强。一次性单剂量。<br>处于感染高风险女性需要的话五年后再接种。<br>有几种基于血清型的不同的脑膜炎球菌疫苗。每种疫苗适应证均不同。<br>请参阅 CDC 指南以获得更多信息,并为免疫受损和有其他感染风险因素的女性推荐计划 |
| PCV(肺炎球菌)或 PPSV(肺炎球菌多糖) | 不适用 | 不适用 | 吸烟,长期住在医疗机构,或者有慢性肺疾病、慢性心血管疾病、糖尿病、慢性肝病、酗酒、人工耳蜗植入、脑脊液漏、免疫受损、功能性解剖性无脾(包括镰状细胞 | 在 65 岁以前接种过的女性应在 65 岁后复种 | 推荐的疫苗类型和间隔取决于早期接种的适应证。请参阅 CDC 指南以获得更多信息,并为免疫受损和其他严重疾病的女性推荐计划 |
| Tdap(破伤风、白喉、百日咳联合疫苗) | 11~12 岁的所有女孩;18 岁无免疫史者 | 建议所有怀孕女性在孕 27~36 周接种单剂量疫苗(不用考虑最后一剂 Tdap 或 Td 接种时间) | 适用于所有成年人。用 Tdap 代替 Td 一次,每隔 10 年一次 | 适用于所有成年人。用 Tdap 代替 Td 一次,每隔 10 年一次 | 孕期妇女每人接种一剂。建议疫苗接种史未知或不完整的成人接种三剂;前两剂间隔至少 4 周,第三剂与第二剂间隔 6~12 个月 |

续表

| 疫苗 | 青少年 | 19~41 岁的女性 | 孕妇 | ≥ 41 岁的女性 | 剂量 / 系列,时间顺序以及其他注意事项 |
|---|---|---|---|---|---|
| VAR(水痘疫苗) | 适用于无免疫证据的女孩 | 孕期禁用<br>需要对孕期妇女进行实验室检查评估是否有水痘免疫。<br>没有实验室确认免疫的孕期女性应在产后立即去接种 | 仅适用于无免疫证据的女性 | 仅适用于无免疫证据的女性 | ≥ 13 岁的女孩完全免疫接种需要两剂,两剂间隔至少 4 周。对于 7~12 岁的女孩而言,两剂需间隔 3 个月。<br>免疫证据包括:免疫记录上次接种两剂且间隔在 4 周以上,既往带状疱疹史或水痘史。<br>有轻微或不典型水痘症状的女性需要做实验室检查确诊 |

注:参阅 CDC 指南以获取目前的免疫计划

推荐接种甲肝疫苗的女性包括:①吸毒;②与感染甲肝病毒的人一起工作或在甲肝研究实验室工作;③有慢性肝病;④接受过凝血因子浓缩剂;⑤在甲肝患病率较高的地方旅游或工作;⑥接触从患病甲肝较高的国家刚回到美国前 60 天的孩子(医疗服务提供者或领养父母)

HPV 免疫接种推荐适用于男性和女性青少年

免疫证据 = 以前的免疫记录或实验室确认的免疫证据

## 健康维护:二级预防

除了帮助女性促进健康和预防疾病的一级预防外,助产士也会为女性提供二级预防,目的是对疾病的早发现和早治疗,维护生命全周期健康。

### 生命周期的常规筛查

健康史收集和身体检查过后,下一步筛查是获得实验室检查信息。建议在有明确的危险因素存在时做实验室检查,如:性别和年龄。USPSTF 对于无症状女性的筛查建议见表 5-10[72]。在产前护理一章中讲述了孕妇筛查检测建议[72]。这些建议定期审查并且在新证据的结果的基础上加以修改。建议读者熟悉该表内容并定期登录 USPSTF 网站查看更新建议。有关预防性卫生服务的资源,包括电子版的预防性服务选择工具(ePSS)的链接,均可在本章末尾的参考资料部分找到。

| 表 5-10 | 常规筛查建议 | | | |
|---|---|---|---|---|
| 疾病名称 | <18 岁的青少年 | ≥ 18 岁的女性 | 检查方法 | 筛查建议 |
| 异常血糖和 2 型糖尿病 | 除非既往史和体检存在明显风险,否则不予说明 | 40~70 岁超重或肥胖的女性 | HbA1C 或空腹血糖测试或口服葡萄糖耐量测试 | 筛查频率不详,但建议每 3 年一次。建议血糖异常的女性接受强化咨询干预,以促进健康饮食和增加体力活动 |
| 酒精滥用 | 证据不足 | ≥ 18 岁 | AUDIT,AUDIT-C 或者单一问题筛查 | 没有证据表明筛查频率 |
| 乳腺癌 | 不适用 | ≥ 50 岁,并在 40 岁时进行个人筛查 | 乳腺 X 线筛查 | 每 2 年一次,直到 75 岁。有乳腺癌或子宫癌家族史的女性应该进行基因咨询和可能的 BRCA 检查(见本章前文的咨询建议) |

| 疾病名称 | <18 岁的青少年 | ≥ 18 岁的女性 | 检查方法 | 筛查建议 |
|---|---|---|---|---|
| 子宫颈癌 | USPSTF 建议反对筛查非风险高的年龄<21 岁的女性 | ≥ 21 岁 | 细胞学(巴氏试验) | 每 3 年一次,直到 65 岁。建议对年龄在 30~60 岁之间不喜欢频繁筛查的妇女每 5 年进行一次 HPV 测试与细胞学检查(联合检测)。<br>如果筛查充分且风险不高,或有子宫切除术史且无癌前病史或子宫颈癌病史,则不建议对 ≥ 65 岁的女性进行筛查 |
| 结直肠癌 | 不适用 | 50 岁<br>如果一级亲属有早发性结直肠疾病史则要更早 | 粪便潜血或 DNA 检测、乙状结肠镜、CT 结肠镜或结肠镜检查 | 对于合适的筛查间隔时间的建议差别很大,应该在临床结果的基础上决定。应该在个体基础上对 76~85 岁妇女的筛查做决定。<br>结肠镜在筛查结直肠癌方面的敏感度和特异度最高。USPSTF 发现没有研究证明了任何筛查工具的有效性 |
| 衣原体感染 | 所有性行为活跃的青少年<br>推荐频率取决于自上次筛查阴性后新的或持续的危险因素 | 所有性行为活跃的 ≤ 24 岁的女性<br>感染风险增加的老年妇女 | 核酸扩增实验 | 性活跃青少年至少每年一次筛查,对于可能感染的青少年可增加筛查频率 |
| 抑郁 | 12~18 岁的所有青少年 | 18 岁 | 适用于青少年的 PHQ-A 或 BDI-PC 适用于成人的任何可靠的筛检工具 | USPSTF 还建议确保系统到位,以确保准确诊断、治疗和随访。请参阅心理健康状况一章,以了解可靠的筛查工具、筛查频率和筛查阳性的管理 |
| 淋病 | 所有性行为活跃的青少年 | 所有性行为活跃的 ≤ 24 岁的女性和感染风险增加的老年妇女 | 核酸扩增实验 | 推荐频率取决于自上次筛查阴性后新的或持续的危险因素。如果没有进行盆腔检查,可以将核酸扩增试验用于尿液和阴道拭子 |
| 乙型肝炎 | 所有感染风险增高的青少年和年轻人,包括接种过疫苗的人 | 所有的有感染风险的女性 | HBsAG | 抗 HBs 和抗 HBc 测试作为小组的一部分进行,以区分免疫和感染 |
| 丙型肝炎 | 所有的有感染风险的女性 | 为 1945 年至 1965 年出生的所有女性提供筛查<br>定期重新筛查有持续风险的女性 | 抗 HCV 抗体测试;通过聚合酶链反应测试确认 | 最重要的危险因素是曾经或目前非法静脉吸毒。1992 年以前接受输血、长期血液透析、有期徒刑、鼻内用药、被感染丙型肝炎的妇女所生,以及在不受监管处接受文身都是风险因素。<br>1945—1965 年出生的女性患丙型肝炎的比率高于其他女性 |
| HIV | ≥ 15 岁的所有青少年 | 不详;建议对 15~65 岁的所有女性进行一次性筛查,并根据危险因素进行重复筛检 | 反复免疫测定和免疫印迹法确诊 | 请参阅生殖道和性传播感染一章,以了解风险因素和筛查阳性的管理 |

续表

| 疾病名称 | <18 岁的青少年 | ≥ 18 岁的女性 | 检查方法 | 筛查建议 |
|---|---|---|---|---|
| 高血压 | 不做常规筛查 | ≥ 40 岁的和有高血压危险因素的妇女每年一次<br>18~39 岁无危险因素或高血压既往史的女性每 3~5 年一次 | 血压计测量血压 | USPSTE 发现没有足够的证据支持或反对儿童进行常规血压测量。等妇女进入检查室坐 5 分钟后,在对其进行血压的测量。确保使用合适大小的袖口,并将女性的手臂放置在心脏位置。使用在一次访问中进行的两次测量的平均值;用在临床环境之外的测量结果确认诊断 |
| 亲密伴侣暴力(IPV) | 14~17 岁的所有青少年 | 育龄期的所有女性 | 任何可靠的筛查工具 | 用于 IPV 鉴别的高灵敏度和特异性的筛选工具包括:受伤、侮辱、威胁、尖叫(HITS);持续虐待筛查/持续暴力评估工((OAS/OVAT);拍打、威胁和投掷(STaT);羞辱、害怕、强奸、踢(HARK);修改版儿童创伤简式问卷(CTO-SF);女性虐待筛查工具(WAST) |
| 潜伏结核菌感染 | 如有风险则每年一次 | 不祥;当有持续性危险因素的人每年筛查一次时,一次性筛查应该足够 | Mantoux 结核菌素皮肤试验或干扰素-γ 释放试验 | 潜伏性结核感染风险增加的女性包括出生或生活在高流行率国家的女性和生活在高危环境(如:收容所和监狱)的女性。咨询当地卫生部门以确定社区中处于危险中的人群 |
| 血脂异常 | 没有足够的证据支持或反对年龄 <40 岁的人进行筛查 | 40~75 岁根据专家意见,频率是每 5 年一次 | 非空腹或空腹的总胆固醇、LDL-C 和 HDL-C 检查 | 这些胆固醇测试建议是推荐心血管疾病风险增加的成人使用他汀类药物的一部分。确定心血管疾病的风险需要评估胆固醇水平 |
| 肺癌 | 不适用 | 55 岁,有吸烟史的女性每年一次 | 低剂量计算机断层扫描 | 筛选有 30 包吸烟史的和在过去 15 年中吸烟或戒烟的所有 55~80 岁女性。在女性戒烟 15 年后,筛查可能可以停止 |
| 肥胖 | 所有 | 所有 | BMI | 那些肥胖或超重的人应该转诊去进行强化行为干预以改善体重状况。见本章的咨询干预 |
| 骨质疏松症 | 不适用 | 65 岁 | 髋关节和腰椎的 DXA 扫描 | 建议骨折风险≥ 65 岁无危险因素的白人女性的女性进行早期筛查。初筛后的再筛查不应在 2 年内进行。危险因素包括白种人,吸烟,每日饮酒,BMI<21 和父母有骨折史 |
| 梅毒 | 仅对感染风险增加的青少年 | 对感染风险增加的人 | VDRL 或 RPR,用 FTA-ABS 或 TP-PA 确诊 | 面临风险的妇女包括艾滋病毒携带者、性工作者、某些种族和民族群体以及生活在高流行率地区的妇女 |
| 吸烟 | 所有 | 所有 | 健康史 | 见本章正文的筛查和咨询建议 |

除非另有说明,这些筛查建议是针对健康的感染或患病风险并不增加的青少年和妇女制定的。有危险因素的青少年和成年人可能需要更频繁的筛查,或附加检测和 / 或程序。

除了 USPSTF 提出的建议外,其他组织如美国妇产科医师学会(ACOG)和美国癌症协会对筛查提出的建议通常与 USPSTE 的建议略有不同。医疗保健机构在制定政策和流程时常常会参考不同的指南。个别社区也可能基于这些建议制定了自己的"社区标准"。因此,助产士应该同时关注其他组织的建议和基于社区标准提出的建议。

## 生育计划和孕前保健

生育计划是指女性制定一系列的个人生育目标和如何实现这些目标的计划。孕前保健是一套干预措施,旨在通过预防和管理去识别和修改影响妇女健康及其随后妊娠结局的生物医学、行为和社会危险因素。在整个生命周期中,孕前保健与其他健康促进措施是分开处理的,原因有二:①一些健康促进干预措施可以直接影响妊娠结局;②孕前保健包括一级和二级健康促进活动。

### 生育规划

疾病预防控制中心和其他公共卫生组织已经推荐生育计划和孕前保健[73,74],尽管支持孕前保健作为成套服务的证据很少。尽管强有力的证据支持了叶酸等特定保健服务的价值[75],但目前只有少数妇女接受孕前保健;此外,作为成套服务的孕前保健的健康结果尚未在研究中得到充分验证。缺乏孕前保健的正向证据可能至少与妇女缺乏获得多学科支持和连续不断的服务这两项最有效的干预措施部分相关。

孕前保健的不足之一是这套一级和二级预防策略对妇女的整个生命周期都有价值,而不仅仅是她们生育前的时间。将女性医疗保健视为基于未来怀孕计划而非基于女性的总体福祉来优先提供医疗服务的方式,这种做法的危害之一是每个女性将来都会尝试或希望怀孕的假设。此外,考虑到大约 45% 的怀孕都不是计划好的[76],这一领域的某些专家认为,更广泛地关注所有育龄妇女的最佳健康行为将会带来更大的好处。ACNM 提出了"女性健康是首要目标,与生育计划无关"的观点[77]。

撇开对这些问题的争论不谈,很明显,一些不良妊娠结局可以通过对风险的先期识别和使用风险降低策略来预防。与不良妊娠结局相关的慢性病在育龄妇女中很常见[76]。此外,为不想怀孕的妇女制订生育计划可以帮助这些妇女确定可接受的避孕方法和改善生育间隔。

这一章节回顾了健康促进的组成部分,尤其是与妊娠结果相关的。在孕前护理访问中包含的内容见附录 5A。表 5-11 介绍了一种以妇女为中心,开始讨论生育目标的方法[78]。

| 表 5-11 | 促进生殖目标咨询的筛查策略 |
| --- | --- |
| **策略** | **策略中包含的问题** |
| 一个关键性问题 | 你想在明年怀孕吗? |
| 怀孕态度、怀孕时机以及预防有多重要(PATH) | 1. 你认为你将来会想要(更多)孩子吗?<br>2. 如果你正在考虑将来成为一名家长,你认为那会是什么时候?<br>3. 预防怀孕(在此之前)对你来说有多重要? |

第一个关键问题将有助于引导对话。如果一个女性表示她近期没有怀孕计划,下一步就是确定她是否有怀孕的风险(例如:发生异性阴道性交,并且能够生育)。如果是,那么她希望避免怀孕。在计划生育这章中有关于避孕方法和避孕咨询的完整回顾。如果一个女性近期有打算怀孕,则助产士继续进行如附录 5A 所示的孕前保健评估。

## 结论

健康促进是助产士提供医疗保健服务的重要环节,需要通过一级预防和二级预防服务共同完成。一级预防服务包括为健康女性提供咨询 / 教育和免疫接种,防止疾病的发生。二级预防包括基于证据的筛查和早期干预,限制疾病的发病率和造成的死亡率。助产士作为初级卫生保健服务提供者不仅需要提供本章中提到的干预服务,还应该帮助她们积极参与到自己的健康维护中以达到最佳健康水平。

(陆虹 译、审)

信息资源

| Organization | Description | Webpage |
| --- | --- | --- |
| Centers for Disease Control and Prevention (CDC) | Information about child safety seats for clinicians and women | https://www.cdc.gov/Motorvehiclesafety/Child_Passenger_Safety/index.html |
| | Vaccine Schedules App | https://www.cdc.gov/vaccines/schedules/hcp/schedule-app.html |
| | Vaccine Schedules webpage | https://www.cdc.gov/vaccines/schedules/hcp/adult.html |
| | Health insurance marketplace: list of clinical preventive services covered under the Affordable Care Act | https://www.cdc.gov/aca/marketplace/clinical-preventive-services.html |
| | Manual for clinicians planning to implement a brief intervention for risky alcohol use | https://www.cdc.gov/ncbddd/fasd/documents/alcoholsbiimplementationguide.pdf |
| | Physical activity guidelines for individuals across the lifespan: resources for clinicians and women | https://www.cdc.gov/physicalactivity/basics/index.htm |
| March of Dimes | Comprehensive interactive resources for women considering a pregnancy | http://www.marchofdimes.org/pregnancy/before-pregnancy.aspx |
| Georgia Breast cancer genomic consortium | B-RST screening tool to detect risks for hereditary breast and ovarian cancer | https://www.breastcancergenescreen.org |
| National Institutes of Health (NIH), National Human Genome Research Institute (NHGRI) | Genetic counseling services and resources for clinicians and women | https://www.genome.gov/11510370/ |
| U.S. Department of Health and Human Services (DHHS) | *Smoke-Free Women*: smoking-cessation resources for women | https://women.smokefree.gov |
| National Highway Traffic Safety Administration (NHTSA) | Seat-belt recommendations during pregnancy | https://www.nhtsa.gov/sites/nhtsa.dot.gov/files/documents/pregnant-seat-belt-use.pdf |
| U.S. Food and Drug Administration (FDA) | Food safety resources for clinicians and women | https://www.fda.gov/food/foodborneillnesscontaminants/peopleatrisk/ucm081785.htm |
| U.S. Preventive Services Task Force (USPSTF) | Preventive health services information for health professionals | https://www.uspreventiveservicestaskforce.org/Page/Name/tools-and-resources-for-better-preventive-care |
| | Widget: electronic preventive services selector (ePSS) | http://epss.ahrq.gov/PDA/widget.jsp |

## 参考文献

1. International Confederation of Midwives. ICM international definition of the midwife. 2011. Available at: http://internationalmidwives.org/knowledge-area/icm-publications/icm-core-documents.html. Accessed June 3, 2017.

2. American College of Nurse-Midwives. Definition of midwifery and scope of practice of certified nurse-midwives and certified midwives. 2012. Available at: http://www.midwife.org/ACNM/files/ACNMLibraryData/UPLOADFILENAME/000000000266/Definition%20of%20Midwifery%20and%20Scope%20of%20Practice%20of%20CNMs%20and%20CMs%20Feb%202012.pdf. Accessed June 3, 2017.

3. American College of Nurse-Midwives. Core competencies for basic midwifery practice. 2012. Available at: http://www.midwife.org/ACNM/files/ACNMLibraryData/UPLOADFILENAME/000000000050/Core%20Comptencies%20Dec%202012.pdf. Accessed June 3, 2017.

4. International Confederation of Midwives. Essential competencies for basic midwifery practice. 2013. Available at: http://internationalmidwives.org/what-we-do

/education-coredocuments/essential-competencies-basic-midwifery-practice/. Accessed June 3, 2017.

5. World Health Organization. Frequently asked questions. Available at: http://www.who.int/suggestions/faq/en/. Accessed June 3, 2017.

6. Centers for Disease Control and Prevention. Physical activity: glossary of terms. 2015. Available at: https://www.cdc.gov/physicalactivity/basics/glossary/index.htm. Accessed June 3, 2017.

7. Agency for Healthcare Research and Quality. Putting prevention into practice. 2014. Available at: https://www.ahrq.gov/professionals/quality-patient-safety/quality-resources/tools/ppip/ppipshort.html. Accessed June 3, 2017.

8. Organisation for Economic Co-operation and Development. Health spending. 2017. Available at: https://data.oecd.org/healthres/health-spending.htm. Accessed June 4, 2017.

9. Centers for Medicare and Medicaid Services. National health expenditure data: NHE fact sheet. 2017. Available at: https://www.cms.gov/Research-Statistics-Data-and-Systems/Statistics-Trends-and-Reports/NationalHealthExpendData/NHE-Fact-Sheet.html. Accessed June 4, 2017.

10. Agency for Healthcare Research and Quality. Trends in healthcare costs and the concentration of medical expenditures. 2012. Available at: https://www.ahrq.gov/news/events/nac/2012-07-nac/cohenmeyers/cohenmeyers.html. Accessed June 4, 2017.

11. Centers for Disease Control and Prevention. Chronic disease overview. 2016. Available at: https://www.cdc.gov/chronicdisease/overview/index.htm. Accessed June 4, 2017.

12. Centers for Disease Control and Prevention. Leading causes of death in females, 2014. 2017. Available at: https://www.cdc.gov/women/lcod/index.htm. Accessed June 4, 2017.

13. Curry SJ, Grossman DC, Whitlock EP, Cantu A. Behavioral counseling research and evidence-based practice recommendations: U.S. Preventive Services Task Force perspectives. *Ann Intern Med.* 2014;160(6):407-414.

14. Institute of Medicine. *Health Literacy: A Prescription to End Confusion.* Washington, DC: National Academies Press; 2004. Available at: https://www.nap.edu/catalog/10883/health-literacy-a-prescription-to-end-confusion. Accessed June 5, 2017.

15. Knowles MS, Holton EF, Swanson RA. *The Adult Learner: The Definitive Classic in Adult Education and Human Resource Development.* 8th ed. New York, NY: Routledge; 2015.

16. Institute of Medicine. *Health Professions Education: A Bridge to Quality.* Washington, DC: National Academies Press; 2003.

17. Sackett DL, Rosenberg WM, Gray JA, Haynes RB, Richardson WS. Evidence based medicine: what it is and what it isn't. *Br Med J.* 1996;312(7023):71-72.

18. American College of Nurse-Midwives. Position statement: creating a culture of safety in midwifery care.

2016. Available at: http://www.midwife.org/ACNM/files/ACNMLibraryData/UPLOADFILENAME/000000000059/Creating-a-culture-of-safety-in-midwifery-care-MAR2016.pdf. Accessed June 5, 2017.

19. U.S. Preventive Services Task Force. USPSTF: who we are and how we work. 2017. Available at: https://www.uspreventiveservicestaskforce.org/Page/Name/task-force-resources. Accessed June 5, 2017.

20. U.S. Preventive Services Task Force. Archived final recommendation statement: breast cancer screening. 2013. Available at: https://www.uspreventiveservicestaskforce.org/Page/Document/RecommendationStatementFinal/breast-cancer-screening. Accessed June 5, 2017.

21. U.S. Preventive Services Task Force. Grade definitions. 2016. Available at: https://www.uspreventiveservicestaskforce.org/Page/Name/grade-definitions. Accessed June 5, 2017.

22. Centers for Disease Control and Prevention. The four domains of chronic disease prevention. 2015. Available at: https://www.cdc.gov/chronicdisease/resources/publications/four-domains.htm. Accessed June 5, 2017.

23. U.S. Preventive Services Task Force. Screening and behavioral counseling interventions in primary care to reduce alcohol misuse: U.S. Preventive Services Task Force recommendation statement. 2013. Available at: https://www.uspreventiveservicestaskforce.org/Page/Document/UpdateSummaryFinal/alcohol-misuse-screening-and-behavioral-counseling-interventions-in-primary-care. Accessed June 5, 2017.

24. Centers for Disease Control and Prevention. Alcohol use and binge drinking among women of childbearing age—United States, 2011–2013. *MMWR.* 2015;64(37):1042-1046. Available at: https://www.cdc.gov/mmwr/preview/mmwrhtml/mm6437a3.htm. Accessed June 5, 2017.

25. National Institute on Alcohol Abuse and Alcoholism. Drinking levels defined. Available at: https://www.niaaa.nih.gov/alcohol-health/overview-alcohol-consumption/moderate-binge-drinking. Accessed June 5, 2017.

26. National Institute on Alcohol Abuse and Alcoholism. Helping patients who drink too much: a clinician's guide, updated 2005 edition. 2016. Available at: https://pubs.niaaa.nih.gov/publications/Practitioner/CliniciansGuide2005/clinicians_guide.htm. Accessed June 5, 2017.

27. Centers for Disease Control and Prevention. Planning and implementing screening and brief intervention for risky alcohol use: a step-by-step guide for primary care practices. 2014. Available at: https://www.cdc.gov/ncbddd/fasd/documents/alcoholsbiimplementationguide.pdf. Accessed June 8, 2017.

28. Substance Abuse and Mental Health Services Administration, HRSA Center for Integrated Health Solutions. The Alcohol Use Disorders Identification Test (AUDIT). Available at: https://www.integration.samhsa.gov/clinical-practice/screening-tools#drugs. Accessed June 8, 2017.

29. Substance Abuse and Mental Health Services Administration, HRSA Center for Integrated Health Solutions.

AUDIT-C overview. 2014. Available at: https://www.integration.samhsa.gov/clinical-practice/screening-tools#drugs. Accessed June 8, 2017.

30. Whitlock EP, Orleans CT, Pender N, Allan J. Evaluating primary care behavioral counseling interventions: an evidence-based approach. *Am J Prev Med.* 2002;22(4):267-284.

31. Centers for Disease Control and Prevention. Breastfeeding report cards. 2016. Available at: https://www.cdc.gov/breastfeeding/data/reportcard.htm. Accessed June 10, 2017.

32. U.S. Department of Health and Human Services. *Healthy people 2020: maternal, infant, and child health.* 2017. Available at: https://www.healthypeople.gov/2020/topics-objectives/topic/maternal-infant-and-child-health/objectives. Accessed June 10, 2017.

33. U.S. Preventive Services Task Force. Breastfeeding: primary care interventions. 2016. Available at: https://www.uspreventiveservicestaskforce.org/Page/Document/UpdateSummaryFinal/breastfeeding-primary-care-interventions. Accessed June 10, 2017.

34. Woolf SH, Jonas S, Lawrence RS. *Health Promotion and Disease Prevention in Clinical Practice.* Baltimore, MD: Williams & Wilkins; 1996.

35. U.S. Preventive Services Task Force. Dental and periodontal disease: counseling. 2017. Available at: https://www.uspreventiveservicestaskforce.org/BrowseRec/InactiveTopic/200. Accessed June 10, 2017.

36. Centers for Disease Control and Prevention. What can adults do to maintain good oral health. 2016. Available at: https://www.cdc.gov/oralhealth/basics/adult-oral-health/tips.html. Accessed June 10, 2017.

37. Centers for Disease Control and Prevention. Defining adult overweight and obesity. 2016. Available at: https://www.cdc.gov/obesity/adult/defining.html. Accessed June 10, 2017.

38. U.S. Preventive Services Task Force. Healthful diet and physical activity for cardiovascular disease prevention in adults with cardiovascular risk factors: behavioral counseling. 2014. Available at: https://www.uspreventiveservicestaskforce.org/Page/Document/UpdateSummaryFinal/healthy-diet-and-physical-activity-counseling-adults-with-high-risk-of-cvd. Accessed June 10, 2017.

39. U.S. Preventive Services Task Force. Obesity in adults: screening and management. 2012. Available at: https://www.uspreventiveservicestaskforce.org/Page/Document/UpdateSummaryFinal/obesity-in-adults-screening-and-management. Accessed June 10, 2017.

40. U.S. Preventive Services Task Force. Healthful diet and physical activity for cardiovascular disease prevention in adults without known risk factors: behavioral counseling. 2017. Available at: https://www.uspreventiveservicestaskforce.org/Page/Document/UpdateSummaryFinal/healthful-diet-and-physical-activity-for-cardiovascular-disease-prevention-in-adults-without-known-risk-factors-behavioral-counseling. Accessed July 13, 2017.

41. Centers for Disease Control and Prevention. Breast cancer. 2016. Available at: https://www.cdc.gov/cancer/breast/index.htm. Accessed June 12, 2017.

42. U.S. Preventive Services Task Force. *BRCA*-related cancer: risk assessment, genetic counseling, and genetic testing. 2016. Available at: https://www.uspreventiveservicestaskforce.org/Page/Document/UpdateSummaryFinal/brca-related-cancer-risk-assessment-genetic-counseling-and-genetic-testing. Accessed June 12, 2017.

43. Centers for Disease Control and Prevention. 2016. Motor vehicle crash deaths. Available at: https://www.cdc.gov/vitalsigns/motor-vehicle-safety/index.html. Accessed June 10, 2017.

44. Sauber-Schatz EK, Ederer DJ, Dellinger AM, Baldwin GT. Vital signs: motor vehicle injury prevention—United States and 19 comparison countries. *MMWR.* 2016. Available at: https://www.cdc.gov/mmwr/volumes/65/wr/mm6526e1.htm?s_cid=mm6526e1_w#suggested citation. Accessed June 10, 2017.

45. U.S. Preventive Services Task Force. The guide to clinical preventive services, 2014. 2014. Available at: https://www.ahrq.gov/professionals/clinicians-providers/guidelines-recommendations/guide/index.html. Accessed June 10, 2017.

46. National Highway Traffic Safety Administration. Proper seatbelt use. Available at: www.nhtsa.gov/staticfiles/nti/teen-drivers/pdf/seatbeltuse.pdf. Accessed June 10, 2017.

47. National Highway Traffic Safety Administration. If you're pregnant: seat belt recommendations for drivers and passengers. 2015. Available at: www.safercar.gov/parents/SeatBelts/seatbelts-images/Pregnant-Seat-Belt-Use.pdf. Accessed June 10, 2017.

48. Centers for Disease Control and Prevention. Distracted driving. 2017. Available at: https://www.cdc.gov/motorvehiclesafety/distracted_driving/index.html. Accessed June 10, 2017.

49. Bergen G, Stevens MR, Burns ER. Falls and fall injuries among adults aged ≥ 65 years—United States, 2014. *MMWR.* 2016. Available at: https://www.cdc.gov/mmwr/volumes/65/wr/mm6537a2.htm?s_cid=mm6537a2_w. Accessed June 10, 2017.

50. U.S. Preventive Services Task Force. Falls prevention in older adults: counseling and preventive medication. 2012. Available at: https://www.uspreventiveservicestaskforce.org/Page/Document/UpdateSummaryFinal/falls-prevention-in-older-adults-counseling-and-preventive-medication. Accessed June 10, 2017.

51. Centers for Disease Control and Prevention. STEADI: older adult fall prevention. 2017. Available at: https://www.cdc.gov/steadi/. Accessed June 10, 2017.

52. Centers for Disease Control and Prevention. Physical activity basics. 2015. Available at: https://www.cdc.gov/physicalactivity/basics/index.htm. Accessed July 11, 2017.

53. Centers for Disease Control and Prevention. 2015. Measuring physical activity intensity. Available at: https://www.cdc.gov/physicalactivity/basics/measuring/index.html. Accessed July 13, 2017.

54. U.S. Preventive Services Task Force. Sexually transmitted infections: behavioral counseling. 2014. Available at: https://www.uspreventiveservicestaskforce.org/Page/Document/UpdateSummaryFinal/sexually-transmitted-infections-behavioral-counseling1. Accessed June 10, 2017.

55. Centers for Disease Control and Prevention. Reproductive health: unintended pregnancy prevention. 2016. Available at: https://www.cdc.gov/reproductivehealth/contraception/unintendedpregnancy/index.htm. Accessed on June 10, 2017.

56. U.S. Department of Health and Human Services. *Healthy people 2020: family planning—objectives.* 2012. Available at: https://www.healthypeople.gov/2020/topics-objectives/topic/family-planning/objectives. Accessed June 10, 2017.

57. Centers for Disease Control and Prevention. Skin cancer: what is skin cancer? 2017. Available at: https://www.cdc.gov/cancer/skin/basic_info/what-is-skin-cancer.htm. Accessed June 11, 2017.

58. Centers for Disease Control and Prevention. Skin cancer statistics. 2016. Available at: https://www.cdc.gov/cancer/skin/statistics/index.htm. Accessed June 11, 2017.

59. U.S. Preventive Services Task Force. Skin cancer: counseling. 2016. Available at: https://www.uspreventiveservicestaskforce.org/Page/Document/UpdateSummaryFinal/skin-cancer-counseling. Accessed June 11, 2017.

60. Centers for Disease Control and Prevention. Skin cancer: what can I do to reduce my risk of skin cancer? 2017. Available at: https://www.cdc.gov/cancer/skin/basic_info/prevention.htm. Accessed June 11, 2017.

61. Centers for Disease Control and Prevention. Smoking and tobacco use: data and statistics. 2017. Available at: https://www.cdc.gov/tobacco/data_statistics/index.htm. Accessed June 11, 2017.

62. Baraona LK, Lovelace D, Daniels JL, McDaniel L. Tobacco harms, nicotine pharmacology, and pharmacologic tobacco cessation interventions for women. *J Midwifery Womens Health.* 2017;62(3):253-268.

63. Blood-Siegfried J, Rende EK. The long-term effects of perinatal nicotine exposure on neurologic development. *J Midwifery Womens Health.* 2010;55(2):143-152.

64. U.S. Preventive Services Task Force. Tobacco smoking cessation in adults, including pregnant women: behavioral and pharmacotherapy interventions. 2015. Available at: https://www.uspreventiveservicestaskforce.org/Page/Document/UpdateSummaryFinal/tobacco-use-in-adults-and-pregnant-women-counseling-and-interventions1. Accessed June 11, 2017.

65. Centers for Disease Control and Prevention. 2017. Smoking and tobacco use: secondhand smoke. 2017. Available at: https://www.cdc.gov/tobacco/basic_information/secondhand_smoke/index.htm. Accessed June 11, 2017.

66. Agency for Healthcare Research and Quality. Five major steps to intervention (the "5 A's"). 2017. Available at: https://www.ahrq.gov/professionals/clinicians-providers/guidelines-recommendations/tobacco/5steps.html. Accessed June 11, 2017.

67. Price JH, Mohamed I, Jeffrey JD. Tobacco intervention training in American College of Nurse-Midwives accredited education programs. *J Midwifery Womens Health.* 2008;53(1):68-74.

68. Abatemarco DJ, Steinberg MB, Delnevo CD. Midwives' knowledge, perceptions, beliefs, and practice supports regarding tobacco dependence treatment. *J Midwifery Womens Health.* 2007;52(5):451-457.

69. Chertok IR, Archer SH. Evaluation of a midwife- and nurse-delivered 5A's prenatal smoking cessation program. *J Midwifery Womens Health.* 2015;60(2):175-181.

70. Centers for Disease Control and Prevention. Recommended immunization schedule for adults aged 19 years or older—United States, 2017. 2017. Available at: https://www.cdc.gov/vaccines/schedules/hcp/adult.html. Accessed June 23, 2017.

71. Hayes C. Creating a conversation about immunizations. *J Midwifery Womens Health.* 2014;59(5):481-482.

72. U.S. Preventive Services Task Force. Published recommendations. 2017. Available at: https://www.uspreventiveservicestaskforce.org/BrowseRec/Index. Accessed July 4, 2017.

73. Johnson K, Posner SF, Biermann J, et al. Preconception Care Work Group; Select Panel on Preconception Care. Recommendations to improve preconception health and health care—United States. A report of the CDC/ATSDR Preconception Care Work Group and the Select Panel on Preconception Care. *MMWR.* 2006;55(RR06):1-23.

74. Files JA, Frey KA, Davis PS, Hunt KS, Noble BN, Mayer AP. Developing a reproductive life plan. *J Midwifery Womens Health.* 2011;56:468-474.

75. Wolff T, Witkop CT, Miller T. Syed SB. *Folic Acid Supplementation for the Prevention of Neural Tube Defects: An Update of the Evidence for the U.S. Preventive Services Task Force.* Evidence Synthesis No. 70. AHRQ Publication No. 09-051132-EF-1. Rockville, MD: Agency for Healthcare Research and Quality; May 2009.

76. Finer LB, Zolna MR. Declines in unintended pregnancy in the United States, 2008–2011. *N Engl J Med.* 2016;374(9):843-852.

77. American College of Nurse-Midwives. Position statement: the role of the certified nurse-midwife/certified midwife in preconception health and health care. 2013. Available at: http://www.midwife.org/ACNM/files/ACNMLibraryData/UPLOADFILENAME/000000000081/Preconception%20Health%20and%20Health%20Care%20Feb%202013.pdf. Accessed July 17, 2017.

78. Callegari LS, Aiken AR, Dehlendorf C, Cason P, Borrero S. Addressing potential pitfalls of reproductive life planning with patient-centered counseling. *Am J Obstet Gynecol.* 2017;216(2):129-134.

# 5A

# *孕前保健访视*

## 介绍

孕前保健是建立在健康的妇女往往有健康的后代的基本原则之上的。妇女怀孕前的一段时间对于促进和保持孕期健康而言至关重要。在怀孕前期进行有针对性的照护可以发现和改变那些不仅会影响妇女的健康，还会影响她未来的孩子和整个社会的健康的风险[1]。表 5A-1 对该地区常见的术语进行了定义[2-6]。

| 表 5A-1 | 术语定义 |
|---|---|
| **术语** | **定义** |
| 孕前保健 | 有多种定义，但在所有情况下，目标都是为育龄妇女提供保健，促进妇女健康，识别和调整其风险，以促使如果怀孕或正怀孕时的健康怀孕。 |
| 孕前期 | 怀孕前或两次怀孕之间的时间。一些关注孕妇保健的出版物也把这段时间称为孕前期或孕间期。 |
| 一个关键性问题 | 一种筛查策略，使用一个问题来促进对个人怀孕意图的有效识别。 |
| 生育计划（RLP） | 个体反映未来繁殖意图的计划。不应假定 RLP 意味着计划怀孕；RLP 应在不作判断的情况下直觉接受。 |

人们早在 30 多年前首次发出了采取孕前保健措施的呼吁[7]。从那以后，各种争议不断，主要集中在孕前保健的策略上。例如：一些团体提倡"每一个妇女，每一次访视"，使得非孕妇在每次临床会诊中都被筛查。遗憾的是，这一策略被解释为能为所有妇女提供强化健康咨询和严格怀孕教育的必要条件，引起了人们的关注，这种方法被认为是一种提高人口出生率倡议，因为它忽略了一些妇女可能永远不想怀孕的事实[8]。其他医疗专业人士则表示担心花在近期内不打算怀孕的妇女身上的时间可能过于集中，还有可能使妇女从中脱离[9]。所有这些考虑并未质疑孕前保健的应用，一个新方法诠释了这些观点。

## 孕前保健

目前关于是否接受孕前保健的方法是询问育龄女性一个关键性问题。这个问题最常见的表述是：你想在明年怀孕吗？该关键性问题是生育计划（reproductive life plan，RLP）中的重要部分[4]。答案应记录在女性的健康记录中，并定期重新询问，因为随着环境的变化，女性可能会改变答案。关键问题采用中立的措辞，使专业人员能够以健康教育为目标，从而在医疗访问期间满足个体的需求。图 5A-1 提供了一种用于为育龄妇女提供保健的规则。

助产士最可能遇到的是回应关键问题三个答案之一的女性。对于所有这些妇女来说，健康促进——正如贯穿整个生命周期的健康促进一章中所讨论的那样——是护理的一个重要组成部分。

对于有怀孕风险的回答"1"（明年不打算怀孕）的女性，助产士最好侧重于确定一个女性渴求的可靠的避孕方式，并且连续正确地使用，如在计划生育一章中所述。

对关键问题回答"2"（不确定自己是否计划明年怀孕）的女性，可以帮助她们反思并制定生育计划。尽管最后女性会决定在明年自己打算或不打算怀孕，很多女性会在考虑如何制定生育计划时，选择避孕。

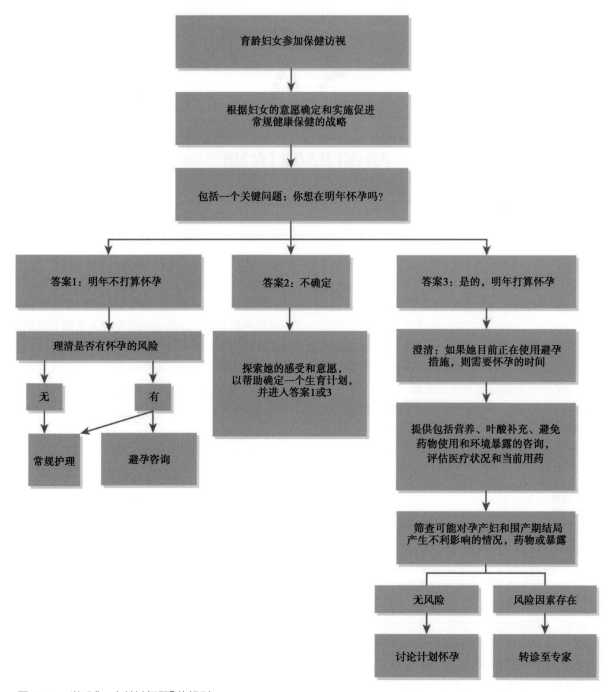

图 5A-1 说明"一个关键问题"的规则

回答希望在明年怀孕(关键问题的答案"3")的妇女是本附录所针对的妇女。这些妇女计划在未来 6 个月或 1 年内怀孕。关于使用关键性问题和孕前保健详情的相关信息可以从超过 70 个组织公共/私人合营的公司的国家孕前保健和保健倡议(PCHHC)中获取。它的网站,Before,Between & Beyond,是一个广泛而可信的关于前受孕期个体的信息来源,可在本附录末尾的参考资料表中获取[10]。

## 常规健康促进和孕前保健

所有的女性都可以从健康促进中获益,正如在贯穿生命周期的健康促进这一章节中所讨论的那样。但是,计划在近期怀孕的妇女应检讨一些可能影响怀孕过程的问题。

## 物质使用

在孕前访视中包括物质使用建议的咨询是特别重要的。怀孕期间饮酒的女性有可能使她们的孩子患上胎儿酒精谱系障碍,包括最严重的胎儿酒精综合征。尽管在过去几年里,烟草的使用率下降了,吸烟或其他烟草使用仍然是美国女性早逝的可预防的主要原因。烟草具有胎毒性,并与子宫内暴露的新生儿低出生体重的发生率增加有关。还应特别注意阿片类药物的女性使用人数增加:使用阿片类药物对妇女有害,而且还与新生儿戒断综合征有关。孕前期是妇女寻求帮助以改变她们使用和滥用这些物质的机会,尤其因为她们通常需要花费时间、有时还需要好几次尝试才能成功[2]。

关于孕期口腔健康存在着几个误区。一些女性可能听说过牙齿脱落与怀孕有内在联系,因此,在怀孕期间可能不会去看牙医。其他女性可能因为害怕 X 线带来的危害而避免这种保健措施。无论如何,研究已经证明,当妇女在怀孕期间有明显的牙周病时,早产的风险会增加[11]。早产和牙周病的发病率增加可能与炎症过程有关。理想情况下,治疗牙周病或蛀牙所必需的牙科工作应在怀孕前完成。

## 免疫接种

有证据表明,对非免疫妇女在怀孕前注射几种疫苗,可以有效促进健康妊娠[12]。所有育龄妇女应具有破伤风 - 白喉 - 百日咳类毒素(百白破混合疫苗),麻疹、腮腺炎和风疹(麻腮风三联疫苗)的免疫状态,并且每年检查一次水痘的免疫情况。如果缺乏免疫力,则应进行相关的免疫接种。目前的建议是不管上一次接种百白破混合疫苗后的时间长短,在每次怀孕期间(27~36 周)给每位孕妇一剂百白破混合疫苗。这对于所有妇女都适用,甚至包括那些孕前接种过的妇女。具有乙型肝炎风险或未曾接种过疫苗的女性应该孕期接种该系列疫苗。

风疹是一种已知的致畸原,当非免疫妇女在妊娠前 16 周感染风疹时,可引起先天性风疹综合征。建议接受风疹免疫接种的妇女应避孕 1 个月,因为理论上风疹有可能传染给发育中的胚胎。然而,目前尚无报道表明妊娠早期接种风疹疫苗导致继发致畸;因此,不建议在怀孕 4 周内或怀孕时无意中接种风疹疫苗的妇女终止妊娠[13]。

## 营养:膳食咨询和叶酸补充剂

应建议所有妇女避免补充维生素或复合维生素制剂超过目前建议的每日摄取量,因为高剂量摄入可能产生不良影响[14]。例如:如果在妊娠的前三个月摄入高剂量的维生素 A 补充剂,可能导致胎儿畸形。此外,一些营养补充剂可能与食物或药物的吸收发生不良反应,因此在服用复合维生素时,回顾和教育女性所有药物的使用情况是很重要的。

在美国,大多数妇女并不仅仅从饮食中摄取推荐量的叶酸。所有专业机构都建议计划怀孕或有能力怀孕的女性每天服用 400~800μg 的叶酸补充剂,以降低胎儿神经管缺陷的风险[15]。大多数的非处方复合维生素就含有 400μg(0.4mg)叶酸,因而一般制剂即可。

维生素 D 缺乏症很普遍,但是关于维生素 D 价值的数据还在不断涌现。目前,不推荐孕妇定期筛查维生素 D 缺乏症和孕期补充维生素 D(超过复合维生素的含量)。然而,临床医生可能会考虑筛查维生素 D 缺乏风险增加的女性,比如那些生活在寒冷气候和北纬地区的女性,那些经常涂防晒霜的女性,以及那些皮肤黝黑种族 / 民族的女性[16]。如果发现不足,大多数专家则认为每天摄入 1 000~4 000 国际单位的维生素 D 是合理和安全的[16]。

## 降低环境风险

表 5A-2 中列出了美国最常见的环境危险毒素及其已知的健康影响。环境危险毒素对人体的不良影响一直是国内外研究的热点,且新知识正在迅速涌现[17-24]。没有女性能完全避免接触危险毒素。铅、镉等自然含氯物质在低浓度下无毒;然而人类活动导致了它们浓度的集中并且更多地接触到这些物质。尽管几十年来,铅在美国一直被禁止用于燃料混合,但汽车尾气中的铅仍在污染土壤和水源,尤其是在繁忙的高速公路附近。铅基涂料在禁止使用这些涂料之前建造的老房子和操场上仍然存在暴露风险。

最普遍的环境危险毒素是人造化学物质,包括杀虫剂、多氯联苯和全氟化学物质。这些化学物质大部分降解缓慢,并且通过摄入受污染的食物和水或吸入颗粒物被人体吸收。环境危险毒素对生殖健康有广泛的有害影响,包括精子质量下降、先天畸形、自然流产增加、死胎、低出生体重和早产。许多环境危险毒素也会穿过胎盘,并在脐带血、胎儿组织以及母乳中被发现。

**表 5A-2**　具有常规和生殖影响的环境毒素

| 曝光媒介/曝光光源 | 常规影响 | | | | | 生殖影响 | | | | | | | | | 母乳喂养的影响 |
|---|---|---|---|---|---|---|---|---|---|---|---|---|---|---|---|
| | 癌症 | BMI增高 | 神经系统损伤 | 甲状腺功能障碍 | 基因组甲基化交替 | 自然流产 | 早产 | 死胎 | 出生体重下降酸 | 胎儿生长受损 | 神经系统发育受损 | 先天畸形 | 降低精子质量 | 过期分娩 | |
| **铅**:电池制造、冶炼、焊接、火器制造、铅基涂料、铅管、陶瓷、五金、民间医药、染发剂、有机污染物 | | | × | | × | | | | | | × | | | | 母乳中最常见的重金属 |
| **汞**:燃煤电厂、污染鱼类 | | | × | | | | | | | | × | | | | 在母乳中发现 |
| **砷**:木材防腐剂、采矿、制造业 | × | | | | | | | | | | | | | | 在母乳中发现 |
| **镉**:采矿、工业污染、 | × | | | | | | | | | | | | | | 母乳中最不常见的重金属 |
| **农药、有机磷、有机氯、有机氮素**:农业、园林绿化。虫害控制 | × | | × | | | | | | | × | × | | × | × | 2000年后母乳样本中的含量下降 |
| **溶剂（苯、甲苯、二甲苯、苯乙烯、溴丙烷、全氯乙烯）**:塑料、合成纤维、染料、洗涤剂、润滑剂、采购印刷、绝缘、皮革鞣制、清洁用品、玻璃纤维、地毯底布 | | | | | | × | | | × | | | × | | | |
| **邻苯二甲酸盐**:医疗器械、建筑材料、化妆品、制药、食品加工、玩具 | | | | | | | × | | | | × | | | | |
| **多氯联苯**:工业用磺化剂和润滑剂 | × | × | | | | | | | × | | × | | × | | 可能存在于母乳中 |

续表

| 曝光媒介/曝光源 | 常规影响 | | | | | 生殖影响 | | | | | | | | | 母乳喂养的影响 |
|---|---|---|---|---|---|---|---|---|---|---|---|---|---|---|---|
| | 癌症 | BMI增高 | 神经系统损伤 | 甲状腺功能障碍 | 基因组甲基化交替 | 自然流产 | 早产 | 死胎 | 出生体重下降 | 胎儿生长受损 | 神经系统发育受损 | 先天畸形 | 降低精子质量 | 过期分娩 | |
| 高氯酸盐:火箭燃料、烟火、漂白剂、肥料 | | | | × | | | | | | | | | | | 可能存在于母乳中 |
| 全氟化学品、全氟辛烷磺酸盐(PFOS):不粘锅、防水包装、食品容器、制造业 | | | | | × | | | | × | | | | × | | 存在于许多国家妇女的母乳样本中;未知的影响 |
| 多溴二苯醚:阻燃剂、家具、纺织品地毯、电子产品 | | | | | | | × | × | × | | × | | | | 2000年后母乳样本中的含量上升 |
| 双酚A:塑料、树脂、包装 | | | | | | × | | | | | × | | | | |
| 甲醛:木材胶粘剂、研磨剂、临床实验室防腐剂、尸体防腐 | | | | | | × | | | × | | | | | | |
| 抗肿瘤的药物:化疗 | | | | | | × | | | × | | | | | | |
| 麻醉气体:人体和兽医手术 | | | | | | × | × | | | | | × | | | |
| 环氧乙烷:用于热敏医疗用品和手术器械的消毒气体 | | | | | | × | | | | | | | | | |
| 臭氧、一氧化碳、二氧化氮、二氧化硫、铅、颗粒物:空气污染 | | | | | | | × | | × | | × | × | | | |
| 香烟烟雾 | | | | | | × | | | × | | | | | × | |

减少暴露于环境危险毒素的重要的第一步是通过收集完整的职业、娱乐、居住或饮食暴露史来识别风险。咨询应包括环境危险毒素的来源和限制接触的方法。要进行这种咨询，助产士需要具备当地和局部环境污染物质的工作知识，包括过去和现在工业污染的土壤和农业杀虫剂。助产士还可以为所有妇女提供减少接触危险毒素的指导，包括建议清洗水果和蔬菜以清除农药残留和避免食用受污染的食品。

## 特殊注意事项

完整的健康史可以揭示生殖问题，包括极端年龄、女性或家庭遗传条件、慢性病及治疗。在这些情况下，孕前保健的价值是无法衡量的。

### 遗传疾病的风险

关于遗传、筛查和咨询服务的相关知识在 20 世纪呈爆炸式增长。遗传条件的确定需要收集三代人的健康史。如果确定了特定的风险因素，或者未来的父母有顾虑，就需要转诊给遗传专家[2]。人口遗传学表明，一些筛查可以根据民族或种族背景进行。例如：德裔犹太人与其他人群相比，患泰 - 萨二氏病的风险更高。镰状细胞病在非裔美国人中较为常见，而囊性纤维化在北欧人中发病率较高。

当一名妇女被确诊为某种疾病携带者时，她的伴侣也应该接受筛查。如果需要转诊遗传咨询，助产士必须对遗传咨询服务的费用和保险责任范围保持敏感，并向妇女提供负担得起的选择。关于这整个主题的详细讨论参见第 20 章遗传学。

### 生育史

以往不良的妊娠结果意味着在孕前期需要额外注意。例如：曾经怀孕且有并发症的妇女，如早产或胎儿生长受限，在随后的妊娠中会有类似妊娠结果的风险。已知过往不良围产期结局的病因，可以预先进行进一步评估和治疗，以减少复发风险[25,26]。关于生育间隔、营养和健康习惯的健康教育常常有助于改善结果。

### 母亲年龄对生育结果的影响

随着女性年龄的增长，尤其是 35 岁以后，更有可能出现生育能力的下降和不良的生育结果[2]。此外，随着女性年龄的增长，她们患糖尿病、高血压等慢性病的风险也会增加。这些慢性疾病无疑会增加围产期不良预后的风险。因此，往往很难区分随着年龄增长而产生的风险和那些年龄增长与慢性病结合而产生的风险。

年龄对生殖结果的影响形成一个连续体。尽管 35 岁通常被用来作为确定女性患病风险增加的分界线，但大多数风险会随着时间的推移而增加。这些风险随着时间的推移而增加。根据妇女的生育计划，与接近这个年龄的妇女讨论可能会考虑与生育和怀孕有关的各种选择，包括卵子储存和生殖人工技术的其他方面——本附录不针对此主题进行讨论[27]。

### 疾病情况

患有会对妊娠产生不利影响的疾病（如：糖尿病、高血压、癫痫、自身免疫性疾病）的妇女应在尝试怀孕前转诊至专家进行治疗。表 5A-3 列出了选定的可能会对怀孕过程产生负面影响的慢性健康状况，尽管并没有包含所有的情况[25,28-34]。这些情况中有一些有与疾病有关的风险；其他的可能致畸或具有胎毒性的则需要进行治疗。

| 表 5A-3　慢性疾病的孕前保健干预 | |
| --- | --- |
| **疾病情况** | **基于证据的干预措施** |
| 哮喘 | 对于控制哮喘而言，吸入皮质类固醇治疗可能与低出生体重、先天性腹裂和增加子痫前期的风险有关。患有哮喘的妇女应在怀孕前评估病情是否稳定，并仔细选择药物。 |
| 自身免疫状况（例如：类风湿、关节炎、系统性红斑狼疮） | 一些通常用于治疗自身免疫病的药物，如：甲氨蝶呤（Trexall），是致畸物。在妊娠早期使用非甾体抗炎药（NSAID）似乎与胎儿畸形没有关联；然而，NSAID 在妊娠后期是禁药，因为它们能保持动脉导管未闭。 |
| 心血管疾病 | 围产期预后与心脏病的严重程度密切相关。（例如：二尖瓣脱垂的风险最小；肺动脉高压可能危及生命）。<br>妊娠期使用华法林（香豆素）与胚胎病有关。 |

续表

| 疾病情况 | 基于证据的干预措施 |
|---|---|
| 糖尿病 | 在怀孕期间良好的血糖控制（如：糖化血红蛋白 HbA1c<6.0%）降低了流产和与高血糖相关的先天性异常的风险。 |
| 高血压 | 血管紧张素转化酶抑制剂（ACE）和血管紧张素受体阻滞剂（ARB）的使用会增加胎儿畸形、羊水过少、胎儿生长受限和胎儿死亡的风险。 |
| 灭活脊髓灰质炎病毒疫苗 IPV | IPV 与早产、低出生体重、产后抑郁甚至孕产妇死亡率有关。孕前的干预措施可以集中于帮助妇女找到一个安全的环境。 |
| 心理健康状况 | 虽然对于一些精神药物的潜在致畸效应的争论还在持续，但有一个普遍的共识是精神疾病治疗的好处通常大于风险，因为怀孕期间的精神健康障碍与不良产科状况相关，产后精神疾病的风险更高，滥用药物的比率升高，较低的产前护理参与度以及不良的婴儿结果。 |
| 肥胖 | 妊娠期肥胖被认为是最常见的慢性病，它会增加孕妇患高血压和妊娠期糖尿病的风险，也会增加早产、出生缺陷和围产期死亡的风险。<br>孕前的教育和咨询可以帮助妇女在尝试怀孕前以健康的方式减肥。应避免使用减肥药，因为在怀孕期间使用减肥药可能会增加先天性畸形的风险。 |
| 肾脏疾病 | 因为患有严重肾病的女性在怀孕期间很可能会经历病情的恶化，包括高血压等严重的相关疾病，所以这些女性应该得到专家的仔细建议，并对怀孕前的用药进行评估。 |
| 癫痫疾病 | 许多抗惊厥药是已知的致畸剂，但根据女性癫痫发作的模式可能会开出处方，因为它们的风险可能大于其益处。<br>为受癫痫发作障碍影响的妇女提供孕前咨询已被证明可增加成功停用单一疗法，并对分娩结果产生积极影响。 |
| 甲状腺疾病 | 甲亢的药物治疗可能与先天性异常有关。常规建议在接受放射治疗后 6 个月内避免怀孕。<br>在女性妊娠早期，明显的甲状腺功能亢进与侏儒症和智力障碍有关。与甲状腺功能减退症相关的其他妊娠并发症包括流产、早产、子痫前期、胎盘异常和低出生体重。 |

## 药物

妇女使用的药物，包括草药制剂、植物制剂和非处方药物，应评估其潜在致畸作用，并评估对药物的持续需求。女性不应该因为考虑怀孕而自动停止用药，因为这可能会对她们的医疗或心理健康造成负面影响。理想情况下，在孕前期和胎儿器官发育的早期阶段，应制定使用任何特定药物的计划。当一名妇女报告在怀孕期间服用了确定有风险的药物时，助产士应与该妇女讨论其影响，并建议使用更安全的替代药物。

## 怀孕准备

寻求怀孕的决定对每个女人来说都是独一无二的。一次孕前访视能使她保持最佳的健康状态。健康不仅仅是没有疾病，在此期间还可以探索妇女的压力水平、社会经济稳定、家庭动态、支持网络以及其他健康的社会决定因素[35]。短妊娠间隔的定义是 6 个月或更短，已被发现是不良围产期结局的独立危险因素，这一信息可能影响妇女的怀孕时间[36]。

对女性和/或夫妇来说，孕前期也是考虑获得和获得卫生保健的理想时期。在孕前访视中需要考虑的一个重要问题是，孕妇是否希望在怀孕期间就诊于助产士、妇产科医生、家庭执业医生或母胎医学专家。出生地点和服务提供者的选择可能由女性的保险承运商控制，并受某些限制。如果夫妇们尽早了解这些选择，他们也许能够为他们需要和喜欢的生育服务提供者及环境做出安排。

虽然大多数助产士对男性提供的照顾很少，但也应鼓励计划怀孕女性的男性伴侣制定生育计划。如果他们有个人或家庭健康史，他们也应该获得健康评估和潜在遗传的咨询。

虽然很多提供者推荐在完全停止避孕前的一段固定时间内使用屏障法，这一建议是基于建立正常月经周期的方便性，可以用来确定一个预期出生日期，而不是如果怀孕被推迟，怀孕结果会得到改善的证据。在使用激素避孕后，第一次月经可能是无排卵或排卵可能很快发生。当排卵真的很快发生时，女性可能会在月经期之前怀孕，这就使得上一个月经期的妊娠日期不太可靠。女性应该放心在第一次月经前怀孕不会增加自然流产或先天性异常的风险。

作为一个常规指导方针，一个正在寻求怀孕的有规律性生活的女性，并且不使用任何避孕方法，通常会在一年内怀孕。如果 12 个月后没有怀孕，可以开始对该妇女及其伴侣进行不孕评估。或者，一些 35 岁或以上的妇女可能希望在仅仅 6 个月没有怀孕后寻求生育保健，因为生育能力会随着年龄的增长而减弱。

## 结论

对医疗服务提供者和女性来说，孕前保健都是一个重要的话题。一个健康的女性更有可能有一个健康的新生儿。孕前保健证实女性是健康的；为有疾病的妇女提供治疗的机会；促进健康教育、咨询和与健康怀孕、生育相适应的习惯。孕前护理不需要在临床保健领域具有倾向性或花费不必要的时间。通过使用一个关键性问题，在临床会诊中保健服务可以适当集中在对妇女的保健上。

（陆虹　译、审）

## 信息资源

| Organization | Description | Webpage |
| --- | --- | --- |
| Centers for Disease Control and Prevention (CDC) | U.S. government site with specific information regarding preconception care. Includes download of the free consumer-oriented app *Show Your Love* to help women maintain healthy habits, chart ovulation, and plan for pregnancy. | https://www.cdc.gov/preconception/index.html |
| National Preconception Health and Health Care Initiative Website | Partnership among more than 70 public and private organizations to promote preconception health care. Source of extensive materials and information. | https://beforeandbeyond.org |

## 参考文献

1. American College of Nurse-Midwives. Position statement: the role of the certified nurse-midwife/certified midwife in preconception health and health care. 2013. Available at: http://midwife.org/ACNM/files/ACNM LibraryData/UPLOADFILENAME/000000000081/Preconception%20Health%20and%20Health%20Care%20Feb%202013.pdf. Accessed October 9, 2017.

2. American Academy of Pediatrics, American College of Obstetricians and Gynecologists. Prepregnancy care. In: *Guidelines for Perinatal Care*. 8th ed. Elk Grove Village, IL: American Academy of Pediatrics; 2017:131-148.

3. Burgess CK, Henning PA, Norman WV, Manze MG, Jones HE. A systematic review of the effect of reproductive intention screening in primary care settings on reproductive health outcomes. *Fam Pract*. September 8, 2017. [Epub ahead of print]. doi:10.1093/fampra/cmx086.

4. Files JA, Frey KA, David PS, Hunt KS, Noble BN, Mayer AP. Developing a reproductive life plan. *J Midwifery Womens Health*. 2011;56(5):468-474.

5. Lang AY, Boyle JA, Fitzgerald G, et al. Optimising preconception health in women of reproductive age. *Minerva Ginecol*. 2018;70(1):99-119.

6. Nypaver C, Arbour M, Niederegger E. Preconception care: improving the health of women and families. *J Midwifery Womens Health*. 2016;61(3):356-364.

7. Freda MC, Moos MK, Curtis M. The history of preconception care: evolving guidelines and standards. *Matern Child Health J*. 2006;10(5 suppl):S43-S52.

8. Waggoner MR. Motherhood Preconceived: the emergence of the Preconception Health and Health Care Initiative. *J Health Polit Policy Law*. 2013;38(2):345-371.

9. Moos MK. From concept to practice: reflections on the preconception health agenda. *J Womens Health (Larchmt)*. 2010;19(3):561-567. doi:10.1089/jwh.2009.1411.

10. National Preconception Health and Health Care Initiative. Before, between and beyond pregnancy. Available at: https://beforeandbeyond.org/. Accessed October 9, 2017.

11. Kessler JL. A literature review on women's oral health across the life span. *Nurs Womens Health*. 2017;21(2):108-121.

12. Coonrod DV, Jack BW, Boggess KA, et al. The clinical content of preconception care: immunizations as part of preconception care. *Am J Obstet Gynecol*. 2008;199(6 suppl 2):S290-S295.

13. Sukumaran L, McNeil MM, Moro PL, Lewis PW, Winiecki SK, Shimabukuro TT. Adverse events following measles, mumps, and rubella vaccine in adults reported to the Vaccine Adverse Event Reporting System (VAERS), 2003–2013. *Clin Infect Dis*. 2015;60(10):e58-e65.

14. Gardiner PM, Nelson L, Shellhaas CS, et al. The clinical

content of preconception care: nutrition and dietary supplements. *Am J Obstet Gynecol.* 2008;199(6 suppl 2): S345-S356.

15. U.S. Preventive Services Task Force. Folic acid for the prevention of neural tube defects: preventive medication. 2017. Available at: https://www.uspreventiveservices taskforce.org/Page/Document/UpdateSummaryFinal /folic-acid-for-the-prevention-of-neural-tube-defects -preventive-medication. Accessed September 1, 2017.

16. American College of Obstetricians and Gynecologists. Committee Opinion 495: vitamin D: screening and supplementation during pregnancy. *Obstet Gynecol.* 2011;118(1):197-198. [Reaffirmed 2017].

17. American College of Obstetricians and Gynecologists Committee on Health Care for Underserved Women, American Society for Reproductive Medicine Practice, Committee, The University of California, San Francisco, Program on Reproductive Health and the Environment. *Exposure to Toxic Environmental Agents.* Washington, DC: American College of Obstetricians and Gynecologists; 2013.

18. Di Renzo GC, Conry JA, Blake J, et al. International Federation of Gynecology and Obstetrics opinion on reproductive health impacts of exposure to toxic environmental chemicals. *Int J Gynaecol Obstet.* 2015;131(3):219-225.

19. Furst P. Dioxins, polychlorinated biphenyls and other organohalogen compounds in human milk: levels, correlations, trends and exposure through breastfeeding. *Mol Nutr Food Res.* 2006;50(10):922-933.

20. Gao Y, Chen H, Xiao X, et al. Perfluorooctanesulfonate (PFOS)-induced Sertoli cell injury through a disruption of F-actin and microtubule organization is mediated by Akt1/2. *Sci Rep.* 2017;7(1):1110.

21. Project TENDR. Project TENDR: Targeting Environmental Neuro-Developmental Risk. The TENDR consensus statement. *Environ Health Perspect.* 2016;124(7):A118-A122.

22. Rebelo FM, Caldas ED. Arsenic, lead, mercury and cadmium: toxicity, levels in breast milk and the risks for breastfed infants. *Environ Res.* 2016;151:671-688.

23. Solomon GM, Weiss PM. Chemical contaminants in breast milk: time trends and regional variability. *Environ Health Perspect.* 2002;110(6):A339-A347.

24. Woodruff TJ, Zota AR, Schwartz JM. Environmental chemicals in pregnant women in the United States: NHANES 2003–20004. *Environ Health Perspect.* 2011;119(6):878-885.

25. American Academy of Pediatrics, American College of Obstetricians and Gynecologists. Medical and obstetric complications. In: *Guidelines for Perinatal Care.* 8th ed. Elk Grove Village, IL: American Academy of Pediatrics; 2017:301-346.

26. Zhang G, Feenstra B, Bacelis J, et al. Genetic associations with gestational duration and spontaneous preterm birth. *N Engl J Med.* 2017;377(12):1156-1167.

27. Stevenson EL, Hurt MJ, Trotter KJ. Oocyte cryopreservation for fertility preservation in healthy women. *Nurs Womens Health.* 2017;21(5):384-392.

28. Bramham K, Lightstone L. Pre-pregnancy counseling for women with chronic kidney disease. *J Nephrol.* 2012;25(4):450-459.

29. Centers for Disease Control and Prevention. Preconception health and healthcare: medical conditions. Available at: https://www.cdc.gov/preconception/careforwomen /conditions.html. Accessed October 9, 2017.

30. Lassi ZS, Imam AM, Dean SV, Bhutta ZA. Preconception care: screening and management of chronic disease and promoting psychological health. *Reprod Health.* 2014;11(suppl 3):S5.

31. Marchi J, Berg M, Dencker A, Olander EK, Begley C. Risks associated with obesity in pregnancy, for the mother and baby: a systematic review of reviews. *Obes Rev.* 2015;16(8):621-638.

32. Coonrod DV, Jack BW, Stubblefield PG, et al. The clinical content of preconception care: infectious diseases in preconception care. *Am J Obstet Gynecol.* 2008;199(6 suppl 2):S296-S309.

33. Dunlop AL, Gardiner PM, Shellhaas CS, Menard MK, McDiarmid MA. The clinical content of preconception care: the use of medications and supplements among women of reproductive age. *Am J Obstet Gynecol.* 2008;199(6 suppl 2):S367-S372.

34. Frieder A, Dunlop AL, Culpepper L, Bernstein PS. The clinical content of preconception care: women with psychiatric conditions. *Am J Obstet Gynecol.* 2008; 199(6 suppl 2):S328-S332.

35. Brucker MC. Social determinants of health. *Nurs Womens Health.* 2017;21(1):7-8.

36. Hanley GE, Hutcheon JA, Kinniburgh BA, Lee L. Interpregnancy interval and adverse pregnancy outcomes: an analysis of successive pregnancies. *Obstet Gynecol.* 2017;129(3):408-415.

# 6

# 初级保健中的常见情况

JAN M.KRIEBS AND BARBARA K.HACKLEY

## 前言

从历史上来看,助产士往往是社区中的治疗师。除了接生,助产士是中医师、第一响应者、健康顾问。因此,助产士是最初的初级保健提供者。如今,对于医疗系统中的女性来说,助产士仍是初级医疗保健提供者,是她们第一个接触到的医疗服务提供者[1]。助产士接受过培训和专业知识,可以进行筛查,为妇女提供咨询和监测,使她们作出健康行为方面的改变,诊断和管理轻微的疾病和一些慢性病,并且当一些复杂的情况出现时能够决定向该领域的哪位专家,以及如何向该专家转介。本章将介绍妇女普遍经历的健康问题,在处理这些问题的初级卫生保健的材料中会有更深入的介绍。

## 初级卫生保健

"初级保健"没有普遍接受的定义存在。保险者、供应商、专业机构和消费者,各定义都不相同。也许被最广泛接受的定义是医学研究所1996年所指出的,其认为初级保健的特点如下:

初级卫生保健是由临床医生提供的综合性的、可获得的健康照护服务,临床医生负责绝大多数个体的医疗保健需求,与患者发展持续的伙伴关系,并在家庭和社区的背景下执业[2]。

对于一些人来说,"大部分"被定义为提供每年每个人所需要的护理的80%。然而,初级保健的这个定义不能突出健康维护、与年龄相适应的筛查和健康教育 – 所有这些活动都将在贯穿生命的健康促进这一章节中深入讨论。

人们越来越认识到社会对健康的决定能极大地影响一个妇女及其家庭的健康。美国疾病控制与预防中心(CDC)、美国国立卫生研究院(NIH)和卫生资源与服务管理局(HRSA)等组织呼吁将人口健康纳入初级保健,以创建更统一的保健方法[3]。这一章回顾了对那些没有怀孕但有疾病或条件的妇女的护理,这些疾病或条件可以被描述为初级护理而不是妇科护理。

## 血液学情况

### 贫血

贫血的定义是红细胞数量减少或血红蛋白减少。通常情况下,除非急性或重度贫血,否则贫血仍是一种"沉默"状态,贫血的体征和症状列于表6-1[4]。贫血可由红细胞生成减少、红细胞破坏增加或失血引起,非妊娠女性血红蛋白水平低于12.0g/dl时诊断为贫血[5]。世界卫生组织为国际营养研究制定了这一标准,但并不适用于所有人群。例如:无论社会经济水平如何,非洲裔美国妇女的血红蛋白水平平均比白人妇女低1g/dl。吸烟的女性(因为对红细胞上的含氧量的争夺)和生活在高海拔地区的女性(因为大气中的含氧量较低)的血红蛋白和血容量水平较高:随着海拔升高或每天吸烟的数量增加而增加,她们的身体能够适应维持足够的含氧量和血红蛋白水平[5]。因此,表明贫血的血红蛋白水平可能根据个人的健康状况而不同。美国预防服务工作组没有说明贫血筛查是否应该成为非孕妇保健的常规内容[6]。

| 表6-1 | 重度贫血的体征与症状 |
|---|---|
| **体征** | **症状** |
| 苍白 | 疲劳,嗜睡 |
| 黄疸 | 虚弱 |
| 体位性低血压 | 头晕 |
| 外周性水肿头痛 | 头痛 |
| 黏膜和甲床苍白 | 心神不宁 |
| 舌头平滑,生疮 | 异食癖 |
| 脾肿大 | 食欲差,食物喜好变化 |
| 呼吸急促,呼吸困难 | 睡眠习惯改变 |
| 心动过速或心脏杂音 | 情绪的变化 |

### 贫血的鉴别诊断

贫血可能因为缺铁或出血性贫血,也可因血红蛋白病(如:地中海贫血或镰状细胞病)遗传引起。贫血可分为不同的亚型。病因亚分类是指红细胞生成减少或红细胞结构增加引起的继发性贫血。另外,贫血可根据红细胞中血红蛋白的数量和类型分为正常红细胞、小红细胞和大红细胞,血红蛋白在红细胞平均体积(MCV)中有所反映。临床评价和诊断贫血是基于 MCV,本章对这一情况进行了回顾。

贫血症通常按红细胞大小来分类。小细胞性贫血包括铁缺乏、地中海贫血和炎症性贫血。巨细胞性贫血包括叶酸和维生素 $B_{12}$ 缺乏,以及与肝病有关的贫血、网状红细胞增多和一些药物作用。正常细胞性贫血通常反映急性失血或镰状细胞病、血红蛋白 C 病或葡萄糖 -6- 磷酸脱氢酶(G6PD)缺乏等情况。再生障碍性贫血虽然红细胞大小是正常的,但其特点是全血细胞减少,这意味着红细胞(RBC)、白细胞(WBC)和血小板数量的减少。表 6-2 列出了与贫血的一些常见原因相关的实验室值。

全血细胞计数(CBC)提供了第一级评估,有助于鉴别贫血的许多潜在原因。此外,有月经周期的女性,病史和系统评估应包括:了解她的月经量,即使她们对月经量的估计精确度各不相同。贫血的早期诊断需要对具体情况进行描述,并有助于鉴别诊断。对于血红蛋白值小于 12.0g/dl 的妇女,应安排包括血清叶酸和铁蛋白测量在内的实验室检查,并进行血红蛋白电泳。铁蛋白水平是铁储存量中最敏感、最特异的预测因子,因此是真正缺铁的特征。

| 表6-2 | 一般贫血的实验室参考值 | | | | |
|---|---|---|---|---|---|
| **实验室检查** | **铁缺乏** | **维生素 $B_{12}$ 缺乏** | **叶酸缺乏** | **地中海贫血** | **慢性疾病** |
| 红细胞(RBC) | 低 | 高 | 高 | 正常 | 正常 |
| 血红蛋白 | 低 | 低 | 低 | 低 | 低 |
| 平均红细胞体积(MCV) | 低 | 高 | 高 | 低 | 正常～低 |
| 平均红细胞血红蛋白含量(MCH) | 低 | 高 | 高 | 低 | 低 |
| 平均红细胞血红蛋白浓度(MCHC) | 低 | 正常 | 正常 | 低 | 正常～低 |
| 铁蛋白 | 低 | 高 | 高 | 高 | 正常～高 |
| 铁 | 低 | 高 | 高 | 高 | 低 |
| 总铁结合力(TIBC) | 高 | 正常 | 正常 | 正常 | 低 |
| 其他 | | 维生素 $B_{12}$ 水平降低;甲基丙二酸盐水平升高;同型半胱氨酸水平升高 | 低叶酸水平甲基丙二酸盐水平正常;同型半胱氨酸水平升高 | 泪珠红细胞靶细胞正常血红蛋白电泳 | |

## 缺铁性贫血

缺铁性贫血是美国最常见的贫血症,是由于铁缺乏引起的,这通常是轻度的并且易逆转的。育龄女性每日铁的参考摄入量(RDI)为:14~18 岁,15mg;19~50 岁,18mg[7]。绝经后的 RDI 下降到 8mg。大多数美国妇女的饮食每日含有约 13~14mg 的铁。通过排泄,流汗,细胞脱落的每天正常铁损量为 1mg。月经导致每月额外的亏损。与怀孕有关的需求增加了育龄妇女每日对铁的需求。孕妇的 RDI 为 27mg/d。

潜血损失,月经量过多的损失,和素食者通常面临的营养摄入不足,是成人中铁缺乏最常见的原因。如果排除了营养缺乏并且没有出血的可识别来源,例如:月经量过多,那么进行消化道出血的评估是必要的,包括询问阿司匹林和非甾体抗炎药(NSAID)的用药史。营养缺乏造成显著的铁消耗,包括严格素食以及异食癖,所以留意饮食史也是评估的一部分。

铁蛋白水平低于 100~150ng/ml 可确诊缺铁性贫血,血清铁和总铁结合能力的测量不作为必要选项。根据贫血的严重程度及病因,可进行会诊或转诊;当血红蛋白显示重度贫血(<9.0g/dl),咨询是比较合适的,即使贫血明显是由缺铁所引起。

一线治疗是增加摄取富含铁的食物,同时增加维生素 C 含量丰富的食物以加强吸收。营养咨询应强调含铁丰富的食物的重要性,如:绿叶蔬菜,羽衣甘蓝,蛋黄,葡萄干,李子,肝,牡蛎以及一些强化谷物,以及异食癖的消除(如:吃冰块或洗衣粉)。有关膳食来源的详细讨论可以在营养章节中找到。

当血红蛋白低于 12.0g/dl 时,非孕妇应建议通过饮食或口服药物补充铁[7]。当贫血的原因是单纯的铁缺乏,在选择口服药物时,一般包括硫酸亚铁,富马酸亚铁和葡萄糖酸亚铁都可以使用。不同的品牌这些药物都可以使用。每天服用 3 次,每次 325mg 的硫酸亚铁为标准用法。铁制剂与膳食一同服用会减少吸收,但是会改善胃肠道副作用,如:恶心,反流。某些药物,如抗酸剂,不应该与铁剂同服。血红蛋白水平已恢复正常后,继续补充 3 个月以补充足够的铁储备量。

虽然没有明确的随访标准,但根据原始缺陷的严重程度和女性的年龄,全血细胞计数(CBC)和网状红细胞计数一般在治疗开始后 1~3 个月复查。对于单纯缺铁性贫血患者,补充铁通常反应迅速,血红蛋白和红细胞压积水平反弹和网状红细胞计数升高就是证据。绝经前对铁治疗无反应的妇女和所有绝经后缺铁性贫血妇女应转诊至血液科专家。妇女如果不能耐受或吸收口服铁治疗,也可能需要转诊血液科医生进行进一步评估和可能的静脉铁治疗。在极端情况下,可能需要紧急将妇女转到急诊室,如:贫血严重或有症状,应立即进行评估或输血。

## 地中海贫血

正常成人血红蛋白由四个聚肽亚基组成:两个 α- 珠蛋白和两个 β- 球蛋白链。当生成血红蛋白时,亚基中的一个或两个亚组被一个变异球蛋白链所取代。当 α 或 β 珠蛋白肽链的合成量不足时,α- 或 β- 地中海贫血就发生了。常见的血红蛋白病和地中海贫血见表 6-3。

大多数地中海贫血是形成正常成人血红蛋白(糖化血红蛋白)的珠蛋白链的常染色体隐性遗传性疾病。在世界范围内,约有 1.67% 的人口是 α 地中海贫血(α- 地中海贫血)或 β- 地中海贫血(β- 地中海贫血)的杂合子,约 0.044% 的全球人群受到纯合或多重杂合突变的影响[8]。然而,由于世界上地中海贫血更为普遍的地区(东南亚、地中海、非洲、中东和印度次大陆)移民增加,这些疾病在美国的患病率在过去 50 年增加了 7.5%[9]。

α- 地中海贫血在中国和东南亚血统的个体中最为常见。16 号染色体上的两个基因控制着 α- 珠蛋白链的生成。因此,突变的数量影响疾病的严重程度。单一的缺失将形成无症状携带者状态;两个缺失将导致 MCV 偏低但无贫血;三个基因缺失状态导致血红蛋白 H 增加,从而产生影响,包括脾肿大和严重的溶血性贫血。四个 α 链全部缺失引起的红蛋白 B 的增加,导致非免疫性胎儿水肿,从而导致胎儿死亡[10]。

β- 地中海贫血是最常见于来自于地中海地区的女性,更小范围就是中国、亚洲和非洲女性。其发病率估计为 3%~10%[11]。超过 200 种不同的位点突变与地中海贫血的 β 球蛋白的变化相关。单个 β- 珠蛋白基因突变的无症状个体可以是无症状的基因携带者,或者仅有轻度贫血(β- 地中海贫血次要)。对于这些女性,最可能是以常规筛查或偶然发现的。妇女更严重的疾病,也就是说,β- 地中海贫血中间者,β- 地中海贫血主要存在影响多个基因的突变。两种的鉴别诊断需根据被诊断时的年龄和贫血的程度,两种都需要终身治疗[10,11]。

| 表6-3 | 血红蛋白异常症 | |
|---|---|---|
| 名称 | 描述 | 临床意义 |
| **血红蛋白病** | | |
| 镰状细胞病 | HbSS | 镰刀细胞危机的严重疾病 |
| 镰状细胞特征 | HbSA | 轻度贫血；尿路感染风险增加；如果脱水，或进行极端的体力活动，镰刀细胞危机可能发生在高海拔地区 |
| 镰刀细胞血红蛋白 C 病 | HbSC | 轻至中度贫血和镰刀细胞危机发生，但没有镰状细胞病频繁；感染风险增加；存在成年视网膜病变和失明的风险 |
| 血红蛋白 C 病 | HBCC | 一般良性轻度溶血性贫血，在成年之前可能不会被诊断出；肌肉骨骼疼痛、视网膜病变和胆汁淤积症都与血红蛋白 C 病有关联；妊娠并发症罕见 |
| 血红蛋白 C 特征 | HBCA | 一般无症状 |
| **α- 地中海贫血** | | |
| α- 地中海贫血沉默载体 | 1/4 基因缺失 | 无症状并难以检测 |
| α- 地中海贫血特征 | 2/4 基因缺失<br>杂合子的形式（aa/--）或纯合子形式（a-/a-） | 轻度小细胞低色素性贫血；个别症状 |
| 血红蛋白 H 病 | 3/4 基因缺失(a-/--)或 4 个 α 基因中 2 个缺失，第 3 个突变为恒定弹簧(cs)形式(--/aacs) | 脾脏肿大；骨畸形；严重疾病 |
| 血红蛋白巴特水肿胎儿 | 4 个 α 基因中 4 个被删除(----) | 不适宜生活；导致胎儿水肿 |
| **β- 地中海贫血** | | |
| β- 地中海贫血（库勒型贫血） | 主要为 β- 地中海贫血，纯 β- 地中海贫血，纯合子 Beta0/Beta0；或杂合子 Beta0/Beta+[a]，导致 β 链信息缺失 | 严重贫血；黄疸；脾肿大；需要经常输血；经常铁超标；经典的面部特征 |
| 中间型地中海贫血 | Beta+/Beta+，导致 β 链信息减少 | 显著贫血，但不需要输血 |
| 轻型地中海贫血 | 正常的 β 链 /Beta+ 或 Beta0 | 轻度小细胞低色素性贫血；个别症状 |

Beta0，没有球蛋白形成；Beta+，减少了球蛋白的形成

[a] Beta0/Beta+ 被分为 β- 地中海贫血（beta-thalassemia major）或地中海贫血（intermedia）。它通常不那么严重，比 Beta0/Beta0 的表型要好，因为某些 Beta 链的产生可能与 Beta+ 突变有关

地中海贫血的诊断通常是在儿童时期进行的，他们有更多基因受到影响。然而，较轻微的表现可能要到晚年才会被发现，而且通常在妊娠期进行血红蛋白病筛查时会首次作出诊断。妊娠期鉴别地中海贫血是很重要的，因为如果生父也是异常血红蛋白的携带者，那么患有地中海贫血、镰状贫血或镰状贫血症的妇女可能会生出患有严重血红蛋白病的孩子。

一些实验室发现可能提示存在地中海贫血，α- 地中海贫血的人，血红蛋白 α 生成减少，引起血红蛋白 A、A2 和 F 的异常。β- 地中海贫血与血红蛋白 F 和血红蛋白 A2（高于 3.5%）水平升高相关联。在这两种情况下，该性状显示为小红细胞性贫血，其中平均红细胞体积（MCV）明显小于血红蛋白水平，通常小于 75fl。该 Metzer 指数是由红细胞数除以 MCV 得出的。当 Metzer 指数 <13 时，强烈怀疑地中海贫血。数值超过 13 表示缺铁性贫血。然而，完整的贫血检查是有道理的，以排除铁缺乏和血红蛋白的问题。

当确诊为地中海贫血时，可补充叶酸，但不宜采用铁剂治疗。与地中海贫血相关的贫血是由于低血红蛋白产生和轻度溶血的结合，因为异常红细胞更容易受到破坏，寿命更短。因此，地中海贫血的女性可能并不缺铁。单纯补充铁不能纠正贫血，如果它导致铁超标是很危险的[10]。

## 血红蛋白病：镰状细胞病

镰状细胞病（纯合子 SS 病）是一种生成血红蛋白 S，而不是血红蛋白的常染色体隐性遗传疾病。镰状细胞特征（Hb AS）在非裔美国人中最为常见。在美国，镰状细胞特征的发病率估计为每 1 000 名黑人发生 73.1 例，每 1 000 名西班牙裔发生 6.9 例，每 1 000 名白人发生 3.0 例。每 1 000 名亚洲 / 本土夏威夷 / 其他太平洋岛民发生 2.2 人[12]。镰状细胞特征很少与血尿、细菌尿和脾梗死相关。虽然镰刀性状本身通常是无症状的，通常不会引起严重的健康并发症，但识别那些携带镰刀性状的人对于在怀孕前进行适当的遗传咨询和检测是很重要的。非孕妇的主要并发症是尿路感染的增加。有趣的是，镰状细胞特征可能会降低血红蛋白 A1C 检测的准确性，使得镰状细胞特征的糖尿病患者的筛查更加困难。

据估计，非洲裔美国人每 375 个新生儿中就有 1 个患有镰状细胞病，西班牙裔每 16 300 个新生儿中就有 1 个患有镰状细胞病[13]，在镰状细胞病中，Hb S 在脱氧时改变形状（聚合），使红细胞形成一个永久的新月或镰刀形状，这样红细胞在横过小血管时就不易弯曲。这些镰刀状的红细胞也更黏附，聚集在一起堵塞微血管。镰状细胞危象涉及急性发作时，由血管堵塞区域的组织和器官缺血或痉挛引起的剧烈疼痛。该疾病具有多器官效应，由于肾损伤、心脏损伤、感染、急性胸部综合征和感染风险增加，导致寿命缩短。过早死亡很常见。在加利福尼亚州和佐治亚州的镰状细胞病患者样本中，平均死亡年龄为 43 岁。大约六分之一的死亡发生在 25 岁以下[14]。

血红蛋白 S 也可以以杂合形式导致血红蛋白 SC 疾病或镰刀地中海贫血（HB S/B thal），即与症状较轻的镰刀危机相关的病症。有这些以及其他血红蛋白病的夫妇，建议计划要孩子时进行遗传咨询。

## G6PD 缺乏症

葡萄糖 -6- 磷酸脱氢酶（G6PD）缺乏是地中海血统的个体以及非裔美国人中发现的与 X 基因相关的遗传性疾病。因为它与 X 相关，所以 G6PD 缺乏症妇女很少有症状。甚至在这些女性中，临床表现范围从无症状到表现严重急性或慢性溶血性贫血。当个人有感染或使用氧化药物时发生溶血。在怀孕和妇女保健中常用的药物，如：磺胺类药物及磺胺类衍生物，呋喃妥因，非甾体抗炎药、甲苯胺蓝和亚甲蓝，不能给 G6PD 缺乏症的个体。也应该避免食用蚕豆和其他一些豆类，因为蚕豆可以导致地中海变异个体的溶血。

因为感染可引起溶血，及时诊断和治疗任何感染可以将风险降到最低。手术也能促进溶血发作。因此，助产士应该提醒女性在任何外科手术之前通知她的手术小组或建议她如何做。

## 血管性血友病

血管性血友病是一种常染色体疾病，显性基因突变引起必要的血小板黏附蛋白和凝血因子 VII 的缺乏[15]。本病约有 20% 与月经时间过多有关，尤其是青少年的月经形成或月经过多有关[15]。有月经量过多、手术后出血时间延长或出血问题家族史的人群应怀疑血管性血友病或其他出血性疾病[16]。初步评估包括检验血小板计数，铁蛋白水平和出血时间，凝血试验。如果血小板正常，铁蛋白水平低，出血时间延长，有很大的可能为血管性血友病。虽然助产士可能会继续提供一般护理，但是在这一时点给这类女性推荐血液学家进一步检查是必要的。这类妇女应该避免服用阿司匹林或其他抗凝血药物。

# 心血管疾病

评估女性的心血管状况从家族史和系统评估开始，评估女性以及直系家属是否有高血压、心血管事件和血管变化。这个问题往往不是在生殖健康咨询期间解决的。体检时有必要检查心音、脉搏和血压。

心血管疾病是女性死亡的首要原因，在育龄女性死亡原因中排名前五[17]。各种形式的心血管疾病，包括中风，一共占妇女死亡的 30% 以上。心血管疾病危险因素包括高血压，血脂异常，糖尿病，肥胖，缺乏运动和吸烟。衰老被指出作为一个单纯的风险因素是因为 ≥ 65 岁的女性 20% 以上有某种形式的心脏疾病。

## 高血压

高血压是一种以持续高血压为特征的动脉疾病，是美国初级保健中最常见的诊断[18]。高血压是冠状动脉疾病、脑卒中、心衰、肾衰的危险因素。它在非裔美国人和老年人中更为常见。在美国，超过 30% 的成年人患有高血压，而且这种风险会随着年龄的增长而增加[19,20]。高血压分为原发性和继发性。原发性高血压是大多数高血压的病因,被认为是继遗传、年龄和肥胖等因素后的常见病因。继发性高血压不太常见,常继发于另一种疾病,如:肾脏或心脏疾病。高血压的第三种类型是白大褂高血压,指的是在有医务人员在场的情况下,人的血压更高。白大褂高血压的患病率在 13%~35%,因此必须进行鉴别诊断[20]。第四种类型称为隐性高血压,指的是在诊室里血压正常,但在家里却有高血压的人。每 7 人中就有 1 人患有隐性高血压。表 6-4[20]列出了血压的定义。据估计,80% 被诊断患有高血压的女性是服药的,虽然只有一半以上者血压控制良好[21]。缺乏高血压诊断和 / 或未能得到有效治疗与无法获得护理和缺乏医疗保险有关[22]。

### 高血压的诊断

美国的一些专业机构已经发布了高血压患者护理指南,这引起了一些困惑。最广泛接受的高血压诊断和治疗指南最初是由全国联合委员会(INC)制定的[23,24]。2014 年,第七届全国联合委员会(JNC 7)指南受到第八届全国联合委员会(JNC 8)小组成员的严格审查,但是,全国心肺和血液研究所终止了 JNC 8 小组。小组成员发表了他们的建议,重点是高血压患者的药物管理[23]。为了解决困惑,在 2017 年,美国心脏协会和其他专业组织更新发布了新的指导方针,用于检测、评估和管理成年高血压人群,如表 6-4 所示[20]。

筛查和诊断高血压的初始步骤:①准确评估血压;②鉴别提示原发性和继发性高血压的体征;③其他心血管危险因素筛查;④白大褂病或隐匿性高血压的评估。

### 准确测量血压

因为评估技术是不正确的,许多临床医生根据不准确的血压结果采取行动。当使用合适大小的袖带时,血压应与袖带保持在心脏水平。被检查的女性应该有 10 分钟安静地坐着,在测量血压之前,不应该吸食烟草或咖啡因至少 30 分钟。被检查者应该坐在椅子上,背靠着椅子,双腿不交叉,前臂舒适地放在桌子上。平均应基于两次或两次以上的测量结果进行诊断。为了确认诊断,建议在诊室或家里测量血压。如果诊断为高血压,应转诊给医生,制定护理和监测计划。

### 提示原发性和继发性高血压的体征

提示原发性高血压的体征包括家族史、血压随时间缓慢升高、生活方式因素,如肥胖、吸烟、低运动量和过度饮酒。提示高血压可能继发的体征包括易患血压、其他全身症状,如头晕、打鼾、肌肉痉挛或虚弱、体重减轻、水肿、疲劳或虚弱。与继发性高血压相关的疾病包括甲状腺功能亢进、肾病、库欣综合征以及可卡因、安非他命和非甾体抗炎药等药物[20]。

| 表6-4 | 成人血压的分类 | | | |
|---|---|---|---|---|
| 血压的分类 | SBP(mmHg) | | DBP(mmHg) | 相应的值 |
| 正常 | <120 | 和 | <80 | 诊室血压:120/80 相当于<br>家庭:120/80<br>夜间 ABPM:100/65 |
| 高血压前期 | 120~129 | 或 | <80 | 没有定义 |
| 1 级高血压 | 130~139 | 或 | 80~89 | 诊室血压:130/80 相当于<br>家庭:130/80<br>夜间 ABPM:110/65 |
| 2 级高血压 | ≥ 140 | 或 | ≥ 90 | 诊室血压:140/90 相当于<br>家庭:140/90<br>夜间 ABPM:140/85<br>诊室血压:160/100 相当于<br>家庭:140/95<br>夜间 ABPM:140/90 |

ABPM,动态血压监测

### 动脉粥样硬化性心血管疾病的风险

筛选心血管风险是评估的一个重要组成部分，因为高血压药物治疗的益处与动脉粥样硬化性心血管疾病（ASCVD）的风险直接相关。建议收缩压130毫米汞柱或以上或平均舒张压80毫米汞柱或以上的患者进行药物治疗[20]。本章末尾的参考资料部分列出了心血管风险计算方式。

### 白大褂高血压和隐匿性高血压

2017年的指南包括筛查白大褂高血压患者的建议。白大褂高血压是诊断在医生诊室有高血压，但在家里没有高血压的人。没有关于治疗白大褂高血压患者的益处或风险的数据。

隐匿性高血压并不常见，但如果患者报告有高血压病史，但在初诊期间血压正常，则应列入鉴别诊断。家庭血压监测或动态血压监测有助于诊断。

### 实验室评估

如果发现高血压，实验室评估包括将评估的测试高血压的并发症和并发症的存在。推荐的实验室评估包括空腹血糖、甲状腺指数、血清肌酐、血脂、血清钠、钾、钙（可能是代谢小组的一部分）和心电图。

### 原发性高血压的治疗

表6-5概述了高血压人群在初步评估后的一般管理[20]。许多原发性高血压病例都与生活方式有关，而不是与潜在疾病有关。这些原因可以通过生活方式的改变，如减肥、低钠饮食、运动、戒烟和适量饮酒等直接调整[22,24,25]。体重减轻10磅（4.5kg）对血压可能有有益的影响。表6-6展示了JNC7报告和2017指南支持的生活方式改变对血压的影响[20,24]。多做一种改变对血压有独立的影响，所以多改变不良生活方式可以取得更好的效果[25]。

除了改变生活方式，还可以利用药物来治疗高血压。低剂量噻嗪利尿剂是有效的一线用药选择；他们已经被证明可以降低所有原因的死亡率，中风和心血管疾病的发生率[26]。血管紧张素转换酶（ACE）抑制剂，钙通道阻滞剂（CCB），β-受体阻滞药，血管紧张素Ⅱ受体阻滞剂（ARB），可以单独或联合使用不同类降压药；血管紧张素转化酶抑制剂已显示出与噻嗪利尿剂相似的疗效，但并不优越，而且成本更高[26]。抗高血压药物试验的Meta分析得出结论，所有类别的这些药物在预防冠心病方面具有类似的效果[27]。根据是否存在其他危险因素或合并症，推荐使用的药物可能不同。在JNC 7和JNC 8指南中可以找到一种管理高血压的指南[23,24]。

需要药物治疗的妇女转诊给医生开始治疗。然而，许多助产士将为正在接受治疗或有高血压风险的妇女提供护理。根据实际情况，助产士可以咨询专家，在诊断时将妇女转诊给专家，或启动初始抗高血压药物。如果最初的药物被证明效果不明显，如：妇女没有达到指南的目标血压，则需要咨询和/或转诊。

| 表6-5 | 高血压初始诊断后的治疗概况及随访建议 |
|---|---|
| **诊断** | **治疗及随访建议** |
| 正常 | 促进最佳生活方式，每年复查血压 |
| 血压升高 | 非药物生活方式的调整，每3~6个月复查血压 |
| 1级高血压10年估计ASCVD风险<10% | 非药物生活方式的调整和服用降压药，每个月复查血压 |
| 1级高血压10年估计ASCVD风险>10% | 非药物生活方式的调整，每3~6个月复查一次 |
| 白大褂高血压 | 130mmHg<收缩压<160mmHg或80mmHg<舒张压<100mmHg，可用HBPM或ABPM的标准进行诊断；如有白大褂高血压，应改变生活方式，每年进行HBPM或ABPM监测，以发现持续性高血压 |
| 隐匿性高血压 | 如诊室血压120~129/80mmHg，但个人有高血压病史，可用HBPM或ABPM进行诊断；如果白天的HBPM或ABPM为130/80mmHg，则应改变生活方式，并开始服用降压药 |

ABPM，动态血压监测；ASCVD，动脉粥样硬化性心血管疾病；HBPM，家庭血压监测

| 表6-6 | 生活方式改变预防和管理高血压 [a] | |
|---|---|---|
| 改进 | 推荐 | 收缩压降低近似值(范围) [b][ 来源 ] |
| 减肥 | 保持正常体重(BMI:18.5~24.9kg/m²) | 5~20mmHg/10kg |
| 饮食调整(DASH 饮食) | 多吃水果、蔬菜和含饱和脂肪和总脂肪含量低的低脂乳制品,并将膳食钠含量降低到 2.4g/d | 8~14mmHg |
| 体育活动 | 从事有规律的有氧运动,如:快走(至少一天 30 分钟,每周大多天都运动) | 4~9mmHg |
| 适量饮酒 | 男士:每天不超过 2 杯<br>女士(和体重较轻的男士):每天不超过 1 杯<br>1 杯 =702ml 啤酒,或 702ml 葡萄酒,或 8.78ml 80 度的威士忌 | 2~4mmHg |

BMI,身体质量指数;SBP,收缩压

[a] 为了全面降低心血管风险,停止吸烟

[b] 执行这些改进的作用具有时间和剂量依赖性,并且在个体身上更有效果

(来源:Whelton PK,Carey RM,Aronow WS,et al.2017ACC/AHA/AAPA/ABC/ACPM/AGS/APhA/ASH/ASPC/NMA/PCNA guideline for prevention,detection,evaluation,and management of high blood pressure in adults:a report of American College of Cardiology/American Heart Association Task Force on Clinical Practice Guidelines.*Hypertension*.2017.[ Epub ahead of print ].doi:10.1016/j.jacc.2017.11.006.[20];National High Blood Pressure Education Program.The Seventh Report.Bethesda,MD:National Heart,Lung,and Blood Institute;August 2004.[24])

## 血脂异常

血脂异常,也就是血液中的胆固醇或脂肪升高,是与心脏疾病相关联的另一个主要危险因素,通常是可预防或改变的。低密度脂蛋白(LDL)已被发现是心脏疾病的替代者和胆固醇的主要成分,约占总胆固醇的约 65%~70%。低密度脂蛋白水平的升高与动脉粥样硬化斑块的发展直接相关。

血脂异常特定的危险因素包括肥胖,高血压,糖尿病,吸烟,既往有冠心病,和早期心血管疾病的家族史。风险随着年龄的增长而增加;对女性来说,临床相关的风险增加与更年期有关,55 岁以上其风险开始迅速上升。增加血脂异常风险的疾病因素包括糖尿病、甲状腺疾病、肾脏疾病,包括慢性肾衰竭和肾病综合征、阻塞性肝病,如:结石,肝炎和肝硬化、使用药物,如:蛋白酶抑制剂,孕激素,糖皮质激素和合成代谢类固醇。数据显示,在 20 岁至 45 岁的女性中,大多数要么患有冠心病,要么有与冠心病相当的疾病,如:中风,糖尿病,空腹血糖升高等,或者伴有一个或多个冠心病危险因素,但是大多数人没有接受筛查[28]。

育龄妇女血脂异常筛查不像高血压筛查那样标准化。美国家庭医生学会(American Academy of Family Physicians)[29]和美国妇产科医生学会(American College of Obstetricians and Gynecologists,ACOG)[30]分别建议从 40 岁和 45 岁开始筛查低风险女性的血脂异常。预防服务专责小组对是否或何时筛查成人血脂异常没有行动建议。ACOG 认为,对于有复发性子痫前期、妊娠 37 周前早产伴子痫前期等危险因素的妇女,应尽早筛查[30]。尽管在临床实践中,如果妇女有高血压、肥胖、糖尿病或其他危险因素,通常会进行筛查,但其他权威机构都没有讨论可能需要早期筛查的高危因素[28]。

血脂异常的筛查包括首先对风险因素进行全面的评估。例如:女性患有 2 型糖尿病,1 型糖尿病 15 年以上,2 个可导致心血管疾病的危险因素,或代谢综合征应该被认为有很高或非常高的患动脉粥样硬化性心血管疾病的风险。筛选的第二步是在禁食一夜后了解全面的血脂情况。这个概况将包括血液中低密度脂蛋白胆固醇、总胆固醇和高密度脂蛋白胆固醇的数值。第三步是计算未来 10 年发生冠状动脉事件的风险。临床医生被建议使用在线计算器来预测第一个动脉粥样硬化性心血管疾病(ASCVD)事件的 10 年风险[31]。这个计算结合了病史风险和血脂概况,然后预测 ASCVD 的 10 年风险,并将个人的 10 年和终身风险与假设的具有最佳特征的个人进行比较。本章末尾的参考资料部分提供了在线计算的链接。

当发现胆固醇水平过高时,建议包括改变饮食结构,将总脂肪和膳食脂肪减少到总热量的25%~35%,添加膳食纤维,戒烟,增加锻炼水平。只要没有家族病史,没有遗传易感冠状动脉疾病,没有其他心源性危险因素的女性 LDL 胆固醇水平低于160mg/dl,在进行健康生活方式改变的试验时,药物治疗可以推迟。决定哪些妇女需要干预,以及应如何随访病程进展,可以是进行咨询或转介专家的意见。根据低密度脂蛋白水平和危险情况决定药物治疗方案。

最被广泛接受的血脂异常管理指南是由美国心脏病学会(American College of Cardiology)和美国心脏协会(American Heart Association)制定的[32]。对于有动脉粥样硬化性心血管疾病临床适应证的患者,包括低密度脂蛋白胆固醇水平 ≥ 190mg/dl,或有糖尿病等疾病的患者,建议将他汀类药物作为主要治疗方式。指南建议在少数情况下,如:他汀类药物耐药情况下,使用其他产品作为不能耐受他汀类药物患者的辅助治疗[32]。根据美国心脏病学会/美国心脏协会的说法,使用他汀类药物的最强有力的证据如下[32]:

- 低密度脂蛋白胆固醇 ≥ 190mg/dl 患者动脉粥样硬化性心血管疾病的一级预防
- 用于糖尿病者、年龄 40~75 岁、LDL 胆固醇为 70~189mg/dl 人群的动脉粥样硬化性心血管疾病的一级预防
- 用于无糖尿病、10 年 ASCVD 风险 ≥ 7.5%、LDL 胆固醇 70~189mg/dl、年龄 40~75 岁人群动脉粥样硬化性心血管疾病的一级预防
- 临床动脉粥样硬化性心血管疾病患者其他疾病和死亡的二级预防

根据他汀类药物降低低密度脂蛋白胆固醇的平均效果来分类。表 6-7 将常见的他汀类药物分为高强度、中等强度或低强度,以符合当前指南中使用的术语[32]。

图 6-1 显示了 32 个将从临床使用他汀类药物治疗中获益的个体,以及治疗的类型。有些助产士在发现患有血脂异常的妇女时,可向专家咨询或推荐,而有些助产士则可主动推荐他汀类药物治疗,但如果血清胆固醇水平不足以确定治疗方案时,将进行咨询或转诊。

| 表 6-7　高、中、低剂量他汀类药物治疗 [a] | | |
|---|---|---|
| **高剂量(日剂量平均降低 LDL-C ≥ 50%)** | **中等剂量(日剂量平均降低 LDL-C 30%~50%)** | **低剂量(日剂量平均降低 LDL-C<30%)** |
| 由 FDA 批准的他汀类药物和剂量,并在随机对照测试(RCTs)中测试 | | |
| 阿托伐他汀(立普妥),40~80mg [b]<br>罗伐他汀,20(40)mg | 阿托伐他汀(立普妥),10(20)mg<br>罗伐他汀,5(10)mg<br>辛伐他汀,20~40mg [c]<br>普伐他汀,40(80)mg<br>罗伐他汀,40mg<br>氟伐他汀,40mg,2 次/日 | 罗伐他汀,20mg<br>普伐他汀,10~20mg |
| FDA 批准的他汀类药物和剂量,但是没有在 RCTs 中测试 | | |
| | 氟伐他汀 XL,80mg<br>匹伐他汀,2~4mg | 辛伐他汀,10mg<br>氟伐他汀,20~40mg<br>匹伐他汀,1mg |

FDA,美国食品与药物管理局;LDL-C,低密度脂蛋白胆固醇;RCT,随机对照试验

[a] 个体对他汀类药物的反应在 RCT 中各不相同,在临床应用中应预期会发生变异,可能有低于平均效应的生物学基础

[b] 只有一个 RCT 的证据。如果受试者不能耐受阿伐他汀 80mg,通过降脂达到理想的增量降低,则启动降滴定研究

[c] 虽然在 RCT 中评价了辛伐他汀 80mg,但推荐起始辛伐他汀 80mg 或逐步增加至 80mg。因为 FDA 增加了肌病的风险,包括横纹肌溶解症

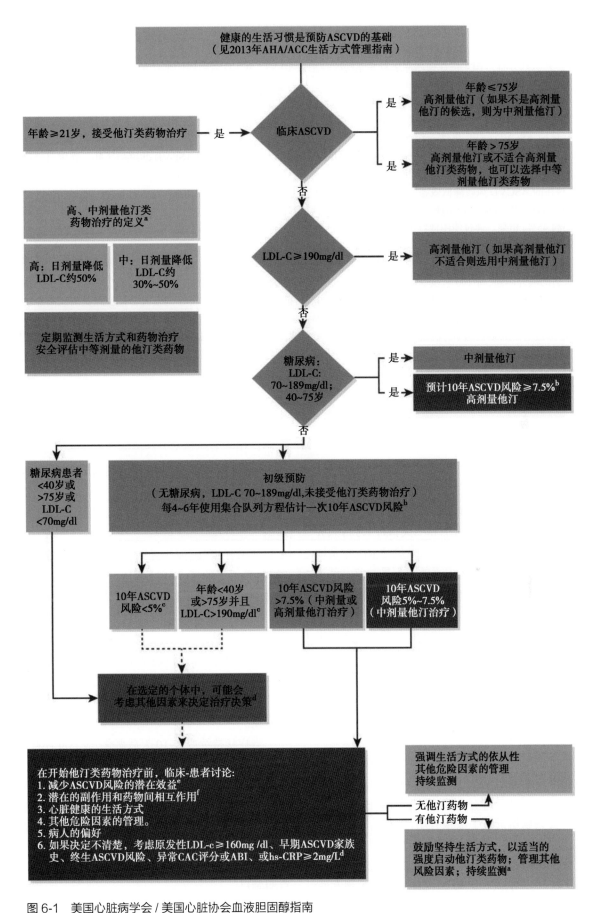

图 6-1　美国心脏病学会 / 美国心脏协会血液胆固醇指南
ABI，踝肱指数；ASCVD，动脉粥样硬化性心血管疾病；CAC，冠状动脉钙化；hs-CRP，高敏 C 反应蛋白；LDL-C，

低密度脂蛋白胆固醇;RCT,随机对照试验

[a] 降低 LDL-C 可以作为药效和坚持治疗的指标,但其本身并不是治疗目标

[b] 合并队列方程可用于估计糖尿病患者和非糖尿病患者 10 年 ASCVD 风险内的估计量。本应用程序应用于告知患者对非他汀类药物一级预防的决策

[c] 考虑中等强度的他汀类药物作为低风险个体更合适的治疗方案

[d] 对于风险评估不确定的个体,考虑诸如原发性 LDL-C ≥ 160mg/dl 或遗传高脂血症的其他证据等因素;家族有早期 ASCVD 病史,男性一级亲属 55 岁以前或一级女性亲属 65 岁以前发病,hs-CRP ≥ 2mg/L,CAC 评分 ≥ 300 Agatston 单位,或≥年龄、性别和种族的第 75 百分位数;ABI<0.9 ;或 ASCVD 的终生风险。将来可能确定有助于个人风险评估的其他因素

[e] 潜在的 ASCVD 风险降低效益。中等或高强度他汀类药物治疗可绝对减少 ASCVD 事件发生。通过将估计的 10 年 ASCVD 风险与开始使用他汀类药物时的相对风险降低(中等强度的他汀类药物约 30%,高强度他汀类药物约 45%)相乘。通过使用他汀类药物预防潜在 ASCVD 事件的数量,与潜在过度不良反应的数量相比较,可以估算 ASCVD 风险降低的净效益

[f] 潜在的危害。在每 100 个使用中等强度的他汀类药物治疗 1 年的患者中,大约有 0.1 个额外病例需要考虑糖尿病的额外风险,每 100 名接受高强度他汀类药物治疗 1 年的患者中大约多出 0.3 例。在 RCT 中,他汀类药物治疗和安慰剂治疗的参与者的肌肉症状发生率相同。目前还不清楚临床人群中与安万特他汀相关的肌肉症状的实际发生率。应评估他汀类药物治疗引起的肌肉症状

(经 Stone NJ,Robinson JG,Lichtenstein AH,等人许可转载。ACC/AHA quideline 关于治疗血液胆固醇以降低成人动脉粥样硬化心血管风险:美国心脏病学院 / 美国心脏协会实践指南工作组报告。J Am Coll Cardiol.2014 ; 63 :2889-2934.[31] )

## 呼吸系统疾病

### 上呼吸道感染

上呼吸道感染(Upper Respiratory Infection,URI)包括普通感冒、鼻窦炎、流感和咽炎,常因为自然界常见的病毒,非特异性 URI 和流感是寻求医疗帮助常见的原因。经常使用抗生素的人不易治愈。就这个问题来说,虽然不恰当的处方率有所下降,但过度开药的比率仍然很高[33]。过度治疗以及治疗不当导致耐药性肺炎链球菌肺炎和金黄色葡萄球菌感染的患病率快速增加,因为这种微生物是最常见的细菌性呼吸道病原体。肺炎链球菌对青霉素、阿莫西林 / 克拉维酸和头孢曲松的耐药率越来越高,在抗生素监测中,50% 以上的金黄色葡萄球菌被发现对甲氧西林有耐药性[34]。

许多 URIS 可以通过简单的卫生的技术,尤其是最简单的手卫生来避免。在家里使用抗菌肥皂和环境喷雾剂通常是没有必要的,跟有害的生态事件无关。公共场所的洗手液很有用,尤其是呼吸道感染流行的时候。

非特异性 URI 的诊断是以鼻塞和清的,白色或黄色 / 绿色分泌物,以及咽痛、肌肉酸痛、头痛和咳嗽为基础提出的。感冒和流感重叠的症状,虽然都高热但干咳是比较典型的"流感"症状。

对症管理可能降低症状的严重程度,虽然许多通常使用的方法缺乏有效性的证据,治疗包括休息,增加液体摄入量,盐水漱口或喷雾和各种药物,但最好是对症用药,如:美沙芬应对咳嗽;因此,不建议联合用药。抗生素不用于治疗非特异性 URI 或流感[35]。

异丙托溴铵(溴化异丙托品),抗胆碱能药鼻喷雾,如果需要的话,可以使用以减轻流鼻涕,打喷嚏及鼻塞。初次使用每个鼻孔喷涂两次,每天三至四次[36]。因为激肽(一组血管活性肽)与鼻炎症状有关,抗组胺药尚未发现能够显著改善感冒症状[37]。鼻内皮质类固醇还没有表现出对 URIS 有任何作用,但也无害并且如果用于另一症状也可以继续进行[38]。无论使用什么药物治疗,症状缓解也需要一个星期。

当症状持续或 8~10 天后恶化,应高度怀疑由细菌引起;如:存在颌面疼痛(尤其是如果只有一侧脸受影响);症状在第 3~4 天时变严重;发烧超过 39℃(102.2°F);有脓性分泌物出现;或病毒感染缓解后症状恶化。如果需要抗生素治疗时,使用最窄谱药物对抗肺炎链球菌和流感嗜血杆菌是有效的。

### 普通感冒

普通感冒是由许多不同的病毒引起的自限性症状。普通感冒是一种较轻的 URI,最常见与工业化

国家的成人和儿童。症状包括不同性状的鼻涕、头痛、咽痛、肌肉酸痛、咳嗽或打喷嚏。普通感冒通常是通过液滴和物体表面污染扩散。潜伏期为 24~72 小时，感染大约开始于疾病的第 2 天，第 3 天到达高峰。引起普通感冒的病毒连续几天都有传染性。初始鉴别诊断有过敏性或细菌性鼻炎，细菌性咽炎，百日咳和流感。与普通感冒相关联的并发症包括鼻窦炎，下呼吸道感染，哮喘和支气管炎加重。

### 鼻窦炎

指的是一种急性的扩散进入窦腔的上呼吸道感染，术语为 rhinosinusitis，但通常习惯于使用旧术语 sinusitis。除了鼻窦疼痛和压力增大，通常还有绿色或黄色的分泌物。其他症状可能包括影响旁窦，发热牙痛，平躺时加重咳嗽。这些感染中 95% 以上是病毒感染[39]。急性鼻窦炎持续不到 4 周，大多数感染会自行消失[39]。虽然鼻窦炎由细菌引起的病例较少，但是抗生素过度使用很常见，研究发现，在 80% 以上的鼻窦炎发作期间，医生都会开抗生素[39]。三种临床情况表明有细菌感染：①超过 10 天症状没有改善或反复；②发病严重、至少 39℃（102.20℉）的高烧，从出现症状开始脓涕大于 3 天或更多天开始出现症状；③"双重疾病"：病毒的症状开始改善，但接近第一周结束时突然恶化[35]。

治疗包括非处方缓解充血剂，止痛药，退烧药和支持性措施。与普通感冒一样，除非充血由过敏原因引起，否则不能使用抗组胺药。当细菌感染或超感染症状出现时，应使用抗生素。氨苄西林 - 克拉维酸（安奇）或多西环素是首选的初始治疗方案。氟喹诺酮类可作为一种替代药；然而，大环内酯类如：阿奇霉素（希舒美），复方新诺明（TMP-SMN；复方新诺明），头孢菌素类不推荐，因为这些药物有较高的耐药性[35]。当症状持续超过 12 周时，应转诊给特殊专科医师以评估可能存在的慢性鼻窦炎或其他潜在疾病[39]。

### 流感

病毒性感冒发病急骤，以发热、鼻炎、咳嗽、咽痛、头痛、肌肉痛和全身不适为特征。多数症状在一周内会缓解，但不适和疲劳可能持续。流感季节的流感应怀疑为上呼吸道感染，流感季节通常从 10 月开始，一直持续到来年 4 月。通过广泛接种疫苗获得群体免疫是预防流感爆发的最佳方法。

美国疾病控制与预防中心（CDC）预期的季节性流感疫苗种类初秋供应，应该推荐给所有的人。推荐的疫苗配方可能每年改变，取决于流行的病毒和严重程度以及现有疫苗的可用性和有效性。例如：经鼻给药的减毒流感活疫苗（LAIV）不建议在 2016—2017 流感季节使用；免疫实践咨询委员会发布了一项临时建议，建议不要使用这种疫苗，因为过去两个流感季节已经证明它的有效性较低[40]。有关流感疫苗的详细建议载于《生命周期健康促进》一章。流感严重并发症风险较大的个人见表 6-8[41]。

| 表 6-8 | 流感并发症的高危人群 |
| --- | --- |

50 岁及以上的人
慢性病患者：
- 肺（包括哮喘）
- 心血管（除高血压）
- 肾
- 肝
- 神经系统
- 血液
- 代谢性疾病（包括糖尿病）
免疫抑制人群（由药物或艾滋病毒引起）
在流感季节怀孕或可能怀孕的妇女
6 个月至 18 岁儿童感染流感并接受长期阿司匹林治疗，可能存在患 Reye 综合征风险者
居住在护理之家和其他慢性护理机构者
美洲印第安人 / 阿拉斯加土著
BMI>40
医疗保健人员
以下是需要家庭联络和照顾者的人群：
- 年龄小于 5 岁的儿童
- 50 岁及以上的成年人
- 年龄小于 6 个月儿童
- 有医疗条件并且增加患流感严重并发症风险的人

BMI，体质指数；HIV，人类免疫缺陷病毒。经美国疾病控制与预防中心许可复制，用于高危人群的流感相关疾病

疾病控制和预防中心建议使用神经氨酸酶抑制剂（奥司他韦，扎那米韦）来治疗[42]。被怀疑流感的感染可在症状发作的 48 小时内使用以将感染的持续时间缩短约 1 天。然而，对于健康的成年人来说，流感是一种自限性疾病，最好的治疗方法是休息和支持性治疗。

### 咽炎

约 5% 至 15% 的喉咙痛是由 A 组乙型溶血性链球菌（GAS）所致；其余的主要是病毒，只需要支持

治疗就可以症状缓解。当症状清楚地表明为病毒感染时 - 咳嗽，流鼻涕，口腔溃疡，声音嘶哑，检验 GAS 是没有必要的。相比之下，扁桃体渗出液，颈前淋巴结肿大，发热，无咳嗽提示有细菌感染。如果症状不排除 GAS，可以进行快速抗原检测测试或培养。快速抗原检测结果阴性后继续培养，在成年人中不再推荐[43]。

青霉素，阿莫西林疗程持续使用 10 天是 GAS 最合适的一线治疗。对于青霉素过敏者，第一代头孢菌素，克林霉素和克拉霉素使用 10 天或阿奇霉素（希舒美）使用 5 天是广泛接受的替代治疗方式。止痛或退热可作为支持疗法；不推荐皮质类固醇。没有必要治疗家庭接触者[43]。

## 支气管炎

下呼吸道感染局限于气管和支气管者被称为支气管炎；它们可以表现为不复杂的上呼吸道感染的炎症反应。育龄期健康妇女，急性支气管炎通常表现为病毒感染症状 - 低烧，全身不适，乏力，咽痛，胸痛，咳嗽。咳嗽可能是有痰或者没痰。当咳嗽持续超过 5 天，可以将支气管炎的咳嗽同普通的感冒咳嗽相鉴别。吸烟，暴露于环境中的刺激性气体，并且胃回流刺激支气管都可以导致急性支气管炎。长期暴露于吸烟或环境污染物可导致慢性支气管炎。听诊，肺听起来比在支气管应更清；如果进行胸部 X 线检查，不应该显示浸润。不断恶化的胸痛、气短、吸气疼痛提示肺炎。

在大多数情况下，用支持疗法 1~2 周内感染和咳嗽将缓解。如果主要的感染已得到控制后咳嗽继续持续存在，喘息明显，使用沙丁胺醇吸入器可以缓解症状[44]。如果开了吸入器，应每 4~6 小时吸 2 次以缓解症状。哮喘应被视为一种替代性诊断。

抗生素对于病毒支气管炎的是没有用的，但在某些情况下支气管疑似细菌感染可能需要抗生素治疗。抗生素应避免用于中度症状的健康成人；他们的潜在的好处在大多数情况下，通过增加耐药的可能性和增大治疗费用被抵消[45,46]。

如果诊断不清，或者如果症状持续、恶化，应该排除肺炎和百日咳。体征和症状提示诊断是肺炎 - 包括体温高于或等于 38℃（100.4°F），呼吸急促，呼吸超过 24 次 / 分钟，心率过快，超过 100 次 /min，啰音或乳房听诊声音降低、症状迅速发展[47]，有肺炎症状的妇女应转诊由专家进行评估。

## 社区获得性肺炎

流感和肺炎居美国感染性死亡原因首位，最常见死亡原因的第八位[17]。肺炎诱发因素包括慢性咳嗽，病毒感染，或吸烟导致的呼吸道纤毛损坏。共同感染病原体是肺炎链球菌，流感嗜血杆菌，肺炎支原体，肺炎衣原体，金黄色葡萄球菌，以及各种病毒，最常见是流感。因为社区获得性肺炎（community-acquired pneumonia，CAP）多由细菌引起，因此一旦诊断应立即使用抗生素治疗。CAP 的危险因素包括年龄大于 65 岁，低体重或 BMI<19，吸烟，过度饮酒，纤毛活动降低，以前发生过肺炎或慢性支气管炎、慢性阻塞性肺病、使用抗组胺药、免疫抑制和慢性疾病[48,49]。

通常起病急骤，最常见的症状是乏力、咳嗽、呼吸困难、寒战 / 盗汗、厌食、头痛和胸痛。提问 > 38℃（100.4°F）的发热、心动过速、呼吸急促、啰音、肺硬化可以通过检查发现。当病原体为细菌时，高热和咳嗽更可能出现，而病毒所致的不适更广泛。胸部 X 线指示，以明确诊断并确定潜在的并发症。在使用经验疗法前，不建议常规微生物检查以确认病原体[48]，但近日来，至少有一位专家指出，这种做法更好地满足了靶向抗生素治疗的需要，与减少病原体耐药风险相矛盾[50,51]。

对社区获得性肺炎的女性无论是在门诊治疗还是住院治疗，诊疗结果都要看治疗死亡率、检查项目和花费。虽然健康成人简单的肺炎应及时用抗生素治疗，并且可以安全地在门诊进行管理，但疑似肺炎的妇女有必要咨询专家并可能转诊给专家。关于肺炎球菌疫苗的建议可以在整个生命周期的健康促进章节中找到。

## 百日咳

百日咳杆菌是越来越重要的呼吸系统病原体；2015 年，美国确诊了 20 752 例这种感染病例，而去年的峰值为 32 971 例。疾病控制和预防中心表明，许多病例没有报告[52]。百日咳可以麻痹呼吸道纤毛而引起炎症，也可以直接侵犯肺泡从而影响呼吸道的清除能力[53]。其潜伏期大约是 7~10 天，但可以发生于暴露 6 周后。临床上，首发症状类似于上呼吸道感染轻症，很少导致发热。虽然百日咳发病成年人比婴儿或幼儿轻，但是它可以引起几个星期的持续性剧烈的咳嗽。该疾病的不同阶段的描述如表 6-9 所示[53]。

| 表6-9 | 百日咳各阶段 | |
|---|---|---|
| 阶段 | 持续时间 | 症状 |
| 卡他性 | 1~2 周 | 咳嗽,流鼻涕,低烧,打喷嚏 |
| 阵发性 | 1~6 周 | 快速咳嗽每天 15 次或更多次,结束时有长吸气喘气和高亢的"哨鸣音",经常在晚上发生的,伴随着可能有呕吐、精疲力竭 |
| 恢复 | 几周到数月 | 症状逐渐缓解:咳嗽消失在 2~3 周内,随之而来的是呼吸系统疾病的症状 |

成人百日咳未经治疗的常见并发症包括肋骨骨折,气胸,并发细菌性肺炎,尿失禁。不常见的其他风险包括脱水、鼻出血、疝气,以及罕见脑病、气胸、直肠脱垂、硬膜下血肿和癫痫发作[53]。

成人百日咳破伤风/白喉/脱细胞百日咳(Tdap)联合疫苗接种除了对婴幼儿进行疫苗接种外,也是控制百日咳发病的有效措施。为儿童周围的其他人接种疫苗的行动通常被称为"保护",是通过向所有与新生儿密切接触的成年人接种 Tdap 疫苗来完成的。关于百日咳疫苗对所有年龄的妇女的建议在《全寿命促进健康》一章中有详细说明。

治疗百日咳包括大环内酯类抗生素;原来建议的红霉素,已扩大到包括阿奇霉素(希舒美)和克拉霉素,这些药物耐受性更好[50]。TMP-SMX(复方新诺明)也可用于治疗。暴露后的预防对个人严重疾病的风险高(新生儿,妊娠晚期女性,以及既往史如中度或严重哮喘或免疫抑制等可能被感染加剧的疾病)和具有严重疾病风险的人群密切接触者的建议相同[54]。暴露后疫苗接种是否有任何好处尚不明确[53]。

## 哮喘

哮喘是与短暂的恶化症状相关联的气道慢性炎症;可逆性梗阻症状由支气管痉挛、水肿、黏液产生和对刺激的高反应性所导致。个体的先天免疫,遗传和环境暴露在慢性病的发展中都发挥作用[51]。在美国,哮喘的患病率不断增加,这种情况影响到几乎 10% 的妇女[55]。其中近 19 万妇女患有哮喘,那些生活贫困的女性患病风险最高[52]。

提示哮喘的体征和症状见表6-10[56]。经检验,正常呼吸时气喘,呼气相延长,使用辅助呼吸肌,鼻

腔肿胀增加,分泌物或息肉,遗传性过敏症等证据都增加了哮喘诊断的可能性。诊断需要进行肺功能试验。成人的鉴别诊断包括慢性阻塞性肺疾病、声带功能不全、充血性心脏衰竭、药物相关的咳嗽、肺栓塞,以及胃食管反流病等[56]。在哮喘高发病率地区工作的助产士可以在诊室放一个测量仪,以有助于哮喘的初步诊断,或当患有哮喘的女性过来或有症状时评估肺功能。目前基于疾病的严重程度哮喘有四种分类,见表 6-11[57]。

哮喘管理的重要组成部分包括患者教育、环境因素和症状恶化并发症的管理以及药物使用等问题。控制哮喘和预防恶化的关键包括让妇女参与有关她护理的决策,意识到环境诱因并尽可能减少暴露,以及其他健康问题在哮喘管理中的作用[56]。

药物管理是循序渐进的过程[57]。哮喘的间歇性症状(发作次数一个星期小于 2 天,影响夜间休息的发作每个月小于 2 天,不干扰日常活动,每年一次或更少的病情加重),在需要的基础上可以用短效 β 受体激动剂等进行管理,如:硫酸沙丁胺醇。当每周 2 天以上需要使用紧急吸入药物,持续性哮喘时必须加以考虑。

| 表6-10 | 哮喘特征性症状 |
|---|---|

这些症状中的一个或多个的存在是评价的指标:
喘息(不需要诊断)
历史:
- 持续性咳嗽(特别是在夜间)
- 反复喘息
- 呼吸中经常性的困难
- 反复胸闷
引起的症状的原因:
- 运动
- 病毒感染
- 有皮毛的动物
- 屋尘螨(在床垫、枕头上,软垫家具,或地毯上)
- 模具
- 烟(烟草,木材)
- 花粉
- 天气的变化
- 激动的情绪(很厉害地笑或哭)
- 空气中的污染物
- 月经周期
症状夜间发生或恶化,以致醒来。

| 表6-11 | 哮喘的分类 | | | | | |
|---|---|---|---|---|---|---|
| 疾病严重程度 | 白天症状 | 夜间症状 | PEF 或 FEV | 干扰正常活动 | 使用短效药物 | 哮喘加重的频率 [a] |
| 轻度间歇性 | ≤2天/周 | ≤2晚/月 | >80% | 没有 | ≤2天/周 | 0~1/年 |
| 轻度持续性 | >2天/周 | >2晚/月 | >80% | 少 | >2天/周 但不是每天,不 超过1次/天 | ≥2/年 |
| 中度持续性 | 每天 | >1晚/月 | >60% 且 <80% | 一些 | 每天 | ≥2/年 |
| 重度持续性 | 持续 | 频繁 | ≤60% | 极度限制 | 每天几次 | ≥2/年 |

FEV,1 秒钟用力呼气容积;PEF,呼气峰流量百分比

[a] 数据不足以将病情恶化的频率与不同的严重程度联系起来。一般来说,更频繁和剧烈的病情恶化是病情加重的迹象。即使没有与持续性哮喘相一致的损害水平,每年有 2 次加重的人也可被认为患有持续性哮喘

任何人只要有持续性哮喘症状必须每日服药。治疗不当会限制身体活动,降低肺功能,增加反复发作的风险。药物的选择是基于症状的严重性和持久性。哮喘长期维护药物的主要类别包括吸入糖皮质激素、免疫调节剂、白三烯受体拮抗剂、长效 β- 激动剂、5- 脂氧合酶抑制剂、肥大细胞介质、甲基黄嘌呤,以及联合用药。所有哮喘患者的特效药,无论处于哪个阶段,都是吸入皮质类固醇,因为皮质类固醇可以减少炎症,理论上可以将气道重塑的风险降到最低。

新诊断出哮喘的妇女应与有呼吸护理经验的专家协商或转诊。个体与已知的轻度间歇,持续性轻度或者持续的中度哮喘可以由助产士进行初级护理和监测。然而,如果女性需要吸入超过中剂量的皮质类固醇来达到控制(第四阶段或更高)或者她有不稳定的哮喘,就需要咨询哮喘专家[57]。

## 结核

虽然结核病(tuberculosis,TB)感染率在美国近 20 年来已经不断下降,但在 2015 年报告了近 10 000 例病例[58],亚洲和太平洋岛民 / 夏威夷原住民受到不同程度的感染[58]。此外,出生在美国以外的人患肺结核的比例超过 66%[58]。贫穷、缺乏教育、HIV 阳性状态与感染风险增加有关。助产士可能不为妇女提供结核病一线的管理,但助产士经常提供护理的人群可能面临结核病的高风险。表 6-12 列出了感染结核的高风险。

## 传播

因为结核菌通过飞沫或气雾扩散,所以与活动期个人的偶然接触被感染的风险较低;也就是说,关系亲密的家庭成员和那些与感染者密切日常接触者是最有可能感染的。由于结核杆菌不产生毒素,感染这种病菌不会诱发立即宿主反应。细胞免疫应答和阳性结核菌素皮肤试验发生在细菌感染后的 2~12 周。症状包括全身不适和疲劳、盗汗、体重减轻、发烧、咳嗽、有无咯血。可能发展为胸膜炎疼痛,检查时可闻及捻发音及啰音。

| 表6-12 | 患肺结核的危险因素 |
|---|---|

- 和疾病活跃期的人亲密接触
- 来自肺结核高风险地区的移民(例如:非洲、亚洲、东欧、拉丁美洲及俄罗斯)
- 工作或居住在高风险地区的人(例如:惩教设施、长期护理设施、无家可归者收容所)
- 为结核病高危人群提供服务的医护人员
- 活性物质滥用,特别是静脉注射药物
- 免疫抑制:人免疫缺陷病毒 / 艾滋病,糖尿病,移植受者,慢性类固醇治疗,肾脏疾病,来自头部,颈部,或肺的癌症
- 肠旁路或胃大部切除术

### 结核病筛查

结核病筛查的目的是检测那些处于非活动期的疾病以及那些最近被感染的个体。最常用的检查方法是结核菌素试验(TST),原名 PPD(纯蛋白衍生物)[58]。这个试验是在前臂区域进行皮下注射,48~72 小时后得出结果。结果是通过评估可触及的肿块(硬结)的直径大小得出,以 mm 计,不包括红斑区域在内。观察结果所需的时间受几个因素的影响,如表 6-13 所示[59]。当 TST 为阳性时,妇女有疾病,

| ≥ 5mm 的硬结在这些人群中被认为是阳性 | ≥ 10mm 的硬结在这些人群中被认为是阳性 | ≥ 15mm 的硬结在这些人群中被认为是阳性 |
|---|---|---|
| • 艾滋病病毒感染者<br>• 最近与结核病患者接触<br>• 胸片显示纤维化改变与先前结核病一致者<br>• 器官移植者<br>• 因其他原因而免疫抑制者 | • 最近从高患病率国家移民(5 年内)<br>• 注射吸毒者<br>• 高风险聚居区的居民和雇员<br>• 分枝杆菌实验室人员<br>• 患有糖尿病、硅肺病、严重肾病、某些癌症和某些癌症的临床高危人群<br>• 5 岁以下儿童<br>• 与高危险类成人接触的婴儿、儿童和青少年 | • 任何人,包括找不到存在结核病危险因素的人 |

表 6-13 结核菌素皮肤试验的反应分类 [a]

[a] 目标皮试只用于高风险人群

当前可能会或不会处于活动期。患有潜伏结核病的女性,不具有传染性,也没有患结核病,她们的结核病筛查可能呈阳性。之前观察结果阳性的人不需要重复进行该 TST。

另外,对于接受卡介苗(BCG)或无法返回读取皮内结核菌素筛选测试结果的患者(如:在急诊科接受筛查的女性),可以使用两种血液测试来筛查结核病。许多在美国以外的地方出生或部分在美国出生的妇女可能在童年时接种过卡介苗,以预防结核病感染;这个测试可能会导致皮内结核菌素筛选试验阳性,需要使用其他筛选方法。

当皮内结核菌素筛选试验或结核血试验呈阳性时,妇女可能患有活动性结核或潜伏性结核。患有潜伏结核病的妇女不会传染,也没有患上结核病[59]。对于皮内结核菌素筛选试验或结核血试验呈阳性的个体,用胸片 X 线排除肺结核,但活动性结核的诊断需要痰培养,临床怀疑活动性肺结核时,应进行痰培养[58,59]。

在结果出来之前,可能会出现长达 2 周的延迟,但预先的管理应继续,没有痰培养结果不能得到最终诊断。从样本涂片可以评估荧光染色或抗酸分枝杆菌的存在。即使涂片污渍为阴性,痰样品也应送去培养[58]。

任何疑似潜伏结核或活动性结核感染的妇女应立即转诊专家进行持续护理。在某些情况下,助产士在等待与医生的预约时,可以要求进行胸部 X 光检查或其他检查,以加快治疗。

### 治疗

治疗为了防止进展为活动性结核病,大多数被诊断为潜伏结核分枝杆菌病的妇女应该接受治疗。几种治疗方案被认为是可以接受的潜在结核病的治疗,不同的药物使用和治疗时间,从 3~9 个月不等[58,59]。活动性疾病使用单一或联合用药治疗,6~9 个月的时间内给予不间断治疗[58,59]。

健康教育应包括治疗的益处和风险、依从性的重要性、副作用。应了解基础的肝功能。应至少每月评估患者的服药依从性、活动性疾病的症状及体征、肝炎症状[59]。尽管其他医疗人员将负责开出处方和监督结核病治疗方案的依从情况,助产士还是需要适当的管理,以促进治疗和监测的完成。

## 胃肠功能紊乱和腹痛

腹痛、腹泻、便秘、腹胀是女性最常见的症状[60]。需要例行全面地评估育龄妇女生育史,包括末次月经和怀孕的潜在风险。当腹部症状存在时,确保育龄妇女没有怀孕是重要的第一步,因为这种情况会影响诊断和治疗。本节主要介绍通用于所有妇女的一般胃肠道问题。有腹部症状的产科并发症的处理,在妊娠章节中的妊娠合并发症的产科并发症中介绍。同样,妇科问题在月经周期异常和妇科疾病的章节中讨论。

### 胃食管反流病

胃食管反流病(gastroesophageal reflux disease,GERD)是胃食管反流严重而持久的状态,由食道和胃的括约肌非自动松弛引起。每年超过 800 万人因为它来医院看病,并且它也是最常见的胃肠道疾病[60]。当一个星期超过两次回流,可诊断为胃食管反流病。GERD 产生胃灼热,在进食、弯腰、躺下时症状加重。其他还有包括哮喘样喘息、咳嗽、喉炎和胸痛等不太容易辨认的症状。持续严重的疾病可能产生并发症，如：伤害食道上皮（Barrett 食管），形成狭窄和腺癌。裂孔疝——通过括约肌和胃的上部通到胸部隔膜的分离腔——常见于健康老年人并可加重 GERD 症状。肥胖、吸烟和怀孕一样影响 GERD 的发展。幽门螺杆菌感染——胃十二指肠溃疡的首要原因，不对 GERD 的发生产生影响[61]。

治疗胃食管反流病的方法包括减轻体重，低脂饮食和避免如咖啡因、烟草和辛辣或酸性食物等刺激性诱因。少量多餐和饭后直立有助于预防症状。如果回流主要发生在夜间，在床上提升头部也将有助于减轻不适。某些药物，包括 β- 肾上腺素能激动剂、镇静剂、止痛剂、黄体酮和钙通道阻滞剂，可能加重症状。如果这些措施没有缓解症状，使用抗酸剂会间歇性暂时缓解症状，但可能会干扰其他药物的吸收。对更严重的症状的治疗，始于 8 周的质子泵抑制剂疗程如：奥美拉唑（洛赛克），埃索美拉唑（耐信），兰索拉唑（兰索拉唑）。没有哪一种质子泵抑制剂比另一种更有效。质子泵抑制剂应该在早上，在一天的第一餐之前服用。夜间症状可能需要在晚上服用第二剂。如果只是部分缓解，增加第二剂量或更换不同的质子泵抑制剂可能是有效的[61]。在 8 周的质子泵抑制剂治疗后症状未得到解决的妇女应转诊给医生，以评估是否需要胃镜或胃底折叠术检查[61]。

### 溃疡

消化性溃疡是胃或十二指肠的开放性创伤，通过黏膜穿透进入肌肉。估计约有 1 500 万人（美国非制度化成年人的近 7%）有这些病变[62]。常见的病因包括：幽门螺旋杆菌感染，是 70% 胃溃疡和 95% 十二指肠溃疡的原因；过度使用 NSAID，如布洛芬或阿司匹林。

幽门螺杆菌的检测在患有消化性溃疡、有消化性溃疡病史或未确诊的成年人中是有效的。除非计划治疗，否则美国胃肠病学会不推荐测试。无创性检查方法包括抗体筛查，尿素呼气试验和粪便抗原检测[63]。内窥镜检查对 50 岁以上、有出血、不明原因体重减轻、排便习惯改变或反复呕吐等症状的患者有效。内窥镜检测具有极好的灵敏度和特异性，但具有侵入性且价格昂贵[61]。因此，对于助产士，是否咨询或转诊疑似幽门螺旋杆菌溃疡者的决定应在评估早期做出。

除了药物治疗，避免使用阿司匹林和非甾体抗炎药、减少压力和戒烟等都是治疗溃疡患者的有效

干预措施。这些生活方式干预本身并没有疗效；相反，抗生素治疗对于从胃肠道清除幽门螺旋杆菌是必需的，对于治疗是必不可少的。推荐的初始治疗包括质子泵抑制剂和克拉霉素或阿莫西林或甲硝唑，使用 10~14 天。这些方案常见的副作用包括头痛，味觉改变，腹泻，胃部不适，女性知道会发生胃肠道症状，将减少治疗不依从[63]。益生菌的使用可以缓解胃肠道副作用，帮助维持正常的胃肠道菌群[64]。硫糖铝也常用于促进愈合和减少炎症。尚未解决的胃溃疡需要进行评估，以排除胃的癌变病灶。

### 腹痛

腹痛的原因很多，包括妇科和非妇科的。表 6-14 列出了部分病因。女性腹痛的鉴别诊断的多样性加强了面对诊断不清的急性腹痛时，助产士应该毫不犹豫地寻求咨询。

当一个女性有腹痛时，首先应全面评估病史。疼痛的发作、描述、持续时间、相关的症状和诱发或缓解的因素，以及确定疼痛是否局限性，如果是局限性的，属于哪个象限。

| 表6-14　腹部疼痛的鉴别诊断 [a] |
| --- |
| • 主动脉夹层 |
| • 阑尾炎 |
| • 肠梗阻 |
| • 胆囊炎 |
| • 便秘 |
| • 膀胱炎 |
| • 腹泻 |
| • 憩室炎 |
| • 异位妊娠 |
| • 子宫内膜异位症 |
| • 胃肠炎 |
| • 疝 |
| • 炎症性肠病 |
| • 下叶肺炎 |
| • 经间痛 |
| • 卵巢扭转 |
| • 卵巢囊肿 |
| • 胰腺炎 |
| • 盆腔炎性疾病 |
| • 肾盂肾炎 |
| • 溃疡 |

[a] 这个列表并不包含所有情况

## 急腹症

急腹症急腹症是指突发的剧烈腹痛,是一种急症。区分急腹症的特征,包括腹肌强直、腹胀、压痛、反跳痛、心动过速,以及肠鸣音减少或消失。发热可能存在,但不是诊断的必要条件。可能出现呕吐以及泌尿、肠道或阴道症状。需要立即转诊医生进行及时的评估。

## 胆囊疾病

近 20% 的人群可能有无症状的胆结石;约 33% 的人群将会出现胆囊炎的症状,需要接受评估或治疗[65]。胆囊炎是胆囊的炎症,胆囊是收集、浓缩并分配由肝脏产生的胆汁进入消化道的器官。过量胆固醇触发结晶过程以形成胆结石。大多数胆结石要么是无症状或仅引起轻度胆绞痛,摄入脂肪或暴饮暴食后剧烈疼痛,这种疼痛可能会持续几个小时并消失。胆总管结石是胆石阻塞了胆总管[65]。

胆囊疾病危险因素包括肥胖后体重快速减轻、高甘油三酯血症、女性、怀孕、老龄、糖尿病和遗传倾向。当胆囊炎发展,上腹锐痛可能会持续几个小时或几天,经常与恶心和呕吐相联系。急性发作的女性表现为严重的,持续性右上腹疼痛,常放射至右肩或上腹部对面的中央。当腹部右上腹深触诊时,如果女性停止呼气,为墨菲征(图 6-2)阳性。肝功能检查白细胞增多,胆红素升高是常见的实验室结果,超声是最有效的诊断工具。

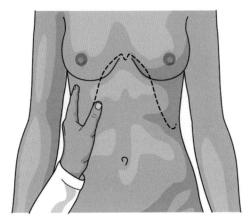

图 6-2　墨菲征

一旦考虑胆囊炎的诊断,助产士应该将患者转诊给医生。及时手术切除胆囊是通常的治疗方法[65]。没有一种非手术治疗胆结石的方法被证明是有效的可替代手术治疗。但是对于不适合做外科手术的人来说也很少考虑非手术的选择[65]。

## 阑尾炎

阑尾阻塞、扩大,而无法排泄,随后细菌感染会导致阑尾炎。在美国,虽然几十年来其发病率有所下降,但急性阑尾炎的发生率正在增加[66]。尽管在几十年的生命中,阑尾炎最常见于 10~20 岁,但是这个诊断在年龄超过 40 岁的人中越来越普遍[66]。阑尾炎发病率相对增加的建议来源提高了诊断的准确性,尤其是计算机断层扫描的准确性,从而降低误诊率,如:妇科、盆腔问题[66]。

阑尾炎的经典描述症状是厌食和全腹痛、急性转移性右下腹腹痛、呕吐和发热。全血细胞计数显示与中性粒细胞比例增加、白细胞增多。右下腹部急性阑尾炎的早期征兆点——麦氏点深压痛。从左下腹释放压力的反跳痛称为 Rovsing 征。图 6-3 显示了麦氏点和 Rovsing 征的位置。

当怀疑阑尾炎时,应转诊评估和进行手术治疗。阑尾炎的非手术治疗的抗生素疗法正在研究,目前还没有一个标准的做法[67]。

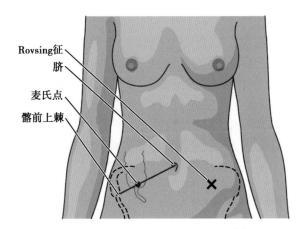

图 6-3　麦氏点和 Rovsing 征。麦氏点位于腹壁,脐与右髂前上棘连线中外 1/3 交界处,最常见位于阑尾基地部

## 肠胃炎和急性腹泻

某些妇女大便习惯发生变化时,会出现柔软、频繁或不成形便。在评估病史时,真正的腹泻含水量增加,可能黏液性物质增加。应评估抽筋、恶心或呕吐,或发烧等伴随症状。腹部的仔细检查,包括肠鸣音,触诊,听诊和叩诊是必要的。

急性腹泻主要是感染;慢性腹泻,连续持续 2 周以上,由不同原因导致,包括感染,如疟疾和霍乱、药物治疗、慢性疾病、吸收不良综合征、压力和肠易激综合征。近期有旅行史者、老人、疾病暴发社区的成员，以及最近使用抗生素者需要密切关注。大多数助产士将慢性腹泻妇女转诊进行进一步测试。

病毒性肠胃炎一般是自限性疾病，其口部暴露于致病性病毒下，例如诺沃克病毒或轮状病毒，导致在1~3天内恶心、呕吐和/或腹泻、发热、全身乏力的发生。腹部柔软，无腹肌紧张。肠鸣音增加。诺如病毒占急性食源性疾病的58%[68]。腹泻相关感染的其他原因包括大肠杆菌属、沙门菌和其他细菌，其中大部分是食源性致病菌的宿主。

健康成人的大多数腹泻将在1~4天自行好转。休息和流质饮食是基本的护理措施。药物，如：地芬诺酯（止泻宁）或洛哌丁胺（易蒙停）可以使大便频率减少。电解质静脉补液，可用于严重脱水和风险增加的个人，比如：老人和免疫功能低下者。

急性腹泻的检查包括通过粪便标本来检查白血细胞或出血。实验室电解质检查结果应保留，当怀疑更严重或持续的脱水的情况时可使用。如果症状未解决或患者脱水，虫卵和寄生虫的粪便样本（根据可疑的病原体）的培养以及对艰难梭菌毒素的检测（最近的抗菌药物的使用）将会有所体现。

旅行者腹泻（TD），不同于游轮等大型旅游团感染的诺如病毒，它更有可能是由细菌引起的，特别是大肠杆菌或另一种肠球菌。通过洗手和选择食物来预防可能有助于减少感染TD的风险，高危地区包括亚洲、中东、非洲、墨西哥、美国的中部和南部[69]。感染发生时，必须及早补水，洛哌丁胺等止泻药物可缓解症状。当抗生素治疗不能解决症状时，应根据旅行地点来考虑当地寄生虫的问题。

## 便秘

使劲排硬便、排便次数减少（少于3天一次）、排便痛苦是便秘的特点。美国近15%女性发生便秘，老年人中发生率更高[70]。女性出现这些症状的初步评估应包括对他们的日常排便功能进行评估。在健康妇女中，膳食纤维不足、液体摄入量减少，以及使用铁剂治疗贫血（无论是医生处方还是自行的），都是便秘的常见原因。其他药物，如：三环抗抑郁药（例如：阿米替林）、抗胆碱能药［如：异丙托溴铵（爱全乐）］和钙通道阻滞剂［如：地尔硫䓬（恬尔心）和维拉帕米］，可能会减缓肠蠕动并增加粪便运输时间，从而导致便秘。缓泻剂滥用导致肠道的自然刺激减少也很常见，尤其是老年人。紧张、焦虑、抑郁症和性侵史可能导致排便习惯的变化。其他严重的

原因包括甲状腺功能低下、肿瘤、狭窄和阿片类药物滥用。对有慢性肠道改变的妇女进行仔细的病史和体格检查是必要的，以排除需要转诊的严重的潜在疾病。

健康女性慢性便秘的管理包括饮食和运动咨询，并增加液体的摄入量。也需要教患者避免紧张、认识提示需要排便的生理信号。也应劝告停止使用缓泻剂和灌肠剂。早期治疗中如果需要使用药物，应使用成形的OTC药物，如：美达施可以使用；然而，增加饮食中的纤维素是更好的策略，因为健康饮食的模式将有助于维持正常功能。如果前述措施无法缓解症状，试用轻泻剂，如转诊之前使用多库酯钠缓解症状。

### 肠易激综合征

肠易激综合征（irritable bowel syndrome，IBS）是在没有任何结构或生物化学原因下的腹胀增加、腹泻或便秘的胃肠道症状。该状况在本质上是慢性的，在初级护理实践中最常见。目前的定义（罗马Ⅲ）包括：发病与排便的频率或成分的变化相关，便后疼痛缓解，持续发作6个月以上[71]。满足诊断标准，症状不必是连续的。共12周间歇性的症状被认为症状显著[71]。排便频率增加或减少，大便形成异常（硬或水样），腹胀，排便困难（使劲，尿急，或未能完全排空肠），并且粪便有黏液，均有助于诊断进一步确认。由于症状不稳定，术语分为"腹泻型肠易激综合征"和"便秘型肠易激综合征"[74]。

肠易激综合征的发病通常在年轻成人中发生；因为肠道器质性变化的原因多为年龄增大，年龄>40岁的成年人的新诊断应留意。女性比男性更容易更常受到腹泻和便秘交替症的影响。

评估包括肠梗阻、恶性肿瘤和消化道出血的评估。肠易激综合征不应与炎症性肠病（如克罗恩病和溃疡性结肠炎）混淆，后者是肠内慢性复发性炎症。症状缓解与大便的关系是肠易激综合征的强烈提示。

虽然IBS症状在不寻求治疗的成年人中常见，但这些人确实更容易因此受到困扰。因此，在这种疾病的个人护理管理中的一个重要步骤是建立互相信任的关系。IBS的健康教育，对有关课程和管理的再次确认，饮食调整对于帮助女性有效地管理他们的症状很重要[72]。有些人可以识别出引起症状的食物，但没有足够的证据存在，以建议具体的饮食改变[72]。益生菌可以缓解某些人的腹胀和胀气。

美国胃肠病学协会提出了有条件的建议,支持使用抗痉挛药物、三环抗抑郁药和各种缓解便秘或腹泻症状的药物[72]。

由于 IBS 患者中潜在的心理压力的可能性很大,因此有必要对焦虑症和抑郁症进行仔细评估。在管理这方面的疾病包括使用抗抑郁药、心理疗法和支持性行为疗法。

相反,炎症性肠病是影响小肠和大肠的自身免疫性疾病。例如:克罗恩病和溃疡性结肠炎。炎症性肠病通常有遗传因素。炎症性肠病的症状与肠易激综合征重叠,但有一些不同。例如,这两种疾病都与肠道症状有关,但肠易激紊乱更有可能由饮食因素引发,而炎症性肠病则更难以预测。患有炎症性肠病的患者需要医生的护理,通常需要复杂的药物治疗。

## 肝炎感染

肝炎是用来描述肝脏炎症的通用术语,与病因无关,最常见的肝炎病因包括由字母 A 到 E 所识别的致病性病毒引起的感染(对应甲型到戊型),并根据病情的急慢性与肝病有关。尽管甲型和戊型肝炎主要通过粪 - 口途径传播,乙肝、丙肝、丁肝是通过接触血液、体液及性行为传播。甲型和乙型肝炎是美国最常见的肝炎。虽然每年丙型肝炎新病例比甲型和乙型肝炎少,但是丙型约 75%~85% 的感染者将转为慢性肝炎。与此相反,乙型肝炎在成人病例中发展为慢性状态少于 6%[73]。总的来说,甲型、乙型和丙型毒株是美国大多数新型病毒性肝炎的病因[73]。

丁型肝炎是乙型肝炎的合并感染或继发性感染,需要乙型肝炎的存在才能传播。丁型肝炎在北美并不多见,尽管它可能在静脉注射吸毒者和频繁接触到血液制品的人(例如:血友病人)以及他们的性接触中发生[74]。

戊型肝炎通过肠道传播,往往与受污染的水源有关;它在亚洲、中东、南美和拉丁美洲最常见。在美国戊肝诊断者主要来自于发展中国家的旅行者,虽然可能与食源性传输相关联,但是戊肝经常与仅与自我症状相关联,并且不作为传播载体[74]。

肝炎可以由其他病毒感染,包括巨细胞病毒、EB 病毒、单纯疱疹病毒、麻疹病毒等。病毒的原因引起的肝脏炎症包括自身免疫性疾病,细菌性败血症和梅毒。肝炎也可以通过慢性酒精摄入或药物,如乙酰水杨酸(阿司匹林)、对乙酰氨基酚(泰诺)、苯妥英(苯妥英钠)、异烟肼和利福平等化学诱导导致。

所有类型肝炎的常见症状包括黄疸、深色尿、腹痛、灰褐色大便、疲劳、食欲缺乏和恶心或呕吐。实验室异常包括肝功能检查升高。检测各种病毒性肝炎病因的抗体,然后咨询或转介管理是适当的。

### 甲型肝炎

甲型肝炎病毒(hepatitis A virus,HAV)是通过粪 - 口途径传播的 RNA 病毒,以及大多数情况下是全社区暴发。在美国,疫苗接种已经成功地限制了感染率,尽管它仍然偶尔发生。在成人中,大多数病例有症状。受污染的水和食物(特别是贝类)是常见的感染源,尽管血源性传播已在婴儿和成人中发现,但大多数情况下是与感染者密切接触相关联的[75]。

**临床疾病** 甲型肝炎的潜伏期为 28 天(范围:15~50 天),临床症状出现前约 2 周该病毒通过粪便传播出去,甲型肝炎具有 10 天短急性期,症状 2 个月内消失,虽然有 15% 的有症状的人长期或复发疾病持续长达 6 个月[74]。这种自限性疾病不会导致慢性感染,可通过对症治疗和监测恶化的肝病来控制。

诊断是为了诊断急性甲型肝炎,血清学检测发现免疫球蛋白 M 抗体(IgM 抗体)可确认感染。抗 HAV 在发生症状前 5~10 天往往能够检测,感染后持续长达 6 个月。免疫球蛋白 G(IgG)抗 -HAV 在疾病过程的早期出现,将指示对此疾病终生保护[76]。

**预防和治疗**

自 1995 年以来,美国已经有两种获得许可的灭活甲型肝炎疫苗。有关甲型肝炎免疫接种的建议将在第 5 章"贯穿整个生命周期的健康促进"中详细描述。

### 丙型肝炎

丙型肝炎病毒(hepatitis C virus,HCV)在感染时很少发现。2007 年,疾病预防和控制中心估计,发生在美国的丙肝达 3 万多例,但报道少于 2 194 例[74]。超过 300 万人患有慢性丙型肝炎,大多数很可能是 20 世纪 70 年代和 80 年代感染的,那时候感染率达到了最高点,1945 至 1965 年,危险因素包括曾使用过注射或鼻内药物、长期血液透析、已知接触(医护人员、器官或来自阳性供者的血液接受者)、艾滋病毒感染和肝酶检测结果异常。一般而言,医护人员、丙肝阳性个体的长期伴侣,以及有多个性伴侣史或性传播疾病史的人可能会接受丙肝病毒感染检测,尽管目前尚不清楚筛查这些人的效用[77,78]。

用未经筛查的血液输血是当今感染丙型肝炎的一种罕见风险。相比之下,由无证经营者的操作的未消毒的文身,无论是否在社会环境中还是在监禁期间,都与增加患丙型肝炎风险有关[79]。与白人相比,墨西哥裔美国人、西班牙裔美国人和黑人之间的丙肝感染率和死亡率更高。

丙型肝炎潜伏期为 2 周 ~6 个月。只有约 30% 的新感染者有症状[75,77]。慢性病发展缓慢。过量饮酒和肥胖都与疾病进展相关。

丙型肝炎病毒感染的诊断是通过血清免疫测定(EIA)检测抗体与病毒得到的。对丙型肝炎病毒靶向筛选是基于风险因素的。肝炎 C 抗体检测在感染后 4 周 ~6 个月是精确的。如果丙型肝炎抗体是阳性的,重组免疫印迹分析法(RIBA)用于确认结果。如果这个测试显示 HGV 抗体阳性,由于慢性疾病的高发生率(70%~85%),应该进行检查血清谷丙转氨酶(ALT)和 HCV-RNA(病毒载量)定量[77,80]。

**预防和治疗**

目前,尽管有效的治疗方法不断发展,但是尚未有疫苗可以预防丙肝[78]。丙型肝炎的预防咨询,包括性行为时使用安全套、避免共享静脉吸毒用具是必不可少的。急性和慢性丙肝的治疗应由熟悉目前可用治疗方案的医生管理。

## 泌尿系统疾病

由于泌尿生殖系统器官与尿路的接近,意味着妇女经常需要助产士处理尿路症状。诊室内的评估和单纯性膀胱炎的管理是助产士必备的技能,以及时识别和分流更严重的疾病。尿路感染的定义和诊断标准如表 6-15 所示。

### 急性膀胱炎

简单急性膀胱炎被定义为:有症状女性的尿标本培养后,每毫升尿有 $10^2$ 菌落单位(CFU)形成,或更传统的说,每毫升尿液 ≥ $10^5$ CFU,或者是否有下泌尿道感染的症状存在,然而,降低 CFU 计数可能与感染有关,与症状,CFU 不到 100 000CFU/ml 时进行解释时应特别谨慎。

| 表 6-15 | 尿路感染的定义和诊断 |
|---|---|
| 无症状菌尿 | 尿培养显示,在一名没有发烧(＜38℃)、尿急、尿频、排尿困难或耻骨上压痛,且在前 7 天内没有留置导管使用史的妇女体内,从适当收集的清洁捕获的中流尿标本培养中,≥ $10^5$ 菌落不超过 2 种不同的微生物 |
| 膀胱炎 | 感染局限于下尿路,通常表现为排尿困难、尿频和尿急 |
| 肾盂肾炎 | 感染上升到肾系统,伴发热、腰痛,有或无下尿路症状,但有细菌性尿 |
| 单纯性泌尿道感染 | 膀胱炎或肾盂肾炎发生在女性正常的泌尿生殖道,没有复杂的因素 |
| 复杂性泌尿道感染 | 膀胱炎或肾盂肾炎发生在女性的复发性泌尿但感染,功能或结构异常,留置导管,或相关的全身性共病,如代谢紊乱复发 |
| 复发性泌尿道感染 | 一年内复发泌尿但感染 >2 次<br>复发或持续性感染发生在感染机体与前治疗机体相同,且通常与泌尿生殖道内的持续性有关,且发生在原治疗结束后 2 周内<br>再感染指经适当治疗后感染新生物,但可能包括新菌株或已在肠道或阴道定植菌群中持续存在的以前分离的菌株;典型的再感染发生在原始治疗后 2 周或阴性治愈试验后 |
| 急性泌尿道感染诊断标准 | 尿路正常且没有其他公认的体征和症状的女性,没有插尿导管前 48 小时内,泌尿道感染诊断明确的尿急、尿频、排尿困难、耻骨上压痛、肋脊角疼痛或压痛,或发热(＞38℃),或如果 <65 岁则<br>1. 尿培养 ≥ $10^5$ CFU/ml 阳性,微生物不超过 2 种<br>2. 尿培养 ≥ $10^3$ CFU/ml 阳性,不超过 2 种微生物,尿检阳性:<br>①白细胞酯酶和 / 或亚硝酸盐试纸呈阳性<br>②脓尿<br>③未离心尿革兰氏染色可见微生物 |

CFU,菌落形成单位

"无症状细菌性尿症" 指的是没有症状,且在尿液培养中每毫升 10 万个 CFU 或更多的单个生物体。一般主要涉及下尿路感染的病原菌为大肠杆菌和腐生葡萄球菌,肺炎克雷伯菌、变形杆菌、肠杆菌、肠球菌属,绝大多数的泌尿道感染与这些病原体有关[81-83]。

下尿路感染是女性一生中最常见的感染之一。此外,一旦有这样的感染,通常在几个月内存在复发风险。UTI 的危险因素包括性活动、使用避孕屏障和 / 或杀精剂、阴道感染、创伤 / 或操作、年龄增长和遗传易感性[84]。下泌尿道感染的症状包括排尿疼痛,排尿频率增加,和持久性耻骨上或腰痛。由于 UTI 的症状与衣原体等性传播感染的症状重叠,性活跃的年轻女性应进行筛查[84],这在第 5 章中也加以了描述。

下尿路感染常是根据症状和尿分析结果诊断的,这些结果与细菌性尿和脓尿相一致,没有阴道疼痛或分泌物[85]。当怀疑膀胱炎时,应在妇女有症状时进行培养和敏感性试验,以确认 UTI 是症状的原因,并确保处方中使用病原体敏感的抗生素。UTI 的女性在一年内会有 30%~50% 的几率复发[84]。

复发性下尿路感染是指妇女在一年内经培养证实感染三次或三次以上。鉴别非复杂性复发的特征包括频繁的性活动,既往肾盂肾炎病史,以及治疗后症状的快速解决。抗生素治疗后的夜尿、血尿、腹痛和持续症状是刺激的另一个来源,如间质性膀胱炎[86]。在绝经后妇女中,复发性下尿路感染与尿失禁、膀胱突出和脱垂有关。使用阴道雌激素乳膏或环,通过恢复受雌激素缺乏影响的阴道和尿道组织的完整性,有助于防止这一人群中反复发生下泌尿道感染[86]。

因为对各种抗生素的耐药性正在迅速增加,治疗下泌尿道感染的建议已变得更加复杂[82]。对于低风险的女性来说,准确使用水合剂、排尿剂、抗炎镇痛剂、益生菌和乳酸杆菌可能成为一线治疗方法,如果使用三天无效则用抗生素代替[87]。如果不存在肾盂肾炎的嫌疑,优选呋喃妥因或呋喃妥因水合物与呋喃妥因胶囊合用;或如果该方案 3 个月内尚未使用,可以使用复方新诺明。阿莫西林或氨苄西林不应该被单独用药;氟喹诺酮,阿莫西林 - 克拉维酸(汀),和 β- 内酰胺类应保留以用于更严重的感染或建议药物禁忌使用的情况下[82]。

尽管人们普遍认为有效,但蔓越莓产品在解决尿路感染方面没有作用,而且由于蔓越莓的酸性刺激膀胱,可能会加重症状。蔓越莓不推荐用于 UTI 的治疗。使用蔓越莓产品预防 UTI 的研究,结果尚未统一且存在方法学缺陷,因而结果不具有广泛推广性[88]。虽然使用这些产品的危害不大,但此时不宜将蔓越莓作为有效的预防策略。

## 间质性膀胱炎

间质性膀胱炎是与耻骨上或耻骨后疼痛、排尿困难、尿频尿急、性交困难和夜尿症相关联的持续性膀胱炎症。当症状不符合所有诊断标准,但炎症和疼痛无其他可识别原因时,术语 "膀胱系统疼痛" 被替代使用。随着时间的推移,膀胱壁会变得发炎或结疤,导致黏膜下出血的发展。诊断往往被延误,因为这些症状常被误认为是下尿路感染。没有充分的证据可以找到微生物病原体;然而,正在研究一种有毒物质以抑制上皮细胞生长和其他生长因子异常在间质性膀胱炎 / 膀胱疼痛综合征发展中的作用[89]。在美国超过 300 万成年女性估计有间质性膀胱炎 / 膀胱疼痛所引起的疼痛和排尿症状[90]。

助产士可以给间质性膀胱炎 / 膀胱疼痛的妇女提供咨询,包括限制饮酒,可能的食物诱因,如:辛辣或高酸性食品、咖啡因、巧克力等;戒烟;膀胱训练。可以转诊以接受包括可能需要活检以排除膀胱癌在内的进一步评价,以及药物治疗[90]。

## 肾盂肾炎

女性腹痛应评估急性肾盂肾炎,急性肾盂肾炎,肾脏的炎症,应包括在腹痛的评估中,其特点表现为剧烈腰痛,发热与寒战,恶心或呕吐,排尿疼痛。肋脊角压痛的评估是通过触击第 12 肋与脊柱形成的锐角以帮助评估疼痛(图 6-4)。肾盂肾炎的危险因素和病原体与下尿路感染一样。尿分析或尿液培养白细胞或脓尿阳性可确诊。其他实验室检查包括尿素、肌酐和 CBC;白细胞计数升高是严重程度的一个指标[84]。

转诊给医生的指征包括:严重的上尿路感染,反复发生的上尿路感染,耐药菌感染或女性多种抗生素过敏,可能影响免疫功能的并发症,可能影响尿路结构和功能的并发症,治疗后持续性血尿,或肉眼可见的解剖结构异常[82]。当怀疑肾盂肾炎时医生会诊或转诊是必需的,并且治疗方式取决于是住院还是在门诊;等待尿培养结果不应延误咨询。常用的药物处方包括合用环丙沙星(环丙沙星)、头孢菌素类、氟喹诺酮类、氨基糖苷类和青霉素[82]。

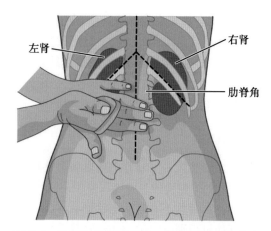

左肾　　右肾　　肋脊角

图 6-4　肋脊角压痛的评估。选择检查者和患者都舒适的方法：①检查时，被检查者采取坐位或侧卧位，检查者用左手掌平放在患者脊肋角处，手握拳用轻到中等的力量叩击左手背；或者，②双手环住被检查者的腰部，触诊定位，两手掌的中指相对，处于脊肋角处。手指向下运动，交替性叩击

### 肾结石

肾结石的常见症状包括结石在输尿管中输送引起的严重肾绞痛。由于石头进入膀胱，症状与尿路感染类似。血尿是常见的，但不是确诊条件。非对比螺旋 CT 是首选的确诊试验。

当怀疑肾结石时，助产士将女性转诊给医师管理。然而，NSAID 可用于疼痛管理，阿片类药物也用于该目的。直径小于 0.5~1cm 的小石头，可以通过非手术排石，利用有效的疼痛管理和多喝水[91~93]。使用钙通道阻断剂和 α- 肾上腺素能激动剂已被证实能加快结石通过输尿管，并降低疼痛[92]。大的，阻塞性，与感染相关的肾结石，使用体外冲击波碎石术，输尿管镜，经皮肾镜，以避免开放式手术治疗。

女性一生有 7% 的发生肾结石（肾结石）的风险[94]。复发是常见的，5 年内复发率高达 50%[94]。

## 内分泌疾病

### 代谢综合征

肥胖，尤其是向心性肥胖，与胰岛素抵抗和血液胆固醇升高的风险增加相关。国家胆固醇教育计划将代谢综合征定义为动脉粥样硬化性血脂异常、血压升高、血糖异常、血栓形成前状态和炎症前状态[30]。表 6-16 列出了女性代谢综合征一个普遍接受的定义[95]。

由于这些风险因素和疾病严重状况发展密切关联，有一个或多个这些危险因素的妇女应评估血压、腰围、空腹血糖和胆固醇。生活方式改变的咨询，包括减肥、增加运动和饮食结构的改变咨询，这些都是必不可少的。妇女应被认为适合于高脂血症、高血压或糖尿病的评价和药理治疗和 / 或管理。

| 表 6-16 | 国家胆固醇教育项目关于代谢综合征的诊断标准 |
|---|---|
| 下列任何三项 | |

下列任何三项
- 腰围 > 88cm 的妇女
- 血清甘油三酯 > 15mg/dl，或进行降低甘油三酯水平的治疗
- 血清高密度脂蛋白胆固醇 <50mg/dl，或进行低密度脂蛋白胆固醇的治疗
- 血压 ≥ 130/85mmHg，或进行高血压治疗
- 空腹血糖 100mg/dl，或进行高血糖治疗

### 糖尿病

糖尿病的定义是以高血糖的潜在原因为基础的。"糖尿病前期"是用于描述血糖异常值不符合诊断标准的术语。表 6-17 区分了四类糖尿病[96]。除了表 6-17 中列出的 4 类糖尿病，第五种，糖尿病前期用来描述未达到糖尿病诊断标准的血糖异常。这些人是糖尿病的高危人群，应密切监测。

总的来说，1 型糖尿病是造成胰岛 B 细胞破坏的自身免疫介导的；它是儿童或年轻成人最常见的类型（以前称作"青少年糖尿病"），约占所有糖尿病病例的 5%~10%[96]。2 型糖尿病，这是糖尿病的最常见的形式，是胰岛素抵抗和胰腺不能增加胰岛素分泌以补偿的结果。

1 型和 2 型糖尿病一共影响超过 2 900 万人。在美国大约 800 万（21.8%）的患者未确诊·1 340 万糖尿病患者是女性[97]。随着年龄增加和肥胖，发生率上升。一代以内的直系亲属患有糖尿病，不良的饮食习惯，缺乏体力活动，吸烟是增加其风险的其他因素[96,98]。具体地说，除了其他因素，西方饮食中摄入红肉多，高脂肪奶制品，加工的碳水化合物和甜食增加了患上糖尿病的风险[97]。增加风险的族群包括非西班牙裔黑人，墨西哥裔美国人和波多黎各人，西南美洲印第安人和亚裔美国人。高出生体重儿生育史不再被认为是危险因素、但有妊娠糖尿病和 / 或多囊卵巢综合征病史的妇女已经证明风险增加[96]。

| 表6-17 | 糖尿病分类 |
| --- | --- |

妊娠期糖尿病:在怀孕期间诊断的糖尿病,但这不是明显的(1型或2型)糖尿病

1型糖尿病:由β-细胞破坏导致的糖尿病,通常导致绝对的胰岛素缺乏

- 无血管并发症
- 血管并发症(特指)

2型糖尿病:面对增强的胰岛素抵抗,导致胰岛素分泌不足

- 无血管并发症
- 血管并发症(特指)

其他类型的糖尿病(例如:遗传,与胰腺疾病相关,药物诱导或化学诱导)

应为45岁以上的妇女、BMI ≥ 25(亚裔美国人体重指数 ≥ 23),存在1种或多种危险因素的女性进行糖尿病筛查。筛查方法包括糖化血红蛋白(HbA1c)、空腹血糖和2小时葡萄糖耐量试验[96]。糖化血红蛋白测量过去一个月的平均血糖水平;它的结果表示为总血红蛋白的百分比。这种测试可用于评估新诊断者血糖升高的程度、或正在接受治疗的糖尿病患者血糖控制的程度。如果HbA1c ≥ 6.5%,则诊断为2型糖尿病。

表6-18总结了诊断糖尿病的标准[96,97]。这三种测试中的任何一种都可以使用,但是只有重复进行相同的测试两次才能进行诊断。重复检测需要一个新的血样,可以立即进行。新诊断为糖尿病的妇女应向擅长治疗糖尿病妇女的卫生保健提供者咨询。

| 表6-18 | 糖尿病的诊断 | |
| --- | --- | --- |
| 检查 | 描述 | 治疗目标 |
| 下列任何一项结果连续两次异常即可诊断为糖尿病: | | |
| 糖化血红蛋白 ≥ 6.5% 或 | 不要求空腹 | <7.0% |
| 空腹血糖 ≥ 126mg/dl 或 | 空腹要求至少8小时无热量摄入 | 80~130mg/dl |
| 75g葡萄糖负荷后2小时血糖 ≥ 200mg/dl | 比其他两种方法能诊断出更多的糖尿病人群 | 餐后2小时 <80mg/dl |

糖尿病女性的护理包括饮食教育、适度运动、咨询减肥和戒烟。正是在这些领域,助产士可发挥重要作用。女性糖尿病患者仍然需要定期妇科保健和计划生育,他们孕前咨询需求会增加,并且如果血糖控制不理想,可能会增加阴道感染念珠菌病的风险。应鼓励所有希望怀孕的糖尿病妇女在怀孕前实现血糖控制。妊娠早期高血糖与流产和先天性异常有关。孕前咨询和护理对妊娠结局有重要的积极影响。计划怀孕的糖尿病妇女的咨询指南可以在整个生命周期的健康促进章节中找到。

美国糖尿病协会建议2型糖尿病一旦被诊断,就应该开始生活方式改变和使用二甲双胍(格华止)等药物[96]。严格的血糖控制可以降低微血管并发症的发生率,血糖指标是建立在长期临床研究的基础上的,这些研究已经确定了血糖水平与疾病的最小进展相关。然而,这是一种进行性疾病,经常需要服用第二或第三种药物来维持血糖正常。在过去的几年里,人们已经开发出了多种新的治疗方法,使治疗可以个体化,以尽量减少副作用和最大限度地控制血糖。大多数治疗糖尿病的药物通过改善胰岛素分泌或胰岛素敏感性发挥作用。另一些则抑制食欲或促进减肥。也可以推荐胰岛素治疗。如果助产士正在为使用药物控制糖尿病的妇女提供初级保健服务,就需要对药物及其作用有更多的了解,因为这些药物具有广泛的生理作用[97]。本章末尾的参考资料部分列出了关于糖尿病管理的额外教育和培训的网站。

### 甲状腺疾病

甲状腺疾病也是育龄女性的常见病,发生率约 >5%[99]。与男性相比,甲状腺疾病多见于女性,并且随着年龄的增加患病风险增加。到目前为止,美国预防服务工作组还没有建议是否对无症状的非孕妇进行甲状腺疾病筛查[100]。其他一些专家建议35~60岁之间的成年人应筛查甲状腺疾病[101]。

下丘脑促甲状腺激素释放激素刺激垂体释放促甲状腺激素(TSH)。反过来,促甲状腺激素刺激甲状腺生产和释放碘塞罗宁(T3)和甲状腺素(T4)。虽然T3为甲状腺激素的更活性形式,但很少有人甲状腺本身能够产生,相反,大多数T3是由循环的T4在失去碘时产生的。

在筛选、诊断甲状腺疾病时,首先进行的测试一般是促甲状腺激素和游离T4。因为大多数在循环中,甲状腺激素结合球蛋白(TBG)和其他血清蛋白,其总量不如游离T4量一样有效。抗体检测,甲状腺过氧化物酶抗体确认与慢性自身免疫性甲状腺炎(桥本甲状腺炎),甲状腺功能减退的主要病因相关联。表6-19列出了与常见的甲状腺疾病相关的实验室检查项目值的变化。

| 表 6-19 | 甲状腺激素值在甲状腺疾病中的价值 | | |
|---|---|---|---|
| 条件 | 促甲状腺激素 | 游离甲状腺素 T$_4$ | 血清 T$_3$ |
| 甲状腺功能亢进 | 缺乏 | 升高 | 升高 |
| 亚临床甲状腺功能亢进 | <0.1mU/L | 正常 | 正常 |
| 甲状腺功能减退 | 原发性高<br>继发性低 | 低 | 低 / 正常 |
| 亚临床甲状腺功能减退 | 轻度升高(<10.0mU/L) | 低 / 正常 | |

## 甲状腺功能减退症

甲状腺功能减退的主要原因是腺体未能产生足够的激素,比甲亢更常见。在美国甲状腺功能减退的常见原因是被称为桥本甲状腺炎的自身免疫性疾病。其他原因还包括治疗 Graves 病、甲状腺切除术和药物。继发性甲减引起的垂体或下丘脑功能紊乱,是罕见的。甲减最初始状态,TSH 水平会升高。当 T3 和 T4 水平较低时,垂体会分泌过多的 TSH。

单纯性原发性甲状腺功能减退通常采用补充治疗。甲状腺功能减退症的治疗是复杂的;药物剂量以实验室值和症状缓解为依据。助产士在筛查有甲状腺功能减退症状的妇女中起着重要作用。如怀疑或经化验证实患有甲状腺疾病,应将妇女转介给专门治疗甲状腺疾病的保健提供者。

## 甲亢

甲亢状态的最常见的原因(也被称为甲亢)是 Graves 病,一种自身免疫性疾病,在女性中比男性中更常见、占青壮年甲状腺毒症的所有病例的 10% 以上。甲亢者甲状腺会典型扩大、肿胀。许多女性会出现结膜刺激征,复视或视力模糊,或表现为眼球突出(眼睛凸出或眼睛在其轨道上的位移)和眶周水肿。表 6-20 列出了甲状腺疾病常见的症状和体征。

甲状腺功能亢进症的其他原因还包括结节性甲状腺肿,毒腺瘤,早期发作桥本甲状腺炎,产后甲状腺炎。这种疾病也与循环中人绒毛膜促性腺激素(HCG)水平过高,如葡萄胎相关联。虽然轻度 Graves 病是一个可能的原因,但是亚临床甲亢与最常见的甲状腺抑制治疗有关。

助产士应该对任何一个诊断或怀疑甲亢的女性进行转诊咨询。任何被诊断或怀疑患有甲状腺功能亢进的妇女,助产士应向医生咨询。正在接受甲状腺疾病治疗的妇女将需要经常对循环甲状腺激素水平进行实验室评估。

| 表 6-20 | 甲状腺疾病的常见临床特征 |
|---|---|
| **甲状腺功能减退** | **甲状腺功能减退** |
| • 疲劳,瞌睡 | • 焦虑,紧张 |
| • 嗜睡 | • 疲劳 |
| • 肌肉无力 | • 弱点 |
| • 肌肉痉挛或疼痛 | • 出汗增加 |
| • 不耐寒冷 | • 怕热 |
| • 便秘 | • 腹泻 |
| • 干性皮肤,指甲变脆,头发变薄 | • 热耐受不良 |
| • 头痛 | • 震颤 |
| • 月经过多,闭经(晚) | • 月经不调 |
| • 深部肌腱反射松弛 | • 眼睑滞后,凝视 |
| • 抑郁 | • 反射亢进 |
| • 出汗减少 | • 食欲增加体重减轻 |
| • 水肿(非凹陷性) | • 心悸心绞痛 |
| • 声音嘶哑 | • 甲状腺肿 |
| • 苍白 | • 眼病 |
| • 食欲缺乏 | |
| • 体重增加(偶尔体重减轻) | |
| • 说话和身体动作放慢 | |
| • 心动过缓 | |
| • 甲状腺肿 | |

# 神经系统疾病

## 头痛

头痛的原因有很多,危险程度也不同,并且经常被分为两种类型:原发性和继发性。原发性头痛包括紧张性头痛、偏头痛和丛集性头痛,而继发性头痛比较罕见,涉及潜在的疾病,如赘生物。任何形式的症状都应包括病史和系统检查。头痛日记可以为诊断和治疗提供帮助。任何评估通常包括剧烈头痛的频率,轻度头痛的频率,对正常活动的干扰水平,以及使用药物以减轻症状的频率。其他问题也可询问,如恶心、畏光，以及噪声的敏感度，所有这一切都表明偏头痛[102]。

无数的其他条件，可以引发头痛的症状，如鼻窦感染或脑震荡，在此不再赘述，血管的突发事件，如动脉瘤和动静脉畸形等在此也不做详述。病史收集和检查中发现的需要立即就医的警示，归纳在表6-21。

| 表6-21 头痛急症的警示标志 |
| --- |
| 快速发病的严重症状 |
| 意识或心理状态的改变 |
| 高烧 |
| 严重的呕吐 |
| 颈部僵硬 |
| 神经系统症状： |
| • 虚弱无力 |
| • 失去平衡 |
| • 麻木 |
| • 瘫痪 |
| 视觉的变化 |
| 头痛恶化 |
| 增加药物治疗控制头痛 |
| 与运动或位置变化直接相关 |

**紧张性头痛**

根据国际头痛协会的报告，紧张性头痛以双侧疼痛为特征，具有压迫性或紧张性，强度从轻到中[103]。这类头痛较为常见，各种紧张性头痛的患病率为30%~78%。可能对光或声音敏感。紧张性头痛的持续时间可能从几分钟到几天不等，但正常的身体活动不会影响这种感觉。除了在很严重的情况下，恶心是不会发生的[103]。

紧张性头痛是基于频率划分的：偶发发作（少于1天/月）、频繁发作（1~14天/月）和慢性[103]。大多数不经常或中等频率紧张性头痛的人不寻求治疗。在慢性紧张性头痛的人中，据报道，大多数都能够继续工作和管理日常活动，但他们更容易有情绪或焦虑症、运作的能力下降、睡眠不安、幸福感降低[104]。

尊重女性的症状报告，评估焦虑或抑郁的风险和是否需要治疗，改进生活方式包括放松和压力减轻，这些是对于发作性紧张性头痛提供护理的一部分。用NSAID或对乙酰氨基酚对症治疗作为初始治疗，尤其是发作性紧张性头痛。当单一药物治疗不够时，联合用药是有用的[105]，包括咖啡因联合阿司匹林（例如埃克塞德林）、布洛芬（布洛芬）或对乙酰氨基酚（泰诺）[106]。研究显示针灸[106]和认知行为疗法[107]在治疗紧张性头痛中有效。预防性治疗对于管理发作性头痛无效[108]。

慢性紧张性头痛是一种更严重的情况，往往需要预防性服药。三环类抗抑郁药，最常见的是阿米替林，可以用于此目的；生物反馈、减轻压力和其他非药物治疗以中断头痛的周期可被用作附加方式[109,110]。当女性尽管使用止痛药却仍然存在几个月的慢性头痛时，应怀疑药物滥用性头痛，并应计划停止或减量有疑问的药物。慢性头痛的妇女应转诊给神经学家管理。

**偏头痛**

偏头痛很常见，并在初级保健时经常被漏诊，估计有25%的病例漏诊，这提示女性头痛发作时，应假定为有偏头痛，除非另有诊断[111]。而女性偏头痛的发病率估计 > 20%[112]。在所有种族中，妇女被诊断的可能性大于男性；这一情况在白种人中更为常见。女性新发偏头痛的发生率是在初潮后十年最高，平均年龄在25岁[113]。在40岁左右时患病率上升，此后下降。偏头痛在绝经后妇女中比较少见，而在这个年龄组新发头痛应该就其他原因进行仔细评估。

遗传倾向和环境似乎参与偏头痛的发展。根本原因是对神经元的刺激异常敏感，由大脑皮层开始，影响三叉神经血管系统。

偏头痛的诊断是基于一个存在或不存在的征兆，与月经周期及其他特性相关联。国际头痛协会将无先兆偏头痛定义为：复发性头痛的发作持续4~72小时[103]。头痛的典型特征是单边位置、搏动性、中度或重度、常规的体力活动可加重和恶心或畏光相关联[103]。月经偏头痛的发生与月经周期有关。先兆偏头痛的特点是反复发作，持续数分钟，单侧完全可逆的视觉、感觉或其他中枢神经系统症状通常逐渐发展，通常伴有头痛和相关的偏头痛症状[103]。与先兆相关的视觉、感觉和言语症状均不可逆。

偏头痛是一种间歇性周期性问题，具有良好定义的阶段：①在前驱阶段，有时也被称为前驱症状；②先兆；③头痛；和④后期症状（表6-22）[114]。约30%的偏头痛有先兆阶段，发生在实际头痛发作前48小时，疲倦、乏力、倦怠、情绪变化、胃部不适是最常见的症状[114]。被诊断为偏头痛者。继头痛之后，不同的症状可能持续数小时或数天。随着时间的推移，偏头痛可从发作性发展到持续性，几乎每天都有症状。慢性偏头痛（定义为每月发生15天或以上）者在大脑内有疼痛感知的生理变化和解剖学改变[103]。

若干生活方式的改变可以改善偏头痛发生的频率。这些改变包括,避免个人头痛触发物(如奶酪、酒精或巧克力),减轻压力,以及稳定的饮食和休息习惯。

药物治疗用于治疗急性发作(顿挫治疗)和减少继发间断性发作(预防治疗)的频率和严重性[114]。在偏头痛发作温和、不频繁的情况下,最大剂量的 NSAID,或 1 000mg 对乙酰氨基酚,可用作顿挫疗法,特别是如果它们可以在出现警告前驱症状时服用。在非处方制剂中这两种药物都可以混合咖啡因。最常见的顿挫疗法包括:麦角胺制剂,如酒石酸麦角胺 / 咖啡因;曲坦类,如舒马曲坦和奈良 - 曲坦类;异美汀 / 对乙酰氨基酚 / 氯醛比林。生育年龄的妇女使用这些药物时应该需要有效的避孕方法,计划怀孕时需要调整用药。麦角胺现在已经不那么常用了,因为更有效的药物已经被发现。曲坦类药物,如舒马曲坦(舒马曲坦)和纳拉曲坦(纳拉曲坦)是血清素受体激动剂,作为顿挫治疗非常有效。曲坦类药物有口服、鼻腔、口腔崩解片或皮下制剂。美国食品和药物管理局(FDA)对曲坦类药物和选择性 5- 羟色胺再摄取抑制剂(SSRI)的使用发出了警告,因为这两种药物都会增加血清素,这可能会使女性面临血清素综合征的风险。如果曲坦类药物很少使用,血清素综合征的风险非常小。

偏头痛的预防性治疗包括许多不同类别的药物,如三环类抗抑郁药、抗癫痫药物、β 受体阻滞剂、钙通道阻滞剂、血管紧张素受体阻滞剂和 ACE 抑制剂。需要长期使用偏头痛药物的女性应该由神经科医生或其他擅长疼痛管理的医生管理。

| 表 6-22 | 偏头痛的症状和诊断标准 |
|---|---|
| **偏头痛的阶段** | **症状** |
| **前驱症状** | |
| 症状可能在头痛前几个小时出现,也可能不出现 | 疲劳、抑郁、易怒、渴望食物、打哈欠、肌肉压痛、脖子僵硬、对光、声音和气味异常敏感 |
| **无先兆型偏头痛** | |
| 在 4~72h 内症状至少出现 5 次(未治疗或治疗无效) | 症状表现为以下特征持续时间至少 5 次<br>单侧<br>脉动质量<br>中度或重度疼痛<br>在头痛期间避免常规体力活动<br>头痛伴随症状(≥ 1)<br>恶心和 / 或呕吐<br>畏光和恐声症 |
| **先兆型偏头痛** | |
| 症状至少出现 2 次 | 上述症状与完全可逆先兆症状出现次数 >1 次:<br>视觉<br>感觉<br>演讲和 / 或语言<br>运动<br>脑干<br>视网膜<br>以下症状出现次数 ≥ 2 次:<br>一个先兆症状在 > 5 分钟逐渐出现<br>单个先兆症状持续 5~60 分钟<br>症状是单方面的<br>头痛伴先兆期或先兆期后 60 分钟 |
| **头痛后期** | |
| 感觉筋疲力尽,难以集中,颈部僵硬,头痛,残留头部不适的轻微解决后症状可能出现也可能不出现 | |

纯月经性偏头痛以及与月经有关的偏头痛可能从长周期联合激素治疗或单纯孕激素避孕,尤其是左炔诺孕酮宫内节育系统(IUS)获益[115]。逐步降低雌激素的使用频率可减缓头疼反弹。当雌激素被包括在治疗中,该妇女必须监测可能增加的头痛的频率,这将允许使用孕激素。由于会增加中风风险,有先兆偏头痛的妇女禁用结合激素避孕药[119]。CDC认为使用联合激素避孕可以接受的,但不是最优(MEC category 2)[115]。在月经前可短期使用天曲坦类中断头痛周期。助产士可以照顾患有偏头痛的妇女,但要做到这一点,就需要对不同的表现、危险信号、药物效果和处方考虑因素进行额外的教育[114]。

## 癫痫

国际抗癫痫联盟将癫痫发作定义为瞬态异常过度或同步的神经元活动造成身体体征或症状[116]。作为一种疾病状态,癫痫至少需要一次记录的癫痫发作,大脑内的持续变化,这些改变会导致复发,以及相关的神经、认知、心理和社会混乱[116]。

癫痫发作的分类基于它们是全身发作或部分发作,并通过相关症状的特定类型被进一步细分。全身性发作是由两侧脑叶显著活动造成的,并且几乎总是涉及意识改变。强直-阵挛发作(大发作),没有(小发作)发作,短暂性肌阵挛发作是癫痫发作的例子。部分性发作可以或可以不涉及意识改变;如果这种现象存在,它们被称为复杂部分性发作。

助产士照顾确诊癫痫女性的角色主要集中在癫痫药物对生殖健康的影响,避孕、妊娠问题,以及评估癫痫的发病风险或用于治疗癫痫的药物。有些癫痫药物与致畸作用有关,这些女性应转诊到内科医生进行咨询。育龄期癫痫女性围绕排卵和月经,癫痫发作将达到顶峰[121]。癫痫女性,尤其是那些服用丙戊酸钠者,多囊卵巢综合征的风险会增加[117]。月经失调、多囊卵巢综合征、性欲减退和不育都与癫痫和一些抗癫痫药物有关。虽然月经初潮的时间似乎并不被儿童癫痫所影响,但病情迁延和持续的治疗与更年期提前有关[117]。虽然癫痫增加的骨折几率尚不明确,但骨密度下降与使用的抗癫痫药物有关[118]。

避孕管理是通过含雌激素的激素产品与影响细胞色素P450的代谢途径,例如:抗癫痫药物,巴比妥酸盐、卡马西平(得理)、拉莫三嗪(利必通)、苯妥英(大

仑丁)和托吡酯(妥泰;较大剂量)的相互作用[119]。意外怀孕的风险随着组合用药而增加。植入依托孕烯避孕的失败率也随着服用这些类型的抗癫痫药而增加[119]。醋酸甲羟孕酮和含左炔诺孕酮IUS(曼月乐)、宫内铜节育器可以安全使用;然而,也有建议醋酸甲羟孕酮可能需要在10周,而不是12周的时间间隔给予[119]。更多有关避孕的信息,包括以证据为基础的准入标准,可见后文。所有的女性癫痫患者应接受与怀孕有关的风险咨询和转诊给母胎医学专家,这被证明是有价值的。

癫痫女性另一个重要的问题是抑郁和自杀的危险性增加。与疾病所带来的心理和生理上的压力相关,也和药物因素的副作用相关[120]。在常规的妇科检查中定期筛查以识别情绪变化和自杀意念,对于癫痫女性来说特别是适当的。

## 腕管综合征

正中神经通过腕管,当水肿压迫时,组织炎症或解剖失真可产生经典的正中神经综合征——刺痛、麻木或感觉改变的典型症状横跨掌面的拇指部分,前两个手指,或受影响的手的无名指的一部分。随着时间的推移,腕管综合征几乎总是成为双侧的。女性可能会疼痛和麻木,夜间尤甚。图6-5显示了受腕管综合征的区域。

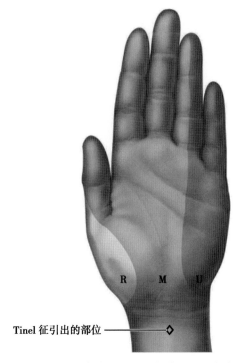

图6-5 尺神经(U)、正中神经(M)、桡神经(R)所支配的感觉分布

女性、怀孕、年龄的增加、肥胖、手腕受伤或关节炎、糖尿病、甲状腺功能减低等病史均与风险增加有关[121]。最近的研究表明,工作相关的活动在 CTS 的发展中扮演着重要的角色[122]。当女性从事与手腕的重复运动有关的工作或学习时,这种模式下常报告有麻木或感觉丧失,腕管综合征常被认为与此原因有关,部分原因是由于增加了对人体工程学的支持,以减少工作场所的伤害。神经损伤的其他形式也可以呈现类似的症状。如果无关正中神经的其他症状都存在,及时转诊是必要的。

两个简单的测试可以帮助确认该女子的报告与腕管综合征是一致的。首先,敲打在中线的手腕区域,在受影响的地区、区域产生刺痛感;这被称为 Tinel 征。然后,保持手腕弯曲 45~60 秒,然后松开后应产生症状;这被称为 Phalen 测试(图 6-6)。肌电图和神经传导研究将确认腕管综合征的诊断。

最初的治疗是保守的,可以从在夜间上夹板,将手腕放置处于中间位置开始。只有有限的证据支持这一技术的有效性[123]。其他保守疗法,从神经滑翔技术到手腕操纵,到瑜伽和有氧运动,都是推荐的,但有效性的证据较少[124]。如果症状严重,持续性,或经保守治疗后恶化,应该被转诊给整形外科医生或神经科作进一步评估。那么治疗可能包括注射类固醇或神经外科以减压。如果不及时治疗,病情会随着时间的推移恶化,最终导致永久性感觉下降。

## 肌肉骨骼疾病

### 扭伤和拉伤

肌肉骨骼疾病占初级保健中的大约 10%~15%。系统的方法来评估肌肉骨骼疼痛将帮助助产士评估以有助于多重鉴别诊断是可行的。

当评估女性肌肉骨骼疼痛时,让她指出疼痛部位和描述任何相关的伤害。初步评估包括确定局部与弥漫、急慢性、炎症与非炎症。扭伤是韧带拉长或撕裂;拉伤是肌肉或肌腱拉长或撕裂。表 6-23 是两者常见的症状和体征。风险因素包括运动时的意外伤害、肥胖、平衡能力差、弹性下降、久坐生活方式导致较差的身体状况。

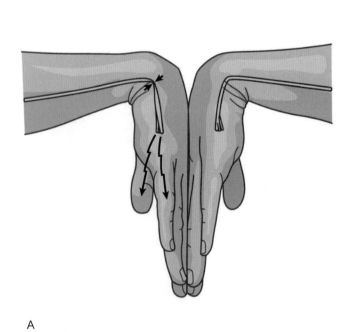

A

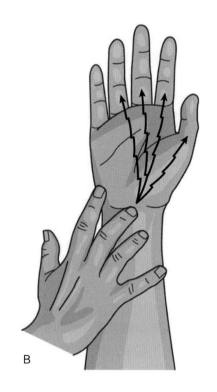

B

图 6-6 (A)Phalen 征。(B)Tinel 征

| 表 6-23 | 扭伤或劳损鉴别诊断 |
|---|---|
| 损伤类型 | 症状 |
| 扭伤 | 肿胀 |
| | 疼痛 |
| | 关节挫伤 |
| | 关节屈曲 / 伸展受限 |
| 劳损 | 肿胀 |
| | 疼痛 |
| | 肌肉痉挛 |
| | 肌肉收缩 / 释放受限 |

## 扭伤

最常见的关节扭伤是踝关节,在美国每年超过 60 万人脚踝受伤[125]。膝盖、手腕和拇指是其他常见的损伤部位。扭曲或拉伸过度可能会导致韧带固定骨头被拉长或撕裂。一旦受伤,关节容易受伤,可能造成韧带永久松弛或与关节相关联的神经和肌肉损坏。大约 20% 的踝关节扭伤将导致永久性的不稳定[126]。

扭伤基于损伤程度分级,如表 6-24[127]。脚踝稳定性可以使用距骨倾斜和前抽屉试验来评价(图 6-7)。脚踝的正常反转小于 35 度;正常跖屈小于 50 度。每当评价脚踝,另一只脚也应评估以比较,因为关节屈曲存在显著的个体差异。脚踝扭伤

的诊断包括排除骨折。渥太华规则用来确定踝关节的 X 射线的需要包括近侧踝关节疼痛的存在,对踝肿胀,在受伤后或检查室检查时无力负重至少四步[127]。

| 表 6-24 | 扭伤的等级 |
|---|---|
| 等级 | 症状 |
| 1 级 | 韧带被拉长,可能有微小撕裂 |
| | 最小的膨胀,可能支撑全部重量 |
| | 关节无不稳定性 |
| 2 级 | 宏观撕裂,但韧带仍然附着 |
| | 中度肿胀和青紫 |
| | 支撑体重困难 |
| | 关节不稳定 |
| 3 级 | 通过韧带完全撕裂 |
| | 广泛的肿胀、青紫,严重的疼痛 |
| | 明显无法承受重量 |
| | 关节不稳定 |

扭伤的管理是由伤害的严重程度来决定。NSAID 以及对乙酰氨基酚通常是扭伤的止痛药。阿片类药物应限制。立即遵循记忆 "PRICE" 原则(表 6-25)处理以局限淤伤和肿胀。关节的逐步康复适合所有的情况。2~3 天后鼓励锻炼以加强关节的方法比长期固定有用[128]。只有最严重的扭伤,在物理疗法无效时需要手术修补[126]。

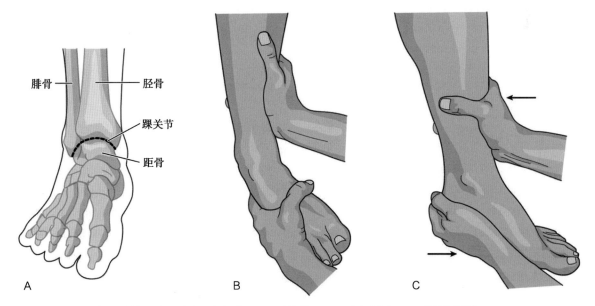

图 6-7 距骨倾斜和前抽屉试验检查踝部扭伤。A. 踝关节。B. 距骨倾斜度。C. 前抽屉试验

| 表 6-25 | PRICE：管理扭伤和拉伤的保守策略 |
| --- | --- |
| **策略** | **管理** |
| 保护 Protection | 使用空气夹板、固定接头或可调的行走石膏 |
| 休息 Rest | 减少涉及承重的活动 |
| 冰 Ice | 间断性的施加，每次 20 分钟 |
| 加压 Compression | 弹性绷带，限制肿胀和外渗到受损组织 |
| 抬高 Elevation | 抬高心脏的高度 |

## 拉伤

拉伤是肌肉或肌腱过度伸展造成撕裂的结果；受伤的危险程度与个体的力量与状态，活动水平，所涉及的运动方向和强度有关。肌肉撕裂的实际程度，出血进入组织和炎症都需要考虑进去以确定损伤的程度。临床诊断往往需要所有条件；超声或磁共振成像（MRI）在进一步评估时需要。

和治疗扭伤一样，急性期前 3~5 天采用"PRICE"治疗原则，随后逐步引入身体活动[128]。NSAID 缓解疼痛、减少相关的炎症，并且可以用于组织损伤急性期的辅助治疗。其长期使用可能与较差的组织愈合相关联[129]。

## 腰背疼痛

腰背疼痛，有或没有坐骨神经疼痛，分为持续小于 7 周的急性疼痛，以及慢性疼痛。据报道，女性腰痛的发生率为 30%[130]。大约 25% 的发生过急性，非特异性腰痛者将在一年内复发[132]。缺乏体力活动、肥胖、遗传因素和心理问题等因素可能有助于疼痛[131]。鉴别诊断范围从扭伤/拉伤到脊柱问题，包括突出的椎间盘、压缩性骨折、椎管狭窄；全身性疾病包括癌症和结缔组织病；骨盆或腹部疾病的牵涉痛[133]。

评估女性急性腰痛包括病史和相关症状、疼痛的主观评价、相关的心理因素、正常活动的能力、环境或工作有关的危险、事先发作，并对更严重疾病的重要症状的质疑。重要体征和症状包括外伤病史、肠胃外用药、不明原因的体重减轻、癌症史、长期使用类固醇药物、发热、尿失禁，以及体格检查时强烈的局部疼痛。

临床评价不要求急性，阵发性腰痛的影像资料[134]。只有渐进神经功能缺损的个人才需要 MRI 成像。评估应该允许疼痛分化成非特异性的原因、可能的神经根病或狭窄，以及其他医疗风险，包括渐进的神经性疾病[134]。

急性腰痛初始管理包括关于运动的健康教育，鼓励坚持身体活动和用药。肌肉拉伸可以提供热量补充。卧床休息或长期固定对急性腰痛的女性没有额外益处[134,135]。

急性腰痛药物治疗开始使用 NSAID 或对乙酰氨基酚（泰诺）。短期使用（少于 4 天）肌肉松弛剂有助于缓解急性发作时的剧烈疼痛。虽然通常建议使用环苯扎林，但是没有强有力的证据推荐某一种药物[134,135]。阿片类药物是有效的止痛药，它们在治疗腰痛的获益往往抵消药物的滥用。长期频繁使用阿片类药物，与预后不良率较高有关，包括恢复较慢、成瘾、过量和意外死亡[136]。女性慢性腰痛的治疗，三环类抗抑郁药已被证明能够提供一些好处。

非药物疗法也表明在慢性腰背疼痛的治疗中有一些好处。认知行为疗法、脊柱推拿、针灸、按摩、瑜伽，以及跨学科的方法，都表现出中度至显著的效果[134,135]。

## 皮肤病

在评估皮肤损伤或皮疹时，病史是目前备受关注的，包括复发、时间和进展，以及潜在的环境暴露，将有助于皮肤病病情鉴定。体检包括外观、形状和病变的质感；多病变的格局；和整个身体的病变分布。了解常见的皮肤变化的术语有利于标准化的描述，便于识别；这些术语如表 6-26 所示。初级医疗服务过程中发现的常见的或显著的皮肤问题将在本节中描述。

### 特应性皮炎（湿疹）

特应性皮炎的初步症状经常发生于婴儿时期，这些年来在成年人中逐步发展。特应性皮炎和湿疹的流行病学的数据都基于儿科数据。然而，对成年人的调查发现，超过 10% 报告患有湿疹和 6% 相符的症状满足更严格的特应性皮炎的定义[137]。生活在城市地区、黑色人种、在家庭中教育层次高都导致风险增加；家庭收入越高，风险越大[137,138]。

遗传和环境因素造成疾病症状的发展。环境诱发因素是过敏原，如宠物和尘螨，食物过敏等，尤其是牛奶或鸡蛋。皮肤细菌（如金黄色葡萄球菌）和真菌（包括马拉色菌）也参与了特应性皮炎的发生[139]。这一缺陷，加上过敏刺激包括化学品，粗糙的面料如羊毛，湿度或温度变化，有助于解释与特应性皮炎相关的瘙痒。最后，增加的压力与过敏性皮炎的症状恶化有关。

| 表 6-26 | 常见皮肤症状的术语和描述 |
|---|---|
| **术语** | **定义** |
| 痤疮 | 一种以丘疹、脓疱、黑头为特征地皮肤皮脂腺腺体疾病。这种情况更恰当地名称为寻常痤疮,以区别于其他不太常见的痤疮。 |
| 光线性角化病(AK) | 伴有硬性斑块的皮肤癌前状态。也被称为日光性角化病。 |
| 钙依赖磷酸酶抑制剂 | 这是免疫抑制剂,理论上通过对 T 细胞的活化作用选择性抑制炎症而起作用。 |
| 痈 | 由一片疖聚集形成的皮肤感染。这种感染最常见的病原体是金黄色葡萄球菌。 |
| 蜂窝织炎 | 一种急性传播的皮肤细菌感染,特征为明显水肿、红斑、疼痛。 |
| 药物化妆品 | 用"化妆品"和"药物"来形容,既能用以描述有治疗作用的物质,同时又能提高吸引力。 |
| 皮肤真菌 | 寄生虫可能感染皮肤。例如运动员的脚。 |
| 湿疹 | 炎症性皮肤病,特点是皮肤瘙痒、红斑和病变,可形成硬壳和鳞片。 |
| 疖 | 一般累及毛囊的皮肤感染。也叫疖子。 |
| 保湿剂 | 吸收水的成分,有助于维持皮肤上的水分。 |
| 擦烂 | 身体或皮肤褶皱部位的皮疹或炎症。 |
| 角化细胞 | 合成角蛋白的表皮细胞。 |
| 朗格汉斯细胞 | 将抗原输送到淋巴结的树突状皮肤细胞。 |
| 黑色素 | 由特殊细胞产生的皮肤色素(黑素细胞)。 |
| 黑素细胞 | 位于皮肤表皮底层(基底层)产生黑色素的细胞。 |
| Merkel 细胞 | 在毛囊周围的中间层发现的细胞。癌起源于这些细胞,Merkel 细胞癌往往具有高度侵略性。 |
| 甲癣 | 指甲或手指或脚趾上的真菌感染。 |
| 银屑病 | 由增生的角质细胞引起的皮肤状况,导致片状皮肤增厚。 |
| 坏疽性脓皮病 | 以化脓性病变为特征的皮肤状况。 |
| 类视黄醇 | 天然或人工合成的维生素 A 衍生物,被广泛用于治疗皮肤病的药物中。 |
| 脂溢性角化病 | 疣状,良性皮肤病变。 |
| 日光性雀斑样痣 | 日光暴露皮肤上的扁平色素性病变。也被称为老年性雀斑样痣。 |
| 防晒系数(SPF) | 用来测量保护皮肤,隔离紫外线辐射(阳光)的指标。美国皮肤病学会推荐具有 15 或更高的 SPF 值的防晒霜。 |
| 毛细血管扩张症 | 深红色,由毛细血管扩张引起的皮肤病变。 |
| 紫外辐射 | 肉眼看不见的太阳光线,但能够导致皮肤损伤和光老化。 |
| 干燥病 | 干燥的皮肤。 |

特应性皮炎的管理包括润肤膏的应用,可局部使用中等强度的皮质类固醇,或局部使用钙调磷酸酶抑制剂(他克莫司[普特彼],吡美莫司[肤乐得])。当继发细菌感染发生时,建议短期内局部治疗;长期使用局部使用抗生素可能导致耐药性,应该避免。除了用药外,坚持使用润肤剂,避免诱因和减轻压力是护理的重要组成部分。常建议转诊给皮肤科医生制定长期的护理计划。

### 银屑病

银屑病是一种慢性皮肤病,潜在的免疫缺陷引起的瘙痒,鳞片状斑块产生的慢性皮肤病。常出现在头部和颈部,肘和膝关节,下背部;虽然病变可在身体的任何部位,但四肢比躯干更经常受到影响。在美国,银屑病的发病率约为人口的 2%~3%,其中的新病例在年轻成年人中发生率达到峰值[140]。在银屑病的各种表现形式中,斑块型银屑病占所有病例的 90%。在这种形式下,可见明显增厚,皮肤红斑性,被覆鳞屑,通常对称分布。

诊断为银屑病的女性应由皮肤科医生进行初始评估和制定护理计划。大多数妇女有轻度至中度疾病。对于斑块覆盖不到体表 5% 的女性,局部治疗可能足够了,尽管这种治疗很少完全缓解。最初的局部治疗包括糖皮质激素、水杨酸(软化皮肤角化)和润肤品;紫外线光疗、维 A 酸、甲氨蝶呤、环孢素,以及生物制剂均用于较严重的病例和更全面的治疗[141]。

银屑病是一种复杂的疾病,可祛除,但很少治愈。与一些医疗和心理并发症相关,包括代谢综合征,心血管疾病,以及自身免疫性疾病。相关的心理疾病包括抑郁症和自杀意念[141]。抑郁状态和压力评估是评价银屑病女性的重要组成部分。咨询可以包括使用减压技术和舒适性的措施,如燕麦浴。

## 皮肤癌

未受保护地暴露于紫外线辐射下,与恶性黑素瘤和其他皮肤癌,以及诸如光化性角化病,鳞状细胞癌,和基底细胞癌的前期病变直接相关。曝光可通过自然阳光下或晒黑设施发生。所有皮肤癌的风险因素包括:长斑或烧伤,金色/红色的头发,蓝色或绿色眼睛,严重晒伤,免疫抑制病史,家族史。在美国,估计超过330多万人有非黑色素皮肤癌[142]。

本文讨论了几种类型的皮肤癌,以帮助助产士了解皮肤检查的异常结果。皮肤癌的诊断和治疗超出了助产士的执业范围。所有皮肤有可疑病变的妇女应转介皮肤科医生作进一步的评估和治疗。

### 光化性角化病

光化性角化病是小的,干燥的,粗糙纹理的丘疹或过度暴露于紫外线(UV)引起的辐射斑。在美国,25%的人一辈子中可发展为光化性角化病,那些超过40岁的人患病风险增加。早期光化性角化病损害,通常小于2厘米;它们可以保持皮下的颜色,或者是灰色或粉红色。随着时间的推移,光化性角化病可发展为硬的,疣状质感。关于光化性角化病本身是否是癌前病变或原位鳞癌,目前还存在分歧[143]。

### 基底细胞癌/鳞状细胞癌

基底细胞癌具有蜡状或半透明的外观,边缘隆起、中央侵蚀。基底细胞癌的风险因素包括皮肤损伤如旧烧伤或疤痕、炎症、放射治疗、砷暴露和皮肤溃疡[142]。像光化性角化病一样,鳞状细胞癌是鳞状,但在红斑基底上病灶会变厚,界限不清,偶尔较硬(喇叭状)。除了对于前面提到的基底细胞癌的特定风险因素,皮肤人乳头瘤病毒(HPV)感染和光化性角化病史是增加鳞状细胞癌风险的因素。

### 黑色素瘤

黑色素瘤的发病率在美国一直稳步上升[144],不像其他癌症比较容易处理并具有良好的预后,黑素瘤具有更高的转移风险。诊断为局部肿瘤的个体五年生存率大于90%;通过比较,转移性疾病仅具有15%的5年存活率[145]。

黑素瘤在有大量痣、发育异常痣的妇女中更常见。发育不良痣比普通痣大,质地粗糙,常有不规则的轮廓,不同的颜色。在妇女中,黑色素瘤在腿部和躯干较常见。病变也可出现在生殖器部位,这些应该在随访时认真注意。如果有疑问,助产士应该转诊给皮肤科医生。手术是治疗黑素瘤的基础,接着使用化学疗法或免疫疗法。

## 常见的皮肤感染

### 带状疱疹

带状疱疹,也称为带状疱疹;是水痘病毒(水痘)的再激活,是对水痘病毒免疫力减弱所致。这种病毒在感觉神经节背根,沿着一个或多个节段处于休眠状态。美国每年大约有1百万人发生带状疱疹。发病率随着年龄上升,在人细胞免疫受损者中的发病率也上升。其他风险因素目前还不清楚,但某些研究报道女性性别作为危险因素[146]。带状疱疹在白人中的发病率大约是非裔美国人的两倍[147]。身体创伤和心理应激对于水痘病毒的再活化也可起到作用。

在临床上,带状疱疹常出现烧灼痛的前驱症状,伴有头痛、疲劳和不适。丘疹红斑基础上的典型疼痛性皮疹发展为水疱、破裂和结痂可能需要7天。从最初的皮疹到完成愈合需要2~3周。

急性带状疱疹的治疗包括使用抗病毒药如:阿昔洛韦(瑞爱克斯)或伐昔洛韦(洛韦),合用止痛剂来治疗疼痛。最初,对乙酰氨基酚(泰诺)或NSAID应予以保留用来治疗严重或顽固性疼痛。带状疱疹后遗神经痛的治疗比较复杂,需要转诊至疼痛专科。

与患者的直接接触可能传染,但这样的接触会产生水痘,不是带状疱疹。只有那些之前没有接触过水痘的人才有发生水痘的危险。不像水痘,飞沫传播不会发生带状疱疹。现建议年龄在60岁以上的成年人接种带状疱疹疫苗[141],疫苗接种减少了以往50%以上的暴发,这将在第5章中讨论。

### 单纯性唇疱疹

单纯性唇疱疹(herpes simplex labialis,HSV-I)是儿童期最常见的非性传播疾病。HSV-I感染多为亚临床,只能通过血清学诊断;许多人没有意识到,他们的感冒疮事实上是疱疹疮[148]。HSV-I的传染通过皮肤擦伤或黏膜直接接触病毒。然而,病毒可表现为无症状,并且可以在短期内通过微滴传播或黏附皮肤或物体的表面。

初始暴露后,症状的发展依赖接种物——也就是一次暴露的病毒量——并且可能会持续长达3周。第一次 HSV 暴发,这通常是最普遍、痛苦的,持续 10~14 天。1~2mm 的集群在红斑基础上的生长,产生开放性溃疡病变。初次暴发伴随着淋巴结肿和流感样症状。疼痛可能严重到影响进食进水,从而产生脱水[149]。

初次感染病毒后,疱疹病毒在神经节,通常是三叉神经为 HSV-I 进入休眠状态。反复发作明显简短、温和,在 3~4 天内从前驱症状到病变形成、溃疡、结痂。完整的皮肤愈合还需要一周[150]。除了导致口腔病变,HSV 能够感染其他部位,包括眼睛(疱疹性角膜炎)和手指(疱疹性瘭疽)及生殖器区域[149,151]。

主要口腔病变包括使用阿昔洛韦(瑞爱克斯)、伐昔洛韦(洛韦),或泛昔洛韦(泛维尔)7 天进行治疗;使用局部麻醉剂;并在需要时补充流体 / 营养品[150,152]。及时提供复发病灶的口服抗病毒药物进行治疗可减少脱落和损伤的持续时间。然而,局部用药并没有显示出相同的好处。单日治疗可在伐昔洛韦(2g,一天两次)或泛昔洛韦(1 500mg,一天一次)中选择任一;阿昔洛韦需要多次剂量连续使用超过 5 天,在不能获取其他药物时可以使用。在有频繁复发时,可以使用阿昔洛韦 400mg,一天两次,伐昔洛韦 500mg或 1g,一天一次,泛昔洛韦 500mg,一天两次[150,152]。

### 花斑癣(糠疹)

花斑癣是一种慢性感染,正常皮肤中存在于表皮外层上,毛囊和皮脂腺的真菌,过度生长成为致病原。涉及的真菌糠秕孢子菌和糠秕孢子菌也被称为马拉色菌。增加爆发风险的因素包括温度和湿度;油性皮肤;医疗条件,包括类固醇治疗、免疫抑制、营养不良、烧伤、肾上腺疾病和库欣病;使用口服避孕药。

相关的皮疹包括在脖子上、上背部或胸部皮肤上的变色扁平斑。浅肤色的人会注意到沉着性病变,而肤色较深者可能会发现色素减退或色素沉着病变。斑会蔓延成大块。瘙痒可能与爆发相关联。

外用抗真菌剂,包括克霉唑和酮康唑,可使用2~4 周,每天应用。酮康唑洗发剂也可以用来洗身体,从头皮到臀部,每日使用,使用 3 天。当皮疹蔓延广泛或外用药物治疗无效时,可以使用口服抗真菌药物。患病女性应该注意,花斑癣不是继发于差

的卫生条件;即使治疗期间缓解,她需要继续处方治疗,直到由真菌破坏的黑色素细胞已恢复,因为当接受日晒时,某些部位可能出现色素减退。

### 细菌性皮肤感染

细菌性皮肤感染是就诊的常见原因。与最常见的细菌性皮肤感染表现相关的知识表明这些情况需要适当处理。在正常的皮肤菌群中,表皮葡萄球菌和金黄色葡萄球菌是最常见的细菌,其次是棒状杆菌和分枝杆菌;化脓链球菌较少见。这一群体中最显著的病原体是金黄色葡萄球菌和化脓性链球菌(A 组乙型溶血性链球菌)。蜂窝组织炎和其他软组织感染发生的风险因素包括创伤、咬伤、前蜂窝织炎、糖尿病、静脉或淋巴系统破坏的并发症,慢性肾脏疾病、肝硬化或静脉用药。

### 脓疱疮

脓疱病是一种浅部感染,在开放和表浅的红斑基础上产生小泡;这些小泡最经常发现在嘴边、鼻孔和手臂。如果不及时治疗,感染可能会蔓延,并可能持续数周。莫匹罗星(百多邦)软膏每日涂三次作为一线治疗。口服抗生素可用于抗感染或广泛传播[153]。

### 丹毒

化脓性链球菌是丹毒的最可能原因。这种感染最常见表现为皮肤浅表感染,生成边缘整齐的疼痛红斑斑块[153]。

### 蜂窝织炎

渗透液进入皮下组织,引起红斑灼热、水肿、疼痛,淋巴结肿大可能是蜂窝织炎的标志。白细胞计数升高和发热可能存在。当溃疡或其他开放性创伤存在时,金黄色葡萄球菌感染可能是罪魁祸首。化脓性链球菌导致弥漫性感染更常见。丹毒和蜂窝组织炎都是使用耐青霉素酶半合成青霉素(如双氯西林钠)、头孢菌素(如头孢氨苄)或克林霉素口服治疗。更严重的感染需要静脉给药治疗[153]。当出现全身症状时,感染需要肠外治疗。当出现脓性蜂窝织炎时,治疗应包括对耐甲氧西林金黄色葡萄球菌(MRSA)有效的抗生素。当蜂窝织炎或丹毒不能通过抗生素治疗解决时,应将其转诊给专家进行进一步评估。

### 化脓性软组织感染

如疖和痈最常发现于紧身衣服或擦伤发生的身

体部位。小的、坚硬的、红色的丘疹将扩大,脓积聚于内时会产生疼痛,然后可自发地恢复或开放引流。当几个疖合并成痈,除了局部疼痛,还会伴随发热或寒战等全身症状。痈肿会变得波动,皮肤变薄凸出,然后内液流出。局灶病变的治疗可以用温水浸泡以帮助开放和引流。更严重的病变,可能需要切开引流。使用三甲氧嘧啶 - 磺胺甲噁唑、克林霉素或多西环素治疗是适当的[154]。

### 坏死性软组织感染

坏死性筋膜炎是一种软组织感染继发或混合感染引起的表面感染,常混合厌氧菌或链球菌。感染包括皮下组织并延伸到肌肉层。80% 的病例与皮肤损伤有直接关系[153]。可以通过以下症状和体征鉴别坏死性感染和蜂窝织炎:剧烈疼痛、大疱、皮肤青紫、病情进展快、全身症状、水肿、表面麻醉,以及木制或质地偏硬的基底组织[153]。白细胞计数升高、低血钠和 C- 反应蛋白水平升高与蜂窝织炎风险增加似乎相关,事实上是坏死性感染[153]。任何怀疑与皮肤损伤有关的深部组织感染,应立即转诊给医生或急诊进行评估,以进行抗生素或手术治疗。

### 耐甲氧西林金黄色葡萄球菌

金黄色葡萄球菌是一组常见的细菌,包括肠球菌,大肠杆菌和淋球菌,已对传统抗生素逐步产生耐药性。目前以上所有严重的皮肤和软组织感染有一半由 MRSA 引起[155]。在诊室,MRSA 是疖或痈最常见的病原体。在病变扩大产生疼痛前,是像 "蜘蛛咬伤" 的样子。

美国传染病学会指南继续把切开引流推荐为最合适的治疗方法。它的建议是推迟使用抗生素,除非个人有蜂窝组织炎或多部位的严重疾病。如果怀疑 MRSA,应使用广谱抗生素,包括复方新诺明、克林霉素、四环素或利奈唑胺,使用 5~10 天,并在治疗前进行病原体培养[155]。无论助产士选择使用支持性措施,切开病灶引流,还是使用抗生素,女性应该注意感染恶化或愈合不良的迹象,有迹象时寻求进一步的治疗。

## 药物使用:筛选和咨询

筛查酒精、烟草和药物使用可能是一个不舒服的过程。就像性或虐待问题一样,一些积极的回答可能会导致助产士觉得自己准备不足的讨论。

所有妇女都应接受烟草使用和酒精滥用检查;应向使用烟草和怀疑滥用酒精的妇女提供咨询。关于这些疾病的筛查的详细讨论,包括推荐的筛查工具,将在生命周期的健康促进一章中提供。该章还提供了旨在戒烟和减少酒精滥用的咨询干预措施。

### 药物使用筛选

一些组织目前并不建议对美国所有成年人进行非法或处方药过度使用的筛查,但其他组织建议将其作为一种标准筛查。筛选在某些地理区域可能特别重要。可以使用几种经过验证的工具中的任何一种进行非法药物使用的筛查。然而,法律和社会的复杂性仍然存在。谁应该接受筛查? 在什么区间? 什么迹象? 如果医用大麻(或娱乐性大麻)在该州是合法的,这对风险咨询有何影响? 患有慢性疼痛的女性呢? 所有这些问题都应在实践准则和对参加实践的妇女加以考虑和明确说明。药物测试必须得到同意。

每个助产士都特别关注的两个领域是大麻和阿片类药物的使用:大麻,因为它正在从一种非法药物向合法药物过渡;阿片类药物,因为处于海洛因和处方滥用的交叉地带而流行。如果进行筛查,应对所有个人进行筛查。美国国家药物滥用研究所(NIDA)的快速筛查以这样的问题开始:"在过去的一年里,你多久用一次(____)? " 然后,问题的答案引导提供者进行后续的问题和响应。NIDA 筛查可以在本章末尾的参考资料部分找到。

### 大麻

大麻是美国使用最频繁的非法药物,在越来越多的司法管辖区是合法药物,在一些州是合法的娱乐用途。和饮酒一样,吸食大麻也有健康风险和好处。这些风险包括出现药物使用障碍、精神疾病、呼吸系统疾病、心血管疾病的风险增加,以及记忆力和注意力的短期和累积下降[156-158]。此外,至少十分之一的大麻使用者会产生上瘾行为[157]。评估女性是否使用或滥用大麻的方法与评估酒精滥用的方法类似。

### 阿片类药物使用

总的来说,美国 10 种药物过量中有 6 种与阿片类药物有关[159]。此外,81% 的可卡因过量死亡病例都与阿片类药物有关[160]。

即使没有过量服用的风险,处方阿片类药物的使用也会带来巨大的经济和健康成本。这些费用包括过量处方的直接成本、工作天数损失以及与药物有关的共病[161]。一些州已经提出了一些建议，一些州已经颁布了法律，以帮助减少这种使用的危险。为了解决阿片类药物的流行问题，大多数州都实施了卫生政策上的改革，包括强制供应商参与处方药监测项目、广泛使用纳洛酮以及限制阿片类药物处方的书写和填写方式。专业组织还公布了指导方针，促进使用非甾体抗炎药和其他非阿片类药物治疗中度疼痛；这些措施旨在减少促进依赖性的风险[159,162]。药物滥用和精神卫生服务部（SAMHSA）提供了一套阿片类药物过量预防工具包，为处方医生和个人提供建议[163]。

造成阿片类药物流行的一个因素是卫生保健提供者的转移——即通过不适当地提供阿片类药物处方将阿片类药物转移给患者[164]。制止不适当的阿片类药物处方做法是打击阿片类药物使用的重要第一步。个人处方医生可以采取的步骤包括参与处方药监测项目，将阿片类药物的初始处方限制在最低剂量的即时释放药物，并按照疼痛指南和预期需要开出最小剂量的处方[162]。急性疼痛的阿片类药物处方的七天限制应满足大多数个人的要求。应提供和鼓励非阿片类替代药物和疼痛管理的非药理学方法，以及关于每种方法的风险和好处的健康教育。当要求补充阿片类药物时，应对妇女进行评估，因为大多数助产士不会处理慢性疼痛情况。

## 结论

现代助产被视为拥有公认但有限的实践范围，助产士照顾健康孕妇，帮助她们分娩。然而，从历史上看，助产士从来不限于照顾健康孕妇，如果没有其他原因，许多由于年龄，社会经济地位，或无法获得其他医疗资源等风险的女性传统上都是由助产士服务的。此外，助产士经常为女性，有时甚至更多的人口提供一线的照护。一向如此，社区助产士的需求和技能帮助确定助产实践范围。今天助产是在医疗系统中许多人看到的唯一的"女性健康"照护提供者。

虽然助产士照护孕妇，但是也有义务正确识别常见的情况，是主要还是次要，并自行或通过其他策略，如转诊为治疗提供便利条件。

助产士应该准确描述异常症状或体征，即使无法做出有把握的诊断。他们还必须评估和分诊这些女性，确定哪些可以由助产士自主管理，哪些不能。所有助产士需要知道把超出他们的个人或专业实践领域的病例交给谁。可以推荐给执业护士或医师助理，以及医师、营养师、志愿者或其他人。大型医疗保健联系的网络的建立能服务于助产士和女性。

细心的读者可能已经注意到频繁提示生活方式改变，可以帮助预防或治疗疾病。助产士初级保健为女性带来的财富主要是增强了女性对维护健康和预防疾病的重要性的认识。每个助产士必须有给所有女性提供初级保健的能力和责任。

最后，将以证据为基础的方法与妇女生活中各种因素起作用的整体意识整合起来，越来越能增加个人治疗依从性，无论这些治疗建议是专注于生活方式的改变、用药，还是其他的治疗干预措施。有效的卫生保健需要认识和评价贫困、保险、文化、心理健康以及其他因素如何影响女性实现她与她的助产士共同制定的目标。助产士是妇女获得保健的对象。

（高玲玲　译　陆虹　审）

## 信息资源

| Organization | Description | Webpage |
|---|---|---|
| **Online Calculators for Atherosclerotic Cardiovascular Disease** | | |
| American College of Cardiology (ACC) | 10-year calculator for atherosclerotic cardiovascular disease. This risk calculator can also be downloaded from iTunes as an app. | http://tools.acc.org/ASCVD-Risk-Estimator-Plus/#!/calculate/estimate/ |
| Framingham Risk Assessment Tool | Based on the Framingham Heart Study | https://www.framinghamheartstudy.org/risk-functions/cardiovascular-disease/10-year-risk.php |
| Multi-Ethnic Study of Atherosclerosis (MESA) | Coronary artery calcification calculator | https://www.mesa-nhlbi.org/CAC-Tools.aspx |
| Reynolds Risk Score | This calculator is particularly sensitive for women in assessing risk for coronary event | http://www.reynoldsriskscore.org |

续表

| Organization | Description | Webpage |
|---|---|---|
| **Diabetes** | | |
| American Association of Clinical Endocrinologists and American College of Endocrinology (AACE/ACE) | Diabetes treatment algorithms | https://www.aace.com/files/aace_algorithm.pdf |
| Indian Health Service (IHS) | Multiple diabetes treatment guidelines and algorithms based on the American Diabetes Association Guidelines | https://www.ihs.gov/diabetes/clinician-resources/soc/ |
| **Hypertension** | | |
| American College of Cardiology (ACC) | *High Blood Pressure in Adults: Guideline for the Prevention, Detection, Evaluation and Management*<br><br>2017 American Heart Association and American College of Cardiology Hypertension guidelines.<br><br>This site has multiple links to the executive summary, slides, patient handouts, and key points for clinicians. | http://www.acc.org/guidelines/hubs/high-blood-pressure |
| National Heart, Lung, and Blood Institute (NHLBI) | JNC 7 reference card and link to complete guideline | https://www.nhlbi.nih.gov/health-pro/guidelines/current/hypertension-jnc-7/reference-card |
| American Society of Hypertension (ASH) | Website lists different professional association hypertension guidelines | http://www.ash-us.org/About-Hypertension/Hypertension-Guidelines.aspx |
| **Migraines** | | |
| Migraine Research Foundation | Migraine resources and guidelines | http://migraineresearchfoundation.org/resources/resources-and-links/ |
| **Tuberculosis** | | |
| Centers for Disease Control and Prevention (CDC) | Core Curriculum on Tuberculosis: What the Clinician Should Know | https://www.cdc.gov/tb/education/corecurr/index.htm |

## 参考文献

1. American College of Nurse-Midwives. Position statement: midwives are primary care providers and leaders of maternity care homes. 2012. Available at: http://www.midwife.org/ACNM/files/ACNMLibraryData/UPLOADFILENAME/000000000273/Primary%20Care%20Position%20Statement%20June%202012.pdf. Accessed October 1, 2017.

2. Donaldson MS, Yordy KD, Lohr KN, Vanselow NA, eds. *Primary Care: America's Health in a New Era.* Washingtonm DC: National Academy Press; 1996.

3. Linde-Feucht S, Coulouris N. Integrating primary care and public health: a strategic priority. *Am J Public Health* 2012;102(S3):S310-S311.

4. Bunn HF. Overview of the anemias. In: Aster JC, Bunn HF, eds. *Pathophysiology of Blood Disorders.* 2nd ed. New York, NY: McGraw-Hill Education; 2017:32-46.

5. Centers for Disease Control and Prevention. Recommendations to prevent and control iron deficiency in the United States. *MMWR Recomm Rep.* 1998; 47(RR-3):1-36.

6. U.S. Preventive Services Task Force. Final recommendation statement: iron deficiency anemia in pregnant women: screening and supplementation. 2015. Available at: https://www.uspreventiveservicestaskforce.org/Page/Document/RecommendationStatementFinal/iron-deficiency-anemia-in-pregnant-women-screening-and-supplementation. Accessed March 13, 2017.

7. National Institutes of Health. Iron: dietary supplement fact sheet. 2016. Available at: https://ods.od.nih.gov/factsheets/Iron-HealthProfessional/#h2. Accessed September 29, 2017.

8. Rund D, Rachmielewitz E. β-Thalassemia. *N Engl J Med.* 2005;353:1135-1146.

9. Sayani FA, Kwiatkowski JL. Increasing prevalence of thalassemia in America: implications for primary care.

*Ann Med.* 2015;47(7):592-604.

10. Muncie H, Campbell J. Alpha and beta thalassemia. *Am Fam Physician.* 2009;80(4):339-344.

11. Olivieri N. The β-thalassemias. *N Engl J Med.* 1999; 341:99-109.

12. Centers for Disease Control and Prevention. Incidence of sickle cell trait—United States, 2010. *MMWR.* 2014;63(49):1155-1158.

13. Centers for Disease Control and Prevention. Sickle cell disease: data & statistics. 2016. Available at: https://www.cdc .gov/ncbddd/sicklecell/data.html. Accessed March 13, 2017.

14. Paulukonis S, Eckman J, Snyder A, et al. Defining sickle cell disease mortality using a population-based surveillance system, 2004–2008. *Public Health Rep.* 2016;131:367-375.

15. Dilley A, Drews C, Miller C, et al. Von Willebrand disease and other inherited bleeding disorders in women with diagnosed menorrhagia. *Obstet Gynecol.* 2001;97:630-636.

16. National Heart, Lung, and Blood Institute. *The Diagnosis, Evaluation and Management of von Willebrand Disease.* NIH Publication No. 08-5832. Bethesda, MD: U.S. Department of Health and Human Services, National Institutes of Health, National Heart, Lung, and Blood Institute; 2007.

17. Centers for Disease Control and Prevention. Leading causes of death in females, 2014. 2017. Available at: https://www.cdc.gov/women/lcod/2014/race-ethnicity /index.htm. Accessed March 13, 2017.

18. Hing E, Rui P, Palso K. National Ambulatory Medical Care Survey: 2013 state and national summary tables: tables 1, 11, 16. 2013. Available at: https://www.cdc .gov/nchs/data/ahcd/namcs_summary/2013_namcs _web_tables.pdf. Accessed March 13, 2017.

19. Yoon S, Burt V, Louis T, Carroll M. *Hypertension Among Adults in the United States, 2009–2010.* NCHS Data Brief No. 107. Hyattsville, MD: National Center for Health Statistics; 2012.

20. Whelton PK, Carey RM, Aronow WS, et al. 2017 ACC/ AHA/AAPA/ABC/ACPM/AGS/APhA/ASH/ASPC/NMA/ PCNA guideline for the prevention, detection, evaluation, and management of high blood pressure in adults: a report of the American College of Cardiology/American Heart Association Task Force on Clinical Practice Guidelines. *Hypertension.* 2017. [Epub ahead of print]. doi:10.1016/j.jacc.2017.11.006.

21. Gillespie C, Hurvitz K. Prevalence of hypertension and controlled hypertension—United States, 2007–2010. *MMWR.* 2013;62(03):144-148.

22. Weber MA, Schiffrin EL, White WB, et al. Clinical practice guidelines for the management of hypertension in the community: a statement by the American Society of Hypertension and the International Society of Hypertension. *J Clin Hypertens.* 2014;16(1):14-26.

23. James PA, Oparil S, Carter BL, et al. Evidence-based guideline for the management of high blood pressure in adults: report from the panel members appointed to the Eighth Joint National Committee (JNC 8). *JAMA.* 2014;311(5):507-520.

24. National High Blood Pressure Education Program. *The Seventh Report of the Joint National Committee on Prevention, Detection, Evaluation, and Treatment of High Blood Pressure: Complete Report.* Bethesda, MD: National Heart, Lung, and Blood Institute; August 2004.

25. Appel L, Champagne C, Harsha D, et al. Effects of comprehensive lifestyle modification on blood pressure control: main results of the PREMIER clinical trial. Writing Group of the PREMIER Collaborative Research Group. *JAMA.* 2003;289:2083-2093.

26. Wright J, Musini V. First-line drugs for hypertension. *Cochrane Database Syst Rev.* 2009;3:CD001841. doi: 101002/14651858CD001841pub2.

27. Law M, Morris J, Wald N. Use of blood pressure lowering drugs in the prevention of cardiovascular disease: meta-analysis of 147 randomised trials in the context of expectations from prospective epidemiological studies. *BMJ.* 2009;338:b1665.

28. Jellinger PS, Handelsman Y, Rosenblit PD, et al. American Association of Clinical Endocrinologists and American College of Endocrinology guidelines for management of dyslipidemia and prevention of cardiovascular disease. *Endocr Pract.* 2017; 23(suppl 2):1-87.

29. American Academy of Family Physicians. Summary of recommendations for clinical preventive services. 2017. Available at: http://www.aafp.org/dam/AAFP /documents/patient_care/clinical_recommendations /cps-recommendations.pdf. Accessed March 13, 2017.

30. American College of Obstetricians and Gynecologists. Annual women's health care, well woman recommendations, ages 40–64 years: laboratory and other tests. Available at: http://www.acog.org/About-ACOG /ACOG-Departments/Annual-Womens-Health-Care /Well-Woman-Recommendations/Laboratory-Testing -Ages-40-64-Years. Accessed March 13, 2017.

31. American College of Cardiology, American Heart Association. ASCVD risk calculator. Available at: http:// tools.acc.org/ASCVD-Risk-Estimator-Plus/#!/calculate /estimate/. Accessed April 29, 2017.

32. Stone NJ, Robinson JG, Lichtenstein AH, et al. ACC/ AHA guideline on the treatment of blood cholesterol to reduce atherosclerotic cardiovascular risk in adults: a report of the American College of Cardiology/American Heart Association Task Force on Practice Guidelines. *J Am Coll Cardiol.* 2014;63:2889-2934.

33. Grijalva C, Nuorti J, Grigffin M. Antibiotic prescription rates for acute respiratory tract infections in US ambulatory settings. *JAMA.* 2009;302(7):758-766.

34. Aliberti S, Kaye K. The changing microbiologic epidemiology of community-acquired pneumonia. *Postgrad Med.* 2013;125(6):31-42.

35. Chow A, Benninger M, Brook I, Brozek J, Goldstein E, Hicks L. IDSA clinical practice guideline for acute bacterial rhinosinusitis in children and adults. *Clin Infect Dis.* 2012;54(8):1041-1045.

36. Graves BW. Respiratory conditions and cardiovascular conditions. In: Brucker MC, King TL, eds. *Pharma-*

*cology for Women's Health*. 2nd ed. Burlington, MA: Jones & Bartlett Learning; 2017:549-586.

37. De Sutter A, Saraswat A, van Driel M. Antihistamines for the common cold. *Cochrane Database Syst Rev.* 2015;11:CD009345. doi:10.1002/14651858 .CD009345.pub2.

38. Hayward G, Thompson M, Perera R, Del Mar C, Glasziou P, Heneghan C. Corticosteroids for the common cold. *Cochrane Database Syst Rev.* 2012;8:CD008116. doi: 101002/14651858CD008116pub2.

39. Meltzer EO, Hamilos DL. Rhinosinusitis diagnosis and management for the clinician: a synopsis of recent consensus guidelines. *Mayo Clin Proc.* 2011;86(5): 427-443.

40. Grohskopf LA, Sokolow LZ, Broder KR, et al. Prevention and control of seasonal influenza with vaccines: recommendations of the Advisory Committee on Immunization Practices—United States, 2016–17 influenza season. *MMWR Recomm Rep.* 2016;65(RR-5):1-65.

41. Centers for Disease Control and Prevention. People at high risk of developing flu–related complications. 2016. Available at: https://www.cdc.gov/flu/about/disease /high_risk.htm. Accessed March 13, 2017.

42. Fiore A, Fry A, Shay D, Gubareva L, Bresee J, Uyeki T. Antiviral agents for the treatment and chemoprophylaxis of influenza: recommendations of the Advisory Committee on Immunization Practices (ACIP). *MMWR Recommend Rep.* 2011;60(RR01):1-24.

43. Shulman S, Bisno A, Clegg H, et al. Clinical practice guideline for the diagnosis and management of group A streptococcal pharyngitis: 2012 update by the Infectious Disease Society of America. *Clin Infect Dis.* 2012; 55(10):e86-e102.

44. Becker L, Hom J, Villasis-Keever M, van der Wouden J. Beta₂-agonist drugs for treating cough or a clinical diagnosis of acute bronchitis. *Cochrane Database Syst Rev.* 2009;3:CD001841. doi:101002/14651858 CD001726pub5.

45. Albert R. Diagnosis and treatment of acute bronchitis. *Am Fam Physician,* 2010;82(11):1345-1350.

46. Braman SS. Chronic cough due to acute bronchitis: ACCP evidence-based clinical practice guidelines. *Chest.* 2006;129(1 suppl):95S-103S.

47. Afshari A, Pagani L, Harbarth S. Year in review 2011: critical care—infection. *Crit Care.* 2011;16(6):242.

48. Mandel L, Wunderink R, Anzueto A, et al. Infectious Diseases Society of America/American Thoracic Society consensus guidelines on the management of community-acquired pneumonia in adults. *Clin Infect Dis.* 2007;44(suppl 2):S27-S72.

49. Almirall J, Bolibar I, Serra-Prat M, et al. New evidence of risk factors for community-based pneumonia: a population based study. *Euro Respir J.* 2008;31(6):1274-1284.

50. Musher DM, Thorner AR. Community-acquired pneumonia. *N Engl J Med.* 2014;371(17):1619-1628.

51. Bartlett J. Diagnostic tests for agents of community-acquired pneumonia. *Clin Infect Dis.* 2011;52(suppl 4):S296-S304.

52. Centers for Disease Control and Prevention. Pertussis (whooping cough) surveillance and reporting. 2016. Available at: https://www.cdc.gov/pertussis/images /incidence-graph.png. Accessed April 29, 2017.

53. Hamborsky J, Kroger A, Wolfe S. Pertussis. In: Hamborsky J, Kroger A, Wolfe S, eds. *Epidemiology and Prevention of Vaccine-Preventable Diseases.* 13th ed. Washington, DC: Public Health Foundation; 2015. Available at: https://www.cdc.gov/vaccines/pubs/pinkbook /pert.html. Accessed March 13, 2017.

54. Centers for Disease Control and Prevention. Postexposure antimicrobial prophylaxis. 2015. Available at: https://www.cdc.gov/pertussis/outbreaks/pep.html. Accessed March 13, 2017.

55. Centers for Disease Control and Prevention. Most recent asthma data. 2016. Available at: https://www .cdc.gov/asthma/most_recent_data.htm. Accessed March 13, 2017.

56. National Asthma Education and Prevention Program. *Expert Panel Report: Guidelines for the Diagnosis and Management of Asthma (EPR-3).* Bethesda, MD: National Heart, Lung, and Blood Institute; 2007.

57. National Heart, Lung, and Blood Institute. Asthma care quick reference. 2012. Available at: http://www.nhlbi .nih.gov/files/docs/guidelines/asthma_qrg.pdf. Accessed March 13, 2017.

58. Centers for Disease Control and Prevention. Tuberculosis. 2017. Available at: https://www.cdc.gov/tb/. Accessed September 27, 2017.

59. Centers for Disease Control and Prevention. *Core Curriculum on Tuberculosis: What the Clinician Should Know.* 6th ed. Atlanta, GA: Centers for Disease Control and Prevention; 2013. Available at: https:// www.cdc.gov/tb/education/corecurr/pdf/corecurr _all.pdf. Accessed April 29, 2017.

60. Peery A, Dello E, Lund J, Crockett S, McGowan C, Bulsiewicz W. Burden of gastrointestinal disease in the United States: 2012 update. *Gastroenterol.* 2012;143(5):1179-1187, e3.

61. Chey WD, Leontiadis GI, Howden CW, Moss SF. ACG clinical guideline: treatment of *Helicobacter pylori* infection. *Am J Gastroenterol.* 2017;112:212-238.

62. National Center for Health Statistics. *Summary Health Statistics for US Adults: National Health Interview Survey 2010.* Series 10, No. 252. Hyattsville, MD: U.S. Department of Health and Human Services; January 2012.

63. Fashner J, Gitu J. Diagnosis and treatment of peptic ulcer disease and *H. pylori* infection. *Am Fam Physician.* 2015;91(4):236-242.

64. Wilhelm S, Johnson J, Kale-Pradhan P. Treating bugs with bugs: the role of probiotics as adjunctive therapy for *Helicobacter pylori. Ann Pharmacother.* 2011;45(7-8):960-966.

65. Schmidt M, Dumot JA, Søreide O, Søndenaa K. Diagnosis and management of gallbladder calculus disease. *Scand J Gastroenterol.* 2012;47(11):1257-1265.

66. Buckius M, McGrath B, Monk J, Grim R, Bell T, Ahuja

V. Changing epidemiology of acute appendicitis in the United States: study period 1993–2008. *J Surg Res.* 2012;175(2):185-190.

67. Wilms IMHA, de Hoog DENM, de Visser DC, Janzing HMJ. Appendectomy versus antibiotic treatment for acute appendicitis. *Cochrane Database Syst Rev.* 2011;11:CD008359. doi:10.1002/14651858.CD008359.pub2.

68. Scallan E, Hoekstra R, Angulo F, et al. Foodborne illness acquired in the United States—major pathogens. *Emerg Infect Dis.* 2011;17(1):7-16.

69. Connor BA. Travelers' diarrhea. In: *CDC Health Information for International Travel.* 2017. Available at: https://wwwnc.cdc.gov/travel/yellowbook/2018/the-pre-travel-consultation/travelers-diarrhea. Accessed October 1, 2017.

70. Higgins D, Johanson J. Epidemiology of constipation in North America: a systematic review. *Am J Gastroenterol.* 2004;99:750-759.

71. Rome III Diagnostic Criteria for Functional Gastrointestinal Disorders. Available at: http://www.romecriteria.org/assets/pdf/19_RomeIII_apA_885-898.pdf. Accessed March 13, 2017.

72. Weinberg D, Smalley W, Heidelbaugh J, Sultan S. American Gastroenterological Association Institute guideline on the pharmacological management of irritable bowel syndrome. *Gastroenterology.* 2014;147(5):1146-1148.

73. Centers for Disease Control and Prevention. Surveillance for viral hepatitis—United States, 2011. 2013. Available at: https://www.cdc.gov/hepatitis/statistics/2011surveillance/commentary.htm#background. Accessed March 13, 2017.

74. Centers for Disease Control and Prevention. Viral hepatitis. 2017. Available at: https://www.cdc.gov/hepatitis/. Accessed March 13, 2017.

75. Centers for Disease Control and Prevention. Surveillance for viral hepatitis—United States, 2014. 2016. Available at: https://www.cdc.gov/hepatitis/statistics/2014surveillance/commentary.htm#background. Accessed March 13, 2017.

76. Hamborsky J, Kroger A, Wolfe S. Hepatitis A. In: Hamborsky J, Kroger A, Wolfe S, eds. *Epidemiology and Prevention of Vaccine-Preventable Diseases.* 13th ed. Washington, DC: Public Health Foundation; 2015:135-148.

77. Centers for Disease Control and Prevention. Viral hepatitis: hepatitis C information. Available at: https://www.cdc.gov/hepatitis/hcv/index.htm. Accessed March 13, 2017.

78. American Association for the Study of Liver Diseases, Infectious Diseases Society of America. Recommendations for testing, managing, and treating hepatitis C. 2017. Available at: http://www.hcvguidelines.org. Accessed March 13, 2017.

79. Tohme R, Holmberg SD. Transmission of hepatitis C virus infection through tattooing and piercing: a critical review. *Clin Infect Dis.* 2012;54(8):1167-1178.

80. Emmanuel B, Shardell MD, Tracy L, Kottilil S, El-Kamary SS. Racial disparity in all-cause mortality among hepatitis C virus–infected individuals in a general US population, NHANES III. *J Viral Hepat.* 2016;24(5):380-388.

81. Barber AE, Norton JP, Spivak AM, Mulvey MA. Urinary tract infections: current and emerging management strategies. *Clin Infect Dis.* 2013;57(5):719-724.

82. O'Dell KK. Pharmacologic management of asymptomatic bacteriuria and urinary tract infections in women. *J Midwifery Womens Health* 2011;56:248-265.

83. Gupta K, Hooton TM, Naber KG, Wullt B, Colgan R, Miller LG. International clinical practice guidelines for the treatment of acute uncomplicated cystitis and pyelonephritis in women: a 2010 update by the Infectious Diseases Society of America and the European Society for Microbiology and Infectious Diseases. *Clin Infect Dis.* 2011;52(5):e103-e120.

84. Foxman B. Urinary tract infection syndromes: occurrence, recurrence, bacteriology, risk factors, and disease burden. *Infect Dis Clin North Am.* 2014;28(1):1-13.

85. Nicolle LE. Uncomplicated urinary tract infection in adults including uncomplicated pyelonephritis. *Urol Clin North Am.* 2008;35(1):1-12.

86. Rahn DD, Carberry C, Sanses TV, et al. Vaginal estrogen for genitourinary syndrome of menopause: a systematic review. *Obstet Gynecol.* 2014;124(6):1147-1156.

87. Foxman B, Buxton M. Alternative approaches to conventional treatment of acute uncomplicated urinary tract infection in women. *Curr Infect Dis Rep.* 2013;15(2):124-129.

88. Barbosa-Cesnik C, Brown MB, Buxton M, et al. Cranberry juice fails to prevent recurrent urinary tract infection: results from a randomized placebo-controlled trial. *Clin Infect Dis* 2011; 52:23.

89. McLennan MT. Interstitial cystitis: epidemiology, pathophysiology, and clinical presentation. *Obstet Gynecol Clin North Am,* 2014;41(3):385-395.

90. Berry SH, Elliott MN, Suttorp M, et al. Prevalence of symptoms of bladder pain syndrome/interstitial cystitis among adult females in the United States. *J Urol.* 2011;186:540-544.

91. Morgan MSC, Pearle MS. Medical management of renal stones. *BMJ.* 2016;352:i52.

92. Hollingsworth JM, Rogers MAM, Kaufman SR, et al. Medical therapy to facilitate urinary stone passage: a meta-analysis. *Lancet.* 2006;368(9542):1171-1179.

93. Samplaski MK, Irwin BH, Desai M. Less-invasive ways to remove stones from the kidneys and ureters. *Cleveland Clin J Med.* 2009;76(10):592-598.

94. Scales CD Jr, Smith AC, Hanley JM; Project UDiA. Prevalence of kidney stones in the United States. *Eur Urol.* 2012;62:160-165.

95. National Cholesterol Education Program (NCEP) Expert Panel on Detection, Evaluation, and Treatment of High Blood Cholesterol in Adults (Adult Treatment Panel III). Third Report of the National Cholesterol Education Program (NCEP) Expert Panel on Detection, Evaluation, and Treatment of High Blood Cholesterol in Adults (Adult Treatment Panel III) final report.

*Circulation*. 2002 Dec 17;106(25):3143-3421.

96. American Diabetes Association. Standards of medical care in diabetes—2017. *Diab Care*. 2017;40(suppl 1): S1-S135.

97. Inzucchi SE, Majumdar SK. Current therapies for the medical management of diabetes. *Obstet Gynecol*. 2016;127:780-794

98. Reis JP, Loria CM, Sorlie PD, Park Y, Hollenbeck A, Schatzkin A. Lifestyle factors and risk for new-onset diabetes in a large population-based prospective cohort study. *Ann Intern Med*. 2011;155(5):292-299.

99. Helfand M. *Screening for Thyroid Disease*. Systematic Evidence Review No. 23. (Prepared by the Oregon Health & Science Evidence-based Practice Center under contract no. 290-97-0018.) Rockville, MD: Agency for Healthcare Research and Quality; 2004. Available at: https://www.ahrq.gov/downloads/pub /prevent/pdfser/thyrser.pdf. Accessed October 5, 2017.

100. U.S. Preventive Services Task Force. Final recommendation statement: thyroid dysfunction: screening. 2015 . Available at: https://www.uspreventiveservicestaskforce .org/Page/Document/RecommendationStatementFinal /thyroid-dysfunction-screening. Accessed March 13, 2017.

101. Garber JR, Cobin RH, Gharib H, et al. Clinical practice guidelines for hypothyroidism in adults: cosponsored by the American Association of Clinical Endocrinologists and the American Thyroid Association. *Endocr Pract*. 2012;18(6):989-1028.

102. Maizels M, Houle T. Results of screening with the brief headache screen compared with a modified ID-Migraine. *Headache*. 2008;48:385-394.

103. Headache Classification Committee of the International Headache Society (IHS). The International Classification of Headache Disorders, 3rd edition (beta version). *Cephalalgia*. 2013;33:629-808.

104. Holroyd KA, Stensland M, Lipchik GL, Hill KR, O'Donnell FS, Cordingley G. Psychosocial correlates and impact of chronic tension-type headaches. *Headache*. 2000;40:3-16.

105. Diener H-C, Gold M, Hagen M. Use of a fixed combination of acetylsalicylic acid, acetaminophen and caffeine compared with acetaminophen alone in episodic tension-type headache: meta-analysis of four randomized, double-blind, placebo-controlled, crossover studies. *J Headache Pain*. 2014;15(1):76.

106. Linde K, Allais G, Brinkhaus B, et al. Acupuncture for the prevention of tension-type headache. *Cochrane Database Syst Rev*. 2016;4:CD007587. doi:10.1002 /14651858.CD007587.pub2.

107. Christiansen S, Jürgens T, Klinger R. Outpatient combined group and individual cognitive-behavioral treatment for patients with migraine and tension-type headache in a routine clinical setting. *Headache*. 2015;55(8):1072-1091.

108. Verhagena AP, Damena L, Bergera MY, Passchierb J, Koesa BW. Lack of benefit for prophylactic drugs of tension-type headache in adults: a systematic review.

*Fam Pract*. 2010;27(2):151-165.

109. Jackson JL, Shimeall W, Sessums L, et al. Tricyclic antidepressants and headaches: systematic review and meta-analysis. *BMJ*. 2010;341:c5222. doi:10.1136 /bmj.c5222.

110. Fumal A, Schoenen J. Tension-type headache: current research and clinical management. *Lancet Neurol*. 2008;7(1):70-83.

111. Tepper SJ, Dahlöf CGH, Dowson A, et al. Prevalence and diagnosis of migraine in patients consulting their physician with a complaint of headache: data from the landmark study. *Headache*. 2004;44:856-864.

112. Burch RC, Loder S, Loder E, Smitherman TA. The prevalence and burden of migraine and severe headache in the United States: updated statistics from government health surveillance studies. *Headache*. 2015;55:21-34.

113. Stewart WF, Wood C, Reed ML, Roy J, Lipton RB. Cumulative lifetime migraine incidence in women and men. *Cephalalgia*. 2008;28(11):1170-1178.

114. Deneris A, Allen PR, Hayes EH, Latendresse G. Migraines in women: current evidence for management of episodic and chronic migraines. *J Midwifery Womens Health*. 2017;62(3):270-285.

115. Curtis KM, Tepper NK, Jatlaoui TC, et al. U.S. medical eligibility criteria for contraceptive use, 2016. *MMWR Recomm Rep*. 2016;65(RR-3):1-104.

116. Fisher R, Acevedo C, Wiebe S, et al. ILAE official report: a practical clinical definition of epilepsy. *Epilepsia*. 2014;55(4):475-482.

117. Samba Reddy D. Neuroendocrine aspects of catamenial epilepsy. *Horm Behav*. 2013;63(2):254-266.

118. Pack AM, Olarte LS, Morrell MJ, Flaster E, Resor SR, Shane E. Bone mineral density in an outpatient population receiving enzyme-inducing antiepileptic drugs. *Epilepsy Behav*. 2003;4(2):169.

119. Gaffield ME, Culwell KR, Lee CR. The use of hormonal contraception among women taking anticonvulsant therapy. *Contraception*. 2011;83(1):16-29.

120. Yuen AW, Thompson PJ, Flugel D, Bell GS, Sander JW. Mortality and morbidity rates are increased in people with epilepsy: is stress part of the equation? *Epilepsy Behav*. 2007;10(1):1-7.

121. Becker J, Norab DB, Gomesa I, et al. An evaluation of gender, obesity, age and diabetes mellitus as risk factors for carpal tunnel syndrome. *Clin Neurophysiol*. 2002;113:1429-1434.

122. Kozak A, Schedlbauer G, Wirth T, Euler U, Westermann C, Nienhaus A. Association between work-related biomechanical risk factors and the occurrence of carpal tunnel syndrome: an overview of systematic reviews and a meta-analysis of current research. *BMC Musculoskelet Disord*. 2015;16:231. doi:10.1186 /s12891-015-0685-0.

123. Page MJ, Massy-Westropp N, O'Connor D, Pitt V. Splinting for carpal tunnel syndrome. *Cochrane Database Syst Rev*. 2012;7:CD010003.

124. Page MJ, O'Connor D, Pitt V, Massy-Westropp N. Exercise

and mobilisation interventions for carpal tunnel syndrome. *Cochrane Database Syst Rev.* 2012;6:CD009899.

125. Waterman BR, Owens BD, Davey S, Zacchilli MA, Belmont PJ. The epidemiology of ankle sprains in the United States. *J Bone Joint Surg Am.* 2010; 92(13):2279-2284.

126. Chan KW, Ding BC, Mrozcek KJ. Acute and chronic lateral ankle instability in the athlete. *Bull Hosp Joint Dis.* 2011;69(1):17-26.

127. Stiell IG, Greenberg GH, McKnight RD, et al. Decision rules for the use of radiography in acute ankle injuries: refinement and prospective validation. *JAMA* 1993;269(9):1127-1132.

128. Tiemstra JD. Update on acute ankle sprains. *Am Fam Physician.* 2012;85(12):1170-1176.

129. Schoenfeld BJ. The use of nonsteroidal anti-inflammatory drugs for exercise-induced muscle damage implications for skeletal muscle development. *Sports Med.* 2012;42(12):1017-1028.

130. National Center for Health Statistics. Health, United States, 2015. 2016. Available at: http://www.cdc.gov/nchs/hus.htm. Accessed March 13, 2017.

131. Stanton TR, Henschke N, Maher CG, Refshauge KM, Latimer J, McAuley JH. After an episode of acute low back pain, recurrence is unpredictable and not as common as previously thought. *Spine.* 2008;33(26):2923-2928.

132. Golob AL, Wipf JE. Low back pain. *Med Clin North Am.* 2014;98(3):405-428.

133. Casazza BA. Diagnosis and treatment of acute low back pain. *Am Fam Physician.* 2012;85(4): 343-350.

134. Goertz M, Thorson D, Bonsell J, et al. *Adult Acute and Subacute Low Back Pain.* Bloomington, MN: Institute for Clinical Systems Improvement; 2012.

135. Qaseem A, Wilt TJ, McLean RM, Forciea MA, for the Clinical Guidelines Committee of the American College of Physicians. Noninvasive treatments for acute, subacute, and chronic low back pain: a clinical practice guideline from the American College of Physicians. *Ann Intern Med.* February 14, 2017. [Epub ahead of print]. doi:10.7326/M16-2367.

136. Cifuentes M, Webster B, Genevay S, Pransky G. The course of opioid prescribing for a new episode of disabling low back pain: opioid features and dose escalation. *Pain.* 2010;151(1):22-29.

137. Hanifin JM, Reed ML; Eczema Prevalence and Impact Working Group. A population-based survey of eczema prevalence in the United States. *Dermatitis.* 2007;18(2):82-91.

138. Shaw TE, Currie GP, Koudelka CW, Simpson EL. Eczema prevalence in the United States: data from the 2003 National Survey of Children's Health. *J Invest Dermatol.* 2011;131(1):67-73.

139. Wollenberg A, Schnapp C. Evolution of conventional therapy in atopic dermatitis. *Immunol Allergy Clin North Am.* 2010;30(3):351-368.

140. Menter A, Gottlieb A, Feldman SR, et al. Guidelines for the management of psoriasis and psoriatic arthritis. Section 1. Overview of psoriasis and guidelines of care for the treatment of psoriasis with biologics. *J Am Acad Dermatol.* 2008;5:826-850.

141. Menter A, Korman NJ, Elmets CA, et al. American Academy of Dermatology guidelines of care for the management of psoriasis and psoriatic arthritis. Section 3. Guidelines of care for the management and treatment of psoriasis with topical therapies. *J Am Acad Dermatol.* 2009;60:643-659.

142. American Cancer Society. Basal and squamous cell skin cancers. 2017. Available at: https://www.cancer.org/cancer/basal-and-squamous-cell-skin-cancer.html. Accessed March 13, 2017.

143. Rosen T, Lebwohl MG. Prevalence and awareness of actinic keratosis: barriers and opportunities. *J Am Acad Dermatol.* 2013;68:S2-S9.

144. American Cancer Society. Cancer Statistics Center. 2017. Available at: https://cancerstatisticscenter.cancer.org/#/. Accessed March 13, 2017.

145. Little EG, Eide MJ. Update on the current state of melanoma incidence. *Dermatol Clin.* 2012;30(3):355-361.

146. Thomas SL, Hall AJ. What does epidemiology tell us about risk factors for herpes zoster? *Lancet Infect Dis.* 2004;4(1):26-33.

147. Tseng HF, Smith N, Harpaz R, et al. Herpes zoster vaccine in older adults and the risk of subsequent herpes zoster disease. *JAMA.* 2011;305(2):160-166.

148. Fatahzadeh M, Schwartz RA. Human herpes simplex virus infections: epidemiology, pathogenesis, symptomatology, diagnosis, and management. *J Am Acad Dermatol.* 2007;57:737-763.

149. Usatine RP, Tinitigan R. Nongenital herpes simplex virus. *Am Fam Physician.* 2010;82(9):1075-1082.

150. Cernik C, Gallina K, Brodell RT. The treatment of herpes simplex infections: an evidence-based review. *Arch Intern Med.* 2008;168(11):1137-1144.

151. Bernstein DI, Bellamy AR, Hook EW, et al. Epidemiology, clinical presentation, and antibody response to primary infection with herpes simplex virus type 1 and type 2 in young women. *Clinical Infect Dis.* 2013;56(3):344-351.

152. Kimberlin DW, Whitley RJ. Antiviral therapy of HSV-1 and -2. In: Arvin A, Campadelli-Fiume G, Mocarski E, et al., eds. *Human Herpesviruses: Biology, Therapy, and Immunoprophylaxis.* Cambridge, UK: Cambridge University Press; 2007. Available at: https://www.ncbi.nlm.nih.gov/books/NBK47444/.

153. Stevens DL, Bisno AL, Chambers HF, et al. Practice guidelines for the diagnosis and management of skin and soft tissue infections: 2014 update by the Infectious Diseases Society of America. *Clin Infect Dis.* 2014;59(2):e10-e52. doi:10.1093/cid/ciu444.

154. Dhar DA. Furuncles and carbuncles. In: *Merck Manual.* Available at: http://www.merckmanuals.com/professional/dermatologic-disorders/bacterial-skin-infections/furuncles-and-carbuncles. Accessed March 13, 2017.

155. Liu C, Bayer A, Cosgrove SE, et al. Management of patients with infections caused by methicillin-resistant

*Staphylococcus aureus*: clinical practice guidelines by the Infectious Diseases Society of America (IDSA). *Clin Infect Dis*. 2011;e18-e55. doi:10.1093/cid/ciq146.

156. Hall W, Degenhardt L. Adverse health effects of non-medical cannabis use. *Lancet*. 2009;374(9698): 1383-1391.

157. Meier MH, Caspi A, Ambler A, et al. Persistent cannabis users show neuropsychological decline from childhood to midlife. *Proc Natl Acad Sci USA*. 2012;109(40):E2657-E2664. doi:10.1073 /pnas.1206820109.

158. Centers for Disease Control and Prevention. Marijuana and public health: health effects. Available at: https://www.cdc.gov/marijuana/health-effects.htm. Accessed March 13, 2017.

159. Centers for Disease Control and Prevention. Opioid overdose: understanding the epidemic. Available at: https://www.cdc.gov/drugoverdose/epidemic/. Accessed March 13, 2017.

160. Jones CM, Baldwin GT, Compton WM. Recent increases in cocaine-related overdose deaths and the role of opioids. *Am J Public Health*. 2017;107:430-432.

doi:10.2105/AJPH.2016.303627.

161. Meyer R, Patel AM, Rattana SK, Quock TP, Mody SH. Prescription opioid abuse: a literature review of the clinical and economic burden in the United States. *Popul Health Manag*. 2014;17(6):372-387. doi:10.1089/pop.2013.0098.

162. Chou R, Gordon DB, de Leon-Casasola OA, et al. Management of postoperative pain: a clinical practice guideline from the American Pain Society, the American Society of Regional Anesthesia and Pain Medicine, and the American Society of Anesthesiologists' Committee on Regional Anesthesia, Executive Committee, and Administrative Council. *J Pain*. 2016;17(2):131-157. doi:10.1016/j.jpain.2015.12.008.

163. Substance Abuse and Mental Health Services Administration. *SAMHSA Opioid Overdose Prevention Toolkit*. HHS Publication No. (SMA) 16-4742. Rockville, MD: Substance Abuse and Mental Health Services Administration; 2016.

164. Osbore K. Regulation of controlled substance prescribing: an overview for certified nurse-midwives and certified midwives. *J Midwifery Womens Health*. 2017;62(3);341-347.

# 7

# 营　养

MARY K.BARGER

## 健康与营养

健康与营养息息相关,适当的营养是维持人类生长、发育和保持健康所必需的。随着人们对人体的微生物、细胞以及神经功能作用的关注,反过来增加了我们对食物和健康之间直接联系的认识[1]。女性的预期寿命已达 80 岁以上,其更应该意识到健康的饮食对预防心血管疾病(cardiovascular disease,CVD)、癌症、成人型糖尿病、骨质疏松、失明等疾病的重要性。维持合理的体重、均衡饮食、戒烟、规律运动是降低疾病负担简单而有效的方式。然而,不幸的是,超过 36% 的美国妇女属于肥胖[2],且自 2009 年起,她们没有选择健康的饮食和生活方式,反而减少了水果、蔬菜的摄入量、增加了高脂肪的食物摄入量[3]。

对于助产士来说,为了应对这种不良趋势,应在日常的实践中纳入营养咨询,以帮助妇女能够在众多营养建议中进行辨别。此外,女性需要掌握一些基本的营养原则,鉴别进食时的生理反应,以及熟悉目前的膳食指南。本章节认为,良好的营养是生命所必需的,包括妊娠女性在内,其主要原则是一样的,比如维持合理的体重。本章节主要探讨基础营养及其对心理的影响。尽管营养专家了解个体饮食结构很重要,但女性也应积极关注适宜的食物种类及饮食多样化的需要,而不是单纯的宏量及微量营养素。

### 营养原则与营养素推荐

营养素是食物的化学组成成分,人类维持健康需要 40 多种不同的营养素,包括宏量营养素(脂肪、碳水化合物和蛋白质)和微量营养素(维生素和矿物质)。此外,水也是必需的营养素,但它并不属于宏量或微量营养素。宏量营养素主要为机体提供能量。水、维生素、矿物质虽然不能提供能量,但也是必需的,可通过机体中的脂肪、碳水化合物和蛋白质供能而被利用。

现今,维生素和矿物质的制剂越来越流行,一些女性也错误地认为它们可提供机体所有必需的营养素。值得注意的是,人类应该从各种食物中获取宏量和微量营养素,而不是从维生素和矿物质的制剂中获取,且饮食需均衡以避免营养过剩或缺乏。食物种类多样性在保证营养和预防疾病,比如:癌症、心脏疾病等方面都是必需的。现有研究显示,低健康风险与良好的饮食习惯有关,这是由于食物和食物搭配中各物质的综合作用,而不是任意单一物质或营养素的作用。

## 营养学标准术语

美国的膳食指南定期更新,最近的一版是 2015 年出版的第 8 版[4]。2010 年的膳食指南强调了人们进食食物种类的重要性,而不是关注个体需要的某一单一营养素的水平[5]。但食品上的食物成分表仍然有用。故熟悉美国政府设定的营养指标也很重要。

美国的营养标准主要有 2 个来源:美国医学会(Institute of Medicine,IOM)食品与营养委员会[5]和美国食品与药品监督局(Food and Drug Administration,FDA)[6]。食品与营养委员会制定的营养标准最初用于第二次世界大战期间军人的营养供给。以后,这些标准用于与食物项目有关的政策制定,比如校园午餐计划和全球食品减负计划。最近的 FDA 指南的主要目的是帮助消费者在食物中获得推荐的营养素。

表 7-1 比较了 IOM 食品与营养委员会与 FDA 的食品营养指标[5,6]。其中一个重要的指标是每日推荐摄入量,这不仅确定了预防营养缺乏的最小营养素摄入量,也确定了降低慢性疾病,比如:骨质疏松、癌症等风险的营养素摄入量。

绝大部分食物标签都以每日摄入 2 000kcal(1kcal=4.2kJ)的食物为基础。但是,个体每日能量的需要量取决于每日消耗的能量。有几种方法可帮助计算个体每日所需的能量[7],但临床工作者可能没有时间来计算,另一种方法是根据个体性别、年龄、身高、体重和日常活动量等(可查本章节末的信息资源),通过网络来计算个体维持或减轻体重每日所需的能量。美国心脏协会的指南显示,安静状态下,19~30 岁的非肥胖型女性平均每日需 2 000kcal 的能量才能维持目前的体重。肥胖或体力活动丰富的女性维持体重则需要更多的能量,老年或需要减轻体重的女性需要的能量相对较少。

然而食物种类繁多,卡路里只是衡量食物的一种方式。本章节将回顾宏量营养素和微量营养素以及摄入食物的生理反应。

| 表 7-1 美国营养标准 |
|---|
| **美国医学会食品与营养委员会** |
| **每日推荐摄入量**(daily reference intakes,DRI) |
| 1. DRI 同时给出个体避免营养素缺乏和预防疾病的每日摄入量。 |
| 2. DRI 是每日推荐补充量和适当摄入量的综合指标 |
| 3. DRI 也给出了摄入营养素的最大耐受量,推荐的每日允许量,估计的平均需求量和充分摄入量。 |
| **最大耐受量**(tolerable upper intake level,UL) |
| 在不产生副作用的前提下,每日营养素摄入的最大水平。 |
| **每日推荐补充量**(recommended dietary allowances,RDA) |
| 1. 该指标定期制定和更新。 |
| 2. 可设定某种营养素的 3~7 天平均摄入量。 |
| 3. 目前至少有超过 40 种的必需营养素设定了 RDA。 |
| 4. RDA 设定的每日推荐量能满足 97%~98% 个体的需要量,但对有些个体而言,该设定值较高。 |
| **平均需要量**(estimated average requirement,EAR) |
| EAR 可满足 50% 人群的营养素需要水平。 |
| **适当摄入量**(adequate intakes,AI) |
| 对不能满足 EAR 人群的推荐量。 |
| **食品和药品管理局** |
| **每日摄入量**(daily values,DV) |
| 1. DV 主要用于帮助确定满足均衡、营养膳食的食物种类。 |
| 2. DV 基于每日摄入 2 000kcal 能量而得出。 |
| 3. DV 根据营养素的每日推荐量和每日摄入量来计算。 |
| **每日推荐量**(daily reference values,DRV) |
| 1. DRV 指出了每日膳食中蛋白质、碳水化合物和脂肪的推荐量。 |
| 2. DRV 指出了摄入每千卡能量需包含的膳食纤维量(克)。 |
| 3. DRV 指出了钠和钾的每日最大推荐量。 |
| **参考每日摄入量**(reference daily intake,RDI) |
| RDI 用于保证不同年龄人群的营养素需要量得到满足,根据 DRI 的最大耐受量计算而得出。 |

## 宏量营养素

宏量营养素含有热量,是供给身体能量的营养素。三个主要的宏量营养素是脂肪、碳水化合物和蛋白质。机体对宏量营养素需求量大,并以此满足机体对能量的大部分需求。健康膳食的一个主要原则是进食适当比例的脂肪、碳水化合物和蛋白质。

## 脂肪

脂肪是能量的重要来源,每克脂肪供能 9kcal,高于每克蛋白质和碳水化合物提供的能量(4kcal)。脂肪由脂肪酸组成,在机体中可发挥多种作用,包括促进脂溶性维生素的消化、吸收,构成生物膜等。储存在机体的脂肪可以维持体温衡定、保护内脏器官。此外脂肪的摄入可增加进餐的愉悦感和满足感。

20 世纪 50 年代初,美国心脏协会强调了美国人应减少膳食中脂肪的摄入,尤其是减少红色肉类、蛋类等中胆固醇的摄入。该推荐成功将美国人食物中总脂肪含量的摄入从 45% 降低到 33%[8]。但是,慢性病的发生主要与膳食中脂肪摄入的类型有关,而与能量摄入中脂肪所占的比例无关。"坏脂肪"可导致人们的血糖、血脂升高,增加肥胖和 2 型糖尿病的风险等[9]。

### 体脂

体脂应与膳食中的脂肪相区分。比如食物中的胆固醇(一种存在于所有动物组织内的像脂肪一样的东西)不同于血液中的胆固醇(血脂检测的一部分)。前者存在于动物类的食物中,比如:肉类、蛋类。而血液中的胆固醇是机体产生的一种蜡状的脂肪样物质,储存在肝脏中。尽管食物中的胆固醇与血脂水平轻度相关[10],但两者的关系也很复杂。比如:蛋类中的胆固醇含量高,但也富含其他营养素,这也许可以平衡胆固醇对心血管系统的不良影响。此外,如果有人早餐用一份高糖食物,如一大份松饼代替一个鸡蛋,那可能会对机体造成更多损害。

正如女性生殖系统的解剖与生理章节所提及的,机体利用血液中的胆固醇合成类固醇激素,比如:雌激素和孕激素,血液中的胆固醇也可帮助合成维生素 D 和胆汁,同时也是细胞膜的重要组成成分。

机体中的胆固醇可分为几种亚型,最主要的是低密度脂蛋白(low-density lipoprotein,LDL)和高密度脂蛋白(high-density lipoprotein,HDL)。LDL 将肝脏的胆固醇转运至机体其他部位,细胞依附于其上并吸收 LDL 及胆固醇。多余的 LDL 可促进动脉壁上脂肪斑块聚集导致动脉弹性下降,管腔变窄,最终形成动脉粥样硬化。如果斑块碎裂、移动,可能导致心血管事件,比如:心脏病发作、脑卒中。因此,LDL 通常被认定为"不好的"胆固醇。相反,HDL 可避免胆固醇在动脉聚集,将其转运回肝脏,因此 HDL 被认为是"好的"胆固醇。高水平 HDL 可预防冠心病和心肌梗死。运动与 HDL 水平升高、心血管疾病风险降低密切相关。与男性不同的是,女性个体的 HDL 水平总胆固醇中的比例比总胆固醇水平更能预测心血管事件的发生风险。

最新的膳食指南推荐:每日膳食中胆固醇的摄入量 <300mg/d,而且强调血清 HDL 水平至少为 35mg/dl,保持在 60mg/dl 最好。总胆固醇与 HDL 的比例至少为 5:1,理想比为 3.5:1。

脂肪通过血液转运到细胞的另一种方式是形成甘油三酯。血清中甘油三酯主要来源于摄入的脂肪,尤其是反式脂肪,或者肝脏或体脂的重新合成。甘油三酯合成的数量与碳水化合物的消耗密切相关。甘油三酯过多时会以脂肪的形式进行储存,当需要供能时,储存的脂肪再分解供能。高水平的甘油三酯是否是导致心脏疾病的独立危险因素还尚存争议,因为许多个体甘油三酯水平高的同时,LDL 胆固醇水平也高,而 HDL 胆固醇水平较低[11]。但是,与男性相比,女性个体高水平甘油三酯确定是预测心血管疾病风险的因素,也是导致 2 型糖尿病、代谢综合征和缺血性脑卒中的危险因素。美国营养与健康检查调查(NHANES)数据显示,1990~2010 年,美国人群,包括吃降脂药的人群血清总胆固醇、LDL、HDL 和甘油三酯的水平均下降[12]。

### 膳食脂肪

膳食脂肪主要由脂肪酸组成,可分成 4 种类型:反式脂肪酸、饱和脂肪酸、多不饱和脂肪酸和单不饱和脂肪酸。

### 反式脂肪酸

植物油在同时有氢气和催化剂的情况下加热,可产生反式脂肪酸和部分氢化油。反式脂肪酸的优点在于遇冷凝固(便于运输),结构比较稳定,即使重新加热,结构也不易被破坏(保质期长),可用于制作油炸食品。牛肉和日常膳食中存在少量反式脂肪酸,但其主要存在于加工食品中。反式脂肪酸是有害的,它能升高 LDL 胆固醇水平,降低 HDL 胆固醇水平,也可刺激前列腺素和其他二十烷类激素分泌,增加炎症反应、血小板聚集和血管收缩的风险。这些因子联合作用可增加心血管疾病、糖尿病、胆结石、体重增加和不孕的风险[13]。护士健康研究杂志报道,反式脂肪酸的供能每增加 2%,冠心病的风险增加 23%[14]。有幸的是,最近关于反式脂肪酸对健康不良影响的研究和食物标签要求的公开使得许多产品返厂以清除部分氢化油。美国 2003~2009 年间,平均反式脂肪酸的摄入量从 4.6g/d 降低到 1.3g/d[15]。

### 饱和脂肪酸

饱和脂肪酸可从动物类和植物类食物中获得,室温下通常呈固态。饱和脂肪酸主要来源于动物脂肪、黄油、全脂牛奶、椰油、棕榈油等。饱和脂肪酸会对血清脂蛋白的水平产生不利影响。

### 不饱和脂肪酸

与饱和脂肪酸不同,不饱和脂肪酸对机体是有益的,比如:提高血清胆固醇水平、减轻炎症反应、稳定心律等。不饱和脂肪酸主要来源于植物油、坚果类和种子类食物中,室温下呈液态。

不饱和脂肪酸主要有 2 种类型:单不饱和脂肪酸和多不饱和脂肪酸。前者主要来源于橄榄油、花生等,后者主要来源于菜籽油、鳄梨油等油类,杏仁、山核桃等坚果类,南瓜籽、葵花籽等种子类食物。多不饱和脂肪酸按化学结构分类,可分为 2 种类型,omega-6 (n-6) 和 omega-3 (n-3) 多不饱和脂肪酸,机体均无法合成,需从食物中获取,属于必须脂肪酸。红花、向日葵、玉米、大豆、亚麻籽油、菜籽油等均含有 omega-6。而鱼油,比如鲑鱼、凤尾鱼、沙丁鱼鱼油;藻类;植物,比如亚麻种子、核桃;油类,比如大豆油、菜籽油等均是 omega-3 多不饱和脂肪酸的良好来源。

从 20 世纪 50 年代开始,美国人膳食中的 (n-3)

多不饱和脂肪酸的量显著减少,这主要是由于食物链的改变。现今,绝大多数肉类均来自于谷物饲养型动物。相对而言,谷物饲养型动物的肉类中 (n-3) 多不饱和脂肪酸的含量低于草类饲养型动物。鱼油的消耗量也比同期下降,可能与鱼类中重金属的含量超标有关。观察性研究发现,心脏疾病、脑卒中和情绪紊乱与 (n-3) 多不饱和脂肪酸的摄入量有关[16]。补充 (n-3) 多不饱和脂肪酸的试验显示其对心脏疾病的预防作用存在混淆因素。也有证据表明,这种补充对已经存在心脏病变的人群有一定的预防心血管事件的作用,但在预防心律失常中的作用有限[17]。

总的来说,脂肪中获取的能量对人群心血管健康和其他健康并不重要,重要的是,摄入的脂肪酸的类型。食物中应尽量摄入避免反式脂肪酸,增加多不饱和脂肪酸和单不饱和脂肪酸的摄入,以降低心血管疾病的风险。消费者应慎重选择含有反式脂肪酸和饱和脂肪酸的食物。此外,另一个比较好的建议是减少食物中的红色肉类和全脂奶制品,增加鱼类的摄入 (每周至少 2 次),增加豆制品、非氢化植物油和坚果类食物的摄入。表 7-2 提供了 19~30 岁女性人群宏量营养素的每日推荐量,表 7-3 显示的是女性人群宏量营养素的每日推荐摄入量[5,18]。

| 表7-2 | 19~30 岁女性人群宏量营养素的每日推荐量 | |
| --- | --- | --- |
| | **每日推荐能量摄入百分比** | |
| | **FDA 推荐标准** | **IOM 推荐标准** |
| **脂肪** | 30% | 20%~35% |
| 饱和脂肪酸 | <10% | 尽可能的少进食 |
| 胆固醇 | [<300mg] | 尽可能的少进食 |
| 反式脂肪酸 | 0 | 0 |
| **碳水化合物** | 60% | 45%~65% |
| 膳食纤维 | [25g] | [28g] |
| **蛋白质** | 10% | 10%~35% |

| 表7-3 | 女性人群宏量营养素的每日推荐摄入量 | | | | |
| --- | --- | --- | --- | --- | --- |
| | **非妊娠女性** | | **妊娠女性** | | **哺乳期女性** |
| | **14~18 岁** | **成年女性** | **单胎妊娠** | **多胎妊娠** | |
| 碳水化合物 (g) | 130 | 130 | 175 | 330 | 210 |
| 膳食纤维 (g) | 26 | 21~25 | 28 | 28 | 29 |
| 脂肪 (g) | 不确定 | 不确定 | 不确定 | 156 | 不确定 |
| 蛋白质 (g) | 46 | 46 | 71 | 175 | 71 |
| 水 (L) | 2.3 | 2.7 | 3.0 | 3.0 | 3.0 |

## 碳水化合物

碳水化合物是食物中糖类的主要来源,为机体细胞代谢提供必需的能量,可从谷物、蔬菜、水果和糖果等中获取。除膳食纤维外,其余所有的碳水化合物均可被分解成葡萄糖并吸收入血。葡萄糖、半乳糖和果糖均可被机体立即使用或以糖原的形式储存在肝脏或肌肉组织中,直到机体需要时再转化为葡萄糖供能。

以前,碳水化合物分为单一碳水化合物和复合碳水化合物。人们被鼓励多进食复合碳水化合物。然而,实用不同种复合碳水化合物后的生理反应无明显差异。因为碳水化合物摄入后刺激产生胰岛素的分泌量是机体生理反应的关键因素。研究者已经发展了 2 种评估这种生理反应的方法:血糖指数和血糖负荷[19]。通常情况下摄入升高血糖的食物会加重脂蛋白的表达,增加血栓形成,引起血糖代谢异常,增加炎性反应和细胞增生。

### 血糖指数

血糖指数(glycemic index,GI)是一种用于测量摄入一份含有 50g 葡萄糖的食物 2h 后的血糖反应的方法。食物中的膳食纤维和脂肪的含量可通过减缓碳水化合物的吸收而影响血糖指数。因此,精加工的谷物,如白面包、大米饭和面粉的 GI 较高,比如大米饭的 GI 是 89,而糙米的 GI 是 48。蔬菜因膳食纤维的含量较高,糖分含量较低,故 GI 也较低。甚至有时候很难测量蔬菜的 GI,比如:要进食大量的西兰花才含有 50g 的葡萄糖。虽然水果有天然的甜味,但因其含有膳食纤维,所以 GI 也较低,比如一个苹果的 GI 是 10。一般而言,食物的 GI<55 属于低血糖指数的食物,>70 属于高血糖指数的食物。许多食物的血糖指数值已经发表[16],可以在澳大利亚悉尼大学的官网上获得。

### 血糖负荷

血糖负荷(glycemic load,GL)与 GI 相比,GL可更好地测量某种食物刺激胰岛素分泌的量。GL=GI×摄食量,一般用 100g 食物表示。食物的GL<10 属于低血糖负荷食物,GL>20 属于高血糖负荷食物,GL 在 10~20 之间属于中等血糖负荷的食物。比如:一份糙米的 GI 是 45,则对应的 GL 是18;同样一份大米饭的 GI 是 83,则对应的 GL 是43,这是未加工的食物比精加工食物刺激产生的胰岛素更少的典型例子。同样的,所有水果都比果汁刺激产生的胰岛素更少,比如:进食 3~4 个橘子与8 小勺橘子汁的 GL 相当。已对多种食物的 GI 进行报道[21],但只能从澳大利亚悉尼大学的网站上获取。正如前面讨论的一样,进食高糖食物会使血清脂蛋白水平升高、促进血栓的形成、导致血糖代谢异常、增加炎症反应和细胞增殖。

### 膳食纤维

膳食纤维是一种复杂的碳水化合物,由不能被小肠内的酶消化的非淀粉类多糖组成。因可溶于水,膳食纤维可呈固态或非固态。固态的膳食纤维包括水果中的果胶、燕麦和大麦中的葡聚糖、豆类和谷物的胚芽等。非固态的膳食纤维包括菜叶中的纤维素、蔬菜的根茎(比如甜菜和胡萝卜)、麸皮、小麦粒和植物茎叶里的半纤维素等。典型的美国膳食以低膳食纤维为特点,美国成人平均每日的膳食纤维摄入量为 16g 左右,或者说仅 60% 的美国成人膳食纤维可达推荐摄入量[17]。研究表明,膳食纤维与降低心脏疾病的风险密切相关,最可能原因是降低了总胆固醇和 LDL 胆固醇水平。膳食纤维也可降低 2 型糖尿病、便秘等的风险。

IOM 和美国农业部(USDA)推荐碳水化合物的每日供能应占总供能的 45%~65%。个体应尽可能多的摄入低糖高膳食纤维的食物,比如:全麦类食物、蔬菜和水果等,减少高糖食物,比如甜品、功能饮料、加工谷物,比如大米饭、土豆等。女性每日膳食纤维的理想摄入量为 20~28g/d。

## 蛋白质

蛋白质是细胞的基本组成成分,也是细胞生长、再生和修复的必需物质,比如酶类、血红蛋白、抗体等。而蛋白质由氨基酸组成。氨基酸不同的排列形式的排列组合决定了每种蛋白质的特定形态。

目前,将近 20 种氨基酸是人类生长和发育所必需的。机体可合成绝大部分所需的氨基酸,但有 9种氨基酸必须从食物中获取,因此被称为必需氨基酸。家畜、家禽、鱼类、蛋类等蛋白质可提供所有的必需氨基酸,这些也称为完全蛋白质。而素食主义者的必需氨基酸可从植物蛋白中获取[20]。

蛋白质不能在机体储存,每日摄入的蛋白质均被利用以保证机体器官,比如肌肉等的运作。蛋白质每日的推荐摄入量为 0.8~10g/kg,或者蛋白质供能占总能量的 10%~35%。但在发展中国家蛋白质的摄入量不足很常见,而绝大部分美国人群的蛋白质摄入量过高。美国女性蛋白质的平均摄入量为70g/d,或者提供身体热量的16%,只有8%的青少年和老年妇女的蛋白质的摄入量低于每日推荐标准[21]。

尽管机体无法识别氨基酸的来源是动物蛋白还是植物蛋白。但是,提供机体蛋白质的食物也通常包含其他的营养素,比如:饱和脂肪酸。护士健康研究的证据表明,植物蛋白中的碳水化合物可降低女性心脏疾病的风险[22]。表7-4是富含蛋白质的食物列表[23]。

## 人体对食物吸收的生理反应

食物是比大多数药物更强效的激素兴奋剂。因此,我们需要花费更多的时间去评估个体的饮食并帮助她们选择更好的食物。机体进食后的反应,取决于食物宏量营养素和微量营养素的组成。为预防炎症反应和其他疾病,尤其是慢性病,进食后最重要的生理反应是胰岛素的分泌。胰岛素的分泌是对摄食后血糖反应的量和速度的直接反应,这种反应可以用血糖指数进行测量。

区分高糖食物与低糖食物对于了解机体生理反应是很重要的[19]。高糖食物会使血糖迅速升高并产生高血糖反应,从而引起胰岛素的类似反应,随后血糖水平的下降快于胰岛素水平,最终导致高胰岛素水平和低血糖水平,并且抑制胰高血糖素的分泌。此情况发生,机体反应为糖储量足够,因而抑制游离脂肪酸阻碍机体储存脂肪供能。而在低血糖水平的情况下,会导致脑功能不良,从而刺激食欲,尤其是进食高糖食物。几小时后,为维持血糖正常,骨骼肌会产生胰岛素抵抗以糖的摄入。相反,游离脂肪酸和皮质醇被储存在肝脏中。此外,其他炎症类激素也被释放,引起氧化应激和自由基的过多破坏。随着时间推移,"高血糖 - 胰岛素分泌 - 游离脂肪酸损害胰岛 β 细胞"不断循环,这可能导致 2 型糖尿病,也影响其他疾病的进程,包括心血管疾病、癌症、神经管缺陷和胆囊病变等[28]。

从谷物、豆类、水果和蔬菜中进食高碳水化合物的食物会产生更温和的血糖反应,胰岛素的水平随着血糖水平的变化而变化,但不会超过血糖水平。因此,胰高血糖素水平的变化也适宜。随着时间的推移,血糖水平下降,储存的脂肪可被利用于供能直至下一次进食。

| 表7-4 | 富含蛋白质的食物列表 | | | | |
|---|---|---|---|---|---|
| 食物 | 重量 | 蛋白质含量(g) | 食物 | 重量 | 蛋白质含量(g) |
| **完全蛋白质** | | | **不完全蛋白质** | | |
| 烤牛肉 | 85g | 26 | 小扁豆 | 1 碗(熟) | 18 |
| 烤鸡肉 | 85g | 27 | 大豆(熟) | 1 碗 | 12~15 |
| 鲜金枪鱼 | 85g | 25 | 豆腐干 | 1/2cup | 10 |
| 猪腰 | 85g | 23 | 青豆 | 1 碗 | 9 |
| 腌牛肉 | 85g | 22 | 藜麦(熟) | 1 碗 | 8 |
| 金枪鱼罐头 | 85g | 20 | 花生酱 | 2Tbsp | 8 |
| 火腿 | 85g | 19 | 花生 | 28.35g | 7 |
| 鸡胸肉片(熟) | 85g | 17 | 鸡蛋面(熟) | 1 碗 | 7 |
| 大马哈鱼 | 85g | 17 | 糙米(熟) | 1 碗 | 5 |
| 扇贝 | 85g | 17 | 大米(熟) | 1 碗 | 4 |
| 白干奶酪 | 1/2 碗 | 14 | 全麦面包 | 1 片 | 4 |
| 鸡蛋 | 2 大个 | 13 | 葵花籽 | 28.35g | 4 |
| 虾 | 85g | 12 | | | |
| 酸奶 | 1 碗 | 8-12 | | | |
| 牛奶 | 1 碗 | 8 | | | |
| 切达干酪 | 28.35g | 7 | | | |

脂肪酸的代谢引起机体的另一种重要生理反应。这种代谢会产生不同形式的二十烷类。二十烷类可暂时有效地刺激激素的释放以帮助传递细胞内信号,调节环磷酸腺苷(cyclic adenosine monophosphate,cAMP)。首先认识的二十烷类是前列腺素,但助产士也应认识其他的二十烷类,比如前列腺素 $E_2$、前列腺素 $F_2$-α 等。这些均可抑制 cAMP,促进炎症反应,促进血小板聚集和细胞增殖,引起血管收缩。而其他的性激素会产生相反的作用。因此,在营养方面,二十烷类包括胰岛素、胰高血糖素、(n-3)多不饱和脂肪酸、反式脂肪酸等。简单来说,良好的营养不仅取决于食物类型,也取决于机体对食物及暴露于病毒与压力所产生的生理和化学反应。

## 微量营养素:维生素和矿物质

微量营养素是机体需要量非常小的膳食中的成分。机体代谢和利用宏量营养素需要多种酶和激素的共同作用,同时也需要微量营养素的参与,尤其是维生素和矿物质,但它们绝大部分都不能被机体所合成。

维生素是机体内的有机物质,是机体细胞内代谢反应的催化剂,而矿物质是非有机物质。维生素包括脂溶性维生素和水溶性维生素。维生素和矿物质是维持机体健康的重要物质。因少部分维生素在女性健康中有重要作用或因为美国女性容易缺乏,故将在此进行详述。妊娠相关的维生素和矿物质的问题将在"妊娠期营养"一章进行详述。表 7-5 列出了 14~70 岁女性维生素和矿物质的每日推荐摄入量,这也适用于妊娠期和泌乳期女性[24]。

## 脂溶性维生素

水溶性维生素可被机体排泄出体外,也不能被机体储存,而脂溶性维生素可储存于机体脂肪组织中,因此,大剂量的脂溶性维生素对机体有潜在不良影响,比如:当食物中的视黄醇被吸收,维生素 A 聚集,可引起肝毒性、视力问题以及增加髋部骨折的风险等。

| 表 7-5 | 女性维生素和矿物质的每日推荐摄入量 | | | | | |
|---|---|---|---|---|---|---|
| 维生素 /<br>矿物质 | 非妊娠期 | | | 妊娠期 | 哺乳期 | 食物来源 |
| | 14~18 岁 | 19~50 岁 | 51~70 岁 | | | |
| $V_A$(μg) | 700 | 700 | 700 | 770 | 1 200 | 黄色 / 橘色的蔬菜和水果 |
| $V_C$(mg) | 65 | 75 | 75 | 85 | 120 | 柑橘类水果 |
| $V_D$(IU) | 600 | 600 | 600 | 600~4 000* | 600~4 000* | 强化食品 |
| $V_E$(mg) | 15 | 15 | 15 | 15 | 19 | 坚果、植物油 |
| $V_{B1}$(mg) | 1.1 | 1.1 | 1.1 | 1.4 | 1.4 | 猪肉、谷物 |
| $V_{B2}$(mg) | 1.1 | 1.1 | 1.1 | 1.4 | 1.4 | 肉类、谷物 |
| 烟酸(mg) | 14 | 14 | 14 | 18 | 17 | 肉类、坚果、豆类 |
| $V_{B6}$(mg) | 1.2 | 1.3 | 1.5 | 1.9 | 2.0 | 鸡肉、鱼类、谷物 |
| 叶酸(μg) | 400 | 400 | 400 | 600 | 500 | 多叶蔬菜、动物肝脏、强化食品 |
| $V_{B12}$(μg) | 2.4 | 2.4 | 2.4 | 2.6 | 2.8 | 动物类食物 |
| 钙(mg) | 1 300 | 1 000 | 1 200 | 1 300 | 1 300 | 乳制品 |
| 镁(mg) | 360 | 320 | 320 | 350~360 | 310~320 | 海产品、豆类、谷物 |
| 磷(mg) | 1 250 | 700 | 700 | 700 | 700 | 肉类 |
| 钾(g) | 4.4 | 4.7 | 4.7 | 4.7 | 5.1 | 杏、无花果、大豆 |
| 碘(μg) | 150 | 150 | 150 | 220 | 290 | 加碘盐、海产品 |
| 铁(mg) | 15 | 18 | 8 | 27 | 9 | 肉类、蛋类 |
| 胆碱(mg) | 400 | 425 | 425 | 450 | 450 | 蛋类 |
| 锌(mg) | 9 | 8 | 8 | 11 | 12 | 蛋黄、动物内脏、牡蛎 |

* 低值:Institute of Medicine;高值:Hollis,Wagner

维生素 A 对视力(尤其是夜间视力)、免疫系统和细胞生长都很重要,但其在美国人群并未严重缺乏。但对缺乏维生素 A 的人群来说,维生素 A 也属于重要的营养素。表 7-6 列出了目前美国妊娠期妇女微量元素摄入情况[25,26]。

维生素 D 可促进钙、磷的吸收,也促进牙齿、骨骼中矿物质的保存。此外,因大部分机体存在维生素 D 受体,维生素 D 也参与维持血压、血糖稳定和调节免疫系统等。维生素 D 并不是真正的维生素,因为当皮肤暴露于紫外线下,人体可合成维生素 $D_3$。维生素 $D_3$ 的合成需要阳光,受日照的强度的影响,尤其受纬度和季节、空气污染以及抑制皮肤吸收功能的因素,比如色素沉着、日照暴露时间和衰老等的影响。尽管肠道吸收障碍的个体肠道维生素 $D_3$ 吸收水平下降,但鱼油和鱼肝油是补充维生素 $D_3$ 的来源。维生素 $D_2$ 是维生素 D 的另一种形式,可从植物固醇中获取,比如蘑菇。维生素 D 也可从强化乳品中获得。维生素 $D_3$ 和维生素 $D_2$ 是非活性形式,在肝脏中转化成 25(OH)D,最常用于评估机体维生素 D 水平的形式;然后在肾脏中转化成 1,25(OH)$_2$D,具有生理活性的形式。

维生素 D 缺乏是指血清中 25(OH)D 的水平低于 10ng/ml(25nmol/L),易导致佝偻病和骨骼肌病等。在成人中,维生素 D 缺乏,可导致甲状腺功能亢进、骨质丢失和骨质疏松等。因此,机体维生素 D 水平至少高于 10ng/ml(25nmol/L)。近期,IOM 饮食与营养协会的关于维生素 D 及其在健康和疾病中的作用的系统评价显示,应根据骨质健康结局来设定维生素 D 的摄入量并将维生素 D 缺乏定义为维生素 D 的水平低于 20ng/ml,并且推荐机体维生素 D 的浓度为 50~100nmol/L(20~40ng/ml)[27]。同时,IOM 推荐的摄入量在阳光不足时为 600~800IU,最高不超过 4 000IU。但是,美国内分泌协会、美国老年病学会,以及中欧指南推荐维生素 D 水平最少应为 75nmol/L(30ng/ml),理想的水平是 75~155nmol/L(40~60ng/ml)[28,29]。这些组织认为成人每日需消耗 1 500~2 000IU,最高不超过 10 000~40 000IU 的维生素 D 才能维持理想浓度。肥胖、服用降糖药物、抗艾滋病毒的药物或者有胃肠道疾病、胃旁路术后患者维生素 D 的需要量是正常人的 2~3 倍[28]。

尽管目前对于维生素 D 缺乏的水平还存在争论,是 25(OH)D<20ng/ml(50nmol) 还是 25(OH)D<30ng/ml(80nmol),但美国所有种群女性都存在维生素 D 缺乏,这是无疑的。非西班牙裔黑人女性和莫斯科女性的维生素 D 水平最低,分别为 11ng/ml 和 18.8ng/ml[25]。

| 表 7-6 | 2003—2006 年美国国家营养和健康调查中美国 20~39 岁妇女不同种族微量营养素推荐量和实际摄入状况 | | | | |
|---|---|---|---|---|---|
| 微量元素<br>(测量) | 妇女应摄入<br>的足够水平 | 全部 20~39<br>岁妇女 | 20~39 岁妇女实际摄入水平<br>几何平均数值 | | |
| | | | 墨西哥裔 | 非西班牙裔黑人 | 非西班牙裔白人 |
| 维生素 A(μg/dl) | >20 | 50.0 | 45.0 | 42.7 | 53.5 |
| 维生素 $B_{12}$(pg/ml) | >400 | 439 | 501 | 489 | 414 |
| 维生素 D 25(OH)D(nmol/L) | ≥50 or 75 | 55.3 | 43.9 | 32.7 | 66.7 |
| 维生素 E(μg/dl) | >500 | 1 010 | 1 000 | 917 | 1 040 |
| 红细胞叶酸(ng/ml) | >95[a]<br>>330[b] | 253 | 256 | 213 | 267 |
| 血清铁(ng/ml) | >15 | 38.1 | 33.7 | 30.1 | 41.0 |
| 碘:尿排泄(ng/L) | 100~199 | 118 | 171 | 118 | 112 |
| 碘:妊娠期[c] | 150~249 | 129[d] | | | |

[a] 到达预防巨幼红细胞贫血的量

[b] 到达预防神经管缺陷的量

[c] 2005-2010 年(Caldwell)

[d] 在推荐量以下

Data from National Center for Environmental Health. *Second National Report on Biochemical Indicators of Diet and Nutrition in the U.S. Population*. Atlanta, GA: Centers for Disease Control and Prevention; 2012[25]; Caldwell KL, Pan Y, Mortensen ME, Makhmudov A, Merrill L, Moye J. Iodine status in pregnant women in the National Children's Study and in U.S. women (15–44 years), National Health and Nutrition Examination Survey 2005–2010. *Thyroid*. 2013;23(8):927-937.[26]

## 水溶性维生素

### 叶酸

在水溶性 B 族维生素中,叶酸(维生素 $B_9$)对孕期女性尤为重要,因其可预防神经管畸形。这部分内容将在产前护理部分进行讨论。叶酸是 DNA 和 RNA 合成的必要材料。观察性研究发现,高叶酸水平可降低癌症(尤其是大肠癌)、心血管疾病和痴呆的风险。补充叶酸和其他维生素 B 被证实可降低同型半胱氨酸水平,这也与心血管疾病有关。然而大样本随机对照实验并未发现维生素 B 的补充能降低疾病的风险。但叶酸的缺乏会导致巨细胞性贫血。营养不良、饮酒、有消化道疾病以及服用抑制叶酸吸收的药物等均可导致女性叶酸的缺乏(抗痉挛药,柳氮磺胺吡啶)。

叶酸可从动物肝脏和绿叶蔬菜(比如菠菜)中获取。美国的微量营养素的首要食物来源基本与宏量营养素一致。叶酸水平可通过血清叶酸和红细胞叶酸水平进行测量,后者更灵敏,也可反映较长时间内的叶酸水平。

女性机体叶酸水平的最低值和最高值分别为 3ng/ml(10nmol/L) 和 220ng/ml(340nmol/L)。总的来说,美国人群并未出现叶酸缺乏。因美国在 20 世纪 90 年代中期开始实施食品强化,所有年龄段、种族人群的叶酸缺乏率 <1%[30]。尽管高叶酸水平中毒的风险较小,但过多可能加重贫血和与维生素 $B_{12}$ 缺乏有关的认知障碍的症状。因此,叶酸的摄入量超过 1mg 及以上,需在医生指导下服用。

总的来说,绝大部分美国女性维生素摄入充足,除了部分人需要补充叶酸和维生素 $B_{12}$,还有维生素 D,比如老年女性中。20 世纪,营养学家已经深入研究了维生素对健康的重要作用。通过补充维生素预防慢性病的随机对照实验并未获得满意结果。抛开美国的整体饮食结构不说,这可能是因为维生素的补充并不能完全取代食物中宏量营养素的种类和数量对机体的影响。

### 维生素 $B_{12}$

维生素 $B_{12}$ 缺乏会引起贫血,神经以及认知功能紊乱包括抑郁[31,32]。每个人的膳食中都需要含有维生素 $B_{12}$,人类自身并不能产生维生素 $B_{12}$;人体结肠部位的细菌可以产生维生素 $B_{12}$,但是大部分并不具有生物可利用性。容易出现维生素 $B_{12}$ 缺乏的人群是患有小肠疾病或炎性肠病、曾经作过胃旁路手术、素食主义者以及老年人。如果孕妇维生素 $B_{12}$ 缺乏,应该立即给予治疗,因为维生素 $B_{12}$ 缺乏可能影响胎儿的发育。

牛肝、牛肉、富含脂肪的鱼(例如三文鱼)、奶类制品等都是优秀的维生素 $B_{12}$ 的膳食来源。对于素食主义者来说,维生素 $B_{12}$ 可以从豆类以及其他如酵母—— 一种维生素 $B_{12}$ 强化食品中获得。

年龄较大的成年人中萎缩性胃炎很常见,而萎缩性胃炎影响对维生素 $B_{12}$ 吸收。因此食物和营养委员会推荐年龄超过 50 岁的人应常规补充维生素 $B_{12}$ 或进食强化维生素 $B_{12}$ 的食物[33]。2015 年的一个荟萃分析表明对抑郁症患者联合补充维生素 $B_{12}$ 和抗抑郁药并没有显示短期效果,但是补充维生素 $B_{12}$ 可能利于预防抑郁症的复发[31]。

维生素 $B_{12}$ 补充剂可注射、口服或经鼻摄入。口服是相对经济和广泛使用的。氰钴胺素是最常见的,也是研究最佳的 $B_{12}$ 补充剂。一个典型的维生素 $B_{12}$ 的补充方案是 250~500μg/d,这可能可以代偿补充剂吸收不良。然而,吸烟者应该知道补充氰钴胺素维生素 $B_{12}$ 可能对他们没有效果;吸烟者可能会在尿液中排出更多的氰钴胺素[32]。关于这个主题的研究还没有定论,但是吸烟者可以会考虑非氰钴胺形式的维生素 $B_{12}$,比如甲基钴胺。虽然一些资料表明舌下更容易吸收,但唯一比较吸收途径的研究发现,舌下和口服维生素 $B_{12}$ 的疗效并没有差异[33]。摄入较高剂量的维生素 $B_{12}$ 的剂量并没有与任何不良健康问题相关,因此并没有耐受最大量[34]。

总之,除了某些人群缺乏叶酸或维生素 $B_{12}$,美国的大多数妇女除了维生素 D 外,维生素的摄入是足够的。相较于 20 世纪获得的维生素的基本知识,营养学家们了解了更多维生素对健康的影响。尽管随机对照的临床研究显示补充维生素预防慢性病的效果令人失望,但是,也可能是由于以往的研究没有考虑到整个膳食的成分,补充维生素并不足以克服膳食中宏量元素的数量和类型而引起的生理反应。

## 矿物质

矿物质是存在于土壤中被植物或动物吸收,或者溶于水肿的化学物质。在人体中发现的 5 大矿物质是钙、镁、磷、钾和钠。其他机体需要量小的矿物质,称为"微量元素"。微量元素在人体内有特殊功能,包括钴、铜、碘、铁、锰、钼和硒。这一章回顾的是那些最容易缺乏并因此引起不良健康结局的矿物质。

## 钙

钙不仅是牙齿和骨骼的必要组成成分,也是神经传导、肌肉收缩和凝血所必需的。30% 的 50 岁以上的美国女性都因骨质疏松而存在骨折的风险[35]。骨峰值在儿童和青少年时期增大骨峰值很有必要。然而,青少年时期的女性钙的摄入量最少,为(918±30)mg,仅 13%~15% 的人群可在饮食和补充钙制剂的情况下达到日常推荐量 1 300mg[36]。此外,钙也在儿童及青少年时期参与骨骼的构成。对女性而言,通过日常饮食保证钙的摄入很重要。而许多老年女性都需要通过日常补充钙剂和碳酸钙制剂满足钙的需要。表 7-7 是常见含钙的食物及其含钙量。

| 表 7-7 | 常见含钙的食物 | | | | |
|---|---|---|---|---|---|
| 食物名称 | 食物量 | 钙(mg) | 食物名称 | 食物量 | 钙(mg) |
| **乳制品** | | | **水果和蔬菜** | | |
| 水果味无脂肪酸奶 | 226.8g | 345 | 强化钙剂橘子汁 | 170g | 200 |
| 加钙牛奶 | 226.8g | 400 | 橘子 | 1 个 | 52 |
| 牛奶(1%) | 226.8g | 300 | 无核葡萄干 | 56.7g | 28 |
| 乳糖牛奶 | 226.8g | 300 | 花椰菜(水煮) | 1/2 碗 | 31 |
| 美国奶酪 | 28.35g | 174 | 鲜紫甘蓝(熟) | 1 碗 | 268 |
| 切达干酪 | 28.35g | 204 | 冷藏紫甘蓝(熟) | 1/2 碗 | 179 |
| 马苏里拉奶酪 | 28.35g | 222 | 鲜菠菜(熟) | 1 碗 | 245 |
| 无脂肪白软干酪 | 226.8g | 125 | 冷藏菠菜 | 1/2 碗 | 145 |
| 冰激凌 | 226.8g | 176 | 鲜甘蓝(熟) | 1 碗 | 94 |
| 无脂肪奶片 | 30ml | 104 | 鲜芥菜 | 1 碗 | 165 |
| **海产品** | | | 大黄 | 1 碗 | 105 |
| 蛤罐头 | 85g | 78 | 红糖水 | 30ml | 118 |
| 大马哈鱼罐头 | 85g | 240 | **坚果、种子和豆类** | | |
| 沙丁鱼罐头 | 56.7g | 216 | 杏仁 | 28.35g | 76 |
| 海鲈鱼 | 85g | 29 | 芝麻酱 | 15ml | 84 |
| 烤比目鱼 | 85g | 51 | 白豆罐头 | 1 碗 | 191 |
| 虾 | 85g | 60 | 海军豆罐头 | 1 碗 | 123 |
| **豆制品** | | | **麦片** | | |
| 豆腐干 | 113.4g | 253 | 速溶燕麦片 | 1 包 | 105 |
| 鲜豆腐 | 113.4g | 150 | 麦粒 | 1/2 碗 | 121 |
| 豆奶 | 226.8g | 300 | 普通麦片 | 1 碗 | 112 |
| **抑酸剂** | | | 全麦片 | 3/4 碗 | 1 000 |
| 常规碳酸钙片剂 | 1 片 | 200 | 玉米饼(约 15cm) | 1 | 45 |
| 碳酸钙强化片剂 | 1 片 | 300 | 全麦面包 | 1 片 | 30 |

碘

碘有助于维持甲状腺的正常功能。碘的缺乏可引起甲状腺肿大。食物中的碘主要来源于加碘盐、鱼和藻类。从 20 世纪 70 年代后期到 21 世纪,美国人群碘的摄入量下降了 50%,主要与减少了加碘食盐和海产品的摄入有关,但人群机体内含碘量比较稳定[26]。值得注意的是,目前市场上流行的进口盐,如:盐之花、锡盐等不含碘。碘的每日推荐摄入量为 150μg,可保持尿碘水平为 100μg/L。最近的研究显示,在一般情况下,美国人群可摄取足够的碘,但 34% 的育龄女性的尿碘水平低于上述水平。目前碘缺乏最严重的人群是非西班牙裔黑人[26]。

铁

铁在全球范围内都是比较容易缺乏的,尤其在女性人群中。铁是合成血红蛋白、肌红蛋白的必需物质。机体 80% 的铁存于红细胞中,可通过血红蛋白进行测量。非红细胞中的铁以铁蛋白的形式进行储存。转铁蛋白是一种转运储存铁的蛋白质。非妊娠期女性因月经期间铁的流失可能存在缺铁性贫血的风险。吸收不良的女性,比如患有炎症性肠病或减重术后的女性,是缺铁性贫血的高危人群。每日约有 1mg 的铁经肠道丢失,而存在幽门螺杆菌感染、疟疾和肠道寄生虫的女性每日铁流失量超过 1mg。

食物中的铁包括 2 种形式:亚铁血红素和非亚铁血红素。前者主要存在于动物性食品中,且更易被吸收。比如,亚铁血红素的吸收率 20%~30%,而非亚铁血红素的吸收率仅 2%~10%。表 7-8 列出了常见的含铁丰富的食物。铁的吸收也与女性机体的需求量相匹配。如果女性体内储存了足够的铁,那么食物中铁的吸收率仅 10% 左右。如果女性体内的铁缺乏,食物中铁的吸收率可达 40%。

一些食物或制剂可增加或抑制铁的吸收,这部分内容将在对女性的建议部分进行探讨。牛肉、鸡肉、海产品等肉类、含有维生素 A(对维生素 A 缺乏者)和维生素 C 的食物、腌制蔬菜和调味酱(比如泡菜、韩国泡菜和酱油等)均可促进铁的吸收,而含有肌醇六磷酸的食物(比如全谷类、燕麦、坚果等)、含有酚类的食物(比如茶、咖啡、红酒等)、钙及其制剂、植物蛋白均可抑制铁的吸收。抑酸剂也可减少铁的吸收。异食癖(持续性进食一些非营养类物质),包括吃冰,也可能是贫血的症状或导致贫血的原因。贫血纠正,异食癖也可消失。

机体储存铁的丢失和贫血的发展是一个渐进性的过程。测量机体铁的含量是否充足,有以下几种方法。最常用的方法是评估红细胞的特征。通过生化测试测量血清铁蛋白和转铁蛋白饱和度。缺铁性贫血的实验室检查结果将在“产前护理”章节进行探讨。尽管缺铁性贫血属于小细胞性贫血,但在后期也将出现血红细胞的形状改变[38]。

NHANES 的数据显示,美国非妊娠女性缺铁性贫血的比例约占 11%,妊娠期女性缺铁性贫血的则翻倍。但这个数据测量的是机体储存铁,比如血清铁蛋白或转铁蛋白。如果采用最常用的方法 - 测量血红蛋白来评估缺铁性贫血,则其发生率稍低,约为 6%[37]。但由于不同种族采用的维生素制剂不同,因而黑人和拉丁美裔人贫血的比例较高。接近 10%~13% 的老年女性患有贫血,且黑人老年女性贫血率至少是白人老年女性的两倍[38]。

| 表 7-8　常见含铁的食物 | | | | | |
| --- | --- | --- | --- | --- | --- |
| 食物名称 | 食物量 | 铁(mg) | 食物名称 | 食物量 | 铁(mg) |
| 早餐麦片 | 1 碗 | 5~18 | 猪肉 | 85g | 2 |
| 西梅汁 | 1 碗 | 10 | 芝麻 | 56.7g | 2 |
| 鸡肝 | 85g | 8 | 多叶蔬菜(熟) | 1 碗 | 2 |
| 牛肝 | 85g | 7 | 红糖水 | 1 汤匙 | 2 |
| 麦乳 | 1/2 碗 | 7 | 玉米 / 小麦饼(约 15cm) | 1 个 | 1.8/0.7 |
| 牡蛎 | 6 只 | 6 | 鸡肉 | 85g | 1 |
| 葵花籽 | 56.7g | 4 | 车前草 | 1 碗 | 1 |
| 李子 | 10 个 | 4 | 花生酱 | 30ml | 0.6 |
| 小扁豆 / 腰豆 / 鹰嘴豆 | 2.3 碗 | 2~3 | 牛肉 | 85g | 3 |

被诊断为缺铁性贫血的女性应在日常饮食中增加含铁量丰富的食物的摄入,并在餐前 2h 和餐后 4h 避免服用抑酸剂以纠正贫血。另外一种方法则是补充铁剂。在日常饮食的基础上,增加 30~100mg 铁元素的摄入,可在 2 周内监测到网织红细胞计数的增加,而血红蛋白的增加可在 3~4 周内监测到。亚铁盐类制剂是治疗缺铁性贫血的口服铁剂的首选,且与维生素制剂一起服用可增加铁剂的吸收。

铁剂治疗的不良反应与剂量有关,比如恶心、腹胀、腹痛、便秘等。许多女性会因上述不良反应而中止治疗。因此,女性患者应被告知可能的不良反应及应对策略。一种日常铁剂的补充方法为每周服用 1~2 次元素铁 120mg。且不建议患者加倍复合维生素的剂量来增加铁剂的吸收,因其可能导致机体内的脂溶性维生素超标。

表 7-9 列出了铁剂的类型和每种剂量元素铁的含量。不推荐患者选择肠溶型缓释性铁剂,因其在肠道吸收很少,且可能未吸收就被排泄出体外。铁剂的一个关键的安全性问题是铁剂补充,尤其是孕期的处方药,是儿童中毒的首要因素对胎儿的影响[39]。所有女性用药都需谨慎,考虑到其对后代的影响。

## 维生素和矿物质补充剂的作用

一般情况下,微量营养素均可在每日摄入的各种(至少每天 5 种)蔬菜和水果及保证充足日照中获取。但是,不足 1/4 的美国人能够达到每日水果推荐量,只有 13% 的人能够达到每日蔬菜推荐量[40]。

而各种制剂并不是健康饮食的替代品。研究表明,每日摄入复合维生素制剂会对机体产生一些不良影响。美国预防医学工作组(USPSTF)并不推荐

人们常规服用复合或单一维生素制剂来预防慢性疾病,比如心血管疾病。但是,该推荐并不适用于缺乏维生素人群,包括胃旁路术后、吸收不良或者服用影响吸收的药物等情况的女性。正如"饮食模式"一节所探讨的,素食者尤其是纯素食主义者应当考虑到补充受限。然而,任何人同时服用大量的铁剂和维生素,尤其是脂溶性维生素可能会有不良影响。

虽然研究表明复合维生素制剂并不能用于预防慢性疾病,但是多个专家小组对这些研究提出了质疑。首先,这些研究使用了非正式的复合维生素的概念,也就是说,研究包含了不同的维生素数量以及出现或缺乏特定的矿物质。其次,大部分研究是横断面研究并且完全依靠自我报告,这些都可能是不准确的,特别是回顾过去多年的摄入情况。

一项医师健康纵向研究确实发现摄入复合维生素制剂与上皮癌和白内障的减少有关[41]。最新的系统综述表明,复合维生素制剂 / 矿物质不会造成任何的伤害[42]。因此,总的来说,服用复合维生素 / 矿物质补充剂"以防万一"似乎没有什么害处,尽管这可能不是花钱的好方法。

## 膳食模式

谈到营养,健康照护者应该就会向女性强调健康的膳食模式,这与所有体重的女性都相关,适用于所有年龄段的女性人群。大多数外行人对"膳食"的理解比较狭隘,比如被理解为"减肥餐"。因此,使用比较有效又避免重复的词——"膳食模式"可用于描述对女性营养方面的建议。美国农业部推荐强调三种健康的饮食模式:① 2010 年美国膳食指南,这与膳食金字塔相似;②地中海饮食模式;③健康素食模式。

| 表 7-9 | 铁剂 | | | | |
|---|---|---|---|---|---|
| 铁剂类型 | 名称(商品名) | 服用剂量及含铁量 | 铁剂类型 | 名称(商品名) | 服用剂量及含铁量 |
| 铁盐 | | | 多糖铁 / 羰基铁 | | |
| 片剂 | 硫酸铁(费奥索) | 325(60) | 片剂 | 羰基铁(费奥索) | 50(45) |
| | 富马酸亚铁(富血铁) | 200(66) | | 多糖铁(费雷 -150) | 150(150) |
| | 葡萄糖酸亚铁(弗冈) | 300(35) | | | |
| 口服液 | 硫酸铁(费奥索) | 220(44)/5ml | 口服液 | 羰基铁 | 60(60)/5ml |
| | 葡萄糖酸亚铁(无谷蛋白食物) | >(10)/10ml | | 多糖铁(力蜚能) | 100(100)/5ml |

## 平衡膳食金字塔和健康饮食盘

平衡膳食金字塔是由哈佛大学公共卫生学院营养系的职员开发的,并在1991年被美国美国农业部采用[43]。膳食金字塔是一张图片,用来说明不同食物类别每日应该摄入量[43]。金字塔的最底层和大部分的饮食是由蔬菜、水果,健康脂肪以及全谷物组成的。金字塔的顶端是那些摄入较少的食物,如红肉、黄油、肉制品、精制谷物、含糖饮料和盐[43]。

2011年美国农业部用健康饮食餐盘图(图7-1)取代了平衡膳食金字塔[45]。健康饮食餐盘图的优势在于简单明了,但是它没能传达膳食金字塔开发者推荐的食物选择(比如:全谷物优于其他谷物)。即便如此,健康饮食餐盘图是一个可以与平衡膳食金字塔一起使用的简易教学工具,表7-10列出了健康饮食模式的主要原则[8,43-45]。本章末尾的参考资料部分链接到哈佛版本的"平衡膳食金字塔和健康饮食餐盘图",可以更详细地了解其在临床实践中的应用。基本上,可以看到她们餐盘的一半应该是蔬菜和水果(每天至少5种蔬菜和水果),四分之一应该是全谷物,四分之一是蛋白质,剩余的是健康的不饱和脂肪酸。当然液体的摄入也很重要,特别是当摄入高血糖、高卡路里的食物时,例如在含糖饮料中发现零卡路里。

在"平衡膳食金字塔"和"健康饮食餐盘图"中所提倡的饮食模式与另外两种模式相似,即地中海饮食和DASH饮食(控制高血压的饮食方法),这两种模式可以减少慢性疾病,尤其是心血管疾病。

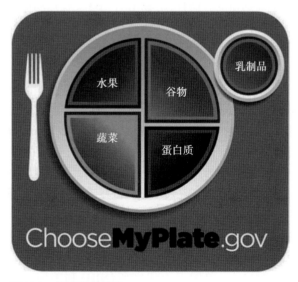

图7-1 健康饮食餐盘

| 表7-10 | 膳食平衡金字塔的主要原则 |
| --- | --- |

1. 进食健康的脂肪酸:避免反式脂肪酸的摄入,以进食单不饱和脂肪和多不饱和脂肪酸为主。
2. 选择消化吸收慢的碳水化合物:尤其是整个的水果、蔬菜、大豆和坚果等;选择全谷类食物,比如糙米。
3. 植物蛋白的摄入至少占蛋白质总摄入量的50%,其余蛋白质尽量来源于鱼肉、蛋类,减少红肉的摄入。
4. 进食大量的水果和蔬菜:每天至少5种。
5. 选择低能量的饮料(水是最好的选择):咖啡和茶适度饮用,选择低脂牛奶,橘子汁最多一小杯,避免高糖饮料,限制饮酒。
6. 每日维生素和矿物质的摄入满足推荐摄入量。
7. 每日运动,至少慢走30min,以保持健康的体重。

## 地中海饮食

地中海饮食主要强调进食蔬菜、谷物、豆类、坚果、种子类食物;同时加上鱼类、肉类或者蛋类;以及少量的奶酪或酸奶;且40%左右的供能来自脂肪,主要是橄榄油[46]。类似地,DASH饮食强调每天进食8~10种水果和蔬菜,选择低脂或无脂的蛋白质来源。DASH饮食也要求限制食盐的摄入量、脂肪供能<27%,且除了要求饱和脂肪酸供能<7%以外,并未限制脂肪的类型。DASH饮食的一个变种是理想的宏量营养素摄入预防心脏病的OmniHeart(Optimal Macronutrient Intake Trial to Prevent Heart Disease)饮食。它更严格限制了碳水化合物的摄入,以蛋白质和不饱和脂肪酸作替代。但调查者指出,与DASH饮食相比,OmniHeart膳食更有利于控制血压、血脂和降低心血管疾病的风险[47]。最终,多伦多大学的研究者创建了"portfolio"膳食模式,主要是以素食为主的饮食,用于降低LDL水平[48]。

## 素食

素食者是不吃肉、家禽或者鱼。素食分为乳-蛋素食,包括乳制品和蛋类,或者纯素食,不包括任何动物制品。食用任何素食主义膳食,可以满足营养的需求,包括妊娠期和哺乳期。因为素食包含较少的饱和脂肪酸和较多的水果、蔬菜和全谷物,因此可能可以降低部分慢性疾病的风险。关于素食人群的研究表明,与非素食人群相比,其肥胖、高血压、2型糖尿病、缺血性心脏病的发生率较低,且低密度脂蛋白更低[49]。然而,癌症的发生率则有很大差异。虽然素食者患癌症的总体风险要低,但是这些数据还未被证实。

必须注意到素食饮食中很多事物不包括维生素 $B_{12}$、维生素 D 和 n-3 脂肪酸。必需氨基酸可以从不同种类的植物源食物得到满足。

素食者常见的营养不良为维生素 $B_{12}$ 缺乏。不幸的是,典型的素食饮食模式不能满足正常功能状态所需的维生素 $B_{12}$。因此,素食者必须加强她们维生素 $B_{12}$ 的摄入,包括维生素 $B_{12}$ 强化食物和补充剂。这些强化食物包含维生素 $B_{12}$,如强化营养酵母、强化早餐谷物和维生素 $B_{12}$ 肉替代品。

没有素食食品可以提供足够的维生素 D 和钙。多脂鱼、蛋和强化奶是维生素 D 的主要来源,日光照射是另外一个重要的来源。因此,素食者应摄入维生素 D 补充剂。维生素 $D_3$ 貌似是维生素 D 最好的来源[50]。需要注意的是,维生素 $D_3$ 可能来自于动物,所以坚定的素食主义者需要寻找素食形式的维生素 $D_3$。素食者增加了 30% 的骨折风险[51],所以她们需要自觉摄入水果和含钙的植物源食物。表 7-7 列出了非动物源性钙。素食者也可以考虑钙补充剂。

推荐增加 n-3 脂肪酸的摄入,纯素食者和素食者可以考虑含有 EPA 和 DHA 的补充剂[52]。虽然素食者的 n-3 脂肪酸低于杂食者,但是他们心血管疾病发生率貌似较低。

### 无谷蛋白膳食

近些年美国选择无谷蛋白膳食的人数迅速增加,最新的估计显示,在美国大约有 17% 的人坚持无谷蛋白膳食,包括 180 万患有乳糜泻和 270 万非乳糜泻者[53]。很明显,对于那些患有乳糜泻的人来说,坚持无谷蛋白膳食可以减少炎症和疾病的症状。尽管几个会议的共识明确了乳糜泻和麸质过敏症与麸质摄取有关,但非麸质过敏症候群的存在仍然有争议[54,55]。然而,助产士应该意识到与无无谷蛋白膳食相关的潜在饮食问题。食用无麸质产品女性可能会摄入过多的高血糖碳水化合物和饱和脂肪,缺乏纤维素、维生素 C、维生素 $B_{12}$、叶酸和维生素 D 以及钙、锌和镁[55]。然而,应该注意的是,像藜麦和苋菜这样的无麸质仿谷物,其矿物质含量是传统谷物的两倍(包括钙和铁)。因此,需要强调的是应该选择全谷物的食品而不是加工的食物。

患有乳糜泻的妇女妊娠不良结局和骨质疏松的风险增加。妊娠相关的风险包括早产儿、胎儿生长受限、小于胎龄儿,以及死产[56]。相对于疾病控制不良的女性,控制良好的妇女风险更低。因此,对这些女性进行无谷蛋白膳食的孕前指导有可能改善她们的妊娠结局。另外,患有乳糜泻的妇女有低骨密度的风险。强调青少年时期摄入足够的钙和维生素 D 或者补充制剂对于长期健康非常重要。

## 体重管理咨询与膳食模式

许多疾病的发生都与肥胖有关:代谢紊乱如糖尿病和多囊卵巢综合征、心血管疾病、骨关节炎、恶性肿瘤等。因此,助产士应该帮助肥胖和存在其他体重管理问题的女性。坚持体重管理对于许多人来说都是一项艰巨的任务,但是最佳证据表明,繁忙医师低至中度的咨询并不是有效的方法[57]。另外,社区资源关于提供高强度干预生活方式,6 个月内至少需要 14 次会议,可能是不可行的。助产士时间有限,直接转诊至营养师或者特定的体重管理机构可能是最有效的。助产士需要选择对女性来说相对短期、目标明确、容易管理和有效的干预方式。

### 膳食评估

评估通常从计算女性的体质指数(body mass index,BMI)开始。基于网络的 BMI 计算工具已可在网上获取,但其只能进行简单的计算以及需要根据 BMI($kg/m^2$)计算公式,即 [体重 / 身高²] 手动输入数据。

$$BMI = (体重 kg) \div (身高 m)^2$$

对于绝大部分个体而言,包括青少年在内,BMI 在正常范围可有助于减少与肥胖相关的疾病的发生。然而,BMI 并不适用于绝经后女性。因其机体的肌肉含量下降,所以会出现 BMI 看似正常,但实际偏高的情况。而且,用 BMI 评估健美操运动员等也是不准确的,因其机体脂肪含量低于普通人群的平均水平。因此,可能会出现 BMI 看似偏高,但实际正常甚至患病风险降低的情况。

腰围超过 35 英寸(88cm)的女性人群患病的风险增加。数据显示,更好的评估个体是否存在心血管疾病、糖尿病等风险的方法是腰围 / 身高的比值超过 0.5[47]。比如:腰围 37 英寸(93cm),身高 65 英寸(165cm),则算出两者的比值是 0.57。用腰围 / 身高反映个体是否存在腹型肥胖已在多个不同的人群中得到证实,且将 0.5 作为是否存在腹型肥胖的截断值,适用于所有人群。因此,腰围 / 身高值的测量需要将腰围的测量纳入常规健康评估[58]。

2012 年,美国卫生研究所(NIH)和美国心肺和血液研究所(NHLBI)的体重管理与治疗机构将

BMI 作为健康预测指标并可在网络上获取[57]。为了简化这个计算方法，如果一个女性除了超重，没有任何其他糖尿病或心血管疾病的风险，则不会建议其进行体重管理。但是如果该女性存在 2 个上述危险因素且 BMI 值 >25 或腰围 >88cm；或者如果 BMI>30，则会被建议减轻体重。如果该女性已经准备好进行行为的改变，则应让她遵循医生的建议。如果饮食和运动并未减轻体重，临床工作者应该评估其失败的可能原因并强化其积极因素。

　　如果体重管理对女性有帮助，接下来要评估她是否已准备好做出改变。以提供建议的方式让女性个体进行体重管理可能比提供治疗的方式更有效。当女性接受并乐意采取实际行动进行体重管理，则其会想到良好的策略来改变她们的行为并将其融入自身的生活中。但当女性并未准备好进行改变，则健康照护者的干预效果并不明显和有效，甚至可能对其产生威胁。

　　因此，临床工作者发现，一个根据 NIH 标准需要减轻体重的女性，如果处在自身"行为改变阶段"的模型中，可能需要使用通俗的方式来为其解读基本概念。表 7-11 是"行为改变阶段"模型中一个简单、有效的问题系列。

| 表7-11　"行为改变阶段"模型中问题举例 |
|---|
| 问题的答案没有对错之分，但可让我们更好地了解你的情况，请问你想过减重吗？ |
| 不论回答"是"或"否"，都应用简单的语言表示支持，比如"很好"。 |
| 如果回答"是"，则问她"是否想过具体的减重计划？" |
| 如果回答"是"，则问她"这是你的短期目标，还是长期目标呢？" |
| "那么，你愿意让我加入你的计划中，给予你帮助和支持吗？" |

　　理想状态下，在健康照护咨询时，女性个体需完成一份 24 小时或者 3 天之前的日常饮食回顾，这能分析其宏量营养素和微量营养素的摄入情况。但在实际情况下，临床上通常没有时间来完成这项工作。另一种方式是在患者初诊或每年随访时完成健康饮食谈话问卷，通过问卷评估个体是否做好行为改变的准备、膳食类型。图 7-2 是该问卷的内容，条目从左往右开始，每个条目有 3 个选项，分别记 0、1、2 分，总分为 0~14 分。分数越高表明膳食模式越差。该问卷包括 2 个部分，即针对每一个问题去调整饮食的实际办法，女性处于改变阶段时制定目标。

**请问你准备好健康饮食了吗？**
－我已准备好进行一些改变，我需要帮助
－我不确定我已做好改变饮食的准备，但我希望进行本次谈话
－目前我尚未准备好改变自己的饮食

| 你目前进食的情况 | 建议 |
|---|---|
| 每周进食油炸或高脂肪食物的次数？<br>□ <1 次　□ 1~3 次　□ ≥ 4 次 | 少吃快餐，如烤鸡、汉堡等。 |
| 每天进食蔬菜的种类？<br>□ ≥ 5 种　□ 3~4 种　□ ≤ 2 种 | 每天至少 5 种蔬菜和水果，蔬菜和水果可在餐中或加餐时食用。 |
| 每天饮用橘子汁等甜味饮料的次数？<br>□ <1 次　□ 1~3 次　□ ≥ 4 次 | 饮料增加热量。每天需喝水；喝牛奶后要减少其他食物的摄入量；尽量避免饮用甜味饮料。 |
| 每周进食豆类、鱼类或鸡肉的次数？<br>□ ≥ 3 次　□ 1~2 次　□ <1 次 | 进食更多的豆类、鱼类和鸡肉。豆类是正餐良好的替代品；每周进食 340g 的低汞鱼，比如金枪鱼罐头等；进食烤鸡或烤鱼；避免进食高汞鱼，比如鲨鱼、剑鱼等。 |
| 每周进食薯条或饼干等小吃的次数？<br>□ <1 次　□ 1~3 次　□ ≥ 4 次 | 少吃薯片。若进食爆米花，需少盐、少油；进食杏仁等坚果，但不超过 2 大汤匙。 |
| 每周进食甜点的次数？<br>□ <1 次　□ 1~3 次　□ ≥ 4 次 | 巧妙选择甜点。减少甜食的摄入，甜点以低脂肪、低碳水化合物的食物为主，比如水果。 |
| 平常会进食多少黄油、动物脂肪等食物？<br>□很少　□一些　□很多 | 减少动物脂肪的摄入，可用植物油替代。 |

　　总分 = 0 ×（　）+1 ×（　）+2 ×（　）

| 如果你有以下想法 | 请尝试这样做 |
|---|---|
| 健康食物花费太大。 | 减少肉类的摄入,进食更多的豆类;进食罐装或冷藏蔬菜或水果;避免外出就餐。 |
| 健康食物的味道不好。 | 可以不放弃垃圾食品,但要少吃。尝试其他新的食物或烹饪方法。 |
| 我只在无聊、劳累、生气或压抑时进食。 | 找一些其他东西分散一下注意力,比如培养兴趣爱好、和朋友通话、外出散步等。进食健康的小吃和零食。 |
| 如果我外出就餐,食物很难保证健康。 | 避免去无健康许可证的餐馆进食;以低脂肪的三明治、沙拉替代油炸食品;少点一些食物。 |
| 我参加社交活动时会吃很多。 | 去之前先进食一些健康的零食;随身携带一些健康的零食;就餐时尽量少拿一点食物。 |
| 当我自己烹饪或洗餐具时会吃得更多。 | 可慢慢咀嚼或者使用牙签,叫其他人把剩下的食物收走。 |
| 我会跳过正餐,但在看电视时或整天吃零食。 | 和朋友、家人或同事一起就餐;打包零食或午餐到工作、旅游的地方等。 |

| 制订计划 |
|---|
| **您目前可设定的目标是什么?**<br>**在我下次来之前,我要去:**<br>— 减少油炸食品的摄入次数;<br>— 每天至少进食 5 种以上的蔬菜和水果<br>— 少吃一点<br>— 避免饮用橘子汁等甜味饮料,多喝水或脱脂牛奶<br>— 进食健康的零食<br>— 其他 |

图 7-2　开始有关健康饮食谈话

另一个比较复杂但有效的测量工具是简单易用的患者快速进食评估(rapid eating assessment for patients,REAP)工具,共 31 个条目。基于个体对每个条目的反应,REAP 测量工具为后期的评估、治疗提供了清晰直接的建议[59]。行为的改变主要取决于女性自身,以一种她们能接受和实施的方式。体重对女性而言是敏感的话题。不断提供支持而不是治疗方式更易于建立信任。当讨论相关的特定计划和策略时,提供建议使其积极参与体重管理而不是告知其治疗目标。当讨论相关的计划和策略时,给女性提供提示以使其在体重管理上感更加积极,而不是强迫治疗。治疗是强迫形式的,而建议是易于接受的。最后,如果一个女性再次来咨询同一个健康照护者,则需要为其继续提供支持与建议。对助产士而言,不论减轻体重成功与否,给予她们支持很重要。而且,提供真诚和切实际的建议有利于帮助建立良好的关系。

减轻体重的干预作为营养建议的一部分,可由女性自行决定(咨询她的照护者),更为基础的问题是本章之前讨论的健康饮食模式的选择。最健康安全的减轻体重的膳食通常与健康的膳食模式基本一致,只需稍微调整以减少日常卡路里的摄入。当然日常卡路里的减少量主要取决于 BMI。对 BMI 在 27~35kg/m² 的女性来说,在选择健康的膳食模式的基础上,每天应减少 300~500kcal 的能量摄入。BMI>35kg/m² 的女性,每天应减少 500~1 000kcal 的能量摄入。任何减轻体重的膳食模式的持续时间最好不要超过 6 个月,且后期助产士或其他临床工作者需对其进行随访。6 个月的随访中,应评估个体体重下降情况、行为改变意愿等。鉴于此时女性减肥意愿最强烈。不管女性的体重以及对健康和生活的目标如何,助产士提醒他们学习并采取健康的饮食模式终身对其都很重要。

对于那些不能通过饮食和锻炼达到健康体重目标的女性,或许适合药物疗法或者转诊进行手术。减肥药要么是通过抑制食欲,要么是减少脂肪吸收起作用的,或者是改变中枢神经系统的神经递质,如 5- 羟色胺和儿茶酚胺类,来调控胃口和食物摄入。

目前,只有5种减肥药获得FDA批准可以长期使用。

1. 奥利斯特(赛尼可或者阿莱,低剂量的OTC药物)是脂酶抑制剂,目前市场上使用最久的药物。

2. 氮杂䓬,由于其有致幻剂成分被认为是4类药物。

3. 芬特明和托吡酯禁止在孕期使用,也是4类药物。

4. 利拉鲁肽,可用于2型糖尿病,只可以注射使用。

5. 纳曲酮/安非他酮是新上市的商品。一年内理想减重6~9千克(13~20磅)[60]。

BMI值40及以上的女性,以及BMI值35~40合并高血压、高脂血症、糖尿病、阻塞性睡眠呼吸暂停的女性,应该建议减肥手术还不是生活方式干预机构[56]。减肥手术是这类人群减轻体重最有效的方式[61]。另外,最新的而研究表明,与术前尝试受孕相比,肥胖且不孕(经历辅助生殖技术)的女性通过减肥手术增加了受孕的机会且增加三分之一分娩活产儿的几率[62]。

## 全生命周期的营养

女性的一生中对营养素的需求变化显著。妊娠期以及哺乳期妇女的营养需求在妊娠期护理中的母乳喂养和母婴一对中叙述。本节讨论的是非生育期妇女的营养需求。

### 营养和青少年

青少年时期是生长发育的高峰期,营养需求也最大。青少年时期可获得机体40%的骨质,增加50%的体重。营养素摄入不足,尤其是钙的摄入不足,会影响机体的骨峰值。然而,青少年的膳食模式趋向于碳水化合物含量高,但营养素缺乏的食物。而且,许多女孩也在该时期停止喝牛奶。这导致美国儿童、青少年肥胖的几率显著增加。目前,平均20%的青少年女孩是肥胖的,这种在身体上的肥胖具有健康和社会双重警示[63]。

近数十年,青春期开始的年龄提前,这可能与环境和化学污染,以及儿童时期机体脂肪含量增加有关。BMI增加1%,月经初潮的时间提前1个月[64]。7、8岁女孩开始乳房发育也并不少见,其发生率为18%~43%;而且黑人女孩的发生率高于白人女孩。

除了机体脂肪,膳食类型也会影响青春期的发育。若摄入大量的植物蛋白,月经初潮可推迟7个月,但若摄入大量的动物蛋白,月经初潮可提早7个月[64]。而异黄酮的摄入可使乳房的发育推迟7个月。月经初潮提前,可导致儿童自我形象的改变和引起显著的社会问题,如儿童会承受更多的社会问题和情绪问题。

获取青春期女孩的信任,保持同理心去评估她们是否已准备进行饮食和运动模式的改变。助产士要帮助她们建立健康的膳食模式,这要考虑到进食的时间和地点,尤其是她们能否控制对食物的购买欲,在家中进食。此阶段必需的2种营养素为钙和铁,当然也包括青春期易缺乏的营养素。

### 营养、月经周期以及生育功能

营养与月经周期互相影响。研究提示,不同的月经周期能量的摄入不同。黄体期和卵泡期的能量摄入最多,月经期的能量摄入最少[65]。这与个体的基础代谢率基本保持一致。与月经周期相比,女性黄体期可能增加碳水化合物和脂肪的摄入,卵泡期可能增加蛋白质和脂肪的摄入。无论是否存在经前期综合征,女性的膳食摄入相近,但存在经前期综合征的女性在黄体期会增加糖类和酒精的摄入[53]。体质脂肪过低的女孩会无排卵。

美国疾病防控中心表示,美国目前约有1 500万已婚女性不育,6 000万已婚女性的生育能力下降。肥胖或消瘦均可能降低女性的生育能力[66]。因此,女性保持健康的体重对提高生育能力具有重要作用。护士健康研究的数据显示,高BMI的女性,当体重降低5%~10%可增加排卵的几率,尤其是通过规律运动减重的女性[67]。而消瘦的女性应避免剧烈运动,通过低、中等强度的运动来提高生育能力。此外,护士健康研究的数据也显示,特定的膳食模式也有助于增加女性的排卵能力,比如避免进食反式脂肪酸,进食低糖食品等,也包括增加植物蛋白的摄入等。

### 营养和成熟期妇女

随着女性年龄的增加,腹部和机体脂肪也逐渐增加。尽管这种改变是基因、年龄以及运动等综合作用的结果。但证据显示,中老年时期雌激素的下降可导致脂肪在腹部堆积,可增加心血管疾病和2型糖尿病的风险。中老年女性骨质疏松的几率也增加,故需保证体内充足的钙和维生素D水平。可以看出,健康的膳食模式是保证中老年女性生存质量的重要方式。

许多研究致力于单一营养素的作用,尤其是异黄酮对中老年女性潮热的作用,但绝大多数的系统评价均未发现此方法的有效性[68]。

## 营养和特殊情况

### 进食障碍

美国约有 5%~6% 的女性可有或曾经出现过进食障碍,但 50% 以上的人都不会因此而寻求治疗[69]。基础照护者也可能没有意识到进食障碍,因其很难被察觉而且病因复杂。从察觉到、明确诊断到治疗,尤其是相关的健康教育,也需要多学科健康团队共同努力。尽管助产士的临床工作繁忙,难以进行深入的健康教育和治疗进食障碍,但在必要时,也需要通过一些简要的举例说明进食障碍的情况。

SCOFF 问卷是对一般人群的预测价值不高的测量工具,即在一般人群中使用时,其检出率不高,但准确性良好[70]。SOCFF 问卷共 5 个条目,分别评估个体是否感觉恶心并催吐以缓解腹胀(S);是否担心自己无法控制自己的进食(C);最近是否体重下降>6.8kg(O);是否认为自己肥胖,即使别人说自己瘦(F);自己对食物的想法是否主宰自己的生活(F)[1]。只要有 1 个以上的问题回答“是”,则提示该个体存在进食障碍。SCOFF 问卷评估进食障碍时效度良好[70]。其中有 2 项是跟异食癖密切相关的,即认为自己肥胖和对食物的思考问题上选择“F”[71]。如果有出现进食障碍的症状需要进一步寻求治疗。

### 癌症

许多研究阐述膳食在致癌方面的作用。绝大部分的干预试验均显示补充维生素或矿物质并不能预防癌症的发生。这些研究强调了 USFSTF 的发现,常规补充维生素 / 矿物质并不能预防癌症[42]。其中一个原因已在本章节讨论过,即个体膳食中包括宏量营养素和微量营养素,均可对机体生理机能产生影响,除非改变膳食结构,否则其影响大于单独某种营养素的作用。

世界癌症基金和美国癌症研究协会表明,越来越多的“决定性”或“可能性”的证据提示机体或腹部脂肪可增加癌症风险[72]。强有力的证据表明,非淀粉类的蔬菜和水果可有效预防口腔、食管、胃部疾病和肺癌等。而结直肠癌与个体进食食物种类等密切相关,但运动、膳食纤维、大蒜、牛奶和补钙可有效预防其发生。而红肉、加工肉制品、酒精的摄入可增加机体和腹部脂肪堆积的风险。但并未发现乳腺癌和生殖系统癌症与饮食的密切相关,但机体或腹部脂肪堆积可增加绝经后女性乳腺癌和子宫内膜癌的风险。母乳喂养可有效降低绝经后女性乳腺癌的风险,但饮酒可增加其风险。

### 年龄相关性眼部疾病

青光眼和白内障的发生率随着女性年龄的增加而增加。有证据显示,使用富含叶黄素的蔬菜和水果可保护眼睛自由基免受吸烟、环境污染、阳光和高糖饮食等的破坏[73]。菠菜、紫甘蓝以及其他颜色鲜艳的蔬菜和水果富含上述所需的营养素。另外,摄入大量维生素 $B_{12}$ 可降低白内障[74]。

## 结论

越来越多的研究证实了良好的营养对机体各阶段生活的重要性。良好营养的基本原则是生活中的膳食均衡。但值得注意的是,妊娠期女性、减重、增重或者维持体重的女性均需要良好的营养。助产士需掌握基本的营养素和膳食模式对正常生理机能的作用机制。营养建议应纳入助产士的常规工作中,以帮助女性了解一些基本的营养原则、机体消化食物时的生理反应和目前的膳食指南。尽管对健康照护者而言,膳食中各营养素很重要,但建议关注女性偏好的食物及膳食的多样性,而不是单纯强调某种宏量和微量营养素。当然助产士也应为妊娠期女性提供专门的营养建议,注意进食疾病发生的可能并适当进行转诊,为意图保持健康体重的女性给予鼓励并提供实际的信息和有效的指导。

(高玲玲 译　陆虹 审)

---

[1] SCOFF 分别对应 5 个条目的缩写:

Do you make yourself Sick because you feel uncomfortably full?

Do you worry that you have lost Control over how much you eat?

Have you recently lost more than One stone (14 lb) in a 3-month period?

Do you believe yourself to be Fat when others say you are too thin?

Would you say that Food dominates your life?

信息资源

| Organization | Description | Webpage |
|---|---|---|
| **Websites** | | |
| National Institutes of Health (NIH) | Body mass calculator (English and Spanish) | https://www.nhlbi.nih.gov/health /educational/lose_wt/BMI/bmicalc.htm |
| WebMD | BMI calculator and calories for weight goal | http://www.webmd.com/diet /calc-bmi-plus |
| University of Sydney | Glycemic index for foods | http://www.glycemicindex.com |
| Brown University School of Public Health | Nutrition tools Rate My Plate (English, Spanish); Rapid Eating Assessment for Patients (REAP) tool; WAVE Assessment (a tool to assess weight, activity, and variety of foods eaten on one page) | https://www.brown.edu/academics /public-health/research/health-equity /tools-and-resources |
| Centers for Disease Control and Prevention (CDC) | Nutrition topics | http://www.cdc.gov/nutrition/index .html |
| Harvard University School of Public Health | The Nutrition Source | http://www.hsph.harvard.edu /nutritionsource |
| U.S. Department of Agriculture (USDA) | ChooseMyPlate.gov has information and educational materials on MyPlate diets, including vegetarian versions. | https://www.choosemyplate.gov |
| | Interactive nutrient database to look up nutrient content of fresh and prepared foods | https://ndb.nal.usda.gov/ndb/ |
| **Smartphone Apps** | | |
| U.S. Department of Agriculture (USDA) | SuperTracker is a site that allows a person to track good food, exercise, weight, and set personal goals | https://www.supertracker.usda.gov |
| MyFitnessPal | Site to track weight, diet calories, and exercise over time with a large database of foods or can be customized to personal intake of food | https://www.myfitnesspal.com |
| **Handouts About Nutrition** | | |
| *Journal of Midwifery and Women's Health* and American College of Nurse-Midwives (ACNM) | Share with Women series including: *Vitamin D* and *Folic Acid: What's It All About?* | http://www.midwife.org/Share-With -Women/ |

参考文献

1. Xu Z, Knight R. Dietary effects on human gut microbiome diversity. *Br J Nutr* 2015;113(suppl):S1-S5.

2. Ogden CL, Carroll MD, Kit BK, Flegal KM. Prevalence of obesity among adults: United States, 2011–2012. *NCHS Data Brief*. 2013;131:1-8.

3. National Center for Health Statistics. *Health, United States, 2015: With Special Feature on Racial and Ethnic Health Disparities*. Hyattsville, MD: National Center for Health Statistics; 2016.

4. U.S. Department of Health and Human Services, U.S. Department of Agriculture. *2015–2020 Dietary Guidelines for Americans*. 8th ed. December 2015. Available at https://health.gov/dietaryguidelines/2015 /resources/2015-2020_Dietary_Guidelines.pdf. Accessed August 16, 2017.

5. Food and Nutrition Board. *Dietary Reference Intakes (DRIs): Recommended Intakes for Individuals*. Washington, DC: National Academy of Sciences; 2004, updated 2011.

6. Office of Nutrition Labeling and Dietary Supplements. *Food Labeling Guide*. College Park, MD: Food and Drug Administration; 2009.

7. Widen E, Siega-Riz AM. Prenatal nutrition: a practical guide for assessment and counseling. *J Midwifery Womens Health*. 2010;55(6):540-549.

8. Wright JD, Wang C-Y. *Trends in Intake of Energy and Macronutrients in Adults from 1999–2000 Through 2007–2008*. Hyattsville, MD: National Center for Health Statistics; 2010.

9. Skerrett PJ, Willett WC. Essentials of healthy eating: a guide. *J Midwifery Womens Health*. 2010;55(6):492-501.

10. McNamara DJ. Dietary cholesterol, heart disease risk and cognitive dissonance. *Proc Nutr Soc.* 2014;73(2):161-166.

11. Miller M, Stone NJ, Ballantyne C, et al. Triglycerides and cardiovascular disease: a scientific statement from the American Heart Association. *Circulation.* 2011;123(20):2292-2333.

12. Rosinger A, Carroll MD, Lacher D, Ogden C. Trends in total cholesterol, triglycerides, and low-density lipoprotein in US adults, 1999–2014. *JAMA Cardiol.* 2017; 2(3):339-341.

13. Chavarro JE, Rich-Edwards JW, Rosner BA, Willett WC. Dietary fatty acid intakes and the risk of ovulatory infertility. *Am J Clin Nutr.* 2007;85(1):231-237.

14. Mozaffarian D, Pischon T, Hankinson SE, et al. Dietary intake of trans fatty acids and systemic inflammation in women. *Am J Clin Nutr.* 2004;79(4):606-612.

15. Doell D, Folmer D, Lee H, Honigfort M, Carberry S. Updated estimate of trans fat intake by the US population. *Food Addit Contam Part A Chem Anal Control Expo Risk Assess.* 2012;29(6):861-874.

16. Brand-Miller JC, Stockmann K, Atkinson F, Petocz P, Denyer G. Glycemic index, postprandial glycemia, and the shape of the curve in healthy subjects: analysis of a database of more than 1,000 foods. *Am J Clin Nutr.* 2009;89(1):97-105.

17. Hoy MK, Goldman JD. Fiber intake of the U.S. population: what we eat in America, NHANES 2009–2010. *Food Surveys Res Group Diet Data Brief.* September 2014;12.

18. Goodnight W, Newman R. Optimal nutrition for improved twin pregnancy outcome. *Obstet Gynecol.* 2009;114(5):1121-1134.

19. Ludwig DS. The glycemic index: physiological mechanisms relating to obesity, diabetes, and cardiovascular disease. *JAMA.* 2002;287(18):2414-2423.

20. Craig WJ, Mangels AR. Position of the American Dietetic Association: vegetarian diets. *J Am Diet Assoc.* 2009;109(7):1266-1282.

21. Moshfegh A, Goldman J, Ahuja J, Rhodes D, LaComb R. Usual nutrient intakes from food and water compared to 1997 Dietary Reference Intakes for vitamin D, calcium, phosphorus, and magnesium. *What we eat in America, NHANES 2005–2006.* U.S. Department of Agriculture; 2009.

22. Chen M, Li Y, Sun Q, et al. Dairy fat and risk of cardiovascular disease in 3 cohorts of US adults. *Am J Clin Nutr.* 2016;104(5):1209-1217.

23. U.S. Department of Agriculture. USDA National Nutrient Database for Standard Reference, Release 28. 2016. Available at: https://www.ars.usda.gov/northeast-area/beltsville-md/beltsville-human-nutrition-research-center/nutrient-data-laboratory/docs/usda-national-nutrient-database-for-standard-reference/. Accessed May 11, 2017.

24. Hollis BW, Wagner CL. Vitamin D and pregnancy: skeletal effects, nonskeletal effects, and birth outcomes. *Calcif Tissue Int.* 2012;92(2):128-139.

25. National Center for Environmental Health. *Second National Report on Biochemical Indicators of Diet and Nutrition in the U.S. Population.* Atlanta, GA: Centers for Disease Control and Prevention; 2012.

26. Caldwell KL, Pan Y, Mortensen ME, Makhmudov A, Merrill L, Moye J. Iodine status in pregnant women in the National Children's Study and in U.S. women (15–44 years), National Health and Nutrition Examination Survey 2005–2010. *Thyroid.* 2013;23(8):927-937.

27. Institute of Medicine, Food and Nutrition Board. *Dietary Reference Intakes for Calcium and Vitamin D.* Washington, DC: National Academy Press; 2010.

28. Holick MF, Binkley NC, Bischoff-Ferrari HA, et al. Evaluation, treatment, and prevention of vitamin D deficiency: an Endocrine Society clinical practice guideline. *J Clin Endocrinol Metab.* 2011;97(7):1911-1930.

29. Pludowski P, Holick MF, Grant WB, et al. Vitamin D supplementation guidelines. *J Steroid Biochem Mol Biology.* February 12, 2017. [Epub ahead of print]. doi:10.1016/j.jsbmb.2017.01.021.

30. Pfeiffer CM, Sternberg MR, Hamner HC, et al. Applying inappropriate cutoffs leads to misinterpretation of folate status in the US population. *Am J Clin Nutr.* 2016;104(6):1607-1615.

31. Almeida OP, Ford AH, Flicker L. Systematic review and meta-analysis of randomized placebo-controlled trials of folate and vitamin B$_{12}$ for depression. *Int Psychogeriatr.* 2015;27(5):727-737.

32. Forsyth JC, Mueller PD, Becker CE, et al. Hydroxocobalamin as a cyanide antidote: safety, efficacy and pharmacokinetics in heavily smoking normal volunteers. *J Tox Clin Toxicol.* 1993;31(2):277-294.

33. Sharabi A, Cohen E, Sulkes J, Garty M. Replacement therapy for vitamin B$_{12}$ deficiency: comparison between the sublingual and oral route. *Br J Clin Pharm.* 2003;56(6):635-638.

34. Food and Nutrition Board. *Dietary Reference Intakes for Thiamin, Riboflavin, Niacin, Vitamin B$_6$, Folate, Vitamin B$_{12}$, Pantothenic Acid, Biotin, and Choline.* Washington, DC: National Academy of Sciences; 1998.

35. Dawson-Hughes B, Looker AC, Tosteson AN, Johansson H, Kanis JA, Melton LJ 3rd. The potential impact of the National Osteoporosis Foundation guidance on treatment eligibility in the USA: an update in NHANES 2005–2008. *Osteoporosis.* 2012;23(3):811-820.

36. Bailey RL, Dodd KW, Goldman JA, et al. Estimation of total usual calcium and vitamin D intakes in the United States. *J Nutr.* 2010;140(4):817-822.

37. Sekhar DL, Kunselman AR, Chuang CH, Paul IM. Optimizing hemoglobin thresholds for detection of iron deficiency among reproductive-age women in the United States. *Translat Res.* 2017;180:68-76.

38. Patel KV. Epidemiology of anemia in older adults. *Semin Hematol.* 2008;45(4):210-217.

39. Chang TP, Rangan C. Iron poisoning: a literature-based review of epidemiology, diagnosis, and management. *Ped Emerg Care.* 2011;27(10):978-985.

40. Moore LV, Thompson FE. Adults meeting fruit and vegetable intake recommendations—United States, 2013. *MMWR*. 2015;64(26):709-713.

41. Angelo G, Drake VJ, Frei B. Efficacy of multivitamin/mineral supplementation to reduce chronic disease risk: a critical review of the evidence from observational studies and randomized controlled trials. *Crit Rev Food Sci Nutr*. 2015;55(14):1968-1991.

42. Biesalski HK, Tinz J. Multivitamin/mineral supplements: rationale and safety: a systematic review. *Nutrition*. 2017;33:76-82.

43. Willett WC, Skerrett PJ. *Eat, Drink, and Be Healthy: The Harvard Medical School Guide to Healthy Eating*. Free Press/Simon & Schuster: New York, NY; 2005.

44. The Nutrition Source. *Healthy Eating Plate*. 2011. Boston, MA: Department of Nutrition, Harvard School of Public Health. Available at: https://www.hsph.harvard.edu/nutritionsource/. Accessed August 18, 2017.

45. U.S. Department of Agriculture. MyPlate. Available at: https://www.choosemyplate.gov/MyPlate. Accessed August 30, 2017.

46. Dernini S, Berry EM, Serra-Majem L, et al. Med Diet 4.0: the Mediterranean diet with four sustainable benefits. *Pub Health Nutr*. 2017;20(7):1322-1330.

47. Chen ST, Maruthur NM, Appel LJ. The effect of dietary patterns on estimated coronary heart disease risk: results from the Dietary Approaches to Stop Hypertension (DASH) trial. *Cir Cardio Qual Outcomes*. 2010;3(5):484-489.

48. Jenkins DJ, Jones PJ, Lamarche B, et al. Effect of a dietary portfolio of cholesterol-lowering foods given at 2 levels of intensity of dietary advice on serum lipids in hyperlipidemia: a randomized controlled trial. *JAMA*. 2011;306(8):831-839.

49. Melina V, Craig W, Levin S. Position of the Academy of Nutrition and Dietetics: vegetarian diets. *J Acad Nutr Diet*. 2016;116(12):1970-1980.

50. Tripkovic L, Lambert H, Hart K, et al. Comparison of vitamin $D_2$ and vitamin $D_3$ supplementation in raising serum 25-hydroxyvitamin D status: a systematic review and meta-analysis. *Am J Clin Nutr*. 2012;95(6):1357-1364.

51. Appleby PN, Key TJ. The long-term health of vegetarians and vegans. *Proc Nutr Soc*. 2016;75(3):287-293.

52. Harris WS. Achieving optimal n-3 fatty acid status: the vegetarian's challenge . . . or not. *Am J Clin Nutr*. 2014;100(suppl 1):449S-452S.

53. Kim HS, Patel KG, Orosz E, et al. Time trends in the prevalence of celiac disease and gluten-free diet in the US population: results from the National Health and Nutrition Examination Surveys 2009–2014. *JAMA Int Med*. 2016;176(11):1716-1717.

54. Fasano A, Sapone A, Zevallos V, Schuppan D. Nonceliac gluten sensitivity. *Gastroenterology*. 2015;148(6):1195-1204.

55. Vici G, Belli L, Biondi M, Polzonetti V. Gluten free diet and nutrient deficiencies: a review. *Clin Nutr*. 2016;35(6):1236-1241.

56. Saccone G, Berghella V, Sarno L, et al. Celiac disease and obstetric complications: a systematic review and metaanalysis. *Am J Obstet Gynecol*. 2016;214(2):225-234.

57. Jensen MD, Ryan DH, Apovian CM, et al. 2013 AHA/ACC/TOS guideline for the management of overweight and obesity in adults: a report of the American College of Cardiology/American Heart Association Task Force on Practice Guidelines and the Obesity Society. *Circulation*. 2014;129(25 suppl 2):S102-S138.

58. Browning LM, Hsieh SD, Ashwell M. A systematic review of waist-to-height ratio as a screening tool for the prediction of cardiovascular disease and diabetes: 0.5 could be a suitable global boundary value. *Nutri Res Rev*. 2010;23(2):247-269.

59. Gans KM, Risica PM, Wylie-Rosett J, et al. Development and evaluation of the nutrition component of the Rapid Eating and Activity Assessment for Patients (REAP): a new tool for primary care providers. *J Nutr Ed Behav*. 2006;38(5):286-292.

60. Daneschvar HL, Aronson MD, Smetana GW. FDA-approved anti-obesity drugs in the United States. *Am J Med*. 2016;129(8):879e1-879e6.

61. Colquitt JL, Pickett K, Loveman E, Frampton GK. Surgery for weight loss in adults. *Cochrane Database Syst Rev*. 2014;8:CD003641. doi:10.1002/14651858.CD003641.pub4.

62. Milone M, Sosa Fernandez LM, Sosa Fernandez LV, et al. Does bariatric surgery improve assisted reproductive technology outcomes in obese infertile women? *Obesity Surg*. 2017;27(8):2106-2112.

63. Biro FM, Greenspan LC, Galvez MP. Puberty in girls of the 21st century. *J Pediatr Adolesc Gynecol*. 2012;25(5):289-294.

64. Cheng G, Buyken AE, Shi L, et al. Beyond overweight: nutrition as an important lifestyle factor influencing timing of puberty. *Nutr Rev*. 2012;70(3):133-152.

65. Davidsen L, Vistisen B, Astrup A. Impact of the menstrual cycle on determinants of energy balance: a putative role in weight loss attempts. *Int J Obes*. 2007;31(12):1777-1785.

66. Centers for Disease Control and Prevention. Infertility FastStats. 2016. Available at: https://www.cdc.gov/nchs/fastats/infertility.htm. Accessed August 18, 2017.

67. Chavarro JE, Rich-Edwards JW, Rosner BA, Willett WC. Diet and lifestyle in the prevention of ovulatory disorder infertility. *Obstet Gynecol*. 2007;110(5):1050-1058.

68. Lethaby A, Marjoribanks J, Kronenberg F, Roberts H, Eden J, Brown J. Phytoestrogens for menopausal vasomotor symptoms. *Cochrane Database Syst Rev*. 2013;12:CD001395.

69. Duncan AE, Ziobrowski HN, Nicol G. The prevalence of past 12-month and lifetime *DSM-IV* eating disorders by BMI category in US men and women. *Eur Eating Disord Rev*. 2017;25(3):165-171.

70. Solmi F, Hatch SL, Hotopf M, Treasure J, Micali N. Validation of the SCOFF questionnaire for eating disorders in a multiethnic general population sample.

*Int J Eating Disord.* 2015;48(3):312-316.

71. Santos AM, Benute GR, Nomura RM, Santos NO, De Lucia MC, Francisco RP. Pica and eating attitudes: a study of high-risk pregnancies. *Matern Child Health J.* 2016;20(3):577-582.

72. World Cancer Research Fund International. *Continuous Update Project.* Available at: http://wcrf.org/int/research -we-fund/continuous-update-project-findings-reports.

Accessed July 14, 2017.

73. Glaser TS, Doss LE, Shih G, et al. The association of dietary lutein plus zeaxanthin and B vitamins with cataracts in the age-related eye disease study: AREDS Report No. 37. *Ophthalmology.* 2015;122(7): 1471-1479.

74. Weikel KA, Garber C, Baburins A, Taylor A. Nutritional modulation of cataract. *Nutr Rev.* 2014;72(1):30-47.

# 8

# 心 理 健 康

BARBARA W.GRAVES

感谢本章前版作者 RUTH JOHNSON 的贡献

美国数以百万计的个人和家庭受心理健康障碍的困扰,初级保健提供者,包括助产士,为许多心理健康失调的女性提供照护,无论她们存在一种还是多种精神疾病。本章为临床工作人员简要概述女性常见的心理问题,以便专业人员对常见疾病的鉴别与筛查提供参考,从而确保需要即时心理咨询的女性获得及时服务。同时,本文也介绍了用于许多这些问题的各种治疗方法。

关于"心理健康"和"行为健康"这两个术语的用法一直存在争议。由于目前没有一致的意见,本章使用"心理健康"。物质滥用,属于行为健康方面的问题,详见初级保健中的常见问题。

心理健康障碍是美国最常见的且花费最多的残疾[1,2]。约 1/3 年龄超过 19 岁的美国居民会罹患焦虑症,大约有 15% 和 20% 的人群会罹患抑郁症[3]。不幸的是,大多数有心理健康疾病的人不主动寻求治疗,而主动需求治疗的人,大多数由于心理健康照护者普遍缺乏而没有获得心理健康服务。没有保险,低额保险或者低收入、少数种族人群是最难以获得心理治疗的人群[3]。

心理健康障碍不仅影响罹患该病的个体,还会影响整个家庭。当女性罹患精神疾病时尤为显著,因为他们是最常见的儿童照顾主要提供者。除此之外,妇女是罹患与激素水平相关身心健康障碍,如绝经前情绪障碍和围产期及产后情绪障碍的高危人群。图 8-1 显示了部分精神疾病男性和女性的终身患病率[3]。一项在非洲、亚洲、欧洲、中东和美洲等地区对 72 933 人的多国合作性调查发现,妇女发生抑郁症的风险是男性的 1.9 倍 (95%CI:1.8~2.0),焦虑症的风险为 1.7 倍 (95%CI:

1.6~1.8)。双相情感障碍与其他的焦虑症两者无显著性差异[4]。

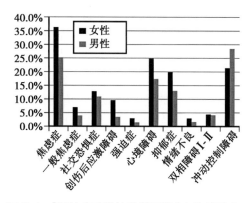

图 8-1 《精神疾病统计诊断手册》中的精神疾病终身患病率(数据来自使用复合性国际诊断访谈表的世界心理健康调查)

心理障碍的病因是复杂的。在初级保健中最常见的心理健康障碍是抑郁与焦虑,两者都由多因素导致,基因[5]、文化、环境[6]在其发展中起着较重要的作用。不少对双胞胎的研究发现基因对焦虑症与抑郁症的发展起重要作用,其中对抑郁的作用大于对焦虑的作用[7]。

当个体由青少年转变为成年人,基因的影响会减弱[8-10]。由于青春期、月经及生育相关的激素变化会引起神经和免疫系统的变化,女性比男性更容易受基因影响。女性也比男性容易表现出心身症状[2]。环境与经历对决定个体是否会发生焦虑或者抑郁同样重要,文化同样对个体是否发生心理疾病起重要的作用。环境的危险因素包括童年经历不良亲子关系,目击或者体验创伤,以及随之而来的压力,如:关系问题和不良的社会支持。脑科影像研究发现表明边缘系统之间的连接改变,包括杏仁核、额叶皮质的变化与个体广泛性焦虑有关[7,11,12]。

《精神疾病统计诊断手册》(Diagnostic and Statistical Manual of Mental Disorder,DSM)是用于精神疾病诊断的手册,最近修订的第 5 版在 2013 年 5 月发布[13]。DSM 介绍了每种不同的疾病特定的诊断标准,并附于本章表中以供参考。

许多精神障碍的管理超出了初级卫生保健人员的工作范畴,如精神分裂症、双相情感障碍、强迫症和饮食失调。当遇到上述疾病的患者时,助产士作为初级卫生保健的提供者承担了筛查和转诊的责任。同样,助产士作为初级卫生保健的提供者可以为围产期、产后抑郁及部分焦虑症患者做出诊断,提供初始治疗甚至是后续治疗。

虽然大多数初级保健提供者没有进行心理健康咨询或治疗的基础和能力,但是他们可以开精神疾病药物的处方、推荐生活方式的改变、并与精神科专业人员一起共事。适当的健康教育可以确保开精神类处方药的准确性和安全性。

鉴于许多女性进入心理健康服务系统是有困难的,作为初级保健的提供者,助产士有责任筛查和管理常见的精神障碍。抑郁症的筛查已经很普遍,但是常规的抑郁症的筛查工具也许筛查不出其他的精神障碍。

## 精神疾病的筛查

美国预防服务工作小组建议所有的成年人,孕妇以及最近刚分娩的产妇都应该进行抑郁症的筛查[14]。几个筛查量表能够在临床应用,本章介绍那些常用的量表。一些抑郁症筛查量表可能遗漏其他精神疾病,因此针对要筛查的人群选择合适的量表是非常重要的。

最近开发的工具,M-3 问卷,是一个包含 23 个项目的问卷,用于筛查抑郁症、焦虑症和双相情感障碍,并对症状继发的功能性障碍进行了具体提问。该研究在 723 个能讲英语参加家庭医疗诊所的人中开展并进行了效度分析,其中 647 人完成了研究。研究对象在等待接受其家庭医生的问诊时通过简要回答相应问题完成问卷的填写,完成时间少于 5 分钟。所有研究对象之后会参加 MINI(Mini Neoropsychiatric Interview)简要精神管理面谈,30 天内一个具有硕士学历的访谈者会通过电话与每个参与者通过电话的方式进行一个简短的精神心理访谈。从完成问卷到后续的电话随访的平均时间是 8.8 天。使用 M3 问卷分为 2 步,第一步先进行功能性损害的评估,在此阶段,其中 53.9% 的研究对象由于没有精神症状的损害而被排除。第一步排除了 11% 符合 Mini 精神疾病诊断标准的研究对象。达到第一步评分标准被选出的人中,62.4% 被诊断患有一种精神疾病。在所有研究对象中,36.4% 的研究对象被诊断有一种或者多种精神疾病,4.2% 的人诊断为抑郁症,9.1% 诊断为焦虑症,12.1% 诊断为双相情感障碍,9.3% 诊断为单向情感障碍。该工具诊断抑郁症、双相情感障碍、焦虑和创伤后应激障碍的敏感性、特异性、阳性似然比和阴性似然比与单一精神障碍筛查工具相类似[15]。

## 概述:心理治疗和药物治疗

精神疾病的两个主要治疗方法是心理治疗和药物治疗。有几种心理治疗方法和几种对神经传递介质有效的药物对精神疾病有效。一些疾病,如抑郁症,药物和心理治疗的结合是最有效的,对其他疾病,如焦虑症,心理治疗比药物治疗有效。

### 心理治疗

简要地说,心理治疗有助于个体理解情感、行为以及引起心理问题的想法;找到帮助改变情感、行为和想法的方法、心理治疗可以一对一进行,也可以以小组或家庭的形式进行。表 8-1 列出了助产士在临床上常见到的一些治疗心理疾病的心理治疗的方法。

认知行为疗法(CBT)———种限时性的治疗方法,目的是改变适应不良的思维和行为模式,是多数研究的对象,对重症抑郁以及焦虑症患者有效。认知行为疗法的课程,通常包括心理教育、行为激活、认知重建,问题解决、渐进式暴露、复发预防和建立自信技巧等。认知行为治疗传统上是由专业心理人员实施,但是专业人员的匮乏限制了它的应用。近来,认知行为治疗也可以由初级保健人员,经过培训的护士以及社工实施。认知行为治疗可以采取面对面的形式,也可以通过网络,或以电脑为基础的疗法。

### 药物治疗

治疗情绪紊乱以及焦虑症的精神药物包括抗抑郁药、三环抗抑郁药和抗焦虑药。这些药物主要是影响神经递质 5-羟色胺、去甲肾上腺素和多巴胺,

| 表 8-1 | 常见的心理治疗类型 | |
|---|---|---|
| 心理治疗 | 描述 | 已经证明有效的心理疾病 |
| 认知行为疗法 | 成熟的,有效的短时疗法。焦点是鉴别出以及改变思维和行为的模式。通常在 12~16 周内看出效果。疗法可能包括治疗课程之间的阅读和记录。 | 抑郁<br>焦虑症<br>进食紊乱<br>恐惧症 |
| 暴露疗法 | 认知行为疗法的一种形式。暴露疗法主要是通过逐渐或模拟暴露于引起焦虑的刺激中而减轻焦虑或恐惧的 | 恐惧症<br>强迫症 |
| 辩证行为疗法 | 是认知行为疗法和东方冥想的混合,聚焦于将接纳和改变相结合。包括个体和小组治疗。最初用来治疗有自杀想法的个体。对有高情感反应的个体有效。 | 抑郁<br>恐慌综合征<br>创伤后紧张综合征<br>进食紊乱<br>强迫症 |
| 人际关系疗法 | 限时的结构性疗法,通常持续 16 周。聚焦于人际困难如何影响心理健康,特别是抑郁 | 抑郁 |
| 动眼脱敏再加工疗法 | 眼动能够降低干扰思绪的强度。动眼脱敏再加工疗法可能与快速眼动睡眠中发生的情况类似 | 创伤后紧张综合征<br>惊恐发作<br>恐惧症 |

单个或多个。尽管神经递质有许多复杂的功能,但是只有当它们被释放进入神经元之间的突触间隙才能发挥功能。因此,抗抑郁药,如选择性 5- 羟色胺再摄取抑制剂(SSRI),阻止了前突触神经元对神经递质的再摄取,增大了该神经递质的作用。降低焦虑的药物称为抗焦虑药。苯二氮䓬类药物如阿普唑仑(Xanax)对降低焦虑非常有效,但是有依赖和耐药的风险,因此用药要谨慎。本章为助产士概述了这些疗法,助产士有可能与精神心理工作者一起合作,共同照顾患有心理问题的妇女。

## 情绪障碍

情绪障碍包括精神抑郁(轻度、慢性抑郁症)、重度抑郁症(Major Depression Disorder,MDD)、双相情感障碍和经前焦虑症。抑郁症是美国成年人最常见的心理疾病,其发生率是精神抑郁与双相情感障碍的四倍。尽管精神抑郁和双相情感障碍的患病率较低,但每种精神障碍都会给个体、家庭以及社会带来巨大的痛苦和花费[16]。

图 8-2 展示了能够用来鉴别不同情绪障碍诊断的简化版演示流程,这个流程是基于 DSM-5 中列出的一个详尽的疾病诊断过程[13,17]。

## 抑郁

在美国,抑郁是发病率最高的精神疾病,影响着成千上万的美国居民,约 16.6% 的美国人在其一生中会有一次抑郁症发作[3]。Wittayanukorn 等分析了 2007 年至 2010 年间完成美国全国健康和营养调查的数据,发现 9.8% 的研究对象符合中至重度抑郁的诊断标准;另外 15.8% 的研究对象报告有轻度抑郁症状[18]。女性发病率较男性高,弱势群体、经济条件差、缺乏医疗保险是其发病的危险因素,其他的危险因素见表 8-2。

| 表 8-2 | 重症抑郁的危险因素 |
|---|---|

- 离婚或其他压力性生活事件(工作变化,财务问题)
- 近期亲人或朋友的死亡
- 家庭成员罹患抑郁症
- 虐待或创伤史
- 暴露于创伤性事件(如车祸、飓风)
- 家庭暴力
- 严重的或慢性的药物环境
- 酒精或药物滥用
- 抑郁症前发作期
- 许多药物可能导致抑郁症

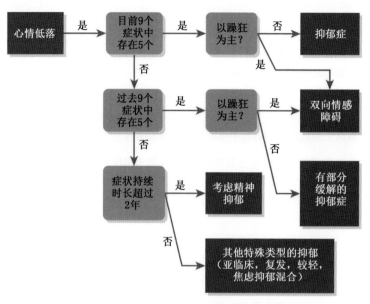

图 8-2　不同情绪障碍的诊断

抑郁主要对生活质量以及工作能力造成影响，它是导致残障的第二大病因，仅次于肩背部疼痛[19]。抑郁症往往合并其他疾病，如慢性疾病，他们可能会使那些病情被抑郁症恶化的患者生活质量下降[20]。抑郁患者可能会存在其他精神疾病，包括人格障碍、焦虑症，例如强迫症、进食障碍与物质滥用。

具有多种疾病诊断的个体，包括那些出现精神病功能受损，如妄想或幻觉的人，需要专门的心理健康服务机构提供恰当的服务。

抑郁症是初级保健提供者最常诊断的精神疾病，尽管如此，由于提供者的态度与实践需求，抑郁症经常不能得以诊断或合理治疗。2012 年的一项系统性回顾称被非精神科医生诊断为抑郁症的患者有一半在半年内流失。只有 24% 的抑郁症患者正在接受治疗，9% 的人群接受了适当的治疗[21]。

抑郁症和精神抑郁诊断标准见表 8-3。轻度抑郁症患者符合抑郁症状的最低诊断标准，中度抑郁症患者会存在更多的症状，但一般不影响他们的日常活动。而重度抑郁症患者通常难以进行正常的活动[22,23]。

双相情感障碍也可出现抑郁（诊断标准见表8-4）。然而，与双相情感障碍的抑郁症状与传统的抑郁综合征不同。当筛查抑郁症时，筛查躁狂和轻度躁狂十分重要，因为使用抗抑郁药治疗双向情感障碍的患者时，可加重躁狂者的病情。虽然抑郁症女

性的管理属于初级保健的范畴，但是躁狂或轻度躁狂的管理应当咨询心理专家。

| 表 8-3 | 常见的抑郁障碍 |
|---|---|
| **重症抑郁** | |

**症状（SIGECAPS）**
症状包括情绪低落、快感缺乏（或者缺乏兴趣）加上下列任何症状（总共五个症状），这些几乎每天都会发生，持续至少 2 周，严重阻碍正常功能：
1. 睡眠障碍（失眠或嗜睡）
2. 兴趣缺乏或缺乏乐趣感觉
3. 内疚（无希望，绝望，后悔）
4. 精力缺乏（几乎每天的疲劳或损失）
5. 注意力涣散
6. 食欲障碍（增加或减少），无计划的体重减轻或增加
7. 精神迟滞或激越
8. 自杀（反复想到死亡）
从未有过躁狂或轻躁狂发作。
有些症状不应归因于药物使用或物质使用。
需要确认是一次发作还是复发

| **精神抑郁** |
|---|

**症状**
至少 2 年中每天大部分时间存在抑郁情绪，有主诉或者被他人观察发现。
存在两个或两个以上的重度抑郁症症状。
从来没有躁狂或轻躁狂发作。

| 表 8-4 | 双相情感障碍 |
|---|---|

诊断包括重度抑郁症和躁狂史（双极性Ⅰ型)/轻躁狂（Ⅱ型)，导致显著影响工作能力，社交活动，或人际关系；可能导致住院治疗或精神病特征。躁郁期必须持续至少 7 天。

**躁狂症状**

- 自我评价过高或夸大
- 睡眠减少
- 比平常更健谈或继续说话
- 想法或思维奔逸，相互混合
- 精力旺盛、易激惹或寻欢作乐
- 在情绪障碍的时候，必须有三个症状（如果只有易激惹症状，应具有四个症状)

**轻度躁狂症状**

- 持续至少 4 天
- 短暂的持续时间与不太严重的症状
- 导致个体非正常机体功能的变化
- 尚不足以造成显著的社会或职业功能受损
- 不伴精神病

## 筛查抑郁症

美国预防医学会和其他的专业学术组织建议定期对妇女进行抑郁症的筛查，并且建立将患者转介给精神卫生服务机构的转介系统[15]。有几个筛查工具可用于评估抑郁症，范围从 2 个问题的问卷到 21 个项目的问卷调查。

病人健康问卷（The Patient Health Questionnaire，PHQ-2)，是 2 个问题的问卷（见表 8-5)。该问卷最初由新西兰学者研制并获得信效度检测，其灵敏度与特异度分别为 97%（95%CI,83%~99%)与 67%（95%CI,62%~72%)[24]，阳性似然比为 2.9（95%CI,2.5~3.4)，阴性似然比为 0.05（95%CI,0.01~0.35)[25]，如果加上第 3 个问题"是否需要专业帮助改善其抑郁症状"可提高其特异性但可能会降低灵敏度[26]，这可能会导致一些存在抑郁的女性未被筛查出来[27]。

对待对于两个问题中任意一个应答阳性的个体的管理需基于临床工作者的专长和所处环境中可利用的资源来进行。如果这些都缺乏的，临床医生应立即筛查对个人或他人的伤害的风险，如果不存在风险，临床医生应将给患者介绍适当的心理健康服务提供者。

The PHQ-9（表 8-6)在公共领域即可获取，有 9 个条目，常用于抑郁的筛查以及治疗效果的评估[28]。可以用两步法进行快速的抑郁症筛查。先用 The PHQ-2，必要时再用 The PHQ-9，两步法筛查能够很好的平衡敏感度和特异性[29]。借助两步法的筛查，助产士可以为妇女提供初级保健或转介给精神卫生服务的专业人士。对抑郁症的筛查还应包括评估是否存在可能引起抑郁症的疾病，如提示甲状腺功能的检查，全血计数评估是否存在贫血，使用的药物也要评估。

流调中心抑郁量表、患者健康问卷 2（PHQ-2)、患者健康问卷 -9（PHQ-9)以及贝克抑郁量表、爱丁堡产后抑郁量表均有较好的信效度，灵敏性为 0.8~0.9，特异性为 0.7~0.85。所有问题都是六级评分并且便于填写，部分问卷能够在网上填写并计算得分。这些工具的得分能够辨别个体抑郁状况[29]。尽管它们广泛用于抑郁筛查，但每种工具都有优劣。爱丁堡产后抑郁量表普遍用于孕妇围产期与产后抑郁症状的筛查[30]，贝克抑郁量表有版权限制并且会对使用者收取费用，20 个条目的流调中心抑郁量表是筛查抑郁应用最广的工具。

| 表 8-5 | 两个问题筛查抑郁的 PHQ-2 | | | | |
|---|---|---|---|---|---|
| 在过去的一个月里,你多常被以下问题困扰? | | 一点也不 | 几天 | 一天中多数时间 | 几乎每天 |
| 对事情完全失去兴趣或乐趣 | | 0 | 1 | 2 | 3 |
| 感觉低落、抑郁、绝望 | | 0 | 1 | 2 | 3 |

| 表8-6 | 患者健康问卷(PHQ-9) | | | | |
| --- | --- | --- | --- | --- | --- |
| 在过去的两周里,你生活中以下症状出现的频率有多少?把相应的数字总和加起来(把对应数字圈起来) | | 没有 | 有几天 | 一天中一半以上时间 | 几乎每天 |
| 1. | 做事时提不起劲或没有兴趣 | 0 | 1 | 2 | 3 |
| 2. | 感到心情低落,沮丧或绝望 | 0 | 1 | 2 | 3 |
| 3. | 入睡困难、睡不安或睡得过多 | 0 | 1 | 2 | 3 |
| 4. | 感觉疲倦或没有活力 | 0 | 1 | 2 | 3 |
| 5. | 厌食或吃太多 | 0 | 1 | 2 | 3 |
| 6. | 觉得自己很糟或觉得自己很失败,或让自己、家人失望 | 0 | 1 | 2 | 3 |
| 7. | 对事物专注有困难,例如看报纸或看电视时 | 0 | 1 | 2 | 3 |
| 8. | 行动或说话速度缓慢到别人已经察觉?或刚好相反——变得比平日更烦躁或坐立不安,动来动去 | 0 | 1 | 2 | 3 |
| 9. | 有不如死掉或用某种方式伤害自己的念头 | 0 | 1 | 2 | 3 |

每列总分 _____

总分 _____

10. 如果你核对完了这些问题,这些问题使得你的工作、家庭生活或与其他人相处变得怎样困难?

　　□ 一点也不困难　　□ 一些困难　　□ 非常困难　　□ 极端困难

**总分　　抑郁严重程度**

1~4 ： 没有抑郁症

5~9 ： 可能有轻微抑郁症

10~14 ： 可能有中度抑郁症

15~19 ： 可能有中重度抑郁症

20~27 ： 可能有重度抑郁症

• 如果圈起来至少 4 个(包括 1,2 题),考虑抑郁症。依据总分判断严重性。

• 如果圈起来至少 5 个(包括 1,2 题中的任一),考虑重度抑郁。

• 如果圈起来 2~4 个(包括 1,2 题中的任一),考虑其他抑郁疾病。

### 自杀的想法和意图

对抑郁症筛查阳性以及主诉有无望感的妇女,助产士应该一直评估她们是否有自杀的想法。常见的显示可能有自杀想法的主诉包括:"生活不值得过下去","如果没有我,我的家庭会更好","我现在不能处理那个问题","我死了更好","为了使这个更好,没有任何我可以做的事情"。高风险倾向的人,包括有具体计划或有办法自杀的人,如:有枪支、处方药或街头毒品。自杀的其他危险因素包括:以往有住院或自杀未遂史,有自杀的家族史;绝望;经历家庭、感情或法律冲突;社会隔离;失眠[31]。

确定个人自杀风险的筛查工具列在本章结尾的资源表格中。虽然尚无最好或是最常用的工具,表8-7列出了他们共同界定的问题。助产士有责任将有自杀风险女人转诊至急救心理健康服务[32]。

### 精神抑郁与重症抑郁

精神抑郁这一词最初起源于希腊,意味"糟糕的心理状态"或者"糟糕的幽默"。精神抑郁是慢性抑郁的一种,其症状并不严重或者不如有抑郁症的患者明显。然而这种疾病已在世界各地获得重视,高收入国家发病率高于低中等收入国家[33]。由于其长期性,尽管其症状没有抑郁症严重,但精神抑郁的致残率同抑郁症类似。

同抑郁症类似,精神抑郁在女性中的发病率较男性高,并且除非与严重抑郁症共病,否则常常漏诊[34]。社区人群终身发病率为 3%~6%,在初级照顾机构其发病率较高,为 5%~15%[35]。当该病特殊抑郁症状较轻时,精神抑郁的康复较抑郁症慢[35]。精神抑郁患者体验抑郁症症状并不少见,临床常称其为"双重抑郁"[36]。

| 表 8-7 | 评估自杀的想法和意图的问题 | |
|---|---|---|
| **问题** | | **临床笔记** |
| 1. 你最近有想过死或者伤害你自己吗? | | 如果答案是肯定的,进一步询问自杀想法的频率、强度以及持续时间 |
| 2. 你想过怎样伤害你自己? | | 如果答案是肯定的,进一步询问关于某种可能自杀想法的频率 |
| 3. 你曾经接触过枪、子弹或药物吗? | | 如果答案是肯定的,进一步询问接触的地点 |
| 4. 你曾经有过伤害自己的具体意图吗? | | 如果答案是肯定的,进一步询问:<br>• 预备行动(例如:收集的子弹、写过的自杀笔记、得到的手枪)<br>• 自杀演练(如装枪)与非自杀性的自我伤害行动 |
| **附加问题** | | |
| 是什么让你有这些想法的?<br>你对将来的计划是什么?<br>你家里是否有人曾经尝试自杀?<br>你目前有使用毒品或酗酒吗? (非法或处方)<br>你的工作、社会生活或家庭有什么变化吗?<br>你有亲近的朋友或家人吗? 你曾经告诉过别人你有自杀的想法吗?<br>你倾向于被你的决定或行为驱使吗? | | |

## 抑郁治疗:一般原则

抑郁的治疗有很多种方式,包括认知 - 行为治疗、心理咨询、以信仰为基础的治疗、焦点小组治疗和精神药物。无论选择何种治疗方式,目标都是缓解症状。睡眠,卫生和锻炼的教育应该包含在任何治疗方式中[32]。

文章结尾的资源部分列出了针对初级保健工作者的,以证据为基础的抑郁症状管理指南的网络资源。与心理治疗和药物治疗效果相同的替代性治疗包括服用 omega-3 脂肪酸补充剂、S- 腺苷蛋氨酸(SAMe)、白光疗法、按摩、瑜伽、针刺疗法等[37]。除此之外,一些研究也发现金丝桃草(St.John's wort, *Hypericum perforatum*),一种中草药对某些轻至中度的抑郁有效,然而该中草药品的含量往往不纯粹或者剂量不固定,并且常常拮抗其他药物比如部分抗抑郁药物,HIV 药物以及口服避孕药。

药物和心理治疗会使抑郁症状初步改善,并且两者效果几乎相同。然而,那些仅仅接受药物治疗的抑郁患者复发的可能性更高[38]。非药物治疗结合精神药物治疗的效果最好。美国现在已经发表的指南推荐如果有条件,应同时应用心理治疗和药物治疗重度抑郁(MDD)[32]。联合使用药物以及心理咨询可以提高抑郁症的缓解率并且降低复发的风险[32,38-40]。如果没有联合治疗的条件,对轻至中度抑郁者,首先采用心理治疗,如果无效再加药物

治疗[32]。重度抑郁者应首选药物治疗[32]。与药物治疗的效果相比,认知行为治疗的效果不受性别影响[39]。决定治疗方式有很多因素,比如个体偏好,获得资源途径,医疗保险覆盖情况以及个体是否有时间去接受治疗[41]。

一些研究表明,抗抑郁治疗在精神抑郁人群中的效果比抑郁症患者效果更好。2011 年,Levkovitz 等人综合随机试验的荟萃分析表示,给诊断抑郁症或精神抑郁的患者使用安慰剂。精神抑郁患者服用安慰剂有效率较抑郁症患者低(29.9% vs 37.9%, $P$=0.42)[41,42]。尽管人际关系心理疗法也有效[43],但它不如药物心理疗法有效[44]。

华盛顿大学发展了 IMPACT 模式,推荐对抑郁症患者团体使用[45]。这种模式是团队协作模式,一名精神科医生和一名个案管理师,这名个案管理师可以是一个专门训练的护士或社会工作者。IMAPACT 模式比与常规模式效果好[46]。个案管理师能给妇女有关抑郁症的教育,监测抑郁症状,指导她们的行为以及安排令其愉快适合的计划,鼓励她们运动锻炼,随访以支持双方讨论决定的计划,除此之外,个案管理师还能提供基础的药物剂量调整。个案管理师也帮助妇女转介和强化后续随访。心理治疗师则会定期回顾那些没有达到预期改善目标的患者,任何出现的问题都可以进行咨询。

### 心理治疗

几种类型的心理治疗能够用来治疗抑郁症。目前为止,认知行为疗法(CBT)有最多证据证明有效性[42]。大多数助产士的工作实践范围不包括为女性提供持续的心理治疗,然而,助产士有义务为转诊给心理医生的抑郁女性提供持续性的随访,以保证其在症状为缓解前持续得到治疗。助产士也有责任提供限时咨询以与其建立持续的治疗性关系。这种关系是助产士有机会给其提供行为建议以改善抑郁症状。比如让她们坚持运动或者参加令其愉快的活动[32,47]。强光疗法对于季节性抑郁的治疗也有效果,对非季节性抑郁个体作为辅助治疗同样有效[13,47]。

当提及心理疗法,应告诉抑郁女性,对大部分人来说,治疗是短期而不是长期的过程。尽管 CBT 有最强的证据支持,研究发现行为激活(behavioral activation)和人际关系治疗对治疗抑郁症也有效,并且这两者还被加拿大情绪障碍和焦虑治疗协作组(the Canadian Network for Mood and Anxiety Treatment, CANMAT)推荐作为抑郁的一线心理治疗方法[48]。早期的研究发现基于互联网由心理治疗师主导的心理疗法也很有希望,一个近期的荟萃分析指出基于网络的 CBT 对治疗抑郁症短期效果显著,但尚未有足够的研究评价长期效果[49]。

### 药物治疗

由于接受心理治疗存在不少阻碍,许多抑郁患者选择接受药物治疗而不是心理咨询。药物治疗的首要点是区别双相情感障碍,因为双相型精神障碍患者使用抗抑郁药物可能会引起躁狂[50]、自杀行为或者心境紊乱[51]。排除的重要标志包括:既往使用复合抗抑郁药无效,既往有自杀倾向,既往服药后易激惹易怒[52]。

精神药物影响神经递质,多巴胺、5-羟色胺和去甲肾上腺素等从而调节情绪。图 8-3 说明了这些神经递质的影响和相互作用。第二代抗抑郁药,包括选择性 5-羟色胺再摄取抑制剂(SSRI)、去甲肾上腺素、多巴胺再摄取抑制剂(NDRI),选择性去甲肾上腺素再摄取抑制剂(SNRI)是治疗抑郁的一线药物[52]。SSRI 类药物的总体疗效中等[52]。此外,大多数精神心理治疗药物具有副作用,导致药物治疗中断,因此对个体的经济-效益比就很难确定。

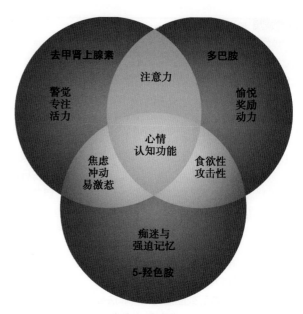

图 8-3 多巴胺、去甲肾上腺素和 5-羟色胺的作用

一些医生可能选择开安非他酮(安非他酮缓释片),这种药物对性功能有影响,但能降低癫痫发作阈值。安非他酮不能与其他药物共用,因为共用可能会降低癫痫发作阈值导致癫痫发作[53]。安非他酮通常对焦虑没有影响,尽管在某些情况下,它实际上可能加剧焦虑。

单胺氧化酶抑制剂和三环类抗抑郁药,这些药物在过去已被用于治疗抑郁,可以在特定情况下,由精神科临床医师开处方。这些药物有治疗范围狭窄,有潜在的高毒性,容易与许多食品和其他药物相互作用。

SSRI 类药物通过 CPY450 代谢酶系统代谢。因此,他们会与各种其他由同一系统代谢的药物相互作用。一些已知的与第二代抗抑郁药相互作用的特异性药物包括旧代的抗抑郁药如:三环抗抑郁药、地高辛(地高辛),华法林,抗惊厥药与氨茶碱[51]。在为患者开任何精神类处方药物之前,医生有责任考虑所有药物之间的交互反应。

没有研究表明各种 SSRI 和 SNRI 与 NDRI 在疗效上有显著差异[54]。然而,这些类药物个别药物的副作用不同,如表 8-8[55,56]。初始治疗选择使用的药物应根据个人的偏好,过去成功治疗的药物以及伴随抑郁症的主要症状。例如 SSRI 类药物可能会使体重增加,但氟西汀刺激性更大,舍曲林镇静性更强[55-58]。因此,氟西汀对有嗜睡和低体重特征女性而言是一个更好的选择。SNRI 类药物与体重的相关性较 SSRI 类药物弱[22]。考虑使用 SSRI 或 SNRI 治疗可根据女性的能力和对药物的依从情况。

突然停用 SSRI 或 SNRI 通常导致血清素降低（或停止）综合征，症状包括头晕、共济失调、躁动、头痛、震颤和混乱[22]。氟西汀是第二代抗抑郁药半衰期最长的药物，对于那些不能够服这些药的女性，它可能是最合适的药物。

**精神药物治疗的副作用**

5- 羟色胺综合征是由于血清素活性过度激活导致的一种罕见且可威胁生命的反应。尽管很罕见，但今年由于药物的频繁使用，导致发病率有上升趋势。5- 羟色胺综合征可发生在 SSRI 或 SNRI 的治疗剂量，更常发生在药物间反应或过量使用导致的并发症。在 2005 年，美国有 8 585 例患者发生中度至重度 5- 羟色胺综合征，但没有危及生命，有 118 人由于 5- 羟色胺综合征死亡[59]，过量使用 SSRI 类药物人群中 16% 会发生 5- 羟色胺综合征[60]。联合治疗包括使用不止一种 SSRI 或 MAO 抑制剂，同时使用可能会导致 5- 羟色胺综合征的一些其他类药物，如曲坦类药物，抗惊厥药物如阿片类药物，也有血清素活性药物。许多药物包括安非他命、可卡因和达喜也可引起 5- 羟色胺综合征。

5- 羟色胺综合征的症状和体征包括自主神经不稳，如高血压或低血压、高热、心动过速、呼吸急促和发汗；精神状态改变，包括易激惹、思维混乱或轻度躁狂；和神经肌肉改变如肌阵挛、反射亢进、震颤、共济失调和强直[61,62]。临床表现会快速变化，一旦怀疑有 5- 羟色胺综合征的高危患者应立即送往急诊室[61,62]。

治疗开始后最初的 1~2 个月，特别是在青少年和年轻的成年人中，自杀和自杀未遂的风险增加，应对这段时间密切监测[63]。2004 年美国食品和药品管理局就在这些药物的标签上，为给儿童、青少年和不足 25 岁的年轻人开具这些药的医务人员，设置了一个黑色的警示框[25]。抑郁通常伴随着自杀的想法，这些药必须服用几个星期才能起效，因此治疗的最初几个月仍需要对所有的患者进行密切的监测。

| 表 8-8 | 初级保健人员可开具的抗抑郁药物 | | | |
|---|---|---|---|---|
| 药物<br>（商品名） | 初始剂量 | 剂量范围和<br>最大剂量 | 副作用说明 | 药物半衰期 |
| **5- 羟色胺再摄取抑制剂（SSRI）** | | | | |
| 西酞普兰<br>（Celexa） | 20mg/d 连用 7 天，然后可以增加至 40mg/d。再增加剂量前维持首剂量 4 周 | 20~40mg/d | 药物交叉反应少。应用 6 个月以后体重增加很常见；较适用于妊娠期焦虑妇女；可能引起 QT 延长，肝毒性最小，性功能紊乱危险较高 | 半衰期 35h；代谢产物少 |
| 依他普仑<br>（Lexapo） | 以 10mg 开始，如果出现部分效果 4 周增加至 20mg | 10~20mg/d | 药物交叉反应小。使用 6 个月后体重增加很常见。适用于焦虑症妇女及孕妇。可能会引起 QT 延长 | 半衰期 27~32h |
| 氟西汀<br>（Prozac） | 10~20mg/d，七天后可增加至 20mg/d；维持 20mg/d 4~6 周，然后在剂量增加前维持 30mg/d 2~4 周 | 20~80mg/d | 可能会加重焦虑；如果是双相精神障碍可能转向躁狂阶段。性功能影响最小 | 半衰期较长，3~4 天；活性代谢物消除时间长，使其在所有的 SSRI 类药物中发生戒断症状可能性较小 |
| 帕罗西汀<br>（Paxil） | 连续七天 10~20mg/d，然后剂量可每周增加 10mg | 最大剂量：50mg/d | 不推荐用于孕期。体重增加较其他 SSRI 常见，可能有镇静效果；抗副交感神经生理作用；性功能紊乱危险较大，长期可能平稳。推荐用于哺乳期 | 半衰期短，无活性代谢产物，因此患者更容易出现 5 羟色胺戒断症状 |

续表

| 药物<br>（商品名） | 初始剂量 | 剂量范围和<br>最大剂量 | 副作用说明 | 药物半衰期 |
|---|---|---|---|---|
| 舍曲林<br>（Zoloft） | 25~50mg/d 连用 7 天，然<br>后每次增加 25mg | 最大剂量：<br>200mg/d | 治疗 6 个月后体重增加常见，<br>CPY450 交叉反应有限；轻度兴<br>奋性。推荐用于哺乳期 | 半衰期 2~4 天，少<br>量的活性代谢产<br>物，因此不太可能<br>出现戒断症状 |
| **选择性去甲肾上腺素再摄取抑制剂（SNRI）** | | | | |
| 度罗西汀<br>（Cymbalta） | 20~60mg 每天服用 1 次<br>或 2 次，连用 7 天后，可<br>增加至 60mg/d。 | 最大剂量：<br>60mg/d | 短期体重不受影响，长期是否影<br>响尚不肯定。短期比其他 SSRI<br>类药物性方面副作用少，长期无<br>差异。对血压无影响 | 半衰期 12h，戒断<br>症状有报道，但频<br>率未知 |
| 文拉法辛<br>（Effexor） | 37.5mg | 75~300mg/d，<br>分 2~3 次使用 | 体重无增减；性方面副作用比<br>SSRI 少；血压以剂量依赖性方<br>式升高。比 SSRI 类更多的激惹<br>和胃肠道反应 | 有戒断反应，但其<br>频率未可知 |
| 文拉法辛持释<br>剂，SR | 37.5mg | 37.5~300mg/d | | |
| **多巴胺再摄取抑制剂（NDRI）** | | | | |
| 安非他酮<br>（Wellbutrin，<br>Zyban） | 总量 200mg，分次用，每<br>天 2 次 | 450mg 分 4 次<br>使用，单次不超<br>过 150mg | 可能有兴奋性。没有性方面的副<br>作用。轻微体重减轻，降低癫痫<br>发作阈值 | 药物半衰期为<br>29h，尚无戒断反<br>应报道 |
| 安非他酮持释<br>剂，SR | 总量 300mg，分次用，每<br>天 2 次 | | | |

## 随访和监测

推荐对精神药物治疗进行持续的监测，症状缓解前至少每个月监测 1 次，然后每 2-3 个月监测 1 次。许多 SSRI 和 SNRI，NDRI 反应和副作用差别很大。使用这些药物的大多数人，需要调整初始剂量。建议开始治疗后 1~2 周内开始监测，可以通过电话或面对面访问。这是一个重要的时间，在此期间，可以了解女性是否已获得处方药并开始服用，是否坚持使用药物，阻碍她用药的原因什么。第一次随访也可以评估副作用及是否有自杀的想法或行为。

一些抑郁症患者通过 1~2 周的随访抑郁症状有所改善，尽管有些人用药六周后才初见效果。有推荐称应在开始治疗 4~8 周后再次评估抑郁症状。重复使用评估工具能够让受试者与评估者看到质与量的改变。

随访时要完成对治疗依从性和治疗依从性的障碍因素、副作用的评估，无法对患者随访会导致抑郁患者的治疗不足[14]。部分患者会因此增加抗抑郁药物的剂量。如果抑郁女性的抑郁症状没有至少减轻 1/4，应考虑增加药物剂量或者更换药物。同时，咨询心理医生也可能有效，有推荐建议每月至少一次病情监测直到病情已经完全的缓解，其次每 2~3 月监测一次。进一步心理治疗对于使用药物无效的患者可同样有效。

治疗的最初目标是使妇女在 10~12 周内症状缓解 50%。抑郁症状完全缓解意味着 PHQ-9 得分低于 5 分，表 8-9 给出了通过女性 PHQ-9 得分选择改变相应管理的指南[20]。

所有给予抑郁症妇女治疗的医务人员都有责任随访她们至症状完全缓解，因为充分的治疗能够降低复发的危险[64]。治疗不充分持续受到关注。阶梯治疗（stepped care），与哮喘管理的阶梯管理策略，对于不能达到完全缓解的妇女也适用。

| 表 8-9 | PHQ-9 用于临床疗效评估 | |
|---|---|---|
| **PHQ-9 得分** | **治疗四周后<br>药物反应** | **治疗计划** |
| 得分降低 5 分 | 充分 | 不许改变治疗计划,4 周内随访 |
| 得分降低 2~4 分 | 可能不充分 | 可能需增加药物剂量 |
| 得分降低 1 分或者没变化 | 不充分 | 增加剂量;增强药物;换药;进行心理咨询 |

## 复发

抑郁患者极可能抑郁复发,约 20%~85% 的患者会在两年内复发[45]。当患者达到症状缓解后持续 4~9 个月的治疗可以减轻半年至一年后抑郁复发的风险[14,20,21,57]。存在复发高风险的患者会从长期的维持治疗中获益。需要长期维持治疗的妇女的特征列在表 8-10。这些高危女性应该持续治疗至少 2 年,在此期间,每 3~12 个月健康照护者和患者接触一次直到女性的心理健康保持稳定[14,20,45,53]。由于精神抑郁的慢性病性质以及抑郁障碍的高复发性,许多女性可从持续甚至终生的治疗中获益[65]。

| 表 8-10 | 可能需要抗抑郁药维持治疗的指征 |
|---|---|
| 充分治疗后仍残留症状 |
| 持续性睡眠障碍 |
| 有情绪障碍家族史 |
| 持续性的心理社会压力 |
| ≥ 3 次抑郁症发作 |
| ≥ 2 次紧密间隔的发作 |
| 精神抑郁 |
| 有重度抑郁的精神抑郁(双重抑郁症) |

### 精神药物治疗的中断

当决定中断药物治疗,药物的剂量应该用几周至几个月进行调整以免发生血清素退缩综合征[32]。当开始治疗时最好给妇女提供停药的有关信息,因为很多患者可能没有自选健康照顾者就停药了。这个信息在每次随访见面中都应该被强调。

## 焦虑与压力综合征

焦虑障碍,是一组以焦虑和 / 或恐惧为主要特征的情绪障碍,包括广泛性焦虑障碍、惊恐障碍、和恐惧症(如社交性焦虑障碍、特定恐惧症、广场恐惧症)。恐惧症是焦虑症最常见的一种类型,压力障碍与强迫症以前是焦虑症的分型,DSM-5 创立了新的分类 "过度强迫相关压力" 以及 "创伤与压力相关障碍例如创伤后应激障碍(post-traumatic stress disorder, PTSD)"[13]。在美国,焦虑症的发生较情绪障碍普遍。然而在基础医疗保健中对焦虑症的筛查较少[66]。女性发生焦虑症或情绪障碍的可能性是男性的两倍[4,66]。焦虑症能够引起巨大的压力反应,导致家庭、社会、个人功能的紊乱,焦虑症对压力的反应与实际的威胁不成比例。

美国焦虑障碍的发生率存在人种的差异[67]。由于焦虑障碍的研究主要集中在白人群体,其他研究较少的人群不太可能获得精神卫生服务,也更可能有共病情况,不同程度地暴露于焦虑障碍的危险因素中[67]。初级保健人员为顾客提供服务时应考虑到这些因素。

所有的焦虑症,包括强迫症以及创伤后应激障碍,经常伴随着其他焦虑和情绪障碍,这比其他精神疾病更为严重[68]。焦虑症、抑郁以及躯体症状(呼吸疾病、肠道易激惹综合征、慢性疼痛或心身不宁、疲劳、过敏性疾病、甚至心脏疾病)三者的交互现象很常见。焦虑障碍是高度内化,与心身症状密切相关[68]。罹患焦虑症的个体很可能会存在心身症状,如呼吸不畅、胸部疼痛、嗜睡等躯体反应,从而导致卫生资源过度使用以及生活质量的下降[68]。

由于调查的技术和人群不同,报道的焦虑症及其相关的精神障碍的终生发病率为 14%~33%[69,70]。其他类型的焦虑障碍的发生率变化很大。基于美国 2001—2003 年的调查,社交焦虑症的发生率为 13%,PTSD 为 10.3%,GAD 为 4.1%,OCD 为 2.7%,恐慌症为 6.8%[69,70]。

恐惧症与强迫症发展自儿童时期、青少年时期以及成年早期。恐惧症与广泛性焦虑症在发病年龄上有巨大的差异,创伤后应激障碍发病年龄与广泛性焦虑也不一样,由于各个年龄段都有可能发生创伤。神经影像学资料显示神经病理学改变会导致焦虑症的发展[71]。

公共资源大多用于关注抑郁症,对焦虑症的关注较少。图8-4[68]列出了英国精神药理学会推荐的焦虑障碍的评估流程。DSM-5有更为复杂的流程图以鉴别各种可能的焦虑障碍,但是这个流程图也能够帮助助产士对妇女进行最初的筛查。

### 焦虑症筛查

对焦虑症的筛查不重视导致对其治疗不够重视。与PHQ-2和PHQ-9筛查工具相似,GAD-2和GAD-7问卷也已经发展并且被检验可作为焦虑症的筛查工具。GAD7(表8-11)是为筛查焦虑症而研发的工具,它不但能够筛查一般焦虑症,还能筛查恐惧症、社交障碍以及创伤后应激障碍[72]。其在非裔美国人、高加索人、拉丁美洲以及亚洲人群中进行筛查,被证明有较好的信效度[73]。GAD-2含有GAD-7问卷中的前两个问题,得分≥3提示存在焦虑障碍。

### 恐惧症

恐惧症是指对某一能唤起真实危险记忆的特定的物体或者情境的焦虑或恐惧,这种焦虑或者恐惧持续长达6个月[13]。社交焦虑症就是社交恐惧,是一种特定的恐惧,是指个体暴露于可被他人监视的

情境而导致的恐惧[13]。母亲的压力,过度保护,敏感多疑以及忽视可能会导致社交恐惧症的发展,美国社交恐惧症的发生率较欧洲高。

### 广泛性焦虑障碍

广泛性焦虑障碍的特点是对于家庭、健康、经济、工作或者学习过度的担心或者焦虑。大多数广泛性焦虑障碍女性也存在其他的心理问题,例如:精神抑郁或者抑郁、恐惧症。与其他类型的焦虑症一样,女性发生GAD的可能性较男性高[74]。广泛性焦虑障碍会存在许多躯体化症状,导致频繁地去获取初级保健、专家咨询和急诊医疗服务以及暂时不能工作[74]。

广泛性焦虑障碍的特点是:

● 典型的表现常常是对现实生活中的某些问题(如:家庭、健康、经济、学习或工作困难)过度焦虑和担心(广泛期望),发作次数增加。并且焦虑情况持续3个月以上。

● 难以控制的担心和焦虑。

● 担心和焦虑伴随着焦躁不安和/或肌肉紧张。

● 焦虑和担心伴随着带来不良后果的回避,如花费过多的时间和精力为可能带来不良结果的活动作准备,因焦虑引起行为或决策的拖延;由于焦虑引起的反复确认[13]。

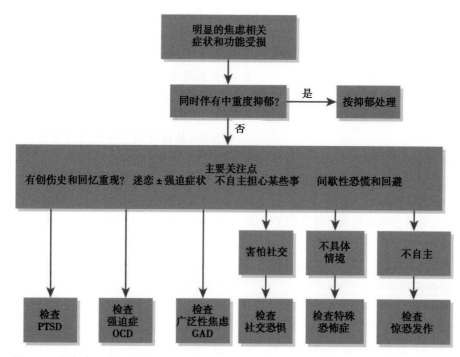

图8-4 焦虑障碍的检查流程

| 表 8-11 一般性焦虑疾病筛查工具（GAD-7） | | | | |
|---|---|---|---|---|
| 在过去的两周里，你生活中以下症状出现的频率有多少？ | 没有 | 有几天 | 每天一半以上时间 | 几乎每天 |
| 感到不安、担心及烦躁 | 0 | 1 | 2 | 3 |
| 不能停止或无法控制担心 | 0 | 1 | 2 | 3 |
| 对各种各样的事情担忧过多 | 0 | 1 | 2 | 3 |
| 很紧张，很难放松下来 | 0 | 1 | 2 | 3 |
| 非常焦躁，以至无法静坐 | 0 | 1 | 2 | 3 |
| 变得容易烦恼或易被激怒 | 0 | 1 | 2 | 3 |
| 感到好像有什么可怕的事会发生 | 0 | 1 | 2 | 3 |
| 分数： | | | | |
| 总分： | | | | |
| 得分 5，10，15 分别是轻度、中度和重度焦虑的界值。 | | | | |
| 得分 ≥ 10 应进一步评估 | | | | |

### 惊恐发作

惊恐发作是指突然出现强烈恐惧，有一个突然发作的时期。其可以在一个特定的触发因素下发生，也可以突然发生。惊恐发作发作的症状是戏剧性的，通常使经历的人恐惧。惊恐发作通常在 10 分钟左右达到高峰，但几天可以完全恢复。症状包括出汗、发抖、或颤抖、呼吸急促或窒息，感觉恶心，腹痛，或胸闷、胸痛、不适、头昏、头晕、步态不稳，或昏厥，失去控制或发疯，对死亡的恐惧、感觉异常、发冷或潮热。尽管经常性攻击是恐慌症的特点，但是任何焦虑症均可能发生偶尔攻击性行为[10]。

### 恐慌症

恐慌症涉及经常性的意想不到的惊恐发作，然后是(1)持续的担心惊恐发作或他们的后果(比如：失去控制、得心脏病、发疯)，(2)因惊恐而导致明显性躯体行为改变(比如特意避免惊恐发作的行为，如避免锻炼或者去熟悉的场景)[13]。经历恐慌发作的患者可能会有心动过速、胸痛、心脏扑扑直跳、恶心、眩晕、发汗或呼吸短促。

经常焦虑或恐惧史的个体更容易发生有恐慌障碍。其他的危险因素包括童年期生理或性虐待史，或者父母有抑郁、焦虑或双相型障碍病史。恐慌障碍也可能有基因遗传的原因。

药物治疗如 SSRI、SNRI、β 受体阻滞剂和苯二氮䓬类药物都能够用来减轻症状和降低恐慌发作的次数，但是恐慌障碍主要的治疗方法是心理治疗。β 受体阻滞剂能够减轻生理的症状；苯二氮䓬类药物是镇静剂能够快速缓解焦虑，但是由于它们能够隐私耐药性和药物依赖，因此并不推荐作为常规疗法。CBT 是治疗恐慌障碍最有用的方法。

### 创伤后应激障碍

PTSD 是由于个体暴露于创伤性事件中引起的反应，包括在噩梦中重新经历创伤性事件、幻觉重现、或其他侵入性想法、回避任何与创伤性事件有关的事情、和／或感情麻木、觉醒系统改变如睡眠障碍、难以集中注意力或攻击性行为[13]。激起的事件包括大规模冲突、人口流离失所、战斗或危及生命的事故或疾病。发生 PTSD 的个体直接经历创伤事件、看到创伤事件、或通过经历过的密切的家庭成员听说威胁生命的创伤事件。

当症状引起的不适和日常功能受损至少超过 1 个月才能诊断 PTSD。表 8-12 列出了 PTSD 的诊断标准。PTSD 的诊断包括 5 个方面，指社会、职业或者其他领域巨大的压力功能受损，这些诊断标准不能归因于某种物质，如药物、毒品或酒精的直接生理效应，也不能被归因于其他的疾病引起。

| 表 8-12 | 创伤后应激综合征的诊断标准 |
|---|---|

1. 由于经历、目击或者了解亲密人群或者再次体验创伤而暴露于实际或潜在的死亡、严重外伤、性侵[8]。

2. 开始于创伤事件之后，与创伤事件有关的一个或多个入侵的症状出现：如侵入，不安的回忆，梦魇；分裂反应，与事件线索相关的强烈的心理痛苦，明显的生理反应[8]。

3. 持续性躲避与创伤性事件相关的刺激，自创伤性事件发生后开始，以避免或尽量避免以下一个或多个证明：①事件的痛苦回忆；②与事件相关的思想或感情；③创伤外部提示[8]。

4. 创伤性事件发生后，与创伤事件相关的认知和负面情绪开始或加重，表现为两个或两个以上的下列特征：①不能记住创伤性事件的一个重要方面，通常是由于解离性失忆症而不是由于头部受伤，酒精或药物；②对于自己，他人，或世界抱有持续夸大的消极的信念或期望；③因创伤性事件的原因和后果，持续而扭曲性的自我指责或指责他人；④持续的消极情绪；⑤兴趣明显减少；⑥感觉脱离或疏远；⑦持续性无法体验积极情绪（无法感觉被爱或者心理麻木）。

5. 与创伤性事件相关的觉醒和反应性显著改变，自创伤性事件发生后开始恶化或加重，表现为攻击性或破坏性的行为，敏感多疑，难以集中注意力和睡眠障碍[8]。

美国有些亚组创伤后应激障碍发生率较普通人群高。女性较男性更容易发生创伤后应激障碍[75]。性侵是导致女性发生创伤后应激障碍最常见的因素。2000 年对大学生年龄段的女性的研究发现 20%~25% 这个年龄的女性可遭遇过性侵或者性侵企图[76]，导致大部分女性有发展为创伤后应激障碍的风险。关于妊娠、分娩以及 PTSD 的内容在文章后半部分。

创伤后应激障碍不同于其他焦虑症，心理治疗采用暴露疗法和认知行为疗法已被发现比药物治疗更有效。眼动脱敏和再加工（EMTDR）对创伤后应激障碍的治疗也是有用的[77]。偏向于药物而非心理治疗的人可以选择 SSRI 或 SNRI 治疗创伤后应激障碍[76]。

许多个体暴露于创伤性事件，然而只有少部分会发生 PTSD，心理弹性让大多数经历灾难的个体保持心理健康[75]。今后的研究应该探索提高心理弹性的因素。

### 焦虑症的治疗

心理治疗与药物治疗在焦虑症的治疗中都占据很重要的角色。治疗抑郁的合作性照顾模式同样适用于焦虑症的治疗，药物与心理治疗焦虑症的效果类似，联合使用心理与药理疗法的效果胜过单一方式的治疗[78,79]。PTSD 是例外，心理治疗是最有效。

认知行为治疗、以正念为基础的认知疗法、暴露疗法、以及由心理治疗师支持的网络 CBT 对治疗妇女的焦虑症都有效[67,80,81]。有个案管理师负责治疗妇女抑郁症的合作模式也可以用来治疗妇女的焦虑症[82]。焦虑症患者更倾向于选择 CBT 而不是选择药物治疗[82]。联合心理治疗与药物治疗焦虑症是否具有治疗抑郁症同样的效果，目前还不明确。

SSRI 是推荐治疗 GADS、社交焦虑症、PTSD 的

一线药物，使用 SSRI 治疗焦虑的益处同治疗抑郁类似[78,83]。其安全、有效以及耐受性已经得到充分的证明。用 SSRI 治疗抑郁大约需要 4 周可见效，如果持续治疗 6 周没有临床效果，最终有效的可能性会极低[84]。治疗抑郁的注意事项同样适用于治疗焦虑症，助产士应对初用药物的人群说明该药物使用前几天会有明显神经反应，但在 2 周后会有所缓解，治疗焦虑的剂量同抑郁相似，初用 2 周内应低剂量使用以减少副反应，每 1~2 周根据个人反应逐渐加大剂量。咨询应该包括告知当药物使用不持续时逐渐减少药物用量的重要性，当对药物有反应后应持续使用 12 个月，当药物反应不足时，助产士应指导患者增加药物剂量，使用其他类型的 SSRI 药物或者推荐使用认知行为疗法，转诊给药物治疗经验丰富的心理医生，如：抗惊厥药，包括加巴喷丁或者普瑞巴林。对患者的管理取决于助产士个人实践领域以及实践指南。

地西泮，氯硝西泮或劳拉西泮，可供等待 SSRI 类药物有明确疗效的重大精神障碍的患者在短期使用。这些药物对于恐慌症的发作治疗也是有用的[85]。地西泮很容易上瘾，导致嗜睡，并可能加重抑郁，有药物依赖的患者发生药物依赖的风险较高[86]，因此用药时必须权衡利弊。

## 月经周期相关的心理健康困扰

与月经周期有关的情绪困扰可分为"核心"和"变异"两组（表 8-13）[13,87-90]。核心的经前障碍包括经前期综合征（premenstrual syndrome，PMS）和经前焦虑症（premenstrual dysphoric disorder，PMDD）。大约 20%~30% 有月经周期妇女患有 PMS，1.2%~6.4% 患有 PMDD，即 PMS 的一种严重类型[87,89]。经前期障碍的变异类型包括那些与规律排卵无关的综合征。

| 表8-13 | 国际绝经前月经紊乱协会制定绝经前期紊乱共识（PMD） |
|---|---|
| 定义 | 特征 |
| **核心的经前综合征** | |
| 经前期综合征（PMS） | 多个症状只出现在黄体期，月经后 4 天内缓解；下一次排卵期临近复发。<br>不是另一种情况的恶化；症状严重到干扰日常生活，给患者造成巨大的痛苦。精神症状包括：暴怒、焦虑、抑郁、易激惹、混乱和社会性退缩。躯体症状包括：腹部胀满、乳房胀痛、头痛、关节或肌肉痛，肢体水肿和体重增加。 |
| 经前焦虑症（PMDD） | 从 PMS 分类而来，依据是黄体期严重的心理症状，在月经周期的其他时期缓解。<br>• 月经前最后 1 周至少存在 5 个症状，月经开始即改善，月经后消失。<br>• 必须存在以下一个或更多的症状：显著的精神不稳定、明显易激惹、明显的抑郁心境和明显的焦虑或紧张。<br>• 以下必须存在一个或更多症状，这些症状相加至少达到 5 个：对一般活动兴趣降低、难以集中注意力、昏睡、食欲改变、失眠、不知所措、以及生理症状如乳房胀痛、腹部胀满。<br>• 症状伴随着显著的情绪困扰，排出其他精神障碍的恶化或由于毒品或药物的副作用。 |
| **经前期疾病的变异** | |
| 经前加剧 | 黄体期导致其他情况的加重，例如：抑郁症、糖尿病、偏头痛、癫痫、哮喘。 |
| 非排卵性经前综合征 | 周期性的卵泡活动而不是用于排卵引起。 |
| 孕酮诱导经前综合征 | 使用外源性孕激素的妇女可能出现 PMS 症状。 |
| 无月经的经前期综合征 | 症状由卵巢活动亲戚，尽管已经闭经。 |

## 经前综合征和经前焦虑症

核心经前期综合征是月经前两周出现心身症状和 / 或心理症状，月经后缓解。在月经和排卵之间由症状消失的时期。

经前期综合征的病因尚不明确，症状可能是月经周期中的雌、孕激素的变化引起的。经前期综合征与焦虑、抑郁相似，都与血清素调节紊乱有关。月经周期中孕激素和雌激素的变化影响 5- 羟色胺和多巴胺的水平，其他神经递质也可能参与[87,88,91-93]。近期研究提示 PMDD 可能是对激素变化的极端神经敏感性引起[92]。基因易感性也可能有一定作用[93]。

PMS 或 PMDD 的诊断依据症状的性质和数目、周期性、严重性和长期性[94-96]。每日症状严重性记录表（The Daily Record of Severity of Problems），由 Endicott 等检验的一个工具，由于包括了 DSM-5 中列出的 PMDD 的 11 个症状，是应用最广泛的每日症状量表[95]。这个量表可以打印出来给妇女们记录几个月中经历的症状。

经前焦虑症是一种疾病，影响 5% 的育龄女性[89]。这是最严重的但不常见的经期障碍，PMDD 诊断和治疗可以对这种最严重但不常见的经期障碍的管理有所启示。PMDD 最常见的且致残的症状是极度烦躁与情绪的不稳定、睡眠紊乱、失眠或嗜睡、

压力或者精力的极度变化。PMDD 明显的精神状态的混乱和改变，导致女性无法工作。在她们生病的日子里，她们无法维系她们的人际关系。PMDD 的疾病负担与治疗关系较少，而与妇女的生育能力损失更相关。患有 PMDD 妇女也会存在其他的情绪或焦虑障碍如抑郁症、双相情感障碍症、强迫症[89]。罹患 PMDD 和 PMS 的女人有可能存在其他精神疾病。例如：有精神分裂症的女性在月经前也有可能经历情绪或者睡眠障碍[89]。

## 经前综合征和经前焦虑症的治疗

PMS 和 PMDD 的治疗包括：(1) 非药物性的方法包括饮食、锻炼和心理治疗；(2) SSRI 类药物；(3) 激素拮抗剂和抑制剂；(4) 维生素和中药制剂[87]。

非药物治疗的方法能够帮助平定情绪和缓解生理症状，但是没有证据支持这些方法可以单独使用。在黄体期摄取含有复合碳水化合物的饮食，能够促进 5- 羟色胺再神经突触的数量[87]。CBT 能够帮助妇女管理自己的症状。

对治疗 PMDD 最有效的证据是促进神经递质功能或抑制排卵。第一个措施中，SSRI 是研究最多的治疗 PMDD 的抗抑郁药。所有的 SSRI 都对这个指征有效，连续或间歇给药方案都有使用。中等剂量可能是有效的且耐受性良好[97]。SSRI 在治疗

PMDD 和其他精神疾病上有以下两个基本区别：

　　● PMDD 在第一个周期的使用会出现症状缓解。通常，SSRI 类药物在达到充分效果前需要 2 个月以上。

　　● PMDD 在采取间歇使用 SSRI 时也有效，停药后几天或一周不会出现停药症状。

　　第二个措施的目的是抑郁排卵，创造一个稳定的激素状态，从而减少导致 PMDD 的触发神经的激素循环波动。激素避孕药可以抑制排卵，并被育龄女性普遍接受。研究发现含屈螺酮的口服避孕药应用最广，因为它能有效治疗 PMDD 和 PMS[98]。通过长周期使用或连续给药方案可以进一步减少激素水平的波动[99]。当口服避孕药或（和）SSRI 未能缓解 PMDD 时，使用醋酸亮丙瑞林（醋酸亮丙瑞林，醋酸亮丙瑞林可注射缓释制剂）加雌激素长期抑制排卵可能有效[99]。最有效的治疗是卵巢切除术（或）子宫切除术[100]。

### 经前精神疾病的恶化

　　比 PMDD 更常见的是月经循环周期，其他疾病的恶化，经期妇女情绪和焦虑症较 PMDD 多发，由于妇女经常对她们的痛苦感到困惑，因此，对经期有关的症状仔细鉴别以做出正确诊断和治疗十分重要。

　　大多数报告在月经期有显著情绪困扰的女性并不符合 PMDD 严格的诊断标准。考虑到生育年龄女性情绪和焦虑障碍的患病率以及较少纯粹的 PMDD，在月经周期，这些女性更有可能患上在月经周期某一时刻恶化的潜在的精神疾病。评估女性的日常症状日记可以帮助助产士鉴别诊断 PMDD 与其他精神疾病。

　　如果该女性已经知道她有一种精神疾病，应采用直接管理：预防引起精神症状周期性不稳的激素的波动。促性腺激素与精神药物的代谢相互作用，因此开激素药物处方前与精神医师密切合作尤为重要。

　　幸运的是，PMDD 的治疗策略可以帮助有其他情况的女性。激素避孕药已经作为治疗经前加重的潜在抑郁症的辅助治疗[96,101]。熟悉药物范围和给药方案的助产士可以根据女性的个人需求微调治疗方案。SSRI 类药物是初级保健治疗配备的一部分也可以用于"经前"困境。

　　患有精神疾病的妇女可能很难合理做出符合他们利益的决定。例如：抑郁症会干扰认知，损害记忆；焦虑会引起混乱和分心。患有双相情感疾病的妇女可能难于控制冲动与烦躁不安。在与这些女性共同在经

期前尽量减少他们的症状时，助产士应对精神疾病导致意识受损的决定保持理智。有必要向女性的心理健康医生咨询以确定最有效的护理计划。在制定诊断计划时包含重要的人或家庭成员也可能是有益的[102]。

## 围产期心理健康

　　妊娠分娩会给妇女带来深刻的变化。生育小孩是一个令人愉快且正性的时期，然而，它也可以带来情境性压力以及情绪障碍。越来越多的研究发现心理健康与妊娠结局、新生儿认知发展很相关[103]。有心理障碍的女性可能不断在父母角色中挣扎，从而使其配偶、小孩以及其他家庭成员受影响[104]。抑郁症产妇比没有抑郁症的产妇较少参与照顾孩子，由此引起的母婴亲密联系的缺失对婴儿的神经生化和神经内分泌产生不良影响[105]。

　　妇女在生育期比一生中的其他任何时期都容易罹患心理疾病，尤其是妊娠和产后期，是妇女罹患心理疾病的高危时期[106]。

## 孕期心理障碍

　　孕期不同精神疾病的发生率与普通人群精神疾病发生率类似。不管妇女的年龄或者社会人口学情况如何，她们都会发生焦虑或者情绪障碍，这也是孕期最容易发生的精神疾病[3]。约 10%~20% 的女性在孕期会发生轻度或重度的抑郁[107]，更特别的是，在一些以往的流行病学中没有关注的人群中的发生率特别高，如三分之一从低收入和中等收入国家移民的妇女孕期发生轻度或重度抑郁[107,108]。

　　未治疗的焦虑症或者抑郁症会影响孕期以及妊娠结局[109-112]，并且未治疗的焦虑或抑郁与吸毒、吸烟以及其他对妊娠结局有影响的不良行为有关。未治疗的孕期抑郁会增加早产和胎儿生长受限的风险；患产后抑郁症的风险增高；这些孕妇的孩子更高的风险出现发育和行为问题[109-112]。产后抑郁的最强的预测因子出现在孕期，包括孕期抑郁或焦虑；压力性生活事件和缺乏社会支持以及抑郁症病史。

### 孕期焦虑、抑郁的筛查

　　美国预防医学会、美国妇产科医师协会以及美国护士-助产士学会都推荐定期筛查围产期抑郁[113-115]。另外，美国一些州规定必须进行孕期抑郁筛查。对任何有抑郁风险或抑郁症状的孕妇都应进

行 2 次或 3 次的筛查。有关妇女健康服务的病人安全委员会发展了一份多学科团队的集束包,强调对围产期心理健康服务应该是由准备、承认问题存在,预防策略,有反应,反馈系统应反馈给医疗机构和妇女本人[115]。

孕期抑郁症的症状包括哭泣、抽泣、睡眠问题、疲劳、食欲紊乱、快感缺乏、焦虑,低水平母胎依恋和烦躁。因为这些症状也可能是正常的孕期一过性问题,因此正规的筛查必须鉴别正常的症状与严重或轻度的抑郁症。

围产期精神疾病的一般筛查也应包括甲状腺和其他内分泌筛查,因为这些异常可以引起精神症状。孕妇促甲状腺激素(TSH)水平的升高,游离 T4 和甲状腺自身抗体水平与产后抑郁有关[103]。Sylven 等人最近的一项研究发现分娩时 TSH 水平异常是产后 6 个月产后抑郁症的重要危险因素(OR=11.30;95%CI:1.93~66.11)[116]。

许多筛查工具适用于孕期(表 8-14)[113-119]。PHQ-9 和 GAD2[72]是快速经济有效的筛查工具,但是它们包含的妊娠期原发症状降低了它们的特异性。贝克抑郁量表妊娠期也有效,但是它由版权限制,需要付费使用。所有这些量表都已经被翻译成许多不同语言的版本。

爱丁堡产后抑郁量表(Edinburgh Postnatal Depression Scale,EPDS)最初由英国的 Cox 等人发展而来,已被检验可用于孕期及产后,EPDS 是最常应用的筛查工具,在世界各地广泛应用(表 8-15)[113,118]。它是一个包含 10 个条目的自评量表,填写大约需要 5 分钟时间,任何妇女都可以免费使用。EPDS 在许多人群中进行过信效度检验,有几种语言版本,对资源有限的服务机构的孕妇来说,比其他量表的准确度高。但是,一些语言版本未经过文化敏感性和相容性检验,对一些母语不是英语的孕妇来说,它可能

不精准。EPDS 也可以用于监测妊娠及产后妇女焦虑的病情进展(图 8-5)[119]。

使用这些筛查量表时要注意:

● 这些筛查工具只能发现罹患抑郁的风险,但是不能诊断抑郁症。抑郁症应由精神科医生通过更深入的评估来诊断。

● 一旦发现妇女有严重抑郁或有自杀想法都应该进一步处理,它可能是需要立即进行评估的危机情况。因此,筛查应该在可以提供心理服务的机构进行。

● 尤其重要的是应鉴别单相型抑郁与双相型抑郁,因为这两者的治疗和预后差异很大,服用抗抑郁药治疗双相型抑郁会加重病情。

精神性疾病具有很高的共病性,因此当孕妇诊断出一种精神疾病,她有可能存在其他精神疾病。详尽的病史能够揭示孕妇及其家庭成员以往是否患有心理疾病。因为精神疾病可能影响孕妇的记忆,应尽可能与既往照顾她的心理健康专业人员联系以获取相关资料并证实孕妇的主诉。孕前中断精神药物的妇女在孕期应该进行咨询精神疾病的复发问题,因为 68% 有抑郁症病史[106]以及 70% 的双相型障碍妇女中断药物治疗后在孕期会复发[103,120]。

发生抑郁的危险因素包括:年龄小于 18 岁、家庭或个体有自杀史、多个抗抑郁药物的效果不佳常常预示着会发生双相抑郁,有双相抑郁症的妇女孕前病情稳定很多年,妊娠期复发的风险依然很高。积极治疗双向精神疾病以及保证睡眠是预防躁狂症及产后精神病发生的重要因素,这些措施可以减少但不能消除这些疾病的发作风险[121]。

焦虑症在孕期可以首发或复发,并且难以与正常妊娠引起的焦虑鉴别。孕妇发生 GAD 的比例约为 7%,但是有家暴史、缺乏社会支持以及既往有焦虑症的妇女孕期发生焦虑症的风险增高[122]。强迫症状在孕期也会出现,产后趋向恶化,通常与抑郁症共病[123]。

| 表 8-14 | 围产期抑郁的筛查工具 | | | |
|---|---|---|---|---|
| 筛查工具 | 使用方法 | 完成时间(分) | 敏感性(%) | 特异性(%) |
| 贝克抑郁问卷 Ⅱ | 21 个条目自评或面谈 | 5~10 | 56~57 | 97~100 |
| 流调研究抑郁量表 | 20 个条目自评 | 5~10 | 60 | 92 |
| 爱丁堡产后抑郁量表 | 10 个条目自评 | <5 | 59~100 | 49~100 |
| 患者健康问卷 -9 | 9 个条目自评 | <5 | 75 | 95 |
| 产后抑郁筛查量表 | 35 个条目自评 | 5-10 | 91~94 | 72~98 |
| 抑郁自评量表 | 20 个条目自评 | 5~10 | 45~89 | 77~88 |

| 表 8-15 | 爱丁堡产后抑郁量表 |
|---|---|

Ⅰ. 我能看到事物有趣的一面,并笑得开心

0　同以前一样　　1　没有以前那么多　2　肯定比以前少　3　完全不能

Ⅱ. 我欣然期待未来的一切

0　同以前一样　　1　没有以前那么多　2　肯定比以前少　3　完全不能

Ⅲ. 当事情出错时,我会不必要地责备自己

3　大部分时候这样　2　有时候这样　　1　不经常这样　　0　没有这样

Ⅳ. 我无缘无故感到焦虑和担心

0　一点也没有　　1　极少有　　　　2　有时候这样　　3　经常这样

Ⅴ. 我无缘无故感到害怕和惊慌

3　相当多时候这样　2　有时候这样　1　不经常这样　　0　一点也没有

Ⅵ. 很多事情冲着我而来,使我透不过气

3　大多数时候我都不能应付　　　　　2　有时候我不能像平时那样应付得好

1　大部分时候我都能像平时那样应付得好　0　我一直都能应付得好

Ⅶ. 我很不开心,以致失眠

3　大部分时候这样　2　有时候这样　　1　不经常这样　　0　一点也没有

Ⅷ. 我感到难过和悲伤

3　大部分时候这样　2　相当时候这样　1　不经常这样　　0　一点也没有

Ⅸ. 我不开心到哭

3　大部分时候这样　2　有时候这样　　1　只是偶尔这样　0　没有这样

Ⅹ. 我想过要伤害自己

3　相当多时候这样　2　有时候这样　　1　很少这样　　　0　没有这样

各项目为 0~3 分,总分 30 分。总分 9 分以下,绝大多数为正常。总分 10~12 分,有可能为忧郁症。总分超过 13 分,极可能已患忧郁症

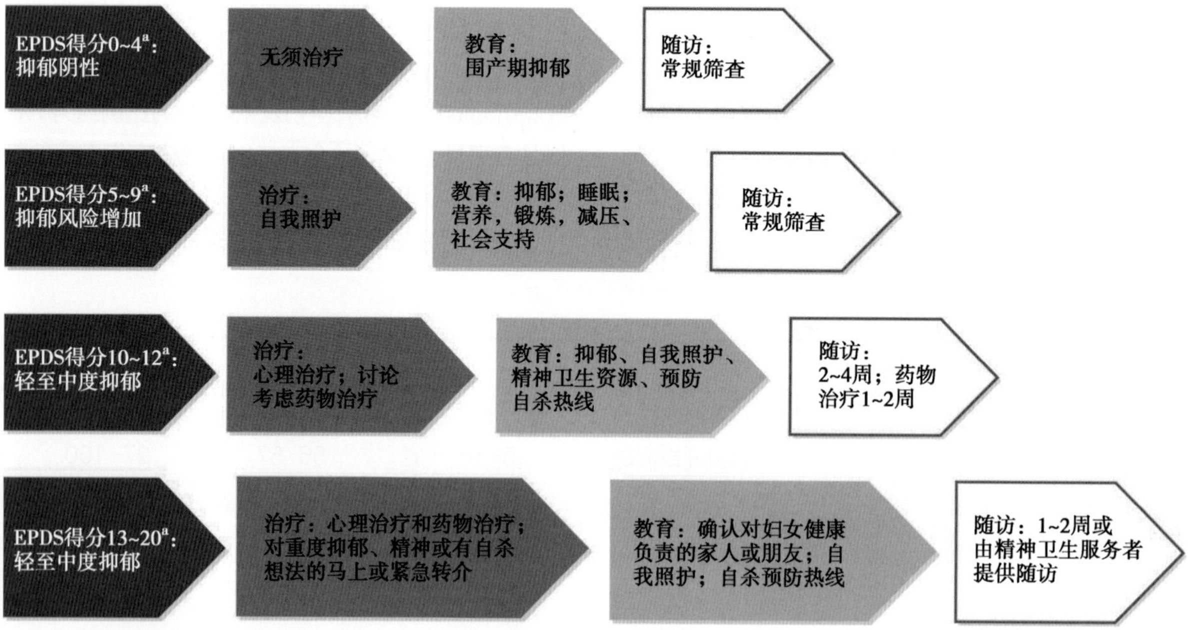

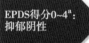

EPDS得分0~4[a]:
抑郁阴性　→　无须治疗　→　教育:围产期抑郁　→　随访:常规筛查

EPDS得分5~9[a]:
抑郁风险增加　→　治疗:自我照护　→　教育:抑郁;睡眠;营养,锻炼,减压、社会支持　→　随访:常规筛查

EPDS得分10~12[a]:
轻至中度抑郁　→　治疗:心理治疗;讨论考虑药物治疗　→　教育:抑郁、自我照护、精神卫生资源、预防自杀热线　→　随访:2~4周;药物治疗1~2周

EPDS得分13~20[a]:
轻至中度抑郁　→　治疗:心理治疗和药物治疗;对重度抑郁、精神或有自杀想法的马上或紧急转介　→　教育:确认对妇女健康负责的家人或朋友;自我照护;自杀预防热线　→　随访:1~2周或由精神卫生服务者提供随访

图 8-5　围产期抑郁筛查和处理流程图。EPDS,爱丁堡产后抑郁量表
[a] 无论 EPDS 得分如何,都应单独直接评估有无自杀想法

### 围产期抑郁的药物治疗

孕期抑郁的治疗要求孕妇、助产士以及临床心理专家合作管理。治疗方式的选择取决于疾病的严重性以及并发疾病的可能性。有精神疾病的女性需要与为其制定照顾计划的临床心理专家共同管理疾病，相较于单一治疗方式，心理治疗联合药物可以达到更高的治愈率以及更低的复发率。

了解抑郁症和用于治疗抑郁症的药物的药理学知识的助产士有这些药物的处方权。安全实践要求助产士可以获取心理健康资源，能够提供连续性的护理，转介没有症状但需要心理医生帮助的妇女，如有自杀意念或有住院治疗史的女性。许多常见的 SSRI 类药物有相互作用，因此开处方的助产士应获得妇女服用精神药物和其他药物的情况，并了解到所有服用药物的相互作用。同时患有多种疾病的妇女最好由心理健康专家管理。

妊娠期药物使用的选择是复杂的。对孕妇不能进行随机对照的试验，观察性研究、个案回顾性研究以及开放性试验的结果往往互相矛盾，并且这些研究可能混淆药物副作用。因此，迄今为止，尽管做了很多研究，尚未有怀孕期间心理健康的处方药物的规范。对每个孕妇应根据她的诊断，可能的预后，通过知情同意后作出用药的决定。开始使用抗抑郁药物时应获得孕妇的知情同意，内容包括可能产生的不利影响，怀孕过程的风险，也包括不治疗的风险，如：早产或小于胎龄儿、对新生儿的影响，以及对儿童神经行为功能的影响。必须权衡抑郁症不治疗的风险与药物治疗的副作用。例如，围产期抑郁症母亲的婴儿，体内皮质醇水平比正常孕妇婴儿的水平高，并且一直持续到青春期。对围产期抑郁症的母亲进行治疗，能够使其婴儿的皮质醇水平降低至正常。

### 孕期使用抗抑郁药物的风险

大约 7%~13% 的美国孕妇妊娠期应用抗抑郁药[125]。围产期抑郁最常应用的药物是 SSRI 类药物，由于应用增加，关于 SSRI 药物使用的效果及副作用的信息更新地很快。关于抗抑郁药与围产期结局的研究有许多方法学的不足，包括样本量小、回忆偏倚、自我汇报数据、以及结局罕见无法检测等。因此，基于人群的大样本流行病学调查是目前探讨孕期用药与副作用的最佳证据，但是这些研究在病因学方面不能得出因果关系的结论。表 8-16 列出了目前已知的孕期和母乳期使用 SSRI 的风险[119-134]。

有良好信誉的以证据为基础的在线资源可以帮助怀孕和哺乳期的女性做出是否用药的决策，本章结尾部分列出了这些资源的网址。

| 表 8-16 | 妊娠和哺乳期使用 SSRI 的危险 |
| --- | --- |
| **危险** | **描述** |
| 流产 | 设计严谨的研究显示危险并没有增加 |
| 先天畸形 | 设计严谨的研究显示主要的先天性畸形的风险没有增加 |
| 先天性心脏畸形 | 设计严谨研究显示风险增加只与使用帕罗西汀有关（OR：1.28；95% CI：1.11-1.47），被暴露的胎儿可能需要超声心动图检查 |
| 早产 | 抑郁和 SSRI 药物两者都与早产危险增加有关；但是由抑郁还是由 SSRI 药物引起还不明确。 |
| 低出生体重 | 大多数设计严谨的研究发现危险无增加，可能存在危险（OR：2.26；95% CI：1.31-3.91） |
| 产后出血 | 设计研究的研究指出可能存在产后出血的危险（OR：1.53；95% CI：1.25-1.86）和严重产后出血的危险（OR：1.84；95% CI：1.39-2.44） |
| 持续性肺动脉高压 | 设计严谨的研究指出风险值增加的低（OR：1.28；95% CI：1.01-1.64） |
| 新生儿戒断综合征（Neonatal adaptation syndrome，NAS） | 设计严谨的研究一致指出风险增加（OR：5.07；95% CI：3.25-7.90）服用氟西汀和帕罗西汀这两种药物更常发生。报道暴露的新生儿轻度 NAS 发生率为 22%，低血糖发生率为 19%，严重 NAS 的发生率为 3%。可能与 SSRI 停止或 5- 羟色胺综合征有关。推荐对暴露新生儿持续的临床监测。 |
| 自闭症谱系障碍 | 研究结果不一致。还没有设计严谨的研究。可能增加危险（OR：1.81，95% CI：1.47-2.24）。可能由精神病而不是由药物引起。 |
| 对母乳喂养婴儿的影响 | 几乎没有证据显示对母乳喂养新生儿有副作用。一些个案报道有新生儿嗜睡、易激怒、易激惹、喂养困难、肌张力过高、肌张力过低、体重丢失、腹绞痛，伴随母乳喂养停止的戒断症状 |

尽管尚无证据表明孕期使用哪种药物最好,但是选择 SSRI 类药物的建议逐渐增多。通常建议首先使用舍曲林(Zoloft)或西酞普兰(Celexa)。由于半衰期长,氟西汀不是一线药物的首选。注意西酞普兰可通过母乳进入婴儿体内。

一般而言,孕妇选择药物剂量与非孕期普通女性类似,但要考虑到以下特别情况:

- 妊娠早期血容量扩张和血液稀释,随着妊娠进展可能需要逐渐增加药物的剂量以达到稳定的临床效果[135]。

- 妊娠由于激素的改变,在怀孕过程中药物的代谢可能改变。这可能改变药物的有效性,因此在整个怀孕期间,经常监测精神症状是很重要的。

## 围产期抑郁症的辅助疗法

一些妇女选择不参加心理治疗或拒绝服用精神治疗药物而选择辅助疗法来治疗她们的抑郁症。Omega-3 脂肪酸,特别是 EPA 和 DHA,已经证明对妊娠和胎儿发育有益[37]。研究发现它们对重症抑郁也有效,主要是作为辅助治疗而不是单一应用更有效[37]。对孕期抑郁的治疗效果的研究结果并不一致。Omega-3 补充剂在孕妇中耐受度好,马萨诸塞大学医学院推荐抑郁症孕妇每天服用 1g EPA 加 DHA[37]。

S-腺苷蛋氨酸(S-Adenosyl-methionine,SAMe)也有抗抑郁的作用。SAMe 最初是用来治疗妊娠期肝内胆汁淤积症,也没有副作用。但是 SAMe 对妊娠期抑郁的作用的研究还非常有限[37]。

金丝桃素(St.John's wort,*Hypericum perforatum*)是一种草药,用于治疗抑郁症患者。关于它的研究结果多样,一个德国的荟萃分析发现金丝桃素与 SSRI 的效果相似,对轻至中度抑郁效果较好[136]。金丝桃素会诱发细胞色素 P450 系统,并且与许多药物有交互作用,关于孕期和哺乳期应用的研究很有限,因此不推荐在围产期应用。

如果双相型障碍被排除,白光疗法对妊娠期和哺乳妇女都是一个安全和有效的治疗方法。每天30 分钟中等强度的运动能够降低抑郁症状,并且被美国产科和妇科学院推荐给孕妇;按摩也被推荐为一种辅助疗法;针灸对某些妇女可能有益[37]。

### 围产期创伤后应激障碍

对于遭受过生理上、情感上以及性暴力的妇女来说,围产期是一个特别困难的时期。有 PTSD 病史的妇女可能将妊娠、分娩的经历作为创伤性的。妊娠前没有 PTSD 的孕妇在妊娠期经历生理上的创伤,阴检、分娩时的密切接触也可能发生 PTSD。每五个妇女中就有 1 个童年时遭受过虐待[137]。助产士特别需要理解性暴力的后遗症,以便为这些妇女提供安全的治疗性照护[137]。

有童年创伤、性虐待、抑郁或者 PTSD 病史的女性是罹患产后应激障碍的高危人群[138]。资源丰富的机构报告的 PTSD 的发生率为 3%,资源少的机构为 14%[137]。焦虑敏感是对焦虑压力源的过度敏感反应,也可增加 PTSD 的风险[139]。

焦虑、抑郁、担心分娩也是产后发展 PTSD 的预测因素。产后 PTSD 的创伤性压力源是分娩创伤,在分娩过程中产生的实际或潜在的伤害都会导致产后创伤后应激障碍[140]。并不是绝对危险,而是女性对危险的感知是引起 PTSD 的原因。例如,尽管医务人员认为任何事情都是正常的,一个孕妇仍然可能认为她的分娩经历是创伤性的。

剖宫产以及助产与 PTSD 有关并不令人惊讶,因为在这些过程中孕妇体验了生育的负性情感以及无力感。足够的社会支持,尤其是照护提供者与配偶的支持,能够减轻产后 PTSD 的风险[138]。

警惕产后 PTSD 的危险因素和危机迹象,例如退缩、分娩时情绪不稳或分裂性行为,均提示助产士孕妇可能发生 PTSD,应给予产妇提供相应的照护[137],给予更密集的支持和沟通,尽早转诊。关于产后 PTSD 治疗的研究还非常有限,已有的研究建议用于治疗创伤后应激障碍的治疗方法同样适用于产后创伤后应激障碍,这些治疗方法包括简述、咨询、认知行为治疗、眼动脱敏等。

### 产后情绪障碍

大多数分娩后的妇女会经历情绪上的变化。雌激素水平对神经递质系统有显著影响,此外,血清素活性受下丘脑-垂体-肾上腺轴调控,分泌量在分娩之后显著降低,因此会导致女性发生产后抑郁症[115]。尽管这些生理变化不会导致所有产妇都发生产后抑郁,但有抑郁症或躁郁症病史,有抑郁遗传倾向、社会支持缺乏,以及存在多方面压力的女性,生育会对其心理健康造成威胁。产妇睡眠模式和昼夜节律的改变普遍存在。褪黑素在睡眠时分泌,见光时分泌被抑制[141]。产后失眠可能导致或因产后抑郁症恶化[142]。表 8-17 列出了常见的产后情绪障碍的诊断标准与描述[143]。

| 表 8-17 | 产后抑郁障碍的诊断标准 | |
|---|---|---|
| 类型 | 发病期与发病率 | 诊断标准 |

**产后忧郁**

80% 产妇受影响
起病时间:产后 7~10 天
高峰期:产后 3~5 天
无特异性的诊断标准
最常见的症状:抽泣
其他症状:情绪不稳,感觉无力、悲伤、沮丧、疲劳 / 筋疲力尽

**产后抑郁**

10%~20% 的产妇受影响
起病时间:产后 2~3 个月
高峰期:产后 2~6 个月
必须包括心情抑郁或快感缺失以及近两周出现如下症状导致功能受损:
1. 睡眠障碍
A. 评估其与新生儿一起时的睡眠形式
B. 当宝贝入睡时其是否能入睡
2. 快感缺失或失去兴趣
A. 无法欣赏、喜欢新生儿
B. 持续性悲伤
3. 羞耻感(低自尊、绝望、悔恨)
A. 总是感觉悲伤
B. 母亲角色不胜任感
4. 几乎每天感觉疲惫或精力缺乏
A. 感觉被压垮,无法应对
5. 注意力涣散
A. 感觉难以处理日常工作
B. 无法记住事情
6. 食欲障碍(增强 / 减弱)
A 按照正常产后生理,其饮食以及排尿是否正常
7. 精神运动性兴奋或阻滞
A 无法正常入睡
B 对照料失去兴趣
C 总是想伤害婴儿
8. 自杀倾向
A 想伤害某人
B 是否想永睡不起?
C 是否想伤害自己?

**产后精神病**

每 1 000 次活胎分娩中 12 个妇女受影响
起病:始于产后 2~4 周,但产后 2~3 天也可发生并且进展迅速
紧急的精神状况,表现为:
出现妄想、幻觉、紊乱性思维
主诉"一切都是灰暗的"
感到没有希望
对婴儿的妄想
出现幻觉,导致杀婴行为
幻视

### 产后忧郁

产后忧郁,也被称为婴儿和产妇忧郁,是产后最常见的情绪变化,发生率为 50%~75%。刚分娩完的产妇出现哭泣、焦虑的症状[144]。症状为哭泣、焦虑、情绪不稳定,易激惹和疲劳,发病高峰为产后 2~5 天,通常不影响功能[144,145]。虽然产后忧郁通常是良性和能够自愈,这些情绪的变化可能使女性感觉害怕。如果女性在产后早期要求医务人员关注自己的情绪症状,则医务人员应询问她 PHQ-2 的两个问题:(1)对事物感到快乐或者有兴趣,和(2)是否感觉沮丧或绝望。如果产妇主诉快感缺乏,则有必要进一步筛查产后抑郁,使用爱丁堡产后抑郁量表筛查任何自述有情绪困扰的产妇是常用的方式。

产后忧郁、产后抑郁症、产后精神病的主要鉴别是持续的时间和严重性。鉴别见表 8-18,当评估一个主诉产后情绪困扰的女人时,其能帮助临床医生区分两者之间的区别。

一旦确定产后忧郁是引起这些症状的原因,应对产妇给予预期性的指导,告诉产妇这些情绪波动很常见,通常在产后 10~14 天可自然缓解,向她们强调她们不是“疯了”。也应建议产妇如果症状在产后 2 周没有缓解,应寻求进一步的评估,大约有 1/5 产后忧郁可能发展为产后抑郁症。

### 产后抑郁症

产后抑郁症(postpartum depression,PPD)是重度抑郁症。PPD 可以发生在所有文化、年龄、收入、种族的女性,发病高峰是在产后第二个月,并且在产后 6 个月,甚至 1 年内仍然有一个升高的风险。产后第一年重度和轻度抑郁症的时点患病率为 6.5%~12.9%,在产后 3 个月内高达 19.2% 的女性会发生重度抑郁[146]。

表 8-19 列出了 PPD 的危险因素。青少年 PPD 发生的风险约为成年女性的两倍[147]。因为青少年仍需完成她们的发展任务且对母亲角色或者养育需求常有不切实际的期望。此外,青少年孕妇较成年女性易感觉到源于同龄人的社会隔离[147]。移民妇女是发生 PPD 的高危人群,移民的环境、社会和语言的隔离、传统分娩环境是 PPD 的重要决定因素[147]。

筛查 PPD 时应排除双相情感障碍,因为双相情感障碍可能恶化并且导致产后精神病。可以通过问以下两个问题筛查双相情感障碍:

● 你是否曾经有过连续 4 天,自己觉得很好、高兴、兴奋,但其他人认为你不正常或陷入了麻烦?

● 你是否曾经有过连续 4 天,感觉暴躁,想与他人争吵甚至打架?

不符合 PPD 诊断标准的产妇产后也经常会有与抑郁症状有关的负性想法。英国学者 Hall 与 Wittkowski 通过对 10 名产后抑郁女性访谈发展了产后负性想法问卷(questionnaire of postpartum negative thoughts,PNTQ)[148]。她们在产后 42 天婴儿体重门诊对 354 名产妇发放了 PNTQ 和 EPDS 问卷,其中 185 名产妇交回了问卷,该研究目的是了解非产后抑郁产妇的产后负性想法,因此 22 名 EPDS 问卷得分在 12 以上的女性被排除。产后负性想法问卷中各条目的选项为“完全不”,“偶尔”,“经常”,“总是”。该问卷有三个条目有 15.6% 的调查者选择“总是”或者“经常”选项。26.6% 的产妇选择“我的生活因宝宝的降生而完全改变”,15.9% 的产妇选择“作为一名母亲,一切都应该完美”。9.5% 的女性“经常”或者“总是”感觉“孩子有可能会夭折”,9.8% 的调查者认为“如果孩子发生任何问题,这都是我的错”。这个研究与其他研究[149]一起,表明许多不满足产后抑郁症诊断标准的产妇存在抑郁症状。

| 表 8-18 | 产后忧郁,产后抑郁症,产后精神病的鉴别诊断 | | | |
|---|---|---|---|---|
| **类型** | **起始期** | **维持期** | **症状特征** | **自杀想法** |
| 产后忧郁 | 产后 7~10 天 | 少于 2 周 | 悲伤,哭泣 | 无 |
| 产后抑郁症 | 产后 2~12 个月 | 多于两周 | 无快感,睡眠困扰,内疚,感觉被隔离 | 可能存在 |
| 产后精神病 | 产后 2~4 周 | 大约 40 天 | 严重,需要心理急救 | 很可能存在,也有可能认为婴儿被伤害 |

| 表 8-19 | 产后抑郁症的危险因素 |
| --- | --- |
| **重要的危险因素** | **其他的危险因素** |
| 孕期焦虑 | 生物易感性 |
| 孕期抑郁 | 有抑郁症或产后抑郁症的家 |
| 妊娠期应激性生活事件 | 族史 |
| 低水平的社会支持:单身 | 意外妊娠 |
| 有抑郁史 | 产妇年龄较小 |
| 上一次妊娠后的产后抑 | 较低的社会经济地位,经济 |
| 郁症 | 不稳定 |
| | 有过人际间冲突 |
| | 甲状腺功能异常 |

**产后抑郁对家庭的影响**

产后抑郁妇女的配偶也有发生抑郁的危险[141]。抑郁妇女对其婴儿的响应更少,她们参与能够促进婴儿沟通技能的面对面的亲子接触(例如口头对话、微笑、模仿)的机会较正常产妇少。她们母婴互动的行为更少,阅读、讲故事、接触、抚触婴儿的时间也缩短,因此抑郁症状影响了婴儿发育。因为抚触可以增加婴儿对疼痛的感知,以及情感与发育。动物学研究发现抚触可以增加婴儿脑神经的发育,这种影响可以持续到儿童期或者成年期。动物学实验也发现了相似的结果。婴儿神经似乎有可塑性,母亲或者儿童期的干预能够弥补忽视婴儿对其造成的长期影响。除此之外,表观遗传学的研究发现 PPD 对儿童期行为与发展仍存在影响[150]。许多有 PPD 的女性孕期便有抑郁症状,因此,难以区别是孕期还是产后抑郁造成的影响。

**产后抑郁的筛查**

美国妇产科医师协会强烈建议将产后抑郁筛查纳入常规产检。有几种工具可用来筛查产后抑郁症。PHQ-9 适用于筛查普通人群的抑郁症,然而其没有针对分娩引起的抑郁的特定条目。EPDS 自 20 世纪 90 年代研制,有 10 个自评条目,可供免费使用,用在妊娠期以及产后都有良好的信效度[147]。除此之外,该问卷也可在接受产前或产后检查时,由服务提供者填写。产后抑郁自评量表(PDSS)是另一个适用于产后抑郁的量表,长版有 35 个条目,简版有 7 个条目[151],其有较好的信效度,可以用于产后抑郁筛查与治疗效果的评估。

EPDS 与 PDSS 相较于普适性抑郁量表例如

BDI 以及 CED-S 更能准确测量产后抑郁症状。EPDS 较 PDSS 的优点是 EPDS 是免费的,而 PDSS 对量表的手册以及量表收费。

所有的工具只能用于筛查,确诊仍需依靠有经验临床的医生进行明确的诊断。同时,筛查工具并不能区分抑郁症与双相抑郁症。所以诊断为抑郁症的女性应该了解其是否有躁狂或者轻度躁狂症状。若评估自杀倾向的问题回答为阳性(例如:PHQ-9 第 9 个问题以及 EPDS 第 10 个问题),临床医生应对其加以重视。有自身免疫性疾病史的抑郁女性应该考虑是否有产后甲状腺炎[152]。

筛查 PPD 的最佳时期是产后 2 周及产后 6 个月[144],正如产后抑郁症有两个高发时期,分别为产后 2 周和产后 6 个月。产后 6 周随访以后,产妇不太可能再接触到助产士,如果只能依靠产妇自己或家人、朋友发现,产后抑郁症不太容易得到诊断。因此建议对 PPD 的筛查应与产后儿科医疗服务提供者的家庭随访相结合,美国儿童协会建议儿科医生应将产后抑郁症的筛查纳入到婴儿随访的服务中,建议至少应询问父母 PHQ-2 的两个问题。

**产后抑郁的预防**

强调早期检测和干预的一级和二级预防优于处理疾病后遗症。发现 PPD 的高危因素可以指导 PPD 干预从而降低发生 PPD 的风险。干预措施可能有助于预防产后抑郁症,这些措施包括人际关系疗法,经常锻炼身体,提高和发展社会支持系统,以及获得充足的睡眠[153,154]。这些行为大多可以在孕前或者孕期养成。例如:每次产前检查时给予运动尤其是户外运动、健康饮食和良好的睡眠习惯的指导,可以帮助孕妇强化这些行为习惯,这不仅能够促进孕妇的身体健康,同时也促进了围产期的心理健康。以妊娠为中心的模式(The CenteringPregnancy model)寻求改善孕妇的社会支持水平,可降低产后 1 年产后抑郁症的发生风险[155,156]。其他支持组织也可帮助女性发展应对技巧。

心理治疗可以帮助一个女人学会自我认可以及获取家人和朋友的支持,从而避免产后抑郁的发生。不想使用药物治疗 PPD 的产妇可能特别容易采纳这个建议。如果一个女人在孕前患抑郁症,而孕期停止服药,她的护理计划可能包括产后立即使用药物并持续 6 个月以上。

已发现新出生的婴儿与母亲的皮肤接触可以为

产妇和婴儿提供许多好处,包括更稳定的生理转变、少哭和更舒适的睡眠[153]。新生儿的适应能够减少母亲压力。在一个类实验性研究者中,Bigelow 等在初产妇中评估了皮肤接触的作用,两所医院中的一所医院分娩的产妇为皮肤接触组,第二所医院的产妇为对照组接受常规产后咨询,两组产妇完成产后1周、1个月、2个月、3个月的自评抑郁量表评估,研究发现,皮肤接触组产后1周、1个月的EPDS 以及 CED-S 得分较对照组低,另外两个时间点,两组得分无显著性差异。

## 产后抑郁症的治疗

对 PPD 产妇的鉴别只是初步工作,帮助女性获得合适的治疗对女性及其家人身体健康有积极影响。不幸的是,只有少数筛查抑郁症阳性的女性能够获得适当的处理与随访[149]。初级保健服务提供者是与女性联系,维持正在进行治疗的最佳人选。随访可减少女性放弃后续治疗从而获得一个满意的结果。

从许多研究积累的数据表明,心理治疗对轻度到中度的女性 PPD 有益,母乳喂养的女性更愿选择心理治疗[115]。证据强有力地支持人际关系心理治疗和认知行为疗法治疗 PPD 的益处[115]。

当排除双相情感障碍的诊断后,助产士可以推荐或者为 PPD 女性开抗抑郁药。由于对分娩物影响,SSRI 是 PPD 治疗的一线药物。表 8-8 列出的任何一种 SSRI 类抗抑郁药都可以给产妇使用。产后抗抑郁药管理指南如图 8-6 所示[157]。一般原则是孕期用 SSRI 或 SNRI 治疗有效,产后继续用同样的药。尽管不同药物的转运速率不同,所有情况下婴儿暴露于药物程度比孕期低[158]。首次开始药物治疗,根据母乳中药物浓度的研究以及药物对婴儿副作用的报告,首选的药物是曲舍林或帕罗西汀[159]。氟西汀(Prozac)、西酞普兰(Celexa)和艾司西酞普兰(Lexapro)进入母乳内的浓度较高,具有更常引起婴儿行为的副作用[159]。

开始抗抑郁药的决定是由产妇和她的照顾提供者通过讨论风险和好处,包括产后抑郁症对她的婴儿和其孩子的潜在影响后,共同做出的,女性认为,一个强加给她们的治疗决定会使她们不太可能遵循治疗方案。许多产妇需要一个较高的初用剂量以达到治疗效果。

药物治疗 PPD 的方法是在较低的剂量开始5~7天,然后增加剂量直到达到症状缓解。用于筛查

PPD 的 EPDS 或 PHQ-9,也应该用来监测治疗效果。抗抑郁药治疗达到缓解期后应再持续服用 6~9 个月。告知产妇如果突然停止药物,可能会出现不舒适的症状。因此停药时应使用≥2 周的时间使剂量逐渐减少。

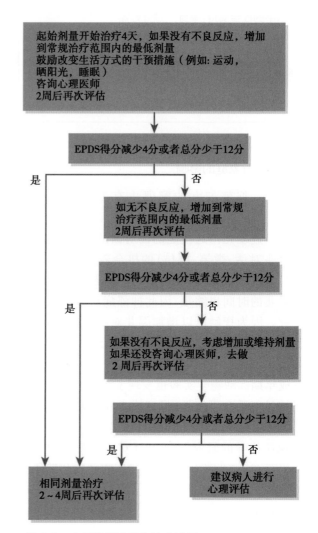

图 8-6 产后抑郁症药物治疗法则

## 产后双相情感障碍

虽然双相情感障碍(BPD)的发生率较低[3],但产后复发的风险显著增加。产后首发抑郁症的产妇更容易出现双相型精神障碍,由于诊断标准不同,发生率为 15%~50%[160]。

孕前诊断为 BPD 的产妇需要一个多学科的照护团队,包括精神科医生来管理药物减少复发机会。80% 至 100% 孕期停止使用情绪稳定剂药物的女性产后有可能复发。表 8-20 列出了当双相型精神障碍复发或急性发作时助产士应该提供给精神治疗师的信息。

| 表 8-20 | 双相型精神障碍产妇咨询或转介时的关键信息样本 |
|---|---|

以往双相型精神障碍的既往史和治疗,注意既往治疗成功或失败的情况,特别是孕前情况

妊娠史以及分娩具体细节,包括时间和孩子现在情况

可能指示复发的症状和体征

转介前给予的照护:步骤和结果;已收到或还未收到的实验室结果;所有的治疗(剂量、入境和最后一剂使用的时间);治疗后症状是否减轻

妊娠试验结果,它可以提示产后时间以及性活动情况

总结将产妇转介给心理治疗师的理由

向心理治疗师要求治疗计划的信息以便对产妇进行后续追踪和/或与治疗师合作

虽然停药是复发的最重要的危险因素,激素和昼夜节律的改变也是产后疾病复发重要的因素。双相情感障碍的产妇在产后常表现出极兴奋、健谈、不需睡眠。另一方面,他们也会出现与抑郁症相关的抑郁症状。BPD 可视为产后精神病。有 BPD 病史或有躁狂或轻躁狂迹象的产妇,应该由精神科医师进行评估。

### 产后精神病

产后精神病是一种罕见的威胁生命的紧急情况,需要立即进行心理评估。每 1 000 个活胎分娩的产妇中大约有 0.25~0.6 个产妇会发生此病,且大多发生于产后第一年[161]。发病高峰期为产后 4 周内,实际上也可能在产后最初几天就被诊断[161]。

有 BPD 病史的产妇产后精神病的发生概率显著高于普通产妇。表现出产后精神病症状的产妇大部分会被诊断为 BPD。免疫性甲状腺疾病可加剧产后精神病的发展。4%~5% 的有产后精神病的女性有自杀或者杀婴行为。产后精神病的治疗包括住院治疗、锂疗和促进睡眠的苯二氮䓬类药物。

### 结论

数以百万计的美国女性被精神卫生疾病困扰,这很可能会影响家庭和个人的幸福。对于这些女性,助产士在某些情况下可能是唯一可用的医疗保健提供者。作为初级保健提供者,助产士至少应该对高危人群的心理健康状况进行适当的筛查和转诊。一个普遍的筛查系统将有助于识别这些人的心理健康,并决定谁能够在初级保健体系得到安全且专业的治疗。与精神科咨询和合作,助产士可以为许多女性提供一线治疗。

精神药理学是精神疾病治疗的重要组成部分。仔细筛查、咨询、随访发现谁需转诊接受更专业的治疗,或可能需要转诊,这种治疗策略属于助产的范围。当助产士使用任何药物治疗时,熟悉这些精神药物是必不可少的。

女性心理健康疾病的易感性受她们的生命阶段和荷尔蒙状态的影响。妊娠期及产褥期的特点是激素变化,成为父母可能增加压力从而使女性发生情绪和焦虑障碍的风险增加,早期识别和治疗能降低长期发病率,同时,药物对胎儿及新生儿的潜在影响及新生儿护理必须加以考虑。

(高玲玲 译)

### 信息资源

| Organization | Description | Webpage |
|---|---|---|
| **Depression** | | |
| MacArthur Foundation Initiative on Depression and Primary Care | Depression Management Tool Kit | http://otgateway.com/articles/13macarthurtoolkit.pdf |
| Institute for Clinical Systems Improvement (ICSI) | Guidelines for Major Depression in Adults and Primary Care | https://www.icsi.org/guidelines__more/catalog_guidelines_and_more/catalog_guidelines/catalog_behavioral_health_guidelines/depression/ |
| U.S. Department of Veterans Affairs (VA) | Practice Guidelines for the Management of Major Depression | http://www.healthquality.va.gov/guidelines/MH/mdd/ |

续表

| Organization | Description | Webpage |
|---|---|---|
| **Psychotropic Medications in Pregnancy and Lactation** | | |
| Advancing Integrated Mental Health Solutions (AIMS) Center | University of Washington, Psychiatry and Behavioral Sciences, Commonly Prescribed Psychotropic Medications | https://aims.uw.edu/resource-library/commonly-prescribed-psychotropic-medications |
| Center for Women's Mental Health at Massachusetts General Hospital (MGH) | Comprehensive resource for information about mental health and treatment in pregnancy | https://womensmentalhealth.org |
| Motherisk | Canadian-based clinical research and teaching program based at the University of Toronto, Ontario, which provides research, counseling, and recommendations to the public and to health providers on medication safety, chemicals, and maternal disease, and health topics in pregnancy and lactation. This free resource includes helplines, updates, articles, and more. | http://www.motherisk.org/women/pregnancyResources.jsp |
| Organization of Teratology Specialists | MothertoBaby, an online and live chat resource for medications in pregnancy; also has an app available for iPhones and Android | https://mothertobaby.org |
| **Suicide Screening** | | |
| Suicide Assessment Five-Step Evaluation and Triage (SAFE-T) | Pocket card for clinicians developed by the Suicide Prevention Resource Center, which is supported by the Substance Abuse and Mental Health Services Administration | http://stopasuicide.org/assets/docs/Safe_T_Card_Mental_Health_Professionals.pdf |
| Suicide Prevention Resource Center (SPRC) | Suicide prevention website and phone number | http://www.sprc.org  1-800-273-8255 (TALK) |
| **Perinatal Mood Disorders** | | |
| Council on Patient Safety | Maternal Mental Health: Depression and Anxiety; patient safety bundle for helping clinical sites and healthcare providers screen, respond to, and refer women with perinatal mood disorders | http://safehealthcareforeverywoman.org/patient-safety-bundles/maternal-mental-health-depression-and-anxiety/ |
| Postpartum Support International | Multiple resources for providers and women | http://postpartum.net |

参考文献

1. Sansone RA, Sansone LA. Psychiatric disorders: a global look at facts and figures. *Psychiatry*. 2010;7(12):16-19.

2. Mayor E. Gender roles and traits in stress and health. *Front Psychol*. 2015;6:779.

3. Kessler RC, Berglund P, Demler O, Jin R, Merikangas KR, Walters EE. Lifetime prevalence and age-of-onset distributions of *DSM-IV* disorders in the National Comorbidity Survey Replication. *Arch Gen Psychiatry*. 2005;62(6):593-602.

4. Seedat S, Scott KM, Angermeyer MC, et al. Cross-national associations between gender and mental disorders in

the World Health Organization World Mental Health Surveys. *Arch Gen Psychiatry.* 2009;66(7):785-795.

5. Cross-Disorder Group of the Psychiatric Genomics C. Identification of risk loci with shared effects on five major psychiatric disorders: a genome-wide analysis. *Lancet.* 2013;381(9875):1371-1379.

6. Provencal N, Binder EB. The effects of early life stress on the epigenome: from the womb to adulthood and even before. *Exper Neurol.* 2015;268:10-20.

7. Hettema JM, Kettenmann B, Ahluwalia V, et al. Pilot multimodal twin imaging study of generalized anxiety disorder. *Depress Anxiety.* 2012;29(3):202-209.

8. Kendler KS, Gardner CO. A longitudinal etiologic model for symptoms of anxiety and depression in women. *Psychol Med.* 2011;41(10):2035-2045.

9. Kendler KS, Gardner CO, Gatz M, Pedersen NL. The sources of co-morbidity between major depression and generalized anxiety disorder in a Swedish national twin sample. *Psychol Med.* 2007;37(3):453-462.

10. Tambs K, Kendler KS, Reichborn-Kjennerud T, et al. Genetic and environmental contributions to the relationship between education and anxiety disorders: a twin study. *Acta Psychiatr Scand.* 2012;125(3):203-212.

11. Etkin A, Prater KE, Schatzberg AF, Menon V, Greicius MD. Disrupted amygdalar subregion functional connectivity and evidence of a compensatory network in generalized anxiety disorder. *Arch Gen Psychiatry.* 2009;66(12):1361-1372.

12. Price JL, Drevets WC. Neurocircuitry of mood disorders. *Neuropsychopharmacol* 2010;35(1):192-216.

13. American Psychiatric Association. *Diagnostic and Statistical Manual of Mental Disorders.* 5th ed. Arlington, VA: American Psychiatric Association; 2013.

14. Siu AL, Bibbins-Domingo K, Grossman DC, et al. Screening for depression in adults: US Preventive Services Task Force recommendation statement. *JAMA.* 2016;315(4):380-387.

15. Gaynes BN, DeVeaugh-Geiss J, Weir S, et al. Feasibility and diagnostic validity of the M-3 Checklist: a brief, self-rated screen for depressive, bipolar, anxiety, and post-traumatic stress disorders in primary care. *Ann Fam Med.* 2010;8(2):160-169.

16. Kessler RC, Chiu WT, Demler O, Merikangas KR, Walters EE. Prevalence, severity, and comorbidity of 12-month *DSM-IV* disorders in the National Comorbidity Survey Replication. *Arch Gen Psychiatry.* 2005;62(6):617-627.

17. U.S. Department of Health and Human Services. *Depression in Primary Care: Volume 1. Detection and Diagnosis.* AHCPR Publication No. 93-0550. Rockville, MD: Agency for Health Care Policy and Research; 1993:20.

18. Wittayanukorn S, Qian J, Hansen RA. Prevalence of depressive symptoms and predictors of treatment among U.S. adults from 2005 to 2010. *Gen Hosp Psych.* 2014;36(3):330-336.

19. Merikangas KR, Ames M, Cui L, et al. The impact of comorbidity of mental and physical conditions on role disability in the US adult household population. *Arch Gen Psychiatry.* 2007;64(10):1180-1188.

20. Unützer J, Park M. Strategies to improve the management of depression in primary care. *Prim Care.* 2012;39(2):415-431.

21. Pence BW, O'Donnell JK, Gaynes BN. The depression treatment cascade in primary care: a public health perspective. *Current Psychiatry Rep.* 2012;14(4):328-335.

22. Hackley B, Sharma C, Kedzior A, Sreenivasan S. Managing mental health conditions in primary care settings. *J Midwifery Womens Health.* 2010;55(1):9-19.

23. Moussavi S, Chatterji S, Verdes E, Tandon A, Patel V, Ustun B. Depression, chronic diseases, and decrements in health: results from the World Health Surveys. *Lancet.* 2007;370(9590):851-858.

24. Arroll B, Goodyear-Smith F, Crengle S, et al. Validation of PHQ-2 and PHQ-9 to screen for major depression in the primary care population. *Ann Fam Med.* 2010;8(4):348-353.

25. Arroll B, Khin N, Kerse N. Screening for depression in primary care with two verbally asked questions: cross sectional study. *BMJ.* 2003;327(7424):1144-1146.

26. Kroenke K, Spitzer RL, Williams JB. The Patient Health Questionnaire-2: validity of a two-item depression screener. *Med Care.* 2003;41:1284-1292.

27. Lombardo P, Vaucher P, Haftgoli N, et al. The "help" question doesn't help when screening for major depression: external validation of the three-question screening test for primary care patients managed for physical complaints. *BMC Med.* 2011;9:114.

28. Pfizer, Inc. The Patient Health Questionnaire-9. Available at: https://integrationacademy.ahrq.gov/sites/default/files/PHQ-9_0.pdf. Accessed May 30, 2017.

29. Maurer DM. Screening for depression. *Am Fam Physician.* 2012;85(2):139-144.

30. Bergink V, Kooistra L, Lambregtse-van den Berg MP, et al. Validation of the Edinburgh Depression Scale during pregnancy. *J Psychosom Res.* 2011;70(4):385-389.

31. Claassen CA, Trivedi MH, Rush AJ, et al. Clinical differences among depressed patients with and without a history of suicide attempts: findings from the STAR*D trial. *J Affect Disord.* 2007;97(1-3):77-84.

32. Trangle M, Haight R, Hardwig J, et al. *Adult Depression in Primary Care.* Rockville, MD: Institute for Clinical Systems Improvement; 2016. Available at: https://www.guideline.gov/summaries/summary/50406/adult-depression-in-primary-care. Accessed May 30, 2017.

33. Gureje O. Dysthymia in a cross-cultural perspective. *Curr Opin Psychiatry.* 2011;24(1):67-71.

34. Dunner DL. Dysthymia and double depression. *Int Rev Psychiatyr.* 2005;17(1):3-8.

35. Spitzer RL, Williams JB, Kroenke K, et al. Utility of a new procedure for diagnosing mental disorders in primary care: the PRIME-MD 1000 study. *JAMA.* 1994;272(22):1749-1756.

36. Rhebergen D, Beekman ATF, de Graaf R, et al. Trajectories of recovery of social and physical function-

ing in major depression, dysthymic disorder and double depression: a 3-year follow-up. *J Affect Disord.* 2010;124(1-2):148-156.

37. Deligiannidis KM, Freeman MP. Complementary and alternative medicine therapies for perinatal depression. *Best Pract Res Clin Obstet Gynaecol.* 2014;28(1): 85-95.

38. DeRubeis RJ, Siegle GJ, Hollon SD. Cognitive therapy versus medication for depression: treatment outcomes and neural mechanisms. *Nature Rev Neurosci.* 2008;9(10):788-796.

39. Cuijpers P, Weitz E, Twisk J, et al. Gender as predictor and moderator of outcome in cognitive behavior therapy and pharmacotherapy for adult depression: an "individual patient data" meta-analysis. *Depress Anxiety.* 2014;31(11):941-951.

40. Cuijpers P, Sijbrandij M, Koole SL, Andersson G, Beekman AT, Reynolds CF 3rd. Adding psychotherapy to antidepressant medication in depression and anxiety disorders: a meta-analysis. *World Psychiatry.* 2014;13(1):56-67.

41. Levkovitz Y, Tedeschini E, Papakostas GI. Efficacy of antidepressants for dysthymia: a meta-analysis of placebo-controlled randomized trials. *J Clin Psychiatry.* 2011;72(4):509-514.

42. Cuijpers P, van Straten A, Schuurmans J, van Oppen P, Hollon SD, Andersson G. Psychotherapy for chronic major depression and dysthymia: a meta-analysis. *Clin Psychol Rev.* 2010;30(1):51-62.

43. Hollon SD, Ponniah K. A review of empirically supported psychological therapies for mood disorders in adults. *Depress Anxiety.* 2010;27(10):891-932.

44. Markowitz JC, Kocsis JH, Bleiberg KL, Christos PJ, Sacks M. A comparative trial of psychotherapy and pharmacotherapy for "pure" dysthymic patients. *J Affect Disord.* 2005;89(1-3):167-175.

45. Grypma L, Haverkamp R, Little S, Unützer J. Taking an evidence-based model of depression care from research to practice: making lemonade out of depression. *Gen Hosp Psychiatry.* 2006;28(2):101-107.

46. Williams JW Jr, Gerrity M, Holsinger T, Dobscha S, Gaynes B, Dietrich A. Systematic review of multifaceted interventions to improve depression care. *Gen Hosp Psych.* 2007;29(2):91-116.

47. Schuch FB, Vasconcelos-Moreno MP, Borowsky C, Fleck MP. Exercise and severe depression: preliminary results of an add-on study. *J Affect Disord.* 2011;133(3):615-618.

48. Parikh SV, Quilty LC, Ravitz P, et al. Canadian Network for Mood and Anxiety Treatments (CANMAT) 2016 clinical guidelines for the management of adults with major depressive disorder. Section 2. Psychological treatments. *Can J Psychiat.* 2016;61(9):524-539.

49. Zhou T, Li X, Pei Y, Gao J, Kong J. Internet-based cognitive behavioural therapy for subthreshold depression: a systematic review and meta-analysis. *BMC Psychiatry.* 2016;16(1):356.

50. Culpepper L. The diagnosis and treatment of bipolar disorder: decision-making in primary care. *Prim Care*

51. Early NK. Mental health. In: Brucker MC, King TL, eds. *Pharmacology for Women's Health.* 2nd ed. Burlington, MA: Jones & Bartlett Learning; 2017:727-764.

52. Culpepper L. Misdiagnosis of bipolar depression in primary care practices. *J Clin Psychiatry.* 2014;75(3):e05. doi:10.4088/JCP.13019tx1c.

53. Kupfer D, Frank E, Phillips M. Major depressive disorder: new clinical, neurobiological, and treatment perspectives. *Psychopharmacology: Evidence and Treatments.* 2014;12(2):217-228.

54. Qaseem A, Snow V, Denberg TD, Forciea MA, Owens DK, Clinical Efficacy Assessment Subcommittee of American College of Physicians. Using second-generation antidepressants to treat depressive disorders: a clinical practice guideline from the American College of Physicians. *Ann Intern Med.* 2008;149(10):725-733.

55. MacArthur Initiative on Depression and Primary Care. Depression management tool kit. 2009. Available at: http://www.integration.samhsa.gov/clinical-practice/macarthur_depression_toolkit.pdf. Accessed July 22, 2017.

56. Department of Veterans Affairs, Department of Defense. The management of major depressive disorder: clinical guideline summary. 2016. Available at: https://www.healthquality.va.gov/guidelines/MH/mdd/. Accessed July 22, 2017.

57. von Wolff A, Holzel LP, Westphal A, Harter M, Kriston L. Selective serotonin reuptake inhibitors and tricyclic antidepressants in the acute treatment of chronic depression and dysthymia: a systematic review and meta-analysis. *J Affect Disord.* 2013;144(1-2):7-15.

58. Uguz F, Sahingoz M, Gungor B, Aksoy F, Askin R. Weight gain and associated factors in patients using newer antidepressant drugs. *Gen Hosp Psychiatry.* 2015;37(1):46-48.

59. Lai MW, Klein-Schwartz W, Rodgers GC, et al. 2005 annual report of the American Association of Poison Control Centers' national poisoning and exposure database. *Clin Toxicol.* 2006;44(6-7):803-932.

60. Heitmiller DR. Serotonin syndrome: a concise review of a toxic state. *RI Med J.* 2014;97(6):33-35.

61. Wang RZ, Vashistha V, Kaur S, Houchens NW. Serotonin syndrome: preventing, recognizing, and treating it. *Cleve Clin J Med.* 2016;83(11):810-817.

62. Ables AZ, Nagubilli R. Prevention, recognition, and management of serotonin syndrome. *Am Fam Physician.* 2010;81(9):1139-1142.

63. Friedman RA. Antidepressants' black-box warning—10 years later. *N Engl J Med.* 2014;371:1666-1668.

64. Tamburrino MB, Nagel RW, Lynch DJ. Managing antidepressants in primary care: physicians' treatment modifications. *Psychol Rep.* 2011;108(3):799-804.

65. Sansone RA, Sansone LA. Dysthymic disorder: forlorn and overlooked? *Psychiatry.* 2009;6(5):46-51.

66. Kroenke K, Spitzer RL, Williams JB, Monahan PO,

Löwe B. Anxiety disorders in primary care: prevalence, impairment, comorbidity, and detection. *Ann Intern Med.* 2007;146(5):317-325.

67. Zolensky MJ, Garey L, Bakshaie J. Disparities in anxiety and its disorders. *J Anxiety Disord.* 2017;48:1-5.

68. Baldwin DS, Anderson IM, Nutt DJ, et al. Evidence-based pharmacological treatment of anxiety disorders, posttraumatic stress disorder and obsessive–compulsive disorder: a revision of the 2005 guidelines from the British Association for Psychopharmacology. *J Psychopharm.* 2014;28(5):403-439.

69. Bandelow B, Michaelis S. Epidemiology of anxiety disorders in the 21st century. *Dialog Clin Neurosci.* 2015;17(3):327-335.

70. Kesslert RCX, Petukhova M, Sampson NA, Zaslavsky AM, Wittchen HU. Twelve-month and lifetime prevalence and lifetime morbid risk of anxiety and mood disorders in the United States. *Int J Methods Psychiatr Res.* 2012;21(3):169-184.

71. Simms LJ, Prisciandaro JJ, Krueger RF, Goldberg DP. The structure of depression, anxiety and somatic symptoms in primary care. *Psychol Med.* 2012;42(1):15-28.

72. Spitzer RL, Kroenke K, Williams JB, Löwe B. A brief measure for assessing generalized anxiety disorder: the GAD-7. *Arch Intern Med.* 2006;166(10):1092-1097.

73. Robinson CM, Klenck SC, Norton PJ. Psychometric properties of the Generalized Anxiety Disorder Questionnaire for *DSM-IV* among four racial groups. *Cognitive Behav Ther.* 2010;39(4):251-261.

74. Karsnitz DB, Ward S. Spectrum of anxiety disorders: diagnosis and pharmacologic treatment. *J Midwifery Womens Health.* 2011;56(3):266-281.

75. Lukaschek K, Kruse J, Emeny RT, Lacruz ME, von Eisenhart Rothe A, Ladwig KH. Lifetime traumatic experiences and their impact on PTSD: a general population study. *Soc Psychiatry Psychiatr Epidemiol.* 2013;48(4):525-532.

76. Wiechelt SA, Miller BA, Smyth NJ, Maguin E. Associations between post-traumatic stress disorder symptoms and alcohol and other drug problems: implications for social work practice. *Practice.* 2011;23(4):183-199.

77. Chen L, Zhang G, Hu M, Liang X. Eye movement desensitization and reprocessing versus cognitive-behavioral therapy for adult posttraumatic stress disorder: systematic review and meta-analysis. *J Nerv Mental Dis.* 2015;203(6):443-451.

78. Baldwin DS, Ajel KI, Garner M. Pharmacological treatment of generalized anxiety disorder. *Curr Top Behav Neurosci.* 2010;2:453-467.

79. Walkup JT, Albano AM, Piacentini J, et al. Cognitive behavioral therapy, sertraline, or a combination in childhood anxiety. *N Engl J Med.* 2008;359(26):2753-2766.

80. Hunot V, Churchill R, Teixeira V, Silva de Lima M. Psychological therapies for generalised anxiety disorder. *Cochrane Database Syst Rev.* 2007;1:CD001848. doi: 10.1002/14651858.CD001848.pub4.

81. Olthuis JV, Watt MC, Bailey K, Hayden JA, Stewart SH. Therapist-supported Internet cognitive behavioural therapy for anxiety disorders in adults. Cochrane Database Syst Rev. 2016;3:CD011565. doi:10.1002/14651858.CD011565.pub2.

82. Roy-Byrne P, Craske MG, Sullivan G, et al. Delivery of evidence-based treatment for multiple anxiety disorders in primary care: a randomized controlled trial. *JAMA.* 2010;303(19):1921-1928.

83. Baldwin DS, Waldman S, Allgulander C. Evidence-based pharmacological treatment of generalized anxiety disorder. *Int J Neurophsychopharm.* 2011;14(5):697-710.

84. Ravindran LN, Stein MB. The pharmacologic treatment of anxiety disorders: a review of progress. *J Clin Psychiatry.* 2010;71(7):839-854.

85. Huh J, Goebert D, Takeshita J, Lu BY, Kang M. Treatment of generalized anxiety disorder: a comprehensive review of the literature for psychopharmacologic alternatives to newer antidepressants and benzodiazepines. *Prim Care Companion CNS Disord.* 2011;13(2). doi: 10.4088/PCC.09r00709blu.

86. Baldwin DS, Anderson IM, Nutt DJ, et al. Evidence-based guidelines for the pharmacological treatment of anxiety disorders: recommendations from the British Association for Psychopharmacology. *J Psychopharm.* 2005;19(6):567-596.

87. Yonkers KA, Simoni MK. Premenstrual disorders. *Am J Obstet Gynecol.* 2017. [Epub ahead of print]. doi: 10.1016/j.ajog.2017.05.045.

88. O'Brien PMS, Bäckström T, Brown C, et al. Towards a consensus on diagnostic criteria, measurement and trial design of the premenstrual disorders: the ISPMD Montreal consensus. *Arch Womens Mental Health.* 2011;14(1):13-21.

89. Lanze di Scalea T, Pearlstein T. Premenstrual dysphoric disorder. *Psychiatr Clin North Am.* 2017;40:201-216.

90. Ismaili E, Walsh S, O'Brien PMS, et al. Fourth consensus of the International Society for Premenstrual Disorders (ISPMD): auditable standard for diagnosis and management of premenstrual disorder. *Arch Womens Ment Health.* 2016;19:953-958.

91. Hofmesiter S, Bodden S. Premenstrual disorder and premenstrual dyphoric disorder. *Am Fam Physician.* 2016;94(3):236-240.

92. Nevatte T, O'Brien PMS, Bäckström T, et al. ISPMD consensus on the management of premenstrual disorders. *Arch Womens Ment Health.* 2013;16(4):279-291.

93. Rubinow DR, Schmidt PJ. Gonadal steroid regulation of mood: the lessons of premenstrual syndrome. *Front Neuroendocrinol.* 2006;27(2):210-216.

94. Eisenlohr-Moul TA, Girdler SS, Schmalenberger KM, et al. Toward the reliable diagnosis of *DSM-5* premenstrual dysphoric disorder: the Carolina Premenstrual Assessment Scoring System (C-PASS). *Am J Psychiatry.* 2017;174:51-59.

95. Endicott J, Nee J, Harrison W. Daily Record of Severity of Problems (DRSP): reliability and validity. *Arch Womens Ment Health.* 2006;9:41-49.

96. Epperson CN, Hantsoo LV. Making strides to simplify diagnosis of premenstrual dysphoric disorder. *Am J Psychiatry.* 2017;174(1):6-7.

97. Shah NR, Jones JB, Aperi J, Shemtov R, Karne A, Borenstein J. Selective serotonin reuptake inhibitors for premenstrual syndrome and premenstrual dysphoric disorder: a meta-analysis. *Obstet Gynecol.* 2008;111(5):1175-1182.

98. Pearlstein TB, Bachmann GA, Zacur HA, Yonkers KA. Treatment of premenstrual dysphoric disorder with a new drospirenone-containing oral contraceptive formulation. *Contraception.* 2005;72(6):414-421.

99. Coffee AL, Kuehl TJ, Willis S, Sulak PJ. Oral contraceptives and premenstrual symptoms: comparison of a 21/7 and extended regimen. *Am J Obstet Gynecol.* 2006;195(5):1311-1319.

100. Di Carlo C, Palomba S, Tommaselli GA, Guida M, Di Spiezio Sardo A, Nappi C. Use of leuprolide acetate plus tibolone in the treatment of severe premenstrual syndrome. *Fertil Steril.* 2001;75(2):380-384.

101. Joffe H, Petrillo LF, Viguera AC, et al. Treatment of premenstrual worsening of depression with adjunctive oral contraceptive pills: a preliminary report. *J Clin Psychol.* 2007;68(12):1954-1962.

102. Pinkerton JV, Guico-Pabia CJ, Taylor HS. Menstrual cycle-related exacerbation of disease. *Am J Obstet Gynecol.* 2010;202(3):221-231.

103. Bhat A, Reed SD, Unutzer J. The obstetrician-gynecologist's role in detecting, preventing, and treating depression. *Obstet Gynecol.* 2017;129(1):157-163.

104. Davalos DB, Yadon CA, Tregellas HC. Untreated prenatal maternal depression and the potential risks to offspring: a review. *Arch Womens Ment Health.* 2012;15(1):1-14.

105. Drury SS, Scaramella L, Zeanah CH. The neurobiological impact of postpartum maternal depression: prevention and intervention approaches. *Child Adolesc Psych Clin North Am.* 2016;25(2):179-200.

106. Cohen LS, Altshuler LL, Harlow BL, et al. Relapse of major depression during pregnancy in women who maintain or discontinue antidepressant treatment. *JAMA.* 2006;295(5):499-507.

107. Woody CA, Ferrari AJ, Sikind DJ, Whiteford HA, Harris MG. A systematic review and meta-regression of the prevalence and incidence of perinatal depression. *J Affect Disord.* 2017;219:86-92.

108. Fellmeth G, Fazel M, Plugge E. Migration and perinatal mental health in women from low- and middle-income countries: a systematic review and meta-analysis. *BJOG.* 2017;124(5):742-752.

109. Osborne LM, Payne J. Antidepressants, pregnancy, and stigma: how we are failing mothers and babies. *J Nerv Mental Dis.* 2015;203(3):164-166.

110. Stohl H, Kohm AD, Dossett E. A rock and a hard place: the selective serotonin reuptake inhibitor dilemmas in addressing perinatal mood and anxiety disorders. *J Neonatal Perinatal Med.* 2016;9(1):1-5.

111. Suri R, Lin AS, Cohen LS, Altshuler LL. Acute and long-term behavioral outcome of infants and children exposed in utero to either maternal depression or antidepressants: a review of the literature. *J Clin Psychiatry.* 2014;75(10):e1142-e1152.

112. Csaszar E, Melichercikova K, Dubovicky M. Neuro-endocrine and behavioral consequences of untreated and treated depression in pregnancy and lactation. *Neurol Endocrinol Lett.* 2014;35(suppl 2):169.

113. American College of Obstetricians and Gynecologists. Committee Opinion No. 630: screening for perinatal depression. *Obstet Gynecol.* 2015;125:1268-1271.

114. O'Connor E, Rossom RC, Henninger M, Groom HC, Burda BU. Primary care screening for and treatment of depression in pregnant and postpartum women: evidence report and systematic review for the US Preventive Services Task Force. *JAMA.* 2016;315(4): 388-406.

115. Kendig S, Keats JP, Hoffman MC, et al. Consensus bundle on maternal mental health. *J Midwifery Womens Health.* 2017;62(2):232-239.

116. Sylvén SM, Elenis E, Michelakos T, et al. Thyroid function tests at delivery and risk for postpartum depressive symptoms. *Psychoneuroendocrinology.* 2013 Jul;38(7):1007-1013.

117. Cox JL, Holden JM, Sagovsky R. Detection of postnatal depression: development of the 10-item Edinburgh Postnatal Depression Scale. *Br J Psychiatry.* 1987;150:782-786.

118. Gaynes BN, Gavin N, Meltzer-Brody S, Lohr KN, Swinson T, Gartlehner G, Brody S, Miller WC. *Perinatal Depression: Prevalence, Screening Accuracy, and Screening Outcomes. Evidence Report/Technology Assessment No. 119.* AHRQ Publication No. 05- E006-2. Rockville, MD: Agency for Healthcare Research and Quality; 2005.

119. Latendresse G, Deneris A. Selective serotonin reuptake inhibitors as first-line antidepressent therapy for perinatal depression. *J Midwifery Womens Health.* 2017; 62(3):317-328.

120. Yonkers KA, Gotman N, Smith MV, et al. Does antidepressant use attenuate the risk of a major depressive episode in pregnancy? *Epidemiology.* 2011;22(6):848-854.

121. Bergink V, Bouvy PF, Vervoort JS, Koorengevel KM, Steegers EA, Kushner SA. Prevention of postpartum psychosis and mania in women at high risk. *Am J Psychiatry.* 2012;169(6):609-615.

122. Buist A, Gotman N, Yonkers KA. Generalized anxiety disorder: course and risk factors in pregnancy. *J Affect Disord.* 2011;131(1-3):277-283.

123. Chaudron LH, Nirodi N. The obsessive–compulsive spectrum in the perinatal period: a prospective pilot study. *Arch Womens Ment Health.* 2010;13(5):403-410.

124. Chisolm MS, Payne JL. Management of psychotropic drugs during pregnancy. *BMJ.* 2016;532:h5918. doi: 10.1136/bmj.h5918.

125. Tak CR, Job KM, Schoen-Gentry K, et al. The impact of exposure to antidepressant medications during pregnancy on neonatal outcomes: a review of retrospective database cohort studies. *Eur J Clin Pharmacol.* 73(9):1055-1069.

126. Smith KF, Huber LR, Issel LM, Warren-Findlow J.

The association between maternal depression during pregnancy and adverse birth outcomes: a retrospective cohort study of PRAMS participants. *J Commun Health.* 2015;40(5):984-992.

127. Yonkers KA, Norwitz ER, Smith MV, et al. Depression and serotonin reuptake inhibitor treatment as risk factors for preterm birth. *Epidemiology.* 2012;23(5):677-685.

128. Cantarutti A, Merlino L, Monzani E, Giaquinto C, Corrao G. Is the risk of preterm birth and low birth weight affected by the use of antidepressant agents during pregnancy? A population-based investigation. *PloS One.* 2016;11(12):e0168115. doi:10.1371/journal.pone.0168115.

129. Meltzer-Brody S, Jones I. Optimizing the treatment of mood disorders in the perinatal period. *Dialog Clin Neurosci.* 2015;17(2):207-218.

130. Chambers CD, Hernandez-Diaz S, Van Marter LJ, et al. Selective serotonin-reuptake inhibitors and risk of persistent pulmonary hypertension of the newborn. *N Engl J Med.* 2006;354(6):579-587.

131. Becker M, Weinberger T, Chandy A, Schmukler S. Depression during pregnancy and postpartum. *Curr Psychiatry Rep.* 2016;18(3):32.

132. Huybrechts KF, Bateman BT, Palmsten K, et al. Antidepressant use late in pregnancy and risk of persistent pulmonary hypertension of the newborn. *JAMA.* 2015;313(21):2142-2151.

133. Hviid A, Melbye M, Pasternak B. Use of selective serotonin reuptake inhibitors during pregnancy and risk of autism. *N Engl J Med.* 2013;369(25):2406-2415.

134. Boukhris T, Sheehy O, Mottron L, Berard A. Antidepressant use during pregnancy and the risk of autism spectrum disorder in children. *JAMA Pediatr.* 2016;170(2):117-124.

135. Sit DK, Perel JM, Helsel JC, Wisner KL. Changes in antidepressant metabolism and dosing across pregnancy and early postpartum. *J Clin Psychiatry.* 2008;69(4):652-658.

136. Roder C, Schaefer M, Leucht S. Meta-analysis of effectiveness and tolerability of treatment of mild to moderate depression with St. John's wort [in German]. *Fortschr Neurol Psychiatr.* 2004;72(6):330-343.

137. Sperlich M, Seng JS, Li Y, Taylor J, Bradbury-Jones C. Integrating trauma-informed care into midwifery practice: conceptual and practical issues. *J Midwifery Womens Health.* 2017;62(6):661-672.

138. Seng TS, Sperlich M, Low LK, Ronis DL, Muzik M, Liberzon I. Childhood abuse history, posttraumatic stress disorder, postpartum mental health, and bonding: a prospective cohort study. *J Midwifery Womens Health.* 2013;58(1):57-68.

139. Olatunji BO, Fan Q. Anxiety sensitivity and posttraumatic stress reactions: evidence for intrusions and physiological arousal as mediating and moderating mechanisms. *J Anxiety Disord.* 2015;34:76-85.

140. Beck CT. Birth trauma: in the eye of the beholder. *Nurs Res.* 2004;53(1):28-35.

141. Breese McCoy SJ. Postpartum depression: an essential overview for the practitioner. *Southern Med J.* 2011;104(2):128-132.

142. Bernstein IH, Rush AJ, Yonkers K, et al. Symptom features of postpartum depression: are they distinct? *Depress Anxiety.* 2008;25(1):20-26.

143. NIHCM Foundation. *Identifying and Treating Maternal Depression: Strategies and Considerations for Health Plans.* Issue Brief. Rockville, MD: U.S. Public Health Service, Health Resources and Services Administration, Maternal and Child Health Bureau; 2010. Available at: https://www.nihcm.org/pdf/FINAL_MaternalDepression6-7.pdf. Accessed June 21, 2017.

144. Beck CT. Postpartum depression: it isn't just the blues. *Am J Nurs.* 2006;106(5):40-50; quiz 50-51.

145. Stewart DE, Vigod S. Postpartum depression. *N Engl J Med.* 2016;375(22):2177-2186.

146. Gavin NI, Gaynes BN, Lohr KN, Meltzer-Brody S, Gartlehner G, Swinson T. Perinatal depression: a systematic review of prevalence and incidence. *Obstet Gynecol.* 2005;106(5 pt 1):1071-1083.

147. Clare CA, Yeh J. Postpartum depression in special populations: a review. *Obstet Gynecol Surv.* 2012;67(5):313-323.

148. Hall PL, Wittkowski A. An exploration of negative thoughts as a normal phenomenon after childbirth. *J Midwifery Womens Health.* 2006;51(5):321-330.

149. Beck CT, Gable RK, Sakala C, Declercq ER. Postpartum depressive symptomatology: results from a two-stage US national survey. *J Midwifery Womens Health.* 2011;56(5):427-435.

150. Cuijpers P, Brannmark JG, van Straten A. Psychological treatment of postpartum depression: a meta-analysis. *J Clin Psychol.* 2008;64(1):103-118.

151. Beck CT, Gable RK. Postpartum Depression Screening Scale. *Nurs Res.* 2003;52(5): 296-306.

152. Stagnaro-Green A. Approach to the patient with postpartum thyroiditis. *J Clin Endocrin Metabol.* 2012;97(2):334-342.

153. Bigelow A, Power M, MacLellan-Peters J, Alex M, McDonald C. Effect of mother/infant skin-to-skin contact on postpartum depressive symptoms and maternal physiological stress. *JOGNN.* 2012;41(3): 369-382.

154. Miller LJ, LaRusso EM. Preventing postpartum depression. *Psychiat Clin North Am.* 2011;34(1): 53-65.

155. Ickovics JR, Reed E, Magriples U, Westdahl C, Schindler Rising S, Kershaw TS. Effects of group prenatal care on psychosocial risk in pregnancy: results from a randomised controlled trial. *Psychol Health.* 2011;26(2):235-250.

156. McNeil DA, Vekved M, Dolan SM, Siever J, Horn S, Tough SC. Getting more than they realized they needed: a qualitative study of women's experience of group prenatal care. *BMC Pregnancy Childbirth.*

2012;12:17.

157. Hirst KP, Moutier CY. Postpartum major depression. *Am Fam Physician*. 2010;82(8):926-933.

158. Sriraman NK, Melvin K, Meltzer-Brody S. ABM Clinical Protocol #18: use of antidepressants in breastfeeding mothers. *Breastfeeding Med*. 2015;10: 290-299.

159. Orsolini L, Bellantuono C. Serotonin reuptake inhibi-tors and breastfeeding: a systematic review. *Human Psychopharm*. 2015;30(1):4-20.

160. Sharma V, Doobay M, Baczynski C. Bipolar postpar-tum depression: an update and recommendations. *J Affect Disord*. 2017;219:105-111.

161. Bergink V, Rasgon N, Wisner KL. Postpartum psycho-sis: madness, mania, and melancholia in motherhood. *Am J Psychiatry*. 2016;173(12):1179-1188.

# 9

# 药物治疗学

MARY C.BRUCKER AND TEKOA L KING

## 简介

"Pharmacology"（药理学）起源于希腊语词汇 pharmakon，意为"药物或毒药"。大部分来源把药理学更准确地定义为关于药物如何与某个活体组织相互作用，影响它生理功能的研究。任何出于药用目的使用的"agent"、"substance"、"medication"都被认为是药物。

虽然助产士可以使用很多非药物治疗手段，但仍有一些情况需要药物治疗。在美国所有的 50 个州对已注册认证的产科医生、助产士授予不同程度的部分处方权[1]。对于助产士来讲，在临床操作中最大的挑战是及时获知最新的妊娠期用药指征、剂量、副作用和禁忌证、处方权的相关信息。

在美国，食品药品管理局（FDA）作为管理机构，负责确保药物、生物制品、医疗设备、全国食品供应、化妆品，以及放射性制品的安全性、有效性和消费者使用时的稳定性。其他与药物有关的政府机关包括疾病预防与控制中心（CDC），负责发表疾病的治疗指南；药品执行管理局（DEA），对管制药物进行管理；联邦通信委员会（FCC），管理非处方药物的广告；联邦政府则控制医务人员（包括助产士）的处方权。

在美国大多数成年人每天至少服用一种药，很多人每天吃多种药物。这种大量的用药和以下几个因素有关：药物有效性增加；公众认为药物是安全的，尤其非处方药物；保健药品供应商、药店和卖药网站的多种便捷营销方式。多种选择意味着每个人可能接受来自不同供应商的药品处方和建议，而这些供应商可能不知道其他药物的效果如何。药品广告也让更多人了解了处方药，并提供以前可能不知道的药物选择[2,3]。除了治疗性药物，用于预防疾病或保健的药物受到越来越多的青睐。

即使那些不愿服药者也可能通过食物链或生活中会接触到某些药物[4]。这种长期接触也是可能造成直接的毒性作用和生殖的毒性，虽然这一方面可能十分重要，但超出了本篇文章的讨论范围不作详述。

本章对药理学的原则进行了简单介绍和广泛概述，它们构成了产科实践中所使用的药物疗法的基础。这些原则也可以应用于某些特殊的药物治疗中，在其他章节中有所体现。本章中包含的实例是为了便于理解临床相关的药理学原理、效果和特性；它们不是针对特定主题的临床相关药理学的综合总结。在本章末尾提供了参考列表，旨在帮助读者全面了解何时需要特定药物。

本章中某些术语——包括"drugs"，"agents"，"medications"和"pharmaceuticals"——在整篇文章中交替使用[1]。"drugs"这个单词并不是非法物质或合法的物质滥用的意思。相反，有滥用可能的药物会被特殊提出。药品按通用名称列举，括号里是其最常用的商品名。

## 药理学词汇

随着药理学知识的不断扩展，相关的词汇随之增加。要理解药物作用和效果的前提是助产士需要具备准确解释药理学不同术语的能力。表 9-1 是一

---

[1] 中文一般均翻译为药物，但根据使用情形不同可能采用不同剂型名称。

项术语表。

| 表 9-1 | 药理学词汇 |
| --- | --- |

**药物不良反应**　按照规定剂量的药品应用于预防、诊断、治疗疾病或改善生理功能过程中产生的有害而非所期望的反应。

**激动剂**　药物结合一个受体并激活它,产生的药理作用。

**拮抗剂**　具有减弱激动剂作用的药物。拮抗作用可能是竞争性和可逆性的(例如:药物能和激动剂的某一区域可逆地结合)或竞争性的和不可逆性的(例如:拮抗剂与激动剂的结合位点共价结合,任何数量的激动剂都不能克服这种抑制作用)。

**柜台后(BTC)**　指部分药品不需要处方,但在出售时由于潜在的风险,例如身份的证明而受到限制。例如:伪麻黄碱是BTC,因为它可以用作甲基苯丙胺生产的成分。

**生物利用度**　对靶组织起效的给药药物剂量的百分比。

**生物等效性**　在药理学上具有等效性。

**生物药效率**　即使按标准剂量给药,个体间也会出现不同的药物表达作用。

**黑盒警告**　一种美国食品药品监督管理局用来识别与药品相关的不常见危害的公告。通常黑盒警告是上市研究后被加到包装里,意味着与药品有关的不可预料的风险。

**商品名**　由生产商定义给药品的商标名称,一些商品名和通用名相似(例如:伪麻黄碱/盐酸伪麻黄碱),另一些暗示了它们的用途(例如:达菲)。

**化学名称**　开处方者和消费者很少使用,但药物的化学名称描述了它的化学组成。

**混合剂**　用混合或多种原料生产的药剂。药剂师可以用混合物将固体药片变成液体,或者为特定的个体制造独有的剂量和组合产品。

**管制药品**　美国法案 21U.S.C§802(32)(A)建立的附表中列出的药品。这些药物包括阿片类药物以及成瘾性风险高的非阿片类药物,通常缺少有效的治疗作用。例如:海洛因。

**药妆品**　有治疗作用的化妆产品。

**假药**　通过欺诈方式生产和售卖的药品,使其看起来像是真药。

**化合致幻药**　一种针对特定生物靶标的药物,它结合并抑制参与疾病或病理过程的关键分子。设计药物通常是旧药,设计者控制它的组分以使副作用最小化。该术语并不意味着非法药品。

**主要面向消费者**　将选定药品的广告放置在大众媒体上并且直接面向公众,而不是直接给开处方者。

**配药(供应)**　将药物提供给消费者的过程。

**药品**　通过化学作用使生物系统发生变化的化学物质。也被称为药物或药剂。

**生态药理学**　从植物中提取药物,尤其是在热带雨林中发现的药物,以及探索水中污染物的药理作用,这些污染物能产生类似药物的作用,自然界中最常见的是雌激素,也被称为生态性雌激素或外源性雌激素。

**疗效**　药物或治疗方法在现实情况中或经典的使用方法中产生积极作用的能力。

**有效性**　药物或治疗方法在理想的情况下例如:一项临床实验中,产生积极作用的能力。

**处方一览表**　批准或可用的药物列表。经常被保险公司用来确定需要被保险人或支付的代理人偿付药物。

**通用名**　一种含有与原品牌配方相同的活性成分的配方,并且与原配方具有生物等效性。

**半衰期**　将药物在体内的浓度或量减少到初始浓度或量的一半所需要的时间。

**高度警惕药物**　一种如果使用不当会造成重大伤害的药物。

**过敏反应**　一种反应性改变的状态,在这种状态中,机体对外来物质的反应是一种夸大的免疫反应;根据具体的病理反应分为 I 型、II 型、III 型或 IV 型。

**免疫治疗**　通过诱导,增强或抑制免疫反应来治疗疾病。

**负荷剂量**　一种比正常剂量大的剂量,作为一系列剂量中的第一剂,其他剂量相等,但比第一剂小。这种给药剂量是为了更快地达到体内的治疗量

**保健品(功能性食品)**　有特殊保健作用的食品或补品(例如:叶酸)。

**标签标示外作用**　FDA 批准以外的处方或治疗用药。

**非处方药**　无处方出售的药品

**药效学**　药物如何产生作用,如在受体部位的相互作用。

**遗传药理学**　研究药物是如何与个体基因构成或药物的遗传反应相互作用的,这可能是源于人类基因组计划的首批临床应用之一。

**药物基因组学**　说明不同种族和个体在药效学和药代动力学机制上的异同的研究。

**药代动力学**　药物在体内的运动,尤其指围绕不同给药时间下生物效应影响药物量的因素研究。药代动力学由四个具体因素组成:吸收、分布、代谢(转化)、排泄(清除)。

**药物治疗学**　主要研究药物治疗效果的领域。药物治疗学中有几个分支。

**多药疗法**　用多种药物治疗患者的方法。一般指接受五种及以上药物的治疗。

**处方权**　具有开处方药、医疗器械或其他受监管的医疗干预措施的法律能力。

**安全水平**　某药物已知的副作用不会出现的血浆水平或剂量。

**副作用**　与药物治疗剂量所产生的预期药物效应无关的生理反应。它可能是有益的,也可能是有害的。

**治疗窗**　血浆药物浓度介于血浆中获得所需药物作用的最低有效浓度(MEC)和平均毒性浓度(MTC)之间的范围。

**毒理**　毒理药理学的一个分支,研究毒药的性质、作用和治疗。

## 药物的分类与命名习惯

药物有多种分类方法。例如:药物可以通过药物的理化性质(例如:酸)或通过药物治疗指征(例如:镇静剂)进行命名。药物也有化学名称、通用名和商品名。同一种药物可以通过化学名(例如:$C_{17}H_{21}NO$),通用名(苯海拉明),或最常见的商品名(可他敏)被识别。

## 药物发展与规章制度

在美国,药物的管理受制于食品药品管理局。FDA 授权的药品可以通过处方、柜台、甚至柜台后获得。FDA 还监管医疗设备,如宫内避孕装置(例如:节育环,曼月乐环)和生物制剂,如疫苗。FDA 不负责膳食补充剂的管理,例如:圣约翰草,尽管该机构确实追踪了使用膳食补充剂后出现的不良反应。类似地,FDA 可能会要求化妆品标识出其安全性尚未验证,尽管化妆品的召回是制造商自愿进行的。

FDA 批准用于特定用途的药品必须证明其在规定的适应证上具有安全性和有效性,即需要一系列预审批研究证实,并将其结果提交给 FDA 进行审查。私营制药公司进行研究、开发、生产和销售处方药和非处方药。FDA 本身不开发、生产或测试药品。然而,FDA 下属的药品评估与研究中心(CDER)负责监督这一过程。药物制造商提交药物临床试验的完整报告,以便 CDER 对数据进行评估,并确定是否应批准特定适应证的药物。这种审批通常被称为 FDA 标签。

预先批准的临床试验的规模应适当扩大到足以确定其安全性和有效性。为了将一种新药引入市场,必须经过几个步骤。这些步骤被分为四个阶段(图9-1)[5]。第一阶段的研究往往规模较小,通过探索药物的基础药理学来确定其安全性。有时这个阶段是不必要的,因为国际上已经进行过这类研究并且已有相关资料。第二阶段实验用于验证有效性。如果该药物旨在治疗具有特定病症的人,则药物开发者应在该群体的成员中进行对照临床试验。第三阶段是更大规模的随机临床实验,参与人数较多。尽管第三阶段实验的规模更大,但许多药物的不良反应直到上市后的第四阶段才出现。如果在药物上市后发现有风险或不良反应,CDER 将采取措施通知公众,更改药物标签,或在必要时将产品从市场上移除。表 9-1 解释了 FDA 批准前进行研究随访和此后进行的临床试验过程。

从历史上看,儿童和妇女并没有参与大多数药物开发研究。[6]原因很多,其中一个重要原因是由于月经周期造成女性体内环境的改变,可能会影响药物药代动力学和药效学。即使在有女性参与的临床试验,也很少发表的有关性别差异的分析。另外,避孕药的临床试验通常不包含青少年,因为年龄小于 18 岁的青少年女性目前仍归于未成年人。儿科学本身是进行临床试验的一个困难领域,因为在获得知情同意方面存在固有的问题,而且存在药物在儿童生长和发育过程中可能对器官产生不利影响的伦理问题。

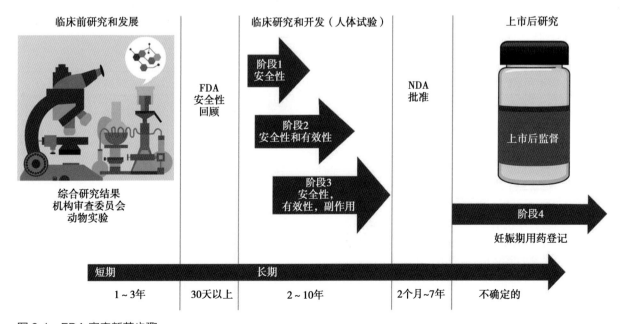

图 9-1　FDA 审查新药步骤

在一种药物获得 FDA 批准用于特定适应证的治疗并投入使用后,它可能会被用于另一种适应证——一种称为超说明书使用的现象。关于标签外使用的例子比比皆是。例如:常用药物硫酸镁并没有被 FDA 批准作为宫缩抑制剂[7]。甲氨蝶呤(甲氨蝶呤胶囊剂)——一种用于化疗药物的叶酸拮抗剂——对于滋养细胞组织的破坏有特异性的作用,还被用于未破裂的异位妊娠的药物治疗。虽然标签外用药很常见,但不应该随意使用。如果药物标签外的作用未被广泛接受,反复使用可能存在法律责任。

### 管制药品

美国药品监督管理局成立于 1937 年,隶属于司法部。根据 1970 年《管制物质法案》(CSA),美国药品执法局(U.S.Drug Enforcement Administration)在监管可能被滥用的处方药方面发挥着特殊作用。CSA 根据药物的药用价值、危害性、滥用或成瘾的可能性将滥用药品分为五类。附表的类别 I 为最危险的药物,而这些药物并无公认的医疗用途,例如:海洛因。类别 V 是危险性最小的药物,例如一种商品名为止咳药,该药内含有小剂量的可待因。哌替啶(德美罗)是 II 类药物。有处方权的助产士需要了解这些表,因为规定的权限通常都在这些表中。表 9-2 列举了五个类别的管制药物。

开管制药品时需提供药品监督管理局核发的药品注册号。1993 年药品监督管理局发布了一项规定,建立了一个新的类别,除内科医生、牙医、兽医、足病医生外的医疗服务提供者可以获得单独的药品管理局注册号,授予他们与州法律授予他们的权力相一致的管制药物处方特权[8]。根据这项规定,提供方,如注册护士 - 助产士、注册助产士,在其执业的州或司法管辖区批准的情况下,有权开受管制的药品。

### 中草药治疗的管理

2000 多年前,希波克拉底记录了超过 200 种草本药物的使用。即使其作用以及安全性很大程度上仍是未知的,但如今许多草药和植物性药物依然作为膳食补充品出售。根据 1994 年的《膳食补充剂健康与教育法》(DSHEA),制造商必须确保其膳食补充剂在美国上市前是安全的[9],FDA 负责在任何不安全的膳食补充剂上市之后对其采取措施,但生产商在生产或销售膳食补充剂前无需向 FDA 注册或寻求 FDA 批准。FDA 对上市后产品的职责包括安全问题的监控,如:通过自愿上报的膳食补充剂的不良事件。FDA 还监测产品的信息,如:标签、说明书、声明、药品说明书、相关的文献。联邦贸易委员会管理膳食补充剂的广告。

很多人购买营养补充品和草本植物、辅助药物治疗。上网或杂志上可以搜索到大量的关于中草药安全性和有效性的轶事或者专业人士的意见,然而从中也可以得到一些有据可循的资料。1978 年,德国成立了一个监管机构来评估中草药治疗效果。这个由 24 名科学家组成的小组被称为德国委员会 E,他们对相关研究(临床、病例、基础)进行评估并准备编制科学专著。到 2004 年,只有被德国委员会认定有效且副作用风险低的草药才有望在德国上市。尽管这些科学家的工作得到业内的广泛认同,但许多常见的北美草本植物并未包括在此项工作所认可注册范围之内[10]。德国专著的英文译本已由美国植物委员会出版[11]。

| 表 9-2 | 管制药品的 FDA 分类 | | |
|---|---|---|---|
| 类别 | 解释 | 清单 | 解释 |
| I | 滥用风险大并且目前没有接受的医疗用途。如海洛因和 LSD。 | III(续) | 处方可以是口头的或书面的。最多可在 6 个月内续延 5 次。 |
| II | 滥用风险大,应用后可能导致严重的身体或心理依赖。如:阿片类药物,安非他明,短效巴比妥类,和含有可待因的制剂。处方必须用墨水或打字机书写,并由医生签字。口头处方必须在 72 小时内以书面形式确认,并且只有在真正紧急的情况下才能开出。处方权不允许续延。 | IV | 滥用风险低。如水合氯醛、苯巴比妥和苯二氮䓬类。使用可能会导致身体或心理依赖。处方可以是口头的或书面的。最多可在 6 个月内续延 5 次。 |
| III | 滥用风险中等。使用可能会导致低到中度的身体依赖或高度的心理依赖。例如巴比妥酸盐和含有少量可待因的制剂。 | V | 服从国家和地方法规。滥用风险低,可能不需要处方。如含有有限数量的阿片类药物的止咳药和止泻药。 |

目前,美国国家补充和替代医学研究中心(NCCAM)正在进行多个比较中草药和传统药物治疗某些特殊疾病,例如:子宫内膜异位症等。在这些科学证据出现之前,我们应该谨慎看待草药的治疗作用。在没有确凿证据情况下,产科医生应谨慎应用中草药。因为有许多资料仅仅列出了这些补充品可能的适应证,但没有给出任何科学数据。

## 处方权

所有 50 个州都授予经过认证的助产士某些类型的处方权[1]。由于认证助产士的资格证书较新,人数较少,因此处方权对她们来说不那么常见。在不同的州,处方权的范围从非常有限到相对宽泛。许多州根据管制药物表来规定限制处方权。一些处方权法是基于州执照法或实践场所中的具体措辞。

## 处方药品

具有处方权的助产士有法定的处方书写能力。虽然,很多处方是通过打电话给药房或通过电子方式传送,助产士仍然需要知道每个处方药的成分。所有的手写处方必须用不易褪色的墨水字迹清晰得书写出来。每一个处方必须包含助产士的姓名,地址和联系方式。助产士的处方授权号或其他的识别信息最好写在处方的上面或紧挨助产士的签名。在一些州,与助产士合作的内科医生号码也写在处方上。所有的处方都是有日期的,关于处方的信息会储存在女性的医疗记录中,如果她丢失了这个处方,更换药店或转诊,就可以很容易地找到这些信息。每一个处方的空格处只能书写一种药物。如果有补充,也会被注意到,因为某些健康计划限制了每月药物的覆盖范围。准许用一些药品的商品名替代通用药名。官方列出公认缩写清单,例如:"TID"代表"一天三次",但是目前越来越不鼓励使用缩写。

药品专用处方单上共分为四个部分:①标题;②题词;③订购;④签名。尽管世界卫生组织指南指出使用拉丁语"R"更准确,但标题上还是有"Rx"标志。这个来源于拉丁文的符号在任何情况下都代表处方或开药的意思。题词部分详细说明了成分和数量(例如:呋喃妥因 100mg/ 胶囊)。题词中更重要的是要避免小数和必要时写出完整的单词以避免误解。例如:写左甲状腺素 50 微克,不要写 0.050毫克或 50μg。订购告知了药剂师如何配制或分配药物(例如:分成 10 粒胶囊)。签名或者"sig"不是写开处方人姓名,而是表示拉丁语的"提醒"或"标记",它提供的说明使患者能够理解药物的剂量和服用时间。sig 应该包括常规用法、频率、持续时间,以及任何其他特殊的信息,例如:每天睡前口服一粒胶囊,持续 10 天。

一般情况下,建议在书写处方时使用通用名或非专有名词。使用通用名会使药剂师维持更有限的药物库存和 / 或分发最便宜的药物。但是,如果有特殊的原因要开某个品牌的药时,则需要增加商品名。有的行政机构允许药剂师使用仿制药代替,并要求在处方中增加"如果处方中没有其他品牌,不得替代、按规定分发或必须是特定品牌的药物"。当需要开特殊商品药时,助产士应该在相应图表说明。不仅仅是为了治疗记录的完整,也是公共医疗保险要求的必要记录,如医疗补助、各种管理保健组织或其他类型的保险所涵盖的处方药物等。图 9-2 展示了一个助产士正确的处方书写。

# 临床用药原则

药物在人体内参与许多生理过程,某些是有益的,某些临床上没有影响,还有某些可能是有害的。此外,妊娠或肾病等特殊情况可以显著的改变个体对药物的反应。为了安全地使用处方药,临床工作者应该能预测和识别药物的预期效果与任何副作用。每种药物的药代动力学、药效学、遗传药理学和副作用的综述提供了安全地和最有效地使用处方药物所需的知识。

## 药代动力学

药代动力学是指药物吸收、分布、代谢和排泄的动力学。药代动力学的四个阶段都会影响到达目标器官的药物量。

### 吸收

药物的吸收受到给药途径、药物 pH、胃肠道pH、药物的亲脂性和亲水性、肝肠循环(首关效应)[12],以及其他食物或药物的影响。首关效应,亦被称为 pre-systemic absorption,最常见于口服药物的情况。为了克服肝脏代谢造成的首关效应,口服的给药量必须更高,否则进入循环的药物会减少。而通过皮肤方式给药,例如:膏药时,通常采用较少的药量,因为活性成分直接被吸收进入循环,避开了肝脏的首次代谢。

```
┌─────────────────────────────────────────────────────────────────────────────┐
│  Rose McNaught ,CNM                              Kate Smith,MD                 │
│  经认证的助产士                                    产科医生/妇科医生              │
│  Dayton 女性健康                                  UCSF 女性健康                 │
│  UC # 54321                                      BNDD No.AS345678             │
│  NPF:2468-789                                    IL Lic.No.F28756             │
│                                                                               │
│                                                                               │
│  姓名       Susan Jones                           年龄    24                   │
│  地址                                             日期    2013年5月            │
│            4265 Fruitvale Ave，Dayton，IL                                     │
│                                                                               │
│  Rx         甲硝唑 500mg 片剂                                                  │
│             sig：每日两次持续7日                                               │
│             disp：14                                                          │
│                                                                               │
│  适应证：细菌性阴道病                                                           │
│                                                                               │
│  续量: 0 ① 2 3 4 5                                                            │
│                                                                               │
│  过敏反应：无                                                                  │
│                                                                               │
│  按医嘱配药 □                                                                 │
│                                                                               │
│  标签：英语 ☒   西班牙语 □     其他_____                                   │
│                                                                               │
│                                              Rose McNaught                    │
│                                                   签名                         │
└─────────────────────────────────────────────────────────────────────────────┘
```

图 9-2　一张处方单样本

## 分布

药物的分布受到药物分子大小、药物的亲水性和亲脂性、组织渗透性、全身循环、蛋白结合率和 pH 的影响。药物分布有两个主要的时期:稳态和半衰期。稳态指循环中药物处于某个浓度时,药物的消除率和摄取率相等。药物的半衰期则指每经过一段时间,血浆中的药物浓度或体内的药物量就减少 50%(即一半),这段时间称为药物的半衰期。半衰期决定了药物达到稳态需要的时间,因此也决定了给药的间隔时间。通常在给药四个或五个半衰期后达到稳态,再经过四个到五个半衰期后药物被消除。

给药时,另一个重要的药代动力学概念是负荷剂量。负荷剂量指为尽快达到药物的目标血浆浓度,在治疗开始即给予的一种或一系列剂量。负荷剂量比标准剂量更高,当需要紧急治疗时,负荷剂量能快速达到稳态。

蛋白结合率可以说是药物分布中最重要的临床因素之一。蛋白结合率指血浆中和血浆蛋白结合的药物占血浆中总药量的比率[13]。白蛋白是最常和药物结合的血浆蛋白。一旦和蛋白结合,药物分子就会改变,或是变得太大,难以从循环系统扩散出去,而且难以和细胞膜上的受体结合。因此,只有那些未结合,或者说"游离"的药物,能扩散到组织中它的目标活性位点。所以,药物的生理学作用和血浆中的未结合药物浓度有关,而不是血浆中的总药物浓度。

## 代谢

药物代谢指药物在体内化学结构改变的过程。经过代谢后的药物通过肾、肠道、肺或皮肤排出体外。药物代谢相关的酶主要位于肝脏,尽管一些其他组织,如肾、肺、小肠和皮肤同样含有药物代谢的酶。细胞色素 P450(CYP450)酶家族是一组主要的药物代谢反应酶[14]。

对绝大多数药物来说,代谢之后会失去药理学活性。然而,某些药物本身没有药理学活性,有药理学活性的是它们的代谢产物。这些药物被称为前药。例如：伐昔洛韦本身并不是有效的抗病毒药物，但它的活性代谢产物阿昔洛韦是抗疱疹病毒的有效药物[15]。

## 排泄或清除

最终体内清除的药物量是评估药物清除的指标。这一数据反映了药物的排泄率。尽管绝大多数药物通过肾脏排泄，某些药物可能通过其他器官例如肺排出体外。

## 药效学

药效学指的是血药浓度和机体对药物产生的反应之间的关系，通常被称为量 - 效关系。最小有效浓度指的是出现期望的反应时使用的最低剂量。

当作用于目标器官时，药物可以作为激动剂、拮抗剂、部分激动剂，或者是激动 - 拮抗。激动剂诱发药理反应。胰岛素和吗啡是受体激动剂的典型例子。拮抗剂和受体结合的时候并不活化受体，它们抑制了激动剂对受体的活化作用。抗组胺药物即是一种拮抗剂，它们阻断组胺激活受体对过敏原的反应。部分激动剂和特异性受体结合的时候只引发有限的药理反应。激动 - 拮抗剂和部分激动剂有些相似，但是它们的作用机制不同。这些药物对不同形式的受体起作用，在与某种形式的受体结合时是激动剂，而与另一种受体结合时是拮抗剂。例如：布托啡诺阻断吗啡对 μ 阿片受体的作用，同时激动 κ 阿片受体，最终导致它的止痛作用不如吗啡那样强烈。

### 药物反应中的个体差异：遗传药理学、种族和性别

众所周知，不同的个体对同种药物在标准剂量下会产生不同的反应，由此体现出生物多样性。

许多药物对个体治疗效果的差异非常大[16]。这种药物反应的个体间差异或许是因为外在因素如：疾病、吸烟、饮食或药物间作用；或许也和生理因素有关，如：基因、种族、年龄和性别。

基因的不同导致了约 15%~30% 的药物反应差异，随着有关基因对药物反应影响的知识越来越多，遗传药理学在临床上变得越来越重要。基因主要在两个方面影响药物反应，即 CYP450 酶家族的代谢和药物对应的细胞受体的功能。许多突变，或者说基因多态性，存在于 CYP450 酶家族中。CYP450 酶的多态性决定了一个人被给药时是慢代谢型、中间代谢型、强代谢型，或者是超快速代谢型[17,18]。当摄入同样的剂量时，慢代谢型的人比强代谢型

和超快速代谢型的人有更高的血浆浓度和中毒风险[19]。相反，存在特殊 CYP450 酶复本的人会是酶所对应药物的超快速代谢型，他们在正常剂量时仅表现出低剂量的反应。编码 CYO 酶家族的基因多态性因种族和族裔群体区别而有不同的分布，例如：CYP2D6 超快速代谢型在高加索人种中约占 1%~10%，在非裔美国人中约占 3%，在北非人群中占 16%~28%，在亚洲人种中占 21%[18]。

细胞膜药物受体的不同同样导致了不同的药效学反应。药物受体的多态性差异在种族和族裔群体中差异分布。例如：非洲裔美国人血统的哮喘患者在服用长效 β- 受体激动剂，并且没有同时使用吸入糖皮质激素疗法时更容易恶化，发病率升高，是因为当这些个体暴露于 β2 受体激动剂时，对应的 β2 肾上腺素受体下调了[20]。

性别的影响和药物代谢以及药物受体差异都有关系。性激素例如：雌激素和孕激素都能调节 CYP450 酶的活性。因此，男性和女性即使根据体型调整了不同药物剂量，仍然会产生不同的药物反应。一项关于阿片的性别差异的数据分析显示，吗啡对女性比男性更加有效，并且在女性身上药效的起始 / 消失都比男性更慢[21]。在应用于临床之前，止痛药反应的性别差异仍需要更多的研究证据。

遗传药理学差异在临床上的影响是当前的研究热点。全组基因相关研究确认了某些人群可以从基因组测试引导用药中获益，FDA 已经将遗传药理学信息加入到了这些药物的标签中。

### 药物不良反应和药物不良事件

药物不良反应（ADR）是在药物正常使用情况下出现的意外反应。ADR 非常常见[22,23]。药品不良事件（ADE）是一个包含范围更广的类别，指药物使用过程中的任何损伤。ADE 包括药物不良反应、用药错误、过量和已知的副作用等。

药品经过预先批准的临床试验，确定是安全和有效的，但需要进行更大人群的数据收集，因此药物不良反应主要是在上市后才进一步明确的。FDA 的不良事件报告是由 FDA 医学关注专项收集 ADR。如何报道药物不良反应的细节被列在表 9-3 中。

药物不良反应分为免疫和非免疫反应。非免疫反应是可预测的，包括药物间的相互作用、药物过量和药物毒性，通常继发于已知的药理作用。相反，免疫反应也称为过敏反应，是不可预测的。过敏或超敏反应的四种类型列于表 9-4 中。

| 表9-3 | 如何报告药物不良反应 |
|---|---|

在 1993 年,美国食品和药物管理局(FDA)成立 *MedWatch*,一个上报的不良事件或突发事件的系统。该系统包括一个计算机化的信息数据库,用于支持 FDA 批准的所有药物和治疗性生物制品上市后的安全监督。任何可疑或对药物、药品、或医疗设备(除疫苗或研究中的新药)的不良事件或不良反应,应报告在均应使用 FDA FORM 350 进行报告(可在线通过 https://www.accessdata.fda.gov/scripts/medwatch/medWatch 登录)。关于疫苗相关的不良事件报告(VAERS)的信息请访问 https://vaers.hhs.gov/professionals/index。

对于更喜欢 MedWatch 程序的人,可以通过电话,传真,或邮件以及网站上联系到 MedWatch。

| 表9-4 | 四型过敏反应 |
|---|---|

| 类型 | 反应时间 | 举例 |
|---|---|---|
| Ⅰ型(速发型) | 接触药物后数分钟到数小时发生 | 接触磺胺和青霉素类药物后出现麻疹<br>血管紧张素转换酶抑制剂引发的水肿 |
| Ⅱ型(细胞毒性) | 时间不确定 | 输血反应<br>青霉素导致的溶血性贫血 |
| Ⅲ型(免疫复合物型) | 接触药物后的 1~3 周 | 二甲胺四环素(米诺环素)引起的药物性狼疮<br>头孢氯苄氨(头孢克洛)引起的血清病 |
| Ⅳ型(迟发型或细胞介导型) | 接触药物后的 2~7 天 | 氨苄青霉素药疹<br>局部抗组胺药引起的接触性皮炎 |

### 药物 - 药物和药物 - 食物的相互作用

当某些药物同时使用时,可能会出现不良反应,这被称为药物 - 药物相互作用。当药物与某些食物或植物 / 草药甚同时服用时,也可能会发生不良反应。需要考虑的是每个使用者都可能发生不良反应。

大多数药品是通过细胞色素 P-450 酶家族代谢的,当一种药物通过细胞色素 p-450 酶转化时,从前体改变为活性药物,无活性状态,或变成一种更活跃的形式。例如:可待因通过 CYP2D6 代谢成吗啡(可待因的活性代谢产物)。

假设 A 药和 B 药都通过相同的细胞色素 P-450 酶代谢,当同时服用这些药物时,A 药可以抑制或增强细胞色素 P-450 酶的活性。相反,B 药的代谢产物要么被抑制,从而导致了其血浆水平增高和可能过量,要么被增强(例如比平常代谢的更快),从而导致药物血浆浓度降低,使其药效下降。例如:抗真菌药氟康唑(大呋康)是 CYP2CP 的抑制剂,当同时服用甲苯黄丁脲(优降糖)时,优降糖的药物血浆浓度升高,因此其容易出现低血糖。再如,当大环内酯类抗生素(红霉素),阿奇霉素(希舒美),克拉霉素(比星)与抗真菌的酮康唑(尼唑)同时使用时可能发生心律失常[24]。

## 初级药物治疗学

初级治疗中最常用的药物主要是镇痛药、抗组胺药、抗菌剂、用于避孕的激素制剂和免疫制剂。本文无法深入阐述这些药物,读者可以参考其他文本以获得更多的细节。本文简单介绍了镇痛药、抗生素和抗组胺药的药理学原理—这些关键药物类别包含了所有药物类别固有的药理学原理和临床意义。更具体深入的参考资料在相关的章节提供。

### 镇痛药

镇痛药分为非阿片类镇痛药和阿片类镇痛药。非阿片类药物包括阿司匹林、对乙酰氨基酚(扑热息痛)、非甾体抗炎药(NSAID)[25]。阿片类镇痛药是一种作用类似于吗啡的药品。出于多种原因,阿片类药物的滥用在美国十分常见,而临床工作者必须了解和确保适当使用这些药物[26]。

镇痛药具有广泛的药理作用,影响多种生理功能。因此,开处方者需要关注这类药物副作用和不良反应。非甾体类抗炎药通过抑制环氧合酶(COX)来减轻疼痛,负责合成前列腺素的酶[27]。前列腺素保护胃黏膜,抑制血小板聚集,刺激子宫收缩,另外还介导炎症反应和致敏疼痛受体。因此，这些药物可以有多个副作用，也可产生不良反应[28]。性别差异和个体差异在对于疼痛的反应和镇痛药的反应上有显著差别[29-31]。可能导致这些差异的原因不清，应该与激素水平和遗传有关。

因为当具有不同作用机制的药物联合使用时，镇痛作用可能会增强，所以在一种剂型中将阿片类药物与非阿片类药物联合使用是很常见的。例如，对乙酰氨基酚和可待因联合较单用乙酰氨基酚有优势，（例如：泰诺#1,#2,#3）。联合用药还有额外的药理学影响。例如，虽然扑热息痛/可待因组合的处方通常以每片30毫克可待因为基础，但实际上，最大剂量受到24小时内安全服用的最大剂量扑热息痛的限制（如，4克/24小时）。因此，在选择特殊配方时，应该评估女性对疼痛控制的需求进行选择[30]。

过去十年内，对镇痛的关注越来越多，也导致了阿片类药物的使用和处方明显增加。不幸的是，这种趋势同样导致了阿片类药物的滥用明显增多[32,33]。镇痛同时不增加阿片滥用风险的治疗策略是目前许多研究的目标。此外，一些州已经实施了政策或条例指导阿片类处方的使用[32-35]。关于这一问题的数据也在不断出现。

## 抗菌药物

抗菌药物包括治疗细菌、真菌、病毒和寄生虫感染的药物。每种类型的微生物都有不同的生物化学结构，因此每种抗菌药物都有不同的化学结构和生化作用。一般来说，抗真菌和抗病毒药物破坏人体细胞中不存在的蛋白质结构，因此，这些药物不太可能产生副作用。另一个极端是针对抗寄生虫的药物，寄生虫是多细胞生物，与人类细胞有许多相似之处。制造安全和有效的抗寄生虫药物尤为困难。

抗生素和止痛药是在基础医疗中最常见的处方药。需要注意的是，药物耐药性与滥用抗生素直接相关[36-39]。因此，使用这些药物的第一步，是要确保其使用的必要性。在开抗菌药物处方时应具备八个原则：

1. 通过病史和体格检查确认存在感染。
2. 尽可能识别的病原体。
3. 确认需要抗菌药物而不是使用姑息疗法和感染控制措施。
4. 了解宿主因素对药效的影响以及可获取的资源情况。
5. 根据尽可能使用窄谱抗生素和最短有效时间的双重原则选择合适的抗微生物药。

6. 被选药物的药代动力学和药效学知识。
7. 对个人和家庭关于抗菌药物的合理使用进行宣教。
8. 对治疗反应进行合理的监测[38]

抗菌药物既有抑菌性（例如：抑制细菌生长）也有杀菌性（例如：杀死细菌）。更普遍的分类方式是根据它们的作用机制分为：①攻击细胞壁（青霉素类、头孢菌素类和万古霉素）；②抑制或改变蛋白合成（大环内酯类、四环素和氨基糖苷类）；③干扰细菌的DNA［氟喹诺酮类药物、抗原虫药和异烟肼（INH）］。

治疗病毒感染的抗生素处方不当和可以应用窄谱药时使用了第三代和第四代广谱抗生素，是目前助产士面临的最重要的问题。解决这些问题有两个关键点。首先，临床指南可以从大多数专业协会以及专业机构中获得；这些指南可以帮助开处方者选择正确的治疗方案。其次，必须进行全面的健康教育，既要对文化敏感，又要提供正确的健康知识水平。作为这一常规的推论，当开具抗菌药物处方时，关于剂量、时间、特殊服用时间、可能的副作用或不良反应也是健康教育的一部分。

### 对抗菌素的耐药性和抗生素管理

药品生产企业在20世纪40年代开始批量生产青霉素后不久，对金黄色葡萄球菌耐药的感染开始出现，耐药性迅速扩散[40]。耐药性的增加与抗菌药物使用的增多有直接关系[41]。1979~1987年之间美国疾病控制和预防中心（CDC）报告，只有0.02%的肺炎球菌为耐药菌株；到了1994年，耐药性为6.6%。细菌耐药菌株的发展和迅速增加有以下几个原因，其一是人类的自我满足，20世纪80年代，许多科学家和临床医生开始认为细菌感染是一个简单的可治愈的疾病。抗生素被随意使用，即使没有用药指征，例如普通感冒时。当敏感菌被根除，存活下来的只有那些耐药菌。通过自然选择，这些耐药菌微生物成为优势微生物。有趣的是，抗菌皂和清洁剂的使用也可能会导致这个问题。添加到各种物质（如肥皂、洗涤剂和清洁用品）中的抗菌剂，也可以像抗生素一样产生耐药菌株；这些产品并不比无抗菌添加剂的同类产品更有效，围绕它们是否会导致耐药性已经产生了争论[36]。

具有耐药性的微生物有以下几种作用机制，例如：青霉素耐药性与基因突变有关，青霉素可以抑制细胞壁合成酶，某些微生物可以改变它们的细胞壁使之不能与抗生素结合。这些耐药菌称为β-内酰胺酶抑制剂,因其可以产生 β- 内酰胺酶,破坏青霉素分子开放的 β- 内酰胺环[42]。相反,喹诺酮类耐药的原因与改变药物穿透靶细胞的能力有关[43]。

细菌可以通过以下三种方式成为耐药菌:①自发的 DNA 突变(例如:耐药结核菌);②从一个获得的细菌转化,之后从另一个细菌复制 DNA(例如:耐青霉素的淋菌);③从称为质粒的环状 DNA 获得耐药性,质粒可以从一种细菌转移到另一种细菌(例如:志贺氏菌)。第三型是最复杂的,因为在获得质粒后,细菌可能同时对几种药物产生抗药性。

抗生素管制指的是一项协调项目,认为"无论是在治疗还是在预防感染的过程中,当使用抗生素治疗时,最佳的药物选择、剂量和使用时间可以产生最好的临床效果和最低的人体毒性,以及最少的耐药性影响"[39,44,45]。抗生素管制项目目的在于使用适当的抗生素,减少滥用和误用,同时尽量减慢耐药性的发展。许多医院现在都设置了抗生素管制团队。抗生素管制干涉的例子包括限制处方、计算机辅助决策支持项目,以及临床医疗反馈。这些技术已经确证是有效和廉价的[37-39]。使用抗生素处方时,可以考虑以下四个方面:正确的药物、正确的剂量、根据病原体采用降级疗法,以及正确的治疗持续时间[46]。本章节末的参考文献中包括与抗生素管制相关的内容。

## 抗组胺药

四种不同的类型的组胺受体(H1,H2,H3,H4)存在于体内多个组织部位中。针对这些受体的抗组胺药物具有广泛的作用和用途。抗组胺药是常见的非处方药。H1 受体存在于血管的肌肉(血管平滑肌)和神经组织中。这些受体参与炎症反应和过敏反应。H2 受体位于胃黏膜上,刺激这些受体可以引起胃酸分泌。H3 和 H4 受体存在于大脑、心脏、乳腺组织和免疫细胞中。这些受体可能参与昼夜节律、过敏反应或癌变等,但是它们的确切功能还没有被很好地阐明。

抗组胺药是 Hx 受体的拮抗剂,用于治疗过敏反应、恶心、呕吐、晕动病。第一代 H1 抗组胺药物持续作用时间约 4~6 个小时,可以影响不同类型的组胺受体。因为其可通过血脑屏障,最常见的副作用是镇静催眠。当镇静达到预期效果时,需要注意的是,几天内就出现对药物的耐受。因此,例如:盐酸苯海拉明(苯海拉明)和琥珀酸多西拉敏(催眠药)仅应服用一段时间。抗组胺药的另一个副作用与抗胆碱能作用有关,会导致黏膜干燥,有助于治疗过敏,但也可能导致尿潴留和视力模糊。抗组胺药的

主要禁忌证是其镇静或抗胆碱能作用会导致不良结果的情况。例如:青光眼或甲状腺功能亢进的患者不应使用抗组胺药。

第二代 H1 抗组胺作用持续时间较长,可长达 24 小时。此外,它们选择性作用于 H1 外周受体,因此不会引起镇静作用。第二代 H1 抗组胺药比同类的第一代药物有更多的药物 - 药物间相互作用[47]。H2 抗组胺药是用来治疗由胃酸过多所致的胃部疾病。这些抗组胺药很少有副作用。西咪替丁(泰胃美)有很多的药物 - 药物相互作用,因此不作为首选的 H2 抗组胺药。法莫替丁(甲磺噻咪 AC)比西咪替丁(泰胃美)或雷尼替丁(呋喃硝胺)更有效。这些药物最常见的副作用是头痛,服用这些药物的患者中发生该反应的概率为 3%~5%。

## 妊娠期药物使用

妊娠期使用药物时我们必须考虑两个关键因素:①妊娠生理变化影响药物的剂量;②药物对胎儿的影响。

### 妊娠期的药代动力学

妊娠期间的生理变化影响各种药物的药代动力学,表 9-5 总结了妊娠期药代动力学的相关改变[48,49]。

有些药物在怀孕期间可能需要调整剂量。例如:氨基糖苷类药如庆大霉素(正泰霉素)以及其他药物如:氨苄青霉素(头孢唑啉和氨苄西林)和头孢曲松钠(罗氏芬),妊娠期血浆浓度会降低,因此,这些药物的应用剂量在孕期可能需要增加。尤其是氨苄西林,妊娠期女性的药物血浆浓度是非妊娠期女性的 50%。相反,临床医生需要减少哮喘患者茶碱(茶碱片剂药)的剂量,因为这个药物的血浆浓度在妊娠期会增加[50,51]。

### 药物通过胎盘的运输

妊娠期药物的分布是复杂的,存在 4 个部分:①胎儿;②羊水;③胎盘;④母体。每个部分都会影响药物的运输,当然也有某些药物会集中于特定部位[52,53]。

药物从母体循环进入胎盘循环时必须穿过两者之间的物理屏障。药物运输的方法包括简单扩散、主动转运和易化扩散。大多数药物通过简单扩散穿过胎盘,虽然有些需要载体介导或易化扩散。例如:糖皮质激素和头孢氨苄通过易化扩散运输。一般认为外源性复合物如激素等通过易化扩散,即结构上类似于天然激素的药物。

| 妊娠期药代<br>动力学过程 | 妊娠期改变 | 临床意义 |
|---|---|---|
| **吸收** | 孕激素分泌增加引起肠道蠕动缓慢下降<br>并且胃排空时间增加 30%~50%<br>孕中期胃 pH 增加 | 妊娠期恶心呕吐可能削弱药物的吸收<br>缓慢的胃排空时间可以延迟药物反应的发生<br>增加接触肠道细菌可能会降低某些药物的生物利用度<br>同时摄入钙和铁,二者结合,从而降低两种矿物的吸收 |
| 肺吸收 | 肺活量增加约 50% | 吸入性给药需要剂量降低 |
| 经皮,皮肤吸收 | 皮肤血供增加和皮肤含水量都增加<br>肌肉灌注量增大 | 亲脂性药物和亲水性药物的经皮吸收更迅速<br>肌肉内的药物吸收更迅速并且比非孕期女性吸收更完全 |
| 分布 | 等离子体体积扩大约 50%<br>体内脂肪储存增加约 3~4kg | 亲水性药物降低血浆浓度和需要增加药物剂量<br>集中在身体脂肪组织的亲脂性药物长期使用时可能累积<br>和药物作用时间延长 |
| 蛋白质结合 | 血浆白蛋白浓度因血浆容量增加而降低 | 游离药物可用于药理作用<br>蛋白结合率高的药物在孕期药理活性更高 |
| 胎儿 - 母体分布 | 胎儿体内可以进行药物分布<br>胎儿的血液循环比母体循环酸性更强<br>妊娠期胎儿血浆白蛋白浓度增加并且比<br>妊娠期母体血浆白蛋白浓度高 20% | 低分子量的高亲脂性药物有较低的蛋白在胎儿体内的浓<br>度较低<br>碱性药物如哌替啶(杜冷丁)在胎儿部分较在母体循环中<br>有较高的浓度<br>与白蛋白高度结合的药物长期集中在胎儿体内<br>大多数药物在胎儿部分浓度约为母体浓度的 50%~<br>100% |
| 代谢 | 雌激素和孕激素的改变影响细胞色素<br>P-450 酶的活性<br>CYP1A2 受抑制<br>CYP3A4 和 CYP2C9 增加 | 咖啡因和茶碱(茶碱缓释片)的代谢被抑制或吸收更慢<br>舍曲林、美托洛尔的代谢增强或更快 |
| 分布 | 整个孕期肾小球滤过率增加 50% | 经肾脏的药物清除更快 |

表 9-5 妊娠期药代动力学的相关改变

与被动运输不同,主动运输需要能量;最常见的方法是胞吞作用,质膜吞没药物分子,形成一个胞内囊泡。因为胞吞作用需要能量和时间,少量的药物通过主动运输穿过胎盘,结构上类似于用同样方式穿过胎盘的内源型复合物。例如:地高辛(羊毛脂)和丙戊酸(德巴金)通过主动运输穿过胎盘。

载体蛋白的功能也非常有趣。这些蛋白从细胞内穿过细胞膜到达细胞外。它们的功能是把胎盘中的物质运回到母体循环中。这些蛋白转运体(如:P-糖蛋白和多种药物抵抗蛋白 1、2 和 3)通过这种药泵机制保护胎儿不受某些药物影响[13]。

药物传递方式取决于的药物的多种特征,包括它的大小(分子量)、脂溶性、血浆蛋白的结合作用和酸碱性[48-54]。大多数药物分子量小,通常小于 500 道尔顿(Da),所以易通过胎盘。分子量大于 500Da 的药物可以转移一部分,而那些分子量大于 1 000Da 的药物,与被动运输不同,则仅很少量通过胎盘。亲脂性药物比亲水性更容易通过胎盘,因为胎盘是脂性的。非离子化状态有利于运输。当电离的碱性药物如哌替啶(杜冷丁)通过胎盘后,可以积聚在胎儿肝脏和肾上腺中,胎儿的血液循环比母体血液循环酸性更强,所以药物以离子的形式存在于胎儿体内。一旦药物进入胎儿血液循环,可以自由地与胎儿血浆中的蛋白质结合。胎儿体内白蛋白浓度高于母体部分。因此,一些高度与蛋白结合的药物如地西泮(安定)可能对胎儿的作用比对母体作用更强。

### 药物致畸作用和胎儿毒性作用

虽然大多数女性都知道不应该在怀孕期间服用药物,但是 50% 的孕妇是意外妊娠,她们在胚胎开始发育之后才知道怀孕。约 20% 的孕妇至少使用过一次有可能造成胎儿伤害的药物[55,56]。一个针对孕期的主要问题是:使用的药物是否有致畸作用? 畸胎学本质上是研究先天性异常,药物致畸以及药物对胚胎或胎儿的生长,结构或功能造成不可逆的改变。致畸剂包括病毒(如:风疹)、化学物质(如:汞)、药物(如:己烯雌酚 DES)[52,55-60]。胎儿毒性作用是用来描述药物(如:烟草)对胎儿的毒性作用和对生长或发育的不利影响[57]。孕妇最有可能在孕早期接触致畸药物,在孕中晚期接触胎儿毒性药物。

总的来说,出生缺陷的发生率占所有新生儿的 1%~3%[58]。这个百分比通常被称为基本风险。在此基础上,根据家族史、既往史和环境暴露计算额外的风险。只有 10% 的出生缺陷可能与环境因素有关,而大多数环境因素不是药物造成的。药物和化学物质如汞和杀虫剂,约占环境致畸因素 45%。药物作为导致胎儿畸形的独立因素,只占所有出生缺陷的 2% 到 3%[57-60]。

致畸药物的独特之处在于,避免致畸药物可以预防相关的先天性异常。因此,了解致畸药物对助产士的临床工作十分重要。幸运的是,致畸药物的种类相对较少,常用的致畸药物更少。

胚胎期被认为是"全或无"的时期。如果少数细胞在这一时期受损,胎儿通常可以不受到任何损伤。相反,如果大量细胞受损,胚胎将停止发育并发生自然流产。器官形成期——受精后 2~8 周或宫内孕 4~10 周是最关键的时期,接触致畸药物可致胎儿畸形(图 9-3)[61]。表 9-6 列举了已知的有致畸或胎儿毒性作用的药物清单。

### 美国食品和药物监督管理局妊娠和哺乳标签系统

1979 年,FDA 发布了一系列处方药和非处方药的妊娠期风险分类,包括那些已知的致畸作用[62]。为了表明胎儿的药物安全性,设计以字母为基础的 A、B、C、D 和 X 类。虽然 FDA 进行了药品分类,但往往是药品制造商决定药物将分配到哪些特定的类别[6]。不幸的是,这些 FDA 妊娠类目过度简化,尤其是在不同方式上对人类胚胎发育的已知和未知作用的复杂性并不清楚[63]。

2015 年,FDA 取消了五字母分类法,代之以更全面的描述性标签系统,即 FDA 妊娠 / 哺乳标签规则(PLLR)。新的标签需要描述药物在三种情况下的安全性:①妊娠和分娩期;②哺乳期;③有生殖能力的男性和女性使用时(表 9-7)[62-64]。每个部分标注出了风险信息、用药指导和背景数据[62,64],动物研究和人类研究数据被分开列出。

妊娠和哺乳期部分有两个重要的补充。首先,这部分标签包括了所有全身吸收药物的胎儿风险总览,总结了已知每种药物的胚胎致死、致畸和 / 或胎儿毒性风险。还包括了妊娠暴露登记信息,提供妊娠登记的联系信息。妊娠登记用于监测药物对妊娠期妇女的影响[63,65]。妊娠暴露登记由药商建立和监管。FDA 不负责管理,但它建议甚至要求药商提供这类观察性研究。助产士应该向登记机构上报确认的药物的不良事件数据,帮助及早监测到药物的副作用[63]。

| 表 9-6 | 有致畸作用和胎儿毒性作用的药物 | |
| --- | --- | --- |
| 药物类别名称(商品名) | 致畸作用和胎儿毒性作用 | 临床意义 |
| 雄激素类:<br>达那唑 | 女性男性化<br>男性晚期生殖发育 | 剂量依赖性、短暂暴露影响小。妊娠前 9 周,会出现阴唇融合。偶尔短暂的暴露通常具有微小的风险 |
| 抗生素:<br>四环素:<br>四环素(土霉素)<br>多西霉素(五福花属) | 牙齿变色异常 | 早孕期影响较大。如果暴露发生妊娠 24 周后,可能出现恒牙变色<br>对于多西环素尚无严格意义上的随机研究,但病例对照研究表明,它与致畸风险无关。建议仅为唯一有效药物时使用 |
| 磺胺类药物:<br>磺胺甲噁唑(复方新诺明) | 新生儿高胆红素血症 | 在孕晚期禁忌 |
| 氯霉素 | 新生儿灰婴综合征 | 妊娠期禁用口服氯霉素 |

续表

| 药物类别名称（商品名） | 致畸作用和胎儿毒性作用 | 临床意义 |
|---|---|---|
| 氨基糖苷类抗生素：<br>庆大霉素（庆大霉素）<br>链霉素<br>卡那霉素 | 新生儿耳毒性 | 用于治疗结核病的高剂量链霉素和卡那霉素有明确导致胎儿毒性的风险。与庆大霉素合用的风险可能较小，但这个药物不推荐用于妊娠期 |
| 抗惊厥药：<br>卡马西平（得理多）<br>苯妥英钠（达仑丁）<br>三甲双酮（三甲双酮）<br>丙戊酸（德巴金）<br>丙戊酸钠（丙戊酸钠） | 1% 神经管畸形风险，心血管缺陷，发育迟缓，宫内生长受限<br>与应用丙戊酸或丙戊酸钠有关的智力低下<br>苯妥英钠与心脏缺陷和腭裂有特异性相关 | 整个孕期风险均增加<br>神经管缺陷风险增加，多种抗惊厥药物同时使用时更明显<br>增加叶酸补充可降低神经管缺陷风险<br>较新的抗惊厥药如加巴喷丁似乎没有发生先天异常的风险 |
| 血管紧张素酶受体<br>（ACE）阻滞剂：<br>卡托普利<br>依那普利<br>赖诺普利 | 胎儿宫内生长受限<br>羊水过少<br>肾衰竭<br>颅骨骨化降低<br>肾小管发育不全 | 胎儿生长受限的风险约为 25%~30%<br>由于可造成子宫胎盘血流减少，孕中晚期不良反应的风险增加<br>β 受体阻滞剂如拉贝洛尔在妊娠期使用是安全的 |
| 抗抑郁药：<br>氟西汀（百忧解）<br>帕罗西汀<br>舍曲林 | 帕罗西汀使心脏缺陷风险增加 2-5 倍<br>SSRI- 型抗抑郁药似乎无致畸作用<br>孕晚期用药与新生儿戒断有关<br>病例报告中指出有引起新生儿持续性肺动脉高压可能 | 总体来说，致畸和胎儿毒性风险低。妊娠期不应停用抗抑郁药。如果妊娠期间开始抗抑郁治疗，避免使用帕罗西汀 |
| 抗肿瘤药：<br>环磷酰胺（癌德星）<br>甲氨蝶呤（甲氨蝶呤胶囊剂） | 早孕期使用可造成多种出生缺陷和流产 | 如果一个女人需要这些药物之一，建议她咨询产科医生和肿瘤学家<br>使用甲氨蝶呤治疗异位妊娠 |
| 血管紧张素 II 受体阻滞剂：<br>氯沙坦 | 延长新生儿肾衰竭性低血压，颅骨骨化降低，肾小管发育不全 | 关键时期是孕期的所有阶段 |
| 抗甲状腺药物（PTU）：<br>甲巯咪唑<br>阿司匹林 | 胎儿和新生儿甲状腺功能减退，皮肤发育不全与甲巯咪唑有关，与丙硫氧嘧唑无关。<br>超过每天 150 毫克与妊娠期延长，产程延长，新生儿出血并发症，胎儿动脉导管过早闭合以及宫内生长受限有关 | 关键时期是孕期的所有阶段<br>需要使用药物的女性一般会建议服用丙硫氧嘧啶。胎儿甲状腺肿的风险大约是 1%~5%<br>虽然低剂量阿司匹林可能使抗磷脂综合征或狼疮女性受益，但正常成人应避免使用 |
| 苯二氮䓬类：<br>阿普唑仑<br>氯噻嗪（利眠宁）<br>地西泮（安定） | 新生儿戒断风险增加。<br>研究表明妊娠早期使用地西泮可能增加唇腭裂的风险 | 唇腭裂与苯二氮䓬类药物的关系的早期数据是有争议的。苯二有高度亲脂性，在新生儿时期有很长的半衰期 |

续表

| 药物类别名称(商品名) | 致畸作用和胎儿毒性作用 | 临床意义 |
|---|---|---|
| **糖皮质激素:**<br>乙基甲基强的松龙(泼尼松)<br><br>香豆素(华法林) | 骨缺损缺陷<br>生长受限<br>中枢神经系统(CNS)的缺陷<br>发育迟缓 | 临界期是孕早期。因为风险低,口服糖皮质激素可用于早孕期治疗妊娠剧吐和其他内科疾病<br>局部使用无风险<br>当作为拮抗维生素K的抗凝剂使用时有15%~25% 的致畸风险,特别是在妊娠6周和9周之间。之后,在怀孕期间使用与流产、中枢神经系统缺陷、死胎、新生儿/胎儿出血有关 |
| **麦角生物碱:**<br>麦角胺(加非葛) | 流产<br>默比乌斯综合征<br>肠闭锁<br>患儿脑发育异常<br>低出生体重和早产 | 关键时期是整个孕期。<br>舒马曲坦:替代麦角胺治疗急性偏头痛 |
| **叶酸拮抗剂:**<br>甲氨蝶呤(甲氨蝶呤胶囊剂)<br><br>卡马西平(得理多)<br><br>苯妥英钠(达仑丁)<br><br>苯巴比妥(鲁米那)<br><br>扑米酮(扑痫酮)<br><br>甲氧苄氨嘧啶(甲氧苄啶制剂) | 流产<br>神经管缺陷<br>心血管缺陷<br>尿路缺陷 | 许多不同类别的药物都是叶酸拮抗剂。<br>一些报道建议补充叶酸可以减少风险。<br>甲氧苄啶成分是甲氧苄啶-磺胺甲噁唑(复方新诺明),常用于治疗尿路感染。本药不应在孕早、晚期使用。 |
| 锂(碳酸锂) | 心脏缺陷:爱泼斯坦畸形 | 绝对风险小,但如果可能的话,应该推荐替代药物 |
| 米非司酮(RU-486)<br><br>米索前列醇(喜克馈) | 抗孕激素;<br>作为堕胎药,人类数据是有限的流产<br>米索导致的摩比斯序列(脑干缺血,血管破裂) | 主要用于人工流产联合米索前列醇。单独使用时效果小<br>有效的宫内累积量能够启动任意孕周的子宫收缩 |
| **非甾体类抗炎药:**<br>布洛芬<br><br>萘普生 | 动脉导管早期未闭合<br>坏死性小肠结肠炎 | 通常禁忌尤其是妊娠晚期 |
| **类视黄醇:**<br>维A酸 | 多种出生缺陷,包括CNS,心脏和内分泌损伤 | 孕妇禁用口服异维A酸。外用制剂不可能有严重的致畸作用,但仍然是禁忌因为其他药物可以代替 |
| **他汀类药物:**<br>阿托伐他汀钙片<br><br>洛伐他汀(美降脂)<br><br>其他<br><br>沙利度胺 | 干扰胆固醇产生,理论上对胎儿产生不利影响:体力损失,第八神经损伤<br>肢体缺失,心脏和胃肠道异常 | 妊娠期禁忌<br>已经发现庆大霉素和万古霉素无耳毒性<br>20%~30% 的风险在关键时期非常有效<br>长时间应用致畸作用变得明显。已经产生所有药物有可能成为新的沙利度胺的信念。基于对口腔病变市场需求HIV、汉森病、结核病和多发性骨髓瘤。STEPS(沙利度胺教育和处方安全系统)是由制造商、新基医药提供的在线查询 |

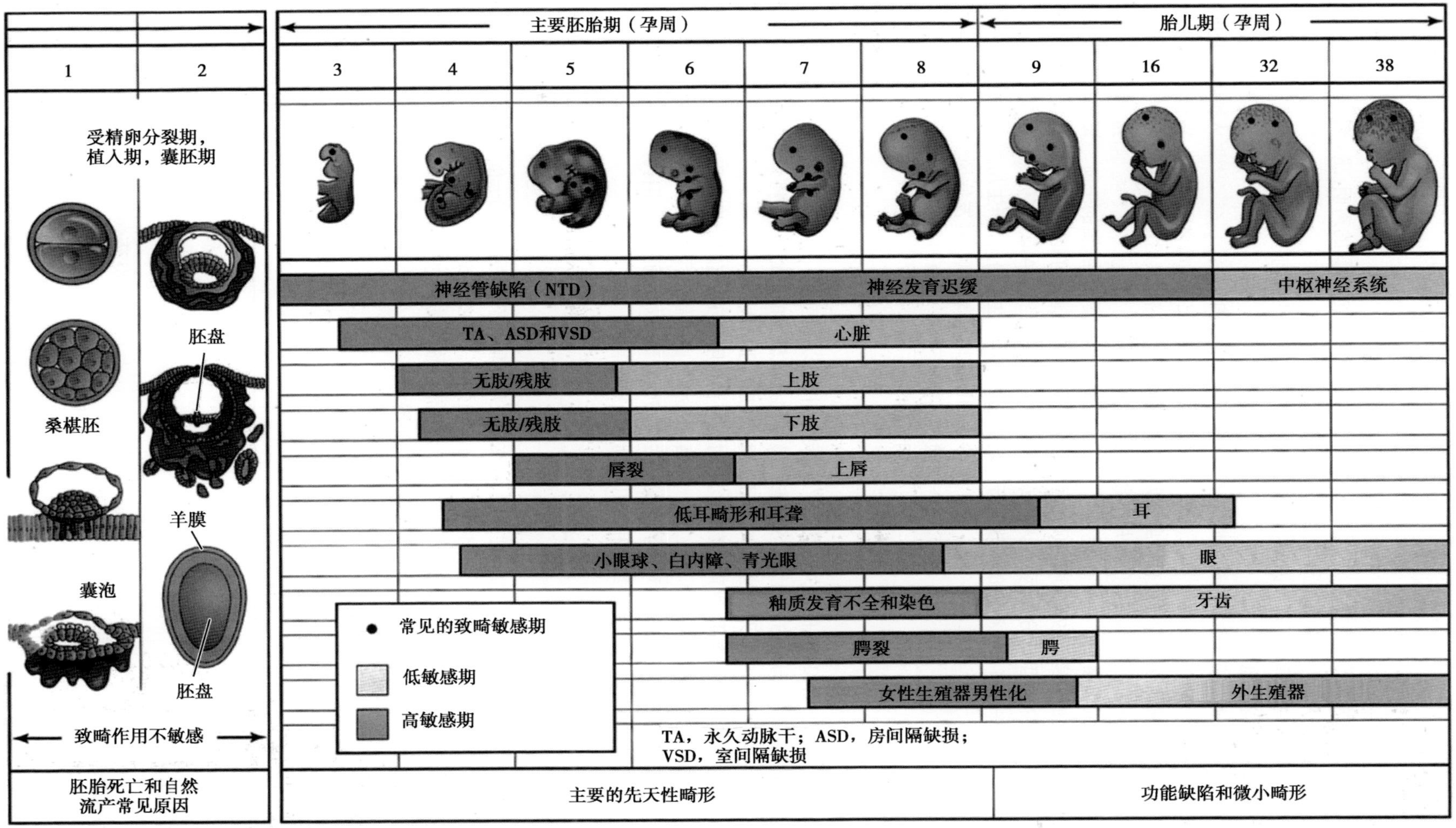

1
2
受精卵分裂期，植入期，囊胚期
桑椹胚
囊泡
胚盘
羊膜
胚盘
致畸作用不敏感
胚胎死亡和自然流产常见原因
主要胚胎期（孕周）
胎儿期（孕周）
3
4
5
6
7
8
9
16
32
38
神经管缺陷（NTD）
神经发育迟缓
中枢神经系统
TA、ASD和VSD
心脏
无肢/残肢
上肢
无肢/残肢
下肢
唇裂
上唇
低耳畸形和耳聋
耳
小眼球、白内障、青光眼
眼
釉质发育不全和染色
牙齿
腭裂
腭
女性生殖器男性化
外生殖器
常见的致畸敏感期
低敏感期
高敏感期
TA，永久动脉干；ASD，房间隔缺损；
VSD，室间隔缺损
主要的先天性畸形
功能缺陷和微小畸形


图 9-3　发育早期

| 表9-7 | 2015 FDA 妊娠 / 分娩标签规则总览 | | |
| --- | --- | --- | --- |
| 一般信息 | 胎儿风险总览 | 临床注意事项 | 背景数据 |
| **8.1 妊娠期** | | | |
| 背景风险声明包括：<br>关于科学的联系信息，FDA可接受的怀孕登记 | 所有相关来源的信息。<br>所有相关的人类发育畸形风险结论和其他相关风险，无论该药物是否增加了这些风险。<br>如果人类的研究数据已确认增加了风险，则必须描述。<br>如果数据证明药物并没有被全身吸收。一份声明指出目前使用并不会导致胎儿暴露。<br>当药物被全身吸收是，声明风险基于数据的类型而分为两种：人类或动物，并且将人类研究的发现置于首位。 | 关于妊娠早期意外暴露的声明：是否有相关信息<br>描述未治疗疾病的任何已知的母体和胎儿风险。<br>妊娠期间的剂量调整<br>妊娠期间增加或出现的母体副作用<br>妊娠期间药物的剂量、给药速度和治疗时间<br>潜在的新生儿并发症和需要的干预<br>如果一种药物有潜在可能在分娩时使用，尽管它未经 FDA 认可，仍然需要包括它对女性和胎儿 / 新生儿、分娩和出生时间的影响、并发症风险和需要的干预，还有对儿童的长期潜在风险。 | 包括研究的类型、剂量、治疗持续时间、给药速度和结果，包括胎儿畸形或其他副作用。<br>人类中的研究数据置于首位，包括阳性和阴性结果、样本量和研究的持续时间。<br>动物研究数据包括动物种类、重估后等效的人类剂量。 |
| **8.2 哺乳期** | | | |
| 一般信息在本规则中不强制要求提供。 | 所有已包含和确认的相关信息。<br>如果药物对母乳的质和量都没有影响，并且在母乳中无法检出，或者证明对儿童无副作用，则声明药物可以在哺乳同时使用。<br>如适用，简述药物及它对母乳分泌的作用，它在母乳中的含量和对儿童的任何影响。 | 标签将提供以下信息：<br>最小化儿童暴露的策略，包括将外用药物应用于乳头。<br>对抚育者有用的任何药物潜在作用信息，例如：监测副作用，当它们发生时如何处理，以及调整母亲用药剂量所需的信息。 | 临床注意事项和风险总结基础上的数据综述。<br>人类研究数据置于首位。 |
| **8.3 有生育潜力的男性和女性** | | | |
| | 对有生育潜力的男性和女性来说，风险并不在信息中单独列出，但存在以下情况时必须提示风险：<br>当在药物治疗之前、治疗中和治疗后被建议或必须进行妊娠试验和 / 或避孕时。<br>当有人类和 / 或研究数据表明存在药物相关的生育影响时。 | 临床注意事项并不作为数据的一部分单独列出。但必须按顺序列出以下具有潜在临床重要性的内容：<br>1. 妊娠试验<br>2. 避孕<br>3. 不育 | |

## 妊娠期的常用药物

妊娠期最常用的药物包括维生素、抗生素、止痛药和降血糖药。下面简单介绍一下产科医生经常使用的处方药物。

### 镇痛药

非甾体抗炎药包括对乙酰氨基酚、布洛芬和阿司匹林。一般情况下，NSAID 特指家庭常用药，类似于布洛芬的止痛药。阿司匹林和非甾体抗炎药可能与前列腺素级联反应中断有关。非甾体抗炎药可引起动脉导管过早闭合。事实上,它们是用于新生儿的特殊治疗[66]。阿司匹林与胎儿血管破裂以及与胆红素竞争白蛋白结合位点有关。非甾体类抗炎药和阿司匹林应尽可能避免在妊娠期使用,尤其早孕期和晚孕期。替代药物是乙酰氨基酚羟(苯基乙酰胺)[67]。乙酰氨基酚是妊娠期轻度疼痛的首选镇痛药。

阿片类镇痛药目前无致畸证据。但由于可能存在的成瘾性,怀孕期间应谨慎使用[35]。

### 抗生素

青霉素和头孢菌素类是治疗女性生殖道感染最常用的抗生素。头孢菌素在怀孕早期进行使用无不良影响的报道,如青霉素等。由于青霉素和红霉素在临床应用过程中没有发现致畸作用,因此,许多专家主张尽可能使用它们来作为一线治疗药物[68]。

甲硝唑(灭滴灵)是一种公认的抗原虫药物,用来治疗阴道毛滴虫感染和细菌性阴道病。它的作用机制与细菌突变有关,无致畸作用。然而,它的作用机制涉及到细菌突变,而且该药对啮齿类动物具有致癌性,因此许多医生认为甲硝唑在妊娠前三个月禁用。尽管证据不支持停止使用这种药物[69],但通常使用这种药物的情况并不会危及生命。甲硝唑是治疗滴虫性阴道炎最有效的药物,使用时需要明确指征。甲硝唑不推荐用于无症状滴虫病或细菌性阴道病的治疗,以减少早产的风险。

喹诺酮类药物为FDA中的C类药,但很少在妊娠期使用,动物研究显示其可能在关节处积聚而造成发育异常[70]。这些药物可能不会对人类造成同样的风险,但在获得更多数据之前,它们不推荐在妊娠期使用。

磺胺类药物不会致畸但需要注意用药的时间。此类药物可以与血浆蛋白结合并从结合位点置换胆红素,最常用的药物是磺胺甲噁唑和甲氧苄啶(复方新诺明片)。在分娩前使用磺胺类药物存在的问题是新生儿的循环中的游离胆红素由于被置换而明显增高,因为其肝脏功能不成熟,这些游离胆红素的异常增高可能导致核黄疸。因此磺胺类药物应该避免在晚孕期使用。与前述作用机制不同的另一种磺胺类药物,柳氮磺胺吡啶(SASP),主要用于治疗溃疡性结肠炎和克罗恩病,与胆红素的相互作用极其微弱。

四环素类药物在妊娠期禁用,与其容易富集于牙齿有关,宫内接触四环素可能导致牙齿泛黄和脆弱性龋齿以及与潜在的骨生长异常[68]。

氨基糖苷类抗生素包括链霉素,庆大霉素(正泰霉素)、卡那霉素(卡那霉素)。以上的药物均为耳毒性药物,可导致第Ⅷ脑神经永久性的损伤。这些药物只有在利弊权衡之后才酌情使用。

### 妊娠期内科并发症的药物治疗

虽然助产士负责管理没有内科或产科并发症的孕妇,但是经常会接受有内科或产科并发症孕妇的咨询。因此,有必要了解用于治疗内科或产科并发症药物的致畸或胎儿毒性作用。

### 抗癫痫药

抗癫痫药物的应用对医疗服务提供者极具挑战性。癫痫本身可能与胎儿畸形有关。经典的抗癫痫药物(AED)也是有致畸作用的,尽管出现先天性畸形的绝对风险很低[71]。苯妥英(地仑丁)与心脏缺陷,新生儿凝血功能障碍以及神经元综合障碍有关。卡马西平(酰胺咪嗪)、丙戊酸钠和丙戊酸(德巴金)可以引起神经管缺陷和心脏缺陷。丙戊酸钠和丙戊酸都与智力障碍有关,并且具有药物剂依赖性[72]。苯巴比妥(鲁米那)与智力缺陷和新生儿戒断综合征有关。新生儿在子宫内接触苯妥英钠,苯妥英(地仑丁),卡马西平(痛痉宁),苯巴比妥(鲁米那),有发生继发于药物的维生素K缺乏风险,需要及时补充维生素K。新一代抗癫痫药物如加巴喷丁和拉莫三嗪则没有明确的致畸作用[73]。

人们提出了许多机制来解释抗惊厥药物的致畸性,其中一些药物似乎具有抗叶酸的特性,一些权威人士建议患有AEDs的孕妇在早孕期和孕前服用4mg叶酸[74]。治疗有癫痫的孕妇时,必须与母胎专家密切合作,治疗需要选择风险最低的药物,以最低剂量控制癫痫发作。

### 抗抑郁药

抗抑郁药是许多妊娠期女性使用的一类药物。选择性5-羟色胺再摄取抑制剂(SSRI)如:氟西汀(百忧解)、帕罗西汀(氟苯哌苯醚)和舍曲林是治疗抑郁症双向情感障碍和焦虑症的药物[75,76]。未经治疗的抑郁症与多种不良妊娠结局有关,包括早产、产后抑郁和儿童的不良行为[77]。因此,建议对怀孕期间的抑郁进行治疗。虽然关于SSRIs和5-羟色胺去甲肾上腺素再摄取抑制剂(SNRIs)的致畸和胎儿毒性作用尚不明确,但助产士需要在怀孕期间开始或继续治疗前对孕妇进行一些与这些药物相关作用的教育。例如，在妊娠期通常是不使用帕罗西汀的，因为它有诱发胎儿心脏疾病的潜力[76]。相反的，帕罗西汀和舍曲林似乎在哺乳期最安全。因为它有诱发胎儿心脏疾病的潜力[76,78]。助产士选择将这些药物添加到自己的处方中或应知道抑郁症和其他相关的精神疾病的筛查和诊断标准，了解这些药物的副作用和不良反应，根据治疗原则选择性应用这些药物，FDA对这些药物加有黑框预警，并且提供了一系列后续的咨询服务。因为这些药物相关的信息迅速增加，所以专业人士必须与相关的新进展保持一致。

## 抗高血压药

慢性高血压的女性需要应用抗高血压药，这种情况可能与怀孕相关。慢性高血压的定义为孕前或孕20周前收缩压≥140mmHg或舒张压≥90mmHg[79,80]。妊娠期禁用血管紧张素转换酶（ACE）抑制剂和血管紧张素Ⅱ受体拮抗剂（ARBs），因其会增加致畸风险，在孕中晚期与低出生体重儿、羊水过少、胎儿肺发育不良有关[79]。阿替洛尔（天诺敏）与继发于胎盘功能减低的胎儿宫内生长受限相关，但其他β受体阻滞剂未发现相关的不良影响，因此，除了阿替洛尔，β-受体阻滞剂可以作为一线药物治疗慢性高血压合并妊娠。柳胺苄心定（拉贝洛尔）是最常用的抗高血压药物[79]。钙通道阻滞剂在妊娠期也可以使用，包括硝苯地平（心痛定）等，硝苯地平也有保胎作用，因为它可以抑制子宫收缩。

## 降糖药

非妊娠期的2型糖尿病患者常常需要使用降糖药，未经治疗的糖尿病与孕和胎儿的不良结局相关，多与高血糖有关，因此妊娠期应严密监测和控制血糖[81,82]。2型糖尿病孕妇在妊娠期应予饮食、运动和注射胰岛素治疗，与口服降糖药相比，胰岛素是一种大分子，难以通过胎盘。因此，多年以来它一直是妊娠期治疗糖尿病的首选药物[83]。最近，有研究提出格列本脲和二甲双胍能否在妊娠期间用于治疗糖尿病[84,85]。格列本脲与蛋白质广泛结合，在有效剂量下并不会穿过胎盘屏障影响胎儿。格列本脲和二甲双胍似乎都是安全有效的治疗妊娠期糖尿病药物，但它们在临床中仍然没有得到充分的认可和肯定[84-86]。

## 甲状腺药物

甲状腺药物在妊娠期是常用的。引起甲亢最常见的原因是Graves病，继发于自身抗体的大量产生，自身抗体结合促甲状腺激素（TSH）的受体，导致甲状腺激素分泌增加。未经治疗的甲亢与自然流产有关。最常见的甲亢治疗是放射性碘治疗（RAI），它是一种放射性碘，积聚在甲状腺中，破坏甲状腺组织。在妊娠期不能进行放射性碘治疗，因为其可以穿过胎盘，破坏胎儿的甲状腺。一般来讲，丙硫氧嘧啶（PTU）是妊娠合并甲亢的首选药物，甲巯咪唑（他巴唑）与新生儿皮肤发育不全有关。最近，这种药物对新生儿的影响受到了质疑[87]。另外，大剂量使用PTU时可能导致胎儿甲状腺功能减退，需要密切监测。孕期服用PTU的女性应在产科医生的指导下建立管理计划，并进行超声监测来评估胎儿甲状腺情况。甲状腺功能减退症最常见的病因是桥本氏甲状腺炎，也称为自身免疫性甲状腺疾病。未经治疗的甲状腺功能减退与胎儿智力发育迟缓、子痫前期、死胎等不良妊娠结局有关[88,89]。甲减可以使用左甲状腺素治疗，即合成甲状腺激素，左甲状腺素对胎儿无不良影响，但孕期其剂量约增加45%，为了确定给药的剂量，促甲状腺素（TSH）和游离甲状腺素（T4）水平通常是每个月需要测一次，目的是在妊娠期间保持甲状腺功能正常。

许多实践正在对妊娠期妇女进行甲状腺功能的普遍筛查，但已经有人对这种筛查是否会改善围产结局提出质疑，并且筛查还与甲状腺药物使用的增多有关[89]。

## 结论

药物已经是现代生活的必不可分的一部分。药理学是孕妇健康管理中的一个重要部分，而且在不断发展。与其他的治疗方法一样，应该合理使用药物并监测药物包括中草药在治疗过程中产生的不良影响。可以通过各种文献，查询相关的信息。智能手机的作用突出，它可以下载FDA批准的药物信息，包括剂量、禁忌、注意事项、相互作用、不良反应、价格和妊娠期分类，对于临床咨询是非常有价值的。

药物的应用需要考虑孕妇的健康、社会、教育、经济和其他因素，进行个体化的分析。助产专业人员应充分考虑后向孕妇推荐或者开具处方药物。中国古话讲，"千方易得，一效难求"。

（魏瑗 译　陆虹 审）

信息资源

| Textbooks with Information on the Care of Woman | | |
|---|---|---|
| Briggs GG, Freeman RK, Towers CV, Forinash AB. *Drugs in Pregnancy and Lactation: A Reference Guide to Fetal and Neonatal Risk*. 11th ed. Philadelphia, PA: Lippincott Williams & Wilkins; 2017. | | |
| Brucker MC, King TL. *Pharmacology for Women's Health*. 2nd ed. Burlington, MA: Jones & Bartlett Learning; 2017. | | |

| Organization | Description | Webpage |
|---|---|---|
| **Apps for Drug Prescribing** | | |
| Epocrates | Mobile app to look up information on drugs, including drug interactions, news, articles, and diagnosis codes. Basic app is free. | http://www.epocrates.com |
| Drugs.com | Mobile app similar to Epocrates, including pill identifier | https://www.drugs.com |
| **Resources for Prescribing Antibiotics and Other Pharmaceuticals** | | |
| Association for Professionals in Infection Control and Epidemiology (APIC) | Resources for antibiotic stewardship programs and guidelines | https://apic.org/Professional -Practice/Practice-Resources /Antimicrobial-Stewardship |
| Indiana University School of Medicine | Drug interaction table of substrates, inhibitors, and inducers with links from the drug name to a PubMed list of citations that is continuously updated | http://medicine.iupui.edu /flockhart/table.htm |
| Clinical Pharmacogenetics Implementation Consortium (CPIC) | Shared project of PharmGKB and the Pharmacogenomics Research Institute, which is funded by the National Institutes of Health. The CPIC publishes peer-reviewed dosing guidelines for drugs. | https://www.pharmgkb.org /guidelines# |
| U.S. Food and Drug Administration (FDA) | List of drugs that have genomic information on the drug label. Some of these drugs require genomic testing prior to initiating therapy; others include genomic information in the precautions, warnings, or drug pharmacology. | https://www.fda.gov/drugs /scienceresearch/researchareas /pharmacogenetics/ucm083378 .htm |
| | FDA Adverse Event Reporting System (FAERS) is a computerized database that contains postmarketing reports of adverse events and medication errors submitted to the FDA. The FAERS is part of the FDA's safety surveillance program for all approved drug and therapeutic biologic products. The goal of FAERS is to improve public health through effective collection and analysis of safety reports. | https://www.accessdata.fda .gov/scripts/medwatch/index .cfm?action=reporting.home |
| | Drug manufacturers are required by regulation to submit all reports of adverse drug events to FAERS. Healthcare providers and consumers may voluntarily submit reports through the MedWatch website. | |
| | Information about drug alerts, drug safety communications, and drug recalls can be found on the FDA website. | https://www.fda.gov/Drugs /DrugSafety/default.htm |

续表

| Organization | Description | Webpage |
|---|---|---|
| **Resources for Drugs in Pregnancy** | | |
| Centers for Disease Control and Prevention (CDC) | "Treating for Two: Safer Medication Use in Pregnancy Initiative." This effort aims to prevent birth defects and improve maternal health by providing clinicians with the necessary tools and information on medication use in pregnancy to make informed clinical decisions regarding safe medication use for both pregnant and reproductive-age women. The initiative includes a formal review process and evaluation of the evidence regarding medication-associated embryonic, fetal, perinatal risks (i.e., preterm birth, fetal death, structural birth defects, poor fetal growth, and severe adverse maternal events), and other adverse outcomes (e.g., developmental disabilities, neurocognitive effects, behavioral effects). Participants include experts from academia, professional organizations, and federal agencies. | http://www.cdc.gov/ncbddd /birthdefects/documents /ncbddd_birth-defects _medicationuseonepager _cdcrole.pdf |
| Motherisk | Canadian-based clinical research and teaching program based at the University of Toronto, Ontario, which provides research, counseling, and recommendations to the public and to health providers on medication safety, chemicals, and maternal disease, and health topics in pregnancy and lactation. This free resource includes helplines, updates, articles, and more. | http://www.motherisk.org |
| MotherToBaby (Organization of Teratology Information Specialists) | MotherToBaby is a nonprofit, evidence-based organization that provides information for healthcare professionals, mothers, and general public on medication exposures during pregnancy and lactation. 1-866-626-6847 | www.mothertobaby.org |
| Teratogen Information System (TERIS) | Fee-based subscription online database for providers and healthcare professionals. Summaries are based on published clinical and experimental data. Housed in the University of Washington Department of Pediatrics. | http://depts.washington.edu /terisdb/ |
| Toxnet and Lactnet | Online databases supported by the U.S. federal government. Toxnet provides information on a wide variety of agents; Lactnet is specific for drugs and lactation. | https://toxnet.nlm.nih.gov /newtoxnet/lactmed.htm |

## 参考文献

1. Osborne K. Regulation of prescriptive authority for certified nurse-midwives and certified midwives: a 2015 national overview. *J Midwifery Womens Health*. 2016;60(3):519-533.

2. Aikin KJ, Sullivan HW, Dolina S, Lynch M, Squiers LB. Direct-to-consumer promotion of prescription drugs on mobile devices: content analysis. *J Med Internet Res*. 2017;19(7):e225.

3. Frosch DL, Grande D, Tarn DM, Kravitz RL. A decade of controversy: balancing policy with evidence in the regulation of prescription drug advertising. *Am J Public Health*. 2010;100(1):24-32.

4. Quackenbush R, Hackley B, Dixon J. Screening for pesticide exposure: a case study. *J Midwifery Womens Health*. 2006;51(1):3-11.

5. U.S. Food and Drug Administration. New drug approval process. Available at: https://www.drugs.com/fda-approval

-process.html. Accessed August 17, 2017.

6. Parekh A, Fadiran EO, Uhl K, Throckmorton DC. Adverse effects in women: implications for drug development and regulatory policies. *Expert Rev Clin Pharmacol.* 2011;4(4):453-466.

7. Allen R, O'Brien BM. Uses of misoprostol in obstetrics and gynecology. *Rev Obstet Gynecol.* 2009; 2(3):159-168.

8. U.S. Department of Justice, Drug and Enforcement Administration, Office of Diversion Control. Mid-level practitioners authorization by state. Available at: https://www.deadiversion.usdoj.gov/drugreg/practioners/. Accessed August 16, 2017.

9. Hoffman FA. Regulation of dietary supplements in the United States: understanding the Dietary Supplement Health and Education Act. *Clin Obstet Gynecol.* 2001;44(4):780-788.

10. Marty AT. The complete German Commission E Monographs. *JAMA.* 1999;281(19):1952.

11. Blumenthal M, Busse W, Goldberg A, et al., eds.; Klein S, Rister R, trans. *Complete German Commission E Monographs: Therapeutic Guide to Herbal Medicines.* Newton, MA: Integrative Medicine Communications; 1998.

12. Holford NHG. Pharmacokinetics and pharmacodynamics. In: Katzung BG, Trevor AJ, eds. *Basic and Clinical Pharmacology.* 13th ed. New York, NY: McGraw-Hill; 2015: 41-55.

13. Ye M, Nagar S, Korzekwa K. A physiologically based pharmacokinetic model to predict the pharmacokinetics of highly protein-bound drugs and impact of errors in plasma protein binding. *Biopharmaceut Drug Disp.* 2016;37(3):123-141.

14. Krau SD. Cytochrome p450, Part 1: what nurses really need to know. *Nurs Clin North Am.* 2013;48:671-680.

15. Wilkinson G. Drug metabolism and variability among patients in drug response. *N Engl J Med.* 2005;352(21): 2211-2221.

16. Evans WE, McLeod HL. Pharmacogenomics: drug disposition, drug targets and side effects. *N Engl J Med.* 2003;348(6):538-539.

17. Samer CF, Lorenzini KI, Rollason V, Daali Y, Desmeules JA. Applications of CYP450 testing in the clinical setting. *Mol Diagn Ther.* 2013;17(3):165-184.

18. Belle DJ, Singh H. Genetic factors in drug metabolism. *Am Fam Physician.* 2008;77(11):1553-1560.

19. Weinshilboum R. Inheritance and drug response. *N Engl J Med.* 2003;348(6):529-537.

20. Ortega VE, Meyers DA. Pharmacogenetics: implications of race and ethnicity on defining genetic profiles for personalized medicine. Mechanisms of allergic diseases. *J Allergy Clin Immunol.* 2014;133:16-26.

21. Niesters M, Dahan A, Kest B, et al. Do sex differences exist in opioid analgesia? A systematic review and meta-analysis of human experimental and clinical studies. *Pain.* 2010;151(1):61-68.

22. Tharpe N. Adverse drug reactions in women's health care. *J Midwifery Womens Health.* 2011;56(3):205-214.

23. Tache SV, Sonnichsen A, Ashcroft DM. Prevalence of adverse drug events in ambulatory care: a systematic review. *Ann Pharmacother.* 2011;45(7-8):977-989.

24. Brüggemann RJM, Alffenaar JW, Blijlevens NMA, et al. Clinical relevance of the pharmacokinetic interactions with azol antifungal drugs and other coadministered agents. *Rev Anti-infect Agents.* 2009;48:1441-1446.

25. Munir M, Enany N, Zhang JM. Nonopioid analgesics. *Med Clin North Am.* 2007;91:97-111.

26. Voon P. Karamouzian M, Kerr T. Chronic pain and opioid misuse: a review of reviews. *Subst Abuse Treat Prev Policy.* 2017;12(1):36-44.

27. van der Bijl P, van der Bijl P Jr. Efficacy, safety and potential clinical roles of the COX-2-specific inhibitors. *Int J Immunopathol Pharmacol.* 2003;16(2 suppl): 17-22.

28. Wolfe MM, Lichtenstein DR, Singh G. Gastrointestinal toxicity of nonsteroidal antiinflammatory drugs. *N Engl J Med.* 1999;340:1888-1900.

29. Khan MI, Walsh D, Brito-Dellan N. Opioid and adjuvant analgesics: compared and contrasted. *Am J Hosp Palliat Care.* 2011;28(5):378-383.

30. Craft RM. Sex differences in opioid analgesia: "from mouse to man." *Clin J Pain.* 2003;19:175-186.

31. Sandner-Kiesling A, Eisenach JC. Estrogen reduces efficacy of mu but not kappa-opioid agonist inhibition in response to uterine cervical distention. *Anesthesiology.* 2000;96:375-380.

32. Centers for Disease Control and Prevention. Prescription opioid overdose data. December 16, 2016. Available at: https://www.cdc.gov/drugoverdose/data/overdose .html. Accessed August 1, 2017.

33. Dowell D, Haegerich TM, Chou R. CDC guideline for prescribing opioids for chronic pain—United States, 2016. *MMWR Recomm Rep.* 2016;65(1):1-49.

34. Manchikanti L, Kaye AM, Knezevic NN, et al. Responsible, safe, and effective prescription of opioids for chronic non-cancer pain: American Society of Interventional Pain Physicians (ASIPP) guidelines. *Pain Physician.* 2017;20(2S):S3-S92.

35. Roper V, Cox KJ. Opioid disorder in pregnancy. *J Midwifery Womens Health.* 2017;62:329-340.

36. Roe V. Antibiotic resistance: a guide for effective prescribing in women's health. *J Midwifery Womens Health.* 2008;53:216-226.

37. Arnold SR, Straus SE. Interventions to improve antibiotic prescribing practices in ambulatory care. *Cochrane Database Syst Rev.* 2005;4:CD003539. doi: 10.1002/14651858.CD003539.pub2.

38. Waller DG. Rational prescribing: the principles of drug selection and assessment of efficacy. *Clin Med.* 2005;1(5):26-28.

39. Sanchez GV, Fleming-Dutra KE, Roberts RM, Hicks LA. Core elements of outpatient antibiotic stewardship. *MMWR Recomm Rep.* 2016;65(6):1-12.

40. Harkins CP, Pichon B, Doumith M, et al. Methicillin-resistant *Staphylococcus aureus* emerged long before the introduction of methicillin into clinical practice. *Genome Biol.* 2017;18:130. doi:10.1186/s13059-017-1252-9.

41. Doron S, Davidson LE. Antimicrobial stewardship. *Mayo Clin Proc.* 2011;86(11):1113-1123.

42. Drawz SM, Bonomo RA. Three decades of beta-lactamase inhibitors. *Clin Microbiol Rev.* 2010;23(1):160-201.

43. Correia S, Poeta P, Hébraud M, Capelo JL, Igrejas G. Mechanisms of quinolone action and resistance: where do we stand? *J Med Microbiol.* 2017;66(5):551-559.

44. Dellit TH, Owens RC, McGowan Jr JE, et al. Infectious Diseases Society of America and the Society for Healthcare Epidemiology of America guidelines for developing an institutional program to enhance antimicrobial stewardship. *Clin Infect Dis.* 2007;44:159e77.

45. Ramasethu J, Kawakita T. Antibiotic stewardship in perinatal and neonatal care. *Semin Fetal Neonatal Med.* 2017:22(5):278-283.

46. Dryden M, Johnson APA, Ashiru-Oredope D, Sharland M. Using antibiotics responsibly: right drug, right time, right dose, right duration. *J Antimicrob Chemother.* 2011;66(11):2441-2443.

47. Simons FE, Simons KJ. Histamine and H(1)-antihistamines: celebrating a century of progress. *J Allergy Clin Immunol.* 2011;128(6):1139-1150.

48. Gedeon C, Koren G. Designing pregnancy centered medications: drugs which do not cross the human placenta. *Placenta.* 2006;27:861-868.

49. Tasnif Y, Morado J, Herbert MF. Pregnancy-related pharmacokinetic changes. *Clin Pharm Therap.* 2016;100(1):53-62.

50. Frederiksen MC. Physiologic changes in pregnancy and their effect on drug disposition. *Semin Perinatol.* 2001;25:120-123.

51. Chamberlain A, White S, Bawdon R, Thomas S, Larsen B. Pharmacokinetics of ampicillin and sulbactam in pregnancy. *Am J Obstet Gynecol.* 1993;168(2):667-673.

52. Lassiter NT, Manns-James LE. Pregnancy. In: Brucker MC, King TL. *Pharmacology for Women's Health.* 2nd ed. Burlington, MA: Jones & Bartlett Learning; 2017:1025-1064.

53. Syme MR, Paxton JW, Keelan JA. Drug transfer and metabolism by the human placenta. *Clin Pharmacokin.* 2004;43(8):487-514.

54. Zhao Y, Hebert MF, Venkataramanan R. Basic obstetric pharmacology. *Semin Perinatol.* 2014;38(8):475-486.

55. Mitchell AA, Gilboa SM, Werler MM, et al.; National Birth Defects Prevention Study. Medication use during pregnancy, with particular focus on prescription drugs: 1976–2008. *Am J Obstet Gynecol.* 2011;205:51.e1-51.e8.

56. Shroff S, McNeil M, Borrero S. An innovative framework to improve teratogenic medication risk counseling. *J Midwifery Womens Health.* 2017;62:353-357.

57. Hansen WF, Yankowitz J. Pharmacologic therapy for medical disorders during pregnancy. *Clin Obstet Gynecol.* 2002;45(1):13-52.

58. Buhimschi CS, Weiner CP. Medications in pregnancy and lactation: part 1. Teratology [erratum, *Obstet Gynecol.* 2009;113(6):1377]. *Obstet Gynecol.* 2009;113(1):166-188. Review.

59. Mitchell AA. Research challenges for drug-induced birth defects. *Clin Pharmacol Ther.* 2016;100(1):26-28.

60. Koren G. Fetal risks of maternal pharmacotherapy: identifying signals. *Handb Exp Pharmacol.* 2011;205:285-294.

61. Moore KL, Persaud TVN. *The Developing Human: Clinically Oriented Embryology.* 10th ed. Philadelphia, PA: W. B. Saunders; 2015.

62. U.S. Food and Drug Administration. Content and format of labeling for human prescription drug and biological products; requirements for pregnancy and lactation labeling. 79 FR 72063. *Federal Register.* 2014;79(9233 pt. 2):72064-72102. Available at: https://www.federalregister.gov/documents/2014/12/04/2014-28241/content-and-format-of-labeling-for-human-prescription-drug-and-biological-products-requirements-for#citation-3-p72066. Accessed September 11, 2016.

63. Brucker MC, King TL. The 2015 US Food and Drug Administration Pregnancy Labeling Rule. *J Midwifery Womens Health* 2017;62(3):308-316.

64. U.S. Food and Drug Administration. Pregnancy and lactation labeling final rule. Updated March 23, 2016. Available at: http://www.fda.gov/Drugs/Development ApprovalProcess/DevelopmentResources/Labeling/ucm 093307.htm. Accessed September 12, 2016.

65. Sinclair SM, Miller RK, Chambers C, Cooper EM. Medication safety during pregnancy: improving evidence-based practice. *J Midwifery Womens Health* 2016;61(1):52-67.

66. Buhimschi CS, Weiner CP. Medications in pregnancy and lactation: part 2. Drugs with minimal or unknown human teratogenic effect. *Obstet Gynecol.* 2009;113(2 pt 1):417-432.

67. Ostensen ME, Skomsvoll JF. Anti-inflammatory pharmacotherapy during pregnancy. *Expert Opin Pharmacother.* 2004;5(3):571-580.

68. Bookstaver PB, Bland CM, Griffin B, Stover KR, Eiland LS, McLaughlin M. A review of antibiotic use in pregnancy. *Pharmacotherapy.* 2015;35(11):1052-1062.

69. Koss CA, Baras DC, Lane SD, et al. Investigation of metronidazole use during pregnancy and adverse birth outcomes. *Antimicrob Agents Chemother.* 2012;56(9):4800-4805.

70. Ozyüncü O, Beksac MH, Nemutlu E, Katlan D, Kir S. Maternal blood and amniotic fluid levels of moxifloxacin, levofloxacin, and cefixime. *J Obstet Gynecol Res.* 2010;36(3):484-487.

71. Lowe SA. Anticonvulsants and drugs for neurological disease. *Best Pract Res Clin Obstet Gynecol.* 2001;15(6):863-876.

72. Banach R, Boskovic R, Einarson T, Koren G. Long-term developmental outcome of children of women with epilepsy, unexposed or exposed prenatally to antiepileptic drugs: a meta-analysis of cohort studies. *Drug*

*Safety*. 2010;33(1):73-79.

73. Molgaard-Nielsen D, Hviid A. Newer-generation antiepileptic drugs and the risk of major birth defects. *JAMA*. 2011;305(19):1996-2002.

74. Hernandez-Diaz S, Werler M, Walker A, Mitchell A. Folic acid antagonists during pregnancy and risk of birth defects. *N Engl J Med*. 2000;343(22):1608-1614.

75. Hackley B. Antidepressant medication use in pregnancy. *J Midwifery Womens Health*. 2010;55:90-100.

76. Latendresse G, Elmore C, Deneris A. Selective serotonin reuptake inhibitors as first-line antidepressant therapy for perinatal depression. *J Midwifery Womens Health*. 2010;62:317-328.

77. Yonkers KA, Wisner KL, Stewart DE, et al. The management of depression during pregnancy: a report from the American Psychiatric Association and the American College of Obstetricians and Gynecologists. *Obstet Gynecol*. 2009;114(3):703-713.

78. Orsolini L, Bellantuono C. Serotonin reuptake inhibitors and breastfeeding: a systematic review. *Hun Psychopharmacol*. 2015;30(1):4-20.

79. Seely EW, Ecker J. Chronic hypertension in pregnancy. *N Engl J Med*. 2011;365:439-446.

80. American College of Obstetricians and Gynecologists, Task Force on Hypertension in Pregnancy. Hypertension in pregnancy: report of the American College of Obstetricians and Gynecologists' Task Force on Hypertension in Pregnancy. *Obstet Gynecol*. 2013;122(5):1122-1131.

81. Reedy NJ. Addressing the epidemic: pharmacotherapeutic management of diabetes in women. *J Midwifery Womens Health*. 2002;47(6):471-486.

82. Langer O. Management of gestational diabetes: pharmacologic treatment options and glycemic control. *Endocrin Metab Clin North Am*. 2006;35:53-78.

83. Refuerzo JS. Oral hypoglycemic agents in pregnancy. *Obstet Clin North Am*. 2011;38:227-234.

84. Kimber-Trojnar Ż, Marciniak B, Patro-Malysza J, et al. Is glyburide safe in pregnancy? *Curr Pharm Biotechnol*. 2014;15(1):100-112.

85. Langer O, Conway D, Berkus M, Xenakis EM, Gonzales O. A comparison of glyburide and insulin in women with gestation diabetes mellitus. *N Engl J Med*. 2000;343(16):1134-1138.

86. American College of Obstetricians and Gynecologists. ACOG Practice Bulletin No. 60: pregestational diabetes mellitus. *Obstet Gynecol*. 2005;105:675-685.

87. American College of Obstetricians and Gynecologists. ACOG Practice Bulletin No. 37: thyroid disease in pregnancy. *Obstet Gynecol*. 2002;100:387-396.

88. Negro R, Mestman JH. Thyroid disease in pregnancy. *Best Pract Res Clin Endocrinol Metab*. 2011;25(6):927-943.

89. Spencer L, Bubner T, Bain E, Middleton P. Screening and subsequent management for thyroid dysfunction pre-pregnancy and during pregnancy for improving maternal and infant health. *Cochrane Database Syst Rev*. 2015;9:CD011263. doi:10.1002/14651858.CD011263.pub2.

# 妇科学

PATRICIA AIKINS MURPHY AND FRANCES E. LIKIS

如今，居住在美国的女性出生时的平均期望寿命可达到 81.2 岁[1]，在一生中，平均每个女性想要两个孩子，因此她要花上 3 年时间在妊娠期、产褥期、及准备怀孕中，她还大概要花 30 年的时间来避孕[2]，这占据了她育龄期的绝大部分。此外，考虑到如今的平均期望寿命，女性在育龄期结束后，还会生活 30 年及以上。

理想情况下，大部分女性都会以健康的身体状态度过生命，按照世界卫生组织对健康的定义："健康是指身体、心理及社会方面都处于良好的状态，而不仅仅是没有疾病和不虚弱"[3]。在理想情况下，她生命的各个阶段都可以享受到良好的生殖健康，世界卫生组织将其定义为"有着可靠、满意和安全的性生活……有生育能力，而且可以决定是否生育、什么时候生育、生育几次"[4]。

使以上所有的理想状况成为现实需要健康促进、疾病预防、健康教育，让女性有能力做出对自己有意义并且对健康有益的选择。

幸运的是，这些都是助产士所擅长的技能。需要认识到生命的不同阶段、正常的生理状态及发育过程都不是疾病。照顾的连续性是非常重要且需要被推广的；正确的选择、共同的决策以及自主决策权都是对健康有益的；基于循证而做出的决定应是妇女保健的基础。助产学具

有几个重要的特征，这些特征对于提供妇科、性和生殖健康保健服务是非常重要的[5]。尽管助产学常常都是与妊娠和分娩联系在一起，但女性在一生各阶段中都有保健需求，这些需求往往与妊娠无关。因此妇科保健、性与生殖保健都应该是助产实践的重要组成部分，这些都被纳入美国护士 - 助产士学会的核心胜任力中，围产期保健之外的专业知识和实践技能有专门的章节来讲述。

助产士在妇科、性和生殖健康领域服务于女性，从女性的青春期到老年期，都有助产士一直陪伴。大多数女性一生中只有几年的时间需要产科照护，但除此之外，他们在许多年里仍然需要助产士提供的其他服务。尽管美国医疗保健的局势会随着政治需要和经济需求的变化而改变，但卫生资源和服务管理局已经发布了"妇女预防性服务指南"，最新版本于 2016 年发布[6]。根据现行的保险准则，妇女目前每年都可以接受妇科检查、人乳头瘤状病毒检测、性传播疾病咨询、艾滋病筛查、避孕方式的咨询，这些服务是不需要支付费用或保险的（注意：对于反对避孕咨询或提供避孕服务的组织有一些豁免）[7]。助产士必须做好准备去提供这些服务。本章中的内容为助产士做到"陪伴妇女的一生"奠定了基础。

（侯睿 译）

参考文献

1. National Center for Health Statistics. *Health, United States, 2016: With Chartbook on Long-Term Trends in Health*. Hyattsville, MD: National Center for Health Statistics; 2017. Available at: https://www.cdc.gov/nchs/data/hus/hus16.pdf. Accessed November 16, 2017.

2. Guttmacher Institute. *Unintended Pregnancy in the United States: September 2016 Fact Sheet*. New York, NY: Guttmacher Institute; 2017. Available at: https://www.guttmacher.org/fact-sheet/unintended-pregnancy-united-states. Accessed November 16, 2017.

3. World Health Organization. *WHO Definition of Health*. Geneva, Switzerland: World Health Organization; 1948.

4. Available at: http://www.who.int/suggestions/faq/en/. Accessed November 16, 2017.

4. World Health Organization. Reproductive health. Available at: http://www.who.int/topics/reproductive_health/en/. Accessed November 16, 2017.

5. American College of Nurse-Midwives. *Core Competencies for Basic Midwifery Practice*. Silver Spring, MD: American College of Nurse-Midwives; 2012.

6. Health Resources and Services Administration. Women's preventive services guidelines. Available at: https://www.hrsa.gov/womens-guidelines/index.html. Accessed November 16, 2017.

7. Williams DR. Unveiling an evidence-based image for ACNM: "with women for a lifetime." *J Midwifery Womens Health*. 2001;46(3):vi.

# 10

# 女性生殖系统解剖与生理

TEKOA L. KING MARY C. BRUCKER
感谢 Ellen L.Tilden 对本章内容的贡献,感谢前版作者 Jenifer O.Fahey 的贡献

## 前言

助产实践开始于生殖系统解剖与生理的理解,本书特设 4 个章节来讲解作为临床实践基础的解剖与生理。本章概述了乳房及女性生殖系统的解剖,以及包括月经等内容在内的女性生殖系统的生理。"妊娠解剖与生理"这一章描述了孕妇在解剖和生理上对妊娠的适应,以及胎儿和胎盘的发育及功能。"产程和分娩过程中的解剖和生理"这一章关注分娩产程中的生理。"产后解剖与生理"这一章描述产褥期的生理。其他章节也提到了重要的生理变化。例如:"母乳喂养和母婴共同体"这一章中提到的哺乳期的生理,以及"新生儿解剖与生理"这一章中提到的新生儿在子宫外的变化。

## 乳房

在女性的一生中,乳房的大小、形状及功能经历了巨大的变化。生长、分化和泌乳是复杂的激素刺激的结果。乳房发育开始于胚胎时期,完全发育发生在怀孕和哺乳期。

### 乳房解剖

成年女性的乳房大致在第 2 肋到第 6 肋间垂直分布,在胸骨边缘和腋中线间水平分布,同时乳腺组织可延伸到腋下,被称为腋尾(the Tail of Spence)(图 10-1)[1]。乳房由皮肤、皮下组织和乳腺组织构成。乳头位于每侧乳房中心稍偏下的部位,由被称为乳晕的色素沉着的圆形皮肤区域环绕。乳房的形状主要由悬韧带维持,即 Cooper 韧带,连接了皮肤和覆盖胸部的胸大肌和前锯肌的胸肌筋膜。

乳房的皮肤包括乳头、乳晕以及乳头周围的区域。乳头的弹性组织含有平滑肌纤维,由感觉神经和自主神经末梢支配。在催产素的影响下,乳头在寒冷、触摸和性刺激下变得更小更结实。乳头周围较暗的圆形乳晕具有一定的弹性,直径也有所不同。

乳头大约有 5~9 个乳腺导管开口,由感觉神经末梢支配。乳头和乳晕上有许多皮脂腺和顶泌汗腺。例如:蒙氏腺是位于乳晕下方的大皮脂腺。这些腺体的开口在乳晕皮肤下形成圆形突起,称为蒙氏结节(Montgomery tubercles)。孕期这些腺体会增生,它们产生的分泌物可以保持乳头和乳晕的润滑,并且可能会为新生儿提供嗅觉线索,从而帮助哺乳的启动。对于泌乳更详细的描述可以在"母乳喂养和母婴共同体"这一章中看到。

乳腺组织由上皮组织(腺体或分泌组织)构成,其间散布基质组织(脂肪和结缔组织)。在非孕期或非哺乳期的女性乳房中这两种组织的量大致相同[2],然而在孕期或哺乳期,腺体组织增生,成为主要的乳腺组织[3]。绝经后,腺体组织趋于收缩,通常被脂肪所取代,从而导致乳房形状和大小的变化。

生殖年龄妇女的每个乳房中的腺体组织由数个腺叶构成,腺叶由成簇的腺小叶构成,这些腺小叶又由 10~100 个腺泡组成(图 10-2)。乳腺叶曾被描述为分开而独立的结构,最终汇入乳头下的乳窦[2]。最近,关于乳腺导管系统的结构出现了一些争议。首先,乳窦本身可能不是一个解剖结构,而是哺乳期间发生的一种短暂的末端导管扩张[2]。少数研究发

现乳腺叶间吻合,其他研究未发现吻合;然而,大多数研究表明,每个导管系统都是独立的[4]。由于乳腺癌是在导管系统中形成的,因此对其解剖学的深入了解具有重要的临床意义。

腺泡是由两层细胞组成的膨胀的囊状结构。内腔细胞负责合成和分泌乳汁,内腔细胞周围是肌上皮细胞,哺乳期内负责喷射乳汁(图 10-2)。孕期腺泡开始有合成和分泌乳汁的能力,这些分化的腺泡

被称为分泌腺泡。这些分泌腺泡中的分泌细胞在催乳素的刺激下,分泌乳汁到腺泡的内腔中,而肌上皮细胞在催产素的刺激下收缩,压迫腺泡囊从而将乳汁喷射到乳腺小管中。这些乳腺小管组成更大的输乳管,输乳管融合成数量更少的导管开口于乳头,乳汁由此从乳房流出。这些开口的具体数量未知,报道为 4~18 不等,但最近的一项证据显示,哺乳期妇女的每个乳头有平均 5~9 个开放的导管[3]。

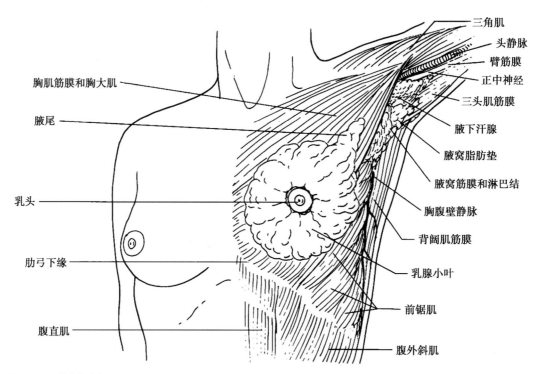

图 10-1 前胸解剖

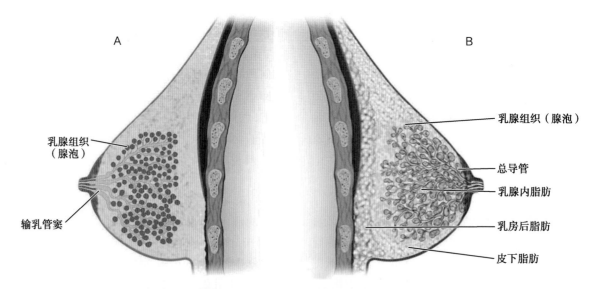

图 10-2 ①传统的乳房结构解剖示意图。乳头下方的总导管被描述为扩张部位或输乳窦,乳腺组织则位于乳房更深的部分。②基于 Ramsay 等人的研究[3]绘制的乳腺导管解剖示意图。图中乳腺导管很小,而且距乳头根部一小段距离处导管出现分支。导管系统不稳定,腺体组织位于乳头正下方

乳房血供主要来自乳内动脉和胸外侧动脉。静脉血由乳腺导管流到胸廓内静脉、腋静脉和头静脉。乳腺淋巴管在哺乳期发挥着重要作用，可以排出由于太大而无法进入静脉的乳汁分子。

淋巴循环也非常重要，可以决定从乳腺向其他部位扩散的癌细胞的位置。乳腺淋巴主要流向腋淋巴结，因此，这是乳腺癌细胞转移的主要路径。内乳淋巴结是另一个乳房引流的重要的淋巴结，但只引流一小部分的乳房淋巴液。

乳房由起源于锁骨上神经的第 2 到第 6 肋间神经的外侧皮支和前皮支支配。乳头和乳晕主要由第 4 肋间神经的皮支支配。

### 乳房发育

人类乳房发育从胚胎期开始，并且被认为发源于乳基线的出现，这是一条从胚胎腋部贯穿到腹股沟部位两侧对称的线带。这个隆起会逐渐消退，除去最终发育为乳腺的部分。有时，这个隆起的其他部分不会消退，然后会发育为副乳，有些时候，还会发育为乳腺细胞，负责乳汁的产生和排出。副乳也许会在体检中被发现，但不具临床意义。

出生时，所有的新生儿都具有通向体表的原始导管系统的开口、突出的乳头，以及已经增生为乳晕的圆形皮肤区域。然而胚胎时期就开始出现不同程度的乳腺组织发育，因此在出生时，乳腺结构的表现从简单的钝端的管状结构到发育完好的有乳腺小叶——腺泡结构的分支导管系统[5]。在通过母乳喂养由母体传递到新生儿的激素的影响下，这些结构在出生后很短时间内就有了产生乳汁的能力。有些时候，这些乳汁被排出并且储存在新生儿的乳头（有时被称为婴乳）。当母亲的激素被代谢之后，婴儿的乳腺细胞会经历一段时间的退化，因此在 2 岁之前，婴儿体内只有一小部分的导管系统。在幼年时期，可以发现乳腺组织的生长，可是在青春期之前不会有任何发育，青春期是女性乳房发育的时期。

随着青春期的来临，导管系统开始伸长、长出分支，同时通过导管生长聚集成束和腺泡，形成了乳腺小叶。分支和乳腺小叶形成的缓慢进程主要在雌激素的作用下发生，但是事实上有很多激素的参与，比如生长激素。在每次月经周期中，成年女性的乳腺小叶会进一步分支，腺体会进一步发育。然而直到妊娠，负责生成和分泌乳汁的腺体才会完全分化和形成。妊娠期和哺乳期乳房结构的变化称为乳腺发育（mammogenesis）和泌乳（lactogenesis），详细描述可以分别参考"妊娠解剖与生理"和"母乳喂养和母婴共同体"章节。泌乳后，乳腺组织随组织重塑而退化萎缩。绝经后，随着乳腺小叶数量的减少，乳腺组织进一步萎缩，纤维结缔组织和脂肪组织增多。

## 女性外生殖器

女性外生殖器，也被称为外阴，是耻骨联合和会阴之间的结构。包括阴阜、小阴唇、大阴唇、阴蒂、处女膜、阴道前庭和尿道外口或尿道口。虽然巴多林腺、斯基恩腺和前庭球腺不能从体表看到，但也被认为属于外生殖器。

阴阜是覆盖耻骨联合的脂肪组织外的皮肤。青春期结束后的女性，阴阜的皮肤由粗糙、卷曲的阴毛覆盖。大阴唇是结缔组织和脂肪组织形成的皱襞，起自阴阜和阴唇前联合，向下延伸至会阴体，融合为阴唇后联合。大阴唇内侧为小阴唇，是由结缔组织形成的薄皱襞。小阴唇中间的由阴蒂延伸至阴唇系带的区域为阴道前庭，尿道外口、巴多林腺的导管、阴道、有时还有斯基恩腺开口于此。两侧小阴唇前端融合，形成阴蒂包皮和阴蒂系带，后端形成阴唇系带。阴道分娩前，大阴唇和小阴唇起到了保持阴道口关闭和保护尿道口的作用。经产妇的小阴唇可能会突出于大阴唇之外；相反，未生育过的女性的小阴唇只有分开大阴唇才能看到。绝经后，阴毛变细变白，外阴也可能变薄变平，不再饱满。

### 阴蒂

阴蒂是富含神经末梢的、可勃起的器官，位于阴道前庭上部，小阴唇在此融合。阴蒂与男性阴茎同源。不同于阴茎，阴蒂的功能仅为唤起性兴奋。阴蒂有内部和外部部分，包括阴蒂头、阴蒂包皮、阴蒂体、阴蒂系带、阴蒂根和前庭球（图 10-3）[6]。

阴蒂头是阴蒂从体表可见的部分，直径约 1.5~2.0cm。两个阴蒂脚由勃起组织构成，呈倒 V 型结构，附着于尺骨弓和两侧尺骨支上。靠近阴蒂脚和阴道口两侧的组织为前庭球，由具有勃起功能的静脉丛组成。性高潮时，这些结构会充血。阴蒂根位于阴蒂头的外缘，它是所有勃起组织融合的地方。

虽然女性的性反应可能并不完全与阴蒂刺激有关，但阴蒂被认为是性高潮反应的中心。

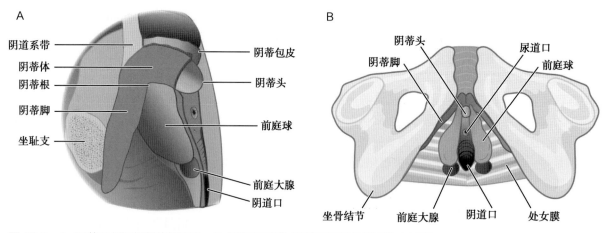

图 10-3  A.阴蒂和邻近解剖的侧面观。B.阴蒂与尿道、阴道口和骨盆关系的内面观

### 前庭大腺和斯基恩腺

前庭大腺又称巴氏腺,位于前庭的筋膜下,在阴道两侧约 4 点钟和 8 点钟方向开口。每个腺体都有开口于前庭后方小阴唇与处女膜之间的腺管。腺体在性兴奋时分泌黏液。

尿道旁腺,又称前庭小腺或斯基恩腺,通常在两侧尿道开口于前庭,有时开口于尿道后壁。在性刺激和 / 或性高潮时,这些腺体也会分泌黏液。前庭大腺或尿道旁腺堵塞会导致脓肿或囊肿。

## 女性内生殖器

图 10-4 展示了组成女性生殖系统的内生殖器以及附属组织的正中矢状面的图像[7]。女性生殖系统包括阴道、子宫体、子宫颈、输卵管和卵巢,以下是各个部分的详细描述。

### 阴道

阴道是从宫颈延伸至外阴的肌性组织。阴道是一个腔隙,平时前后壁相互贴合,在性交或分娩时可分开。在前部,阴道和膀胱由被称为膀胱阴道隔的结缔组织隔开;在后部,阴道和直肠由直肠阴道隔(阴道下半段)和直肠子宫凹陷(阴道上半段)隔开。阴道壁分为前壁、后壁和侧壁。阴道一端开口于阴道前庭,另一端包绕宫颈,形成盲端。宫颈和阴道壁末端的空隙被称为阴道穹隆。阴道穹隆分为前穹隆、后穹隆和两个侧穹隆。

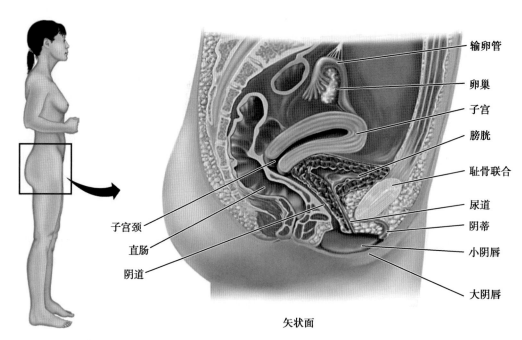

矢状面

图 10-4  女性骨盆的正中矢状面

阴道壁由黏膜层、肌层和外膜层构成。黏膜层由复层鳞状上皮覆盖,绝经前女性的阴道壁复层鳞状上皮会形成很多皱襞,使阴道具有很大的延展性。黏膜层外是一层平滑肌,最外层的是由被称为外膜的结缔组织覆盖,与内脏筋膜相连。这些组织形成了阴道张力。绝经后,阴道壁变薄,皱襞减少,弹性和分泌物减少。

阴道血供来自阴道动脉,是子宫动脉的分支,或直接来自髂内动脉、膀胱下动脉、直肠中动脉和阴部内动脉。静脉丛将血液从阴道区域排出,淋巴液主要通过腹股沟淋巴结排出。

阴道的神经主要由源自下腹下丛或盆丛神经的子宫阴道丛支配。盆丛包括第二、第三、第四骶神经的交感传出纤维。此外,阴道还由前两个骶神经节的部分神经纤维支配。阴道的后三分之二主要由阴部神经支配。

## 子宫

子宫是梨形的肌性器官,未孕时位于膀胱后的骨盆腔内。子宫通常由子宫韧带固定处于前倾位。成年未育女性的子宫约长 6~8cm,宽 5cm,厚 4cm,重约 50g。子宫的功能为接受受精卵、为胚胎和胎儿提供适宜的环境、收缩以协助娩出胎儿和胎盘。子宫主要分为两部分:子宫体和子宫颈。妊娠期子宫体分为上部的子宫底部和下部的子宫峡部(图 10-5)。

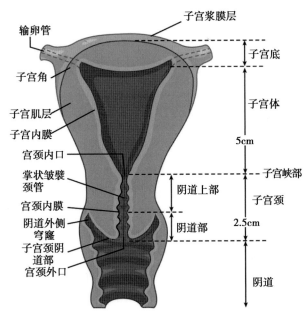

图 10-5 子宫正面观

輸卵管
子宫角
子宫肌层
子宫内膜
宫颈内口
掌状皱襞
颈管
宫颈内膜
阴道外侧穹窿
子宫颈阴道部
宫颈外口

子宫浆膜层
子宫底
子宫体
5cm
子宫峡部
阴道上部
子宫颈
阴道部
2.5cm
阴道

## 子宫体

子宫体的组织结构由外向内为浆膜层、肌层和黏膜层(又称子宫内膜)(图 10-5),其中浆膜层由腹膜形成。

### 子宫内膜

子宫内膜是子宫腔的黏膜层,组成包括:①纤毛柱状上皮细胞;②腺体,可分泌碱性稀薄黏液的,此黏液中富含蛋白质、糖类和有利于受精卵与着床前的囊胚生存的分泌物;③基质层,一层位于上皮层和子宫肌层之间的结缔组织和脉管组织。基质可以分为两层:基底层,靠近子宫肌层,在经期不脱落;功能层,为子宫内膜表层,在女性经期周期性增殖和脱落。

子宫内膜的血供来自两条不同的动脉:一条供给基底层的笔直的动脉,一条供给功能层的弯曲的动脉(图 10-6)[8]。在月经周期中,血管以及剩余的子宫内膜会发生显著变化。月经周期的增殖期,随着雌激素和孕激素水平的增高,子宫内膜血管增生,腺体弯曲变长,富含分泌物。最终,子宫内膜会增厚 10 倍,由 0.5mm 增至 5mm。

如果没有发生受精和着床,雌激素和孕激素水平的下降会引起子宫内膜功能层萎缩,进而导致螺旋小动脉进一步卷曲和腺体的退化。螺旋小动脉的过度卷曲使流向子宫内膜层的血液减少,导致组织缺血坏死和子宫内膜出血。月经来潮,是出血和坏死的内膜组织脱落的结果。本章节稍后会有对于月经周期更为详细的叙述。

当女性绝经后,子宫内膜会萎缩,上皮细胞退化,腺体逐渐消失,子宫内膜基质纤维化。有时,子宫内膜还会保持微弱的增殖能力,可能会引起内膜增生,最终可能导致子宫内膜癌[9]。

### 子宫肌层

子宫大部分由肌层构成,肌层由被结缔组织分隔的平滑肌纤维束组成,结缔组织主要由胶原蛋白和弹力蛋白组成。肌层的肌纤维排列分为三种不同的模式,利于组织有效收缩。内层肌纤维环形排列,以垂直于子宫长轴的方向环绕。中层肌纤维沿子宫长轴斜向交叉排列形成"8"字形结构[10]。外层肌纤维既有纵形排列,也有环形排列。这些肌层在妊娠期随着子宫肌层细胞的肥大会进一步变化。对于妊娠期子宫的变化的讨论可以参考"妊娠解剖与生理"和"产程和分娩过程解剖与生理",这两章节对子宫收缩的生理有详细的描述。

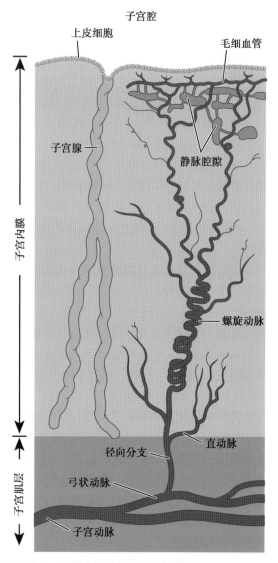

图 10-6　子宫内膜的解剖和血液循环

（图中标注：子宫腔、上皮细胞、毛细血管、子宫腺、静脉腔隙、子宫内膜、螺旋动脉、径向分支、直动脉、弓状动脉、子宫肌层、子宫动脉）

子宫中肌肉组织数量的梯度是很明显的,在子宫底,子宫肌层包含了大部分的肌肉组织,然而宫颈部位仅有 10%~15% 的组织由肌纤维构成。肌纤维所占的比例决定了子宫肌肉的收缩能力,因此肌肉的分布造成了沿子宫纵轴的收缩强度梯度。

**子宫韧带、血供以及神经支配**

子宫阔韧带由腹膜皱襞组成。两条翼状组织由子宫侧缘延伸到盆壁。阔韧带上部组成卵巢悬韧带和输卵管系膜(输卵管固定于此)。圆韧带附着于子宫侧缘,延伸至输卵管正下方和前方;然后穿过腹膜皱襞的阔韧带,穿过腹股沟环,经腹股沟管止于大阴唇上部。子宫韧带主要由与子宫平滑肌相连的平滑肌组成。圆韧带在妊娠期间增生,随子宫增大而伸展。腹膜韧带(子宫骶骨韧带、主韧带、子宫颈耻骨韧带)自宫颈延伸至骨盆不同位置,起到固定子宫的作用。

供应子宫的血管主要源自子宫和卵巢的动脉。子宫动脉是髂内动脉前干分支,经阔韧带到达子宫外侧,分为几支供应子宫颈下部、阴道上段、子宫颈上部和子宫体。子宫动脉一个大的分支经子宫侧缘至子宫基底部,该分支约在圆韧带的高度分为三小支。一支与子宫动脉的终末分支会合,一支供应部分输卵管,一支供应子宫底。这些供应子宫及来自子宫的血管统称为子宫的弓状血管。

卵巢动脉自主动脉发出,止于阔韧带。卵巢动脉的主干支走行于输卵管系膜(包绕输卵管的部分阔韧带),一直上行,到达子宫侧部,与子宫动脉的卵巢支会合。这支主干支的分支供应卵巢和输卵管。

组成子宫静脉丛的弓形子宫静脉参与组成子宫静脉,子宫静脉流入髂内静脉。子宫、卵巢的上部和外部的血液经由组成蔓状静脉丛的诸多静脉,回流入卵巢静脉。子宫静脉的右侧支汇入腔静脉,子宫静脉的左侧支回流入左侧肾静脉。子宫体的淋巴经由淋巴管回流至内部髂淋巴结或腹主动脉旁淋巴结。腹主动脉旁淋巴结也收集来自卵巢的淋巴液。

子宫主要由来自第 2、第 3、第 4 节骶神经的分支的副交感神经系统支配。此外,子宫接受部分来自骶前神经和腰交感神经的交感神经系统的支配。

**宫颈**

宫颈是圆柱形的、纤维肌性的、位于子宫下部的结构,有时被称为子宫的颈部。宫颈有两处狭窄的区域:宫颈内口,即宫颈和子宫体交界处;宫颈外口,即开口向阴道的部分。对于宫颈和宫颈口在妊娠期和分娩期的作用的详细描述可以参考"妊娠解剖与生理"和"产程和分娩过程解剖与生理"章节。

子宫颈主要由上皮下间质和一小部分平滑肌纤维组成[11]。上皮下间质约 80% 为胶原蛋白和基质,内含血管、神经和分泌黏液的腺体。弹力蛋白(一种不同于胶原蛋白的蛋白质)含量较低,但似乎在妊娠、分娩和产后宫颈恢复中起着重要作用[11]。最新研究发现平滑肌在宫颈内口周围呈圆形分布[12],这种结构不是典型的括约肌,但可能在早期分娩时发生的宫颈重塑中起作用。

宫颈内口和外口之间的像管道的区域被称为宫颈管。子宫颈外表面,即子宫颈阴道部,与阴道类似,由鳞状上皮细胞覆盖,然而宫颈内部,即宫颈内膜,由腺上皮细胞覆盖,也称柱状上皮细胞。

宫颈内膜和子宫颈阴道部交汇处为移行带,或称鳞 - 柱交界区,可以在此找到化生细胞。这是宫颈癌的好发部位,因此巴氏检查中在此取样非常重要。在某些因素影响下,如:年龄、妊娠状态或使用含激素的避孕药,鳞 - 柱交界区的位置会发生改变。当妇科检查可见柱状细胞时,这种良性状态通常被称为异位或外翻。在过去,外翻有时被称为糜烂或溃疡(erosion or ulceration),但这是一个不恰当的说法。青春期前女性的宫颈呈粉红色,光滑没有外翻。使用激素避孕或妊娠的妇女通常有明显的外翻。随着女性年龄的增长,宫颈管倾向于回缩,鳞 - 柱交界区通常是不可见的。

### 输卵管

输卵管是长 8~14cm 的、细长的、自子宫角处延伸的肌性管道。输卵管,正如其名,是将卵细胞由卵巢运送至子宫的器官。输卵管也是受精通常发生的场所。输卵管由三层构成:①黏膜层,由单层纤毛或柱状分泌细胞构成;②肌层;③浆膜层,输卵管的浆膜层来自腹膜。

输卵管分为四部分:

- 间质部:是潜行于子宫肌壁的部分,连接输卵管腔和子宫腔。
- 峡部:是从子宫延伸出的狭窄段。
- 壶腹部:是输卵管最宽的部分,通常卵细胞受精在此发生。
- 伞部:是输卵管呈伞形的开放的末梢。

伞毛是输卵管末端的指状突起,扫过卵巢,可是并未与卵巢连接。因此,输卵管直接开口于腹腔。输卵管的不同部位直径不同,峡部厚度约 2~3mm,壶腹部直径约有 5~8mm。

输卵管的结构加速了卵细胞由卵巢向输卵管向子宫腔的移动。黏膜层的纤毛摆动以协助卵细胞的运送,肌层纤维的排列方式有助于输卵管以促进卵细胞运送的方式移动和收缩。

### 卵巢

卵巢是女性产生卵细胞的器官。除了产生卵子,卵巢也分泌雌激素和孕激素,因此,卵巢也是内分泌系统的一部分。卵巢外形呈杏仁状,其大小在两个

卵巢之间,不同女性之间,同一位女性生命的不同时期都不同。育龄妇女的卵巢平均为 2.5~5cm 长,1.5~3cm 宽,0.6~1.5cm 厚。卵巢位于骨盆腔的上部,通过三种方式与其他结构相连:①借卵巢系膜与阔韧带相连;②借卵巢固有韧带与子宫相连,卵巢固有韧带起自子宫后部与输卵管连接处的下部;③借卵巢悬韧带(骨盆漏斗韧带)与骨盆壁相连。卵巢悬韧带是起自卵巢终于骨盆壁的腹膜皱襞。此韧带有供应卵巢的血管和神经。

卵巢主要由两部分构成:皮质和髓质。皮质,即卵巢的外层,由结缔组织构成,内含处于不同发育阶段的卵泡。外层覆盖有生发上皮,其暗白色外层被称为白膜。卵巢的髓质也由结缔组织构成,内含动脉、静脉和一些平滑肌纤维。

卵泡中的两种主要的腺细胞负责激素的合成:卵泡膜细胞和黄体(或颗粒细胞)。卵泡膜细胞从成熟卵泡的细胞间基质分化而来[13],它们产生卵巢合成雌激素所需的雄激素底物。

### 卵巢的发育

人类生殖腺从三类胚胎组织发育而来:①体腔上皮,②间质,③原始生殖细胞。产生卵细胞的原始生殖细胞起源于胚胎发育过程中的卵黄囊。大约在妊娠周之前,生殖腺在发育中都未出现性别分化。一旦 Y 染色体中的性别决定区域被激活,性别分化便开始了[14]。男性生殖系统的发育依赖于 Y 染色体的激活和特殊的激素,如果没有这些特殊激素,则胚胎"默认"开始卵巢和女性生殖器的发育。比如说随着睾酮的缺乏,在男性胚胎中会发育为内生殖器官的沃尔弗氏结构(Wolffian structures)会退化。类似的,如果没有来自胎儿睾丸的缪勒氏管抑制激素的抑制作用,缪勒氏管(Müllerian ducts)会继续发育为子宫、输卵管以及阴道的上部。

卵巢源于体腔上皮,在妊娠第 3 个月时会增生形成髓质和皮质。胎儿卵巢中的原始生殖细胞会快速分裂,分化为初级卵母细胞。在妊娠的第 4 个月,每个卵巢中会有约 1 千万个初级卵母细胞和一些始基卵泡(被卵泡细胞包围的卵母细胞)。大部分卵母细胞会退化,因此,新生儿出生时会有约 25 万 ~50 万个卵母细胞;到青春期时,大约只剩 20 万个卵母细胞[15]。在青春期前,卵母细胞会停止发育,停留在减数分裂停止状态。本章讨论月经周期的章节中也有排卵的相关信息。

## 骨盆

骨盆有诸多作用。第一,可以为骨盆的肌肉和结缔组织提供附着位点,从而保证了盆腔脏器的稳定。第二,可以为下肢提供附着和接合位点。第三,可以承担上躯干的重量并分散到下肢。第四,在女性分娩过程中胎儿经由骨盆娩出。

在青春期之前,男性和女性的骨盆类似。而接近青春期时,女性骨盆发生变化以利于妊娠和分娩。女性约40岁时,骨盆也会逐渐发生变化,与男性骨盆相似。

### 骨盆的骨

骨盆由四块骨头组成:2块髋骨、1块骶骨和1块尾骨(图10-7)。

每块髋骨由三部分组成:髂骨、坐骨和耻骨。髂骨位于髋骨的后上方;两块耻骨在骶髂关节软骨结合旁与骶骨连接。坐骨位于髋骨的中下部。坐骨重要的骨性标志为坐骨棘、坐骨结节和骨盆侧壁。耻骨位于髋骨前方。两块耻骨在耻骨联合处连接,在此耻骨与纤维软骨板相连。耻骨联合下缘和降支形成耻骨弓,是骨盆的另一个重要的骨性标志。

耻骨联合纵轴与骶骨纵轴平行。若稍不平行,胎儿娩出经过的三个骨盆平面中的两个直径,即骨盆入口和骨盆出口直径,就会有明显改变。耻骨联合上缘向骶骨岬的倾斜以及下缘背向骶骨的倾斜被称为前倾角。耻骨联合下缘向骶骨的倾斜以及上缘背向骶骨岬的倾斜被称为后倾角(图10-8)。

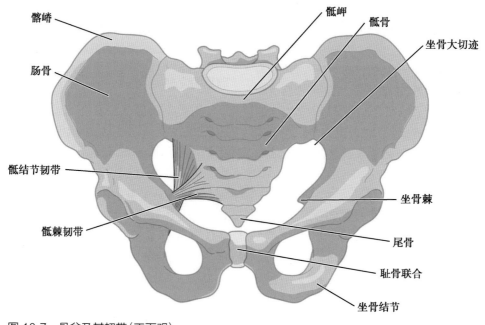

图 10-7　骨盆及其韧带(正面观)

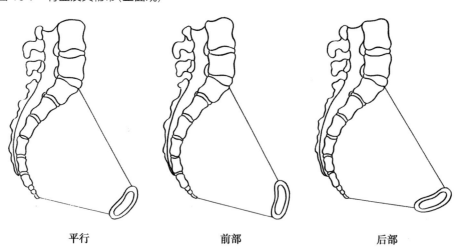

平行　　　　　前部　　　　　后部

图 10-8　耻骨联合倾斜

骶骨和尾骨构成了骨盆的后部。骶骨由 5 块骶椎融合而成。骶骨上部的骶骨岬是骨盆重要的骨性标志。尾骨由 4 块(有时是 3 块或 5 块)退化的尾椎融合而成,是重要的骨性标志。骶骨和尾骨在骶尾联合处连接。

## 骨盆关节

骨盆内有 4 个关节,耻骨联合、两个骶髂关节软骨结合(骶髂关节)和骶尾关节。这些关节由软骨的网络和 / 或与骨盆连接的韧带构成。妊娠期关节在孕期激素如松弛素的作用下松动,有利于骨盆的活动和拓宽,增加了潜在尺寸,有利于促进分娩。

耻骨联合由纤维软骨组织构成,在妊娠期有轻度增宽。尽管耻骨联合增宽不超过 10mm,但也会使身体更柔和,尤其是在运动时[16~17]。分娩过程中,耻骨联合很少会撕裂(或被手术分离)。

骶髂关节是主要的承重关节,承担上身的重量并分散到下肢。它们是滑膜关节,即关节骨的表面被软骨薄膜覆盖,被内衬以滑膜的关节腔分开,滑膜可分泌润滑液。这些导致的铰链式运动使骶骨可轻微旋转,扩大了分娩过程中胎儿通过的三个骨盆平面中的两个的尺寸。

骶尾关节也是一种滑膜关节,可使尾骨俯屈和伸展。尾骨的伸展出现于提肛肌松弛和直肠括约肌松弛时,直肠括约肌的松弛发生于排便和分娩过程中。尾骨的伸展扩大了骨盆出口平面的直径。

## 骨盆韧带

"韧带"通常用来描述连接两块骨的结缔组织。在骨盆结构中,除了表示两块骨之间的连接外,"韧带"也用来描述连接骨盆器官和骨的组织。骶棘韧带和骶结节韧带是骨盆中"真正的"韧带,通过支撑骶骨并限制其倾斜起到保证骨盆的稳定的作用。

骶棘韧带为三角形,起自骶骨、尾骨侧缘,连接于坐骨棘顶点。尾骨肌沿韧带骨盆面走行,支配会阴部皮肤和肌肉的阴部神经于其后部连接于坐骨棘。骶结节韧带于第三节和第五节椎骨水平连接于骶骨,延伸至髂骨下缘,并在此变成坐骨结节延伸至骶棘韧带的下缘和侧缘。

## 骨盆底

骨盆底由主要肌群、韧带和筋膜组成,共同支撑腹部和骨盆的器官,避免失禁,控制排尿和排便,利于分娩过程中胎儿的通过。从上到下,骨盆底中内容物主要有①骨盆内筋膜,②盆膈,③尿生殖膈,以及④会阴浅横肌。骨盆底的肌肉如表 10-1 所示。

| 表 10-1 | 会阴部肌肉 | |
| --- | --- | --- |
| **肌肉** | **描述** | **作用** |
| 耻尾肌 | 提肛肌的主要组成部分。起自耻骨联合后缘,终于尾骨侧缘。主要分为以下三段:<br>耻骨阴道肌:起自耻骨后方,终于阴道筋膜和会阴体。肌肉在阴道周围呈 U 形<br>耻骨直肠肌:在肛门直肠交界处形成 U 形环,终于直肠后壁,与尾骨侧缘相连<br>耻骨尾骨肌:横向纤维直接形成 Y 形,终于尾骨侧缘 | 作为阴道和阴道括约肌(当阴道痉挛时导致痉挛)的吊带<br>直肠的吊带及附属括约肌<br>使尾骨弯曲以增大肛门直肠弯曲,控制排便 |
| 髂尾肌 | 起自闭孔的骨盆壁上的闭孔内肌面线,延伸并终于尾骨侧缘和肛尾缝 | 支持盆腔器官、控制排尿节制 |
| 球海绵体肌 | 有两个球海绵体肌:后方起自会阴中心腱点,前方起自阴蒂海绵体;侧面包绕阴道口,覆盖前庭球和前庭大腺 | 被称为阴道括约肌,收缩时会使阴道口缩小;前部肌纤维,有助于阴蒂勃起 |
| 坐骨海绵体肌 | 有两个坐骨海绵体肌,一个位于会阴侧面:后方起自坐骨结节内面;前方覆盖并起自阴蒂脚的侧面和后面;侧面起自阴蒂,走行于坐骨支并终于坐骨结节,从坐骨支延伸出一些纤维 | 维持阴蒂勃起 |
| 会阴浅横肌 | 有两个会阴浅横肌:通过肌腱起自坐骨上支的坐骨结节的内表面及前面;终于会阴中心腱点 | 固定会阴中心腱点的位置 |
| 会阴膜 | 起自坐骨下支,跨越骨盆出口,连接于阴道侧壁尿道通过会阴膜 | 协助固定阴道 |

续表

| 肌肉 | 描述 | 作用 |
|---|---|---|
| 会阴中心腱点 | 阴道和肛门中线处的纤维肌性结构,位于尿生殖膈下;是纤维组织,因为是泌尿生殖隔上下筋膜、外部会阴和 Colles 筋膜的结合点;有肌纤维,因为它是一些连接于肌肉的共同位点,这些肌肉的纤维聚合于会阴中心腱点,包括球海绵体肌、会阴浅横肌、会阴深横肌的一些纤维、肛门外括约肌和肛提肌耻骨尾骨肌 | 连接于众多筋膜和肌肉层的共同位点 |

骨盆内筋膜是一层包绕阴道并为阴道和内脏器官提供支撑作用的结缔组织的表层。骨盆内筋膜也通过为尿道和膀胱颈提供支撑作用在排尿节制中起到作用[18~19]。

盆膈从会阴部位开始分隔骨盆腔,可被看做支撑腹腔脏器、骨盆器官的菱形吊床。骨盆膈由提肛肌构成,提肛肌由耻骨直肠肌、耻尾肌、髂尾肌、尾骨肌以及它们的附属筋膜构成(图 10-9)。肛提肌在阴道、尿道和直肠间的嵌入包绕为这些器官的开口提供了通道,并且创造了功能性的括约肌,可以控制排尿和排便。提肛肌维持了盆腔脏器的位置,起始于耻骨上支,走行于腱弓,坐骨内侧筋膜。由一侧插入尾骨最后一段,从中间插入直肠、阴道尿道肌腱,因此构成了这些器官括约肌的一部分。

当骨盆底肌肉受损时,如发生在分娩过程中,对阴道和其他骨盆组织的支持更大程度上依赖韧带和筋膜,当韧带和筋膜在持续的或延长拉伸的负担下会失去防止器官脱垂的作用和/或发生压力性尿失禁。

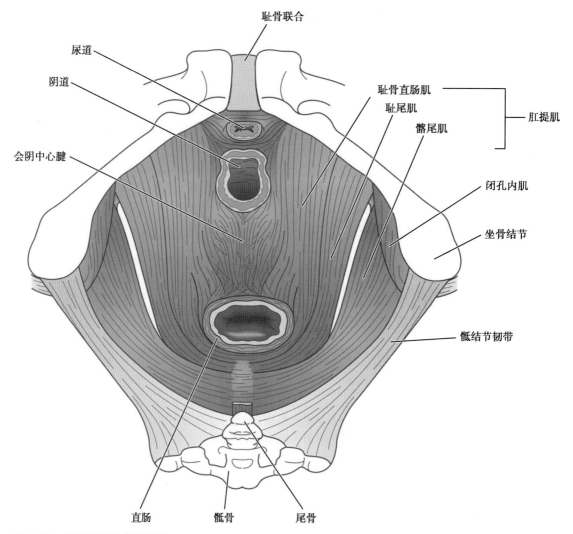

图 10-9 盆膈的结构(顶面观)

### 会阴膜

会阴膜是跨泌尿生殖三角,在盆隔膜之下的纤维膜。泌尿生殖三角是一个由耻骨联合和坐骨结节构成的等边三角形区域。会阴膜历来被称为泌尿生殖膈,然而,最新的研究表明泌尿生殖膈是单层肌肉和筋膜层组织,应该被称为会阴膜[20]。尿道和阴道由此经过。

会阴膜的表层是球海绵体肌、坐骨海绵体肌、浅表层横向会阴肌(图10-10)。会阴体和会阴中心腱点,穿过位于阴道口和肛门之间的会阴中线,是会阴浅横肌、生殖泌尿括约肌、球海绵体肌及肛门外括约肌的集合。作为会阴膜两侧附着位点的会阴体,起到支撑阴道后壁和预防直肠脱垂的作用,可能会发生于分娩第二产程的对会阴体的损伤或对提肛肌的拉伸会导致直肠脱垂。

了解骨盆底解剖如何促进控尿和控便是必要的,有利于理解与怀孕、分娩和衰老相关的变化如何导致一些妇女发生盆底功能障碍,包括压力性尿失禁。

### 膀胱与尿道

女性尿道约长 4cm,走行于耻骨联合后方,从外部开口(即尿道口)一直到膀胱。尿道由被血管组织和肌肉组织包裹的上皮内层组成,以维持尿道在静止期的闭合状态。耻骨尿道韧带固定尿道,由尿道前部延伸至耻骨联合。尿道的闭合压力必须大于膀胱压力以维持排尿节制。这种平衡的实现部分依赖于尿道肌和括约肌的收缩,部分依赖于盆底肌及其附属结构的支持 / 收缩。

维持排尿节制需要两种括约肌的作用:膀胱颈的内括约肌、尿道外括约肌和尿道阴道括约肌复合体。内括约肌是膀胱逼尿肌的延伸,由自主神经支配,然而尿道外括约肌和尿道阴道括约肌复合体由骨骼肌组成,受意志支配。盆底肌肉的支撑作用对于维持排尿控制同样重要,主要的支持结构有阴道壁、骨盆内筋膜、盆筋膜腱弓和提肛肌。骨盆内筋膜包绕阴道并且与筋膜腱弓相连接,筋膜腱弓起到支撑阴道的作用。

尿道经由提肛肌的泌尿生殖孔出骨盆,阴道也穿过泌尿生殖孔。因此提肛肌的基线肌张力在通过维持尿道受压保持排尿节制的作用中十分重要。

### 肛门与直肠

肛管大约长 2.5~5cm,围绕着肛管的肛门括约肌是由肛门黏膜、内括约肌和外括约肌组成的多层结构。肛门括约肌包括一层延续于直肠肌层的肌肉,终止于距离肛门约 1cm 的部位[21]。肛门外括约肌与内括约肌相似,是圆柱状的肌肉结构,部分与肛提肌相交,一直延伸至肛门,它由受意志控制的横纹肌构成。

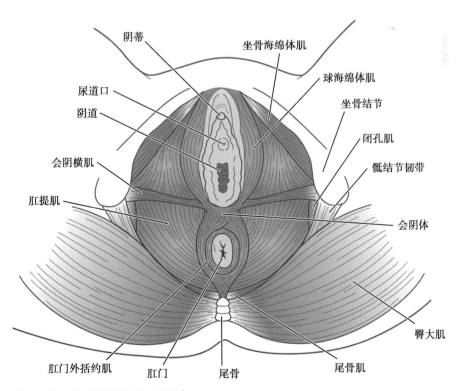

图 10-10　会阴的结构(内表面观)

#### 盆腔神经与血管

会阴由阴部内动脉及其分支如直肠下动脉灌注。这些血管是髂内动脉(下腹内动脉)前支的分支。会阴的神经支配是通过阴部神经及其分支实现的,阴部神经及其分支源于 S2,S3,S4。阴部神经也支配提肛肌、直肠括约肌、外阴和产道下部皮肤以及尿生殖膈肌肉。

## 产科骨盆

从耻骨联合上缘开始,终于骶骨岬(图 10-11),这条假想的位于骨盆边缘的连线,将骨盆分为"假骨盆"和"真骨盆"。假骨盆包括髂窝和髂嵴,此命名是由于其在产科中没有太大意义,以此来定义腹腔的下界。真骨盆构成胎儿通过阴道分娩时必须通过的骨性通道。这个骨性通道是一个弯曲的通路,包括约 5cm 长的较浅前壁和约 10cm 长的深凹的后壁。

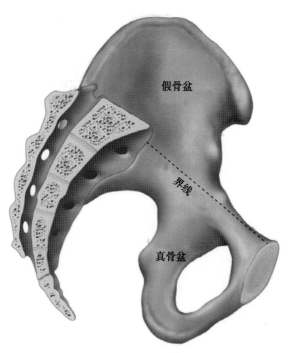

图 10-11　界线是分隔真骨盆和假骨盆的平面,由耻骨联合上缘和后缘、髂耻线和骶骨岬组成

真骨盆有 5 个边界:
1. 上界:骶骨岬、真假骨盆分界线、耻骨联合上缘;
2. 下界:坐骨结节下缘和尾骨尖;
3. 后界:骶骨前缘和尾骨;

4. 侧界:骶骨坐骨切迹和韧带、坐骨内侧;
5. 前界:闭孔和耻骨联合后侧、坐骨升支。

### 真骨盆的临床重要性

产道的形状由骶骨、骶骨坐骨切迹、侧壁、坐骨棘和耻骨弓的结构决定。因此真骨盆的形状与临床在如下几个方面相关。

真骨盆有三个具产科意义的平面:入口平面、中骨盆平面和出口平面(表 10-2)。每个平面都有前后径和横径,这是阴道分娩时评估骨盆大小的关键。

耻骨降支和耻骨联合下缘,也被称为耻骨弓。耻骨联合下方耻骨弓的角度应该至少为 90°,距耻骨联合下几厘米呈 90° 角但是往上又变窄(仍在耻骨联合以下)的耻骨弓减少了骨盆出口直径可利用的空间。

前骨盆(骨盆前部)的内侧应该是圆形的。不是圆形而是有偏向骨盆侧部的角度会减少入口斜径。

骨盆侧壁起自骶骨坐骨切迹前上角,即骨盆入口在向下和向前的最大横径处,延伸至坐骨结节,即骨盆出口最大横径处。正常情况下,它们是轻度聚拢的,若它们的角度线超出骨盆,这两条线就会在膝盖的水平会合。然而,在骨盆检查中它们感觉是平直的,骨盆侧壁的产科重要性体现在骨盆侧壁的角度。聚合还是离散取决于骨盆入口起始点和坐骨结节处的终点距离骨盆前后径是否等距。聚合的侧壁会减少耻骨弓角度,同时伴随出现更明显的坐骨棘。离散的侧壁通常意味着更大角度的耻骨弓。

骶骨坐骨切迹的形态和宽度很重要,因为这会影响入口后矢状径,入口后矢状径与骶骨的形态和旋转共同决定骨盆后段提供给胎儿通过的总空间。

#### 骨盆类型

骨盆的每个平面都有形状,取决于前后径和横径。在 20 世纪 20 年代,Caldwell 和 Moloy 通过 X 线研究根据骨盆形状将骨盆分为 4 个基本类型[22]:①女性型;②男性型;③类人猿型和④扁平型(表 10-3)。骨盆的入口和后部特征决定了骨盆的类型,包括后矢状径,它是横径中点和骶骨岬之间的距离。用于评估骨盆类型的解剖概念为入口、骶骨、骶骨坐骨切迹、骨盆侧壁、坐骨棘和耻骨弓。这些结构的特征会影响骨盆的分娩能力。

Caldwell 和 Moloy 认为,分娩结局与骨盆类型相关。他们回顾并提升我们了解的分娩机制的知识,并说明胎儿头颅的姿势和直径如何影响分娩进程[22]。总之,这些知识在评估分娩进程中十分重要。

大部分女性的骨盆并非单一类型,而是混合型。按照惯例,骨盆依据骨盆后部特征和前部特征之间的趋向来命名。例如:有弧形骶骨和宽的坐骨小切迹的骨盆会有稍稍聚合的骨盆侧壁,会使中骨盆前段和出口处变窄。我们称这种骨盆为男女混合型骨盆。

| 表 10-2 | 骨盆平面和产科径线 | |
|---|---|---|
| **平面** | **平面边界** | **重要的产科平面径线** |
| 骨盆入口(最上方平面):真骨盆的上方入口 | 后部:骶骨岬<br>侧面:界线<br>前部:耻骨联合上缘和耻骨水平支 | 前后径:<br>1. 真结合径:入口的真结合径,起自骶骨岬中点,终于耻骨联合后上缘中点,直径约 11cm 或者更长<br>2. 入口直径:起自骶骨岬中点,终于耻骨联合后缘。若产科径线小于 10cm,便会被认为是小骨盆<br>3. 入口对角径:起自骶骨岬中点,终于耻骨联合下缘中点。这是临床中唯一可以测量的骨盆入口径线。临床上正常的测量值为 11.5cm 或更长<br>横径:是骨盆壁界线间最大距离;约 13.5cm<br>斜径:是骨盆一侧骶髂关节软骨与对侧髂耻隆起间的距离。每条斜径稍小于 13cm(12.75cm) |
| 中骨盆平面:为骨盆最小平面 | 后部:第 4 和第 5 骶椎交界处骶骨<br>侧面:坐骨棘<br>前部:耻骨联合下缘 | 横径(坐骨棘间径):坐骨棘间的距离。正常值约 10cm。是骨盆最小径线,在分娩过程中,胎儿的先露部分需要适应<br>前后径:起自耻骨联合下缘中点,穿过中点横径终于骶骨。这条径线正常值为 11.5cm 或更多 |
| 骨盆出口:可看作由两个三角形组成,横径是两个三角形的公共边 | 后部:骶尾关节<br>侧面:坐骨结节内侧面<br>前部:耻骨联合下缘 | 前后径:起自耻骨联合下缘中点,终于骶尾关节。此径线正常值为 11.5cm 或更多<br>横径(坐骨结节间径、骨盆出口横径):是坐骨结节最下缘内侧面间的距离。此径线正常值为 10cm |

| 表 10-3 | 骨盆类型及鉴别特征 | | |
|---|---|---|---|
| **骨盆类型及描述** | **鉴别特征** | | **图示** |
| **女性型** | | | |
| 这是最常见的女性骨盆类型,41%~42% 的女性骨盆为女性型。这是分娩的理想骨盆 | 入口:圆形。横径和前后径相等或略大于前后径。后矢状径略小于前矢状径<br>骶骨:与耻骨联合平行<br>骶骨坐骨切迹:与骶棘韧带约有 2.5~3 指的距离<br>侧壁:直骨盆侧壁<br>坐骨棘:钝的,既不突出也不尖锐<br>耻骨弓:宽(≥ 90°) | | |
| **男性型** | | | |
| 是男性中较为常见的骨盆类型。32.5% 的白种女性和 15.7% 的非白种女性骨盆为男性型。男性型骨盆较大,增加了阴道分娩的难度和后位分娩与产钳助产的发生率。中平面和出口的狭窄增加了头盆不称和剖宫产的发生率 | 入口:心形。后部为楔形,前部(前骨盆)狭窄,呈三角形。后矢状径比前矢状径短。骨盆后部容纳胎头空间有限<br>骶骨:向前倾斜,平<br>骶骨坐骨切迹:弓形,狭窄,与骶棘韧带约有 1.5~2 指的距离<br>侧壁:内聚<br>坐骨棘:突出的,尖锐的,因此使中平面的横径(坐骨棘间径)缩短<br>耻骨弓:狭窄,远小于 90° 的锐角 | | |

续表

| 骨盆类型及描述 | 鉴别特征 | 图示 |
|---|---|---|
| **类人猿型** | | |
| 在非白色人种中较为常见,40.5%的非白种女性和 23.5% 的白种女性型的骨盆为类人猿型。在四种骨盆类型中,此类型骶骨最长,也是最深的骨盆。由于耻骨弓的狭窄导致的出口的狭窄这个主要问题被长的前后径所平衡,因此骨盆后部可以为胎儿提供空间<br><br>这种骨盆的形状更适合胎儿后位。若尺寸够大,则适合阴道分娩 | 入口:椭圆形。前后径远大于横径。骨盆前部(前骨盆)是尖的,比后部更为狭窄。<br>骶骨:向后倾斜,因此后矢状径很长,穿过整个骨盆。骨盆后部可以为胎头提供更大的空间。<br>骶骨坐骨切迹:高度较为正常,可是很宽。在坐骨棘和骶骨间,与骶棘韧带约有 4 指的距离。<br>侧壁:内聚。<br>坐骨棘:通常为突出的,可是并不尖锐,中平面横径(坐骨棘间径)通常比女型短,可是比男型长。<br>耻骨弓:较窄。 | 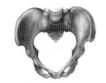 |
| **扁平型** | | |
| 较罕见,不适合阴道分娩。在所有骨盆类型中,此类型最宽也最浅。这些特征使得胎头的旋转和下降困难。这种类型在所有女性型中的发生率都小于 3% | 入口:扁的。前后径短,横径长。骨盆前部(前骨盆)很宽<br>骶骨:后倾,完全中空<br>骶骨坐骨切迹:在坐骨棘和骶骨间呈锐角,很宽很平<br>侧壁:稍内聚<br>坐骨棘:有些突出,可是由于横径很宽,贯穿整个骨盆,这种突起没有影响<br>耻骨弓:很宽;是所有类型中最宽的 | 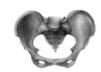 |

# 月经周期:简介

月经是从拉丁语中的 mensis 演化来的词,意思是月份。在一些文化中,这个生理事件有不好的寓意,当然并非所有文化都是如此。根据 1878 年出版的《英国医学杂志》,"毫无疑问,若正处于月经期的女性来腌制肉,肉就会被污染"[23]。在现代英语中,到处可见对月经周期的委婉说法,如"诅咒"、"本月不适时期"。在波利尼西亚语中,"禁忌"这个词和"月经"同义[24]。甚至在今天,有关卫生产品的全国性广告也会避免使用"月经"这个词。

关于月经周期,我们还有很多未知领域,如月经是否是必要的健康生理活动。虽然人类女性通常每月来潮,一些其他的灵长类动物并非如此;很多其他的哺乳动物都有发情周期,包括排卵和重吸收,而非月经周期。一些科学家,如进化生物学家 Profit,假定月经周期在排出女性体内细菌中发挥作用[25]。还有其他问题如月经周期是有益处的,还是完全无用的? 还有一些科学家认为一般妇女避孕应该采用激素抑制手段[26]。

现如今,我们都清楚月经周期的生理是一个很复杂的过程。在过去几十年中,科学发现揭示了更多关于女性器官功能和激素环境的相互作用的信息。随着越来越多的发现,理解月经周期这一过程变得越来越复杂。

为了有助于理解月经周期,我们做了一些假设。主要是每位女性的月经周期均为 28 天,并且均会排卵。这些"事实"都不一定是真的。正常的月经周期可以持续 24~35 天,在月经初潮后的第 5~7 年以及绝经前的最后 10 年变化更大。

月经周期有两个阶段:卵泡期开始于月经来潮,结束于黄体生成素激增的前一天。黄体期开始于黄体素激增的那天,结束于下一次月经来潮。为了便于理解,我们将月经周期进行了阶段的划分,并设定了时间序列。再次强调,这只是人为的划分。这里对于月经周期的讨论将女性生殖系统的生理分为几个部分,首先是对于类固醇激素和下丘脑 - 垂体 - 卵巢轴的讨论。接下来对卵巢周期的解剖学及其相关生理和解剖学发展进行了回顾,最后是对子宫内膜周期性变化的讨论。

## 类固醇激素

在人体中有很多激素存在,大致分为以下三类:胺类、前列腺素和类固醇激素。性激素是类固醇激素的一种;所有的激素通过一系列的化学反应即类固醇合成过程由胆固醇合成。性激素主要包括雌激素、孕激素和雄激素。在健康的排卵的女性中,性激素合成的主要部位为卵巢。其他次要的部位场所包括脂肪和骨骼肌,可以产生少量的性激素。

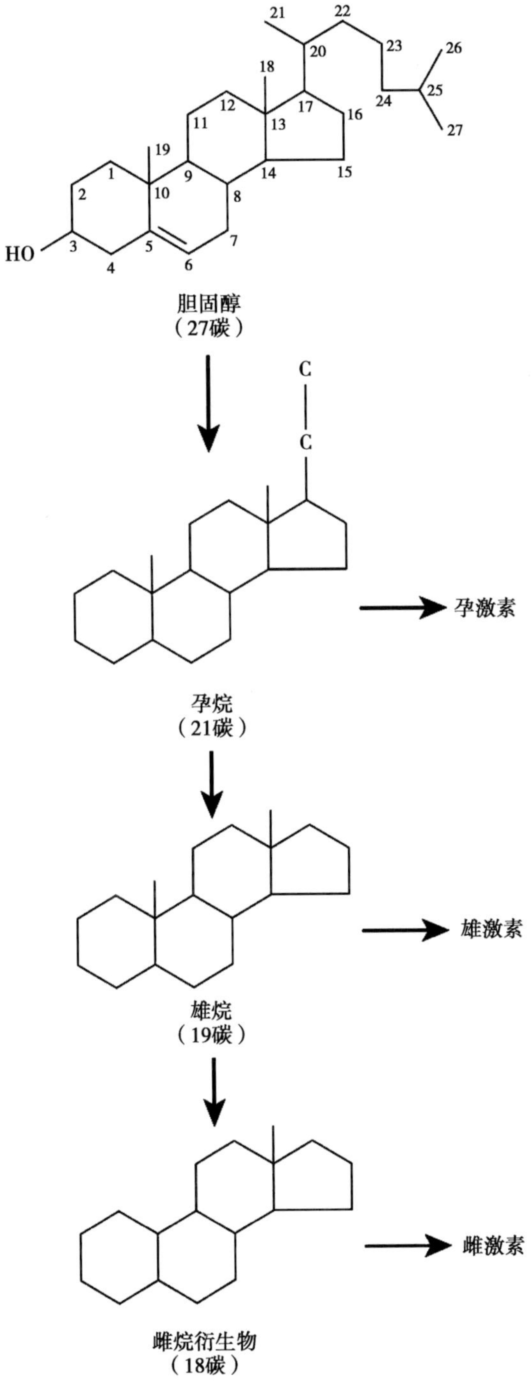

图 10-12 性激素的生物合成

所有的性激素都源自 27 碳链胆固醇。从 27 碳链胆固醇开始,一种名为 P450 scc(scc signifies cholesterol side-chain cleavage)的线粒体酶催化了

从胆固醇向孕烯醇酮的转化过程。孕烯醇酮是一种前体物质,可转化为 21 碳链孕激素和肾上腺皮质激素。进一步的化学反应会去掉羟孕烯醇酮的碳,形成 19 碳链雄烯二酮,这是一种前体物质,可以进一步转化为雄激素,包括睾酮。芳构化会去掉 19 碳链中的碳形成 18 碳链雌烷,包括了所有的雌激素[27~28](图 10-12)。总的来说,类固醇合成过程是一个精美高效的过程,所有的性激素通过几步化学反应由胆固醇从 27 碳到 18 碳的脱碳过程合成。

类固醇合成过程与促性腺激素、促卵泡素(FSH)、促黄体生成素(LH)和正常的生殖器官之间的相互作用密不可分。促卵泡素和促黄体生成素的合成是下丘脑 - 垂体 - 卵巢轴的一部分,如图 10-13 所示。

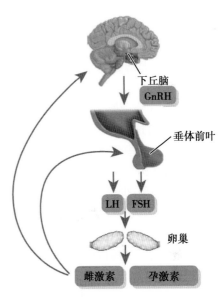

图 10-13 下丘脑 - 垂体 - 卵巢轴。FSH,促卵泡素;GnRH,促性腺激素释放激素;LH,促黄体生成素

## 下丘脑 - 垂体 - 卵巢轴

下丘脑 - 垂体 - 卵巢轴是指这几个独立的内分泌器官共同作用,就像是同一个器官一样产生的反应。正如我们所要提到的,下丘脑、垂体、卵巢的相互作用是通过反馈回路控制的。

下丘脑通过以脉冲方式分泌释放因子或抑制因子到下丘脑垂体门脉系统的方式来控制生殖系统[29]。这些因子之后会作用于垂体前叶。控制生殖系统的下丘脑释放因子包括促卵泡释放因子(FRF),促黄体生成激素释放因子(LRF)和催乳素抑制因子(PIF)。FRF 和 LRF 合称为促性腺激素释放因子。

脑垂体由两叶组成,包括腺垂体和神经垂体。当受到下丘脑释放因子的刺激后,腺垂体的细胞就会分泌促性腺激素、促卵泡素、促黄体生成素和催乳素。之后促卵泡素和促黄体生成素通过循环进入卵巢。女性卵巢是产生雌激素和孕酮的场所,这个过程发生于卵巢卵泡膜或颗粒细胞。

### 反馈回路对下丘脑-垂体-卵巢轴的控制

反馈系统,无论是在生物学还是信息学中,都是某些因子以一种特殊方式抑制或兴奋产物的方法。正反馈为兴奋作用,负反馈为抑制作用。不久前人们将下丘脑-垂体-卵巢轴的反馈系统做成一个简化的图,这是在基础科学课程中用于解释负反馈的通用模型。然而这个简图无法解释女性身体中发现的一些因子。如促性腺激素释放因子不是一成不变的,而是波动的,这是源自优势卵泡、直接作用于垂体前叶的类固醇和肽类的反馈调制的结果。

而且,尽管下丘脑-垂体-卵巢轴有时会有负反馈系统,它不仅仅有这一项功能,雌激素和孕激素也不是唯一的介质。有些介质刺激下丘脑和垂体,有些介质对这两个结构都没有刺激作用,有些刺激只刺激其中一个。例如:少量的雌激素会抑制促黄体生成素,然而大量的雌激素会兴奋促黄体生成素。

有三种肽会影响反馈,分别是抑制素、激活素和卵泡抑素,在促卵泡素的刺激下由卵巢颗粒细胞合成,形成卵泡液。抑制素,正如其名,会抑制促卵泡素的分泌。这种肽也会促进卵泡膜细胞促黄体素的合成,也会抑制促性腺激素释放因子的作用。相反,激活素会兴奋促卵泡素、抑制颗粒细胞孕酮的合成。我们假定第三种主要的肽-卵泡抑素会通过与激活素的结合将之灭活,由此来削弱促卵泡素的活性。

其他因子也在卵巢功能中发挥了重要作用。例如:卵巢是合成胰岛素样生长因子1(IGF-1)的场所,IGF-1 独立于其他因子单独作用。生长因子也会促进卵泡膜细胞合成雄激素以及促卵泡素在颗粒细胞中的作用。一般来说,促卵泡素在颗粒细胞中起到多种作用,这些作用又受到生长因子的影响,在所有的生长因子中,理论上 IGF-Ⅱ是最为重要的[30]。

总的来说,不存在可以描述整个月经周期的简单的反馈回路。尽管在月经周期的不同阶段我们能看到正反馈过程,可是我们知道月经周期有有效的负反馈系统。一般来说,我们发现越多的影响因素,越会发现我们知之甚少。

## 卵巢周期

一些助产士常常会提醒妇女,如果她怀的是女孩儿,她也在为她的下下代携带卵细胞。如同所有女性一样,当子宫内的女孩儿还是 20~28 周的胎儿的时候,她便拥有了大部分的初级卵母细胞。由于闭锁作用,到青春期时,初级卵母细胞的数量已经由从几百万减少至几千,虽然我们对闭锁作用还没有完全理解。

当月经周期建立以后,每个月的减数分裂就开始了,部分卵子便会成熟。在这个过程中,原本有 46 条染色体的初级卵母细胞通过减数分裂形成拥有 23 条染色体的次级卵母细胞和一个极体。极体通常会消失并被吸收。颗粒细胞包绕着每一个次级卵母细胞。这些围绕着的卵母细胞被称为原始卵泡(图 10-14)。卵泡通过卵巢皮质分散开来。

育龄期女性的卵巢处于不断变化的状态。这些变化是由于月经周期中的卵巢周期造成的。卵巢周期可以分为两个阶段:卵泡期和黄体期,这是排卵和月经来潮这些事件的发生被分别分析的结果。由于激素有受体特异性,因此卵巢细胞有受体位点,这对维持卵巢的正常功能和正常的月经周期十分重要。随着卵巢的各种变化的发生,卵巢细胞的受体便会出现并作用于反馈系统。

### 卵巢周期中的卵泡期

卵泡期长短不一,平均为 10~14 天。卵巢周期的这个阶段是为了产生可以受精的卵子。

在卵巢中有处于不同成熟阶段的卵泡。随着时间推移,成群的不成熟卵泡逐渐发育。这些原始卵泡会逐渐生长,直到一颗卵泡成熟,其余卵泡退化,这个过程平均为 1 年多。在月经周期的第 5 天,一群卵泡中的一颗开始占优势。有关一个卵泡开始成熟、其他卵泡退化为间质组织的机制尚未明确。在优势卵泡的发育过程中,与其他卵泡相比,优势卵泡的促卵泡素受体会增加,使之可以产生自己的雌激素环境。在此周期中,随着雌激素水平逐渐升高至仅次于排卵时的水平,促卵泡素的分泌会减少,这可能会使无法产生雌激素环境的卵泡凋亡。与此同时,卵泡膜细胞在卵巢中迅速生长。也许由于雌激素水平过高,优势卵泡中的颗粒细胞开始产生促黄体生成素的受体。

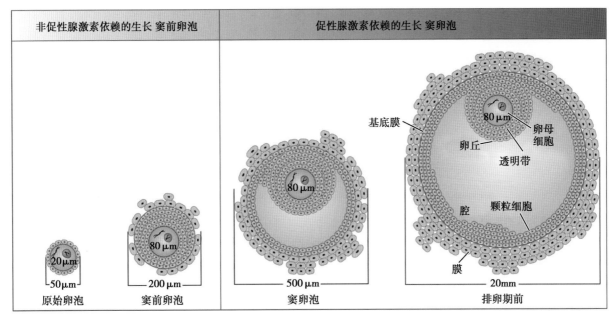

图 10-14　卵泡的生长

**腔前卵泡**

随着原始卵泡的生长,一层卵泡膜细胞开始在颗粒细胞周围生长,基底膜分为两组。这些卵泡之后会成为腔前卵泡。在促卵泡素的影响下,成熟卵泡周围的颗粒细胞开始增殖并分泌雄激素和雌激素,尤其是雌激素。卵泡颗粒细胞上有促卵泡素的受体,利用环磷酸酰胺(cAMP)的能量,细胞可以发生转化,正如类固醇合成过程中描述的那样,通过芳构化作用,雄激素转化为雌激素;同时,有促黄体生成素受体的卵泡膜细胞利用 cAMP 合成雄激素。在腔前卵泡中,促卵泡素和雌激素促进促卵泡素受体的生长。

尽管卵泡周期通常进展顺利,在一些女性中,有大量雄激素产生,颗粒细胞无法代偿并将之转化为雌激素。在这种情况下,卵泡最终闭锁。这种现象出现在多囊卵巢综合征的女性中,在妇科疾病这一章中会有对多囊卵巢综合征的详细描述。

**窦卵泡**

称为窦的腔隙产生于颗粒细胞的细胞间隙中。这种窦的出现被诊断为窦状卵泡。窦中充满液体,这些液体实际为大量的雌激素。和腔前卵泡相同,窦状卵泡也有促黄体生成素受体,仅存在于卵泡膜细胞上,促卵泡素仅存在于颗粒细胞。

**排卵前卵泡**

卵泡外层会变成半透明状态,我们称之为透明带。之后,透明带周围会有更多的颗粒细胞,我们称之为放射冠。放射冠会通过一团颗粒细胞与卵泡主体相连,我们称这些颗粒细胞为卵丘。当我们可以观察到这些变化时,我们称这个卵泡为排卵前卵泡或格拉夫卵泡。在一个月经周期的第12 天或第 13 天,卵母细胞漂浮于卵泡腔中;在第14 天,成熟卵泡或格拉夫卵泡会突出于卵巢。在排卵发生前,颗粒细胞的体积就开始增大,并且当细胞表面出现促黄体生成素的受体时,出现黄体素的积聚。

正如图 10-15 所示,雌激素和促黄体生成素密切相关。排卵前约 24~36 小时,雌激素水平达到峰值,随后促黄体生成素也会达到峰值。一些研究者发现当雌激素水平高的时候女性运动员更容易受伤,他们认为这种倾向与胶原代谢有关,这是一个受雌激素水平影响的过程[31]。此时,雄激素水平也开始上升,可提高性欲,也许与进化过程相关[32]。

**排卵**

排卵即释放卵子,通常发生于促黄体生成素激增后 10~12 小时,雌激素峰后 24~36 小时,排卵不是由单一原因引起的。卵母细胞、卵丘及卵泡液一起被排出。输卵管的伞端摆动并拾卵,卵子进入输卵管。这时,一些妇女会有些许不适,我们称为经间痛。卵巢中剩余的卵泡细胞(颗粒细胞和卵泡膜细胞)会形成黄体,约 1 周后,形成成熟黄体。若没有发生受精,黄体会退化为白体。

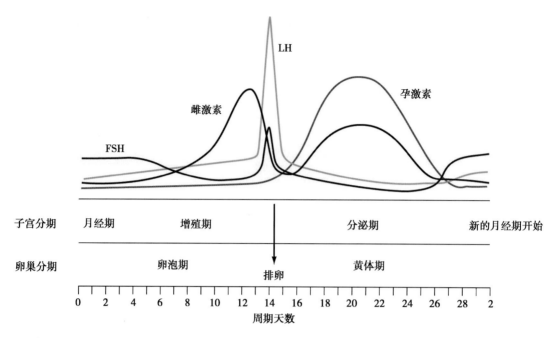

图 10-15 月经周期中激素的变化

促黄体生成素激增是排卵最可靠的指标[33],约持续 48 小时或更长,会促进卵泡中颗粒细胞黄体化,促进前列腺素及其他卵泡破裂过程中需要的其他类花生酸类物质的合成。孕激素水平随着促黄体生成素的激增而上升,也许这是促卵泡素和促黄体生成素水平同时达到峰值的终止。低水平的孕激素在促卵泡素和促黄体生成素达到峰值中起到作用,然而高水平的孕激素会抑制促卵泡素水平的升高。孕激素和前列腺素共同作用于加快溶解卵泡壁的过程。卵泡内高水平的前列腺素有利于卵母细胞的保留,这是口服避孕药可以减少卵巢癌发生的理论基础。当卵母细胞不存在时,出现相应的峰值并没有临床意义;如果没有成熟的排卵前卵泡,峰值不会出现。这些复杂的相互依赖关系组成了卵巢周期过程。

排卵过程中还有其他的生理活动。例如,受卵泡中期到晚期的雌激素的影响,宫颈黏液增加,变得稀薄清凉;宫颈软化;子宫外口稍稍开放。宫颈黏液的变化有利于精子的通过。排卵后,高水平的孕激素会使宫颈黏液增厚,精子无法穿透。

### 黄体期

卵巢颗粒细胞可以产生雌二醇和孕酮。过去对于月经周期的简单描述认为孕酮在排卵后才会产生。尽管孕酮水平在排卵后急剧升高,在促黄体生成素激增的第 8 天达到峰值,它在月经周期的第 10 天便开始升高了。孕酮抑制新的卵泡的生长。

然而,卵巢周期中的卵泡期的长度不等,黄体期的长度基本上稳定在 14 天。若没有发生受精,这个时长与黄体的寿命直接相关。在黄体期,依旧会产生雌激素,这加速了黄体的破坏。由于孕酮与基础体温(basal body temperature,BBT)的升高相关,对基础体温的日常测量会显示,在排卵发生后,会有基础体温的升高,这也就使热活动在事后测量中有意义,并且是一些自然避孕法的基础。包括催产素在内的其他多种因素也可能参与了这一过程。

### 黄体卵泡过渡期

在黄体卵泡过渡期,黄体消亡,雌激素、孕激素和抑制素水平下降,因此在两个周期间有过渡时间。由于抑制素 A 的产生减少,促卵泡素水平开始上升;相反,由于雌激素和孕激素水平低,促性腺激素释放激素开始增加,促进了下丘脑和垂体的促卵泡素和促黄体生成素的产生和分泌。促卵泡素使卵泡免于闭锁,重新开始新的循环。

## 子宫内膜周期

大部分文章将子宫内膜周期分为两个阶段:增殖期和分泌期。有些专家认为缺血性改变发生于分泌期,因此缺血期是一个独立的阶段。同样,有些文章认为月经期是子宫内膜月经周期的第一阶段(图 10-16)。

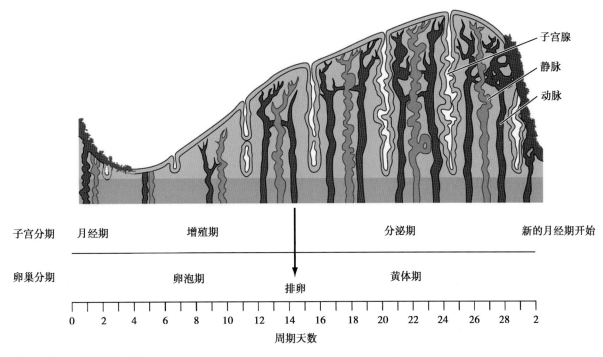

图 10-16 子宫内膜周期

## 增殖期

子宫内膜周期的增殖期相对应于卵巢周期的卵泡期。在这个阶段,子宫内膜组织在升高的雌激素的影响下增殖。子宫内膜腺体由狭窄的管状增大为可以相互联系,称为连续的内层。

在极少数情况下,如在外源性雌激素治疗者或不排卵的女性中,子宫内膜持续增生。这会有子宫内膜过度增长的风险;这是子宫内膜癌的危险因素。在"月经失调"章节中会对此作详细描述。

## 分泌期

排卵期孕激素水平的升高对子宫内膜有重要影响,使增殖期的子宫内膜开始进入分泌期。增殖期的时间长短不一,然而组织外观的变化都是类似的。显然,螺旋血管会更加弯曲,腺体会增长弯曲。在周期的第 21~27 天,着床发生时,间质会水肿,并出现三个不同的层,分别是:海绵层(最表层),致密层(中间层)和基底层(最内层)。当子宫内膜进入分泌期,持续性子宫内膜增生的风险就会降低。有研究证明外源性孕激素有利于促进分泌期子宫内膜的生长,因此将孕酮作为雌激素的辅助治疗手段成为围绝经期激素治疗的标准操作。

## 缺血期

大约在月经周期的第 25 天,如果没有发生着床,雌激素和孕激素水平的降低会导致子宫内膜崩解脱落。组织萎缩,静脉回流减少,螺旋动脉内的血流量减少,引起动脉节律性收缩和舒张。细胞凋亡的发生使子宫开始进入下一阶段:月经期。

## 月经期

当子宫内膜变薄,血液进入子宫腔。月经血的出现标志着女性下一个月经周期的第一天。雌激素及孕激素撤退后出血的一致性预示着功能性器官和内分泌系统的正常的月经周期。

对于闭经的检查通常包括负荷试验,在试验中,会让女性服用孕酮来确定在服药后是否会出现撤退性出血。如果会出现,就可以证明没有终末器官紊乱、体内有适量的内源性雌激素。在"月经失调"章节中会对此负荷试验有详细的介绍。

在世界上,每天约有百万计的女性经历月经,这是一个正常的生理过程,对此还有很多未明的生理学知识。然而,尽管月经周期非常复杂,但大部分女性的月经能规律出现,这是人体天生的能力。图 10-17 在一个图表中描述了完整的月经周期,包括卵巢周期、激素周期和卵巢周期[34]。表 10-4 概述了月经周期,并对主要事件进行了排序。

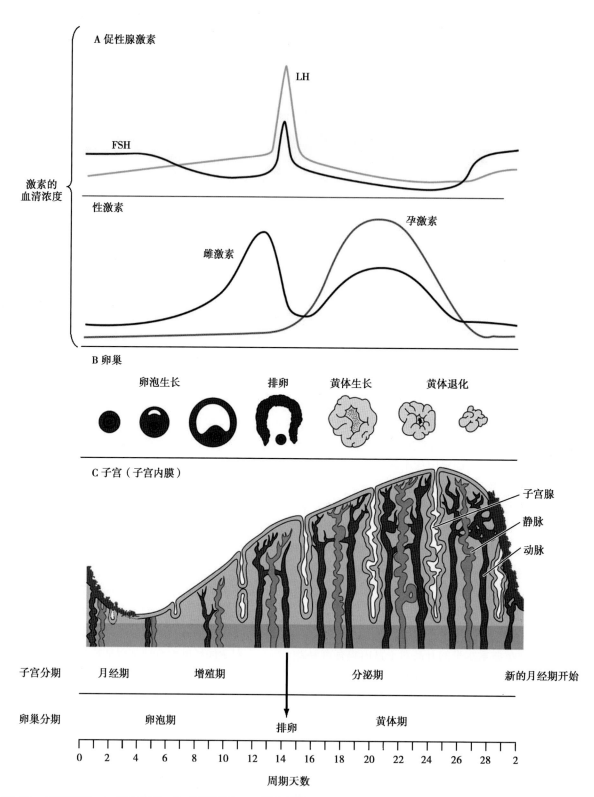

图 10-17 月经周期。A. 激素周期。B. 卵巢周期。C. 子宫周期

| 表 10-4 | 月经周期概述 | | | |
| --- | --- | --- | --- | --- |
| 日期 | 卵巢周期 | 子宫内膜周期 | 雌激素和孕酮 | 变化 |
| 1~5 | 卵泡期 | 月经期 | 低水平 | 抑制素下降<br>促黄体生成素和促卵泡素水平开始慢慢升高,约从第27 天开始 |
| 6~14 | 卵泡期 | 增殖期 | 产生雌激素(产生少量孕酮) | 促黄体生成素启动黄体化,颗粒细胞层开始产生孕酮<br>孕酮水平的升高会为雌激素起到正反馈作用,也许对于月经中期促卵泡素达到峰值起到很重要的作用,尽管月经中期促卵泡素水平达到峰值的机制尚未完全明确<br>雌激素达到一定水平足够达到和维持雌二醇的阈值浓度有助于促黄体生成素的激增<br>月经中期局部和外周雄激素的增加来源于退化卵泡的卵泡壁<br>促黄体生成素水平激增几个小时后,激素释放水平的变化会抑制卵母细胞的成熟 |
| 14 | 排卵期 | 增殖期 | 高水平雌激素,产生孕酮 | 月经中期高水平的雌激素引起促黄体生成素激增及促黄体生成素分泌水平的持续升高<br>抑制对卵母细胞成熟的抑制作用有助于最终卵母细胞的成熟<br>促黄体生成素水平的激增会导致颗粒细胞黄体化,以及卵泡中孕酮和前列腺素的合成<br>孕酮和前列腺素共同作用消化、削弱并最终使卵泡壁破裂<br>月经中期促卵泡素达到峰值使得卵母细胞从卵泡的附属物中分离出来,保证有足够的促黄体生成素受体以进入正常的黄体期 |
| 15~26 | 黄体期 | 分泌期(着床期) | 孕酮占优势,也存在雌激素 | 黄体中的孕酮在中央和卵巢中起作用,抑制新的卵泡的生长<br>高水平的孕酮通过抑制下丘脑的促性腺激素释放激素来抑制垂体分泌促性腺激素<br>高水平的孕酮通过干扰雌性激素的活动来抑制垂体对促性腺激素释放激素的反应<br>黄体的退化可能通过局部前列腺素浓度的改变介导的,自身产生雌激素启动溶黄体作用<br>妊娠早期,人体绒毛膜促性腺激素维持黄体的功能,直到胎盘的类固醇合成建立 |
| 27~28 | 黄体期 | 分泌晚期(缺血期) | 雌激素和孕酮水平下降 | 黄体的退化使得雌激素、孕酮和抑制素水平下降<br>低水平的抑制素解除了对脑垂体的促卵泡素的抑制<br>低水平的雌激素和孕酮使得促性腺激素释放激素分泌量增多,解除了对垂体的负反馈作用<br>抑制素和雌二醇水平的下降以及促性腺激素水平的上升使得促卵泡素的分泌增加(促黄体生成素减少)<br>促卵泡素水平的升高有利于优势卵泡的成熟 |

## 女性性反应

女性性反应是心理过程和生理刺激之间复杂的相互作用,具有极大的个体差异。性行为可以有许多不同的表述,如:术语"sexarche"指的是初次性行为的年龄。本节描述的是生理反应,但要认识到,仅仅通过了解女性性反应的基本生理过程,是无法充分描述个人的性行为和性反应的。人类性和行为的领域并没有成为重大科学研究的主题。

性行为可能有很多组成部分。从生理角度看,女性的性反应有四个主要阶段,如表 10-5 [35,36] 所示。这个模型最初是由马斯特斯和约翰逊提出,这四个阶段被称为兴奋期(excitement)、平台期(plateau)、高潮期(orgasm)和消退期(resolution) [35]。巴森等人在此基础上加入情感、认知和心理因素,扩大了对女性性反应的理解,并为阐明这种复杂现象提供了更详细的模型(图 10-18) [37]。值得注意的是,女性性高潮只是女性性反应的一个方面。

表 10-5 所列的四个阶段可能重叠、重复或不存在。此外,女性并不总是按照同样的顺序经历这些阶段 [38]。

高潮可以通过阴道插入或阴蒂刺激来引起,但没有这些刺激也可能发生。一般来说,阴蒂刺激是引起高潮的生理刺激的最常见来源。"G 点"是女性的性反应中关于解剖学的一个有趣的争论,它被认为是阴道前部神经的解剖学集合,是阴道刺激高潮的来源。但随后的解剖学和生理学研究都没有证实这 G 点的存在 [38,39]。

高潮由感觉神经和自主神经同时控制,它开始于阴部神经传递来自阴蒂和外生殖器的信息;随后,该区域的血流量增加。然后在阴道、尿道、肛门和子宫发生平滑和骨骼肌收缩的反射波。

雌激素,尤其是雌二醇,是调节女性性反应的主要激素,但输入性激素的作用还不完全清楚。然而,绝经后雌二醇含量较低是阴道萎缩、血管收缩和阴道润滑困难的原因。这些与衰老相关的变化会导致性欲、性冲动和性高潮减退 [40]。

| 表 10-5 | 女性性反应模型 |
|---|---|
| 阶段 | 描述 |
| 欲望期(Desire) | 对性行为的渴望;性幻想和画面的呈现;<br>阴道润滑;<br>阴道内三分之二处扩张,阴道变得润滑。宫颈和子宫向前;大阴唇变平,小阴唇变大。若是经产妇,则大阴唇也变大;<br>流向生殖器的血流量增加,阴蒂的勃起组织扩张;<br>乳头勃起,乳房会稍微增大;<br>在 50%~75% 的女性中,心率、呼吸频率、血压和肌肉张力的增加会导致皮肤血管充血,这种现象被称为"性潮红"(sex flush) |
| 唤醒期(Arousal) | 生理变化带来的性快感;<br>当子宫升高时,阴道内三分之二处扩张(称为"tenting"),阴道外三分之一缩小和开口狭窄;<br>小阴唇和大阴唇充盈并变大;<br>阴蒂缩回阴蒂包皮内;<br>乳房增大,乳晕血流增加;<br>可能发生性潮红,出现泛红的皮肤状态;<br>心率、呼吸频率和血压会进一步增加 |
| 高潮期(Orgasm) | 性快感达到顶峰;<br>子宫、阴道外三分之一、肛门括约肌和阴蒂发生有节奏的肌肉收缩;<br>心率、呼吸频率和血压处于最高水平;<br>其他肌肉,比如臀部或脚上的肌肉,可能会不自主收缩 |
| 消退期(Resolution) | 幸福感;<br>如果有持续的性刺激,可能出现多高潮反应;如果没有,相关器官就会恢复到未被唤醒的状态;<br>血管充血消散;子宫、阴道和阴蒂恢复到正常大小和解剖位置;<br>乳房缩小;乳晕和乳头变平;<br>呼吸、心率和血压恢复正常 |

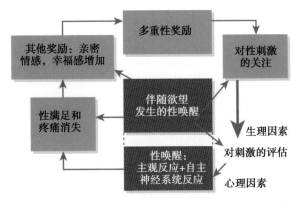

图 10-18　人类性反应被描述为一个基于动机或奖励的循环周期，周期各阶段可重叠、顺序可变。性欲望感最初可能存在，也可能不存在；它可以和性刺激引起的性唤醒同时被触发。性唤醒包括主观反应和身体反应。心理和生理因素影响大脑对性刺激的评价。性和非性的结果影响目前和未来的性动机。ANS，自主神经系统

## 结论

本章概述了女性生殖系统的解剖与生理。如果助产士要照顾患有特殊疾病的妇女，如盆底肌功能障碍、性功能障碍或月经紊乱，就需要额外的详细知识，了解生殖系统的解剖和生理如何影响妇女的健康，可以在"信息资源"一节提供的材料中找到相关信息。

（侯睿 译　陆虹 审）

### 信息资源

| Organization | Description | Webpage |
| --- | --- | --- |
| Bartleby.com | *Gray's Anatomy of the Human Body* online; free access to the book and illustrations | http://www.bartleby.com/107/ |
| Association of Reproductive Health Professionals (ARHP) | Female sexual response | http://www.arhp.org/publications-and-resources/clinical-fact-sheets/female-sexual-response |

### 参考文献

1. Clemente CD. *Anatomy: A Regional Atlas of the Human Body*. 6th ed. Philadelphia, PA: Lippincott Williams & Wilkins; 2011.

2. Geddes DT. Inside the lactating breast: the latest anatomy research. *J Midwifery Womens Health*. 2007;52:556-563.

3. Ramsay DT, Kent JC, Hartmann RA, Hartman PE. Anatomy of the human breast redefined with ultrasound imaging. *J Anat*. 2005;206:525-534.

4. Love RM, Barsky SH. Anatomy of the nipple and breast ducts revisited. *Cancer*. 2004;101:1947-1957.

5. Howard BA, Gusterson BA. Human breast development. *J Mammary Gland Biol Neoplasia*. 2000;5(2):120-137.

6. Pauls RN. Anatomy of the clitoris and the female sexual response. *Clin Anat*. 2015;28:376-384.

7. Hayes D, Clark NR. Gynecologic anatomy and physiology. In Schuiling KD, Likis FE, eds. *Women's Gynecologic Health*. 3rd ed. Burlington, MA: Jones & Bartlett Learning; 2017:77-93.

8. Moore, KL, Persaud TVN, Torchia MG. *The Developing Human: Clinically Oriented Embryology*. 10th ed. Philadelphia, PA: Elsevier; 2016.

9. Sivridis E, Giatromanolaki A. Proliferative activity in the postmenopausal endometrium: the lurking potential for giving rise to an endometrial carcinoma. *J Clin Pathol*. 2004;57(8):840-844.

10. Deveduex D, Marque C, Masour S, Germain G, Duchêne J. Uterine electromyography: a critical review. *Am J Obstet Gynecol*. 1993;169(6):1636-1653.

11. Vink JY, Qin S, Brock CO, et al. A new paradigm for the role of smooth muscle cells in the human cervix. *Am J Obstet Gynecol*. 2016;215(4):478.e1-478.e11.

12. Nott JP, Bonney EA, Pickering JD, Simpson NAB. The structure and function of the cervix during pregnancy. *Translat Res Anatom*. 2016;2:1-7.

13. Rimon-Dahari N, Yerushalmi-Heinemann L, Alyagor L, Dekel N. Ovarian folliculogenesis. *Results Probl Cell Differ*. 2016;58:167-190.

14. Jørgensen A, Rajpert-De Meyts E. Regulation of meiotic entry and gonadal sex differentiation in the human: normal and disrupted signaling. *Biomol Concepts*. 2014;5(4):331-341.

15. Gilbert SF. The saga of the germ line. In: *Developmental Biology*. 6th ed. Sunderland, MA: Sinaur Associates; 2000. Available at: http://www.ncbi.nlm.nih.gov/books/NBK10008. Accessed October 1, 2012.

16. Huseynov A, Zollikofer CP, Coudyzer W, et al. Developmental evidence for obstetric adaptation of the human female pelvis. *Proc Natl Acad Sci USA*. 2016;113(19):5227-5232.

17. Ritchie JR. Orthopedic considerations during pregnancy. *Clin Obstet Gynecol*. 2003;46(2);456-466.

18. Chermansky CJ, Moalli PA. Role of pelvic floor in lower urinary tract function. *Auton Neurosci*. 2016;200:43-48.

19. Ashton-Miller JA, DeLancey JOL. Functional anatomy of the female pelvic floor. *Ann NY Acad Sci*. 2007;1101:266-296.

20. Stoker J. Anorectal and pelvic floor anatomy. *Best Pract Res Clin Gastroenterol*. 2009;23:463-475.

21. Barleben A, Mills S. Anorectal anatomy and physiology. *Surg Clin North Am*. 2010;90:1-15.

22. Caldwell WE, Moloy HC. Anatomical variations in the female pelvis: their classification and obstetrical significance. *Proc R Soc Med.* 1938;32(1):1-30.

23. Story W. Menstruation and the curing of meat. *Br Med J.* 1878;1(904):633.

24. Mills J. *Womanwords.* New York, NY: Holt; 1989.

25. Howes M. Menstrual function, menstrual suppression, and the immunology of the human female reproductive tract. *Perspect Biol Med.* 2010;53(1):16-30.

26. Hitchcock CL. Elements of the menstrual suppression debate. *Health Care Women Int.* 2008;29(7): 702-719.

27. Brucker MC, Likis FE. Steroid hormones. In: Brucker MC, King TL, eds. *Pharmacology for Women's Health.* 2nd ed. Burlington, MA: Jones & Bartlett Learning; 2017:355-376.

28. Miller WL, Auchus RJ. The molecular biology, biochemistry, and physiology of human steroidogenesis and its disorders. *Endocr Rev.* 2011;32(1):81-151.

29. Plant TM. The hypothalamo–pituitary–gonadal axis. *J Endocrin.* 2015;226(2):T41-T54.

30. Kranc W, Budna J, Kahan R, et al. Molecular basis of growth, proliferation, and differentiation of mammalian follicular granulosa cells. *J Biol Regul Homeost Agents.* 2017;31(1):1-8.

31. Vescovi JD. The menstrual cycle and anterior cruciate ligament injury risk: implications of menstrual cycle variability. *Sports Med.* 2011;41(2):91-101.

32. Bullivant SB, Sellergren SA, Stern K, et al. Women's sexual experience during the menstrual cycle: identification of the sexual phase by noninvasive measurement of luteinizing hormone. *J Sex Res.* 2004;41(1):82-93.

33. Sherman JJ, LeResche L. Does experimental pain response vary across the menstrual cycle? A methodological review. *Am J Physiol Regul Integr Comp Physiol.* 2006;291(2):R245-R256.

34. Chiras DD. *Human biology.* 9th ed. Burlington MA: Jones & Bartlett Learning; 2019.

35. Masters WH, Johnson VE. *Human Sexual Response.* New York, NY: Bantam; 1966.

36. American Psychiatric Association. Sexual dysfunctions. In: *Diagnostic and Statistical Manual of Mental Disorders.* 5th ed. Arlington, VA: American Psychiatric Association; 2013:423-450.

37. Basson R. Human sexual response. *Handbook Clin Neurol.* 2015;130:11-18.

38. Mazloomdoost D, Pauls RN. A comprehensive review of the clitoris and its role in female sexual function. *Sex Med Rev.* 2015;3(4):245-263.

39. Puppo V, Puppo G. Anatomy of sex: revision of the new anatomical terms used for the clitoris and the female orgasm by sexologists. *Clin Anat.* 2015;28(3):293-304.

40. Clayton AH, Harsh V. Sexual function across aging. *Curr Psychiatry Rep.* 2016;18(3):28.

# 11

# 月 经 失 调

DEBORA M. DOLE 和 MARY C. BRUCKER

感谢前版作者 Dawn C. Durain 和 William F. McCool 的贡献

## 引言

月经变化会给女性带来一系列文化、情感、生理和心理方面的担忧。每个人观察月经和生殖周期的方式有很多,助产士准确采集决策相关病史时,应当考虑到这一点。承认月经在一定框架内的正常变化,可以帮助个体和助产士识别异常变化。本章阐述了闭经和各种形式的异常子宫出血(AUB)的复杂情况,并讨论了痛经。

## 正常月经及变化

月经周期有很大的差异,只有 15% 的育龄妇女报告周期为 28 天,平均范围是 21~34 天,并且在不同年份之间月经周期可以有 2~20 天的浮动。平均出血时间为 4.5~8 天。根据 1960 年进行的一项研究,认为月经量在 30ml 左右就是正常,超过 80ml 被认为是异常的[1]。然而,高估或低估月经量是很常见的[2]。有关月经的更多内容见女性生殖系统解剖与生理章节。

月经的开始,被称为月经初潮。通常发生在乳房发育后 2~3 年,11~13 岁之间(中位年龄 12.4 岁),最初的月经出血通常是无排卵,无规律的[1,2]。月经初潮后第 3 年,月经变的同正常成人频率一样有规律[2]。到青春期晚期,典型的排卵 - 月经模式可预测几天内的周期规律,并可能伴有轻度痛经。少数个体在排卵过程中经历轻微不适感,称为经间痛(mittelschmerz)。

月经周期频率的变化主要是由于卵巢周期中的卵泡期相对不同,相比来说,黄体期趋于一致。30 多岁的妇女比年轻妇女月经周期略短且变化较小,

是由于促卵泡激素(FSH)水平升高和抑制素水平降低,导致卵泡期缩短[1]。

绝经前 2~4 年,月经周期通常再次延长,随后月经完全停止。更年期发生的中位年龄是 51 岁,绝大多数在 45~55 岁之间。

因此,月经周期频率的最大波动期发生在生育期的两端,主要是由于小于 20 岁和大于 40 岁的妇女无排卵周期的增加[2]。由于在生育期两端月经周期不规律可能是正常变化,因此,根据妇女处于①青少年期、②生育期或③进入更年期的不同,初始的临床评价方法也是不同的。妇女的年龄、与月经初潮或更年期的接近程度,常常是评估中最先考虑的因素。

许多人认为任何周期性的出血,或看到底裤、卫生纸上有血迹就是阴道的出血。例如:复方口服避孕药相关的撤退出血可能被误诊为月经。尽管如此,经期出血和异常子宫出血(AUB)之间还是有显著的区别的,经期出血只能发生于月经期,而 AUB 独立于月经周期而出现。表 11-1 回顾月经周期参数,表 11-2 提供了用于描述异常子宫出血的词汇表[3-6]。

| 表 11-1 描述月经失调的词汇及定义[3-6] | |
|---|---|
| **描述词汇** | **数值定义** |
| **月经频率** | |
| 月经停止或无 | 闭经 |
| 月经频发 | 月经期 <24 天 |
| 月经频率正常 | 24~38 天 |
| 月经稀发 | 月经间隔 >38 天 |
| **规律性:周期之间** | |
| 规律月经 | 周期长短差距 2~20 天 [a] |
| 不规律月经 | 周期长短差距 >20 天 |

续表

| 描述词汇 | 数值定义 |
|---|---|
| **月经持续时间** | |
| 经期延长 | >8 天 |
| 经期正常 | 4.5~8 天 |
| 经期缩短 | <4.5 天 |
| **月经量** | |
| 经量过多 | 月经量受女性的生理、社会、情绪和(或)物质生活质量的影响<br>失血量≥ 80ml |
| 经量正常 | 5~80ml |
| 经量过少 | <5ml |

ª 月经周期规律的正常变化取决于年龄

| 表 11-2 | 月经异常和异常子宫出血词汇表[3~4] |
|---|---|
| 词汇 | 描述 |
| 异常子宫出血(AUB) | 不同于正常月经周期的变化,包括规律性、持续时间、月经量、周期频率等方面。 |
| AUB:急性 | 发生于未孕的育龄妇女的出血事件,出血量多需要立即干预以防止血液继续流失 |
| AUB:慢性 | 在过去 6 个月的大部分时间内,子宫出血的持续时间、出血量和 / 或频率异常 |
| AUB:月经间期 | 规律的月经周期间期内的发生的出血 |
| 闭经 | 按照原有的周期,停经≥ 3 个周期<br>分为原发性闭经(月经初潮前)和继发性闭经(月经初潮后) |
| 月经过多(HMB) | 月经失血过多(≥ 80ml/ 周期),影响正常的生理、社会、情绪和 / 或生活质量。 |
| 月经过多且持续时间长(HPMB) | 月经量多(≥ 80 毫升 / 周期),持续时间≥ 8 天 |
| 月经不规律 | 90 天内,月经间隔时间的长短相差 >20 天 |
| 月经稀发 | 出血间隔 >38 天(90 天内 1~2 次发作) |
| 月经频发 | 出血间隔 <24 天(90 天内 >4 次发作) |
| 月经期延长 | 月经持续时间 >8 天 |
| 月经期过短 | 月经持续时间 <3 天 |
| 不规律、非月经出血 | 月经间期:出血不规律,出血量少或出血间隔时间短,排除规律的月经出血<br>性交后出血<br>月经前或月经后点滴出血:规律的月经期前或后发生的,持续时间≥ 1 天的出血 |
| 非生育期出血 | 停经后出血:停经 1 年后发生的出血<br>性早熟月经:9 岁之前出现月经有出血 |

## 闭经

闭经是指无月经或无月经出血[7,8]。根据既往有无月经来潮,分为原发性闭经和继发性闭经[7-9]。虽然引起原发性闭经的原因各不相同,但继发闭经的病因也可能是原发闭经的病因。一些诸如妊娠期、更年期、或使用避孕药物等事件,会导致闭经(月经不来潮)。同时,很多情况下正常育龄妇女也会发生异常的闭经。生理性和病理性的闭经其原因都与下丘闭经脑 - 垂体 - 卵巢(HPO)轴破坏或解剖上流出道结构异常有关。因此,在评估闭经的原因时,要考虑不同的类别:①流出道异常;②卵巢机能紊乱;③垂体障碍;④下丘脑紊乱;⑤内分泌紊乱,干扰 HPO 轴功能。

闭经的类型是很多。然而,排除生理状态(例如怀孕、更年期、激素收缩或哺乳)引起的闭经,大部分的妇女有以下四种疾病之一:①多囊卵巢综合征;②下丘脑闭经(即,无器质性原因的闭经,因饮食失调、压力或过度运动引起的继发性闭经);③低催乳素血症;④原发性卵巢功能不全(也称为卵巢早衰、性腺发育不良)[7]。

原发性闭经的病因包括流出道异常、遗传性疾病影响性腺功能,如 Turner 综合征,中枢 HPO 轴异常[7-9]。大约 30%~40% 患有原发性闭经的青少年有 Turner 综合征(45,XO 核型)[9,10]。原发性闭经的另一个常见原因是出口通道(子宫、阴道、处女膜)的结构异常和中枢 HPO 轴异常。

表 11-3 列举了闭经的不同诊断。

| 表 11-3 | 闭经原因分类 |
|---|---|
| 种类 | 举例 |
| 正常生理表现 | 妊娠,哺乳期,激素避孕,绝经 |
| 出口通道异常 | 先天性:Mullerian 性腺发育不全,阴道中隔,闭孔不全<br>获得性:宫颈狭窄,子宫腔粘连综合征 |
| 原发性肾上腺皮质功能减退症或卵巢功能衰竭 | 先天性(如 Turner 综合征、Mullerian 性腺发育不全、处女膜闭锁、阴道隔)<br>获得性(如化疗、自身免疫障碍);原发性卵巢功能不全 |
| 下丘脑紊乱 | 功能性下丘脑闭经(继发于体重下降、进食障碍、过度运动、应激、假孕),促性腺激素缺乏,感染,慢性衰弱性疾病吸收不良,外伤性脑损伤,肿瘤 |

续表

| 种类 | 举例 |
|---|---|
| 垂体紊乱 | 催乳素瘤,激素分泌性皮脂腺肿瘤,自身免疫性疾病,库欣综合征,希恩综合征 |
| 内分泌失调 | 多囊卵巢综合征[a],甲状腺功能异常,肾上腺疾病(库欣综合征)卵巢肿瘤 |

[a] 多囊卵巢综合征有时被称为多因素综合征,因下丘脑 - 垂体 - 卵巢轴的异常所致的综合征均属此综合征

原发性闭经的定义不统一。一种说法是指年龄超过 15 岁、出现正常第二性征但没有月经来潮,或乳房 10 岁前发育但 5 年内仍无月经来潮,年龄超过 13 岁尚无青春期发育者[7,9]。另一种定义是基于从第二性征的出现时间的相对描述:原发性闭经在乳房发育后的 3~5 年内无月经初潮或不管有无第二性征,到 15~16 岁时仍没有月经初潮。其他家庭成员的月经初潮年龄可能有助于确定月经初潮对于特定个体来说是正常的。

继发性闭经是指正常月经建立后月经停止 3 个月,或既往月经不规律,一年内月经小于 9 次,9 个月无月经者[7,11]。继发性闭经(非怀孕)的发生率约为 5%,但是在一些人群中高达 80%,包括诊断为女运动员三联征的患者(在下文阐述)[7,9,12,13]。

## 闭经的评估

诊断闭经的第一步是判断闭经是原发性还是继发性,继发性闭经要考虑年龄和月经初潮和停经的接近程度。这些差异直接决定了病史采集和体格检查重点。

闭经的病因很多,评估的方法也很多。图 11-1 是一个典型的例子,列举初步评估中的通用步骤。在初次筛查后,建议进行后续检查以评估特定疾病,以确定最有可能的病因。

### 病史和体格检查

当开始对闭经妇女进行评估时,需要进行全面的病史和体格检查。详细的月经史和家族史能帮

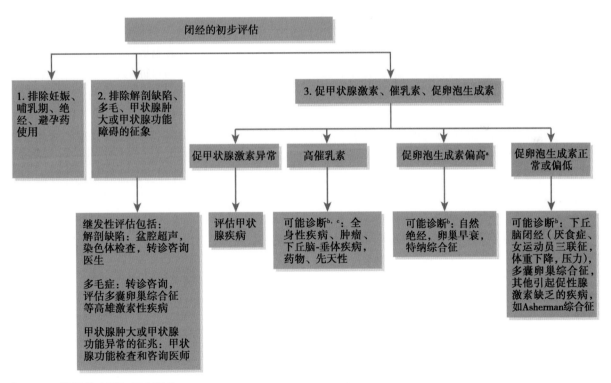

图 11-1 闭经的病因和初步评估

[a] 一些医生在最初的评价中增加雌激素和黄体生成素监测试验

[b] 诊断是常见的诊断,并不是全部的可能诊断

[c] 催乳素血症继发于很多不同疾病,包括全身性疾病、下丘脑 - 垂体疾病、用药、肿瘤。催乳素血症也可能是特发性的。50%~60% 的高催乳素血症的女性有垂体肿瘤,标准的检查是 MRI

助确立原发性闭经或继发性闭经,并提供不规则月经或更年期提前常见模式的线索。病史还应包括有关使用激素避孕、整体健康状况的变化、当前和过去用药、溢乳、绝经前症状、压力水平、饮食和运动模式的变化的情况。

体检包括身体质量指数(BMI)、乳房发育(先前雌激素影响的指标)和多毛症或肌肉量增加,两者都提示睾丸激素水平过高。甲状腺触诊可检测甲状腺功能异常。内外生殖器应彻底评估排除结构异常,如:阴道闭锁或缺如。大约 15% 的闭经患者,生殖器检查的结果是异常的[7]。对大多数闭经患者,体检结果将是正常的,需要继续评估实验室检查数据。

## 实验室检查

如果病史和体格检查没有发现先天异常,接下来所有妇女(除绝经后妇女)需要排除妊娠,因为怀孕仍然是闭经最常见的原因,而且检测结果将直接影响下一步评估步骤。一旦排除妊娠,必要的实验室检查,FSH 水平、促甲状腺激素(TSH)和催乳素水平,其结果将指导进一步评估。其他检查包括盆腔超声检查。尤其是在不能触及卵巢的情况下。盆腔超声成像可以提供了有关结构、先天异常和子宫内膜厚度的相关信息。如果怀疑垂体瘤,应进行磁共振成像(MRI)检查。HPO 轴对月经的复杂影响关系是很有挑战性的。助产士可以通过初始评估,以确立可能的诊断类别,然后建议咨询或转介给生殖内分泌学家,以确保适当的诊断和管理。

高 FSH 水平提示卵巢问题,而低 FSH 或正常FSH 水平则提示垂体、下丘脑问题。FSH 水平升高且无第二性征表明下丘脑有功能,但卵巢功能低下,可能是继发于自然或过早停经,或遗传疾病,如:Turner 综合征。第二性征发育正常(伴有或不伴有高雄激素血症),FSH 水平正常或偏低可能提示下丘脑-闭经、多囊卵巢综合征或其他罕见的促性腺激素缺乏疾病。

催乳素水平升高(通常 >100ng/L),伴有或不伴有头痛或视觉改变可能预示垂体腺瘤,需要影像(MRI)评估垂体。催乳素抑制促性腺激素释放激素(GnRH)的释放,高催乳素血症可在性发育的任何阶段发展。亚临床或甲状腺功能亢进也会影响排卵功能。

TSH 水平的升高直接或通过引起催乳素释放增加而抑制 GnRH 释放,催乳素抑制 GnRH 作为生理负反馈机制的一部分。

## 激素试验(孕激素试验、雌/孕激素续贯试验)

传统上,黄体酮激发试验应用于闭经妇女的评估中,但是现在生物测定是敏感试验,并且撤退性出血与雌激素状态相关性弱,因此许多专家不再使用这种试验作为初始评估的一部分[7,14]。

## 原发性闭经的评估

原发性闭经最常见的病因可以通过进行体格检查来确定是否存在第二性征或结构异常,排除妊娠,并通过测量 FSH、TSH 和催乳素水平来评估 HPO 轴功能[9-11]。首先进行全面的病史评估,包括回顾性生活、青少年母亲的月经初潮的年龄,以及任何可能影响月经周期的潜在环境、药物、生活方式或营养不良,包括最近发生的头痛或视力障碍[1,9,15]。在评估青少年性活动时,建议远离家人和妨碍沟通的其他人进行私人谈话。怀疑性虐待或肉体摧残、使用娱乐性药物或其他冒险行为的问题也应在私人空间进行评估,并作适当的处理。

全面的体格检查包括评估性发展、是否存在溢乳、外生殖器、是否存在盆腔器官以及任何流出道异常都是必不可少的。对可能是第一次经历这样的检查的青少年给予体贴入微的照顾,对于建立融洽的关系和进行全面评估很重要。

患有原发闭经的年轻人需要专家的照顾。如果不存在第二性征,可能需要确定骨龄。促卵泡生成素(FSH)水平升高提示需要染色体核型分析进一步研究卵巢功能障碍的原因。因此,助产士必须具备良好的沟通技能和识别这种情况恰当转介的技能。

对有继发性闭经的妇女,管理主要关注潜在病因的治疗,助产士通常参与初期评估。育龄妇女闭经的最常见的病症是多囊卵巢综合征和功能性下丘脑闭经。

## 多囊卵巢综合征

多囊卵巢综合征(polycystic ovary syndrome,PCOS)是卵巢功能障碍相关的不孕症中最常见的疾病,也是妇女中最常见的内分泌疾病,根据相关研究,患病率约为女性人口的 6%~10%[16,17]。发病率根据病情诊断标准而变化。

多囊卵巢综合征的特点是月经失调、高雄激素血症和排卵障碍[16-18]。三个经典特征是多毛症、月经周期不规则和肥胖。虽然 PCOS 常合并有闭经，但月经周期异常只是多囊卵巢综合征妇女的一个方面，多囊卵巢综合征妇女往往合并胰岛素抵抗，并且 2 型糖尿病高风险。在一些 PCOS 患者中，颈后部、乳房下方或腹股沟等处皮肤褶皱处部位出现呈棕色灰褐色的色素沉着，质地柔软，被称为黑棘皮病，是胰岛素抵抗的标志[19,20]。卵巢呈多囊形态在患有多囊卵巢的妇女中很常见，但无 PCOS 的妇女中也可以看到，所以，卵巢多囊对于诊断 PCOS 是非特异性特点。患有多囊卵巢综合征的妇女患子宫内膜癌、睡眠呼吸暂停症、脂肪肝和情绪障碍的几率也在增加。

多囊卵巢综合征的病因尚不清楚，但因认识到可能出现的长期不良后果，因此诊断和治疗十分重视[21,22]。例如：患有多囊卵巢综合征的妇女，不肥胖都可能具有显著的胰岛素抵抗，终生处在患 2 型糖尿病和心血管疾病发展的高风险[1,17,22]。PCOS 相关的慢性排卵障碍，使子宫内膜长期受雌激素刺激，呈不同程度的增殖性改变。

### 多囊卵巢综合征的诊断

国际上，PCOS 的诊断标准仍然是有争议的[17,19,20,23~25]。目前美国国家卫生研究院推荐的是罗特丹（Rotterda）多囊卵巢综合征共识组标准，见表 11-4[23,25]。有人建议将月经稀发或闭经 ≥ 2 年或 ≥ 16 岁的原发性闭经作为诊断标准。此外，真正的高雄激素血症应该通过测定睾丸甾醇来确定，而不仅仅是雄激素过量的表现，如痤疮[17,21]。罗特丹（Rotterda）诊断标准识别 PCOS 的三种不同的临床表型：

明显的 PCOS：月经稀发，高雄激素血症，多囊卵巢。

排卵性 PCOS：高雄激素血症，多囊卵巢，规律月经周期。

非多囊卵巢 PCOS：月经稀发，高雄激素血症，正常的卵巢。

| 表 11-4 | 罗特丹（Rotterda）PCOS 多囊卵巢综合征共识组诊断标准[25] |
|---|---|
| 排除其他病因，以下三条标准至少符合两条：<br>月经稀发和 / 或闭经<br>高雄激素血症的临床表现和 / 或高雄激素血症<br>多囊卵巢并排除其他标准 | |

青少年 PCOS 的诊断标准不同于成人。青春期的月经不规则、多囊卵巢和雄激素过多的症状（如痤疮）是常见的[21]。因此，目前青少年的诊断标准集中在排卵功能障碍和雄激素过多的证据上[21]。青少年雄激素过多的证据包括以下一种或多种：中度至重度多毛症、顽固性痤疮以及血清总睾酮和 / 或游离睾酮水平升高。在排除其他高雄激素血症的原因之后，PCOS 的诊断才成立的。

如果确诊，则必须评估糖尿病或心血管疾病的风险，包括测量葡萄糖、血红蛋白 A1c（HbA1c）和脂质水平。胰岛素抵抗不一定有血糖或 HbA1c 升高，在血糖升高前更典型的表现是血糖高峰和腹部肥胖。在检查时，还应该对妇女的 BMI、血压、腰臀比和多毛症进行评估。腰臀比为 0.85 或更高，表明腹部肥胖以及代谢和心血管疾病风险增加[26]。

### 多囊卵巢综合征患者的治疗

多囊卵巢综合征的治疗方案差异取决于不育程度或受孕意愿。对于肥胖的妇女，与多囊卵巢综合征相关的异常可以单独用减肥和生活方式改变来治疗，目的是提高胰岛素敏感性。显著的减肥后会期待改善排卵、月经模式以及促进自然受孕[27]。近年来，抗高血糖药物（Glucophage）的使用越来越普遍，尽管这种药物对患有多囊卵巢综合征的妇女的有效性尚不清楚[27]。由于肥胖和抑郁症之间存在关联，因此，对于高 BMI 妇女，抑郁症的筛查也是必要的。

如果妇女无立即怀孕的需求，联合使用激素避孕药可抑制卵巢功能和卵巢持续增大[28]。这种暂时的卵巢抑制在停止激素避孕后将导致正常卵巢功能在短时间内启动。使用激素避孕方法还可以预防子宫内膜非对抗性刺激而引起的子宫内膜增生或子宫内膜癌的潜在风险。联合使用口服避孕药的禁忌证等更多信息，详见激素避孕章节。

很多药物被用作抗雄激素，例如促性腺激素释放激素（GnRH）激动剂和利尿螺内酯（安体舒通）。通过给予枸橼酸氯米芬（克罗米芬，Clomid）诱导排卵，是迅速治疗多囊卵巢综合征（PCOS）所致不孕症的常见策略[17,19,25]。妇女最好能转介到专科专家进行治疗。表 11-5 转介单，列举了转介所需的关键因素。

| 表 11-5 | PCOS 患者转运评估单 |
| --- | --- |

月经史,包括闭经和不规则月经的持续时间

PCOS 的症状和体征(例如:多毛,肥胖)

实验室检查结果,包括妊娠试验、TSH、HbA1c 和超声检查

转运前给予的护理内容和结果

对病情的评估 / 诊断

总结转运依据,提供指导后续治疗计划的相关信息

考虑 PCOS 患者存在高血糖、异常胆固醇以及生殖相关癌症的高风险,多囊卵巢综合征的早期诊断和干预,对总体健康产生积极影响。此外,由于对形体影响和不孕会导致患者自尊心受损,影响心理健康,对心理问题也应给予关注[17]。

## 功能性下丘脑闭经

当 HPO 轴因营养缺乏、极度体重减轻、运动和应激而中断时,可发生功能性下丘脑闭经(Functional Hypothalamic Amenorrhea)。特征是慢性低雌激素状态,FSH 水平低或正常水平,无器官损伤[29,30]。功能性下丘脑闭经的女性正常的 GnRH 分泌功能受损,激素分泌减少,导致 LH 分泌功能低下,无排卵和闭经。排除了引起闭经其他疾病可确立诊断。低血清 FHS 和低雌二醇水平,同时存在诸如过度运动、神经性厌食、应激和体重减轻等诱发因素。黄体酮激发试验可证实体内低雌激素状态和无撤药性出血。

极有限的可用能量与下丘脑功能紊乱密切相关,影响月经周期和骨骼健康[29,30]相比之下,功能性下丘脑闭经不一定与进食障碍有关,尽管在鉴别诊断中应考虑神经性厌食症。减肥和低能量可能是由于过度运动和女性缺乏要摄入足够卡路里支持身体能量消耗的意识而导致的。当能量失衡被解决时,月经功能可以恢复。

治疗这种复杂条件下的闭经需要跨学科的团队方法,包括营养支持、心理健康服务和家庭支持。最重要的是,应该集中精力帮助妇女选择正确的生活方式。治疗应包括监测骨量减少或骨质疏松,因为随着时间的推移,低雌激素状态可能对骨密度产生负面影响[1,29]。

### 女性运动员三联症和饮食失调症

诊断为功能性下丘脑闭经的妇女应评估是否有女性运动员三联征症候群,可发生在不属于精英运动员的女性,伴有饮食障碍,尤其是神经性厌食症的女性[29,30]。女性运动员三联征是能量失衡影响下丘脑功能的结果,包含 3 个组成部分:①可用能量低,伴或不伴进食障碍,②月经失调,③骨密度低[29]。没有必要以全部的 3 个症状来识别三联体,3 个症状可以单独存在,也可以组合存在。

患有神经性厌食症的妇女,与患有女运动员三联症的妇女有很多相同的症状,患有女性运动员三联症的妇女患进食障碍的风险增加。这两种情况的主要区别在于厌食症患者保持低体重,严重限制营养摄入,并害怕体重增加。厌食症在青少年中较为普遍。闭经也可能出现,但厌食并不总是与持续运动有关。

厌食症与多种内分泌异常相关,发病率更高。女性运动员三联症最常见的远期风险是骨质疏松症。因为两种情况之间存在显著的过渡关系。任何有上述两种症状的妇女都应向内科医生和多学科小组咨询,以进一步评估诊断和治疗。助产士作为跨专业团队的一部分参与照护,将给予专题培训。

### 高催乳素血症(垂体腺瘤)

催乳素水平升高可抑制促排卵所需的促性腺激素释放,从而导致闭经。催乳素水平升高可能原因有多种,包括垂体腺瘤和长期甲状腺功能减退。催乳素水平升高的其他原因包括使用诸如三环类抗抑郁药和阻断多巴胺受体的阿片类药物。多巴胺极大地抑制催乳素分泌,因此阻断多巴胺可导致催乳素水平升高[10]。高泌乳素水平指远远高于正常范围的最大值,即 20ng/ml,其可能伴随或可能不伴随视力改变或头痛,视力改变和头痛表明可能存在垂体腺瘤,需要 MRI 和内分泌学家的评估[8,10]。高泌乳素血症患者的护理最好由专家提供。

### 继发性闭经的其他原因

闭经还与早发性卵巢功能不全、自身免疫紊乱和卵巢肿瘤有关[6,7]。早发性卵巢功能不全是指卵巢对促性腺激素刺激反应不良,通常见于 ≤ 40 岁的妇女[15]。早发性卵巢功能不全占生育年龄妇女的 0.5%~3%[15]。可能是受自然原因、化疗、辐射、极端压力、其他药物、自身免疫等引起[1,7,31]。与早发性卵巢功能不全相关的自身免疫性疾病,包括肾上腺功能不全(Addison's disease,即艾迪生病)和自身免疫性甲状腺疾病(Graves 病,即桥本病);代谢状况(如 1 型糖尿病)也可能导致继发性闭经。卵巢肿瘤可通过改变卵巢对促性腺激素的反应而破坏月经功能。

其他与闭经相关的不常见病症包括晚发性先天性肾上腺增生症、库欣综合征、肾上腺和雄激素分泌肿瘤、Asherman 综合征和 Sheehan 综合征。先天性肾上腺增生症可能出现在妇女生命的后期，因为雄激素分泌增加和雄激素效应影响正常的月经周期。库欣综合征和肾上腺肿瘤等病症引起的其他高雄激素状态通过雄激素分泌过多抑制卵巢的正常功能，从而影响月经周期。排卵和月经在纠正高雄激素状态后经常恢复。

Asherman 综合征是子宫内膜由于外伤、过度器械操作或子宫切除而发生宫内粘连和 / 或子宫内膜纤维化[14]。子宫内膜功能受影响，对激素的分泌没有反应。整个子宫内膜也可能不受影响，仅导致比正常周期性子宫内膜脱落出血量少，但高于闭经。

Sheehan 综合征是垂体缺血性坏死，通常由严重的产后出血导致[14]。垂体的破坏导致闭经、甲状腺功能减退和泌乳启动损伤[14]。

### 闭经的补充 / 替代疗法

中医可能会推荐有福蓟或蓝升麻来缓解闭经，另外，针灸和顺势疗法也是被推荐使用的其他治疗方法[32]。但是，迄今为止，这些治疗方法的安全性和有效性还没有确凿证据。

### 异常子宫出血

异常子宫出血（abnormal uterine bleeding，AUB）是指子宫出血的总称，指周期频率、规律性、经期长度和 / 或经期出血量的异常[5,6,33]。AUB 影响 30% 的育龄期女性[34-36]。AUB 可以是急性或慢性的，这种情况通常被分为无排卵性或排卵性。无排卵性 AUB 与子宫内膜持续受雌激素刺激及随后不规则出血。PCOS、甲状腺功能障碍、高泌乳素血症、糖尿病控制不良和某些药物的使用是无排卵性 AUB 的典型病因。无排卵 AUB 与子宫内膜癌发病高风险

相关。排卵性 AUB 与月经不退（月经过多）有关，可由甲状腺功能障碍、凝血缺陷子宫内膜息肉或子宫肌瘤（黏膜下）引起。

实践中，AUB 患者的出血体验模式包括多个类别。例如：女性月经可能比正常月经持续时间长、出血量大。月经间期出血可能是频繁并且不规则的。AUB 也指绝经后妇女中出现的任何出血，具体内容在更年期相关章节中有叙述。

与闭经相关的原因类似，AUB 的病因也因年龄而异。年龄小于 18 岁的青少年，AUB 通常是继发于 HPO 轴失调，无排卵的结果，并且可以是正常的生理表现；第二位的常见原因是遗传性凝血病[33,34]。19 至 39 岁的妇女中，妊娠、平滑肌瘤、息肉、多囊卵巢综合征和激素避孕是 AUB 的常见原因[34]。在 40 岁以上的妇女中，AUB 可能是更年期妇女正常的生理症状，但也可能是子宫内膜增生、平滑肌瘤或子宫内膜癌的症状[34]。

## AUB 新的命名系统

很多术语被用来定义月经不规则。但是，缺乏国际通用的命名法，这阻碍了循证治疗的研究和发展。2011 年国际妇产科联合会（FIGO）提出了一个系统，PALM-COEIN[3-6,35-38]，建议将"功能失调性子宫出血（DUB）"一词改为"异常子宫出血（AUB）"，然后添加一个后缀以确定病因。PALM-COETN 命名法采用了结构性和非结构性病因的分类系统。这个系统根据人群流行病研究结果，统一了正常子宫出血和生育年龄妇女发生 AUB 的术语和参数[4,6]。

PALM-COEIN 术语已被作为标准采用，不再推荐使用诸如月经过多这种过时的术语[39,40]。该术语系统的准确、广泛使用，最终可能促进诊断与健康教育 / 交流。表 11-6 总结了 PALM-COEIN 系统。

| 表 11-6 | 异常月经出血的评估框架：PALM-COEIN | | |
|---|---|---|---|
| 专有名词 | 缩略词 | | 描述 |
| PALM：利用成像技术和 / 或组织病理学测量的结构性因素 | | | |
| 息肉（Polyp） | AUB-P | | 子宫内膜或子宫颈息肉<br>依据有无分类，数量、大小无差别 |
| 腺肌病（Adenomyosis） | AUB-A | | 子宫腺肌病，子宫内膜组织（子宫内膜腺和间质）异位存在于子宫肌层中的一种疾病，导致子宫肌层肥大，表现为月经过多和痛经<br>通过超声或 MRI 诊断，亚类别根据病灶呈弥漫型、单病灶、多灶性以及病灶大小来分 |

| 专有名词 | 缩略词 | 描述 |
|---|---|---|
| 平滑肌瘤(Leiomyoma) | AUB-L | 子宫肌瘤,是子宫肌层的纤维肌瘤。<br>第一种分类方法:有或无<br>第二种分类方法:黏膜下肌瘤(SM)或其他(O)。黏膜下肌瘤进一步分为0(有蒂,腔内),1壁内<50%,或2壁内>50%。黏膜下纤维瘤会导致AUB。其他(O)类型是3(接触子宫内膜100%壁内);4(壁内);5(浆膜下≥50%壁内);6(浆膜下<50%壁内);7(浆膜下有蒂),和8(包括宫颈寄生虫和其他与子宫肌层无关的病变)<br>第三种分类方法:用于描述混合病变,子宫内膜关系在前,连字符隔开,后跟浆膜关系 |
| 恶变与增生(Malignancy and hyperplasia) | AUB-M | 子宫内膜上皮内瘤变(不典型增生)和/或恶性肿瘤,根据WHO和FIGO系统分类,病变程度基于组织病理学和肿瘤性质分期 |
| COEIN:影像或组织病理学不能判读的非结构性因素 | | |
| 凝血病(Coagulopathy) | AUB-C | 因凝血功能障碍或全身性疾病导致的凝血病,引发的AUB<br>大约13%的月经量多的妇女有血管性血友病(von Willebrand disease) |
| 排卵障碍(Ovulatory dysfunction) | AUB-O | 排卵障碍可引起月经失调,从闭经到月经过多出血。如多囊卵巢综合征、高催乳素血症、厌食、极端应激、性腺类固醇和三环类抗抑郁药<br>其他原因未明的排卵功能障碍可能发生在青春期和绝经过渡期 |
| 子宫内膜(Endometrial) | AUB-E | AUB发生在规律的月经周期内,如经期延长。表明有排卵。如果没有其他病因,原发性疾病可能发生在子宫内膜 |
| 医源性(Iatrogenic) | AUB-I | 其病因可能是感染,或感染与以下可能原因的合并作用,例如:干扰血管收缩物质(如前列腺素F)分解或抗血栓的激素分泌增加(如纤溶酶原激活剂)和/或促进血管扩张的物质分泌增加(例如前列环素)<br>许多医疗器械和药物可以导致或贡献AUB。如宫内节育器和华法林(香豆素)与雌激素和孕激素制剂相关的AUB连续给药以引起闭经被称为"突破性出血" |
| 未分类(Not otherwise classified) | AUB-N | AUB罕见的原因,或引起AUB中的病因尚不明确,例动静脉畸形与剖宫产瘢痕缺损 |

## 异常子宫出血的评估

表11-7列出了育龄期妇女AUB的初步评估步骤。

---

**表 11-7　育龄期妇女 AUB 的初步评估**

**A. 病史评估**

1. 确定出血是急性还是慢性。急性阴道出血或血流动力学不稳定的患者应当迅速紧急处理。

2. 如果是慢性的,确定AUB对生活活动影响的临床判断。评估缺铁和贫血的症状。

3. 妊娠评估:妊娠相关出血可表现为任何程度的出血,从点滴出血到月经出血。后者强调对育龄期发生AUB的妇女考虑怀孕可能的重要性。

4. 按照PALM-COEIN系统回顾和评估患者的病史,寻找可能的病因

月经史:

月经初潮和绝经年龄

从月经频率、经期长度、规律性、经期出血量、间隔时间方面详细询问AUB和以往正常月经周期的差异,以及相关的症状

性性生活和生育史:避孕药的使用、性传染疾病(STI)、不孕、怀孕可能

有AUB症状的系统原因:如肥胖、多囊卵巢综合征、甲状腺功能减退、高泌乳素血症、性疾病

使用引起凝血功能障碍药物的慢性病,如肝病、肾脏疾病、先天性出血性疾病、系统性红斑狼疮

用药史:与AUB相关的药物见表11-8

家族史:有无出血性疾病或女性成员月经量多、血栓栓塞症、激素敏感性癌症

外科史:尤其是妇产科手术

续表

**B. 体格检查**

完整的体格检查,关注以下因素:生命体征、BMI、血压

皮肤:评估的要点

凝血障碍:苍白,瘀伤,牙龈出血,瘀斑,关节肿胀

高雄激素血症:多毛症、痤疮、男性型秃发

胰岛素抵抗:颈部棘皮病

甲状腺检查

腹部评估有无压痛、隆起和可触及的肿块

妇科检查:

1. 出血部位:宫颈、阴道、外生殖器、泌尿道或直肠出血与子宫出血在出血量、颜色、性状、时间等方面明显不同。

2. 应检查外生殖器是否有外伤、病变、痔疮或感染征兆。

3. 镜检,以确定子宫外出血的来源,如宫颈息肉、宫颈炎、或阴道撕裂。

4. 双合诊检查,以评估子宫和附件的压痛、大小和 / 或可触及肿块。

**C. 实验室检查**

所有类型的 AUB 首先检查的项目

血小板与全血计数

铁蛋白或总铁和铁饱和度

妊娠试验

促甲状腺激素

阴道内超声检查宫颈结构、内膜厚度,这是育龄期妇女和绝经后妇女必要评估,青春期不建议

其他的实验室检查:

内分泌紊乱:FSH、LH、雌二醇,孕酮水平(月经周期 22~24 天),游离睾酮,催乳素水平

凝血异常:凝血曲线,或血管性血友病诊断

STI:衣原体、阴道分泌物湿敷、阴道培养

宫颈癌筛查

其他可能检查:

子宫内膜活检评估子宫内膜

宫腔镜检查

MRI

与 AUB 相关的药物见表 11-8。由于鉴别诊断疾病种类多,评估 AUB 常见病因的初步步骤首先考虑以下三个主要因素:①妇女的年龄(即,接近月经初潮或更年期),②有无排卵,以及③子宫内膜癌的潜在风险。

**表 11-8　引发 AUB 的相关药物**

| 药物种类 | 药物:通用名(药品名) |
| --- | --- |
| 止痛药 | 阿司匹林 NSAID |
| 抗凝剂 | 华法林(香豆素)肝素 |
| 抗惊厥药 | 丙戊酸(去甲烯) |
| 抗生素 | 利福平、土霉素 |
| 抗抑郁药 | 选择性 5- 羟色胺再摄取抑制剂 |
| 止吐药 | 甲氧氯普胺(灭吐灵)<br>丙氯培嗪(马来酸丙氯哌嗪) |

续表

| 药物种类 | 药物:通用名(药品名) |
| --- | --- |
| 抗精神病药 | 吩噻嗪,例如:硫利达嗪(美拉利),氯丙嗪,利培酮(维思通)<br>三环抗抑郁剂,例如:阿密曲替林(盐酸阿米替林) |
| 皮质类固醇激素 | 泼尼松(地塞米松)<br>氟甲去氢氢化可的松(地卡特隆) |
| 中药 | 人参、银杏、益母草 |
| 激素避孕药 | 复方口服避孕药:经皮吸收、阴道用药、注射用药;口服黄体酮丸;左炔诺孕酮缓释宫内节育器 |
| 更年期激素治疗 | 雌激素、孕激素、雄激素和复合制剂 |
| 阿片类药物 | 美沙酮<br>吗啡 |
| 选择性雌激素受体调节剂 | 他莫昔芬 |

例如:为青少年体格检查将包括评价性成熟度、如果出血较多,应评估凝血功能,但是如果她没有性生活或者刚过月经初潮,可能不需要盆腔检查。虽然青春期子宫内膜癌的发生风险相当低,实验室检查更可能识别的病因。相比之下,恶性肿瘤随着年龄的增长而增加,为了排除恶性肿瘤,绝经后妇女通常要进行盆腔超声检查和必要时行子宫内膜活检。

在评估 AUB 时选择影像学检查或子宫内膜活检不同的筛查方法,也是基于对不同年龄、出血类型、子宫内膜癌风险的人群评估的一个例子。大约 70%~90% 发展为子宫内膜癌的妇女,在疾病进展过程中患有 AUB。这表明需要评估子宫内膜癌的危险因素,表 11-9 列举了需要行内膜评估的信号。超声检查显示,子宫内膜条带 >4.0mm,提示子宫内膜异位症或子宫内膜癌的可能性,是进一步进行子宫内膜活检和刮宫术等外科治疗的指征[34,35,37]。子宫内膜活检可以由接受过技术培训的助产士进行,是官方允许的操作,操作步骤见附件 11A。

| 表 11-9 | 子宫内膜癌的高危因素以及需要进行内膜评估的人群 |
|---------|-----------------------------------------------|
| **年龄** | **进行内膜评估的信号** |
| 绝经后 | 任何出血,点滴出血 |
| >45 岁,绝经前 | 任何 AUB 包括月经间出血、月经过多、经期延长 |
| 19~45 岁 | 月经间期延长<br>有雌激素暴露相关情况的妇女发生的 AUB,如:肥胖(BMI=30kg/m$^2$)<br>体重正常但是有以下情形,持续AUB:<br>慢性排卵障碍<br>止血治疗失败<br>Lynch 综合征 |

外伤和生殖器破裂出血是女性 AUB 的鉴别诊断之一。性暴力或性侵犯需要更深入的评估,包括咨询或转介社区中心或帮助此类人群的专业人员[例如:强奸危机中心或性侵犯护士检查员(SANE)][41]。根据管理此类案件的地方法律,助产士还必须依法报告可疑、确认遭受到虐待的案例。最重要的是,助产士启动安全和支持机制。如果鉴定为解剖学损伤,需要外科医生进行手术或后续治疗的,那么需要向外科医生转诊。

## AUB 患者的管理

排除正常的月经改变、妊娠、感染、创伤和恶性肿瘤引起的出血,AUB 的干预措施根据以下几点评估结果差异略有不同:

- 病因差异
- 出血的严重程度
- 合并症状例如:疼痛、不孕
- 生育计划:想要避孕或计划怀孕
- 医学并发症
- 患者对不同治疗方法副作用的关注

有效的治疗方法可以是外科治疗或内科治疗。例如:感染可以用抗生素治疗,平滑肌瘤可以用激素避孕药或手术切除治疗。因此,当为 AUB 提供治疗时,AUB 患者的管理应当考虑到妇女的年龄、怀孕意愿和出血程度。因平滑肌瘤继发 AUB,患者月经量大且有生育需求,可以选择外科治疗来保持生育能力;无生育需求的患者可以使用避孕药减少月经出血。

一般来说,AUB 治疗的适应证包括月经量过多和排卵障碍(AUB-O)。不管出血类型,贫血的妇女都应开始补充铁。

## 月经过多(HMB)

月经过多(HMB)是指正常的月经周期,月经量过多或者经期持续时间过长,导致月经出血量大,定义中,假定为有排卵。HMB,如果影响妇女的生活质量或导致严重贫血,应给予治疗。育龄妇女 HMB 的常见病因是平滑肌瘤和子宫腺肌病。治疗的目的是减少月经量,纠正贫血,预防癌变。

HMB 的一线治疗是单相小剂量口服避孕药或左炔诺孕酮释放式宫内节育器(LNG-IUD)[33,37,40,42]。联合口服避孕药可减少 35%~69% 经期失血量的[43]。

联合口服避孕药或 LNG-IUD 治疗方法的选择取决于患者对避孕、雌激素使用的需求和个人喜好。联合口服避孕药会导致有规律的撤退性出血,而 LNG-IUD 在使用的前几个月可能会有不规则出血,并随后发展成闭经。

虽然典型的治疗方案倡导联合口服避孕药在治疗 HMB 和避孕时处方相同,但有证据表明,延长或连续使用可能是治疗 HMB 的更有效的方法。这有助于稳定子宫内膜,并为子宫内膜修复提供了短暂的休息[1]。注射醋酸甲羟孕酮(DMPA)也有效。黄体酮配方与不规则的出血有关,一些妇女会头痛和体重增加,但最终会导致闭经。闭经或者月经抑制对某些人来说有治疗价值,并且可以改善生活方式,尤其是围绝经期妇女。有关月经抑制的其他信息在激素避孕章节中详述。

如果联合口服避孕药、LNG-IUD 或 DMPA 的方法因妇女不接受或有禁忌证都不可用,通常推荐咨询医生,如果医生和助产士作为团队且有指南指导下的其他方法可用,可以不转介。其他治疗 HMB 的有效方法还包括,孕酮、GNRH 激动剂、非甾体抗炎药(NSAID)、达那唑(一种抑制 HPO 轴活性的合成类固醇,商品名:达诺克林)和氨甲环酸(氨甲环酸片)。仅使用孕激素避孕药和埋入激素避孕药对治疗月经大出血无效。然而,如果连续口服高剂量黄体酮 21 天是有效的。

GnRH 激动剂(例如醋酸亮丙瑞林)可以影响 HPO 轴,抑制卵巢释放有助于维持正常月经周期的激素。从根源上干扰月经周期使妇女进入类似生理状态下的更年期。然而,由于与雌激素水平降低会导致骨量流失,血管收缩引起的更年期症状,这种药物仅限于其他治疗方法无效的患者,并且最好由专门治疗妇科疾病的医生来管理[1]。使用 GnRH 激动剂的长期治疗需要进行骨密度监测。

非甾体抗炎药(NSAID)能够阻断周期性子宫内膜脱落所必需的前列腺素的合成,来减少月经出血量[1]。然而,非甾体抗炎药治疗并不总是有效的,长期使用会引起胃肠道出血。对于另外一些人来说,非甾体类抗炎药的应用可抑制血小板聚集,导致阴道出血时间的延长。使用联合口服避孕药,并在月经时服用非甾体类抗炎药,这种联合用药是有益的。

合成类固醇达那唑(达那唑)已成功应用于控制妇女月经过多,需要连续服用 3~6 个月,每天两次,每次 100mg 口服,期间可能出现闭经,并且有显著的雄激素副作用,包括体重增加、痤疮和皮脂溢出。因其他有效的治疗方法的使用导致达那唑不再是治疗 HMB 的首选药物。

### 补充 / 替代疗法

虽然一些观察研究支持使用传统中草药、针灸方法、顺势疗法和芳香疗法治疗 HMB,但是,目前没有足够的证据支持使用非药理学方法。

### 治疗异常子宫出血 - 排卵障碍(AUB-O)

如果 AUB 无 HMB 的表现,但是怀疑有排卵障碍,女性可能会出现轻重不等的不规则出血。潜在的原因是,无排卵导致不能产生黄体,卵巢不分泌孕酮。缺乏黄体酮影响子宫内膜,使其继续增殖,而不引起黄体酮撤退所致的子宫内膜脱落。因此,出血的时间和周期是不规则的。在排除恶性肿瘤之后,根据出血的特点,选择用孕激素、雌激素或雌孕激素联合治疗。一般来说,月经稀发先用孕激素治疗,而不规则出血则先用雌激素治疗[1]。然而,联合激素避孕在控制很多月经失调上是有效的。因此,很多临床医生应用联合口服避孕药或复方激素避孕药作为一线用药,特别是患者愿意且无使用禁忌证时。使用复方激素避孕药会导致每月的撤退性循环出血,并且出血量和子宫收缩会减少。

## 痛经

痛经(dysmenorrhea),多发于下腹部和腰背部,疼痛性质为痉挛性疼痛,疼痛通常与规律的、可预测的月经有关。在美国,60%~91% 的青少年和妇女月经期经历过这种情况。在没有其他疾病的情况下发生的痛经称为原发性痛经。如果痛经是由子宫内膜异位症、平滑肌瘤等疾病引起,称为继发性痛经。

痛经区别于其他盆腔疼痛的特点是,痛经是循环的,与月经的启动相伴,随经血的消退消失。原发性痛经通常反复发作,痉挛性的,可扩散到背部或大腿。或伴有恶心、疲乏和普遍不适。原发性痛经通常在月经开始前开始并持续 2~3 天。

原发性痛经的主要原因是月经来潮时子宫内膜释放出前列腺素。前列腺素引起子宫收缩,导致子宫缺血和代谢物蓄积,出现痛觉(图 11-2)[44,45]。原发性痛经通常始于青春期。疼痛程度或轻或重,随着年龄的增长,疼痛一般会改善。

### 痛经的评估

对有痛经的妇女评估,重点是排除可能引起子宫收缩痛的病变的存在[46]。虽然子宫内膜异位症是继发性痛经的最常见原因,但其他病因包括妊娠、盆腔炎性疾病、宫内节育器、子宫腺肌病、卵巢囊肿、盆腔粘连或宫颈狭窄。非妇科原因包括炎症性肠病和肠易激综合征。

### 原发性痛经的治疗

原发性痛经的治疗目的是缓解疼痛。在一些妇

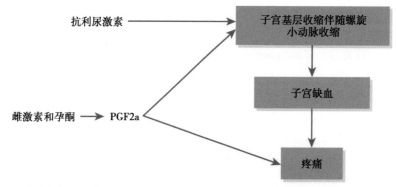

前列腺素PGF2a刺激子宫肌肉收缩，并导致传入神经敏感疼痛，
从而通过两种途径导致痛经

图 11-2　原发性痛经的病理生理学

女中腹部局部热敷可以有效地疼痛缓解，效果同服用布洛芬（Advil）的效果一样[47]。原发性痛经的一线用药是非甾体抗炎药（NSAID），NSAID能够抑制前列腺素合成[46]。NSAID是缓解痛经的最有效的药物，因此，药物选择取决于患者的选择和耐受性，毕竟，NSAID使用时会有一些副作用，从痛经第一天开始，按照计划，服用2~3天，已达到最佳效果。

NSAID最主要的副作用是引起健康人群的胃肠道不适，在少数的患者中还会出现消化性溃疡、肾损伤、肝毒性、哮喘患者的支气管痉挛，还会诱导药严重的药物间相互作用。因此，在开具NSAID处方之前，将当常规评估妇女的健康状况和当前用药情况。虽然乙酰水杨酸（阿司匹林），也能减轻痛经，但是，甾体类抗炎药对乙酰氨基酚缓解月经疼痛的作用没有足够的证据[47]。

如果痛经持续存在，有必要考虑使用替代疗法。由于复合激素避孕药减少了前列腺素的合成和月经量，这些药物的说明书中经常注明用于治疗妇女痛经[48]。另外，各种孕酮避孕药（注射用DMPA、只用孕激素的口服避孕药和含孕激素的宫内节育器，以及含依托孕酮的植入物）因减少对子宫内膜的刺激，常常导致闭经[49]。

很多治疗痛经的非药物方法被广泛提倡。例如不停地在腹部放热水袋、顺势疗法（颠茄和洋甘菊）、针灸、生物反馈、放松技术、运动、按摩、香味疗法（玫瑰油）、草药（黑升麻、树莓叶、甘草汤、和牡荆）等[50~56]。除了热疗法外，其他方法没有证据证明有效。

## 结论

月经失调是寻求医疗保健服务的常见原因，评估上需要一种全面的、敏感的评估方法。通过采集完整的月经模式的病史，可以了解个体的生殖和激素的健康状态，了解个体对月经的重要性的态度和信念，个体对规律月经的需要程度。月经异常的治疗可以对远期健康产生积极影响，远超出人们在刚开始护理时所认识到的特殊变化。卫生保健的这一方面需要助产士专门知识，因为初级和妇科护理临床医生关心妇女整体的健康。

在月经紊乱相关疾病的评估中，助产士必须提供给妇女知识和全程的支持。根据妇女的年龄和对生育的渴望，很多焦虑引起的问题需要谈及，例如不孕或癌症。在月经紊乱的评估和治疗阶段，助产士同其他健康照顾的提供者和／或专家之间持续的交流支持对她有很大帮助。月经的变化是各个年龄阶段女性常见的、关注的问题，评估需要一个全面、敏感的方法。了解妇女对生育、激素健康或月经常态的感知，可以通过详细的月经史采集和考察妇女对规律月经的需求、重要性的信念和态度来获得。月经异常的治疗对女性长期的生理和心理健康有重要影响，除非妇女自己觉得这种状态是她喜欢的。女性健康照护要求助产士精通初级保健、妇科照护以及女性整体的健康的相关知识。

（黄群　译　陆虹　审）

信息资源

| Organization | Description | Webpage |
|---|---|---|
| **Point-of-Care Apps** | | |
| Agency for Healthcare Research and Quality (AHRQ). | Diagnosis of AUB in reproductive-aged women | https://www.guideline.gov/summaries/summary/38623 |
| Clue[a] | One of the many consumer-oriented vaginal bleeding/menstrual trackers. This well-reviewed app is available for both the iOS and Android platforms. Among the team involved in "Clue" are transgender men so language tends to be inclusive. The app includes features that allow women to track a variety of symptoms as well as bleeding that may be of benefit when presenting for care. | https://www.helloclue.com |

[a] Multiple apps for menstrual cycle tracking are available. Many apps are supported by ads from companies that produce menstrual supplies.

## 参考文献

1. Fritz MA, Speroff L. *Clinical Gynecologic Endocrinology and Infertility*. 8th ed. Philadelphia, PA: Lippincott Williams & Wilkins; 2011.

2. American College of Obstetricians and Gynecologists. Committee Opinion No. 651: menstruation in girls and adolescents: using the menstrual cycle as a vital sign. *Obstet Gynecol*. 2015;126:e143-e146. [Reaffirmed 2017].

3. Fraser IS, Critchley HOD, Broder M, Munro MG. The FIGO recommendations on terminologies and definitions for normal and abnormal uterine bleeding. *Sem Reprod Med*. 2011;29(5):383-391.

4. Munro MG. Practical aspects of the two FIGO systems for management of abnormal uterine bleeding in the reproductive years. *Best Pract Res Clin Obstet Gynaecol*. 2017;40:3-22.

5. Munro MG, Critchley HO, Fraser IS. The FIGO systems for nomenclature and classification of causes of abnormal uterine bleeding in the reproductive years: who needs them? *Am J Obstet Gynecol*. 2012;207:259-265.

6. Munro MG, Critchley HO, Broder MS, Fraser IS. The FIGO classification system (PALM-COEIN) for causes of abnormal uterine bleeding in the non-gravid reproductive years including guidelines for clinical investigation. *Int J Gynaecol Obstet*. 2011;113:3-13.

7. Practice Committee of the American Society for Reproductive Medicine. Current evaluation of amenorrhea. *Fertil Steril*. 2008;90(suppl 3):S219-S225.

8. Marsh C, Grimstad F. Primary amenorrhea: diagnosis and management. *Obstet Gynecol Surv*. 2014;69:603-612.

9. American College of Obstetricians and Gynecologists. Committee Opinion 605: primary ovarian insufficiency in adolescents and young women. *Obstet Gynecol*. 2014;123:193-197. [Reaffirmed 2016].

10. Deligeoroglou E, Athanasopoulos N, Tsimaris P, Dimopoulos D, Vrachnis N, Creatsas G. Evaluation and management of adolescent amenorrhea. *Womens Health Dis*. 2010;1205:23-32.

11. Klein DA, Poth MA. Amenorrhea: an approach to diagnosis and management. *Am Fam Phys*. 2013;87(11):781-788.

12. Thein-Nussenbaum J, Hammer E. Treatment strategies for the female athlete triad in the adolescent athlete: current perspectives. *Open Access J Sports Med*. 2017;8:85-95.

13. Javed A, Tebben PJ, Fischer PR, Lteif AN. Female athlete triad and its components: toward improved screening and management. *Mayo Clin Proc*. 2013;88(9):996-1009.

14. Nelson LM. Primary ovarian insufficiency. *N Engl J Med*. 2009;360(6):606-614.

15. Moltich M. Diagnosis and treatment of pituitary adenomas. *JAMA*. 2017;317(5):516-524.

16. Shannon M, Wang Y. Polycystic ovary syndrome: a common but often unrecognized condition. *J Midwifery Womens Health*. 2012;57:221-230.

17. Fauser B, Talatzis B, Rebar R, et al. Consensus on women's health aspects of polycystic ovary syndrome (PCOS): Amsterdam ESHRE/ASRM-sponsored 3rd PCOS Consensus Workshop Group. *Fertil Steril*. 2012;97:28-38.

18. Ferreira SR, Motta AB. Uterine function; from normal to polycystic ovary syndrome alterations. *Curr Med Chem*. 2017. [Epub ahead of print]. doi:10.2174/0929867325666171205144119.

19. Legro RS, Arslanian SA, Ehrmann DA, et al. Diagnosis and treatment of polycystic ovary syndrome: an Endocrine Society clinical practice guideline. *J Clin Endocrinol Metab*. 2013;98(12):4565-4592.

20. Dumesic DA, Oberfield SE, Stener-Victorin E, Marshall JC, Laven JS, Legro RS. Scientific statement on the diagnostic criteria, epidemiology, pathophysiology, and molecular genetics of polycystic ovary syndrome. *Endocr Rev*. 2015;36(5):487-525.

21. Rosenfield RL. The diagnosis of polycystic ovary syn-

drome in adolescents. *Pediatrics*. 2015; 136:1154-1158.

22. Wang ET, Calderon-Margalit R, Cedars MI, et al. Polycystic ovary syndrome and risk for long-term diabetes and dyslipidemia. *Obstet Gynecol*. 2011;117(1):6.

23. Rotterdam ESHRE/ASRM-Sponsored PCOS consensus workshop group. Revised 2003 consensus on diagnostic criteria and long-term health risks related to polycystic ovary syndrome (PCOS). *Hum Reprod*. 2004; 19:41.

24. Azziz R, Carmina E, Dewailly D, et al. The Androgen Excess and PCOS Society criteria for the polycystic ovary syndrome: the complete task force report. *Fertil Steril*. 2009; 91:456.

25. National Institutes of Health. Evidence-based methodology workshop on Polycystic Ovary Syndrome. December 3-5, 2012. Executive Summary. Available at: https://prevention.nih.gov/docs/programs/pcos/FinalReport.pdf. Accessed December 9, 2017.

26. Klein S, Allison DB, Heymsfield SB, et al. Waist circumference and cardiometabolic risk: a consensus statement from Shaping America's Health: Association for Weight Management and Obesity Prevention; NAASO, the Obesity Society; the American Society for Nutrition; and the American Diabetes Association. *Obesity*. 2007;15(5):1061-1067.

27. Tang T, Lord JM, Norman RJ, Yasmin E, Balen AH. Insulin sensitizing drugs. *Cochrane Database Syst Rev*. 2012;5:CD003053. doi:10.1002/14651858.CD003053.pub5.

28. Dokras A. Noncontraceptive use of oral combined hormonal contraceptives in polycystic ovary syndrome: risks versus benefits. *Fertil Steril*. 2016;106(7):1572-1579.

29. American College of Obstetricians and Gynecologists. Committee Opinion 702: female athlete triad. *Obstet Gynecol*. 2017;129:e160-e170.

30. Gordon CM, Ackerman KE, Berga SL, et al. Functional hypothalamic amenorrhea: an Endocrine Society clinical practice guideline. *J Clin Endocrinol Metab* 2017;102:1413.

31. Komorowska B. Autoimmune premature ovarian failure. *Menopause Rev*. 2016;15(4):210-214.

32. Lim C, Ng RWC, Xu K, et al. Acupuncture for polycystic ovarian syndrome. *Cochrane Database Syst Rev*. 2016;5:CD007689. doi:10.1002/14651858.CD007689.pub3.

33. Davidson B, DiPiero C, Govoni K, Littleton S, Neal J. Abnormal uterine bleeding in the reproductive years. *J Midwifery Womens Health*. 2012;57:248-254.

34. American College of Obstetricians and Gynecologists. Committee Opinion No. 128: diagnosis of abnormal uterine bleeding in reproductive age women. *Obstet Gynecol*. 2012;120:197-206.

35. American College of Obstetricians and Gynecologists. Practice Bulletin No. 136: management of abnormal uterine bleeding associated with ovulatory dysfunction. *Obstet Gynecol*. 2013;122:176-185. [Reaffirmed 2016].

36. Munro M, Critchley H, Fraser I. Research and clinical management for women with abnormal uterine bleeding in the reproductive years: more than PALM-COEIN. *BJOG*. 2017;124(2):185-189.

37. Bradley L, Gueye NA. The medical management of abnormal uterine bleeding in reproductive age women. *Am J Obstet Gynecol*. 2016;214:31-44.

38. Bacon JL. Abnormal uterine bleeding: current classification and clinical management. *Obstet Gynecol Clin North Am*. 2017;44(2):179-193.

39. Deneris A. PALM-COEIN nomenclature for abnormal uterine bleeding. *J Midwifery Womens Health*. 2016;61(3):376-379.

40. American College of Nurse-Midwives. Clinical Bulletin No. 15: abnormal uterine bleeding. *J Midwifery Womens Health*. 2016;61:522-527.

41. Adams P, Hulton L. The sexual assault nurse examiner's interactions within the sexual assault response team: a systematic review. *Adv Emerg Nurs J*. 2016;38(3):213-227.

42. Heikinheimo O, Fraser I. The current status of hormonal therapies for heavy menstrual bleeding. *Best Pract Res Clin Obstet Gynaecol*. 2017;40:111e-120e.

43. Matteson KA, Rahn DD, Wheeler TL, et al. Non-surgical management of heavy menstrual bleeding: a systematic review and practice guidelines. *Obstet Gynecol*. 2013;121(3):632-643.

44. Durain D, McCool WF. Pelvic and menstrual disorders. In: Brucker MC, King TL. *Pharmacology for Women's Health*. 2nd ed. Burlington, MA: Jones & Bartlett Learning; 2017:901-928.

45. Dawood MY. Primary dysmenorrhea: advances in pathogenesis and management. *Obstet Gynecol*. 2006; 108:428-441.

46. Osayande AS, Mehulic S. Diagnosis and initial management of dysmenorrhea. *Am Fam Phys*. 2014;89(5):341-346.

47. Akin M, Price W, Rodriguez G Jr, et al. Continuous, low-level, topical heat wrap therapy as compared to acetaminophen for primary dysmenorrhea. *J Reprod Med*. 2004;49:739-745.

48. Marjoribanks J, Ayeleke RO, Farquhar C, Proctor M. Nonsteroidal anti-inflammatory drugs for dysmenorrhea. *Cochrane Database Syst Rev*. 2015;7:CD001751. doi: 10.1002/14651858.CD001751.pub3.

49. American College of Obstetricians and Gynecologists. Practice Bulletin No. 110: noncontraceptive uses of hormonal contraceptives. *Obstet Gynecol*. 2010;115:206-218.

50. Pattanittum P, Kunyanone N, Brown J, et al. Dietary supplements for dysmenorrhea. *Cochrane Database Syst Rev*. 2016;3:CD002124. doi:10.1002/14651858.CD 002124.pub2.

51. Uysal M, Doru HY, Sapmaz E, et al. Investigating the effect of rose essential oil in patients with primary dysmenorrhea. *Complement Ther Clin Pract*. 2016;24:45-49.

52. Hong GY, Shin BC, Park SN, et al. Randomized controlled trial of the efficacy and safety of self-adhesive low-level light therapy in women with primary dysmenorrhea. *Int J Gynecol Obstet*. 2016;133(1):37-42.

53. Lee HW, Jun JH, Kil K-J, Ko B-S, Lee CH, Lee MS. Herbal medicine (Danggui Shaoyao San) for treating primary dysmenorrhea: a systematic review and meta-analysis of randomized controlled trials. *Maturitas.* 2016;85:19-26.

54. Zhu X, Proctor M, Bensoussan A, Wu E, Smith CA. Chinese herbal medicine for primary dysmenorrhoea. *Cochrane Database Syst Rev.* 2008;2:CD005288. doi: 10.1002/14651858.CD005288.pub3.

55. Sut N, Kahyaoglu-Sut H. Effect of aromatherapy massage on pain in primary dysmenorrhea: a meta-analysis. *Comp Therap Clin Pract.* 2017;27:5-10.

56. Smith CA, Armour M, Zhu X, Li X, Lu ZY, Song J. Acupuncture for dysmenorrhea. *Cochrane Database Syst Rev.* 2016;4:CD007854. doi:10.1002/14651858 .CD007854.pub3.

# 11A

## 子宫内膜活组织检查

William F. McCool

子宫内膜活组织检查（endometrial biopsy，EMB）或子宫内膜活检，是一种使用柔软的塑料器械获取子宫内膜组织学样本的技术，具有经济、安全、简单的特点。很多临床情况中需要研究子宫内膜，特别是患有 AUB，怀疑癌前病变或癌症的女性。EMB 发生子宫穿孔的风险要低于诊断性扩张宫颈＋刮宫术（dilation and curettage，D&C）（分别为 0.1%~0.2% 和 0.3%~2.6%）。从风险、费用、手术麻醉几个方面考虑，诊断性 D&C 不再是"金标准"[1,2]；取样设备的发展，使得助产士可以在办公场所简单地获取内膜标本（子宫内膜活检），用于诊断。

EMB 用于诊断子宫内膜癌、子宫内膜增生、增殖和分泌性子宫内膜的敏感性和特异性高达 100%[2]，检测子宫内膜炎的敏感性为 88.9%。检测子宫内膜息肉的敏感性为 60%[2]。EMB 技术的局限性是取样面积有限，可以结合经阴道超声和子宫超声显像技术识别结构异常和病灶位置。

### 适应证

1. 绝经后阴道出血患者。
2. 年龄≥45 岁的 AUB 妇女药物治疗效果不理想。
3. 阴道 B 超检查子宫内膜增厚（>4mm）排除子宫内膜癌或癌前病变。
4. 评估宫颈细胞学检查检查中发现的非典型腺细胞（子宫内膜或其他）。
5. 患有子宫内膜癌的高危妇女，例如：接受他莫昔芬治疗、有林奇综合征病史或治疗史以及接受子宫内膜癌保子宫治疗的妇女。
6. 不良妊娠结局的妇女，可能继发慢性子宫内膜炎的患者。

### 禁忌证

1. 确诊怀孕或准备怀孕。
2. 确诊或怀疑宫颈癌。
3. 凝血异常。
4. 宫颈病变无法显示。
5. 阻塞性宫颈病变。

### 相对禁忌证需咨询

1. 阴道、宫颈或子宫的感染需要在 EMB 手术之前进行评估和治疗。
2. 服用影响凝血功能药物的患者术前需要咨询血液科医生。
3. 人工心脏瓣膜手术史，需要咨询心脏专家，抗生素预防。
4. 操作过程中发热（体温 >38℃）。
5. 严重宫颈狭窄或子宫结构异常，需要咨询或转诊妇科医生。

### 潜在副作用／并发症和预防措施

1. 绞痛、子宫痉挛和血管迷走性神经反射是最常见的副作用，预防措施：手术前 60 分钟，预防性应用布洛芬 600~800mg 镇痛；术前进食，预防低血糖。
2. 子宫穿孔，预防措施：
a）确定妇女没有怀孕，或产后子宫复旧良好；
b）开始操作前，进行全面的盆腔检查，记录下子宫及宫颈的大小、位置、角度、结构异常；

c) 如果器械不能顺利到达子宫腔,使用单齿钳拉直子宫宫颈角;

3. 子宫感染、盆腔感染和菌血症;

4. 子宫大出血罕见的,如果妇女有未确诊的凝血病,则可能发生。

## 步骤和基本原理

1. 如果取样的目的是确认排卵或黄体期缺陷,应在月经周期的 22~23 天实施手术。如果取样是为了检查是否为子宫内膜癌症或癌前病变,则随时可取。

2. 用物准备[1-3]:

a. 知情同意书;

b. 非无菌手套和无菌手套;

c. 大小合适的窥阴器;

d. 环钳和棉球或大棉签;

e. 消毒溶液(例如:聚维酮碘或葡萄糖酸氯己定);

f. 局麻药例如 20% 苯佐卡因凝胶(Hurricaine);

g. 剪刀;

h. 贴好标签的标本容器,内含 10% 甲醛标本固定液;

i. 子宫内膜宫腔吸管(确保至少两套可用);

j. 单齿钳。

用于子宫内膜活检的样本托盘见图 11A-1。

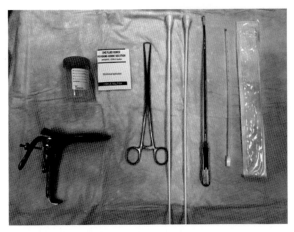

图 11A-1　显示了用于子宫内膜活检的样本托盘

3. 全面了解患者的健康史,包括末次月经时间、避孕和可能怀孕、性传播感染的风险、确诊的出血性疾病、药物或保健品的应用、过敏史。基于这些信息,排除有禁忌证的患者;也可在 EMB 之前进行补充检查,例如:妊娠检查、性传播感染的诊断检查,巴氏涂片或全血细胞计数。

4. 给予 EMB 相关的教育和指导。由于是侵入性的操作,助产士应当详细给患者解释检查的目的,帮助患者做出明确的决定。在实施操作前必须签署知情同意书。

5. 给予 NSAID 口服药物,缓解操作引起的绞痛、子宫痉挛。

6. 指导患者取截石位,检查者戴非无菌手套,行双合诊和三合诊(如果必要)确认子宫和宫颈的位置和结构,以便正确的方向放入刮匙,减少子宫穿孔的风险。

7. 放入合适型号的窥阴器。

8. 用蘸有消毒剂的棉球或大棉签消毒宫颈。

9. 如有需要,在宫颈前唇应用局麻药(20% 苯佐卡因凝胶),并且将局麻药浸润的小棉签插入宫颈口,以减轻刮匙或持钩引起的疼痛。如果需要镇痛效果,可以经细导管注入子宫内膜腔 2% 利多卡因 5ml。

10. 在宫颈前唇部位放置持钩,轻柔牵拉,使子宫宫颈呈直线,安排助手拉钩,维持这个角度。

11. 更换无菌手套,从无菌包装袋中取出消毒好的刮匙(外面的鞘和里面的活塞)。

12. 随着活塞完全放入鞘中,轻柔将刮匙经宫颈口置入子宫腔内,直到感到有阻力(图 11A-2)。如果在未到达子宫底部就感到较强的阻力,停止操作。

13. 如果器械通过宫颈内口有困难,以平稳适度的力量,使用小号宫颈扩张器扩张宫颈可能会有帮助。另外一种方法是,在实施 EMB 检查的当天早上在宫颈处放置 3mm 的带尾纱布,下午操作前取出。

14. 一旦有阻力感,标记下刮匙进入宫腔的长度,在鞘上做好标记。一般来说,宫颈外口到内口的长度是 2.5cm,宫颈外口到子宫底部的长度是 6~9cm。这些信息在操作时都要做好记录。

15. 当器械顶端到达宫底后,牢固地握住刮匙,缓慢但持续地部分回抽活塞形成负压,留取顶端的组织样本。不必反复回抽和拖拽活塞,这样做会适得其反。活塞不应该完全被抽吸,否则会失去吸力。

16. 从宫底到宫颈内口前后来回移动导管鞘,同时用拇指与其余四指来回旋转导管,以保证在子宫内膜的不同水平和不同位置留取标本。避免器械尖端滑出外口进入宫颈管,从而导致抽吸失败。

17. 持续前后移动并旋转导管鞘,直到鞘内充满组织,完成取样。这时应该可以看到组织和一些血液。

18. 移除器械。如果拿掉刮匙后在导管鞘中只看到血液,将内容物放入甲醛中;根据受检者的耐受程度,在获得同意后,换另一个刮匙重复 1~2 次以上的步骤。如果刮匙保持无菌,未接触甲醛溶液,可以反复使用。

19. 一旦收到足够的样本,将远端的探头切断,浸泡在甲醛的容器中。切断远端探头能够保持取材完整性,当组织穿过导管远端时避免造成细胞损伤。将导管远端探头放于标本容器中,确保该部分的采样组织得以同样进行检测。

20. 将活塞推回鞘内,将剩余的标本推入贴好标签的样本容器中。

21. 移走单齿钳和窥阴器,让受检者平卧几分钟后再起床穿好衣服,以减少血管迷走神经反射引起的危险。在操作过程中或移走器械的瞬间常会有子宫痉挛痛,对这种可能要给予提前宣教。

22. 告知受检者随后几天会出现咖啡色分泌物,若出现出血呈鲜红色、量多或有血块、发烧、阴道分泌物有异味、盆腔痉挛或疼痛等症状,要立即联系医生。术后 2~3 天内避免性交。

23. 详细记录操作过程,包括止痛或局麻药的应用、检查过程中异常的发现、应用的取样设备、刮匙放入的深度、取样是否足够及受检者的耐受程度。

## 检查结果和处理

实验室检查结果由于陈述和语言会有不同,这与检验科报告体系有关。一般来说,助产士会收到一份组织学报告,以便对子宫内膜病变做出相关诊断。在与受检者讨论检查结果时,助产士要确保受检者理解检查结果和进一步的处理或治疗过程。常见的组织学报告结果和复诊建议,详见表 11A-1。

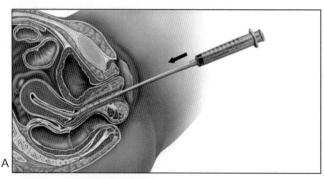

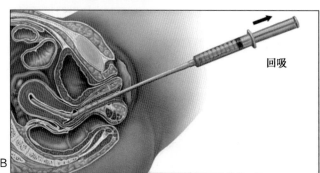

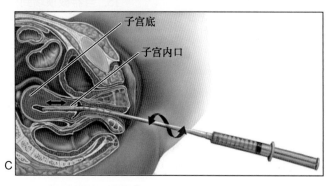

图 11A-2 子宫内膜活检技术。A. 将导管置入子宫腔内,直到感到有阻力或者到达子宫底部(步骤 12)。B. 将导管完全放入后,抽吸活塞(步骤 15)。C. 360 度旋转导管,在宫底和宫颈内口之间前后来回抽吸取样

| 表 11A-1 | 子宫内膜活检中常见的组织学结果 | | |
|---|---|---|---|
| **组织学特征** | **可能诊断** | **建议的处理措施** | **转诊需要** |
| 细胞不足或不能识别 | 不能识别 | 根据 EMB 的临床指征；可能要重复 EMB 或采用刮宫术（D&C） | 根据特定的临床指征 |
| 非活动性子宫内膜 | 低雌激素状态 | 取决于 EMB 的临床适应证 | 取决于特定的临床适应证 |
| 增殖（雌激素影响排卵前）或分泌（孕激素影响排卵后） | 异常子宫出血 - 更多的内容见"月经失调"章节 | 经阴道超声检查（TVUS）排除结构异常激素治疗，例如：复方口服避孕药、孕激素或左炔诺孕酮宫内系统（LNG-IUS）周期治疗 | 经阴道超声检查（TVUS）有异常或对激素治疗无效 / 无反应的妇女 |
| 简单或复杂的典型增生 | 绝经前或绝经期妇女 | 复方口服避孕药或孕激素或左炔诺孕酮宫内节育器（LNG-IUS）周期作用 6 个月后再次子宫内膜活检（EMB） | 对激素治疗无反应 |
| | 绝经后妇女 | 不进行处理，或根据出血量、年龄、发生绝经的间隔时间（更多内容详见"中年、绝经、衰老"章节）给予激素治疗 | 持续不规则出血或对激素治疗无反应 |
| 非典型增生（简单或复杂）- 怀疑癌变 | 排除子宫内膜癌 | 转诊到专家（例如：合作医生或妇科肿瘤医生） | 持续不规则出血或对激素治疗无反应 |

（黄群 译　陆虹 审）

## 参考文献

1. American College of Nurse-Midwives. Clinical Bulletin No. 17: endometrial biopsy. *J Midwifery Womens Health*. 2017;62;502-506.

2. Zuber TJ. Endometrial biopsy. *Am Fam Phys*. 2001; 63:1131-1135.

3. Gordon P. Endometrial biopsy. *N Engl J Med*. 2009; 361:e61.

# 12

# 妇 科 疾 病

SHARONM BOND，WILLIAMF McCOOL，AND MARYC. BRUCKER

感谢前版作者 Dawn C.Durain 的贡献

## 引言

人们常常将助产士看做单纯的围产期照护者，这种错误的观念持续了很长一段时间[1]。即便是在上个世纪，助产士的角色也不仅仅局限于社区康复和女性照护，她们还为男性提供多种疾病相关的护理。围产护理和妇科护理所涵盖的范围多有重叠，例如：孕期妇女可能出现异常的巴氏涂片检查（Pap test）结果。在针对注册护士 - 助产士和注册助产士的研究中发现，有 70% 的临床实践是为非孕期的女性提供的护理服务[2]。

英文的妇科（gynecology）一词来源于希腊语，意思是"针对女性的研究"。尽管人们经常将这一词定义为"关注女性疾病的医疗护理"，但现在它的内涵还包括非孕期女性的护理，以及女性生殖系统疾病的治疗。因为并不是所有的女性都有生育的计划，因此这也意味着妇科并不仅仅关注女性生殖系统中的生育能力。

一般来说，与妇科保健密切相关的器官有乳房、宫颈、子宫、卵巢、阴唇和阴道。本章对女性各生理阶段常见的疾病，以及妇科肿瘤筛查的相关信息进行概述。由于宫颈癌筛查的工作多由助产士来完成，因此本章将首先对该部分内容进行详细介绍。其他妇科疾病，如盆腔疼痛、盆腔肿瘤及生殖器官疾病也将加以阐述。最后，本章还会介绍多器官因素导致的疾病，如不孕症及性功能障碍等。尽管乳房疾病也属于妇科的范畴，但我们将在单独的章节进行介绍。

对助产士而言，基于一个女性独特的文化背景、性别认同、年龄、生理 / 心理特点及疾病的高危因素向其提供个性化的护理，是最重要的。助产士需要认可服务对象的个人信仰，去掉内在的偏见，才能为其提供以人为本的护理[3,4]。

以往，每年开展的妇科体检主要是进行巴氏涂片检查。但一些专业组织如美国预防医学服务工作小组（U.S.Preventive Services Task Force）发现，对于没有临床症状的女性来说，缺乏足够的证据来支持定期妇科检查的必要性[5]。现阶段讨论的焦点从"常规的每年巴氏涂片体检"转移到"基于个体健康需求提供个性化护理及改善病人结局"上。另外，尽管定期体检对疾病预防来说十分必要，但巴氏涂片技术的发展和长效避孕药的广泛应用意味着育龄期女性不再需要每年进行一次体检。

## 恶性肿瘤的筛查

乳腺癌、肺癌和结肠癌是美国女性中最常见的肿瘤，其中肺癌在女性中的致死率已经超过乳腺癌，成为死亡率最高的恶性肿瘤[6]。在妇科肿瘤中，仅有宫颈癌能够通过对低危和高危女性开展定期的筛查而被检出。巴氏涂片检查是助产士工作中最常开展的业务之一，但是近几年考虑到何时开始首次检查、每次检查间隔时间、检查结果的分析等问题，宫颈癌的筛查也变得越来越复杂。

## 子宫颈癌

自 1980 年以来，人们普遍认为几乎所有的宫颈癌都是由于高危型 HPV（human papillomavirus）感染导致[6]。HPV 是一种小型 DNA 病毒,可轻易通过亲密的皮肤接触或无屏障保护的性交过程传播。HPV 可以经过轻微破损的皮肤进入人体,能够经由任何形式的性接触加以传播[7,8]。已知的 HPV 共有 150 多种型别,其中约 40 种与生殖道感染有关;目前有 12~14 种与宫颈癌发病密切相关,其中 70% 的宫颈癌由 16 型和 18 型 HPV 导致[9]。

由于液基巴氏涂片检查在宫颈癌筛查中得到推广,高危型 HPV 的检出率不断提高。宫颈癌的发展需要数年的时间,因此在人群中开展 HPV 筛查或癌前病变的检查十分有效。女性可以仅巴氏涂片检查,也可以同时进行高危型 HPV 的检查;这样在巴氏涂片检查出现异常结果时,后者同样可以印证有无发病。

## 子宫颈癌筛查

随着液基细胞学检查和高危型 HPV DNA 检测技术的开展,玻片法在大部分发达国家逐渐被淘汰。目前,超过 90% 的实验室中使用的是液基巴氏涂片技术,因为该方法能够保证样本的质量、提高培养效率、减少假阴性率、提高 HPV 的检出率[10]。

### 巴氏涂片检查

在本书的女性生殖系统解剖与生理这一章节中,我们讲到宫颈外口覆盖着光滑、粉红色的鳞状上皮细胞,而宫颈内口则被覆管柱状上皮细胞。两者中间的鳞 - 柱状交接部具有化生功能,也就是将柱状上皮转化为鳞状上皮,这种变化是肉眼不可见的。鳞 - 柱状交接部也叫做转化区,具有重要的临床意义,因为大部分的病变发生在该部位。因此,巴氏涂片检查也就是在这个部位采集标本。当转化区细胞出现异常时,通常用“异型增生”一词来描述,是指可能预示癌前病变的异常细胞的统称。

在孕妇或使用激素类避孕药的女性中,如果出现柱状上皮明显外翻,称为柱状上皮异位,则说明需要进一步取样进行巴氏涂片检查。而在青春期,鳞 - 柱状交接部位于头侧的子宫颈管内,因此在子宫颈仅能看到鳞状上皮细胞。同样的,绝经期妇女由于子宫颈萎缩,鳞 - 柱状交接部退回子宫颈管内而无法肉眼观察到。对于后两种群体,巴氏涂片检查的操作更为困难。该检查的操作方法在“妇女健康管理简介”章节的附录“采集尿液、阴道、宫颈及直肠标本检测,生理盐水、氢氧化钾溶液涂片”中有详细介绍。

### HPV DNA 检测

2014 年,美国食品药品监督局(FDA)通过了 Cobas 分析仪作为 HPV DNA 检测工具,专门用于 25 岁以上女性的宫颈癌筛查。随后在美国开展了一项参与人数多达 42 000 名女性的临床试验,该实验证明了将 HPV 感染作为宫颈癌初筛的有效性和敏感性;同时研究结果发现,相比于巴氏涂片检查,该方法的假阴性率更低[11]。2015 年,美国阴道镜和宫颈病理学会正式将 HPV DNA 检测作为宫颈癌的初筛方法,同时制定出相关实践标准,用于指导临床医生使用这种单一的 HPV 检测技术来筛查宫颈癌[12-14]。但要注意的是,在选择 HPV DNA 检测技术作为宫颈癌初筛方法时,应当采用 FDA 认证的 HPV 检测工具(Cobas 分析仪)。

### 宫颈癌筛查的推荐意见

表 12-1 总结了目前指南中推荐的各年龄阶段女性的宫颈癌筛查时间,其中包括已经完成 HPV 疫苗接种或正在进行 HPV 疫苗接种的女性[14-15]。实际上,接种 HPV 疫苗的人群也需要后续进行宫颈癌的筛查。

美国专业协会认为,对于小于 21 岁的年轻女性,不应进行巴氏涂片检查,除非其具有免疫抑制疾病的病史(如 HIV 感染)[13-15]。大部分的 HPV 亚型,包括 16 型及 18 型,均能在年轻女性中自我清除而并不增加宫颈癌的发生率,但持续发生 HPV 感染的个体除外。若对 21 岁以下的女性无意中实施了该项检查,同时发现细胞学为意义未明的不典型鳞状细胞(ASCUS)或低度鳞状上皮内病变(LSIL),可在一年后再次行细胞学检查;当发现细胞学为高度鳞状上皮内病变(HSIL)时,需进一步行阴道镜检查[15-17]。

对 21~29 岁之间的女性,推荐每三年仅需进行一次巴氏涂片检查;只有检查结果为 ASCUS 的女性才推荐接受 HPV DNA 检测。30 岁以上的女性可选择每五年进行一次巴氏涂片细胞学检查和 HPV DNA 检测,或者每三年一次巴氏涂片检查[13,14]。

65 岁以上的女性仍需接受宫颈癌筛查,除非其满足表 12-1 中所罗列的条件。若该年龄范围内的女性曾经行子宫切除术(切除全部宫颈)并且既往无高度宫颈恶变[Ⅱ级及以上子宫颈上皮内瘤变(CIN)]病史,则无需进行巴氏涂片检查[13,14]。

| 表 12-1 | 宫颈癌低风险女性筛查的指南 a | | |
| --- | --- | --- | --- |
| 人群特征 | ACS,ASCCP,ASCP | UPSTF | ACOG |
| <21 岁 | 不用筛查 | 不用筛查 | 不用筛查 |
| 21~29 岁 b | 每 3 年进行传统的细胞学检查,不用 HPV 检测 | 每 3 年进行传统的细胞学检查,不用 HPV 检测 | 每 3 年进行传统的细胞学检查,不用 HPV 检测 |
| 30~65 岁 | 每 3 年一次单独的传统的细胞学检查或者每 5 年联合进行 HPV 检测 | 最好每 5 年联合进行 HPV 检测或者每 3 年传统的细胞学检查 | 最好每 5 年传统的细胞学检查联合进行 HPV 检测或者每 3 年传统的细胞学检查 |
| >65 岁 | 当筛查的结果显示是阴性和没有高风险的宫颈癌的风险因素存在,不用进一步的筛查 | 当筛查的结果是阴性和没有高风险的宫颈癌的风险因素存在,不用进一步的筛查 | 在过去的十年没有异常的检查结果,不用进一步筛查 |
| >65 岁且既往有 CIN Ⅱ/CIN Ⅲ/AIS 史 | 在好转后或者治疗管理后,继续筛查 20 年 | | 在好转后或者治疗管理后,继续筛查 20 年 |
| 子宫切除术(宫颈全切)后 | 不用筛查除非有高级别癌前病变或者宫颈癌的阳性史 | 不用筛查除非有高级别癌前病变或者宫颈癌的阳性史 | 不用筛查除非有高级别癌前病变或者宫颈癌的阳性史 |
| 已接种 HPV 疫苗 | 遵循特定年龄段筛查 | 遵循特定年龄段筛查 | 遵循特定年龄段筛查 |

ACOG,美国妇产科医师学会;ACS,美国癌症协会;ASCCP,美国阴道镜和宫颈病理学会;ASCP,美国临床病理学会;CIN,宫颈上皮内瘤变;HPV,人乳头状瘤病毒;UPSTF,美国预防医学服务工作小组

a 这些指南不能应用于以下情况:当在宫内时暴露于己烯雌酚;已经诊断为高级别的子宫癌前病变或者宫颈癌;HIV 阳性者;或者使用免疫抑制剂者

b 年龄大于 21 岁且没有性生活的女性发生宫颈癌的风险很低,对于该人群进行筛查时,主要依靠医生的经验判断

## 宫颈癌筛查结果的报告

子宫颈细胞学检查的结果应由经过相关认证的实验室出具报告,一般依据 TBS 分类系统(Bethesda Classification System),目前使用的是 2014 版(表 12-2)[18]。TBS 依据的是细胞学而非组织学特征。细胞学是针对单个细胞(如巴氏涂片细胞)的结构和功能进行研究,而组织学是针对某一特定器官的组织标本进行显微结构的研究,取样一般是由组织活检得到。宫颈癌的诊断和分期依靠组织学特征,因此巴氏涂片检查不能满足其需求,需要进一步行阴道镜检查或其他手术来完成活检。对于巴氏涂片检查结果异常的女性,尽管在进一步的组织学检查报告中可能出现正常的阴性结果,但在前期告知其异常结果时应当同时说明该技术的灵敏度,否则受试女性可能会一直处在焦虑的情绪当中。

| 表 12-2 | Bethesda 分类系统(2014 版) |
| --- | --- |
| **样本种类** | |
| 传统巴氏涂片或液基涂片或其他取样标本 | |
| **样本的合格性** | |
| 合格(有无转化区组织成分或其他质量指标,比如部分组织血染或炎症)<br>不合格(具体的原因)<br>• 拒收样本 / 不处理(具体的原因)<br>• 样本已处理和检测,但是由于(具体的原因)无法对组织进行鉴别 | |
| **总分类(选择性报告)** | |
| 宫颈上皮内病变或者恶性病变呈阴性<br>其他:见以下结果(如在 45 岁以上女性的样本中发现子宫内膜细胞)<br>上皮细胞异常:见以下结果(必要时应描述"鳞状"或"腺体"等特征) | |

| 解释 / 结果 |
| --- |
| **宫颈上皮内病变或者恶性变呈阴性**<br>**非瘤样病变（选择性报告）**<br>非瘤样细胞分类<br>　• 鳞状上皮增生<br>　• 硬化性苔藓<br>　• 输卵管上皮化生<br>　• 萎缩<br>　• 妊娠相关改变<br>与下列因素相关的细胞反应：<br>　• 炎症（包括局部损害）<br>　　　淋巴细胞性宫颈炎<br>　• 放射性<br>　• 宫内节育环<br>子宫切除后腺细胞的状态<br>**微生物**<br>滴虫阴道炎<br>外阴阴道假丝酵母菌属<br>细菌性阴道炎<br>放线菌属阴道炎<br>单纯疱疹病毒<br>巨细胞病毒<br>**其他非瘤样病变**<br>45 岁以上女性发现子宫内膜细胞（如为鳞状上皮内病变阴性应加以说明）<br>**上皮细胞异常**<br>鳞状细胞<br>　• 非典型鳞状细胞（ASC）<br>　　　意义未明的不典型鳞状细胞（ASC-US）<br>　　　不能排除高级别鳞状上皮内病变的非典型鳞状上皮细胞（ASC-H）<br>　• 低度鳞状上皮内病变（LSIL）（包括 HPV/ 轻度不典型增生 /CIN I 期）<br>　• 高度鳞状上皮内病变（HSIL）（包括中重度不典型增生 / 原位癌 /CIN II 期和 III 期）<br>　• 鳞状细胞癌<br>腺细胞<br>　• 不典型腺细胞<br>　　　宫颈内细胞（非特殊种类或特别注释）<br>　　　子宫内膜细胞（非特殊种类或特别注释）<br>　　　腺细胞（非特殊种类或特别注释）<br>　• 不典型腺细胞<br>　　　宫颈内细胞，具有恶性倾向<br>　　　腺细胞，具有恶性倾向<br>　• 宫颈内原位腺癌<br>　• 腺癌<br>　　　宫颈<br>　　　子宫内膜<br>　　　子宫外<br>　　　非特殊种类<br>**其他恶性肿瘤（具体说明）** |
| **细胞学检查相关说明** |
| 向医生提供关于检测方法和报告结果的简要说明，便于其理解 |
| **细胞学检查的电子报告** |
| 如果使用了自动化检测设备，应对设备和相关结果加以说明 |
| **检查报告附带的健康指导和建议（可选）** |
| 所提供的指导和建议必须与相关专业机构发布的临床指南内容一致（可附加参考文献） |

## 巴氏涂片检查中检出的微生物

巴氏涂片检查最初是用来筛查宫颈癌的,但在对样本进行检测时,细胞学家和病理学家偶然发现了一些与宫颈癌无关的微生物,例如:毛滴虫、假丝酵母菌、革兰阴性球菌或子宫内膜细胞。若巴氏涂片检查显示检测出阴道毛滴虫,并不能作为患者接受抗感染治疗的诊断性指征,因为有可能会出现假阴性或假阳性结果。这时,助产士应通知患者再次就诊,通过生理盐水抹片进行专门的阴道分泌物培养,或者最好通过核酸扩增检测技术(NAAT)来加以确诊[19]。

在巴氏涂片检查时发现假丝酵母也不一定需要进行治疗。假丝酵母菌是女性阴道的正常菌群之一,即便巴氏涂片检查发现该菌群,受检者也可能不会出现床症状。如果患者主诉有假丝酵母菌阴道炎或外阴阴道炎的相关症状,则需进一步镜检寻找是否存在真菌;若氢氧化钾法检测提示阳性结果,应对患者进行相关治疗。

同样,巴氏涂片中也可能发现单纯疱疹病毒(HSV),但这也不是单纯疱疹病毒感染的确诊方法[19]。HSV的诊断是通过破损皮肤处取样并进行PCR扩增技术来完成的。对于无症状的女性,血清学检测可以确定她是否感染过单纯疱疹病毒,但是阳性的结果并不能说明是现存感染还是既往感染暴露。CDC不建议常规进行HSV的筛查。如果涂片的检查结果提示HSV阳性,应该通知受检者,并建议其进一步接受诊断检查。

许多实验室发现,在阴道菌群失调时,革兰阴性球菌成为了优势菌群;因此也有医生认为,这一结果可能提示细菌性阴道炎(BV)。但细菌性阴道炎可能由多种菌种导致,通过细胞学检查无法进行确诊。如果巴氏涂片报告中出现了革兰阴性球菌,助产士应该询问受检者是否有症状,并提供细菌性阴道炎的诊断检查。目前,是否需要对无症状的女性进行细菌性阴道炎的筛查,仍存在一定的争议。

若在使用宫内节育器(IUD)女性的巴氏涂片检查报告中出现了放线菌,应建议进一步的检查。放线菌是生长在正常女性生殖道的一种细菌,但在少数情况下会导致使用宫内节育器的女性发生盆腔炎或盆腔脓肿。若感染的发生概率较大或受检者出现临床症状,应取出宫内节育器并使用抗生素治疗。如果该女性没有症状,宫内节育器可以保留,也不必应用抗生素[20,21]。

综上,巴氏涂片检查的主要用来发现宫颈癌,并对异常上皮细胞进行分类。因此巴氏涂片检查是一个筛查工具,而不是诊断工具。若医疗人员发现宫颈部位的异常损伤或肿块,应该首先进行巴氏涂片检查。尽管巴氏涂片检查可能呈现多种结果,但这些报告均不能作为诊断性结果。医疗人员应依据报告、受检者临床表现及相关异常结果做出随访建议。

## 资源贫乏地区的宫颈癌筛查建议

在许多无法提供巴氏涂片检查的国家,宫颈癌仍然是女性死亡的主要原因之一。作为一种替代的筛查方法,可以使用5%醋酸染色或复方碘试验(Lugol's iodine solution)后肉眼观察法。这种方法是在使用窥阴器进行宫颈检查时,将试剂涂抹在宫颈上,然后肉眼发现醋酸白上皮区病灶或碘试验不染色区。这种方法多由经过简单培训的医务人员使用,也正因如此,这种方法对资源贫乏地区的女性来说是一种有效且价格低廉的选择。若发现任何异常的病灶都应进行转诊[22,23]。

另外一种可供资源贫乏地区使用的宫颈癌筛查方法,是宫颈摄片法(cervicography)。该方法对宫颈进行低倍成像,目前电子版图像的应用可供后续外院的细胞病理学专家解读,从而帮助异常结果的受检者进一步转诊检查和治疗。尽管该方法的灵敏度及特异度不如阴道镜检查,但证据表明,在细胞学检查不可及的地区,其敏感度(即真阴性率)较高,能够作为一种重要的筛查手段[24]。

## 异常巴氏涂片检查结果的诊断和治疗

2012年,美国阴道镜和宫颈病理学会(ASCCP)、妇科肿瘤学会(SGO)和美国妇产科医师学会(ACOG)共同制订了指南,用于指导巴氏涂片检查的诊疗和异常宫颈癌筛查结果的诊疗[13~15]。而助产士在相关诊疗环节中依据专业学习程度、个人经验、机构规定和技术水平,可以承担从中间转诊到随访检查的相关工作,包括实施阴道镜检查。如果巴氏涂片检查提示原位癌、鳞癌或腺癌,需要立即转诊给妇科肿瘤专家。

巴氏涂片检查的相关诊疗受到多种因素的影响,如:年龄、HPV携带、妊娠、既往巴氏涂片检查、治疗史和组织学结果,故而较为复杂。例如:ASCCP发布的指南中根据巴氏涂片检查的不同结果提供了十几种诊疗思路,其中阐述了如下分类的管理方法:细胞学标本不满意、宫颈细胞缺失、ASC-US、LSIL、HSIL、不典型腺细胞、宫颈上皮内病变、原位腺癌。其他常见情况的筛查方法也有涉及,如女性感染 HIV 或因其他原因导致的免疫抑制疾病状态、子宫内应用己烯雌酚(DES)、既往 CIN Ⅱ/Ⅲ 期及宫颈癌治疗史。ASCCP 的指南可免费下载,并且定期更新,本章最后的资源部分提供了相关链接[13]。

## 阴道镜

确定是否有宫颈癌或者癌前病变细胞的主要工具是阴道镜。本章中对该技术的实施方法未作详细阐述。越来越多的助产士接受了正规的阴道镜应用的培训,并在临床实践中运用,而 ACNM 制定的助产士实践标准第七项中也提到了这一实践能力[25]。目前多个妇女保健专业组织都制定了开展阴道镜业务的理论和实践标准[26]。阴道镜的适应证见表 12-3[14,17,27]。

| 表 12-3 | 宫颈阴道镜检查的适应证 |
| --- |
| • 明显肉眼可见或可触及的宫颈病变 |
| • 宫颈细胞学检查异常 |
| • 宫颈恶性肿瘤筛查阳性(如高危型 HPV DNA 链检测阳性) |
| • 多次宫颈细胞学检查不满意 |
| • 既往子宫内应用己烯雌酚(DES) |
| • 不明原因的宫颈阴道流液 |
| • 不明原因的下生殖道出血 |
| • 下生殖道肿瘤(宫颈、阴道、外阴)的随访 |
| • 下生殖道癌症治疗后的随访 |

在进行阴道镜检查时如果发现外阴、阴道或宫颈口有任何病变,都需要同时进行组织活检。在某些特殊情况下(如:阴道镜操作正确但未发现病变组织),可以行子宫颈管内膜刮取术(endocervical curettage)来诊断肉眼不可见的病变组织。组织活检和刮取术的目的都是为了排除宫颈癌或癌前病变,并指导后续治疗。

治疗方法选择取决于病变大小、部位、病变程度(CIN Ⅰ/Ⅱ/Ⅲ 级或宫颈癌)、年龄、生育意愿。需要注意,任何妇科操作都需要病人共同参与诊疗决策,并且签署知情同意。

## 妇科检查和盆腔疼痛

腹痛或盆腔疼痛是许多女性就诊的原因。本章中介绍了基本的育龄期妇科急腹症的评估与鉴别诊断方法。

### 急性疼痛

急性腹痛或盆腔疼痛是一种急症,助产士在接诊此类急腹症女性患者时需要具备转诊至外科或非妇科科室的能力和转诊体系,才能为其提供安全的医疗护理服务。在患者就诊时应进行仔细地评估和分诊,以确保患者能够在合适的场所得到恰当的救治处理。根据患者病情的稳定程度和是否需要进行系统检查等条件,来确定患者应急诊就诊或在特定的办公地点随访。对于出现急性疼痛的女性,尤其是伴有发热、心动过速、血压变化较大、休克体征、呕吐、生命体征不稳定或明显出血者,应立即予以转诊。

### 慢性疼痛

慢性疼痛可继发于一种或多种疾病,其诊疗具有一定的困难[28~30]。慢性疼痛的女性患者经常会反复就诊,因此需要询问其是否有过就诊经历,从而了解其对助产士在治疗过程中的期望。由于慢性盆腔疼痛的发病原因多样,故一般建议擅长相关领域的妇科专家来进行诊治。而助产士也应掌握一定的慢性盆腔疼痛知识,这样能够参与患者的照护当中,并更好地为其提供多学科团队合作的护理。

### 性侵害

遭遇性侵害或者性暴力的女性可能会有一些特殊的妇科需求。在接诊被性侵的女性时,助产士应关注其需求,同时又不造成更多的身体不适、精神压力或使其反复处于创伤后压力之中[31]。在受侵者解衣接受体检之前,应充分客观地说明将要进行的体检项目,同时要保持耐心并使用一些帮助其放松的技巧。如果接诊过程中已经明确得知受侵者被实施了性侵,助产士应主动提出在检查过程中会有其他医务人员或支持者在场,从而使受侵者在接受检查过程中有一定的掌控感。

如果受侵者难以接受体格检查,应将所要进行的检查项目进行分解,若不存在急症则可以通过多次频繁地与其接触来完成整个检查内容。但如果情况较为紧急,那么助产士要避免一些其他医务人员可能会重复评估的体检内容,只需要完成转诊所必须的体检部分。例如:当一名女性被性侵后,需要由专门的性侵犯体检护士(Sexual Assaulted Nurse Examiner,SANE)来完成相关体格检查;而有一些助产士可能具备这一资质,就能够为受侵者提供全面体检,同时进行取证。

不管受侵者的就诊原因是什么,助产士都应该对其经历表现出同理心,同时要在一个安全的场所中询问其遭遇,提供心理支持[32]。在怀疑女性受到性侵害时,助产士应当遵循所在机构制定的相关制度和当地相关法律机构制定的诉讼程序加以报告。

### 盆腔疼痛的鉴别诊断

多种疾病与腹痛、盆腔疼痛具有相关性,同时也因年龄(包括绝经前或绝经后)和其他人口统计学特征而异。对出现急性或慢性腹痛、盆腔疼痛的育龄期女性来说,常见的鉴别诊断可见表 12-4[33],该表格可以帮助助产士选择恰当的体检项目。由于鉴别诊断种类较多,因此可根据以下三个问题来指导临床评估思路:

1. 该女性处于绝经前还是绝经后?
2. 该女性是否受孕或正在备孕?
3. 疼痛的特点及相关症状有哪些?

### 女性腹痛 / 盆腔疼痛的评估

在评估腹痛或盆腔疼痛时,助产士应该全面评估患者的既往史、体格检查、基本实验室检查,必要时转诊至专病门诊。

"OLD CARTS" 表格是一种有效的症状评估工具,同样适用于疼痛评估(表 12-5)[34]。另外,也可以使用其他公认的量表来评估慢性疼痛[35]。有一些女性患者会详细填写问卷,并提供许多必要的信息;但是也有一些人在病史采集时并不十分清楚自己既往的疼痛史,需要再次就诊。

许多因素导致的急性疼痛会逐渐演变成慢性疼痛。例如:30% 的女性盆腔炎伴有慢性盆腔疼痛[36]。最后,有两个很重要的问题:患者认为导致疼痛的原因是什么? 疼痛对患者的生活质量产生了什么影响? 如果这两个基本问题不能够诊断疼痛的病因,而患者希望向助产士提供更多信息,则需要采集更为详细的病史。评估工具可以使用人体解剖图描绘疼痛部位,使用疼痛日记记录疼痛程度,或记录任何与疼痛相关的日常活动、月经周期、排便习惯、性生活及饮食等事件。

| 表 12-4 | 女性急慢性腹痛、盆腔疼痛的常见鉴别诊断[a] |
|---|---|
| **身体系统** | **鉴别诊断** |
| 胃肠道系统 | 胰腺炎<br>肠梗阻<br>克罗恩病<br>便秘<br>憩室炎<br>胆囊梗阻<br>肠易激综合征<br>胰腺炎 |
| 骨骼肌肉系统 | 纤维肌痛症<br>腰椎间盘突出<br>疝气<br>盆腔疼痛综合征<br>扭伤或拉伤 |
| 妇科,非孕期女性急性疼痛,排除妊娠 | 子宫内膜异位症(异位灶破裂)<br>闭经<br>宫内节育器穿孔<br>排卵痛<br>盆腔炎症<br>子宫肌瘤扭转或变性 |
| 妇科,非孕期女性慢性疼痛,排除妊娠 | 子宫肌腺症<br>盆腔粘连<br>子宫内膜异位症<br>恶性肿瘤<br>既往盆腔炎症<br>卵巢癌<br>子宫肌瘤 |
| 妇科,生殖系统 | 异位妊娠<br>卵巢过度刺激综合征<br>卵巢囊肿<br>卵巢扭转 |
| 妊娠状态 | 卵巢黄体囊肿<br>异位妊娠<br>孕期恶心呕吐<br>卵巢扭转<br>流产<br>早产或胎盘早剥 |
| 绝经后女性泌尿系统 | 恶性肿瘤<br>间质性膀胱炎<br>肾盂肾炎<br>尿潴留 / 尿道梗阻<br>尿路感染 |

[a] 该表格未罗列出所有可能的鉴别诊断,以上仅为较常见或较为危重的疾病诊断

| 表 12-5 | "OLD CARTS"疼痛问诊项目缩略表 | |
|---|---|---|
| **所需信息** | **问题** | |
| 发作时间(Onset) | 疼痛是什么时候发作的? 请患者准确说出是在进行什么活动或者什么时间点上首次感到疼痛的? | |
| 部位 / 范围(Location/radiation) | 请指出疼痛的具体部位。疼痛会转移或扩大吗? 不同部位的疼痛程度是否不同? | |
| 持续时间(Duration) | 疼痛是周期性的还是非周期性的? 是否与其他健康因素(如胃肠功能、生理活动、性行为、月经周期)有关? 疼痛的发作是否与饮食或饮食改变有关? 是否与个人情绪状态有关或与情绪压抑有关? | |
| 特点(Character) | 请患者描述疼痛情况。列举大量描述疼痛的词语,如锐痛 / 钝痛、咬痛、剧痛。 | |
| 加重 / 相关因素(Aggravating/ associated factors) | 什么导致疼痛加剧(如运动、饮食、便秘、腹泻、排尿、生理活动、性行为、月经)? | |
| 缓解因素(Relieving factors) | 什么导致疼痛缓解(如休息、饮食调整、肠胃运动)? 以及疼痛缓解的程度? 为了缓解疼痛采取过何种措施? 这些措施是由医护人员、家人、朋友建议的还是通过书籍、网站获得的? 是否使用过药物(处方药 / 非处方药)? 是否接受过其他替代疗法? 有哪些是成功的,哪些是失败的? | |
| 一过性 / 持续性因素(Temporal/ timing factors) | 疼痛发作的频率? 疼痛只发作过一次,还是间歇性或慢性的? 疼痛症状是随着时间改善或恶化? 在一天中的某些特定时间,疼痛是否更加频发? | |
| 症状的严重程度(Severity of symptoms) | 疼痛的严重程度属于 0~10 中的哪个等级? (10 代表女性能够想象出的疼痛最高等级)疼痛是否对个人生活方式产生了影响? 是否影响其工作能力 | |

## 体格检查

出现盆腔疼痛的女性常需要系统的体格检查。许多妇科疾病具有不同的临床表现,包括腹痛、盆腔疼痛或者二者兼具。基本体格检查的内容包括测量生命体征和盆腔腹部检查,检查后应记录结果。若患者没有急性症状,可以进行全面的体格检查。这时也要对患者的行为和表现加以记录,同时要评估患者的背部及四肢,来排除诸如扭伤、骨折骨骼肌肉系统的问题或脊柱侧弯等解剖异常。

## 腹部检查

腹部触诊的目的是发现脏器肿大、易位、肿块或淋巴结肿,以及是否引出疼痛及其定位。助产士可以询问患者能否明确疼痛的性质及部位等,若否,则建议助产士从健侧开始触诊。在体检过程中告知患者相关部位检查结果及接下来要检查的部位,能够促进医患信任的建立。在发现局部张力大或呈板状时,要仔细进行检查,同时要了解疼痛牵涉部位的相关知识。

## 盆腔检查

在阴唇及阴道视诊时,助产士应注意检查有无肿胀、病变、破损或其他皮肤改变。要观察女性患者能否耐受阴道窥阴器检查,特别是当其主诉有性交痛时。当阴道窥阴器放置后,可采集阴道分泌物进行生理盐水培养或氢氧化钾检测,也可用于性传播疾病检测。宫颈视诊中可以发现宫内节育器、感染迹象,早孕期宫颈颜色变化、宫颈裂伤、宫颈息肉等异常。

阴道窥阴器检查结束后,助产士需进行双合诊来检查患者阴道口及阴道盆腔深部有无不适。任何宫颈、附件、子宫的举痛除了说明脏器移位,还能提供更多疾病信息。

接下来是触诊包块、子宫肌瘤、肿大的子宫及附件,查看是否伴有肌紧张、膀胱突出、脱肛或子宫下垂现象。进一步的肛查和痔疮、息肉及包块的评估,能够对结果加以确诊。

在描述肿块或脏器肿大时,应说明大小、形状、具体部位、质地、活动性、压痛及与周围器官的关系。此外,若能引出疼痛,应描述疼痛的程度和部位。如果疼痛使患者活动受限而无法完成检查,也需要加以说明。

**实验室检查/筛查/诊断性检查**

医务人员只需要为患者做那些进行能够指导疾病治疗的相关检查。一个育龄妇女,如果有任何妊娠迹象、停经、或其他不明原因阴道流血,均应进行妊娠检测。全血红细胞计数是实验室检查必查项目,但对于无感染及贫血症状的患者,全血红细胞计数并不是有效检查项目。若存在排尿痛,则尿常规检查是十分重要的。对于过去就诊时建议进行性传播疾病检查或阴道分泌物检查的患者,在这次检查时这些项目仍具有价值。大便隐血检查对腹部肿块及胃肠道疾病的诊治具有一定的帮助,一旦出现阳性结果应将患者转诊至胃肠或肛肠科行结肠镜或乙状结肠镜检查。

盆腔或腹部超声检查可用来协助诊断泌尿道及生殖道异常。在进行超声检查时,通常使用阴道超声检查结果更为准确。对于从来没有进行过性行为或传统文化禁止进行盆腔检查的妇女而言,使用阴道超声会让她们感觉不适。进行这一部分检查前需要向患者解释检查的目的,与患者共同确定最佳的检查方式。若患者同意进行阴道超声,则应告知相关工作人员这是患者首次进行阴道超声检查,在进行操作时需要尽量细心和耐心。

## 育龄期女性附件包块

在女性进行定期妇科检查时,经常会发现附件包块,常见的鉴别诊断主要有:生理性囊肿(如卵巢黄体囊肿)、异位妊娠、良性的卵巢肿瘤(如畸胎瘤)、卵巢癌、输卵管-卵巢脓肿、子宫内膜异位症或囊肿破裂[37]。附件包块可见于绝经前女性,也可见于绝经后妇女。患者可能不表现出任何临床症状,也有可能会出现盆腔压迫症状、盆腔疼痛或性交痛。也有一些患者卵巢囊肿的表现不典型,如腹胀、饱腹感、尿频和尿潴留。

盆腔检查很难明确附件包块的大小、部位和性质,尤其对于肥胖女性而言;因此需要进一步进行超声或者核磁共振(MRI)检查,通过图像来判断包块的大小、特点及恶性程度。

### 黄体囊肿

黄体出血后可形成黄体囊肿,多发生于月经周期的第20~26天,可使用超声加以诊断。若没有出血症状,黄体囊肿则自行消退;若出血较为严重或

伴随急性疼痛,可行尿妊娠试验,阴性说明是黄体囊肿破裂而非异位妊娠。持续出血时需要进行手术治疗。

### 异位妊娠

异位妊娠是指在子宫体外的妊娠。即便患者病情看似稳定且无临床症状,异位妊娠仍然是一种威胁生命的急症。因此,对于出现急腹症的育龄期女性,应首先排除异位妊娠的可能。当患者主诉停经伴间歇性或者少量阴道出血,或伴有腹部和骨盆痉挛疼痛,应高度怀疑异位妊娠的诊断。另外,出现上述症状的患者,即使没有明显的阴道出血,但当出现肩部疼痛以外的症状(如腹腔积血引起的牵涉性疼痛、发烧、心动过速或低血压)时必须给予休克评估或急诊转诊。异位妊娠的女性可能并没有想到自己受孕,在这种压力情况下需要提供大量的相关信息。在妊娠相关疾病这一章中对异位妊娠进行了详细阐述。表12-6中总结了对异位妊娠女性进行转诊所需要的基本病情资料。

| 表12-6 | 怀疑异位妊娠予以转诊时应采集的基本资料 |
| --- |
| 异位妊娠的症状和体征,包括末次月经和高危因素(IUD携带状态下受孕) |
| 转诊前的处理:检查项目及相关结果、实验室检查结果、妊娠试验结果及超声结果 |
| 病情评估/诊断结果 |
| 总结转诊依据,并对进一步诊疗做出建议 |

### 卵巢囊肿

卵巢囊肿的处理取决于临床症状、影像学检查结果、女性年龄、既往史、体格检查结果和血液学检查结果。根据B超可以初步确定卵巢囊肿的良恶性[37],若B超结果提示良恶性并存则需进一步检查确定是否为恶性。良性的单发卵巢囊肿一般较小且壁薄,但最好建议患者定期随访。美国放射科学会超声学组制订了B超在无症状卵巢囊肿诊断的相关指南,其规范也是基于女性是否绝经、囊肿大小及性质等特点[38,39]。

### 囊性畸胎瘤

囊性畸胎瘤一般无临床症状,起源于生殖细胞全部胚层(包括外胚层、内胚层和中胚层)的单侧卵巢囊肿可能含有皮肤、骨头、头发和牙齿。皮样囊肿大多在盆腔检查时发现,可通过超声检查确诊。此

类囊肿不会消退,恶变率较低,主要治疗方法是手术切除。

## 卵巢扭转

卵巢扭转或附件扭转是一种不太常见的引起急性盆腔疼痛的病因。引起扭转的主要原因是卵巢或附件包块,也可能是由于既往附件手术史(特别是输卵管结扎术)、附件结构异常或妊娠。患者会主诉局部疼痛或者更为广泛的单侧盆腔疼痛或者侧腹部疼痛,常伴有恶心呕吐[40]。诊断时容易误诊为胃肠道紊乱。

手术是卵巢扭转最常见的处理方法,手术中根据病因或组织损伤、坏死的严重程度将卵巢归位并固定在合适位置或者摘除卵巢。手术过程中发现卵巢扭转呈假阳性的情况也是十分常见的,这种情况下疼痛通常是由子宫内膜异位、卵巢肿大,或尚不明确的原因造成的,而非卵巢扭转引起的。

# 子宫疾病

最常见的子宫疾病包括子宫内膜异位症和子宫肌瘤,其他还有子宫腺肌病。

## 子宫内膜异位症

子宫内膜异位症是指子宫内膜位于子宫外。尽管很难进行该病的流行学研究,但据了解大概有15% 的育龄女性受其影响[41],对于不孕症或慢性盆腔疼痛的女性而言发病率更高。相关危险因素包括:家族史、初潮年龄过早、月经过频、未生育、其他疼痛史(如间质性膀胱炎、膀胱疼痛综合征)、炎症性肠道疾病、免疫抑制性疾病(包括哮喘和过敏疾病)[41]。

美国生殖医学学会(ASRM)根据异位灶部位、深浅、大小、有无粘连及是否出现卵巢异位灶(卵巢囊肿的分类之一),将子宫内膜异位症分为四期[42]:

- Ⅰ期:微型,几乎无异位灶和粘连。
- Ⅱ期:轻型,浅表异位灶,无粘连。
- Ⅲ期:中型,浅表及深部异位灶,有明显粘连。
- Ⅳ期:重型,多发性深浅异位灶,严重粘连,可伴发不孕。

该分期方法与疾病的临床症状严重程度和不孕症关系不大[43]。尽管该方法有一定的缺陷,但较适用于手术治疗的分期。

子宫内膜异位症的产生原因尚不明确,对此病发病的机制有很多说法,见表 12-7[44-48]。其中最先提出并被普遍认可的是子宫内膜种植学说。腹腔镜检查显示子宫内膜组织在经期经由输卵管迁移至腹腔内并种植与盆腔异位生长。但该理论不能解释每一例子宫内膜异位病例。实际上,月经减少很常见,比子宫内膜异位症的发生更普遍。因此,也有理论认为,部分内异症患者的发病原因可能由其他因素导致,如:激素、炎症反应或免疫疾病等[48]。

| 表 12-7 | 子宫内膜异位症的病因学说 |
| --- | --- |
| **现有病因学说** | **依据** |
| 经血逆流 | 在经期,经血夹杂着子宫内膜组织通过输卵管流入腹腔 |
| 生理细胞缺陷 | 腹腔内组织可自发转变为内膜组织 |
| 淋巴系统缺陷 | 通过淋巴系统将子宫内膜组织转移至其他器官 |
| 免疫系统缺陷 | 流出子宫体外的经血会被免疫细胞及组织清除,但子宫内膜异位症的患者并不会激发此种免疫反应 |
| 内分泌系统缺陷 | 不同于位于子宫内的内膜组织,异位内膜组织的雌激素作用并不会使黄体酮产生拮抗作用 |
| 基因学说 | 近亲(母亲或同胞姊妹)患有子宫内膜异位症则该女性在基因学上得此病的概率增加 3~9 倍 |
| 环境因素 | 在工业废物中发现的二噁英类物质会改变基因或破坏雌激素 - 孕酮之间的作用平衡,导致内膜组织种植于子宫外 |

子宫内膜异位症有很多临床表现,其中最常见的是盆腔疼痛(尤其是痛经)、性交疼痛、不孕。由于子宫内膜组织可出现在至少 12 个子宫以外的部位(图 12-1),因此其临床可能表现为背部下侧疼痛、月经过多、月经失调、经痛、排尿困难、便秘、腹泻、性交后出血、与卵巢囊肿有关的下腹部疼痛、慢性疲劳。还有可能很多无明显临床表现的患者可能会在盆腔手术过程中偶然发现子宫内膜异位灶。

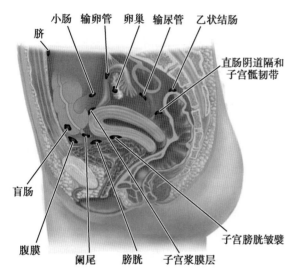

图 12-1　子宫内膜异位灶发生部位

由于子宫内膜异位引起的盆腔或下腹部疼痛可能与月经周期有关,所以疼痛常出现在排卵期或间歇性地出现在排卵期至经期之间。疼痛也可能持续整个经期。子宫内膜异位也可能与月经周期无关。性交过程中或性交后,疼痛可能太剧烈以至于影响性生活。子宫内膜异位容易误诊为阑尾炎、异位妊娠,上述病症的典型症状也是急性单侧盆腔剧烈疼痛。

在触诊或运动过程中盆腔无明显压痛,体格检查也是正常的。还有些患者出现宫颈举痛、双侧或单侧附件压痛、子宫骶韧带处触及硬性小结节、卵巢肿大,多位于子宫后穹隆处。明确诊断主要依靠手术。活检作为确诊的依据并且辅助后续治疗的开展。当患者患有较严重的子宫内膜异位时通过 MRI 和 TVU 影像学检查可以提供更多的诊断依据;但影像学检查对较小或早期的子宫内膜异位症没有特异性。

子宫内膜异位症的治疗已取得了较大的进展,可采用药物及手术联合治疗的方法,手术多为子宫切除术或卵巢切除术。药物治疗方法包括使用非甾体类抗炎药物(NSAID),通过抑制导致异位子宫内膜灶产生的激素分泌来止痛。另外双相避孕药或雌激素类避孕药以及促性腺释放激素拮抗剂(GnRH)也产生类似的作用效果。还可以手术摘除异位灶。具体治疗方案是依据患者意愿、年龄、疼痛严重程度、对生活质量的影响、将来有无妊娠意愿和生殖系统受损程度决定。建议由多学科团队共同为患者进行内异症的治疗。轻度异位灶可以通过腹腔镜手术及后续激素治疗来控制疾病的进展,同时进行个体化的疼痛管理。

## 子宫肌瘤

子宫肌瘤起源于子宫平滑肌,又称为平滑肌瘤或纤维肌瘤,是最常见的妇科肿瘤。白人女性临床报道发病率约为 60%,而非洲裔美国人中发病率可达 80%。约 50% 的子宫肌瘤患者具有临床症状,如经血过多、下腹痛、性交痛,当肌瘤压迫膀胱时还会出现尿频[49~51]。而另外一半的患者可能一直不会出现临床症状,因此也并不知晓肌瘤的存在。

子宫肌瘤的生长与雌激素和孕激素的分泌有关,因此妊娠期间子宫肌瘤可能增大,但也有大量研究表明孕期 B 超发现其大小并不会随着妊娠而进展,甚至可能萎缩[51]。一般来说,绝经后子宫肌瘤会萎缩或消退。尽管子宫肌瘤很少恶变,但如果绝经后出现子宫肌瘤且伴随子宫出血等表现,要警惕子宫平滑肌肉瘤的可能[51]。

根据肌瘤与子宫壁的位置,子宫肌瘤可分为以下几类:

- 浆膜下肌瘤,位于子宫浆膜下,并突出于子宫表面,通过大小不一的基底或蒂与子宫相连,腹部触诊时常可触及肿块;
- 肌壁间肌瘤,位于子宫肌壁间,触诊时子宫形态不规则;
- 黏膜下肌瘤,位于子宫内膜,可使子宫增大;
- 带蒂子宫肌瘤,可出现于宫腔内或宫腔外。

子宫肌瘤患者腹部触诊时可扪及下腹部包块,质硬,子宫形状不规则。如在检查中发现子宫肌瘤,助产士应及时告知患者,进行 B 超检查加以确诊;同时应告知子宫肌瘤是良性的,以免引起患者对恶性肿瘤的恐惧。图 12-2 中展示了影像学检查或手术过程中子宫肌瘤与子宫位置的解剖关系。

子宫肌瘤多无明显症状。肌瘤较大或多发者可能忽视下腹坠胀不适或腹痛等症状。部分患者可表现为慢性盆腔疼痛、下腹坠胀或月经异常。子宫肌瘤可导致尿频、压迫直肠或妨碍性交。子宫肌瘤

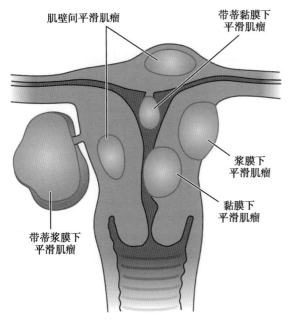

图 12-2 依据子宫肌瘤与子宫解剖关系的分类

对妊娠的影响与位置有关，可能造成不孕、自发性流产、早产、分娩时胎先露下降受阻或产程延长[50,51]。子宫肌瘤还与异常子宫出血有关，尤其是在围绝经期阶段。子宫肌瘤过大或变性还会导致疼痛，以孕期尤为明显。

具有疼痛表现的子宫肌瘤患者，其治疗方案应当因个体病情而异。对大部分女性而言，若无临床症状，可采用期待疗法，在绝经后肌瘤多自行萎缩[50,51]。保守治疗的患者应在每年体检时详细记录肌瘤大小、形状及任何临床症状的变化。

对于症状明显需要治疗的患者可选择多种非手术治疗方案，如药物治疗，可以在减少侵入性操作的同时减少副作用，并且保留患者的子宫[50,51]。研究者对比了多种子宫肌瘤的替代治疗方案，包括针灸、Bodywork 治疗、冥想疗法、中医治疗等，但现有研究数据较为有限，无法获得明确结论[49,51]。

药物治疗子宫肌瘤的传统药物包括促性腺激素释放激素激动剂，如：醋酸亮丙瑞林，以及左炔诺孕酮宫内节育器(曼月乐)。但上述疗法在减小肌瘤大小或症状改善方面的效果不一。GnRH 激动剂的疗效较为显著，但因副作用较大不推荐作为一线用药[51]。对于有肌瘤切除手术治疗指征的患者，术前应用 GnRH 激动剂可缩小肌瘤，降低手术难度，从而为患者提供了一种经阴道子宫肌瘤切除术的可能。

对于症状明显而又期望生育能力的女性，可以进行子宫肌瘤切除术。近年来多种手术方式，包括子宫动脉栓塞术(UAE)和超声引导下射频消融技术的出现，为子宫肌瘤的治疗带来了更多选择；但

在对个体进行治疗时仍需结合患者的意愿和具体病情。当出血严重、肌瘤过大或引发难治性贫血时，仍建议进行子宫切除术。在为子宫肌瘤引起疼痛的孕妇提供照护时，助产士应与妇科专家合作，明确是否需要在孕期进行子宫肌瘤切除术[49]。

### 子宫腺肌病

与子宫肌瘤由子宫平滑肌构成不同，子宫内膜组织侵入子宫肌层称为子宫腺肌病，常造成子宫均匀性增大。由于子宫腺肌病与子宫内膜组织过度增生有关，因此也有学者认为应将其划分为子宫内膜异位症的一种[52]。子宫腺肌病分为两种类型：①弥漫性腺肌病，子宫内膜组织在子宫肌层弥漫生长；②局限性腺肌病，病灶在子宫肌层局限生长呈一个或多个结节，也称为子宫腺肌瘤。其中前者更为常见，约占子宫腺肌病发病总数的 2/3[53]。

由于该病诊断较为困难，因此文献中报道的发病率差异较大，20%~35% 不等[52,53]。大部分患者无症状，三分之一的患者有月经过多、痛经以及性交不适症状。总体而言，子宫腺肌病多发生于 40~50 岁的经产妇。阴道超声检查是诊断子宫腺肌病的有效辅助检查，而 MRI 则具有更好的诊断价值。

由于大部分子宫腺肌症患者表现出经期出血过多和痛经的症状，因此传统的药物治疗多使用 NSAID 和双相口服避孕药。但也有报道认为单纯孕激素避孕药、促性腺激素释放激素激动剂、氨甲环酸以及左炔诺孕酮宫内节育器(曼月乐)效果更为理想。研究报道上述疗法的效果差异较大，而临床医师在确定治疗方案前应了解各种疗法的风险、效果及禁忌证。例如：有静脉血栓史或服用口服避孕药(combined oral contraceptive, COC)的患者不宜使用氨甲环酸，因为氨甲环酸可增加深静脉血栓的风险。此外，也可使用子宫动脉栓塞术和超声引导下射频消融(RFA)技术来进行治疗[54]。对于尝试多种治疗无效的患者，子宫切除术是最终的根治方案[52]。

## 子宫颈病变

在女性的一生中，宫颈反复经历着细胞成熟和修复的过程[55]。在对女性进行宫颈视诊时，都能发现一些与年龄、激素水平、避孕方法、妊娠阶段、有无炎症或感染等相关的生理或病理变化。宫颈内口的大小和形状多取决于产次。图 12-3 和图 12-4 中呈现了一些视诊时常见的宫颈特征性改变——子宫颈

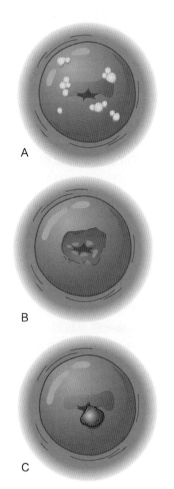

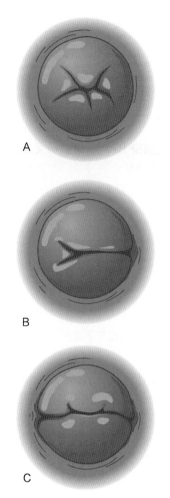

图 12-3　A.子宫颈腺囊肿。B.宫颈柱状上皮异位。C.子宫颈息肉

图 12-4　宫颈裂伤。A.辐射状。B.单侧横向。C.双侧横向

腺囊肿（nabothian cyst）、宫颈柱状上皮异位（cervical ectopy）、子宫颈息肉（endocervical polyps）和宫颈裂伤（cervical lacerations）。

### 子宫颈腺囊肿

子宫颈腺囊肿也叫黏液性囊肿或上皮囊肿，在宫颈视诊中较为常见，多为成年女性的良性生理性改变。新生的鳞状上皮覆盖子宫颈腺管口，将腺管口阻塞，导致腺体分泌物引流受阻，潴留形成囊肿。检查可见黄色或白色小囊泡，直径在3~4mm之间。大部分体积较小的子宫颈腺囊肿通常不需处理[55]。放置过宫内节育器的女性可能会有子宫颈腺囊肿。

### 宫颈柱状上皮异位

宫颈柱状上皮异位可表现为阴道分泌物增多，也可表现为性交后出血。尽管宫颈柱状上皮异位很常见，且不属于宫颈糜烂，但如果以上症状十分明显，则需进一步完善检查，排除其他异常疾病的可能。

### 子宫颈息肉

子宫颈息肉多在妇科检查时发现，常表现为单个红色呈舌型的突起，是女性性交后出血的常见原因。育龄期女性出现宫颈息肉多为良性，若未引起出血则不需切除[55]。但围绝经期女性或绝经后女性出现宫颈息肉则有恶变可能。

### 宫颈裂伤

经产妇在以往的分娩过程中可发生严重的宫颈裂伤，若未进行修补术，则可能在下一次妊娠中导致宫颈机能不全。在为女性进行孕期产检或备孕检查时，应对既往的宫颈裂伤史加以记录和描述。

### 子宫颈炎

子宫颈炎可由感染因素或理化因素导致，多表现为阴道分泌物增多或阴道出血。若患者出现黏液性阴道分泌物增多,伴随宫颈出血水肿,则需要进一步明确是否为淋病等感染性疾病。若宫颈组织质脆且呈糜烂样改变,应考虑恶变。

## 尖锐湿疣

尖锐湿疣(Condylomata Acuminata)(或称淋病)是生殖道感染 HPV 所致。病变发生在宫颈时可呈现疣状或菜花状白色突起,也可见于阴道、阴唇、会阴体及肛门,巴氏涂片检查可发现相关的异常结果。在发生 HPV 病毒暴露前接种 HPV 疫苗,可减少 90% 的生殖道尖锐湿疣的发生。在健康促进这一章节中提供了 HPV 疫苗的相关信息供读者参考,更多关于淋病的内容也可参阅生殖道及性传播疾病这一章。

## 宫颈白斑

宫颈白斑(Leukoplakia)是一种泛称,指宫颈呈现黏附性白色斑块。助产士可使用棉花拭子来进行判断——若为黏附性则可能为宫颈白斑或宫颈上皮内瘤变,若无黏附性则为阴道念珠菌感染灶。宫颈白斑多为宫内节育器等宫颈刺激物的表现,是由于鳞状上皮表面的角化导致。但由于肉眼无法鉴别宫颈白斑和 CIN,因此要进行巴氏涂片检查。

# 外阴疾病

外阴疾病包括囊肿、皮肤病变、外阴疼痛和其他感染性疾病。

## 前庭大腺囊肿

前庭大腺也叫巴多林腺,位于阴道前庭约 4 点钟和 8 点钟方向(图 12-5),腺口向内侧开口于两侧小阴唇和处女膜环之间。前庭大腺可发生囊肿或脓肿。

前庭大腺分泌黏液起润滑作用。正常情况下不能触及此腺体,若腺管口闭塞,可形成大小不一的囊肿。大多数前庭大腺囊肿没有明显症状,且无需治疗。但黏液感染时可形成前庭大腺脓肿。

前庭大腺囊肿感染时常伴随红肿和疼痛。以往有文献报道,前庭大腺脓肿的主要致病菌是淋病奈瑟菌属和其他的性传播疾病致病菌;而近来研究发现,大多数脓肿是由于多种细菌感染造成的,其中一

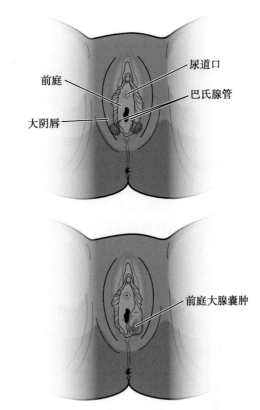

图 12-5 巴氏腺和左侧前庭大腺囊肿的位置

些为正常的阴道菌群,包括大肠杆菌[56]。耐甲氧西林金黄色葡萄球菌(MRSA)是其中的一种主要致病菌。一般持续发病的前庭大腺囊肿若无脓肿发生,仅需一段疗程的抗生素治疗及热敷。妊娠期女性和免疫抑制疾病患者应当密切随访。尽管本章节中未对前庭大腺囊肿切开引流的操作进行介绍,但助产士仍可依照《助产士实践标准》将该部分实践纳入其业务当中。

2014 年,美国感染病学会(the Infectious Diseases Society of America)针对皮肤及软组织疾病更新了其相关指南,并将前庭大腺囊肿分为三类——轻度、中度和重度[57]。轻度感染表现为局部的轻微流脓灶,而中度多表现全身症状。重度则一般切开引流无效,且对抗生素抗感染治疗的效果较差,全身症状更为明显[58]。反复发作或需行外科手术治疗的患者应当予以转诊[59]。

## 人乳头状病毒(Human Papillomavirus)感染灶

HPV 感染除了会引起宫颈疣状改变,还会累及外阴、阴道、会阴体及肛周,形成尖锐湿疣。外生殖道疣状赘生物多由低危型 HPV 6 和 11 型病毒感染导致,通常不具癌变倾向;但患者多因身体症状产生病耻感,因此也往往反复花费巨额就诊。外阴尖

锐湿疣的治疗和护理详见生殖道及性传播感染这一章。

### 单纯疱疹病毒(Herpes Simplex)感染灶

在目前已知的 HSV 双链 DNA 病毒中,有 8 种可导致人类感染,其中 HSV-1 型和 HSV-2 型均可导致口腔及生殖道感染。

生殖器疱疹是由 HSV 感染引起的性传播疾病,主要表现为生殖器及肛门皮肤溃疡,易复发。初期症状多为外阴、会阴体、阴道、宫颈及肛门的簇集小水泡,伴疼痛;但也有相当多的病毒携带者不表现出临床症状,因此也被漏诊。尽管 HSV-1 和 HSV-2 两种血清型都会引起生殖道感染,但二者的病程发展有所差异——HSV-2 型更多引起生殖道疼痛,并且临床症状更为多见。血清学检查能够对两种亚型进行鉴定。相关的诊断、治疗以及孕期影响,参见生殖道及性传播感染这一章。

### 外阴皮肤疾病

外阴可发生多种良性及恶性皮肤病变,可为急性或慢性。外阴皮肤病也可能会导致性交痛或性功能障碍,多表现为外阴皮肤瘙痒、疼痛或刺激,给女性带来一定的困扰。由于女性外阴皮肤病的诊断较为困难,因此其相应的治疗及护理措施效果也因人而异。熟悉女性外阴解剖相关知识,能够为这类女性的诊治提供一定的指导。身体其他部位容易出现的皮肤症状,如湿疹、牛皮癣、接触性皮疹,在外阴部也同样常见。这类疾病多采用外阴组织活检来加以确诊,若助产士经过相关技能培训,可在临床中开展相关业务。

### 毛囊炎

外阴毛囊炎(folliculitis)是一种常见的外阴皮肤病,多累及外阴部阴毛覆盖区的毛囊和皮脂腺。典型症状表现为阴毛周围黄白色或红色针尖样大小的脓疱。大部分毛囊炎不具传染性,但皮肤表面细菌和剃毛导致的伤口,可引起继发感染。毛囊炎也可发生在臀部或大腿上内侧。应避免可导致伤口的操作,并使用抗生素软膏外涂。

### 化脓性汗腺炎

该病是一种多发生于汗腺丰富部位的慢性化脓性炎症,常复发[60]。患者常主诉累及部位反复出现疖子。由于患者较少怀疑该病的可能性,因此可能延误就诊,造成疾病迁延。

化脓性汗腺炎(hidradenitis suppurativa)可出现于青春期人群,初期表现为腋下或生殖器结节或脓肿,伴疼痛。当结节破溃引流后,可形成窦道,严重者会结痂、剧痛甚至畸形。女性多发生于腹股沟、会阴和腋下。

据估计,化脓性汗腺炎的发生率为 1%~4%,其中男性的发生率约为女性的 1/3[61]。该病的病因尚不明确,但有研究表明,其多发病灶可能提示该病为汗腺或皮脂腺萎缩导致皮质进入毛囊,从而引起炎症反应或免疫系统反应,破坏毛囊[62,63]。吸烟和肥胖可能加重病情进展[63]。

目前尚无化脓性汗腺炎的诊断试验方法,其诊断多基于临床表现和严重程度,治疗可采用局部或全身用药。在少数严重案例中,建议使用免疫抑制疗法、手术或激光治疗。尚未有设计十分理想的临床试验证实哪一种治疗效果更为满意,最好选择进行转诊。

### 硬化性苔藓

硬化性苔藓(lichen sclerosus)是一种常见的以外阴皮肤变薄、呈白色病变为主要特征的良性病变,可发生于任何年龄,但以幼女和绝经后女性多见[64]。尽管该病的发病原因尚不明确,但患者可伴随出现自身免疫性疾病,如甲状腺功能异常、系统性红斑狼疮、斑秃等。患者常表现瘙痒、疼痛,还可出现性交痛;体检时可见抓痕,少数严重患者还会出现外阴皮肤改变和挛缩狭窄。确诊依靠组织活检,治疗包括局部应用氢化可的松软膏,应长期随访有无恶变倾向。当助产士无法明确诊断或治疗无效时,应及时进行转诊。

### 扁平苔藓

扁平苔藓(lichen planus)是一种自身免疫性疾病,常累及皮肤及黏膜部位,如口唇、头皮和生殖器(尤以外阴和阴道常见)。该病的病因不明,但目前多认为是由于 T 细胞介导的自身免疫性反应作用于基底角质细胞产生的。与硬化性苔藓一样,该病好发于围绝经期和绝经后女性,并且患者常伴发其他自身免疫疾病;另外临床表现也具有一定的相似性,如:外阴疼痛、烧灼感、瘙痒等[64],性交痛亦常见。但扁平苔藓患者的外阴组织颜色更红、外观也更为糜烂,患者疼痛更加明显[64]。外阴及阴道结构可能有改变。

在就诊前,有些患者会自行寻找一些治疗方法。由于该病较为顽固,因此一旦组织活检确诊后,建议将患者转诊至相关的外阴疾病专家。扁平苔藓的恶变率较低[64]。

### 外阴神经性皮炎

外阴神经性皮炎(lichen simplex chronicus)是一种可累及整个会阴区域的皮肤病变,通常表现为极度瘙痒,导致患者出现反复瘙痒和抓挠的恶性循环,严重时可影响患者睡眠[64]。长期抓挠会导致患者会阴部皮肤增厚,呈现皮革样改变,最终破坏皮肤屏障,引起继发感染。由于该病进行组织活检缺乏一定特异性,因此诊断多依据临床表现。治疗时可应用氢化可的松软膏局部涂抹,来减少患者反复瘙痒抓挠症状,保护皮肤屏障,减少复发[64]。

### 生殖器穿孔的并发症

(装饰性)生殖器穿孔不是一种疾病,但目前越来越流行。有些女性出于自我或性的表达进行生殖器穿孔,也有些人将其作为一种性创伤(如性侵害和性骚扰)后的心理治疗形式[65,66]。但当穿孔部位发生并发症时,这些女性一般会首选查找网络资源来解决问题,而非寻求专业帮助[67]。

尽管由经过认证的执业人员进行生殖器穿孔通常较为安全,但目前尚无全国性的行业规范。只有注册的医务人员提供的穿孔服务,才能够实施麻醉镇痛。

生殖器穿孔的并发症包括局部或全身感染、结痂、感染导致的不孕以及尿道疤痕形成[65,66]。妊娠期或备孕女性建议推迟至产后再进行生殖器穿孔,以免造成乙肝等血源性传播疾病[65]。穿孔专业协会(the Association of Professional Piercers,本章末罗列出了相关资源)发行了一本季刊,刊登内容主要针对穿孔技术、安全性,以及关于人体穿孔的相关人类学、立法问题。

### 持续性外阴疼痛

持续性外阴疼痛是一种外生殖道慢性疼痛综合征,约有 28% 的育龄期女性发病[58]。2015 年,国际外阴疾病研究中心(ISSVD)、国际女性性健康研究中心(ISSWSH)和国际盆腔疼痛协会(IPPS)共同将外阴疼痛这一术语重新界定,分为两类:特异性疾病相关的外阴疼痛(vulvar pain)和无明确病因的持续性外阴疼痛(vulvodynia),见表 12-8。定义更新的目的在于反映该疾病的复杂性,对其他具有明确病因的持续性外阴疼痛加以区分,同时更好地指导诊疗规范[68]。目前对持续性外阴疼痛的定义修改为"一种无明显诱因、持续超过 3 个月以上的外阴疼痛[68]"。

| 表 12-8 | 持续性外阴疼痛术语和分类共识(2015 版) |
|---|---|
| **特异性疾病相关的外阴疼痛 ᵃ** | |
| 感染(如复发性念珠菌感染、单纯疱疹病毒感染) | |
| 炎症(如硬化性苔藓、扁平苔藓、自身免疫性天疱疮) | |
| 肿瘤(如佩吉特病、鳞状细胞癌) | |
| 神经性疾病(如带状疱疹后神经痛、神经损伤或神经瘤) | |
| 创伤(如残割女性生殖器、产科手术) | |
| 医源性(如外阴手术后、化疗、放疗) | |
| 激素缺乏(如绝经后生殖道尿道综合征[外阴阴道萎缩]、泌乳期闭经) | |
| **持续性外阴疼痛的子分类 ᵇ** | |
| 发病部位:局限性(如阴道前庭痛)、广泛性、或混合性<br>诱因:刺激(如性交)、自发性或混合性<br>发作特点:原发性或继发性<br>持续特点:间歇性、持续性、接触性、早发性、迟发性 | |

ᵃ 患者可能同时特异性疾病相关的外阴疼痛(如硬化性苔藓)和持续性外阴疼痛

ᵇ 无明显诱因(但可能与一些潜在的相关因素有关)、持续超过 3 个月以上的外阴疼痛

引起外阴痛的病因多样,包括病理生理因素、心理因素、社会因素和亲密关系因素[69],均会对疾病的发生和结局产生影响。外阴痛表现出的症状可以是慢性、持续性的,也有些是反复周期性发作,后者通常更容易误诊。目前有多种诊断思路来帮助医生排除其他疾病可能,图 12-6 举了一种例子来说明[69]。

### 持续性外阴疼痛的评估

持续性外阴疼痛的评估需要从患者症状的发病和持续时间的系统病史问诊开始,可以使用 OLD CARTS 表格的方法(表 12-5)。其他的并发症,如间质性膀胱炎、纤维肌痛症或肠易激综合征等,在这类患者中也较为常见[70]。另外在女童当中,身体虐待和性侵犯也可能是持续性外阴疼痛的发病原因[70]。

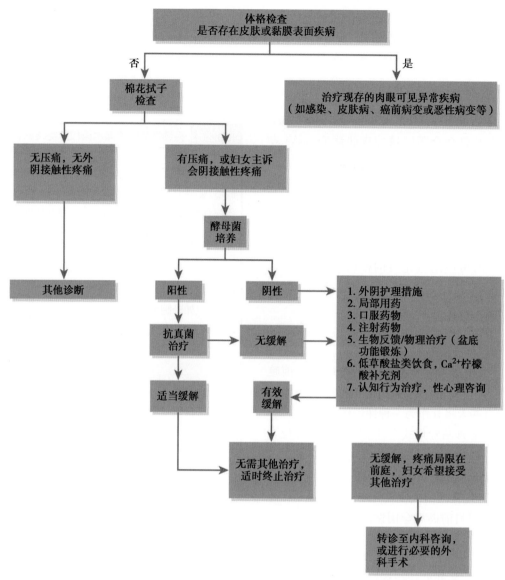

图 12-6　持续性外阴疼痛的诊断思路

阴道检查需评估以下几个方面：皮肤性状变化、阴道分泌物、阴道损伤、阴道结构变化。可以用棉花拭子对具体的疼痛部位和敏感部位进行评估，检查时，在阴道上以顺时针方向轻轻地擦拭。在这里需要提及一些具体的敏感点：11 点至 1 点方向，5 点至 7 点方向（图 12-7）[71,72]。

**持续性外阴疼痛的治疗**

治疗持续性外阴疼痛的方法有很多，且因人而异，但总的原则是避免接触刺激性物品。患者可能自行尝试购买多种非处方类药物，如：抗真菌软膏或激素类涂剂，但这些药物本身可能会引起皮炎，影响疾病的诊断[71,73]。缓解不适的方法主要包括使用白色无香味的卫生纸、穿宽松的纯棉衣物、用无香味的肥皂、使用淋浴代替盆浴，还应避免使用女性卫生用品、沐浴添加剂、婴儿用湿巾、缓解皮肤瘙痒的非处方药、洗涤添加剂、衣物柔顺剂、干衣机布和乳胶类产品[71,73,74]。以上方法疗效不显著时，可进行心理治疗、物理治疗或盆底物理治疗[74]。TCA、SSRI 和 SNRI 类抗抑郁剂也可用于皮肤病，这些药物对盆腔神经病变的缓解也有一定的作用[71,73,74]。大量的替代或辅助治疗方案对治疗外阴疼痛有一定作用，如：生物反馈法、盆底肌训练、认知行为治疗、针灸、催眠疗法、理疗，但以上方法不作为首选[71~74]。

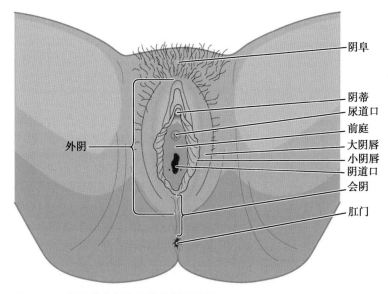

图 12-7　外阴特定部位的棉花拭子检测

若上述方法不能有效缓解疼痛,某些专家建议手术治疗。大致流程是切除疼痛部位的运动神经通路[75]。在进行盆腔检查时可适时为患者进行外阴部卫生的健康教育,内容详见表 12-9[74]。

| 表 12-9 | 减少外阴刺激的方法 |
| --- | --- |
| 穿 100% 全棉内衣(夜间不穿内衣) | |
| 避免外阴部刺激物(如香水、染剂、沐浴露、外阴洗剂)和外阴灌洗 | |
| 洗澡时使用温和肥皂,避免涂抹外阴部 | |
| 使用温水(而非热水)来清洗外阴 | |
| 避免使用吹风机吹干阴毛 | |
| 洗澡后将外阴部轻轻拍干,局部涂抹不含防腐剂的润肤油(如植物油或凡士林)来保持皮肤湿润,增加屏障保护作用 | |
| 月经期使用 100% 全棉的卫生巾 | |
| 性生活时使用足够的润滑剂 | |
| 外阴部可敷冷的凝胶袋 | |
| 排尿后清洗并拍干外阴部 | |

## 盆底疾病

盆底功能障碍最常见的是盆腔器官脱垂和尿失禁[76]。尿失禁和盆腔器官脱垂可由解剖异常、物理损伤或病理疾病导致。风险因素包括妊娠(无论分娩方式),年龄、家族史、肥胖、吸烟、便秘、负重,下腹部或盆腔手术史、下腹部或盆腔包块、有慢性肺部疾病史,以及结缔组织疾病史(如马方综合征)[77~80]。

### 盆腔器官脱垂

盆腔器官脱垂是指盆腔器官脱出至阴道壁或超过阴道壁。常见的盆腔脏器脱垂包括膀胱膨出或尿道膨出(膀胱下降进入阴道)、直肠膨出(直肠突出入阴道)或子宫脱垂(子宫下降进入阴道)可能发生。每一种情况,或它们组合发生,可能会导致膀胱或直肠功能异常、盆腔或下背部疼痛,并减少性生活快感[81]。

目前有多种用于评估盆腔脏器脱垂程度的方法,其中应用最广泛的是盆腔器官脱垂定量分度法(the Pelvic Organ Prolapse Quantification,POP-Q),该方法也被多个专业机构推荐使用[82]。在该分期系统中,将处女膜作为 0 位指示点,把脱垂器官按照六个解剖指示点加以分类,详见表 12-10。

### 盆底功能障碍性疾病的评估

盆底功能障碍性疾病评估包括获取全面的病史和观察的女性外生殖器、阴道、宫颈,来发现是否有尿失禁或器官位移 / 脱垂的现象。请患者进行 Valsalva 动作或者咳嗽,能够帮助助产士视诊评估阴道壁的支持结构水平程度。子宫脱垂也可在女性直立位置时观察到,在一些病例中,由于重力作用下,宫颈可脱出阴道口。通过后续的双合诊检查,在检

| 表 12-10 | 盆腔器官脱垂定量分度法(POP-Q) |
|---|---|
| **内容描述** | |
| **指示点** | |
| Aa | 阴道前壁中线距处女膜 3cm 处,相当于尿道膀胱沟处 |
| Ba | 阴道顶端或前穹窿到 Aa 点之间阴道前壁上端中的最远点 |
| C | 宫颈或子宫切除后阴道顶端所处的最远端 |
| D | 有宫颈时的后穹窿的位置 |
| Ap | 阴道后壁中线距处女膜 3cm 处,Ap 与 Aa 点相对应 |
| Bp | 阴道顶端或后穹窿到 Ap 点之间阴道后壁上端中的最远点,Bp 与 Ap 点相对应 |
| **分度** | |
| 0 | 无脱垂,Aa、Ap、Ba、Bp 均在 -3cm 处,C、D 两点在阴道总长度和阴道总长度 -2cm 之间,即 C 点或 D 点量化值≤(TVL-2cm) |
| I | 脱垂最远端在处女膜平面上 >1cm,即量化值 <-1cm |
| II | 脱垂最远端在处女膜平面上 <1cm,即量化值 >-1cm,但 <+1cm |
| III | 脱垂最远端在处女膜平面上 >1cm,但 < 阴道总长度 -2cm,即量化值 >+1cm,但 <(TVL-2cm) |
| IV | 下生殖道呈全长外翻,脱垂最远端即宫颈或阴道残端脱垂超过阴道总长度 -2cm,即量化值 >(TVL-2cm) |

查时女性患者要求收紧阴道肌肉,夹紧检查者的手指,让助产士来衡量女性盆底肌肉的力量,并指导女性患者正确的肌肉收紧训练方法。此外,还有两种应用普遍的调查法可以帮助临床医生确定疾病的性质和程度,包括盆底功能影响问卷和功能障碍量表。

**盆底功能障碍性疾病的治疗**

排除盆腔肿块的情况下,盆底松弛的治疗包括盆底肌肉训练(PFMT)。尽管证据表明仅依靠 PFMT 能改善盆腔器官脱垂,许多女性在阴道检查时需要特别的指导来学习如何正确进行盆底肌锻炼,并且有必要推荐给专业的盆底功能锻炼理疗师[83,84]。

在严重子宫脱垂的病例中,多种支托设备或子宫托被推荐使用[85]。总的来说,可以使用两种子宫托(见附录 12A):支撑型(例如环状子宫托)和填充型(例如立方体子宫托)。前者适用于Ⅰ、Ⅱ级脱垂的女性,后者是专门适用于Ⅲ、Ⅳ级的女性。经过评估和置入子宫托以后,在 1~2 周内女性患者需要随访来评估舒适度和排尿功能是否正常。随后 3~6 个月再次随访,来评估子宫托的正确使用情况和有效性,后续每半年随访一次。助产士应指导患者,将子宫托每周取出并用肥皂水清洗。使用子宫托的女性,如果不能每半年检查一次,至少每年检查一次,以评估是否存在由于子宫托造成的组织侵蚀引起的损伤和出血[86]。使用子宫托的女性应注意及时报告任何阴道出血,因为这可能是组织损伤,或可能是宫内出血提示恶性肿瘤的存在。

肌肉松弛造成盆腔器官脱垂可通过几种手术治疗方法修复或重建。然而,不同手术方法的长期成功率各不相同,有的可能会导致并发症,如尿失禁[87]。

**尿失禁**

尿失禁(urinary incontinence,UI)会因为各种原因漏诊,其中包括尴尬、没有可及的诊疗资源或医生缺乏可靠的诊断方法。漏诊导致女性患尿失禁的发生率估计不足,但根据调查可以估算出成年女性有 25%~55% 有尿失禁现象。在老年女性人群中,发生率可能高达 75%。

尿失禁往往导致妇女的生活质量明显下降。尿失禁的不良后果包括睡眠障碍、出门远行能力受限或社交活动受限,无法保持良好的卫生,不能避免皮肤的刺激和破损。一般来说,助产士通常需要和泌尿妇科的专家一同完成尿失禁女性患者的评估和治疗。

尿失禁的类型根据症状和体征来划分,见表 12-11,主要包括压力性(stress)尿失禁、急迫性(urgency)尿失禁、充盈性(overflow)尿失禁。压力性尿失禁的发生多见于逼尿肌过度活动,其定义为在膀胱充盈阶段,膀胱的不自主收缩。急迫性尿失禁比压力性尿失禁少见,会突然引起患者强烈的排尿感,若患者无法立即排空膀胱则会不由自主漏尿,可因多种神经病变造成。充盈性尿失禁表现为持续地漏尿,并且患者无法排空膀胱;还会出现尿频、夜尿增多、尿等待或淋漓不尽感。当膀胱过度充盈时,压力过高还会产生和压力性尿失禁及急迫性尿失禁类似的症状。压力和急迫性尿失禁同时发生时为混合性尿失禁[88,89]。

| 表12-11 | 尿失禁类型 |
| --- | --- |
| 分类 | 定义 |
| 压力性尿失禁 | 腹压增加时(例如打喷嚏或咳嗽)引起的不自觉的漏尿,但漏尿前患者无强烈的排尿感 |
| 急迫性尿失禁 | 伴有强烈尿意的不自主性漏尿,由逼尿肌亢进导致,可继发于膀胱畸形或神经源性疾病 |
| 神经源性逼尿肌亢进 | 膀胱充盈过程中发生不自主的膀胱收缩,是由于神经性疾病产生的逼尿肌反射亢进,属于急迫性尿失禁 |
| 混合型尿失禁 | 是指压力性尿失禁和急迫性尿失禁同时存在导致的不自主漏尿 |
| 充盈性尿失禁 | 频繁漏尿或压力性尿失禁,通常因于尿路有梗阻引;由逼尿肌麻痹或出口梗阻导致,可继发于雌激素低水平、外周神经疾病或脊髓损伤;药物治疗后可引起尿潴留 |
| 非泌尿生殖系统尿失禁 | 功能性(非器质性)疾病(如神经源性、心理性、认知性)、药物、环境因素或代谢障碍引起的不同程度的漏尿 |

需要说明的是,夜间排尿一到两次不一定是表示排尿功能障碍,或偶尔发生的"漏尿"也不符合尿失禁治疗的标准。如果是由于药物的副作用、精神状态的变化、行动能力的改变或便秘引起的,尿失禁可能是暂时的。高龄、肥胖、吸烟、妊娠、由于便秘或职业负重因素导致的腹压增加,也与尿失禁有关。

某些疾病状态会增加排尿和尿失禁,如:糖尿病、尿路感染、其他肾脏疾病、膀胱肿块或盆腔肿块,如子宫肌瘤或卵巢癌。手术或骨盆创伤也可能导致一定程度的无自主排尿。然而,和剖宫产相比,阴道分娩并不增加尿失禁的可能。也可能有家族的遗传,即使该女性从来没有怀孕也有尿失禁的风险。

**尿失禁的评估**

在没有尿路感染、盆腔肿块或者其他一些外在原因导致尿失禁的情况下,通过结合女性的病史和各种泌尿功能试验来诊断尿失禁。

在诊断尿失禁时也采用一些临床评估工具,包括使用简化版盆底功能影响问卷(PFIQ)和盆底功能障碍问卷(PFDI)来评估盆腔器官脱垂程度,也可使用尿失禁诊断问卷(QUID)[90,91]。通过排尿日记要求患者记录每天的摄入量及次数、排尿量、漏尿次数及尿垫更换频率,可以提供较为详尽的信息。这些有效的问卷能够帮助诊断,本章末尾的资源部分提供了相关出处[90,91]。

泌尿功能检测可简可繁,简单检查如"咳嗽压力测试",可以通过让女性患者在膀胱充盈状态下咳嗽并观察尿液不自主溢出的情况;复杂检查如"尿动力学检查",涉及测试尿道功能、膀胱容量、膀胱的稳定性和个人排尿控制能力的检查设备。后者的评估是比较昂贵的,通常作为备选测试,由泌尿科医师或泌尿妇科护理专家执行。

**尿失禁的治疗**

对于女性压力性尿失禁,早期治疗包括盆底肌肉练习、行为模式调整和饮食的改变。减肥也可在一定程度改善尿失禁[92]。一些医生主张使用Knack训练,一种类似Kegel的锻炼,但更注重加强训练尿道肌肉。Knack训练针对阴道深部的盆底肌肉进行收缩训练,并尽可能保持收缩的同时做其他的活动,如咳嗽或普通锻炼[93]。

盆底功能锻炼辅助反馈(给女患者执行双合诊检查时进行指导)或生物反馈(使用阴道插入装置,提供女患者练习达标的成功反馈)会取得更理想的效果。同样,健康饮食的管理,尤其对于肥胖人群而言,可以帮助减少与肥胖有关的尿失禁。

在美国,压力性尿失禁的妇女用药物治疗收效甚微,且暂无FDA认证的有效药物来治疗尿失禁[88]。如果患者被诊断为压力性尿失禁合并急迫性尿失禁或逼尿肌亢进,通过膀胱训练可以促进恢复,包括鼓励女性通过使用Knack技巧和分散注意力的练习憋尿,或指导她在尿急发生前排空膀胱。

有两类药物用于治疗急迫性尿失禁:β受体拮抗剂和抗胆碱类药物。经过FDA认证的用于治疗逼尿肌亢进的药物,参见表12-12[94-96]。尽管有些抗胆碱类药物效果有限,但仍作为一线用药[95],这类药物能够在膀胱充盈过程中通过乙酰胆碱作用阻断受体,从而增加膀胱容量。但由于这类药物产生的外周抗胆碱能反应,导致一些患者无法耐受。

| 表 12-12 | 食品和药物管理局批准用于治疗膀胱过度活动症的药物 | | |
|---|---|---|---|
| 商品名 | 机制 | 用法 | 注意事项 |
| **β 受体拮抗剂** | | | |
| 米拉贝隆(Myribetriq) | 引起肌松作用,增加膀胱容量 | 25~50mg qd | 禁用于血压增高、肝功能损伤及肾脏疾病患者 |
| **抗胆碱能药物** | | | |
| 达非那新(Enablex ER) | 抗胆碱能受体 | 7.5~15mg qd | 在肝脏中代谢;由于缺乏对照试验,M3 选择性受体拮抗剂的优点和缺点尚未知晓;可以同食物一起服用;半衰期为 12 小时 |
| 奥昔布宁(Ditropan IR) | 抗胆碱能受体<br>轻度解痉<br>1 小时可达血药峰值,维持 6~10 小时 | 每日 2.5mg 或 5mg,最多每天 4 次(总剂量 5mg) | 含活性代谢物质,会增加胃肠道吸收 / 肝脏代谢潜在的副作用和药物反应,可使用口服溶液(5mg/5ml),有心脏疾病的妇女会有心动过速的副作用应慎用,可通过血脑屏障,乳汁中含量不明但会抑制泌乳,使用骨质疏松症的药物如阿仑膦酸盐(Fosamax)者慎用 |
| 非索罗定(Toviaz) | 作用于 M1,M3 受体 | 4~8mg qd | 在胃肠道吸收,肝脏代谢,可增加潜在副作用和药物相互作用,禁用于肝功能损伤患者 |
| 奥昔布宁(Ditropan)XL | 作用于 M1,M3 受体<br>4~6 小时可达血药峰值,维持 >24 小时 | 每日 5mg,10mg,15mg<br>最多不超过 30mg | 初始剂量 10mg;可增加至 30mg 或降低至 5mg;胃肠道吸收;疗效和副作用同 IR;缓释剂型不能咀嚼或压碎 |
| 奥昔布宁经皮贴剂(Oxytrol Patch) | 作用于 M1,M3 受体,恒定释放 | 两周更换 | 免除肝首过效应和活性代谢产物的产生从而减少副作用,若发生皮肤反应应停药 |
| 托特罗定 IR(Detrol) | 非特异性 M 受体拮抗剂<br>峰值:1~3 小时 | 2mg bid<br>(1mg 和 2mg 片剂) | 胃肠道吸收 / 肝代谢,低亲脂性降低了对中枢神经系统的影响,只有片剂,开始每日 4mg,必要时可下调至 2mg |
| 托特罗定(Detrol LA) | 非特异性 M 受体拮抗剂<br>峰值:2~6 小时 | 每日 2~4mg(2mg 和 4mg 片剂) | 胃肠道吸收 / 肝代谢,低亲脂性降低了对中枢神经系统的影响,只有片剂,开始每日 4mg,必要时可下调至 2mg |
| 曲司氯铵(Sanctura IR) | 非选择性外周作用<br>峰值:4~6 小时 | 20mg bid | 不经肝脏代谢,因而减少药物相互作用;具有水溶性,较大的分子降低血脑屏障透过率;可改善但无法根治老年人认知能力方面的副作用;由于水溶性,在空腹时服用;老年人起始剂量为每日一片 |
| 索利非那新片(VESIcare ER) | 作用于 M2,M3 受体 | 每日 5~10mg | 在肝脏中代谢;半衰期较长(约 50 小时);没有相关功效的对照;可以同食物一起服用 |

ER,extended release,缓释;IR,immediate release,速释;LA,long acting,长效;XL,extended release,缓释

a 所有抗胆碱能药物禁用于肌无力、闭角型青光眼、胃排空障碍患者。另外,这些药物可能引起尿潴留,产生口干、便秘、心动过速、嗜睡或认知功能减退的副作用

膀胱内注射肉毒菌素 A(Botox A)对治疗逼尿肌亢进或急迫性尿失禁也有一定的效果。这种方法可能仅短期缓解症状,因此患者需要多次重复注射[88]。

雌激素用于治疗尿失禁曾被认为是一种很有效的治疗方法,尤其是对绝经后妇女。然而一些证据表明,对阴道局部雌激素治疗可以改善尿失禁,而口服的全身用药被证明会使症状恶化[88]。

研究表明,使用包括阴道锥托和子宫托来控制尿失禁的医疗器械对于尿失禁控制具有一定的效果。然而,其对膀胱功能的改善并不乐观[97],并且这些器械在与其他治疗方法,如盆底功能训练或行

为模式调整,共同使用时效果才更好。

在其他治疗方法均无效时,最后应选择手术治疗尿失禁。这种方法仅适用于压力性尿失禁,不适用于急迫性尿失禁[88]。压力性尿失禁患者在术前应充分了解现有的术式,并知晓各种术式的并发症,由擅长的专家进行手术。

## 不孕症

不孕症是指女性无避孕性生活或人工授精至少12 个月而未孕[98],男性则称为不育症。在女性当中,不孕症常常直接或间接地与妇科疾病(如子宫肿瘤)、盆腔肿块或盆腔炎症病史有关。不孕症的分类有两种:原发性不孕症,指女性从未有过妊娠史;继发性不孕症,指女性既往有过至少一次妊娠史。

尽管本章中提到的多种妇科疾病(如子宫内膜异位症、子宫肌瘤)均会引起不孕症,但其病因尚未明确。人们普遍认为,导致不孕症的原因有 1/3 来自女性因素、1/3 来自男性因素,另外 1/3 来自双方共同的因素。因此,在和女性患者探讨不孕症时,应将其另一半考虑在内[99]。

目前已知的导致女性不孕症的生理因素有:输卵管阻塞、子宫内膜异位症、盆腔粘连、高泌乳素血症、内分泌疾病(如甲状腺功能减退)和高龄。35 岁以上的女性在尝试 6 个月以上仍无法受孕时应及时就诊,而不要等到 1 年[99]。男性不育症的原因多继发于精子发育异常,包括影响射精时精子质量和数量的因素,以及导致精子功能异常的基因突变。不育症的男性中,染色体异常的发生概率较高。

### 重要的病史

在对不孕症女性进行确诊之前,要细致询问既往史,来明确其性生活史、月经史和社会史是否符合不孕症的定义[99,100]。一旦将一对夫妇诊断为不孕不育症后,需要进一步对影响生育功能的因素进行仔细的病史回顾。这些因素可能与女方或男方的解剖结构、生理或心理状态有关,也可能是二人共同的因素导致(表 12-13)[99,101]。

| 表 12-13 | 不孕不育症的男方及女方相关因素 | |
| --- | --- | --- |
| 双方病史 | 其他的女方既往史 | 其他的男方既往史 |
| **目前性生活状态** | | |
| 性生活频率 | | |
| 不孕不育的时间 | | |
| **既往史** | | |
| 妊娠史 | 既往使用避孕药 | 精索静脉曲张症 |
| 性传播疾病史 | 性交痛 | 腮腺炎史 |
| 生殖泌尿系统感染史 | 巴氏涂片检查异常或进行治疗 | 精索扭转史 |
| 内分泌疾病的症状或已知的诊断 | 盆腔或腹腔手术史 | |
| 化疗史或癌症治疗史 | 肥胖 | |
| 目前用药情况 | 月经史[a] | |
| 性功能障碍史 | | |
| **社会史** | | |
| 吸烟、饮酒、滥用毒品 | | 既往或目前使用促代谢合成类固醇 |
| **职业史** | | |
| 经常暴露于有害环境或有毒物质(如衣物干洗剂或杀虫剂)下 | | 经常暴露于高温环境下(如:钢铁工人) |
| **家族史** | | |
| 家族不孕不育史 | 绝经过早家族史 | |
| 家族出生缺陷、发育迟滞、囊性纤维化病史 | 泌乳症、女性多毛症 | |

[a] 月经史包括月经初潮、周期和间隔、是否规则、经量、闭经史、有无痛经

## 体格检查

除了要评估生命体征和体重指数（BMI），还要关注任何潜在的基因异常或激素水平异常相关的表现，如：雄激素过多。例如：体格矮小可能存在特纳征（Turner syndrome）(45,XO)，痤疮、斑秃症、女性多毛症可能是雄激素水平过高，溢乳症可能提示高泌乳素血症。盆腔检查能够发现与解剖结构异常(如子宫肌瘤、双角子宫)、感染(如性传播疾病)和激素水平异常(如：表现为阴道润滑液和宫颈黏液分泌减少的低雌激素症状)[99,100]。

而男性伴侣同样要进行检查，可以由具有为男性进行体格检查经验的助产士、生殖医学专家或泌尿科专家来完成。一般来说，与女性体格检查的几

个方面类似，临床医生为男性进行体格检查时多会从解剖发育异常(如睾丸静脉曲张)、感染疾病(如前列腺炎)、激素水平异常(如甲状腺功能亢进或柯林菲特症[47,XXY]表现出男性乳房增大)这几个因素寻找病因[99,100]。不管在男性还是女性中，如果发现了异常意味着要将其转诊给生殖医学专家来进一步诊治。

助产士最开始可以从夫妇双方对性知识和性技巧掌握的程度来进行评估，表12-14中提供了一些问诊中可以提出的问题。助产士可以教会来访者从诸多方法中掌握一种识别排卵的症状和体征，例如记录每日基础体温（BBT）、宫颈黏液自检、排卵测试棒、智能手机APP。以上方法的具体说明详见非激素避孕方法这一章。

| 表 12-14 | 促进自然受孕的方法 |
|---|---|
| **主题** | **内容** |
| 性交时间 | 每天 1~2 次可达到最高的受孕率，但应当根据双方的舒适度 |
| 受孕期窗口 | 即便是在月经规则的女性中，受孕期窗口也存在很大差异，但一般来说持续 6 天。通常在排卵前三天进行性生活，受孕的可能性最大<br>三种判断受孕期窗口的方法如下：<br>• 每天起床前同一时间静息状态下测量基础体温（BBT）；当基础体温增加 0.4°F（约 0.22℃）之后的两天，受孕可能性最大<br>• 女方可学习自行监测宫颈黏液，当黏液呈现透明稀薄状态并且量最多时进行性生活，受孕的可能性最大<br>• 排卵检测棒是依据排卵周期中出现促黄体生成素（LH）来判断是否排卵的，这些装置可能对受孕期窗口预测不太准确，因为排卵也可能发生在促黄体生成素出现之前两天内 |
| 性技巧 | 目前尚无证据表明某种性交姿势会帮助受孕，在射精后 2 分钟内可以在输卵管内发现精子 |
| 生活方式 | 吸烟和摄入过多的咖啡因(>5 杯/天)与生育能力下降有关，而饮酒和大麻的效果则尚不明确<br>蒸桑拿不会引起生育能力减退 |

## 诊断检查

对于女性而言，初步检查项目包括促甲状腺激素（TSH）、游离 T4 和泌乳素水平，来排除可能导致不孕症的甲状腺疾病和高泌乳素血症。与此同时，男方可以检查 TSH 和 T4 来评估甲状腺功能，也可以测定睾酮水平排除激素水平过低的可能[99]。男性伴侣通常还需进行精子分析，来测定射精时精子的数量、浓度、活动性、形态、形状和结构。由于男性方面的因素也很大程度上会引起不孕不育症，并且对女性的检查相对更具侵入性和高成本，因此在早期对男性伴侣进行评估十分有必要。

一旦基本检查完成后，就要进行更具侵入性和高成本的检查操作。一般来说，这些后续内容多需要在生殖医学专家的指导和照护下来进行，包括使用超声、核磁共振（MRI）或腹腔镜检查。

### 不孕症女性/不孕不育症夫妇的治疗

本书中未对不孕症的治疗进行详细介绍。尽管如此，为不孕不育症患者提供咨询的助产士应当熟悉相关治疗方法，包括使用药物（如枸橼酸氯米芬）、手术（如松解输卵管粘连的输卵管伞部成形术）、人工授精、辅助生殖技术（ART，如IVF）。其他的辅助手段包括：针灸、推拿、抗氧化保健品（如硒可以提高

精子质量)、心理舒缓和治疗,但以上几种方法的效果较弱,且具有一定争议[99]。

总之,要从成功受孕和活产的结果中总结出不孕不育症的治愈率非常困难[101]。影响不孕不育症的发生及治疗效果的因素太多了[102]。助产士在为接受不孕症治疗的女性提供护理时,应识别不孕不育症夫妇所面对的生理、心理和社会压力,并进行情感支持。表12-15中对转诊时应进行记录和描述的重要内容进行了举例说明。

| 表 12-15 | 对不孕症女性 / 不孕不育症夫妇转诊时应记录的重要内容 |
|---|---|
| 明确的高危因素(如有) | |
| 目前用药情况 | |
| 月经史 | |
| 既往史 | |
| 尝试受孕的时间(若女性 <35 岁则大于 1 年,若女性 ≥ 35 岁则大于 6 个月) | |
| 已经提供的照护:女方 / 夫妇的检查和结果、实验室检查 | |
| 转诊缘由 | |
| 是否需要治疗计划的随访信息 | |

助产士需要重视的一点是,要在最开始就预防不孕症的发生。尽管许多不孕症是由于夫妇双方均无法控制的染色体异常、解剖发育异常或生理因素,但帮助女性改善生活方式——安全的性行为、饮食营养均衡、适度锻炼、不抽烟喝酒——能够促进其受孕的几率。另外,指导夫妇避免环境中有害物质的暴露也十分重要。

## 女性性功能改变

在评估女性的健康和妇科保健情况时,性功能是一个要素。女性性功能改变可能在本章中讲到的任何一种妇科疾病中伴随出现,但也有可能会单独出现。来访者和医护人员经常认为对性功能改变难以启齿。这一话题对可能会使一些人感到很尴尬,并且很难在这种15分钟的预约就诊时间内快速适应。对一些女性而言,缺少性欲可能是个很大的问题,而对另外一些人来说这可能并不算什么。尽管对正常性功能的定义结尾模糊,但人们存在很多对性功能一词的刻板印象,影响了医患或者夫妻双方的交流。

性功能障碍多见于那些患有心脏疾病、肾脏疾病、慢性阻塞性肺病(COPD)和接受癌症治疗的老年人群[103~106]。患有子宫内膜异位症和不孕症的女性则比其他女性群体更加担忧性功能的问题[107,108]。精神类药物、降压药、降脂药和激素类药物可能对性功能产生不利影响[109,110]。

### 性功能障碍

近来,女性性功能障碍被划分为四类,见表12-16[110-113]。不管是哪一类,评估都要从基本的病史采集和体格检查开始。行为咨询被认为一种效果好且危害较。小的性功能障碍的有效干预手段。其他方法包括冥想、涂抹润滑剂或凝胶、盆底功能锻炼,但这些方法的效果仍有争议[110,111]。目前大多数的研究均存在一定的局限性,或是样本过小和干预时间

| 表 12-16 | 女性性功能障碍分类 | |
|---|---|---|
| 分类 | 描述 | 常见干预措施 |
| 性欲 / 性唤起障碍 | 包括低反应性性欲障碍(HSSD,持续或反复发生的性幻想或性欲望低下或缺如);以往被主流价值观定义为"性冷淡",该类型也包含难以被性刺激和其他刺激(如接吻、经历色情场景)唤起性兴奋的女性;可能缺乏阴道湿润;围绝经期和绝经后女性可激发性唤起障碍 | 几乎没有研究证明西地那非(Viagra)这种药物对女性有效,但FDA批准了一种新药氟班色林(Addyi;5-HT$_{1a}$)用于该类型;也有一些研究发现老年女性应用雌激素或双向激素治疗具有一定效果,但证据不强 |
| 药源性性功能障碍 | 对女性性功能产生较大影响的药物主要是抗抑郁药物,尤其是 SSRI 和 SNRI 类 | 用药时应调整种类、剂量和其他用药方法;确定最佳的治疗方案需要花费时间,因此最好由相关专家进行诊治 |
| 性高潮障碍 | 是指持续或反复发生的性高潮困难、延迟或缺如。可能与抗抑郁类药物的使用和导致神经病变的疾病(如糖尿病)有关 | 尽管目前暂无FDA认证的药物治疗该类障碍,有一些医生会使用睾酮类药物(说明书上并未标识)。但药物种类、使用方法和剂量尚不明确 |

续表

| 分类 | 描述 | 常见干预措施 |
|---|---|---|
| 性交疼痛障碍 | 包括性交痛和阴道痉挛。发病原因不同,但症状多包括阴道前庭痛、间质性膀胱炎、阴道感染、阴道萎缩 | 主要针对病因进行治疗 |

FDA,U.S.Food and Drug Administration,美国食品药品管理局;SNRI;serotonin-norepinephrine reuptake inhibitors,去甲肾上腺素再摄取抑制剂;SSRI,selective serotonin reuptake inhibitors,选择性五羟色胺再摄取抑制剂

过短,或是对性功能改善的定义及测量方法不够明确。

随着人们越来越认识到性功能及性功能障碍在女性健康当中的重要性,要求我们开展更有说服力和意义的临床研究,来指导我们的临床咨询和实践。目前该领域的专家少之又少,但仍然需要对这类患者进行转诊。助产士可以考虑对这一专业方向继续学习,从而能够为更多的女性提供相关的专业服务,减少其转诊的麻烦。

## 子宫、卵巢、外阴和阴道恶性肿瘤

宫颈癌筛查是一种广为人知的预防手段,而子宫内膜癌在美国是最为常见的妇科恶性肿瘤,在欠发达地区它也是仅次于宫颈癌的第二常见妇科恶性肿瘤[114]。最为棘手的妇科肿瘤可能是卵巢癌——它是美国第二常见的妇科肿瘤,但比子宫内膜癌和乳腺癌的死亡率均高。

### 子宫内膜癌

虽然子宫可能会发生各种类型的癌症,包括恶性肉瘤和妊娠期滋养细胞肿瘤(如葡萄胎),但是大部分子宫相关的癌症有90%是起源于子宫内膜[115]。在早发现的情况下,子宫内膜癌的治愈率是高的,因为病灶较为局限。尽管如此,该癌症导致每年超过8000例的死亡病例,子宫内膜癌死亡病例/新发病例比率为(1:5.4),而乳腺癌为(1:5.2)[115,116]。

长期暴露于雌激素下的情况,可能增加子宫内膜癌的发生风险,例如:初潮过早或绝经过晚、无排卵的多囊卵巢综合征、不生育、使用雌激素或他莫昔芬(Nolvadex)。绝经后不明原因的阴道流血、林奇综合征、不孕、肥胖、乳腺癌或卵巢癌史,均与长期暴露于雌激素刺激的可能性有关。子宫内膜癌最常见的临床表现是不明原因的阴道出血,尤其是绝经后,这种情况常需要诊断性随访。因此,最推荐使用的

子宫内膜癌筛查方法就是健康教育——告知女性相关的症体征及高危因素。

子宫内膜癌的分型有两种:Ⅰ型也叫子宫内膜腺癌,是最常见的类型,约占总数的3/4,通常发生在绝经前的或者围绝经的年龄,如果发现得早是可以治疗的;Ⅱ型与雌激素的存在没有联系,相对于Ⅰ类型少见。Ⅱ型多出现在绝经后并且比Ⅰ型预后差。一些肿瘤学家认为还有第三种类型——林奇综合征(Lynch Syndrome),也叫遗传性非息肉性结直肠癌。该病由于基因突变,增加了患者发生结直肠癌或其他癌症(如子宫内膜癌、卵巢癌和胃肠道癌症)的几率[116]。

子宫内膜癌的首选诊断方法是子宫内膜活检(EMB),该方法可以从活检取样标本中发现正常组织、增生组织甚至是癌变组织。操作方法见"月经失调"章节的附录部分。以往,在早期诊断子宫内膜癌时也采用阴道超声。在进行子宫内膜活检或阴道超声检查后,最有效的诊断方式就是在宫腔镜下行诊断性刮宫(D&C)[116]。

在绝经后女性,任何情况的出血,除了荷尔蒙治疗下有规律的出血,都被认为是潜在的癌症征兆。绝经前,不规则的出血可能是癌症的征兆。然而,由于大多数的子宫内膜癌出现在绝经期后的女性,任何绝经期前的出血应该被作为鉴别诊断的一部分来评估。子宫内膜癌的其他体征或者症状,如疼痛,通常仅在晚期出现,癌症已经扩散超过了子宫。

### 其他子宫恶性肿瘤

目前,子宫内膜癌是最为常见的子宫癌症,但另外两种形式的异常增生也要引起重视:生殖妊娠滋养层细胞肿瘤(如葡萄胎)和子宫肉瘤。最常见的一种是葡萄胎,在早期是良性的胎盘组织的异常生长。女性表现为妊娠实验阳性,通常伴有HCG水平的过度升高和异常出血。患者子宫的大小通常超过孕周的大小,并且可以通过超声来确诊。最常见的治疗

方法是为了预防病灶转移而进行的清宫术[117]。更多内容参见妊娠相关疾病这一章。

子宫肉瘤是妇科癌症极少见的一种(发生率小于 1%),占所有子宫肿瘤大约 3%~7%[118]。一般出现在绝经后,来源于子宫内膜、子宫肌层或者子宫内膜基质。高危因素包括:盆腔曾经接受过治疗性放疗、长时间使用他莫西芬、雌激素的过多暴露、非裔美国人的种族[118]。除了每年一次的评估子宫大小、形状的体检,没有常规进行子宫肉瘤筛查的推荐。子宫肉瘤最常见的症状和体征是不正常的子宫出血。然而,通过体格检查并不能够轻易地辨别子宫肉瘤与良性的子宫肌瘤。子宫肉瘤通常发生在绝经后,然而子宫平滑肌瘤通常在绝经前更明显,绝经后当雌激素的刺激消失时肌瘤开始缩减大小。

如果通过仔细地询问病史和体格检查,怀疑有肉瘤,则进一步评估,可以选择子宫内膜的活检术或诊刮术。然而这些方法对诊断子宫肉瘤的敏感性小于诊断子宫内膜癌。相比之下,需要更敏感的影像学检查来进行评估,如 CT 扫描或者 MRI。采用超声诊断子宫肉瘤不是很有用。

助产士通常将怀疑子宫肉瘤的女性转诊给一个合适的专家。子宫肉瘤的预后取决于诊断时候疾病的严重程度。如果癌症诊断时局限于子宫体内部,它的五年生存率为 50%。当子宫肉瘤发生转移时,它的五年生存率波动范围为 0~20%[118]。早期发现对限制疾病的发展至关重要。与努力在早期成功诊断子宫内膜癌一样,强调绝经后子宫出血的重要意义是非常重要的。

### 卵巢癌

卵巢癌可起源于上皮细胞、生殖细胞及性索 - 间质细胞,其中大多数为上皮性肿瘤。卵巢癌患者的 5 年生存率远小于其他恶性肿瘤,主要是由于该病确诊时多为晚期。女性一生中被确诊为乳腺癌的几率为 1/8,而发生卵巢癌的几率为 1%~2%[119]。在不同人群中卵巢癌的发病率有所差别,例如:当女性出现乳腺癌基因 1 位点(BRCA 1)或 2 位点(BRCA 2)突变时,发生卵巢癌的风险大大增加。同样与其他癌症一样,年龄越大患病风险越高——45 岁以后为高发期,平均诊断年龄为 63 岁。

目前卵巢癌已知和高危的因素包括:乳腺癌史、子宫恶性肿瘤史、结直肠癌史、绝经状态、BRCA1 和 BRCA2 基因位点突变表现、近期确诊

的基因遗传性癌症(如:与 PTEN 基因突变相关的 Cowden 病,其引起甲状腺癌和乳腺癌)、林奇综合征、排卵周期超过 40 年以上(如:未使用口服避孕药避孕的未生育者)、初潮过早或绝经过晚、使用治疗不孕的药物超过 1 年以上、使用雌激素替代疗法[120~123]。值得注意的是,对卵巢上皮细胞的过度刺激可能会造成恶性肿瘤。相反的,多次生育、使用口服避孕药或长效避孕针醋酸甲羟孕酮、母乳喂养、子宫切除、输卵管切除、预防性卵巢摘除术,会降低卵巢癌患病风险[121~123]。

双合诊作为常规的妇科检查项目之一,是唯一不依赖于患者主诉的筛查方法,但该方法用于筛查卵巢癌的灵敏和特异度较低。由于既往史和体格检查不能作为卵巢癌的预测方法,尤其在发病早期,因此需要进行其他的筛查方法。有一种推荐的手段是检查早期卵巢癌患者血液中是否出现 CA-125 肿瘤抗体。尽管的血清 CA-125 标志物在卵巢癌女性患者中升高,但这种物质在其他疾病中也会升高,因此其缺乏一定特异性。这一部分内容仍需进一步研究。

约有 10%~20% 的卵巢癌患者具有遗传性的 BRCA1 或 BRCA2 基因突变。增加这两个基因位点突变的因素在乳腺疾病这一章中有所阐述,并在健康促进这一章中进行了回顾。遗传性乳腺癌卵巢癌综合征(HBOC)是指那些直系亲属中具有多发性乳腺癌、卵巢癌或腹膜癌患者的人群。为这类人群进行 HBOC 筛查的标准参见乳腺疾病这一章。具有 BRCA1 或 BRCA2 基因突变高风险因素的女性应该进行遗传咨询[124~127]。总之,目前的卵巢癌筛查推荐意见认为,应对所有具有 HBOC 家族史的女性提供筛查及遗传咨询,后者包括检测 BRCA 突变基因。

缺乏足够的证据支持卵巢癌病因学、明确的危险因素和早期发现卵巢癌的手段,使得卵巢癌的筛查对患者和临床医生来说一样困难。对女性进行有关卵巢癌的体征和症状的提醒,可以潜在地帮助她们发现癌症。这些提示包括胃胀或者胀气;很难吞咽或者在吃饭时很容易有饱腹感,和其他的持续的胃肠道不舒适;腹部或者盆腔的疼痛;乏力;泌尿系统的主诉,包括尿急、尿频;不规律的阴道出血[128]。

### 外阴和阴道恶性肿瘤

外阴癌和阴道癌约占所有妇科恶性肿瘤的

6%~7%,五年的生存率大约分别为 72% 和 49%[129,130]。阴道癌症相比外阴的癌症有较低的生存率,可能是因为这种恶性肿瘤通常是其他生殖器官癌症转移蔓延的结果,如外阴或宫颈。当阴道癌在淋巴结受累之前被发现,其五年的生存率大约为 84%[131]。这两种癌症的主要类型都是鳞癌,随着年龄的增长而发生率升高。

阴部和阴道的癌症都与高危型 HPV 暴露有关[132]。因此,美国疾病控制和预防中心(CDC)强调,接受 HPV 疫苗不仅会保护宫颈癌,也包括外阴或者阴道的癌症。另外,既往感染过高危型 HPV 的女性(可通过巴氏涂片诊断),也是外阴癌或者阴道癌症的高风险人群,但风险较宫颈癌的发生更低一些。癌外阴或阴道癌的其他风险,包括吸烟、有其他妇科肿瘤史、外阴硬化性苔藓、免疫抑制性疾病(如 HIV)。一种主要发生在母亲妊娠期进行己烯雌酚(DES)治疗的女性子代中的罕见阴道癌,是透明细胞癌。该种类型最早见于子代青春期或 20 出头的年龄,但目前发病者多为年龄更大的群体,也很少发生透明细胞腺癌[133]。

外阴和阴道癌的诊断和筛查包括受检者主诉生殖器的发育史,随后应进行盆腔的检查。最常见的外阴癌发生在大阴唇,而阴道癌最常发生在阴道壁的上三分之一。

外阴癌症的早期症状包括了持久性的瘙痒和湿疣的存在。然而,阴道癌可能伴有阴道流血、异常分泌物、和盆腔的不舒适。根据后面的疾病发展程度,盆腔的检查可能在病变区发现肿物,有可能是淋巴结病变。任何怀疑的病变都应活检,要么是有样本收集经验的助产士进行操作,或者由转诊的专家实施。出现以下情况需要进行转诊:不能解释的淋巴结病变、经过经典治疗后未改善的 HPV 病变、外观异常的病变、或者一直持续生长的病变。和其他妇科癌症一样,早期发现外阴癌和阴道癌有很高的存活率。

## 先天性子宫畸形

先天性子宫畸形,又叫 Müllerian(缪勒管)畸形,在女性人口中 10% 的人有可能出现这种畸形,但大部分较为轻微[133~135]。这些异常通常没有被诊断过,直到女性因不孕、习惯性流产、骨盆疼痛、性生活困难或异位妊娠等原因进行检查后发现[136]。这种畸形可以通过盆腔检查、超声和手术过程中发现来确诊。

在胚胎期,两根 Müllerian 管分别形成了子宫、宫颈、阴道的上部和输卵管。异常的发育会导致大范围的解剖结构畸形。当前先天性子宫畸形分类法是由美国生育协会首先提出的。尽管有学者尝试对这一分类法进行更细致地划分,但目前其仍为描述子宫畸形的标准分类系统,见表 12-17[136]。

对于某些缪勒管发育异常(如输卵管发育不全)的女性而言,正常的生育可能存在一定困难。其他的异常还有子宫内膜异位症和痛经导致的单角子宫感染。

美国生殖医学协会对先天性子宫畸形的分类是依据使用己烯雌酚所产生的变化,那是一种非类固醇的雌激素,在 1948—1971 年间被广泛用于妊娠相关的并发症。这段时间中,约有 500 万 ~1 000 万女性经过了己烯雌酚治疗,但后来研究证实,该药物不仅无效,并且会对子宫内的胎儿产生不良影响[133,137]。后来明确了因妊娠期服用己烯雌酚造成一些结构和功能的异常,包括子宫、阴道和子宫颈的变化。服用过己烯雌酚妇女的子代女儿就面临着生殖健康的风险,包括不孕、异位妊娠、自然流产和早产。另外,这些女性在 30 岁左右或更年青的时候容易发生宫颈癌和子宫癌,在 40 岁左右容易发生乳腺癌[133,137]。

目前为止,对暴露于己烯雌酚副作用的第三代是否出现子宫发育异常,相关数据尚不丰富。对比之下,动物试验中表明,暴露于己烯雌酚副作用的第三代发生子宫肿瘤、卵巢肿瘤和淋巴瘤的风险增加[133,137]。因此,在对女性进行问诊时,助产士最好追问到其母亲是否有己烯雌酚治疗史,尤其是其母亲既往有不孕史或生殖器官肿瘤史[138]。

有子宫畸形的女性的避孕选择有点复杂。如果她们不想怀孕,最有效的方法是激素避孕法和避孕套,而不是女性避孕套或者节育环。助产士要为其提供照顾,或转诊至当地机构,乃至提供相关网络信息资源的全国性组织机构。在育龄期的女性最关心的是怀孕和分娩,必须尽快地解决。不管年龄和生育计划如何,器官畸形对女性会造成强烈的情感影响。部分资源列在本章节的附表。

## 结论

助产士的角色涉及女性一生中的照护。从古至

| 表 12-17　先天性子宫畸形分类 | |
|---|---|
| 分类 | 描述 |
| **第一类：发育不全** | |
| I-A | 阴道缺如或发育不全。子宫可能是正常的或有畸形 |
| I-B | 宫颈缺如或发育不全 |
| I-C | 基底缺如或发育不全 |
| I-D | 输卵管缺如或发育不全 |
| I-E | 结合缺如或发育不全 |
| **第二类：单角子宫** | |
| Ⅱ-A | 相通的单角子宫：发育不全的子宫角和子宫内膜腔与单角子宫残角相通。这种解剖结构增加了不孕症、子宫内膜异位症和痛经的可能性 |
| Ⅱ-B | 不相通：子宫内膜腔不与单角子宫残角相通 |
| Ⅱ-C | 无子宫腔的残角 |
| Ⅱ-D | 没有残角 |
| **第三类：双子宫** | |
| Ⅲ | 两个独立的腔，每个都有自己的子宫颈。 |
| **第四类：双角子宫** | |
| Ⅳ-A | 完整的双角子宫有两个被子宫肌层组织分开的独立的子宫腔和一个宫颈。 |
| Ⅳ-B | 部分双角子宫：室间隔局限于底部。 |
| **第五类：纵隔子宫** | |
| Ⅴ-A | 完全纵隔：纵隔延伸到宫颈内。纵隔子宫被隔膜组织分开成两个腔，共同拥有一个宫颈。纵隔子宫者能够怀孕，但通常会发生流产或胎儿生长畸形。 |
| Ⅴ-B | 局部分隔：隔膜不全分隔。 |
| **第六类：弓形子宫** | |
| Ⅵ | 子宫底是凹的，而不是凸或直的。它被认为是一个正常子宫解剖结构的轻度偏离，可能对怀孕没有影响，也可能对孕中期流产和早产有影响。 |
| **第七类：DES 造成的畸形** | |
| Ⅶ-A | T 型子宫 |
| Ⅶ-B | T 型子宫伴宫角扩张 |
| Ⅶ-C | 子宫发育不良 |

今,这种照护都包括对女性妇科疾病的诊断和治疗。这一章总结了常见的妇科疾病和一些诸如盆腔器官脱垂、性功能改变的其他疾病,并对其相关的诊断和管理方法进行了简要介绍。此外,还包括妇科肿瘤的概述内容。

对所有的助产服务来说,不管是何种实践内容、何种环境之下,绝佳的照护都是从聆听每一位女性的症状和疾病表现开始的。为所有的女性提供最佳的妇科保健是助产工作的目标,因此助产士应对本章中相关疾病所涉及的诊断和管理具有专业知识,并且具备对复杂疾病的筛查能力。对助产实践来说,知道在哪里并且如何获得可及资源和专业照护,一项终生要训练的技能。

（黄群 译　陆虹 审）

## 信息资源

| Organization | Description | Webpage |
|---|---|---|
| Agency for Healthcare Research and Quality (AHRQ) | Federal agency that publishes multiple guidelines, including guidelines from other groups such as the U.S. Preventive Services Task Force. Among the publications available online are those dealing with cervical screening, management of urinary incontinence, cancer and contraception, and vulvar carcinoma. | https://www.ahrq.gov |
| American College of Nurse-Midwives (ACNM) | Midwifery organization that includes information about standards and scope of practice as well as a number of position statements. These position statements include *Collaborative Management in Midwifery Practice for Medical, Gynecologic, and Obstetric Conditions* and *Joint Statement of Practice Relations Between Obstetrician-Gynecologists and Certified Nurse-Midwives/ Certified Midwives* as well as *Standards for the Practice of Midwifery* that address how to incorporate new procedures into practice. | http://www.midwife.org |
| American College of Obstetricians and Gynecologists (ACOG) | Organization that issues multiple guidelines and recommendations regarding women's health care. Although large parts of the website are behind a firewall, Committee Opinions and Practice Bulletins can usually be found published in the journal *Obstetrics & Gynecology*. Toolkits on female sexual dysfunction and human papillomavirus vaccinations also are available. | https://www.acog.org |
| American Society for Reproductive Medicine (ASRM) | Practice guidelines on this website include recommended algorithms for evaluating female and male infertility. | http://www.asrm.org/news-and -publications/practice-committee -documents/ |
| Association of Professional Piercers (APP) | An international nonprofit organization dedicated to the dissemination of vital health and safety information about body piercing to piercers, healthcare professionals, legislators, and the general public. | https://safepiercing.org |
| Centers for Disease Control and Prevention (CDC) | Consumer-focused page on selected bibliographies related to diethylstilbestrol exposure. | https://www.cdc.gov/des /bibliographies/index.html |
| National Cancer Institute (NCI) | Federal agency that includes professional information about a variety of cancers, including cervical, ovarian, peritoneal, vaginal, and vulvar cancer. Clinical databases about research in the area as well as clinical trials are available. | https://www.cancer.gov |

续表

| Organization | Description | Webpage |
| --- | --- | --- |
| Our Bodies Ourselves (OBOS) | Provides information about DES exposure, health risks, and other gynecologic conditions. | http://www.ourbodiesourselves.org/health-info/des/ |
| Practicing Physician Education in Geriatrics Project (PPE) | Urinary incontinence toolkit. These sites have the Questionnaire for female Urinary Incontinence Diagnosis (QUID) and other bladder diary tools as well as professional resources. | http://www.gericareonline.net/tools/eng/urinary/index.html http://bronchiectasis.com.au/wp-content/uploads/2015/09/The-Questionnaire-for-female-Urinary-Incontinence-Diagnosis.pdf |
| **Point-of-Care Apps** | | |
| American Society for Colposcopy and Cervical Pathology (ASCCP) | Guidelines for management of a woman with an abnormal Pap test. More than a dozen algorithms are included in this site, covering a large number of Pap test results and situations stratified by age and human papillomavirus status, among other factors. A downloadable mobile app is also available from the website. | http://www.asccp.org/Assets/51b17a58-7af9-4667-879a-3ff48472d6dc/635912165077730000/asccp-management-guidelines-august-2014-pdf http://www.asccp.org |
| International Society for the Study of Vulvovaginal Disease (ISSVD) | Document in outline form describing vulvar lesions by color and shape, to help with diagnosis and treatment. A downloadable app is available for a nominal fee. | https://issvd.org |

## 参考文献

1. American College of Nurse-Midwives. *Definition of Midwifery and Scope of Practice of Certified Nurse-Midwives and Certified Midwives*. Silver Spring, MD: American College of Nurse-Midwives; 2012.

2. Fullerton J, Sipe T, Hastings-Tolsma M, et al. The midwifery workforce: ACNM 2012 and AMCB 2013 core data. *J Midwifery Womens Health* 2015;60:751-761.

3. Deneris A, Wheeler C, Salmon S. Development and pilot outcome data of a midlife women's health assessment clinic: a comprehensive and multidisciplinary approach to health care. *J Midwifery Womens Health*. 2013;58:328-332.

4. Phillippi JC, Barger MK. Midwives as primary care providers for women. *J Midwifery Womens Health* 2015;60:250-257.

5. U.S. Preventive Services Task Force. Gynecological conditions: periodic screening with the pelvic examination. Available at: https://www.uspreventiveservicestaskforce.org/Page/Document/RecommendationStatementFinal/gynecological-conditions-screening-with-the-pelvic-examination. Accessed September 16, 2017.

6. Centers for Disease Control and Prevention. Cancer among women. Available at: https://www.cdc.gov/cancer/dcpc/data/women.htm. Accessed September 16, 2017.

7. Collins M, Fantasia H. Sexually transmitted infections. In: Schuiling K, Likis F, eds. *Women's Gynecologic Health*. 3rd ed. Burlington, MA: Jones & Bartlett Learning; 2017:465-511.

8. Liu Z, Rashid T, Nyitray AG. Penises not required: a systematic review of the potential for human papillomavirus horizontal transmission that is non-sexual or does not include penile penetration. *Sexual Health*. 2015;13:10-21.

9. Doorbara J, Quint W, Banks L, et al. The biology and life-cycle of human papillomaviruses. *Vaccine*. 2012;30S:F55-F70.

10. Gibb RK, Martens MG. The impact of liquid-based cytology in decreasing the incidence of cervical cancer. *Rev Obstet Gynecol*. 2011;4(suppl 1):s2-s11.

11. Wright TC, Stoler MH, Behrens CM, Sharma A, Zhang G, Wright TL. Primary cervical cancer screening with human papillomavirus: end of study results from the ATHENA study using HPV as the first-line screening test. *Gynecol Oncol*. 2015;136(2):189-197.

12. Huh W, Ault K, Chelmow D, et al. Use of primary high-risk human papillomavirus testing for cervical cancer screening: Interim clinical guidance. *J Lower Genit Tract Dis*. 2015;19:91-96.

13. Saslow D, Solomon D, Lawson H, et al. American Cancer Society, American Society for Colposcopy and Cervical Pathology, and American Society for Clinical Pathology screening guidelines for the prevention and early detection of cervical cancer. *J Low Genit Tract Dis*. 2012;16:175-204.

14. American College of Obstetricians and Gynecologists. Practice Bulletin No. 168: cervical cancer screening and prevention: interim update. *Obstet Gynecol*. 2016;128:e111-e130.

15. Moyer V. Screening for cervical cancer: U.S. Preventive Services Task Force recommendation statement. *Ann Intern Med*. 2012;156:880-891.

16. American College of Obstetricians and Gynecologists.

Practice Bulletin No. 140: management of abnormal cervical cancer screening test results and cervical cancer precursors. *Obstet Gynecol.* 2013;122:1338-1367. [Reaffirmed 2016].

17. Massad L, Einstein M, Huh K, et al., for 2012 ASCCP Consensus Guidelines Conference. 2012 updated consensus guidelines for the management of abnormal cervical cancer screening tests and cancer. *J Low Genit Tract Dis.* 2013;17:S1-S27.

18. Nayar R, Wilbur DC. The Pap test and Bethesda 2014. *Cancer Cytopathol.* 2015;123:271-281.

19. Workowski KA, Bolan GA. Sexually transmitted diseases treatment guidelines 2015. *MMWR Recomm Rep.* 2015;64(RR-03):1-137. Available at: https://www.cdc.gov/std/tg2015/default.htm. Accessed October 1, 2017.

20. American College of Obstetricians and Gynecologists. Committee Opinion No. 672: clinical challenges of long-acting reversible contraceptive methods. *Obstet Gynecol.* 2016;128:e69-e77.

21. Kim YJ, Youm J, Jee BC. *Actinomyces*-like organisms in cervical smears: the association with intrauterine device and pelvic inflammatory disease. *Obstet Gynecol Sci.* 2014;57(5):393-396.

22. Carr KC, Sellors JW. Cervical cancer screening in low resource settings using visual inspection with acetic acid. *J Midwifery Womens Health.* 2004;49(4):329-337.

23. Poli U, Bidinger P, Gowrishankar S. Visual inspection with acetic acid (VIA) screening program: 7 years experience in early detection of cervical cancer and pre-cancers in rural south India. *Indian J Community Med.* 2015;40:203-207.

24. Kim JH, Kim I-W, Kim Y-W, et al. Comparison of single-, double- and triple-combined testing, including Pap test, HPV DNA test and cervicography, as screening methods for the detection of uterine cervical cancer. *Oncol Rep.* 2013;29:1645-1651.

25. American College of Nurse-Midwives. Standards for the practice of midwifery. Available at: http://www.midwife.org/ACNM/files/ACNMLibraryData/UPLOADFILENAME/000000000051/Standards_for_Practice_of_Midwifery_Sept_2011.pdf. Accessed November 10, 2017.

26. Wentzensen N, Massad S, Mayeaux EJ, et al. Evidence-based consensus recommendations for colposcopy practice for cervical cancer prevention in the United States. *J Lower Genit Tract Dis.* 2017;21(4):216-222.

27. Ocque R, Austin M. Follow-up of women with negative Pap test results and abnormal clinical signs or symptoms. *Am J Clin Pathol.* 2016;145:560-567.

28. Ayorinde AA, Macfarlane GJ, Saraswat L, Bhattacharya S. Chronic pelvic pain in women: an epidemiological perspective. *Womens Health* 2015;11:851-864.

29. Steege JF, Siedhoff MT. Chronic pelvic pain. *Obstet Gynecol.* 2014;124:616-629.

30. Cheong YC, Smotra G, Williams ACDC. Non-surgical interventions for the management of chronic pelvic pain. *Cochrane Database Syst Rev.* 2014;3:CD008797. doi:10.1002/14651858.CD008797.pub2.

31. Zielinski RE. Assessment of women's sexual health using a holistic, patient-centered approach. *J Midwifery Womens Health.* 2013;58:321-327.

32. Ferguson C. Providing quality care to the sexual assault survivor: education and training for medical professionals. *J Midwifery Womens Health.* 2006;51(6):486-492.

33. Bhavsar AK, Gelner EJ, Shorma T. Common questions about the evaluation of acute pelvic pain. *Am Fam Physician.* 2016;93(1):41-48.

34. Ball J, Dains J, Flynn J, Solomon BS, Stewart RW. *Seidel's Guide to Physical Examination.* 8th ed. St. Louis, MO: Mosby Elsevier; 2015.

35. Fauconnier A, Dallongeville E, Huchon C, Ville Y, Falissard B. Measurement of acute pelvic pain intensity in gynecology: a comparison of five methods. *Obstet Gynecol.* 2009;113:260-269.

36. Ness RB, Soper DE, Holley RL, et al. Effectiveness of inpatient and outpatient treatment strategies for women with pelvic inflammatory disease: results from the Pelvic Inflammatory Disease Evaluation and Clinical Health (PEACH) randomized trial. *Am J Obstet Gynecol.* 2002;186:929-937.

37. Ross EK, Kebria M. Incidental ovarian cysts: when to reassure, when to reassess, when to refer. *Cleveland Clin J Med.* 2013;80(8):503-514.

38. Timmerman D, Van Calster B, Testa A, et al. Predicting the risk of malignancy in adnexal masses based on the Simple Rules from the International Ovarian Tumor Analysis group. *Am J Obstet Gynecol.* 2016;214:424-437.

39. Levine D, Brown DL, Andreotti RF, et al. Management of asymptomatic ovarian and other adnexal cysts imaged at US Society of Radiologists in Ultrasound consensus conference statement. *Ultrasound Qtly.* 2010;26:121-131.

40. Sasaki KJ, Miller CE. Adnexal torsion: review of the literature. *J Minim Invasive Gynecol.* 2014;21:196-202.

41. Parasar P, Ozcan P, Terry KL. Endometriosis: epidemiology, diagnosis and clinical management. *Curr Obstet Gynecol Rep.* 2017;6(1):34-44.

42. Revised American Society for Reproductive Medicine classification of endometriosis: 1996. *Fertil Steril.* 1997;67(5):817-821.

43. Schliep KC, Stanford JB, Chen Z, et al. Interrater and intrarater reliability in the diagnosis and staging of endometriosis. *Obstet Gynecol.* 2012;120(1):104-112.

44. Brown J, Farquhar C. Endometriosis: an overview of Cochrane reviews. *Cochrane Database Syst Rev.* 2014;3:CD009590. doi:10.1002/14651858.CD009590.pub2.

45. Burney RO, Giudice LC. Pathogenesis and pathophysiology of endometriosis. *Fertil Steril.* 2012; 98:511-519.

46. Rahmioglu N, Nyholt DR, Morris AP, Missmer SA, Montgomery GW, Zondervan KT. Genetic variants underlying risk of endometriosis: insights from meta-analysis of eight genome-wide association and replication datasets. *Hum Reprod Update.* 2014;20:702-716.

47. Parazzini F, Esposito G, Tozzi L, Noli S, Bianchi S. Epidemiology of endometriosis and its comorbidities. *Eur J Obstet Gynecol Reprod Biol.* 2016;209:3-7.

48. American College of Obstetricians and Gynecologists. Practice Bulletin No. 114: management of endometriosis. *Obstet Gynecol.* 2010;116:223-236. [Reaffirmed 2016].

49. Rice K, Secrist J, Woodrow E, Hallock L, Neal J. Etiology, diagnosis, and management of uterine leiomyomas. *J Midwifery Womens Health.* 2012;57:241-247.

50. Vilos G, Allaire C, Laberge P-Y, Leyland N. The management of uterine leiomyomas. *J Obstet Gynaecol Can.* 2015;37:157-178.

51. Pérez-López F, Ornat L, Ceausub I, et al. EMAS position statement: management of uterine fibroids. *Maturitas.* 2014;79:106-116.

52. Abbott JA. Adenomyosis and abnormal uterine bleeding (AUB-A): pathogenesis, diagnosis, and management. *Best Pract Res Clin Obstet Gynaecol.* 2017;40:68-81.

53. Cockerham A. Adenomyosis: a challenge in clinical gynecology. *J Midwifery Womens Health.* 2012;57;212-220.

54. Hai N, Hou Q, Ding X, Dong X, Jin M. Ultrasound-guided transcervical radiofrequency ablation for symptomatic uterine adenomyosis. *Br J Radiol.* 2017;90:20160119.

55. Casey PM, Long ME, Marnach ML. Abnormal cervical appearance: what to do, when to worry? *Mayo Clin Proc.* 2011;86(2):147-151.

56. Kessous R, Aricha-Tamir B, Sheizaf B, et al. Clinical and microbiological characteristics of Bartholin gland abscesses. *Obstet Gynecol.* 2013; 122:794-799.

57. Stevens DL, Bisno AL, Chambers HF, et al. Practice guidelines for the diagnosis and management of skin and soft tissue infections: 2014 update by the Infectious Diseases Society of America. *Clin Infect Dis.* 2014;59(2):e10-e52.

58. International Society for the Study of Vulvovaginal Disease. ISSVD terminology and classification of vulvar dermatological disorders: clinical diagnosis. Updated January 23, 2016. Available at: https://www.issvd .org/tag/terminology/. Accessed September 28, 2017.

59. Ozdegirmenci O, Kayikcicioglu F, Haberal A. Prospective randomized study of marsupialization versus silver nitrate application in the management of Bartholin gland cysts and abscesses. *J Minim Invasiv Gynecol.* 2009;16(2):149-152.

60. Jemec GBE. Hidradenitis suppurativa. *N Engl J Med.* 2012;366:158-164.

61. von Laffert M, Hembold P, Wohlrab J, Fiedler E, Stadie V, Marsch WC. Hidradenitis suppurativa (acne inversa): early inflammatory events at terminal follicles and at interfollicular epidermis. *Exp Dermatol.* 2010;19:533-537.

62. Kamp S, Fiehn AM, Stenderup K, et al. Hidradenitis suppurativa: a disease of the absent sebaceous gland? Sebaceous gland number and volume are significantly reduced in uninvolved hair follicles from patients with hidradenitis suppurativa. *Br J Dermatol.* 2011;164:1017-1022.

63. Sartorius K, Emtestam L, Jemec GB, Lapins J. Objective scoring of hidradenitis suppurativa reflecting the role of tobacco and obesity. *Br J Dermatol.* 2009;161:831-839.

64. Thorstensen KA, Birenbaum DL. Recognition and management of vulvar dermatologic conditions: lichen sclerosus, lichen planus, and lichen simplex chronicus. *J Midwifery Womens Health.* 2012;57:260-275.

65. Van Hoover C, Rademayer C, Farley CL. Body piercing: motivations and implications for health. *J Midwifery Womens Health.* 2017;62:521-530.

66. Young C, Armstrong ML, Roberts AE, Mello I, Angel E. A triad of evidence for care of women with genital piercings. *J Am Acad Nurse Pract.* 2010;22(2):70-80.

67. Holbrook J, Minocha J, Lauman A. Body piercing: complications and prevention of health risks. *Am J Clin Dermatol.* 2012;13(1):1-17.

68. Bornstein J, Goldstein A, Stockdale C, et al., on behalf of Consensus Vulvar Pain Terminology Committee of International Society for the Study of Vulvovaginal Disease (ISSVD), International Society for the Study of Women's Sexual Health (ISSWSH), and International Pelvic Pain Society (IPPS). 2015 ISSVD, ISSWSH and IPPS consensus terminology and classification of persistent vulvar pain and vulvodynia. *Obstet Gynecol.* 2016;127:745-751.

69. Haefner HK, Collins ME, Davis GD, et al. The vulvodynia guideline. *J Low Genit Tract Dis.* 2005;9:40-51.

70. Pukall CF, Goldstein AT, Bergeron S, et al. Vulvodynia: definition, prevalence, impact, and pathophysiological factors. *J Sex Med.* 2016;13:291-304.

71. Cox K, Neville C. Assessment and management options for women with vulvodynia. *J Midwifery Womens Health.* 2012;57:231-240.

72. Bonham A. Vulvar vestibulodynia: strategies to meet the challenge. *Obstet Gynecol Surv.* 2015;70:274-278.

73. Nagandla K, Sivalingam N. Vulvodynia: integrating current knowledge into clinical practice. *Obstet Gynaecol.* 2014;16:259-267. Available at: http:// onlinelibrary.wiley.com/doi/10.1111/tog.12130/epdf. Accessed November 26, 2017.

74. American College of Obstetricians and Gynecologists. Committee Opinion No. 673: persistent vulvar pain. *Obstet Gynecol.* 2016;128:e78-e84.

75. Goldstein AT, Pukall CF, Brown C, Bergeron S, Stein A, Kellogg-Spadt S. Vulvodynia: assessment and treatment. *J Sex Med.* 2016;13:572-590.

76. Haylen BT, de Ridder D, Freeman RM, et al. An International Urogynecological Association (IUGA)/ International Continence Society (ICS) joint report on the terminology for female pelvic floor dysfunction. *Neurourol Urodyn.* 2010;29(1):4-20.

77. Patel DA, Xu X, Thomason AD, Ransom SB, Ivy JS, DeLancey JO. Childbirth and pelvic floor dysfunction: an epidemiologic approach to the assessment of prevention opportunities at delivery. *Am J Obstet Gynecol.* 2006;195:23-28.

78. Tinelli A, Malvasi A, Rahimi S, et al. Age-related pelvic floor modifications and prolapse risk factors in postmenopausal women. *Menopause.* 2010;17:204.

79. Swift S, Woodman P, O'Boyle A, et al. Pelvic Organ Support Study (POSST): the distribution, clinical definition, and epidemiologic condition of pelvic organ

support defects. *Am J Obstet Gynecol.* 2005;192:795.

80. Giri A, Hartmann KE, Hellwege JN, Velez Edwards DR, Edwards TL. Obesity and pelvic organ prolapse: a systematic review and meta-analysis of observational studies. *Am J Obstet Gynecol.* 2017;217(1):11-26.

81. O'Dell K, Morse AN. It's not all about birth: biomechanics applied to pelvic organ prolapse prevention. *J Midwifery Womens Health.* 2008;53:28-36.

82. Persu C, Chapple C, Cauni V, Gutue S, Geavlete P. Pelvic Organ Prolapse Quantification system (POP–Q): a new era in pelvic prolapse staging. *J Med Life.* 2011;4:75-81.

83. Hagen S, Stark D. Conservative prevention and management of pelvic organ prolapse in women. *Cochrane Database Syst Rev.* 2011;12:CD003882. doi: 10.1002/14651858.CD003882.pub4.

84. Hagen S, Stark D, Glazener C, et al. Individualised pelvic floor muscle training in women with pelvic organ prolapse (POPPY): a multicentre randomised controlled trial. *Lancet.* 2014;383(9919):796-806.

85. Bugge C, Adams E, Gopinath D, Reid F. Pessaries (mechanical devices) for pelvic organ prolapse in women. *Cochrane Database Syst Rev.* 2013;2:CD004010. doi: 10.1002/14651858.CD004010.pub3.

86. Magali R, Schulz J, Harvey, M-A. Technical update on pessary use. *J Obstet Gynaecol Can.* 2013;35 (7 e-suppl):S1-S11.

87. Maher C, Feiner B, Baessler K, Christmann-Schmid C, Haya N, Marjoribanks J. Transvaginal mesh or grafts compared with native tissue repair for vaginal prolapse. *Cochrane Database Syst Rev.* 2016;2:CD012079. doi: 10.1002/14651858.CD012079.

88. American College of Obstetricians and Gynecologists. Practice Bulletin No. 155: urinary incontinence in women. *Obstet Gynecol.* 2015;126:e66-e81.

89. Ayeleke R, Hay-Smith E, Omar M. Pelvic floor muscle training added to another active treatment versus the same active treatment alone for urinary incontinence in women. *Cochrane Database Syst Rev.* 2015;11:CD010551. doi:10.1002/14651858.CD010551.pub3.

90. Bradley C, Rahn D, Nygaard I, et al. The Questionnaire for Urinary Incontinence Diagnosis (QUID): validity and responsiveness to change in women undergoing non-surgical therapies for treatment of stress predominant urinary incontinence. *Neurourol Urodyn.* 2010;29:727-734.

91. Farrell S, Bent A, Amir-Khalkhali B, et al. Women's ability to assess their urinary incontinence type using the QUID as an educational tool. *Int Urogynecol J.* 2013;24:759-762.

92. Imamura M, Williams K, Wells M, McGrother C. Lifestyle interventions for the treatment of urinary incontinence in adults. *Cochrane Database Syst Rev.* 2015;12:CD003505. doi:10.1002/14651858.CD003505.pub5.

93. Dumoulin C, Hay-Smith J. Pelvic floor muscle training versus no treatment, or inactive control treatments, for urinary incontinence in women. *Cochrane Database Syst Rev.* 2014;5:CD005654. doi:10.1002/14651858.CD005654.pub3.

94. Sanford M. Mirabegron: a review of its use in patients with overactive bladder syndrome. *Drugs.* 2013;73:1213-1225.

95. Rai BP, Cody JD, Alhasso A, Stewart L. Anticholinergic drugs versus non-drug active therapies for non-neurogenic overactive bladder syndrome in adults. *Cochrane Database Syst Rev.* 2012;12:CD003193. doi:10.1002/14651858.CD003193.pub4.

96. O'Dell KK, Labin LC. Common problems of urination in nonpregnant women: causes, current management and prevention strategies. *J Midwifery Womens Health.* 2006;51:159-173.

97. Lipp A, Shaw C, Glavind K. Mechanical devices for urinary incontinence in women. *Cochrane Database Syst Rev.* 2014;12:CD001756. doi:10.1002/14651858 .CD001756.pub6.

98. Practice Committee of the American Society for Reproductive Medicine. Definitions of infertility and recurrent pregnancy loss: a committee opinion. *Fertil Steril.* 2013;99:63.

99. Koroma L, Stewart L. Infertility: evaluation and initial management. *J Midwifery Womens Health.* 2012;57:614-621.

100. Koroma L. Infertility. In: Schuiling K, Likis F, eds. *Women's Gynecologic Health.* 3rd ed. Burlington, MA: Jones & Bartlett Learning; 2017:419-441.

101. Lindsay TJ, Vitrikas KR. Evaluation and treatment of infertility. *Am Fam Physician.* 2015;91(5):308-314.

102. Pandian Z, Gibreel A, Bhattacharya S. In vitro fertilization for unexplained subfertility. *Cochrane Database Syst Rev.* 2015;11:CD003357. doi:10.1002/14651858 .CD003357.pub4.

103. Byrne M, Doherty S, Fridlund BGA, et al. Sexual counseling for sexual problems in patients with cardiovascular disease. *Cochrane Database Syst Rev.* 2016;2:CD010988. doi:10.1002/14651858.CD010988.pub2.

104. Vecchio M, Navaneethan SD, Johnson DW, et al. Interventions for treating sexual dysfunction in patients with chronic kidney disease. *Cochrane Database Syst Rev.* 2010;12:CD007747. doi:10.1002/14651858 .CD007747.pub2.

105. Levack WMM, Poot B, Weatherall M, Travers J. Interventions for sexual dysfunction in people with chronic obstructive pulmonary disease (COPD). *Cochrane Database Syst Rev.* 2015;9:CD011442. doi:10.1002/14651858.CD011442.pub2.

106. Candy B, Jones L, Vickerstaff V, Tookman A, King M. Interventions for sexual dysfunction following treatments for cancer in women *Cochrane Database Syst Rev.* 2016;2:CD005540. doi:10.1002/14651858 .CD005540.pub3.

107. Barbera L, Zwaal C, Elterman D, et al. Interventions to Address Sexual Problems in People with Cancer Guideline Development Group: interventions to address sexual problems in people with cancer. *Curr Oncol.* 2017;24(3):192-200.

108. Fairbanks F, Abdo CH, Baracat EC, Podgaec S. En-

dometriosis doubles the risk of sexual dysfunction: a cross-sectional study in a large amount of patients. *Gynecol Endocrinol*. 2017;28:1-4.

109. Mendonça CR, Arruda JT, Noll M, Campoli PMO, Amaral WND. Sexual dysfunction in infertile women: a systematic review and meta-analysis. *Eur J Obstet Gynecol Reprod Biol*. 2017;215:153-163.

110. Jayne CJ, Heard MJ, Zubair S, Johnson DL. New developments in the treatment of hypoactive sexual desire disorder: a focus on flibanserin. *Int J Womens Health*. 2017;9:171-178.

111. Nastri CO, Lara LA, Ferriani RA, Rosa-e-Silva ACJS, Figueiredo JBP, Martins WP. Hormone therapy for sexual function in perimenopausal and postmenopausal women. *Cochrane Database Syst Rev*. 2013;6:CD009672. doi:10.1002/14651858 .CD009672.pub2.

112. Parish SJ, Hahn SR. Hypoactive sexual desire disorder: a review of epidemiology, biopsychology, diagnosis, and treatment. *Sex Med Rev*. 2016;4(2):103-120.

113. Schmidt HM, Hagen M, Kriston L, Soares-Weiser K, Maayan N, Berner MM. Management of sexual dysfunction due to antipsychotic drug therapy. *Cochrane Database Syst Rev*. 2012;11:CD003546. doi: 10.1002/14651858.CD003546.pub3.

114. Siegel RL, Miller KD, Jemal A. Cancer statistics, 2017. *CA Cancer J Clin*. 2017;67:7.

115. Kehoe SM, Miller DS, Schorge JO. Endometrial cancer. In: Hoffman BL, Schorge JO, Bradshaw KD, Halvorson LM, Schaffer JI, Corton MM, eds. *Williams Gynecology*. 3rd ed. New York, NY: McGraw-Hill; 2016:702-721.

116. American College of Obstetricians and Gynecologists. Practice Bulletin No. 149: endometrial cancer. *Obstet Gynecol*. 2015;125:1006-1026.

117. Monchek R, Wiedaseck S. Gestational trophoblastic disease: an overview. *J Midwifery Womens Health*. 2012;57:255-259.

118. Benson C, Miah AB. Uterine sarcoma: current perspectives. *Int J Womens Health*. 2017;9:597-606.

119. Pearce CL, Stram DO, Ness RB, et al. Population distribution of lifetime risk of ovarian cancer in the United States. *Can Epidem Biomark Prev*. 2015;24(4):671-676.

120. Salehi F, Dunfield L, Phillips KP, Krewski D, Vanderhyden BC. Risk factors for ovarian cancer: an overview with emphasis on hormonal factors. *J Toxicol Environ Health B Crit Rev*. 2008;11:301-321.

121. Sueblinvong T, Carney ME. Current understanding of risk factors for ovarian cancer. *Curr Treat Options Oncol*. 2009;10:67-81.

122. Milne RL, Antoniou AC. Modifiers of breast and ovarian cancer risks for *BRCA1* and *BRCA2* mutation carriers. *Endocrine-Related Cancer*. 2016;23(10):T69-T84.

123. Iversen L, Sivasubramaniam S, Lee AJ, Fielding S, Hannaford PC. Lifetime cancer risk and combined oral contraceptives: the Royal College of General Practitioners' Oral Contraception Study. *Am J Obstet Gynecol*. 2017;216:580.e1-580.e9.

124. American College of Obstetricians and Gynecologists. Practice Bulletin No. 182: hereditary breast and ovarian cancer syndrome. *Obstet Gynecol*. 2017;130:e110-e116.

125. Smith EC. An overview of hereditary breast and ovarian cancer syndrome. *J Midwifery Womens Health*. 2012;57:577-584.

126. Moyer VA, on behalf of U.S. Preventive Services Task Force. Risk assessment, genetic counseling, and genetic testing for BRCA-related cancer in women: U.S. Preventive Services Task Force recommendation statement. *Ann Intern Med*. 2014;160:271-281.

127. National Comprehensive Cancer Network. *Genetic/ Familial High Risk Assessment: Breast and Ovarian*. Version 2.2017. NCCN Clinical Practice Guidelines in Oncology. Fort Washington, PA: NCCN; 2016.

128. Bankhead CR, Kehoe ST, Austoker J. Symptoms associated with diagnosis of ovarian cancer: a systematic review. *BJOG*. 2005;112:857-865.

129. Centers for Disease Control and Prevention. Vaginal and vulvar cancers. December 2016. Available at: https://www.cdc.gov/cancer/vagvulv/pdf/vagvulv_facts .pdf. Accessed May 20, 2017.

130. Howlader N, Noone AM, Krapcho M, et al., eds. *SEER Cancer Statistics Review, 1975–2014*. Bethesda, MD: National Cancer Institute; June 28, 2017. Available at: https://seer.cancer.gov/csr/1975_2014/. Accessed December 4, 2017.

131. American Cancer Society. Vaginal cancer: early detection, diagnosis, and staging. February 2016. Available at: https://www.cancer.org/cancer/vaginal-cancer /detection-diagnosis-staging/survival-rates.html. Accessed May 20, 2017.

132. Lee L, Garland SM. Human papillomavirus vaccination: the population impact. *F1000Research*. 2017;6:866. doi:10.12688/f1000research.10691.1.

133. Goodman A, Schorge J, Greene M. The long-term effects of in utero exposures: the DES story. *N Engl J Med*. 2011;364:2083-2084.

134. Venetis C, Papadopoulos S, Campo R, Gordts S, Tarlatzis B, Grimbizis G. Clinical implications of congenital uterine anomalies: a meta-analysis of comparative studies. *Reprod Biomed Online*. 2014;29:665-683.

135. Dreisler E, Stampe Sørensen S. Müllerian duct anomalies diagnosed by saline contrast sonohysterography: prevalence in a general population. *Fertil Steril*. 2014;102:525-529.

136. American Fertility Society. The American Fertility Society classifications of adnexal adhesions, distal tubal occlusion, tubal occlusion secondary to tubal ligation, tubal pregnancies, Müllerian anomalies and intrauterine adhesions. *Fertil Steril*. 1988;49:944-955.

137. Reed C, Fenton S. Exposure to diethylstilbestrol during sensitive life stages: a legacy of heritable

health effects. *Birth Defects Res C: Embryo Today.* 2013;99:134-146.

138. Centers for Disease Control and Prevention. Information to identify and manage DES patients. February 2017. Available at: https://www.cdc.gov/DES/hcp/information/daughters/risks_daughters.html#cca. Accessed May 20, 2017.

# 12A

# 佩戴子宫托

KATHRYN OSBORNE

盆腔器官脱垂(POP)是指盆腔器官脱出至阴道壁或超过阴道壁。常见的盆腔脏器脱垂包括膀胱膨出或尿道膨出(膀胱下降进入阴道)、直肠膨出(直肠突出入阴道),或子宫脱垂(子宫下降进入阴道)可能发生[1]。最常见的盆腔器官脱垂是膀胱脱垂[1]。盆腔器官脱垂多好发于 60~69 岁女性[2]。据估计美国女性中约有 25%~50% 主诉某种程度的盆腔器官脱垂[2,3]。

盆腔器官脱垂的症状随脱垂程度而不同,但均会由于阴道内脱出物、性生活障碍和不同程度的大小便失禁,导致健康相关的生活质量下降[1]。目前指南建议对那些因阴道脱出物、性生活障碍、排尿及排便形态受损而产生不适感的女性进行治疗,并且将使用子宫托作为替代手术的一线处理方法[4]。盆腔器官脱垂的评估和治疗在妇科疾病一章中有所阐述,其中使用子宫托的内容在本附录中进行说明。

## 子宫托的种类

当患者和助产士共同商讨后一致决定使用子宫托来治疗盆腔器官脱垂时,首先要明确选择各种类型的子宫托。目前有两种子宫托:填充型(如 Gellhorn)和支撑型(如:环形子宫托)(图 12A-1)。过去子宫托的选择常取决于脱垂程度——支撑型常用于 Ⅰ 度和 Ⅱ 度脱垂,而填充型则用于 Ⅲ 度和 Ⅳ 度脱垂[1,5]。然而,近年来有研究表明,Ⅲ 度和 Ⅳ 度脱垂的女性在使用支撑型子宫托配合盆底功能锻炼时同样取得较为满意的效果,而这对患者来说取换子宫托更为方便,并且患者感觉使用时阴道分泌物更少、刺激更小[1,5,6]。最常用的子宫托是支撑型子宫托环,这种类型的子宫托也具有很好的症状缓解效果[1,5,6]。

## 子宫托的选择

1. 备齐用物:无菌手套、子宫托套装、润滑剂;

2. 嘱患者排空膀胱;

3. 协助患者躺在检查床上,取截石位(妇科检查体位);臀下垫垫巾以保护隐私及增加舒适度;

4. 告知患者将进行盆腔检查来测量相关参数,从而选择合适的子宫托;嘱患者告知测量过程中的任何不适感;征得知情同意后,进行检查;

5. 戴手套,将食指和中指并拢插入阴道,中指置于后穹隆后方,示指置于耻骨联合后方,两指间距为后穹隆和耻骨联合的粗测间径,即子宫托的大小;

6. 测量后,选择最接近食指和中指测量间径的子宫托;

7. 将子宫托环对折,涂抹润滑剂;将托环送入阴道,置于宫颈后方和耻骨弓下方;

8. 手指环形扫一圈子宫托,确保子宫托完全展开,并且对阴道壁四周不产过多压力,患者感觉较为舒适;嘱患者向下屏气用力,检查托环是否会脱落。若托环从宫颈滑脱或在阴道口处可见,则需更换更大一个型号的子宫托;若托环不能完全展平或无法在阴道壁四周触及平整的托环,则需更换小一型号的子宫托;原则是要在保证舒适度的情况下选择更宽松一些的型号;

9. 确认好选择的型号以后,嘱患者起身行走若干分钟,并鼓励其进行排便动作;脱手套并洗手;

10. 当患者回来后,协助其取原来体位并再次戴手套,评估子宫托的位置是否较前相同;若未发生滑脱或易位,脱手套,协助患者坐位并进行相关的健康教育;

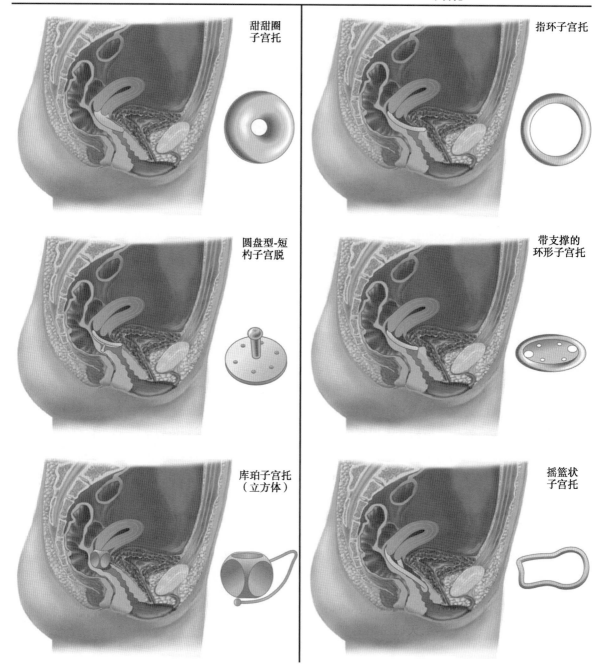

填充型
子宫托

支撑型
子宫托

甜甜圈
子宫托

指环子宫托

圆盘型-短
杓子宫脱

带支撑的
环形子宫托

库珀子宫托
（立方体）

摇篮状
子宫托

图 12A-1　子宫托的种类

11. 告知患者,可以在其认为必要时取出并清洗子宫托,每天、每周或每月均可;患者在就诊结束前可尝试学习自行取放子宫托,并进行指导;

12. 使用健康教育图册,教会患者如何使用示指来放置子宫托(于耻骨弓后)并取出;在患者取出子宫托时,助产士应离开房间提供私人的练习空间;

13. 当助产士返回房间时,询问患者是否对取出子宫托的操作感到舒适,并为患者解答任何提出

的问题;

14. 向患者展示如何对折子宫托及润滑,并(使用健康教育图册)示范正确的放置方法;告知患者自己放置子宫托时,将单脚踩在检查床的台阶上会更容易放入(及取出);询问患者有何疑问,若无则暂离房间提供私人的练习空间;

15. 再次返回房间后,戴手套,检查患者自行放置的子宫托位置是否正确,随后取下子宫托;

16. 脱手套,洗手,协助患者坐位;

17. 向患者提供手纸巾,暂离房间,等待患者整理着装;

18. 返回房间,与患者共同讨论其存在的疑惑,并制定后续随访计划;

## 随访及长期管理

在患者接受子宫托治疗后 1~2 周应进行首次随访,以评估患者症状改善的情况和对使用子宫托的满意度。大部分女性能够很好地进行子宫托的自我护理,并使用肥皂和清水按需进行定期的清洁[1,5,7]。自护能力较好的女性可以每 6~12 个月再次进行随访,进行妇科检查和阴道壁功能的评估[1,5];无法进行自我护理的女性则需每 3 个月随访一次,来取出和清洗子宫托并进行阴道壁的检查[1]。

使用子宫托最常见的问题有阴道分泌物有异味、阴道刺激和溃疡、疼痛或阴道出血[1]。而每月进行至少一次子宫托自我护理的女性则较少出现以上症状[7]。若患者子宫完整却出现阴道出血症状,应进行进一步评估。另外,若患者症状没有改善,应将患者转诊至相关的妇科或泌尿科专家进行全面评估,重新选择其他的治疗方案。

(黄群 译　陆虹 审)

参考文献

1. Iglesia CB, Smithling KR. Pelvic organ prolapse. *Am Fam Physician*. 2017;96(3):179-185.

2. Wu JM, Vaughan CP, Goode PS, et al. Prevalence and trends of symptomatic pelvic floor disorders in U.S. women. *Obstet Gynecol*. 2014;123(1):141-148.

3. Barber MD, Maher C. Epidemiology and outcome assessment of pelvic organ prolapse. *Int Urogynecol J*. 2013;24:1783-1790.

4. American College of Obstetricians and Gynecologists. ACOG practice bulletin summary: pelvic organ prolapse. *Obstet Gynecol*. 2017;130(5):1170-1172.

5. Ding J, Chen C, Song X, Zhang L, Deng M, Zhu L. Changes in prolapse and urinary symptoms after successful fitting of a ring pessary with support in women with advanced pelvic organ prolapse: a prospective study. *Urology*. 2016;87(C):70-75.

6. Cheung RYK, Lee JHS, Lee LL, Chung TKH, Chan SSC. Vaginal pessary in women with symptomatic pelvic organ prolapse: a randomized controlled trial. *Obstet Gynecol*. 2016;128(1):73-80.

7. Daneel L, West N, Moore KH. Does monthly self-removal of vaginal ring pessaries for stress urinary incontinence/prolapse reduce complication rates? A 5 year audit. *Austral NZ Continence J*. 2016;22(4):105-106.

# 13

# 乳 房 疾 病

JOYCE KING

## 引言

从传统意义上讲,乳房代表着女性特征。即使乳房的主要功能是哺乳,但是乳房的大小与形状往往彰显着女性独特的魅力。乳房的疾病包含许多病理学特点,从良性疾病(如纤维腺瘤)到乳腺恶性肿瘤均有涉及。切除乳房或乳房受损对女性来说都是巨大的心理压力。

本章综述了乳房的正常生长发育特点,目前对乳房检查的建议,常见的良性乳房疾病,以及乳腺癌。

## 乳房发育

乳房的解剖学和胚胎发育特征在"女性生殖系统解剖与生理"章节中进行了详细讨论。乳房作为女性第二性征,是女性进入青春期的第一个征兆,Tanner 通过评估乳房和阴毛生长对性成熟进行分类。一般而言,白色种族女性乳房在 10 岁时开始发育,非裔美国女性在 8.9 岁时开始发育[1]。

乳房的发育主要受雌激素与孕激素的影响,雌激素会刺激乳腺系统的导管部分,而孕激素会刺激乳腺系统的腺泡[2]。另外,胰岛素、皮质醇、催乳素及类胰岛素生长因子等也影响乳房发育。乳房发育初期往往不对称,但青春期结束时多数女性的两个乳房几乎一样大——尽管有 25% 的女性两个乳房不对称。如果两个乳房严重不对称,则可通过手术进行矫正;激素疗法对治疗这种问题效果不明显。怀孕期间,乳腺泡完全发育为成熟的泌乳腺体,雌激素与孕激素的水平也会随之增加[2]。

乳腺组织随着年龄的增长而变化。青春期乳房的密度增加,这是因为此时的乳房主要包含腺体组织。非妊娠女性在雌激素和孕激素的影响下,乳房出现周期性的变化,包括乳房大小改变、液体分泌和经前期压痛。孕期和哺乳期乳房变化特征分别在"妊娠解剖与生理"及"母乳喂养和母婴共同体"两章讨论。随着年龄的增长,乳房的密度下降,取而代之的是更多的脂肪和纤维连接组织[2]。

男性的乳房肥大可能是生理性的,也可能与特定的疾病(如克兰菲尔特综合征、甲状腺功能亢进、肝衰竭)有关,或是某些药物(如螺内酯、地高辛)的副作用,或是睾酮分泌减少所致。50% 的青春期男性会出现乳房肥大。青春期前的生理性乳房肥大,通常在发病后 6 个月至 2 年内消退。如果症状持续 2 年或持续到 17 岁以后,则需要进一步评估[3]。

## 乳房状况的评估

乳房的系统检查对评估乳腺疾病很重要。由于当今乳腺癌的高发病率及人们对乳腺癌的恐惧,乳腺检查时无论出现何种异常症状,即使为良性疾病,也应考虑乳腺癌的可能。因为乳腺癌的漏诊可能导致医疗事故。

### 病史

卫生保健专业人员应当在检查女性乳房时准确的记录乳房症状的正常情况和异常情况(乳房的症状见表 13-1),其目的是评估乳房疾病,辨别癌症的风险因素[4]。在众多乳腺癌的风险因素中,性别和年龄是大多数乳腺癌患者(85%)共同的风险因素[3]。针对有乳房症状的妇女,应识别其患乳腺癌风险的因素,并详细记录在健康档案中(乳腺癌相关风险因素见表 13-2)[2,5,6]。众所周知,预防乳腺癌的因素包括母乳喂养、体力活动,以及可能的地中海式饮食,尽管不清楚这种饮食的哪些成分最有益。

| 表 13-1 | 乳房症状的评估和记录 |
|---|---|
| 乳房外形的改变 | |
| 乳房随时间的变化,尤其是与月经周期有关的变化 | |
| 乳房皮肤的改变(如皮肤增厚),提示炎性乳腺癌 | |
| 非先天性乳头内陷 | |
| 乳房溢液:双侧或单侧? 颜色,时间,频率,自发的或受刺激? | |
| 周期性或非周期性乳腺痛 | |
| 乳房肿块的位置、大小,以及与月经周期的关系 | |

| 表 13-2 | 乳腺癌的风险因素 | |
|---|---|---|
| **风险因素** | **内容** | |
| 年龄,性别,种族 | 老年;女性;白种人 | |
| 家族史 | 乳腺癌一级亲属;犹太血统;男性乳腺癌;卵巢癌一级亲属;多个亲属患有癌症,特别是遗传性乳腺和卵巢综合征相关的癌症(如:前列腺癌、胰腺癌);已知遗传突变 | |
| 健康史 | 浸润性乳腺癌、导管原位癌或小叶原位癌的个人史;活检证实非典型性增生性乳腺病变;10~30 岁之间胸部接触高剂量辐射史;无母乳喂养史;子宫内膜、卵巢癌或结肠癌史;绝经后骨质密度高;已知遗传突变 | |
| 生育史 | 12 岁以前月经初潮;没有性生活史;30 岁以上首次分娩;55 岁后绝经;服用或宫内使用己烯雌酚(DES)史 | |
| 用药史 | 口服避孕药的应用现状;雌激素和孕激素的激素治疗 5~9 年[a] | |
| 生活方式因素 | 每日饮酒 2~5 杯;夜班工作;身体不活动;吸烟;绝经后高乳房密度;绝经后肥胖 | |

[a] 如果停用绝经期激素治疗已经超过 5 年,乳腺癌的风险就不再增加

## 体格检查

乳房的临床检查包括颈部、乳房、胸壁和腋窝。乳房检查方法在"妇女健康管理简介"章节的附录"乳房检查"中进行了详述,这一部分还介绍了全面体格检查的内容。

良性乳腺疾病特征包括无痛或轻微触痛、边界清晰、可移动,且肿块的大小、触痛随着月经周期发生变化。如果乳腺肿块大小不变,单侧发生,则为乳腺包块。乳腺癌的典型特征是质硬、多发结节、固定、边界不清。

在女性的健康档案中应记录乳房肿块的有或无、大小(以厘米为单位)、位置、一致性、对称性、质地、活动度及皮肤的变化。在记录肿块的位置时,应描述其距离乳晕的长度(cm),并依照时钟方位加以记录(例如:2cm×3cm 单发性光滑质硬结节,活动度好,无压痛,距离乳晕 3cm,4 点钟方向)。体格检查不能很好地区别肿块的良性与恶性,因此任何可触及肿块都应使用下面讨论的乳房评估模式进行评估。

## 乳房评估方式

目前有几种检查可以用来筛查乳腺癌和诊断乳腺疾病(表 13-3)。现有的乳腺包块评估方法各不相同[4,7,8]。一些人员建议将细针穿刺活检作为检查的第一步,而其他人员则认为应将超声检查或乳腺钼靶检查作为第一步。不同方法的选择取决于局部放射检查结果、病理学特征及手术情况、女性的年龄及其偏好。一般而言,建议对年龄不足 30 岁的女性使用超声检查,而对 30 岁以上的女性则采用诊断性乳腺钼靶检查;这是由于年轻女性的乳腺组织密度较大,影响钼靶检查的结果。表 13-4 列出乳腺肿块会诊和转移的相关因素。

| 表 13-3 | 常用乳房评估方法 | |
|---|---|---|
| **方法** | **内容** | **建议** |
| 乳房意识 / 乳房自我检查 | 女性对自己乳房的认识,可能包括乳房自我检查 | 一般筛查,最常用于乳腺肿块;不限于乳腺癌筛查;可能发现其他疾病;临床研究 |
| 临床乳房检查 | 第 4 章附录中介绍的乳房检查技术 | 体检的重要组成部分;不限于乳腺癌筛查;可能发现其他疾病;临床研究 |

续表

| 方法 | 内容 | 建议 |
|---|---|---|
| 乳房 X 线摄影术[a] | 使用 X 射线评估乳房异常,包括肿块、密度和结构变化<br>数字乳房断层合成术:一种提供三维视图的新型乳房 X 线摄影术 | 定期乳房 X 线摄影是筛选乳腺癌的金标准,也可作为乳腺肿块辅助诊断方法<br>尽管 FDA 批准,但由于成本和特异性问题,大多数地区不建议推荐诊断乳腺癌 |
| 超声 | 乳腺超声检查 | 可用于筛查高密度乳房的妇女(通常为年轻女性),患乳腺癌的风险较高<br>可触及的肿块,尤其是不能在乳腺 X 线照片上辨认的肿块 |
| 磁共振成像(MRI) | 利用无线电波和磁场评估乳房的方法 | 主要用于乳腺钼靶或超声评估乳腺癌的程度;可用于筛查高危乳腺癌的妇女;<br>由于缺乏电离辐射,MRI 是首选的方法来确定硅植入物是否断裂 |
| 乳房肿块活组织检查 | 细针活检:一种常见的门诊手术,用于细胞学研究和鉴别恶性肿瘤细胞;<br>根据肿块的大小,可以用较大的针进行穿刺活检和开放活检<br>手术时活检(如肿块切除术、乳房切除术) | 医生在超声引导下或乳房 X 线片上进行;<br>最常用于结点活检<br>提供癌症分期 |

FDA,美国食品药品监督管理局
[a] 乳房 X 光检查并非完全可靠;X 光检查乳房正常,但可触及肿块,表明需要转诊和额外的诊断评估

| 表 13-4 | 乳腺肿块女性会诊或转诊记录的关键要素 |
|---|---|
乳腺癌的危险因素,包括遗传学、家族史和个人既往史

激素使用史,包括激素治疗史、避孕药

乳房肿块的发现:通过乳房自我检查和 / 或临床乳房检查

乳房肿块的描述:位置、大小、形状、活动性、质地和对称性

任何乳房、乳头和 / 或皮肤变化

转运前:检查过程和结果;实验室结果或可疑诊断,包括妊娠试验、乳房 X 光检查和 / 或超声检查

对乳房症状的评估 / 诊断

病史的总结和后续治疗方案的交接

## 良性乳腺疾病

良性乳腺疾病是妇女保健中常见的诊断,包括乳房疼痛、乳头溢液和良性乳腺肿瘤。良性乳腺疾病常分为非增生性、增生性或不典型增生性疾病。恶性肿瘤的危险性与分类有关。非增生性疾病包括乳腺纤维囊性变和乳腺囊肿,与恶性肿瘤无关。增生性疾病包括导管内乳头状瘤,与恶性肿瘤相关。不典型导管或小叶增生与恶性肿瘤显著相关[7]。

## 乳房疼痛

乳房疼痛可能为周期性或非周期性。周期性乳房疼痛通常在月经周期的黄体期,发生于双侧,并在月经开始后消失。其特点为锐痛、剧烈刺痛、肌层酸痛或悸痛。非周期性乳房疼痛可能由乳腺炎、囊肿、肿瘤、乳房手术史或药物引起,也可能是特发性的。非周期性乳痛倾向于局限、乳晕下或内侧,其特征是触痛、灼痛、刺痛、牵拉痛。

大约 15% 患有乳房痛的妇女需要一些缓解疼痛的治疗。合适的胸罩可以缓解一定程度的周期性和非周期性乳房痛。研究显示,亚麻籽和紫荆可缓解女性乳痛[9]。系统评价表明,非甾体抗炎药(NSAID)是治疗轻度乳痛的最佳一线药物。每日服用 600 单位的维生素 E 能够明显地改善症状,且副作用甚微[10]。

对于非甾体抗炎药(NSAID)不敏感的女性,可在医生指导下用药。对于患有更严重乳房痛的妇女,丹那唑(丹诺酮)、他莫昔芬(诺维地司)、托瑞米芬(法司顿)、促性腺激素类似物和孕三烯酮(二甲双胍)可能是有效的,尽管它们都具有一些不良反应。溴隐亭(Parlodel)因其不良反应,已不再被美国食品和药品管理局(FDA)批准用于治疗女性乳房痛,虽然其

标签上仍显示有该作用。月见草油尚未发现对乳房痛有效,在英国,由于缺乏功效,其销售许可证已被撤回[11]。几项随机对照试验发现,减少咖啡因的摄入并不能有效缓解乳房疼痛,因此不建议女性限制咖啡因。

丹那唑 100~200mg/d 能够缓解乳房疼痛,但是往往会导致明显的副作用,例如抑郁症、粉刺及多毛症。低剂量他莫昔芬在 10 或 20mg/d 是有效的,且副作用少。因此当非药物性避孕措施无法满足需要时,可首选他莫昔芬药物进行治疗,尽管该药物未经 FDA 批准用于治疗乳房疼痛。如果乳腺癌女性服用他莫昔芬的时间超过 5 年,往往会导致子宫内膜癌风险增加。尚未发现持续服用低剂量他莫昔芬达半年所致的副作用[12]。

### 乳头溢液

乳头溢液在育龄女性中很常见,一般为良性,但一项回顾性研究观察到,在单侧单管乳头溢液且影像学上无异常的女性中,有 11% 的恶性率[13]。良性溢液一般是双侧,颜色为乳白色或绿色,常由按摩所致[8,13]。双侧溢乳会发生在妊娠期及哺乳期,并持续到生产后 1 年或母乳喂养停止时。如果溢液是单侧乳房、水样、血性或浆液样,并自发地出现,尤其是伴随乳腺肿块或发生于 40 岁以上妇女,应高度怀疑恶性[13]。

溢乳(galactorrhea)是指最近 12 个月未怀孕或未哺乳的女性双侧乳性溢液的情形,往往不是由乳房疾病所致。大部分时候溢乳是自发的,但可能与垂体催乳素腺瘤、多巴胺受体抑制剂(例如一些抗精神类药物、复方口服避孕药、甲氧氯普胺、酚噻嗪类)、甲状腺功能减退、乳房刺激、创伤及带状疱疹有关。

血性溢液可能与乳腺导管内乳头状瘤有关。导管内乳头状瘤是输乳管良性瘤,一般通过手术切除来进行治疗。单侧乳房、单导管、自发性、水样、血性或浆液样溢液可进行诊断性乳腺钼靶检查、超声检查[2]。

### 纤维囊性改变

乳腺纤维囊性变是常见的乳腺疾病,往往与荷尔蒙的刺激有关。绝经后女性形成乳腺纤维囊性变的概率很低。这些病变往往无症状,有时候也会随月经周期出现疼痛、触痛,或乳腺组织周围块状区域。临床表现包括常出现于乳房上外象限的对称性、硬如豆粒的结节。纤维组织较硬或有弹性,但是不会像石头一样坚硬。囊性部分就像葡萄。

没有证据表明乳腺纤维囊性变化会增加患乳腺癌的风险[2,4,7,8]。治疗方法包括对囊肿进行抽吸并口服避孕药,从而降低出现乳腺纤维囊性变的风险。少量证据表明,改变饮食习惯、服用维生素(例如:维生素 E)或草药制剂(例如:月见草)或避免甲基黄嘌呤能够降低乳腺纤维囊性变所致的症状。目前尚无证据表明乳腺纤维囊性变能够增加患乳腺癌的风险。

### 乳腺囊肿

乳腺囊肿呈光滑、圆形或椭圆形、可移动的液体肿块,具有明显的界限,来源于末端腺小叶。乳腺囊肿表现为单发或多发的囊性结节,伴或不伴疼痛及触痛。它们受激素的影响,并在女性绝经前或围绝经期时月经变化期间出现。

根据超声检查发现的囊肿壁的厚度及囊肿中是否存在回声,可将乳腺囊肿分为简单囊肿、复杂囊肿及复合性囊肿。简单囊肿与复杂囊肿基本不会导致恶性肿瘤,但复合型囊肿与恶性肿瘤相关[8]。

简单囊肿可通过超声检查或细针活检进行诊断,表现为非血性液体,并且囊肿在活检后消失。由于导致恶性肿瘤的风险很低,因此不需要对简单囊肿进一步评估与随访;但如果囊肿很大或很痛,可进行穿刺抽吸。一些学者建议在 2~4 个月内进行临床乳腺检查或超声检查的随访,以确定囊肿是否发生变化。

复杂性囊肿与复合性囊肿的鉴别诊断涵盖更多要点,包括脓肿、乳腺癌、血肿、脂肪坏死及积乳囊肿。需要通过细针抽吸活组织检查、粗针穿刺活检或切除活组织检查来确诊。

### 纤维腺瘤

纤维腺瘤是常见的乳腺肿块,最常出现在青春期女性及年轻女性中,但同样出现于绝经期前的任一阶段。这些肿块往往是单发性肿块,约有 10%~15% 的纤维腺瘤患者出现多发性肿块[4]。在进行检查时,肿瘤无触痛、坚硬柔韧、可移动且界限清楚,通常单发。乳腺钼靶检查与超声检查能够确定肿块为实性或囊性,但是需要通过粗针穿刺活检或切除活检进行确诊。只根据临床检查结果进行诊断是不合理的做法。如果活检表示肿瘤是纤维腺瘤,不需要将该肿瘤移除。可进行临床随访,如果肿瘤扩大或使乳房变形则需要进行移除。如果病理学特征不确定,应将肿瘤切除[7,8]。纤维腺瘤能够在妊娠或雌激素治疗期间快速增大,并在更年期后复发。纤维腺瘤不会增加出现乳腺癌的风险[2,4,7,8]。

## 非典型增生与小叶原位癌

非典型增生包括非典型导管增生与非典型小叶增生。通过粗针穿刺活检能够发现这两种非典型增生。非典型增生是病理学诊断,其异常的乳腺细胞可增加乳腺癌的风险,一般可通过手术(如广泛切除性活检或肿块切除)治疗。针对该症状,建议使用更多的乳腺癌筛查方法(例如乳腺钼靶检查)降低乳腺癌风险(表13-5)[7]。

另一种增加乳腺癌风险的乳腺疾病是小叶原位癌(lobular carcinoma in situ, LCIS),可以在活检时通过病理组织学加以确诊。小叶原位癌不会导致乳腺肿块,通常不需要完全切除。虽然这种疾病名称包含"癌",但不是真正的乳腺癌。为了避免混淆,一些肿瘤学家喜欢用"小叶瘤"来描述这个疾病。当女性被诊断为LCIS时,强烈建议加强对乳腺癌的监测和并应用减少患乳腺癌风险的药物[7]。

## 乳腺癌

乳腺癌可发生在乳房中的任何组织,包括上皮、肌肉、结缔组织或脂肪,以上皮细胞最多见。乳腺癌分为侵袭性(浸润性)或非侵袭性(原位)癌。浸润性乳腺癌有多种组织学亚型。非侵袭性乳腺癌包括导管癌或小叶癌。在美国40~55岁妇女中,乳腺癌是最常见的癌症和主要死亡原因之一。与白人妇女相比,非裔美国妇女的乳腺癌发病率更低,但死亡率更高[14]。这种显著的种族差异的原因是复杂的,包括许多临床和非临床因素。例如,乳腺癌在非洲裔美国妇女中更具生物学特性。生物学因素加上社会不平等,如获得较少医疗保障,可部分解释乳腺癌死亡率的种族差异。这种理论的临床含义是,当识别出社会不平等时,它们是可以改变的。

女性在一生中大约有1/8的几率患上乳腺癌[15]。随着时代的发展,患乳腺癌的风险增加,但死亡率下降。在1989~2012年间,乳腺癌的死亡率下降了36%以上,这归因于早期发现、改进的治疗方式和减少激素替代疗法的使用。

**表13-5** 选择性辅助疗法/预防性疗法

| 药物 | 商标名称 | 给药方法 | 副作用与毒性 |
|---|---|---|---|
| **雌激素受体拮抗剂** | | | |
| 他莫西芬 | 他莫昔芬(Nolvadex) | 口服 | 最常见的副作用是潮热、体液潴留、阴道分泌物、恶心呕吐及阴道不规则出血;增加血栓栓塞风险(如深静脉血栓、肺栓塞及中风)。他莫西芬作为雌激素受体拮抗剂作用于子宫,会增加子宫内膜癌的风险 |
| 雷洛昔芬 | 雷洛昔分(Evista) | 口服 | 副作用与他莫西芬相似,但不会增加子宫内膜癌的风险 |
| **芳香酶抑制剂** | | | 该类药物导致严重短期副作用的概率很低,且不会增加子宫内膜癌或血栓栓塞的风险 |
| 阿那曲唑 | 瑞宁得(Arimidex) | 口服 | 最常见的副作用是潮热、阴道干涩、肌肉骨骼痛及头痛,但症状较轻 |
| 来曲唑 | 弗隆(Femara) | 口服 | 最常见的副作用是肌肉骨骼痛与恶心。 |
| 依西美坦 | 曼癌素(Aromasin) | 口服 | 最常见的副作用是疲劳、恶心、热潮、抑郁及增重 |
| **单克隆抗体** | | | |
| 曲妥珠单抗 | 赫塞汀(Herceptin) | 静脉给药 | 该药物导致的主要问题是心脏毒性,会导致心室功能异常及心力衰竭。在首次用药时许多人会出现类流感症状。患者可能发生严重的过敏性反应。曲妥珠单抗不会造成骨髓抑制或脱发 |

影响乳腺癌风险的因素

表 13-2 列出了增加或减少患乳腺癌风险的几个因素。例如:母乳喂养可降低女性患乳腺癌的风险,而酗酒则增加了患乳腺癌的风险。美国国家癌症研究所在其网站上提供了一个计算女性患乳腺癌风险的工具(参见本章末尾的参考资料部分),用于计算该风险的变量包括导管原位癌或小叶原位癌的病史、BRCA1 或 BRCA2 基因突变的存在、当前年龄、初潮年龄、首次活产年龄、既往乳腺活检次数、患乳腺癌的一级家属数量及种族 / 民族[16,17]。这个交互式程序是基于盖尔模型,是目前最普遍接受的计算风险的程序。与其他模型一样,其预测功能虽不能绝对可靠,但可大致筛选出处于乳腺癌高风险的女性[17]。

一项关于大豆异黄酮摄入与乳腺癌风险的前瞻性研究表明,大豆异黄酮摄入量能够明显地降低亚洲人群患乳腺癌的风险,但是无法降低西方人口的风险,其结果还需进一步研究来确认[18]。这可能与降低乳腺癌风险的其他因素有关,包括母乳喂养[19]、每周 3~5 小时的中度到剧烈的体育锻炼[20,21]、限制酒精摄入量[22,23]和保持健康的体重[24~26]。

遗传性乳腺癌与卵巢癌综合征

尽管大多数患有乳腺癌的女性没有这种疾病的家族史,但是大约 5%~10% 的女性遗传了基因突变,这使她们患这种疾病的风险增加。卵巢综合征可能存在于一个家庭内患有多发性乳腺癌、卵巢癌、胰腺癌或前列腺癌的患者中。大多数 HBOC 患者在位于 17q21.3 染色体上的乳腺癌易感基因 1(BRCA1)或位于 13ql2-13 染色体上的乳腺癌易感基因 2(BRCA2)中存在突变。这些是与肿瘤抑制相关的基因。

BRCA1 或 BRCA2 的患病率各不相同。在一般人群中,大约每 300~800 人中就有 1 人患有该突变,而具有阿什克纳齐犹太人背景的 40 人中就有 1 人携带该突变。这些基因的突变是以常染色体显性模式遗传的,因此后代有 50% 的机会成为突变载体。

当这些基因突变发生时,患乳腺癌和 / 或卵巢癌的风险就大大增加。总的来说,大约有 4.5% 的乳腺癌病例发生在具有基因突变的女性中,其中 80% 是 BRCA1 或 BRCA2 基因突变[27]。BRCA1 突变的女性患乳腺癌和卵巢癌的风险分别为 72% 和 44%;而 BRCA2 为 69% 和 17%[27]。另外,BRCA 突变还

与患胰腺癌和黑色素瘤的风险增加有关。

遗传性乳腺癌和卵巢癌综合征的筛查

建议对所有女性进行遗传性癌症基因突变筛查,如果存在危险因素(表 13-6),则应接受遗传咨询和遗传检测[28-30],可采取预防性的切除乳房和 / 或卵巢,或用药以降低患乳腺癌的风险。本章末尾的参考资料部分列出了美国预防服务工作站批准的几种筛选工具。

携带 BRCA 突变基因的女性应每月进行自我乳腺检查,每年接受临床乳腺检查、乳腺钼靶摄影和乳腺 MRI 检查,每 6 个月进行盆腔检查、经阴道超声和 CA-125 检查[29]。

| 表 13-6 | 遗传性乳腺癌和卵巢癌综合征的危险因素 |
|---|---|
| **女性患者** | |
| 诊断乳腺癌时 ≤ 45 岁(女性) | |
| 任何年龄和德系犹太家族患乳腺癌 | |
| ≤ 50 岁患乳腺癌的一级、二级、三级家属;曾患有皮卵巢癌、输卵管癌、腹膜癌 | |
| 有两个或多个近亲家属曾患乳腺癌 | |
| ≤ 50 岁患乳腺癌家族史不详的患者 | |
| ≤ 60 岁诊断为三阴性乳腺癌 | |
| ≤ 50 岁诊断为两个或多个原发性乳腺癌 | |
| 上皮性卵巢、输卵管或腹膜癌 | |
| 胰腺癌和两个或更多近亲家属患乳腺癌、卵巢癌、输卵管癌或腹膜癌、胰腺癌或侵袭性前列腺癌 | |
| **家族史** | |
| 符合上述标准的近亲 | |
| 携带 BRCA1 或 BRCA2 基因的近亲 | |
| 近亲[a] 患有男性乳腺癌 | |

[a] 近亲:一级、二级、三级家属

乳腺癌低风险妇女的筛查

近年来,由于对无症状、低风险的乳腺癌,尤其是诊断有乳腺肿块的女性采用多技术广泛筛查,以及随着治疗的进展,乳腺癌的死亡率得到了显著降低。回顾 2000 年 1 月 1 日以后发表的随机临床试验以及相关系统综述表明,对于处于低风险的所有年龄段的女性进行筛查使乳腺癌死亡率降低了约 20%[31]。

定期乳腺癌筛查已经成为美国大部分地区的标准做法。然而,关于最佳筛查手段和筛查次数仍存争议。专注于癌症预防的组织,如美国癌症协会,提倡增加的筛查。相比之下,其他基于人群的团体,如美国预防服务工作队,已经发布了指导方针,建议减少筛查的次数。不同组织推荐意见的依据取决于其不同的观察侧重点。

## 乳房自我检查

传统上,在月经初潮之后,鼓励所有妇女每月进行乳房自检(BSE),作为早期诊断癌症的工具,从而确保早期治疗和减少乳腺癌死亡率。关于BSE的建议现在仍充满争议,因为在20世纪90年代进行的几项随机试验发现,每月进行BSE的妇女乳腺癌死亡率并没有降低。但并不是所有的研究都同意这一观点,因为一些研究使用了不同的方法和群体。例如:梅奥诊所在2012年发表的一项回顾性研究报告指出,通过图像检测患有乳腺癌的女性中36%在BSE或临床乳腺检查(CBE)中发现有可触及的肿块。可扪及肿块比乳房X线筛查能更早诊断乳腺癌,并趋向于年轻化,恶性程度更高(如肿瘤较大、腋窝淋巴结受累、高度恶性和雌激素受体阴性肿瘤)。因此,BSE和CBE在乳腺癌诊断中仍然是重要的组成部分[32]。

另一项前瞻性研究指出,在147名乳腺癌高危妇女中通过BSE检测到43%的新乳腺癌,这些妇女正在接受乳腺癌强化筛查(例如:每年的乳房X光照片和每年的磁共振成像)[33]。这些研究表明,BSE对于那些乳腺癌高风险女性是一个重要的监测工具,并且BSE教育应当是这些人群随访的一个组成部分[33,34]。

今天,包括加拿大预防保健工作队、美国预防服务工作队和世界卫生组织在内的一些组织建议禁止教妇女如何进行BSE。这个建议是基于研究发现BSE实际上可能是有害的,因为它增加了拍片筛查和乳腺活检的次数,而没有伴随死亡率的降低[28]。美国癌症协会则建议20岁以上的女性应被告知BSE检查技术的益处、局限性和潜在的危害(假阳性结果的可能性)[35]。

目前,建议采用"乳房意识"代替乳房自我检查。对于乳房意识,没有标准的定义,但普遍的共识是,指导妇女了解乳房的正常形状和生理状态。乳房的质地和外观出现任何异常都可以为医疗保健人员提供参考。有乳房植入的女性应该在她们的乳房意识计划中包括常规的BSE。

对于那些进行BSE的妇女,美国癌症协会认可的技术包括第4章附录"乳房检查"中描述的垂直检查技术。一些证据表明,检查乳房的上下模式降低了乳房组织遗漏的可能性[34]。

## 临床乳房检查

虽然没有随机试验评价临床乳房检查(CBE)作为首选筛查方式的益处,但是卫生保健专业人员定期检查乳房被推荐为乳腺癌筛查的重要部分。加拿大一项研究比较了40~49岁和50~59岁之间的妇女BSE加钼靶摄影和单独的CBE对乳腺癌诊断的影响。CBE由受过CBE技术培训并定期进行质量评估的医疗保健专业人员进行。两组癌症诊断率、癌症发展阶段以及进入研究后11~16年的乳腺癌死亡率相似[36]。对患有乳腺癌家族史的高危女性而言,研究显示使用BSE发现女性乳腺癌的女性比CBE更多[37]。

一些研究已经注意到CBE技术可能影响检查的准确性。Miller等人在文献综述中发现存在大量不规范的CBE(例如,临床医生未能使用系统检查模式)[36]。最新观察研究指出,使用揉法(即整个手指绕着乳头做圆周按摩或上下、左右的按摩)比垂直手法(即用手指或手掌推入或推出乳腺组织)或钢琴手法(单个指头依次检查)[38]更能准确识别肿块[39]。

## 钼靶X线摄影

乳房X光摄影是指使用X射线为乳房组织成像,可以作为筛选模式或诊断测试。乳房X光片是四幅图像,这些图像评估可疑的癌症改变、微钙化(良性发现)、乳房正常结构的扭曲以及不可触及的损伤。乳房X光检查可使乳腺癌早发现、早治疗,提高治愈率。研究表明,常规乳腺摄影可降低40~49岁妇女乳腺癌20%~30%的死亡率[40]。乳腺摄影可检测80%~90%无症状妇女的乳腺癌。与BSE和CBE的研究相似,乳房X光检查作为常规筛查的运用仍存有争议。

2013年发表的一篇Cochrane评估了7项随机试验,对乳房X光检查与未使用这种技术的女性乳腺癌死亡率进行比较,试验包括600 000名年龄在39~74岁之间的女性。其中三项发现在13年内乳腺癌死亡率无显著意义。另四项发现同一时间点乳腺癌死亡率大约降低了25%。文章指出如果乳房X光片导致过度诊断和过度治疗率为30%,乳腺癌死亡率降低15%,那么每2 000名经过10年筛查的妇女中,1 人将避免死于乳腺癌,10 人将得到不必要的治疗。假阳性组的妇女可能经历不必要的肿块切除术和乳房切除术。在收到假阳性结果的妇女中,心理痛苦可能持续多年,并无法弥补。基于这些结果,研究人员不建议中断乳房 X 光检查,但强烈建议妇女在进入常规筛查之前充分了解情况[41]。

## 异常乳房 X 线照片

乳房成像结果报告使用乳房成像报告和数据系统(Bi-RADS),如表 13-7 所述。基于这些结果,可以进一步的进行影像学研究或组织诊断。

## 乳房 X 线的起始和频率

关于乳腺癌筛查的时间起点、筛查的频率(表 13-8)[5,42-46] 仍存在争议。研究表明乳房 X 线在 50 岁及以上的女性中乳腺癌的敏感性最高,因为乳房

内脂肪组织的增多会导致乳房密度降低。而 50 岁以下乳腺密度高,敏感性降低,尽管这部分人肿瘤生长的几率更高[42]。据此,美国预防服务工作组于 2009 年推荐新的指南,对 40~49 岁妇女进行常规乳房 X 线检查,50~74 岁的妇女每两年进行乳房 X 线检查[5]。而美国癌症协会筛查指南则建议妇女在 40~44 岁可选择性的每年做一次乳房 X 光检查,45~54 岁的每年应该做一次乳房 X 光检查,55 岁以上的人每两年做一次或每年做一次乳房 X 光检查。若身体无其他疾病,乳腺癌早发现,其预期寿命为 10 年或更长[43]。2017 年,美国妇产科医师学会(ACOG)建议 40 岁以下的妇女可选择性的进行乳房 X 光筛查,50 岁以上则每年或每两年进行一次检查[44]。加拿大预防保健组 2011 年的指南指出 40 岁以下的女性不建议进行筛查,50~74 岁则每 2~3 年进行乳房 X 线筛查。

| 表 13-7 | 乳房成像报告和数据系统分类 | |
|---|---|---|
| **Bi-RADS 评估类别** | | **癌症的可能性** |
| 0 级:不需要影像评估 | | |
| 1 级:没有 | | 基本上恶性可能性 =0 |
| 2 级:良性的 | | 基本上恶性可能性 =0(可能受乳房密度的影响) |
| 3 级:良性可能 | | 0< 恶性可能性 ≤ 2% |
| 4 级:恶性可疑 | | 2%< 恶性可能性 ≤ 95% |
| 5 级:高度怀疑恶性 | | 恶性可能性 ≥ 95% |

BI-RADS,乳腺成像报告和数据系统

| 表 13-8 | 不同组织对乳腺癌高危患者筛查的建议 | | | |
|---|---|---|---|---|
| 年龄 | USPSTF (2016) | ACOG (2017) | ACS (2015) | NCCN (2016) |
| **临床乳腺检查** | | | | |
| 25~39 岁 | 建议或反对的证据不足 | 1~3 年检查一次 | 不推荐 | 推荐 1~3 年 |
| ≥ 40 岁 | 建议或反对的证据不足 | 推荐每年一次 | 不推荐 | 推荐每年一次 |
| **乳腺 X 线摄影的起始年龄和频率** | | | | |
| 40~44 岁 | 40 岁后根据个体筛查 | 40 岁以后一年或两年一次 | 每年 | 推荐 40 岁后一年一次 |
| 45~49 岁 | 40 岁后根据个体筛查 | 如果患者要求,根据医嘱一年或两年检查一次 | 每年检查一次 | 推荐 40 岁后一年一次 |
| ≥ 50 岁 | 每 2 年一次直至 75 岁 | 从未检查过的推荐每年或两年检查一次 | 推荐两年一次,≥ 55 岁一年一次 | 推荐 40 岁后一年一次 |
| **乳房 X 线摄影中断** | | | | |
| | 75 岁内推荐或反对的证据不足 | 75 岁内推荐或反对的证据不足 | 预期寿命为 10 年 | 合并严重疾病,预期寿命短于 10 年 |

ACOG,美国妇产科医师学会;ACS,美国癌症协会;NCCN,国家综合癌症网络;USPSTF,美国预防服务工作队

## 终止筛检

与何时开始筛查以及筛查频率存在争议类似，停止乳房 X 光检查的适当年龄也无定论。美国预防服务组表示，目前还没有充分证据表明何时可以停止这种筛查，尽管有几个组织建议如果预期寿命为 10 年或更短，就停止筛查。

表 13-8 提供了各组织目前筛查乳腺癌高危妇女的建议。这些指导方针的不一致对医疗保健提供者在实践中提出了挑战。理想情况下，医疗保健提供者应该选择一个指南而不是交替使用它们[28,43,44,46]。

### 数字乳腺断层合成术

一种新的乳房摄影技术，称为数字乳房断层合成术，是利用 X 射线提供乳房的三维图像。该技术由美国食品和药物管理局批准，虽尚未被认可为是乳腺癌筛查的标准。但研究显示可提高女性乳腺癌的检出率[47,48]。

### 磁共振成像

磁共振成像（MRI）对乳腺癌筛查最敏感。然而，由于费用高，只推荐用于筛查乳腺癌高危妇女，例如 *BRCA* 基因突变阳性的妇女。MRI 与钼靶摄影结合使用筛查率更高[49]。

### 超声

超声检查不受乳房密度的影响，用于筛查乳腺癌风险增加的年轻妇女，诊断性地区分实性乳腺肿块和囊性乳腺肿块，并指导细针活检。美国放射学成像组织的随机试验表明，针对乳房致密且高危妇女，通过钼靶摄影加超声可以提高筛查的敏感性[50]，但也增加了假阳性的比率[2]。

## 乳腺癌高危人群的筛查

虽然表 13-8 有多个指南，但针对乳腺癌高危女性的指南还处于空白阶段[51]。尽管普遍认为具有 *BRCA1* 或 *BRCA2* 基因的妇女应该进行早期筛查，但一些资料建议从 30 岁开始。虽然没有证据表明 X 射线会增加患乳腺癌的风险。但由于 MRI 具有更高的特异性，所以对于这些人群来说，更倾向于 MRI 检查。对于有 20% 或更高乳腺癌风险的妇女，也建议使用 MRI 作为筛查方式[52,53]。

由于对乳腺癌高危女性的筛查具有地区差异，医疗保健提供者应与该地区的专家建立合作，以便以标准化的方式完成筛查，同时也为风险增加的女性提供适当的预期指导。

## 乳腺癌的诊断

一般而言，通过组织活检可以确诊乳腺癌。组织活检可通过细针抽吸、乳腺钼靶检查或超声检查、粗针穿刺活检术或切除活检。如果患有癌症，报告会说明肿瘤是否为导管原位癌或小叶原位癌。一旦对癌症确诊后，还需要评估是否转移到肺部、腹部、脑部及骨骼。一种常用的诊断方法是细针抽吸，也称为细针抽吸细胞学。在这个检查中，医生在超声引导下，插入一个薄的（23~25 规格）空心针进入乳房肿块并取出细胞，进行组织学检查。

一旦诊断出乳腺癌，就使用 TNM 系统进行恶性肿瘤分期，TNM 系统描述肿瘤（T）的特征、区域淋巴结（N）的浸润以及是否存在远处转移（M）。每种癌症类型（例如乳腺、大脑、结肠）都有自己的分类系统，所以字母和数字并不总是对每种癌症都意味着相同的东西；因此，在这种情况下，使用乳腺癌的特定词汇，有助于确定合适的治疗方案[53]。

分期的一个重要组成部分是腋窝淋巴结的检查。在Ⅰ期或Ⅱ期乳腺癌患者中，进行前哨淋巴结活检。这是通过将放射性同位素染料注射到癌灶周围的乳腺组织，通过染料分布区域来定位腋窝淋巴结，并对该部位的组织进行病理检查。如果前哨淋巴结活检阳性，则需进一步取腋窝淋巴结来检测。如果临床分期超过第 2 期，则需要通过腋窝淋巴结清扫术切除乳房淋巴引流区域前两个平面上的至少 10 个淋巴结。除了临床分期，肿瘤受体的性质也是乳腺癌治疗方案和预后的重要指标，例如：雌激素孕激素受体与预后有关，*HER2* 基因的过表达预示预后较差[54,55]。

### 佩吉特病与炎性乳腺癌

大多数乳腺癌合并有乳腺肿块，而佩吉特病是一种罕见的癌症，主要表现为乳头和乳晕的变化，皮肤可出现湿疹。乳头烧灼或瘙痒是就诊的主要主诉[56]。大多数患者伴有导管原位癌或浸润性乳腺癌。炎性乳腺癌发病率小，无肿块，临床表现类似乳腺炎，主要侵袭淋巴系统。

### 乳腺癌的治疗

通常在乳腺癌手术治疗以后还要进行放疗、化疗、内分泌治疗以及免疫治疗。术前实施放疗或者全身治疗的目的是减小肿瘤的大小、缩小手术范围，而术后目的是预防肿瘤的复发。全身性治疗也可以缓解乳腺癌症状。

Ⅰ期和Ⅱ期乳腺癌患者可在实施保乳手术及淋巴结清扫术后进行放疗。保乳手术的禁忌证包括晚期患者、既往有过放疗史的患者、妊娠期患者（禁忌辐射）；在乳房不同象限出现两处以上原发肿瘤的患者、弥漫性恶性微钙化患者。胶原血管病史（硬皮病或者系统性红斑狼疮）是保乳手术的相对禁忌证，研究显示这类病人不能承受放疗治疗。

乳房切除术需要切除乳房组织、乳头乳晕复合体，保留胸大肌，并进行淋巴结清扫。很多乳腺癌患者都担心对侧乳房也会发展成乳腺癌，因此，他们要求做对侧乳房预防性切除术。实际上对侧乳腺癌的患病风险是极低的（0.1%~0.75%），因此目前的乳腺癌治疗指南强烈反对无临床指征的预防性对侧乳房切除术。但是携带 BRCA1/BRCA2 基因的女性，10 年内对侧乳房发生基因突变的风险性为 40%，因此这类女性建议采取预防性对侧乳房切除术，尽管与每年体检相比对侧乳房预防性切除的好处目前尚不知晓[57]。

根据早期乳腺癌实验合作组开展的实验研究，保乳手术后进行放疗，可使乳腺癌复发率降低到 50%，死亡率降低到 16.7%[58]。放疗结合乳房切除术可用于晚期乳腺癌患者。对于乳腺癌伴腋窝淋巴结转移者，研究表明，对局部淋巴结放疗可以提高生存年限。但患者需要接受短期化疗副作用（皮疹、发红）和长期化疗副作用（心脏、肺脏或者血管的损伤，肺癌的可能性和放射性股骨头坏死）的健康教育。

全身治疗用于乳腺癌的各个阶段，包括化疗、对雌激素受体敏感的雌激素受体拮抗剂的内分泌治疗（他莫昔芬、芳香酶抑制剂），以及对 Her-2 过度表达的乳腺癌患者进行免疫治疗（曲妥珠单抗，一种单克隆抗体）。所有这些治疗都有一定的副作用。在选择化疗方案时，患者必须了解可能出现的副作用及相应的处理方法（表 13-9）[53,55]。大约 4% 的化疗患者在使用过赫赛汀类药物后会出现心室功能障碍和充血性心力衰竭[2]。

接受乳房切除的女性大多会接受乳房重建，分为即时再造和延时再造。重建手术不影响乳腺癌的复发或总生存期。

### 随访

乳腺癌治疗后两年内，每 3~6 个月随访一次，包括体检和乳房 X 光检查。对于癌症转移的患者不建议进行常规实验室评估（例如：肝功能测试、骨骼扫描），除非出现异常临床症状[59,60]。育龄期的女性乳腺癌治疗后最常见不良反应是卵巢功能障碍，并与年龄、卵巢功能、化疗药物相关。一项研究发现，年龄在 18~34 岁的女性中，83.1% 在乳腺癌治疗后平均 3.5 个月恢复月经，因此，治疗后要做好避孕措施[61]。

乳腺癌对激素敏感，因此，避免使用含激素的避孕药。对于有乳腺癌史的妇女，含铜宫内节育器、输卵管结扎和输精管结扎被认为是更好的避孕选择[62]。

对于有乳腺癌病史的妇女，含雌激素的药物治疗更年期症状的安全性尚未得到充分证实。选择性 5- 羟色胺再摄取抑制剂、加巴喷丁等是有效治疗更年期血管舒缩症状的非激素药物。激素治疗老年萎缩性阴道炎是有效的，但目前很少有研究证实这些药物应用于乳腺癌患者的安全性[63,64]。

## 妊娠和哺乳期的乳房肿块

乳房问题可以发生在非妊娠妇女身上，同样也可以发生在妊娠妇女身上[65]。当妊娠妇女发生乳房肿胀或乳腺增生时，其乳房检查更加困难，因此小的乳房肿块在妊娠期很难发现。纤维腺瘤在妊娠期会增长，如果发生梗死会变得疼痛。此外，一些良性病变好发于妊娠期和哺乳期的妇女，常见哺乳期腺瘤、积乳囊肿、乳腺炎、乳腺脓肿。乳腺炎和乳腺脓肿的管理和诊断见"母乳喂养和母婴共同体"章节。

哺乳期腺瘤常发生在妊娠晚期或哺乳期[66]，这些质地较软且活动度好的肿块类似于无痛的纤维腺瘤，其超声检查结果也较为相似，但这类包块不会增加患乳腺癌的风险。

积乳囊肿常在停止母乳喂养后出现[66]，往往是乳管内储存了乳汁，通常表现为无痛性质地较软的圆形肿块，可能伴随着乳头溢液。母乳喂养衔接障碍和突然停止母乳喂养是积乳囊肿的危险因素，通常可自愈。

### 妊娠期乳腺癌的治疗

妊娠期乳腺癌的治疗方法与非妊娠妇女基本相同，但不采用辐射疗法，因辐射疗法被认为在整个妊娠阶段对胚胎 / 胎儿都是不安全的。另外，建议将

| 表 13-9 | 化疗药物常见副作用的管理 [a] |
|---|---|
| **副作用** | **管理** |
| 疲乏 | 盐酸哌甲酯(利他林) |
| | 促红细胞生成素 |
| 贫血 | 补充铁剂 |
| | 输血 |
| | 红细胞生成药物 [b] |
| 中性粒细胞减少 | 避免与病人和易感人群接触(学龄儿童) |
| 恶心、呕吐 | 少量多餐 |
| | 保证充足的水分摄入 |
| | 避免不良的刺激(难闻的气味) |
| | 进餐后休息 |
| | 放松压力 |
| | 止吐剂(昂丹司琼、甲氧氯普胺、地塞米松) |
| 口腔溃疡 | 口含冰水或冰块 |
| | 2% 利多卡因凝胶 |
| | 50/50 硅镁土 / 苯海拉明(kaopectate/Benadryl) |
| | 作用于全身的止痛剂 |
| 腹泻 | 洛哌丁胺(imodium) |
| | 奥曲肽(sandostatin) |
| 便秘 | 车前草(metamucil) |
| | 番泻叶(senokot) |
| | 多库酯钠(colace) |
| | 比沙可啶(dulcolax) |

[a] 许多非药物治疗乳腺癌是根据传闻报告,缺乏证据的有效性。
[b] 美国食品和药品管理局发布了一个黑色警告,指出这些药物会增加血栓栓塞性疾病的风险,并可能促进肿瘤生长

化疗推迟到怀孕的前三个月后,以降低流产率和胎儿畸形的风险。中晚期的化疗虽然与主要畸形无关,但可能导致胎儿生长受限。终止妊娠不能提高存活率,一般不推荐[59,65]。

### 变性个体乳腺癌

变性人通过改变乳房外形来改变性别,包括从男性到女性(如激素治疗、隆胸)或从女性到男性(如乳房切除术)。

变性女性常选用雌激素治疗来形成女性第二性征。在激素疗法中,变性女性的乳房发育不像遗传女性那样完整,她们会考虑隆胸来增加乳房体积。当使用雌激素时,应仔细评估每个人的风险。由于缺乏变性妇女乳腺癌风险的研究,建议为这些人群提供乳房 X 光检查指南[67,68]。

变性男性将乳房视为生物学性别,他们可能选择使用乳房粘合剂或进行乳房切除术。如果乳房没有切除,应继续进行乳房 X 线摄影检查,乳房切除术后的妇女则建议每年接受 CBE 检查以评估胸壁、皮肤和切口。这些建议虽不具有针对性,也适用于变性个体[67,68]。

### 结论

乳腺癌是世界上最常见的女性癌症之一,助产士的角色十分特殊,需要指导所有妇女进行相关的乳腺癌筛查,也可能成为女性咨询乳房疾病的首要人选。同时,她们也是乳腺癌多学科治疗小组成员中的重要一员,可以为进行乳腺癌治疗或者乳房重建术的患者提供准确的信息与支持。

(黄群 译　陆虹 审)

信息资源

| Organization | Description | Webpage |
|---|---|---|
| American Cancer Society (ACS) | Nonprofit organization with updated statistics regarding all types of cancers, including breast cancer | https://www.cancer.org |
| Cochrane Nordic Mammogram Leaflet | Pamphlet available in multiple languages discussing components of shared decision making for a woman considering mammogram screening | http://nordic.cochrane.org /mammography-screening-leaflet |
| Susan G. Komen Breast Cancer Foundation | Nonprofit organization named after an individual who died of breast cancer; site includes support resources for women with the disease | http://ww5.komen.org |
| **Point-of-Care Apps** | | |
| Touch Surgery | Free surgical simulator app; full-color illustrations of the breast, including surgical procedures, which can be used when educating women about expected care | https://www.breastcancercare.org.uk /information-support/vita-magazine /touch-surgery-interactive-surgery-app |
| **Breast Cancer Screening Tools** | | |
| National Cancer Institute (NCI) | Breast Care Risk Tool is an interactive risk calculator based on the Gail model, which is used to estimate an individual's risk of developing breast cancer | http://www.cancer.gov/bcrisktool |
| National Comprehensive Cancer Network (NCCN) | Guidelines for breast cancer screening, breast cancer risk reduction, and guidelines for women with hereditary breast and ovarian cancer syndrome | www.nccn.org |
| U.S. Preventive Services Task Force (USPSTF) | Final recommendation statement BRCA-Related Cancer: Risk assessment, genetic counseling, and genetic testing<br><br>This summary document includes several validated screening tools for familial cancer risk including the Ontario Family History Assessment Tool, Manchester Scoring System, and Referral Screening Tool | https://www.uspreventiveservices taskforce.org/Page/Document /RecommendationStatementFinal/brca -related-cancer-risk-assessment-genetic -counseling-and-genetic-testing |

参考文献

1. Carswell JM, Stafford DEJ. Normal physical growth and development. In: Neinstein LS, ed. *Adolescent Health Care*. 6th ed. Philadelphia, PA: Wolters Kluwer/Lippincott Williams & Wilkins; 2016:30-32.

2. Fritz MA, Speroff L. The breast. In: Fritz MA, Speroff L, eds. *Clinical Gynecologic Endocrinology and Infertility*. 8th ed. Philadelphia, PA: Wolters Kluwer/Lippincott Williams & Wilkins; 2011:621-673.

3. Dickson G. Gynecomastia. *Am Fam Physician*. 2012; 85(7):716-722.

4. Pearlman MD, Griffin JL. Benign breast disease. *Obstet Gynecol*. 2010;116(3):747-758.

5. U.S. Preventive Services Task Force. Screening for breast cancer: U.S. Preventive Services Task Force Recommendation statement. *Ann Intern Med*. 2016;164(4):279-296.

6. Hoffman B, Schorge J, Bradshaw K, Halvorson LM, Schaffer JL, Corton MM. Breast diseases. In: Hoffman B, Schorge J, Bradshaw K, Halvorson LM, Schaffer JL, Corton MM, eds. *Williams Gynecology*. 3rd ed. New York, NY: McGraw-Hill; 2016:275-286.

7. American College of Obstetricians and Gynecologists. Practice Bulletin No. 164: diagnosis and management of benign breast disorders. *Obstet Gynecol*. 2016;127(6):e141-e156.

8. Amin AL, Purdy AC, Mattingly JD, Kong AL. Benign breast disease. *Surg Clin North Am*. 2013;93:299-308.

9. Mirghafourvand M, Mohammad-Alizadeh-Charandabi S, Ahmadpour P, Javadzadeh Y. Effects of Vitex agnus and flaxseed on cyclic mastalgia: a randomized con-

trolled trial. *Complement Ther Med.* 2016;24:90-95.

10. Pruthi S, Wahner-Roedler DL, Torkelson CJ, et al. Vitamin E and evening primrose oil for management of cyclical mastalgia: a randomized pilot study. *Altern Med Rev.* 2010;15(1):59-67.

11. Goyal A. Breast pain. *BMJ Clin Evid.* 2011;0812.

12. Lazzeroni M, Serrano D, Dunn BK, et al. Oral low dose and topical tamoxifen for breast cancer prevention: modern approaches for an old drug. *Breast Cancer Res.* 2012;14(5):214.

13. Wong Chung J, Jeuriens-van de Ven S, van Helmond N, Wauters CA, Duijm LE, Strobbe LJ. Does nipple discharge color predict (pre-) malignant breast pathology? *Breast J.* 2016;22(2):202-208.

14. Yedjou CG, Tchounwou PB, Payton M, et al. Assessing the racial and ethnic disparities in breast cancer mortality in the United States. Chakraborty J, ed. *International Journal of Environmental Research and Public Health.* 2017;14(5):486.

15. Akram M, Iqbal M, Daniyal M, Khan AU. Awareness and current knowledge of breast cancer. *Biological Research.* 2017;50:33. doi:10.1186/s40659-017-0140-9.

16. Gail MH, Brinton LA, Byar DP, et al. Projecting individualized probabilities of developing breast cancer for white females who are being examined annually. *J Natl Cancer Inst.* 1989;81:1879-1886.

17. Gail MH, Costantino JP, Pee D, et al. Projecting individualized absolute invasive breast cancer risk in African American women. *J Natl Cancer Inst.* 2007;99(23):1782-1791.

18. Dong JY, Qin L. Soy isoflavones consumption and risk of breast cancer incidence or recurrence: a meta-analysis of prospective studies. *Breast Cancer Res Treat.* 2011;25:315-323.

19. Islami F, Liu Y, Jemal A, et al. Breastfeeding and breast cancer risk by receptor status: a systematic review and meta-analysis. *Ann Oncol.* 2015;26(12):2398-2407.

20. Fournier A, Dos Santos G, Guillas G, et al. Recent recreational physical activity and breast cancer risk in postmenopausal women in the E3N cohort. *Cancer Epidemiol Biomarker.* 2014;23(9):1893-1902.

21. Magné N, Melis A, Chargari C, et al. Recommendations for a lifestyle which could prevent breast cancer and its relapse: physical activity and dietetic aspects. *Crit Rev Oncol Hematol.* 2011;80:450-459.

22. Dam MK, Hvidtfeldt UA, Tjønneland A, et al. Five year change in alcohol intake and risk of breast cancer and coronary heart disease among postmenopausal women: prospective cohort study. *BMJ.* 2016;353:i2314.

23. Chen WY, Rosner B, Hankinson SE, Colditz GA, Willett WC. Moderate alcohol consumption during adult life, drinking patterns, and breast cancer risk. *JAMA.* 2011;306(17):1884-1890.

24. Yung RL, Ligibel JA. Obesity and breast cancer: risk, outcomes, and future considerations. *Clin Adv Hematol Oncol.* 2016;14(10):790-797.

25. Eichholzer RA, Rohrmann S, Schmid S, Guth U. Over- weight, obesity, and breast cancer screening: results from the 2012 Swiss Health Survey. *Eur J Cancer Prev.* 2016;24:130-136.

26. Patterson RE, Cadmus LA, Emond JA, Pierce JP. Physical activity, diet, adiposity and female breast cancer prognosis: a review of the epidemiologic literature. *Maturitas.* 2010;66:5-15.

27. Kuchenbaecker KB, Hopper JL, Barnes DR, et al. Risks of breast, ovarian, and contralateral breast cancer for BRCA1 and BRCA2 mutation carriers. *JAMA.* 2017; 317:2402.

28. American College of Obstetricians and Gynecologists. Practice Bulletin No. 182: hereditary breast and ovarian cancer syndrome. *Obstet Gynecol.* 2017; 130e110-130e116.

29. Smith EC. An overview of hereditary breast and ovarian cancer syndrome. *J Midwifery Womens Health.* 2012;57:577-584.

30. Moyer VA, on behalf of the U.S. Preventive Services Task Force. Risk assessment, genetic counseling, and genetic testing for BRCA-related cancer in women: U.S. Preventive Services Task Force Recommendation Statement. *Ann Intern Med.* 2014;160:271-281.

31. Myers ER, Moorman P, Gierisch JM, et al. Benefits and harms of breast cancer screening: a systematic review. *JAMA.* 2015;314(15):1615-1634.

32. Ma I, Dueck A, Gray R, et al. Clinical and self breast examination remain important in the era of modern screening. *Ann Surg Oncol.* 2012;19:1484-1490.

33. Wilke LG, Broadwater G, Rabiner S, et al. Breast self-examination: defining a cohort still in need. *Am J Surg.* 2009;198(4):575-579.

34. Visser A, Box W, Prins JB, Hoogerbrugge N, Van Laarhoven H. Breast self-examination education for BRCA mutation carriers by clinical nurse specialists. *Clin Nurse Spec.* 2015;29(3):E1-E7.

35. American Cancer Society. Breast cancer: early detection. Available at: https://www.cancer.org/cancer/breast-cancer/screening-tests-and-early-detection/american-cancer-society-recommendations-for-the-early-detection-of-breast-cancer.html Accessed October 17, 2017.

36. Miller AB, Baines CJ. The role of clinical breast examination and breast self-examination. *Prevent Med.* 2011;3:118-120.

37. Gui GPH, Hogben RKF, Walsh G, A'Hern R, Eeles R. The incidence of breast cancer from screening women according to predicted family history risk: does annual clinical examination add to mammography? *Eur J Cancer.* 2001;37:1668-1673.

38. Humphrey LL, Helfand M, Chan BK, Woolfe SH. Breast cancer screening: a summary of the evidence for the U.S. Preventive Services Task Force. *Ann Intern Med.* 2002;137(5 pt 1):347-360.

39. Laufer S, Cohen ER, Maag AD, Kwan C, Vanveen B, Pugh CM. Multimodality approach to classifying hand utilization for the clinical breast examination. *Stud Health Technol Inform.* 2014;196:238-244.

40. Welch HG, Prorok PC, O'Malley AJ, Kramer BS.

Breast-cancer tumor size, overdiagnosis, and mammography screening effectiveness. *N Engl J Med.* 2016;375:1438-1447.

41. Gøtzsche PC, Jørgensen KJ. Screening for breast cancer with mammography. *Cochrane Database Syst Rev.* 2013;6:CD001877. doi:10.1002/14651858. CD001877.pub5.

42. Yi M, Hunt KK. Optimizing mammography screening intervals. *JAMA.* 2015;314(15):1635-1636.

43. Oeffinger KC, Fontham ET, Etzioni R, et al. Breast cancer screening for women at average risk: 2015 guideline update from the American Cancer Society. *JAMA.* 2015;314(15):1599-1614.

44. American College of Obstetricians and Gynecologists. Practice Bulletin No. 179: breast cancer risk assessment and screening in average-risk women. *Obstet Gynecol.* 2017;130(1):241-243.

45. Canadian Task Force on Preventive Health Care. Recommendations on screening for breast cancer in average-risk women aged 40-74 years *CMAJ.* 2011;183(17):1991-2001.

46. Gradishar WJ, Anderson BO, Balassanian R, et al. NCCN guidelines insights: breast cancer, version 1.2017. *J Natl Compr Canc Netw.* 2017;15(4):433-451.

47. Vedantham S, Karellas A, Vijayaraghavan GR, Kopans DB. Digital breast tomosynthesis: state of the art. *Radiology.* 2015;277(3):663-684.

48. Houssami N, Miglioretti DL. Digital breast tomosynthesis: a brave new world of mammography screening. *JAMA Oncol.* 2016;2(6):725-726.

49. Narayan AK, Visvanathan K, Harvey SC. Comparative effectiveness of breast MRI and mammography in screening young women with elevated risk of developing breast cancer: a retrospective cohort study. *Breast Cancer Res Treat.* 2016;158(3):583-589.

50. Gundry KR. Breast ultrasound: indications and findings. *Clin Obstet Gynecol.* 2016;59(3):380-393.

51. Wellings E, Vassiliages L, Abdalla R. Breast cancer screening for high-risk patients of different ages and risk: which modality is most effective? *Cureus.* 2016;8(12):e945.

52. Fuller MS, Lee CI, Elmosre JG. Breast cancer screening: an evidence-based update. *Med Clin North Am.* 2015;99(3):451-468.

53. Bond-Bero S. Filling the gap for early-stage breast cancer follow-up: An overview for primary care providers. *J Midwifery Womens Health.* 2016;61:166-176.

54. Hernandez-Blanquisett A, Touya D, Strasser-Weippl K, Ruiz R, St Louis J, Goss P. Current and emerging therapies of *HER2*-positive metastatic breast cancer.

*Breast.* 2016;20:170-177.

55. Carlson N, King J. Overview of breast cancer treatment and reconstruction for primary care providers. *J Midwifery Womens Health.* 2012;57(6):558-568.

56. Sandoval-Leon AC, Drews-Elger K, Gomez-Fernandez CR, Yepes MM, Lippman ME. Paget's disease of the nipple. *Breast Cancer Res Treat.* 2013;141(1):1-12.

57. Barry M, Sacchini V. When is contralateral mastectomy warranted in unilateral breast cancer? *Expert Rev Anticancer Ther.* 2011;11(8):1209-1214.

58. Early Breast Cancer Trialists' Collaborative Group, Darby S, McGale P, et al. Effect of radiotherapy after breast-conserving surgery on 10-year recurrence and 15-year breast cancer death: meta-analysis of individual patient data for 10,801 women in 17 randomised trials. *Lancet.* 2011;378(9804):1707-1716.

59. Becker S. Breast cancer in pregnancy: a brief clinical review. *Best Pract Res Clin Ob.* 2016;33:79-85.

60. Sisler J, Chaput G, Sussman J, Ozokwelu E. Follow-up after treatment for breast cancer: practical guide to survivorship care for family physicians. *Can Fam Physician.* 2016;62:805-811.

61. Hickey M, Peate M, Saunders CM, Friedlander M. Breast cancer in young women and its impact on reproductive function. *Human Reprod Update.* 2009;15(3):323-339.

62. Centers for Disease Control and Prevention. U.S. medical eligibility criteria for contraceptive use, 2016. *MMWR.* 2016;65(15). Available at: https://www.cdc.gov/mmwr/volumes/65/rr/rr6503a1_appendix.htm. Accessed April 24, 2017.

63. King J. Cancer. In: King TL, Brucker MC, eds. *Pharmacology for Women's Health.* 2nd ed. Burlington, MA: Jones & Bartlett Learning; 2017:837-860.

64. Biglia N, Peano E, Sgandurra P, et al. Low-dose vaginal estrogens or vaginal moisturizer in breast cancer survivors with urogenital atrophy: a preliminary study. *Gynecol Endocrinol.* 2010;26(6):404-412.

65. Ullery M, Carter L, McFarlin BL, Giurgescu C. Pregnancy-associated breast cancer: significance of early detection. *J Midwifery Womens Health.* 2009;54:357-363.

66. Vashi R, Hooley R, Butler R, Geisel J, Phipotts L. Breast imaging of the pregnant and lactating patient: physiologic changes and common benign entities. *Am J Roentgenol.* 2013;200:329-336.

67. Bond Maycock L, Powell Kennedy H. Breast care in the transgender individual. *J Midwifery Womens Health.* 2014;59:74-81.

68. Selix NW, Rowniak S. Provision of patient-centered transgender care. *J Midwifery Womens Health.* 2016;00:1-8.

# 14

# 生殖道和性传播感染

JULIA C. PHILLIPPI

## 引言

性和生殖健康是妇女总体健康的一部分。性生活的健康表达、安全的性行为及生育行为得到了美国国家和国际组织的支持,如:联合国[1]、世界卫生组织(WHO)[2]以及美国的"健康人民计划[3]"。然而,全世界的妇女依然在为能够获得旨在改善她们性和生殖健康的服务而努力。助产士是满足妇女性健康需求的理想照护者,这些服务包括疾病筛查、诊断和对妇女及其性伴侣感染的治疗。本章主要介绍生殖道和性传播感染妇女的助产学服务。

性传播感染是指通过性接触从一个人传递给另一个人的疾病,有时是通过生殖器官的接触。一些性传播疾病,比如:淋病,只能通过性接触时的体液交换进行传播。这个章节主要讲解这些疾病。但是,性接触可能会传播各种各样的感染和寄生虫。在此章节末会介绍一些并非传统的性传播感染但是在性接触中非常容易传播的疾病。

用于描述通过性接触传播疾病的术语有很多。其中包括"性病"(花柳病)这样的叫法,这给降低感染发生的公共卫生宣传带上了评判和羞辱的意味。为了避免这种负面的老套用词,"性传播疾病"(sexual transmitted disease,STD)被越来越普遍地采用,这也是现在疾病控制和预防中心(CDC)选用的术语。但其实"性传播感染"(sexual transmitted infection,STI)则更为精准,因为并非所有的性传播病原体感染后均有明显的临床表现。为了更清晰和准确,本章将统一使用"性传播感染"一词。

## 性传播感染疾病发病率

性传播感染对整个生命周期健康都有广泛和持久的影响。据 WHO 报道,每年有超过 3.57 亿例可治愈的 STI 发生[2]。美国 CDC 报道,在美国每年新发 2 000 万例 STI,短期成本超过 160 亿美元[4]。虽然短期成本易于计算,但 STI 的长期成本却要高得多,因为感染可导致癌症、盆腔炎、不孕症、异位妊娠,当 STI 发生在孕期或分娩过程中还能引起婴儿畸形与失明[2]。

性传播感染疾病的发病率在不同地区差异很大,即使在美国也是如此。而且,一种感染可能发生多种变异型或菌株,这些菌株的流行程度不同。如果一个女人或她的伴侣对该地理区域不熟悉,或者最近去过其他地方,检查在该感染可能起源的地理区域制定的治疗指南可能是有用的。比如:淋病奈瑟菌的抗生素耐药性在不同地区是有所不同的[5]。国家和国际组织检测感染的流行情况以及对治疗的敏感性,并据此形成可以指导临床管理的报告。然而,随着全球旅行的增长,女性可能感染上不是典型的当前居住地的菌株或亚型。

性传播感染的流行率也因个人危险因素而异。女性性别决定其比男性更容易受到 STI 的危害。与男性相比,女性更可能从单次性行为中感染 STI,并且更可能留下长期后遗症[2]。加之,女性受性欲禁忌的传统贞操约束,有 STI 的妇女经常被污名化和歧视。一些妇女还缺乏获得规范的、可负担的 STI 相关治疗和预防服务的途径。

CDC 一直在对如衣原体感染、淋病和梅毒等可报告的疾病进行监测[4],可在 CDC 的网站获得最新相关信息,还可获得各州疾病分布情况在地图[6]。
CDC 还定期更新 STI 的诊断和治疗指南,目前已更
新至 2015 年,这对于指导美国的临床实践有很大帮
助。这些指南可以下载到计算机和移动电子设备,
也可订购纸张复印件[7]。此外,CDC 还提供免费的
移动电子设备应用程序,以帮助临床医生便捷应用
(请参阅本章末尾的参考资料)。美国预防服务工作
组(USPSTF)基于现有证据也发布了 STI 筛查指南。
此外,美国医疗保健研究与质量局(AHRQ)还有一
个移动电子设备应用程序,可根据患者的年龄和相
应风险因素决定如何筛查 STI,方便指导临床实际
操作。

尽管在美国 CDC 提供了清楚的指南用于 STI
的治疗,但由于治疗的可及性、药物名称,以及不同
地区的抗生素耐药性,这些指南并不完全适用于其
他国家。WHO 和特定国家的卫生组织是目前美国
以外治疗信息的最佳来源。

## 阴道症状与性传播感染的病史和身体检查

妇女可能会带着阴道炎或性传播感染的忧虑,
或进行一个全身体检来看助产士。以开放和邀请的
语气询问该妇女就诊的原因。如果该妇女担心她的
隐私,那她就不会对过去的工作人员完全坦诚。给
她创造一个不会被打断的谈话机会,因为耐心的聆
听会建立默契的关系,提供重要的信息。

### 以问题为中心的访问

理想情况下,妇女将会参与一个更加全面的访
问,包括完整的病史采集和体检。在这些情况下,一
个有针对性但全面的症状史是十分重要的。主要的
关注点应该用于生成一个鉴别诊断列表。使用系统
化的方法去评价这些问题是十分有帮助的。许多临
床医生使用 OLDCARTS 工具评估症状的发生时间、
位置/放射性、持续时间、特点、加重因素、缓解因素、
时间和严重程度。在了解了妇女的就诊原因后,并
询问她关于性传播感染相关的症状,比如发热、喉
痛、淋巴结肿大、口腔或生殖器疼痛、排尿困难、腹泻
和性交疼痛。

### 性生活史

采集妇女的详细性生活史对于妇女保健和进行
有针对性的诊疗非常重要,有助于确定该妇女的感
染风险,和决定疾病筛查和预防的需要。就诊妇女
是重要的合作伙伴,倾听她的主诉和既往史是与她
建立信任关系的第一步。在询问详尽的性生活史时
给予尊重非常重要,应努力创造放松的气氛,但不要
回避隐私问题,重要的是了解她与她目前和以往的
性伴侣性接触关系的细节。例如:如果以前只有过
肛交或口交,则阴道的淋病检测就不需要了。

有多种方法来获取详尽的性生活史。有些助产
士在先让妇女填写一张表格,以此作为线索来完成
病史讨论和确认;另一些助产士则直接通过与妇女
交谈来获得病史。一定要提供隐秘的场所让妇女填
报或与之交谈。当有他人在场时,女性往往不想透
露太多信息,特别是在父母或孩子面前。当讨论敏
感话题时,临床医生或助产士应与访谈对象坐在同
一水平线上,保持眼光接触。对话讨论关键问题时,
注意力应放在访谈对象身上而不是去填写图表或在
计算机上写记录。

如何采集性生活史可参见"妇女健康管理简
介"章节中的附录"病史收集"部分。在提问(5P)[8,9]
采集所需信息时,不对服务对象的性行为或信念作
出评判是十分重要的。使用相应的开放式和封闭式
提问,不论她讲出的是什么样的情况,保健服务人员
均应持开放态度认真倾听。重点是建立默契并且获
取所需的信息用于指导你的评估。在访问之后可
以进行安全实践方面的教学。

### 阴道炎和性传播感染的体格检查

STI 的体格检查包括对可能受影响的所有系统
的评估。这些系统包括在一个完整的健康女性检查
中,但是在针对性的体检中也应给予个性化检查。
如果妇女或助产士对性传播感染有疑虑,应对各系
统进行有针对性的检查,主要内容见表 14-1。尽管
实验室检查结果在 STI 的诊断中非常有价值,但是
体格检查可帮助确定哪些实验室检查是重要的;也
可以基于体格检查的发现开始治疗,而不需等待实
验室检查结果。

## 阴道微生物

常驻于阴道中的细菌被认为是抵抗阴道感染的
第一道防线[10]。这些细菌通过竞争排斥或直接杀
死感染菌从而阻止感染的发生。除此之外,阴道内
的细菌还可以产生一些分泌物比如乳酸,乳酸可以
调节阴道的 pH 水平,从而使一些病原微生物不适
于生存。

| 表 14-1 | 性传播感染的体格检查 |
| --- | --- |
| 器官 / 系统 | 与 STI 有关的异常结果 |
| 口腔 | 有病变、咽炎 |
| 颈淋巴结 | 可触及淋巴结,可能有疼痛 |
| 腹部触诊 | 腹部压痛 |
| 腹股沟淋巴结 | 可触及淋巴结,可有波动感 |
| 耻骨联合检查 | 寄生虫,有病变,表皮脱落 |
| 外阴、阴道和会阴 | 有病变,疣,表皮脱落,水肿,有分泌物 |
| • 尿道旁腺 | 腺体增大,触诊有分泌物 |
| • 前庭大腺 | 腺体增大,触诊有分泌物 |
| • 尿道 | 炎症,肿胀,有分泌物 |
| 直肠和肛门 | 有病变,疣,表皮脱落,有创伤 |
| 窥器检查 | |
| • 阴道黏膜 | 有病变,有分泌物,颜色异常,阴道壁异常 |
| • 宫颈 | 整体外观,有病变,有分泌物 |
| • 留取标本 | 涂片,淋病和衣原体检查,培养,病变部位检测,HPV 巴氏涂片检查 |
| 双合诊 | |
| • 子宫 | 子宫变大可能为妊娠;压痛是盆腔炎的症状 |
| • 宫颈 | 宫颈摇摆痛是盆腔炎的征兆 |
| • 附件 | 附件压痛是盆腔炎和异位妊娠的征兆 |
| 尿液检查(亚硝酸盐,白细胞,淋病和衣原体的NAAT) | 尿道感染的征兆包括亚硝酸盐,白细胞增多 衣原体和淋菌感染需要做尿液筛查 |
| 血液检查(HIV,VDRL,RPR,HSV) | 血液检查可以验证体格检查结果 |

HIV = 人类免疫缺陷病毒;HSV = 单纯疱疹病毒;NAAT = 核酸扩增试验;RPR = 快速血浆反应;VDRL = 性病研究实验室试验

一个健康的阴道微生物群通常是乳酸菌,尤其是卷曲乳酸杆菌占主导地位[10,11]。然而,组成一个健康的阴道微生物菌群的混合微生物通常因种族、民族以及许多不可控因素比如吸烟、性行为、阴道内操作、饮食的不同而有所不同。而且,阴道微生物群可能是解释社会经济因素与性传播感染风险增加之间的某些联系的重要中介。生态失调——描述不健康阴道微生物群的专业名词——是已知的发生性传播感染以及不良生殖结局的危险因素[11,12]。

关于阴道微生物群及其与健康的关系,还有很多有待了解。目前还不清楚可变因素的作用、阴道微生物组内的代谢相互作用,以及治疗失调的效果。也就是说,所有关于阴道感染和性传播感染的健康咨询都应该包括关于阴道微生物组失调的可改变因素的健康教育。回顾预防策略对所有年龄的妇女都是有益的,表 14-2 总结了回顾所涉及的要点。

| 表 14-2 | 预防阴道刺激和阴道炎的健康教育 |
| --- | --- |
| **支持健康阴道微生物群的一般健康措施** | |
| 避免吸烟 | |
| 避免高脂肪及高糖饮食 | |
| **清洁外阴及阴道** | |
| 温和、无香型肥皂仅用于清洁阴道外部 | |
| 不要冲洗,因为冲洗会去除有利的细菌,增加感染风险 | |
| 使用无香型、无染色肥皂,尤其女性及其伴侣的手部,肛门区域以及生殖器区域 | |
| 每次应使用干净、干燥的毛巾或纸巾擦干外阴 | |
| 排尿后轻轻擦净阴道口,过度擦拭会损伤皮肤 | |
| 排尿及排便后使用温水清洁对一些女性会有所帮助 | |

续表

| 保持外阴干燥 |
| --- |
| 洗浴后轻柔但全面的使外阴干燥;可使用电吹风 |
| 睡觉勿穿内衣提高空气流通 |
| 棉质内衣(带有棉内裤)透气性最好 |
| 避免穿潮湿的洗浴衣物 |

| 避免刺激性物质 |
| --- |
| 使用无香型、无染色的洗涤剂清洁内衣 |
| 冲洗两次去除肥皂残留 |
| 除非必要,避免衬垫和内裤衬垫,选择刺激性最小的衬垫 |
| 排便后尽快清洁并使外阴干燥,因为尿液和粪便对皮肤有腐蚀性 |

| 改变性行为 |
| --- |
| 只有清洁的物体才能接触或进入阴道(手指、阴茎、性玩具等) |
| 性接触应该是轻柔并且无痛的 |
| 性活动时使用以水为基础的润滑剂从而预防皮肤损伤 |
| 尝试多种 pH 平衡的润滑剂,选择刺激性最小的 |
| 物体在接触肛门后,接触阴道前应使用肥皂和水进行清洁(包括手指、阴茎和性玩具) |
| 采用避孕套或非阴道内射精治疗复发性感染,因为精子可能会影响阴道内的 pH,尤其是当性交频繁时 |

| 避孕选择 |
| --- |
| 杀精剂会刺激阴道 |
| 口服避孕药会改变一些妇女的阴道菌群,增加阴道炎的危险 |
| 对于复发的、严重的阴道炎,重新考虑是否使用这些避孕方法 |

## 阴道炎

阴道炎即阴道的炎症,是阴道内正常健康微生物环境的破坏,是妇女从月经初潮到绝经期的常见问题。有很多阴道炎的原因并不清楚,它可以是STI 的一种症状,正常阴道菌群的破坏,或简单的阴道刺激。复发性阴道炎可以有许多原因,需要一个完整的性和生活方式的历史,包括评估妇女的整体健康状况,并包括有关性伴侣的行为的信息。虽然非传染性阴道炎的性传播不常见,但是女性和未受割礼的男性伴侣可以作为细菌储存库,重新感染易感女性。常见的阴道炎包括细菌性阴道病,外阴阴道念珠菌病和萎缩性阴道炎。

## 细菌性阴道病

细菌性阴道病(bacterial vaginosis,BV)是育龄妇女阴道感染的最常见原因[6](图 14-1)。过去称为阴道加德纳菌、阴道嗜血杆菌或棒状杆菌性阴道炎,BV 是阴道细菌的生态失调[12]。本质上,这种感染代表了阴道微生物群中的非炎性失调,这也就是

为什么它被称为 vaginosis,而不是 vaginitis 的原因。而 BV 期间,阴道菌群则由厌氧细菌占优势,这些细菌形成生物膜附着在阴道壁细胞上[13]。并且,挥发性胺类物质增加,阴道的 pH 值增加,超过 4.5[14,15]。这些改变导致了乳酸菌的损耗。

虽然不知道细菌性阴道病的确切原因,但许多风险因素与 BV 相关,包括吸烟、月经、冲洗、没有安全套的性接触、低教育水平,以及口交或肛交者。菌群失衡与性接触有关,但 BV 并不仅仅通过性接触传播[12-14]。比如:精子的碱性可以帮助阴道菌群的厌氧菌占据优势。绝经妇女因为健康阴道菌群的损失,患 BV 的风险增加。同性恋妇女 BV 流行率增加。非洲裔妇女的 BV 比其他种族的妇女的流行率高,但原因不明[12-14]。

细菌性阴道病与许多不良健康结果相关,包括早产、术后感染,妊娠后子宫内膜炎和感染其他STI。然而,其中的关系并不完全清楚,而且 BV 的治疗并不能减少这些大多数风险[7,11,15]。

### 细菌性阴道病的诊断

BV 的症状包括阴道刺激和瘙痒、性交疼痛、灰色或白色分泌物,以及与男性无保护的性行为后的

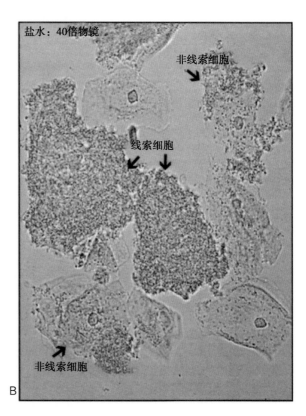

图 14-1　细菌性阴道病（BV）的显微诊断。A. 非 BV，注意正常上皮细胞和乳酸杆菌的存在。B. BV，注意线索细胞和缺乏乳酸杆菌。经西雅图 STD/HIV 预防培训中心和 Cindy Fennell，MS，MT，ASCP 许可使用

"鱼腥味"气味。然而，有 75%~85% 的女性的 BV 是没有症状的[15]。在窥器检查中，BV 通常显示为薄的白色/灰色均匀性分泌物，阴道黏膜和阴道口呈刺激性，可能有子宫颈炎。使用纽金特评分系统的革兰氏染色是诊断 BV 的"金标准"，但在门诊很少使用。这种检查耗时而且需要的实验室设备在临床上很少使用[16-18]。在"妇女健康管理简介"章节的附录 4F 中描述了，可用拭子收集阴道分泌物，通过显微镜进行诊断，首先检测标本的 pH 值，然后将分泌物标本置于两个载玻片上。将生理盐水加到一个载玻片上，用显微镜检查。最后，将氢氧化钾加入到另一个载玻片中，立即用于"气味检测"。

研究已经证实了 Amel 标准的个体成分用于诊断 BV 的敏感性和特异性[15-18]。临床上，当存在以下四种标准中的三种时即诊断 BV：

（1）存在黏附到阴道壁的薄的均匀分泌物；

（2）在生理盐水制备的载玻片上存在线索细胞；

（3）阴道或阴道分泌物的 pH ≥ 4.5；

（4）"气味检测"呈阳性，表明当阴道分泌物接触碱性 KOH 时释放胺"鱼腥味"。

BV 可以通过可获得的检查方法诊断，比如 Affirm VP 3，一种阴道加德纳菌的 DNA 探针；或者

OSOM BV 蓝色测试，它可以检测 BV 相关微生物产生的一种酶。这些检测方法用于诊断 BV 都是可行的[19]。这些检测方法用于诊断 BV 的敏感性和特异性较单独使用 Amel 标准更好，但同时价格也高[19]。其他商业检测方法也可用，但是她们还没有被 CDC 批准，因为低敏感性和特异性，或者缺乏验证[7]。

### 细菌性阴道病的筛查和治疗

BV 的常规筛查是不被推荐的，但是有症状的女性应该进行检查，如果诊断 BV，应提供治疗。表 14-3 概述了 BV 的药理学治疗[7,20]。治疗的选择包括口服药物如甲硝唑、克林霉素和替硝唑，以及阴道用药物如甲硝唑凝胶或克林霉素乳膏。选择特定的试剂应该是共享决策过程的一部分，因为药物有不同的副作用。比如，在用甲硝唑治疗期间及 24 小时后喝酒可引起严重的恶心和呕吐。阴道用霜剂可能会比较麻烦，含有克林霉素的药物可削弱乳胶安全套的作用。为了确保治疗方式与女性的生活方式兼容，护理计划必须与受影响的妇女合作制定。

一些研究表明，益生菌特别是乳酸杆菌有助于建立正常的阴道菌群和减少 BV 复发[12,21]，但这些治疗的安全性和有效性尚待确定。

| 表14-3 | 细菌性阴道病的治疗 | | |
|---|---|---|---|
| 非妊娠妇女的推荐治疗 | 非妊娠妇女的替代治疗 | 孕妇的推荐治疗 | 母乳喂养妇女的推荐治疗 |
| 甲硝唑(Flagyl)500mg 口服,每日两次,连服 7 天 | 替硝唑(Tindamax)2g 口服,连服 2 天 | 甲硝唑 500mg 口服,每日两次,连服 7 天 | 母乳喂养的妇女优选阴道用甲硝唑 |
| 0.75% 硝基咪唑凝胶(MetroGel),睡前涂满整个阴道,连用 5 天 | 替硝唑(Tiodamax)1g 口服,连服 5 天 | 甲硝唑 250mg 口服,每日 3 次,连服 7 天 | 哺乳妇女口服的甲硝唑在母乳中释放具有活性的代谢物,增加了婴儿的暴露,但未被证明是有害的 |
| 2% 克林霉素乳膏(Cleocin),睡前涂满整个阴道,连用 7 天 | 克林霉素(Cleocin)300mg 口服,连服 7 天。 | 克林霉素(Cleocin)300mg 口服,连服 7 天 | 哺乳后定时给药可减少婴儿的暴露,或妇女在服药后停止哺乳 12~24 小时 |
| | 克林霉素(Cleocin)100mg 睡前塞入阴道内,连用 3 天。 | 2% 克林霉素乳膏(Cleocin),睡前涂满整个阴道,连用 7 天 | |

Workowski KA,Bolan GA.Sexually transmitted diseases treatment guidelines,2015.MMWR RecommRep.2015;64(3):1-137 来 源:https://www.cdc.gov/std/tg2015/tg-2015-print.pdf。2017 年 3 月 31 日获取[7];美国国家医学图书馆。药品和哺乳数据库(LactMed)。2016。可在以下网址获取:https://toxnet.nim.nih.gov/newtoxnet/lactmed.htm.2017 年 6 月 6 日获取[20]

健康教育包括在治疗期间禁止性生活、消毒接触阴道的物品。表 14-2 提供了更多的保持健康外阴皮肤以及阴道微生物群的信息。口交和肛交者可能增加 BV 的风险,避孕套可以通过防止与碱性精液接触降低 BV 的风险。

复发常见,特别是在月经后,直到正常的阴道菌群被重建。复发的部分原因是导致 BV 的厌氧菌会形成抵抗治疗的生物膜[12]。初次治疗后,只有症状持续或再次出现时,才进行另一次评估。慢性再感染者需要根据疾病控制与预防中心的概述进一步评估和使用强效治疗药物。

### 围产期细菌性阴道病的管理

细菌性阴道病会增加早产的风险[15]。然而,孕期使用甲硝唑治疗 BV 并不会减少早产的发生,而且实际上会通过几个机制的作用增加早产率[22]。因此,非妊娠妇女不推荐常规筛查 BV,但是对于有症状的女性推荐 BV 诊断和治疗。

## 外阴阴道念珠菌病

阴道念珠菌病(vulvovaginal candidiasis,VVC)是寄生在阴道、外阴、腹股沟和身体的其他潮湿区域的过度生长的假丝酵母菌。最常见的病因是白色念珠菌,但其他种类也能导致性传播感染疾病并且很难治疗。虽然在许多部位也能感染念珠菌病,但本节着重于女

性生殖器的感染。75% 的妇女可在她们一生中的某个时刻患外阴阴道念珠菌病(VVC),俗称酵母菌感染[7]。

VVC 可分为单纯性或复杂性。单纯性阴道念珠菌病是最常见的形式,呈轻度至中度的临床表现。单纯性的 VVC 是在妇女一生中偶尔发生的常见病症。如果感染每年发生超过 4 次,出现严重的症状,或发生在免疫功能低下的妇女,VVC 被归类为复杂,需要更强化的治疗[7]。复发型 VVC 通常是由不同的念珠菌属引起的,比如 C.glabrata,它们通常对抗真菌治疗无反应[7]。

某些条件有利于念珠菌生长和增加患念珠菌病的机会。当外阴由于穿不透气的衣服,或在非常潮湿或温暖的生活环境中而保持湿润时,患念珠菌病的风险将增加。在妊娠和口服避孕药时激素的变化也增加患病风险。此外,糖尿病与念珠菌病的发病率增加也有关。抗生素改变阴道菌群的结构,有助于念珠菌增殖。如在 HIV 和皮质类固醇使用中观察到的免疫抑制状态,也可以增加外阴阴道区域和身体的其他潮湿区域患念珠菌病的风险。虽然假丝酵母菌可以在性伴侣之间传播,但念珠菌病涉及的正常菌群的过度生长并不具有传染性。

### 念珠菌病的诊断

念珠菌病的症状包括阴道瘙痒、烧灼感、刺激性、性交疼痛和阴道分泌物增加。外阴部可能有红斑和轻微肿胀,检查时可发现有 1~2mm 星状发红

区域,阴道通常有发红和轻微水肿。阴道分泌物通常较厚、白色、似凝乳,但也可以是轻薄水样,或黏附到阴道壁。冲洗会冲走分泌物,使体格检查复杂化。严重念珠菌病的临床表现包括广泛和严重的红斑,皮肤龟裂、水肿和脱皮。

湿固定可以显示在盐水制剂上缺乏乳杆菌,用盐水或在 KOH 制剂上存在菌丝和假菌丝(图 14-2)。然而,缺乏菌丝不排除念珠菌病,特别是复发或症状严重的妇女。复发和感染非白色念珠菌不形成菌丝,可以在没有菌丝的情况下进行培养以检查酵母菌中的非白色念珠菌。可在没有培养结果的情况下开始治疗。

### 外阴念珠菌病的筛查和治疗

不推荐常规筛查 VVC。VVC 的处理措施见表 14-4。妇女可以在没有处方的情况下,以及在临床诊断为念珠菌病之前使用这些药物。在开始治疗之前,没有标准的建议给医疗服务提供者。如果妇女患 VVC,非处方药物的使用可以降低治疗成本,但也可能延迟对更难治愈或更严重阴道感染的治疗。

治疗 VVC 的抗真菌药物通过干扰真菌细胞的细胞膜形成起作用。治疗包括口服治疗、阴道膏和片剂。这些治疗的成本和副作用各不相同。所有感染部位(阴道和 / 或外阴)均应予以治疗。乳膏需要塞入阴道使用,它们可能削弱安全套的作用。口服氟康唑不需要对生殖器进行处理,但是有肝功能损害的副作用以及严重的药物的相互作用[7]。

非妊娠女性中复杂性 VVC(包括皮肤龟裂)应用长效的 7~14 天局部用"唑类",或两个剂量的间隔 72 小时的 150mg 氟康唑进行治疗[7]。如果阴道易受刺激,传统的霜剂可能会加重女性的不舒适感。当助产士对患有念珠菌病的妇女进行治疗时,与患者共同选择给药途径和治疗药物是非常重要的。

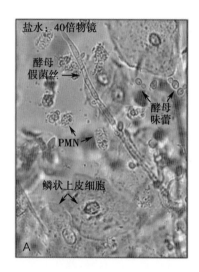
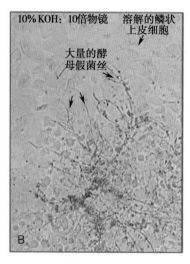
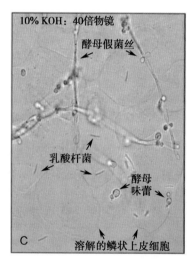

图 14-2 显微镜检查下的假丝酵母假单胞菌和芽孢。A. 盐水 ×40。B. KOH ×40。C. KOH ×40。KOH,氢氧化钾;PMN,聚核细胞

| 表 14-4 | VVC 推荐治疗 | | | | |
|---|---|---|---|---|---|
| 药剂 | 非处方或处方 | 商品名 | 剂量 | | 持续时间 |
| **阴道内剂** | | | | | |
| 布康唑 2% 霜(单剂量生物胶贴剂) | Rx | Gynazole-1 | 5g 阴道内使用,晚上一次 | | 单剂量 |
| 克霉唑 1% 霜 | OTC | Gyne-Lotrimin-7 | 5g 阴道内使用,晚上一次 | | 7~14 天[a] |
| 克霉唑 2% 霜 | OTC | Gyne-Lotrimin-3 or Clotrimazole-3 | 5g 阴道内使用 | | 3 天 |
| 咪康唑 2% 霜 | OTC | Monistat-7 | 5g 阴道内使用,晚上一次 | | 7 天[a] |
| 米那唑 4% 霜 | OTC | Miconazole-3 | 5g 阴道内使用 | | 3 天 |
| 咪康唑 100mg 栓剂 | OTC | Monistat-7 | 1 栓剂阴道内使用,晚上一次 | | 7 天 |

续表

| 药剂 | 非处方或处方 | 商品名 | 剂量 | 持续时间 |
|---|---|---|---|---|
| 咪康唑 200mg 栓剂 | OTC | Monistat-3 | 1 栓剂阴道内使用,晚上一次 | 3 天 |
| 咪康唑 1 200mg 栓剂 | OTC | Monistat-1 | 1 栓剂 | 单剂量 |
| 特康唑 0.4% 霜剂(45g) | Rx | Terazol-7 | 5g 阴道内使用,晚上一次 | 7 天 |
| 特康唑 0.8% 霜剂(30g) | Rx | Terazol-3 | 5g 阴道内使用,晚上一次 | 3 天 |
| 特康唑 80mg 栓剂 | Rx | Terazol-3 | 1 栓剂阴道内使用,晚上一次 | 3 天 |
| **口服药** | | | | |
| 氟康唑 | Rx | DIflucan | 150mg 口服片剂,晚上一次 | 单剂量 |

OTC,非处方药;Rx,处方药
a 孕期推荐使用 7 天疗程

益生菌,尤其是口服乳杆菌,可帮助恢复正常的阴道菌群,但由于益生菌成分的变化,缺乏确凿的证据[12]。不推荐冲洗治疗。健康教育包括减少外阴水分和消除刺激来减少酵母生长。本章后面的表14-5 提供了更多的健康信息。一些补充的医疗资源建议改变生活方式,包括减少进食精制糖和酵母产品。尽管这些措施将潜在伤害减到最小,但还没有被证实对其他健康女性是有益的。如果症状消失,则不需要进行治愈检测;只有在出现症状时才重新进行检测。

### 复发性念珠菌病

在一年内出现 4 次及以上念珠菌病被定义为复发性念珠菌病[7]。如果妇女患复发性念珠菌病,评估相关的生活方式,包括与外阴护理相关的因素,并进行培养以检测非白色念珠菌菌株是否存在。根据妇女的病史和风险因素,评估有无糖尿病或 HIV 感染。如果妇女有严重的复发感染,就会改变性行为或改变接触杀精剂和口服避孕药的避孕方法。

治疗复发性念珠菌病有多种方法可以选择。对于白色念珠菌菌株的复发,应考虑更长的局部治疗与序贯口服治疗[7]。硼酸(600mg,每日一次,持续 2 周)可用于治疗复发性非白色念珠菌病[7,23]。另外,10 万个单位的制霉菌素栓剂,阴道给药 14 天,然后进行维持治疗也可进行替代。一旦感染得到控制,可以考虑采用抑制疗法,并应根据酵母种类的类型进行治疗[7,23]。

### 萎缩性阴道炎

萎缩性阴道炎是与低雌激素水平相关的阴道症状群。较低的雌激素水平可引起阴道变化,包括胶原和脂肪组织减少,pH 增高[24]。这些变化使阴道更脆弱并易于痉挛,增加阴道感染的风险。低雌激素水平可发生在自然绝经或母乳喂养月经周期停止期间,化疗或用促性腺激素释放激素(GnRH)受体激动剂如亮丙瑞林(lupron)治疗期间。虽然不是感染,但这些变化使妇女易于发生其他感染,如 BV、念珠菌病和 STI。

更年期的阴道变化是正常的,并且不需要干预,除非它们对妇女的功能或生活质量产生不利的影响。然而,一些妇女可能不愿意公开她们的问题。阴道干燥、刺激和性交疼痛的问题是更年期妇女常见的临床表现。萎缩性阴道炎的症状包括阴道刺激和干燥、频繁的阴道感染、性交疼痛,以及性生活时缺乏润滑。

萎缩性阴道炎可通过体格检查进行诊断,包括变薄的外阴皮肤,显著减少的内阴唇,缩小的、弹性差的阴道口,很少的阴道皱褶,淡粉红色阴道壁,阴道缩短和阴道水分缺乏;阴道 pH 可能高于 4.5[24]。

非处方的、含多碳水化合物的温和酸性阴道润肤霜,如雷波仑,在日常使用时可以减轻症状,这适用于大多数女性。在性生活期间使用水基润滑剂制品,如艾丝兰、K-Y 啫喱、K-Y 乳液,可以减少不适。有规律的性唤起和性交,有助于改善阴道血液流动,增加组织健康[24]。表 14-2 提供了其他减少萎缩性阴道炎刺激症状的非药物方法。

雌激素也可用于缓解症状。局部雌激素经阴道环或乳膏给药优于作为一线药物治疗的口服给药[24]。局部使用时,雌激素不需与孕酮配对[25]。然而,关于局部雌激素的安全性缺乏大数据支持[25]。一些研究支持子宫内膜增生与局部雌激素使用相关的假说[25]。

如果局部治疗不足以缓解严重的症状,绝经或绝经后妇女可全身使用雌激素或雌激素/孕激素，通常与局部雌激素联合使用[24,25]。但是，口服雌激素具有更多的副作用，包括增加缺血性中风和静脉血栓栓塞的风险。母乳喂养和月经周期不规律的妇女不应给予全身性雌激素。如果女性有癌症史，在使用任何含雌激素的疗法之前，她应该咨询癌症专家。

## 其他原因的阴道炎

外阴和阴道的皮肤可因多种物质而发炎。例如：暴露于尿或粪便，轻微失禁时就可能引起慢性刺激和阴道炎。肥皂、洗涤剂和女性卫生用品中的香水和化学物质也会引起刺激。人体润滑剂可以破坏阴道 pH 和正常菌群导致阴道炎，杀精剂也可刺激阴道。冲洗洗去有益细菌并刺激阴道黏膜，增加阴道炎的风险。对有不明原因或复发性阴道炎的妇女应对外阴和阴道接触的所有物质进行彻底检查。大小便失禁的妇女应尽量保持外阴干燥并且无尿或粪便，根据需要用水和柔软毛巾清洗。

阴道刺激也可能发生在性交期间或妇女没有很好的润滑或性接触粗暴；慢性阴道炎也可能是生活压力太大的缘故，可以谨慎地与女性探讨。留在阴道内的任何东西都能引起阴道炎，包括卫生棉条、子宫托或任何其他异物。当异物进入阴道的时间超过推荐的使用时间时，通常会出现异味和刺激症状。

用窥镜检查可以确定这种气味产生的原因。在窥镜检查中，卫生棉条最初可能看起来是一个肉质团块，因为它可能与周围组织混合。被遗忘的棉塞有奇怪的气味，因此在取出卫生棉条之前，应准备一个装有水的塑料袋或容器，并在取出卫生棉条后立即浸入水中。棉条可用环形镊子取出。子宫托长期留在阴道内也可有刺激性，尤其是妇女有萎缩性阴道变化时。虽然子宫托的使用导致阴道分泌物增加是正常的，但如果妇女主诉不适时应检查有无阴道感染和皮肤糜烂。

性交时若女性没有充分润滑或者性交过于粗暴就会造成阴道刺激。这一发现可能预示着两性关系存在问题，需要进一步的研究。

## 性传播感染

因为性接触为密切的身体接近，许多微生物在性伴侣之间传播，其中大多数是非致病性的。在接触期间黏膜和体液的紧密接触给了某些病原生物体找到新宿主的机会。STI 可能由细菌、病毒、原生动物或寄生生物引起，如表 14-5 所示。然而，一些临床医生认为根据女性的主诉分类更合理，见表 14-6 所示。许多 STI 是无症状的。任何处于 STI 风险的人都应该根据 CDC 指南进行筛查。如果妇女有危险行为，也可采取暴露前预防艾滋病毒或接种乙肝疫苗。

**表 14-5　性传播感染的原因**

| 细菌性疾病（微生物） | 病毒性疾病（缩写） | 原生动物和寄生虫病（微生物） |
| --- | --- | --- |
| 衣原体（沙眼衣原体） | 人乳头瘤病毒（HPV） | 滴虫病（阴道毛滴虫） |
| 淋病（淋病奈瑟球菌） | 单纯疱疹病毒（HSV-1 和 HSV-2） | 阴虱/蟹（阴虱） |
| 梅毒（梅毒螺旋体） | 人类免疫缺陷病毒（HIV） | 疥疮（人疥螨） |
| 软下疳（杜克雷嗜血杆菌） | 寨卡病毒 | |
| 性病淋巴肉芽肿（沙眼衣原体型 L1，L2 和 L3） | | |
| 腹股沟肉芽肿（肉芽肿克雷伯杆菌） | | |
| 接触传染性软疣 | | |

**表 14-6　性传播的常见主诉**

| 分泌物性病（微生物） | 疮、溃疡病（微生物或病毒） | 疣（微生物或病毒） |
| --- | --- | --- |
| 衣原体（沙眼衣原体） | 疱疹（单纯疱疹病毒（HSV-1 和 HSV-2） | 生殖器疣（人乳头状瘤病毒） |
| 淋病（淋病奈瑟球菌） | 梅毒（梅毒螺旋体） | 尖锐湿疣（人乳头瘤病毒） |
| 滴虫病（阴道毛滴虫） | 软下疳（杜克雷嗜血杆菌） | 扁桃螨（梅毒螺旋体） |
| | 性病淋巴肉芽肿（沙眼衣原体型 L1,L2 和 L3） | |
| | 腹股沟肉芽肿（肉芽肿克雷伯杆菌） | |

## 性传播感染的综合管理

当妇女出现性传播感染症状或可能接触性传播感染时，管理包括一些独特的方法和特殊考虑。

### 筛查策略：选择加入与选择退出

筛查任何疾病都可以提供两种方式："选择加入"（opt-in，自愿）指的是个体对检查进行咨询，然后选择或建议同意筛选试验执行。"选择退出"（opt-out，通用）是指将测试作为标准治疗的一部分，除非拒绝，否则默认进行检查。助产士采取"选择"方法询问妇女的 STI 检查意愿，并获取每项感染检测的同意书。这种方法把 STI 筛查作为常规并且流程化的检查，但是妇女大多会拒绝检查，从而降低 STI 筛查率。相反的，关于艾滋病毒筛查的"选择退出"方法已经得到研究，它大大提高了怀孕期间和人们进入医院接受治疗时对艾滋病毒的筛查率。CDC 建议临床医师使用选择退出的方法，为妇女提供同意书，同意书上列出所有的检查，并且允许她们退出任何不想参与的检查。告知女性推荐的检查，并允许她们选择退出检查[7]。选择退出的方法减少了性传播感染检测的障碍，并向所有女性全面提供了这些筛查测试。

### 报告疾病

在美国大多数州，当一个人被诊断患有某些可交换性传播疾病时，要求医疗保健机构通知当地的卫生部门，如表 14-7 所示[26]。应报告的疾病是指获取个体病例的信息对预防和控制该疾病非常重要的疾病。报告通常包括向当地卫生部门提供的个人的姓名，并说明性伴侣是否接受了治疗。应向妇女说明需要报告。此信息将会被用于告知并治疗性伴侣，并用于当地，州以及国家部门 STI 发生率的监测[9]。美国法律规定，已报告的 HIV 患者的配偶（目前或过去 10 年）应获得健康部门的帮助[27]。助产士应了解所在州或司法管辖区有关伴侣报告的法律。

### 治愈试验、再感染试验、暴露前或暴露后预防

治愈试验是指从最初感染的地方重新提取标本以确认感染不再存在的做法。对于某些阴道感染和性传播感染，当治疗失败的风险已知且不良结果显著时，建议进行治疗试验。当疗程完成后不久则应进行治愈试验。相反，如果已知治疗是非常有效的，

但伴侣可能没有得到充分治疗，则建议进行再感染检测。疗程结束后几个月进行再感染试验。

| 表 14-7 | 国家监测的性传播感染 |
| --- | --- |
| 软性下疳 | |
| 沙眼衣原体 | |
| 淋病 | |
| 乙肝 | |
| 丙肝 | |
| 人类免疫缺陷病毒（HIV） | |
| 梅毒 | |
| 先天性梅毒 | |

当女性处于 HIV 高危感染风险时应给予暴露前和暴露后预防。更多关于管理策略的详细信息在艾滋病一节。

### 加速伴侣治疗

对女性的性伴侣进行 STI 治疗是助产士的实践范围[4]。伴侣治疗可能包括对性伴侣进行检查和测试，或者根据诊断情况不经门诊就进行防护治疗。对于男性伴侣，可以在不进行体检的情况下治疗 STI，这种做法被称为加速伴侣疗法（EPT）[28]。EPI 强调对性伴侣快速治疗，从而减少感染的风险和医疗费用。为了避免药物过敏反应导致的不良结果，临床医生应提供有关副作用的处方信息和过敏警告。

EPT 已被证实对于治疗患有淋病和 / 或感染衣原体的成年女性的男性伴侣具有积极作用[28]。但目前没有足够的证据支持 EPT 对于滴虫病以及 19 岁以下女性的伴侣的治疗作用，对于年龄小于 19 岁女性的伴侣的治疗并没有作用。患有 STI 女性妇女的女性伴侣应前往诊所诊疗以排除盆腔炎症病。EPT 不能用于治疗梅毒，或者长期慢性的 STI，如 HIV[29]。

EPT 在 40 个州是合法行为，在 8 个州是被潜在允许的，但在 2 个州是被禁止的[28]。同伴治疗包括在美国护士 - 助产士学会的基础助产士实践核心能力中[30]。虽然一个州可能在法律上允许加速伴侣治疗，但某些州的许可委员会，如：护理委员会，禁止为未接受评估的个人撰写处方。CDC 拥有一个有关 EPT 的各州法规的数据库，可以为相关的州的法规提供指导[31]。

## STI 筛查的适应证

如果一个妇女担心她已经暴露于某种 STI，为她提供当地 STI 的所有检查，包括那些基于她自己

或伴侣的性行为最有可能发生的[7]。使用本地区流行率来描述该地区女性或其性伴侣哪些是普遍感染[6]。CDC 提供了一份特定 STI 风险增加的人群名单[7]。CDC 推荐了对于无症状妇女的 STI 检查(妊娠或非妊娠),如表 14-8 所示。

在健康促进以及孕期保健相关章节中对所有年龄的妇女的性传播感染推荐筛查试验进行了更详细的讨论。不育、更年期或绝育而非妊娠妇女可能会忽视对 STI 的预防。任何有新的或非一夫一妻制的性伴侣的女性都有 STI 的风险,应该接受检测。在提供 STI 检测的建议时应防止年龄偏差;50 岁以上人群的 STI 率一直在增加[32]。

任何有 STI 症状者,包括尿道炎、异常阴道分泌物、排尿困难、子宫颈炎或宫颈摇摆痛,都应进行详细的健康史、体格检查和实验室检查。某个妇女有一种 STI,如毛滴虫病,她就有患另一种疾病的风险,应该接受 HIV 和所有常见 STI 的检测[7]。

一半的 STI 发生在 25 岁以下的人群[6]。CDC 建议所有 25 岁或以下的性活跃女性每年接受衣原体和淋病筛查[7]。除此之外,她们也应接受 HIV 筛查(筛查时间间隔尚未确定)。若她们有症状的话也应接受其他检查。不论性伴侣的数量多少或第一次性交的年龄大小,检测人乳头瘤病毒(HPV)的巴氏涂片应该在 21 岁时开始。

无需通知父母或取得父母同意,青少年可以在所有 50 个州和哥伦比亚特区接受 STI 检测[7]。但是,如果一个妇女使用健康保险付款,所提供的服务将包括在保险说明的福利中,这会违反保密原则[7]。年轻女性,尤其是那些使用父母保险的女性,应该了解保险报告。如果这名年轻女性想要使用父母的保险,事先告知她的父母,她在最近的一次医疗访问中接受了性病筛查,这可能会有所帮助。如果这是不允许的,最好将该妇女转到当地资源免费获得低成本的性传播感染筛查。

| 表 14-8 | 无症状非妊娠和妊娠妇女 CDC 推荐的 STI 筛查 | |
|---|---|---|
| **感染** | **非妊娠妇女** | **妊娠妇女** |
| 衣原体 | 25 岁以下的性活跃妇女<br>25 岁或以下的性活跃的高危妇女<br>初次治疗 3 个月后再感染的二次筛查 | 所有 25 岁以下的孕妇<br>25 岁或以下的高危孕妇<br>初次治疗 3 个月后再感染的再筛查<br>治疗 3~4 周后治愈测试<br>若年龄小于 25 岁或处于高危,妊娠晚期进行再感染的二次筛查 |
| 淋病 | 25 岁以下的性活跃妇女<br>25 岁或以下的性活跃的高危妇女<br>初次治疗 3 个月后再感染的二次筛查 | 所有 25 岁以下的孕妇<br>25 岁或以下的高危孕妇<br>初次治疗 3 个月后再感染的再筛查 |
| 乙肝 | 患病风险增加的女性 | 在产前第一次检查 HBsAg,而不考虑之前的检查<br>若年处于高危,分娩期进行再感染的二次筛查 |
| 丙肝 | 在 1945—1965 年间出生的女性<br>患病风险增加的女性 | 在 1945—1965 年间出生的女性<br>患病风险增加的女性 |
| HIV | 所有 13~64 岁"选择退出"[a] 的女性<br>所有寻求 STI 评估的女性 | 产前第一次访视,"选择退出"的所有孕妇<br>若为高危在妊娠晚期和分娩期进行再感染的二次筛查 |
| HSV | 考虑对高流行率环境(STI 诊所)和高危环境中(多个性伴侣)[a] 的妇女进行特异性的 HSV 血清学检测 | 尽管证据并不支持对低危无症状妇女进行常规的 HSV-2 血清学监测,但一种类型特异性检测可能对妊娠期间有感染生殖器疱疹风险的妇女有价值[a] |
| 梅毒 | 患病风险增加的女性 | 产前第一次访视的所有孕妇若为高危,妊娠晚期及分娩期应进行再感染的二次筛查 |
| 毛滴虫病 | 处于高流行率环境(如监狱)或具有高危风险(如多个性伴侣、吸毒)[a] | 处于高流行率环境(如监狱)或具有高危风险(如多个性伴侣、吸毒)[a] |

CDC,疾病控制与预防中心;HBsAg,乙肝表面抗原;HIV,人类免疫缺陷病毒;HSV,单纯疱疹病毒;STI,性传播感染。
[a] 指基于证据的考虑,并非 CDC 推荐

## 同性恋妇女

女性伴侣的性接触中,STI 传播的风险与皮肤、生殖器,以及口腔和阴道黏膜接触有关。虽然在同性恋妇女中感染的流行程度不同,但 STI 和子宫颈癌检测的指南并未因伴侣的性取向或性别而不同[7]。

## 孕妇

性传播感染可对胚胎或胎儿造成不利影响,并引起多种并发症如胎儿宫内死亡,早期筛查和治疗 STI 可以防止产妇和胎儿 / 新生儿并发症。因此,应在第一次产前检查或尽快进行全面的 STI 检测。各国经常要求在规定的时间范围内提供这些服务。因此,性传播感染的检测不应推迟到与其他检测同时进行,例如妊娠中期的血液检测。必要时,对妊娠期间有多个性伴侣或诊断为 STI 的妇女,应在妊娠晚期或临产时再次进行检测。不论两次妊娠间隔多长时间,妇女每次妊娠都应进行检测[7]。

所有孕妇都需要在妊娠前三个月使用选择性退出的方法进行衣原体和艾滋病毒检测,高危妇女应在妊娠后三个月进行全程筛查检测。虽然所有孕妇应该进行衣原体和艾滋病毒的孕早期检测,但是高风险妇女需要在妊娠晚期再次筛查。衣原体的高风险群体包括在妊娠期间检测为衣原体阳性的妇女,年龄小于 25 岁,或具有新的或多个性伴侣的妇女。艾滋病毒的高风险状况由以下因素决定:生活在高流行地区,吸毒,在妊娠期间诊断为 STI,以及有新的、多个或 HIV 阳性的伴侣。即使在妊娠早期进行过筛查,有 STI 风险的妇女也应在妊娠晚期或入院临产时再次筛查。一些州要求妊娠晚期时常规检测 STI[7]。

淋病和丙肝高危妇女进行常规 STI 筛查。淋病的高风险人群特征:淋病高流行地区,如美国南部;年龄小于 25 岁;STI 病史;有新的或多个性伴侣;性工作者;吸毒;避孕套使用不规律,这经常发生于那些不将避孕套使用作为预防 STI 的孕妇人群。处于持续危险之中的妇女和那些在怀孕过程中获得危险因素的妇女应在妊娠后期再次筛查。CDC 建议在1945-1965 年间出生的所有成年人应进行丙肝筛查。丙肝的高危因素包括使用或曾经使用注射或鼻内用药物,不正规文身,1992 年前的输血史或器官移植史。

无论他们的风险状况如何,无症状的妊娠期妇女不需要常规筛查滴虫病或细菌性阴道炎,因为检测和治疗这些妇女以减少不利的健康结局和降低早产风险是存在争议的。然而,如果孕妇有这些疾病的症状,应对疾病进行检测。如果是阳性,应根据有关早产潜在风险的健康教育,在知情的情况下作出决定,给予治疗[7]。

## 监禁中的妇女

监狱中的妇女是一个易受伤害的群体,因为这类群体 STI 的发生率非常高[33],她们比监狱外的妇女更可能被虐待或通过发生性关系交换食物、住所或金钱。CDC 建议所有年龄小于 35 岁的女性在监狱期间要定期接受淋病、衣原体和 HIV 筛查[7]。常规梅毒筛查应基于当地流行率的大小[7]。

# 性传播感染的信息告知

告诉某妇女她有性传播感染对于有经验和无经验的医务人员都是很困难的。CDC 建议临床医生亲自与艾滋病毒检测阳性者进行讨论[7]。对于非 HIV 的性传播感染,如果面对面不可行,则可以通过电话讨论诊断和治疗计划。电话沟通可行但不是最佳的选择,因为助产士不能直观的判断妇女对诊断的反应。但电话随访可以促进快速治疗,增加接受治疗的可能性。在通过电话告知妇女 STI 检查结果前,应确保她同意电话交流。一旦她回答了,在开始谈话之前问她是否处于方便谈话的环境。

妇女对于她感染 STI 的消息可能需要时间调整,助产士应保持正常语气而不加评判;公开讨论感染是通过性传播这一事实,并说明是否可能有其他方式传播感染如通过公共接触。有些感染会通过非性接触传播,如疱疹,但淋病一类的疾病则不可能。有些疾病在初次感染后就马上会有症状,但有些感染,如 HPV,在几个月或几年后才会有所表现。避免对 STI 来源的主观假设,使用开放和封闭式问题进一步探讨该妇女的感受和需要。如果诊断结果是与性伴侣共享的,那么一定要考虑亲密伴侣暴力的可能性。对妇女进行避免未来感染相关的健康教育是有必要的,但这通常比较困难,因为她刚刚接受自己患有 STI 的结果。可以准备带回家的书面材料将帮助她在接受现实后学习如何应对。如果妇女在诊断时感到不知所措,那么亲自或通过电话进行适当的随访可能是进行额外健康教育的更好时机。

## 压力和暴力

性传播感染会造成与亲密伴侣的关困难。虽然许多性传播感染是从曾患感染的新伴侣处获得的，但新的性传播感染诊断可能提示长期性伴侣的不忠，或者可能是女性被迫发生性行为的一个迹象。如果该妇女患有一种以上的性传播感染、感染晚期，或其他非经双方同意的性行为的危险因素，就有必要对人口贩运进行筛查[34]。性传播感染的诊断可以激发或加重关系紧张，可能导致负面情绪、关系的终止，甚至暴力[35]。即便如此，伴侣通知和治疗并没有证据显示会极大地增加暴力发生率[35]。

## 心理需求

性传播感染的妇女更有可能来自脆弱的社会群体。年轻、贫困和／或使用毒品都是 STI 的高风险人群[6]。有时性活动是冒险行为。在其他情况下，妇女没有选择从事性接触。若女性是被迫发生性关系或者滥交，那她就无法使用避孕套。为更安全的性行为进行谈判，需要两性关系中的自信和力量。获得避孕套需要金钱或社会服务，这对于社会经济地位低且缺乏强有力支持系统的妇女来说很困难。为食物、住房、毒品或金钱进行性交易的妇女更有可能患性传播感染，因为她们经常有多个性伴侣，这些伴侣并不会为她们的健康考虑[5]。妇女常常因为某一原因寻求治疗，但除了主诉之外还有其他需要，助产士应重视她的倾诉，并提供她们所需的治疗或转诊信息。

## 避孕

女性性活跃期间容易妊娠。女性诊断 STI 后，提供了一个很好的机会来讨论她的生育计划。讨论的关键第一步是确定妇女关于怀孕的想法。直接询问她是否计划在不久的将来怀孕，可以为助产士提供指导。对于有生育计划的妇女，助产士可以利用这个机会与之讨论怀孕前完成治疗，并进行治愈测试的重要性。

若无怀孕计划，应与她讨论避孕方法，防止意外妊娠，保护自己免受性传播疾病感染。男式和女式避孕套可较好地预防性传播疾病的感染，但其他避孕方法几乎不提供对性传播感染的保护。但是避孕套预防妊娠失败率高，妇女可能需要使用避孕套以及其他避孕方法来预防性传播感染。即使她不关心预防意外妊娠，也需要告知安全性行为的重要性。一些妇女即使已避孕也需要指导其如何为安全性行为与伴侣进行协商。

## 评估治疗、咨询和合作的需求

性传播感染的治疗通常需要多学科合作。药剂师、医生和其他工作人员均可能参与治疗过程。如果某妇女患有传播性或晚期 STI，建议住院并咨询医生、药剂师和传染病专家。多次治疗失败可能需要咨询区域卫生部门或 CDC。儿科护理人员需要了解感染 STI 的妇女可能如何影响她的新生儿。明智的使用跨专业医疗团队的其他成员可以提高所接受的护理质量，同时保护妇女的权利和尊严。当咨询可能披露妇女的姓名和诊断时，也应给予她尊重和保护其隐私。医务人员之间的良好沟通有利于快速有效地治疗妇女和新生儿，从而预防发病率和死亡率[36]。

可疑性虐待应向当地政府报告以进一步调查。向地方卫生部门报告性传播感染是一项不违反保密性的责任。但地方卫生部门不应披露患者的姓名，因为总有人可能猜测哪个性伴侣患有性传播感染，这种认识可能对女性造成暴力等不良的影响。因此，疾病控制中心建议所有卫生部门要求妇女在自愿的情况下提供性伴侣的信息，以便他们得到治疗[8]。

## 制订和实施有效的治疗计划

确保妇女接受适当的性传播感染药物治疗非常重要，以预防短期和长期的症状，并减少感染的传播。可以向女性提供治疗选择，并制定满足她需求的照护计划。治疗成本和便利性是选择治疗方法的主要考虑因素。给药频率、隐私保护和正确使用药物的能力在决策过程中也很重要。

STI 诊断和治疗后的随访也因感染不同而不同。尽管要求妇女回到诊所很困难，恰当且适时的随访对于减少感染相关死亡率，阻止传播以及早期诊断耐药是非常重要的[7]。

# 衣原体感染

沙眼衣原体是一类胞内寄生革兰氏阴性病原体。衣原体感染是最常见需报告的性传播感染，在美国每年发生超过 140 万个新病例[6]，性活跃的人均为高危人群，但 25 岁及以下女性占大多数[6]。因为大多数衣原体感染病例是无症状的，CDC 建议筛查所有有新性伴侣的妇女和年龄在 25 岁及以下的妇女[7]。

如果不治疗，衣原体可侵犯上生殖道并引起盆腔炎（PID）。感染上行增加了以后异位妊娠和不孕的风险。泌尿生殖道传播是这种感染传播的最常见形式，但性传播到口咽和直肠也是可能的。出生时的垂直传播可能导致新生儿结膜炎或肺炎。

大多数感染衣原体的妇女是无症状的，但有的也可表现为阴道分泌物增加、排尿困难或前庭大腺感染，部分妇女最初被诊断为输卵管炎或盆腔炎。

### 衣原体感染的筛查和诊断

以下女性应进行衣原体感染筛查：小于 25 岁，有新的或多个性伴侣，性伴侣同时有多个伴侣或患有 STI，非一夫一妻关系不正规使用避孕套，吸毒，性工作者，STI 病史，衣原体感染高发区（如美国南部）。

体格检查可发现子宫颈炎，可见黏液脓性分泌物，实验室检查白细胞数增高。诊断衣原体感染主要靠实验室检查，核酸扩增试验（NAAT）是衣原体最常见的诊断试验，可留取尿液，宫颈、阴道分泌物进行检查[7]。NAAT 在细菌 DNA 中检测到少量的基因序列，并复制这些序列，使其大量存在。大多数送到实验室进行 STI 诊断的样本都是用 NAAT 技术检测的。根据制造商和实验室的不同，这种测试也可用于直肠样本。尿液检测是一种侵入性最小、灵敏度高的检测方法[7]。液体细胞学检测（液体巴氏试验）对感染的检测灵敏度较低。

### 衣原体感染的治疗和随访

药物治疗见表 14-9[7]。应确保过去 60 天的所有性伴侣得到治疗[7]，禁止性生活，直到性伴侣接受治疗并且在单剂量治疗后 7 天或感染的妇女完成多剂量治疗[7]。

检测衣原体阳性的妇女应检测所有常见的 STI，因为常常发生合并感染[7]。非妊娠妇女应在治疗后 3 个月或者下次门诊访视时再次检查。

| 表 14-9　衣原体感染的治疗 | | | |
| --- | --- | --- | --- |
| 非妊娠妇女和男性的推荐治疗 | 非妊娠妇女和男性的替代治疗 | 孕妇推荐治疗 | 母乳喂养注意事项 |
| 阿奇霉素（Zithromax,Z-Pak）1g,口服一次 | 红霉素碱 500mg,口服 4 次,连续 7 天 | 阿奇霉素（Zithromax,Z-Pak）1g 口服一次 | 阿奇霉素治疗者可行母乳喂养 |
| 多西环素 Vibramycin）200mg,每天两次,共 7 天 | 红霉素乙基琥珀酸盐（E-Mycin）800mg,每日口服四次,共 7 天 | 孕妇的替代治疗:阿莫西林（Amoxil）500mg 口服,每日 3 次,共 7 天 | 理论上,如果哺乳妇女使用多西环素,婴儿正在形成的牙齿可能会被染色。但是,它在母乳中的含量很低,短疗程的多西环素是可以接受的。如果需要使用多西环素,请采取减少其转移到母乳中的方法 |
| | 左氧氟沙星（Levaquin）500mg 口服 7 天 | 红霉素 500mg,口服每天四次,连续 7 天 | |
| | 氧氟沙星（Floxin）300mg,每日两次,共 7 天 | 红霉素 250mg,口服每天四次,连续 14 天 | |
| | | 乙红霉素（E-Mycin）800mg,口服每天四次,连续 7 天 | |
| | | 乙红霉素（E-Mycin）400mg,口服每天四次,连续 14 天 | |

## 妊娠期妇女感染衣原体的管理

有衣原体感染史的妇女患异位妊娠的风险增加，CDC 建议所有孕妇在妊娠期间尽早进行衣原体筛查。感染风险增加的孕妇(如：年龄小于 25 岁的妇女，妊娠期间有新性伴侣的妇女)应在孕晚期再次筛查[7]，在诊断后尽快使用与妊娠相符的治疗方案。孕妇应在治疗后不超过 3 周重新检查，然后应在 3 个月后和 / 或孕晚期再次进行检查[7]。

衣原体感染的新生儿可发生眼炎，引起新生儿失明；或导致危及新生儿生命的肺炎[7]。因为常规针对衣原体的新生儿眼部预防仅有 80% 的成效，所以母亲被感染者，应密切观察新生儿的症状而不是常规治疗[7]。关于新生儿衣原体和淋病性眼炎的眼部预防的其他信息见"新生儿保健"一章。

# 淋病

淋病奈瑟菌是一种只感染人类的革兰氏阴性细胞内双球菌。这种细菌主要感染泌尿生殖道、咽、结膜和肛门的皮肤黏膜表面。淋病是美国第二大最常见的需报告的传染性疾病，抗生素耐药性激增，几乎对目前所有抗生素产生耐药的可能[6]。CDC 和 WHO 监测传染性疾病的耐药情况并更新所需的信息。推荐临床医师使用相关地区的最新的诊疗指南。

淋病通过口腔、肛门和阴道性交以及接触泌尿生殖道分泌物传播。阴道分娩时可能发生垂直感染。感染淋病的个体可是无症状的或有多种症状，可有排尿困难、阴道分泌物异常、阴道感染所致的出血等；口腔感染可致喉咙痛；肛门感染可引起肛门瘙痒、疼痛、出血、有分泌物、肠蠕动疼痛等[7]。全身弥散性淋病非常少见但却容易危及生命，通常伴有疼痛和皮疹。淋病可增加 HIV 感染的风险，并与 PID、不育和异位妊娠相关[7]。淋病性 PID 可有发热、阴道分泌物异常和腹痛(见 PID 章节)。

## 淋病的筛查和诊断

女性患淋病的危险因素：25 岁以下性活跃；新性伴侣；1 个以上的性伴侣；性伴侣同时有多个伴侣；性伴侣患有 STI。淋病高危女性应每年筛查。

淋病患者的体格检查可能并不显著。被感染区域附近的淋巴结会肿大。体格检查时，可发现尿道炎以及尿道旁腺和前庭大腺的分泌物异常，宫颈炎常见。如果妇女的子宫有脓性黏液流出、附件区压痛或子宫颈摇摆痛，可能为 PID。

可诊断淋病，但直肠、口咽或眼部存在的常见细菌可能导致假阳性结果。虽然 NAAT 可协助诊断，但应该进行细菌培养以确定治疗是否成功；持续感染也应进行培养，以选择敏感抗生素治疗。

淋病的诊断基于实验室检查，但治疗可在实验室检查报告结果之前开始。通过对子宫颈内、阴道或尿液标本进行 NAAT 检测可以协助诊断淋病。不同 NAAT 产品对标本收集方法和要求不同，因此需熟悉制造商的每个产品的使用指南。如果需要进行直肠、口咽或眼部检查，确保实验室有针对淋病奈瑟菌的检测。淋球菌是这些部分常见的细菌，可能导致假阳性结果。

## 淋病的治疗和随访

单纯性淋病的治疗，见表 14-10。建议现场提供治疗并进行观察。淋病也常常与衣原体共同感染，所以 CDC 推荐的淋病治疗包括对衣原体的治疗，这种治疗方法旨在减少 PID 的发病率和抗生素耐药性[7]。因此，除了应用头孢曲松钠(罗氏芬)之外，患淋病的妇女应同时用阿奇霉素(希舒美)治疗，即使她们的衣原体检测呈阴性。

只有当头孢曲松(罗氏芬)不可用或患者严重过敏时使用替代方案。在这种情况下，应咨询医生，因为头孢菌素的选择需要个性化。CDC 网站为异常或复杂的病例提供进一步的指导，如：治疗失败或弥漫性淋病。

淋病治疗期间应进行其他 STI 疾病筛查，包括梅毒，衣原体感染和 HIV。在接受治疗后 7 天内，他们应避免与性接触，直到所有性伴侣都接受了筛查和治疗此外，如果用头孢曲松(罗氏芬)/ 阿奇霉素(希舒美)方案治疗，健康的非妊娠成人不需要进行是否治愈的检测。如果不能用头孢曲松治疗，患咽喉部淋病的妇女在治疗结束 2 周需要进行一次 NAAT 或重复测试的培养，以判断是否治愈。

CDC 建议在治疗后 3 个月再次进行检测，判断是否存在再次感染[7]。3 个月复测不可行时，则在她下次进行健康检查时进行[7]。大多数检查都显示治疗后再感染的迹象。如怀疑治疗失败，应进行细胞培养，咨询感染疾病专家或 CDC，患者及其伴侣应根据目前的 CDC 指南进行治疗[7]。咽部淋病由于微生物群之间共享质粒，较其他部位的淋病更易发生耐药[37]。

| 表 14-10 | 成人宫颈、尿道、直肠及咽部单纯性淋病的治疗 | | |
|---|---|---|---|
| 非妊娠妇女和男性的推荐治疗 | 非妊娠妇女和男性的替代治疗 | 孕妇的推荐治疗 | 母乳喂养的推荐治疗妇女 |
| 头孢曲松(罗氏芬)250mg 以肌内注射剂量口服 | 如果不能给予头孢曲松(罗氏芬),使用替代品: | 与非妊娠妇女相同 | 治疗与非妊娠妇女相同 |
| 加阿奇霉素(希舒美,Z-Pak) 1g 口服 | 头孢克肟 400mg 口服,单剂量 加阿奇霉素 1g 口服,单剂量 | | |

### 妊娠期淋病的管理

筛查有淋病风险的妊娠期妇女,若有淋病暴露史,诊断前可采取治疗。孕妇应在治疗后接受是否治愈的检测,并在 3 个月内或在妊娠晚期再次检测[7]。若孕妇对推荐的治疗药物过敏,应咨询感染疾病专家[7]。

淋病可垂直传播并引起眼炎、黏膜局部感染、胎心监测电极处有脓肿或播散性感染等。因为淋球菌性眼炎可导致永久性失明,CDC 建议无论母亲产前检测结果是阴性还是阳性,也无论是剖宫产还是阴道分娩,所有新生儿均应使用红霉素眼膏进行预防,详见新生儿保健章节[7]。许多州的法律都要求这样的治疗,父母必须签署放弃治疗的弃权书。母亲的淋病未经治疗时,出生的新生儿应接受与母亲相同的抗生素治疗以预防更严重的感染[7]。如果担心新生儿暴露于淋病,应在出生时通知儿科护理提供者。

## 盆腔炎

盆腔炎(pelvic inflammatory disease,PID)是指一系列以女性上生殖道炎症为特征的疾病,这些疾病包括子宫内膜炎、输卵管炎、输卵管脓肿以及骨盆腹膜炎。PID 是由从阴道上行到上泌尿生殖道的多种致病微生物引起的炎症反应[38]。淋病奈瑟球菌和沙眼衣原体是最常见的致病微生物,BV 可能会增加病原体进入子宫和输卵管的风险,从而导致 PID。PID 通常发生于月经期后,因为月经期间的短暂微生物群变化会促进病原体进入子宫[12]。在放入宫内避孕器(IUD)后的前几个星期中 PID 的风险略有增加,因为病原菌可能在放置期间沉积在子宫中[39]。PID 的风险因素包括年龄小,HIV 感染和多个或新的性伴侣,任何性活跃的妇女均有患 PID 的风险。

PID 有一些对妇女不利的短期和长期后遗症。轻度 PID 也可能引起输卵管纤维的瘢痕化和永久性

损伤,导致不孕,增加异位妊娠的风险。还可能引起与 PID 引起的粘连有关的慢性盆腔痛[38]。肝周炎和子宫—卵巢脓肿是未经治疗的 PID 的直接风险,这两种情况都会引起严重的腹痛,需要进一步检查和住院治疗[7]。PID 有严重、长期不良结果,诊断和治疗的门槛低[7]。

### PID 诊断

诊断 PID,女性必须有盆腔或下腹部疼痛以及至少一种以下症状:宫颈摇摆痛、子宫压痛或附件压痛。其他症状如发热、阴道或宫颈脓性黏液等也可协助诊断。没有必要进行侵入性检查,因为 PID 的治疗不需要明确的诊断。超声和腹腔镜检查可以帮助排除其他诊断,如异位妊娠或急性阑尾炎[38]。PID 的诊断标准见表 14-11。需要进行全面的体格检查以排除腹痛的其他原因,包括胃肠道问题、卵巢囊肿、阑尾炎或其他紧急情况。

| 表 14-11 | 盆腔炎的诊断标准 |
|---|---|

**最低标准(诊断需要 1 个或多个)**
- 宫颈举痛
- 子宫压痛
- 附件压痛

**附加标准(诊断的特异性)**
- 体温 >38.3℃
- 子宫颈或阴道脓性分泌物
- 白细胞数增高
- C 反应蛋白升高
- 红细胞沉降率升高
- 已诊断的淋病球菌和沙眼衣原体感染

**确诊标准**
- 阴道超声、磁共振成像、多普勒显示加厚和充满液体的管腔
- 腹腔镜可见相关异常

当女性有 PID 相关症状时,应采用 NAAT 检测淋病和衣原体感染,以及 HIV 检测。其他检测取决于妇女的症状以及是否有其他诊断。涂片发可发现 PID 患者有大量白细胞。实验室检查可发现线索细胞、气味测试阳性以及 pH 改变,白细胞计数和红细胞沉降率升高。需要进行尿液或血液人绒毛膜促性腺激素(hCG)检测以排除异位妊娠。

诊断仅基于临床表现时,应进行淋病和衣原体感染的实验室检查,但在等待结果时不应延误治疗,因为 PID 可能具有最少的症状,但仍可引起输卵管损伤[7]。

## PID 的治疗

PID 治疗应选用同时针对厌氧菌和需氧菌的广谱抗生素。治疗可能为淋病和衣原体感染的 PID 妇女时,应首选甲硝唑,以治疗 PID 潜在的厌氧菌感染[7](表 14-12)。口服治疗首选,除非口服治疗无效或者患者病情严重。如果一个女性有宫内节育器,不需要取出。若在 48~72 小时内病情无好转,应取出节育器[7,40]。

| 表 14-12 | 盆腔炎的门诊治疗[a] | | |
| --- | --- | --- | --- |
| 非妊娠妇女和男性的推荐治疗 | 非妊娠妇女和男性的替代治疗 | 孕妇的推荐治疗 | 母乳喂养妇女的推荐治疗 |
| 头孢曲松 250mg 肌肉注射一次,加多西环素 100mg 口服,一天两次,连用 14 天用或不用甲硝唑 500mg 口服,共 14 天(注射或住院病人参考 CDC 指南) | 第三代头孢菌素:头孢克肟 400mg 口服,单剂量加阿奇霉素 1 克口服,一周一次,共 2 周;或多西环素 100g 口服,每日两次,共 14 天用或不用:甲硝唑 500mg,每日两次,共 14 天 | 根据 CDC 指南,怀疑患有 PID 的妊娠妇女应住院治疗 | 与一般妇女相同多西环素对于母乳喂养的妇女较安全,但长期使用会损伤婴儿的牙齿。应采取方法减少婴儿摄入或更换治疗疗法母亲口服的甲硝唑会释放到母乳中,并且产生具有活性代谢产物。虽然没有证据证明对婴儿有危害,但应考虑婴儿潜在的摄入量丙磺舒会增加母乳中西米替丁的排泄 |
| 头孢西丁 2g 肌注一次加丙磺舒 1g 口服,单剂量加多西环素 100mg 口服,每日两次,共 14 天用或不用甲硝唑 500mg 口服,连续 14 天 | 如果有严重的头孢菌素过敏:阿奇霉素 2g 口服,一天一次用或不用甲硝唑 500mg 口服,每日两次,共 14 天 | | |

CDC,疾病预防与控制中心;IM,肌内注射;PID,盆腔炎
[a] 住院病人参考 CDC 指南

治疗后,症状应该在 72 小时内显著改善。如果在 3 天内没有明显改善,应重新评估病情,并需要住院治疗。孕妇需住院治疗。当 PID 症状严重时,出现高烧或恶心呕吐;或无法排除阑尾炎、输卵管卵巢脓肿等紧急情况时,也应考虑住院治疗[7,38]。

在妇女出现 PID 症状前 60 天内的性伴侣应接受淋病和衣原体感染的治疗[7]。在完成治疗并对性伴侣进行治疗之前进行关于性行为、使用避孕套和其他减少性传播疾病传播的方法的健康教育,如有必要,包括艾滋病毒暴露前预防。如果淋病或衣原体检测呈阳性,该妇女应在 3 个月或下次寻求医疗保健时进行复查。

## PID 与妊娠

有 PID 既往史的妇女患异位妊娠的风险增加,应进行早期产前护理。妊娠以后,因为宫颈黏液栓的保护作用,PID 少见,但 PID 会增加早产和产妇死亡率,因此患 PID 的孕妇应住院进行治疗[7]。

# 梅毒

梅毒是一种由梅毒螺旋体引起的性传播感染。

梅毒被称为"伟大的伪装者",因为它可能是无症状的,或表现出大量类似其他感染的症状。近年来,梅毒发病率逐渐增加。2014—2015 年,仅美国就增加了 27% 的感染女性[5]。全球有 1.8 亿人感染梅毒[41]。传播途径包括口、肛门或阴道性接触。如果未完全覆盖损伤部位,安全套不能完全防止梅毒。

如果未得到治疗,大约 50% 的暴露个体将发展为感染。梅毒的进展可以分为三个阶段,即一期(下疳和局部淋巴结肿大)、二期(播散性皮疹和全身性淋巴结病)和三期梅毒[心血管梅毒,神经症状,梅毒瘤(皮肤及骨肉芽肿)][41]。梅毒的潜伏期可在二期和三期之间发展。这三个阶段相互重叠,梅毒的神经学表现可以在疾病过程中的任何时间发生。梅毒螺旋体易穿过胎盘,从而导致新生儿易先天性梅毒。

一期梅毒的特征是在接触暴露后约 21 天在接触部位形成软下疳。软下疳是一种无痛性硬化性溃疡病变。它通常是单一的病变,可发现充满梅毒螺旋体的脓性分泌物,具有高度传染性。软下疳一开始是一个界限清楚,有结节的圆形丘疹。软下疳通常是无痛的,并在 2~8 周内自愈,所以不易被察觉,尤其是在阴道内或直肠中时。然而,软下疳是开放性伤口,它的存在增加了其他感染的风险,包括其他 STI 如 HIV 和疱疹病毒。此外,其他继发性感染可发生在软下疳内,导致脓性分泌物排出。

二期梅毒的表现通常在感染后 4 至 10 周出现,标志着从局部到全身感染的变化。这个阶段的梅毒最特征的症状是出现在手掌、脚掌和躯干上的皮疹;这种皮疹呈斑点、丘疹或牛皮癣状。其他症状包括斑块性秃头症、扁平湿疣、黏膜病变,以及全身性疾病如低烧、咽喉痛、嘶哑、眩晕、头痛、厌食及全身性淋巴结的症状。扁平湿疣具有高度传染性,通常发生在身体褶皱部位如外阴和肛周区域,它是一种扁平的、潮湿的、疣状的损伤[41]。

二期梅毒的症状消退后,一些病例在出现三期梅毒的症状前转化为早期或晚期潜伏性梅毒。这些患者没有临床表现,但他们的感染可以通过血液进行检测。在一年内感染了潜伏性梅毒的患者称为早期潜伏性梅毒[7]。WHO 将早期潜伏性感染定义过去两年内的感染[41]。感染一年或更长时间者称为晚期潜伏性梅毒,将需要更长的治疗过程。

三期梅毒可以出现在感染后 1~2 年,直到 30 年甚至更长时间,在发达国家很少见。包括树胶肿和心血管梅毒两种形式,有较高发病率和死亡率[7,41]。树胶肿是软组织肉芽肿肿瘤,这些肿块在体内造成广泛的损伤,很难与癌瘤区分开来。心血管性梅毒可导致主动脉瓣病变、主动脉瘤和冠状动脉疾病[41]。

神经梅毒可以发生在梅毒的任何阶段,血清学检查结果阳性且有中枢神经系统临床症状的梅毒患者需进行脑脊液检查[7]。该疾病还可以表现为急性梅毒性脑膜炎、脊髓梅毒、血管神经梅毒或梅毒性眼病[41]。先天性梅毒的发病率正在上升,2012~2014 年间,这一比率上升了 38%,从 8.4/10 万活产儿上升到 11.6/10 万活产儿[42]。因此筛查和治疗孕妇更加重要。

### 梅毒的筛查和诊断

梅毒筛查依赖于两种检测手段之一,即寻找在梅毒期间产生的非特异性抗体。VDRL(性病研究所)和 PRP(快速血浆反应)两种非螺旋体试验有较高的假阳性率。自身免疫性疾病、急性细菌性或病毒性感染均会导致假阳性结果。因此,当非螺旋体试验为阳性时,还需进行确诊性螺旋体试验,如:荧光脂联抗体吸收试验(FTA-ABS),被动颗粒凝集试验(TP-PA),酶免疫分析法(EIA)或荧光免疫分析法(CLIA)。螺旋体试验可检测梅毒螺旋杆菌的特异性抗体[7]。

梅毒的实验室检测需要几个步骤,可以遵循不同的方案。如果女性出现下疳,在暗视野显微镜下对下疳病灶渗出物检查,阳性结果可明确诊断;然而,暗视野显微镜并不是在所有的环境下都适用[7]。

没有软下疳者,首先用非螺旋体试验(VDRL 或 RPR)进行筛查,如果是阳性,再用密螺旋体试验进行确认。VDRL 和 RPR 测试在感染的最初几周可能不是阳性(假阴性),或者测试阳性结果可能继发于其他情况(假阳性)[7]。

虽然初步诊断是基于阳性的密螺旋体试验,但该试验在感染后仍然是阳性的;因此,它不能用于确定是否为主动感染或对治疗的反应。相反,定量免疫球蛋白抗体的非螺旋体试验可用于确定治疗的反应和检测再感染[7]。

如果以前有梅毒病史或艾滋病毒呈阳性,梅毒的诊断和治疗方案更复杂。CDC 推荐了相应的检查策略。若有神经梅毒的症状,在咨询专家后需进一步检查[7]。

### 梅毒的治疗

肠外青霉素 G 是梅毒的首选治疗药物,其他的青霉素类药物由于无法通过神经系统等部位没有效果。推荐的剂量和治疗途径见表 14-13。尽管为非妊娠妇女提供了替代治疗,但其疗效尚未深入研究。若对青霉素类药物过敏,应进行皮肤过敏试验,尤其是晚期潜伏性梅毒或持续实践未知的梅毒[7]。梅毒三期,神经梅毒以及梅毒眼病的患者应咨询相关专家,以获取更多的诊断检测和治疗。

接受治疗后 6 个月到 1 年内,应进行临床评估和非螺旋体试验,判断治疗效果。若有效,滴度通常下降到 1/4(如 1∶128 降至 1∶32),但有 15% 的患者其滴度不会下降。若滴度升高 4 倍提示治疗无效或再次感染。

梅毒阳性的女性应进行 HIV 检测,并且该妇女90 天以内的伴侣应进行梅毒预防性用药。CDC 建议若为梅毒 2 期或晚期潜伏性梅毒,过去 1 年内的伴侣应进行检测,当地卫生部门提供协助。

### 妊娠期梅毒患者的治疗

梅毒在妊娠 9 周后容易通过胎盘,垂直传播通常发生在妊娠第 16~28 周之间[43]。40% 的妊娠期梅毒患者因未得到治疗而发生流产,患有原发性梅毒的妇女所生婴儿中,多达 80% 为先天性梅毒,包括先天性畸形,但垂直传播的风险随妇女感染时间的延长而降低[44,45]。梅毒还与早产、低出生体重和先天性畸形有关。梅毒高危孕妇在第一次产前检查可怀孕 28 周时需接受梅毒检测。

CDC 推荐的检测妊娠期梅毒感染的诊断算法是"传统"算法,先进行非密螺旋体检测(VDRL 或RPR),然后使用密螺旋体特异性检测进行验证。有些机构更倾向于使用"反向算法",使用密螺旋体特异性检测作为第一次筛选,然后使用非密螺旋体测试对任何反应样本进行定量测试[45]。这两种算法都有各自的优缺点,它们都受到疾病的局部流行程度以及算法在高容量和低容量实验室中的成本效益的影响。

青霉素 G 是妊娠期梅毒唯一可接受的治疗,如孕妇对青霉素过敏,治疗前应脱敏[7]。脱敏改变孕妇的免疫反应从而去除对抗原的反应。脱敏通过给予阈下剂量的药物,使 IgE 结合嗜碱性粒细胞和肥大细胞,从而使他们对高剂量的药物没有反应来完成的[46]。美国疾病控制和预防中心推荐口服青霉素脱敏方案。该程序应只在复苏设备随时可用的情况下进行。

### Jarisch-Herxheimer 反应

在治疗开始后约 24 小时出现的 Jarisch-Herxheimer 反应表现为发热、寒战、心动过速、低血压和皮疹加重,这种反应是对引起全身炎症反应的螺旋体脂蛋白的反应[47],该反应可引起早产或胎儿窘迫,因此在治疗的第一个 24 小时期间应进行监护[7]。如果妇女在分娩前不到 4 周才接受梅毒治疗,新生儿将需要按 CDC 的指南进行治疗[7]。

| 表 14-13 | 梅毒的门诊治疗 | | | |
|---|---|---|---|---|
| 梅毒的分期 | 非妊娠妇女和男性的推荐治疗 | 非妊娠妇女和男性的替代治疗 | 推荐治疗孕妇 | 推荐治疗母乳喂养的妇女 |
| 一期、二期和早期潜伏性梅毒 | 苄星青霉素青霉素 G240 万单位 IM,单剂量。 | 多西环素(纤维蛋白)100mg 口服,每天两次,共 14 天。或四环素 500mg,每天四次,共 14 天。对于其他治疗方法,请咨询传染病专家。 | 苄星青霉素 G 240万单位 IM,单剂量。若对青霉素类药物过敏,参考 CDC 指南进行脱敏。在治疗的第一个 24 小时,可能发生 Jarisch-Herxheimer反应,导致早产或胎儿窘迫。 | 苄星青霉素在母乳喂养期间是安全的。多西环素和四环素存在牙齿染色的风险。不推荐用于哺乳母亲更长疗程。若无替代疗法,采取措施减少药物进入母乳。 |
| 晚期潜伏性梅毒和不明持续时间的梅毒 | 苄星青霉素青霉素 G 240 万单位 IM,每周一次,三次。 | 多西环素 100mg 口服,每天两次,共 28 天。四环素 500mg,每天四次,共 28 天。对于其他治疗方法,请咨询传染病专家。 | 苄星青霉素青霉素 G 240 万单位 IM,每周一次,三次。 | |

CDC,疾病预防和控制中心;IM,肌注

妊娠期间未治疗的梅毒患者,分娩先天性畸形儿是常见的,包括耳聋、肝肿大和骨骼异常。即使孕妇接受梅毒治疗,在妊娠期也可能来不及预防先天畸形[43]。将接触梅毒的情况通知婴儿的护理提供者,以促进适当的胎儿死亡,并且建议在任何妊娠期的死产后对母亲进行梅毒筛查。梅毒也会导致胎盘变大变白以及。血清学检测阳性的妇女,出生的新生儿需进行全面评估,包括胎盘的检测、新生儿血清学检测(不能用脐带血)以及可疑损伤的暗视野显微镜检查,结果异常者需要根据 CDC 指南进行治疗[7]。

## 软下疳

软下疳溃疡是由革兰氏阴性厌氧杆菌(杜克雷嗜血杆菌)引起的非疼痛性病变,通常在外阴、子宫颈或会阴处发现,通过与黏膜的性接触传播。约 50% 的受感染妇女有单侧腺炎,可发展成腹股沟淋巴结炎即局部淋巴结脓肿,该脓肿可能破裂,传播感染,导致永久性瘢痕。虽然世界各地的软下疳发病率已经下降,但暴发仍偶有发生,往往与性交换有关[41]。

### 软下疳的诊断

主要通过体格检查诊断。生殖器上出现疼痛性溃疡,伴有轻度腹股沟淋巴结肿大,提示有软下疳。按压淋巴结时有波动感。鉴于许多感染可引起生殖器病变(表 14-14),需进行包括单纯疱疹病毒(HSV)以及梅毒暗视野显微镜等的检测,尽可能进行杜克雷嗜血菌培养检测,然而,该培养基的应用范围不广,特异性较低。还应评估是否有淋病和衣原体感染。如果病变超过 7 天,则进行梅毒的非梅毒螺旋体试验(VDRL,RPR)、HSV 和梅毒阴性的伤口及血清学检测,以进一步确诊软下疳。

| 表 14-14 | 生殖器病变的症状差异 | |
|---|---|---|
| **通常无痛** | **通常疼痛** |
| 生殖器疣 | 疱疹囊泡和开放病变 |
| 尖锐湿疣 | 软性下疳 |
| 梅毒软下疳 | 淋巴肉芽肿性病 |
| 扁平湿疣 | 淋巴结病和病变 |

### 软下疳的治疗

软性下疳的药物治疗见表 14-15。优选单剂量治疗。已有关于杜克雷嗜血杆菌对环丙沙星和红霉素的耐药性报道。在初发症状前 10 天内的所有性伴侣均应被视为患 STI,诊断软下疳的同时应进行 HIV 和梅毒筛查。

| 表 14-15 | 非生殖道性生殖道溃疡病的治疗 | | | |
|---|---|---|---|---|
| 生殖器溃疡性疾病 | 非妊娠妇女和男性的推荐治疗 | 非妊娠妇女和男性的替代治疗 | 孕妇的推荐治疗 | 母乳喂养妇女的推荐治疗 |
| 软性下疳 | 阿奇霉素 1g 口服,一天一次<br>或头孢曲松 250mg IM,一天一次<br>或环丙沙星 500mg 口服,每天两次,共 3 天<br>或红霉素 500mg 口服,每日 3 次,共 7 天 | 无 | 阿奇霉素 1g 口服,一天一次<br>或头孢曲松 250mg IM,一天一次<br>或红霉素 500mg 口服,每日 3 次,共 7 天 | 与孕妇相同 |
| 性病淋巴肉芽肿 | 多西环素 100mg 口服,每天两次,共 21 天 | 红霉素碱 500mg 口服,每日 4 次,共 21 天 | 红霉素碱 500mg 口服,每日 4 次,共 21 天<br>阿奇霉素 1g 口服,一周一次,连用 3 周,可能有效,但目前不推荐治疗 | 与孕妇相同<br>多西环素不推荐,但如果可降低新生儿的风险,则可以使用 |

续表

| 生殖器溃疡性疾病 | 非妊娠妇女和男性的推荐治疗 | 非妊娠妇女和男性的替代治疗 | 孕妇的推荐治疗 | 母乳喂养妇女的推荐治疗 |
|---|---|---|---|---|
| 腹股沟肉芽肿(杜诺凡病)<br>所有治疗的疗程至少3周直到病灶恢复 | 阿奇霉素1g口服,每周一次<br>或阿奇霉素500mg,每天使用 | 多西环素100mg口服,每日两次<br>或环丙沙星750mg口服,每日两次<br>或红霉素500mg口服,每日四次<br>或甲氧苄啶-磺胺甲噁唑106mg或800mg口服,每日两次 | 阿奇霉素1g口服,一周一次<br>或阿奇霉素500mg,每日<br>或红霉素碱500mg口服,每日四次<br>如果需要:<br>若以上治疗无法改善,可采用庆大霉素1mg/kg,IV,每8小时静脉输入 | 与孕妇相同<br>多西环素、环丙沙星和甲氧苄啶可能对新生儿产生影响,但当婴儿健康,无可替代疗法,能降低婴儿风险时可以使用 |

IM,肌内注射;IV,静脉注射

所有患软性下疳的妇女应筛查 HIV。建议在治疗后 3~7 天进行临床检查。病变相关的疼痛和淋巴结病变应该在第 3 天有所改善,第 7 天恢复。若无改善,CDC 建议进行更加全面的评估。

# 性病淋巴肉芽肿

性病淋巴肉芽肿(LGV)由通过生殖器或直肠黏膜接触传播的沙眼衣原体引起,主要是淋巴和淋巴结的感染。虽然 LGV 是由 C.tracbomatis 引起的。但其血清亚型与引起阴道或上生殖道感染的衣原体细菌有所不同。LGV 的临床表现与衣原体感染的临床表现不相同。

患 LGV 的妇女最常见的症状是单侧腹股沟淋巴结肿大或骨盆疼痛。大约三分之一的感染个体有无痛性的生殖器病变。直肠感染正变得越来越普遍,这种感染的位置可以增加诊断的复杂性,因为类似的初级症状——便秘、肛门疼痛、里急如麻、肛门出血和黏液样分泌物很常见[48]。若未得到治疗,LGV可导致瘘和永久性组织损伤,因为淋巴结破裂致感染扩散。LGV 以前在发达国家很少,但近年来暴发率在逐渐增加[48]。

## 性病淋巴肉芽肿的诊断

体格检查有助于诊断单侧疼痛的腹股沟淋巴结肿大。淋巴结是波动的,并且可在挤压时破裂,受影响区域的皮肤颜色变深。直肠检查可发现直肠结肠炎的症状。

实验室检查包括阴道沙眼衣原体或来自阴道、直肠或淋巴结或病变渗出物的 NAAT 检测[7]。仅有临床症状即可开始治疗[7]。

## 性病淋巴肉芽肿的治疗

LGV 的药物治疗见表 14-15。非常大和波动的淋巴结可能需要用针吸和排液以预防溃疡。非甾体抗炎药(NSAID)可以帮助减轻疼痛和炎症。必要时,过去 60 天内的所有性伴侣应进行评估、检测和治疗。

# 腹股沟肉芽肿

腹股沟肉芽肿在世界上不发达的热带地区常见,主要通过性接触传播[26],由革兰氏阴性细菌肉芽肿克雷伯杆菌引起。主要症状是接触性出血的无痛性牛肉红色病变,这些损伤是进行性的,遍及肛门、生殖器和腹股沟区域。虽然不发生局部淋巴结病,但是在腹股沟区域的皮肤下可能形成皮下肉芽肿。即使在设备先进的实验室,对克雷伯杆菌进行直接检测也是困难的。因此,该疾病的诊断非常依赖临床评估。

## 腹股沟肉芽肿的诊断

体格检查发现溃疡性病变是红色且易出血,可存在局部或区域性淋巴结病和皮下肉芽肿,继发感染时可见化脓性渗出液。鉴别诊断的实验室检查包括 HSV 培养、继发性细菌感染培养、梅毒的非密螺旋体试验。由于直接培养较困难,因此需依赖疾病的临床表现和危险因素如是否为热带地区和当地流行率进行诊断。

### 腹股沟肉芽肿的治疗

腹股沟肉芽肿的药物治疗见表14-15,还包括治疗或预防继发感染的伤口管理。60天内的性伴侣应进行评估和治疗,但无症状个体的治疗价值尚未确定[7]。

## 人乳头状瘤病毒

HPV估计是最常见的性传播疾病;多达一半的性活跃成年人将在其一生中感染一种或多种HPV亚型[6]。至今已经鉴定出超过100种HPV亚型,其中超过40种亚型感染生殖器区域。乳头瘤病毒感染表面上皮和黏膜,并且根据HPV病毒的亚型不同引起不同的细胞变化。

大多数HPV感染是无症状的,90%在感染后2年内被免疫系统消除。然而,某些亚型与持续感染相关,导致诸如生殖器疣或生殖器区、子宫颈和直肠癌症的症状。症状可在初次感染后几年出现。尽管亚型18、31和33也在生殖器疣中发现[12],HPV亚型6和11引起90%的生殖器疣,HPV亚型16和18导致60%至80%的肛门癌,但是亚型31也与肛门癌相关。亚型16与口咽癌高度相关[49]。由HPV亚型6和11引起的疣也可在口、鼻和耳的黏膜上发现。本节重点讨论在外阴、会阴或肛门或阴道内表现为生长或疣的HPV感染。

人乳头瘤病毒获取到致癌细胞改变的过程是复杂的,可能与个体的整体健康状况有关。吸烟会增加人乳头状瘤病毒在细胞内持续存在的风险,也会增加外生殖器癌和口咽癌的风险[50,51]。长期饮酒也会增加HPV感染后口咽癌发病的风险[49]。

生殖器疣在美国是常见的,每年的医疗支出达数亿美元。然而,由于对26岁以下的女性和男性实施HPV疫苗接种,HPV的流行率在未来10~15年内可能急剧下降,这种疫苗预计会减少HIV亚型2、4、9和18的传播[51]。

引起生殖器疣的病毒通过与生殖器、外阴、会阴或直肠,有些HPV亚型则通过口咽部的皮肤和黏膜成分的接触而传播。避孕套不能彻底防止HPV;女性避孕套与男性避孕套相比对外阴提供更好的保护,但不能完全消除HPV感染的风险。

### 人类乳头状瘤病毒和生殖器疣的筛查和诊断

筛查子宫颈HPV感染和癌症是常规健康保健的一部分,见健康促进和保健章节。虽然HPV是一种性传播感染,但不可能确定感染的时间。生殖器疣的发病不是近期感染或再次感染的可靠指标。

由HPV引起的生殖器疣的诊断主要依靠体格检查,在外阴、阴道、会阴、肛门、子宫颈和阴道壁上发现肉质丘疹或有蒂的疣状病变。大疣,也称为尖锐湿疣,具有菜花状外观,在磨损时可能渗液,看起来类似于与梅毒相关的湿疣。扁平湿疣通常具有平坦的外观。由HPV引起的疣在暴露于乙酸时会变白,但该检测由于低特异性,并不被CDC推荐,只能用于协助诊断,非密螺旋体检测(RPR,VDRL)可用于区分尖锐湿疣和扁平湿疣。

### 生殖器疣的治疗

许多生殖器疣不经治疗也可自愈。疣的数量、大小和位置以及治疗的成本是重要的考虑因素[7]。而疣的治疗具有局部副作用,包括刺激、疼痛和灼烧感。虽然治疗可能导致生殖器疣的大小和数量减少,但它可能不会降低传播速率。妇女或提供者可以申请治疗;如果需要的话,自我用药可能延长治疗时间。有关治疗的决定应与妇女共同做出。

CDC对非妊娠妇女推荐的治疗见表14-16[7]。不建议妇女使用鬼臼树脂。CDC建议患者禁止与新伴侣性接触直到疣治愈,但值得注意的是,即使在治疗后,患者仍有感染性。性伴侣有症状或要求治疗时应给予治疗。如果疣在任何部位广泛,手术切除是一种选择。

是否需要随访根据病变的大小及其对治疗的反应决定。疣可以再治疗,并且可以用治疗初始感染的方案治疗。如果治疗3个月没有反应或不均匀着色、溃烂或持续不消退,则需要做活检[7]。根据目前的指南,定期进行巴氏涂片筛查对评估宫颈癌患者很重要,但生殖器疣的诊断不会改变定期筛查的频率。患有生殖器疣的妇女应接受常规的性传播感染检查。

### 孕期生殖器疣

疣在妊娠期间可能最初出现或逐渐增大。孕期用三氯乙酸或二氯乙酸治疗是安全的,但是其他药物如鬼臼树脂不推荐用于孕妇。在妊娠期间可能难以完全消除疣,但它们可能在产后自行消退。如果疣可能使阴道分娩更加困难,则可手术治疗。

| 表 14-16 | 由人乳头瘤病毒引起的非妊娠妇女的生殖器疣治疗 |
| --- | --- |
| 治疗 | 注意事项 |
| **外用** | |
| 泊多洛尔 0.5% 溶液或凝胶自行使用 | 每天两次,持续 3 天,间隔 4 天<br>当疣小于 10cm × 10cm 时有用<br>每天最大剂量为 0.5mL 的溶液<br>在办公室演示应用程序以获得指导<br>怀孕期间禁忌 |
| 3.75% 或 5% 咪喹莫特乳霜 | 可能加重自身免疫或炎症性疾病<br>怀孕期间使用风险低,但数据有限;不建议孕期使用<br>睡前使用:3.75% 乳霜每晚一次,最多 16 周;5% 乳霜,每周三次,最多 16 周<br>6~10 小时后用肥皂和清水清洗乳霜<br>可能导致局部炎症反应<br>乳霜可能会削弱乳胶安全套和隔膜的作用 |
| **槲皮素 15% 软膏** | 禁用于有疱疹或 HIV 或免疫功能低下的个体<br>不推荐孕期使用<br>用手指在患处涂上一层薄膜,每天三次,持续 16 周<br>不要冲洗该区域<br>勿将软膏接触阴道、直肠及口腔 |
| **内用** | |
| **三氯乙酸或二氯乙酸** 80%~90%[a] | 由专业人员操作<br>用石油膏保护疣周围的皮肤区域<br>少量使用,待其干燥形成白色霜<br>过量酸可用碳酸氢钠或液皂中和<br>治疗可以每周重复一次<br>孕期可使用 |
| **液体氮冷冻疗法** | 需要特殊培训和专用仪器<br>由专业人员实施<br>每 1~2 周可重复治疗一次 |
| **阴道** | |
| **三氯乙酸或二氯乙酸** 80%~90%[a] | 由专业人员操作<br>用石油膏保护疣周围的皮肤区域<br>少量使用,待其干燥形成白色霜<br>过量酸可用碳酸氢钠或液皂中和<br>治疗可以每周重复一次 |
| **液体氮冷冻疗法** | 需要特殊培训和专用仪器<br>由专业人员实施<br>每 1~2 周可重复治疗一次 |
| **尿道** | |
| **液体氮冷冻疗法** | 需要经过专业培训<br>由专业人员操作<br>每 1~2 周可重复治疗一次 |

| 治疗 | 注意事项 |
|---|---|
| **宫颈 / 肛门** | |
| 三氯乙酸或二氯乙酸 80%~90%[a] | 直肠内疣需专家咨询<br>由专业人员操作<br>用石油膏保护疣周围的区域<br>过量酸可用碳酸氢钠或液皂中和<br>治疗可每周重复一次<br>孕期可使用 |
| 液体氮冷冻疗法 | 直肠内疣咨询专家<br>需要专业培训和专用仪器<br>由专业人员操作<br>每 1~2 周可重复治疗一次 |

BCA,二氯乙酸;HIV,人类免疫缺陷病毒;TCA,三氯乙酸

[a] 孕期可接受的药物治疗

　　生殖器疣在分娩期间撕裂或切开,可能会出血过多。需行外阴切开术或缝合时,应当注意避开疣。只有当疣阻塞阴道口或预计在分娩过程中可能出现大出血时才行剖宫产术[7]。

　　感染 HPV 亚型 6 和 11 的生殖器疣妇女娩出的新生儿,可以在新生儿期发展为呼吸道乳头状瘤病,即在气道内的疣。胎儿或新生儿的传播模式尚不清楚,剖宫产可能不会降低乳头状瘤的发病率[7]。有研究报道孕期接种疫苗可以胎儿产生抗体从而减少对胎儿感染[52]。卫生保健提供者应警惕婴儿发生呼吸道乳头状瘤病的危险[7]。

## 单纯疱疹病毒

　　人类可感染多种疱疹病毒,性传播疱疹感染是单纯疱疹病毒的两种亚型引起的,即 HSV-1 或 HSV-2。这些病毒在初始感染后并不能从感染的组织中完全清除,甚至可以在整个生命中反复发作。在 2010 年对美国国家健康与营养检测中心数据进行的一项大规模流行病学研究中,14~49 岁人群的 HSV-1 血清转化率为 53.9%。该队列中 HSV-2 的血清阳性率为 15.7%[53]。然而,在某些人群中,该年龄组 HSV-2 感染的血清阳性率接近 50%[54]。与男性相比,女性更容易受到 HSV 感染,并且有更高的基线感染率,部分原因是在阴道性交期间长时间接触精液。

　　HSV-1 和 HSV-2 可导致肛门、生殖道区域以及口、鼻黏膜的疼痛性溃疡。HSV-1 通常在儿童期获得,HSV-1 通过口腔传播,但可性传播。在一些人群中,这种病毒是生殖器疱疹的主要原因[7]。在第一次感染和随后的暴发期间,HSV-1 通常具有比 HSV-2 更温和的临床表现。而且,HSV-1 的无症状病毒脱落率较低。HSV-2 几乎总是性传播,并且与更严重的症状和更频繁的复发相关[7]。在美国大多数地区,与 HSV-1 相比,该病毒通常与生殖器疱疹联系更紧密。生殖器疱疹由于皮肤破损和病变部位开放会增加感染 HIV 的风险。

　　疱疹是终生感染,在整个生命周期均具有潜在的传播能力。此外,个体可在感染 HSV 多年后才出现症状。HSV 的暴发由性接触传播病毒引起的,感染后出现临床症状的时间高度可变。大多数感染 HSV-1 和 HSV-2 都是无症状的,因为 HSV 可以从无症状病灶脱落,不知不觉地传染给性伴侣。这些病毒感染的特点会使健康教育和伴侣咨询变得非常复杂。

　　HSV 暴发可分为原发和复发两种类型。HSV 的首次暴发通常比随后的暴发更为严重。前驱症状可能发生在病变出现之前,包括刺痛和灼烧感。全身症状包括发热、不适,头痛和肌肉疼痛。主要症状是受感染区域的疼痛性病灶;首次发作可出现大片或身体多个部位的病变,相反,复发的症状通常局限于某一部位。女性排尿时接触开放性病灶可引起尿痛。应治疗所有原发感染,以预防长期或严重疾病[7]。随后的暴发可能在前驱症状之前,症状较轻,但病变部位仍然疼痛。

## 疱疹的诊断

患有 HSV 的妇女通常在口腔、外阴、会阴或肛门处出现小的、疼痛严重的囊泡或开放性病变,疼痛与其大小和深度不成比例。可出现充满液体的囊泡、渗出、结痂或接近愈合的皮肤小裂口;也可出现水肿、弥漫性炎症和阴道或尿道异常分泌物。因过度疼痛,窥器检查不建议用于诊断。腹股沟淋巴结可出现轻度肿大。

疱疹的诊断主要依靠体格检查,并通过病毒和血清学试验确认。来自病变部位渗出物的病毒培养或聚合链反应(PCR)试验是诊断病毒病变的金标准,但病毒培养的灵敏度低,特别是如果该区域结痂或愈合[7]。CDC 推荐测定特异性免疫球蛋白 G(IgG)的血液检测可协助诊断疱疹并确认其亚型。该妇女还应检测所有常见的 STI,特别是有新的性伴侣者。

## 单纯疱疹病毒的治疗

尽管两种亚型的临床表现不可区分,CDC 建议通过血液检测决定治疗方案,因为 HSV-2 具有更强的复发率和更高的传播速率[7]。不需要血清学和病毒检测的结果即可开始用抗病毒疗法治疗疱疹。原发感染、偶发感染以及抑制疗法如表 14-17 所示[7,55]。原发感染应给予治疗[7]。对于偶发性疾病暴发,应在注意到第一个前驱症状时开始用药,以获得最佳效果,但即使延迟到病灶暴发时,治疗也是有益的[7]。如果复发频繁或症状严重,应考虑抑制性治疗,以降低无症状脱落和传播的风险[7]。抑制治疗期间妇女应定期评估以更新治疗方案[7]。

| 表 14-17 | 单纯疱疹病毒的药物治疗 | | |
| --- | --- | --- | --- |
| 诊断 | 非妊娠妇女和男性的推荐治疗 | 孕妇的推荐治疗 | 母乳喂养的推荐治疗 |
| 首发 HSV | 阿昔洛韦 400mg 口服,每日三次,共 7~10 天<br>或阿昔洛韦 200mg 口服,每日 5 次,共 7~10 天<br>或泛昔洛韦 250mg 口服,每日三次,共 7~10 天<br>或伐昔洛韦 1g 口服,每日两次,共 7~10 天 | 有更多证据支持阿昔洛韦治疗的好处,对胎儿没有风险 ACOG 也支持使用阿昔洛韦或伐昔洛韦。严重感染者应用静脉注射阿昔洛韦治疗<br>阿昔洛韦 400mg 口服,每日三次,共 7~10 天<br>或阿昔洛韦 200mg 口服,每日 5 次,共 7~10 天<br>或伐昔洛韦 1g 口服,每日两次,共 7~10 天 | 阿昔洛韦在母乳喂养中是安全的,新生儿从乳汁获得的药量远远小于新生儿的治疗剂量。低剂量可减小母亲血清浓度,从而减少母乳中的药物浓度<br>伐昔洛韦可以在哺乳期使用,因为它会转化为阿昔洛韦,并以非常低的量排泄到母乳中<br>在哺乳期不推荐使用泛昔洛韦 |
| 复发的 HIV 阳性患者 | 阿昔洛韦 400mg 口服,每日三次,共 5 天<br>或阿昔洛韦 800mg 口服,每日二次,共 5 天<br>或阿昔洛韦 800mg 口服,每日三次,共 2 天<br>或泛昔洛韦 125mg 口服,每日两次,共 5 天<br>或泛昔洛韦 1 000mg,每日两次,1 天即可<br>或泛昔洛韦 500mg 口服,一日一次,然后 250mg,每日两次,共 2 天<br>或伐昔洛韦 500mg,每日两次,共 3 天<br>或伐昔洛韦 1g 口服,每日一次,共 5 天 | 美国 CDC 认为阿昔洛韦用于妊娠期妇女具有较高的安全性。ACOG 支持在必要时使用伐昔洛韦<br>阿昔洛韦 400mg 口服,每日三次,共 5 天<br>或阿昔洛韦 800mg,每日两次或三次,持续 2 天<br>或泛昔洛韦 500mg 口服,每日两次,共 3 天<br>或泛昔洛韦 1g 口服,每日一次,共 5 天 | 同上 |
| HSV 抑制 | 阿昔洛韦 400mg 口服,每日两次<br>或泛昔洛韦 250mg 口服,每日两次<br>或伐昔洛韦 500mg 口服,每天一次<br>或伐昔洛韦 1g 口服,每天一次(可能比其他的给药方案效果更差) | CDC 认为阿昔洛韦具有更好的安全性<br>ACOG 建议:<br>阿昔洛韦 400mg 口服,每天三次,从 36 周开始<br>或伐昔洛韦 500mg 口服,每天两次,从 36 周开始 | 同上 |

AGOG ,美国妇产科医师学会;CDC,疾病控制与预防中心;HSV,单纯疱疹病毒

用药的成本和频率是为妇女选择治疗的考虑因素。泛昔洛韦和伐昔洛韦比阿昔洛韦具有更大的口服生物利用度,但是更昂贵。局部治疗对于初始或复发的治疗效果均不令人满意。可使用阿片类药物镇痛。可采用坐浴,以减轻排尿困难的症状。

虽然 l- 赖氨酸已被发现是无效的,但关于其互补抑制反应的研究有限[56]。女性可以根据用药成本及其副作用判断是否对自身疾病治疗有益。若无改善,提示她可能感染了对标准抗病毒治疗耐药的疱疹菌株,在进行进一步治疗之前,需要进行病毒分离试验[7]。

疱疹感染不需要性伴侣共同治疗。应告知她的性伴侣无症状时感染传播的危险性,并采取更安全的性行为。但当具有症状时,该妇女应避免与未感染的伴侣发生性接触,因为避孕套不能完全防止病毒传播。与首发感染时的访问相比,随访是进行预防相关健康教育的最佳方式。当女性病情改善后,更准备充分地了解这些信息。

### 孕期疱疹管理

在初次产前检查时,应询问每一个孕妇是否有疱疹或生殖器病变的既往史[7]。妊娠期间发生的复发性感染几乎没有风险,并产生保护胎儿的 HSV 免疫球蛋白。然而,妊娠期间的初次发病与胎儿异常的增加以及产后传播的风险增高相关[57]。妇女可在妊娠期间治疗疱疹感染,如表 14-17 所示。妊娠期间出现严重症状时需住院治疗,并用阿昔洛韦静脉注射[7]。在妊娠 36 周起预防性使用阿昔洛韦,可降低无症状的脱落和足月时出现症状的发生率、剖宫产率和新生儿 HSV 的发病率[55]。目前推荐对通过血清学试验证实有 HSV 既往史的妇女在妊娠 36 周开始常规给予抗病毒药物[55]。

没有疱疹感染史的妊娠期妇女,其性伴侣患疱疹时应鼓励使用安全的性行为,并当性伴侣有症状时避免性接触。当孕妇即将分娩时,这一点尤为重要。此外,如果女性的伴侣有口腔疱疹疼痛史,她们不应在预产期前后接受口交。

如果女性有生殖器疱疹病史,在第一次分娩检查或引产前进行仔细的肛周评估非常重要,以排除活动性感染。对婴儿的产内传播的最大风险是在一次初级暴发期间。初级暴发期间的阴道分娩可具有高达 50% 的垂直传播率[7]。复发性感染期间阴道分娩的转化率较低(不到 1%),部分原因是母体免疫球蛋白通过胎盘传递给胎儿[7]。然而,由于新生儿

感染后的发病率和死亡率很高,如果妇女在分娩开始时在阴道分娩过程中可能与胎儿接触的区域有任何活跃的生殖器损伤或前体症状,应进行剖宫产[55]。

如果妇女在分娩时出现非生殖器损伤,阴道分娩可以正常进行。所有非生殖器损伤都应该用一种封闭敷料覆盖,以减少传播风险,尤其是在处理新生儿时[55]。在某些情况下,女性会急产,在疱疹暴发期间阴道分娩。在这些病例中,可以考虑新生儿的病毒培养和阿昔洛韦的预防性治疗,特别是如果这是母亲的首次发病[7]。

在美国,大多数患有新生儿疱疹的新生儿都是由没有患病史的女性所生;这在一定程度上是由于加强了对疱疹病史的妇女的监测[55]。大约 85% 的 HSV 新生儿病例在出生过程中,因与母体分泌物接触而感染,10% 在出生后通过与感染个体接触而感染[57]。此外,成人用嘴吮吸婴儿血液的割礼仪式也可传播 HSV[58]。疱疹可通过胎盘传播,但这种传播是少见的(占所有新生儿病例的 5%),临床表现与子宫内水痘感染类似,包括皮肤损伤、眼睛畸形和中枢神经系统功能障碍[57]。

无论传播途径或亚型是什么,HSV 感染对新生儿都是非常危险的。新生儿疱疹的症状通常出现在出生后 5 至 12 天,包括呼吸窘迫、易激惹、过敏性黄疸和感染部位的水泡;晚期症状包括癫痫和休克。虽然新生儿疱疹可局限于一个区域,但仍存在感染传播和中枢神经系统受累的巨大风险。未经治疗的弥散性病变的死亡率为 85%[57]。早期抗病毒药物治疗可将死亡风险降低至 29%[57]。如果新生儿在出生过程中可能接触到 HSV,应在出生后立即通知儿科医生。

HSV 仅通过与被感染的口腔、生殖器黏膜的分泌物接触而传播,应鼓励乳头上没有疱疹病变的 HSV 妇女进行母乳喂养[55]。

## 肝炎

肝炎是一种小型的双链的嗜肝 DNA 病毒。目前已经确认了 8 种基因型的肝炎病毒(A-H),所有这些病毒都在美国被发现。然而,甲型、乙型肝炎是美国最流行的类型。肝炎病毒主要攻击肝脏,引起急性和 / 或慢性肝炎。慢性感染可导致肝硬化、肝细胞癌和死亡。

肝炎病毒可以通过不同的方式获得。甲型肝

炎病毒(HAV)主要通过粪口接触传播,该内容在初级保健章节的常见情况中进行了回顾。乙型肝炎(HBV)、丙型肝炎(HCV)和丁型肝炎(HDV)通过血液和身体分泌物传播,包括精液和唾液(很少)。这种传播可能发生在性接触期间(生殖器和口腔)、分娩期间、通过共用针或针头以及使用未经消毒的器械。因此,HBV、HCV 和 HDV 感染被认为是性传播感染。

## 乙肝

全世界有 2.4 亿多人感染乙肝病毒,美国有 220 万人感染乙肝[59,60]。HBV 可在体外保持活性几天,并很少量的病毒即可导致感染,因此有很高的传染性[59]。此外,HBV 有许多抗原成分,包括表面抗原(HBsAg)、核心抗原(HBcAg) 和 e 抗原(HBeAg)。乙肝病毒传播的机会取决于受感染者的病毒载量和抗原状态(高传染性的标志)。

乙肝病毒可以成为一种慢性感染,导致肝硬化、肝癌和死亡。慢性感染的可能性根据初始感染时的年龄而不同。例如:在出生时通过母婴传播获得乙肝病毒的婴儿中,90% 将发展为慢性感染,而在成年期间获得该病的婴儿中,这一比例为 5% 或更低[61]。全球慢性感染率较高,部分原因是与艾滋病毒和结核合并感染有关的免疫反应受损[59]。

HBV 感染通常是无症状的或症状不明显易被忽视。这种疾病的潜伏期一般为 60~90 天。前驱期持续 3~10 天,常见的症状包括疲乏、恶心、弥漫性上腹部或右上腹疼痛。黄疸期为 1~3 周,主要表现为黄疸、尿色深、大便呈灰色。康复可能需要几周到几个月的时间。

### 乙肝预防

在美国,自 1991 年 CDC 开展减少 HBV 感染的运动以来,HBV 感染的总体比例已经下降了 80% 以上[60]。HBV 疫苗是来自酵母衍生物,未使用血液制品,因此它不会引起肝炎[7]。建议对一些高危人群进行疫苗接种,详见第 5 章[7,59]。疫苗剂量因接种原因而异,免疫功能受损的成年人接受较大剂量的疫苗。个体应接种来自同一疫苗制造商的所有剂量疫苗[7]。

孕妇的常规筛查和对感染母亲所分娩新生儿的免疫预防也有助于减少慢性肝炎的流行率[60,63]。其他预防策略包括普遍预防接种,医疗器械灭菌,更安全的性行为,不与感染人群共用牙刷和剃刀等[7,59]。

暴露后预防 暴露后接种疫苗可降低急性和慢性感染的发生率,如果在暴露后 24 小时内采取预防措施,则最有效。如果个体以前未接种过疫苗,或未完成疫苗接种,暴露于乙肝病毒后,可同时接种乙肝疫苗(不同注射部位),因为乙肝免疫球蛋白(HBIG)已被证明可减少病毒传播[7]。疫苗系列的使用应按照 CDC 年龄适宜的剂量和时间表接种。关于病毒血源性感染暴露后预防资源的信息可在本章末尾的参考资料部分找到。

### 乙型肝炎的筛查和诊断

应通过乙型肝炎表面抗原(HBsAg)的血清学检测对妇女进行乙型肝炎筛查。若妇女 HBsAg 呈阳性,应进行完整的肝炎项目检测,包括作为高感染性标志物的乙型肝炎 "e" 抗原(HBeAg);IgM 核心抗体(IgM 抗 HBc),其是最近 6 个月内近期感染的标志物,提示急性感染;IgG 核心抗体(IgG 抗 HBc),过去或当前感染的标志物;抗乙型肝炎表面抗体(抗 -HBs,是对 HBV 的免疫应答的标志物);抗乙型肝炎 "e" 抗原(抗 HBe),可存在于感染或免疫的人中;还有"病毒载量",其显示血液中乙型肝炎病毒 DNA 的浓度。

对肝炎血清学的解释,见表 14-18[7,62]和图 14-3[65]所示。急性 HBV 感染患者的体格检查,可发现有上腹部压痛、肝肿大,少数有黄疸。肝炎病毒也可能表现出其他异常的血清学检测,包括丙氨酸氨基转移酶(ALT)升高,天冬氨酸转氨酶(AST)升高,胆红素升高和凝血酶原时间延长。

### 乙肝的治疗

所有新诊断的乙肝病例应向当地卫生部门报告。如果一名妇女患有乙型肝炎,她的家人需要接种疫苗,如果她的性伴侣没有感染,则应该进行检测并接种疫苗[64]。对于患急性肝炎的成人,除了支持性的生活方式以外,没有特殊治疗方法可帮助身体治愈[7]。

慢性感染的患者可以接受治疗以降低肝病的风险[7]。并向相关健康提供者咨询有关肝病管理的知识[7]。女性可以根据专家的推荐,改变生活方式以减少肝损伤(例如避免摄入乙酰氨基酚和酒精)。

| 表 14-18 | 乙肝血清学的解释 | | | | | | |
|---|---|---|---|---|---|---|---|
| 解释 | HBsAg | HBeAg | IgM 抗 HBc | 全部 抗 HBc | 乙肝血清抗体效价 | 抗 HBe | 抗 HBs |
| 从未感染（易感） | – | – | – | – | | – | – |
| 早期急性或接种疫苗后[a] | + | – | – | – | 可变 | – | – |
| 急性 | + | + | + | + | 高 | – | – |
| 急性缓解 | + | – | + | + | 低 | +/– | – |
| 慢性 | + | +/– | – | + | 高 / 低 | +/– | – |
| 缓解（免疫） | – | – | – | + | – | +/– | + |
| 疫苗（免疫） | – | – | – | – | | – | + |
| 假阳性[b] | – | – | – | + | – | – | – |

抗 HBc，对乙型肝炎核心抗原的 IgM 抗体；抗 HBe，抗乙型肝炎抗体；抗 HBs，抗乙型肝炎表面抗体；HBeAg，抗乙型肝炎 "e" 抗原；HBsAg，乙型肝炎表面抗原；+，阳性；–，阴性

[a]HBsAg 试验可呈假阳性，因为它可与其他病毒抗原反应。为了确保阳性 HBsAg 不是假阳性，阳性样品应该用 FDA- 清除试验进行检测，该检测仅针对 HBsAg

[b] 如果抗 HBc 呈阳性并且其他肝炎血清学指标呈阴性，则该患者不太可能被感染，除非之前输血或器官移植

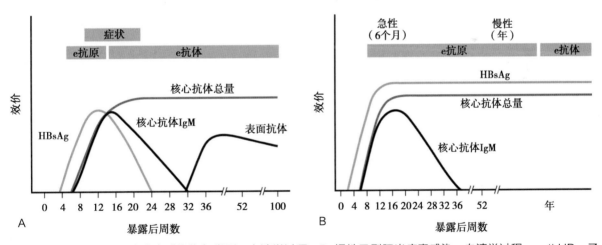

图 14-3　A. 急性乙型肝炎病毒感染恢复类型—血清学过程。B. 慢性乙型肝炎病毒感染—血清学过程。anti-HBc，乙型肝炎核心抗原；anti-HBe，抗乙型肝炎抗体；HBsAg，抗乙型肝炎表面抗体；IgM ant-HBc，乙型肝炎核心抗原的 IgM 抗体

## 孕期乙肝管理

HBsAg 的血清学筛查是孕妇初次实验室检查的常规组成部分[64]。在妊娠期间接种乙肝疫苗是安全的，适用于具有乙肝风险的孕妇。怀孕是高危妇女接种疫苗的好时机，因为她们会在适当的时间间隔进入诊所[64]。图 14-4 为 HBV 感染妇女筛查和转诊流程[64,65]。

急性肝炎妇女发生严重症状，血液中 HBV 水平高，碱性转氨酶水平升高，或出现凝血障碍或脑病的迹象，则需要相应治疗[64,66]。病毒载量是管理的一个重要组成部分。病毒载量高的妇女（超过 6~8log_{10} 拷贝 /ml）可在妊娠晚期从专家咨询和抗反转录病毒药物治疗中获益。对于多数女性而言怀孕不

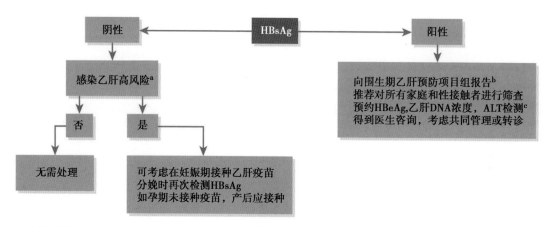

图 14-4  妊娠妇女乙肝感染的筛查和转诊。ALT,丙氨酸氨基转移酶;DNA,脱氧核糖核酸;HBeAg,乙肝 e 抗原; HBsAg,乙肝表面抗原

a 乙肝高风险包括家庭或性接触乙肝表面抗原阳性的人,注射毒品,在过去 6 个月有一个以上的性伴侣,评估或治疗性传播感染、艾滋病毒感染、慢性肝病或终末期肾病,曾在 HBsAg 患病率超过 2% 的地区旅行

b 疾病控制和预防中心协调和资助国家、地方和地区重点预防乙肝病毒从孕妇向新生儿传播的项目。本地报告指南可在 https://www.cdc.govhepatitis/partners/perihepbcoord htm 上找到

c 如果 HBeAg 阳性或 HBV DNA > 2 万 IU/ml 或 ALT ≥ 19IU/ml,建议立即转介专家进行妊娠期护理

资料来源:疾病预防与控制中心,美国妇产科学院。妊娠妇女乙肝病毒感染的筛查和转诊,2015。网址:http://www.cdc. gov/hepatitis 可获取[64]

会改变乙肝病毒感染的病程[66,68]。

孕期的 HBV 治疗主要针对于减少垂直感染。虽然目前的指南并不推荐所有慢性 HBV 妇女在妊娠期间进行治疗[66],但最近的研究表明,妊娠期间进行慢性 HBV 治疗可降低垂直传播的风险;随着这项研究的成熟,普遍的治疗可能被推荐[69]。

垂直传播的风险随着病毒载量和抗原类型的增加而增加。HBsAg 阳性和 HBeAg 阳性的妇女垂直传播病毒的风险最大,这类妇女应转诊给专家咨询,以便在妊娠晚期对治疗做出决定[64,66,70]。侵入性基因检测可以提供给 HBsAg 阳性的妇女,但垂直传播感染随着病毒载量的增加而增加[67]。妇女的相关表格应注明其 HBsAg 状况,并应将此信息传达至妇女所选择的出生地点,以便为 HBIG 的管理做准备。

感染乙肝病毒的妇女的产期管理与未感染乙肝病毒的妇女的产期管理相同。肝炎状态不影响对分娩方式的选择(阴道或剖宫产)。然而,由于胎儿头皮电极可能会增加新生儿感染的风险,因此只有当益处大于潜在风险时,才应该使用电极。

CDC 建议对所有重量超过 2 000g 的婴儿进行常规乙型肝炎疫苗接种,不论母亲的 HBV 状况如何[71]。感染 HBV 妇女的新生儿应在出生后 12 小时内注射 HBIG,并进行首次乙肝疫苗接种[71]。推荐分娩后立即擦除新生儿皮肤表面的血液或进行洗

浴以减少新生儿与母亲血液的接触[63]。CDC 是综合性的优秀资源,提供预防乙型肝炎围产期传播的信息,并提供多语种的健康教育。

乙型肝炎不通过母乳传播,不管妇女的乙型肝炎状况如何,应鼓励她们哺乳[7]。虽然有来自通过妇女破裂或出血乳头传播 HBV 的担忧,但没有确凿的证据证实。母乳喂养不应该因为这个原因而中断[67]。

## 丙肝

丙肝的危险因素包括非无菌纹身、1987 年以前输血史、1992 年以前器官移植、HIV 阳性、性传播感染、多个性伴侣、肝脏疾病和长期血吸虫病史[72]。在美国,丙肝的主要危险因素是使用血液制品和非法静脉注射药物。与乙肝病毒相比。丙肝病毒通过性接触或在分娩过程中母婴传播的可能性要小得多。

CDC 建议,所有有危险因素的个体以及 1945~1965 年出生的人都应该接受丙肝的检测[7]。约有 75%~85% 的丙肝患者将发展为慢性感染,丙肝是肝癌的主要病因之一[72]。美国食品和药物管理局(FDA)已经批准了几种治疗丙肝的药物。患有急性丙肝的妇女应转诊给专家治疗。

### 妊娠期丙肝管理

有风险的妇女在怀孕期间应该接受丙肝病毒筛

查,但并不推荐普遍筛查[66,73]。丙肝在美国的发病率近年来上升与增加阿片类药物的使用相关,一些地区被推荐进行丙肝的普遍筛查[73,74]。在出生期间向胎儿传播丙肝的比例接近 6%;目前还没有治疗方法能够阻止母婴传播[75]。妊娠期急性丙肝的治疗可能需要住院治疗和医生护理,但目前尚无针对慢性丙肝的标准治疗方法。患有慢性丙肝的妇女可以母乳喂养。助产士可与产科专家协商对慢性丙肝妇女的护理。

### 丁型肝炎

丁型肝炎病毒是一种不完全的 RNA 肝炎病毒,仅在慢性 HBV 感染时才会引起疾病。当 HBV 存在时,D 型肝炎可获得由 HBsAg 组成的病毒包膜,从而具有传染性并表现为共同感染。HDV 主要通过血液传播。与其他肝炎变异相比,这种肝炎变异与更严重的疾病和更快速的肝硬化进展有关。

慢性 HBV 患者应进行 HDV 检测。如果存在 HDV,该患者将接受乙肝病毒治疗,并需要专业护理。注射乙肝疫苗也可以预防 HDV。

## 人类免疫缺陷病毒

人免疫缺陷病毒是通过感染的血液和体液传播的 RNA 反转录病毒。CDC 估计,美国每年有 5 万人感染艾滋病毒,有 25 万人未被诊断为艾滋病毒感染。在美国,HIV 主要通过性交传播,也通过共用感染的针头或意外针刺伤或其他暴露于感染的血液传播。HIV 暴露后应在与病毒接触后 72 小时内尽快实施预防 AIDS 的措施。

当某妇女患有其他性传播疾病如疱疹、淋病以及其他可造成生殖器溃疡的 STI 时,可极大的增加性传播 HIV 的风险;阴道和直肠黏膜有损伤的性行为也会增加感染 HIV 的风险。

HIV 感染免疫系统 CD4 细胞(一种 T 细胞)后可发生几个阶段的变化。第一阶段称为急性反转录病毒综合征。这个阶段发生在感染后的最初几周,包括发热、不适、皮疹、恶心或腹泻、头痛、喉咙痛和淋巴结病,像单核细胞增多症的症状[7]。急性反转录病毒综合征的症状可以是轻度或重度。然后出现无症状的临床潜伏期,因个体差异此期可持续短时间或长达 8 年甚至更长时间。在这段时间内,HIV 虽然仍然活跃,但复制水平非常低。当 CD4 细胞计数低于 200/mm³ 时,出现晚期感染或获得性免疫缺陷综合征(AIDS)的症状。AIDS 的症状包括发热、体重减轻、腹泻、咳嗽、呼吸短促、机会性感染,以及更严重的疾病和感染比女性的年龄和健康状况预期的更严重[7]。

在未治疗 HIV 的晚期,因为病毒复制杀死了宿主的细胞,功能性 CD4 细胞的数量减少,妇女易患各种各样的机会性感染。症状可包括外阴阴道或口腔念珠菌病、带状疱疹、异常的巴氏涂片和其他 STI。此外,HIV 使妇女更容易患癌症。一旦 CD4 计数低于 200/mm³,该妇女很可能发展为各种机会性感染,这就是 AIDS[7]。目前,通过治疗,HIV 可以被成功地控制,大大地改善了长期健康结局。

存在两种类型的 HIV 病毒:HIV-1 和 HIV-2。在美国和全世界的绝大多数 HIV 感染是由 HIV-1 病毒引起的。HIV-2 主要在西非发现,由于其更广泛的传播,这个亚型现在在全世界变得更加普遍[7]。这两种类型的 HIV 在体内具有类似的症状和治疗效果,但是它们的感染性和治疗缺少不同的。HIV 的初步筛查检测能够检测到 HIV-1 和 HIV-2 的抗体,进一步检测可以区分病毒(图 14-5)。

### HIV 的预防

预防艾滋病毒传播的策略从行为学到药理学都有。可以根据艾滋病毒状况和性行为为妇女及其伴侣定制预防传播的方法[75,76]。CDC 有一个优秀的交互式风险降低工具,可以在本章末尾的参考资料部分找到。高危感染艾滋病毒的妇女也可从接触前或接触后预防中获益[75,76]。

#### 暴露前预防

暴露前预防(PrEP)已被证明可将获得艾滋病毒的风险降低多达 92%[77]。PrEP 适用于任何有 HIV 感染高风险的成年妇女,包括使用非静脉药物并接受过药物治疗、共用注射设备或有艾滋病毒阳性药物注射的伴侣的妇女。与男性发生性行为并最近有细菌性传播感染的女性,与一个或多个有感染艾滋病毒风险的非一夫一妻制性伴侣(包括男性与男性之间的性行为)性接触时很少使用避孕套,从事商业性工作,或生活在一个高发区,也应该被告知 PrEP 的可用性及有效性。

PrEP 开始前,女性应进行艾滋病毒,肾功能,乙肝和丙肝的检测[76]。如果阳性,女性应该接种乙肝疫苗[71]。妇女在进行暴露前预防时也需要一种避孕方法[77]。所有的避孕药都可以在服用抗病毒药

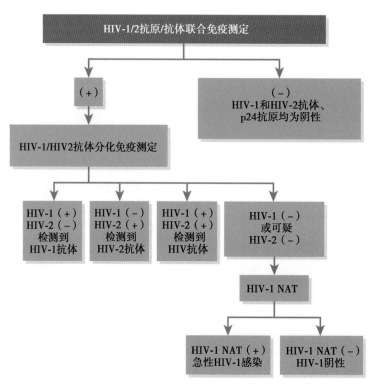

图 14-5 推荐的血清或血浆标本 HIV 实验室检测方法。HIV,人类免疫缺陷病;NAT,核酸检测;+,阳性测试结果;−,阴性测试结果

经美国疾病控制与预防中心许可复制。艾滋病毒感染诊断的实验室检测:最新建议,2014。可访问:http://www.cdc.gowhiv/pdf/guidelines testing endedlabtestingalgorithm.pdf 获取,2017 年 3 月 31 日[83]

物的同时使用,尽管福萨普那韦可能与避孕药有一些药物相互作用[78]。

如果一名 HIV 阴性的女性,其男性伴侣 HIV 阳性并希望怀孕,CDC 网站上有关于生育选择的指导,也可专家推荐[79]。怀孕期间的预防用药仍在研究中[79]。由于预防用药的风险和效益取决于几个因素以及母亲的偏好,因此专家的投入对规划妊娠期间的护理是有价值的。一旦妇女接受了适当的筛查,PrEP 包括每日口服 300mg 富马酸替诺福韦二丙酯和 200mg 伊他滨(特鲁瓦达)。这一方案降低了感染艾滋病毒的几率,但妇女应继续采取更安全的性行为。在接受 PrEP 时,妇女需要每 3 个月随访一次,进行艾滋病毒和妊娠检测,并继续进行关于降低感染风险的健康教育;肾功能检查应在 3 个月时进行,然后每 6 个月进行一次[77]。在可能的情况下,专家参与是理想的,但在需要时不应延迟 PrEP。CDC 网站提供了相关方面的更多信息。

**暴露后预防**

暴露后预防措施(PEP)的不同取决于暴露的来源:职业或非职业。当卫生保健提供者接触到可能具有传染性的液体时,理想情况下应该对来源个人(在她或他的同意下)进行艾滋病毒检测,然后使用专家咨询或 CDC 网站上的最新信息[80,81]。PEP 对艾滋病毒具有时间敏感性,PEP 应在暴露后 72 小时内进行[79]。

通过性行为、性侵犯或注射毒品接触艾滋病毒感染液体的非职业接触也需要迅速引起注意(例如加快门诊预约)。受到感染的个体应接受全面评估,包括关于感染源的情况和艾滋病毒状况的信息。如果来源个体不知道是艾滋病毒阳性,则应根据个体情况确定 PEP 的使用,妇女应接受关于每种方法的风险和好处的健康教育,以便参与共同决策。获得艾滋病毒的风险取决于液体来源(血液、精液和其他体液)和液体接触的地点。除了艾滋病毒咨询,共同决策过程还应考虑妇女感染其他性传播感染以及乙肝和丙肝的风险。

CDC 拥有关于艾滋病毒和其他感染的基线检测和 PEP 制度的全面信息[82]。紧急避孕措施也应酌情提供,详情见"计划生育"章节。

## HIV 的筛查和诊断

助产士经常参与 HIV 的筛查和诊断,这种筛选应以与任何测试相同的方式提供。艾滋病毒检测的同意可包括在所有卫生保健的更大的同意范围内;不需要特别的艾滋病毒检测同意书,因为它可能成为筛查的障碍。艾滋病毒检测应该成为一种规范,如果妇女不愿意,她们可以在没有胁迫的情况下选择退出检测[7]。应向面临 STI 风险的所有妇女提供常规 HIV 筛查,并向高风险妇女进行年度筛查,见《健康促进和保健》一章。图 14-5 解释了艾滋病毒检测的流程。多达 16% 的艾滋病毒阳性患者不知道自己的艾滋病毒状况[7]。孕妇在怀孕期间应至少使用一次"选择退出"方法进行筛查,并应在妊娠晚期再次进行艾滋病毒检测[7]。许多州要求所有孕妇在妊娠晚期进行检测,除非她们选择不进行筛查[7]。各州的要求可以在该州健康网站和 CDC 的艾滋病毒在线资源中找到。

最常见的筛查方法是检测 HIV 抗体,而不是病毒本身。在感染发生后 2~12 周出现抗体,常规筛查可以用口腔液、血液进行办公室检测,办公室快速测试允许在 20 分钟内提供结果。最常用的实验室筛查试验是常规 / 快速酶免疫测定(EIA)。很少使用 CLIA。提供者应该选择筛查 HIV-1 或 HIV-2 中的一种[83]。注意,如果某一个体是新感染的(如果一名妇女出现急性抗反转录病毒综合征,就会出现这种情况),这些抗原 / 抗体检测可能出现假阴性结果,因为它们无法检测到真正的病毒。

所有 HIV 筛查检测都存在假阳性结果的风险。因此,筛查检测为阳性者需再次进行检测。如果两项检测结果均为阳性,则进行诊断检测以确定患者感染了艾滋病毒。确认艾滋病毒阳性状态的适当补充试验包括 HIV-1/HIV-2 抗体分化,Western blot 检测,间接免疫荧光分析。阳性补充试验,如免疫印迹法、间接免疫荧光法或 HIV RNA 法,可作为 HIV 感染的有效诊断方法。如果验证性试验不确定,则进行艾滋病毒 RNA 检测[83]。当艾滋病毒感染被确诊时,向公共卫生当局报告是强制性的,但当筛查检测呈阳性时则不是这样[83]。

如果一个妇女最近接触过 HIV 并且出现急性反转录病毒综合征的症状(发热、不适、淋巴结病及皮疹),则应该进行 HIV-1 RNA 法检测和抗体检测。家庭艾滋病毒检测试剂盒检测抗体在急性期是不存在的。然而,在这一初始阶段进行诊断非常重要,因为患者具有高度传染性,及时治疗可以减少病毒传播,并可能改善预后[7]。

阴性的 HIV 检测结果可以通过电话传达,但如果可能的话,应将阳性结果当面告知个人。在诊断时,最好向能够提供持续治疗的诊所、医生或医疗团队提供联系信息。虽然 HIV 诊断被广泛认为是"死刑",但由于医学的进步,HIV 可被认为更像是需要持续治疗和护理的慢性疾病。即便如此,HIV 的诊断仍然带来恐惧。告诉某妇女她有艾滋病毒是困难的,即使是有经验的临床医生,在访问之前做好适当的准备是有帮助的。通常,地方或区域组织为艾滋病毒阳性患者提供特定的行为和心理服务。在与该妇女会面之前,可以联系个人并提供信息。助产士应收集谈话所需的书面材料,并为妇女提供参考资料,以防她记不起谈话的全部细节。助产士的沟通技巧有助于提供真实的诊断,同时保持同情心,并根据妇女的需要调整信息。与提供其他性传播感染的信息类似,助产士应该向妇女提供诊断,并让她有时间做出反应和提出问题。

CDC 推荐了 HIV 患者的主要健康教育要点,如表 14-19 所列。HIV 感染的健康教育应讨论后用书面材料加以强化,所有新诊断为艾滋病毒的妇女也应接受亲密伴侣暴力筛查,并探讨如何向其性伴侣告知 HIV 感染状况[84]。如果妇女面临亲密伴侣暴力的危险,确保安全的方法和资源是这次访问的优先事项。有关向性伴侣披露信息、安全性行为、降低风险、预防和 PEP 的信息可以在 CDC 网站上找到,卫生部门的合作伙伴服务可以是有帮助的[85]。提供的信息应符合妇女的教育水平、文化和求知欲望。如果女性表现出过度热情或不感兴趣,可以优先考虑健康教育。

## HIV 的治疗

助产士应将所有新诊断出艾滋病毒的妇女转诊至适当的当地或区域专家,并核实这些人已开始护理[7]。HIV 感染的治疗取决于该妇女目前的健康状况,包括她的病毒载量和所有合并症。将患者转诊给 HIV 专家以获得最佳治疗[86]。

在美国大多数助产士不常规照看 HIV 阳性个体,但有些人在多学科团队中工作,为妊娠和整个生命周期中 HIV 呈阳性的妇女提供全面的整体护理。在这些环境中,助产士与各种卫生保健提供者合作、咨询或参考,以确保感染艾滋病毒的妇女在可获得、可接受和提供循证护理的设施中获得护理。

| 表 14-19 | HIV 感染的健康教育 |
|---|---|

**诊断时的基本健康教育内容（口头和书面）**

艾滋病治疗的效果

传播给他人的可能性、和更安全的性行为、降低风险的策略、伴侣接触前预防的有效性

伴侣披露技术和协助

早期和持续治疗的重要性

在哪里获得 HIV 医疗（当地诊所、健康提供者姓名和联系方式）

预期 HIV 关怀

转诊 HIV 阳性个体的行为和心理社会服务

**当妇女准备好后的主要健康教育内容**

为 HIV 阳性个人提供健康保险和医疗保健的信息

HIV 感染的生殖选择，需要避孕直到准备好妊娠

必要时进行药物滥用筛查和咨询

　　HIV，人类免疫缺陷病毒基于美国公共卫生服务。美国 2014 年预防艾滋病毒感染的暴露前预防：临床实践指南。美国公共卫生服务：2014[78]；Center for Disease Control and Prevention.Recommendations for partner services programs for HIV infection，syphilis，gonorrhea，and chlamydial infection.MMWR Recomm rep 2008：57（RR-9）：1-83[84]。美国国家卫生研究院疾病预防控制中心、卫生资源与服务管理局等。美国成人和青少年艾滋病预防的建议，2014：临床提供者摘要。2014。访问：http://stacks.cdc.gowview/cdc/26063 获取。2017 年 3 月 31 日[86]

　　HIV 阳性、性活跃和不希望妊娠的妇女需要避孕。尽管避孕套的使用非常重要，但它的避孕效果是不足的。WHO 和 CDC 列出了多种针对 HIV 感染的安全避孕方法，CDC 的建议可在一个 App 中找到。对于 HIV 感染和那些接受抗反转录病毒治疗的妇女来说，除了杀精剂的所有避孕措施都是可接受的。若未接受治疗或者有疾病，宫内节育器并不是理想的选择，但仍可以使用[78]。杀精剂与发生性传播感染疾病相关，并且避孕效果不佳，因此不建议使用[87]。如果 HIV 呈阳性的妇女准备妊娠，孕前计划对于提高她自身健康，避免致畸药物引起的出生缺陷，防止艾滋病毒传播给她的伴侣和胎儿是至关重要的。

　　HIV 患者面临着一系列潜在的后遗症。HIV 不能从体内根除，感染是终身的。预防免疫系统衰竭和机会性感染的治疗是不间断，并且需要该妇女和她的医疗团队密切合作。由于对感染和癌症易感性增加，艾滋病毒阳性妇女更经常接受预防性保健，包括阴道涂片检查和体格检查[7]。

## 妊娠期 HIV 感染的管理

　　应该在妊娠早期对妇女进行艾滋病毒筛查，最好在妊娠晚期再次进行筛查。在美国，垂直传播中存在着巨大的种族健康差异，确保妇女接受检测，然后接受以妇女为中心的、肯定的和文化上适当的护理是减少这些差异的关键[88]。

　　HIV 呈阳性的妇女应接受更多的产前保健，除了传统的产前护理外，他们还可以从咨询和服务中受益。虽然妊娠不影响 HIV 向 AIDS 的进展，但 HIV 与妊娠结局不良有关，特别是在发展中国家[89]。

　　早期和持续的抗反转录病毒治疗是妊娠期艾滋病毒管理和预防垂直传播的重要组成部分[90]。感染艾滋病毒的妇女需要进行早期超声检查以确定预产期，因为分娩前进行剖宫产是减少垂直传播的一种选择。胎儿无创检测的时间间隔与 HIV 阴性的妇女相同。有创胎儿检查，如：羊膜穿刺术，只适用于无创检查显示异常的情况[90]。

　　对 HIV 感染妇女的产前保健还应包括熟练掌握 HIV 管理和孕期保健的多学科工作者。理想的护理包括临床医生与行为和心理健康专业人员之间的多学科合作。助产士应是其中之一，但是艾滋病毒管理所需的知识超出了美国护理助产士学院的核心能力。如果采用了先进的技术，应将其添加到实践指南中，应使用"助产士实践标准"中所述的程序[91]。足月时病毒载量的评估可明确分娩方式，在病毒载量为 1 000 拷贝 /ml 时，推荐择期剖宫产[7]。在美国，对高病毒载量的妇女，抗病毒药物和剖宫产

的组合使垂直传播从高达 25% 降低到 2% 或更低的水平。

妊娠期间未经筛查的妇女或未接受妊娠晚期筛查的有 HIV 感染风险的妇女,应在分娩时进行筛查。采取快速检测方法,因为它可以及时显示结果,以便进行院内干预以减少传播。阳性快速试验需进行分娩期治疗,但为明确诊断应进行完整的筛查和诊断试验[7]。

如果某分娩妇女 HIV 呈阳性或可疑 HIV 阳性,应开始使用抗反转录病毒药物。如果已知某妇女的病毒载量大于 1 000 拷贝 /ml,经过几个小时的抗反转录病毒治疗后的剖宫产可降低垂直传播[90]。阴道分娩时,可以通过促进生理分娩来降低婴儿的风险,胎儿头皮放置电极内监护、外阴切开术和产钳 / 吸引助产可增加病毒传播给胎儿的风险,应当避免[90]。

新生儿应在出生后尽快使用抗反转录病毒治疗,最好在出生后 6 至 12 小时内开始治疗[90]。齐多夫定(AZT,Retrovir)是对母亲使用抗反转录病毒药物足月儿的首选药物,治疗时间应持续 6 周[90]。可向儿科健康保健提供者或传染病专家进行咨询。使用抗反转录病毒药物治疗母亲分娩的新生儿可能发生贫血、黄疸和出生缺陷等,需要在 HIV 治疗方面经验丰富的临床医生进行评估。

母乳喂养可通过母乳使婴儿暴露于 HIV,并且已经证实可增加母婴传播。在具备安全母乳替代品的地区,不推荐母乳喂养。这是美国和发达国家的情况;CDC 建议 HIV 阳性的美国妇女不要母乳喂养[7]。

然而,在世界范围内,大多数 HIV/AIDS 病例发生在安全母乳替代品不可靠的地区。这些地区的婴儿和儿童使用母乳代用品与母乳喂养的同龄人相比,发病率和死亡率可能更高。在这些情况下,死于其他感染,特别是腹泻疾病的风险高于母乳喂养获得艾滋病毒的风险,特别是如果母亲正在服用抗反转录病毒药物[92]。地方或国家一级的卫生官员应决定母乳喂养的好处是否大于其特定地区的风险[92]。

如果确定孩子是 HIV 阳性,应该母乳喂养。如果婴儿 HIV 呈阴性或 HIV 感染状态未知,通过母乳喂养获得 HIV 的风险会随着婴儿的年龄累积。母亲的病毒载量和 CD4 计数在病毒的母婴传播中起作用,抗反转录病毒治疗可能有益于减少母乳喂养传播。母亲自身的健康、婴儿 HIV 感染状况和安全

喂养替代品的可及性等均影响着断奶的时间[92]。

## 寨卡病毒

寨卡病毒是近期发现的一种通过性行为传播的病毒。寨卡病毒是一种单链的、与黄热病和登革热有关的 RNA 病毒。这种病毒通过伊蚊叮咬、母婴传播、输血或性接触传播。大多数寨卡病毒病例出现在美国东南部,以及东南亚和南美洲的几个国家[93]。

寨卡病毒感染一般是轻微的,具有自限性。潜伏期约为 3~12 天,病毒血症可持续数天至 1 周。然而,在怀孕期间,这种病毒可以穿过胎盘,感染胎儿中枢神经系统的细胞。妊娠期寨卡病毒感染与小头畸形、脑室肿大、眼科异常、宫内生长受限和死胎有关[94]。目前正在对寨卡病毒感染进行积极的监测和研究,该病毒的病理特征仍是研究的一个方面。寨卡病毒发生垂直传播的风险似乎很低(0.5%)[95],但是,如果寨卡病毒感染是在怀孕期间确诊的,那么胎儿出生缺陷或异常的发生率在 5% 到 40% 之间。影响寨卡病毒传播的因素很大程度上是未知的。

目前还没有预防寨卡病毒感染的疫苗和抗病毒预防疗法。寨卡病毒病在美国是一种需要报告的疾病。寨卡疑似或确诊病例应向卫生部门报告。有关预防、旅行建议和治疗的信息可以在 CDC 网站上找到。

孕妇应避免前往寨卡病毒已被确认的地区,采取预防措施避免蚊虫叮咬,如果性伴侣曾在寨卡病毒存在的地区生活或旅行过,应使用避孕套。CDC 根据旅行或居住在与寨卡病毒有关的地区、报告暴露情况和症状,为筛查非孕妇和孕妇提供了指导。这些指导信息经常更新[96,97]。任何有感染该病毒危险的女性都应咨询临床医师。

寨卡病毒病的治疗是支持性的。在孕妇中,重点是监测垂直传播和对胎儿影响。医护人员应采取普遍预防措施,防止接触体液[98]。更多信息可以在本章末尾资源部分列出的 CDC 网站上找到。

## 原虫和寄生虫感染

几种被分类为原生动物或寄生虫的生物可引起生殖道感染。滴虫病,是最常见的与性传播感染相关的原生动物。虱子是寄生生物,根据虱子的种类,可以感染头部、身体或阴部滴虫病。是最常见的与

原生动物有关的性传播感染。具体来说,耻骨支睾吸虫是一种感染阴部的虱子。虽然吸虫通常通过性接触,这种生物也可以通过接触亚麻布或其他物体传播。虽然感染寄生虫、疥疮和软体动物传染病不是传统的性传播感染,但这些生物通常通过性接触传播。

## 滴虫病

滴虫病,俗称"trich",是阴道毛滴虫引起的阴道或尿道感染(图 14-6)。梨形原生动物有五根鞭毛,活动能力强。它们通过性接触传播,将感染的分泌物转移到尿道和阴道。污染物是一种可能但不太可能的感染机制,因为滴虫必须保持湿润和温暖。在美国,任何时候都有 230 多万妇女患有滴虫病;在一些人群中,有 13% 的妇女被感染[7]。滴虫感染不需要报告,因此发病率 / 流行率估计缺乏准确性。滴虫病与早产风险增加和艾滋病毒获得风险增加三倍有关[7]。

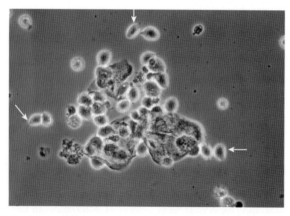

图 14-6　毛滴虫

滴虫病通常是无症状的。有症状者包括阴道瘙痒、刺激性和恶臭味阴道分泌物,也可能存在腹部不适。

### 滴虫病的筛查和诊断

滴虫病进行常规筛查只适用于 HIV 阳性的妇女,因为这种联合感染与 PID 风险增加有关。本建议适用于非孕妇和孕妇。常规的筛查和治疗并没有显示能降低其他疾病的风险。

有症状的妇女可以通过体检和几项实验室检查之一进行评估。虽然可能无症状,体格检查可发现包括外阴发炎、表皮脱落、稀薄的黄绿色泡沫状阴道分泌物。阴道和子宫颈可以是深红或粉红色,称为"草莓样宫颈"。

CDC 建议使用检测阴道毛滴虫的专用检测方法。NAAT 测试非常敏感。其他测试,如 APTIMA、OSOM 滴虫快速试验和 Af 公司 VP Ⅲ 也被批准针对来自各种来源的样本,包括阴道、宫颈和尿液。这些测试可以在临床实验室进行现场诊断。虽然这些测试很昂贵,但它们提供了更好的诊断确定性。

生理盐水湿法显微评价一直被用于滴虫病的诊断,目前仍被广泛使用。该方法的诊断标准为:①阴道 pH>4.5;②喷气试验阳性;③显微镜下可见可动毛滴虫。然而,重要的是没有这些结果并不排除感染,因为这种方法的检出率只有 65%[7]。滴虫对盐度和温度非常敏感。如果生理盐水一直处于开放状态并变得更加浓缩,滴虫就会被溶解。如果样品变冷,毛滴虫将无法移动,很难与其他细胞区分开来。CDC 建议临床医生在可能的情况下采取更敏感和具体的检测方法。

虽然在巴氏涂片检查中可能报告阴道毛滴虫的存在,但由于假阳性和假阴性结果的高发生率,毛滴虫的发现不应用于诊断[7]。

### 滴虫病的治疗

滴虫病的治疗选择如表 14-20 所示。需要口服治疗,因为甲硝唑的局部治疗不能有效地根除感染。用甲硝唑治疗后 24 小时内和用替硝唑治疗后 72 小时内避免喝酒[7]。性伴侣即使无症状,也需要治疗,治疗期间禁止性关系,直到治疗完成和症状消除[12]。如果初始治疗不能消除症状和滴虫,考虑延长替硝唑或甲硝唑疗程。对于对这两种药物都有耐药性的菌株,请联系 CDC 进行药敏试验和其他治疗[7]。如果可能的话,在治疗后 3 个月复查,以检测是否再次感染。

### 滴虫病的围产期管理

具有毛滴虫病症状的妇女需要在妊娠期间筛查这种感染。毛滴虫感染与胎膜早破、早产、低出生体重以及较高的 HIV 垂直感染的风险增加相关联。用甲硝唑治疗似乎不会降低早产发生率,而且可能增加早产风险[99]。在接受治疗之前,妇女仍可传播感染。伴侣治疗可以在任何时候进行,但在妇女接受治疗时可能需要重复治疗,以防止再次感染[7]。

| 表 14-20 | 滴虫病的治疗 | | |
|---|---|---|---|
| 非妊娠妇女和男性的推荐治疗 | 非妊娠妇女和男性的替代治疗 | 孕妇的推荐治疗 | 母乳喂养妇女的推荐治疗 |
| 甲硝唑 2g 口服一次 | 甲硝唑 500mg 口服,每日两次,共 7 天 | 甲硝唑 2g 口服一次只治疗有症状的妇女或感染艾滋病毒的妇女。治疗似乎不能改善围产期结局,并可能与早产有关 | 不推荐在母乳喂养期间口服高剂量甲硝唑,因为活性代谢物可通过母乳转移给婴儿。女性在服用大剂量甲硝唑后 12~24 小时不应母乳喂养<br>妇女可选择 500mg 的替代方案,每天两次,治疗 7 天,服药时间注意,确保在母乳喂养时药物处于低血浆水平 |
| 替硝唑 2g 口服,单剂量(替硝唑价格较贵但治愈率较高) | | | 妇女不应在服用替硝唑后 72 小时内母乳喂养<br>甲硝唑比替硝唑 2g 单次给药时母体血浆水平较高,甲硝唑次之 |

HIV,人类免疫缺陷病毒

Workowski KA,Bolan GA.Sexually transmitted diseases treatment guidelines,2015.MMWR RecommRep.2015;64(3):1-137. 访问网址 https://www.cdc.gov/std/tg2015/tg-2015-print.pdf 可获取。2017 年 3 月 31 日[7];美国国家医学图书馆.药品和哺乳数据库(LactMed).2016.访问网址 https://toxnet.nim.nih.gov/newtoxnet/lactmed.htm 可获取。2017 年 6 月 6 日[20]

在阴道分娩过程中,胎儿或新生儿被传播滴虫病虽罕见,但可能发生。新生儿可能会出现发热、呼吸道或生殖器感染的症状。

## 阴虱(Pthiriasis)

阴虱(pthirus pubis;图 14-7),也被称为"crabs",见于粗糙的体毛,包括阴毛、腋毛,偶尔在面部毛发(眉毛、睫毛或胡子)上发现。妇女通常出现瘙痒,并可见虱子。性传播是最常见的,寄生虫被转移到一个新宿主的毛发上。耻骨虱可在体外存活长达 44 个小时,所以可通过媒介物如毛巾、亚麻布传播。头虱感染不常见,但可能发生,尤其是在晚期病例中。

头虱虽然罕见,但偶尔也会在生殖器区域发现,尤其是阴毛是茂盛者。头虱(pediculus humanzcs capitis;图 14-8)和耻骨虱可通过它们的外观区分,耻骨虱具有特征性的螃蟹样外观,比头虱更小。

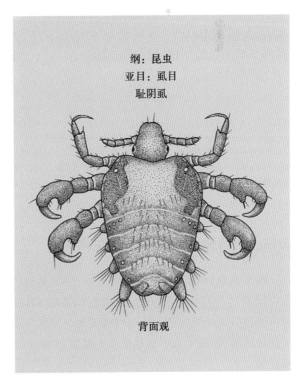

纲:昆虫<br>亚目:虱目<br>耻阴虱

背面观

图 14-7 阴虱

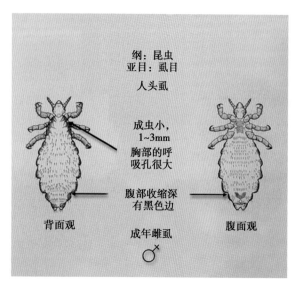

纲:昆虫
亚目:虱目
人头虱

成虫小,
1~3mm
胸部的呼
吸孔很大

腹部收缩深
有黑色边

背面观　　　腹面观

成年雌虱
♀♂

图 14-8 头虱

感染的类型。虱子可在一个或多个身体区域的毛发上发现,粗毛比头皮毛发更容易感染。可见到小圆点状病变和蓝色斑点。必要时可在显微镜下观察虱子,体格检查也是很重要的。

### 阴虱的治疗

表 14-21 列出了除眼睛外的所有身体区域的推荐治疗。睫毛的阴虱感染应该用眼膏每天治疗两次,持续 10 天[7]。所有衣服和床上用品应经过高温洗涤及干燥,避免身体接触 72 小时。对于没有洗衣机或烘干机的女性来说,装袋更实惠。

CDC 建议对一个月以内的所有性伴侣进行治疗。家庭接触者也应进行检查和治疗[7]。筛查所有耻骨虱的妇女有无其他的 STI。如果在 1 周内没有改善,则需要重新治疗。对治疗的耐药性很常见,在怀疑出现耐药性的情况下,建议对未怀孕的妇女进行再治疗。感染耻骨虱的孕妇应该在妊娠晚期接受 STI 筛查。

### 阴虱的诊断

检查身体所有的毛发区域或剃光的部位以区分

### 表 14-21　阴虱的治疗

| 非妊娠妇女和男性的推荐治疗 | 非妊娠妇女和男性的替代治疗 | 孕妇的推荐治疗 | 母乳喂养妇女的推荐治疗 |
| --- | --- | --- | --- |
| 苄氯菊酯 1% 霜冲洗感染区域并在 10 分钟后洗去 | 0.5% 马拉硫磷洗剂用 8~12 小时并洗掉(气味较大但对耐药患者有效) | 用苄氯菊酯 1% 霜冲洗感染区域并在 10 分钟后洗去 | 苄氯菊酯 1% 霜冲洗感染区域并在 10 分钟后洗去 |
| 将除虫菊酯与胡椒基丁醚用于感染区域并在 10 分钟后洗去 | 伊维菌素 250μg/kg 口服,2 周内重复 | 将除虫菊酯与胡椒基丁醚用于感染区域并在 10 分钟后洗去<br>二线疗法:伊维菌素 250μg/kg,与食物同服,2 周重复;数据显示对怀孕期间胎儿的风险较低<br>马拉硫磷禁止在妊娠期间使用 | 将除虫菊酯与胡椒基丁醚用于感染区域并在 10 分钟后洗去<br>二线处理:伊维菌素 250μg/kg,与食物同服,2 周重复;避免直接添加至母乳中<br>马拉硫磷在哺乳期间禁用 |

Workowski KA,Bolan GA.Sexually transmitted diseases treatment guidelines,2015.MMWR RecommRep.2015;64(3):1-137. 网址 https://www.cdc.gov/std/tg2015/tg-2015-print.pdf 可获取。2017 年 3 月 31 日[7];美国国家医学图书馆.药品和哺乳数据库(LactMed).2016. 访问网址 https://toxnet.nim.nih.gov/newtoxnet/lactmed.htm 可获取。2017 年 6 月 6 日[20]

## 由性接触传播的其他传染性疾病

除了本章回顾的性传播感染之外,许多其他感染可能通过性接触传播。如:巨细胞病毒和 EB 病毒可通过共享体液传播。传染性软疣通过皮肤与皮肤接触传播,在成年人中最常见于生殖器、大腿上部和腹部[48]。

在初级保健中常见的寄生虫也可通过性传播。疥疮螨虫可通过生殖器近距离接触轻易传播;此类感染应使用 CDC 指南进行治疗。氯菊酯或

伊维菌素是所有成年人的一线治疗药物,尽管氯菊酯是孕妇和哺乳期妇女的首选[7]。与疥疮相关的瘙痒和皮疹通常持续 2 周,但治疗失败通常是由于治疗不足或耐药[7]。对于耐药患者应选择替代疗法。

肠道感染,如志贺菌病和鞭毛虫等也可性传播,特别是肛交或口交时。CDC 为治疗感染妇女提供了良好的资源,并为通过亲密身体接触的性行为传播疾病的性伴侣和家庭接触治疗的需要提供指导。表 14-22 描述了可通过性接触传播的特定条件。

| 表 14-22 | 其他性传播疾病 | | | |
|---|---|---|---|---|
| | 症状 | 体格检查 | 治疗 | 随访 |
| 疥疮 | 腹股沟、手指之间和身体褶皱部位发现严重瘙痒。瘙痒是双侧的，经常发生在夜间 | 丘疹，周围表皮脱落，继发感染常见<br>显微镜下见螨虫可明确诊断<br>常见继发感染 | 氯菊酯 5% 从颈部向下抹于身体，8~14 小时后洗去(妊娠和哺乳期安全)或伊维菌素 200mcg/kg 口服，在 14 天内重复(这种治疗方法更适合在住宅设施中的暴发病例)<br>家用布类需高温清洗、干燥或隔离 72 小时 | 瘙痒可持续 2~4 周如果治疗失败，推荐林旦作为第二种治疗，不用于妊娠和母乳喂养的妇女 |
| 传染性软疣 | 可以在身体的任何部位发现病灶。性传播者更常见于腿、腹部和生殖器区域 | 多个 2~5 毫米、白色或肉色、中间凹丘疹<br>病灶中央有黏稠的白色分泌物<br>大而广泛的病变在 HIV 阳性成人中更常见 | 症状通常是自限性的，在超过 90% 的健康成人中没有瘢痕形成<br>治疗通常不推荐，但可以减少感染的传播<br>治疗包括冷冻疗法、切除、口服西咪替丁和局部使用乳膏<br>覆盖病灶，避免共享毛巾或衣物可减少传播 | 没有必要，病变通常在 6~12 个月内愈合 |

HIV，人类免疫缺陷病毒

Workowski KA，Bolan GA.Sexually transmitted diseases treatment guidelines，2015.MMWR RecommRep.2015；64（3）:1-137 网址 https://www.cdc.gov/std/tg2015/tg-2015-print.pdf 可获取。2017 年 3 月 31 日[7]

## 类似性传播感染的生殖器感染疾病

许多初级保健条件在腹股沟区域产生类似性传播感染的症状。例如：带状疱疹（俗称带状疱疹）看起来与 HSV 一样，只是病变为一个或多个皮肤节。恙螨叮咬，俗称恙螨，可引起腹股沟瘙痒、不适的病变，可能是目前关注的问题。其他情况，如足癣和其他形式的皮炎，可以表现在外阴和其周围。虽然检查针对的是妇女的主要问题，但临床医生不应过早排除可能有生殖器临床症状的初级保健诊断。表 14-23 列出了一些不属于性传播感染，但可能出现的疾病，在进行鉴别诊断时应予以考虑。

| 表 14-23 | 未经性传播的症状类似于性传播感染的诊断 | | |
|---|---|---|---|
| | 目前主诉和病史 | 体格检查 | 治疗 |
| 恙螨(恙螨虫叮咬) | 通常在炎热、潮湿的天气中户外活动后 3~24 小时出现严重瘙痒 | 沿着内裤线或腹股沟的褶皱发现小的、表皮剥脱的丘疹 | 刺激是自限性的<br>局部使用抗组胺药和皮质类固醇可以缓解。严重的情况可口服抗组胺药 |
| 带状疱疹 | 表面疼痛和更深的神经疼痛通常发生在老年或免疫抑制的妇女<br>10%~15% 的感染个体在初始发病后出现带状疱疹神经痛 | 疼痛的丘疹或囊泡破裂和结痂损伤可处于形成和愈合的不同阶段<br>发现在 L5 和 S1 节段的皮肤通过检测无法与疱疹区分<br>血清学检测对 HSV 感染阴性 | 在 72 小时内治疗效果最好，可减少带状疱疹后神经痛的发生<br>阿昔洛韦 800mg，每日五次<br>泛昔洛韦 500mg，每日三次<br>伐昔洛韦 100mg，每天三次<br>应用控制患者疼痛的药物<br>病变通过空气和物理接触传播，并且可以在先前未感染的个体中引起水痘。覆盖病变部位以减少传播 |

HSV，单纯疱疹病毒

（罗碧如 译 陆虹 审）

信息资源

| Organization | Description | Webpage |
|---|---|---|
| **Sexually Transmitted Infections** | | |
| Centers for Disease Control and Prevention (CDC) | 2015 sexually transmitted infection treatment guidelines. | https://www.cdc.gov/std/tg2015/ |
| | Laboratory reporting of pregnancy status for hepatitis B-positive women. | https://www.cdc.gov/hepatitis/hbv/pregstatuslabreporting.htm |
| | HIV risk reduction tool. This tool allows individuals to explore their risk in detail and learn about risk reduction strategies. | https://wwwn.cdc.gov/hivrisk/ |
| U.S. Library of Medicine: Medline Plus | This website includes resources for consumers and providers on diagnosis and treatment of sexually transmitted infections. | https://medlineplus.gov/sexuallytransmitteddiseases.html |
| **Postexposure Prophylaxis and Occupational Exposure** | | |
| Clinician Consultation Center (CCC) | Post-exposure prophylaxis (PEPline). Website provides clinician consultation and expert guidance for managing healthcare-related exposure to HIV. | http://nccc.ucsf.edu/clinician-consultation/pep-post-exposure-prophylaxis/ |
| Centers for Disease Control and Prevention (CDC) | Guidelines for occupational postexposure prophylaxis. | http://www.cdc.gov/niosh/topics/bbp/guidelines.html |
| **Zika Virus** | | |
| Centers for Disease Control and Prevention (CDC) | Information for healthcare providers about screening and testing for Zika virus. Includes considerations for healthcare workers and occupational exposure. | https://www.cdc.gov/zika/hc-providers/index.html |
| | CDC website for healthcare professionals and consumers that summarizes health risks, travel advisories, and prevention strategies for Zika virus. | https://www.cdc.gov/zika/index.html |
| ZikaCare Connect | In collaboration with the March of Dimes, this website provides resources and referrals to healthcare providers who are actively involved in caring for women exposed to Zika virus during pregnancy. | https://www.zikacareconnect.org |
| **Apps** | | |
| Centers for Disease Control and Prevention (CDC) | 2015 Sexually transmitted infection treatment guidelines. | https://itunes.apple.com/us/app/std-tx-guide/id655206856?mt=8 |
| Agency for Healthcare Research and Quality (AHRQ) | ePSS is a mobile app that allows the user to find U.S. Preventive Services Task Force recommendations for screening and treatment. | https://epss.ahrq.gov/PDA/index.jsp |

参考文献

1. UN General Assembly. *Transforming our world: the 2030 Agenda for Sustainable Development.* New York, NY: United Nations; 2015.

2. World Health Organization. *Global health sector strategy on sexually transmitted infections, 2016–2021: towards ending STIs.* Geneva, Switzerland: WHO Document Production Services; 2016.

3. U.S. Department of Health and Human Services. *Healthy people 2020.* Washington, DC: U.S. Department of Health and Human Services; 2012.

4. Centers for Disease Control and Prevention. *Sexually transmitted diseases surveillance 2014.* Atlanta, GA: U.S. Department of Health and Human Services; 2015:4-29.

5. World Health Organization. *WHO guidelines for the treatment of* Neisseria gonorrhoeae. Report No.: 9241549696. Geneva, Switzerland: World Health Organization; 2016.

6. Centers for Disease Control and Prevention. The NCHHSTP atlas. 2015. Available at: http://www.cdc.gov/nchhstp/atlas/about-atlas.html. Accessed March 31, 2017.

7. Workowski KA, Bolan GA. Sexually transmitted diseases treatment guidelines, 2015. *MMWR Recomm Rep.* 2015; 64(3):1-137. Available at: https://www.cdc.gov/std/tg2015/tg-2015-print.pdf. Accessed March 31, 2017.

8. Centers for Disease Control and Prevention. A guide to taking a sexual history. Available at: https://www.cdc.gov/std/treatment/sexualhistory.pdf. Accessed March 31, 2017.

9. Centers for Disease Control and Prevention. Brief sexual history tool. Available at: https://www.cdc.gov/actagainstaids/pdf/campaigns/hssc/hssc_sexualhistorytool_v4.pdf. Accessed March 31, 2017.

10. Lewis FMT, Bernstein KT, Aral SO. Vaginal microbiome and its relationship to behavior, sexual health, and sexually transmitted diseases. *Obstet Gynecol.* 2017;129(4):643-654.

11. Onderdonk AB, Delaney ML, Fichorova RN. The human microbiome during bacterial vaginosis. *Clin Microbiol Rev.* 2016;29(2):223-238.

12. Martin DH, Marrazzo JM. The vaginal microbiome: current understanding and future directions. *J Infect Dis.* 2016;214(suppl 1):S36-S41.

13. Verstraelen H, Swidsinski A. The biofilm in bacterial vaginosis: implications for epidemiology, diagnosis and treatment. *Curr Opin Infect Dis.* 2013;26(1):86-89.

14. Muzny CA, Sunesara IR, Kumar R, et al. Characterization of the vaginal microbiota among sexual risk behavior groups of women with bacterial vaginosis [erratum, *PLoS One.* 2013;8(12). doi:10.1371/annotation/f7674ab1-fbd5-4293-ad2c-d1a795962e8b]. *PLoS One.* 2013;8(11):e80254. doi:10.1371/journal.pone.0080254. eCollection 2013.

15. Manns-James L. Bacterial vaginosis and preterm birth. *J Midwifery Womens Health.* 2011;56(6):575-583.

16. Amsel R, Totten PA, Spiegel CA, Chen KC, Eschenbach D, Holmes KK. Nonspecific vaginitis: diagnostic criteria and microbial and epidemiologic associations. *Am J Med.* 1983;74(1):14-22.

17. Gutman RE, Peipert JF, Weitzen S, Blume J. Evaluation of clinical methods for diagnosing bacterial vaginosis. *Obstet Gynecol.* 2005;105(3):551-556.

18. Mohammadzadeh F, Dolatian M, Jorjani M, Alavi Majd H. Diagnostic value of Amsel's clinical criteria for diagnosis of bacterial vaginosis. *Glob J Health Sci.* 2014;7(3):8-14.

19. Kampan NC, Suffian SS, Ithnin NS, Muhammad M, Zakaria SZ, Jamil MA. Evaluation of BV® Blue Test Kit for the diagnosis of bacterial vaginosis. *Sex Reprod Healthcare.* 2011;2(1):1-5.

20. U.S. National Library of Medicine. Drugs and lactation database (LactMed). 2016. Available at: https://toxnet.nlm.nih.gov/newtoxnet/lactmed.htm. Accessed June 6, 2017.

21. Senok AC. Probiotics for the treatment of bacterial vaginosis. *Cochrane Database Syst Rev.* 2009;4:CD006289. doi:10.1002/14651858.CD006289.pub2

22. Brocklehurst P, Gordon A, Heatley E, Milan SJ. Antibiotics for treating bacterial vaginosis in pregnancy. *Cochrane Database Syst Rev.* 2013;1:CD000262.

23. Sobel JD. Recurrent vulvovaginal candidiasis. *Am J Obstet Gynecol* 2016;214(1):15-21.

24. Castelo-Branco C, Cancelo MJ, Villero J, Nohales F, Juliá MD. Management of post-menopausal vaginal atrophy and atrophic vaginitis. *Maturitas.* 2005;52:46-52.

25. Lethaby A, Ayeleke RO, Roberts H. Local oestrogen for vaginal atrophy in postmenopausal women. *Cochrane Database Syst Rev.* 2016;8:CD001500. doi:10.1002/14651858.CD001500.pub3

26. Adams D, Fullerton K, Jajosky R, et al. Summary of notifiable infectious diseases and conditions—United States, 2013. *MMWR.* 2015;62:1-122.

27. U.S. Department of Health and Human Services, Office of Inspector General. The Ryan White Care Act: implementation of the spousal notification requirement. 1999. Available at: https://oig.hhs.gov/oei/reports/oei-05-98-00391.pdf. Accessed February 20, 2017.

28. American College of Obstetricians and Gynecologists. Committee Opinion No. 632: expedited partner therapy in the management of gonorrhea and chlamydial infection. *Obstet Gynecol.* 2015;125:1526-1528.

29. Handsfield HH, Hogben M, Schillinger J, Golden MR, Kissinger P, Sparling FF. *Expedited partner therapy in the management of sexually transmitted diseases.* Atlanta, GA: Centers for Disease Control and Prevention; 2006.

30. American College of Nurse-Midwives. *Core Competencies for Basic Midwifery Practice.* Silver Spring, MD: American College of Nurse-Midwives; 2012.

31. Centers for Disease Control and Prevention. Legal status of expedited partner therapy. 2016. Available at: https://www.cdc.gov/std/ept/legal/default.htm. Accessed March 31, 2017.

32. Minichiello V, Rahman S, Hawkes G, Pitts M. STI epidemiology in the global older population: emerging challenges. *Perspect Public Health.* 2012;132(4):178-181.

33. Spaulding AC, Miller J, Trigg BG, Braverman P, et al. Screening for sexually transmitted diseases in short-term correctional institutions: summary of evidence reviewed for the 2010 Centers for Disease Control and Prevention Sexually Transmitted Diseases Treatment Guidelines. *Sex Transm Dis.* 2013;40(9):679-684.

34. Borland R, Zimmerman C. *Caring for Trafficked Persons: Guidance for Health Care Providers Training Facilitator's Guide.* Geneva, Switzerland: International Organization for Migration; 2012.

35. Mathews C, Coetzee N, Zwarenstein M, Lombard C, Guttmacher S. Strategies for partner notification for sexually transmitted diseases. *Cochrane Database Syst Rev.* 2015;4:1-33.

36. American College of Obstetricians and Gynecologists. Executive summary: collaboration in practice: implementing team-based care: report of the American College of Obstetricians and Gynecologists' Task Force on Collaborative Practice. *Obstet Gynecol.* 2016;127(3):612-617.

37. Patton ME, Kidd S, Llata E, et al. Extragenital gonorrhea and chlamydia testing and infection among men who have sex with men—STD Surveillance Network, United States, 2010–2012. *Clin Infect Dis.* 2014;58(11):1564-1570.

38. Brunham RC, Gottlieb SL, Paavonen J. Pelvic inflammatory disease. *N Engl J Med.* 2015;2015(372):2039-2048.

39. Papic M, Wang N, Parisi SM, Baldauf E, Updike G, Schwarz EB. Same-day IUD placement is rarely complicated by pelvic infection. *Women's Health Issues.* 2015;25(1):22-27.

40. Tepper NK, Steenland MW, Gaffield ME, Marchbanks PA, Curtis KM. Retention of intrauterine devices in women who acquire pelvic inflammatory disease: a systematic review. *Contraception.* 2013;87(5):655-660.

41. World Health Organization. WHO guidelines for the treatment of *Treponema pallidum* (syphilis). Report No.: 9241549807. Geneva, Switzerland: World Health Organization; 2016.

42. Bowen V, Su J, Torrone E, Kidd S, Weinstock H. Increase in incidence of congenital syphilis—United States, 2012–2014. *MMWR.* 2015:64(44);1241-1245.

43. Gomez GB, Kamb ML, Newman LM, Mark J, Broutet N, Hawkes SJ. Untreated maternal syphilis and adverse outcomes of pregnancy: a systematic review and meta-analysis. *Bull WHO.* 2013;91(3):217-226.

44. Tsimis ME, Sheffield JS. Update on syphilis in pregnancy. *Birth Defects Res.* 2017;109(5):347-352.

45. Rac MW, Revell PA, Eppes CS. Syphilis during pregnancy: a preventable threat to maternal–fetal health. *Am J Obstet Gynecol.* 2017;216(4):352-363.

46. Michele N, Ho His-en, Desai M. Penicillin-desensitization: treatment of syphilis in pregnancy in penicillin-allergic patients. *Ann Allergy Asthma Immunol.* 2017;118:537-541.

47. Butler T. The Jarisch–Herxheimer reaction after antibiotic treatment of spirochetal infections: a review of recent cases and our understanding of pathogenesis. *Am J Trop Med Hyg.* 2017;96(1):46-52.

48. Basta-Juzbašić A, Čeović R. Chancroid, lymphogranuloma venereum, granuloma inguinale, genital herpes simplex infection, and *Molluscum contagiosum. Clin Dermatol.* 2014;32(2):290-298.

49. Pytynia KB, Dahlstrom KR, Sturgis EM. Epidemiology of HPV-associated oropharyngeal cancer. *Oral Oncol.* 2014;50(5):380-386.

50. Roura E, Castellsagué X, Pawlita M, et al. Smoking as a major risk factor for cervical cancer and precancer: results from the EPIC cohort. *Int J Cancer.* 2014;135(2):453-466.

51. Petrosky E, Bocchini JA Jr, Hariri S, et al. Use of 9-valent human papillomavirus (HPV) vaccine: updated HPV vaccination recommendations of the Advisory Committee on Immunization Practices. *MMWR.* 2015;64(11):300-304.

52. Shah KV. A case for immunization of human papillomavirus (HPV) 6/11–infected pregnant women with the quadrivalent HPV vaccine to prevent juvenile-onset laryngeal papilloma. *J Infect Dis.* 2013:1307-1309.

53. Bradley H, Markowitz LE, Gibson T, McQuillan GM. Seroprevalence of herpes simplex virus types 1 and 2—United States, 1999–2010. *J Infect Dis.* 2013:325-333.

54. Fanfair RN, Zaidi A, Taylor LD, Xu F, Gottlieb S, Markowitz L. Trends in seroprevalence of herpes simplex virus type 2 among non-Hispanic blacks and non-Hispanic whites aged 14 to 49 years—United States, 1988 to 2010. *Sex Transm Dis.* 2013;40(11):860-864.

55. American College of Obstetricians and Gynecologists. ACOG Practice Bulletin No. 82: management of herpes in pregnancy. *Obstet Gynecol.* 2016;109(6):1489-1498.

56. Chi CC, Wang SH, Delamere FM, Wojnarowska F, Peters MC, Kanjirath PP. Interventions for prevention of herpes simplex labialis (cold sores on the lips). *Cochrane Database Syst Rev.* 2015;8:CD010095. doi:10.1002/14651858.CD010095.pub2

57. Pinninti SG, Kimberlin DW. Management of neonatal herpes simplex virus infection and exposure. *Arch Dis Child Fetal Neonatal.* 2014;99(3):F240-F244.

58. Centers for Disease Control and Prevention. Neonatal herpes simplex virus infection following Jewish ritual circumcisions that included direct orogenital suction—New York City, 2000–2011. *MMWR.* 2012;61(22):405-409.

59. World Health Organization. *Global health sector strategy on viral hepatitis 2016–2021: towards ending viral hepatitis.* Geneva, Switzerland: World Health Organization, 2016. Available at: http://apps.who.int/iris/bitstream/10665/246177/1/WHO-HIV-2016.06-eng.pdf. Accessed March 31, 2017.

60. Centers for Disease Control and Prevention. Viral hepatitis surveillance. 2016. Available at: http://www.cdc.gov/hepatitis/statistics/2014surveillance/pdfs/2014hepsurveillancecrpt.pdf. Accessed March 31, 2017.

61. Jaffe A, Brown RS. A review of antiviral use for treatment of chronic hepatitis B virus infection in pregnant women. *Gastroenterol Hepatol.* 2017;13(3):154-159.

62. Brook MG, Mutimer D. Viral hepatitis: screening and vaccination strategies. In: Zenilman JM, Shahmanesh M, eds. *Sexually Transmitted Infections.* Sudbury, MA: Jones & Bartlett Learning; 2012:241-250.

63. AAP Committee on Fetus and Newborn, ACOG Committee on Obstetric Practice. *Guidelines for perinatal care.* 7th ed. Elk Village, IL: American Academy of Pediatrics Books; 2012.

64. Centers for Disease Control and Prevention, American College of Obstetricians and Gynecologists. Screening and referral algorithm for hepatitis B virus (HBV) infection among pregnant women. 2015. Available at: https://www.cdc.gov/hepatitis. Accessed March 31, 2017.

65. Weinbaum CM, Williams I, Mast EE, et al. Recommendations for identification and public health management of persons with chronic hepatitis B virus infection. *MMWR Recomm Rep.* 2008;57(RR08):1-20.

66. American College of Obstetricians and Gynecologists. ACOG Practice Bulletin No. 86: viral hepatitis in pregnancy. *Obstet Gynecol.* 2007;110(4):941. [Reaffirmed 2016].

67. Society for Maternal–Fetal Medicine, Dionne-Odom J, Tita AT, Silverman NS. SMFM Consult Series # 38: hepatitis B in pregnancy screening, treatment, and prevention of vertical transmission. *Am J Obstet Gynecol.* 2016;214(1):6-14.

68. Brown RS, McMahon BJ, Lok AS, et al. Antiviral therapy in chronic hepatitis B viral infection during pregnancy: a systematic review and meta–analysis. *Hepatology.* 2016;63(1):319-333.

69. Sun W, Zhao S, Ma L, et al. Telbivudine treatment started in early and middle pregnancy completely blocks HBV vertical transmission. *BMC Gastroenterol.* 2017;17(1):51.

70. Chamroonkul N, Piratvisuth T. Hepatitis B during pregnancy in endemic areas: screening, treatment, and prevention of mother-to-child transmission. *Paediatr Drugs.* 2017;19(3):173-181.

71. Centers for Disease Control and Prevention. Hepatitis B vaccination recommendation for infants, children and adolescents. *MMWR Recomm Rep.* 2005;54:27-30.

72. Mohsen W, Levy MT. Hepatitis A to E: what's new? *Intern Med J.* 2017;47(4):380-389.

73. Prasad MR. Hepatitis C virus screening in pregnancy: is it time to change our practice? *Obstet Gynecol.* 2016;128(2):229-230.

74. Ly KN, Jiles RB, Teshale EH, Foster MA, Pesano RL, Holmberg SD. Hepatitis C virus infection among reproductive-aged women and children in the United States, 2006 to 2014. *Ann Intern Med.* 2017;166(11):775-782.

75. Koneru A, Nelson N, Hariri S, Canary L, et al. Increased hepatitis C virus (HCV) detection in women of childbearing age and potential risk for vertical transmission—United States and Kentucky, 2011–2014. *MMWR.* 2016;65(28):705-710.

76. Centers for Disease Control and Prevention. Revised recommendations for HIV testing of adults, adolescents, and pregnant women in health-care settings. *MMWR Recomm Rep.* 2006;55(RR14):1-17.

77. U.S. Public Health Service. *Preexposure Prophylaxis for the Prevention of HIV Infection in the United States—2014: A Clinical Practice Guideline.* Washington, DC: US Public Health Service; 2014.

78. Curtis KM. US medical eligibility criteria for contraceptive use, 2016. *MMWR Recomm Rep.* 2016;65(3):1-104.

79. Centers for Disease Control and Prevention. Provider information sheet: PrEP during conception, pregnancy, and breastfeeding. 2016. Available at: https://www.cdc.gov/hiv/pdf/prep_gl_clinician_factsheet_pregnancy_english.pdf. Accessed March 31, 2017.

80. Kuhar DT, Henderson DK, Struble KA, et al. Updated US Public Health Service guidelines for the management of occupational exposures to human immunodeficiency virus and recommendations for postexposure prophylaxis. *Infect Control Hosp Epidemiol.* 2013;34(9):875-892.

81. Schillie S, Murphy TV, Sawyer M, et al. CDC guidance for evaluating health-care personnel for hepatitis B virus protection and for administering postexposure management. *MMWR Recomm Rep.* 2013;62(10):1-19.

82. Centers for Disease Control and Prevention, U.S. Department of Health and Human Services. Updated guidelines for antiretroviral postexposure prophylaxis after sexual, injection drug use, or other nonoccupational exposure to HIV—United States, 2016. 2016. Available at: https://stacks.cdc.gov/view/cdc/38856. Accessed March 31, 2017.

83. Centers for Disease Control and Prevention. Laboratory testing for the diagnosis of HIV infection: updated recommendations. 2014. Available at: http://www.cdc.gov/hiv/pdf/guidelines_testing_recommendedlabtestingalgorithm.pdf. Accessed March 31, 2017.

84. Centers for Disease Control and Prevention. Recommendations for partner services programs for HIV infection, syphilis, gonorrhea, and chlamydial infection. *MMWR Recomm Rep.* 2008;57(RR-9):1-83.

85. American College of Obstetricians and Gynecologists. Committee Opinion No. 632: expedited partner therapy in the management of gonorrhea and chlamydial infection. *Obstet Gynecol.* 2015;125:1526-1528.

86. Centers for Disease Control and Prevention, Health Resources and Services Administration, National Institutes of Health, et al. Recommendations for HIV prevention with adults and adolescents with HIV in the United States, 2014: summary for clinical providers. 2014. Available at: http://stacks.cdc.gov/view/cdc/26063. Accessed March 31, 2017.

87. Wilkinson D, Ramjee G, Tholandi M, Rutherford G. Nonoxynol-9 for preventing vaginal acquisition of HIV infection by women from men (Cochrane Review). *Cochrane Database Syst Rev.* 2016;3:11.

88. Anderson LM, Adeney KL, Shinn C, Safranek S, Buckner-Brown J, Krause LK. Community coalition-driven interventions to reduce health disparities among racial and ethnic minority populations. *Cochrane Database Syst Rev.* 2015;6:CD009905. doi:10.1002/14651858.CD009905.pub2

89. Calvert C, Ronsmans C. The contribution of HIV to pregnancy-related mortality: a systematic review and meta-analysis. *AIDS.* 2013;27(10):1631-1639.

90. Panel on Treatment of HIV-Infected Pregnant Women and Prevention of Perinatal Transmission. Recommendations for use of antiretroviral drugs in pregnant HIV-1–infected women for maternal health and interventions to reduce perinatal HIV transmission in the United States. 2016. Available at: http://aidsinfo.nih.gov/guidelines. Accessed March 31, 2017.

91. American College of Nurse-Midwives, Division of Standards and Practice. *Standards for the practice of midwifery.* Silver Spring, MD: American College

of Nurse Midwives; 2011.

92. World Health Organization, UNAIDS, UNICEF. *Principles and recommendations for infant feeding in the context of HIV and a summary of evidence: principles and recommendations for infant feeding in the context of HIV and a summary of evidence.* Geneva, Switzerland: World Health Organization; 2010. Available at: http://www.who.int/maternal_child_adolescent/documents/9789241599535/en/. Accessed November 10, 2016.

93. Metsky HC, Matranga CB, Wohl S, et al. Zika virus evolution and spread in the Americas. *Nature.* 2017;546(7658):411-415.

94. Rather IA, Lone JB, Bajpai VK, Park YH. Zika virus infection during pregnancy and congenital abnormalities. *Front Microbiol.* 2017;8:581.

95. Rao R, Gaw SL, Han CS, Platt LD, Silverman NS. Zika risk and pregnancy in clinical practice: ongoing experience as the outbreak evolves. *Obstet Gynecol.* 2017;129(6):1098-1103.

96. Petersen EE, Polen KN, Meaney-Delman D, et al. Update: interim guidance for health care providers caring for women of reproductive age with possible Zika virus exposure—United States, 2016. *MMWR.* 2016;65:315-322. http://dx.doi.org/10.15585/mmwr.mm6512e2.

97. Oduyebo T, Petersen EE, Rasmussen SA, et al. Update: interim guidelines for health care providers caring for pregnant women and women of reproductive age with possible Zika virus exposure—United States, 2016. *MMWR.* 2016;65:122-127. http://dx.doi.org/10.15585/mmwr.mm6505e2.

98. Zorrilla CD, Mosquera AM, Rabionet S, Rivera-Viñas J. HIV and Zika in pregnancy: parallel stories and new challenges. *Obstet Gynecol Int J.* 2016;5(6):00180. doi:10.15406/ogij.2016.05.00180

99. Gülmezoglu AM. Interventions for trichomoniasis in pregnancy. *Cochrane Database Syst Rev.* 2002;3:CD000220. doi:10.1002/14651858.CD000220

# 15

# 计 划 生 育

MARY C.BRUCKER

感谢前版作者 Michelle R.Collins，Sharon L.Holley，Tonia L.Moore-Davis，
Deborah L.Narrigan 的贡献

## 引言

人类关于控制生育的要求有很长很丰富的历史。有许多古代和现代的避孕方法仍存在并都被很好地记录了下来，甚至还有避孕方法的博物馆[1]。从 20 世纪中期，人们发明了现代激素避孕方法，到了 21 世纪初期，激素避孕方法包括：新型口服激素、埋植避孕、阴道环[2]。

本章选择"计划生育"作为标题，因为它应用广泛。这一部分主要关注避孕的方法，这部分的内容可以通过不同的方式展现，这些方式各有利弊。例如：该部分的内容可以按照疗效的顺序来呈现，即从最有效的方法到无效的方法。同样，该部分的内容也可以分为非激素避孕和激素避孕，这样利于其异同点（例如作用机制）的识别和理解，尤其对是副作用的理解（例如：孕激素所致的突破性出血）。本部分内容现在所采用的呈现方法，包含了计划生育、非激素避孕、激素避孕，但并不是最完美的方式。例如：有些宫内节育器是不含激素的而有些是含有激素的，因此它们在"非激素避孕"和"激素避孕"章均会出现，在这两章中，详细讨论了不同种类的避孕方法。

本章对"计划生育"、"避孕咨询"和"女性避孕方法选择的影响因素"进行综述，同时也对选择咨询（收养和流产）、手术和药物流产的内容进行综述。在本章的最后简要讨论了新的计划生育方法。

## 常用术语和定义

在具体讨论计划生育内容之前，需要先澄清几个相关的定义。虽然"节育"、"避孕"和"计划生育"这几个术语经常可以互换使用，但它们的意思并不完全相同，也一直被误用。有一些概念，比如"意外妊娠"，在讨论计划生育的时候必不可少。表 15-1 提供了一些在该领域常用的术语及其定义[3-5]。

### 区别疗效和有效性

人们用疗效和有效性这两个概念来描述一种避孕方式的效果好坏，这两个词好像同义，但它们却有明显的区别。**疗效**是说尽管持续与正确（"完美"）地使用某种特定的避孕方法，怀孕还是发生了。**有效性**反映的是某种特定的避孕方法在人群"典型"使用后的成功率，包括不正确或没有坚持持续使用该方法而发生的怀孕。澄清这两个概念，疗效反映的是该方法本身的失败率，而有效性则与使用者失误和方法本身失败率都有关[5]。有些方法疗效很好，例如当完美使用口服避孕药时。但是，由于真实生活中的原因，例如：漏服或者药物相互作用，它们的有效性可能比其他方法低。当妇女的目标是避免意外妊娠时，有效性是一个非常重要的考量因素。

### 意外妊娠

美国约有一半（45%）的妊娠属于意外妊娠[4]。意外妊娠较多的发生在低收入和黄种或黑种女性。另外，她们发生各种围生期意外的风险更高，2014 年大约 926 200 名意外妊娠者选择自愿终止妊娠[4,6]。

许多女性在使用避孕方法的情况下怀孕，尤其是使用短效避孕方法时。降低意外妊娠率是许多组织和个人的目标。帮助女性选择识别有效的避孕方

| 表 15-1 | 计划生育中术语的定义 |
| --- | --- |
| 节育 | 自愿控制想要怀上的孩子数量或通过提高或降低生育能力的方法来控制生育 |
| 避孕 | 自愿地使用某种特定的避孕方法来预防怀孕 |
| 有效性 | "典型"使用某种方法在预防怀孕方面的有效性,包括由于不正确或未持续使用某种的避孕方法而导致怀孕;某种避孕方法的有效性低通常是由于使用过程中的错误所导致 |
| 疗效 | 尽管持续和正确("完美")使用某种方法,但仍然会怀孕;某种避孕方法的效果差通常是指避孕方法本身存在的问题导致失败率较高 |
| 计划生育 | 计划生育含义较广,包括了帮助女性按照意愿计划何时怀孕的方法,这就涉及(但不局限于)使用各种避孕或节育的方法 |
| 长效可逆避孕 | 通常包括皮下埋植和宫内节育器,它们具有高效性,通常不需要使用者的直接控制。"典型"使用和"完美"使用情况下的失败率差别不大 |
| 《避孕方法应用的医学选择标准》 | 由世界卫生组织出版后被不同国家改编。美国目前也有一套相应标准以及配套的可在实践中应用的推荐意见。 |
| 怀孕 | "囊胚植入女性子宫内膜后的生理状态"。该定义由美国妇产科医师学会提出,并被广泛地用于医疗保健出版物和指南中 |
| 生育计划 | 类似于"计划生育"这个术语;制定想要生育多少个孩子的计划。生育计划是男性和女性综合保健领域的组成部分,是避孕方法选择的重要基础 |
| 短效可逆避孕 | 日常使用的避孕方法,避孕效果不如长效可逆避孕,主要是因为由使用者直接控制(例如口服避孕药),受使用者的影响。完美应用和典型应用之间的有效性差异比较大 |
| 意外妊娠 | 不合时机的、不想要的或计划外的怀孕。这个词并不意味着本次妊娠不被妇女所接收。 |

法,最根本的是为她们提供各种避孕方法的怀孕风险信息。咨询的基本原则是对妇女提供有关避孕方法的健康教育。这看似简单,然而要计算出某一特定避孕方法出现意外怀孕的风险却很不简单,这就要牵涉到疗效和有效性的问题[7~9]。

**避孕方法有效性的计算**

珍珠指数/珀尔指数,也叫珍珠率/珀尔率,在临床试验中用来报告某一避孕方法的有效性已经使用了70多年。该率被定义为每100个使用某避孕方法的妇女在一年中出现失败的人数[8,9]。发生怀孕的数量除以使用避孕方法的月数,然后乘以1 200或1 300。应用1 300是因为月经周期通常是28天,一年内有13次月经(365天÷28=13)。基于计算公式,妇女·年或被定义为12(指数为1 200)代表每一年中所含的月数,或被定义为13(指数为1 300),代表1年

内月经周期数。珍珠指数/珀尔指数越低代表意外怀孕的风险越低。

一些研究报告使用两个珍珠指数/珀尔指数,其中一个指在典型或实际情况下使用某避孕方法时,计算该指数,包括所有怀孕数,不管它们是否涉及使用者失败或方法失败。这个指数说明了避孕方法的疗效。报告使用的另外一个指数是"完美使用"珍珠指数/珀尔指数,仅计算该避孕方法被正确和连续使用时的妊娠发生情况[8]。

使用珍珠指数/珀尔指数评估避孕方法存在一些问题,因为该方法的一些假设可能不够可靠。首先,从逻辑上讲,并非所有的女性在第一年的怀孕率都是100%,或许公式中的妇女·年指数应该用1 000,而不是1 200或1 300。另一个问题是,该方法错误地假设了避孕方法的失败率在妇女一生中是恒定不变的。在人群中,无论哪种类型的避孕方法,

生育能力较高的女性会更快更容易怀孕,而那些生育能力低的女性将需要较长时间才能怀孕。而一些方法如避孕隔膜,使用的时间越长,妇女可能越有经验可正确使用它。相反,有些避孕方法是有时间限制的,如皮下埋植避孕,如果使用超出了推荐的时间,将会更容易怀孕。

此外,珍珠指数/珀尔指数不能反映其他混杂因素。例如:不能提供中断使用的原因,例如:副作用、不满意或者想怀孕,以及一些正确和成功地使用避孕方法的妇女在随访时失去联系。

为了弥补珍珠指数/珀尔指数的一些问题,一些研究人员使用生命表来统计意外怀孕率[10]。这些表给出了在一定时间内(如12个月),一群人使用特定避孕方法后在每个不同月份时的有效率。当结果按月细分,避孕失败率保持稳定的假设是正确的。使用生命表做其他统计分析也可以区分净有效率和粗有效率。净有效率有助于通过比较找出舍弃一个方法的理由,粗有效率可以在不同研究中进行比较。现在的研究报告倾向于珍珠指数/珀尔指数和生命表同时使用,然而也有一些人没有明确确定他们使用的是哪种计算方法。

除了统计学上的问题,报告研究数据也经常是临床试验通过FDA批准过程的一部分。涉及避孕药的试验不同于传统的药物试验:第二阶段和第三阶段临床试验通常是随机化抽样、双盲的、药物和安慰剂对照,而在第三阶段试验中,参与者是新药物的目标人群。然而,开发新避孕方法的研究受到伦理和研究程序的限制,大多数临床试验是由"典型的"正在寻求一种计划生育方法的健康女性组成。"典型的"试验参与者是有缺陷的,因为小于18岁的年轻女性受儿童政策保护不能参与避孕措施试验。除了排除大多数青少年之外,尽管肥胖症在美国非常普遍,但避孕药的临床试验多倾向于招募体重指数(BMI)在平均水平的女性。排除这两个人群之后,将会限制研究成果今后在广大美国女性中推广。

比较两种方法的有效性还有一个更为突出的问题。一个方法与另一个方法的有效性进行比较,只能使用以前发布过的研究结果,而不是正面比较。例如:假设一个新的口服避孕药在使用者中发现有20%的闭经率。通常这个新的避孕方法会被拿来与先前发表过的某个传统的避孕措施加以比较。因此,研究中的两个对象,假设使用的是类似的研究方法和人群,事实上,这种相似性是无法保证的。

由于确定使用某种避孕方法时发生意外怀孕风险的准确数字面临如此挑战,引用统计数据告知妇女各种避孕方法的有效性是不完美的科学。许多助产士使用约定俗成的有效性范围,或者按有效性将避孕方法排列出来(虽然有时不够准确),不涉及具体数字。在任何情况下,虽然避孕方法的疗效和有效性是信息中的重要成分,每个妇女在选择避孕方法时还会考虑其他因素,如避孕史,她对以往避孕失败的后果的解读,和她是否能正确地、按要求使用该种避孕方法的综合考虑。

幸运的是,不管是疗效还是有效性,大多数研究提供的结果都是相对相似的,本章选用了几个文献中比较一致的比率数字。表15-2提供了一个广泛应用的各种避孕方法典型和完美使用时的有效率清单[7]。

### 永久和可逆避孕方法

避孕方法的第一种分类方法是分为永久和可逆避孕。在所有避孕方法中,男性或女性绝育仍然是最有效的,在15~44岁妇女中有大约20.6%的人使用这种方法[11]。在"非激素避孕"章节中讨论了不同类型的绝育方法。然而,上百万的育龄期人群更愿意使用可逆的避孕方法。

在探索最有效避孕方法的过程中,人们将可逆避孕方法分为长效或短效。在美国,激素避孕药是最常用的避孕方法之一。激素避孕药的使用与性行为是分开的,而与之相反,非激素避孕药具有性交和使用者依赖性。然而,一些激素避孕法,如口服避孕药、避孕环和避孕贴片的有效性,取决于妇女是否始终正确地使用它们。这些依赖于使用者的方法被归类为短效避孕药,因为这些方法的失败大多都与使用错误有关,且完美使用的有效率显著高于典型使用的有效率。长效醋酸甲羟孕酮(一种避孕针)也可被归类为短效避孕法,因为使用者需要定期到提供注射的机构接受注射。相比之下,长效可逆避孕方法,如宫内节育器(IUDS)和皮下埋植,需要手术植入,但不具有性交和使用者依赖性;它们的有效性长达数年,因此,它们的典型使用有效性与完美使用的有效性相似。图15-1比较了最常用避孕药的有效性,从图中可以看出,长效避孕方法是最佳选择[12]。

美国疾病预防控制中心(CDC)发现,增加获得长效避孕方法的机会是减少美国青少年怀孕和意外

| 表 15-2 | 第一年典型使用和完美使用出现意外怀孕以及在第一年后继续使用的比例（美国） | | |
|---|---|---|---|
| 避孕方法 | 在使用的第一年内意外怀孕的女性比例（%） | | 一年后继续使用的女性比例（%）[a] |
| | 典型使用[b] | 完美使用[c] | |
| 不用任何方法[d] | 85 | 85 | |
| 杀精剂 | 28 | 18 | 42 |
| 基于生育意识的避孕方法 | 24 | | 47 |
| - 标准天数计算避孕法 | | 5 | |
| - 两天法 | | 4 | |
| - 排卵期计算避孕法 | | 3 | |
| - 排卵期症状避孕法 | | 0.4 | |
| 体外排精 | 22 | 4 | 46 |
| 海绵 | | | |
| - 经产妇 | 24 | 20 | 46 |
| - 未生育过的女性 | 12 | 9 | 36 |
| 避孕套（没有杀精剂） | | | |
| - 女用 | 21 | 5 | 41 |
| - 男用 | 18 | 2 | 43 |
| 隔膜（有杀精剂） | 12 | 6 | 57 |
| 雌孕激素 / 单纯孕激素药片 | 9 | 0.3 | 67 |
| 避孕药贴 | 9 | 0.3 | 67 |
| 阴道环 | 9 | 0.3 | 67 |
| 甲孕酮针剂 | 6 | 0.2 | 56 |
| 子宫内避孕器 | | | |
| T 铜节育器 | 0.8 | 0.6 | 78 |
| 孕酮节育器 | 0.2 | 0.2 | 80 |
| 埋植节育 | 0.05 | 0.05 | 84 |
| 女性绝育术 | 0.5 | 0.5 | 100 |
| 男性绝育术 | 0.15 | 0.1 | 100 |
| 母乳喂养闭经法（LAM）是一种高效的、临时的避孕方法[e] | | | |

[a] 在试图避免怀孕的夫妇之间，继续使用一种方法一年的百分比

[b] 一对普通夫妻 / 伴侣使用某种避孕方法后，如果没有其他原因而停止，使用一年内发生意外妊娠的比例

[c] 一对普通夫妻 / 伴侣完美使用某种避孕方法后，如果没有其他原因而停止，使用一年内发生意外妊娠的比例

[d] 第 2 列和第 3 列中怀孕的百分比是以来自于不使用避孕的女性和停止使用避孕从而怀孕的女性的数据为基础的。在这样的人群中，约 89% 在 1 年之内怀孕。这个估计略有下降（下降到 85%）表明在现在依靠可逆的避孕方法的女性中，如果她们完全放弃了避孕在 1 年内怀孕的百分比

[e] 一旦恢复月经复潮，母乳喂养的频率和持续时间减少，加了奶瓶喂养或宝宝的年龄达到 6 个月，为了保持避孕效果，应该加上另一种避孕方法

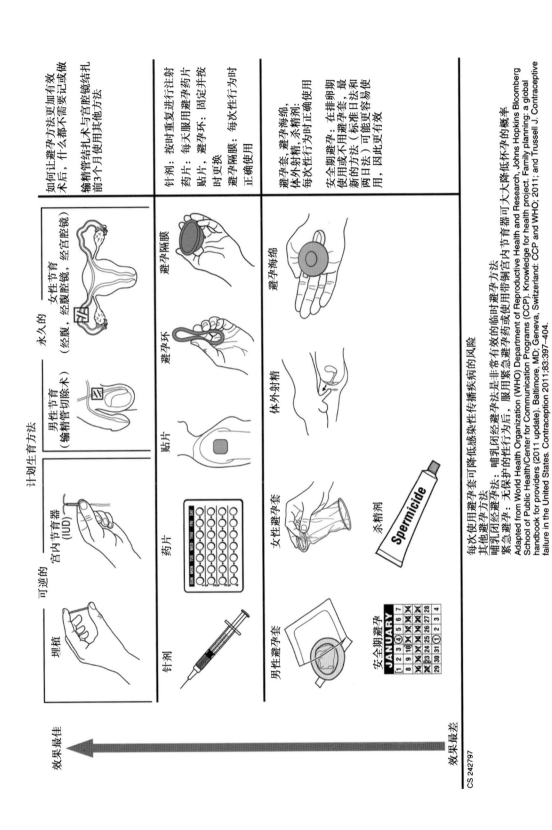

图 15-1 避孕方式的效率比较

怀孕的首选方法[13,14]。不论年龄或孕产次,对于大多数女性来说,长效避孕方法被推荐为一线避孕方式[14]。美国妇产科医师协会发布的指南指出,对于包括青少年在内的大多数女性来说,长效避孕方法是首选[15,16]。在 2014 年的一份政策声明和技术报告中,美国儿科学会同样建议青少年使用长效避孕方法,随后的研究发现,年轻女性更倾向于使用长效避孕方法[17,18]。

开始使用时,长效避孕是最昂贵的可逆避孕方法,因其需要使用医疗设备且要到医疗机构放置,这样就增加了医疗保健成本。而一旦埋植或放入之后,其每年的成本都与其他效率较低的方法相同或更低。一些研究发现,政府提供免费或低成本的长效避孕方法,可以降低由意外怀孕和流产而产生的费用,因此这些方法更加经济有效[19]。

与其他避孕方法一样,长效避孕方法也并不十分完美,不是每个妇女的最佳选择,因为它们依赖于医疗提供者。在某些地区,对于想要使用这类避孕方法的妇女来说,缺乏专业人员是一大挑战[20]。一些重要的专业组织正在积极促进使用长效避孕,但这也引起了一些人的担忧,临床医生可能会无意中敦促女性,特别是那些年轻的或社会经济地位较低的女性,使用长效避孕方法,而不考虑她们自己的选择[4,21,22]。此外,还存在一些相对罕见的情况妨碍皮下埋植和宫内节育器的使用。幸运的是,国家对不同的避孕方法制定了医疗标准,为广大使用者提供了可参考的建议。

## 避孕方法应用的医学选择标准

1996 年,世界卫生组织(WHO)出版了第一版《避孕方法应用的医学选择标准》(WHO MEC),它会基于新的证据定期更新[23]。WHO MEC 目前已有第五版,对国际助产士特别有帮助。世界卫生组织鼓励各国根据需要对 MEC 进行修订。

美国的实践可能在某些方面不同于国际标准,美国 CDC 出版了针对全国的指导方针(图 15-2),成为《美国避孕方法应用的医学选择标准》(2016,美国 MEC)。该出版物可以免费下载,在本章的最后列出了美国《避孕方法应用的医学选择标准》的相关网站。美国 MEC 与 WHO MEC 密切相关,使用了与 WHO 相同的分类标准,详见表 15-3[24]。

《美国避孕方法应用的医学选择标准》对

WHO MEC 中所做的修订包括删除美国目前没有的避孕方法,增加了一些针对美国妇女在应用避孕方法时需要注意的若干其他健康状况。特别是在针对母乳喂养、宫内节育器使用、瓣膜心脏病、卵巢癌、子宫肌瘤和静脉血栓栓塞方面进行了修改,以反映美国人群特点和实际情况。美国 MEC 还补充了有关炎性肠病、减肥手术史、类风湿性关节炎、子宫内膜增生、围生期心肌病史、实体器官移植史妇女的护理等信息。这些信息在 WHO MEC 中是没有的[23,24]。

伴随美国 MEC 的还有一份文件,关注对避孕方法的选择过程,这是很常见但又很复杂的行为。该文件标题为《2016 年美国避孕方法使用的选择实践建议》(缩写为 SPR),该文件可以在 CDC 的网站上找到,或者作为免费电子书下载。SPR 重点关注那些在美国避孕女性中由尚存争议或复杂干预而引起的频繁出现的情况。SPR 的最新变化包括紧急避孕后何时开始避孕方法的指南,以及使宫内节育器更容易放入的药物[25]。

《美国避孕方法应用的医学选择标准》主要关注各种避孕方法的使用安全,尤其是开始和持续使用时。助产士和女性可以通过参考该文件中的多个表格快速找到使用某种避孕方法的建议。值得注意的是,《美国避孕方法应用的医学选择标准》是一套指南,而不是强制标准。因此,在考虑个别女性的情况时可能出现偏离其建议的情况。然而,随着来自SPR 信息的增多,实践中的偏离指南的情况越来越少,《美国避孕方法应用的医学选择标准》在美国各地被广泛使用。

其他可能会对避孕方法选择产生影响的因素包括对实验室检查和身体检查的要求,而这些对妇女来说可能是选择避孕方法的主要阻碍。然而,与 20 世纪末期的实践不同,现在这些检查已不重要。表 15-4 列出了基于当前 SPR 推荐的检查或评估[25]。

总之,在为希望避免怀孕的妇女提供护理时,需要考虑许多因素。尽管具体避孕方法的有效性和合格标准是重要的考虑因素,但咨询是促进知情选择的先决条件。对于女性来说,最好的避孕方法是她个人希望并且能够持续使用的避孕方法。

| 表 15-3 | 使用避孕方法的医学选择标准分级 |
|---|---|
| 1= 对避孕方法使用没有限制 | |
| 2= 好处通常大于理论的或被证明的风险 | |
| 3= 理论的或被证明的风险通常比好处大 | |
| 4= 应用避孕方法可能会带来未知的危险 | |

**表 15-4　开始使用避孕方法前推荐的评估或检查**

| | 带铜避孕环 | 曼月乐 | 埋植 | 二羟甲基丙酸 | 联合激素避孕 | 孕激素避孕药 |
|---|---|---|---|---|---|---|
| **身体评估** | | | | | | |
| 血压 | C 级 | C 级 | C 级 | C 级 | A 级 [a] | C 级 |
| 身体质量指数 | [b] | [b] | [b] | [b] | [b] | [b] |
| 临床乳房检查 | C 级 | C 级 | C 级 | C 级 | C 级 | C 级 |
| 双合诊 / 阴道检查 | A 级 | A 级 | C 级 | C 级 | C 级 | C 级 |
| **实验室检查** | | | | | | |
| 葡萄糖 | C 级 | C 级 | C 级 | C 级 | C 级 | C 级 |
| 血脂 | C 级 | C 级 | C 级 | C 级 | C 级 | C 级 |
| 肝酶 | C 级 | C 级 | C 级 | C 级 | C 级 | C 级 |
| 血红蛋白 | C 级 | C 级 | C 级 | C 级 | C 级 | C 级 |
| 血栓形成突变 | C 级 | C 级 | C 级 | C 级 | C 级 | C 级 |
| 宫颈细胞检查 | C 级 | C 级 | C 级 | C 级 | C 级 | C 级 |
| 性传播疾病筛查 | [c] | [c] | C 级 | C 级 | C 级 | C 级 |
| HIV 检测 | C 级 | C 级 | C 级 | C 级 | C 级 | C 级 |

A 级：检查或评估结果在所有情况下对于安全有效使用避孕方法是基本和必需的

B 级：检查或评估结果很大程度上有助于安全有效使用避孕方法，但是否进行取决于公共卫生服务条件，应考虑不进行检查与避孕方法可获得性之间的关系

C 级：检查或评估结果对安全有效使用避孕方法无帮助

[a] 无法测量血压时，可由妇女向医务人员提供在其他地方测量的结果

[b] 身体质量指数不能作为避孕方法选择标准，因为肥胖的女性可以使用全部或绝大多数的避孕方法。而测量基线身体质量指数可帮助监测身体变化，并为那些担心避孕引起体重变化的女性提供参考

[c] 当已经按照 CDC 的要求进行了性传播疾病筛查时，大部分女性在放置宫内节育器时不需要进行此项检查。未进行该项检查时可在放置宫内节育器前进行检查，但不能耽误宫内节育器的放置。化脓性宫颈炎、衣原体感染、淋病的女性不能放置宫内节育器

## 计划生育咨询和助产士的角色

　　助产士服务的特点包括促进以家庭为中心的护理，赋予妇女在卫生保健、促进公共卫生、倡导知情选择和自己决定中作为合作伙伴的权利[26]。助产士在这个领域的职责包括需求的识别、健康教育、协助决策、提供避孕方法。在一些地区，助产士也可能提供流产服务。为了有效地提供计划生育保健，助产士必须清楚自己对性欲、性别角色、避孕、宗教信仰和其他可能影响计划生育建议的信念的感知和态度。咨询是计划生育保健最重要的方面之一，不同类型的建议具有不同的内容。

　　获得全面的健康史是计划生育咨询的第一步。这些信息将帮助助产士评估《美国避孕方法应用的医学选择标准》中列出的危险因素，为妇女提供个体化的咨询服务。一些身体条件可能会影响妇女对某些避孕方法的应用。例如：使用联合激素避孕药对患有严重高血压的妇女是不安全的[24]。

### 避孕方法的选择

　　并不是所有性生活活跃的女性都有怀孕的风险。例如：一些人有相同性别的伙伴，或与做过输精管切除术的男性相互保持单一性伴侣关系。还有，在有阴

| 身体状况 | 亚状况 | 组合药片，贴，环 Cu-IUD | | 只含孕激素的药片 LNF-IUD | | 注射法植入 | | 植入 DMPA | | LNG-IUDPOP | | 带CHC | |
|---|---|---|---|---|---|---|---|---|---|---|---|---|---|
| | | I | C | I | C | I | C | I | C | I | C | I | C |
| 年龄 | | 月经初潮~<20岁：2 | | 月经初潮~<20岁：2 | | 月经初潮~<18岁：1 | | 月经初潮~<18岁：2 | | 月经初潮~<18岁：1 | | 月经初潮~<40岁：1 | |
| | | ≥20岁：1 | | 18≥20岁：1 | | 18~45岁：1 / >45岁：1 | | 18~45岁：1 / >45岁：2 | | ≥18~45岁：1 / >45岁：1 | | ≥40岁：2 | |
| 解剖异常 | a）畸形子宫腔 | 4 | 4 | 4 | 4 | | | | | | | | |
| | b）其他畸形 | 2 | 2 | 2 | 2 | | | | | | | | |
| 贫血 | a）地中海贫血 | 2 | 2 | 1 | 1 | 1 | 1 | 1 | 1 | 1 | 1 | 1 | 1 |
| | b）镰状细胞病# | 2 | 2 | 1 | 1 | 1 | 1 | 1 | 1 | 1 | 1 | 2 | 2 |
| | c）缺铁性贫血 | 2 | 2 | 1 | 1 | 1 | 1 | 1 | 1 | 1 | 1 | 1 | 1 |
| 良性卵巢囊肿 | （包括囊肿） | 1 | 1 | 1 | 1 | 1 | 1 | 1 | 1 | 1 | 1 | 1 | 1 |
| 乳房疾病 | a）未诊断的肿块 | 1 | 1 | 2 | 2 | 2* | 2* | 2* | 2* | 2* | 2* | 2* | 2* |
| | b）良性乳房疾病 | 1 | 1 | 1 | 1 | 1 | 1 | 1 | 1 | 1 | 1 | 1 | 1 |
| | c）癌症的家族史 | 1 | 1 | 1 | 1 | 1 | 1 | 1 | 1 | 1 | 1 | 1 | 1 |
| | d）乳腺癌# | | | | | | | | | | | | |
| | ⅰ）当前 | 1 | 1 | 4 | 4 | 4 | 4 | 4 | 4 | 4 | 4 | 4 | 4 |
| | ⅱ）过去5年和没有证明的现有疾病 | 1 | 1 | 3 | 3 | 3 | 3 | 3 | 3 | 3 | 3 | 3 | 3 |
| 母乳喂养 | a）<产后21天 | | | | | 2* | 2* | 2* | 2* | 2* | 2* | 4* | 4* |
| | b）产后21~<30天 | | | | | | | | | | | | |
| | ⅰ）有VTE的其他危险因素 | | | | | 2* | 2* | 2* | 2* | 2* | 2* | 3* | 3* |
| | ⅱ）没有VTE其他危险因素 | | | | | 2* | 2* | 2* | 2* | 2* | 2* | 3* | 3* |
| | c）产后30~42天 | | | | | | | | | | | | |
| | ⅰ）有VTE的其他危险因素 | | | | | 1* | 1* | 1* | 1* | 1* | 1* | 3* | 3* |
| | ⅱ）没有VTE其他危险因素 | | | | | 1* | 1* | 1* | 1* | 1* | 1* | 2* | 2* |
| | d）>产后42天 | | | | | 1* | 1* | 1* | 1* | 1* | 1* | 2* | 2* |
| 宫颈癌 | 等待治疗 | 4 | 2 | 4 | 2 | 2 | 2 | 2 | 2 | 1 | 1 | 2 | 2 |
| 宫颈外翻 | | 1 | 1 | 1 | 1 | 1 | 1 | 1 | 1 | 1 | 1 | 1 | 1 |
| 宫颈上皮内瘤变（CIN） | | 1 | 1 | 2 | 2 | 2 | 2 | 2 | 2 | 1 | 1 | 2 | 2 |
| 肝硬化 | a）轻型的（可代偿） | 1 | 1 | 1 | 1 | 1 | 1 | 1 | 1 | 1 | 1 | 1 | 1 |
| | b）重型#（失代偿） | 1 | 1 | 3 | 3 | 3 | 3 | 3 | 3 | 3 | 3 | 4 | 4 |
| 肝纤维化# | | 1* | 1* | 1* | 1* | 1* | 1* | 2* | 2* | 1* | 1* | 1* | 1* |
| 深静脉血栓（DVT）/肺栓塞（PE） | a）有深静脉血栓/肺栓塞史，没有接受抗凝治疗 | | | | | | | | | | | | |
| | ⅰ）DVT/PE复发的风险高 | 1 | 1 | 2 | 2 | 2 | 2 | 2 | 2 | 2 | 2 | 4 | 4 |
| | ⅱ）DVT/PE复发的风险低 | 1 | 1 | 2 | 2 | 2 | 2 | 2 | 2 | 2 | 2 | 3 | 3 |
| | b）急性的DVT/PE | 2 | 2 | 2 | 2 | 2 | 2 | 2 | 2 | 2 | 2 | 4 | 4 |
| | c）抗凝治疗至少3个月 | | | | | | | | | | | | |
| | ⅰ）DVT/PE复发的风险高 | 2 | 2 | 2 | 2 | 2 | 2 | 2 | 2 | 2 | 2 | 4* | 4* |
| | ⅱ）DVT/PE复发的风险低 | 2 | 2 | 2 | 2 | 2 | 2 | 2 | 2 | 2 | 2 | 3* | 3* |
| | d）家族史（一级亲属） | 1 | 1 | 1 | 1 | 1 | 1 | 1 | 1 | 1 | 1 | 2 | 2 |
| | e）大手术 | | | | | | | | | | | | |
| | ⅰ）长期制动 | 1 | 1 | 2 | 2 | 2 | 2 | 2 | 2 | 2 | 2 | 4 | 4 |
| | ⅱ）不需要长期制动 | 1 | 1 | 1 | 1 | 1 | 1 | 1 | 1 | 1 | 1 | 2 | 2 |
| | f）不需要制动的小手术 | 1 | 1 | 1 | 1 | 1 | 1 | 1 | 1 | 1 | 1 | 1 | 1 |
| 抑郁 | | 1* | 1* | 1* | 1* | 1* | 1* | 1* | 1* | 1* | 1* | 1* | 1* |

注：
1 没有限制（方法可以用）
2 益处通常大于理论或已证实的风险
3 理论或已证实风险通常大于益处
4 具有不可接受的健康风险（方法不可用）

图 15-2　2016 美国避孕方法应用的医学选择标准总结图

| 身体状况 | 亚状况 | 组合药片，贴，环 Cu-IUD I | C | 只含孕激素的药片 LNF-IUD I | C | 注射法 植入 I | C | 植入 DMPA I | C | LNG-IUDPOP I | C | 带CHC I | C |
|---|---|---|---|---|---|---|---|---|---|---|---|---|---|
| 糖尿病 | a）只是曾经有妊娠期糖尿病 | 1 | 1 | 1 | 1 | 1 | 1 | 1 | 1 | 1 | 1 | 1 | 1 |
| | b）没有血管病变 | | | | | | | | | | | | |
| | ⅰ）非胰岛素依赖 | 1 | 1 | 2 | 2 | 2 | 2 | 2 | 2 | 2 | 2 | 2 | 2 |
| | ⅱ）胰岛素依赖 | 1 | 1 | 2 | 2 | 2 | 2 | 2 | 2 | 2 | 2 | 2 | 2 |
| | c）肾病/视网膜病变/神经病变# | 1 | 1 | 2 | 2 | 2 | 2 | 3 | 3 | 2 | 2 | 3/4* | 3/4* |
| | d）其他血管病变或者糖尿病史>20年 | 1 | 1 | 2 | 2 | 2 | 2 | 3 | 3 | 2 | 2 | 3/4* | 3/4* |
| 痛经 | 严重 | 2 | 2 | 1 | 1 | 1 | 1 | 1 | 1 | 1 | 1 | 1 | 1 |
| 子宫内膜癌 | | 4 | 2 | 4 | 2 | 1 | 1 | 1 | 1 | 1 | 1 | 1 | 1 |
| 子宫内膜增生 | | 1 | 1 | 1 | 1 | 1 | 1 | 1 | 1 | 1 | 1 | 1 | 1 |
| 子宫内膜异位症 | | 2 | 2 | 1 | 1 | 1 | 1 | 1 | 1 | 1 | 1 | 1 | 1 |
| 癫痫# | 见于（又见药物相互作用） | 1* | 1* | 1* | 1* | 1* | 1* | 1* | 1* | 1* | 1* | 1* | 1* |
| 胆囊疾病 | a）有症状的 | | | | | | | | | | | | |
| | ⅰ）经胆囊切除术治疗 | 1 | 1 | 2 | 2 | 2 | 2 | 2 | 2 | 2 | 2 | 2 | 2 |
| | ⅱ）药物治疗 | 1 | 1 | 2 | 2 | 2 | 2 | 2 | 2 | 2 | 2 | 3 | 3 |
| | ⅲ）现在的 | 1 | 1 | 2 | 2 | 2 | 2 | 2 | 2 | 2 | 2 | 3 | 3 |
| | b）无症状的 | 1 | 1 | 2 | 2 | 2 | 2 | 2 | 2 | 2 | 2 | 2 | 2 |
| 妊娠滋养细胞疾病# | a）可疑妊娠滋养细胞疾病（立即排空后） | | | | | | | | | | | | |
| | ⅰ）子宫大小类似早孕期 | 1* | 1* | 1* | 1* | 1* | 1* | 1* | 1* | 1* | 1* | 1* | 1* |
| | ⅱ）子宫大小类似中期妊娠 | 2* | 2* | 2* | 2* | 1* | 1* | 1* | 1* | 1* | 1* | 1* | 1* |
| | b）确诊妊娠滋养细胞疾病 | | | | | | | | | | | | |
| | ⅰ）未检测到β-HCG/未孕期的β-HCG水平 | 1* | 1* | 1* | 1* | 1* | 1* | 1* | 1* | 1* | 1* | 1* | 1* |
| | ⅱ）β-HCG水平下降 | 2* | 1* | 2* | 1* | 1* | 1* | 1* | 1* | 1* | 1* | 1* | 1* |
| | ⅲ）β-HCG持续升高或者恶性疾病，没有可疑或确定的子宫内疾病 | 2* | 1* | 2* | 1* | 1* | 1* | 1* | 1* | 1* | 1* | 1* | 1* |
| | ⅳ）β-HCG持续升高或者恶性疾病，有可疑或确定的子宫内疾病 | 4* | 2* | 4* | 2* | 1* | 1* | 1* | 1* | 1* | 1* | 1* | 1* |
| 头痛 | a）非偏头疼（轻度或重度） | 1 | 1 | 1 | 1 | 1 | 1 | 1 | 1 | 1 | 1 | 1* | 1* |
| | b）偏头疼 | | | | | | | | | | | | |
| | ⅰ）没有预兆（包括月经期头疼） | 1 | 1 | 1 | 1 | 1 | 1 | 1 | 1 | 1 | 1 | 2* | 2* |
| | ⅱ）有预兆 | 1 | 4 | 1 | 1 | 1 | 1 | 1 | 1 | 1 | 1 | 4* | 4* |
| 有减肥手术史# | a）限制的过程 | 1 | 1 | 1 | 1 | 1 | 1 | 1 | 1 | 1 | 1 | 1 | 1 |
| | b）吸收不良的过程 | 1 | 1 | 1 | 1 | 1 | 1 | 1 | 1 | 3 | 3 | COC: 3 / P/R: 1 | COC: 3 / P/R: 1 |
| 胆汁淤积病史 | a）与怀孕相关的 | 1 | 1 | 1 | 1 | 1 | 1 | 1 | 1 | 1 | 1 | 2 | 2 |
| | b）与曾经的COC相关 | 1 | 1 | 2 | 2 | 2 | 2 | 2 | 2 | 2 | 2 | 3 | 3 |
| 有妊娠期高血压疾病史 | | 1 | 1 | 1 | 1 | 1 | 1 | 1 | 1 | 1 | 1 | 2 | 2 |
| 有骨盆手术史 | | 1 | 1 | 1 | 1 | 1 | 1 | 1 | 1 | 1 | 1 | 1 | 1 |
| 艾滋病 | a）有HIV感染高风险 | 2 | 2 | 2 | 2 | 1 | 1 | 1* | 1* | 1 | 1 | 1 | 1 |
| | b）感染HIV | | | | | 1* | 1* | 1* | 1* | 1 | 1 | 1* | 1* |
| | ⅰ）临床症状良好或接受抗病毒治疗 | 1 | 1 | 1 | 1 | 如果没有治疗，见药物相互作用 | | | | | | | |
| | ⅱ）临床症状不好或未接受临床抗病毒治疗# | 2 | 1 | 2 | 1 | 如果没有治疗，见药物相互作用 | | | | | | | |

缩写：C，连续避孕方法；CHC，激素联合避孕（避孕药，贴膜和避孕环）；COC，口服复合避孕药；Cu-IUD，带铜宫内节育装置；DMPA，长效甲羟孕酮醋酸盐；LNG-IUD，长效激素释放宫内避孕装置；NA，不适用；POP，仅含孕激素药物；P/R，贴片/环；#增加妇女妊娠风险的情况；*请参见完整的指南以明确分类

（续图）

| 身体状况 | 亚状况 | 组合药片，贴，环 Cu-IUD | | 只含孕激素的药片 LNF-IUD | | 注射法植入 | | 植入 DMPA | | LNG-IUDPOP | | 带CHC | |
|---|---|---|---|---|---|---|---|---|---|---|---|---|---|
| | | I | C | I | C | I | C | I | C | I | C | I | C |
| 高血压 | a）血压控制较好 | 1* | 1* | 1* | 1* | 1* | 1* | 2* | 2* | 1* | 1* | 3* | 3* |
| | b）血压水平升高（测量方式固定） | | | | | | | | | | | | |
| | i）收缩压140~159或舒张压90~99 | 1* | 1* | 1* | 1* | 1* | 1* | 2* | 2* | 1* | 1* | 3* | 3* |
| | ii）收缩压≥160或舒张压≥100# | 1* | 1* | 2* | 2* | 2* | 2* | 3* | 3* | 2* | 2* | 4* | 4* |
| | c）血管病变 | 1* | 1* | 2* | 2* | 2* | 2* | 3* | 3* | 2* | 2* | 4* | 4* |
| 肠炎 | （溃疡性结肠炎，克罗恩病） | 1 | 1 | 1 | 1 | 1 | 1 | 2 | 2 | 2 | 2 | 2/3* | 2/3* |
| 缺血性心脏病# | 现有的和历史的 | 1 | 1 | 2 | 3 | 2 | 3 | 3 | 3 | 2 | 3 | 4 | 4 |
| 已知血栓性病变# | | 1* | 1* | 2* | 2* | 2* | 2* | 2* | 2* | 2* | 2* | 4* | 4* |
| 肝脏肿瘤 | a）良性的 | | | | | | | | | | | | |
| | i）局灶性结节型增生 | 1 | 1 | 2 | 2 | 2 | 2 | 2 | 2 | 2 | 2 | 2 | 2 |
| | ii）肝细胞腺瘤 | 1 | 1 | 3 | 3 | 3 | 3 | 3 | 3 | 3 | 3 | 4 | 4 |
| | b）恶性的 | 1 | 1 | 3 | 3 | 3 | 3 | 3 | 3 | 3 | 3 | 4 | 4 |
| 疟疾 | | 1 | 1 | 1 | 1 | 1 | 1 | 1 | 1 | 1 | 1 | 1 | 1 |
| 心血管疾病的多种危险因素 | （例如：高龄、吸烟、糖尿病和高血压） | 1 | 1 | 2 | 2 | 2* | 2* | 3* | 3* | 2* | 2* | 3/4* | 3/4* |
| 多发性硬化症 | a）长期制动 | 1 | 1 | 1 | 1 | 1 | 1 | 2 | 2 | 1 | 1 | 3 | 3 |
| | b）没有长期制动 | 1 | 1 | 1 | 1 | 1 | 1 | 2 | 2 | 1 | 1 | 1 | 1 |
| 肥胖 | a）BMI≥30 | 1 | 1 | 1 | 1 | 1 | 1 | 1 | 1 | 1 | 1 | 2 | 2 |
| | b）月经初潮<18岁并且BMI≥30 | 1 | 1 | 1 | 1 | 1 | 1 | 2 | 2 | 1 | 1 | 2 | 2 |
| 卵巢癌# | | 1 | 1 | 1 | 1 | 1 | 1 | 1 | 1 | 1 | 1 | 1 | 1 |
| 生育 | a）未生育者 | 2 | 2 | 2 | 2 | 1 | 1 | 1 | 1 | 1 | 1 | 1 | 1 |
| | b）经产妇 | 1 | 1 | 1 | 1 | 1 | 1 | 1 | 1 | 1 | 1 | 1 | 1 |
| 曾经异位妊娠 | | 1 | 1 | 2 | 2 | 1 | 1 | 1 | 1 | 2 | 2 | 1 | 1 |
| 盆腔炎性疾病 | a）已有过 | | | | | | | | | | | | |
| | i）后来怀孕 | 1 | 1 | 1 | 1 | 1 | 1 | 1 | 1 | 1 | 1 | 1 | 1 |
| | ii）后来未怀孕 | 2 | 2 | 2 | 2 | 2 | 2 | 1 | 1 | 1 | 1 | 1 | 1 |
| | b）现有的 | 4 | 2* | 4 | 2* | 1 | 1 | 1 | 1 | 1 | 1 | 1 | 1 |
| 围生期心肌病# | a）正常的或轻微心功能受损 | | | | | | | | | | | | |
| | i）<6个月 | 2 | 2 | 2 | 2 | 1 | 1 | 1 | 1 | 1 | 1 | 4 | 4 |
| | ii）≥6个月 | 2 | 2 | 2 | 2 | 1 | 1 | 1 | 1 | 1 | 1 | 2 | 2 |
| | b）适度地或严重地心功能受损 | 2 | 2 | 2 | 2 | 2 | 2 | 2 | 2 | 2 | 2 | 4 | 4 |
| 流产后 | a）前3个月流产 | 1* | 1* | 1* | 1* | 1* | 1* | 1* | 1* | 1* | 1* | 1* | 1* |
| | b）孕中期流产 | 2* | 2* | 2* | 2* | 1* | 1* | 1* | 1* | 1* | 1* | 1* | 1* |
| | c）刚感染性流产完 | 4# | 4# | 4* | 4* | 1* | 1* | 1* | 1* | 1* | 1* | 1* | 1* |
| 产后的（未母乳喂养者） | a）<21天 | | | | | 1 | 1 | 1 | 1 | 1 | 1 | 4 | 4 |
| | b）21~42天 | | | | | | | | | | | | |
| | i）有其他静脉血栓的危险因素 | | | | | 1 | 1 | 1 | 1 | 1 | 1 | 3* | 3* |
| | ii）没有其他静脉血栓的危险因素 | | | | | 1 | 1 | 1 | 1 | 1 | 1 | 2 | 2 |
| | c）>42天 | | | | | 1 | 1 | 1 | 1 | 1 | 1 | 1 | 1 |
| 产后的（包括母乳喂养或非母乳喂养，也包括剖宫产的） | a）胎盘娩出后<10分钟 | | | | | | | | | | | | |
| | i）母乳喂养 | 1* | 1* | 2* | 2* | | | | | | | | |
| | ii）非母乳喂养 | 1* | 1* | 1* | 1* | | | | | | | | |
| | b）胎盘娩出后10分钟到4周 | 2* | 2* | 2* | 2* | | | | | | | | |
| | c）≥4周 | 1* | 1* | 1* | 1* | | | | | | | | |
| | d）产后败血症 | 4 | 4 | 4 | 4 | | | | | | | | |

（续图）

| 身体状况 | 亚状况 | 组合药片,贴,环 Cu-IUD | | 只含孕激素的药片 LNF-IUD | | 注射法 植入 | | 植入 DMPA | | LNG-IUDPOP | | 带CHC | |
|---|---|---|---|---|---|---|---|---|---|---|---|---|---|
| | | I | C | I | C | I | C | I | C | I | C | I | C |
| 妊娠 | | 4* | 4* | 4* | 4* | NA* | NA* | NA* | NA* | NA* | NA* | NA* | NA* |
| 类风湿性关节炎 | a）免疫抑制治疗 | 2 | 1 | 2 | 1 | 1 | 1 | 2/3* | 2/3* | 1 | 1 | 2 | 2 |
| | b）没有免疫抑制治疗 | 1 | 1 | 1 | 1 | 1 | 1 | 2 | 2 | 1 | 1 | 2 | 2 |
| 血吸虫病 | a）无合并症的 | 1 | 1 | 1 | 1 | 1 | 1 | 1 | 1 | 1 | 1 | 1 | 1 |
| | b）肝纤维化# | 1 | 1 | 1 | 1 | 1 | 1 | 1 | 1 | 1 | 1 | 1 | 1 |
| 性传播疾病 | a）目前化脓性宫颈炎或衣原体感染或淋球菌感染 | 4 | 2* | 4 | 2* | 1 | 1 | 1 | 1 | 1 | 1 | 1 | 1 |
| | b）阴道炎（包括阴道毛滴虫和细菌性阴道病） | 2 | 2 | 2 | 2 | 1 | 1 | 1 | 1 | 1 | 1 | 1 | 1 |
| | c）其他与STD有关的因素 | 2* | 2* | 2* | 2 | 1 | 1 | 1 | 1 | 1 | 1 | 1 | 1 |
| 吸烟 | a）年龄<35 | 1 | 1 | 1 | 1 | 1 | 1 | 1 | 1 | 1 | 1 | 2 | 2 |
| | b）年龄≥35，<15支/天 | 1 | 1 | 1 | 1 | 1 | 1 | 1 | 1 | 1 | 1 | 3 | 3 |
| | c）年龄≥35，≥15支/天 | 1 | 1 | 1 | 1 | 1 | 1 | 1 | 1 | 1 | 1 | 4 | 4 |
| 实体器官移植 | a）复杂性 | 3 | 2 | 3 | 2 | 2 | 2 | 2 | 2 | 2 | 2 | 4 | 4 |
| | b）非复杂性 | 2 | 2 | 2 | 2 | 2 | 2 | 2 | 2 | 2 | 2 | 2* | 2* |
| 中风 | 脑血管意外病史 | 1 | 1 | 2 | 2 | 2 | 3 | 3 | 3 | 2 | 3 | 4 | 4 |
| 浅静脉疾病 | a）静脉曲张 | 1 | 1 | 1 | 1 | 1 | 1 | 1 | 1 | 1 | 1 | 1 | 1 |
| | b）浅静脉血栓形成（急性或历史） | 1 | 1 | 1 | 1 | 1 | 1 | 1 | 1 | 1 | 1 | 3* | 3* |
| 系统性红斑狼疮 | a）抗磷脂抗体阳性（或未知） | 1* | 1* | 3* | 3* | 3* | 3* | 3* | 3* | 3* | 3* | 4* | 4* |
| | b）严重血小板减少 | 3* | 2* | 2* | 2* | 2* | 2* | 3* | 2* | 2* | 2* | 2* | 2* |
| | c）免疫抑制治疗 | 2* | 1* | 2* | 2* | 2* | 2* | 2* | 2* | 2* | 2* | 2* | 2* |
| | d）以上都没有 | 1* | 1* | 2* | 2* | 2* | 2* | 2* | 2* | 2* | 2* | 2* | 2* |
| 甲状腺异常 | 单纯性甲状腺肿/甲状腺功能亢进/甲状腺功能减退 | 1 | 1 | 1 | 1 | 1 | 1 | 1 | 1 | 1 | 1 | 1 | 1 |
| 结核病#（又见药物相互作用） | a）非盆腔 | 1 | 1 | 1 | 1 | 1* | 1* | 1* | 1* | 1* | 1* | 1* | 1* |
| | b）盆腔 | 4 | 3 | 4 | 3 | 1* | 1* | 1* | 1* | 1* | 1* | 1* | 1* |
| 不能解释的阴道流血 | （可疑严重情况）评估之前 | 4* | 2* | 4* | 2* | 3* | 3* | 3* | 3* | 3* | 3* | 2* | 2* |
| 子宫肌瘤 | | 2 | 2 | 2 | 2 | 1 | 1 | 1 | 1 | 1 | 1 | 1 | 1 |
| 瓣膜性心脏病 | a）非复杂性 | 1 | 1 | 1 | 1 | 1 | 1 | 1 | 1 | 1 | 1 | 2 | 2 |
| | b）复杂性# | 1 | 1 | 1 | 1 | 1 | 1 | 1 | 1 | 1 | 1 | 4 | 4 |
| 阴道出血模式 | a）没有大量出血的不规律出血 | 1 | 1 | 1 | 1 | 2 | 2 | 2 | 2 | 2 | 2 | 1 | 1 |
| | b）重度或出血延长 | 2* | 2* | 1* | 2* | 2* | 2* | 2* | 2* | 2* | 2* | 1 | 1 |
| 病毒性肝炎 | a）急性或突发 | 1 | 1 | 1 | 1 | 1 | 1 | 1 | 1 | 1 | 1 | 3/4* | 2 |
| | b）携带者/慢性 | 1 | 1 | 1 | 1 | 1 | 1 | 1 | 1 | 1 | 1 | 1 | 1 |
| **药物相互作用** | | | | | | | | | | | | | |
| 抗逆转录病毒疗法 所有其他抗逆转录病毒疗法都是1或2 | 福沙那韦（FPV） | 1/2* | 1* | 1/2* | 1* | 2* | 2* | 2* | 2* | 2* | 2* | 3* | 3* |
| 抗惊厥治疗 | a）特定抗惊厥药（苯妥英，卡马西平，巴比妥酸盐，苯妥英钠，托吡酯，奥卡西平） | 1 | 1 | 1 | 1 | | | 1* | 1* | | | 3* | 3* |
| | b）拉莫三嗪 | 1 | 1 | 1 | 1 | 1 | 1 | 1 | 1 | 1 | 1 | 3* | 3* |
| 抗生素治疗 | a）广谱抗生素 | 1 | 1 | 1 | 1 | 1 | 1 | 1 | 1 | 1 | 1 | 1 | 1 |
| | b）抗真菌药物 | 1 | 1 | 1 | 1 | 1 | 1 | 1 | 1 | 1 | 1 | 1 | 1 |
| | c）抗寄生虫药 | 1 | 1 | 1 | 1 | 1 | 1 | 1 | 1 | 1 | 1 | 1 | 1 |
| | d）利福平治疗 | 1 | 1 | 1 | 1 | 2* | 2* | 1 | 1 | 3* | 3* | 3* | 3* |
| SSRI | | 1 | 1 | 1 | 1 | 1 | 1 | 1 | 1 | 1 | 1 | 1 | 1 |
| 圣约翰麦芽汁（St. John's wort） | | 1 | 1 | 1 | 1 | 2 | 2 | 1 | 1 | 2 | 2 | 2 | 2 |

**Updated July 2016.** This summary sheet only contains a subset of the recommendations from the U.S. MEC. For complete guidance, see: http://www.cdc.gov/reproductivehealth/unintendedpregnancy/USMEC.htm. Most contraceptive methods do not protect against sexually transmitted diseases (STDs). Consistent and correct use of the male latex condom reduces the risk of STDs and HIV.

CS266008-A

（续图）

道性行为的异性夫妇中,其中一人或者两人不孕不育。尽管有这些特殊情况,15~44 岁的妇女中有超过 60% 的妇女进行了避孕[11]。为了有效地提供咨询,助产士必须能够在妇女可能做出的决定中保持中立,承认她的决定可能不是助产士将要做出或建议的决定。事实上,妇女的决定甚至可能与助产士的个人信仰冲突。

女性的偏好是选择避孕方法的基础[27]。是否将伴侣纳入到避孕方法的选择过程中,取决于女性的态度。在某些情况下,助产士可能为夫妇提供健康教育,而在其他情况下女性单独进行专业的咨询。通过这一章,相关的教育和护理内容可以外推到包括对女性选择起到重要影响作用的其他人。

由于个人隐私问题或者担心避孕被干涉,一些女性不愿意和伴侣分享有关避孕方法选择的信息。避孕被干涉的情况可能会发生在女性被伴侣或其他人要求怀孕或者终止怀孕的时候[28]。女性可能会在预知自己可能会怀孕的情况下(无论自愿与否)寻求避孕。例如:处于军队中的女性,可能处在更易受性暴力或者当地卫生条件较差的环境,利用避孕而导致闭经可能更好[29,30]。身体或智力残疾的女性在避孕和经期方面也有独特需求[31,32]。这些需求可能与自愿的性行为相关或无关。

妇女对选择避孕方法的偏好也会受到各种个体因素的影响,助产士应该承认这些影响因素。理想的家庭规模和避孕方法的选择受到文化、态度和宗教的强烈影响[33]。尽管妊娠的定义是着床,一些妇女可能认为妊娠开始于受精,而这种观念可能影响某些避孕方法的使用。一些妇女认为外源性激素是不自然的,只选择非激素疗法。有些女性可能更倾向于选择自己的女性朋友和家人所使用的方法。花费和是否有保险也可能导致妇女摒弃某些方法。以上这些例子只是妇女可能考虑的几个因素。

对于如何证明或记录知情同意过程,做法各不相同。有些要求妇女签署同意书。在任何情况下,都必须在知情同意的情况下做出决定,而且在任何侵入性方法(如植入式宫内节育器)开始之前,必须始终获得书面同意。

### 妇女选择避孕方法时可能考虑的其他因素

当一个妇女寻求计划生育保健时,首先收集信息,然后确认妇女的态度、信念,和家庭规模的计划,怀孕间隔和感情状态是重要的。此外,助产士必须进行一些评估。

咨询的过程中还应该分享关于避孕方法的非避孕好处,例如:避孕套法除了避孕作用还能预防传播性疾病(性病)传播,并且与口服避孕药(COC)联用可以降低女性一生中罹患卵巢癌的几率。还要考虑避孕方法的成本,包括第一次使用、长期维护、备用,必须综合考虑,并且应该与女性讨论。例如:有些方法可能会有医疗保险,而其他方法可能会导致更多的成本,会阻碍收入较低或缺乏支付保障的女性使用。

有些关于避孕方法的错误信念可以通过提供科学的证据而给予澄清,而有些信念则是基于文化或地域的,也可能会影响到避孕方法的选择。

任何一个因素对一个女性都可能比对另一个女性更重要。对一些女性来说,避孕方法的有效性是主要关心的问题,并且他们愿意应对额外的副作用来获得更大的有效性。对其他女性来说,意外怀孕是不合时宜的但不是毁灭性的,所以其他因素诸如成本、易用性和性伴侣的接受程度可能对决定使用哪种避孕方法做出更大的贡献。

现存的或潜在的遗传疾病遗传给后代可能是一个额外的考虑,甚至对一些女性来说是在选择永久性绝育时的一个原因。值得注意的是,个人的遗传风险因素可能会影响女性对避孕方法的生理反应以及她的个人风险因素。一个有强大的凝血障碍家族史的女人可能选择宫内节孕器而不是避孕贴片,因为前者可降低引发血栓的风险。这样的决定识别了障碍的遗传性质,即使她不知道她的个人风险。

### 特殊人群

女性的年龄可以影响她选择避孕方法。青少年可能选择长效避孕方法,因为它们是不依赖于性行为的。30~40 岁的非吸烟妇女可能会基于其非避孕的益处而选择口服避孕药。根据美国《避孕方法应用的医疗选择标准》,其他吸烟且年龄大于 35 岁的女性不应该服用联合口服避孕药[24,25]。围绝经期妇女在接受健康教育之前可能没有意识到她们有怀孕的危险。行动障碍的妇女可能难以采用屏障法[31,32]。有语言障碍的妇女可以在咨询时纳入监护人,但还是应该尽可能地遵从妇女的选择[32]。

表 15-5 总结了女性在选择避孕方法时可能考虑的常见因素。助产士是为女性提供个体化的避孕信息和决策支持的最佳人选。

## 意外怀孕妇女的咨询

在大多数情况下,在开具避孕处方前,需按照标准的程序进行妊娠试验。但是,当实验室检查结果不容易获得时,一些临床症状对于判断妇女没有怀孕的准确性可以达到 99%~100%(表 15-6)[25]。即使妊娠试验结果是阴性时,助产士应将表 15-6 中列出的临床症状记录在妇女的健康档案中。当妇女意外怀孕时,为其提供选择咨询。

| 表 15-5　影响妇女避孕方法选择的常见因素 | |
|---|---|
| **因素** | **举例** |
| 接受避孕方法的关键方面 | 认为每日使用的避孕方法或依赖性交的避孕方法会带来诸多不便 |
| 接受意外妊娠 | 避孕方失败给妇女及其家庭带来不便,但没有带来麻烦 |
| 获取避孕方法和成功使用的能力 | 手功能不佳,不能应用阴道隔膜;避孕花费及未被医疗保险所覆盖 |
| 信仰 | 不想让节育器械存在于女性的身体里;介意使用任何外源激素 |
| 基于危险因素的选择标准 | 在美国《避孕方法应用的医疗选择标准》中年龄和相关健康状况为 3 级或 4 级 |
| 健康效益 | 可通过具体方法加以改善的个人风险因素 |
| 分离的方法 / 隐私的需求 | 希望不要让伴侣或其他人知道性行为或避孕 |
| 性传播感染防护的需求 | 除非加上避孕套,大多数方法只提供避孕,不提供性传播疾病方面的保护 |
| 伴侣意见 / 重要人员意见 | 家庭成员对于使用特定方法的益处和复杂性的意见 |
| 既往史 | 希望再次使用或不再使用某种避孕方法 |
| 性活动史 | 性行为不频繁 |
| 副作用和耐受性 | 理解 / 耐受月经期间出血;闭经;其他常见副作用 |
| 医疗服务提供者的支持和咨询 | 卫生保健提供者对某种避孕方法或青少年性行为的负面看法 |
| 避孕后恢复生育的时间 | 希望在短期内怀孕,这可能会使妇女摒弃某些方法,包括长效避孕 |

| 表 15-6　如何合理确定女性没有怀孕 |
|---|
| 如果未出现怀孕的症状或体征且符合以下标准之一时,助产士可确定女性没有怀孕:<br>正常月经开始后 7 天以内<br>末次月经后无性行为<br>正确、持续地使用一种可靠的避孕方法<br>自然流产或引产后 7 天以内<br>产后 4 周以内<br>纯母乳喂养或接近纯母乳喂养(母乳占所有食物的 85% 以上),闭经,产后 6 个月以内 |

## 选择咨询

选择咨询的过程是在女性尚未确定她们的选择时,为她们提供关于所有可能的选择信息。当面对意外怀孕时,女性通常会有以下选择:她可以选择继续怀孕并抚养孩子;继续怀孕之后让别人收养这个孩子或适时地终止妊娠。被美国护士 - 助产士学会(ACNM)承认的助产服务的特征是倡导知情选择、共享决策和自决的权利[26]。在 ACNM 生殖健康选择宣言中指出:"每个妇女都具有接受真实的、证据支持的、无偏见信息的权力,以做出知情选择"[26]。

这些标准强调了助产士在咨询、建议和指导妇女进行选择方面的责任。

了解避孕和流产咨询的区别是非常重要的。为妇女提供可选择方案的专业责任并不意味着助产士必须为有意流产的妇女进行流产咨询。相反,选择咨询是一种对可选方案的非评判性介绍,可以用价值澄清的方式来呈现,这可以帮助女性选择正确的避孕方法。选择咨询的原则包括能够积极听取妇女的意见,向她提供做出决定的所有必要信息,并帮助她评价自己的选择[35]。有些助产士由于个人宗教或道德冲突而不提供流产咨询。尊重助产士在伦理道德方面反对提供流产咨询的自主权,以及尊重妇女获取计划生育信息的权利,要权衡这两者的关系。如果助产士在道德上不允许提供流产咨询,必须告知该妇女,并帮助妇女找到另一个咨询服务的提供者。

通过使用客观的语言和非语言交流,以及使用开放式的问题,助产士可以治疗性地和女性讨论方案。女性必须通过了解自己关于所有可选择方案的感情与信念获得指导。帮助她理解每个方案的后果不仅对于她做决策有帮助,而且对她接受最终必须做出决定的能力很重要。

### 怀孕咨询

仅仅因为怀孕是无意的,这并不意味着孩子是不受欢迎的或者是不被爱的。一些妇女会选择继续怀孕并抚养孩子。对于这些妇女,助产士可以提供关于妇女和胎儿健康的咨询。在许多情况下,访视提供了开始一些产前护理和后续护理的机会。关于产前咨询和护理的细节可以在"孕期"章节中找到。

### 收养咨询

如果孕妇选择让其他人收养孩子,助产士的主要作用是为妇女提供适当的资源来帮助她建立一个收养计划。理想情况下,这项工作应该与具有该地区全部相关资源的社会工作者或者其他人员合作,但在一些社区中助产士可能需要自己提供这些服务。因此,助产士熟悉本地可用的收养服务资源也是义不容辞的。收养包括开放式、封闭式或半开放式收养[36]。

- 开放式收养发生在生母和领养家庭相互认识,虽然生母对孩子的养育不需要提供任何投入,但两者之间可以有从见面到信件或电话等不同层次的沟通。女性应该理解,在大多数开放式收养的情况下,收养家庭没有必须要遵循的法律协议,而且各个州对开放式收养的规定也不同。

- 封闭式收养是指对孩子出生记录和所有身份信息都被隐藏的收养。

- 半开放式收养是指在收养过程中一些身份信息是共享的,可以根据预先安排的时间,通过一些中介机构如律师或收养机构进行交流。交流的程度和"开放"的程度随着时间的推移可能会改变。

让别人收养孩子是一个困难的决定,妇女在孕期、产时和产后早期都需要情感上的支持。

### 流产咨询

对于女性来说,得知自己怀孕也可能是好消息,也可能是坏消息,没有人能够准确预测一个人对妊娠的态度。流产的合法化意味着每个怀孕的女人有继续怀孕直到自然结束或选择提前流产的权利。自1969年以来,疾病预防控制中心收集了有关流产的数据。2013年美国每1 000名15~44岁的妇女流产2.5次,或每1 000名活产200次流产。根据统计数据,流产数量比前一年减少大约5%,是近十年来最低的水平。大约60%的流产是发生在生育过至少一个或者更多孩子的妇女中,而55%的女性以前从未有过流产[6]。

流产的决定并不是轻易做出的。想要提供流产咨询的助产士需要了解当地的资源,所使用的方法,并能根据需要提供适当的转诊服务。流产咨询服务的内容包括讨论特定方法的风险、益处、知情同意以及孕龄限制。孕龄限制随机构、各州政策和当地接受过培训的卫生服务提供者的数量不同而有所不同。

## 人工流产

超过90%有计划的人工流产发生在妊娠早期。一小部分(8.6%)在13周后进行[6]。在妊娠早期,流产可使用药物或手术方式如真空吸引或刮宫。孕3个月之后,流产程序可能需要持续两天,在流产前24小时放入渗透扩张剂,然后进行手术扩张和排空。对于Rh阴性的女性,ρ(D)免疫球蛋白(抗-D血清;RhoGAM)的治疗在药物或手术终止妊娠开始之前进行。

### 手术流产

手动真空吸引(MVA)可以用于大约12孕周的孕妇。这种方法需要使用手持吸管吸空子宫内容物[37]。在妊娠早期,MVA和刮除术效果一样[37]。MVA可以在诊室里进行,这一过程会花5~15分钟,可移除完整的妊娠囊,从而确保怀孕终止[38]。研究显示,一些非药物的措施可以促进药物的效果以减少手术过程中的不适感[39,40]。

使用扩宫及刮宫术(D&C)终止妊娠是通过扩张宫颈管,刮除子宫腔内容物的手术。这种技术可用于妊娠13周前。手术并发症发生的风险小于1%。流产手术的主要并发症有宫内妊娠继续、大量出血、感染(包括子宫内膜炎)、子宫穿孔或器官损伤和妊娠产物残留需要进一步手术治疗[41,42]。

## 药物流产

美国药物流产的数量从 2012 年到 2013 年增加了 5%,占合法性流产的 22% 以上[6]。在一些国家,药物流产被认为是未来的主流并已经占据了人工终止妊娠的绝大部分[43]。目前已有三种药物用于药物流产:米非司酮(Mifeprex,RU-486)、甲氨蝶呤(Rheumatrex)和米索前列醇(Cytotec)。2000 年,FDA 批准了米非司酮和米索前列醇联合用于药物流产,2016 年 FDA 发布了关于这两种药物使用的新信息。根据 FDA 的批准,口服米非司酮应剂量为 200mg。然后,24~48 小时后,可在家中服用 800μg 口服米索前列醇[44]。在服药 7~14 天后,需要进行评估以确保流产完全。

孕酮是保证正常胎盘附着的必要物质,而米非司酮抑制孕酮,从而阻止受精并使子宫对前列腺素的作用更敏感[45]。最为敏感的时间大约在使用米非司酮 24~48 小时后[46]。米索前列醇,模拟前列腺素 E$_1$,使子宫内容物排出[23]。对末次月经后 63 天或更少的女性,应用米索前列醇之后再使用米非司酮的联合用药方案的有效率达 95%~98%[47]。当单独使用时,米非司酮的有效率大约为 76%,因此很少单独应用。不同用药途径下米索前列醇的有效性差别较大,从 68%~94% 不等,由是否经阴道使用、干或湿(最有效)或口服决定[48]。当单独使用时,米索前列醇可能会引起明显的恶心、呕吐、发烧、发冷和腹泻。用药后如果继续怀孕会致畸,与莫比斯综合征的先天性神经障碍有关[49]。

尽管甲氨蝶呤可用于终止妊娠,其作为流产药的有效性并没有其他方法高。甲氨蝶呤通过抑制二氢叶酸还原酶(一种合成 DNA 的关键酶)起作用,当暴露于甲氨蝶呤时,快速分裂的细胞不能进行正常的有丝分裂[50]。作为流产药单独使用时,该药的有效率在 60%~84% 之间[50]。这种药也通常用于治疗异位妊娠以及阻止其他细胞快速分裂的情况,例如肿瘤,虽然对于特定的肿瘤已经有药物取代它。

应告知计划行药物流产的女性,流产过程中可能会出现大量出血和严重的痉挛性疼痛。出血将会在服用米索前列醇后的前 6 小时最多。大约 50% 的女性主诉使用米非司酮后会有恶心。非甾体类抗炎药(NSAID)可以有效地减轻疼痛,并且它们不干扰米索前列醇的效果。因为有致畸性的风险,如果是意外怀孕,建议女性在药流失败后进行手术流产。

表 15-7 列出了药物流产的禁忌证[50,51]。母乳喂养的妇女应该在使用米非司酮后 2 天和服用米索前列醇后 4 小时内避免喂养婴儿。药物流产的并发症可包括子宫内容物排出不完全需要后续手术处理、子宫感染(小于 1%)和大量的出血需要刮宫止血(0.3%~1.3%)[46]。应指导女性如果药流后 2 小时及以上,每小时出血量超过两个大卫生垫的最大饱和量,应该及时通知医疗服务提供者。

## 流产后护理

无论助产士是否参与流产咨询,都可能会为近期终止妊娠的妇女提供服务[52]。妇女可以在流产后立即放置宫内节育器,其他避孕方法则根据美国《避孕方法应用的医疗选择标准》归为 1 类或 2 类[24]。患有败血症的妇女应在治愈后放置宫内节育器。流产后的妇女应在两周内进行随访,随访内容包括评估并发症(包括是否流产完全)、评估妇女的情绪,和讨论后续的避孕需求。

盆腔超声检查、尿妊娠试验或血清人绒毛膜促性腺激素(β-hCG)定性测量可用于确认妊娠产物的

| 表 15-7 | 药物流产的禁忌证 | |
| --- | --- |
| **禁忌证** | **慎用** |
| 对其中一种药物过敏 | 长期进行皮质类固醇治疗(包括严重失控的哮喘患者)[a] |
| 遗传性卟啉症 | 出血性疾病 |
| 慢性肾上腺功能衰竭 | 严重贫血 |
| 已知或疑似异位妊娠(米索前列醇和米非司酮均不能治疗的异位妊娠) | 心脏病史或心血管危险因素 |
| | 已放置宫内节育器;应于用药前取出 |

[a] 一些机构认为无法控制的严重哮喘是药物流产的禁忌证,而其他则不这么认为。据美国妇产科医生学会,哮喘不是禁忌证,因为米索前列醇是一种弱的支气管扩张剂。然而,如果女性有严重的哮喘,建议在用药物流产之前进行咨询

排出。一项系统综述发现,对常规使用超声检查以排除妊娠产物遗留的做法存在争议。虽然超声具有较高的敏感性和特异性,但它昂贵且不是各处都有。使用其他方式,如标准化询问女性的症状、电话随访和检测尿 hCG,都是有效的策略。然而,如果强烈怀疑流产失败,超声仍然是最常用的检查方法[53]。

### 助产士在流产执行中的作用

1971 年,基于手术最好应该由医生执行的理由,ACNM 发表一项实践声明,禁止注册护士助产士(CNM)做流产手术。这个声明发布在流产合法化之前,也就是 1973 年美国最高法院颁布 Roe v.Wade 法案前。1971 年的声明是 ACNM 发表的唯一的流产限制声明,在经过会员讨论后,于 1992 年被废除了[54]。

现在已有证据证明助产士和其他非医生的提供者提供的流产服务等同于医生提供的[55,56]。因为药物流产是独立的,所以很难统计助产士进行了多少例类似的服务。旧金山加州大学在 2005 年由国家卫生规划和发展部门授权为 CNM、医师助理(PAs)和护理从业人员(NP)提供关于负压吸引及刮宫术

的培训。在 ACNM 的核心胜任力清单中没有人工流产这一项技术,但是,希望拓展自己服务范围的助产士,可以依据《助产士服务标准》中的步骤开展这项服务[57,58]。

## 紧急避孕

紧急避孕(EC)通常被误称为性交后或"晨后"避孕。紧急避孕并不是一种常规的避孕方法,相反,它用于一种方法失败后,如避孕套破裂或意想不到的无保护措施的性交后。根据方法的不同,紧急避孕可以在无保护性交后 3~5 天内任何时间使用[59,60]。寻求避孕服务的每一位女性都应该知道如何获得以及如何正确使用紧急避孕。

在美国目前有四种紧急避孕方法可用:①Yuzpe方法;②左炔诺孕酮(LNG)公式(Plan B One Step,Next Choice One dose,Take Action);③选择性孕激素受体调节剂[UPA;埃拉(ella)];和④带铜宫内避孕器(Copper IUD)。表 15-8 给出了这些方法的剂量、使用和有效性[24,25,59,61,62]。

| 表 15-8 | 美国现有的紧急避孕方法 | | | | |
|---|---|---|---|---|---|
| 商品名 | 预计疗效[a] | 性行为后使用时间[b] | 获得方法 | 美国 MEC 分级[c] | 临床注意事项 |
| FDA 批准的紧急避孕方法 | | | | | |
| Plan B One Step,Next Choice One dose,Take Action | 使怀孕率降低 81%~90% | 72 小时内 | 非处方,无年龄限制 | 1 级或 2 级 | BMI ≥ 30 的女性,有效性可能会降低;避免同时使用 CYP3A4 诱导剂 |
| 埃拉(醋酸酯或 UPA)(1 丸) | 失败率 2.1% | 120 小时内 | 处方 | 1 级或 2 级 | 含孕激素避孕方法的效果可能降低,因为其与孕激素受体结合的亲和性,尽管醋酸甲羟孕酮可以同时开始,但 SPR 建议使用 UPA 后,延缓激素摄取 5 天,禁欲 7 天。同时避免使用 CYP3A4 诱导剂。由于母乳中的浓度过高,因此服用后 24 小时内禁止哺乳 |
| 可获取但 FDA 未批准的避孕方法 | | | | | |
| 口服复方避孕药 | 失败率 1.3%~1.5% | 72 小时内 | 处方 | 1 级 -2 级 | 也称为 YuZpe 法,有超过 25 个品牌的药物可用[d] |
| 带铜宫内节育器(ParaGard) | 降低怀孕率 99% | 排卵后 120 小时内 | 处方 | 1 级 -3 级 | 根据性传播疾病风险的不同,美国 MEC 分级不同 |

BMI,体质指数;FDA,美国食物药物管理局;SPR,《美国避孕方法应用选择实践建议》;U.S.MEC,《美国避孕方法应用的医学选择标准》
[a] 研究中关于有效性的报道不统一
[b] 参见说明书。有些方法只研究了所标注日期为止的有效性,但实际上可能持续时间会更久
[c] 只作为紧急避孕时的分类。在一些特殊情况下,例如子宫腔畸形,IUD 也是不能应用的
[d] 目前可用的复方口服避孕药的品牌及用量可查阅 http://ec.princeton.edu/questions/dose.html

## 激素紧急避孕：作用机制

激素紧急避孕方法的作用机理是抑制和/或延迟排卵，其次是在月经周期的不同时间内服用可以延迟或抑制促黄体激素(LH)上升[50]。如果在排卵末期应用，口服避孕药和公式避孕法不能有效防止排卵，因此，这两种方法在排卵前和无保护措施的性交后尽快使用最有效[63]。LH激增前应用UPA，可防止卵泡破裂，还可以降低子宫内膜厚度，从而破坏胚胎植入的条件。激素紧急避孕方法不干扰已经植入的胚胎，对已经植入子宫的胚胎也没有风险[45,63-68]。

计算紧急避孕法的有效率是复杂的，因为相对于性交的时间，精确估计排卵时间是很困难的，而且有些研究中用了不同的方法计算有效性。一般来说，应用紧急避孕的时间和性交时间间隔越短越有效，间隔时间越长，其有效性会降低[65]。

## Yuzpe 方法

Yuzpe方法是由加拿大科学家在20世纪70年代首次发布的与其名字相同的方案，是目前最古老的紧急避孕方法。这种方法包括摄入高剂量的雌激素和孕激素，通过服用同一剂量的几种复方避孕药以抑制排卵。目前有超过25个品牌的复方避孕药可供选择，当需要使用Yuzpe方法时，助产士可以查阅具有相关信息的网站，如普林斯顿大学人口研究办公室和生殖健康专业人员协会支持的紧急避孕网站[62]。

Yuzpe方法使用后继续妊娠的比例大约是2%~3%。这种避孕方法经常引起恶心、呕吐、头痛、眩晕、乳房胀痛。女性也可能在治疗后的3~4周出现不规则出血或血滴[65]。因为恶心呕吐，Yuzpe法不建议作为首选的紧急避孕方法[69]。如果使用非处方止吐剂，如氯环利嗪(氯苯甲嗪，博宁，茶苯海明II)，建议在使用紧急避孕法1小时前应用25~50mg。Yuzpe法用药后1小时内发生呕吐是否需要再重复用药还存在一定的争议。

如果因为年龄原因不能使用其他方法或者当地缺乏其他方法时，Yuzpe方法是一个不错的选择。如果女性目前手里有复方避孕药，它也可能是一个更有吸引力的选择。

## 左炔诺孕酮(LNG)：Plan B One Step 和 Next Choice One dose

尽管现在还在用，Yuzpe法很大程度上已被左炔孕酮制成的孕激素方式取代了。左炔孕酮的配方比含有雌激素和孕激素的方法更有效和副作用更少[65,70]。如果LH升高发生之前服用LNG主要是抑制或延迟排卵防止LH升高[66]。如果在接近LH升高或LH升高期间服用，它阻碍和减缓升高，使卵子无法成熟并排出[59]。

LNG作为紧急避孕形成了一个叫Plan B One Step的品牌和一些其他品牌或商品名。当使用单剂量产品时，根据包装剂量，在无保护措施的性交后72小时内服用1.5mgLNG[61,62]。如果使用单剂量后2小时内呕吐，应考虑重复服用。以往还有双剂量的LNG可供选择，但是服用一剂更方便也更有效，因此现在市场上已经没有双剂量的LNG了。

研究发现性交后72小时内应用单剂量LNG方案用于紧急避孕的有效性大约是84%[71]。妊娠率大约是2%，通常比应用Yuzpe法之后的妊娠率低[59]。

## 醋酸乌利司他

2010年，市场名"埃拉"的UPA选择性孕激素受体调制剂(SPRM)获得FDA批准用于紧急避孕；因此埃拉是美国第一个也是迄今为止唯一的可用于紧急避孕的SPRM药物[59]。SPRM可与孕激素受体结合，根据药物在月经周期的摄入时间不同，抑制或延迟排卵。如果在排卵期使用，UPA可防止卵泡破裂[59]。在卵泡后期使用UPA，它可减缓正常的LH升高，从而推迟排卵[67,72,73]。

UPA似乎比Yuzpe法或LNG更有效，并且可以在无保护措施的性交后120小时内有效，这归因于它防止卵泡破裂的能力，尽管其有效性会随时间减少[69]。副作用和Yuzpe法和LNG法一样，但发生的频率更低。因为大部分的副作用也是怀孕的症状，目前还不清楚哪些是因为服用药物而引起。

## 激素紧急避孕的禁忌证

使用任何紧急避孕方法的唯一禁忌是确认已怀孕。在怀孕时禁止口服药物进行避孕，是因为无效，而不是出于对致畸性的担忧。因为是在短时间内给予低剂量的口服避孕药，因此即使有些女性存在一些应用避孕药的禁忌证，在应用时也是安全的[59]。

虽然使用口服紧急避孕药的女性没有药物之间相互作用导致的副作用的主诉，但药物之间出现相互作用是可能的。抗惊厥药物如苯巴比妥、卡马西平和苯妥英(狄兰汀)诱导CYP 450系统，可以降低避孕措施的有效性。其他药物也可干扰口服避孕药物的代谢,例如利福平、托吡酯和圣约翰草[59]。

### 带铜宫内节育器

带铜 IUD(ParaGard)在性交后 120 小时(5 天)内植入可以用作紧急避孕,是目前最有效的紧急避孕方法[59]。如果在受精卵着床后(通常发生在排卵后 6~12 天)再植入 IUD 进行紧急避孕则是无效的[59]。IUD 植入技术在"非激素避孕"章节的附录中有介绍。

带铜 IUD 置入后的怀孕率大约是 0.1%[74]。带铜 IUD 可以改变输卵管运输,对卵子有毒,导致精子凋亡,所以阻止受精[59]。与紧急避孕的口服剂型不同,带铜 IUD 还创建了一个贫瘠的子宫内膜环境[5]。如果一个女性同时计划放置带铜 IUD,这就提供了紧急避孕之外的好处,即建立一个持续的避孕方法。左炔诺孕酮缓释 IUD 不是有效的紧急避孕用物。

### 带铜 IUD 用于紧急避孕的禁忌证

带铜 IUD 的一般使用禁忌证的详细综述见"非激素避孕"章节。被强奸后放置带铜 IUD 用于紧急避孕的是一个重要的话题。在美国 MEC 分级中,放置带铜 IUD 作为紧急避孕,如果女性发生性传播疾病的风险很高,就是 3 级;如果发生性传播疾病的风险低,就是 1 级[25]。但是并没有公认的发生性传播疾病"高风险"与"低风险"的定义。此外,美国 MEC 3 级意味着风险通常大于优势。因此临床医生需要评估被强奸女性的病史和环境以判断是否放置带铜 IUD。

### 紧急避孕的特殊考虑

一些药房可能会选择放弃配备紧急避孕,且受到一系列声明的保护,同样助产士及其他医务人员也有权力拒绝提供紧急避孕[75,76]。在这种情况下,助产士可以推荐 Yuzpe 方案,许多卫生保健专业人员定期使用 SARC 方法为妇女开出紧急避孕药,以防口服避孕药漏服、避孕套破损或其他意外情况。

许多国家级妇女健康组织都建议为所有被性侵犯的女性提供紧急避孕措施[77]。有些州为被强奸的女性强制提供紧急避孕。但是各州的法律可能会变化,因此临床工作者需要遵循当地的法律。在任何情况下,助产士在照顾被性侵犯的女性时,需要讨论她是否接受了正确的信息或者进行了紧急避孕。

### 随访

向需要紧急避孕的妇女提供包括人类免疫缺陷病毒(HIV)感染在内的性传播疾病的筛查。

尽管不是所有的护理专业组织都认为随访是紧急避孕的必要组成部分,但是仍需建议女性在使用紧急避孕 1 到 3 周后进行复查,具体内容包括使用紧急避孕的结果和讨论避孕过程中的需求。只要有可能,应在使用一种紧急避孕法后立即启动合适的避孕方法。使用激素紧急避孕法的妇女可以立即开始任何避孕方法,但建议在接下来的 7 天内使用屏障法避孕或禁欲。虽然可以在服用 UPA 之后 5 天开始使用激素避孕方法,但是由于乙酸乌司他丁具有独特的作用机制,同时使用激素避孕药会降低这些方法的有效性,因此,使用 UPA 的妇女应该进行屏障避孕或禁欲直到下一次月经[25,26]。带铜 IUD 能够为妇女提供立即和持续的避孕保护。

### 健康教育

应告知使用紧急避孕方法的女性使用口服药后下一个月经期可能会被推迟。如果使用紧急避孕 3 周后月经还没来,要评估是否怀孕,这很重要。应告知女性关于宫外孕的征象,建议如果发生严重的腹痛尽快联系医务人员。此外,使用 EC 的女性应该避免再次无保护的性交,直到新的避孕方法已经启动。

## 避孕方法的新兴趋势和未来

没有"一刀切"的避孕方法。因此,选择多样性越大,妇女将越有可能够找到与她们的生活方式合拍的、可以坚持和正确使用与方法。预测未来的新方法是不确定的行为,开发新的避孕药通常需要很长时间,而有些药物可能会因为某些副作用而不会在市场上出现。

有些新提出的方法可以解决一些避孕中常见的问题。例如:有额外杀菌作用的阴道杀精剂、具有新的代谢机制的药剂、成本较低的药剂和对性传播感染具有双重保护作用的药剂[78]。注射剂和埋植物作用持续的时间更长,可以提高当前长期避孕方法的有效性。如果生物可降解的埋植物无需取出的话,那么对妇女来说可能更容易接受。

每月注射一次由醋酸甲羟孕酮和雌二醇组成的针剂是目前为妇女研制出的新方法中的一种。有效期一年的含有乙炔雌二醇和烯雌酮的阴道环,有朝一日可能会出现。目前还正在研究的含有乙炔雌二醇和左炔诺孕酮的每周贴片。一些复方避孕药仍在探索中,其中有些是现有配方的变异,而有些则是基于新的孕激素。

现在已有无数与生育相关的应用程序(APP),将来它们可能为妇女提供对生育的最终控制权,让她们能够在有怀孕风险的日子里禁欲,或者使用屏障方法。

尽管这些创新的避孕方法主要针对女性,但开发比男性避孕套更先进的男性避孕方法则更加可取,虽然在这方面很少有创新。也许最有前途的男性避孕发明是注射一种凝胶,这种凝胶产生一种化学网状物,在输精管中捕获和灭活精子而不损伤周围组织。另外还有一种方法,通过注射一种物质而逆转精子的传输过程,称为引导下的精子可逆抑制(RISUG),是一种非永久性的避孕方法[79]。

预测卫生保健的未来发展总是有难度的,在计划生育领域预测也是一样。然而,开发一种有效、可接受的方法可能给制造商带来数十亿美元的收入,而在计划生育领域这种诱惑对未来的开发商来说是乐观的。

## 结论

为了让妇女可以做出最好的选择,助产士的重要作用是评估女性在计划生育方面的需要、现有知识以及对避免妊娠的渴望程度。这种选择是个性化的,基于多种因素,包括年龄、健康、文化、欲望、和一种方法失败后的反应。为女性提供育儿、收养、终止妊娠的咨询是助产士作为提供生育服务的一部分的重要职能。新的避孕方法是未来受欢迎的发展趋势,它们为妇女提供更多的避孕选择,并最终降低意外怀孕率。

(朱秀 译 陆虹 审)

## 信息资源

| Organization | Description | Webpage |
|---|---|---|
| Association of Reproductive Health Professionals (ARHP) and Office of Population Research at Princeton University | Emergency contraception update including list of current formulations for the Yuzpe method | http://www.arhp.org/uploadDocs/CPECUpdate.pdf<br>http://ec.princeton.edu/questions/eceffect.html |
| Centers for Disease Control and Prevention (CDC) | U.S. Medical Eligibility Criteria (U.S. MEC) for Contraceptive Use | http://www.cdc.gov/mmwr/pdf/rr/rr59e0528.pdf |
| | Selected Practice Recommendations (SPR) for Contraceptive Use | https://www.cdc.gov/mmwr/volumes/65/rr/rr6504a1.htm<br>Available as an e-book at https://www.cdc.gov/reproductivehealth/contraception/ebook.html |
| Guttmacher Institute | Research and policy organization committed to advancing sexual and reproductive health and rights in the United States and globally | http://www.guttmacher.org |
| World Health Organization (WHO) | Downloadable Wheel (to be printed and assembled) | http://apps.who.int/iris/bitstream/10665/173585/1/9789241549257_eng.pdf?ua=1 |

## 参考文献

1. Dittrick Museum. The history of contraception: an online exhibit. Available at: https://dittrickmuseumblog.com/2013/07/18/the-history-of-contraception-an-online-exhibit/. Accessed August 27, 2017.

2. Tracy EE. Contraception: menarche to menopause. *Obstet Gynecol Clin North Am.* 2017;44(2):143-158.

3. American College of Obstetricians and Gynecologists. Gynecology data definitions. Available at: https://www.acog.org/-/media/Departments/Patient-Safety-and-Quality-Improvement/reVITALize-Gynecology-Definitons-V1.pdf?dmc=1&ts=20170814T2340563780. Accessed August 27, 2017.

4. Finer LB, Zolna MR. Declines in unintended pregnancy in the United States, 2008–2011. *N Engl J Med.* 2016;374(9):843-852.

5. Murphy PA, Elmore CE. Contraception. In: Brucker MC, King TL, eds. *Pharmacology for Women's Health.* 2nd ed. Burlington, MA: Jones & Bartlett Learning; 2017:864-865.

6. Jones RK, Jerman J. Abortion incidence and service availability in the United States, 2014. *Perspect Sex Reprod Health*. 2017;49(1):17-27.

7. Trussell J. Contraceptive failure in the United States. *Contraception*. 2011;83(5):397-404.

8. Trussell J. Understanding contraceptive failure. *Best Pract Res Clin Obstet Gynaecol*. 2009;23(2):199-209.

9. Pearl R. Factors in human fertility and their statistical evaluation. *Lancet*.1993;222:607-611.

10. Kuo TM. The multistate life table method: an application to contraceptive switching behavior. *Demography*. 2008;45(1):157-171.

11. Daniels K, Daugherty J, Jones J, Mosher W. Current contraceptive use and variation by selected characteristics among women aged 15–44: United States, 2011–2013. *Natl Health Stat Report*. 2015;(86):1-14.

12. Centers for Disease Control and Prevention. Effectiveness of family planning methods. Available at: https://www.cdc.gov/reproductivehealth/unintendedpregnancy/pdf/contraceptive_methods_508.pdf. Accessed September 15, 2017.

13. Kelly PJ, Cheng AL, Witt J. Advanced practice registered nurses and long-acting reversible contraception. *Midwifery Womens Health*. 2017;62(2):190-195.

14. Centers for Disease Control and Prevention. Strategic plan: improving women's reproductive health, pregnancy health, and infant health. Available at: https://www.cdc.gov/reproductivehealth/drh/strategicplan.htm. Accessed August 27, 2017.

15. Committee on Gynecologic Practice, Long-Acting Reversible Contraception Working Group of the American College of Obstetricians and Gynecologists. Committee Opinion No. 642: increasing access to contraceptive implants and intrauterine devices to reduce unintended pregnancy. *Obstet Gynecol*. 2015;126(4):e44-e48.

16. Committee on Adolescent Health Care, Long-Acting Reversible Contraception Working Group of the American College of Obstetricians and Gynecologists. Committee Opinion No. 539: adolescents and long-acting reversible contraception: implants and intrauterine devices. *Obstet Gynecol*. 2012;120(4):983-988.

17. Ott MA, Sucato GS. From the American Academy of Pediatrics technical report: contraception for adolescents. *Pediatrics*. 2014;134(4):e1257-e1281.

18. Diedrich JT, Klein DA, Peiper JF. Long-acting reversible contraception in adolescents: a systematic review and meta-analysis. *Am J Obstet Gynecol*. 2017;216(4):364.e1-364.e12.

19. Cleland K, Peipert, JF, Spear S, Trussel J. Family planning as a cost-saving preventive health service. *N Engl J Med*. 2011;364(37):e37.

20. Thaxton L, Espey E. Family planning American style redux: unintended pregnancy improves, barriers remain. *Obstet Gynecol Clin North Am*. 2017;44(1):41-56.

21. Gomez AM, Fuentes L, Allina A. Women or LARC first? Reproductive autonomy and the promotion of long-acting reversible contraceptive methods. *Perspect Sex Reprod Health*. 2014;46(3):171-175.

22. Committee on Adolescent Health Care of the American College of Obstetricians and Gynecologist. Committee Opinion No 699: adolescent pregnancy, contraception, and sexual activity. *Obstet Gynecol*. 2017;129(5):e142-e149.

23. World Health Organization. *Medical eligibility criteria for contraceptive use*. 5th ed. Geneva, Switzerland: WHO; 2015. Available at: http://www.who.int/reproductivehealth/publications/family_planning/MEC-5/en/. Accessed August 27, 2017.

24. Curtis KM, Tepper NK, Jatlaoui TC, et al. U.S. medical eligibility criteria for contraceptive use, 2016. *MMWR Recomm Rep*. 2016;65(3):1-103. Available at: https://www.cdc.gov/reproductivehealth/contraception/pdf/summary-chart-us-medical-eligibility-criteria_508tagged.pdf. Accessed August 27, 2017.

25. Curtis KM, Jatlaoui TC, Tepper NK, et al. U.S. selected practice recommendations for contraceptive use, 2016. *MMWR Recomm Rep*. 2016;65(4):1-66. Available at: https://www.cdc.gov/mmwr/volumes/65/rr/rr6504a1.htm. Accessed August 27, 2017.

26. American College of Nurse-Midwives. *Core Competencies for Basic Midwifery Practice*. Silver Spring, MD: American College of Nurse-Midwives; 2012.

27. Espey E. Feminism and the moral imperative for contraception. *Obstet Gynecol*. 2015;126(2):396-400.

28. Grace KT. Caring for women experiencing reproductive coercion. *J Midwifery Womens Health*. 2016:61(1);112-115.

29. Doherty ME, Scannell-Desch E. Women's health and hygiene experiences during deployment to the Iraq and Afghanistan wars, 2003 through 2010. *J Midwifery Womens Health*. 2012;57(2):172-177.

30. Borrero S, Callegari LS, Zhao X, et al. Unintended pregnancy and contraceptive use among women veterans: the ECUUN study. *J Gen Intern Med*. 2017;32(8):900-908.

31. Grover SR. Gynaecological issues in adolescents with disability. *J Paediatr Child Health*. 2011;47(9):610-613.

32. FIGO Committee for Ethical Aspects of Human Reproduction and Women's Health. Ethical issues in the management of severely disabled women with gynecologic problems. *Int J Gynaecol Obstet*. 2011;115(1):86-87.

33. Baker V, Kelly PJ, Cheng A, Witt J. The role of previous contraception education and moral judgment in contraceptive use. *J Midwifery Womens Health*. 2014;59(4);447-451.

34. Bond S. Safe and effective contraception during perimenopause may also alleviate perimenopause symptoms. *J Midwifery Womens Health*.2015:60(3);334.

35. Singer J. Options counseling: techniques for caring for women with unintended pregnancies. *J Midwifery Womens Health*. 2004;49(3):235-242.

36. Grotevant HD, Lo AY. Adoptive parenting *Curr Opin*

*Psychol*. 2017;15:71-75.

37. Stubblefield PG, Carr-Ellis S, Borgatta L. Methods for induced abortion. *Obstet Gynecol*. 2004;101(1):174-178.

38. Edelman A, Nichols MD, Jensen J. Comparison of pain and time of procedures with two first-trimester abortion techniques performed by residents and faculty. *Am J Obstet Gynecol*. 2001;184(7):1564-1567.

39. Bond S. Women seeking first trimester abortion overwhelmingly recommend support from doulas during procedure. *J Midwifery Womens Health*. 2015. 2015;60(3):334.

40. Tschann M, Salcedo J, Kaneshiro B. Nonpharmaceutical pain control adjuncts during first-trimester aspiration abortion: a review. *J Midwifery Womens Health*. 2016;61(3):331-338.

41. Cleland K, Creinin MD, Nucatola D, Nshom M, Trussell J. Significant adverse events and outcomes after medical abortion. *Obstet Gynecol*. 2013;121(1):166-171.

42. Niinimäki M, Pouta A, Bloigu A, et al. Immediate complications after medical compared with surgical termination of pregnancy. *Obstet Gynecol*. 2009; 114(4):795-804.

43. Oppegaard KS, Sparrow M, Hyland P, et al. What if medical abortion becomes the main or only method of first trimester abortion? A roundtable of views. *Contraception*. August 3, 2017. [Epub ahead of print]. doi:10.1016/j.contraception.2017.04.004.

44. Simmonds KE, Beal MW, Eagen-Torkko MK. Updates to the US Food and Drug Administration regulations for mifepristone: implications for clinical practice and access to abortion. *J Midwifery Womens Health*. 2017:62;348-352.

45. Hatcher R, Trussell J, Nelson A, Cates W Jr, Kowal D, Policar M, eds. *Contraceptive Technology*. 20th ed. New York, NY: Ardent Media; 2011:705.

46. Bartz D, Goldberg A. Medication abortion. *Clin Obstet Gynecol*. 2009;52(2):140-150.

47. Nguyen T, Blum J, Raghavan S, et al. Comparing two early medical abortion regimens: mifepristone + misoprostol vs. misoprostol alone. *Contraception*. 2011;83:410-417.

48. Ngai S, Tang O, Chan Y, Ho P. Vaginal misoprostol alone for medical abortion up to 9 weeks of gestation: efficacy and acceptability. *Hum Reprod*. 2000;15(5):1159-1162.

49. Bos-Thompson MA, Hillaire-Buys D, Roux C, Faillie JL, Amram D. Möbius syndrome in a neonate after mifepristone and misoprostol elective abortion failure. *Ann Pharmacother*. 2008;42(6):888-892.

50. American College of Obstetricians and Gynecologists. Practice Bulletin No. 143: medical management of first-trimester abortion. *Obstet Gynecol*. 2014;123(3):676-692.

51. World Health Organization. *Clinical Practice Handbook for Safe Abortion*. Geneva, Switzerland: WHO Press; 2014.

52. Patil E, Darney B, Orme-Evans K, et al. Aspiration abortion with immediate intrauterine device insertion: comparing outcomes of advanced practice clinicians and physicians. *J Midwifery Womens Health*. 2016:61(3);325-330.

53. Grossman D, Grindlay K. Alternatives to ultrasound for follow-up after medication abortion: a systematic review. *Contraception*. 2011;83(6):504-510.

54. Summers L. The genesis of the ACNM 1971 statement of abortion. *J Nurs Midwifery*. 1992;37(3):168-174.

55. Levi A, James E, Taylor D. Midwives and abortion care: a model for achieving competency. *J Midwifery Womens Health*. 2012;57:285-289.

56. Renner RM, Brahmi D, Kapp N. Who can provide effective and safe termination of pregnancy care? A systematic review. *BJOG*. 2013;120(1):23-31.

57. American College of Nurse-Midwives. Standards for the practice of midwifery. 2011. Available at: http://www.midwife.org/ACNM/files/ACNMLibraryData/UPLOADFILENAME/000000000051/Standards_for_Practice_of_Midwifery_Sept_2011.pdf. Accessed August 27, 2017.

58. Phillippi JC, Avery MD. The 2012 American College of Nurse-Midwives core competencies for basic midwifery practice: history and revision. *J Midwifery Womens Health*. 2014;59(1):82-90.

59. Murphy P. Update on emergency contraception. *J Midwifery Womens Health*. 2012;57(6):593-602.

60. Lee JK, Schwarz EB. The safety of available and emerging options for emergency contraception. *Expert Opin Drug Saf*. July 21, 2017. [Epub ahead of print]. doi:10.1080/14740338.2017.1354985.

61. Kaiser Family Foundation. Major methods of emergency contraception availability and policy in the U.S. Updated 2017. Available at: https://kaiserfamilyfoundation.files.wordpress.com/2010/08/major-methods-of-emergency-contraception-availability-and-policy-in-the-u-s2.png. Accessed August 26, 2017.

62. Office of Population Research and Association of Reproductive Health Professionals. The emergency contraception website. Available at: http://ec.princeton.edu/questions/dose.html. Accessed August 26, 2017.

63. Gemzell-Danielsson K, Berger C, Lalitkumar PGL. Emergency contraception: mechanisms of action. *Contraception*. 2013;87(3):300-308.

64. Trussell J, Ellertson C, von Hertzen H, et al. Estimating the effectiveness of emergency contraceptive pills. *Contraception*. 2003;67(4):259-265.

65. Trussell J, Ellertson C, Dorflinger L. Effectiveness of the Yuzpe regimen of emergency contraception by cycle day of intercourse: implications for mechanism of action. *Contraception*. 2003;67(3):167-171.

66. Novikova N, Wesiberh E, Stanczyk F, Croxatto H, Fraser I. Effectiveness of levonorgestrel emergency contraception given before or after ovulation: a pilot study. *Contraception*. 2007;75(112):2007.

67. Brache V, Cochon L, Jesam C, et al. Immediate pre-ovulatory administration of 30 mg ulipristal acetate significantly delays follicular rupture. *Hum Reprod*. 2010;25(9):2256-2263.

68. Marions L, Hultenby K, Lindell I, Sun X, Ståbi B, Gemzell Danielsson K. Emergency contraception with mifepristone and levonorgestrel: mechanism of action. *Obstet Gynecol.* 2002;100(65):2002.

69. Shen J, Che Y, Showell E, Chen K, Cheng L. Interventions for emergency contraception. *Cochrane Database Syst Rev.* 2017;8:CD001324. doi:10.1002/14651858 .CD001324.pub5.

70. American College of Obstetricians and Gynecologists. Practice Bulletin No. 152: emergency contraception. *Obstet Gynecol.* 2015;126(3):e1-e11.

71. Sambol N, Harper C, Kim L, Liu CY, Darney P, Raine TR. Pharmacokinetics of single-dose levonorgestrel in adolescents. *Contraception.* 2006;74(104):104-109.

72. Glasier A, Cameron S, Fine P, et al. Ulipristal acetate versus levonorgestrel for emergency contraception: a randomised non-inferiority trial and meta-analysis. *Lancet.* 2010;375(9714):555-562.

73. Fine P, Mathe H, Ginde S, Cullins V, Morfesis J, Gainer E. Ulipristal acetate taken 48–120 hours after intercourse for emergency contraception. *Obstet Gynecol.* 2010;115(2 pt 1):257-263.

74. Cleland K, Zhu H, Goldstuck N, Cheng L, Trussell J. The efficacy of intrauterine devices for emergency contraception: a systematic review of 35 years of experience. *Hum Reprod.* 2012;27(7):1994-2000.

75. Wernow JR, Grant DG. Dispensing with conscience: a legal and ethical assessment. *Med Law Ethics.* 2008;42(11):1669-1678.

76. Guttmacher Institute. Refusing to provide health services. August 2017. Available at: https://www.guttmacher.org /state-policy/explore/refusing-provide-health-services. Accessed August 27, 2017.

77. Committee on Health Care for Underserved Women of the American College of Obstetricians and Gynecologists. Committee Opinion No. 542: access to emergency contraception. *Obstet Gynecol.* 2012;120(5):1250-1253.

78. Jensen J. The future of contraception: innovations in contraceptive agents: tomorrow's hormonal contraceptive agents and their clinical implications. *Am J Obstet Gynecol.* 2011;205(4):S21-S25.

79. Kanakis GA, Goulis DG. Male contraception: a clinically-oriented review. *Hormones.* 2015;14(4): 598-614.

# 16

# 非激素避孕

MARY C.BRUCKER

感谢前版作者 Michelle R.Collins，Sharon L.Holley，Tonia L.Moore-Davis，Deborah L.Narrigan 的贡献

## 引言

现如今，女性在避孕方面可以有多种选择，包括激素避孕和非激素避孕。在美国和世界各地，许多人都选择非激素避孕。一些人选择非激素避孕是因为对外源性激素存在顾虑，或想避免使用过多的激素，而有些人则是因为患有疾病，比如血栓栓塞性疾病，限制了激素避孕的使用。还有一些妇女使用非激素避孕方法作为辅助避孕方法，用于激素避孕开始时或不同激素避孕变化时，或作为多重避孕方法中的一种。

本章将会介绍非激素避孕方法及其作用机制。非激素可逆避孕方法可分为行为法、杀精法、屏障法和宫内节育器（IUD）。此外，男性和女性绝育术是永久性的非激素避孕方法。

含铜的宫内节育器与含左炔诺孕酮（LNG）的宫内节育器相似，有很多共性，都是高效长效可逆的避孕方式（LARC）。本章将介绍关于这两种宫内节育器的一般信息。由于含铜的宫内节育器不含任何激素，本章将对其进行重点讨论，而含有左炔诺孕酮的节育器将在"激素避孕"章节讨论[1]。

行为避孕、杀精剂避孕及屏障避孕都是由使用者控制，相对较便宜、副作用更小或几乎没有。许多非激素避孕方法不需要处方（如阴道避孕泡沫和避孕套），而且大多数只在性交前或性交过程中使用。有一些行为避孕法并不需要任何设备，依赖生物学过程，诸如哺乳或者通过观察月经周期中的生理变化而进行避孕。

大多数非激素避孕方法是安全的，除了少数例外，这些避孕方式没有绝对禁忌证。因此，它们被列入美国疾病控制和预防中心（CDC）颁布的《美国避孕方法应用的医学选择标准（U.S.MEC）》指南的第4类[2]。与避孕方法有关的不可接受的健康风险在后面的章节里有详细的介绍。

## 非激素避孕方法的有效性

每个人都有选择某种避孕方法的理由。对大多数人来说，有效性是选择避孕方法时的主要考虑因素，虽然不一定是最重要的。例如：一些女性可能会认为有效性不像其他因素那么重要，并且认为怀孕发生的时间比计划的要早一点并不是一个大问题。而对其他女性来说，有效性则是首要考虑因素。最好的避孕方法应是使用者渴望并能持续正确使用的方法。

如果一位女性或者一对伴侣不使用任何避孕措施，在第一年内发生意外怀孕的概率大约是 85%[1,3]。不同非激素避孕方法有效性的差异也很大，第一年内发生意外妊娠的概率从 <1%（使用含铜 IUD）到 28%（只使用杀精剂避孕）不等。哺乳闭经避孕法效果很好，但有效期仅为产后 6 个月左右。这种方法有一些特定的要求，这些要求可能对一些妇女来说很难达到。生育意识方法的有效性有很大的差异性，高度依赖于使用者的健康教育水平和对相关概念准确理解。归根结底，避孕方法的选择权在于妇女本人，在为妇女提供避孕方法咨询时，提供者应该区别自己的信念，以避免掺杂个人偏见[4]。

## 行为避孕法

行为避孕法的重点是确定一个妇女的可能受精

时间[5]。这些方法在很大程度上取决于女性/伴侣的个体情况、对受精的理解以及月经周期的表现。行为避孕法可能对那些不想要人为干预的人特别有吸引力。行为法可用于阻止妊娠、实现妊娠和控制妊娠间隔。在全球范围内,行为法是最古老和最受欢迎的避孕方法之一,全球超过 5% 的夫妻使用中断性交或生育意识避孕方法。

## 禁欲法

如果是以避孕为目的,禁欲就被定义为禁止阴茎-阴道性交。然而,如果还包括预防性传播感染(STI)的目的,禁欲则是指不进行任何可能发生性传播疾病的性接触方式。例如:肛交比阴道性交传播人类免疫缺陷病毒(HIV)的几率更高,口交则会增加传播人乳头瘤状病毒(HPV)以及生殖器单纯疱疹病毒(HSV)的几率。

禁欲是无花费、无副作用、无需咨询卫生保健人员的避孕方法。完全禁欲是 100% 有效,既可以避孕还可以预防性传播疾病。然而,对于一些情侣来说有计划的禁欲是不现实的,而在强迫情况下也可能难以实现。

## 性交中断法/抽出法

性交中断(抽出)法是指在射精前将阴茎完全从女性的阴道移出并远离外生殖器。在 2006—2008 年的一项关于避孕方法使用情况的调查中,大约 5% 的女性报告自己目前正在使用体外射精法避孕,但却有超过一半的人报告曾经使用过这种方法[6,7]。除此之外,一些情侣将性交中断法作为一种备选方法或与其他方法相结合使用,例如:与安全期或者避孕套相结合[7]。性交中断法是一种免费、无副作用、不需要与健康服务机构接触、且随时可用的一种避孕方式。在典型使用的情况下,第一年将有 12% 的妇女会发生意外妊娠。

应用性交中断避孕法,要求男方对即将射精的感觉很敏感并具有及时完全抽出阴茎的能力,以避免精液与阴道接触。需要注意的是,射精前的液体也可能包含精子,也会导致怀孕[8]。中断正常的性交会减少伴侣中一方或双方的愉悦感。另外,女性可能会对男伴控制避孕感到不舒服。

由于体外射精在美国青少年中的应用高达 25%~60%,这种方法作为避孕手段的正确使用方法及其预估效果还需要进一步讨论[9]。此外,体外射精不能预防性传播疾病,也不具备任何其他避孕外的益处。

## 哺乳闭经避孕法

哺乳闭经避孕法(LAM)依赖于母乳喂养产生的生理变化。母乳喂养被认为是产后早期的自然避孕方法,是因为母乳喂养期间的高水平催乳素会抑制下丘脑分泌促性腺激素释放激素,从而抑制排卵。使用吸奶泵或手工吸奶可能会降低 LAM 的避孕效果[10-12]。为成功达到避孕效果,LAM 需要满足三个关键条件,如表 16-1 所示。

| 表 16-1 | 哺乳闭经法避孕的条件 |
| --- | --- |

1. 婴儿月龄不超过 6 个月。
2. 婴儿所摄入的营养全部来自吸吮,仅有不超过 5% 的营养来自食物或配方奶粉,并且是按需喂养,白天的喂养间隔不超过 4 小时,夜间喂养间隔不超过 6 小时。
3. 母亲的月经尚未恢复。

LAM 作为生育间隔方法在全球范围内被广泛使用。LAM 的最大优点是立即可用、无花费、且无需与健康保健人员见面。如果三项要求都满足的话,其产后 6 个月内的有效率高达 98%~99.5%[1,6]。然而,此方法有效期很短,而且在美国,很难达到所要求的三个条件,特别是对于那些需要返回工作岗位、每天与小孩分开数小时的妇女。

## 基于生育意识的避孕方法

基于生育意识的避孕方法,有时也被称为"自然避孕法",都是基于识别在月经周期中卵子可以受精的时间,然后在该期间内避免性交[13]。"自然避孕法"这一名词是为专门指代一种生育意识方法而保留的,这种方法是让夫妻在易受孕期禁欲,是被罗马天主教会所提倡的一种方法。

相比较于一些"现代"避孕方法,基于生育意识的避孕方法被认为是一种低级或"过时"的避孕方法,由此可能导致一些人不想使用这个方法[14],关于此方法最大的顾虑在于避孕的有效性低。因为缺乏随机对照试验的数据支持,基于生育意识的避孕方法与其他方法相比的有效性有待商榷。由于试验过程中违背试验程序和中途退出的比例很高,现存可用的研究结果也不确定[15]。例如:一些报道估计在使用这种方法的第一年里,约 24% 的人会发生意外妊娠,然而若是完美使用的情况下,意外妊娠概率大约为 5% 或更低[16]。

基于生育意识的避孕方法是低成本、随时可用且可以由使用者掌握的避孕方法，一个多国家的、超过 2 000 对使用生育意识的避孕方法的夫妻的研究结果显示，大多数人对此方法不仅仅是满意，还认为此方法改善了他们的性生活质量[17]。和很多其他避孕方法一样，基于生育意识的避孕方法也无法预防性传播疾病。附录 16A 总结了各种基于生育意识的避孕方法的选择。

所有基于生育意识的避孕方法都高度依靠于夫妻的个体情况和需求，因此，很难推荐其中一种方法。新兴技术可能与这些方法结合使用，从而潜在地提高其有效性。现在有超过 100 个应用程序（APP）可用，但并不是所有的 APP 都一样准确。2016 年，一项对最受欢迎 APP 的分析列出了那些被认为最合适的应用程序，尽管作者也警告说，只使用 APP 而没有受过避孕方法教育可能不足以预防妊娠[18]。

## 杀精剂

杀精剂是用来杀死精子的化学试剂，可有凝胶、霜剂、气溶胶泡沫、栓剂、阴道膜和海绵等不同形式。在美国可获得的所有杀精制剂中的有效成分是壬苯醇醚 -9，这是一种破坏精细胞膜的表面活性剂。该物质与特定的惰性基质材料组合可制成霜剂或凝胶。

惰性基质材料可用于宫颈口的机械屏障，并分布在阴道形成可以耐受性交的一层膜。该避孕方法的有效性与壬苯醇醚 -9 的剂量直接相关：含有至少 100mg 壬苯醇醚 -9 的制剂比低剂量的制剂更有效[19]。

表 16-2 提供了杀精剂更多的信息。杀精制剂使用简单，由女性控制，并且即时生效，不需处方，可在药店和网上购得。图 16-1 展示了浸润有壬苯醇醚 -9 的避孕海绵。

杀精剂必须在每次性交时都使用才能有避孕效果。同样，如表 16-2 所示，对于某些制剂，避孕的有效性与使用开始的时间显著相关。例如：避孕膜和栓剂在接触精子前需要在阴道中反应 15 分钟以使其生效。对于将手指插入阴道感到不舒服的女性来说，薄膜和海绵可能不是一个好的选择。除薄膜外，杀精剂常会出现性交后遗漏，会让某些女性有审美上的不愉快。薄膜在体温下会溶解但不会导致任何阴道流液。

单独使用杀精制剂的避孕有效性低。使用杀精剂第一年内约 28% 的人会发生意外怀孕——类似于抽出法避孕的失败率[3]。而杀精海绵却不同，其有效率根据妇女的分娩次数而不同，未产妇和经产妇第一年使用的意外妊娠率分别为 12% 和 24%[3]。即使是这种有限的有效性，使用杀精剂也比不使用任何方法更好。

| 表 16-2 | 杀精剂制剂 | | | |
|---|---|---|---|---|
| 制剂 | 壬苯醇醚 -9（每剂 mg） | 使用时间[a] | 作用持续时间 | 备注 |
| 霜剂 | 52~100 | 性交前一小时以内 | 1 小时[b] | 单独使用或与隔膜一起使用 |
| 薄膜 | 280 | 性交前 15 分钟 | 3 小时[b] | 在体温下溶解为凝胶<br>用干燥的手指放置薄膜到阴道内 |
| 泡沫 | 100~125 | 性交前立即使用 | 1 小时[b] | 气溶胶，在有压力的容器内储存；与涂药器一起使用 |
| 凝胶 | 3~4 | 性交前立即使用 | 1 小时[b] | 单独使用或与隔膜一起使用 |
| 栓剂 | 100~125 | 性交前 15 分钟 | 1 小时[b] | 融化时被激活；杀精子剂被包埋在可可脂或甘油中<br>应用时去除外壳放进阴道深部 |
| 海绵 | 1 000 | 性交前 24 小时内 | 性交后留置 6 小时以上，但不要超过 30 小时，避免发生中毒性休克综合征 | 聚氨酯"枕头"在使用前打湿以活化壬苯醇醚 -9；应用时将海绵对折，放置在阴道深部，将线圈保持在最下方，以方便取出 |

[a] 若有多次性交行为，需再次应用壬苯醇醚 -9 制剂
[b] 在性交后至少 6 小时内不要冲洗

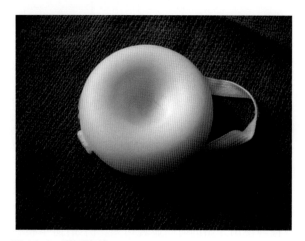

图 16-1　避孕海绵

壬苯醇醚 -9 的副作用包括外阴接触性皮炎,阴道或阴茎的局部刺激,有时被称为过敏反应。壬苯醇醚 -9 这种表面活性剂有损害阴道上皮可能,从而增加感染的风险,包括性传播疾病。杀精子剂对于有高艾滋病风险的女性是禁忌药(美国医疗资格标准第 4 类)[2]。每天使用超过两次杀精剂会使阴道上皮微小擦伤的风险增加,从而增加了 HIV 感染的风险[20]。此外,艾滋病毒呈阳性或患有艾滋病的女性不应使用杀精子剂,因为杀精子剂引起的轻微擦伤也会引起流血,从而增加艾滋病毒传播给未受感染的伴侣的风险[21]。

中毒性休克综合征(TSS)是一种由杀精海绵引起的、罕见但却非常严重的副作用。TSS 由金黄色葡萄球菌和 / 或化脓性链球菌的细菌毒素而导致的潜在致命的脓毒性反应[22]。在 1980 年代中期引入避孕海绵时,发生了几例 TSS 病例。这些病例均与刚刚经历分娩、将海绵留置在阴道中超过 24 小时、取出困难,或滞留的碎片海绵有关[23]。使用海绵或阴道隔膜导致 TSS 发生是极为罕见的[24]。TSS 通常会有 2~3 天的轻度症状,表现为低度发烧、肌肉疼痛、发冷和不适等。随后症状迅速恶化,表现为超过 38℃(101.4°F)的高烧,伴随弥漫性红斑和低血压。避免这种罕见的疾病的发生,女性应在使用各种避孕法之前接受关于 TSS 的健康教育,并且要在放入阴道 24 小时内取出。大剂量的避孕海绵不再销售。

## 屏障法

阴道隔膜、宫颈帽和避孕套是最古老的避孕方法之一。由于它们的作用机理,这些方法通常被称为屏障法。为了达到最大的避孕效果,杀精剂必须与这些屏障工具一起使用,以便在受孕前杀死精子。"屏障"指的是阻止精液摄入阴道的物理屏障和由杀精剂提供的化学屏障[25]。屏障法避孕的有效性在80%(男用、女用避孕套)到88%(阴道隔膜)之间[3]。

### 阴道隔膜

阴道隔膜是具有柔性边缘的圆顶形硅胶或乳胶杯,这种材质可以压缩以使其能进入阴道,而在放入阴道后能重新恢复形状并贴合阴道壁。当阴道隔膜匹配合适时,其边缘应贴在阴道前壁(耻骨联合后侧)和侧壁上,并向后延伸完全覆盖子宫颈。阴道隔膜可与杀精凝胶或霜剂一起使用,将杀精凝胶或霜剂覆盖在阴道隔膜的边缘和圆顶内部,因此对精子产生物理和化学屏障[25]。

阴道隔膜可以根据边缘上是否有弹力而分为三类,并且每类有不同尺寸。使用阴道隔膜需要处方。阴道隔膜避孕的优点包括女性自行控制,阴道隔膜的使用并不完全依赖于性交,其放置和取出可以独自进行。之前的一些阴道隔膜由乳胶制成,但现在的阴道隔膜全都由硅胶制成。

典型使用阴道隔膜的情况下,第一年大约有 12% 的人可能会发生意外怀孕,其避孕成功率比男用安全套及其他任何一种女性屏障方法均要高[3,26]。阴道隔膜避孕有效性可能与性交频率呈负相关。研究表明,在坚持使用阴道隔膜的女性中,每周性交超过三次的人发生意外怀孕的可能性是其他人的近三倍[26]。女性使用阴道隔膜的同时可以配合使用男用避孕套,以增强避孕有效率和加强预防性传播疾病的力度。

因为每个女性的阴道后穹隆到耻骨联合下缘的距离是不同的,阴道隔膜的尺寸要因人而异。本章附录 16B 描述了确定女性阴道隔膜尺寸的程序。

很少有研究明确阴道隔膜的放置和取出时间。但通常的指导方法是隔膜应该涂上大约一茶匙的杀精剂在圆顶和边缘部位,性交前 3 个小时放入阴道内,性交后至少留置 6 个小时(以便杀精剂发挥作用),但不超过 24 小时[27]。若再次性交,阴道隔膜不必取出,但需经阴道放置额外的杀精剂。

与其他避孕方法相比,阴道隔膜避孕的副作用包括尿道感染风险高,这可能是由于由阴道隔膜的边缘压迫尿道,导致膀胱排空不完全,或者由于杀精子剂的使用改变了阴道菌群种类,引起大肠埃希氏菌的过度繁殖[28]。如果妇女出现反复尿路感染,可能是由于阴道隔膜太大或者边缘太硬造成的,需要根据指导重新匹配合适的阴道隔膜。如果重新放置新匹配型号后仍没有改善,可以建议女性选择其他的避孕方法。

局部刺激也可能是由杀精剂引起的。如果阴道隔膜放置不恰当,或者在性交后在体内留置超过24小时,则可能发生阴道壁磨损。仅有反复发作的阴道或外阴刺激但没有感染的迹象,则可能是因为对阴道隔膜过敏,尤其是乳胶材质的阴道隔膜。尽管乳胶隔膜不再生产,但一些妇女仍可能保留有乳胶隔膜。在这种情况下,应建议女性停止使用阴道隔膜或更换成硅胶材质的隔膜。此外,如果阴道隔膜留在原位超过24小时,可能会增加中毒性休克综合征的风险。

使用阴道隔膜的禁忌证与应用杀精子剂的禁忌证相同,与杀精子剂的成分相关。因为阴道隔膜与中毒性休克综合征有关系,曾有过中毒性休克综合征的女性不应使用阴道隔膜(美国医疗资格标准第3类)[2]。在有些情况下,存在解剖学异常的女性不能使用阴道隔膜避孕法,例如患有盆腔器官脱垂的女性。阴道隔膜并不预防性传播疾病。

如果妇女体重变化超过15磅(6.8kg)、发生妊娠中期流产,或阴道分娩后6周内,则应重新匹配阴道隔膜以使其服帖[25]。在分娩后,直至子宫完全恢复正常状态之前,不应使用阴道隔膜避孕法。所有使用阴道隔膜避孕的女性都应该接受关于中毒性休克综合征症状的教育。

### 宫颈帽

宫颈帽是一个圆顶形的硅胶帽,形似一顶水手的帽子(图16-2)[30]。其凹面紧贴在子宫颈上并且依靠阴道肌肉壁的支撑保持在适当位置。宫颈帽在阴道后穹隆的一侧的边缘稍宽。宫颈帽在圆顶上有一个延伸出来的带子,有助于从阴道中取出宫颈帽。杀精剂可以放置在宫颈帽顶、宫颈帽边缘附近,以及顶和边缘之间的凹槽中[29]。

目前在美国生产的唯一宫颈帽品牌是FemCap[30]。FemCap宫颈帽在2003年被美国食品药物监督管理局(FDA)批准,并且有三种尺寸可供选择,其大小由女性的产科史确定:未怀孕过的人使用22mm大小的;如果曾怀孕但从未经阴道分娩过的人使用26mm大小的;如果曾经有过足月阴道分娩的,则使用30mm大小的宫颈帽。宫颈帽在某些相关机构或网站上都可以获得,使用宫颈帽避孕需要处方。宫颈帽的优点是可以在性交前42小时内放置,从而避

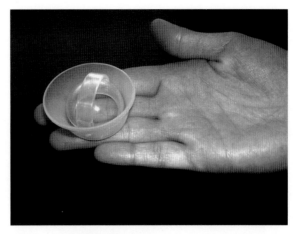

图16-2 宫颈帽(FemCap)

免打断前戏;宫颈帽应在性交后留置6小时[29,31]。若性交前放置宫颈帽超过1个小时,应在不取出宫颈帽的情况下直接添加杀精剂。

在最初设计的宫颈帽被批准之前,向FDA报告的原始临床试验中,宫颈帽6个月的总有效率为77%,但是对于未产妇来说有效率为86%[29,31]。现在被FDA批准的FemCap使用了不同的设计,只有少量关于其有效性的研究数据,因此仍不清楚宫颈帽的有效性是否与阴道隔膜一样或是更优[31]。

使用宫颈帽的禁忌证与杀精剂和阴道隔膜的基本一致,但除此之外,患有宫颈癌、子宫颈上皮内瘤变和子宫颈形状明显异常的妇女最好选择别的避孕方法[29]。在月经期间使用宫颈帽可能增加中毒性休克综合征的风险,因此月经期应避免使用宫颈帽[31]。宫颈帽不能预防STI传播,因此将男用避孕套与宫颈帽相结合使用可以增加保护效力。

虽然使用宫颈帽时不需要通过骨盆检查确定尺寸,但是临床医生还是应该向女性展示放置和取出宫颈帽的方法,并且让女性进行反示范。图16-3展示了放置宫颈帽的方法,与放置阴道隔膜类似(附录16B)。该装置的轻微吸力使其紧贴宫颈,当取出时感觉到阻力,说明放置的位置正确。在性唤醒之前,宫颈帽是最容易放置的,因为性唤醒会导致子宫颈稍微变得柔软。取出的方式类似于取出阴道隔膜:女性将一根干净的手指插入阴道,用力将宫颈帽从子宫颈移开,然后将其从阴道向前取出。

使用宫颈帽产生尿道感染的可能性低于使用阴道隔膜,阴道炎的发生率与使用阴道隔膜类似[29]。每年都应该更换宫颈帽[29],不需要改变宫颈帽的大小,除非孕产史发生改变,例如以前是未孕妇,但后来发生了流产或经阴道分娩。

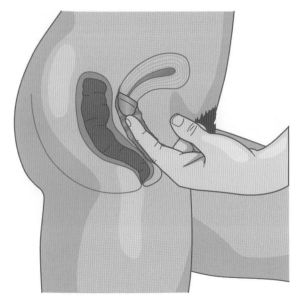

图 16-3　宫颈帽的正确放置

## 男用安全套

长期以来,男性避孕方法一直是一个研究课题[32,33]。即便如此,目前也只有两种方法可用:一种是屏障法,即男用避孕套,另一种是性交中断法。男用安全套通常在柜台出售,并装在箔纸或塑料包装内。

美国的大部分男用安全套都是用天然橡胶制成的。对胶乳过敏的男性可以选择由聚氨酯制成的合成材料避孕套。与橡胶安全套相比,聚氨酯安全套无色无味,更宽松,有更长的保质期,并可与任何润滑剂一起使用[34]。橡胶安全套可以有效预防性传播疾病和人类免疫缺陷病;然而,非橡胶安全套对于预防人类免疫缺陷病和性传播疾病的作用还没有被确定[34]。

安全套具有各种不同的颜色、纹理、透明度、尺寸和形状。相比聚氨酯安全套,橡胶安全套更为便宜。这两类安全套都可以直接使用或配合润滑剂使用,但不能使用油性润滑剂,如凡士林或金光油,因为它们会导致乳胶破裂。与单独使用或联合非杀精润滑剂相比,与杀精剂一起使用的安全套效果更好。然而,使用杀精剂时要谨慎,因为过量使用会导致安全套滑脱。

男性安全套仍然是美国最广泛、最常用的屏障方法。大约 16% 使用避孕方法的女性报告说,她们的男性伴侣使用避孕套,使其成为避孕的常用方法[1,6]。若在每一次性交时都正确使用安全套,第一年的意外怀孕率是 18%[3]。大部分使用安全套避孕失败的原因是在性交中或取下安全套时发生破裂

或者滑脱。在一个包含 11 项随机试验的 meta 分析中,虽然合成避孕套有更高的破裂和滑脱报告,乳胶安全套和合成安全套的避孕失败率基本一致[34]。

安全套可导致阴道刺激或不适感,合成安全套导致的阴道刺激和不适感轻于橡胶安全套[35]。使用安全套的缺点包括在性行为中降低敏感性和缺乏自主性,尤其是在前戏过程中,因为此时就是戴上安全套的时间,而且若性交中的任何一个人对胶乳过敏时,则不能使用橡胶安全套。一些男性在佩戴安全套的时候会遇到难以保持勃起的问题,有一些人会在使用或让别人使用安全套时感到尴尬。此外,男用安全套是由男性掌控的,对于在一段关系中不能与伴侣协商使用安全套的女性,她们会更容易发生意外怀孕或 STI 感染。

安全套可与其他避孕方法一同使用。例如:如果使用复合口服避孕药的女性漏服了一次或多次药物,通常建议在药物作用间隔使用安全套。对于有多个性伴、有新性伴侣以及寻求额外保护以防止意外怀孕的女性,应当倡导这种将安全套与其他避孕方法相结合减少性传播疾病的措施[36]。

检验是否正确使用安全套的最好方法通过使用阴茎模型或简单的替代品(如香蕉)进行演示。基本的指导包括以下描述:男用安全套是一种坚固的、薄的弹性护套,其作用是套在勃起的阴茎上,在射精期间储存精液并防止精液接触到阴道。应该在安全套的顶端留一些空间,以便储存精液;否则,精液就会溢出。在避孕套断裂或滑脱的情况下,可以选择使用紧急避孕法,详见"计划生育"章节。

## 女用避孕套

女性避孕套是一种柔软,宽松,薄的保护套(图16-4)[37]。它有两个可以活动的环——一个在插入阴道的封闭端上,另一个是在开口端上的较大的环,其留在阴道之外并且覆盖阴道口。女性安全套只有一种尺寸,不需要由医疗保健专业人员放置[38]。虽然女用安全套已经用硅氧烷或杀精子剂预处理过,但还是可以与其他润滑剂或杀精子制剂一起使用。每个避孕套都是一次性产品,目前的女用避孕套是由丁腈、乳胶或硅制成,以减少与上一代聚氨酯基避孕套产生皱褶的问题。

使用女用避孕套第一年不发生意外怀孕的比例为 79%[3],有效性略低于男用避孕套。完美使用和典型使用之间的失败率存在差异可能是由于插入长度以及不坚持使用的原因[39]。使用方法正确时,女

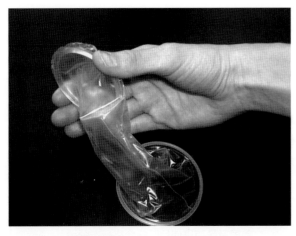

图 16-4 女用避孕套

用避孕套与男用安全套一样能够有效地预防艾滋病及其他性传播疾病,因为性交时女用安全套可成为阴唇和阴茎之间的屏障[3,28]。

女性避孕套最多可以在性交前 8 小时内放置,但必须是在阴茎进入阴道之前放置好。有一些伴侣会因为比男用避孕套使用起来更自由更松弛而倾向于使用女性避孕套。一些女性报告说外环的边缘会刺激阴蒂。性交中的男女都可能会有不舒服的感觉,包括感觉到内环,避孕套粘在阴茎上,在性交期间感觉外环压在阴道上等。正确放置和添加更多的润滑剂可以缓解这些问题。学习正确的使用方法可能具有一定的难度,但可以通过密切指导来实现。表16-3 概述了正确使用女性避孕套的步骤。大多数妇女需要练习两到三次才能成功放置避孕套[39]。

| 表 16-3 | 使用女用避孕套的一般说明 |
|---|---|
| **放置** | |
| 用杀精剂润滑封闭端的外表面 | |
| 以舒适的姿势放松(例如:躺下,蹲下,一只脚站在椅子上) | |
| 将内环与封闭端挤压在一起 | |
| 将避孕套插入阴道深处,就像插入卫生棉条一样 | |
| 将内环尽可能地插入阴道(直到它到达子宫颈) | |
| 让外环悬挂在阴道外面大约 1 英寸(2.5cm) | |
| **取出** | |
| 挤压和扭转外环,以保持精液在套内 | |
| 轻轻地将避孕套从阴道中取出 | |
| 扔掉安全套,但不要把它冲进马桶 | |

在阴道性交过程中,女用避孕套通常在阴道内左右移动。然而,如果阴茎在避孕套和阴道壁之间滑动,或者外圈被推入阴道,女性就有避孕失败的风险。只要男性没有射精,避孕套就可以被取出,添加额外杀精剂后重新放置。女用避孕套也被一些人用于肛交,但这种用法没有得到 FDA 的批准。在避孕套断裂或滑脱的情况下,可以选择使用紧急避孕法,详见"计划生育"章节。女用避孕套确实可以预防性传播疾病。

## 宫内节育器

关于子宫内装置的描述,有几个同义词可以互换使用,包括子宫内避孕器(IUC,IUCD)和子宫内系统(IUS)。按照标准惯例,本章使用术语 IUD。宫内节育器和避孕植入物是在美国可利用的两类长效可逆避孕装置(LARC)。宫内节育器是世界上最常用的可逆避孕方法。然而,在美国使用避孕方法的女性中更多人选择口服避孕药避孕[40]。

20 世纪 70 年代,美国的宫内节育器使用率有所增加,但是与 Dalkon Shield 相关的盆腔炎(PID)曝光后引起社会广泛关注,宫内节育器的使用率明显降低,该方法最终从市场上消失[41]。因此导致了当代育龄女性对宫内节育器这种避孕方法的了解不足。导致宫内节育器在美国应用率低的原因有很多,包括缺乏广泛宣传,特别是与口服避孕药相比;关于宫内节育器的作用机制的常见误解;关于相关风险的错误信息;和历史上的负面宣传等。然而,最近对避孕偏好的调查表明,对 IUD 的喜好在不同年龄组的女性中有所增加,这可能表明该方法在美国再次被接受[3,6]。

IUD 已被发现是最有效的可逆避孕方式之一。除了有效性,一项新兴的研究表明 IUD 可能预防宫颈癌发生[42]。为证实这一益处,还需要在该方面进行更多研究。

### 宫内节育器的种类

IUD 分为激素类和非激素类。在美国流通两种 T 形的宫内节育器,一种释放铜离子(Copper T 380A [ParaGard]),另一种释放左炔诺孕酮(LNG-IUS 或 LNG-IUD)。这两种宫内节育器共性多于差异。因此,本章将提供这两种宫内节育器的概述和非激素宫内节育器的相关信息。关于铜离子宫内节育器用于紧急避孕可以在计划生育章节找到。"激素避孕"一章介绍了左炔诺孕酮宫内节育器的具体信息。

### 宫内节育器的作用机制

两种类型的宫内节育器的主要作用机制均是通

过抑制精子移动和精子活力以及卵子在输卵管中运输速度的变化来阻止受精[21]。而这两类宫内节育器因为其各自的特点不同还有额外的效果。

### 使用宫内节育器的禁忌

宫内节育器使用的医学禁忌证列于表16-4[2]。左炔诺孕酮宫内节育器(LNG-IUD)的禁忌证在激素避孕一章中。任何的子宫异常出血都应在置入宫内节育器前评估其病理原因。如果已知女性对IUD的任何部分过敏,则不应使用IUD。患有威尔逊病的女性禁用铜宫内节育器,因为威尔逊病会导致铜代谢障碍。

放置和取出IUD的过程总结在本章节附录16C中,此附录也包括关于两种IUD的放置时机、放置前药物使用以及与放置相关的副作用的讨论。

| 表16-4 宫内节育器的禁忌证:美国避孕药具使用医疗合格标准第3类或第4类[a] | |
|---|---|
| **禁忌证** | **美国避孕药具使用医疗合格标准分类** |
| **任何宫内节育器** | |
| 子宫颈癌等待治疗 | 开始阶段为第4类;持续阶段为第2类 |
| 子宫畸形 | 4 |
| 子宫内膜癌 | 开始阶段为第4类;持续阶段为第2类 |
| 妊娠期滋养细胞疾病伴 β-hCG 水平降低或检测不到 | 3 |
| 妊娠期滋养细胞疾病伴 β-hCG 水平持续升高或恶性疾病 | 4 |
| 感染性流产后 | 4 |
| 盆腔炎性疾病 | 4 |
| 盆腔结核病 | 开始阶段为第4类;持续阶段为第3类 |
| 妊娠 | 4 |
| 产后败血症 | 4 |
| 性传播疾病 | |
| 　衣原体 | 开始阶段为第4类;持续阶段为第2类 |
| 　淋病 | 开始阶段为第4类;持续阶段为第2类 |
| 　化脓性宫颈炎 | 开始阶段为第4类;持续阶段为第2类 |
| 　性传播感染疾病风险增加 | 若衣原体或淋病感染高风险,第3类,否则为第2类 |
| 实体器官移植 | 开始阶段为第3类;持续阶段为第2类 |
| 不明原因的阴道出血,可疑严重疾病 | 4 |
| **含铜宫内节育器** | |
| 对铜过敏 | 在商品标签上有标注 |
| 用于强奸后紧急避孕 | 若STI高风险,第3类;若STI低风险,第1类 |
| 系统性红斑狼疮伴严重血小板减少 | 开始阶段为第3类;持续阶段为第2类 |
| 威尔逊病 | 在商品标签上有标注 |

hCG,人体绒毛膜促性腺激素;IUD,宫内节育器;STI,性传播疾病

[a] 美国避孕药具使用医疗合格标准分类:第1类:不受限制的情况;第2类:使用该方法的益处一般超过理论或已证明风险的情况;第3类:理论或已证明的风险通常超过使用该方法的益处的情况;第4类:如果使用该避孕方法,会有不可接受的健康风险的情况

## 宫内节育器的不良反应

应该告知女性宫内节育器可能会导致月经出血模式变化,铜宫内节育器可增加月经出血,而左炔诺孕酮宫内节育器则会减少月经出血。有些风险与IUD 的放置及取出的微创手术相关,虽然严重的并发症很罕见,但仍然会存在包括出血、感染、子宫穿孔和疼痛等不良反应。表 16-5 列举了随访时应考虑的影响,可以用"PAINS"来记忆。

| 表 16-5 | PAINS——宫内节育器的不良反应 |
|---|---|
| Period 月经周期 | 闭经,尤指突然发作;带铜节育器,可能与怀孕有关。<br>轻度出血和闭经是 LNG-IUD 的副作用 |
| Abdominal pain 腹痛 | 一般腹痛可提示异位妊娠、性传播疾病感染或铜耐受不良 |
| Infection 感染 | 阴道分泌物,盆腔疼痛,接触史,或任何感染性传播疾病的可能 |
| Not feeling well 不适感 | 不适、发烧、恶心和呕吐表明感染或败血症 |
| Strings 引线 | IUD 引线的长度改变或消失 |

IUD,宫内节育器;LNG-IUD,含左炔诺孕酮的宫内节育器

## 节育器脱落

在未孕妇女体内放置 IUD 后的脱落率通常很低(2%~10%),脱落最可能发生在 IUD 放置后第一年内。各类 IUD 的脱落率相似,无论产次,青少年人群更容易发生节育器脱落[43]。产后即刻放置 IUD 的脱落率比其他时间放置 IUD 的发生率高,但相比于推迟到产后随访时再放置的妇女,产后即刻放置 IUD 的妇女更有可能坚持使用 IUD 避孕[44]。一些研究表明产后 14 天放置与产后 6 周或更晚放置的脱落率相同[45]。

鼓励放置 IUD 的妇女规律检查节育器引线有助于发现脱落。健康教育应包括脱落的体征和症状,例如:疼痛和痉挛、子宫异常出血、阴道异常分泌物或发烧。

## 宫内节育器引线消失

宫内节育器引线消失可能与以下四种原因相关:子宫穿孔导致 IUD 进入腹腔、节育器自行脱落、引线预留太短或少数情况下,当妊娠导致子宫增大时,IUD 在宫内位置上升[46]。当看不到引线时,首先需要排除妊娠的可能。通常引线可能只是从视野内退出到子宫颈内,或是蜷曲在子宫颈后而难以触及。用细胞刷或棉签柔和地探查子宫颈可能发现隐藏的引线并拉直引线,这个技巧俗称:钓引线(fishing for the strings)。注意不要用力拉引线,以免节育器脱落。如果无法通过临床检查找到引线,可能是节育器在该妇女无意识的情况下早已自发脱落。超声检查可以确认 IUD 是否仍在子宫内。图 16-5 提供了处理节育器引线消失的流程图。

在特殊情况下,宫内节育器位置恰当,但引线无触及,该妇女需要做出决定,是取出和更换宫内节育器,还是继续使用这个节育器。避孕的有效性并不取决于从子宫延伸到阴道的引线。如果超声显示节育器脱落,或不在预期的位置(如输卵管),或穿过子宫进入腹腔,应立即转诊。

## 带器妊娠

如果发生了带器妊娠,则助产士应该告知孕妇继续妊娠的相关风险——即绒毛膜羊膜炎、自然流产、感染性流产和早产[47]。虽然使用宫内节育器的女性妊娠风险很小,但是在这种情况下妊娠的女性应该接受异位妊娠的评估,带环妊娠会增高异位妊娠的风险。

如果已确认怀孕,超声可以显示出 IUD 位置,并且宫内节育器的引线可见,应该将宫内节育器取出以降低自然流产的风险。对于没有将宫内节育器取出的女性来说,自然流产的发生率略比取出宫内节育器的流产率高[47,48],在孕 12 周内将 IUD 取出时,流产发生率更低。希望终止妊娠的妇女移除宫内节育器也可以减少感染性流产的风险[48],附录 16C 描述了取出 IUD 的常规操作。虽然带器妊娠的妇女通常由医生诊治,但助产士也可以从中协助,让该妇女了解相关风险和益处,明白她正处于妊娠早期,以及观察节育器引线是否可见。

如果确诊怀孕但宫内节育器的引线消失,超声检查可能发现节育器已脱落,而该妇女并不知道;若超声显示 IUD 位置不当(例如在输卵管内),或超声显示 IUD 在宫内但引线不可见,则需要咨询医生。

## T 铜节育器(Copper T 380A,ParaGard)

ParaGard 是现在美国流通的一种惰性塑料材料制成的非激素类宫内节育器,材料柔软,非炎性,放

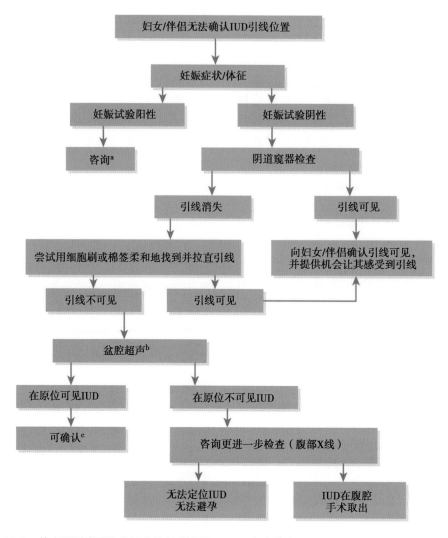

图 16-5　节育器引线消失的妇女的处理流程。IUD，宫内节育器
[a] 需要咨询与决策相关的风险和收益
[b] 可能需要盆腔超声，或基于实践政策将该妇女转诊专家
[c] 确认 IUD 可以避孕，但妇女也可以选择取出或更换 IUD，以便通过日常观察引线确认 IUD 在宫内

入子宫内会很快恢复其原始形状(图 16-6)。ParaGard 的主体是聚乙烯，其垂直的杆部由 176mg 的铜线包裹，而其每个臂上都附有 68.7mg 的铜圈[49]。ParaGard 上的铜部件释放离子进入到子宫内膜腔，影响输卵管和子宫内膜液，随后使精子丧失能力。ParaGard 下端有一段塑料引线，其作用是用于取出节育器，并且能使助产士和女性都能够确认宫内节育器的存在。宫内节育器聚乙烯主体内存在少量硫酸钡，其作用是辅助 X 线成像以提供 ParaGard 的定位。ParaGard 避孕作用可长达 10 年。

ParaGard 的有效率很高，第一年使用发生意外妊娠的比例不到 1%[2]。宫内节育器中的铜离子可以改变输卵管运输，对卵子有毒性作用，通过减慢精子活动性来减少精子获能，并增加精子破坏以破坏正常的精子活动。此外，铜离子在子宫内膜组织中产生不利于受精卵着床的局部反应[50,51]。

含铜宫内节育器会导致月经变化，例如：每个周期会出现 1~3 天的出血，增加的痛经严重程度和潜在的失血，这些都可能加剧缺铁性贫血。因此，ParaGard 对于本身月经过多的女性来说并不是一种很好的避孕方式。尽管作用机制尚不明确，但铜离子宫内节育器可能是子宫内膜癌的保护因素（OR=0.54，95% CI 0.47~0.63）[52]。

宫内节育器的使用是非性交依赖的，在置入后不再有额外花费，且有效期长达 10 年。一些女性会出现宫内节育器带来的副作用，如出血导致不适感，还有些女性则不喜欢体内有异物的存在。相反，对于不想要任何激素避孕的女性，ParaGard 可能是一个不错的选择。

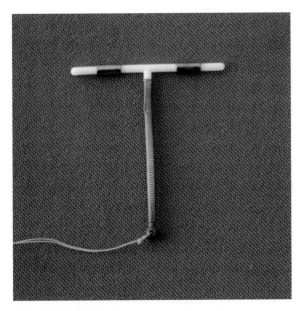

图 16-6 ParaGard

# 永久避孕：绝育

绝育是指用手术阻断或破坏精子或卵子结合通道从而达到避孕的目的。自 20 世纪 70 年代以来，女性绝育已成为越来越被接受的避孕选择[53]。绝育是一种可选择的手术，被认为是安全，高效和永久的。总体而言，女性和男性绝育（输精管切除术）在避孕方面有超过 99% 的有效性[2]。

女性绝育的方法包括：①腹腔镜输卵管结扎；②输卵管阻断绝育术；③宫腔镜（经子宫颈）绝育术；④化学制剂奎纳克林（Atabrine），在美国不可用。尽管女性绝育在美国更常见，而男性绝育或输精管切除术更安全，更简单，并且成本只有是女性绝育的大约一半[54]。事实上，在美国，女性绝育手术是女性最常做的手术之一。"结扎"是常见的短语，但是应当避免使用，因为它可能会不正确地暗示女性这个手术可以轻易地逆转。输卵管可以通过外科手术切割或结扎，伴或不伴部分输卵管切除，可以用夹子或环机械性堵塞输卵管，可以电凝，也可以用化学物质或微型插入物引起的纤维化反应堵塞输卵管。实际上输卵管再通术失败率很高、复杂且昂贵。女性绝育手术既可以在阴道分娩后立即进行（产后绝育），可以与剖宫产相结合，也可在不复杂的早期流产后立即进行，或不与妊娠相关独立进行（间隔绝育）。

## 女性手术绝育

女性绝育手术有两种基本方法：经腹腔镜或经子宫颈。女性绝育也可以通过微型开腹手术完成，但这种技术在美国并不常用。腹腔镜绝育是女性产后绝育的常规方法。需要间隔绝育的妇女可选择腹腔镜或宫腔镜输卵管阻断术。

在手术绝育后第一年内意外妊娠的女性仅有 0.5%，其中还包括那些在进行手术时怀孕但未被察觉的情况，这意味着绝育手术的避孕有效率高达 99.5%[2]。在进行绝育手术的多年后也可能发生意外怀孕。由于输卵管结扎后的自然妊娠十分罕见，绝育妇女的异位妊娠总体风险比一般人群要低。但如果在输卵管绝育后发生妊娠，则有三分之一是异位妊娠[53]。

总的来说，对于希望采用绝育这种形式避孕的人来说，几乎没有医学禁忌证。绝育是需要外科医生同意才能进行的外科手术。据报道，一些外科医生在为女性提供绝育手术之前，对女性的年龄或产次有要求，虽然基于年龄或未产的要求是不合理的[53]。相反，尚未发现关于男性绝育的具体要求的报告。

手术前的知情同意咨询包括对替代方案、手术和麻醉相关风险、永久绝育以及术后发生妊娠时异位妊娠的风险的介绍。妇女还应被告知，绝育不能防止性传播感染或艾滋病毒的传播。

绝育并不依赖性交，也不需要性伴侣的依从性或购买避孕用品。一些研究显示绝育对性行为有积极影响，这可能与减少对意外妊娠的担心有关[54]。绝育手术的并发症来自手术过程。

报道显示，有些进行了绝育手术的人对此表示后悔[55]。各种研究显示，后悔进行绝育手术的女性比例在 1%~30% 之间[2,55,56]。小于 30 岁的女性对于绝育有更高的后悔率，这些女性可能是处于不稳定的关系中，或者经历了一个孩子的死亡，或者产次较少[55,56]。

历史上，一些地区的有色人种妇女未经同意就绝育。今天，黑人女性比白人女性更有可能接受绝育手术，即使在控制了性别平等和年龄等混杂因素的情况下也是如此。尽管造成这种差异的原因尚未完全阐明，但有人认为，黑人、西班牙裔和印第安人妇女可能更有可能接受有关绝育的咨询和教育。尽管缺乏对这些数据的充分理解，但也可以作为提醒：

在避孕咨询中,医疗服务提供者不能存在显性或隐性偏见[56]。

助产士必须了解相应的联邦和州对于绝育的规定。由于过去对绝育手术的滥用,现在的知情同意必须满足严格的标准,包括要求手术的女性必须是成年人,必须在分娩前的指定时间段内签署知情同意(通常是 30 天),而这个时间的设定可能因州、不同医疗结构和保险支付公司而有所不同[53]。助产士除了提供与决策相关的讨论外,还应提供适合女性文化水平的健康信息,并用母语呈现,以帮助她们理解。应该告知女性,即使她们签署了知情同意,仍可以拒绝行绝育手术。

绝育的逆转手术昂贵且需要显微外科等昂贵的辅助生殖技术,并且不一定能保证恢复生育能力。绝育逆转手术后能否成功与使用的输卵管结扎方法及女性年龄有关。逆转手术输卵管的再吻合成功率在 30%~70% 之间。输卵管绝育对月经模式(输卵管结扎后综合征)的长期影响可以忽略不计。最近的研究发现,女性绝育前后的月经模式并没有差异[53]。

## 经腹腔镜绝育

早期的研究发现,与输卵管结扎相比,在输卵管堵塞技术相对较新时,电凝手术和微夹与较高的妊娠率有关。然而,最近的研究发现,所有堵塞或切割输卵管的手术都有类似的效果。因此,选择何种手术方式是基于外科医生的喜好和技能。

## 经宫腔镜绝育(经子宫颈绝育)

经子宫颈女性绝育是由宫腔镜经宫颈口到输卵管的绝育手术,可以在局部麻醉下在门诊完成[53,57]。目前唯一可用于经子宫颈绝育的产品是 Essure 品牌下销售的。Essure 系统由不锈钢钢卷制成,钢卷软而有弹性,因为被包裹在覆有镍钛合金的聚对苯二甲酸乙酯中。小金属弹簧被放置在每个输卵管的近端。一旦松开,它们就膨胀并固定在输卵管上,形成瘢痕组织[53]。因此,其作用机制是使输卵管对 Essure 上缠绕的聚酯纤维反应,刺激新组织的生长,从而使输卵管的永久闭塞。在手术完成后约 3 个月输卵管可以彻底闭合。组织反应局限于插入物周围。

在手术后并不会立刻达到绝育的效果,因此必须指导女性在手术后的 3 个月内继续使用其他避孕措施,直到输卵管造影显示输卵管永久性闭塞。若输卵管造影显示输卵管仍通畅,则应指导妇女采取其他方式避孕。目前还有其他用于验证输卵管阻塞的方法,如超声等,但用于确认输卵管闭塞的金标准仍然是造影术。

由于许多现有的研究是由制造商资助进行的,目前关于 Essure 安全性、有效性和意外妊娠率的长期数据仍存在争议[57]。美国和国际上的文献表明,这种绝育技术的有效率为 98%[57],其他临床试验和综述中报告了意外怀孕的案例,这可能与未严格遵守手术后续方案,手术当天没有进行尿妊娠试验,或没有指导女性进行子宫输卵管造影(HSG)随访(将不透射线的造影剂注入子宫内用以检测双侧输卵管是否畅通的方法)有关[57]。许多研究未充分重视 3 个月随访的重要性,因为一些女性可能要到以后才会出现输卵管闭塞。此外,若已观察到微型插入物的排出,可导致避孕失败[58]。

2017 年,FDA 根据慢性盆腔疼痛、不规则出血、过敏反应和自体免疫样反应等不良反应报告,对 Essure 发出了黑盒警告(black box warning)[53,58-60],这些报告值得进一步研究。因为 Essure 线圈成分中含有镍,所以在置入前应进行皮试以检验对镍的过敏反应,过敏反应是手术的禁忌证[58]。

对于因肥胖、心肺疾病或复杂的腹部问题而无法选择其他绝育手术的女性,经宫颈绝育是可选的手术方案[59]。像所有永久绝育方法一样,这种方法不依赖于性伴侣的配合,并且无需购买其他产品,更为便利。

## 女性化学绝育

奎纳克林,最初时作为抗疟疾药物,目前成为女性绝育中最好的化学药剂。奎纳克林在发展中国家最常用,因为它价格低廉且不需要昂贵的设备来辅助放置。然而,世界卫生组织(WHO)建议,在系统审查奎纳克林的安全性、有效性和流行病学数据之前,奎纳克林不应用于妇女的非手术绝育中[61]。美国现在还不允许将奎纳克林用于避孕。

## 男性手术绝育(输精管结扎术)

输精管结扎是目前可用于男性的几种避孕方法之一。这种方法通过切除或阻塞输精管,使得射精时精液不能射出来实现绝育。该技术可以在局部麻醉下的门诊手术中进行。该方法的优点包括与女性输卵管结扎相比,相对较短的手术时间,较低的血肿、感染和术后不适风险[62]。

输精管结扎是一种高效、相对低成本的永久性绝育方法,具有低发病率和极低的死亡率。手术后5年的怀孕率低于1%[2]。输精管结扎术不是术后立即生效,可能需要12周或更长时间,或12~20次射精之后,才会在射精时没有精子射出,在此之前,需要使用其他避孕方式避孕。

不管男性还是女性都应被告知在进行结扎术后很少能输精管再通。男性在完成输精管结扎术后,有5%的人对此表示后悔[62]。输精管切除术后表现出后悔的男性大多数是在30岁以下,或处于不稳定的婚姻状态,或没有孩子(或孩子很年幼),或是在经济危机期间决定,或与怀孕有关的原因[62]。

## 结论

本章回顾了美国所有目前可用于男性和女性的非激素避孕方法。避孕方法的种类经常变化;因此,助产士必须随时了解最新的避孕方式,以便帮助女性做出适当的决定。每个女性都有其个人要求和不同的生活方式,这也让每个人的避孕方式都具有独特性。对多数人来说,非激素避孕方法可以满足他们的一级或二级避孕需求。

(朱秀 译、审)

## 信息资源

| Organization | Description | Webpage |
|---|---|---|
| Center for Disease Control and Prevention (CDC) | U.S. Medical Eligibility Criteria (U.S. MEC) for Contraceptive Use includes recommendations for the use of specific nonhormonal contraceptive methods and addresses how to initiate and use them. Charts, apps, and lists are available from the website. | https://www.cdc.gov /reproductivehealth /contraception/mmwr/mec /summary.html |
| Association for Reproductive Health Professionals (ARHP) | ARHP is dedicated to improving reproductive health care through a high-quality Continuing Professional Development (CPD) program. ARHP's CPD program is built on its positions, accepted professional standards, peer-reviewed studies, and a commitment to integrity in patient care. | http://www.arhp.org |
| Bedsider | An online birth control support network for women age 18–29 operated by the National Campaign to Prevent Teen and Unplanned Pregnancy, a private nonprofit organization. | https://www.bedsider.org |
| Billings Ovulation Method | Emphasis on education in the method. Will connect interested persons with an accredited Billings Ovulation Method tutor for more information. | http://billings.life/en/ |
| Creighton Model FertilityCare System | Emphasis on education in the method. Similar to Billings, but not identical. | http://www.creightonmodel .com |
| Two-Day Method | Information specific to this method. iOS app available free of charge. | http://www.twodaymethod .com |
| **Point-of-Care Apps** | | |
| Multiple fertility apps to be used for pregnancy prevention, attaining pregnancy, or pregnancy spacing | In 2016, a publication ranked several apps as to accuracy. Most of these apps remain current. | Duane M, Contreras A, Jensen ET, White A. The performance of fertility awareness-based method apps marketed to avoid pregnancy. *J Am Board Fam Med.* 2016;29(4):508-511. Available at: http://www.jabfm .org/content/29/4/508.long. Accessed November 28, 2017. |

参考文献

1. Sundaram A, Vaughan B, Kost K, et al. Contraceptive failure in the United States: estimates from the 2006–2010 National Survey of Family Growth. *Perspect Sex Reprod Health*. 2017;49(1):7-16.

2. Curtis KM, Tepper NK, Jatlaoui TC, et al. U.S. Medical Eligibility Criteria for Contraceptive Use, 2016. *MMWR*. 2016;65(3):1-106.

3. Trussell J. Contraceptive failure in the United States. *Contraception*. 2011;83(5):397-404.

4. Moniz MH, Spector-Bagdady K, Heisler M, Harris LH. Inpatient postpartum long-acting reversible contraception: care that promotes reproductive justice. *Obstet Gynecol*. 2017;130(4):783-787.

5. Altshuler AL, Blumenthal PD. Behavioral methods of contraception. In: Shoupe D, Mishell D Jr., eds. *The Handbook of Contraception: Current Clinical Practice*. Switzerland: Humana Press Springer; 2016: 247-262.

6. United Nations, Department of Economic and Social Affairs, Population Division. Trends in contraceptive use worldwide 2015 (ST/ESA/SER.A/349). Available at: http://www.un.org/en/development/desa/population/publications/pdf/family/trendsContraceptiveUse2015 Report.pdf. Accessed November 28, 2017.

7. Arteaga S, Gomez AM. "Is that a method of birth control?": a qualitative exploration of young women's use of withdrawal. *J Sex Res*. 2016;53(4-5):626-632.

8. Killick S, Leary C, Trussell J, Guthrie K. Sperm content of pre-ejaculatory fluid. *Hum Fertil*. 2011;14(1):48-52.

9. Sznitman S, Romer D, Brown L, et al. Prevalence, correlates, and sexually transmitted infection risk related to coitus interruptus among African-American adolescents. *Sex Transm Dis*. 2009;36(4):218-220.

10. King J. Contraception and lactation. *J Midwifery Womens Health*. 2007;52(6):614-620.

11. Labbok MH. Postpartum sexuality and the lactational amenorrhea method for contraception. *Clin Obstet Gynecol*. 2015;58(4):915-927.

12. Kramer MS, Kakuma R. Optimal duration of exclusive breastfeeding. *Cochrane Database Syst Rev*. 2012;8:CD003517. doi:10.1002/14651858.CD003517.pub2.

13. Sandrock N. Share with women: natural family planning. *J Midwifery Womens Health*. 2006;51(6)51:521-522.

14. Malarcher S, Spieler J, Fabic MS, Jordan S, Starbird EH, Kenon C. Fertility awareness methods: distinctive modern contraceptives. *Glob Health Sci Pract*. 2016;25;4(1):13-15.

15. Grimes D, Gallo M, Grigorieva V, Nanda K, Schulz KF. Fertility awareness–based methods for contraception systematic review of randomized controlled trials. *Contraception*. 2005;72:85-90.

16. Mansour D, Inki P, Gemzell Danielsson K. Efficacy of contraceptive methods: a review of the literature. *Eur J Contracept Reprod Health Care*. 2010;15:14-16.

17. Unseld M, Rötzer E, Weigl R, Masel EK, Manhart MD. Use of natural family planning (NFP) and its effect on couple relationships and sexual satisfaction: a multi-country survey of NFP users from US and Europe. *Front Public Health*. 2017;13(5):42.

18. Duane M, Contreras A, Jensen ET, White A. The performance of fertility awareness–based method apps marketed to avoid pregnancy. *J Am Board Fam Med*. 2016;29(4):508-511. Available at: http://www.jabfm.org/content/29/4/508.long. Accessed November 28, 2017.

19. Raymond E, Dominik R. Contraceptive effectiveness of two spermicides: a randomized trial. *Obstet Gynecol*. 1999;93:896-903.

20. Van Damme L, Ramjee G, Alary M, Vuylsteke B, Chandeying V, Rees H. Effectiveness of COL-1492, a nonoxynol-9 vaginal gel, on HIV-1 transmission in female sex workers: a randomized controlled trial. *Lancet*. 2002;360:971-977.

21. Tepper NK, Krashin JW, Curtis KM, Cox S, Whiteman MK. Update to CDC's U.S. Medical Eligibility Criteria for Contraceptive Use, 2016: revised recommendations for the use of hormonal contraception among women at high risk for HIV infection. *MMWR*. 2017;66(37):990-994.

22. Gardella C, Ekert LO, Lentz GM. Genital tract infections: vulva, vagina, cervix, toxic shock syndrome, endometritis, and salpingitis. In: Lobo R, Gershenson D, Lentz G, Valea FA, eds. *Comprehensive Gynecology*. 7th ed. Philadelphia, PA: Elsevier; 2017:524-565.

23. Schwartz B, Brome C. Nonmenstrual toxic shock syndrome associated with barrier contraceptives: report of a case-control study. *Rev Infect Dis*. 1989;1(suppl S43-S48):S48-S49.

24. Eaich G, Pearson K, Fleming D, Sobel S, Anello C. Toxic shock syndrome and the vaginal contraceptive sponge. *JAMA*. 1986;255:216-218.

25. Allen RE. Diaphragm fitting. *Am Fam Physician*. 2004;69(1):97-100.

26. Trussell J, Strickler J, Vaughn B. Contraceptive efficacy of the diaphragm, the sponge, and the cervical cap. *Fam Plann Perspect*. 1993;25:100-105, 135.

27. Amy JJ, Tripathi V. Contraception for women: an evidence based overview. *BMJ*. 2009;339:b2895.

28. Murphy P, Hewett CM, Belew C. Contraception. In: Schuiling K, Likis F, eds. *Women's Gynecologic Health*. 3rd ed. Burlington, MA: Jones & Bartlett Learning; 2017:209-260.

29. Koeniger-Donohue R. The FemCap: a non-hormonal contraceptive. *Womens Health Care*. 2006;5(4):79-91.

30. Cervical Barrier Advancement Society and Ibis Reproductive Health. Cervical cap (FemCap). Available at: http://www.cervicalbarriers.org/downloads/Images/femcap_(hand).JPG. Accessed November 30, 2017.

31. Gallo MF, Grimes DA, Schulz KF, Lopez LM. Cervical cap versus diaphragm for contraception. *Cochrane*

*Database Syst Rev.* 2002;4:CD003551.

32. Kogan P, Wald M. Male contraception: history and development. *Urol Clin North Am.* 2014;41(1):145-161.

33. Roth MY, Amory JK. Beyond the condom: frontiers in male contraception. *Semin Reprod Med.* 2016;34(3):183-190.

34. Gallo MF, Grimes DA, Lopez LM, Schulz KF. Non-latex versus latex male condoms for contraception. *Cochrane Database Syst Rev.* 2006;1:CD003550. doi:10.1002/14651858.CD003550.pub2.

35. Steiner M, Dominik R, Rountree R, Nanda K, Dorflinger L. Contraceptive effectiveness of a polyurethane condom and a latex condom: a randomized controlled trial. *Obstet Gynecol.* 2003;101(3):539-547.

36. Higgins J, Cooper A. Dual use of condoms and contraceptives in the US. *Sex Health.* 2012;9(1):73-80.

37. Cervical Barrier Advancement Society and Ibis Reproductive Health. Female condom. Available at: http://www.cervicalbarriers.org/downloads/Images/female_condom_(hand).JPG. Accessed November 30, 2017.

38. Witte SS, MacPhee C, Ginsburg N, Deshmukh N. Medicaid reimbursement for the female condom. *Am J Public Health.* 2017;107(10):1633-1635.

39. Beksinska M, Smit J, Joanis C, Hart C. Practice makes perfect: reduction in female condom failures and user problems with short-term experience in a randomized trial. *Contraception.* 2012;86(2):127-131.

40. Nelson AL, Cohen S, Galitsky A, et al. Women's perceptions and treatment patterns related to contraception: results of a survey of US women. *Contraception.* 2017. [Epub ahead of print]. doi:10.1016/j.contraception.2017.09.010.

41. Bougie O, Singh SS. Dalkon Shield: forgotten but not yet gone. *J Obstet Gynaecol Can.* 2016;38(8):695.

42. Cortessis VK, Barrett M, Brown Wade N, et al. Intrauterine device use and cervical cancer risk: a systematic review and meta-analysis. *Obstet Gynecol.* November 3, 2017. [Epub ahead of print]. doi:10.1097/AOG.0000000000002307.

43. Deans EI, Grimes DA. Intrauterine devices for adolescents: a systematic review. *Contraception.* 2009;79:418-423.

44. Goldthwaite LM, Shaw KA. Immediate postpartum provision of long-acting reversible contraception. *Curr Opin Obstet Gynecol.* 2015;27(6):460-464.

45. Zerden ML, Stuart GS, Charm S, Bryant A, Garrett J, Morse J. Two-week postpartum intrauterine contraception insertion: a study of feasibility, patient acceptability and short-term outcomes. *Contraception.* 2017;95(1):65-70.

46. Ramesh SS, Charm S, Kalinowski A, Liberty AL, Stuart GS. Management of intrauterine contraception in early pregnancy. *South Med J.* 2017;110(8):550-553.

47. Moschos E, Twickler DM. Intrauterine devices in early pregnancy: findings on ultrasound and clinical outcomes. *Am J Obstet Gynecol.* 2011;204(5):427.e1-427.e6.

48. Brahmi D, Steenland M, Renner R-M, Gaffield ME, Curtis KM. Pregnancy outcomes with an IUD in situ: a systematic review. *Contraception.* 2012;85(2):131-139.

49. U.S. Food and Drug Administration. Intrauterine copper contraceptive. Available at: https://www.accessdata.fda.gov/drugsatfda_docs/label/2013/018680s066lbl.pdf. Accessed November 30, 2017.

50. Shimoni N. Intrauterine contraceptives: a review of uses, side effects and candidates. *Semin Reprod Med.* 2010;28(2):118-125.

51. Gemzell-Danielsson K, Berger C, Lalitkumar PGL. Emergency contraception: mechanisms of action. *Contraception.* 2013;87(3):300-308.

52. Beining RM, Dennis LK, Smith EM, Dokras A. Meta-analysis of intrauterine device use and risk of endometrial cancer. *Ann Epidemiol.* 2008;18(6):492-499.

53. Stuart GS, Ramesh SS. Interval female sterilization. *Obstet Gynecol.* 2018;131:117-124.

54. American College of Obstetricians and Gynecologists. Practice Bulletin No. 133: benefits and risks of sterilization. *Obstet Gynecol.* 2013;121:392-404.

55. Shreffler KM, Greil AL, McQuillan J, Gallus KL. Reasons for tubal sterilisation, regret and depressive symptoms. *J Reprod Infant Psychol.* 2016;34(3):304-313.

56. Shreffler KM, McQuillan J, Greil AL, Johnson DR. Surgical sterilization, regret, and race: contemporary patterns. *Soc Sci Res.* 2015;50:31-45.

57. Hurskainen R, Hovi S-L, Gissler M, et al. Hysteroscopic tubal sterilization: a systematic review of the Essure system. *Fertil Steril.* 2010;94(1):16-19.

58. Câmara S, de Castro Coelho F, Freitas C, Remesso L. Essure present controversies and 5 years' learned lessons: a retrospective study with short- and long-term follow-up. *Gynecol Surg.* 2017;14(1):20.

59. Fantasia HC. Update on the Essure system for permanent birth control. *Nurs Womens Health.* 2017;21(5):401-405.

60. Walter JR, Ghobadi CW, Hayman E, Xu S. Hysteroscopic sterilization with Essure: summary of the U.S. Food and Drug Administration actions and policy implications for postmarketing surveillance. *Obstet Gynecol.* 2017;129:10-19.

61. Lippes J. Quinacrine sterilization (QS): time for reconsideration. *Contraception.* 2015;92(2):91-95.

62. Potts J, Pasqualotto F, Nelson D, Thomas AJ, Agarwal A. Patient characteristics associated with vasectomy reversal. *J Urol.* 1999;161:1835-1839.

# 16A

# 基于生育意识的避孕方法

Mary C.Brucker

## 引言

虽然在美国只有不到 1% 的妇女使用基于生育意识的避孕方法,但在世界上的一些地区,这些方法是主要的避孕方式[1,2]。导致这些避孕方式使用有限的原因可能包括其方法的复杂性、缺乏对该方法的教育,以及需避孕者和健康服务提供者认为此方法无效的个人观点[3]。

有针对于临床医护人员和夫妻的健康教育项目,许多助产士完成了某种特定类型生育意识方法的认证课程,而其他助产士则倾向于将对此方法感兴趣的个人介绍给该领域的专家。本附录提供了基于生育意识避孕方法的一般信息,并讨论了五种最常见的类型。

## 原理

基于生育意识的避孕方法是以在月经周期中规律发生的生理变化为基础的,临床医护人员和避孕者都需要了解:

1. 排卵只发生一次,大约在月经周期开始前 14 天。需要注意的是,月经开始前 14 天比上一次月经开始后 14 天更可靠,因为月经周期的分泌期通常比卵泡期更有规律。

2. 卵子的寿命至多为 12~24 小时。

3. 精子在射精后可存活约 3~5 天。

4. 最可能受孕的时间是排卵期,这个时间段从排卵前约 5 天到排卵后 1 天,每月总共 6 天[5]。

## 注意事项

表 16A-1 列出了夫妻在采取任何一种基于生意识的避孕方法前应该考虑的注意事项,虽然不需要任何工具,但需要坚定地坚持和正确地使用所选择的基于生育意识的避孕方法。

| 表 16A-1 使用基于意识的避孕方法时的注意事项 |
| --- |
| 性伴侣双方承诺每月坚持使用该方法 |
| 用舒适的方法观察排卵的迹象,包括身体接触 |
| 坚持识别和记录细微的排卵迹象 |
| 采取该方法前,禁欲至少 1 个月,在此期间观察和记录排卵期的迹象 |

## 禁忌证

基于生育意识的方法的相对禁忌证包括所有可能导致月经不规律的情况,例如:近期分娩、月经初潮、围绝经期、母乳喂养、频繁的排卵周期,以及近期停用激素类避孕药。有以下状况的妇女也可能难以使用这种避孕方法:持续性阴道炎或其他可能影响生育能力的感染、对某些阴道分泌物检查方法感到不适、月经间出血以及无法正确解释怀孕的征象。

### 基于生育意识的避孕方法分类

目前,有几种常用的基于生育意识的避孕方法可供使用。表 16A-2 应用现有资料,总结了每种方法的原理[5-8]。基于生育意识的避孕方法一般被归纳为日历法或排卵法，这两种方法都将在本节中讨论。对于其他一些被认为是专有的方法，其开发人员通常会收费和/或限制使用其教育材料，包括健康教育者和需避孕者的图表，以确保完整性和准确性，许多相关机构也有认证的教育项目。

### 表 16A-2　基于生育意识的避孕方法的概念、观察要点、排卵时间和预估有效性

| 方法 | 使用该方法的症状和体征 | 观察 | 避免无保护性交的天数 | 典型使用第 1 年的避孕效果 | 完美使用第 1 年的非预期怀孕率[a] |
| --- | --- | --- | --- | --- | --- |
| 日历法 | 生理周期的天数 | 连续记录 6~12 个月经周期 识别最长和最短的周期 最短的月经周期 –8= 易受孕期的开始 最长的周期时间 –11= 易受孕期的结束 | 通过计算确定为易受孕的天数（每个周期重复计算） 总结：根据每个月经周期长度不同而变化 | 87% | 3~5 |
| 标准日法 | 生理周期的天数 | 从月经周期的第 1 天开始 关注月经周期的第 8~19 天 | 月经周期的第 8~19 天 总计：12 天 / 月经周期 | 88% | 5 |
| 排卵法 | 宫颈分泌物 | 每日检测宫颈分泌物 评估分泌物的质量和数量 记录数据 | 月经期 排卵期 所有有分泌物的日子 "峰值"后的四天内 总计：大约 14~17 天 / 月经周期 | 80% | 3~5 |
| 两日法 | 宫颈分泌物 | 注意有无宫颈分泌物 记录数据 | 所有有分泌物的日子 有分泌物的日子的后 1 天 总计：大约 14 天 / 月经周期 | 86% | 4 |
| 症状体温避孕法 | 宫颈分泌物 阴道黏液 基础体温 | 每日检测宫颈分泌物 评估分泌物的质量和数量 每日测量基础体温 记录数据 | 月经期 排卵期 所有有分泌物的日子 体温最高后的 3 天内，或"峰值"后的 4 天内 总计：大约 14~17 天 / 月经周期 | 80% | 2~5 |

BBT，基础体温
[a] 每年每 100 位女性在完全正确使用避孕法后的怀孕数量
来源：参考文献 5,6,7,8

## 日历法

目前有两种日历生育意识法。"节律法"，也称之为日历法，早在 20 世纪 30 年代就被提出，是最古老的生育意识避孕法。新日历法，也就是标准日法，则是最近才发展出来的。

## 节律法

节律法是基于可能的排卵时间来预测女性在月经周期最有可能怀孕的日子。该间隔由通过计算过去的 8~12 个月经周期的长度来确定。这种方法需要女性连续记录月经周期，记下最长和最短的月经

周期,从而预测所有可能的受孕日期。然后夫妇在计算出来的可能受孕日期内避免进行性交。虽然节律法在很多年前非常流行,目前是在以生育意识为基础的避孕法中使用最少的。

## 标准日法

这种相对较新的方法也完全基于记录月经周期的天数。使用这种方法的女性必须有长短在26~32天范围内的规律月经周期[9-12]。使用这种方法的女性要记录月经的第1天,并且在每个月经周期的第8日到第19日之间避免性交[10]。

虽然在教育项目的规范性和有效性方面还存在一些问题,但标准日制法在全球范围内得到了推广。这些教育项目经常提倡使用一种叫做"环珠"(Cyclebeads)的珠状装置,是由几种不同颜色的珠子组成的圆环,女性可以通过在圆环上标记来确定她在某一天是否有怀孕的可能。CycleBeads和标准日法项目都是有专利保护的,前者由一家营利性公司销售,许多使用标准日方法的应用程序都是可获得的。

## 排卵法

排卵法是基于识别血液中激素水平的变化而判断每个周期中可能怀孕的时间段。有三种方法可以判断排卵,包括宫颈黏液的量和特征的变化,基础体温(BBT)以及子宫颈的位置和厚度(图16A-1)[11]。宫颈黏液变化一般是通过外阴湿度决定。使用BBT的排卵法需要使用适当的温度计——与生育意识方法相关的少数设备之一。

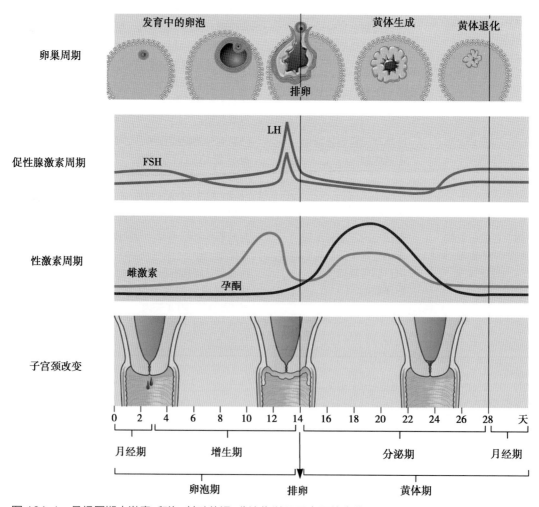

图 16A-1　月经周期中激素、卵泡、基础体温、分泌物以及子宫颈的变化

## 比林斯排卵法

比林斯排卵法侧重于观察宫颈黏液的变化。在排卵前期和排卵后期的不易受孕期中,没有宫颈黏液或者外阴处也没有湿润感;在有受孕可能的时期,外阴呈湿润状,或有宫颈黏液。女性每天观察并记录外阴湿度的和黏液变化。为了熟悉自身宫颈黏液和外阴湿润变化,有必要在第一个观察周期中禁欲。比林斯排卵法中有两种宫颈黏液变化模式(表 16A-3 所示)。

| 表 16A-3 | 比林斯排卵法 | |
| --- | --- | --- |
| 宫颈黏液模式 | 定义 | 繁殖力 |
| 基础不孕模式(BIP) | 月经之后数日;外阴干燥。 | 隔天性交以避免精液和宫颈黏液混淆 |
| 峰值模式 | 外阴从潮湿到润滑的时期;在雌激素的影响下,黏液的量增多并变得清澈而有弹性,如同蛋白一般(子宫颈黏液成丝现象,排卵黏线);峰值模式的最后 1 天也叫做"峰日" | 有峰值模式期间和峰日之后的 4 天内要避免性交 |

使用杀精剂、润滑剂、阴道治疗剂或使用含有杀精剂的构成屏障的用具可能会妨碍这种方法的使用。女性在月经大量出血期间里也应避免性交,因为其掩盖了与排卵有关的黏液迹象。

## Creighton 生育系统模型

Creighton 生育系统模型是在比林斯排卵法的基础上的改进而成的。该模型具有标准的教学计划,冠以商标,依靠用于绘图的编码系统[13]。

## 两日法

两日法简化了宫颈黏液的观察方法[14],该种方法不需要区分黏液的性质。相反,使用这种方法的女性需要问自己两个具体的问题(表 16A-4 所示)。生理周期不规律的女性可以使用这种方法避孕,因为它完全依赖于观察生理标志进行避孕。

| 表 16A-4 | 两日法 |
| --- | --- |
| 问题 | 判断受孕期(fertility) |
| 我今天有阴道分泌物么?<br>我昨天有阴道分泌物么? | 两个问题都需要回答,当任意一个答案的回答是"是"的时候,代表该妇女正处于受孕期 |

和标准日法类似,两日法也是有专利保护的,在 iOS 系统上可以免费下载使用两日法的 App。

## 症状体温避孕法

症状体温避孕法有三个观察点:基础体温、宫颈黏液和子宫颈。表 16A-5 列举了排卵期的物理迹象,可以提示正处于排卵期。

基础体温的升高是由于黄体释放了更多的黄体酮,所以基础体温升高是排卵的指征。温度上升的类型在不同女性或同一女性不同周期之间都可能不同,而且可能会因为不坚持或生病的因素而改变。观察宫颈黏液的变化也可以协助基础体温法帮助识别易孕期和非易孕期。与比林斯排卵法一样,该方法也包括在易孕期内观察到具有蛋白稠度并且可以在手指之间延伸的子宫颈黏液。

除了基础体温和宫颈黏液观察之外,症状体温避孕法的第三个部分是观察子宫颈自身的变化,这种变化可以通过触摸宫颈而感觉到。快到排卵期时,子宫颈软化,宫颈口略微扩张,且子宫颈在阴道中的位置较高。排卵后,子宫颈恢复坚硬,宫颈口闭合和宫颈位置下降。观察宫颈位置不是必选项。使用这种避孕方法的女性需要使用专门设计的图标记录基础体温,宫颈黏液和子宫颈特征。

| 表 16A-5 | 排卵期体温上升模式 | |
| --- | --- | --- |
| 排卵期物理迹象 | 描述 | 备注 |
| 基础体温上升 | 基础体温在之前 6 天每天体温的基础上上升至少 0.4℉(0.22℃) | 基础体温上升并持续升高或达高温平台 3 天,或体温逐渐升高 5 天 |
| 急剧上升模式 | 体温在 1~2 天内上升 | |

续表

| 排卵期物理迹象 | 描述 | 备注 |
|---|---|---|
| 锯齿模式 | 体温几天内上升、下降交替,总体在上升 | 如升高 0.4℉,降低 0.2℉（0.11℃）,再升高 0.4℉,诸如此类 |
| 缓慢上升或阶梯模式 | 在几天内缓慢上升,之后急剧下降 | 通常和排卵同时出现,但也不一定 |
| 宫颈黏液改变 | 黏液的量增多并变得清澈而有弹性 | 和比林斯排卵法是峰值模式一样 |
| 子宫颈改变 | 从坚硬到变软,在阴道中的位置变高 | |

## 参考文献

1. Sundaram A, Vaughan B, Kost K, et al. Contraceptive failure in the United States: estimates from the 2006–2010 National Survey of Family Growth. *Perspect Sex Reprod Health*. 2017;49(1):7-16.

2. Mosher WD, Jones J. Use of contraception in the United States: 1982–2008. National Center for Health Statistics. *Vital Health Stat*. 2010;23(29).

3. Han L, Taub R, Jensen JT. Cervical mucus and contraception: what we know and what we don't. *Contraception*. 2017;96(5):310-321.

4. Pyper C. Fertility awareness and natural family planning. *Eur J Contracept Reprod Health Care*. 1997;2:131-146.

5. Arevalo M, Sinai I, Jennings V. A fixed formula to define the fertile window of the menstrual cycle as the basis of a simple method of natural family planning. *Contraception*. 1999;60(6):357-360.

6. Jennings VH, Burke AE. Fertility awareness–based methods. In: Hatcher RA, Trussell J, Nelson A, Cates W Jr, Stewart F, Kowal D, eds. *Contraceptive Technology*. 20th ed. New York, NY: Ardent Media; 2011:432.

7. World Health Organization. *Family Planning: A Global Handbook for Providers*. WHO Press; 2011. Accessible at: http://apps.who.int/iris/bitstream /10665/44028/1/9780978856373_eng.pdf. Accessed November 28, 2017.

8. Kambric R, Lamprecht V. Calendar rhythm efficacy: a review. *Adv Contracept*. 1996;12:123-128.

9. Pallone SR, Bergus GR. Fertility awareness–based methods: another option for family planning. *J Am Board Fam Med*. 2009;22(2):147-157.

10. Arevalo M, Jennings V, Sinai I. The Standard Days method. *Contraception*. 2002;65:333-338.

11. Germano E, Jennings V. New approaches to fertility awareness–based methods: incorporating the Standard Days and TwoDay methods into practice. *J Midwifery Womens Health*. 2006;51:471-477.

12. Marston CA, Church K. Does the evidence support global promotion of the calendar-based Standard Days Method of contraception? *Contraception*. 2016;93(6):492-497.

13. Hilgers TW, Daly KD, Hilgers SK, Prebil AM. *Creighton Model Fertility Care System: A Standardized, Case Management Approach to Teaching, Book 1*. Omaha, NE: Pope Paul VI Institute Press; 2002.

14. Dunson D, Sinai I, Colombo B. The relationship between cervical secretions and the daily probabilities of pregnancy: effectiveness of the TwoDay algorithm. *Hum Reprod*. 2001;16:2278-2282.

# 16B

## 阴道隔膜的放置

Mary C.Brucker

## 引言

阴道隔膜是一种在性交期间覆盖子宫颈的软硅胶圆顶,边缘有弹性,可以使阴道隔膜吻合在耻骨联合和阴道后穹隆之间,覆盖子宫颈。本附录描述如何放置阴道隔膜或检查阴道隔膜是否放置正确。阴道隔膜一般与杀精剂一起使用。杀精剂可置于阴道隔膜面对子宫颈并向上延伸到隔膜边缘周围的圆顶中。

阴道隔膜的作用机制是双重的:①边缘的弹性密封了阴道壁,为防止精子进入子宫颈提供了物理屏障;和②在阴道性交期间,隔膜轻微移动,并将杀精子剂涂覆在子宫颈和阴道壁上。阴道隔膜的类型列于表 16B-1 中。图 16B-1 展示了一种宽边的硅胶阴道隔膜,图 16B-2 展示了一种均码阴道隔膜。

| 表 16B-1 | 阴道隔膜的种类 | |
|---|---|---|
| 种类 | 描述 | 适应证 |
| Wide-seal rim | 从边缘的内侧缘延伸出一个灵活的 1.5cm 宽"裙边" | 无乳胶的阴道隔膜,由硅胶组成;<br>"群边"设计可以在适当位置保存凝胶并改善对阴道的密封状况;<br>可能有螺旋弹簧 |
| | Arcing spring | 边缘最坚硬;<br>可以用于患有膀胱突出,直肠脱垂,子宫脱垂,子宫后倾,或子宫颈前倾 / 后倾的女性 |
| | Omniflex | 弹簧设计,当受到挤压时,促使阴道隔膜形成拱形,增加吸引力提供额外保护;<br>Wide-seal rim Omniflex 代替了之前的 "all-flex" 阴道隔膜, "all flex" 曾经是最受欢迎的阴道隔膜种类,但在大约 2014 年时停止生产。而且,这种阴道隔膜只能从两个轴上折叠 |
| Silicon single size | 紫色阴道隔膜,边缘有凹窝,可在插入过程中夹持,手指穹顶便于取出 | 以 "Caya" 品牌销售,适合大多数女性;只有一种尺寸,没有测量的要求;<br>想所有阴道隔膜一样,需要处方。建议应该经过一位临床医师确认阴道隔膜放置正确,因为这种阴道隔膜并不适用于所有女性 |

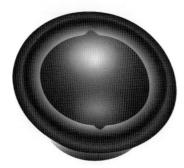

图 16B-1　宽边密封阴道隔膜

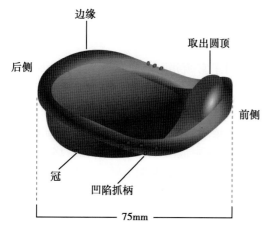

图 16B-2　单一尺寸波形阴道隔膜

## 禁忌证(美国医疗资格标准第 3 类或第 4 类)

- 中毒性休克综合征史
- 艾滋病高风险人群
- 艾滋病感染或携带者

## 有不同尺寸的阴道隔膜的放置流程

### 用物

- 一套完整的环或阴道隔膜,尺寸从 50~95mm 不等。
- 非无菌手套
- 润滑剂

### 准备阶段

1. 指导女性在检查前排空膀胱
2. 准备所有需要的物品,并放置在容易拿到的地方
3. 执行常规盆腔检查以排除任何感染或异常
4. 第一次选配阴道隔膜时,通常是根据女性

的生育次数来决定。一般来说,未生育的女性将从 65、70 或 75 号开始匹配,经产妇大多从 75、80 或 85 的型号开始。

### 实施过程

1. 将戴手套的食指和中指插入阴道,直到中指到达阴道后壁,以确定耻骨联合与阴道后穹隆之间的距离。

2. 标记食指触摸到耻骨弓下部的点。

3. 将手指抽出并将阴道隔膜边缘放在中指尖上。正确尺寸的阴道隔膜的相对边缘应该大致位于标记位点的前面。

4. 润滑或润湿阴道隔膜或环,用一只手的手指和拇指将侧面压在一起,并将其插入阴道(图 16B-3)。确保用向下向内的力引导隔膜或环,从而对阴道后壁施加压力,且避免刺激更敏感的阴道前部。

5. 在阴道隔膜插入阴道后,应用戴手套的手指检查其位置。如果阴道隔膜的大小正确,则:

a. 边缘在阴道后穹隆后面。

b. 阴道隔膜的周边抵在侧阴道壁上。

c. 可以在阴道隔膜和耻骨后之间插入指尖。

d. 子宫颈被覆盖。

6. 如果阴道隔膜过于小,则:

a. 在将指尖插入阴道隔膜的边缘和耻骨的后表面之间后,仍有空余。

b. 阴道隔膜在阴道内可以自由的移动。

c. 阴道隔膜在女性咳嗽或腹腔用力时移动。

7. 如果阴道隔膜过大,则:

a. 它紧密地贴合耻骨联合。

b. 阴道隔膜边缘向前紧贴侧阴道壁。

c. 如果当用力呼气/做瓦氏动作(Valsalva maneuver)时,阴道隔膜脱出阴道。

d. 放入隔膜后时会感到不适。

8. 许多助产士将通过插入连续尺寸的阴道隔膜来确认适当的尺寸,然后再插入一个较大尺寸的阴道隔膜用于确认尺寸是否吻合。

9. 反示范

a. 让女性先洗手,提醒她在放置前,要先检查阴道隔膜的完整性。

b. 然后让她选择一个舒适的体位坐下,让她将两个手指插入到她的阴道中,直到她的子宫颈。可选的位置如下:

ⅰ 躺在床头升高的检查床上,膝盖弯曲;

ⅱ 一条腿站在凳子上,向前弯曲身体。

c. 在她把手指插入阴道后,用语言引导女性找到并且感觉到耻骨联合和子宫颈。

d. 指导她用一只手轻轻握住润滑过的隔膜,圆顶一面朝下。然后让她按压住横薄膜,手放在隔膜的顶部,另一只手展开阴唇,将折叠的阴道隔膜的端部自向下、向后的方向插入她的阴道。

e. 阴道隔膜插入阴道后,女性可以使用分开阴唇的手辅助插入过程,直到感觉到阴道隔膜的边缘处在耻骨下方。然后指导她使用手指自耻骨后方向上使阴道隔膜更服帖。

f. 指导女性检查放置的位置,感觉阴道隔膜的边缘在耻骨后方,覆盖子宫颈。

g. 助产士可要求女性进行走动以感知是否有不适。一般来说,在正确放置后,女性不会感觉到阴道隔膜的存在。

h. 指导女性以膀胱截石位躺下,用戴手套的手指插入阴道检查是否阴道隔膜放置是否正确。

i. 当取下阴道隔膜时,让女性继续恢复她放置阴道隔膜时的姿势。指导她插入一个手指到阴道内,向下压,用两个手指(或拇指和食指)抓住耻骨后面的阴道隔膜边缘,轻轻地向下、向外滑动膜片以取出。

j. 指导女性重复这些插入和取出的步骤,直到她掌握阴道隔膜的插入手法。

k. 向女性阐述使用杀精剂的方法。从管子中挤压 1~2 茶匙的凝胶进入阴道隔膜的圆顶中,均匀地涂抹在膜片的内侧和边缘。

对于使用单一尺寸的阴道隔膜的女性,建议也同样执行上述反示范过程,确保其掌握正确的放置方法。

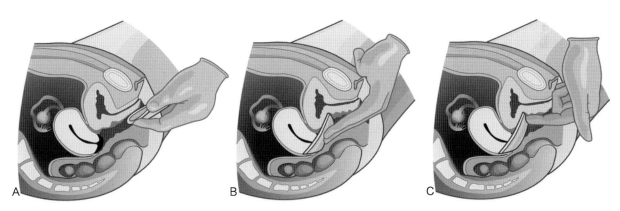

图 16B-3  阴道隔膜的放置。A. 将折叠好的阴道隔膜放入阴道后穹隆处。B. 隔膜前侧在耻骨联合后方。C. 前后左右侧检查隔膜位置,确保隔膜边缘与阴道壁完全贴合,之间没有过多的空间

## 健康教育:要点

1. 当阴道隔膜放置正确,且与杀精剂一起使用时,避孕效果最佳。

2. 在放置前一定洗手并检查阴道隔膜的完整性,即使是一个小针孔都可能导致避孕失败。

3. 尽管现在缺乏循证数据明确阴道隔膜的放置时间,但阴道隔膜最多可以在性交前 6 小时插入。一些专家建议,在放置隔膜超过 1~3 小后,还应放入额外杀精剂。

4. 虽然目前没有研究能验证达到完全避孕所需的时间,但建议将阴道隔膜保留原位的最少时间是性交后 6 小时。若有二次性交,不用更换阴道隔膜,但需要添加额外的杀精剂。

5. 不要在性交后将阴道隔膜留在原位超过 24 小时,理论上这样会增加中毒性休克综合征的风险。

6. 当阴道隔膜吻合妥当时,女性不会感觉到它在阴道内。

7. 中毒性休克综合征的症状是突然发热,肌肉疼痛,发冷和不适感。若出现可疑症状,立即向助产士报告。

**参考文献**

1. Curtis KM, Tepper NK, Jatlaoui TC, et al. U.S. Medical Eligibility Criteria for Contraceptive Use 2016. *MMWR*. 2016;65(3):1-106.

2. Allen RE. Diaphragm fitting. *Am Fam Physician*. 2004;69(1):97-100.

# 16C

## 宫内节育器的放置和取出

MELICIA ESCOBAR

## 简介

宫内节育器是一种非常有效的长效可逆避孕装置（LARC），妇女在置入节育器后几乎不需要采取其他任何避孕方法。在本附录中，将统一使用术语"宫内节育器"和"IUD"。目前在美国有五种不同品牌的 IUD 可用，一种是含铜 IUD（copper IUD），其余四种是含左炔诺孕酮 IUD（LNG-IUD）。有关使用这些IUD 的更多信息可在"计划生育"，"非激素避孕"和"激素避孕"章节中找到。

本附录可以作为放置当前任何一种 IUD 的操作指导。左炔诺孕酮节育器除了用作避孕，还可以用于治疗月经过多，更多有关非避孕用法的信息可以在"月经周期异常"章节中找到。

## 放置 IUD 前的健康咨询

在放置 IUD 之前，临床医生应该询问个人对避孕选择的偏好，这对于提供不受判断的基于证据的信息至关重要[1]。全面的生育计划和健康史、健康教育、禁忌证、风险、避孕和非避孕益处、副作用和不良反应将作为共同决策过程的考虑因素[1~7]，将在本附录中简要介绍。读者可以参考"激素避孕"章节，"资源"和"参考"版块内容获得更详细的 IUD 放置前的健康咨询。

由女性以书面或电子形式签署授权临床医生放置宫内节育器的文件许可，是知情同意的一部分。

健康教育应包括放置节育器的费用信息。虽然最初的成本可能比其他避孕方法要高，但在连续使用三年之后，节育器的总成本降低，并且与减少意外怀孕相关的额外成本降低[6,7]。对于没有保险的妇女，制药公司及其相关慈善项目，可以提供经济支持。

## IUD 禁忌证

考虑放置宫内节育器前的第一步是确定该妇女是否有表 16-4 所列的任何禁忌证。简言之，IUD 绝对或相对禁忌证包括：妊娠，原因不明的阴道出血，实体器官移植，宫颈癌等待治疗，子宫畸形，子宫内膜癌，妊娠滋养细胞疾病以及感染，如盆腔结核病，盆腔炎（PID），流产后败血症，性传播感染（STI）（例如：衣原体，梅毒，淋病），化脓性宫颈炎或高风险的性传播感染[3,4]。

使用含铜节育器的特殊禁忌证包括威尔逊氏病、对铜过敏或伴有严重血小板减少症的系统性红斑狼疮[3,4]。

使用 LNG-IUD 的特殊禁忌证有：当前乳腺癌、乳腺癌史、当前心脏病、心脏病史、系统性红斑狼疮、肝硬化等肝病[3,4]。由于伦理问题难以进行严格的临床研究，LNG-IUD 不推荐用于紧急避孕，而且含铜 IUD 有杀精子的作用，并有大约 40 年的研究证明其作为紧急避孕方式的有效性。

## IUD 的风险和益处

IUD 的益处包括易用性，即非性交依赖、长效可逆避孕，和较少的并发症。IUD 与降低宫颈癌风险有关。含铜宫内节育器与月经规律和降低子宫内膜癌风险有关。LNG-IUD 与闭经，减少痛经和月经大出血的症状、子宫内膜异位症症状和降低盆腔炎（PID）的风险有关。

## IUD 的副作用和不良反应

许多关于 IUD 的疑惑和误解可以在放置前的健康咨询中得到解决[5]。IUD 与不孕、异位妊娠、PID 或 HIV 等感染风险的增加无关。副作用主要是阴道出血模式的改变。含铜 IUD 与月经量增加和痛经有关。相反，LNG-IUD 逐渐诱导闭经。不良反应包括血管迷走神经性反应和子宫穿孔，这与放置 IUD 有关。

### 血管迷走神经性反应

在 IUD 放置过程中，有些女性可能会出现继发于宫颈操作的血管迷走性反应。常见症状包括晕厥、低血压、心动过缓、视野狭窄、眩晕、呼吸困难、恶心和大量出汗。如果医生此时停止操作并观察等待，这种反应通常会自行缓解，症状缓解后，手术可以继续顺利进行。由于血管迷走反应而不能放置宫内节育器的情况十分罕见。

### 子宫穿孔

放置宫内节育器期间发生子宫穿孔的概率极低，每 1 000 例中大概有 0.4 例发生子宫穿孔。如果在放置宫内节育器期间发生子宫穿孔，临床医生可能会发现，IUD 在子宫底原始位置不断深入，超过原始测量的子宫深度，并且引线上移。哺乳期和（或）产后妇女是 IUD 放置后子宫穿孔的高危人群[8]。当怀疑穿孔时，应该咨询医生、取出宫内节育器并密切评估。大多数穿孔都很小且几乎不需治疗[9,10]。出现诸如出血或休克症状的女性应被转移到适当的医疗机构以便接受及时的治疗。

## 宫内节育器的选择

目前在美国有几种 IUD 可供使用。含铜和左炔诺孕酮（LNG）的宫内节育器都能提供高效的避孕措施，如有需要可通过超声定位，且易于取出。然而，两种 IUD 之间存在的差异也需要加以考虑。

含铜 IUD（ParaGard）是已经在美国使用了几十年的一种非激素避孕方式。这种节育器与不规则出血、痛经和月经量增多有关，在极少数情况下可导致贫血。尽管含铜宫内节育器目前已被美国食品和药物管理局（FDA）批准为具有 10 年有效性

的避孕方式，但新的研究表明，其有效性持续的时间更长。

有 四 种 LNG-IUD（Mirena、Liletta、Skyla 和 Kyleena），在"激素避孕"章节中有更详细的描述。虽然这四种 IUD 都含有相同的激素（左炔诺孕酮），但它们的大小、药效持续时间和激素剂量不同。此外，Mirena 和 Liletta 都获得了 FDA 的特别批准：Mirena 被批准用于治疗月经过多且需要 IUD 的妇女，而 Liletta 被批准专门用于未生育女性。当考虑 IUD 副作用和 LNG 对闭经的治疗效果时，考虑妇女的平素月经量水平可能会有所帮助。那些报告不太需要调整月经量的妇女更有可能在放置 LNG-IUD 第一年内出现闭经[11]。

## 放置宫内节育器的时间

若临床医生确定该妇女没有怀孕，包括产后（包括剖宫产后）和流产后（自然流产或人工流产），则可以在任何时候放置宫内节育器。在这两种情况下，若有脓毒症则阻止使用 IUD，直到感染问题解决。为了减少意外妊娠，在产后立即放置在美国变得越来越普遍，尽管此时放置 IUD 脱落率较高[12,13]。流产后放置 IUD 也一直是一种常见的做法，并已被证实是安全和有效的[3]。含铜宫内节育器也可以用作一种紧急避孕方法，在"计划生育"一章中有介绍。

在过去的几年中，宫内节育器大多都是在月经期放置，因为这个时间可以确保女性没有怀孕，并且人们相信月经期放置更容易，因为月经期的子宫颈可能更为柔软且略微开放。然而，支持月经期放置 IUD 有如上优势的证据很少[14]。目前，只要有可靠的证据证明女性没有怀孕，且没有禁忌证，随时都可以放置宫内节育器。

若已经使用激素避孕，如复方口服避孕药，可以在服药周期中的任何时候放置 IUD，但若放置 LNG-IUD，则需在放置 7 天后停药；若放置含铜 IUD，需在放置后 5 天停药。

## 性传播疾病的筛查

根据国家筛查指南，性传播疾病的筛查应定期进行[15]。然而，要求在放置节育器之前提供最近的性传播感染筛查阴性结果，给放置宫内节育器带来不必要的障碍。研究人员发现，在放置 IUD 时

对衣原体或梅毒感染筛查呈阳性的女性与推迟放置节育器的女性中,PID的发生率没有区别[16]。但对于那些处于疾病活跃期或有出现症状的化脓性子宫颈炎、衣原体或梅毒感染的妇女,需要推迟放置IUD时间,直到感染问题解决[3,4,17]。人乳头瘤病毒感染或子宫颈癌筛查没有必要,因此,也不要求[18]。

## 放置宫内节育器当天

含铜IUD和含左炔诺孕酮IUD在结构上没有太大区别,在产后即刻放置时有不同的步骤,但目的都是将IUD放置在子宫底部。如果没把宫内节育器放在宫底部,则意外怀孕和宫内节育器脱落的可能性更大。

有些培训可供临床医生学习如何放置IUD,这些培训项目大多是由设备制造商赞助,并且他们可能会在完成培训之前限制使用其产品。网上有很多宫内节育器教程,包括视频,从而帮助临床医生学习这个过程。此外,每个经过FDA批准的IUD里的处方信息都包含放置指导。以下的步骤是一般指导原则,并不能替代实践经验。

### 术前用药

在IUD放置术前,通常会向女性预防性施用非甾体抗炎药,如布洛芬。这些药物的作用是缓解与宫内节育器相关疼痛(例如:与带铜宫内节育器相关的痛经),但没有证据表明这些药物能减少放置时的不适[3,19]。局部利多卡因阻滞麻醉并不一定会减轻疼痛,但是相关研究缺乏足够证据来得出任何结论[3,19]。相比之下,利多卡因用于宫颈旁神经阻滞时,可能会减轻与插入手持钩或IUD相关的疼痛[3,19]。有限的证据支持笑气(一氧化二氮)也可作为女性在接受宫内节育器放置时的有效镇痛选择,女性对该镇痛方法有较高满意度[3,19]。

使用米索前列醇(Cytotec)来软化宫颈并没有显著提高放置时的舒适度,而且可能会增加疼痛[3,19]。因此,不推荐将米索前列醇作为常规放置程序的一部分[6,7]。然而,当前一次放置IUD失败时而尝试第二次放置时,使用米索前列醇可能会有一些好处[20]。

使用抗菌药物已被证明在减少感染方面效果有限,包括PID和心内膜炎,尽管理论上存在这些并发症的风险[16,21]。虽然宫内节育器相关感染的总体风险较低,但一项系统综述发现,接受这种治疗方案的女性感染数量更少且具有统计学差异,但此研究样本量人数很小,并且将其作为常规使用可能成本效益很低[22]。

### 物品准备

相关用物不必要灭菌,但要清洁干净,常用包括:

- 用于盆腔检查的干净的非无菌手套;
- 用于双合诊的润滑剂;
- 充足的光线;
- 适合女性尺寸的阴道窥器;
- 剪刀——用于放置IUD后剪断引线;
- 消毒液(聚维酮碘或4%葡萄糖酸氯己定);
- 棉棒和/或棉球或4×4纱布垫,可用于宫颈消毒。棉棒可插入宫颈水平,便于子宫探针的测量可视化;
- 环钳,用于夹持4×4纱布垫,取出IUD,或取出在阴道穹隆处的剪掉的引线;
- 卫生垫:用于术后出血的妇女。

放置宫内节育器需要无菌区,无菌区内应包含以下无菌物品:

- 子宫探针来检查子宫腔的大小以及宫内节育器是否合适;
- 宫颈钳用于夹住子宫颈,拉直宫颈管,并在放置期间固定子宫。一些证据表明爱丽丝钳有同样作用且可以降低与宫颈钳有关的出血风险[23];
- 合适大小的无菌手套。

可选物品如下:

- 子宫颈扩张器;
- 蒙塞尔溶液或硝酸银,用于控制与宫颈钳有关的出血;
- 用于宫颈旁阻滞的物品,包括:扩阴器,针,注射器,麻醉药;
- 1%利多卡因,于节育器放置前3~5min注射;
- 10ml注射器和、22号针头和腰椎穿刺针或延长针,用于注射利多卡因。

选定的宫内节育器可以放在无菌区内或由助手递给临床医生。在一些地区,可能会准备着两个IUD,以防第一个宫内节育器被污染。在其他地区,女性需要先得到处方并购买自己的宫内节育器。在这些情况下,可能只有一个可用的宫内节育器。

## 放置宫内节育器的要点

1. 理想情况下,临床医生应该有一名助手来协助手术。

2. 应仔细进行双合诊检查以确定子宫的位置,并排除任何异常情况。需注意,分娩后或正在进行母乳喂养女性的子宫较软,可能有较高的穿孔风险,但这些并不是放置宫内节育器的禁忌证。

3. 应确认女性理解了手术流程,并让其在术前签署知情同意书。

4. 女性应当采用她感到舒适的姿势,并且让医务人员能具有良好的阴道和子宫颈视野。

5. 临床医生应让女性知道如果不愿意可以要求随时停止手术。

6. 手术中要注意无菌操作。插入窥器,以显现子宫颈视野。

7. 消毒宫颈和阴道;若有指征,使用麻醉剂。

8. 将子宫置于平行于窥器的平面下,使用者可以用宫颈钳夹住子宫颈前唇。如果是后倾子宫,则把宫颈钳放在后唇上可能更有效。临床医生施加温和的牵引力来矫直子宫颈管,使其与子宫腔对齐。通常临床医生会用不常用的那只手来控制子宫颈。

9. 手术时,临床医生应当观察女性的反应,因为刺激子宫颈可导致血管迷走反应。一旦女性表现出头晕或感到恶心,应该停止操作并等待情况好转。通常过几分钟再进行第二次尝试就会成功。

10. 当医生用非优势手保持子宫颈的适当位置时,用优势手将宫腔探针插入子宫测量子宫腔的深度(图 16C-1)。必须小心不要过分用力控制探针,目前大多数宫内节育器是为 6~9cm 深的子宫腔设计的,但 Liletta 宫内节育器放置的位置更浅些,是5.5cm。Skyla 和 Kyleena 宫内节育器结构较小,可能更适合未产妇,通常来讲她们的子宫较小。子宫的深度是用厘米来计量的,如果探针显示的深度不在该范围内,则应中止操作,并与女性讨论其他避孕方法。

11. 最后,放置的步骤根据其构造不同而变化。然而,对于所有的宫内节育器来说,需要保证的统一准则是严格的无菌技术。

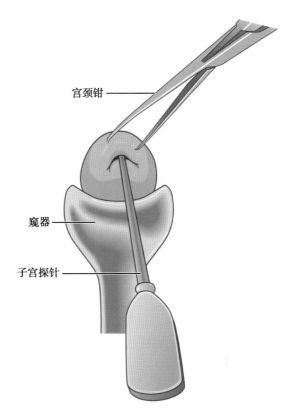

图 16C-1　子宫颈、宫颈钳和子宫探针

### 放置左炔诺孕酮节育器

Mirena、Skylar、Kyleena 和 Liletta 宫内节育器的放置方式类似,但 Liletta 器的构造有所不同,尤其是作用机制和滑槽。

1. 节育器包通常由助手打开,临床医生用无菌方式接触装置。或者,医生可以先打开整个包装,再戴上无菌手套并继续操作。图 16C-2 展示了各种左炔诺孕酮节育器的结构。

2. Mirena、Skyla 和 Kyleena 节育器的引线在装置内,Liletta 的引线被固定在放置管的手柄上,放置结束后将引线从手柄中取出,自由悬挂着。

3. 手术医生应将拇指或食指放在滑动条的边缘上稳定放置管直到放置过程结束。此时不应向下移动滑动条,因为此动作可能会过早拉出引线,尤其是 Mirena、Skyla 和 Kyleena 节育器。一旦滑动条移动到标记下方,则不能重新安装节育管,而只有 Liletta 节育器可能重新安装。

4. 装置应当处于水平位置。如果不水平,则可以在无菌区域(例如:无菌包装的内部)上重新校准(图 16C-3)。

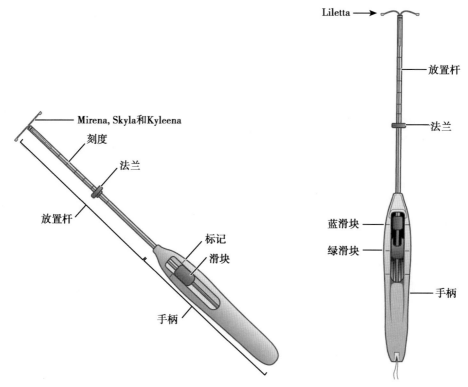

图 16C-2 左炔诺孕酮节育器的结构：Mirena、Skylar、Kyleena 和 Liletta

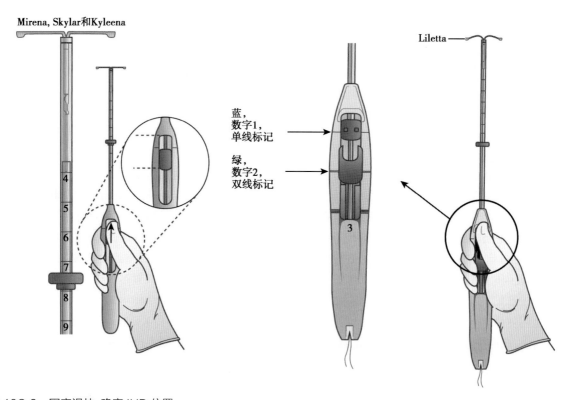

图 16C-3 固定滑块，确定 IUD 位置

5. 要将引线推入 Mirena、Skyla 和 Kyleena 节育器中,向前推滑块,直到听到或感觉到"咔哒"声,表示已到位,同时保持对滑块的向前压力。若是 Liletta 节育器,在对蓝色滑块保持向前推力时,将两根引线向手术医生方向拉,直到有阻力为止。这个双手操作将节育器双臂收入放置管中(图 16C-4)。Liletta 节育器可以通过从裂缝中释放引线,拉回蓝色滑块,直到沟槽与绿色滑块对齐来重新安装装置。通过将蓝色滑块推回原始位置,将节育器双臂收入放置管中的过程可以重复。不要在放置前过早地将节育器双臂收入放置管中,以便使双臂能够保持结构记忆,从而使其在子宫内放置后能够充分展开;收入放置管内过长时间可能会导致双臂失去结构记忆

而不能展开。

6. 用子宫探针确定好子宫大小,根据放置管上的标记将固定栓滑动到相应位置。接触固定栓时必须要戴好无菌手套。Liletta 节育器有一个托盘凹槽能不接触固定栓就可以调整其位置(图 16C-5)。

7. 手术医生用非优势手在宫颈钳或爱丽丝钳上施加温和的牵引力。同时,对节育器手柄上的滑块施加持续的压力。通过这一系列动作,将放置管推入阴道中与宫颈外口水平处的位置。

8. 轻轻向前推,直到固定栓离宫颈外口大约 1.5~2cm。宫内节育器进入子宫,但此时不应接触宫底(图 16C-6)。

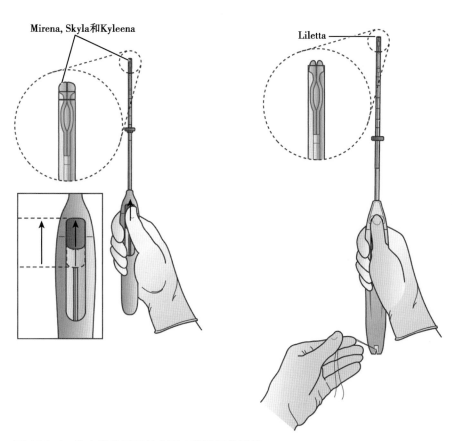

图 16C-4　将左炔若孕酮节育器双臂缩回放置管

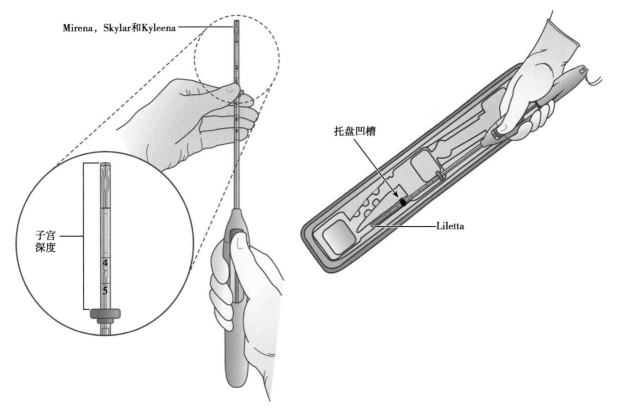

图 16C-5　将左炔诺孕酮节育器上的固定栓推到子宫深度的位置

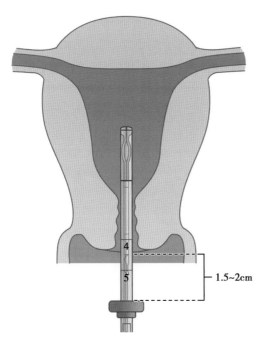

图 16C-6　左炔诺孕酮节育器推入子宫

9. 若是 Mirena、Skylar 和 Kyleena 节育器,向前推把柄上的滑块直到标记处。若是 Liletta 节育器,拉回蓝色滑块,直到有阻力,若大拇指碰到绿色滑块则可停止。此时,节育器双臂已从放置管中释放(图 16C-7)。手术医生需要等待 10~15 秒的时间。让双臂完全展开。

10. 向前推放置管直到固定栓到达宫颈外口。此时,宫内节育器应在子宫底部(图 16C-8)。

11. 滑块朝向临床医生移动以释放节育器(图 16C-9)。引线上的绿色标记表示引线已被释放。

12. 将宫内节育器手柄和放置器从子宫和宫颈轻轻取出并适当的丢弃。

13. 将引线保持在适当位置。

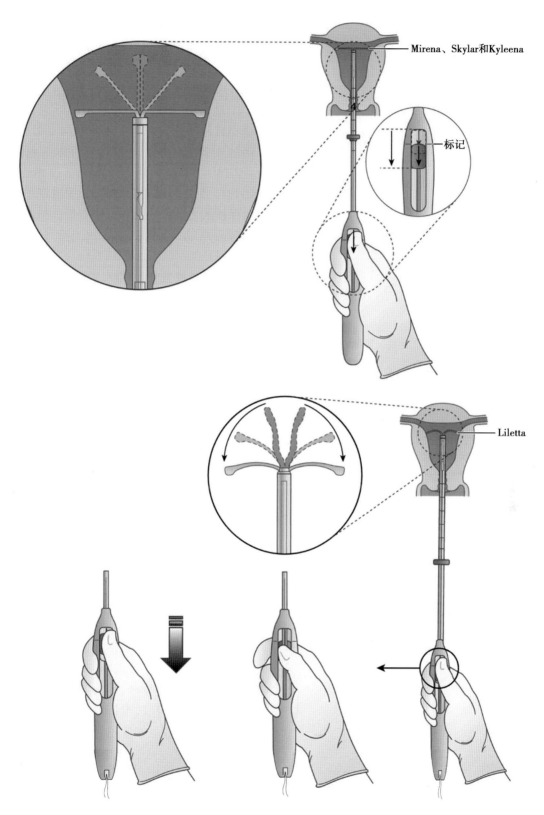

图 16C-7 通过移动滑块到标记点释放左炔诺孕酮节育器双臂

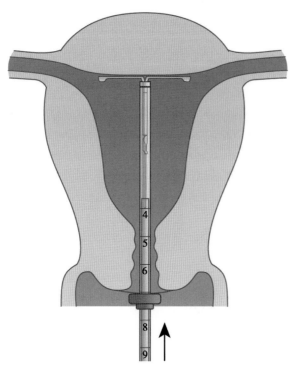

图 16C-8 宫内节育器在宫底,固定栓在宫颈外口

### 放置含铜宫内节育器(ParaGard T CU 380A IUD)

1. 节育器包(图 16C-10)通常由助手打开,并递送给已经准备无菌区的临床医生。临床医生应预先知道所使用的宫内节育器的组成部分(图 16C-11)。

2. 通过稍微收回放置管并用拇指和食指沿着垂直臂将宫内节育器的水平臂向下折叠,将节育器装回放置管中。这项操作可以在包装内进行(图 16C-12)或打开后使用无菌技术进行(图 16C-13)。在进行这项操作前,必须采取预防措施以确保插入之前臂不会在管中弯折。如果臂被折叠的时间超过 5 分钟,它们在放入子宫后可能不会完全展开。

3. 向前推放置管,使得水平臂牢固地位于放置管内。

4. 将实心白色棒放入放置管的底部,直到其接触到节育器的底部。

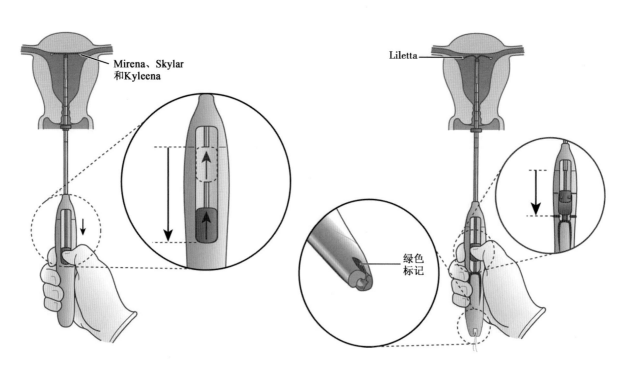

图 16C-9 释放左炔诺孕酮节育器的滑块

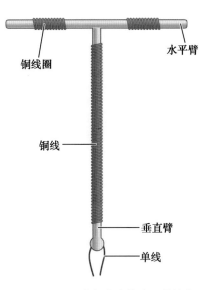

图 16C-11 含铜宫内节育器的结构

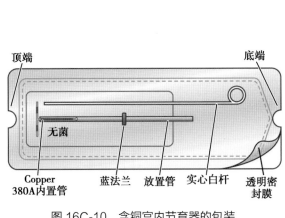

图 16C-10 含铜宫内节育器的包装

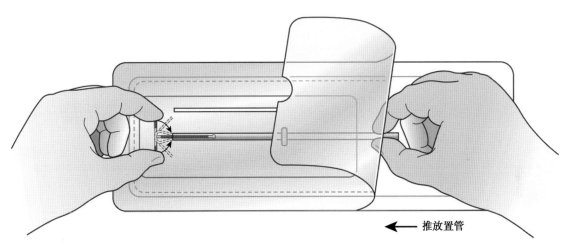

图 16C-12 通过包装将铜节育器的臂放置到管中

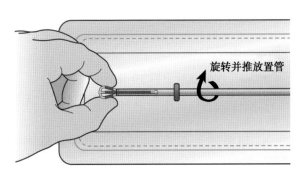

图 16C-13 通过开放式无菌技术将含铜节育器臂放置到管中

5. 手持放置管的开口端,并将固定栓调整到预先设定探测到的子宫深度位置。

6. 旋转插入管,使得宫内节育器的水平臂平行于固定栓的长轴。

7. 通常用非优势手通过宫颈钳固定子宫颈,而用优势手来将放置管推入子宫颈内。当在子宫底部遇到阻力时,固定栓应该刚好处在宫颈外口处(图16C-14)。

8. 当用非优势手固定实心白色杆时,临床医生用另一只手将放置管撤回大约1cm。此时将从放置

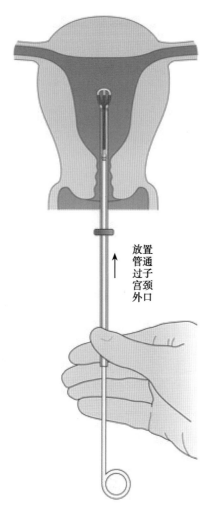

放置管通过子宫颈外口

图 16C-14　插入含铜宫内节育器,放置管通过子宫颈口

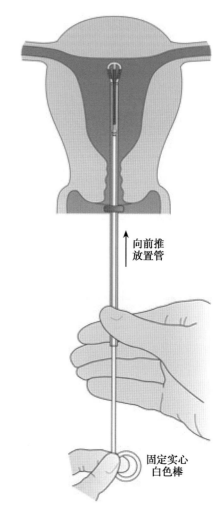

向前推放置管

固定实心白色棒

图 16C-15　含铜节育器通过放置管放置到宫底

器中释放宫内节育器。

9. 轻轻向前推放置管以确保宫内节育器放置在宫底(图 16C-15)。

10. 轻轻地取出放置管(图 16C-16 和 16C-17),并且适当地丢弃杆和管。

## 宫内节育器的放置后护理

在插入完成之后,节育器引线应该可以在阴道中看到,并且移除插入装置。用剪刀将引线从宫颈外口修剪至大约3cm 的长度。如果女性超重或肥胖,可能需要预留的引线比 3cm 更长,以确保她能感受到线。不要将引线预留的太短,因为可能会缩回宫颈口内,而且引线在随后的随访中也可能缩短(图 16C-18)。特殊情况见与产后即刻放置 IUD,在"非激素避孕"章节中有专题讨论。

## 经阴道分娩后立即放置宫内节育器

产后立即放置宫内节育器的禁忌证是羊膜炎、子宫内膜炎或产后脓毒[12]。在这种情况下,应考虑其他避孕方法,推迟放置节育器。与任何避孕方法一样,妇女应参与共同决策,决策应在分娩前作出。

### 卵圆钳放置

1. 确保在胎盘娩出后 10 分钟内放置。

2. 清洁外阴,并在腹部和臀部下方铺上无菌中单。

3. 用戴好手套的手、持钩或牵引器将阴道缩回。

4. 如有需要,可用消毒液擦洗宫颈及阴道;同样,麻醉也可以根据需要应用。

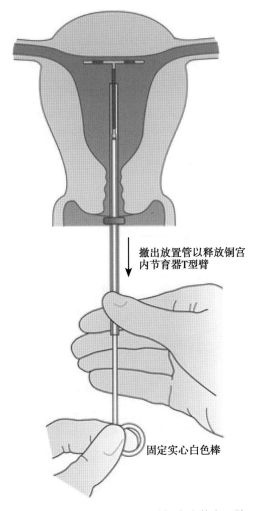

图 16C-16　撤出放置管以释放铜宫内节育器臂

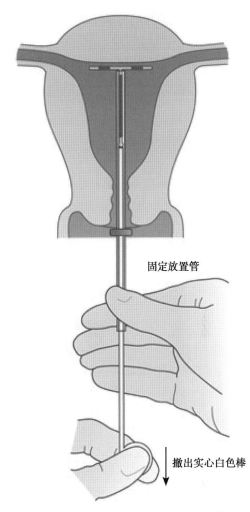

图 16C-17　抽出实心白色棒,放置含铜节育器

5. 用卵圆钳钳住前唇以固定宫颈,不要使用持钩,以避免宫颈撕裂。

6. 将节育器从放置管中取出,手握节育器上的垂直臂,水平臂略微伸出环外,但在同一平面上(图16C-19)。

7. 把引线剪成10cm长。请注意,这与非产后妇女放置节育器后剪引线的长度有所不同。

8. 用卵圆钳轻轻牵引以固定宫颈。

9. 将节育器穿过宫颈插入子宫体下段(图16C-20)。

10. 操作医生将非惯用手置于子宫底部以固定子宫的同时,另一只手将节育器向前推进至子宫底部,卵圆钳仍钳住节育器,以向上的角度朝向脐部推进(图16C-21)。

11. 如果需要,请确认节育器是否放置到位。这可以在超声引导下完成。

12. 打开卵圆钳释放宫内节育器,小心地将卵圆钳从子宫和阴道中取出。将钳微微打开,偏向一侧,避免带出引线,从而降低无意中取出节育器的风险。

13. 检查宫颈,取下卵圆钳。

## 人工放置

1. 确保在胎盘娩出后10分钟内放置。

2. 清洁外阴,并在腹部和臀部下方铺上无菌中单。

3. 如有需要,可用消毒液擦洗宫颈及阴道;同样,麻醉也可以根据需要应用。

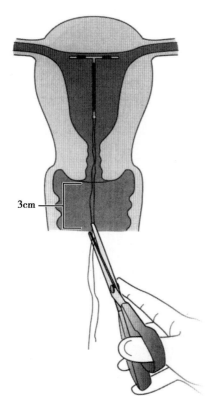

图 16C-18　剪掉宫内节育器的引线

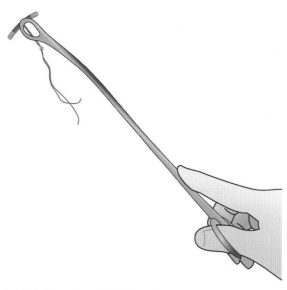

图 16C-19　用卵圆钳夹住 IUD

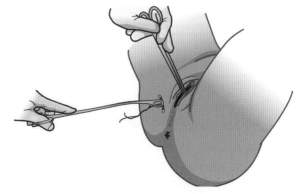

图 16C-20　牵引子宫颈的同时用卵圆钳插入 IUD

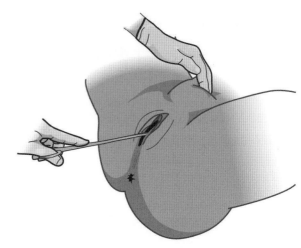

图 16C-21　插入 IUD 的同时固定子宫

4. 用戴着手套的手、窥镜或牵引器观察子宫颈。

5. 将节育器从放置管中取下,用惯用手抓住节育器的垂直杆,注意水平臂的要在水平方向上(图 16C-22)。

6. 把引线剪成 10cm 长。请注意,这与非产后妇女放置节育器后剪引线的长度有所不同。

7. 将节育器穿过宫颈插入子宫体下段(图 16C-23)。

8. 操作医生将非惯用手置于子宫底部以固定子宫的同时,另一只手将节育器向前推进至子宫底部,以向上的角度朝向脐部推进(图 16C-24)。

9. 如果需要,请确认节育器是否放置到位,这可以在超声引导下完成。

10. 放开宫内节育器,小心地取出惯用手,避免带出节育器,或无意中取出引线。

应告知女性要报告她们感觉到的任何显著变化,例如:引线的异常伸长,这可能代表着节育器不在宫底;或感觉到该节育器的任何塑料部分,可能意味着宫内节育器的部分脱落。一些首次使用节育器的女性可能会担心使用卫生棉条或月经杯会增加脱落率,但目前还没有发现这种情况[24]。

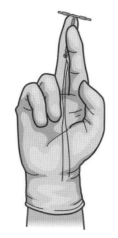

图 16C-22　在人工放置前用手抓住 IUD

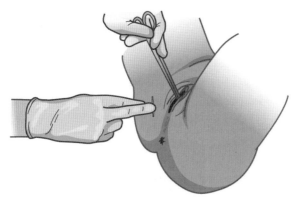

图 16C-23　牵引子宫颈的同时用手插入

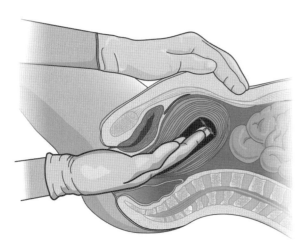

图 16C-24　固定子宫的同时用手将 IUD 插入宫底

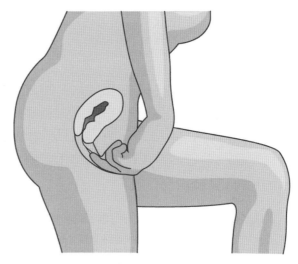

图 16C-25　如何识别 IUD 的引线

因为含铜节育器可以立即生效,所以在放置后不需要额外的避孕措施[3]。若是放置左炔诺孕酮节育器,在月经开始后 7 天内放置,也不需要避孕。但若是在月经开始 7 天以上放置,则应在节育器放置后禁欲或采取其他避孕措施 7 天[3]。

在放置 IUD 后,通常用"PAINS"作为一个易于使用的提示,提醒应报告的潜在异常情况(表 16-5 所示)。尽管大多数使用 IUD 的妇女不会出现严重不良反应,但应鼓励妇女提出问题或担忧。IUD 最常见的不良反应是月经不规律。而对于一些妇女,特别是使用含铜宫内节育器者,可能发生痛经或大出血;使用非甾体抗炎药(NSAID)可以缓解这两种症状中的一种或两种。相反,那些使用含左炔诺孕酮 IUD 的妇女可能会出现月经量减少或闭经。然而,对任何妇女来说,突然闭经意味着怀孕,应该仔细检查评估这种情况。

## 随访

一般在宫内节育器放置后的 4~6 周进行随访。此时,可以解决她所有的顾虑,并且可以进行窥视检查以确认引线可见。在第一次访视后,应根据其他原因,如常规筛查或其他风险来进行预约。再一次

## 健康教育

插入宫内节育器后的健康教育应该包括教导女性如何感觉和识别阴道中的引线(图 16C-25)。可用可以感觉到引线的宫内节育器样本作为教学辅助。

与宫内节育器相关的随访应在有效期到期前(例如：Skyla 三年有效)；此时，如果女性有需求，可以放置新的宫内节育器。

## 取出宫内节育器

常见要求取出宫内节育器的原因包括希望怀孕，月经不规则等副作用，绝经期，或到达宫内节育器的有效期。宫内节育器的取出步骤对于所以宫内节育器都是相同的。

### 取出宫内节育器的步骤

1. 环境清洁，但不需要无菌技术。
2. 过程要快速。
3. 在取出期间，操作医生要和女性之间应保持沟通。

4. 女性应处在截石位或感到舒适的仰卧位，医师进行双合诊检查以确定子宫的位置，然后插入预热过和 / 或润滑过的窥器。

5. 看到引线，并用器械(例如：卵圆钳)夹住引线。

6. 将宫内节育器引线向下引导，直到宫内节育器通过子宫颈在阴道中出现。一些女性可能有痛感，这是因为该装置正在通过子宫颈，而其他人几乎没有不适感。

7. 大多数临床医生会向女性展示取出的节育器，使女性消除疑虑。

8. 取出完成。如果女性希望继续使用新的宫内节育器，可以立即按照本附录前面提出的程序放置。

（朱秀 译　陆虹 审）

### 参考文献

1. Dole DM, Martin J. What nurses need to know about immediate postpartum initiation of long-acting reversible contraception. *Nurs Womens Health*. 2017;21(3): 186-195.

2. Callegari LS, Aiken AR, Dehlendorf C, Cason P, Borrero S. Addressing potential pitfalls of reproductive life planning with patient-centered counseling. *Am J Obstet Gynecol*. 2017;216(2):129-134.

3. Curtis KM, Jatlaoui TC, Tepper NK, et al. U.S. Selected Practice Recommendations for Contraceptive Use, 2016. *MMWR Recomm Rep*. 2016;65(RR-4):1-66

4. Curtis KM, Tepper NK, Jatlaoui TC, et al. U.S. Medical Eligibility Criteria for Contraceptive Use, 2016. *MMWR Recomm Rep*. 2016;65(RR-3):1-104.

5. American College of Obstetricians and Gynecologists. ACOG Committee Opinion No. 539: adolescents and long-acting reversible contraception: implants and intrauterine devices. *Obstet Gynecol*. 2014;120;983-988.

6. Trussell J, Hassan F, Lowin J, Law A, Filonenko A. Achieving cost-neutrality with long-acting reversible contraceptive methods. *Contraception*. 2015;91(1):49-56.

7. Bearak JM, Finer LB, Jerman J, Kavanaugh ML. Changes in out-of-pocket costs for hormonal IUDs after implementation of the Affordable Care Act: an analysis of insurance benefit inquiries. *Contraception*. 2016;93(2):139-144.

8. Heinemann K, Barnett C, Reed S, Möhner S, Minh TD. IUD use among parous women and risk of uterine perforation: a secondary analysis. *Contraception*. 2017;95(6):605-607.

9. Kaislasuo J, Suhonen S, Gissler M, Lähteenmäki P, Heikinheimo O. Intrauterine contraception: incidence and factors associated with uterine perforation: a population-based study. *Hum Reprod*. 2012;27(9):2658-2663.

10. Kaislasuo J, Suhonen S, Gissler M, Lähteenmäki P, Heikinheimo O. Uterine perforation caused by intrauterine devices: clinical course and treatment. *Hum Reprod*. 2013;28(6):1546-1551.

11. Mejia M, McNicholas C, Madden T, Peipert JF. Association of baseline bleeding pattern on amenorrhea with levonorgestrel intrauterine system use. *Contraception*. 2016;94(5):556-560.

12. American College of Obstetricians and Gynecologists. Committee Opinion No. 670: immediate postpartum long-acting reversible contraception. *Obstet Gynecol*. 2016;128:e32-e37.

13. Lopez LM, Bernholc A, Hubacher D, Stuart G, Van Vliet HAAM. Immediate postpartum insertion of intrauterine device for contraception. *Cochrane Database Syst Rev*. 2015;6:CD003036. doi:10.1002/14651858 .CD003036.pub3.

14. Whiteman MK, Tyler CP, Folger SG, Gaffield ME, Curtis KM. When can a woman have an intrauterine device inserted? A systematic review. *Contraception*. 2013;87(5):666-673.

15. Workowski KA, Bolan GA. Sexually transmitted diseases treatment guidelines, 2015. *MMWR Recomm Rep*. 2015;64(RR-3):1-137.

16. Sufrin CB, Postlethwaite D, Armstrong MA, Merchant M, Wendt JM, Steinauer JE. *Neisseria gonorrhea* and *Chlamydia trachomatis* screening at intrauterine device insertion and pelvic inflammatory disease. *Obstet Gynecol*. 2012;120(6):1314-1321.

17. World Health Organization. *Medical Eligibility Criteria for Contraceptive Use*. 5th ed. Geneva, Switzerland: World Health Organization; 2015. Available at: http://apps.who. int/iris/bitstream/10665/181468/1/9789241549158_eng .pdf?ua=1. Accessed February 21, 2018.

18. Tepper NK, Steenland MW, Marchbanks PA, Curtis KM. Laboratory screening prior to initiating contraception:

a systematic review. *Contraception.* 2013;87:645-649.

19. Lopez LM, Bernholc A, Zeng Y, et al. Interventions for pain with intrauterine device insertion. *Cochrane Database Syst Rev.* 2015;7:CD007373. doi:10.1002/14651858.CD007373.pub3.

20. Bahamondes MV, Espejo-Arce X, Bahamondes L. Effect of vaginal administration of misoprostol before intrauterine contraceptive insertion following previous insertion failure: a double blind RCT. *Hum Reprod.* 2015;30:1861-1866.

21. Wilson W, Taubert KA, Gewitz M, et al. Prevention of infective endocarditis: guidelines from the American Heart Association: a guideline from the American Heart Association Rheumatic Fever, Endocarditis, and Kawasaki Disease Committee, Council on Cardiovascular Disease in the Young, and the Council on Clinical Cardiology, Council on Cardiovascular Surgery and Anesthesia, and the Quality of Care and Outcomes Research Interdisciplinary Working Group. *Circulation.* 2007;116:1736-1754.

22. Grimes DA, Lopez LM, Schulz KF. Antibiotic prophylaxis for intrauterine contraceptive device insertion. *Cochrane Database Syst Rev.* 1999;3:CD001327. doi:10.1002/14651858.CD001327.

23. Johnson LT, Johnson IM, Heineck RJ, Lara-Torre E. Allis compared with tenaculum for stabilization of the cervix during IUD placement. *Obstet Gynecol.* 2015;125. doi:10.1097/01.AOG.0000463550.01588.fd.

24. Wiebe ER, Trouton KJ. Does using tampons or menstrual cups increase early IUD insertion rates? *Contraception.* 2012;86(2):119-121.

# 17

# 激 素 避 孕

MARY C.BRUCKER

感谢前版作者 Michelle R.Collins，Sharon L.Holley，Tonia L.Moore-Davis，Deborah L.Narrigan 的贡献

## 简介

1960 年美国食品药品管理局批准了第一个的口服避孕药，异炔诺酮 - 炔雌醇甲醚片，是一种雌激素和黄体酮相结合的药物——这标志着美国现代激素避孕的开端[1]。"避孕药"随后开始被人们所熟知，能使妇女自主选择怀孕的时机。多个临床研究中心参与该药物的前期试验，前沿护理服务中心就是其中的一个，20 世纪 50 年代末期，前沿护理服务中心在口服避孕药上做了为期三年的研究，并且阐述了助产士作为避孕服务提供者的优点[2]。

激素避孕方法包括复方口服避孕药（COC）、仅含孕激素的药丸（POP）和非口服的激素制剂。非口服激素制剂包括避孕环、避孕贴和皮下埋植。此外，带黄体酮的宫内节育器在市场上也可见到，因为这些器械中都含有激素，也将在本章中讨论，而不是只在"非激素避孕"的章节中阐述。Liletta、Mirena、Skyla、Kyleena 等避孕工具的制造商将这些工具称作子宫内系统（IUS）或是宫内节育器（IUD），其他的机构称其为子宫内避孕工具（IUCD）。为了表达更清晰，本章将统一使用 IUD 作为以上避孕工具的缩写。

激素避孕一般被分为两类：短效可逆避孕（SARC）和长效可逆避孕（LARC）[3]。

## 激素避孕的演变

在过去几十年中，激素类型和剂量得到了调整，在保持避孕有效性基础上的同时降低了风险。据估计，每年有 100 万次妊娠发生在自称使用口服避孕药避孕的女性，这其中大部分是因为没有持续使用。超过 50% 使用口服避孕药的女性在服药的第 2 个月会发生两次及以上的漏服[4]，更少地依赖于服用者行为的药物将成为更有效的避孕方法。因此，避孕的焦点最近已转移到开发释放激素的替代途径。新的方法包括激素透皮贴剂、宫内节育器、皮下埋植和注射。除口服制剂外的避孕方案为女性提供了更多的激素释放途径和作用持续时间，非口服的方法不需要过多维护。

一些口服避孕药含有孕激素与雌激素，或仅含有孕激素（表 17-1）。选择含有特定激素的避孕方法能够让服务提供者及妇女更好的预计到该方式一般的副作用和极其少见的严重不良反应。

| 表 17-1 | 避孕方式及激素类型的选择 | |
|---|---|---|
| **激素避孕方式** | **雌激素和孕激素** | **只有孕激素** |
| 复方口服避孕药 | × | |
| 仅含孕激素的避孕药 | | × |
| 避孕贴 | × | |
| 阴道内避孕环 | × | |
| 醋酸甲羟孕酮避孕针 | | × |
| 皮下埋植 | | × |
| 含黄体酮的宫内节育器 | | × |

## 激素避孕的作用机制

激素避孕有许多生理效应[5-8]。其中最主要的作用机制是抑制排卵和通过改变宫颈黏液干扰受

精。输卵管蠕动频率也会发生改变,从而影响精子的运行。子宫内膜的增生也受到抑制。激素避孕应用了人工合成的甾体类激素,影响下丘脑和垂体的功能。尽管用雌激素、孕激素及一些人工合成的同源激素可以抑制排卵和干扰受精看似不合理,但这仍然是大部分激素避孕的主要作用机制。

### 雌激素的作用机制

雌激素在激素避孕中的主要作用是稳定子宫内膜,从而控制月经周期和减少突破性出血[5]。雌激素还能抑制促性腺激素释放激素(GnHR),同时抑制垂体分泌GnHR和卵泡刺激激素(FSH)。这些变化抑制了优势卵泡的发育和排卵。目前有几种含有雌激素的避孕药物。激素避孕中使用的主要雌激素是炔雌醇(ethinyl estradiol,EE)。美雌醇(mestranol)虽然在过去很流行,但其实是一种不太有效的雌激素,目前只有少数复方避孕药中可见,含量少于50μg[6]。

雌激素是一种亲脂的细胞内激素,具有多种生理作用。例如:雌激素会增加血浆中凝血因子的凝集度,这也是为什么雌激素会增加静脉血栓栓塞(VTE)的风险[7]。雌激素还会增加胰岛素抵抗、低密度脂质和高密度脂质,并可能导致血压的轻微升高。虽然雌激素的作用对有着高风险VTE及心血管疾病的女性有着潜在的危险,但如今的COC有不同的雌激素的形式与较小剂量,将风险大大减少到了可忽略的水平。

炔雌醇是通过P450细胞色素酶(CYP450)代谢的,这些酶具有高度的多态性。许多药物可以抑制或增强CYP450酶的作用。已有超过150种药物与炔雌醇(EE)之间相互影响,药物相互作用包括增强或抑制雌激素或其他药物的效果。同时使用任何其他药物的时候都应该进行个性化评估。

### 孕激素的作用机制

不同于雌激素(EE)只有一种类型专门用于避孕,孕激素有几种类型都可以用于避孕。孕激素包括合成黄体酮和天然黄体酮。孕激素包括雌烷、甾烷以及衍生自19-去甲睾酮、19-去甲孕酮以及第一种非睾酮药屈螺酮的孕烷(图17-1)。所有的合成孕激素都与孕激素受体结合。此外,它们对雄激素、糖皮质激素、皮质激素和雌激素受体有着不同程度的亲和力。不同孕激素的副作用在很大程度上取决于它们对其他受体的亲和力。在避孕方法中,孕激素抑制促黄体激素(luteinizing hormone,LH)的释放,防止排卵所需的促黄体激素激增。其他作用机制包括增加宫颈黏液和延缓精子运输。只含有孕激素的避孕药因缺乏雌激素维持子宫内膜的稳定性,会增加不规则的阴道出血。

## 激素避孕的一般信息

当为女性提供激素避孕的选择的相关信息时,以下几个主题需要被提及:有效性、恢复受孕的时间、非避孕方面的好处、药物相互作用、危险征兆与使用禁忌证。

### 有效性

激素避孕是最有效的可逆避孕方法。表17-2总结了激素避孕方法的有效性,靠上的几项有效性是最低的[9]。由于不依赖于使用者的行为,毫无意外地,长效避孕方法比短效避孕方法更有效。

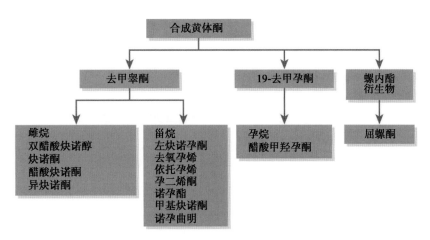

图17-1 用于避孕的黄体酮

| 表 17-2 | 激素类避孕方法的有效性 | | |
|---|---|---|---|
| 避孕方法 | 类型 | 使用 1 年中发生意外妊娠的百分比 [a] | |
| 复合口服避孕药<br>仅含孕激素药片 | SARC | 9 | |
| 经皮吸收的贴剂 | SARC | 9 | |
| 避孕环 | SARC | 9 | |
| 避孕针 | SARC | 6 | |
| 宫内节育器 | LARC | 0.2~0.8[b] | |
| 皮下植入 | LARC | 0.05[c] | |

SARC,短效可逆避孕方法;LARC,长效可逆避孕方法

[a] 在使用避孕方法第 1 年出现意外妊娠情况的妇女的百分数

[b] 基于相关宫内节育器的研究

[c] 以 Implanon 研究为基础。Nexplanon 也会有类似的效果

## 恢复受孕

对大多数激素避孕方法来说,包括 LARC,女性恢复生育力相对较快,很少超过几个月[10]。二羟甲基丙酸 DMPA 是例外,在最后一次注射后到恢复正常生育能力通常需要 9 个月。表 17-3 列出了女性在停用特定激素方法后可以怀孕生育的平均时间长度[9,10]。

| 表 17-3 | 停止使用避孕方法后恢复生殖能力的平均时间 |
|---|---|
| 避孕方法 | 恢复生殖能力的平均时间 |
| 复合口服避孕药 | 1~3 个月 |
| 仅含孕激素药片 | 1~3 个月 |
| 经皮吸收的贴剂 | 1~3 个月 |
| 避孕环 | 1 周 ~1 个月 |
| 避孕针 | 最后一次注射后 9 个月 |
| 宫内节育器 | 停用后立刻 |
| 皮下植入[a] | 停用后 1~3 周 |

[a] 以 Implanon 研究为基础。Nexplanon 也会有类似的效果

## 非避孕益处

讨论激素避孕经常侧重于副作用和与其使用相关的不良作用。大多数副作用都较轻微的,严重的不良反应十分罕见。然而,有些药物也有一些非避孕的益处,见表 17-4。正如要向妇女提供口服避孕药的副作用信息一样,助产士也应向她们提供关于药物的非避孕益处的信息[11,12]。

| 表 17-4 | 激素避孕的非避孕好处 |
|---|---|
| **减少月经相关的问题** | |
| 痛经 | |
| 月经量多 | |
| 不规律 | |
| 围绝经症状(例如:潮红[a]) | |
| 经前期症状 | |
| **治疗性作用——对有以下问题的女性的治疗措施** | |
| 与子宫肌瘤有关的出血 | |
| 子宫内膜异位相关的盆腔疼痛 | |
| 痤疮[a] | |
| **降低以下风险** | |
| 贫血(与子宫出血有关) | |
| 结肠直肠癌[a] | |
| 子宫内膜癌[a] | |
| 多毛症[a] | |
| 骨质疏松[a] | |
| 卵巢癌[a] | |
| **生命周期性(药物性)闭经[b]** | |

[a] 与雌激素和孕激素联合的避孕措施有关,而不与只有孕激素的避孕措施有关

[b] 虽然有一些女性将有月经视为没有怀孕的征兆,但是对于部分女性来说,月经减少是一件好事

## 激素避孕的禁忌证

虽然大多数女性都可以使用激素避孕,但在一些情况下,不推荐使用或是禁止使用避孕药。激素避孕禁忌证主要是雌激素的、孕激素的或两者共同的禁忌证,包括——最值得注意的是——乳腺癌和怀孕。雌激素禁忌证的列表比孕激素的禁忌证更多一些,例如:有心血管疾病或凝血病史的妇女不应使用含雌激

素的产品。被有关避孕方法应用的 U.S.MEC 定义为第 3 类或第 4 类的禁忌证如表 17-5 所示[13]。

寻求使用激素避孕方法的妇女应首先检查是否存在任何禁忌证,如果有的话,应讨论和推荐替代避孕方法。"计划生育"一章中对避孕方法使用的 U.S.MEC 进行了概述,其内容包括对于患有许多疾病的女性的具体避孕指南[13]。有关避孕方法使用的 U.S.MEC 现在有相关的智能手机应用程序,并且可以在疾病控制和预防中心(CDC)网站上找到。

| 表 17-5 | 基于《美国避孕方法应用的医学选择标准》中的第 3 类或第 4 类的激素避孕药禁忌证 |
| --- | --- |
| 绝对禁忌证(美国 MEC 第 4 类) | 相对禁忌证(美国 MEC 第 3 类目录) |
| **复方口服避孕药** | |
| 现患乳腺癌<br>肝硬化(严重)<br>深静脉血栓病史并没有服用抗凝剂、急性深静脉血栓或肺栓塞或急性深静脉血栓合并肺栓塞服用抗凝剂超过 3 个月,但仍处于高风险<br>糖尿病:肾脏病变 / 视网膜病变 / 神经病变 [a] 或 >20 年的血管疾病或糖尿病 [a]<br>无先兆性偏头痛<br>中风史<br>高血压合并收缩压 ≥ 160mmHg 或舒张压 ≥ 100mmHg 或血管疾病<br>缺血性心肌病(目前或既往)<br>已知的血栓形成<br>肝脏肿瘤:肝细胞性或恶性<br>具有动脉粥样硬化性心血管疾病的多种危险因素 [a]<br>围产期心肌病(<6 个月)或中度心功能损害<br>产后 <21 天<br>≥ 35 岁并吸烟,每天≥吸烟 15 支 [c]<br>实体器官移植<br>中风:脑血管疾病病史<br>系统性红斑狼疮抗体阳性或未知抗体<br>复杂的心脏瓣膜病<br>急性病毒性肝炎 [a,b] | 抗惊厥治疗<br>使利托那韦蛋白酶抑制剂的抗病毒药物<br>乳腺癌病史及 5 年来没有复发的征兆<br>产后 1 个月以内且母乳喂养<br>深静脉血栓病史与复发深静脉血栓 / 肺栓塞的风险低<br>胆囊疾病<br>无先兆头痛(偏头痛)<35 年 [b]<br>减重手术史伴吸收不良的病史<br>高血压得到控制或收缩压 140~159mmHg 或舒张压 90~99mmHg<br>炎症性肠病 [b]<br>产后心肌病 ≥ 6 个月<br>产后母乳喂养合并静脉血栓栓塞的危险因素<br>使用利福平治疗<br>年龄大于 35 岁并吸烟,每天吸烟 <15 支 [c] |
| **避孕植入物** | |
| 现患乳腺癌 | 乳腺癌病史及 5 年来没有复发的征兆<br>肝硬化(严重)<br>无先兆头痛(偏头痛)<35 年 [b]<br>减重手术史伴吸收不良的病史<br>缺血性心肌病(目前或既往)<br>肝脏肿瘤:肝细胞性或恶性<br>实体器官移植<br>系统性红斑狼疮抗体阳性或未知抗体<br>不明原因阴道出血,在评估之前怀疑病情严重 |

续表

| 绝对禁忌证(美国 MEC 第 4 类) | 相对禁忌证(美国 MEC 第 3 类目录) |
| --- | --- |
| **醋酸甲羟孕酮(DMPA)[d]** | |
| 现患乳腺癌<br>长期使用皮质类固醇治疗的用药史或用其治疗非创伤性骨折的妇女。 | 乳腺癌病史及 5 年来没有复发的征兆<br>肝硬化(严重)<br>糖尿病:肾脏病变 / 视网膜病变 / 神经病变 [a] 或其他血管疾病或病程 >20 年的糖尿病 [a]<br>无先兆头痛(偏头痛)<35 年 [b]<br>高血压合并收缩压 ≥ 160mmHg 或舒张压 ≥ 100mmHg 或血管疾病<br>缺血性心肌病(目前或既往)<br>肝脏肿瘤:肝细胞性或恶性<br>具有动脉粥样硬化性心血管疾病的多种危险因素 [a]<br>类风湿性关节炎使用免疫抑制疗法 [b]<br>中风:脑血管意外史<br>系统性红斑狼疮抗体阳性或未知抗体或严重血小板减少症<br>不明原因阴道出血,在评估之前怀疑病情严重 |
| **左炔诺孕酮宫内节育器** | |
| 现患乳腺癌<br>宫颈癌正在等待治疗<br>妊娠滋养细胞疾病并 β-hCG 水平持续升高或诊断为恶性肿瘤,有子宫内病变的证据或怀疑<br>现患盆腔炎<br>妊娠<br>性传播疾病伴化脓性宫颈炎或衣原体感染或淋球菌感染 [b]<br>脓毒血症后流产或分娩 [b]<br>盆腔结核 [b]<br>不明原因阴道出血 [b] | 抗惊厥治疗<br>使利托那韦蛋白酶抑制剂的抗病毒药物<br>肝硬化(严重)<br>乳腺癌病史及 5 年来没有复发的征兆<br>缺血性心肌病(目前或既往)<br>肝脏肿瘤:肝细胞性或恶性<br>患性传播疾病的风险高<br>实体器官移植<br>中风:脑血管意外史<br>系统性红斑狼疮抗体阳性或未知抗体或严重血小板减少症 |
| **仅含孕激素的药物** | |
| 现患乳腺癌 | 抗惊厥治疗<br>使用利托那韦蛋白酶抑制剂的抗病毒药物<br>乳腺癌病史及 5 年来没有复发的征兆<br>无先兆头痛(偏头痛)<35 年 [b]<br>减重手术史伴吸收不良的病史<br>缺血性心肌病(目前或既往)<br>肝脏肿瘤:肝细胞性或恶性<br>利福平治疗<br>中风:脑血管意外史 [b]<br>系统性红斑狼疮或未知抗体 |

DVT,深静脉血栓;hCG,人绒毛膜促性腺激素;PE,肺栓塞

[a] 被列入第 3 类和第 4 类目录

[b] 该方法的启动时,第 2 类或第 3 类可持续使用

[c] 由于吸烟经常很少被报道,美国妇产科医生学会建议如果 35 岁以上的妇女吸烟,都不应该服用复方口服避孕药

[d] 不建议在一年内计划怀孕的妇女使用 DMPA,因为中止该制剂后的排卵可能会延迟

参考 Curtis Km,Tepper NK,Jatlaoui TC 等 . 美国避孕方法应用的医学选择标准 2016.MMWR Recomm Rep.2016 ;65(3):1-103

### 激素避孕的不良反应与副作用

一般来说,大多数避孕方法的临床试验是使用安慰剂作对照组,也就是说,研究对使用避孕药的风险与使用安慰剂的风险进行对比。研究激素避孕存在一定的伦理问题,因此,大多数相关研究并非严格的随机对照试验。此外,避孕相关的临床试验一般在健康女性中展开,排除了青少年、有先天疾病,甚至体重指数不在正常范围内的女性。由此,将研究结果推广到临床实践变得很具有挑战性。由于参与临床试验的是健康女性,一些避孕药引起的风险可能直到在市场上广泛使用才能显现。尽管存在局限性,激素避孕仍是许多研究的关注重点,对健康女性而言,激素避孕是安全的。在"计划生育"章节中介绍了避孕方法使用的 U.S.MEC 中提供了基于国内及国际临床试验研究结果提出的不同激素避孕方法的使用指南[13]。2016 年,CDC 发布了一系列关于关于避孕方法使用常见问题的建议,作为与美国MEC 的补充,具体见"计划生育"章节[13]。

#### 避孕措施中雌激素与孕激素的不良反应

雌激素与孕激素都有着多重生理作用[5,14]。由于给药形式、剂量和给药途径不同,很难确定哪一种副作用与雌激素或是与孕激素有关。一般来说,雌激素最常见的副作用为头痛和恶心。腹胀、白带过多、黄褐斑、和胆汁胆固醇升高(增加胆结石风险)也有报道。

所有的单纯孕激素避孕的方法都比联合多种激素的方法安全,但孕激素与包括闭经在内的异常出血有关。孕激素常见的副作用包括痤疮、性欲减退、瘙痒、情绪波动、月经前症状如水肿和暂时性的轻微抑郁。DMPA 与骨质和骨密度的降低有关,而在非绝经期的妇女中,骨质和骨密度的变化是可逆的。关于孕激素对情绪变化与抑郁的影响的研究结果并不一致,抑郁不是使用含有孕激素的避孕药的禁忌证,但是当女性的情绪变化与孕激素有关时,应该更换另一种避孕方式。

雌激素和孕激素之间可以有共同的或者叠加的不良反应,尤其是在刚开始使用的几个月内。头疼和恶心可能在应用含有雌激素的避孕时更常见,但恶心可发生在服用所有口服避孕药的过程中。应用激素的其他副作用可能包括乳房刺痛、粉刺和经前期综合征等。后两种更容易发生在使用只含孕激素的避孕药时。

### 激素避孕的副作用

雌激素的使用会增加一些罕见、严重的副作用的风险。值得注意的是,雌激素与心血管事件(如中风和心肌梗死)及血栓栓塞事件(如深静脉血栓形成)的发生有关。此外,使用雌激素会轻微的增加患乳腺癌的风险。吸烟、年龄超过 35 岁且使用雌激素的女性发生心肌梗死的几率更高。在育龄女性中,患乳腺癌的风险低,但证据表明含雌激素和孕激素的避孕措施的使用能够增加这种风险;因此,对于有乳腺癌病史的女性,使用这些药物时要慎重。乳腺癌也是一些仅含孕激素避孕措施的禁忌证,尽管相关证据的证明力度并不大。静脉血栓栓塞的风险的增加可能与使用某些孕激素有关。例如:某些孕激素可能导致深静脉血栓的风险增加。使用含有去氧孕烯、诺孕酯或 30~35μg 孕二烯避孕药的女性患有深静脉血栓的风险比使用左炔诺孕酮或任何雌激素的口服避孕药的妇女相比更高 50%~80%[8]。一些研究表明,孕激素也与增加乳腺癌的风险相关,尽管这些研究主要研究的是围绝经期/绝经后的女性,有关风险的结论是从该人群中外推而来的。孕激素与心血管风险和骨骼健康之间的关系需要进一步的研究。

### 关于激素避孕的不良反应与副作用的咨询

助产士可以帮助女性意识到应用激素避孕的个体化的风险与益处。需要注意的是激素避孕方法不能够保护女性免受性传播疾病的侵害。避孕套是唯一具有避孕及防止性传播疾病双重作用的避孕方法。女性可以权衡激素避孕法所带来的可靠性和有效性方面的益处,以及可能带来疾病的风险,还应考虑不可靠的避孕法所导致的怀孕的风险。例如,对于那些没有凝血系统疾病及其他病史的女性而言,即使已知用特定的激素避孕法会增加深静脉血栓的风险,但该风险仍然小于在怀孕期间发生深静脉血栓的风险。除非有很明确的禁忌证,助产士与妇女的共同决策、仔细的成本/效益评估是开出任何激素避孕处方之前必不可少的一步。

### 药物相互作用

所有的激素避孕方法都有着潜在的药物相互作用,包括皮下埋植及宫内节育器在内,尽管相关的药物相互作用之间的联系仍存在争议。某一种或两种药物的效果可以加强；某一种或两种药物的效果被抑制；一种被抑制而另一种被增强；或者没有改变。大多数药物作用是由 CYP450 家族中肝酶代谢造成的，并且一种或另一种药物改变一种药物的酶的代谢功能。

许多药物相互作用与 CYP450 酶诱导剂的成分相关（即，它们增强肝酶的作用，从而加快其他药物的代谢速度）。幸运的是，健康女性常用的药物很少能影响避孕有效性，并且大多数药物相互作用存在于口服（而不是非口服）避孕方式。然而，如果女性正在服用治疗结核、癫痫、凝血障碍、艾滋病或轻度抑郁症的药物，助产士应该特别警惕潜在的相互作用。

降低激素避孕有效性的药物包括：抗感染药特别是利福平（Rifadin），抗惊厥药如卡马西平（Tegretol）、苯妥英（Dilantin）、苯巴比妥（Luminal），抗真菌药特别是灰黄霉素（Fulvicin），蛋白酶抑制剂如沙奎那韦（Invirase）、利托那韦（Norvir），非核苷反转录酶抑制剂如依法韦仑（Sustiva）、奈韦拉平（Viramune）[13]。圣约翰麦芽汁（St.John's wort）——一种用于治疗轻度抑郁症的营养补充剂——也被发现会降低激素避孕有效性。应告知女性在使用口服避孕药的同时使用非处方抗酸药（如 Maalox，Mylanta）可能会影响激素的吸收从而降低避孕有效性。

这些药物中的几种也被认为会影响单孕酮类避孕药（progestin-only pill，POP）的有效性，特别是利福平、抗凝剂、抗反转录病毒药物和圣约翰麦芽汁。需要注意的是，这些药物相互作用主要与突破性出血相关，并不一定会导致怀孕，但是应为使用任何上述药物的女性推荐其他辅助避孕方式。最后，抗凝剂可能损害类固醇代谢并增加口服避孕药的副作用。

药物基因学也可能涉及药物与避孕药之间的相互作用，这一领域仍需要进一步的研究。由于药物相互作用的信息变化很快，持续记录一个女性使用药物（处方和非处方药物）、植物和营养补充剂的全部经历，是验证是否存在任何潜在药物相互作用比较好的办法。

## 女性启用或改变激素避孕方法的临床评估

本节回顾临床注意事项和适用于所有激素避孕的助产管理步骤。表 17-6 总结了助产士对于女性新用或改变避孕方法的管理方法。

## 特殊人群应用激素避孕的注意事项

### 对青少年及年轻女性

在很多地方，18 岁以下的女性被视为未成年人，在接受激素避孕之前需要父母的知情同意。然而，法律允许未成年人在需要的时候获得避孕措施。所有的避孕方法对青少年都是适用的。FDA 的 black box 警告各州青少年，在骨化作用最大的时期，考虑到对骨密度的影响，不应使用 DMPA 超过 2 年。这一建议并未得到所有专业协会的支持，但对于正考虑使用 DMPA 的青少年而言，在讨论这一备选方案时，应考虑该建议。一些激素避孕的方法选择，除了避孕之外，还有其他的好处，如减少痤疮、月经出血和痛经，这可能对青少年特别有价值[15]。本部分回顾了不同激素避孕方法，及对这一年龄阶段人群普遍适用的信息。此外，目前尚没有证据表明，青少年不能应用皮下埋植或宫内节育器。一些证据表明，甲羟孕酮可能与可逆性骨质疏松或骨生长缓慢有关，但这并没有妨碍其在年轻妇女中的使用[16]。使用激素避孕治疗痤疮之前，可能需要父母的同意。

### 女同性恋，双性恋，同性恋，变性者

为女同性恋、双性恋、同性恋（LGBQ）、变性人或性别错位者（TGNC）提供避孕服务时，我们的关注点应该是性行为，而不是性别。性别不能预测性取向。关于青年变性者的人数的数据很难获得，但这些人几乎都没有得到足够的避孕服务。一个变性男性在生理上是女性，应按规定为其提供避孕服务，尽管改变性别的激素疗法（睾酮）限制了生育能力，但它并不是一种可靠的避孕方法[15,16]。因此，没有接受过变性手术如子宫切除术的变性男性，以及性活跃的男性，都需要避孕。如宫内节育器和皮下埋植此类避孕方法，往往会导致闭经，可以提供避免怀孕，并为这些人的隐私提供额外的好处。

### 产后和 / 或哺乳期妇女

一个健康的产后妇女不是激素避孕应用的禁忌人群，尽管对于产后及泌乳的妇女来说，何时启动或恢复这种避孕方法是有争议的。关于这个问题的更多讨论可在"产后保健"一章中找到。

一般情况下，无论是否母乳喂养，分娩不久的妇女，都应将含有雌激素的避孕方法推迟到分娩至少 21 天后使用，因为妊娠及产后早期血液的高凝状态

| 表 17-6 | 对启用或更换激素避孕方法的女性的护理 |
|---|---|

确保没有所选择避孕方法的禁忌证

如果避孕方法属于美国 MEC 中的类型 3 类,需要告知妇女用药的利弊,让其做出知情的选择

获得妇女未怀孕的确切证据

确保使用妇女愿意使用并能正确使用的避孕方法。由于激素类避孕方法会影响月经量,因此最好能了解妇女对月经量减少、不规则出血、闭经的感受

确保妇女没有服用其他任何与激素类避孕法中有药物相互作用的药物

对于所有使用激素类避孕方法的妇女:

    严重并发症的症状或表现(危险或征兆)

    常见的副反应

    对月经量的影响

    不以避孕为目的用药的好处

    恢复生育能力的平均时间

    缺少对性传播性传染病的保护

    随访的时间

    适当的、非避孕需求的健康促进和体检

对于仅使用短效可逆避孕方法(每天服用药片、每周使用避孕贴)的妇女:

    怎样、如何用药

    必要时需要使用备用或辅助避孕方法

    如何正确、持续地使用避孕方法

    避免常识性错误

    如果不能正确用药(漏服药片),应该如何处理

    安全丢弃使用过的避孕药和包装袋

    处方的确切信息,包括何时更新、费用

给妇女提问的机会

会增加静脉血栓的风险。仅含孕激素的避孕方法,如皮下埋植、避孕针、及口服药,开始应用的时间可比开始应用雌激素的时间早,因为孕激素不会增加血栓的风险。关于产后使用 DMPA 存在争议,尽管在一些地方,妇女分娩或流产后 5 天之内就开始注射 DMPA。

美国妇产科医师学会建议,无论是皮下埋植还是宫内节育器,都可以在分娩后 10 分钟内应用[17]。尽管有证据说明宫内节育器应该被废除不用,但是其发挥的益处大于风险[18,19]。分娩不久的妇女的子宫与未怀孕的妇女子宫,宫内节育器植入步骤是一样的,由于产后的妇女子宫峡要柔软得多,因而更容易发生穿孔。宫内节育器也可在自然流产或选择性流产后立即放置,或在流产/流产后 4~8 周放置[20,21]。产后立即放置宫内节育器的唯一禁忌人群是产后脓毒症的妇女,她们应该等到感染得到控制后再放置[13,17]。

**BMI 对避孕效果的影响**

一些研究表明激素避孕,特别是避孕药、避孕贴和植入——相对于瘦的人,可能对于肥胖的女性不太有效。然而,相反的研究结果也依然存在。在决定激素避孕有效性方面,体重可能比体重指数(BMI)更重要,代谢效应与肥胖、体循环血量有关,在该领域仍需要进一步的研究。

在对使用口服避孕药的女性研究中表明,体重超过 70kg(154 磅)的女性可能会增加避孕失败的风险,虽然这不是目前使用避孕药的禁忌证[22,23]。对于超过 90kg(198 磅)女性,在使用避孕贴时应慎重,因为上市前的临床试验发现这个体重组的女性怀孕的风险更高,即使她们 BMI 没达到肥胖标准[24]。基于这一发现,FDA 针对体重过重并使用避孕贴的妇女发布了一项预警。

目前,没有证据表明激素避孕方法会导致体重的持续增加[22,23]。和正常体重或超重的成年女性一样,在使用 DAPA 之前就已经超重的青少年更有可能在使用只含孕激素的 DAPA 时体重增加。而肥胖的成年女性使用 DMPA 时,则不太可能发生体重增加[25]。使用 DMPA 6 个月后体重增加超过总体重 5% 的青少年有继续增重的危险;助产士应向这些年轻妇女提供有关食物摄入和定期锻炼的建议。对任何女性来说,如果体重过度增加,无法通过饮食和锻炼

来控制体重,她应该考虑其他避孕方法。

根据对依托孕烯药物代谢动力学的研究,当使用皮下埋植时,超过理想体重30%的女性的避孕有效性可能会降低,尽管在临床实践中并没有发现类似的结果[26]。即使激素方法对该类妇女不那么有效,皮下埋植和宫内节育器仍然是最有效的可逆避孕方法。

### 感染艾滋或有感染艾滋风险的妇女

在美国,超过250 000多名妇女感染了艾滋病毒,其中约11%的妇女不知道自己的患病事实[27]。对于那些知道自己HIV阳性的人来说,由于存在围产期垂直传播的风险,避孕往往是一个首要关注点。在美国,所有的激素避孕方法都被归为第一类或第二类避孕方法,因为避孕的好处大于药物相互作用的风险。甚至对于服用抗病毒药物的妇女也可同时使用激素避孕,尽管抗病毒药物可能与COC有潜在的药物相互作用[13]。

对于艾滋病毒呈阴性的妇女,没有证据表明激素避孕方法会增加感染艾滋病毒的风险[28,29]。然而,所有使用非屏障方法(如激素避孕)的妇女都应被告知,她们的避孕方法并不能保护她们免受感染或传播病毒。

### 残疾妇女

对有认知或身体残疾的妇女的护理应该是全方位的,没有医学指征禁止这个群体的女性使用任何一种避孕方法。无论妇女的年龄如何,服务提供者的目标都应该是以一种尊重妇女的方式去评估妇女的能力,尊重她的自主权、促进舒适,安慰、倾听她的需求。

不能以刻板印象去定义有认知障碍的妇女。有些女性有心理疾患,而其他人存在不同程度的智力低下问题。这些妇女往往容易受到性胁迫或攻击。在过去,由于优生的原因,一些妇女被进行了非意愿的绝育。如今,但凡涉及性、月经和避孕等方面,需要根据个人的期望、理解能力及共同决策来做决定[30]。

肢体残疾并不意味着没有性需求。应做出一些改变,以便向有特殊需要的妇女提供照顾。一些身体缺憾的妇女可能很难使用阴道环,甚至是避孕贴。患有特殊认知障碍或身体残疾的妇女可能需要抑制月经,但抑制月经的方法应符合女性个人的愿望[31,32]。

### 军队中的妇女

据报道,2015年,大约20万妇女是现役军事人员,几乎占美国女性劳动力总数的15%[33]。根据国防部的政策,应向所有这些人提供避孕用具。其中一些妇女被部署在一些特殊的工作地区也需要避孕。例如:战斗区域往往没有储存避孕药、避孕针或避孕环这类需要定期使用的避孕用具,特别是因为她们有遭受性胁迫或攻击的危险,并且渴望有效的避孕措施。闭经的副作用在卫生条件苛刻的地区也可能是有益的。

### 被监禁的妇女

据美国司法部称,美国的监禁人口增长最快的是妇女,目前有100 000多名妇女被关押在当地监狱,绝大多数遭受到性虐待[34]。此外,教养所内也可能发生性侵害行为。因此,被监禁的妇女面临性疾病感染和怀孕的风险。尽管激素避孕药不能提供防止感染的保护,LARC作为最有效的可逆方法,应当作一种备选方法[35]。

### 围绝经期妇女

年龄并不是使用激素方法的禁忌证。其中一个例外是年龄35岁及以上并且每天吸烟超过15支的女性,这样的女性发生心肌梗死的风险远大于不吸烟的女性。相反,COC可以供处于围绝经期的非吸烟人群安全使用。

40岁以上的健康妇女仍然具有性活跃和生育能力。早期围绝经期症状是月经不规律,往往使女性认为她们不排卵了,从而误认为没有怀孕的风险。然而,排卵和怀孕依然会不可预测地发生。大于40岁的妇女在非意愿怀孕后选择人工流产的人里面占很大比例。因此,如果不想怀孕这些妇女则需要有效的避孕。

一些围绝经期的妇女可能选择绝育,但是其他人可能选择激素避孕而获得非避孕方面的好处,例如缓解围绝经期不适,如不规则出血,潮热和性交疼痛。美国食品药品管理局(FDA)指出左炔诺孕酮节育器(LNG-IUD)可以用于治疗月经过多。其他避孕方法也可能会造成闭经,从而对围绝经期女性有利。要注意,对于该群体使用DMPA还有一些争议,因为可能会导致在进入绝经期后的骨密度显著减少,而这个时期是更可能发生骨质流失的时期。

对于处于围绝经期的女性,因为出血模式的变化,激素方法通常会掩盖闭经。目前没有足够的证据指导妇女应在什么时候停止使用激素避孕;然而,许多临床工作者建议女性 55 岁时停止使用激素避孕[36]。这时,基本上所有女性都已自然绝经。如果需要,女性可能考虑激素治疗围绝经期症状。但需要注意的是,尽管通常使用与雌激素和黄体酮相同类的固醇激素来治疗围绝经期症状,但并不能说明使用的激素对避孕是有效的。

## 启动方法

几十年来,助产士和其他卫生服务提供者将激素避孕方法的启动时间推迟到女性下一个月经期后,因为这能保证女性没有怀孕。与月经同步的策略也是减少突破性出血的尝试,虽然目前还没有足够证据支持。一些人建议在月经第 1 天开始激素避孕,其他人则建议在月经开始的 5 天内,另有一些人认为应在月经开始的一周内。多年来,许多临床工作者建议女性在月经开始后的星期天开始口服避孕药,这种方法被作为防止下一次月经开始在周末的策略。虽然所有这些都是基于某个观点而非证据,但这些方法目前还在继续使用。

### 快速启动或当天启动

2002 年,一篇关于倡导"快速启动"的启动激素避孕方法的研究得到发表。快速启动是一种激素避孕启动方法的术语,这种方法是指女性拿到口服避孕药的时候即开始服用,无论她在月经周期的哪一天。在开始避孕时,女性需要进行妊娠试验以确保没有怀孕。最初的快速启动技术让女性在处方开出来后就在办公室内服第一片药。

快速启动是为了响应消费者的愿望而开发的。高达 25% 的有避孕处方的女性没有遵医嘱,通常会转而使用另一种不太可靠的方法,或不避孕[37,38]。当女性能够及时获得她们希望的避孕时,满意度会得到提高。此外,因为怀孕测试可靠性的提高,等待月经是通常被认为是不必要的。即使在女性已怀孕且无意中暴露于避孕激素的这种罕见情况下,也没有证据表明流产的风险增加或激素避孕产生的任何致畸作用。与传统方法相比,快速启动最初也被广泛推荐用于保证长期使用,虽然与传统方法相比并未显示出显著的优势。

快速启动的应用已在第一次口服避孕药的使用基础上进行了扩展。研究表明它可以用于启动避孕贴,避孕环,注射避孕以及口服避孕药[38,17]。图 17-2 提供了快速启动和各种其他激素避孕法的方法[39]。

一般来说,无论女性什么时候开始使用激素避孕,都应该先确保妇女没有怀孕。可以用采取在最近 5 天内有正常月经、妊娠试验阴性或自上次月经以来没有进行性交这几种方法来确定。在刚开始使用激素避孕时,建议大多数女性使用备用避孕或双重避孕,直到激素的血浆水平达到抑制排卵的水平。

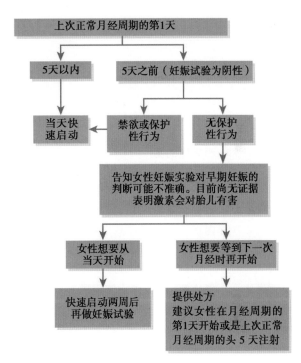

图 17-2 口服避孕药、避孕贴、避孕环和注射避孕的快速启动

### 备用方法的使用

目前缺乏关于使用备用避孕的最佳持续时间的证据,并且大多数指南是经验性的。几年前,建议在服用口服避孕药后坚持 1 个月的备用方法避孕。现在,服用避孕药后进行一周的备用避孕则更为常见。同样的,对于在使用避孕药或避孕贴的情况下使用备用避孕并无科学依据,而是来自临床实践经验与药理学研究的延伸。

建议的备用避孕法也不尽相同。一些助产士建议使用避孕套,而其他助产士推荐使用避孕套与杀精剂(如泡沫或膜)相结合的方式,习惯使用横膈膜避孕的女性可以选择该方法。照例,备用方法的选择应基于"计划生育"一章中的考虑因素,并根据妇女的需要和愿望进行个性化调整。

## 从一种激素避孕方法换成另一种激素避孕方法

由于各种个人原因,女性可能会从一种避孕方法换成另一种,甚至停止使用避孕措施。当一个女性想从一种激素避孕方法换成另一种激素避孕方法时,她的理由可能是基于费用、便利、提高有效性的期望、或其他的一些原因。在这些情况下,目的应该

是尽量避免怀孕。关键策略是避免这些方法之间的任何缺口而使得女性处于怀孕的风险之中。重叠法是实现这一目的的有效策略。如果不能够实施重叠法,可以采用备用方法临时避孕。如果用避孕套作为备用方法,还可以防止性传播疾病。

表 17-7 提供了如果在保证避孕的同时,从一种激素避孕方法转变到另外一种激素避孕方法时的信息[40,41]。妇女从一种口服避孕药转换到另一种口服避孕药时,应该遵循这张表的指导,不一定要服用完一整包药丸。

| 表 17-7 | 开始启动一种新方法或者从一种方法转换到另一种方法时降低妊娠风险的办法 | | | | | | |
|---|---|---|---|---|---|---|---|
| | **新方法** | | | | | | |
| 目前的方法 | COC 或 POP | 皮下避孕贴 | 阴道避孕环 | 孕激素注射 | 皮下埋植物 | LNG-IUD | 含铜的宫内节育器 |
| COC 或 POP | 没有间隔服用任意旧药之后的第1天服用新药 | 停药前1天内 | 没有间隔服用旧药之后的第1天移入阴道避孕环 | 停药前7天内 | 停药前4天内 | 停药前7天内 | 停药后5天内植入 |
| 皮下避孕贴 | 停药前1天内 | | 没有间隔,植入避孕环的同1天移除避孕贴 | 移除避孕贴前的7天内 | 移除避孕贴前的4天内 | 移除避孕贴前的7天内 | 移除避孕贴后5天内植入 |
| 阴道避孕环 | 停止使用避孕环的前1天内 | 停止使用避孕环的前2天内 | | 停止使用避孕环的前7天内 | 停止使用避孕环的前4天内 | 停止使用避孕环的前7天内 | 停止使用避孕环后5天内植入 |
| 孕激素注射 | 注射后15周之内的任意1天 | 注射后15周之内的任意1天 | 注射后15周之内的任意1天 | | 注射后15周之内的任意1天 | 注射后15周之内的任意1天 | 上次注射后16周之内的任意1天 |
| 皮下埋植物 | 埋植物移除前的7天之内 | 埋植物移除前的7天之内 | 埋植物移除前的7天之内 | 埋植物移除前的7天之内 | | 埋植物移除前的7天之内 | 埋植物移除前的5天之内 |
| LNG-IUD | LNG-IUD移除前的7天之内 | LNG-IUD移除前的7天之内 | LNG-IUD移除前的7天之内 | LNG-IUD移除前的7天之内 | LNG-IUD移除前的4天之内 | | 没有间隔LNG-IUD移除后立即植入 |
| 含铜的宫内节育器 | 节育器移除前的7天内 | 节育器移除前的7天内 | 节育器移除前的7天内 | 节育器移除前的7天内 | 节育器移除前的4天内 | 没有间隔节育器移除后立即植入,使用备用避孕方法7天 | |

COC,复方口服避孕药;IUD,宫内节育器;LNG-IUD,左炔诺孕酮节育器;POP,仅含孕激素的避孕药

## 激素避孕方法常见副作用的管理

助产士的一个重要角色是向经历避孕副作用的女性提供服务,从而帮助女性更好地避孕。关于避孕方法的研究显示,副作用是导致大多数女性停止其激素避孕的主要原因[9]。除了告知女性激素避孕潜在的副作用之外,在健康教育中也应告知妇女并不是所有女性都会经历这些副作用,并且不是在使用激素避孕时经历的所有不适或健康问题都与这种避孕方法有关。

### 月经不规律

与既往不同的月经出血既可被视为避孕方法的优点也可被视为副作用。大多数女性都能接受月经量少。许多女性也可以接受闭经,也有一些妇女不能接受闭经[42]。大多数女性认为不可预测的或突破性出血很困扰。最初突破性出血可能发生在使用激素避孕的前 3 个月。然而,现在这种出血可能持续长达 6 个月,特别是使用低剂量避孕药。

仅使用孕激素避孕比复方避孕药更可能发生不规则出血,甚至闭经。虽然建议使额外的和联合制剂用于抑制月经出血,但目前还没有关于管理激素相关出血的有力证据[43,44]。大多数人基于自己的观察或专家意见进行实践。图 17-3 提供了用于有不规则出血问题的女性基本管理的示例[43-45]。其中包括基于临床实践的常见药物治疗,不应作为证据被接受,且大多数药物最多提供临时的缓解。

### 头痛

许多女性会有轻度的偶发性头痛,通常与紧张或过敏有关。然而,对于一些女性,头痛可能是致命的,甚至可能预示着严重的不良反应,例如脑血管意外。一些避孕方法与头痛相关,这使得助产士面临识别头痛是轻微的还是重大医疗问题的前兆有一定困难。如果女性出现神经血管症状,如闪光,视力丧失,肌肉无力,言语不清,眩晕或异常的颅神经变化以及头痛,则属于医疗紧急情况,应尽快停止激素避孕,且需要立刻护理,并使用非激素方法,直到神经系统疾病得到解决。对于单纯头痛,但没有神经症状,并且没有发现其他异常的女性,助产士可考虑使用其他激素疗法。例如:使用口服避孕药的女性通常在停药期间会发生轻度头疼或月经期头疼,也许可以通过延长周期的方法而得到缓解[42]。

### 恶心

恶心是使用所有药物的女性汇报的常见副作用,但是更可能与口服药剂和贴剂避孕药有关。对于恶心,没有简单的治疗方法。并没有一种复方口服避孕药或单纯孕激素避孕在缓解恶心上优于另一种。如果她觉得恶心和呕吐是难以忍受的,她可能会被迫寻求另一种避孕方法,特别是避孕环或宫内节育器[45]。

如果恶心轻微但有困扰,可以提出几个建议,虽然缺乏有效性的证据。对于服用口服避孕药的女性来说,最常见的经验是在睡前服用药片,并避免空腹服药。姜可以作为缓解恶心的食物。

## 短效可逆避孕药

短效可逆避孕药包括含有雌激素和孕激素或仅含孕激素的片剂(丸剂)、注射剂、透皮贴剂和阴道内环。一经使用,这些方法的作用持续时间可以从短至 1 天到长达 13 周。所有联合激素方法的主要作用机制都是类似的。这些方法的优点包括有效性高,相对易于使用和缓解痛经。缺点包括妇女需要每日服用口服药 / 每周使用避孕贴或避孕坏,持续的费用,以及缺乏对性传播疾病的保护。如本章前面所述,激素方法也可能引起副作用并具有严重不良反应的风险。

## 复方口服避孕药

复方口服避孕药产生药理周期而不是生理的月经周期。当服用安慰剂时,外源性雌激素和孕激素被"撤回",子宫内膜壁脱落。这种出血有时被称为"假月经",但是更多用到的术语是"撤退性出血",尽管大多数妇女将其称为"月经"。通常,与正常月经相比,这种出血量少且持续时间较短。

联合药物制剂中的主要不同与激素剂量、雌激素和孕激素的相对比例,以及所使用的特定孕激素组分有关。不同的药物,各自具有不同的副作用。目前已有超过 75 个复方口服避孕药的品牌在售。在过去,有人建议女性要一直服用某种特定的药物。另外一些人建议,可以通过全面评估孕激素的作用强度或雌激素的剂量,从而在不同的复方口服避孕药之间进行变化。但是对于大多数女性来说,不同制剂之间的区别很小。

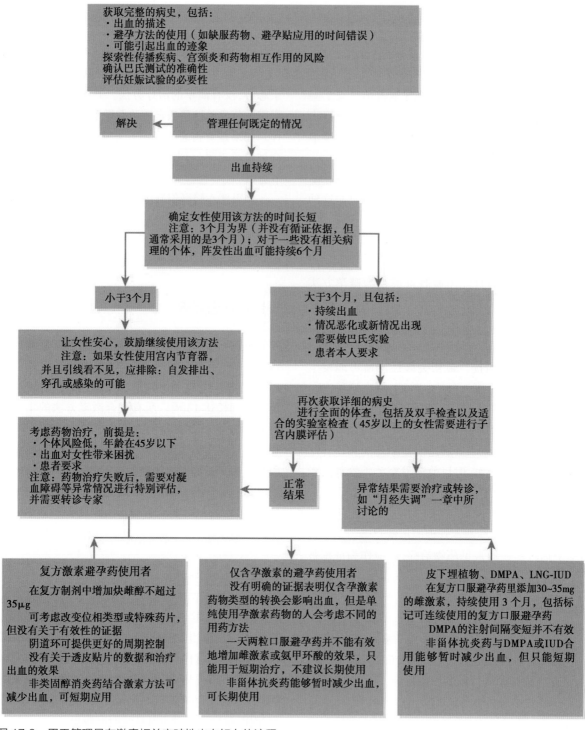

图 17-3 用于管理具有激素相关突破性出血妇女的流程

## 复方口服避孕药物的给药方案

复方口服避孕药的给药方案通常是根据她们是否涉及有以下三种方案之一来确定的,这三种方案是:单相,多相或长周期。不同的给药方案可能有不同的优点或缺点,一种方案可能比其他的方案更受妇女的青睐。

## 单相剂

单相方案中的一包内含 21 或 24 片药,雌激素和孕激素的数量和类型保持一致。相应地,包装内还包括 7 个或 4 个安慰剂。有些制剂中用叶酸添加剂代替安慰剂。每天服用一片,总共 28 天,然后开始新的一包。虽然单相复方口服避孕药已经在市场上流通了几十年,但是 24 个活性药片和 4 个安慰剂片剂的新方案缩短了撤药出血的时间并提高了避孕有效性。

## 多相剂

在这种情况下,含有激素的药片随着用药的不同时期,其内所含有的雌激素和/或孕激素水平有所不同,但也包含 4 天或 7 天的安慰剂。当避孕药是由两种不同的雌激素和孕激素组合而成时,通常称为两相方案,当具有三种不同的组合或剂量时为三相方案。大多数 COC 中,是孕激素的含量有区别。只有少量制剂是雌激素水平有差异,这样,孕激素水平可以保持稳定。

## 长周期

很多年来,妇女持续服用含药的药片而没有安慰剂时间,这种模式最主要的副作用是突破性出血。基于妇女对于方便性方面的渴望,目前出现了一种新的方案。这种最新方案也是由激素片和安慰剂组成的,但需要连续服用三个月,而不是以每月为单位。例如:在一种类型的长周期的复方口服避孕药(Seasonale)中,一包中 84 个活性激素药和 7 个安慰剂。这种长周期方案可抑制月经,减少撤退出血和导致闭经。一些长周期方案不使用安慰剂,而是使用含有减少剂量的炔雌醇,来减少痛经及其他月经相关症状。

### 应用复方口服避孕药的特殊考虑

青少年可以安全地使用复方口服避孕药,但经常因为出现副作用,如恶心,而停止使用;青少年比成年女性更难坚持每日服药[46]。

应对所有服用复方口服避孕药的女性都进行健康教育,尤其是年轻女性。健康教育内容通常包括药物避孕的常见副作用、保障规律用药的方法(例如在睡前服药),以及紧急避孕的方法。

### 对于要求应用复方口服避孕药妇女的护理

对于要求使用 COC 的妇女,表 17-6 总结了相应的应用步骤。体格检查应包括血压和体重,但盆腔检查不是必须的。在选择特定的复方口服避孕药时,应选择最低剂量的雌激素,以尽量减少风险和副作用。助产士通常为新启动的女性制定四到六个周期后的回访,以解决女性对该方法疑问,但并不是所有人都需要随访。

在所有 SARC 中,COC 是在美国 MEC 中被归为第 3 类或第 4 类最多的避孕方法[13]。这些禁忌证大多是严重的疾病,特别是那些与心血管事件有关的疾病,如高血压、中风、伴先兆的头痛、心肌梗死。血栓性疾病、严重肝病、乳腺癌、狼疮、糖尿病伴神经病和血管疾病也通常包括在第 3 类或第 4 类中。对于任何想要应用 COC 的妇女,应认真阅读美国 MEC 的规定,这是一种有效的方法去判断是否有潜在的禁忌证[13]。

图 17-4 提供了可用于解决女性漏服药物的流程。对于大多数女性来说,即使使用长周期方案,在服用最后一次避孕药后的 90 天或 3 个月内也会恢复正常的排卵功能。多年来,都建议女性将怀孕推

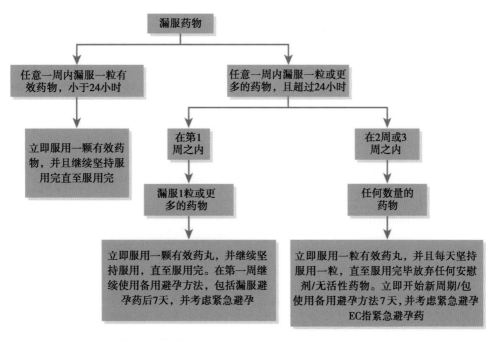

图 17-4 用于解决女性漏服药物的流程

迟到停药 3 个月后,以确保怀孕的准确时间。然而,没有证据表明过早怀孕与不良的围产期结果有关。

表 17-8 列出了对任何激素避孕需要教育的内容之外(表 17-6),针对使用 COC 的妇女应该重点进行的教育内容。

| 表 17-8 | 为使用复方口服避孕药的女性提供咨询服务时应重点强调的内容* |
|---|---|

每天服药,并且最好是在同一时间

应向助产士报告的情况可归纳为 ACHES 记忆法:

　A 腹痛

　C 胸痛

　H 头痛(严重)

　E 眼睛问题或失明

　S 严重的腿疼或大腿或小腿肿胀

*除了表 17-6 中的内容之外

## 仅含孕激素的避孕药

仅含孕激素避孕药(POPs)含有低剂量的单一孕激素,因此,想要使用激素避孕药但是不能使用雌激素的妇女可以使用这一类药物。最初美国食品药品管理局在 20 世纪 70 年代初批准这类避孕药上市,自此以后这类药物倾向于占据需要母乳喂养或不能使用雌激素的妇女的市场。尽管一些人称这些药物为“迷你药片”,但由于低剂量复方口服避孕药的存在,使用该术语可能使女性将二者混淆。因此,“仅含孕激素避孕药”或“POP”是首选术语,目前市场上有几种 POPs 可选。

### 作用机制

因为黄体酮剂量低,所以相对于使用 COC 的人,使用孕激素避孕药怀孕的风险较高。为了使怀孕的风险最小化,需要在每天的同一时间服用同样剂量的药物以维持孕激素的血浆稳态水平。如果在两次服药时间超过 24 小时,血药水平下降并且可能发生额外排卵,如果在该间隔期间发生性交,则有可能怀孕。

### 特殊注意事项

虽然母乳喂养的妇女经常使用孕激素避孕药,但是有关孕激素转运到母乳中的量的信息有矛盾。孕激素避孕药与深静脉血栓风险的增加无关。

### 对要求服用仅含孕激素药物的妇女护理

虽然选择仅使用孕激素避孕药的女性的护理计划与使用复方口服避孕药的女性的护理计划相同,但有两点应该强调。第一,孕激素避孕药需要每日规律的服用;也就是说,女性必须以每 24 小时的间隔服用药物,并且前后时间相差不超过 3 个小时。第二,不规则的点滴出血是必然的,而不仅仅是有可能。

表 17-9 列出了在使用任何类型激素避孕的妇女所需的健康教育之外(表 17-6),女性使用仅孕激素药物使用方面的教育主题。开 4 个月的孕激素避孕药,制定 3 个月内的随访计划以评估满意度和副作用,包括出血不规则和对待副作用的态度。与使用复方口服避孕药相似,大多数使用孕激素避孕药的女性在停药 90 天或 3 个月后恢复排卵功能。

| 表 17-9 | 为使用仅含孕激素避孕药的女性提供咨询服务时应重点强调的内容* |
|---|---|

每天应在同一时间服用药物,或在不超过指定用药时间的 3 个小时内服用。

如果月经正常并且可以预测,则其可能正常排卵,需考虑换用其他避孕方法或服用中期避孕药。

应向助产士报告的情况可归纳为 ACHES 记忆法:

　A 腹痛

　C 胸痛

　H 头痛(严重)

　E 眼睛问题或失明

　S 严重的腿疼或大腿或小腿肿胀

*除了表 17-6 中的内容之外

对于使用孕激素避孕的女性来说,不规则的出血和闭经并不少见,如果超过 45 天没有任何阴道撤退出血,应该对女性进行怀孕评估。如果有剧烈腹痛,将需要紧急评估卵巢囊肿,异位妊娠或盆腔炎性疾病的可能性。

## 经皮避孕(避孕贴)

目前,在美国仅有一种经皮避孕的避孕方式(Xulane)。Ortho Evra 在 2002 年被美国食品药品总局批准但在 2015 年被制造商撤回,虽然在加拿大仍可见到。Xulane 是 Ortho Evra 的替代品,是由另外一家制造商出品的具有 14cm$^2$ 的表面接触面积的药物粘合贴剂。这种贴剂由轻薄的聚酯材料合成,构造分为三层。贴剂的最外层成为背衬层(backing layer),外表面由柔性的米色聚酯膜组成并且用作保护性覆盖物。贴剂的中间层在包含粘合剂层和活性成分。贴剂的第三层是透明的聚乙烯膜,在保存期间用来保护粘合剂层,并在使用前除去。

避孕贴是一种联合激素避孕方法,含有 6mg 去甲孕酮和 0.75mg 炔雌醇。奈瑞孕酮(Norelgestromin)是诺孕酯(norgestimate)主要活性代谢物,是常见于一些口服避孕药中的一种孕激素。

### 作用机制

避孕贴片的主要作用机制类似于复方口服避孕药。经皮吸收的外源雌激素和孕激素通过抑制下丘脑内-垂体-卵巢轴从而抑制排卵。宫颈黏液和子宫内膜厚度的改变是避孕作用的次要机制。因为活性药物是经皮肤吸收,从而避免通过肝代谢的首过效应。因此,与口服避孕方法相比,该途径可以降低外源性激素的总剂量。

避孕贴是由女性自行应用的。每个贴剂用足够大约 1 周的激素含量。为了模拟正常的 28 天月经周期,避孕贴片可用 7 天,然后立即更换新的贴剂,1 个月内使用三片贴剂,使身体连续 21 天接受激素。第四周不使用避孕贴,会在间隔期发生撤退性出血。在空档 7 天之后立即使用新的避孕贴,避孕周期将重新开始。避孕贴片的粘合剂组分不受热、湿度或运动的影响,然而,活性药物的透皮递送系统被破坏(例如:部分分离)的情况可导致效果降低。

Xulane 避孕贴可用于人体的四个部位(臀部、上臂外侧、腹部和躯干部)并已有研究分析其效果。由于担心乳房组织会每天暴露于激素,因此避孕贴不能用于乳房区域。避孕贴在各个部位应用均能释放相当于 150μg 的去甲孕酮和 20μg 的炔雌醇,因此使用效果基本一致。为了避免粘贴问题(影响有效性),应避孕贴粘贴在清洁、干燥的皮肤上,应避免使用香水,凝胶,洗剂,洗发剂及其他产品,否则,应用避孕贴之前应首先清洁和干燥皮肤。

### 特殊注意事项

使用避孕贴片的禁忌证与其他复合激素避孕方法相同,并且注意事项包括心血管疾病,凝血功能障碍和乳腺癌病史。还有关于应用位点反应的非激素相关副作用的报道。

与口服避孕药不同,避孕贴不需要日常维护。药房买来的 1 个月的避孕贴包装为一组三个单独的贴剂。尽管每贴应使用 7 天,但研究已经发现在第

二周后,单个贴剂将继续递送足够另外两天应用的激素,如果在第 2 或 3 周后更换贴剂时延迟,则应相对延后更换的时间[14]。

媒体对避孕贴及其与静脉血栓栓塞(VTE)的相关性给予了大量关注。一个 Cochrane 综述估计,使用避孕贴的每 100 000 名女性中,有 53 名会患深静脉血栓[47]。另外一些研究产生了关于 VTE 风险相关的相互矛盾的证据,其中一些研究报告观察到风险加倍。一般的共识是,避孕贴所产生的深静脉血栓风险高于与含有左炔诺孕酮的复方口服避孕药所带来的风险,但仍小于怀孕期间深静脉血栓的风险。

### 应用避孕贴妇女的护理

助产士了解女性此前的皮肤过敏,如对绷带或其他药物贴片的反应情况。女性的当前体重也必须考虑。如果女性超过 90 公斤(198 磅),助产士应告知女性存在避孕贴效果降低的可能。

合理的做法是,助产士第一次为女性开具 4 个月的避孕贴,并安排一次 3 个月的随访,以防妇女在使用过程中出现意外情况,可以有备用贴剂可用。评估内容应包括女性对方法本身及经历的任何副作用和使用中的问题。表 17-10 讨论了使用经皮避孕贴的健康教育。

| 表 17-10 | 为使用避孕贴的女性提供咨询服务时应重点强调的内容 * |
| --- | --- |

从包装袋中取出避孕贴时,不能触碰到有药物的一面。应当先移除一半的防粘衬里,然后将其贴于皮肤上,之后移除另一半防粘衬里,轻轻用力按压确保其紧贴皮肤。

每次只能使用一个避孕贴,一次性使用多个避孕贴不能提高避孕效果,反而会加重其副作用

每天确保避孕贴紧贴皮肤,如果避孕贴有脱落的征象,轻轻按压贴剂约 10 秒钟。如果无效,移除贴剂,重新换新的避孕贴。

不能重复使用或者重复粘贴避孕贴。

不能用其他胶带或包装纸保存避孕贴

如果避孕贴贴到衣服上,不能再将其贴到皮肤上使用,因为这样会降低其效果。

使用过的避孕贴可以丢弃到垃圾箱里,远离宠物和儿童。不能将避孕贴冲入马桶。

\* 除了表 17-6 中的内容之外

助产士可以提供两种处方:一种用于持续的每个月应用的供应,而第二种则是可以单独更换的补充避孕贴,以防避孕贴脱落。如果女性忘记应用第

二或第三个周的避孕贴,并且自她应用当前避孕贴不超过 9 天,她应该尽快应用新的避孕贴(图 17-5)。原避孕贴的使用计划保持不变。如果从使用当前避孕贴已经超过 9 天,她应该明白自己现在没有受到避孕保护,应该通过使用新的避孕贴开始新一轮 21 天周期,并在第一周内使用备用避孕方法避孕[14]。

如果女性忘记在无避孕贴周开始时取下上一个避孕贴,则应该在记起时立即移除。如果第三个

避孕贴放置后已经过了 9 天,她应该根据原始计划更换避孕贴。根据女性移除避孕贴的时间不同,尽管女性继续获得避孕保护,但有可能不会经历撤退出血。

如果女性忘记在无避孕贴周后重新开始新的避孕贴周期,则她需要明白自己没有受到避孕保护,并且她应该开始使用新的避孕贴,并使用备用避孕法在新循环的第一周进行避孕。

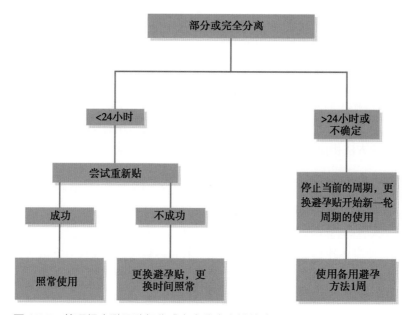

图 17-5　管理经皮避孕贴部分或完全分离女性的流程

## 阴道内避孕药(避孕环)

目前,在美国只有一个用于避孕的阴道内递送系统。2001 年,由 Merck Pharmaceuticals 制造的 NuvRing 开始在美国市场上流通。它是一种柔性的乙烯基环,厚约 4mm,直径为 54mm。避孕坏由乙烯乙酸乙烯酯组成,其包裹活性成分并控制药物的每日释放。避孕环是包含雌激素和孕激素组分的联合避孕法,其中的活性药物由 11.7mg 依托孕烯和 2.7mg 炔雌醇共同组成。

### 作用机制

避孕环的主要作用机制类似于组合口服避孕药的作用。阴道黏膜吸收外源性雌激素和孕激素类似物,通过抑制下丘脑 - 垂体 - 卵巢轴中的促性腺激素抑制排卵。宫颈黏液和子宫内膜的改变是避孕作用的次要机制。由于激素直接释放到阴道中,与复方口服避孕药相比,避孕环每天所需激素

的量较低。

避孕环由女性自行应用,每月一次插入环。每个环用足够的激素浸渍,持续时间约为 21 天。为了模拟正常的 28 天月经周期,需要插入单个避孕环并且使其留置在适当位置 21 天,然后取出 7 天,由此诱导撤出出血。在无避孕环周后立即插入新的避孕环,避孕周期重新开始。

阴道环只有一种尺寸,不需要大小吻合,并且不依赖于位置。也就是说,只要环与阴道黏膜接触,激素就会被吸收。避孕环每天释放 0.015mcg 乙炔雌二醇和 0.120mcg 的依托孕烯入血。避孕环连续 21 天留在阴道中;然而,如果它在阴道外的时间小于 3 小时,避孕有效性不会减少[10,14]。

### 特殊注意事项

使用阴道环最常见的副作用包括头痛,痛经和乳房不适。另外,本方法特异性的非激素副作用是阴道刺激。从药房刚购得避孕环时,避孕环单独包装在可重新密封的箔袋中。NuvaRing 分装在一个

或三个箔袋的盒子里。在分装之前,NuvaRing 需要冷藏储存,但它可以存储在室温下长达 4 个月。应避免将避孕环存储在极端温度下,因为这些情况有可能降低避孕效力。

女性和她们的性伴侣对于避孕环的反响是积极的。避孕环很方便,不需要每日或每周维护,并且其插入和移出便于操作。通常女性不会感觉到避孕环,偶尔在性交期间她的性伴侣可能会感觉到。如果女性愿意,可以从阴道中去除避孕环以进行性交;已经证明只要在 3 小时内更换避孕环就可以保持避孕有效性。避孕环只能用冷水冲洗。不应在避孕环上使用香皂热水或其他清洁剂,因为这些可能影响其避孕有效性。

对青少年而言,避孕环是非常有意义的。这种避孕方法不仅提供了与口服避孕药或避孕贴相比更多的隐私空间,而且还提供了与其他联合激素方法相同的好处如月经较轻,痛经较少,无增重,对骨密度无影响。

### 应用阴道内避孕环妇女的护理

使用避孕环的女性的管理计划类似于其他组合激素避孕方法。助产士应筛选联合激素避孕的禁忌证[13]。应考虑使用紧急避孕的可能,并鼓励女性在避孕环被排出或在按计划移除或开始使用新环出现错误的情况下使用杀精子剂和避孕套。

助产士通常最初开 4 个月避孕环的处方,并安排在 3 个月内对该名妇女进行随访。随访的内容与使用任何组合激素避孕的随访内容,应包括评估女人对方法的满意度和她对任何副作用或方法使用的问题的经验。表 17-11 概述了与使用避孕环有关的健康教育点。

| 表 17-11 | 为使用避孕环的女性提供咨询服务时应重点强调的内容* |
|---|---|

应从包装袋中拿出避孕环,然后通过按压其侧面插入阴道

避孕环应完全插入阴道

每次只能插入一个避孕环,一次性使用多个避孕环不能提高避孕效果,反而会加重其副作用

取出避孕环的最好方法是将无名指滑到避孕环下方边缘,然后引导其向下移出阴道

因为每 21 天要将避孕环取出,因此最好使用纸质或电子日历作为提示

使用过的避孕环应再次放回到箔袋中,然后丢到垃圾桶里,远离宠物和儿童。不能将避孕环冲入马桶。

*除了表 17-6 中的内容之外

少于 3% 的使用 NuvaRing 的女性会发生避孕环自发性排除。如果避孕环离开女性身体小于 3 小时,那么可以简单地用温水冲洗避孕环并重新插入。如果避孕环已经从阴道中脱出超过 3 小时,则该女性可能不会受到避孕保护,此时需要在插入新避孕环后,连续七天使用备用避孕法[14]。

如果女性忘记摘除避孕环,并且从她第一天插入避孕环起不超过 28 天,应该将其去除并插入一个新的避孕环。她不一定会出现撤退性出血,但能继续提供避孕保护。有些妇女 21 天连续使用一个避孕环,但目前 FDA 还没有发布延长使用避孕环时间的相关说明。

与避孕贴一样,避孕环可能保留一些残留的活性剂,应小心丢弃,避免儿童和宠物接触。如果自避孕环初始插入期已经超过 28 天,则避孕保护可能已经消失,女性应该进行怀孕测试,如果测试为阴性,她应该重新插入一个避孕坏,并在此基础上连续七天使用备用避孕法。

女性及她们的性伴侣对避孕环的反馈都是积极的。只含孕激素的避孕环的临床试验正在其他国家进行,其目标人群特别针对于哺乳的妇女[48]。

## 注射避孕药(DMPA)

醋酸甲羟孕酮(DMPA),也称为 Depo-Provera,是可注射的激素避孕药。注射避孕药有效性高,可逆,不需要性伴侣参与,不需日常维护,并且不依赖于性交。

### 作用机制

DMPA 是孕酮的衍生物。其主要作用机制是通过防止卵泡成熟来抑制排卵。次级作用机制包括增加子宫颈黏液厚度,减少精子穿透,并诱导子宫内膜萎缩降低着床的可能性。与其他类固醇激素一样,DMPA 经肝代谢,并经尿液排出[10]。

现有两种需要处方的 DMPA 制剂。第一种是 Depo-Provera 或 DMPA-IM 150mg/ml,存储在 1ml 的小瓶或预填充注射器中,每 13 周肌肉内施注射一次。在注射 150mgDMPA 后 30 分钟检测血清水平,血清浓度会有变化,但是三个月之后血清浓度会逐渐下降。另一种制剂是 DMPA-SC(Depo-subQ Provera,104),每 13 周皮下注射一次,在抑制排卵方面与 DMPA-IM 150mg 一样有效,但 Depo-subQ Provera 104mg 的剂量和血清浓度比 DMPA-IM

150mg 低大约 30%。因为 DMPA 的副作用是剂量依赖性的,该制剂已显示具有与 DMPA-IM 150mg 相等的(如果不是更高的)可耐受性。

## 特殊考虑

使用 DMPA-IM 150 和 DMPA-SC 104 可能产生过敏反应,但比较罕见,部分女性可能会出现葡萄糖耐受量受损。DMPA 的主要和常见的副作用是月经变化、不规则出血、体重增加、头痛和生育能力的恢复延迟。妇女在使用 DMPA 第一年内发生不规则出血的可能性达 70%[49]。开始表现为不可预测的不规则出血和点滴出血,可能持续长达 7 天及以上,或者在头几个月大量出血。这些情况逐渐变少,持续时间更短直至闭经。大约 10%~30% 的女性在一次注射后闭经,而 40%~50% 的女性在四次注射后闭经。不规则出血和闭经发生的概率在皮下和肌内制剂是相似的。

体重增加经常被认为是使用 DMPA 妇女的关注点。然而,最大的系统评价未能找到 DMPA 与使用者之间体重显著增加的一致性证据[50]。但是,肥胖的妇女会增加额外的体重,因此建议特别注意这些妇女在饮食和运动方面的咨询。

使用 DMPA 可能会导致水钠潴留,因而可能会加重某些症状。有使用 DMPA 的妇女会报告有头痛感。伴有光刺激偏头痛的女性应当停止使用 DMPA(美国医疗资格标准类别 3),因为这是中风的预兆[51]。然而,研究使用天然孕酮或孕激素使用的研究发现这些试剂与偏头痛频率的减少相关。因此,头痛史不是使用 DMPA 禁忌证[13],但应该建议女性向其医疗保健提供者报告头痛情况。如果一个女性在使用 DMPA 时出现严重的头痛,她应该进行全面的评估以诊断头痛的类型。

长期使用 DMPA 的人可能会有暂时的,通常是可逆的骨密度降低的情况,在骶椎和脊柱中下降 5%~7% 不等[52~55]。DMPA 抑制促性腺激素分泌,其反过来抑制卵巢雌二醇生成。在这种低雌激素状态下,骨吸收超过骨形成,导致骨矿物质密度(BMD)下降。在基于青少年的研究中显示,骨丢失在使用的最初 2 年是最显著的,但随后显著减慢[54]。所有年龄段的女性在中断 DMPA 应用后,骨密度均回到基线水平。这种效应最早在停止治疗后 24 周就可见[55]。由于 DMPA 对 BMD 的影响是可逆的,因此骨折的终生风险小[53]。这一发现与泌乳性雌激素过多相似,也与骨折风险增加无关。然而,具有高危

骨质疏松和骨折的风险的女性,如慢性皮质类固醇使用,骨代谢紊乱,骨质疏松家族史或神经性厌食症,这些女性可能不适合长期使用 DMPA。具有降低 BMD 风险(如低钙摄入,酗酒和体重指数下降)的女性也应仔细评估是否应该使用 DMPA。维生素 D 水平不足也可能导致更多的 BMD 损失,特别是青少年[52,54]。

出于骨质流失的担忧,美国 FDA 授权在 DMPA 的说明上进行了警示。这些警示包括建议 DMPA 的使用期限不得超过 2 年。然而,警示也指出,当没有其他避孕方法可以应用时,可以持续使用 DMPA,特别是对青少年或那些不太可能应用其他方法的人群[52,56]。

关于 DMPA 对情绪变化的影响的研究结果并不一致。在产后早期立即使用 DMPA 并不会使女性更易于产后抑郁。如果在使用 DMPA 的妇女中出现抑郁症发生或更严重,她的症状可能持续 3 个月的药物影响时间。

DMPA 可能引起阴道环境的改变和子宫颈异位,这可能增加对性传播疾病的易感性,虽然这种变化的证据尚未确定。其他潜在的副作用包括神经质,性欲降低,乳房不适,头晕,脱发和腹胀[14]。对于使用皮下制剂的女性来说,有人报道在注射部位有压痕或硬结(肉芽肿或萎缩)或其他轻微的皮肤反应。

使用 DMPA 的妇女的生育力恢复趋向于比使用其他激素方法的女性花费更长的时间。DMPA 停止后的排卵抑制与使用的持续时间无关,而与女性的体重有关。体重较轻的女性可以在停止 DMPA 之后比具有较重的女性更早恢复生育能力。如果在怀孕期间无意中使用了 DMPA,并不增加发生出生缺陷的风险。

在接受 DMPA 的妇女的母乳中可检测到药物的量,然而,未发现母乳汁构成、质量或分泌量的不良变化。类似地,接受包含甲羟孕酮的母乳的新生儿和婴儿似乎在青春期没有不利的发育和行为效应。然而,基于担心新生儿暴露于外源的激素,许多人对为产后 3~6 周焦虑的新妈妈仅提供孕激素避孕方法持保留态度。

## 应用注射避孕药 DMPA 妇女的护理

如果能确认没有怀孕,DMPA 可以在月经周期中的任何时间应用。然而,如果其在月经周期的第 7 天以后给药,应当在注射后的头 7 天内应用备用方法避孕,并在几周后进行妊娠试验,以发现在第二

剂 DMPA 之前发生的早期妊娠。如果在月经周期的前 5~7 天内开始的 DMPA,是不需要进行妊娠试验的。如果在此期间之外进行 DMPA 注射,则需要进行妊娠试验。女性可以安全的使用 DMPA 直至停经。

与 COC 相比,DMPA 的绝对禁忌证(美国 MEC,第 4 类)较少。但是相关的禁忌证(美国 MEC,第 3 类)包括几种主要疾病以及不明原因的阴道出血。避孕药具应用的禁忌证的完整清单可通过美国 MEC 获得[13]。

根据不同类型的制剂,DMPA 可以经由皮下注射或肌内注射。按摩注射部位可降低 DMPA 的有效性。在注射后至少 14 周内不会排卵。如果女性在其注射时间过后的 2 周没有进行下一针注射,建议在给药前进行妊娠试验,以确定她没有怀孕。有多种可行的预约提醒。

在一次注射后的 13 周开始使用辅助避孕方法,直到下一次注射。相反,下一次注射最多可以提前 2 周(在前一次 DMPA 注射后 10 周),而没有不良作用。表 17-12 包含关于 DMPA 注射的女性的重要信息。

| 表 17-12 | 为使用 DMPA 的女性提供咨询服务时应重点强调的内容 [a,b] |
| --- | --- |
| 应进食高钙、高维生素 D 的食物,否则,应考虑每天补充多种维生素 | |
| 尽管不良反应较为少见,但应及时识别并报告注射部位感染的症状或表现,例如发热、注射部位渗液、发红、发热等变化。 | |
| 其他影响医务人员报告的情况包括:<br>　明显的头痛<br>　月经过多<br>　抑郁<br>　严重的下腹部疼痛或任何提示妊娠的症状或表现 | |

[a] 除了表 17-6 的内容之外
[b] 教育咨询主要基于专家意见和常规实践,在这一方面仍缺少强有力的证据支持

## 长效可逆避孕法

长效可逆避孕方法往往比短效避孕方法更有效,因为它们不依赖于使用者。LARC 包括皮下埋植和宫内节育器[10,13]。一旦放置,这些方法会进行长达多年的避孕保护。尽管这些方法的初始费用会比较高,但是它们的长期使用有良好的成本效益。

## 皮下埋植避孕剂

可植入避孕药由一个或多个火柴大小的包含孕激素的管组成。这些植入物被插入在上臂的内部的表皮下。根据植入的类型,皮下装置可以提供长达 7 年避孕。美国的第一个皮下植入物是 Norplant。它由六个含有左炔诺孕酮(一种孕激素)的塑料管组成。2002 年,因为产品成分的可利用有限,制造商从美国市场上取消了 Norplant。虽然 Norplant 目前在美国不可用,仍然可以在其他国家使用,女性可以在国外植入 Norplant,并保留 7 年。

虽然将来可能有更多的植入物,但是目前在美国可获得的唯一的皮下植入物是含有依托孕烯的单独的管的装置。Nexplanon 在 2012 年进入美国市场,取代了其前身 Implanon。Implanon 和 Nvelon 在作用上是相等的。

### 作用机制

Nexplanon 是聚乙烯棒,长 4cm,直径 2mm。皮下埋置装置用 68mg 依托孕烯(一种孕激素类似物)以及 12mg 硫酸钡浸渍。后一种物质使得该装置可被 X 射线检测到。Nexplanon 通过连续释放依托孕烯来抑制排卵。单一的 Nexplanon 皮下埋置可提供长达 3 年的避孕。

### 特殊考虑

与 SARC 相比,皮下埋植和大多数长效避孕装置一样,刚开始的成本明显多于 SARC。然而,当计算使用 3 年的平均成本时,皮下植入物的总成本通常比仅含孕激素的复方口服避孕法或注射避孕更便宜。在达到取出时间后,可以将新装置重新插入同一部位,从而提供持续的避孕。

### 应用皮下埋植妇女的护理

基于 Nexplanon 制造商和 FDA 的一项协议,所有医务工作者在提供 Nexplanon 之前必须完成制造商提供的 3 小时的培训计划。培训包括插入和移除程序的详细教程。之前参加过皮下埋植培训的人可以在网上更新他们的培训。因此,本章将不再赘述插入或移除程序的细节。

避孕埋植物存在很少的禁忌证。所有的禁忌证都可以在美国 MEC 中避孕药具使用中找到[13]。在植入之前女性不需要做专门的身体评估和实验

室检查,但是需要确定女性是否怀孕。在埋入后 3 个月左右的随访中,可以监测副作用,月经模式,血压和使用者的满意度。只有有限数据可以提供关于母乳喂养妇女使用的情况,但是在母乳中观察到少量的依托孕烯。表 17-13 列出了关于女性使用 Nexplanon 健康教育。

| 表 17-13 | 为使用植入避孕法的女性提供咨询服务时应重点强调的内容 * |
| --- | --- |
| 尽管不良反应较为少见,但应及时识别并报告:<br>植入部位感染的症状或表现,例如发热<br>植入部位渗液、发红、发热等变化 | |

\* 除了表 17-6 的内容之外

当女性停止使用这种方法时,她们可以在诊所里轻松移除避孕埋植物。这种情况通常发生在三年之内,但是一些女性可能想继续应用这种方法。在这种情况下,可以将一种新的植入物植入小切口内,以便移除。

尽管受过足够的培训,助产士有时会发现移除植入物很难操作。移除植入物并不是急症。程序第一步是通过超声成像检查植入物的位置,以确认植入物是否仍然存在,并确定其位置。在极少数情况下,该埋植物可能会在不经意间被放置得非常深(<2cm)。如果出现这种情况,鼓励助产士去咨询专家或转诊女性到专家处,尤其是全国“计划生育研究基金”培训的专家。在那里,避孕专家将与介入性放射科医生合作移除植入物,并根据需要请其他外科医生参与。

## 激素宫内节育器

目前有两种类型的宫内节育器:非激素型和激素型。“非激素避孕”一章介绍了宫内节育器(IUD)的使用。这些设备有多个共同点,可以在前面的章节中找到相关信息。例如,副作用、放置和取出的时间,这些可以在“非激素避孕”一章中的附录:“宫内节育器的放置和取出”中找到。本章只介绍左旋诺孕酮宫内节育器的具体情况,这是一种激素型的宫内节育器。

### 作用机制

左炔诺孕酮节育器(LNG-IUD)是在美国广泛销售的 T 形柔性聚乙烯宫内节育器。节育器的主体含有黄体酮左炔诺孕酮(一种孕激素)。左炔诺孕酮节育器连续释放左炔诺孕酮,子宫内膜局部吸收左炔诺孕酮并增加子宫颈黏液的黏度,子宫内膜重塑和输卵管运动受损。由于这些局部效应,精子运动受损,从而抑制卵子的受精。宫内节育器的次要作用机制是抑制排卵。

左炔诺孕酮节育器是一种长效避孕法,这使得它在几年的使用期间内都是划算的。不喜欢在每个月经周期后检查宫内节育器引线的女性可能会选择这种方法。部分女性可能不能忍受宫内节育器相关副作用,而其他人仅仅是不喜欢身体内有异物。

2000 年,FDA 批准了第一个以左炔诺孕酮节育器,商品名为 Mirena。Mirena 节育器每天平均释放 20μg 左炔诺孕酮,并提供长达 5 年的避孕。该装置尺寸为 33mm×32mm。在这种节育器被批准上市九年后,FDA 批准了它的另一种适应证,也就是作为治疗女性月经量过多的一种方法。之后的研究发现,LNG-IUD 比口服治疗更有效,虽然在减少出血方面不如子宫切除术有效,但比手术更有成本效益[57]。与非激素避孕章节中介绍的含铜 IUD 相比,左炔诺孕酮 IUD 出血率减少、痛经率减少和闭经率增加。这类宫内节育器的常见禁忌证包括子宫异常、急性盆腔炎、妊娠、乳腺癌和不明原因出血。

如今美国有四种不同的左炔诺孕酮节育器(LNG-IUD)(表 17-14),这些装置含有不同量的左炔诺孕酮,在使用年限方面有不同的 FDA 批准的规定。目前在女性与特定的宫内节育器匹配方面,尚没有具体的指导方针。Mirena 和 Liletta 比其他的宫内节育器大 2~4mm,更适用于经产妇。这两种宫内节育器每天释放较高水平的左旋诺孕酮,更大可能会导致的闭经,这也许是女性所希望的,也可能不是女性所希望的[58]。由于剂量的缘故,可能会有女性出现大出血。Kyleena 和 Mirena 有着最长的有效避孕时间。和所有避孕方法一样,在选择左炔诺孕酮节育器(LNG-IUD)时,必须考虑到价格、可及性和女性的个人意愿。

### 特殊考虑

尽管宫内节育器的放置和取出过程是微创的,但是也会带来一些风险。虽然严重并发症很罕见,但可能出现出血、感染、子宫穿孔和疼痛。尽管 IUD 不会导致宫外孕,但是如果宫内节育器在体内的时候受精,则会有更多的异位妊娠的风险。然而需要强调,

| 表 17-14 | 含有左炔诺孕酮的宫内节育器 | | | |
|---|---|---|---|---|
| 品牌名 | 设备内的 LNG 含量(mg) | 最初释放的 LNG(μg/d) | 大小 | FDA 批准使用年限 [a] |
| Liletta | 52 | 18.6 | 32mm 宽 32mm 高 | 4 |
| Kyleena | 19.5 | 17.5 | 28mm 宽 30mm 高 | 5 |
| Mirena | 52 | 20 | 32mm 宽 32mm 高 | 5 |
| Skyla | 13.5 | 14 | 28mm 宽 30mm 高 | 3 |

FDA,美国食品与药品管理局;LNG,左炔诺孕酮

[a] FDA 的批准年限也可能更改,一些正在进行的研究证明左炔诺孕酮宫内节育器长期使用是有效的

使用宫内节育器的女性异位妊娠的总体风险低于不使用任何避孕方法的女性发生异位妊娠的风险。

在"非激素避孕"章节中的附录"宫内节育器的放置和取出"中对非激素型的宫内节育器及四种左炔诺孕酮节育器进行了详细的说明。放置前的药物使用、性传播感染筛查、放置时间和立即发生的不良反应的信息也可以在附录中找到。为妊娠女性取出原位宫内节育器、或是为异位妊娠女性取出宫内节育器,不管她们的节育器是含铜宫内节育器还是左炔诺孕酮节育器,这些都可以在"非激素避孕"的章节中找到。

### 应用激素宫内节育器的护理

大多数女性,包括青少年和未生育过的女性,都非常适合用宫内节育器[13]。第 3 类及第 4 类禁忌证都可以在美国 MEC 的避孕药具的说明中找到,这些禁忌证包括:盆腔炎,乳腺癌,子宫内膜癌,严重的肝硬化,可疑宫内疾病包括衣原体感染、淋病和结核病。妇女不应在分娩后立即置入宫内节育器,或者流产后发生脓毒症,也不应该置入 IUD。

表 17-15 列出了对使用左炔诺孕酮节育器的女性提供咨询服务时应重点强调的内容。

| 表 17-15 | 为使用 LNG-IUD 的女性提供咨询服务时应重点强调的内容 [*] |
|---|---|

女性应通过感觉引线来证实节育器的位置,且至少每月一次

为女性提供 PAINS 首字母记忆法,其可提示向助产士报告的内容:

Period 后期 / 不规则出血(尽管这对于有些女性来说是正常的)

Abnormal pain or dyspareunia 异常疼痛或性交痛

Not feeling well 不适感,尤其是在女性出现发热、寒战或全身无力时的感觉

Strings missing 尾丝消失或无法感觉到节育器的塑料线

[*] 除了表 17-6 中的内容之外

## 结论

在过去的半个世纪中,激素避孕药的药物类别已从仅包括联合药物的片剂扩展到一系列避孕装备,例如仅孕激素避孕药、经皮避孕贴、子宫内装置、阴道环和宫内节育器。和非激素方法一样,激素避孕也不会符合所有情况:女性应选择最适合她们的方法。女性应考虑自己是否有禁忌证、避孕方法的有效性、非避孕益处,以及正确地使用避孕方法的能力。

(朱秀 译 陆虹 审)

### 信息资源

| Organization | Description | Webpage |
|---|---|---|
| Centers for Disease Control and Prevention (CDC) | U.S. Medical Eligibility Criteria (U.S. MEC) for Contraceptive Use | http://www.cdc.gov/mmwr/pdf/rr /rr59e0528.pdf |
| | Selected Practice Recommendations (SPR) for Contraceptive Use | https://www.cdc.gov/mmwr/volumes /65/rr/rr6504a1.htm |
| | | eBook: https://www.cdc.gov /reproductivehealth/contraception /ebook.html |
| Monthly Prescribing Reference (MPR) | Monographs, charts, and app that list all current oral contraceptives by brand name and their components | http://www.empr.com/download -empr/section/753/ |

### 参考文献

1. Christin-Maitre S. History of oral contraceptive drugs and their use worldwide. *Best Pract Res Clin Endocrinol Metab*. 2013;27(1):3-12.

2. Beasley WBR. After office hours, coping with family planning in a rural area. *Obstet Gynecol*. 1973;41:155-159.

3. Kelly PJ, Cheng AL, Carlson K, Witt J. Advanced practice registered nurses and long-acting reversible contraception. *J Midwifery Womens Health*. 2017;62(2):190-195.

4. Potter L, Oakley D, deLeon-Wong E, Canamar R. Measuring compliance among oral contraceptive users. *Fam Plann Perspect*. 1996:28:154-158.

5. Likis FE. Contraceptive applications of estrogen. *J Midwifery Womens Health*. 2002;47(3):139-156.

6. Brucker MC, Likis FE. Steroid hormones. In: Brucker MC, King TL. *Pharmacology for Women's Health*. Burlington, MA: Jones & Bartlett Learning; 2017:355-375.

7. Benagiano G, Gabelnick H, Brosens I. Long-acting hormonal contraception. *Womens Health (Lond)*. 2015;11(6):749-757.

8. de Bastos M, Stegeman BH, Rosendaal FR, et al. Combined oral contraceptives: venous thrombosis. *Cochrane Database Syst Rev*. 2014;3:CD010813. doi: 10.1002/14651858.CD010813.pub2.

9. Trussell J, Guthrie KA. Choosing a contraceptive: efficacy, safety and personal considerations. In: Hatcher RA, Trussell J, Nelson AL, Cates W, Kowal D, Policar MS, eds. *Contraceptive Technology*. 20th ed. New York, NY: Ardent Media; 2011:45-75.

10. Speroff L, Darney P. *A Clinical Guide for Contraception*. 5th ed. Philadelphia, PA: Lippincott Williams & Wilkins; 2010.

11. American College of Obstetricians and Gynecologists. Practice Bulletin No. 110: noncontraceptive uses of hormonal contraceptives. *Obstet Gynecol*. 2010;115: 206-218. [Reaffirmed 2016].

12. Hilliard PA. Menstrual suppression: current perspective. *Int J Womens Health*. 2014;6:631-637.

13. Curtis KM, Tepper NK, Jatlaoui TC, et al. U.S. Medical eligibility criteria for contraceptive use, 2016. *MMWR Recomm Rep*. 2016;65(3):1-103. Available at: https://www.cdc.gov/reproductivehealth/contraception/pdf/summary-chart-us-medical-eligibility-criteria_508tagged.pdf. Accessed August 27, 2017.

14. Murphy PA, Elmore CE. Contraception and reproductive health. In: Brucker MC, King TL. *Pharmacology for Women's Health*. Burlington, MA: Jones & Bartlett Learning; 2017:863-900.

15. American College of Obstetricians and Gynecologists. Committee Opinion No. 539: adolescents and long-acting reversible contraception: implants and intrauterine devices. *Obstet Gynecol*. 2012;120:983-988.

16. American College of Obstetricians and Gynecologists. Committee Opinion No. 710: counseling adolescents about contraception. *Obstet Gynecol*. 2017;130:e74-e80.

17. American College of Obstetricians and Gynecologists. Committee Opinion No. 670: immediate postpartum long-acting reversible contraception. *Obstet Gynecol*. 2016;128:e32-e37.

18. Sothornwit J, Werawatakul Y, Kaewrudee S, Lumbiganon P, Laopaiboon M. Immediate versus delayed postpartum insertion of contraceptive implant for contraception. *Cochrane Database Syst Rev*. 2017;4:CD011913. doi: 10.1002/14651858.CD011913.pub2.

19. Lopez LM, Bernholc A, Hubacher D, Stuart G, Van Vliet HAAM. Immediate postpartum insertion of intrauterine device for contraception. *Cochrane Database Syst Rev*. 2015;6:CD003036. doi:10.1002/14651858.CD003036.pub3.

20. Patil E, Darney B, Orme-Evans K, et al. Aspiration abortion with immediate intrauterine device insertion: comparing outcomes of advanced practice clinicians and physicians. *J Midwifery Womens Health*. 2016;61(3):325-330.

21. Moniz MH, Roosevelt L, Crissman HP, et al. Immediate postpartum contraception: a survey needs assessment of a national sample of midwives. *J Midwifery Womens Health*. September 7, 2017. [Epub ahead of print]. doi: 10.1111/jmwh.12653.

22. Lopez LM, Bernholc A, Chen M, et al. Hormonal contraceptives for contraception in overweight or obese women. *Cochrane Database Syst Rev*. 2016;8:CD008452. doi:10.1002/14651858.CD008452.pub4.

23. Lopez LM, Ramesh S, Chen M, et al. Progestin-only contraceptives: effects on weight. *Cochrane Database Syst Rev*. 2016;8:CD008815. doi:10.1002/14651858.CD008815.pub4.

24. Audet MC, Moreau M, Koltun WD, et al. Evaluation of contraceptive efficacy and cycle control of a transdermal contraceptive patch vs an oral contraceptive: a randomized controlled trial. *JAMA*. 2001;285(18):2347-2354.

25. Bonny A, Secic M, Cromer B. Early weight gain related to later weight gain in adolescents on depot medroxyprogesterone acetate. *Obstet Gynecol*. 2011; 117(4):793-797.

26. Xu H, Wade JA, Peipert JF, Zhao Q, Madden T, Secura GM. Contraceptive failure rates of etonogestrel subdermal implants in overweight and obese women. *Obstet Gynecol*. 2012;120(1):21-26.

27. Centers for Disease Control and Prevention. Diagnoses of HIV infection in the United States and dependent areas, 2015. *HIV Surveill Rep*. 2015;27. Available at: https://www.cdc.gov/hiv/pdf/library/reports/surveillance/cdc-hiv-surveillance-report-2015-vol-27.pdf. Accessed January 6, 2017.

28. American College of Obstetricians and Gynecologists. Practice Bulletin No. 167: gynecologic care for women and adolescents with human immunodeficiency virus. *Obstet Gynecol*. 2016;128:e89-e110.

29. Centers for Disease Control and Prevention. Update to CDC's *U.S. Medical Eligibility Criteria for Contraceptive Use, 2016*: revised recommendations for the use of hormonal contraception among women at high risk for HIV infection. *MMWR*. 2017;66(37); 990-994.

30. Fouquier KF, Camune BD. Meeting the reproductive needs of female adolescents with neurodevelopmental disabilities. *J Obstet Gynecol Neonatal Nurs.* 2015;44(4):553-563.

31. Abells D, Kirkham YA, Ornstein MP. Review of gynecologic and reproductive care for women with developmental disabilities. *Curr Opin Obstet Gynecol.* 2016;28(5):350-358.

32. American College of Obstetricians and Gynecologists. Committee Opinion No. 668: menstrual manipulation for adolescents with physical and developmental disabilities. *Obstet Gynecol.* 2016;128(2):e20-e25.

33. U.S. Veterans Administration. *Women Veterans Report: The Past, Present, and Future of Women Veterans.* Washington, DC: National Center for Veterans Analysis and Statistics, Department of Veterans Affairs; 2017. Available at: https://www.va.gov/vetdata/docs/Special Reports/Women_Veterans_2015_Final.pdf. Accessed September 29, 2017.

34. U.S. Bureau of Justice. Fact sheet on women offenders—2016. Available at: https://www.csosa.gov/newsmedia /factsheets/statistics-on-women-offenders-2016.pdf. Accessed September 29, 2017.

35. American College of Obstetricians and Gynecologists. Committee Opinion No. 535: reproductive health care for incarcerated women and adolescent females. *Obstet Gynecol.* 2012;120(2 pt 1):425-429.

36. ESHRE Capri Workshop Group. Female contraception over 40. *Hum Reprod Update.* 2009;15(6):599-612.

37. Westhoff C, Kerns J, Morroni C, Cushman LF, Tiezzi L, Murphy PA. Quick Start: novel oral contraceptive initiation method. *Contraception.* 2002;66(3):141-145.

38. Lopez LM, Newmann SJ, Grimes DA, Nanda K, Schulz KF. Immediate start of hormonal contraceptives for contraception. *Cochrane Database Syst Rev.* 2012;12:CD006260. doi:10.1002/14651858 .CD006260.pub3.

39. The Center for Reproductive Health Education in Family Medicine. Quick Start Algorithm. 2017. www .rhedi.org.

40. Lesnewski R, Prine L, Ginzburg R. Preventing gaps when switching contraceptives. *Am Fam Physician.* 2011;83(5):567-570.

41. Reproductive Health Access Project. How to switch birth control methods. June 2015. Available at: http://www .reproductiveaccess.org/wp-content/uploads/2014/12 /switching_bc.pdf. Accessed January 6, 2018.

42. Jacobson JC, Likis FE, Murphy PA. Extended and continuous combined contraceptive regimens for menstrual suppression. *J Midwifery Womens Health.* 2012;57(6):585-592.

43. Edelman A, Micks E, Gallo MF, Jensen JT, Grimes DA. Continuous or extended cycle vs. cyclic use of combined hormonal contraceptives for contraception. *Cochrane Database Syst Rev.* 2014;7:CD004695. doi: 10.1002/14651858.CD004695.pub3.

44. Faculty of Sexual and Reproductive Healthcare Clinical Effectiveness Unit. Clinical guidance: problematic bleeding with hormonal contraception—July 2015. Available at: https://www.fsrh.org/standards-and -guidance/documents/ceuguidanceproblematicbleeding hormonalcontraception/. Accessed January 21, 2018.

45. Grossman Barr N. Managing adverse effects of hormonal contraceptives. *Am Fam Physician.* 2010;82(12): 1499-1506.

46. Westhoff C, Heartwell S, Edwards S, Zieman M, Stuart G, Cwiak C. Oral contraceptive discontinuation: do side effects matter? *Am J Obstet Gynecol.* 2007;196:412.e1-412.e6.

47. Lopez LM, Grimes DA, Gallo MF, Stockton LL, Schulz KF. Skin patch and vaginal ring versus combined oral contraceptives for contraception. *Cochrane Database Syst Rev.* 2013;4:CD003552. doi:10.1002/14651858 .CD003552.pub4.

48. RamaRao S, Clark H, Merkatz R, Sussman H, Sitruk-Ware R. Progesterone vaginal ring: introducing a contraceptive to meet the needs of breastfeeding women. *Contraception.* 2013;88:591-598.

49. Haider S, Darney P. Injectable contraception. *Clin Obstet Gynecol.* 2007;50:898-906.

50. Lopez LM, Edelman A, Chen M, et al. Progestin-only contraceptives: effects on weight. *Cochrane Database Syst Rev.* 2013;4:CD008815. doi:10.1002/14651858 .CD008815.pub2.

51. Martin VT, Behbehani M. Ovarian hormones and migraine headache: understanding mechanisms and pathogenesis—part 2. *Headache.* 2006;46:365-369.

52. American College of Obstetricians and Gynecologists. Committee Opinion No. 602: depot medroxyprogesterone acetate and bone effects. *Obstet Gynecol.* 2014;123:1398-1402.

53. World Health Organization. *Hormonal Contraception and Bone Health: Provider Brief.* Geneva, Switzerland: World Health Organization, Department of Reproductive Health and Research; 2007.

54. Scholes D, Lacroix A, Ichikawa L, Barlow W, Ott S. Change in bone mineral density among adolescent women using and discontinuing depot medroxyprogesterone acetate contraception. *Arch Pediatr Adolesc Med.* 2005;159:139-144.

55. Harel Z, Johnson C, Gold M. Recovery of bone mineral density in adolescents following the use of depot medroxyprogesterone acetate contraceptive injections. *Contraception.* 2010;81(4):281-291.

56. Kaunitz AM. Long-acting hormonal contraceptives—indispensable in preventing teen pregnancy. *J Adolesc Health.* 2007;40:1-3.

57. Lethaby A, Hussain M, Rishworth JR, Rees MC. Progesterone or progestogen-releasing intrauterine systems for heavy menstrual bleeding. *Cochrane Database Syst Rev.* 2015;4:CD002126. doi:10.1002/14651858 .CD002126.pub3.

58. Nelson AL. LNG-IUS 12: a 19.5 levonorgestrel-releasing intrauterine system for prevention of pregnancy for up to five years. *Expert Opin Drug Deliv.* 2017;14(9):1131-1140.

# 18

# 中年、绝经和衰老

JULIA LANGE KESSLER

感谢前版作者 Anne Z.Cockerham 的贡献

## 引言

中年期几乎占据了一个现代女性一生三分之一的时间,大部分女性是健康地进入中年期。一个女性的中年及老年生活具有多面性和复杂性的特点,包括在老化的过程中出现的积极的和消极的生命转化历程[1]。中年期和同义词中年没有标准的定义,通常是指从 40~60 岁。中年期的特点包括激素水平、人际关系和角色的变化。最常用的一个表示女性生理转折的词语是"绝经",其他中年期及老年期的变化个体差异较大。

科学、技术及中老年健康资源获得情况的影响可导致她们老化的过程变得更加医学化。她们中的大部分人可得益于相关的指南,这些指南可帮助她们个性化的应对围绝经期的机遇与挑战[2]。助产士应与妇女合作,在必要时提供有关绝经期非药物及药物选择等易丁理解的有关信息以改善出现的不适症状[3],以及生活方式的改变,以提升女性绝经后多年的健康状况。

## 中年期、绝经期及老年期的生理

绝经是指卵巢内卵泡生理性耗竭所致的永久性的月经停止。北美地区的平均停经年龄为 51 岁。在这个阶段,女性会出现大量的生理性改变如卵巢、内分泌环境、心血管和骨骼系统以及情绪改变。卵巢和内分泌系统的变化伴随女性的一生。在胎儿时期,卵巢含有 100 万 ~200 万个卵泡,这是一个女性卵泡数最多的时期[4]。卵泡不断闭锁、退化,最终导

致绝经,女性在育龄期中一般只有不超过 500 次排卵[5]。

随着女性年龄的增长,卵泡退化增加,进而导致卵巢对促卵泡激素(FSH)的抵抗作用增强[4]。卵巢分泌的雌激素、雄激素和黄体酮量也减少。雌激素的负反馈减弱解除了对促性腺激素产生的抑制作用,导致促卵泡激素和促黄体激素(LH)的水平显著升高,其中 FSH 升高超过 LH。同时,选择性抑制 FSH 的卵巢糖蛋白抑制素的分泌也降低,并最终导致 FSH 水平持续升高。升高的 FSH 在末次月经后约 24 个月趋于稳定[4]。尽管在整个过程中这些激素通常随时间分泌增加,但是激素水平具备不稳定性。这种不稳定性是导致激素试验不能确诊是否处于绝经期的原因之一。

绝经后,卵巢在外观和功能上都发生显著变化。尽管没有功能性卵泡,剩余的皮质基质细胞和肝门细胞均可生成类固醇。因此,它们有助于雄激素生成并且连续几年生成一定量的雄烯二酮和睾酮。这些激素维持女性的肌肉力量和性欲,对绝经后妇女的生活质量很重要[6]。

绝经后女性的卵巢变小且不易通过双合诊触及。因此,如果一个绝经后女性的卵巢可扪及,需排除卵巢肿瘤[4]。

绝经后,宫颈逐渐变小,黏液的产生也减少。这种变化可导致阴道干燥和性交困难。宫颈上皮的进一步萎缩使血管床更加稀少,从而使宫颈变得光滑、亮度增加和苍白[4]。

卵巢产生卵泡的功能停止后,激素对子宫内膜和肌层的刺激作用消失,内膜组织萎缩、功能丧失。因此,不仅是子宫内膜萎缩,对雌激素刺激高度敏感

的子宫肌纤维也变细或收缩,子宫腺肌症的囊肿样侵袭也得到缓解[7]。

人体三种主要的雌激素是雌酮($E_1$)、雌二醇($E_2$)和雌三醇($E_3$)。绝经后,雌酮占循环雌激素的大部分,它主要来源于雌二醇的代谢和脂肪组织中雄烯二酮的转化。相反,三种雌激素中最有效的雌二醇,占绝经前妇女循环雌激素的95%。优势卵泡和黄体在女性生殖器分泌大量雌二醇[4]。雌三醇,一种胎盘分泌的弱性雌激素,也参与雌酮代谢[6]。绝经后妇女的血清雌二醇水平低于37pg/ml,平均雌酮水平为6~63pg/ml。相反,绝经前妇女的雌二醇水平在卵泡早期为10~100pg/ml,在卵泡中期为200~800pg/ml,在黄体期为200~340pg/ml。雌酮在绝经前为30~180pg/ml。虽然绝经后95%的雄烯二酮由肾上腺分泌,卵巢只分泌5%,但卵巢基质在黄体生成素的影响下继续产生雄烯二酮和睾酮。这些激素,以及由肾上腺产生的激素,在外周脂肪组织中转化为雌酮。因此绝经后妇女雌激素转化的增多与增高的体质指数(BMI)有关,或增加体重[4]。绝经后一些雌二醇继续分泌,但分泌量显着低于生育年龄妇女。

## 绝经

尽管随着年龄的增长,绝经是一个女性普通的经历,但它依然可受到饮食、环境、文化信仰及遗传的影响。有的妇女可能在自然绝经时出现很少不适症状,但也有妇女因为手术、化疗或放疗导致停经,则症状可更严重[4]。

在一定程度上,文化因素是绝经症状的决定性因素。通常一个族群妇女与另一个族群妇女不同的经历可导致对症状的误解和欠佳照护[8]。在很多文化中,绝经是一个受欢迎的改变,因为它被认为是一个智慧、重新获得能量的时期。助产士可提供绝经相关的信息,帮助她们以积极的态度面对此阶段的人生[9]。

### 绝经相关的术语和概念

如表18-1所示,绝经期是一个回顾性诊断,在女性末次月经后12个月可准确诊断。表18-1也包含了其他的描述此阶段经常使用的名词[4,6,10~14]。

| 表 18-1 | 绝经期相关概念 |
| --- | --- |
| **术语** | **概念** |
| 更年期 | 与年龄相关的从生殖状态向非生殖状态的变化过程。有时可以与围绝经期交替使用 |
| 绝经早期 | 自然或诱导的绝经发生在自发性绝经期的平均年龄之前。这种有些模糊的术语包含过早绝经。常用时间为40年 |
| 雌激素治疗(ET) | 治疗绝经症状如血管舒缩症状或外阴阴道萎缩 |
| 雌激素加黄体酮治疗(EPT) | 与雌激素治疗类似,但需增加黄体酮以减少子宫内膜增生或患癌的风险 |
| 末次月经(FMP) | 女性的最后一次月经;在此次月经后12个月内闭经可确认为女性的FMP。在西方国家FMP的平均年龄是51岁;范围:40~58年 |
| 激素治疗(HT) | 主要应用雌激素,增加或不增加黄体酮,也可称为绝经期的激素治疗(MHT),曾经被称为"激素补充治疗(HRT)"和"雌激素补充治疗(ERT)",但这两个名词已经被淘汰,因为"replacement"的意思是用药物维持绝经前的激素水平。实际上,HT只能达到一小部分绝经前由卵巢产生的激素水平。而且,"replacement"一词意味着当内源性激素水平改变时的非自然不足状态,而绝经期妇女经历的这种激素不足是自然的和可预期的 |
| 人工绝经 | 因手术切除妇女的卵巢或卵巢经化疗或盆腔放射消融治疗而停止月经 |
| 停经 | 标志着排卵和月经的永久停止。当一名女性闭经12个月且没有其他确定的原因可解释,则可诊断 |
| 绝经过渡期 | 月经和内分泌改变的时间,从周期长度变化开始并且以FMP结束。平均开始年龄为46岁;范围:39~51年。平均持续时间为5年;范围:2~8年 |
| 围绝经期 | 有症状的绝经期转换,包括从绝经过渡早期到FMP后12个月的时间。更年期专家关于这个术语是否应该保留,或者是否适合用于科学文献的看法仍未达成一致 |
| 绝经后期 | 女性FMP后的时间 |

续表

| 术语 | 概念 |
|------|------|
| 过早绝经 | 绝经发生年龄小于参考人群的平均估计年龄 2 个标准偏差（SD）的女性。常用时间为 40 年 |
| 原发性卵巢功能不全 | 卵巢功能衰竭导致 40 岁以下女性闭经；是可用于卵巢早衰的同义词。一些专家更喜欢早期卵巢功能不全而不是卵巢早衰这一术语，因为卵巢功能的停止并不总是永久的 |
| 黄体酮 | 由黄体和胎盘分泌的类固醇激素。这个名词最常用于描述女性天然存在的激素 |
| 孕激素受体 | 模仿黄体酮作用的天然或合成物质。这个名词通常用于描述妇女用于避孕和绝经激素治疗的疗法 |

# 围绝经期

由于生物年龄往往不能准确预测女性绝经路径，绝经期研究人员研发了一个用于评估围绝经期（STRAW）各阶段生活状态的备用系统。研究人员在 2001 年出版了第一版系统，又经过 10 年的继续研究，新版 STRAW + 10 系统于 2012 年出版，该系统已成为描述围绝经期衰老过程的黄金标准[11]，图 18-1 是 STRAW + 10 系统的图解。使用 STRAW + 10 系统可以帮助临床医生和妇女理解在绝经过渡期间可预期的生理变化，这些阶段包括一个女性从生育年龄到末次月经及以后的时间。

## 生殖后期（阶段 -3b）

在这个阶段，女性开始注意月经量及周期的变化，通常月经周期缩短。FSH 水平升高，但每个周期变化不同。重要的是，即使月经周期不规则或周期延长，约有 25% 的周期中，女性仍会排卵[7]，因此这个阶段的妇女仍有可能怀孕。

## 绝经过渡期早期（阶段 -2）

随着女性接近末次月经，月经周期的长度更多变。在这一阶段，两次周期间相差可达 7 天及以上，而这一变化自第一次月经周期改变开始后可持续至少 10 个周期。FSH 水平保持在高水平，但仍有波动。雌二醇水平直到卵泡发育停止前约 1 年时间内仍保持在正常范围内，或稍微升高。这个发现与先前的研究认为雌二醇在绝经前的随时间逐渐减少的结果恰恰相反[6]。

## 绝经过渡期后期（阶段 -1）

这一阶段，女性通常有 60 天或更长时间的闭经，周期间隔时间变化较大，激素水平显著波动，无排卵次数增加。这一阶段通常持续 1~3 年，女性在此阶段经常出现血管舒缩症状。绝经过渡后期的结局则是末次月经（FMP）的出现。

## 绝经早期（分为：阶段 +1a，+1b，+1c）

末次月经后 2 年内，FSH 水平持续增加，雌二醇水平持续降低。绝经早期被细分为三个不同阶段。

● 阶段 +1a 通常持续不到 1 年，其标志为用于回顾性诊断的自发性绝经 12 个月。

● 阶段 + 1b 持续约 1 年，特点是 FSH 和雌二醇水平的快速变化，症状如潮热最可能发生在此阶段。

● 阶段 + 1c 持续约 3 至 6 年，在此期间，女性处于高 FSH 和低雌二醇水平的稳定期。

## 绝经后期（阶段 +2）

这一阶段为女性停经后的较长一段时间，按目前的预期寿命，这段时间可占据她生命的另三分之一或更长的时间。在该阶段期间激素水平稳定，开始出现与低雌激素水平相关的症状，如：外阴阴道萎缩，且这些症状日渐明显。

有研究发现，吸烟、低体重、未生育、从未使用口服避孕药，以及较低的社会经济地位是平均年龄在 51 岁前发生自发性绝经的相关因素[15]。一些专家认为较高的体重与绝经年龄推后相关[16]，但也有人认为这种关联并不清楚[17]。家族史也可影响末次月经时间的年龄[15]。

虽然研究结果显示这些因素对绝经时间产生不同程度的影响，但助产士需主要考虑女性的个体差异性。女性的月经、既往史、身体变化的主诉相比体重、家族史或吸烟等统计性相关因素，在进行绝经诊断时更为重要。

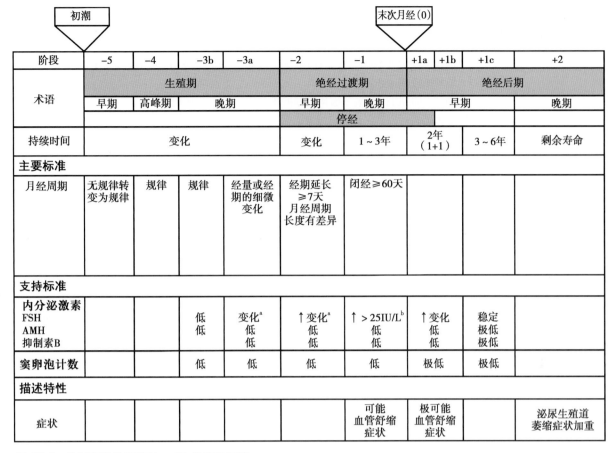

| 阶段 | −5 | −4 | −3b | −3a | −2 | −1 | +1a | +1b | +1c | +2 |
|---|---|---|---|---|---|---|---|---|---|---|
| 术语 | 生殖期 | | | | 绝经过渡期 | | 绝经后期 | | | |
| | 早期 | 高峰期 | 晚期 | | 早期 | 晚期 | 早期 | | | 晚期 |
| | | | | | 停经 | | | | | |
| 持续时间 | 变化 | | | | 变化 | 1~3年 | 2年(1+1) | | 3~6年 | 剩余寿命 |
| **主要标准** | | | | | | | | | | |
| 月经周期 | 无规律转变为规律 | 规律 | 规律 | 经量或经期的细微变化 | 经期延长≥7天月经周期长度有差异 | 闭经≥60天 | | | | |
| **支持标准** | | | | | | | | | | |
| 内分泌激素 FSH AMH 抑制素B | | | 低 低 低 | 变化[a] 低 低 | ↑变化[a] 低 低 | ↑>25IU/L[b] 低 低 | ↑变化 低 低 | 稳定 极低 极低 | | |
| 窦卵泡计数 | | | 低 | 低 | 低 | 低 | 极低 | 极低 | | |
| **描述特性** | | | | | | | | | | |
| 症状 | | | | | | 可能血管舒缩症状 | 极可能血管舒缩症状 | | | 泌尿生殖道萎缩症状加重 |

图 18-1　生殖老龄化工作坊 + 10 分阶段系统
↑,升高;AMH,抗精神激素;FSH,促卵泡激素
[a] 周期 2~5 天抽血
[b] 基于使用当前国际垂体标准测定的近似预期水平

## 绝经的诊断

没有单一的实验室检查可以预测或确诊绝经期。相反,绝经期的诊断是基于女性的月经和既往史,以及现有的症状综合判断[4]。如果女性停经 12 个月,而排除其他可引起相关症状的原因后,可诊断为绝经。

激素检测用于预测绝经或管理相关症状并不是常常有临床价值。女性有时会要求“激素测试”以确认绝经期或帮助治疗临床症状。虽然“激素测试”偶尔用于临床,但它有效性低且需求小。表 18-2 列出了进行激素检测的潜在原因以及与激素检测相关的问题[4,6]。如任何检测,只有激素检测可能影响治疗选择的时候才有必要进行检测。

| 表 18-2 | 围绝经期和绝经期的激素检测 | |
|---|---|---|
| **激素** | **激素检测的可能原因** | **激素检测相关问题** |
| 雌激素水平 | 尽管进行激素治疗,仍要评估雌激素在持续性血管舒缩症状的妇女中的吸收情况 | 雌二醇和雌酮水平不稳定;孤立的激素水平不能提供有意义的信息 |
| 黄体酮 | 记录试图怀孕的围绝经期妇女的排卵情况 | 处于排卵期时激素水平较低;单看这一激素水平不能提供有意义的信息 |
| 促卵泡激素(FSH) | 多个 FSH 水平显示持续升高 > 30mIU/ml,或闭经数月且 FSH> 40mIU/ml,这些可提供更合理的绝经期诊断;有时可用于症状不明显或不常见者的诊断 | 在围绝经期该激素水平变化较大;高 FSH 水平(> 30mIU/ml)可以在数天、数周或数月降低至绝经前的水平 |

| 激素 | 激素检测的可能原因 | 激素检测相关问题 |
|---|---|---|
| 促黄体激素(LH) | 如果一个妇女服用激素避孕药,则需要实验室检查以确诊绝经<br>血清FSH/LH比值:不服用药物的第7天比值大于1可以提供更具说服力的绝经诊断 | LH水平升高出现在围绝经后期,比FSH水平升高晚;在确诊围绝经期或绝经期的作用小或无作用 |
| 催乳素 | 排除垂体引起的月经或闭经,特别有乳腺炎时 | 催乳素水平不随老化或绝经而变化 |
| 促甲状腺激素(TSH) | 排除甲状腺功能障碍引起,可能为围绝经期和绝经期的症状如异常子宫出血、潮热、睡眠困难、疲乏、体重增加 | 甲状腺激素水平不随老化或绝经而变化 |
| 睾酮 | 排除因睾酮治疗或内源性过剩导致的睾酮过量状态 | 绝经后的2~4年内变化很小;因为睾酮水平只是总雄激素状态的一部分,依此诊断睾酮不足价值不大 |

## 围绝经期与绝经期的典型症状

在围绝经期和绝经期,不同女性的症状严重程度差异很大。因此,这些症状的管理应根据其严重性和女性本人的意愿进行选择。

### 出血模式变化

大约90%的女性在末次月经前可经历4~8年的月经改变[4]。这些改变对女性个体而言是不可预测且可变的。因此,女性在面临绝经事件时可表现为手足无措,甚至可产生焦虑。最常见的模式是月经量及持续时间逐渐减少至点滴,最终停经。然而,有些女性在绝经期可能经历更频繁或较重的出血,偶尔可发生严重的和病理性的出血。这种异常的子宫出血(AUB)将在"月经失调"章节中详细介绍。表18-3比较了围绝经期内正常和潜在异常出血的不同[4]。

### 泌尿生殖系统变化

绝经后,由于雌激素水平降低,至少一半的妇女会经历外生殖器、泌尿系统和性的变化(表18-4)[17,18]。术语"绝经后生殖泌尿综合征"现已替代原来的术语如外阴阴道萎缩性变化和萎缩性阴道炎[17,18]。阴道、前庭和膀胱三角区含有非常丰富的雌激素受体。当雌激素水平下降,这些器官会发生生理和解剖的改变[17,18]。在雌激素减少的环境中,阴道和子宫颈上皮变得薄且干燥。这种组织有时会发炎,可见的毛细血管床可能导致弥漫性的红色外观或以小的出血点。雌激素水平的减少也可能导致女性的阴道从正常的、健康的、由乳酸杆菌为主的酸性环境变为多种菌群共存包括致病菌的碱性环境[4]。此外,皱褶消失和阴道分泌减少[4]。

随着年龄的增长,男性和女性的性唤起均减慢,建议在性生活前有更多的爱抚行为。性生活可改善盆腔和阴道的血液循环,较大年龄仍保持性生活的妇女比无性生活的妇女更少发生阴道萎缩[4]。被生殖泌尿系统综合征相关症状困扰的妇女偶尔会主诉外阴和阴道干燥、痒,以及穿透阴道的疼痛。助产士在为这些妇女进行盆腔检查时可能发现轻微的擦伤,只有少许甚至没有阴道皱褶。泌尿系统的改变包括尿道口突出、尿频、排尿困难、夜尿和可能的尿失禁。

### 血管舒缩症状

虽然确切的患病率并不知晓,但血管舒缩症状却十分常见。据研究报道,有8%~80%的女性有潮热症状[20]。尽管缺乏精确的统计数据,但潮热十分常见,因此与出血一起被视为围绝经期的典型病症[18]。种族、饮食、气候、生活方式,以及女性对老化的态度都可能影响女性对血管舒缩变化的感受。在北美,非洲裔美国妇女的潮热比西班牙裔、白人或亚洲妇女更频繁[21]。与自然绝经女性相比,手术诱发绝经的妇女在术后第一年潮热发生率更高且更严重[4]。女性越早发生绝经,越容易出现更多的血管舒缩症状[11]。

| 表 18-3 | 围绝经期的正常或潜在异常出血比较 |
| --- | --- |
| **常见的围绝经期月经改变** | **围绝经期异常出血 [a]** |
| 缩短的间隔周期(但至少21天) | 出血情况严重,特别是出现凝血块 |
| 延长的间隔周期 | 出血持续时间长:超过7天或比通常情况多2天以上 |
| 出血量较少 | 周期非常短:月经周期少于21天 |
| 出血量较正常时多(难以量化;如果变化显著可考虑评估) | 不规则出血:点滴状或月经周期间出血 |
| 出血持续时间较短 | 性交后出血 |
| 间隔几个周期 | |
| 没有变化 | |

[a] 绝经后(即12个月后)任何出血都应进行病理原因的评估

| 表 18-4 | 生殖泌尿系统综合征相关症状和体征[18,19] | | |
| --- | --- | --- | --- |
| | **外生殖器** | **性** | **泌尿系统** |
| 生理变化 | 一般:阴毛变稀、变灰<br>阴唇:萎缩、小阴唇退化,处女膜痕消失,阴道口回缩 | 性唤起、性高潮降低,阴道温润度下降 | 尿道口外翻<br>尿道口突出 |
| 症状和体征 | pH呈现碱性<br>生殖道干燥<br>性交后出血<br>阴道烧灼痛或瘙痒 | 性交相关出血或点滴出血<br>穿透样疼痛 | 排尿困难,尿频或尿急<br>夜尿<br>排尿不尽 |
| 相关状况 | 盆腔器官脱垂<br>阴道或阴道口狭窄 | 性交困难<br>性高潮困难 | 尿道口狭窄<br>反复尿道感染<br>尿紧张或尿失禁<br>尿道息肉<br>尿道脱垂 |

虽然对血管舒缩症状的生理学机制知之甚少[6],血管舒缩症状通常指潮热、潮红和盗汗,这些症状都有相同的特征:复发性、暂时性出汗和热感,经常伴有心悸和焦虑,有时伴寒战[4]。这些症状可发生在睡眠过程中,女性被惊醒,称为夜汗。

一次潮热通常持续1~5分钟,在此期间,女性经历突然的热浪,很快扩散至全身,特别是脸和躯干上部。皮肤温度、皮肤血流量、心率和代谢率快速升高。随着潮热结束,女性皮温逐渐恢复正常,并且有时感觉寒冷,这常常是由于出汗的热损失和持续的外周血管舒张所致[21]。

尽管一个女性经历血管舒缩症状的精确风险尚不能预测,但一些高危因素已经明确。大量的研究证明,吸烟可增加潮热的风险。已经戒烟5年或更长时间的妇女发生潮热的严重性和频率较目前仍在吸烟者低[22]。已有研究表明,体质指数(BMI)低和脂肪组织少的女性因为内源性雌激素产生量减少,潮热症状更频繁。但现在更多的证据表明,

脂肪组织像绝缘体一样促使体核温度升高(加重潮热症状)[4]。当然,还需要更多的研究证实上述结论。

女性热潮红的持续时间及她个人经历的痛苦程度是不可预测的。一些女性可能经历较短时间的热潮红;但其他女性可能经历很多年。潮热的最高发病率是在绝经后的前1~2年,当然也有很多妇女主诉发生在末次月经前不久。约50%的女性在末次绝经后4至5年内有热潮红,约25%女性超过5年,约10%女性长达15年[6]。少数妇女在绝经后数十年仍发生潮热。有一些女性的热潮红发生频率相对较少,一个月只有几次,而其他妇女则非常频繁,一小时数次。部分女性的血管舒缩症状易于控制,但也有部分女性因潮热影响生活。

潮热症状较轻的妇女常常发现可通过共识减轻,且较容易开始改变生活方式。可参考表18-5进行生活方式的改变。如果她们发现这种改变有效,则不需要药物治疗。

| 表 18-5 | 治疗血管舒缩症状的生活方式干预 |
|---|---|
| **干预方式** | **建议** |
| 防止潮热 | 通过症状日记找到诱发原因,帮助女性避免这些原因,增强感情的控制能力也是有意义的 |
| 戒烟 | 吸烟的妇女较不吸烟者更易发生潮热;另外,吸烟越多血管舒缩症状的严重性风险越高 |
| 维持健康体重和体型 | 尽管不良的运动习惯和肥胖是否与血管舒缩症状有因果关系的证据有争议,但这些建议总体上是有价值的,可对健康产生积极的效果 |
| 促进较凉爽的环境 | 有报道,温度较低的环境和穿着透气的衣服如:棉质品有助于减轻潮热 |
| 放松技术如瑜伽、冥想、深呼吸、想象、意念性拉伸、按摩、正念、芳香疗法和祈祷 | 虽然由于方法学的限制不能更好地评价这些方法的效果,但是它们几乎没有害处,而且大多数经济适用,可减轻焦虑 |

### 情绪和心理变化

关于围绝经期和绝经期激素水平的改变能否引发情绪的改变尚存争议。雌激素和情绪之间的相互作用以及各症状群之间的相互作用是复杂的,包括疼痛、血管舒缩症状和女性在绝经期间面临的睡眠障碍[23]。此外,许多女性在此期间经历相似的压力,这些压力可能因空巢、照顾儿童及老年人等现状而引起或加重[4]。尽管激素水平改变是否引发情绪改变一直存在争议,但引发情绪问题的几个危险因素是可以肯定的:有抑郁症病史或经前期综合征的女性特别容易患有绝经期抑郁症[11]。

## 妇女围绝经或绝经症状的生活方式管理

在绝经期出现的一些症状有可能是潜在的病理现象,应与绝经相关症状进行鉴别。助产士可给有要求减轻绝经期症状如潮热、睡眠困难、性生活障碍、外阴阴道不适的女性提供一系列的健康生活方式建议(表 18-5)[21,22,24,25],这些建议包括维持健康体重、戒烟和增加运动等对心血管和骨骼健康具有很多益处。

## 绝经期症状的激素治疗

治疗与绝经有关的血管舒缩症状和阴道萎缩最有效的方法是激素治疗(HT),即用雌激素或雌激素加黄体酮。2002 年,一个由妇女健康发起(WHI)的大样本研究报告为围绝经期和绝经期妇女的治疗提出了许多新的思路。WHI 是一个由美国国家健康

研究院(NIH)资助的一项国家级研究,目的为发现与绝经后妇女发病和死亡有关的主要健康问题。超过 160 000 年龄在 50~79 岁之间的妇女参与了这项研究。三个随机对照试验(RCT)之一验证 HT,特别是雌激素治疗(ET)或雌激素 - 孕激素治疗(EPT)。该项研究希望通过观察研究和个案报告,表明这些药物可以减轻多个绝经期症状,降低发生心血管疾病尤其是冠心病毒的风险[26]。

### 激素治疗的风险和益处

HT 相关的风险和益处是很复杂的,可能与开始治疗的年龄有关。WHI 的发现提供了绝大多数使用 HT 者预期的风险和益处。表 18-6 总结了这些风险和益处,可作为资源在与妇女们讨论 HT 时使用。虽然该项研究预计进行 9 年,但是检验 EPT 效果的RCT 提前终止了,因为中期分析发现 EPT 组发生冠心病的风险增加了而不是降低了;而且此组妇女发生乳腺癌、中风、肺栓塞的风险明显增加。结果显示,风险远远高于降低大肠癌和骨折的益处[27]。上述发现被广为传播,甚至包括消费者出版物。尽管发生不良事件的数量很低,但是消费者和医务人员非常担心,导致 HT 治疗的处方急剧下降。

两年后,评价 ET 治疗子宫切除的 RCT 组也提前终止研究[28]。在这个组中,雌激素本身并不降低心血管疾病,而且有增加中风的趋势。然而,ET 可降低骨折的发生,这点与 EPT 不同,也未观察到增加乳腺癌患病的风险。

WHI 还因为 EPT 组的参与者平均年龄大于末次月经或绝经平均年龄 10 岁而广受批评,因为这个问题可影响发生与 HT 相关心血管疾病的风险。随

后的研究发现,在绝经后 10 年内开始 HT 的 50~59 岁妇女具有较低的心血管所致死亡率。因此,一些专家建议围绝经期早期进行 HT 对心血管有益,这是一个仍在研究的领域。然而,目前的指南仍然沿用 WHI 的发现,推荐 HT 仅限用于有中到重度症状的健康妇女短期治疗[4]。HT 不推荐用于预防心血管疾病。

WHI 另一个局限是使用单纯的黄体酮(甲羟孕酮醋酸盐)和单纯的特殊雌激素(共轭马雌激素)。后来,虽然大多数研究的结果与 WHI 的一致,但也有研究用不同的雌激素和孕酮,发现具有轻微的统计学差异[4,29,30]。

| 表 18-6 | 基于 WHI 报告的随机对照研究的激素治疗风险和益处 | |
|---|---|---|
| 状况 | EPT | ET |
| **风险** [a] | | |
| 冠心病 | 升高 | NS |
| 中风 | 升高 | 升高 |
| 肺栓塞 | 升高 | 升高 |
| 静脉栓塞 | 升高 | 升高 |
| 乳腺癌 | 升高 | NS |
| 胆囊疾病 | 升高 | 升高 |
| 压力性尿失禁 | 升高 | 升高 |
| 急迫性尿失禁 | NS | 升高 |
| 可能的痴呆 | 升高 | NS |
| **益处** | | |
| 内膜癌 | 升高 | NA |
| 髋骨骨折 | 升高 | 升高 |
| 总的骨折 | 升高 | 升高 |

EPT,雌激素加孕激素治疗;ET,只用雌激素治疗;NA,没有统计学意义
[a] 风险是基于有显著统计学意义的危害风险,虽然风险程度因情况而异,而且绝对数字可能很小

## HT 的禁忌证

ET/EPT 的禁忌证包括未确诊的异常阴道出血,已知、疑似或既往乳腺癌史,已患或怀疑的雌激素依赖性癌症,既往或现在有深静脉血栓形成或肺栓塞史,当前或近期(过去一年内)中风或心肌梗死、肝病,已知或可能怀疑以及已知对 ET/EPT 的超敏反应等[31]。注意,吸烟不是 ET/EPT 的禁忌证,但 35 岁以上用联合激素避孕的妇女不能吸烟。

### ET 与 EPT

ET 有口服、经皮、局部和阴道用法。EPT 有口服和经皮制剂。有子宫又同时在使用全身性雌激素的妇女,需要孕激素以保护子宫内膜不受雌激素影响而过度增生[32]。相反,子宫切除术的妇女不需要孕激素。尽管部分专家认为,当女性使用阴道局部治疗情况超过 7~12 个月时需要通过超声测量子宫内膜厚度来监测子宫内膜情况,多数专家仍然建议有子宫的妇女采用非全身性雌激素剂型如阴道局部治疗时,不需要同时使用孕激素[14]。

### HT 的选择及方案

特殊雌激素或孕激素很少作为重要的选择。绝大多数药物具有固定的药物成分,开处方时常使用商品名。有些雌激素是通过化学合成的缀合物或酯类,因此更加易于溶于水;这些药物可通过口服或阴道给药。胶囊、凝胶、环剂、喷剂和霜剂通常含有 17β- 雌二醇。有些产品为合成雌激素。孕激素也类似,有些含有屈螺酮、左炔诺孕酮、炔诺酮醋酸盐,这些产品也有多种剂型。

甲羟孕酮醋酸盐是其中很少独立使用的孕激素。此种激素很少用,但却成为多数妇女应用 EPT 时依赖的一个药物。使用甲羟孕酮醋酸盐出现不良反应的妇女,可推荐使用含有左炔诺孕酮的宫内节育器(IUD),或定期宫内膜活检,或经阴道超声监测。

对于大多数妇女来说,没有更有效的药物可以选择。某些个体,可以考虑使用倍美力和它的合成药如:倍美安和倍美斯。倍美力,常常缀合成马雌激素(CEE),实际上是一种由许多类固醇合成的复合物,包括提取于妊娠母马子宫以及其他雌激素化合物和雄激素。有些妇女可能因为使用来源于马的激素而感到不舒服,特别是那些担心动物成长的妇女,这些人可推荐使用其他雌激素。

最近,有一种新的合成药物已经问世,它包括缀合的雌激素和用于预防骨质疏松的雌激素拮抗剂巴多普芬。这种药物可用于治疗轻度到重度潮热和预防骨质疏松。药物包装盒说明,如果女性只需要预防骨质疏松则应使用不含雌激素的剂型,也许是为了避免减少雌激素依赖的风险[33]。

在其他国家,其他的合成药物可用于治疗血管舒缩症状。替勃龙,一种 19- 去甲睾酮衍生物,在欧洲使用,但美国没有[34]。脱氢表雄酮(DHEA)也可

用,但研究还没有证实它的有效性,而且产生雄性征也限制了它的应用[35]。

当考虑最佳给药途径时,首要考虑的是女性是需要全身还是局部阴道治疗。如果妇女需要缓解全身症状(如潮热),她需要全身给药,可通过口服、经皮、局部治疗或阴道环实现。如果女性仅需要缓解阴道症状(如萎缩、阴道干燥),那么她最好采取局部治疗。局部治疗有阴道霜剂、阴道片剂雌二醇和雌激素阴道环[36]。

局部用药不会影响全身的激素水平。阴道环应每 90 天更换一次。阴道片剂每天两次。阴道霜剂每天一次。选择口服还是其他给药途径可根据用药者的喜好、用药者的能力,以及其他因素如经皮给药时应避免首剂效应。

临床医生应该意识到,全身性激素治疗与女性之前存在的压力加重相关,也可能诱发尿失禁,增加新的尿失禁发生率[37]。相比之下,局部阴道雌激素治疗似乎可改善尿失禁症状[38]。

雌激素和孕激素治疗有许多给药方案。最早的 EPT 方案之一是周期性使用 EPT:女性每月第 1~25 天服用雌激素,在其中的后 10~14 天期间添加孕激素,最后 3~6 天不服用任何激素。这种方案目前很少使用,因为在未服药的那些天,用药者可出现撤退性出血和潮热症状。连续循环 EPT:女性每天服用雌激素,每月添加孕激素 10~14 天,这种方案可出现预期的撤退性出血但即使在未服药期间也不会出现潮热。倍美斯是这种用法的代表;有的妇女在绝经过渡期使用 HT 时,为防止发生子宫内膜过度增生,医生有时会开这个药;在过渡期间用这个药可出现周期性的阴道出血。

连续联合 EPT:女性每天服用雌激素和孕激素,是目前最常用的 HT 方案。有多种剂型可使用这种方案。使用这种剂量的几个月内,女性的子宫内膜变薄且大多数女性出现闭经。

间断组合 EPT(也称为脉冲孕激素或连续脉冲 EPT):现在常用。这种方案中,女性每天服用雌激素,服用孕激素 3 天、停药 3 天,重复无间断。目前只有一种产品 Prefest 使用这种方案。

有些女性更喜欢非口服的全身性用药。可选择皮丘,每周更换 1~2 次;也可选用凝胶或喷剂每天使用。

大多数 HT 产品有多种剂量。症状缓解的有效剂量因人而异,因此通常需要一定量的试验来确定适宜剂量。临床医生应选择对症状有效的较低剂量,并鼓励女性在尽可能短的时间内使用这种治疗。EPT 最好不要超过 5 年,但终止时间因人而异。ET 治疗的时间越长越安全。这个指南与 WHI 的研究结果一致。在这个研究的 18 年随访中,使用 EPT 者平均为 5.6 年,ET 者平均 7.2 年,但并未发现心血管疾病或癌症死亡率增加[39]。指导原则:从低剂量开始,逐渐递增,最终选择能达到 HT 治疗目标的最低剂量[4]。图表中列出了在网上可找到的所有 HT 产品[40]。最重要的一点是,这种药和治疗方案能缓解女性的症状。

## 预防妊娠

最后一次月经后 12 个月仍可能受孕。任何想要避免受孕的围绝经期女性应该采取避孕措施而不是依靠激素治疗来预防怀孕。虽然激素治疗和组合激素避孕药均含有雌激素和孕激素,激素治疗的剂量和配方不能预防受孕。此外,此时的卵巢仍然具有生殖功能,女性不可能通过激素剂量预防妊娠,因为 HT 的剂量低于育龄期的水平。因此,女性在绝经前一般不采取激素治疗。对于使用激素避孕使围绝经期症状得以缓解的健康女性,许多临床医生建议,当女性到 55 岁时(90% 的女性将达到绝经期),可转到激素治疗[4]。

## 终止激素治疗

当妇女停止 HT 时,很多人直觉逐渐减少用药较突然停止用药所产生的不良反应小。事实上,目前并无证据支持这种理论:逐渐减少 HT 用药与突然停药相比女性并未感觉好很多[4,11]。

## 生物同质性激素治疗与传统复合配方

生物同质性激素是取自于植物的激素,与卵巢产生的内源性激素(如雌激素、孕酮)有相同化学性质[4]。许多生物同源激素治疗是获得 FDA 批准的,经过良好测试的。可选用的生物同质性激素制剂很多,但很少包括 17β- 雌二醇产物如雌二醇,康美华,和雌二醇阴道环等;雌二醇醋酸盐产品如 Femring;以及口服孕酮制剂[4]。

不幸的是,一些消费者、医务人员和药剂师用"生物同质性激素"来描述那些制剂,而这些制剂使用"传统复合配方"更为准确。传统复合产品最初是指那些经食品与药品管理局(FDA)批准但无效的产品,后来 WHI 对用药后安全问题的担忧让越来越多的女性和临床医生探讨除了 WHI 推荐使用的商业产品之外,是否还有其他的选择[4]。激素治疗的传统复合制剂通常由药剂师对不同的激素制剂进行个性化混合,这些产品可使用一种或多种激素,可采用其他给药途径如皮下植入、舌下片剂、直肠栓剂或鼻喷雾剂以对某个特殊女性进行个性化治疗。

传统复合制剂激素治疗引起了绝经期专家的关注。临床医生通常通过唾液激素测试来决定传统复合制剂的激素剂量,虽然没有科学证据支持这种检测,但唾液激素测试可以准确地帮助给予激素治疗剂量[4]。此外,没有证据表明传统复合制剂比传统 HT 更安全,而且缺乏对不同制剂的有效性研究[41]。对安全的担忧是因为缺乏对不同批次制剂的一致性、纯度或剂量的检测[42]。FDA 没有对复合产品的管理进行规范,但有些州政府机构规范了复合产品在药房的出售,当然不同州之间的监管程序不同。

局部使用的孕酮,通常包含在传统复合制剂 HT 凝胶、乳膏和洗剂,不足以提高血清水平以保护子宫内膜免受雌激素的刺激效应,这可能最终导致一些妇女的子宫内膜过度增生和子宫内膜癌[4]。传统复合激素对女性来说可能更昂贵,因为它们不能通过保险报销[41]。

一些组织,包括北美更年期协会(NAMS)、FDA、美国妇产科医师协会(ACOG)、内分泌协会、美国医学协会等赞同传统复合制剂治疗并不比传统的、商业的和 FDA 批准的疗法更安全,并且"复合"可能带来额外的风险[2]。

### 治疗绝经期症状的非激素处方选择

生活方式改变并不总是有效的,有些妇女不愿意或不能使用激素治疗。对于这些妇女,非激素治疗则是可行的。

#### 生殖泌尿系统的非激素治疗

对于外阴阴道的变化,最好的建议是保持全身和生殖系统足够的水分。保湿剂效果持久,可以保持湿润并降低阴道 pH[34]。水性润滑剂可在性生活期间使用以提高舒适度。油性产品会覆盖在阴道内壁,阻碍分泌物的产生,应避免使用。这些产品还可导致避孕套破裂。应尽量避免使用抗组胺药和其他可能产生干燥效果的非处方药,包括阴道冲洗液、喷雾剂和有色或加香的卫生纸和肥皂。

#### 血管舒缩症状的非激素治疗

尽管已有证据证明非激素药物治疗潮热是有效的,但并没有全身性使用 HT 的效果好,而且所这些药物均有各种各样的副作用。某些选择性 5- 羟色胺再吸收抑制剂(SSRI)/5- 羟色胺 - 去甲肾上腺素再吸收抑制剂(SNRI)(如:氟西汀、帕罗西汀)在减轻潮热症状方面中度有效,特别对同时存在情绪问题的妇女有效。用药的妇女可能对这些药很敏感,但停药前需逐渐减量。SSRI 和 SNRI 还可导致性欲下降。

抗痉挛的加巴喷丁被发现对治疗潮热有中度效果,但是它有嗜睡的副作用。用于治疗纤维肌瘤或神经疾病的普瑞巴林也可用于治疗血管舒缩症状,但目前并不推荐使用。甲基多巴有一定效果,但副作用很小,可以使用[4,14]。

雌激素拮抗剂,可选择性的竞争雌激素受体,可用于治疗绝经后性交困难。奥培米芬是一种口服剂,可引起阴道组织增厚。用这个药的潜在风险是刺激子宫内膜,可导致内膜过度增生或癌症。局部雌激素治疗如乳膏和环可作为辅助治疗措施。

### 补充和替代治疗

补充和替代医学(CAM)包含多种医疗保健实践和产品。包括各种通常不被认为是美国主流医学的一部分补充疗法用于辅助治疗,替代疗法用来替代常规方法。

尽管广泛使用 CAM,但是这些治疗中很少有足够的证据支持它们的安全性和有效性[43]。临床医生和公众可从美国国家卫生研究院(NIH)下属的美国国家补充和替代医学中心(NCCAM)获得 CAM 安全性和有效性的相关资源[44]。

#### 植物雌激素

大量的植物性雌激素补充剂和食物据说可缓解绝经期症状[45]。关于这些物质的研究结论不尽相同,与它们相关的术语也存在很多争议。植物雌激素是植物衍生化合物的广义术语,具有雌激素和抗雌激素效应。植物雌激素的三个主要类别是异黄酮、木脂素和香豆雌酚[46]。

异黄酮是具有类雌激素活性的植物来源化合物,化学结构为雌二醇。大豆和红三叶草是最常用的用于缓解绝经症状的两种异黄酮。

大豆通常来自于黄豆，是最广泛使用的含异黄酮的食物。异黄酮含量在含大豆的食品中变化很大。此外，每种食品的制造方法可能对最终产品中异黄酮的含量具有负面影响。尽管关于大豆的研究结论不一致，而且有些研究并未发现它的有效性[45]，但是在短期（如 3 个月）治疗潮热中大豆可能具有中度效果，不适用于更长时间治疗，而且 3 个月的试验性治疗足以评价是否有效。即使对乳腺癌高风险的妇女或乳腺癌生存者，大豆对子宫内膜或乳腺没有有害影响[4]。

红三叶草含有不同类型的异黄酮，与大豆相比对不同类固醇受体具有不同的亲和力。红三叶草的有效性存在争议，大多数研究没有发现它有效，但也有少数研究表明红三叶草对减少潮热症状有较小作用[4]。

木脂素存在于亚麻籽油和全谷物中，香豆雌酚在苜蓿芽和某些豆和豌豆中发现。与异黄酮相比，它们有较低的激素亲和力，这些植物雌激素在减轻绝经期症状方面不是非常有效[4]。

## 草药治疗

尽管消费者对草药治疗有广泛的兴趣，但缺乏剂量标准，高质量、大样本评价草药安全性和有效性的研究较少，这些因素致难以确定它的有效性。另外，草药治疗可能引起副作用以及草药间的相互作用，即使这些作用的严重程度不能确定[4]。

妇女最常用于缓解绝经症状的草药是黑海桐、荆浆果、东槐、月见草油、银杏、人参、卡瓦，甘草根、圣约翰草、缬草和野生纱线。表 18-7 列出了每种草药的对绝经症状的作用、剂量以及其安全性和有效性[4,46-52]。

没有证据证实夜月见草的有效性，也缺乏当归、白果减轻症状的证据，而且后两种产品与子宫严重出血和硬膜下血肿有关。甘草也未发现有效，且大剂量或长期使用可能引起高血压以及肾、肝或心脏功能障碍。有些妇女使用野山药乳膏，因为它有促进受孕的作用，但是野山药并不能在体内转变为孕酮[4]。

| 表 18-7 | 最常用于缓解围绝经期和绝经期症状的草药 | | |
|---|---|---|---|
| 草药 | 对绝经期症状的作用 | 剂量 | 评价 |
| 黑升麻（美类叶升麻） | 减轻潮热 | 标准化提取物，20mg 每日两次；补充剂，每天 40~80mg | 是潮热消除的可能证据。最广泛研究的针对更年期症状的草药，但最近的研究有许多方法上的局限 |
| 圣洁莓（穗花牡荆） | 减轻 PMS 症状；调节月经 | 250mg 粗草药或 20mg/d 的 12∶1 比例的标准化提取物 | PMS 症状有益的证据。对调节不规则围绝经期出血可能有好处。在欧洲受欢迎，并在德国批准治疗 PMS、乳腺痛和绝经期期症状 |
| 人参 | 改善情绪，最大限度地减少疲劳 | 标准化提取物，100~600mg/d，分剂量 | 没有数据表明治疗潮热有效。可能对妇女的总体感觉有效。纯度上存在问题 |
| 卡瓦（卡瓦胡椒） | 最大化减轻易激惹，促进睡眠 | 根提取物，每日 150~300mg，分剂量 | 有效治疗焦虑，但效果很小。可能有肝毒性，一些专家建议不要使用 |
| 圣约翰草（金丝桃） | 减轻潮热，减少易怒，治疗抑郁症 | 标准提取物，300mg，每天 3 次 | 益于情绪稳定，但治疗潮热的效果不确定。有时与黑升麻结合使用。与多种草药有相互作用 |
| 缬草 | 促进睡眠减轻焦虑 | 失眠：睡前 30~60 分钟，300~600mg，含水提取物。焦虑：每天早上 150~300mg，水提取物，每天晚上 300~400mg | 对失眠和焦虑有益处。在推荐剂量和相对短期使用副作用很少 |

PMS，经前期综合征

### 针灸

针灸师通常将细针插入皮肤以刺激身体的精确点。有关研究针灸缓解绝经期症状的有效性结果不一致。方法学上的局限，双盲研究设计中难以进行，限制了研究人员更明确地回答有关有效性的问题。因此，许多专家同意针灸是一种有前景的治疗，但需要更多的研究来确定其有效性[4,53]。

### 顺势疗法

顺势疗法基于"类似治愈"的原则，使用植物提取物和矿物质的高度稀释制剂以促进个体的固有愈合过程。然而，对顺势疗法的精确作用机制了解甚少。顺势治疗理论上相当于催化剂，刺激人体自身愈合。最常用于缓解绝经妇女症状的顺势疗法是拉克西丝（来自南美巨蝮蛇的蛇毒）、白头翁（来自野生银莲花）和棕乌贼墨（来源于乌贼墨水）。虽然一些试验显示这些疗法有效果[54]，但大多数顺势疗法研究未能显示出改善绝经期症状的有效性，需要"高质量的研究设计"进行进一步研究。然而，尽管其有效性还在研究中，但是顺势疗法被认为是相当安全的[4]。

### 催眠疗法

其他建议用于治疗妇女血管舒缩症状的方法有临床催眠疗法。由NIH资助的一项多年研究项目包括小型的RCT，探索了这种治疗方法的有效性，结果显示应用催眠的妇女较安慰剂对照组更少发生潮热[55]。尽管这些结果很有前途，但还需要更多这个领域的研究。

## 中年及老年妇女常见的情况

由国家健康研究院资助的全国妇女健康研究（SWAN）正在进行多中心、纵向的流行病学研究，目的是了解中年及老年妇女的健康状况[56]。SWAN将收集这些妇女的身体的、生物的、心理的和社会的变化，将获得这些妇女非常丰富的信息资源。根据SWAN的结果及其他研究证实，除绝经期外的老化过程存在很多问题。随着妇女的老化，很多慢性疾病如高血压、糖尿病和癌症更容易发生[4,57]。

### 泌尿道感染

当出现与萎缩性改变相关的泌尿道症状时，阴道的雌激素可减轻尿急、尿频、排尿困难、夜尿和尿失禁，以及反复发作的尿道感染[58]。全身性的HT不推荐用于治疗合并尿失禁者，因为可能是有害的[58]。

因为尿道感染是老年败血症的常见原因，应及时治疗。随着老化，尿失禁和膀胱激惹是不可避免的，临床医生不能认为是老年妇女的必然结果[4,59]。尿失禁将在"妇科疾病"章节中详细介绍。

### 性问题

绝大多数中老年妇女仍然保持性活跃，绝经与性满意度并不总相关[60]。随着年龄增长，女性更加重视性的其他方面，而不仅仅是阴道性交，即使性生活与年轻时追求的不同，她们也可以通过重新认知而达到性满意[61]。不幸的是，许多关于性和老化的谣言仍存在，包括中老年女性无性欲的谣言。根据"美国国家社会生活、健康与老龄化项目"报告，许多女性在中年及以后年龄段都有性欲：57~64岁的女性中有62%在前一年有性行为，65~74岁的女性中39%有，75~85岁女性中17%有[25]。超过50%的性活跃女性每月有2~3次性生活。为促进健康，对那些有新伴侣或多伴侣的妇女应一她们讨论如何预防性传播疾病。

一些中年女性出现性功能障碍。每位女性的经历不同，但据报道有三个主要性健康问题：性欲减退，阴道润滑减少，无法达到性高潮。如何收集性相关信息可参考"女性健康管理简介"章节。某些情况可能需要更多的时间来深入评估。如果一个女性经历了子宫切除术或乳房切除术，她可能在自身形象方面发生变化。焦虑或抑郁可加重性唤起障碍。一些女性因离婚或丈夫死亡等原因失去性伴侣。

卵巢分泌的激素水平降低的程度，每个妇女不尽相同，可导致性功能改变。由于阴蒂的血液供应减少，阴道弹性减弱，可致女性在性交时难受。随着睾酮水平的逐渐降低，很多妇女注意到性欲下降。如果她们主诉性功能问题，助产士应介绍她们进行性治疗，特别是存在长时间性功能障碍，现在或曾经遭遇性暴力，或急性心理事件时。其他关于性障碍的信息可参考"妇科疾病"章节。

对于那些自然绝经的妇女，研究者们发现不同的种族其性唤起下降存在差异：与白人女性比较，日本裔女性下降更多，非洲裔女性下降更少。因其他原因导致绝经者，其下降时间可持续五年[4]。

## 雄激素治疗

雄激素治疗是有争议的。一些临床医生认为，雄激素治疗对绝经女性是有益的，因为即使绝经后女性的总睾酮水平逐渐且轻微减少都会导致性欲降低，雄激素还可缓解其他症状[4,11]。也有人认为，女性通常需要超生理剂量的雄激素以提高性能力。女性的血清雄激素水平不能准确预测性功能，并且外源性雄激素的使用与性行为能力增加无关[4,14]。

尽管一些临床医生开药时会选择传统的复合微粉化睾酮或各种其他含雄激素的产品，但目前没有 FDA 批准的含雄激素的激素治疗产品。与这种治疗相关的副作用包括痤疮、面部和体毛的生长、阴蒂肿大，永久性声音加粗、情绪波动，以及对脂质和肝功能的有害影响[4]。对心血管疾病或乳腺癌的影响以及雄激素治疗的长期后果，目前了解甚少。此外，有子宫的女性接受雌激素 - 雄激素治疗时需同时使用孕激素，因为雄激素不能保护子宫内膜免受雌激素的过度增生作用[14]。

# 内膜过度增生或癌症

绝经后阴道出血可能是子宫内膜或子宫恶性肿瘤，或癌前病变如非典型内膜增生的征象。出现绝经后阴道出血的妇女应被转诊到专科医生处进行进一步评估。内膜活检和超声检查常是基本的评估方法[4]。表 18-8 列出了常用的绝经后出血重要咨询内容或转诊注意事项。如果发现有恶变，除了活检和超声检查，其他的干预措施可包括诊刮术和子宫切除术。

| 表 18-8 绝经后出血重要咨询内容或转诊注意事项 |
| --- |
| 最后一次月经的日期或年份 |
| 内膜癌的高危因素，包括激素避孕、特殊激素治疗 |
| 目前使用的药物，包括他莫西芬 |
| 最后一次涂片检查和结果 |
| 出血描述，包括每一次 |
| 性交相关的发生、持续时间、数量 |
| 转诊前提供的照护：过程和结果；实验室检查结果或结果未出；妊娠试验，内膜活检；经阴道超声检查 |
| 盆腔检查描述 |
| 诊断或评估状况 |
| 转诊的理由和所需的随访的治疗计划 |

## 睡眠障碍

中年女性经常出现睡眠障碍，定义为睡眠小时数不足、睡眠质量差，或者在期望的醒来时间内不能有清醒的状态进行工作。女性可能经历失眠，如难以入睡、睡眠时间短、早醒。这些睡眠困难可以是短期的或持续的。在美国 40~64 岁的女性中，相比绝经前，多达 48% 的女性报告睡眠困难，包括睡眠时间短、更频繁的失眠，以及更频繁地使用处方药辅助睡眠[4]。

睡眠障碍可对生活质量产生重大影响。原发性睡眠障碍如多动腿综合征在中年女性中常见。潮热所致的夜汗可通过治疗血管舒缩症状的其他方法得到改善，但夜汗不只是睡眠障碍的唯一原因。

睡眠障碍的女性，除了睡眠时间减少、享受生活的能力及热情减退、精力不足、食欲障碍，或存在身体健康问题等可能导致严重的抑郁症。甲状腺功能障碍，自身免疫性疾病，感染如 HIV、结核，疾病导致慢性疼痛以及药物影响等，在为睡眠障碍的女性提供服务时也需考虑到[4]。同时，慢性疾病如心脏病和情绪障碍、来自生活压力所致焦虑等也与睡眠困难有关。

有轻度睡眠问题或避免药物治疗的女性常常成功地通过以下生活方式改善睡眠的质量和数量。晚上避免咖啡因可改善睡眠。女性应了解能量饮料、一些非处方止痛药、经前综合征症状缓解药、体重控制产品、艾滋病潜伏期、感冒药和利尿药等也含有咖啡因。此外，咖啡因的半衰期很长，需要几个小时才能消失[4]。酒精最初可以帮助睡着，但也可引起易醒和早醒。尼古丁、大麻、海洛因和处方麻醉药等药物也会干扰睡眠。

含蛋白质和复合碳水化合物的零食或者含有色氨酸的牛奶或甘菊茶等对睡眠有帮助。睡前剧烈运动或临睡前紧张可导致难以放松和入睡，但是白天规律的、中度运动可以促进健康的睡眠习惯。打盹、不稳定的睡眠时间可影响睡眠质量，而规律的白天 / 黑夜作息时间，温水澡或其他睡前令人愉快的活动，让卧室仅用于睡觉和性生活等可以帮助形成更好的睡眠模式[4]。

## 体重变化

中年女性经常出现体重增加，在绝经过渡期间平均体重增加约为 5 磅（2.25kg）。然而，没有证据证明两者之间的因果关系即绝经或激素治疗都不会导致体重增加[4]。相反,老龄化和生活方式等因素更有可能导致体重增加。肌肉量随年龄减少进而女性的代谢率降低。代谢率的下降加上久坐的生活方式,如果女性不降低热量摄入则会导致热量消耗减少、体重增加[62]。

无论什么原因,很明显,美国许多中年女性超重或肥胖。这些女性可能增加不良健康后果的风险,包括心血管疾病、高血压、2型糖尿病、某些癌症和过早死亡。因此诊断和管理肥胖和超重,包括咨询关于生活方式管理策略,对助产士而言至关重要。

### 头发和皮肤变化

日照损伤、皮下脂肪重新分布或减少、体重变化引起的皮肤松弛,以及肌肉组织减少等均可导致很多中年女性的皮肤变化。其他可能的皮肤变化包括干燥、痤疮、脱发、指甲脆且生长缓慢、伤口愈合能力差,所有这些可能造成心理困扰或体型改变[4]。

在检查中年女性皮肤时,助产士可发现多种良性皮肤损伤。例如皮肤结节(纤维上皮瘤),或常在眼睑和颈部发现的良性、软、棕色、有蒂的息肉。多出现于躯干的脂溢性角化病,或界限清楚、扁平、浅或深棕色的丘疹。同样多发于躯干的红色圆顶状丘疹即坎贝尔德摩根斑点(樱桃血管瘤)。痤疮、酒渣鼻是皮脂腺的炎性病症,发病率随年龄增加。

虽然绝大多数皮肤病灶是良性的,但临床医生应始终警惕皮肤恶性肿瘤的可能性,酌情询问或转诊患者给皮肤病专家。当女性皮肤病变部位出现不对称,边缘不规则,颜色变化,直径大于6mm或突然增大等变化时需要给予特别的警惕[4]。非典型性的外阴病灶也需警惕是否有外阴癌的可能,外阴活检和/或转诊给专科医生。

### 甲状腺功能改变

甲状腺功能障碍的发生率随女性年龄增长而增高,因此相比年轻女性,甲状腺功能障碍筛查对处于围绝经期和绝经后的妇女是很划算的。但依赖甲状腺疾病的典型症状对处于这个年龄组的女性进行筛查是有问题的,因为通常围绝经期症状与甲状腺功能障碍的症状重叠,这些症状包括阴道流血、睡眠困难、疲劳、情绪变化、热不耐症和心悸等。因此,需以高度的怀疑态度来诊断和治疗老年妇女的早期甲状腺疾病[4]。

### 口腔健康

口腔黏膜含有雌激素受体,因此激素水平的变化对口腔可产生直接的影响[63]。绝经后的妇女患牙周疾病可能更频繁、更严重。绝经期时,唾液减少可导致口腔问题如口腔干燥症、感觉迟钝、味觉改变、牙龈炎、牙周炎、下巴骨质疏松。应收集完整的口腔健康史,在体格检查时进行口腔检查,定期到口腔医生处进行口腔保健。

绝经后妇女的骨质丧失与牙齿脱落有直接关系。1%的全身骨质损失,牙齿脱落的风险高4倍[4]。预防骨质减少和骨质疏松,以及治疗骨质疏松将有利于保持骨和牙齿的健康。正常的维生素D水平有助于预防和治疗骨质疏松相关性牙周疾病,需强调定期的牙周和口腔检查、细致的家庭护理[4]。

## 骨健康、骨质减少和骨质疏松症

除了口腔健康,骨健康对于中老年女性来说非常重要。骨质疏松症是一种具有欺骗性的隐性疾病。在这种疾病中,骨量和骨强度丧失且骨质量恶化,从而增加了骨折的风险[64]。表18-9定义了与骨质疏松症相关的关键术语[64-66]。骨折在发生前通常没有明显症状。在美国每年发生约200万例骨质疏松症相关性骨折,其中女性发病率显著[65]。髋骨骨折是最昂贵和最引人注目的骨折类型,因此防止骨折特别是髋骨骨折是女性紧迫的任务。

人类在整个童年、青春期和成年早期建立骨骼,骨量在18~25岁之间达到顶峰。遗传因素、营养、身体活动和一般健康状况决定了个体到达高峰时的骨量和骨质量。在整个骨形成过程中,破骨细胞有助于去除老骨,成骨细胞有助于建立新骨。随着年龄的增长和绝经的发生,老骨清除大于新骨建立导致骨结构的削弱和骨量的减少。结果导致骨变得更加脆弱,即使没有严重的创伤也容易断裂[64]。某些风险因素使个体经历更大程度的骨丢失和/或更大的骨折风险。表18-10总结了骨质疏松症和骨质疏松症相关性骨折的风险因素。

临床医生通常通过双能量X射线吸收测定法(DXA)———一种增强型X射线测量骨矿物质密度(BMD)来诊断和治疗低骨量。BMD测量的指征列于表18-11。虽然BMD不是诊断骨折的最佳方法,通过骨密度预测骨折的有效性高于通过胆固醇水平预测心肌梗死[67]。

| 表 18-9 | 骨质疏松症的定义 |
| --- | --- |
| 术语 | 定义 |
| 骨矿物质密度（BMD） | 代替骨强度和抗骨折的标志<br>通过双能 X 射线吸收法测量<br>通常用于髋、股骨颈和脊柱的测量和报告<br>结果报告为参考样本平均值的标准差 |
| 双能 X 射线吸收法（DEXA 或 DXA） | 是测量 BMD 的金标准诊断技术 |
| FRAX | 在线骨折风险评估工具，用以协助筛查和治疗决策<br>计算未来 10 年骨折的绝对骨折风险 / 估计值计算包括年龄，骨密度和危险因素 |
| 成骨细胞 | 骨形成细胞 |
| 破骨细胞 | 骨破坏细胞 |
| 骨质减少 | 低骨量<br>T 分在 –2.5~–1.0 |
| 骨质疏松症 | 低骨量的骨骼疾病和骨微结构的恶化导致骨脆性增加，骨萎缩性骨折的风险增高<br>BMD T 评分 <–2.5 构成骨质疏松症 |
| T 分值 | 与正常、年轻、同性别人口的平均 BMD 峰值比较<br>某人的 BMD 与同性别的正常年轻成年人的平均 BMD 峰值不同标准差的数量<br>为中年和老年妇女做临床决策最常用的测量 |
| Z 分值 | 与同一年龄、性别和种族的参考人群的比较<br>不常用于评估中年和老年妇女，因为老年人的骨密度通常较低，可能会误导<br>主要用于儿童，青少年和年轻人 |

| 表 18-10 | 女性骨质疏松症和骨质疏松性骨折的危险因素 |
| --- | --- |
| 不可控的风险因素 | 潜在可控的风险因素 |
| 年龄 ≥ 65 岁 | 抽烟 |
| 有无实质性创伤性骨折的个人病史 | BMI <20 或体重 <127 磅（57.6kg） |
| 骨质疏松的家族史 | 进食障碍或过度运动导致闭经 |
| 在近亲中，无实质性创伤的髋、脊柱或手腕骨折 | 使用慢性糖皮质激素（如 > 5mg/d 的泼尼松 > 3~6 个月） |
| 种族：白人和亚裔妇女面临最大的风险，其次是西班牙裔和非洲裔美国妇女 | 跌倒的多个危险因素（如：腿或手臂肌肉力量下降，视力下降，环境危害，认知受损） |
| 性别：女性 | 慢性疾病：类风湿性关节炎，甲状旁腺功能亢进，受损吸收综合征 |
| 月经初潮晚（> 15 岁）或早绝经（<45 岁） | 酒精使用量大（≥ 3 杯 / 天） |

| 表 18-11 | 进行骨密度测量时的注意事项 |
| --- | --- |

绝经期：有既往骨折史或父母有髋关节骨折史，多个椎体，非脊椎骨折的妇女
绝经前或绝经过渡期：具备骨折风险增加的特定危险因素如厌食、长期使用糖皮质激素、代谢性骨病、甲状腺功能亢进症、低体重、先前低创伤骨折或高风险药物
治疗决策：如果考虑药物治疗，或有骨质流失情况时，应监测骨质疏松症治疗效果
FRAX：临床医生可以使用 FRAX 确定小于 65 岁的女性是否应该进行骨密度测试；如果 FRAX 表明女性有 9.3% 或更高的 10 年内主要骨质疏松性骨折高风险，则需进行 DXA
监测骨密度 DMPA 的效果

BMD，骨密度；FRAX，世界卫生组织的骨折风险评估工具

如果将骨量置于正常骨量高于和低于 0 的 1 个标准差(SD)的连续体上,则骨质减少是连续体上的下一个发现。骨质减少被定义为骨量减少,从低于 0 的 1 个标准差(SD)下降到低于 0 的 2.5 个标准差。该病症比骨质疏松症的普遍程度高三倍。连续体上越远离正常骨质则骨质疏松越显著,骨量减少 2.5 个标准差甚至更多(图 18-2)。T 评分是 DXA 测量最常用的报告方法[64]。通常,在股骨颈,腰椎前、后处进行 DXA 测量,并将其作为全髋测量;三个值中的最低值确定个体的诊断类别[64]。

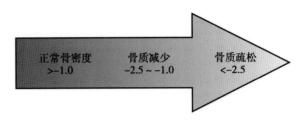

图 18-2　骨矿物质密度连续体

| 表 18-12 | 治疗骨质疏松症的药物 | |
|---|---|---|
| **通用药物(商品名)** | **剂量** | **注释** |
| **二磷酸盐** | | |
| 阿仑膦酸 | 预防:每日 5mg 或每周 35mg 片剂或口服溶液<br>治疗:每日 10mg 或每周 70mg 片剂或口服溶液 | 许多专家认为二磷酸盐是治疗骨质疏松症的一线药<br>二磷酸盐的选择通常基于所需的给药方案 |
| 伊班膦酸钠 | 预防:每日 2.5mg 或每月 150mg 片剂<br>治疗:每日 2.5mg 或每月 150mg,或每 3 个月 3mg | 必须在吃早饭前 30~60 分钟,用 8 盎司(236ml)水服用;坐 / 站立 30~60 分钟 |
| 利塞膦酸盐 | 预防和治疗:每日 5 mg;每周 35mg;每周 35mg 包装,加 6 片 500mg 碳酸钙;75mg 每月连续两天;和每月 150mg 片剂 | 所有口服二磷酸盐的副作用:吞咽困难,食道炎症,胃溃疡 |
| 唑来膦酸 | 预防:5mg IV,每 2 年<br>治疗:5mg IV,每年 | |
| **降钙素** | | |
| 鲑鱼降钙素 | 治疗(绝经后超过 5 年):每日 200IU,鼻喷雾 | FDA 批准用于治疗椎骨骨质疏松,不能用于非椎骨部位的骨质疏松<br>其他药物在椎骨和非椎骨部位更可靠,降钙素不是一线药物 |
| 雌激素激动剂 / 拮抗剂(选择性雌激素受体调节剂) | | |
| 雷洛昔芬 | 预防和治疗:每日 60 mg | 不仅抑制骨吸收,而且降低乳腺癌和子宫癌的风险<br>有效降低椎体骨折,但不减少髋部或其他非椎体骨折的风险<br>可能导致潮热<br>禁忌用于有静脉血栓栓塞史的妇女 |
| **甲状旁腺激素** | | |
| 特立帕肽 | 治疗(骨折风险非常高的绝经后妇女):每日 20mg SQ | 具有非常高的原发性骨折风险的骨质疏松症患者<br>尽管用了其他抗吸收疗,但仍有继续骨折可能者 |

IV,静注;SQ,皮下

## FRAX:骨折风险评估工具

临床上,与骨骼健康相关的重要目标是预防骨折,而不是简单地促进特定的骨矿物质密度得分。骨折风险受其他因素影响,骨密度仅仅是个人骨骼健康的一个方面。世界卫生组织(WHO)的骨折风险评估工具,也称为FRAX,用以帮助临床医生评估未来10年内主要(如髋、脊柱、前臂)骨折的可能性[64]。成本效益的经济模型决定了治疗策略。美国骨质疏松症基金会建议治疗在未来10年内有3%或更高的发生髋关节破裂的可能性的人群,或在未来10年内主要骨骼损伤达20%或更高的人群[68]。

FRAX算法中的风险因素包括年龄、性别、吸烟、每天饮酒 ≥ 3次,类风湿性关节炎、低BMI、延长使用皮质类固醇、继发性骨质疏松、父母有髋骨骨折史和较低的BMD[65]。该算法没有考虑这些危险因素的某些方面,如:烟草使用量或皮质类固醇使用量,并且根本没有考虑一些其他风险因素如活动水平,跌倒风险和摄入咖啡因情况[69]。

美国国家骨质疏松症基金会指出了使用FRAX时需要考虑的几个临床注意事项。在美国照护妇女时,临床医生应该考虑将FRAX用于绝经后妇女而不是用于年轻成人或儿童。对于目前或以前服用骨质疏松症药物的个体,助产士在解释FRAX评分时应谨慎,因为FRAX在该人群中未得到验证。此外,虽然FRAX的目的是使临床决策更直接,但所有治疗决策都需谨慎判断患者的个体临床特征。FRAX并未考虑所有危险因素,因此它的推荐不能用于治疗[69]。

### 生活方式和非药物性促进骨健康

足够的科学证据表明,儿种生活方式和非药物策略可以促进女性骨骼健康。这些策略能有效改善骨矿物质密度和降低骨折风险。此外,这些策略通常经济成本低、固有风险小,并且可以为人体健康的其他方面带来好处。这些策略包括具有足量某些营养素的健康饮食,参与正常的负重运动,保持健康的体重,以及避免烟草使用和过量的酒精摄入。

在各种营养膳食中,钙和维生素D是骨骼健康中最重要的,并且消耗富含这些营养素和/或摄入补充剂均可降低骨折风险[65]。一些主要组织如美国骨质疏松症基金会、国家科学院和医学研究所建议50岁以上的妇女每天摄入1 200mg钙和800~1 000 IU维生素D[68],这些营养物质的最佳来源是食物。维生素D和钙补充剂用于改善骨骼健康目前还未被证明是有效的,因此不推荐用于健康成年人[70]。预防65岁及以上妇女跌倒的维生素D推荐量可参考"贯穿整个生命周期的健康促进"章节。

增强肌肉力量的运动和负重运动对中老年女性的骨骼健康(和整体健康)有多种益处。肌肉力量、平衡感、敏捷度和身体姿势的提高可以降低跌倒的风险。跌倒可引起潜在重大负性后遗症,如:骨折、疼痛、残疾和死亡。锻炼也对骨密度有适度好处,也就是说,骨骼通过增加骨量适应运动时骨骼承受的压力[65]。

体重 <127(57.6kg)或BMI<20是低骨量和增加骨折风险的危险因素。应与体重偏低的女性讨论增加体重,以使体重保持在健康范围内[65,68]。

吸烟和过量酒精摄入对健康有很多不良影响,也对女性的骨骼健康造成显着负面影响。女性吸烟者骨量较低,骨丢失更快,骨折风险明显高于不吸烟者[68]。虽然中度酒精摄入对骨骼没有任何公认的有害影响,但每天摄取三种及以上酒精饮料增加了骨质疏松性骨折和跌倒的风险[65,68]。

### 骨质疏松症治疗的药物选择

关注生活方式战略可促进骨骼健康和减少处于低骨折风险的中老年女性的骨折发生。但是,对以下任何一种情况的女性应考虑进行药物治疗:骨质疏松症(T值为 –2.5 或更低),低创伤性髋部或椎体骨折史或骨质疏松(T值在 –2.5~–1.0),如果FRAX显示10年内发生髋部骨折概率为3%或更大,或者10年内主要骨质疏松症相关骨折发生概率为20%或更大[65,68,69]。

ET或EPT中的雌激素是具有较长历史的FDA批准用于预防骨质疏松的药物,但是它不能用于治疗。除了雌激素,许多FDA批准的药物可用于预防和/或治疗骨质疏松症,包括二磷酸盐、雷洛昔芬、降钙素和特立帕肽。药物的种类、剂量和基本处方问题见表18-12。骨质疏松药物的治疗不易坚持,6~12个月的研究中药物依从性为25%~81%[68]。因此,如果助产士和女性认为药物治疗是必需的,则重要的是对女性进行关于骨折风险和治疗目的的健康教育,然后确定和消除干扰药物治疗依从性的障碍[69]。给药频率似乎影响药物依从性,相比于需每日服药,每周服药一次的女性依从性更高[65,68]。

## 结论

绝经是一个健康、自然的生理过程。与妊娠相似,绝经女性需要医疗保健系统的帮助。助产士很适合照护中年妇女。在这个人生阶段,助产照护包括制定个性化的健康促进和疾病预防计划,以及健康筛查、疾病的早期识别和治疗。作为初级保健人员,助产士有机会在为女性提供整体化、以妇女为中心的健康保健中起领导作用,帮助女性成功度过绝经期。

（罗碧如　译　陆虹　审）

## 信息资源

| Organization | Description | Webpage |
|---|---|---|
| North American Menopause Society (NAMS) | Organization focused on midlife and older women and that publishes the MenPro App, which can assist in shared decision making. | http://www.menopause.org |
| | *Menopause Practice: A Clinician's Guide* is a publication available for download that includes background information, evidence for health care, and guidelines. | http://www.menopause.org/publications/clinical-care-recommendations |
| FRAX: World Health Organization | *Fracture Risk Assessment Tool* is an instrument for determining risk of bone fractures. | http://www.shef.ac.uk/FRAX |
| Investigation of Women with Postmenopausal Uterine Bleeding | *Clinical Practice Recommendations* are guidelines for assessment and management of women with postmenopausal uterine bleeding. | https://www.ncbi.nlm.nih.gov/pmc/articles/PMC3951032/ |
| National Center for Complementary and Integrative Health at the National Institutes of Health | Information about complementary and integrative health care. | https://nccih.nih.gov/health/menopause |
| Smiles for Life | *A National Oral Health Curriculum* has information for about oral health for all ages. | http://www.smilesforlifeoralhealth.org |
| American College of Cardiology and American Heart Association Task Force on Practice Guidelines | Heart Risk Calculator | http://www.cvriskcalculator.com |
| National Cancer Institute | Breast cancer risk assessment tool | https://www.cancer.gov/bcrisktool/ |
| National Osteoporosis Foundation (NOF) | Information for professionals and patients | https://www.nof.org |

## 参考文献

1. Shifren JL, Gass MLS; NAMS Recommendations for Clinical Care of Midlife Women Working Group. The North American Menopause Society recommendations for clinical care of midlife women. *Menopause.* 2014;21(10);1038-1062.

2. Rousseau ME. Women's midlife health: reframing menopause. *J Midwifery Womens Health.* 1998;43(3): 208-223.

3. Rousseau ME. Evidence-based practice in women's health: hormone therapy for women at menopause. *J Midwifery Womens Health.* 2001;46(3):167-180.

4. North American Menopause Society. *Menopause Practice: A Clinician's Guide.* 5th ed. Mayfield Heights, OH: North American Menopause Society; 2017.

5. Broekmans FJ, Soules MR, Fauser BC. Ovarian aging mechanisms and clinical consequences. *Endocr Rev.* 2009;30:465-493.

6. Fritz MA, Speroff L. Menopause and perimenopausal transition. In: *Clinical Gynecologic Endocrinology and Infertility.* 8th ed. Philadelphia, PA: Lippincott Williams & Wilkins; 2011:673-748.

7. Cockerham A. Adenomyosis: a challenge in clinical gynecology. *J Midwifery Womens Health.* 2012;57: 212-220.

8. Solomon DA, Ruppert K, Greendale YL, Selzer F,

Finkelstein JS. Medication use by race and ethnicity in women transitioning through the menopause: a Study of Women's Health Across the Nation drug epidemiology study. *J Womens Health* 2016;25(6):599-605.

9. Nosek M, Kennedy HP, Beyene Y, Taylor D, Gilliss C, Lee K. The effects of perceived stress and attitudes toward menopause and aging. *J Midwifery Womens Health*. 2010;55(4):328-334.

10. Hale GE, Robertson DM, Burger HG. The perimenopausal woman: endocrinology and management. *J Steroid Biochem Molec Biol*. 2014;142:121-131.

11. Harlow SD, Gass M, Hall JE, et al. Executive summary of the Stages of Reproductive Aging Workshop + 10: addressing the unfinished agenda of staging reproductive aging. *Fertil Steril*. 2012;97:843-851.

12. Singer D. "It's not supposed to be this way": psychological aspects of a premature menopause. *Counsel Psychother Res*. 2012;12(2):100-108.

13. Pickar JH, Archer DF, Kagan R, Pinkerton JV, Taylor HS. Safety and benefit considerations for menopausal hormone therapy. *Expert Opin Drug Saf*. 2017;16(8):941-954.

14. Fritz MA, Speroff L. Postmenopausal hormone therapy. In: *Clinical Gynecologic Endocrinology and Infertility*. 8th ed. Philadelphia, PA: Lippincott Williams & Wilkins; 2011:749-858.

15. Nelson HD. Menopause. *Lancet*. 2008;371:760-770.

16. Wildman RP, Sowers MR. Adiposity and the menopausal transition. *Obstet Gynecol Clin North Am*. 2011;38:441-454.

17. Nappi RE, Kokot-Kierepa M. Vaginal Health: Insights, Views & Attitudes (VIVA): results from an international survey. *Climacteric*. 2012;15:36-44.

18. Portman D. Genitourinary syndrome of menopause: new terminology for vulvovaginal atrophy from the International Society for the Study of Women's Sexual Health and the North American Menopause Society. *Menopause*. 2014;21(10):1063-1068.

19. Gandhi J, Chen A, Dagur G, et al. Genitourinary syndrome of menopause' an overview of clinical manifestations, pathophysiology, etiology, evaluation, and management. *Am J Obstet Gynecol*. 2016;215(6):704-711.

20. Freeman EW, Sherif K. Prevalence of hot flushes and night sweats around the world: a systematic review. *Climacteric*. 2007;10:197-214.

21. Fisher TE, Chervenak JL. Lifestyle alterations for the amelioration of hot flashes. *Maturitas*. 2012;71:217-220.

22. Smith R, Flaws JA, Gallicchio L. Does quitting smoking decrease the risk of midlife hot flashes? A longitudinal analysis. *Maturitas*. 2015;82(1):123-127.

23. Cray LA, Woods NF, Herting JR, Mitchell ES. Symptom clusters during the late reproductive stage through the early postmenopause: observations from the Seattle Midlife Women's Health Study. *Menopause*. 2012;19:864-869.

24. Daley A, Stokes-Lampard H, Thomas A, MacArthur C. Exercise for vasomotor menopausal symptoms. *Cochrane Database Syst Rev*. 2014;11:CD006108.

doi: 10.1002/14651858.CD006108.pub4.

25. Saensak S, Vutyavanich T, Somboonporn W, Srisurapanont M. Relaxation for perimenopausal and postmenopausal symptoms. *Cochrane Database Syst Rev*. 2014;7:CD008582. doi: 10.1002/14651858.CD008582.pub2.

26. Alexander IM. The history of hormone therapy use and recent controversy related to heart disease and breast cancer arising from prevention trial outcomes. *J Midwifery Womens Health*. 2012;57(6):547-557.

27. Rossouw JE, Anderson GL, Prentice RL, et al. Risks and benefits of estrogen plus progestin in healthy postmenopausal women: principal results from the Women's Health Initiative randomized controlled trial. *JAMA*. 2002;288(3):321-333.

28. Anderson GL, Limacher M, Assaf AR, et al. Effects of conjugated equine estrogen in postmenopausal women with hysterectomy: the Women's Health Initiative randomized controlled trial. *JAMA*. 2004; 291(14):1701-1712.

29. Marjoribanks J, Farquhar C, Roberts H, Lethaby A, Lee J. Long-term hormone therapy for perimenopausal and postmenopausal women. *Cochrane Database Syst Rev*. 2017;1:CD004143. doi: 10.1002/14651858 .CD004143.pub5.

30. Boardman HMP, Hartley L, Eisinga A, et al. Hormone therapy for preventing cardiovascular disease in post-menopausal women. *Cochrane Database Syst Rev*. 2015;3:CD002229. doi: 10.1002/14651858 .CD002229.pub4.

31. Charbonneau DH. Health literacy and the readability of written information for hormone therapies. *J Midwifery Womens Health*. 2013;58(3):265-270.

32. Furness S, Roberts H, Marjoribanks J, Lethaby A. Hormone therapy in postmenopausal women and risk of endometrial hyperplasia. *Cochrane Database Syst Rev*. 2012;8:CD000402. doi: 10.1002/14651858 .CD000402.pub4.

33. Parish SJ, Gillespie JA. The evolving role of oral hormonal therapies and review of conjugated estrogens/ bazedoxifene for the management of menopausal symptoms. *Postgrad Med*. 2017;129(3):340-351.

34. Formoso G, Perrone E, Maltoni S, et al. Short-term and long-term effects of tibolone in postmenopausal women. *Cochrane Database Syst Rev*. 2016;10:CD008536. doi: 10.1002/14651858.CD008536.pub3.

35. Scheffers CS, Armstrong S, Cantineau AEP, Farquhar C, Jordan V. Dehydroepiandrosterone for women in the peri- or postmenopausal phase. *Cochrane Database Syst Rev*. 2015;1:CD011066. doi: 10.1002/14651858 .CD011066.pub2.

36. Lethaby A, Ayeleke RO, Roberts H. Local oestrogen for vaginal atrophy in postmenopausal women. *Cochrane Database Syst Rev*. 2016;8:CD001500. doi: 10.1002/14651858.CD001500.pub3.

37. Nelson HD, Walker M, Zakher B, Mitchell J. Menopausal hormone therapy for the primary prevention of chronic conditions: a systematic review to update the U.S. Preventive Services Task Force Recommendations.

*Ann Intern Med.* 2012;157:104-113.

38. Weinstein MM. Hormone therapy and urinary incontinence. *Menopause.* 2012;19:255-256.

39. Manson JE, Aragaki AK, Rossouw JE, et al. Menopausal hormone therapy and long-term all-cause and cause-specific mortality: the Women's Health Initiative randomized trials. *JAMA.* 2017;318(10):927-938.

40. North American Menopause Society. Hormone products for postmenopausal use in the United States and Canada. 2012. Available at: http://www.menopause.org /docs/professional/htcharts.pdf. Accessed September 15, 2017.

41. Gaudard AMIS, Silva de Souza S, Puga MES, Marjoribanks J, da Silva EMK, Torloni MR. Bioidentical hormones for women with vasomotor symptoms. *Cochrane Database Syst Rev.* 2016;8:CD010407. doi: 10.1002/14651858.CD010407.pub2.

42. Pattimakiel L, Thacker HL. Bioidentical hormone therapy: clarifying the misconceptions. *Cleve Clin J Med.* 2011;78:829-836.

43. Moore TR, Franks RB, Fox C. Review of efficacy of complementary and alternative medicine treatments for menopausal symptoms. *J Midwifery Womens Health.* 2017;62(3):286-297.

44. National Center for Complementary and Integrative Health. Available at: https://nccih.nih.gov/health. Accessed September 15, 2017.

45. Lethaby A, Marjoribanks J, Kronenberg F, Roberts H, Eden J, Brown J. Phytoestrogens for menopausal vasomotor symptoms. *Cochrane Database Syst Rev.* 2013;12:CD001395. doi: 10.1002/14651858 .CD001395.pub4.

46. Borrelli F, Ernst E. Alternative and complementary therapies for the menopause. *Maturitas.* 2010;66:333-343.

47. Guttuso T. Effective and clinically meaningful nonhormonal hot flash therapies. *Maturitas.* 2012;72:6-12.

48. Andrews JC. Vasomotor symptoms: an evidence-based approach to medical management. *J Clin Outcome Manage.* 2011;18:112-128.

49. Hall E, Frey BN, Soares CN. Non-hormonal treatment strategies for vasomotor symptoms: a critical review. *Drugs.* 2011;71:287-304.

50. Regestein QR. Is there anything special about valerian? *Menopause.* 2011;18:937-939.

51. Taavoni S, Ekbatani N, Kashaniayn M, Haghani H. Effect of valerian on sleep quality in postmenopausal women: a randomized, placebo-controlled clinical trial. *Menopause.* 2011;18:951-955.

52. Leach MJ, Moore V. Black cohosh (*Cimicifuga* spp.) for menopausal symptoms. *Cochrane Database Syst Rev.* 2012;9:CD007244. doi: 10.1002/14651858 .CD007244.pub2.

53. Dodin S, Blanchet C, Marc I, et al. Acupuncture for menopausal hot flushes. *Cochrane Database Syst Rev.* 2013;7:CD007410. doi: 10.1002/14651858 .CD007410.pub2.

54. Nayak C, Singh V, Singh K, et al. Management of distress during climacteric years by homeopathic therapy. *J Altern Complement Med.* 2011;17:1037-1042.

55. Elkins GR, Fisher WI, Johnson AK, Carpenter JS, Keith TZ. Clinical hypnosis in the treatment of postmenopausal hot flashes: a randomized controlled trial. *Menopause.* 2013;20(3):291-298.

56. Study of Women's Health Across the Nation (SWAN). Available at: http://www.swanstudy.org. Accessed September 14, 2017.

57. Rousseau ME, Gottlieb SF. Pain at midlife. *J Midwifery Womens Health.* 2004;49(6):529-538.

58. Rahn DD, Carberry C, Sanses TV, et al. Vaginal estrogen for genitourinary syndrome of menopause: a systematic review. *Obstet Gynecol.* 2014;124(6):1147-1156.

59. Cody JD, Jacobs ML, Richardson K, Moehrer B, Hextall A. Oestrogen therapy for urinary incontinence in post-menopausal women. *Cochrane Database Syst Rev.* 2012;10:CD001405. doi: 10.1002/14651858 .CD001405.pub3.

60. Thomas HN, Hess R, Thurston RC. Correlates of sexual activity and satisfaction in midlife and older women. *Ann Fam Med.* 2015;13(4):336-342. doi: 10.1370/afm.1820.

61. Shifren JL. Increasing our understanding of women's sexuality at midlife and beyond. *Menopause.* 2011;18:1149-1151.

62. Hirschberg AL. Sex hormones, appetite and eating behaviour in women. *Maturitas.* 2012;71:248-256.

63. Suri V, Suri V. Menopause and oral health. *J Mid-Life Health.* 2014;5(3):115-120.

64. American College of Obstetricians and Gynecologists. Practice Bulletin No. 129: osteoporosis. *Obstet Gynecol.* 2012;120:718-734.

65. Tufts G. New treatment approach for osteopenia. *J Midwifery Womens Health.* 2011;56:61-67.

66. North American Menopause Society. Management of osteoporosis in postmenopausal women: 2012 position statement of the North American Menopause Society. *Menopause.* 2012;17:25-54.

67. Pollycove R, Simon JA. Osteoporosis: screening and treatment in women. *Clin Obstet Gynecol.* 2012; 55:681-691.

68. National Osteoporosis Foundation. *Clinician's Guide to Prevention and Treatment of Osteoporosis.* Washington, DC: National Osteoporosis Foundation; 2010.

69. Dunniway DL, Camune B, Baldwin K, Crane JK. FRAX counseling for bone health behavior change in women 50 years of age and older. *J Am Acad Nurse Pract.* 2012;24:382-389.

70. Zhao JG, Zeng XT, Wang J, Liu L. Association between calcium or vitamin D supplementation and fracture incidence in community-dwelling older adults: a systematic review and meta-analysis. *JAMA.* 2017;318(24):2466-2482.

# 孕期

JOYCE E.ROBERTS

公认的观点是,进行孕期保健对于取得最佳妊娠结局至关重要。为取得最佳结局而进行的孕期保健质量受到以下因素的影响:产前检查的次数、保健提供者的专业素质和水平、保健机构和环境(分娩中心、门诊部、公立或私立的全科医院)、上级转诊医疗机构与咨询会诊条件的可及性都很关键。理想的孕期保健是在联合性、多功能团队、有多种医疗专业设施条件的医疗体制下进行,以保证能够及时准确地发现和诊断异常,并采取相应干预措施。超声波检查设施、诊断性遗传检测、孕期健康教育资源尤为重要。

本章叙述了广泛的孕期保健服务内容,包括遗传学、妊娠过程、影响孕妇的内科并发症。进行孕期保健时要选择使用相应的指导规范,如美国预防服务工作组(US Preventive Service Task Force)提出的有关妊娠状况评估、筛查检测结果的解读、诊断步骤参考、何时需要上级医师会诊、妊娠并发症出现时何时需要转换为医疗团队联合管理的规范。

为了获得健康的妊娠进展过程和最佳妊娠结局,首先必须要了解妇女的总体健康状况和生育史。最好是在怀孕以前就开始进行孕前保健,但这通常做不到。由于通常没有孕前保健在前,使得孕期保健变得更加重要,通过及时识别异常疾病和推广健康行为来获得最佳的妊娠结局。孕期保健有时还会涉及妇女今后的健康,并通过孩子、家庭影响到整个社会的健康。这种贯穿于整个孕期的保健形式对于识别慢性疾病和改变调整健康行为也十分关键。影响健康的重要行为包括:饮食营养实践、药物毒品使用、运动锻炼。

本章在这个方面具体讲述了以下内容:遗传学;妊娠解剖与生理;产程中的胎儿评估,包括评估关键生理指征;识别异常疾病和特定妊娠并发症的指南。

第一个关键问题是确定孕龄,即胎儿有多大了。这个章节以加入知识点和总结性图表的形式讲述了评估和确定孕龄的方法。孕龄是一个重要的"视镜",在与孕妇的交谈和临床观察中,助产士需要通过它来"听取"和"看待"获得的信息。在孕期检查中,孕龄还是一个关键的指标,它能帮助助产士准确地判断妊娠状况,通过孕妇的症状和诊断检查结果来识别异常,并提供及时的干预措施,以便取得最佳妊娠结局,使期望中的孕妇获得妊娠与分娩最满意的结果。

在孕期保健中,必须要考虑到与妊娠有关的两个基本方面。第一,孕妇的生理健康、妊娠状况、胎儿的生长发育与健康,这其中包括了对各种疾病的筛查、化验室检查和遗传筛查测试。第二,妇女对妊娠过程的体验与对妊娠作出的反应。本章这部分涉及的主要信息有:由孕妇情感状态和妊娠与胎儿生理状况决定的孕期保健范围与内容。其中包括:妊娠状况的评估、胎儿状况的遗传学基础、诊断性检测的关键特性,以及在允许上级医师会诊与多专业团队管理的医疗机构中对异常疾病与妊娠并发症的筛查、识别与管理。这部分信息以系统化形式给出,使读者能够遵循孕期保健原则所规定的方式去解读和使用在孕期保健与评估中获得的客观资料,并按照最佳实践方式去提供孕期保健。这些内容包括有:筛查指征、具体的检测方法、检测结果的正常范围,将以详细的图表形式加以总结,并列出了孕期保健相关信息的更多来源。

由于诊断检查技术在准确度上存在着局限性,干预措施的效果也具有不确定性。助产士应该谨慎地引导孕妇参与对自己身体状况的评估,共同做出管理决策。明确孕妇是否已经理解了有关的信息和选择范围,并结合其个人的理念与价值观来考虑干预措施的选择。

这些章节将协助助产士们去应对孕期保健中的挑战,特别是去获得和解读随着妊娠进展接踵而来的信息资料,具备识别健康问题和妊娠并发症的知识技能,在产前检查的过程中使用慎重的方式与孕妇和她的亲朋互动交流。此外,助产士的职责是协助孕妇为分娩、初为人母和母乳喂养做好准备。

(段得琬　译、审)

# 19

# 妊娠解剖与生理

TEKOA L.KING

感谢 Ellen Tilden 对本章的贡献,感谢前版作者 Michele R.Davison,Melissa D.Avery,Cindy M.Anderson 的贡献

## 引言

妊娠期间母体会发生重大的解剖学与生理学变化。除生殖器官外,母亲的整个生理系统在妊娠期间都会发生相应改变,来支持胎儿的生长发育过程,同时维持母体自身的身体平衡。对所有孕期保健提供者,包括助产士来说,全面理解这些变化至关重要。本章主要介绍孕期发生的生殖器官的变化、重要妊娠激素的影响、胎儿的生长发育过程以及母体的适应性改变。

## 孕期生殖器官变化

从排卵开始,整个妊娠过程大约持续 266 天或 38 周(受孕后周数),即 10 个阴历月份或 9 个阳历月份(因为某些阳历月份横跨 5 周)。有来源指出,如果孕期是从正常末次月经算起的,那么人类妊娠时间将是 280 天或完整的 40 周。如果以周数计算妊娠时,要注意这个周数值要在一整周结束之后会变化。因此 23+5 孕周的妊娠是指末次月经算起的 23 周再加 5 天。这相当于受孕之后的 21 周加 5 天。

妊娠期间,孕妇乳房进一步发育,来为泌乳做准备。同时,子宫也增大为正常尺寸的 5 倍左右;在 38 孕周时,子宫的体积大约为 32cm×22cm×24cm。宫颈的第一功能是作为保持子宫内容物的屏障。但在妊娠末期,宫颈会变软、变短,宫口扩张以便在分娩时胎儿能顺利地通过。这些变化都是孕期各种激素刺激相互作用的结果,这对所有孕妇都具有重要

的临床意义,特别是对于伴有先天子宫畸形、流产、早产、子痫前期以及其他妊娠并发症的孕妇来说更加重要。

## 乳房

在不同孕期激素的作用下,乳房在妊娠期间产生两种明显的发育变化来为泌乳做准备。乳腺发育和泌乳阶段,这两个阶段的演进都伴随着增生和肥大两种变化[1]。增生指细胞数量的增加或细胞增殖,肥大指细胞体积增大。

乳腺发育开始于妊娠早期。乳房通过细胞增生变大,乳腺小叶在体积上也变大。乳头变得更易勃起,乳晕相应增大,颜色加深,表浅血管变得更加明显。在此期间,有的人可能会感觉乳房变得有压痛,甚至感到疼痛。乳腺小叶终端的乳腺腺泡迅速增殖和扩大,使乳腺小叶也增生长大。

到妊娠中期,腺泡上皮细胞分化为分泌性上皮细胞,这是泌乳的第一个阶段。到妊娠末期,腺泡开始分泌初乳,但受孕期主要激素之一孕激素的抑制作用而处于静止状态。胎儿出生后,孕激素突然停止分泌,泌乳阶段 Ⅱ 启动,此时正式泌乳开始。关于泌乳阶段 Ⅱ 的详细内容将在"母乳喂养和母婴共同体"一章中介绍。

## 子宫

子宫壁的三层(子宫内膜层、子宫肌层和子宫浆膜层)在妊娠过程中变得更加分明。子宫在孕期

按照稳定的可预料的速度增长,在大约妊娠5周时能首次观察到子宫的增大。子宫增长最先体现在前后径上,同时子宫下段或子宫峡部会变得非常柔软。这种变化导致子宫下段在一段时期内有明显的可压缩性,大约在末次月经第一天后的4~6周,即受孕后的2周左右出现。这种特殊的压缩性叫做黑加征(Hegar征),是怀孕的可能体征。如图19-1所示,在双合诊检查时,子宫下部非常柔软,很容易被检查者用双手手指挤压(一只手在腹部,另一只戴手套的手在阴道后穹隆)。

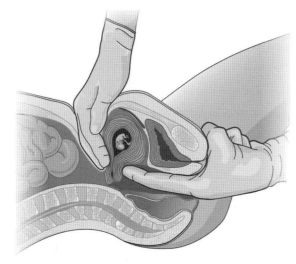

图 19-1    黑加征(Hegar 征)

孕早期子宫从孕前的梨形变为球形,之后逐渐变为长圆柱体。子宫解剖位置与母体解剖结构的关系如图19-2所示。

子宫圆韧带附着于子宫两侧,起自输卵管与子宫连接处的稍前下方,继而穿过由腹膜折叠形成的阔韧带,穿过腹股沟管,止于会阴两侧大阴唇的前端(上部)。圆韧带主要由与子宫平滑肌相连的平滑肌组成。随着子宫增大,圆韧带在妊娠期间增生并伸展。在子宫快速生长期间,孕妇可能会在移动或转动时感到腹股沟区域的牵拉感或剧痛,这是圆韧带受到过度扭转或拉伸所致。

子宫的增长可以归为两个过程:①在雌激素和孕激素的作用下,子宫肌层的平滑肌细胞在妊娠早期增生;②随后的子宫肌肉肥大。肌细胞内肌动蛋白、肌球蛋白、肌浆网和线粒体数量增加,它们在分娩时共同发挥机械作用使肌肉收缩,正如在"产程与分娩过程中的解剖学和生理学"一章中所提到的。子宫肌层主要的特性是收缩性和弹性。收缩性指可以拉长和变短,而弹性则是指具有延展的能力。

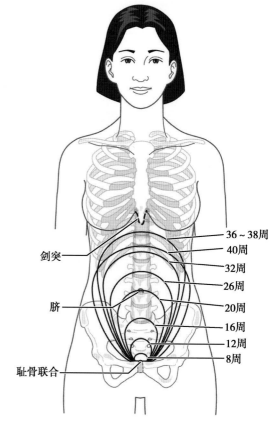

图 19-2    孕期相应的正常宫高

### 子宫内膜发展成为蜕膜

分泌型子宫内膜包括柱状上皮、上皮细胞、迁移型免疫细胞和螺旋动脉。为子宫肌层供血的放射状动脉分支为基底动脉,基底动脉进而形成螺旋动脉,负责部分子宫肌层和子宫内膜的血液供应[2]。

子宫内膜为利于着床发生的一系列变化,称为蜕膜反应。使用"蜕膜"一词是因为这个过程就像落叶植物的树叶一样,转化形成的组织在分娩后又脱落了[3]。蜕膜反应的发生受雌激素和孕激素的影响,同时也与囊胚和母体子宫内膜产生的局部化学物质发生的复杂反应或"交叉对话"有关。

大约排卵8天后,分泌型子宫内膜会出现一个利于囊胚着床的持续约4~5天的"窗口期"[4]。在此期间,免疫细胞聚集,子宫内膜腺体分泌增加,上皮表面出现小突起样的"吞饮泡"和细胞黏附分子[5]。吞饮泡吸收来自子宫腔内的液体,这可能在吸引囊胚着床中起有重要作用。一旦囊胚与子宫内膜接触,吞饮泡和滋养层突起相互作用以利于着床(图19-3)[6]。一般认为,子宫内膜生长的"窗口期"期间发生的生理变异能够导致着床过程失败,这是当前不孕不育研究中的主题之一。

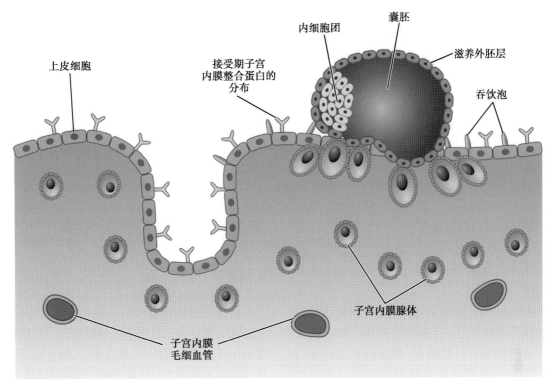

图 19-3　囊胚着床过程

当囊胚到达子宫内膜着床部位时,蜕膜反应开始启动。内膜基质细胞变成大而圆的蜕膜细胞,形成一层可以使滋养层固定的薄膜,同时发生化学上的交互反应[7]。

蜕膜具有多重作用,包括引导滋养层侵入、为早期胚胎提供营养物质等。母体蜕膜分为三部分:底蜕膜、包蜕膜和真蜕膜,这是根据蜕膜和胎儿之间的位置关系命名的。底蜕膜位于着床发生部位,将来可发育成为胎盘的母体部分。底蜕膜可细分为致密层和海绵层,海绵层是第三产程发生胎盘剥离的部位。包蜕膜是包裹在绒毛膜外的蜕膜,而真蜕膜是位于其对面子宫壁上的蜕膜。大约在妊娠大约 4 个月时,包蜕膜和真蜕膜相互接触,子宫腔消失。

### 子宫的神经支配

子宫的神经支配是妊娠期发生的最为有趣的生理变化之一。子宫主要受交感神经系统支配,同时也受到一些来自副交感神经系统及脑脊髓的神经纤维的影响。支配子宫的神经分布并非遍及整个子宫,例如:同宫底相比,宫颈部位的神经分布更加丰富。在妊娠期间,分布于宫底的神经纤维几乎完全消失,但宫颈部位的神经纤维却得以保留[8,9]。虽然此种变化的原因尚未搞清,但是,一般认为缺少交感神经支配可以保护子宫免受交感神经所产生的儿茶酚胺

的影响,抑制子宫的收缩活动。孕期和产程中的子宫收缩活动受内分泌调控,而不是因肌肉纤维受到神经刺激。

### 妊娠期的宫颈重塑

非孕妇女的宫颈平均长度为 3cm[10-12]。子宫颈为一管状结构,由两个主要部分组成,即外宫颈和内宫颈。外宫颈是在阴道内可见的部分,表面由一层柱状上皮细胞和一层鳞状上皮细胞构成。内宫颈是宫颈内部、形似管道的部分,开口于子宫,仅由一层柱状上皮细胞覆盖。宫颈的两个开口通常被称为宫颈内口和宫颈外口,在"女性生殖系统的解剖和生理"一章也有介绍。初产妇的宫颈在宫颈外口处的开口为圆环状,类似针尖大小;相反,经产妇的宫颈外口则呈横向的撕裂状。

宫颈的腺体组织会产生黏液形成黏液栓封闭宫颈内通道,在孕期中阻止细菌或病原体逆行感染到达宫腔。

在妊娠期间,宫颈主要由覆盖了一层薄薄平滑肌的结缔组织构成,表面由柱状上皮细胞覆盖。宫颈的细胞外结缔组织含有蛋白质(胶原蛋白和弹性蛋白)和蛋白聚糖(主要是透明质酸和饰胶蛋白聚糖),被称为细胞外基质。宫颈大约 80% 的部分由细

胞外基质构成,大约15%的部分由平滑肌构成,但二者分布很不均匀[10~14]。靠近宫颈内口的区域平滑肌分布较多,而靠近宫颈外口的区域细胞外基质较多。胶原蛋白组织的强度取决于胶原微纤维之间交联的类型和数量。

在妊娠、临产、分娩和产后过程中,宫颈将会经历四个区别明显的时期:①软化,也称为重塑;②妊娠末期软化加速,称为成熟;③扩张;④修复。在孕期雌激素的作用下,宫颈在末次月经第一天后的约4周时开始软化。这种宫颈软化现象称为古德尔征(Goodell征),是怀孕的一个征象[11]。随着血管增加,宫颈还会变为青紫或蓝紫色着色,称作查德威克征(Chadwick征),通常在妊娠6~8周开始显现。

跟随最初出现的快速软化后,宫颈在整个妊娠期间都会持续软化,但是速度减慢。胶原蛋白变得更易溶解和具有顺应性,但不会失去结构完整性。有一些因素会对妊娠期间宫颈的构筑产生不利的影响,包括:感染、遗传因素以及既往涉及宫颈的手术。通常妊娠期间宫颈长度保持在30~40mm之间,宫颈缩短到20mm以下的孕妇早产风险增加。

### 临产前宫颈成熟

"宫颈成熟"是用来描述宫颈在临产前几周重塑和软化过程加速的术语。宫颈重塑和子宫收缩激活是与产程发动有关的两个主要生理过程。宫颈成熟是一系列尚未明确的激素和机械因素间相互作用的结果。随着孕激素水平下降和雌激素水平上升,宫颈的含水量和血管增加,胶原细胞变得混乱,导致胶原纤维束的机械力量明显减弱。

前列腺素PGE2和PGF2的局部平行分泌也会影响子宫颈的成熟和临产的启动。胎儿分泌的促肾上腺皮质激素释放激素和皮质醇会引起宫颈和子宫的前列腺素受体上调,而PGE2可以促进宫颈血管舒张。同时,促炎因子的产生导致白细胞和巨噬细胞浸润,这些细胞产生释放细胞酶,促进细胞外基质蛋白改变、胶原纤维松弛以及胶原含量减少。

### 宫颈消失和扩张

在妊娠末期至临产早期,宫颈变短或变薄,宫颈内口和宫颈外口之间的距离减小到消失。这个伴随子宫收缩发生的过程叫做宫颈消失。随着这一过程的继续,宫颈开始扩张。在初产妇中,宫颈消失和扩张通常发生在产程早期,而在经产妇中,宫颈消失可能发生在进展性产程开始之前。然而产程的开始并不总是统一的。在产程开始时,宫颈消失和扩张的程度有很大的个体差异。

很多孕妇会发现怀孕期间阴道分泌物增多,称为白带。之所以出现这种现象,是因为除了上皮细胞产生的正常阴道分泌物以外,此时宫颈腺体会分泌更多的黏液以形成宫颈黏液栓。这些宫颈和阴道分泌物可能是白带增加的生理学基础。

## 妊娠期的激素

胎盘是连接母亲和胎儿的主要生理结构,也是胎儿和母体化学信息交换的重要媒介。孕期胎盘产生的主要激素有雌激素、孕激素、人绒毛膜促性腺激素(hCG)和人胎盘生乳素(hPL),每种激素在维持妊娠进展中都发挥着重要作用(表19-1)。除此之外,胎盘和胎儿还能够合成其他促进胎儿和胎盘自身局部或系统性生长发育的化学介质,但其中还有很多的化学介质尚未被发现。

### 人绒毛膜促性腺激素

hCG是一种由α和β二个亚单位组成的糖蛋白。α亚单位在结构上与黄体生成素(LH)、尿促性素(FSH)和促甲状腺激素(TSH)的基本结构相同。β亚单位(β-hCG)根据产生的组织的不同可以有多种形式,是现代定性妊娠试验的基础[15~17]。β-hCG血浆浓度的连续定量测试是提供诊断妊娠和监测早期妊娠进展的临床指标。

在着床发生前,hCG由囊胚的合体滋养层组织分泌,之后则由胎盘分泌。hCG的首要作用是通过阻碍黄体变性,维持妊娠早期的雌激素和孕激素生成。在妊娠早期,hCG的游离β亚单位(β-hCG)水平即开始升高,大约于排卵后8~10天,或是第一次月经错后不久即可以测出,这个时间正好与受精卵着床的时间一致[18]。在85%的正常妊娠孕妇中,β-hCG的水平大约每48~72小时翻倍,保持这一增长速率直至妊娠第8~11周达到约10万mIU/ml的峰值水平;此后β-hCG的血浆浓度开始缓慢下降,到达约为2万mIU/ml的水平时保持稳定(图19-4)[18]。

| 表 19-1 | 妊娠期的主要激素及其功能 | |
|---|---|---|
| 激素 | 来源 | 主要功能 |
| 人绒毛膜促性腺激素 (hCG) | 合体滋养层、胎盘 | 刺激黄体分泌孕激素 |
| | | 预防黄体变性,保证雌激素和孕激素的继续合成 |
| | | 促进滋养细胞侵入时合体滋养层的形成 |
| | | 促进滋养细胞侵入过程中螺旋动脉重塑 |
| | | 促进子宫血管系统的血管生成 |
| | | 在孕早期刺激甲状腺生成甲状腺素 |
| | | 抑制子宫平滑肌收缩 |
| 人胎盘生乳素(hPL) | 胎盘 | 增强胰岛素抵抗 |
| | | 刺激生长激素的合成 |
| 孕激素 | 黄体、胎盘 | 促进全身血管扩张 |
| | | 抗炎作用使滋养层不受母体排斥 |
| | | 促进子宫内膜形成蜕膜 |
| | | 抑制子宫收缩 |
| | | 抑制子宫的前列腺素合成 |
| | | 促进乳房发育泌乳 |
| | | 足月时水平降低引起子宫收缩 |
| 雌激素 | 卵巢、黄体、胎盘和胎儿 | 使子宫颈和韧带的胶原纤维软化 |
| | | 增加子宫血流 |
| | | 促进子宫和乳腺发育 |
| | | 增加胰岛素类似物生长因子的合成 |
| | | 增强子宫收缩能力 |
| | | 增加子宫对催产素的敏感性,可能会上调催产素受体 |

连续监测血液 hCG 水平的特征性翻倍时间已经被用来评估妊娠胎儿是否存活。然而,由于 hCG 水平存在个体差异,因此某些 hCG 的检测结果的模式会很难解释(如:较预期的增长速度缓慢)。并且,如果临床上每 2 天做一次 hCG 水平检测,在 48 小时间隔后就去证实 hCG 血浆浓度是否翻倍可能太过着急[19]。对 β-hCG 的系列定量检测被用于确定妊娠是否成活,正如在"孕期保健"和"孕期内科并发症"章节中所述。β-hCG 的血浆浓度还可用来作为检测胚胎源肿瘤的肿瘤标记物,如绒毛膜癌、葡萄胎。

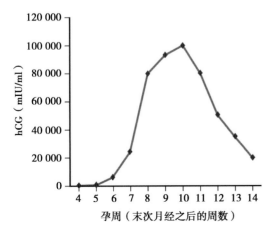

图 19-4 孕早期的 hCG 值变化

hCG 水平的自然升高和降低的时间与孕早期自然出现的恶心、呕吐情况相契合。虽然妊娠引起恶心和呕吐的直接病因学尚未明确,但有假说认为是与 hCG 有关。然而,对 hCG 水平和恶心症状相关性的研究没有发现二者之间存在联系。发生严重恶心、呕吐或妊娠剧吐的妇女一般都伴随有亚临床甲亢;在这些妇女中,hCG 的 α 亚基可以发挥类似促甲状腺激素(TSH)一样的对甲状腺的刺激作用[20]。

## 人胎盘生乳素

人胎盘生乳素(hPL)结构上与生长激素相似,可通过改变母体葡萄糖代谢来为胎儿葡萄糖的摄取提供营养。这一转化过程主要是通过动员脂肪中的脂肪酸来为母亲提供能量供给的替代途径,同时留下葡萄糖供给胎儿。hPL 还能增加母体的胰岛素抵抗,从而保证血液中有足够的葡萄糖供给胎儿摄取和使用。葡萄糖以协助扩散的运输方式通过胎盘。

胎儿主要依靠葡萄糖来满足其营养需求,且胎儿自身抑或不产生葡萄糖或是检测不到[21]。相关研究表明直到出生以前,胎儿的肝脏没有发育出葡萄糖生成所必需的生理机制。

hPL引起的胰岛素抵抗可导致孕妇胰岛素水平升高,这反过来会刺激氨基酸的合成,为保证胎儿的生长发育提供氨基酸营养。

hPL由胎盘合体滋养层细胞分泌,大约在6~8孕周时可以在母体循环中检测到,其水平增长与胎盘的生长发育成正比。

### 孕激素

孕激素和雌激素都属于甾体激素,通过与胞内受体结合发挥细胞内化学信使作用。它们能够影响DNA转录和细胞活动的许多方面。

对所有哺乳动物来说,孕激素对于维持妊娠过程都至关重要,"孕激素"一词来自于"保护妊娠的甾体酮"。孕激素使子宫保持在静息状态,并抑制母体对胎儿抗原的免疫应答反应以避免胎儿组织受到排斥。在妊娠早期,孕激素由黄体生成,直至到妊娠7~9周时,孕激素的生成由胎盘取代,这一过程被称为"黄体 - 胎盘交接"。孕激素的其他功能可参考表19-1。

在妊娠期间,低孕激素水平与发生自然流产的风险升高有关。存在黄体期缺陷的妇女在妊娠早期可能出现孕激素水平降低,从而导致自然流产的发生。研究表明,补充黄体酮激素可以用于治疗先兆流产[22,23]。在有早产史的孕妇中,黄体酮也用于预防早产的发生[24]。此外,使用作为孕激素受体拮抗剂的米非司酮可导致流产的发生。

### 雌激素

已经发现的天然雌激素有三种类型:雌酮、雌二醇和雌三醇。雌三醇($E_3$)是孕期的主要雌激素。孕期雌激素的生成涉及孕妇、胎盘和胎儿三者间的相互作用,这三个独立但相互关联的因素均可完成雌激素合成的部分过程,但不能单独完成全部过程。最初,雌激素在黄体合成;直到妊娠的8或9周左右时,胎儿肾上腺成熟到能够产生必要的雌激素生成前体物质,此时胎盘能够合成和排出活性形式的雌激素。由于胎盘不能产生$E_3$合成所需的底物:C19类固醇雄激素——脱氢表雄酮(DHEA)和硫酸脱氢表雄酮(DHEA-S),因此胎盘的雌激素合成有赖于胎儿和母体肾上腺皮质合成的雌激素前期物质。

妊娠期间雌激素的作用参见表19-1。雌激素可以促进乳腺发育,刺激子宫收缩,增强子宫对催产素的敏感性。对于大多数妊娠过程来说,雌激素对子宫的作用不明显,因为在孕激素作用下,子宫肌层所含的雌激素受体非常少。

## 受精与着床

卵子和精子融合形成的单个受精卵细胞在数月内发育成熟的过程涉及许多领域的研究,包括遗传学、胚胎学和胎儿学。这些内容已经超出了本章和本教材详细讲述的内容。在这里本章只讲述一个在职助产士需要理解和掌握的关于胚胎和胎儿生长发育过程和器官及系统复杂形成过程方面的总体知识。对这部分内容的了解,有助于助产士与孕妇及其家人交流胚胎和胎儿发育的问题,同时也有助于助产士对胎儿先天畸形的病因有所了解。

### 受精

受精是指两个单倍体细胞(含有23条染色体)——精子和卵子——融合形成一个二倍体细胞(含有46条染色体)或受精卵的过程。精子一旦和卵细胞膜上的受体结合,其细胞核部分就会进入卵母细胞的细胞质,同时卵母细胞膜去极化导致其他精子细胞的破坏。这能够防止其他精子和卵母细胞的结合从而出现多精入卵的情况。一旦精子进入卵细胞,静息在第二次减数分裂中期的卵母细胞就将完成分裂的中期过程。随着卵子和精子的细胞核膨胀,受精过程发生,核膜消失,染色体配对形成二倍体受精卵(图19-5)。

受精过程通常发生在输卵管,持续18~24小时。受精的卵母细胞称为受精卵。受精卵是一个含有46条染色体的单个细胞:来自卵子的23条染色体和精子的23条染色体。在此阶段,个体的遗传密码形成。第23对染色体决定了胎儿的性别。卵子只含有1条X染色体,因此与母方X染色体配对的X或Y染色体由父方提供。

### 囊胚

随着受精卵通过输卵管到达宫腔,细胞开始分裂(迅速的有丝分裂活动),细胞数目增加。这些细胞称为卵裂球,由透明带(一种细胞外糖蛋白基质)包裹在一起形成一个含有12~16个细胞的实心球,称为桑葚胚。大约在受精后4天,桑葚胚进入子宫,细胞内液增加,中央腔形成。此时的受精卵称为囊胚或胚泡。囊胚由四部分组成:①透明带;②内细胞团;③称为滋养层的外层细胞;④由体液填充的胚泡腔。滋养层最终形成胎盘和绒毛,内细胞团发育成为胚胎和羊膜。

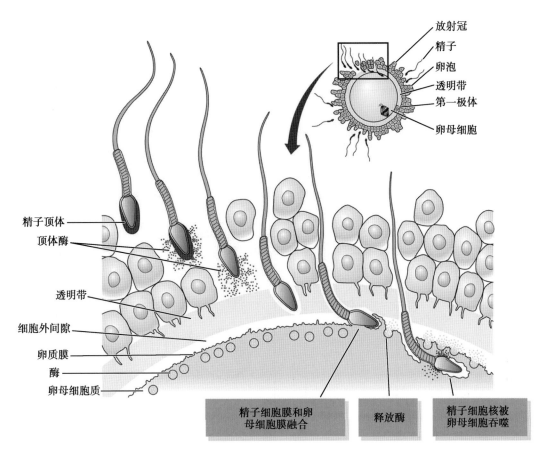

放射冠
精子
卵泡
透明带
第一极体
卵母细胞

精子顶体
顶体酶

透明带
细胞外间隙
卵质膜
酶
卵母细胞质

精子细胞膜和卵母细胞膜融合

释放酶

精子细胞核被卵母细胞吞噬

图 19-5  受精过程

囊胚从透明带突破的过程称为"孵化"。大约在受孕后 10~12 天或 1~2 周,囊胚植入蜕膜[25]。囊胚与子宫内膜接触并选择合适的部位(通常为子宫底)着床。它能自己调整使胚极最接近子宫内膜,然后则开始着床过程。

**滋养层和着床**

滋养层是一种在妊娠期间发挥着重要临床作用的特殊组织。滋养层与子宫内膜接触后首先分化为两种区别明显的组织:合体滋养层和细胞滋养层。合体滋养层是由细胞(包括一些子宫内膜蜕膜细胞)融合形成的合胞体或多核原生质团。合体滋养层植入子宫内膜并在妊娠过程中始终与母体血液保持接触[25]。这部分组织是 hCG 的主要来源[26]。着床过程可能伴随着轻微的阴道流血或滴血,这一般被称为"植入期出血",常被误当成少量月经。

合体滋养层侵入子宫内膜后,能够破坏子宫内膜处的毛细血管形成腔隙或缺损。之后便进入腔隙期,此阶段起初以合体滋养层出现多样性小空泡或腔隙为特征,这些空泡最终将融合形成一个系统性腔隙结构。最初,这些空泡由子宫内膜的腺体分泌物和母体扩散到滋养层组织的血液所填充,它们可以为胚胎发育提供营养物质。腔隙性网状结构继续生长变大,直至相互连接演变形成绒毛间隙(IVS)。之后绒毛间隙内充满母体血液,并在胎盘绒毛形成时将其浸泡于母体血液中(图 19-6)[27]。

细胞滋养层组织是连接胎儿和母体的重要结构。滋养细胞分化为绒毛外滋养层,这部分滋养细胞形成柱状结构并且逐渐变为胎盘上的固定绒毛(图 19-7)[17,25]。绒毛外的滋养层细胞也可以侵入子宫螺旋动脉,螺旋动脉在黄体期发育并为子宫内膜提供血液。当细胞滋养层细胞到达螺旋动脉时,取代其血管内皮层,并开始将这些动脉重构为有利于胎儿生长发育的低压力、高容量、去神经化的开放血管[28-30]。

细胞滋养层侵入子宫螺旋动脉发生在两个高潮时期。第一次发生在着床后的第一周,此时滋养层细胞沿着位于蜕膜的螺旋动脉的内皮细胞移动。第二次发生在妊娠的 12~20 周[25],在此期间,滋养层细胞继续侵入子宫肌层的螺旋动脉(图 19-8)[28-31]。螺旋动脉结构改变使子宫血流发生了显著变化。孕前的子宫血流量大约为 50ml/min,但在妊娠末期子宫血流量能够达到大约 750 ml/min。

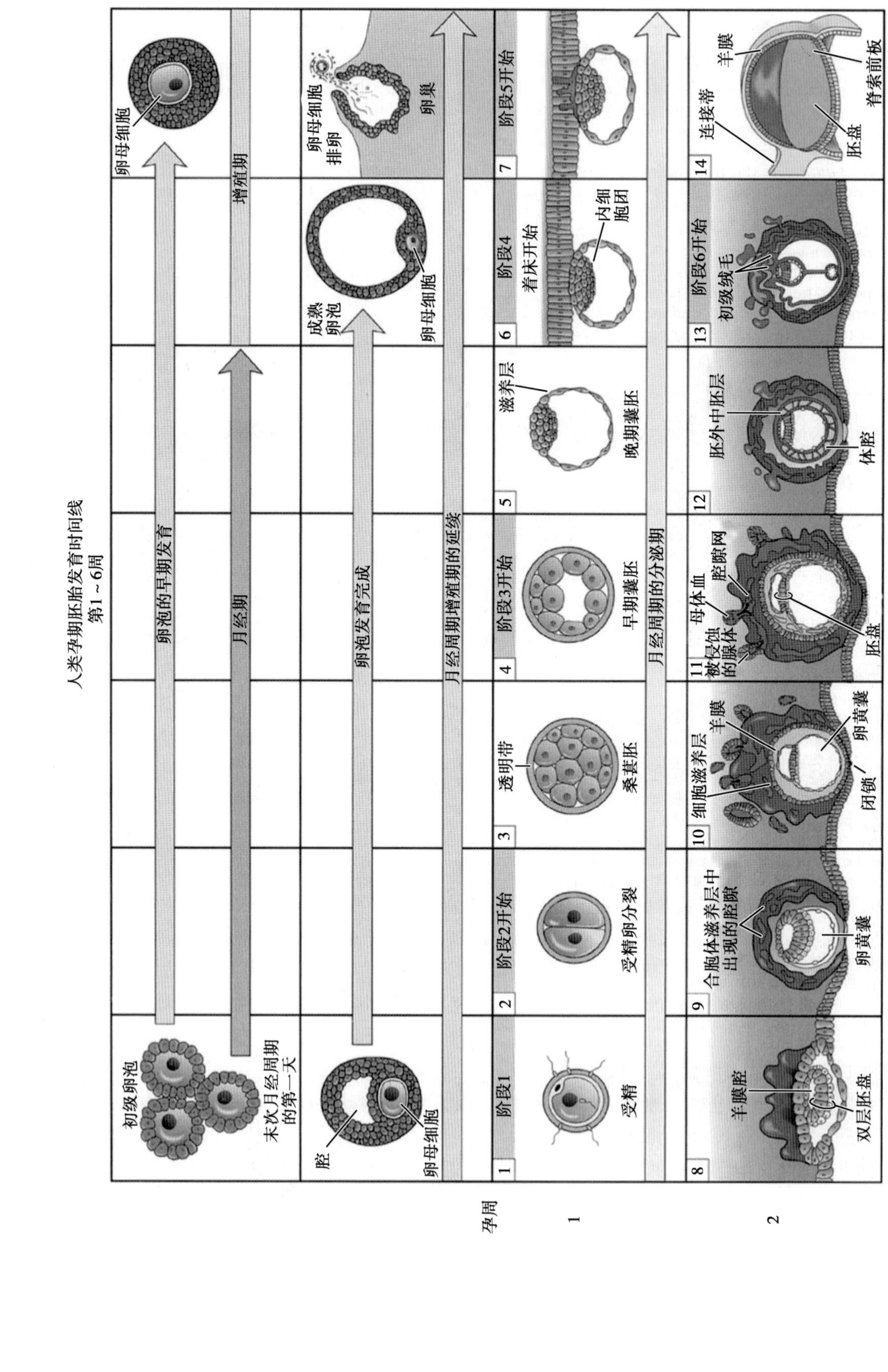
人类孕期胚胎发育时间线
第1～6周
孕周
1
2
初级卵泡
末次月经周期的第一天
卵母细胞
卵泡的早期发育
月经期
增殖期
腔
卵母细胞
卵泡发育完成
成熟卵泡
卵母细胞
卵母细胞排卵
卵巢
月经周期增殖期的延续
1 阶段1
受精
2 阶段2开始
受精卵分裂
3 透明带
桑葚胚
4 阶段3开始
早期囊胚
5 滋养层
晚期囊胚
6 阶段4
着床开始
内细胞团
7 阶段5开始
月经周期的分泌期
8 羊膜腔
双层胚盘
9 合胞体滋养层中出现的腔隙
卵黄囊
10 细胞滋养层
羊膜
卵黄囊
闭锁
11 被侵蚀的腺体
母体血
腔隙网
胚盘
12 胚外中胚层
体腔
13 阶段6开始
初级绒毛
14 连接蒂
羊膜
胚盘
脊索前板

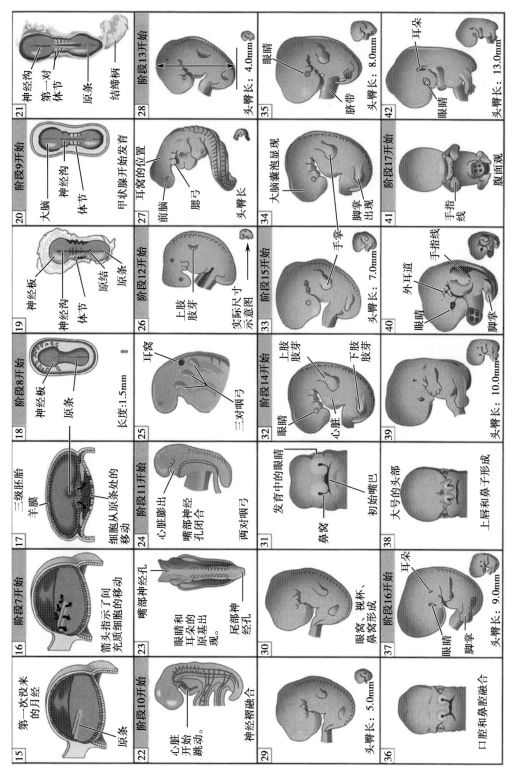

| 15 | 18 阶段8开始 | 21 | 28 阶段13开始 | 35 | 42 |
|---|---|---|---|---|---|
| 第一次没来的月经 | 神经板　原条　三级胚胎　羊膜　细胞从原条处的移动　长度：1.5mm | 神经沟　第一对体节　原条　结缔柄 | 头臀长：4.0mm | 眼睛　脐带　头臀长：8.0mm | 耳朵　眼睛　眼睛　头臀长：13.0mm |
| 16 阶段7开始 | 17 | 20 阶段9开始 | 27 | 34 | 41 阶段17开始 |
| 箭头指示了间充质细胞的移动　原条 | | 大脑　神经沟　体节　甲状腺开始发育 | 前脑　耳窝的位置　鳃弓　头臀长 | 大脑囊泡显现　手掌　脚掌出现 | 手指线　腹面观 |
| 22 阶段10开始 | 19 | 26 阶段12开始 | 33 阶段15开始 | 40 | |
| 心脏开始跳动。　神经褶融合 | 神经板　神经沟　体节　原结　原条 | 上肢肢芽　实际尺寸示意图 | 头臀长：7.0mm | 外耳道　手掌线　眼睛　脚掌 | 头臀长：10.0mm |
| 23 嘴部神经孔 | 24 阶段11开始 | 25 | 32 阶段14开始 | 39 | |
| 眼睛和耳朵的原基出现。　尾部神经孔 | 心脏膨出　嘴部神经孔闭合　两对咽弓 | 耳窝　三对咽弓 | 上肢肢芽　下肢肢芽　眼睛　心脏 | 大号的头部　上唇和鼻子形成 | |
| 29 | 30 | 31 | 38 | 37 阶段16开始 | 36 |
| 头臀长：5.0mm | | 鼻窝　发育中的眼睛　初始嘴巴 | 眼睛　眼窝、视杯、鼻窝形成 | 耳朵　眼睛　脚掌　头臀长：9.0mm | 口腔和鼻腔融合 |

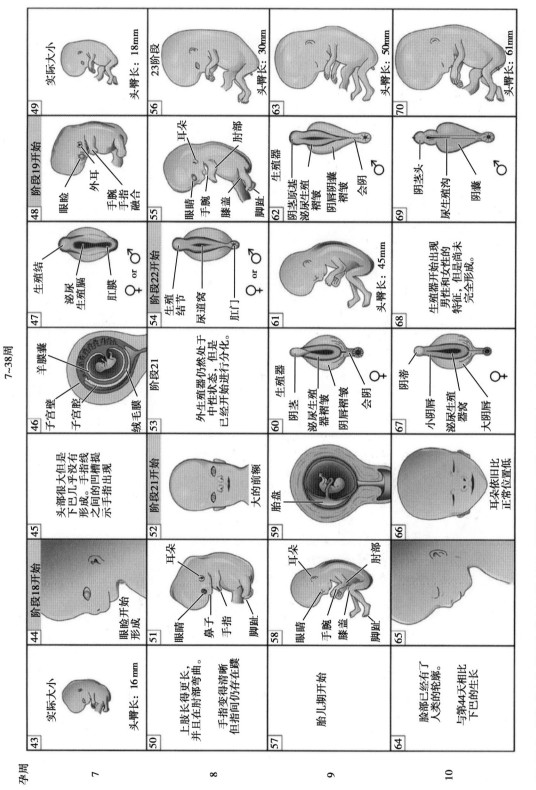

孕周

| | | | | | |
|---|---|---|---|---|---|
| 7~38周 | | | | | |

**43** 实际大小

头臀长：16 mm

**44** 阶段18开始

眼睑开始形成

**45**

头部很大但是下巴儿乎没有形成。手指线之间的凹槽提示手指出现

**46**

子宫壁
子宫腔
羊膜囊
绒毛膜

**47**

生殖结
泌尿生殖膜
肛膜
♀ or ♂

**48** 阶段19开始

眼睑
外耳
手腕
手指融合

**49** 实际大小

头臀长：18 mm

7

**50**

上肢长得更长，并且在肘部弯曲。手指变得清晰但指间仍存在蹼膜。

**51**

耳朵
眼睛
鼻子
手指
脚趾

**52** 阶段21开始

大的前额

**53** 阶段21

外生殖器仍然处于中性状态，但是已经开始进行分化。

**54** 阶段22开始

生殖结节
尿道窝
肛门
♀ or ♂

**55**

耳朵
眼睛
手腕
膝盖
胸趾

**56** 23阶段

头臀长：30 mm

8

**57**

胎儿期开始

**58**

耳朵
眼睛
手腕
膝盖
脚趾

**59**

胎盘

**60** 生殖器

阴茎
泌尿生殖器褶皱
阴唇褶皱
会阴

**61**

头臀长：45 mm

**62** 生殖器

阴茎原基
泌尿生殖褶皱
阴囊阴唇褶皱
会阴

**63**

头臀长：50 mm

9

**64**

脸部已经有了人类的轮廓。与第44天相比下巴的生长

**65**

**66**

耳朵依旧比正常位置低

**67**

小阴唇
泌尿生殖器窝
大阴唇
阴蒂
♀

**68**

生殖器开始出现男性和女性的特征，但是尚未完全形成。

**69**

阴茎头
尿生殖沟
阴囊
♂

**70**

头臀长：61 mm

10

图 19-6　卵泡卵内的母细胞发育过程、排卵、月经周期的不同阶段的图表。人类个体的生长发育始于受精，大约发生在末次月经开始的 14 天以后。

图片还展示了输卵管中受精卵分裂、囊胚的着床及胚胎的早期发育过程

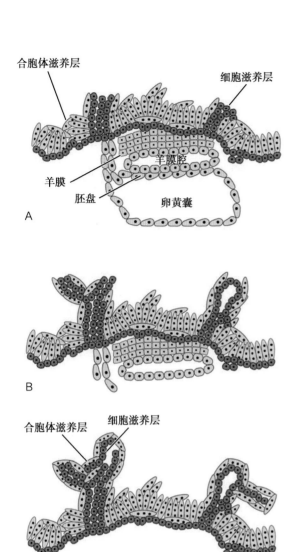

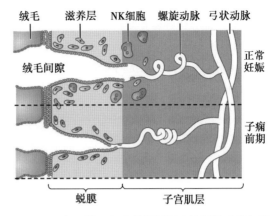

图 19-8 在正常和子痫前期妊娠中的螺旋动脉入侵

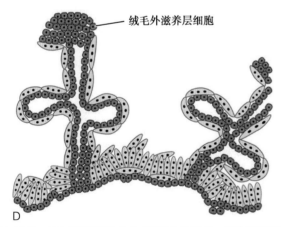

图 19-7 （A）早期胚胎中的细胞滋养层柱。（B）细胞滋养层柱的延展和周围细胞的分化。（C）合体滋养层细胞引起延展折叠。（D）滋养细胞绒毛的形成

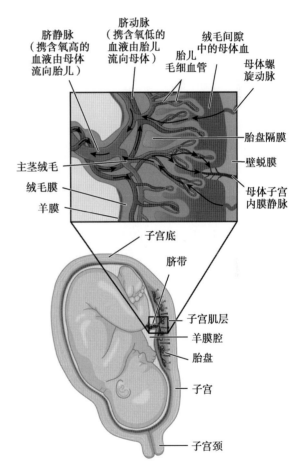

图 19-9 足月胎盘的横截面。母体血液从螺旋动脉中喷射进入绒毛间隙，当母体血液流经绒毛分支时与胎儿血液发生物质交换。两条脐动脉携带含氧量较低的胎儿血流向胎盘；一条脐静脉运输含氧量较高的血液流向胎儿。胎盘小叶由底蜕膜的胎盘隔膜相互分离。每个小叶都由两个或两个以上绒毛干及其分支组成

如果细胞滋养层细胞未能完全侵入或去神经化螺旋动脉，就可能导致妊娠并发症[29]。如第二次滋养层侵入子宫螺旋动脉未发生，则会导致母体螺旋动脉仍为狭窄、高阻力血管，从而引起子痫前期的出现。继发于母体血流受限，这些血管最终会发育成一个小胎盘。胎盘小导致胎儿营养需求得不到满足时，子痫前期的影响就会更加明显。当滋养层组织在母体和滋养层间未发生正常的复杂性免疫反应和达到平衡状态时，滋养层组织可随意侵入，就可能引起植入性胎盘的出现。胎盘形成异常也能引起胎儿生长受限，最近的研究表明它与胎膜早破和早产也都有一定的关联[31]。

## 胎盘

几个世纪以来，胎盘一直被当做一种重要的器官，并被赋予了多种不同的意义。在一些文化中，胎盘被认为是自己的另一面或"第二自我"[32]。在早期埃及时期，胎盘被描述为"外在的灵魂"。在其他文化中，胎盘也被称为"生命之树"，因为从胎盘母体表面脐带插入点延伸出来的血管看起来就像一棵树的树枝。

足月时，胎盘大约重500g，直径18~22cm，厚度2~2.5cm[33,34]。其在足月时的绒毛表面积约为1.8m$^2$[33]。胎盘解剖学常见变异的临床意义和出生后的胎盘评估在"第三产程"章节进行介绍。

胎盘是一种至关重要的、被覆绒毛的血性绒毛膜内分泌器官，它具有以下四种功能：

（1）生成对维持妊娠至关重要的激素和其他生物活性物质[25]；

（2）在母体和胎儿循环之间进行物质传送，包括发挥呼吸器官的气体交换作用；

（3）合成和代谢维持妊娠继续进行所必需的介质；

（4）为母体和胎儿系统提供免疫屏障。

以上许多功能是交互存在的（图19-9）。

近期关于胎盘功能的研究表明，胎盘在妊娠期间可能有更复杂的功能。与过去所认为的胎盘只起被动过滤或屏障的简单作用不同，这个"神奇的器官"还能够整合各种由胎儿和母体系统产生的化学信息物质，并能积极地适应各种不同的情况。总之，胎盘在胎儿生长发育过程中扮演着积极且可能独立的重要角色。

### 胎盘的发育

蜕膜的细胞滋养层紧密地固定于胎盘上。胚外中胚层（另一种来源于原始囊胚或胚泡的组织）生长进入细胞滋养层柱状细胞形成绒毛，这些绒毛在绒毛间隙自由摆动。绒毛内形成的胎儿血管与母体血液之间由三层细胞隔离：①胎儿内皮细胞；②结缔组织；和③细胞滋养层细胞，后者最终成为胎盘绒毛的绒毛膜上皮。

当母体血液充满绒毛间隙后，胎盘中开始产生血流。在妊娠的8~9周胎儿血管开始发挥作用前，绒毛间隙中的绝大部分液体由母体血清和内膜腺体的分泌物构成。有临床意义的常见胎盘形态学变异在"第三产程"一章进行了介绍。

### 胎盘转运机制

胎盘功能涉及多种转运机制，包括协助扩散、被动扩散、主动运输、胞饮、内吞、整体流动、溶剂拖曳、偶然的毛细血管破裂及自主运动等[23,25]。以上机制的相关内容参见表19-2。

| 表19-2 | 胎盘转运机制 | |
|---|---|---|
| **转运机制** | **机制的描述** | **通过该机制转运的物质** |
| 简单扩散 | 物质顺浓度梯度跨膜转运（由高浓度区域移向低浓度区域） | $O_2$、$CO_2$、电解质、水、某些药物如镇痛和麻醉药 |
| 协助扩散 | 物质顺浓度梯度跨膜转运（如扩散），但转运速度更快或更明确 | 葡萄糖等对胎儿迅速生长必不可少但在母体血液中浓度较低的物质 |
| 主动运输 | 物质逆浓度梯度进行转运，过程需要消耗能量 | 将胎儿体内比母体内浓度高的物质从母体转运给胎儿，如铁、维生素C等 |
| 胞饮 | 指细胞外的小颗粒通过内吞作用进入细胞内。细胞膜内陷包裹颗粒，形成细胞内的膜泡 | 免疫球蛋白G（IgG）母体抗体、用来合成细胞膜的磷脂、用来运输胆固醇的脂蛋白 |
| 细胞间破裂 | 引起毛细血管破裂使得胎儿和母体细胞混合 | 细胞交换可能有助于胎儿免疫形成以及母体对胎儿异体植入的耐受性 |
| 整体流动 | 水和溶质通过水分子间隙的移动 | 水和其中的某些溶质通过自由移动使得胎儿侧和母体侧的渗透压相等 |

## 子宫胎盘循环和胎儿呼吸

子宫胎盘循环是胎儿的生命线。因为这一生理学内容影响到胎儿呼吸，所以值得重点关注。胎儿呼吸依赖于以下四个因素：①有充足的母体血液流入绒毛间隙中；②有足够的功能性胎盘绒毛来进行气体交换；③有足够的扩散、协助扩散及主动运输来转运气体、营养物质和胎儿代谢的废物；④通过胎盘和脐带的胎儿循环没有受损。

胎儿能利用氧气和葡萄糖产生能量，来满足生长发育和代谢的需要。$CO_2$ 和 $H_2O$ 是胎儿利用氧气进行有氧代谢的最终产物。当胎儿摄取氧气不足时，可以利用葡萄糖产生三磷酸腺苷（ATP）提供能量。这个过程称为无氧代谢，其最终产物之一为乳酸（$C_3H_6O_3$），因其具有重要的临床意义，"产程中的胎儿评估"一章将对其进行详细讲解。

## 胎盘的免疫学

胎儿被认为是一种半异体移植物，即胎儿是由来自于同种异体的生物抗原组织构成。孕妇对胎儿不发生排斥反应的原因至今尚未完全搞清。其中最重要的一点是，滋养层并没有出现细胞表面抗原的表达，而后者则恰好是母体抗体的靶向。此外，妊娠激素改变了母体的免疫应答反应，使得细胞滋养层和合体滋养层能够去彼此接触和耐受同种异体的生物抗原。

胎儿和母体之间发生的细胞转运现象似乎比人们以前想象的更多[36]。在许多母体组织中都能够找到胎儿细胞，它们能够在母体中存活数十年。同样，母体细胞也能通过某种未明的机制进入胎儿循环，并可能促进胎儿免疫系统的发育。这种微嵌合体的影响意义尚不明确[36]。

## 胎盘在胎儿生长发育和程序化中的作用

胎盘能够合成许多物质，包括糖原、胆固醇、脂肪酸等，这些物质为胚胎和发育中的胎儿提供各种所需的营养和能量。胎盘代谢消耗掉了大约40%~60%运送进绒毛间隙的氧气和葡萄糖[35]。胎盘也能在诸如缺氧等应激源存在的情况下改变其代谢[35]。更重要的是，胎盘还能在胎儿基因表达中发挥遗传改变的工具作用（如表观遗传学改变），从而影响到子代生后的生活[37,38]。胎盘功能的发现空间成了当前一个重要的研究领域。

## 胎儿起源的成人疾病/胎儿程序化

在20世纪90年代，临床医生和研究员大卫·贝克尔（David Baker）发表了一种广为流传的理论，后来被赋予各种不同的名称。最初它被称为"贝克尔假说"。如今，诸如"健康和疾病的发育起源"（DOHaD，多哈理论），"胎儿程序化"，和"简约基因型"等术语被更广泛的替代使用，因为研究已经证实贝克尔的成果不再只是一种假设。贝克尔的主要发现是，当胎儿在子宫内经历了"饥饿"状态后，会导致其成长到成人时期的慢性疾病风险增加，例如当他们生活在资源充足的发达国家中时会出现：肥胖、糖尿病、冠心病和高血压等慢性疾病[38]。他的工作是将英国的出生记录和后来的健康/死亡记录等数据联系起来分析研究。大约在最初文献发表后的十年左右，贝克尔介绍了他所使用的基本方法学，并对助产士们保留的详细而完整的临床记录表示感谢，没有她们就无法获得足够的数据来发现二者之间的关联[39]。

跟随在贝克尔最初的工作之后，人们发现了胎儿环境和成人时期出现的几种主要慢性疾病之间的很多关联[40-74]。当孕妇营养不良时，如处于战争期间或贫穷状态，她的胎盘会减少酶的产生量，通过皮质醇的影响来保护胎儿。子宫内较高的皮质醇暴露可以使胎儿在孕期低蛋白摄入的情况下存活下来，但当胎儿成长为成年人时，心血管疾病风险也会增加[43]。与这些过程相关的特定生理性变化仍处于研究当中，其中很多内容还有待进一步了解。

目前的研究显示，不仅是营养，多种类型的产前应激都可以对胎儿生理和婴儿发育造成永久性影响，特别是在血管、代谢和内分泌变化方面。孕期的应激源可能包括：应激激素、环境毒素、甚至父亲的基因。目前，DOHaD是大量研究项目的主题，包括对表观遗传学机制的评估以及对母亲、父亲和胎儿的基因研究。

贝克尔的研究成果对助产士们也很重要，因为它强调了孕前和孕期保健的重要性和复杂性。在这个产前检查次数越来越少，检查时长越来越短的时代，助产士有责任为当代妇女和未来社会的健康来推广卫生保健。

## 胎盘在妊娠相关并发症中的作用

简单看来，胎盘在许多妊娠相关并发症中起着重要作用。正如前面所述，子痫前期的起源发生在妊娠早期,虽然其体征和症状的出现要晚得多。母体营养不良可能导致胎盘体积小并功能差,为胎儿提供的营养不足,从而导致胎儿生长受限。患有糖尿病和高血糖的孕妇可能会发生胎盘微血管和大血管的改变,如细胞基底膜增厚,这样的胎盘也可能无法维持胎儿的正常生长。

一个更复杂的例子是肥胖与不良母婴结局之间的关系。肥胖孕妇的胎盘基因表达方式与较瘦的孕妇不同,并且她们往往会表现出代谢和氧化应激,导致胎盘细胞损伤和炎症[48]。低水平炎症会损害血管内皮细胞,从而对胎儿氧气和营养输送产生不利影响。

## 羊水

在妊娠期间羊水发挥着多种作用,包括对胎儿的缓冲和保护作用、为胎儿活动和生长提供场所以及保持恒定的温度和压力等[49]。羊水中发现的物质有电解质、尿素、肌酐、胆红素、肾素、葡萄糖、激素、胎儿细胞、胎毛及胎脂等。孕期羊水的渗透压和成分会发生改变,在足月时其性状与稀释的胎儿尿液相似。

在妊娠后半期,羊水主要由胎儿产生,主要以胎儿尿液(700~800ml)和肺液的形式存在。足月的羊水量平均约为700~800ml[50]。羊水主要由胎儿吞咽和胎盘扩散进行清除。肺分泌的液体包含有磷脂,分为卵磷脂和鞘磷脂,这些表面活性物质对于维持新生儿的肺功能必不可少。随着妊娠的进展,羊水中卵磷脂的绝对含量和相对含量都会增加。卵磷脂与鞘磷脂的比值常用来评估胎肺成熟度,以指导足月前的分娩决策。尽管在妊娠晚期羊水量会发生变化,并在妊娠40周后开始下降,但羊水交换(产生和清除)的速度保持相对恒定,大约为1000ml/d。

羊水对于胎儿正常生长过程来说是必不可少的。羊水过少是指妊娠足月时羊水指数为≤5cm(通过超声评估)。孕中期羊水过少可抑制正常胎肺发育。发生羊水过少的原因可能与胎儿肾脏功能异常、心脏疾病或胎儿生长受限等有关。可能引起羊水过少的母体疾病包括重度高血压、脱水及肾功能紊乱等。

羊水过多是指羊水指数>24cm,与羊水生成过多或清除过少有关。轻度羊水过多可能是特发性的,而大部分羊水过少的原因都与胎儿或母体异常有关。引起羊水过多的原因包括:母体高血糖、胎儿吞咽障碍、胎儿心脏衰竭及胎儿重度贫血等。

## 脐带

脐带含有两条动脉和一条静脉,周围包绕着一种凝胶状胶原蛋白类物质,称为华通胶(Wharton's jelly)。脐带内的血管比脐带本身更长,随着脐带延展,脐血管呈螺旋环绕状。这种螺旋环绕的状态可以在脐带受到牵拉或压迫时保持脐带内的血流畅通。脐带的全长平均为55~60cm。脐带上皮由羊膜形成,通常插入胎盘中心位置,但也可能插入胎盘的其他任何位置。唯一可能产生临床问题的脐带插入情况为:脐带插入到胎盘的边缘或插入过程中发生帆状附着,此时脐带附着于胎膜并未直接插入胎盘。发生帆状附着时,穿过胎膜的胎儿血管没有华通胶的保护。如果这些血管所在的胎膜越过子宫颈内口时,被称作前置血管。虽然前置血管发生率极低,但若前置血管发生破裂,胎儿的死亡率可达到约50%[51]。

## 胚胎

### 器官形成

回到胚胎期的囊胚,这是器官形成的阶段,大概发生于受精后的第2~8周。胎儿期以生长和组织分化为标志,开始于受精后的第8周,直至胎儿娩出。胚胎学和基础科学著作中的"孕周"实际指的是胚胎龄,即是卵子受精后的周数;临床产科教材将"孕周"定义为孕妇末次月经后周数。如果读者不理解作者使用术语的含意,就可能对这之间2周左右的差异产生疑惑。本章在这部分讲解中将使用胚胎学的定义法。

囊胚中的胚盘有三个胚层:①内胚层;②中胚层;③外胚层。胚胎发育在第3周生长速度明显增加,在此期间,中胚层、外胚层和内胚层发生重大改变,形成特殊的胚胎结构(表19-3)。大多数重要的功能性器官和系统都是由这三个胚层形成的。每个胚层都会贡献产生独特地特征,但各胚层并不独立产生某个特定结构。

| 表 19-3 | 胚层的分化情况 | |
|---|---|---|
| **外胚层** | **中胚层** | **内胚层** |
| 中央和周围神经系统 | 结缔组织 | 消化系统上皮(除口腔和肛门是由外胚层分化以外) |
| 表皮,包含:毛发、指(趾)甲和皮脂腺 | 肌肉组织 | |
| 感觉器官上皮 | 骨骼 | 肝脏和胰腺 |
| 鼻腔和口腔 | 心血管系统 | 呼吸系统(包括肺泡细胞) |
| 唾液腺 | 淋巴系统 | 胸腺、甲状腺、甲状旁腺、胰腺 |
| 肾上腺髓质 | 泌尿生殖结构(性腺和肾脏) | |
| 部分脑垂体 | 体腔表面的组织(腹膜、胸膜、心包膜) | |

### 形态发生

形态发生是遗传控制的过程,其间细胞和细胞团呈现出特定形式、形状和功能。初始阶段,胚囊内的细胞都是一样的,均为干细胞,它们能够分化成为任意一种类型的体细胞。这些未特化的细胞必须经历两个阶段:①决定阶段——限制细胞发育为特定的类型;②分化阶段——细胞类型特有的形态和功能特征得以发展。

细胞分化一般都会经历"诱导"过程,在这一过程中局部环境里的细胞之间向彼此发送信号,来按照特定方式发展。发送信号的细胞被称为诱导者,对诱导过程做出反应的细胞被称为被诱导者。如果分化过程中的任一环节受阻,下一步环节就不能按正常形式继续进行,则可能出现发育异常。当这一过程在早期就被扰乱时,完全性器官发育不全就会发生。例如:无脑畸形便是一种脑组织未能形成的器官发育不全形式。分化过程中某些环节受阻会引起妊娠过程的终止,其余的则可能导致难以察觉的、轻度的或有临床意义的胎儿缺陷。

除细胞分化和细胞诱导外,形态发生过程中还涉及细胞增殖、迁移、粘连及折叠等机制。这些机制总结在表 19-4 中。

| 表 19-4 | 形态发生过程中涉及的细胞机制 | |
|---|---|---|
| **细胞机制** | **描述** | **机制发生错误可能导致的先天缺陷** |
| 细胞分裂(增殖) | 通过细胞分裂和生长,细胞数目迅速增加 | 当缺乏生长空间时,细胞增殖会受到抑制。腹腔脏器进入胸腔时就会出现膈疝;当肺部细胞分裂受抑制时,就会导致肺发育不全 |
| 细胞分化 | 多潜能细胞发育成为特化细胞的过程 | 产前孕妇暴露在高浓度甲基汞环境中会导致中央神经系统细胞分化异常,从而引起神经功能和发育缺陷 |
| 细胞凋亡 | 由遗传控制的自我破坏的过程,细胞会产生能够引起自身溶解的酶 | 溶解酶释放过多会导致过多的细胞受到破坏,从而导致四肢短小等生理缺陷。溶解酶释放不足会导致肠闭锁、肛门闭锁和并趾等缺陷 |
| 细胞迁移 | 指在胚胎发育过程中,胚层发生迁移的动态的和周期性的过程。细胞会在前方突起,附着到细胞迁移部位的基层 | 中央神经系统异常,如无脑回畸形(大脑没有沟回) |
| 细胞黏附 | 指一个细胞和另一个细胞通过黏附分子产生相互影响的特殊机制 | 细胞识别和黏附过程改变会引起腭裂和神经管缺陷 |
| 细胞折叠 | 新细胞形成时受到空间的限制,胚胎会发生横向或纵向折叠以适应有限的生长空间。胚胎中的结构也必须折叠以适应有限的生长空间 | 先天性心脏疾病、憩室 |

# 胎儿

## 胎儿生长发育

在胎儿期开始时,所有的重要器官都已形成。胎儿的生长发育涉及增生(细胞分裂导致细胞数目明显增加)和肥大(细胞体积变大)两种机制。在妊娠 32 周左右,细胞肥大占主导[52]。胎儿生长发育的速度和数量由许多因素决定,包括遗传因素、胎盘代谢、母体异常、母亲行为以及环境因素。例如:众所周知的母亲吸烟与胎儿生长受损之间的关联[53]。

胎儿的正常生长发育与胎盘及子宫血管系统的功能也有直接的关系。滋养层对母体螺旋动脉的侵入发生改变或绒毛发育不足都能引起胎儿生长发育受到阻碍。

## 胎儿活动和胎儿行为状态

在妊娠的 9 周左右胎儿开始出现上肢活动,相应的腿部活动大约在 14 周出现。胎儿手到脸的活动在 12~13 周开始变得明显,而四肢、头部和躯干活动则出现于 12~16 周左右。胎儿在 15 周时开始出现吮吸手指的活动,并在 24 周后呼吸活动产生时建立更加复杂的活动模式[54]。

胎儿间断的行为模式包括睡眠—觉醒模式及在 32 周出现的行为模式。胎儿特定的心率模式、眼部活动、明显的身体活动及静息状态都已经有所分类[55,56]。临近预产期时孕妇通常会报告感觉胎儿活动减少,母体产生这种感觉的胎儿生理原因可能是胎儿活动循环周期的发育,此时胎儿会表现出明显的静息状态和明显的活动状态。胎儿处于静息状态的平均时间大约为 20~40 分钟[54,55]。

## 孕期母体的适应性变化

在孕期和产后,孕妇会经历各种解剖和生理的改变。其中的许多变化都是妊娠的正常表现,其余变化则可能是某些异常情况的先兆。因此,全面理解和掌握孕期母体的正常解剖学和生理学适应性改变,是助产实践的重要基础。本部分介绍了一些妊娠期间在临床上有重要意义的解剖学和生理学的适应性变化。孕期症状的管理措施会在"孕期保健"、"妊娠相关异常"和"孕期内科并发症"章节做出详细介绍。

## 肌肉骨骼变化

妊娠期间的肌肉骨骼变化主要与体重增加、子宫增大、孕激素对关节软骨的软化作用、雌激素和松弛素引起的韧带松弛有关[56]。这些变化导致随妊娠进展逐渐加重的脊柱前弯、驼背及步态改变。

其中骨盆结构的变化是最大的。骶髂关节变宽从而使活动性增强。耻骨联合也变宽,骨盆变为前倾位。妊娠期孕妇的不适大多都来自这些解剖学变化,包括骨盆疼痛、坐骨神经痛和腕管综合征等。需要进行仔细地病史询问和体格检查以排除更严重的孕妇高发问题,如:椎间盘脱出和周围神经损伤等。

## 皮肤改变

妊娠期间皮肤会发生许多改变。在雌激素、孕激素和促黑激素的作用下黑色素产生增加和堆积,从而引起皮肤色素沉着过度。这一现象表现为乳晕变深、腹白线变为腹黑线和被称为"妊娠斑"的面部黄褐斑(色素在面颊上不规则分布)[57~59]。一些对磨部位如:腋窝、生殖器、肛周和大腿内侧也可能肤色变深[59]。

皮肤下结缔组织中的弹性纤维变薄使孕妇容易出现妊娠纹(牵拉纹)。随着腹部和乳房变大,表皮与真皮间的弹性纤维受到牵拉发生损伤或断裂,从而导致妊娠纹的出现。

常见的被称为蜘蛛痣的血管痣与血管扩张和增殖有关。这些红色的小病灶有一个中心,并由中心向外散发出分支,在分娩后就会消失。

## 心血管系统变化

孕妇的心血管变化在早孕期就开始了[57]。在整个妊娠过程中,血容量将增加 40%~50%,大约在 32 孕周达到峰值。其中大约 75% 是血浆的增加。心输出量增加 30%~50% 到达约 4~6L/min[60],主要是由于搏出量的增加。心输出量增加始于孕早期,并在大约 25~30 孕周达到峰值,此时的血容量大约达到 5 000~6 000ml。心率大约增加 10 次/min。血压自孕 7 周开始从孕前水平逐渐下降。在孕中期血压下降达到最低点。血压下降被认为是随着压力较低的胎盘间隔不断加大,以及孕激素引起的全身血管阻力下降而引起的[60]。

在解剖学上,随着子宫增大造成心脏上移并向左旋转。肺动脉或三尖瓣反流常有发生。还有一些体征和症状与这些变化有关。在胸骨左缘经常能听到收缩期喷射样杂音,这是由于孕期心搏出量急剧增加所导致的。这些杂音在临床上属于良性发现。在很多孕妇身上还可能会听到第三心音。全身血管阻力减小和子宫对腔静脉的压迫是很多孕妇孕晚期发生坠积性水肿的原因,也是导致静脉曲张、痔疮、外阴静脉曲张和血栓风险增加的原因。

仔细监测心血管变化有助于尽早发现异常情况。例如:如果孕妇的血压在孕中期没有下降,提示孕妇可能有慢性高血压或发展为子痫前期的风险增加。对于已经患有心肌疾病的孕妇来说,心血管变化也会使其不良结局的风险增大,这些孕妇应立即转诊给上级医生管理。

### 血液系统变化

在妊娠期间,两方面的血液系统变化具有重要的临床意义。首先,孕期是一种高凝状态,表现为孕妇体内凝血因子增加、纤溶反应减少及抗凝作用减弱。在孕妇体内,凝血因子 I、II、VII、VIII、IX 和 XII 比未孕妇女更加充足,而 S 蛋白和活化 C 蛋白水平下降。这些改变可能有助于预防分娩时出血,但也会增加孕期和产后血管内血栓形成的风险。此外,严重的胎盘损伤和产科出血与早期发生弥散性血管内凝血(DIC)也有一定关系,后者在外科或创伤性出血中并不常见。一般导致 DIC 的原因是胎盘组织中的组织因子激活了凝血连锁反应,而孕妇血液本身已为高凝状态[58]。

孕期第二个有临床重要意义的变化与铁代谢和缺铁性贫血有关。妊娠期间血浆的增加多于红细胞的增加,从而导致生理性的血液稀释。这种生理性血液稀释使血液黏稠度降低,对胎盘的血流灌注有积极影响[61]。此外,母体血红蛋白(Hgb)浓度也会下降约 2%~10%。血红蛋白下降的原因是,胎儿摄取的铁通常要多于母体的铁吸收量。结果导致母亲红细胞压积降低大约 3%~5%,在孕中期末或孕晚期初达到的最低点。

由于铁并不容易吸收,因此,尽管母体在孕中期和孕晚期对铁的吸收达到孕前的 5 倍,胎儿对铁的摄取还是会耗尽母体的铁储备[62]。由此妊娠期间铁储备量很容易就被消耗掉,所以缺铁性贫血在孕期很常见。

其他血液系统变化还包括血浆蛋白浓度的减低,特别是白蛋白。低白蛋白浓度导致较低的胶体渗透压,这与血管阻力降低而加重坠积性水肿有关。

### 呼吸系统变化

孕妇经常会发生呼吸困难,即使在静息状态下也是如此。真实的病因尚未明确,但一般认为与额外的呼吸运作和负担有关[63]。妊娠期的每分钟通气量(一分钟内吸入和呼出的气体量)和肺血容量增加,二者都可能导致产生呼吸困难的感觉。这些变化的原因尚不清楚,但被认为与对二氧化碳敏感性增加和缺氧有关。当孕中、晚期子宫扩大进入腹腔时,孕妇的呼吸运动需要付出更多的努力而进一步加重了呼吸困难。生理性呼吸困难和病理性呼吸困难可通过呼吸频率来进行区分。呼吸急促是一种可能有呼吸功能受损的迹象。

妊娠期间胸廓直径增加同时膈肌上升(最多上升 4cm),使孕妇的肺容量发生改变。孕妇潮气量约增加 30%~40%,肺活量也略有增加(图 19-10)[63,64]。这种过度通气现象可能是受孕激素影响,并使孕妇处于呼吸性碱中毒状态,从而促进 $CO_2$ 从胎儿向母体循环转移。

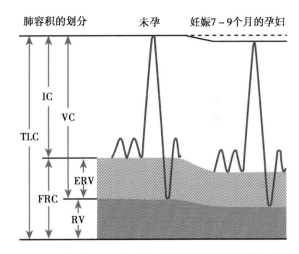

图 19-10　妊娠 7~9 个月的孕妇女的肺容量变化与未孕妇女的比较。ERV,储备呼气量;FRC,功能残气量;IC,吸气量;RV,残气量;TLC,肺总容量;VC,肺活量

在孕期雌激素的影响下,孕妇的血容量增加,鼻腔通道充血和水肿。孕妇经常抱怨有鼻塞和 / 或鼻炎,有时会与上呼吸道感染或过敏情况混淆。

### 口腔变化

怀孕期间的牙龈出血,特别是在刷牙以后出现,与雌激素和孕激素介导的炎症和充血有关。雌激素水平的升高为细菌生长创造了有利条件,可能会发生牙龈感染或牙龈炎。妇女在孕期应该进行定期的口腔保健检查。

## 胃肠道变化

妊娠期间孕激素增加使大肠平滑肌松弛导致肠蠕动减少,同时液体重吸收增加,从而增加了便秘的风险。子宫体积增大引起的肠道移位和压迫,特别是胃的位置上移,肠道向两侧发生移动,也可能导致胃肠动力下降从而发生便秘。另一个可能导致便秘的因素是继发于孕激素的平滑肌松弛作用使胃排空时间延长和胃动力减弱。因此,便秘是很常见的,尤其是在孕早期当子宫增大对降结肠造成压迫的时候。

妊娠期的几种生理变化还会导致孕妇感到烧心(胃灼热):食管下段括约肌松弛、胃肠蠕动减慢、食管功能和蠕动改变、胃食管交界角度改变、胃因子宫增大而移位。既往患有胃食管反流疾病的孕妇在孕期病情可能会加重。妊娠期间由于孕激素对平滑肌的松弛作用和子宫增大对肠道的移位和压迫,导致其运动减弱,胃胀气和肠胀气痛也很常见。

## 肾脏变化

在妊娠期间,肾脏系统发生的两个方面的变化需要着重评估,以区别属于正常或异常症状。首先,由于动脉血管扩张和心输出量增加,自然导致肾血流量明显增加。在孕早期和孕中期,肾脏血流量较孕前水平增加 60%~80%;在孕晚期,肾脏血流量较孕前水平大约增加 50%。肾小球滤过率(GFR)比孕前水平增加 50%,并在妊娠 12 周达到峰值[65]。这些变化带来的明显生理结果是发生于孕期中两个不同阶段的尿频和夜尿增多。早孕期的尿频是由于激素变化影响了肾脏功能水平,进行性的血容量增高,以及子宫长大对盆腔内膀胱的压迫所引起。当子宫在孕中期进入腹腔时,膀胱受压就会消失。孕晚期的尿频在初产妇中最常见,发生于衔接后,胎头下降入盆对膀胱造成直接压力。

夜尿症也可能是夜间尿液生成增加引起的。孕妇在夜间侧卧位睡眠有利于下肢静脉回流,子宫解除对盆腔血管和下腔静脉的压迫,这些都使得夜间尿量生成增加。此外,孕妇在夜间的钠排出量增加,这使得液体排出增加,也可以解释夜尿增加的原因。

血流量增加可能引起肾小管对葡萄糖重吸收不足,与之相关的生理性糖尿通常是间歇性的,但多达20% 的孕妇都会受此影响。同样,肾小管对蛋白质的重吸收也达不到孕前的效率。浓缩尿标本中出现少量蛋白就能够引起试纸检查蛋白阳性,这可能被误诊为泌尿道感染甚至是子痫前期相关的蛋白尿。血清肌酐同样会降低,因此,对于未孕妇女来说是正常的血浆肌酐值对孕妇来说可能提示有肾功能失调的问题。

在孕激素作用下,孕妇的输尿管、尿道和膀胱都会发生扩张,从而引起泌尿道感染的几率升高,并可能出现上行感染,包括肾盂肾炎。膀胱也可能发生充血和尿潴留,有时会发生压力性尿失禁。因此,妊娠期间的泌尿系统变化引起的症状既可能是正常表现,也可能是尿路感染或肾功能紊乱的症状。尿路感染与早产有关。因此要仔细地询问病史,进行体格检查辅助泌尿系统功能化验来为出现泌尿系统症状的孕妇提供保健。

## 代谢变化

在妊娠期间出现的重要内分泌和代谢改变主要发生在下丘脑、脑垂体和肾上腺,它们之间往往相互关联。钙代谢和肾素 - 血管紧张素系统都发生明显的变化,从而促进胎儿的生长发育。

### 甲状腺代谢

虽然在妊娠期间所有内分泌器官都会发生变化,但甲状腺的变化尤为明显。由于甲状腺功能减退和甲状腺功能亢进都会对胎儿生长发育造成不利影响,因此在整个孕期维持正常的甲状腺功能至关重要。

甲状腺是胎儿体内形成的第一个内分泌腺体,但在孕 18~20 周以前胎儿的甲状腺尚未分泌甲状腺激素[66,67]。因此,胎儿主要依靠母体的甲状腺激素来维持重要的代谢功能。在妊娠早期,孕妇的甲状腺体积会轻微增大,在产检时可触摸到一个表面光滑且形状规则的包块状甲状腺。在妊娠期间,孕妇的基础代谢率水平会上升约 20%~25%。

妊娠期间甲状腺素的合成和运输也发生了一些变化。hCG 的 α 亚基具有如同促甲状腺激素(TSH)一样的甲状腺刺激作用,引起总甲状腺素($T_4$)水平上升(如亚临床甲亢)。同时,人血白蛋白和甲状腺素结合球蛋白(TBG)水平升高,与血清甲状腺素结合增多。总体来说,游离甲状腺素水平保持正常,但 TSH 水平较低而总甲状腺素水平较高(图 19-11)[67,68]。

在大约孕 10 周时 TSH 水平达到最低点[66-68]。以后,随着 hCG 水平降低,孕晚期时 TSH 水平重新上升回到孕前水平,总甲状腺素水平也下降到正常范围。甲状腺功能的检测值在早、中、晚孕期有其特定变化,因此不能通过一次测量来确定。总之,对 TSH、游离 $T_4$ 和总 $T_4$ 水平的评估有助于了解妊娠期间的甲状腺功能状态[66~68]。

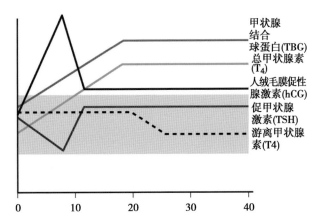

甲状腺结合球蛋白(TBG)
总甲状腺素($T_4$)
人绒毛膜促性腺激素(hCG)
促甲状腺激素(TSH)
游离甲状腺素(T4)

图 19-11　随孕周变化的甲状腺功能检测的血清浓度变化规律以及相应的 hCG 水平,阴影部分代表非孕妇甲状腺结合球蛋白、总甲状腺素、促甲状腺激素或游离 $T_4$ 的正常范围

### 葡萄糖和脂类代谢

妊娠期间葡萄糖代谢会发生明显改变。葡萄糖通过协助扩散在胎盘转运,是胎儿和胎盘的主要能量来源。因此,葡萄糖向胎儿的运输依赖于母体和胎儿循环之间的浓度梯度。hPL 激素会诱导母体胰岛素抵抗和诱导肝脏对葡萄糖的合成,这二者都会提高母体血液循环中的葡萄糖水平。hPL 会引起母体胰腺组织内的 β 细胞增生,使得胰岛素合成增加。晚孕期肝的葡萄糖合成可增加 30%。由于胎儿持续利用母体循环中的葡萄糖,孕妇空腹血糖会低于正常水平,但由于胰岛素抵抗,餐后血糖可能较高[69]。

空腹血糖低会加重妊娠早期的恶心和呕吐,但同时也能增强孕妇的食欲,促使孕妇更经常地进食。随着胎盘的长大和功能增强,母体胰岛素水平也需要相应升高。如果孕妇不能充分提高其胰岛素分泌,则可能在妊娠后半期患妊娠糖尿病。

孕期脂代谢也会发生显著变化[70]。在妊娠的前三分之二时间里,体内脂肪会积累,但在妊娠的后三分之一时间内这种增长会停止或下降。因此,孕妇首先处于合成代谢状态,进而处于分解代谢状态[71]。在脂质快速分解的过程中会产生游离脂肪酸和甘油。游离脂肪酸转化为酮体,甘油转化为葡萄糖。游离脂肪酸用于合成甘油三酯,会导致甘油三酯水平升高[71]。

### 免疫系统变化

妊娠本质上是一个免疫悖论:首先,当胎儿细胞和母体细胞在子宫螺旋动脉和绒毛间隙中直接接触时,母体是如何避免对胎儿的排斥反应的? 其次,为适应胎儿(同种半异体移植物)而发生的免疫系统变化是如何影响母体的免疫反应的? 妊娠期的免疫系统变异会引起几种重要的临床问题,包括:习惯性流产、Rh 致敏和子痫前期。

免疫反应可以分为先天性免疫和获得性免疫;后者又分为细胞介导的免疫反应和抗体介导的免疫反应。先天性免疫反应是机体抵御外来入侵物质的第一道防线,包括炎症和吞噬作用等。细胞介导的免疫反应是机体消除细胞内抗原物质的免疫反应过程,涉及多种免疫淋巴细胞,包括自然杀伤(NK)细胞和 T 细胞。抗体介导的免疫反应主要是 B 细胞产生针对细胞外微生物或抗原物质的抗体。

一般来说,妊娠期先天性免疫增强,而获得性免疫减弱。特别是,与抗体介导的(T helper 2,Th2 辅助细胞)反应相比细胞介导的(T helper 1,Th1 辅助细胞)反应受到了一定程度的抑制,而前者更具反应性。这种细胞介导和抗体介导反应的变化称为 Th1 到 Th2 的转换[71~73]。这些变化增加了母体感染发生的风险,特别是在诸如流感和水痘等病毒感染方面的风险增加。但同时,Th1 到 Th2 转换也可改善某些自身免疫性疾病,如:类风湿关节炎。

化学趋化作用在孕妇中是延迟的,这可以导致母体对某些感染反应的延迟。白细胞总数的增加主要是由于多形核中性粒细胞、单核细胞和粒细胞的增加。胎儿和胎盘产生的许多生物活性物质都能影响母体免疫系统。尽管免疫应答的整体变化不大,但三种免疫类型中每一种的细微变化都具有重要的临床意义(表 19-5)。

### 作为同种半异体移植物的胎儿

妊娠期免疫改变的第一部分发生在着床期间,其机制至今尚未完全明确。简单地说,滋养层组织的细胞膜蛋白并未出现可以引起先天性免疫或细胞免疫反应的抗原表达。胎儿作为异物逃避探测的机制非常复杂[72]。除此之外,细胞介导的免疫反应还会导致自然杀伤(NK)细胞在蜕膜聚集;这些不同种类的 NK 细胞具有很小的细胞毒性,但能控制滋养层的侵入和子宫血管的重塑过程。在此期间,子宫环境内 T 细胞和 B 细胞数量则相对减少。

| 表 19-5 | 孕期的免疫系统变化 |
| --- | --- |

**主要的宿主防御机制:**

- 白细胞(主要是多形核白细胞)数目增加,增强孕妇非特异性免疫反应。
- 化学趋化作用(吞噬细胞向外来入侵物质运动)延迟,可能会导致母体对感染的反应延迟。
- 自然杀伤细胞数目减少,可能导致母体对感染的反应延迟。
- 血浆 IgG 抗体降低。妊娠期血液稀释和 Ig 抗体的被动转运引起母体血液中的 IgG 水平下降。

**细胞介导的免疫反应:**

虽然淋巴细胞总数保持不变,但是其中的 T 辅助细胞(CD4 细胞)相对 T 抑制细胞(CD8 细胞)在数量上减少。由于 CD4 细胞数量减少,B 细胞功能会受到轻微影响。

**抗体介导的免疫反应:**

总体来说,体液免疫反应没有变化。

**临床影响:**

革兰氏阴性菌、真菌和真菌感染风险轻度增加。

革兰氏阴性菌感染、H1N1 流感、水痘发病率升高。

对某些病原微生物的感染几率增加,如:单纯疱疹病毒、脊髓灰质炎病毒、巨细胞病毒、疟疾原虫和肝炎病毒。

自身免疫疾病特点改变(妊娠期间孕妇类风湿性关节炎通常会得到改善,但系统性红斑狼疮却会加重)。

IgG,免疫球蛋白 G

## 胎儿骨盆关系

胎儿与母体腹部骨盆的位置关系有很多种。其中有些位置关系使得阴道分娩顺利进行;有些位置关系则与产程延长有关。因此,掌握各种可能的胎儿骨盆关系和它们的临床意义尤为重要。表 19-6 列出了描述胎儿骨盆关系的各项术语命名。

### 胎儿颅骨

胎儿颅骨由五块骨头组成:两块额骨、两块顶骨和一块枕骨。分娩期间可通过对颅骨的触诊来辨别胎方位和评估产程。此外,两块颞骨分别位于顶骨下方,但在分娩评估中并不作为重要的解剖标志(图 19-12)。两额骨之间为额缝,两顶骨之间为矢状缝,顶骨和额骨之间为两侧的冠状缝,顶骨和枕骨上缘之间为人字缝。

| 表 19-6 | 胎儿骨盆关系 |
| --- | --- |
| **命名** | **定义** |
| 倾势不均 | 胎头呈倾斜位。当胎头向肩膀一侧倾斜时,胎头双顶径与骨盆入口平面不平行。触诊时感觉矢状缝不在骨盆入口平分前后部分的中线上。当先露入盆部位为前顶骨时,称为前倾势不均;当先露入盆部位后顶骨时,称为后倾势不均。 |
| 姿势 | 胎儿身体各部分之间的关系称为姿势。基本的姿势分为俯屈和仰伸,下巴贴近胸部时为胎头俯屈;枕骨靠近颈椎时胎头处于仰伸状态。 |
| 胎头隆凸 | 在四步触诊时,胎儿头部最容易被触及到的部分(隆凸)被用来确定胎儿姿势。当胎头隆凸部分与胎儿四肢在同一侧时,胎头是俯屈的;当与胎儿背部在同一侧时,胎头是仰伸的。当胎头隆凸部分在两侧均不能触及时,通常称为"军姿"。 |
| 指示点 | 指示点是在胎儿先露上特别选择的标志部位,用来描述胎方位。顶先露的指示点为枕骨;臀先露的指示点为骶骨;面先露的指示点为颏骨或下巴。 |
| 衔接 | 胎先露的最宽部分到达或进入骨盆入口平面以下时,衔接过程发生。 |
| 胎产式 | 胎儿身体纵轴与母亲身体纵轴之间的关系称为胎产式,分为纵产式、横产式和斜产式三种情形。 |
| 胎方位 | 胎儿先露指示点与母体骨盆前、后或左右两侧的方位关系称为胎方位。 |

续表

| 命名 | 定义 |
|---|---|
| 胎先露 | 胎儿首先进入母体骨盆的躯体部位称为胎先露。可能的三种胎先露为头先露、臀先露和肩先露。臀先露又细分为臀先露或足先露。 |
| 先露部分 | 胎儿身体距离子宫颈最近的部分。 |
| 胎头位置 | 先露部分处于坐骨棘平面以上或以下的厘米数。以坐骨棘为0点,以上为-1、-2、-3、-4和-5厘米,以下为+1、+2、+3、+4和+5厘米(此时胎先露部分在阴道口已经可见)。 |

颅缝交界处形成两个囟门,见于矢状缝的两末端。前囟较大,由额缝、矢状缝和两条冠状缝交汇处形成,呈四角菱形。这四条颅缝可经由菱形的四个角触及,其中额缝可能最难被触及到。矢状缝和两条人字缝交汇处形成后囟,呈三角形,矢状缝和人字缝同样可通过三角形的三个角触及。

在提供产科护理的过程中,需关注几个重要的胎头径线,如图19-12和图19-13所示。

### 胎产式、胎先露、指示点和胎方位

胎产式、胎先露和胎方位的确定需要充分理解胎儿颅骨相对于母体骨盆的解剖标志。

胎产式是指胎儿身体纵轴和母体身体纵轴之间的关系,可分为纵产式、横产式和斜产式(图19-14)。横产式和斜产式属于异常情况,此情况发生时需要与产科上级医生联合处理或转诊,因为可能需要进行剖宫产分娩。

胎先露由先露部分决定,是指最先进入骨盆入口的胎儿部分,分为头先露、臀先露和肩先露。头先露和臀先露又可以细分,其中头先露可分为顶先露、

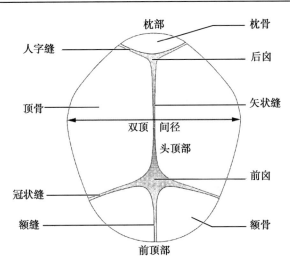

图 19-12 胎儿颅骨:标志、骨骼、囟门、颅缝和双顶径

前囟先露、额先露、面先露(图19-15);臀先露可分为单臀先露(腿伸直)、完全臀先露(腿弯曲)和足先露(单足或双足)。大约3.0%~3.5%的孕妇以臀先露进入产程;约0.5%的产妇出现面先露;大约0.5%的产妇出现肩先露。在出现头先露以外的胎位时,需要助产士和上级医生合作来管理产程。

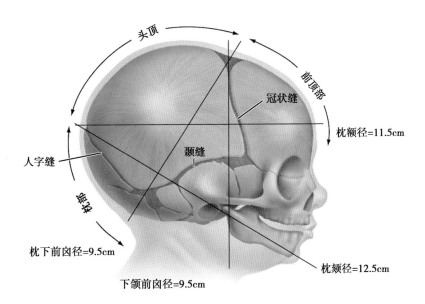

图 19-13 足月胎儿头部径线的平均长度

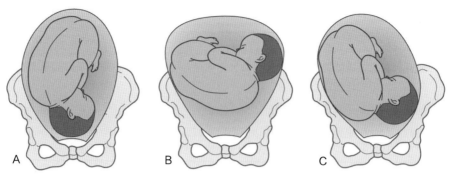

图 19-14　胎产式。A. 纵产式。B. 横产式。C. 斜产式

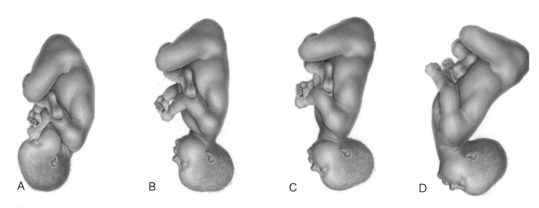

图 19-15　不同的胎头姿势。A. 顶先露。B. 前囟先露(军姿)。C. 额先露。D. 面先露

胎姿势是指胎儿的特定姿态,由胎儿本身各部分之间的关系及其对脊柱姿态的影响来决定。胎姿势随胎先露的变化而不同。例如:顶先露的胎儿头部充分俯屈,手足贴向胸腹部,背部呈凸突曲线;而前囟先露的胎儿呈垂直姿势,类似典型的"军姿";面先露的胎儿头部严重后仰,手足弯曲贴于胸腹前,脊柱呈一定角度的弓形。

胎方位通过以下三点进行区分和命名(使用首位字母进行命名):第一,在母体骨盆的左边(L)或右边(R);第二,选择指示点:枕骨(O)、骶骨(S)或颏骨(M);第三,指示点在母体骨盆的位置:前(A)、横(T)或后(P)。这种命名方式包含了胎产式、胎先露和胎方位的相关信息(图 19-16)。例如:LOA(左枕前)即代表胎产式为纵产式,胎先露为头先露,指示点为枕骨,且指示点位于骨盆的左前方。胎儿和母体间可能存在的胎产式和胎先露种类见表 19-7。

顶先露是纵产式中最常见的先露形式,顶先露的发生率约为 95%。在妊娠的最后 1 个月中,大约有 2/3 的胎儿为枕骨位于母体骨盆左边(LOA,LOT,LOP)的胎位,另外 1/3 的胎儿则是枕骨位于母体骨盆的右边(ROA,ROT,ROP)。由于胎儿头部进入骨盆入口时,通常矢状缝在骨盆的横径上,因此,临产时最常见的胎方位为左枕横(LOT)。

在顶先露中,胎儿头部进入骨盆的双顶间径通常与骨盆平面平行。如果胎儿头部向肩膀倾斜,头部将以倾斜的角度进入骨盆,称为倾势不均。

### 估计胎儿体重

当评估胎儿与骨盆的关系时,助产士还可以估计胎儿体重(EFW)。30 孕周时的平均 EFW 为 3 磅或者 1 360 克;在约 33 孕周时通常胎儿体重可达到 4 磅(1 900 克);37 孕周时胎儿体重可达到 5 磅 8 盎司,即 2 500 克。2 500 克这个最后数值很重要,因为它是低出生体重的国际定义界限。胎儿体重对于胎儿骨盆关系很重要,因为一个小胎儿(无论是天生体质还是由于疾病)更可能发生异常,如:臀位;而即使是正常大小的骨盆,一个大胎儿也可能出现娩出困难。

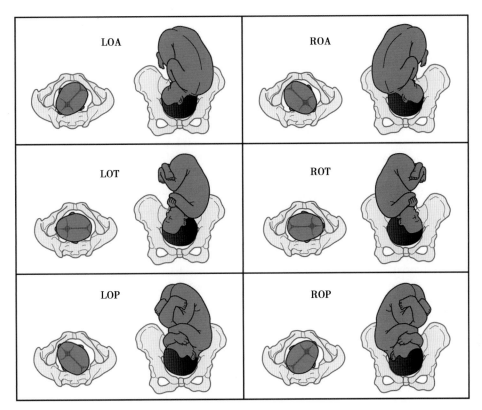

图 19-16 枕先露时的胎方位类型。LOA,左枕前;LOP,左枕后;LOT,左枕横;ROA,右枕前;ROP,右枕后;ROT,右枕横

| 表 19-7 | 各种胎产式和胎先露时可能的胎儿与母体骨盆关系 | | |
|---|---|---|---|
| 胎产式 | 胎先露 | 标志点 | 胎方位名称 |
| 纵产式 | 头先露 | | |
| | 顶先露 | 枕骨 | ROA LOA |
| | | | ROT LOT |
| | | | ROP LOP |
| | 前囟先露 | 前额(前囟、前额骨) | 前囟先露和额先露通常会转变成顶先 |
| | | | 露或面先露 |
| | 额先露 | 前额 | |
| | 面先露 | 颏骨(下巴) | RMA LMA |
| | | | RMT LMT |
| | | | RMP LMP |
| | 臀先露 | | |
| | 单臀先露 | 骶骨 | RSA LSA |
| | | | RST LST |
| | | | RSP LSP |
| | 全臀先露 | 骶骨 | 和单臀先露相同 |
| | 足先露 | 骶骨 | 和单臀先露相同 |
| 横产式 | 肩先露 | 肩峰 | RAA LAA |
| | | | RAP LAP |
| | | | 横产式基本不发生转变 |
| 斜产式 | 发生斜产式时,检查时在骨盆入口处感觉不到胎先露,斜产式无先露、胎方位变化的命名,这通常是一种一过性的状况 | | |

　　LMA,左颏前;LMP,左颏后;LMT,左颏横;LOA,左枕前;LOP,左枕后;LOT,左枕横;LSA,左骶前;LSP,左骶后;LST,左骶横;ROA,右枕前;ROP,右枕后;ROT,右枕横;RSA,右骶前;RSP,右骶后;RST,右骶横;RMA,右颏前;RMP,右颏后;RMT,右颏横

## 结论

　　妊娠期间会发生许多重要的生理学改变，了解各种妊娠生理学变化的知识对于提供全方位的孕期保健十分重要。掌握和理解这些变化有助于助产士准确解读妊娠期间出现的相关症状和体征，从而更好地管理孕期的常见不适或指导对病理情况的评估。这是提供高质量孕产妇保健的基本步骤。

（侯睿 译　段得琬 审）

## 参考文献

1. Buhimschi CS. Endocrinology of lactation. *Obstet Gynecol Clin North Am.* 2004;31:963-979.

2. Chen JZ, Sheehan PM, Brennecke SP, Keogh RJ. Vessel remodelling, pregnancy hormones and extravillous trophoblast function. *Mol Cell Endocrinol.* 2012;349(2):138-144.

3. Damjanov I. Vesalius and Hunter were right: decidua is a membrane [Editorial]. *Lab Invest.* 1985;53:597.

4. Strowitzki T, Germeyer A, Popovici R, Wolff M. The human endometrium as a fertility-determining factor. *Hum Reprod Update.* 2006;12(5):617-630.

5. Murphy CR. Understanding the apical surface markers of uterine receptivity: pinopods or uterodomes: *Hum Reprod.* 2000;15:2451-2454.

6. Gellersen B, Brosens IA, Brosens JJ. Decidualization of the human endometrium: mechanisms, functions and clinical perspectives. *Semin Reprod Med.* 2007;25(6):445-453.

7. Tingaker BK, Irestedt L. Changes in uterine innervation in pregnancy and during labour. *Curr Opin Anethesiol.* 2010;23:300-310.

8. Latini C, Frontini A, Morroni M, Marzioni D, Castellucci M, Smith PG. Remodeling of uterine innervation. *Cell Tissue Res.* 2008;334:1-6.

9. Brauer MM. Cellular and molecular mechanisms underlying plasticity in uterine sympathetic nerves. *Auton Neurosci.* 2008;140:1-16.

10. Ludmir J, Sehdev H. Anatomy and physiology of the uterine cervix. *Clin Obstet Gynecol.* 2000;43(3):433-439.

11. Timmons B, Akins M, Mahendroo M. Cervical remodeling during pregnancy and parturition. *Trends Endocrin Metab.* 2010;21(6):353-361.

12. Nott JP, Bonney EA, Pickering JD, Simpson NAB. Structure and function of the cervix during pregnancy. *Translational Res Anat.* 2016;2:1-7.

13. Vink J, Feltovich H. Cervical etiology of spontaneous preterm birth. *Semin Fetal Neonatal Med.* 2016;21(2):106-112.

14. Yao W, Gan Y, Myers KM, Vink JY, Wapner RJ, Hendon CP. Collagen fiber orientation and dispersion in the upper cervix of non-pregnant and pregnant women. *PLoS One.* 2016;11(11):e0166709. doi: 10.1371/journal.pone.0166709.

15. Fournier T. Human chorionic gonadotropin: different glycoforms and biological activity depending on its source of production. *Ann Endocrinol (Paris).* 2016;77(2):75-81. doi: 10.1016/j.ando.2016.04.012.nier.

16. Cole LA. Biological functions of hCG and hCG-related molecules. *Reprod Biol Endocrinol.* 2010;8:102.

17. Cole LA. hCG, the wonder of today's science. *Reprod Biol Endocrinol.* 2012;10:24-28.

18. Barnhart KT, Sammel MD, Rinaudo PF, Zhou L, Hummel AC, Guao W. Symptomatic patients with an early viable intrauterine pregnancy: hCG curves redefined. *Obstet Gynecol.* 2004;104:50-55.

19. Barnhart KT, Guo W, Cary MS, et al. Differences in serum human chorionic gonadotropin rise in early pregnancy by race and value at presentation. *Obstet Gynecol.* 2016;128(3):504-511.

20. Bustos M, Venkataramanan R, Caritis S. Nausea and vomiting of pregnancy: what's new? *Auton Neurosci.* 2017;202:62-72.

21. Lager S, Powell TL. Regulation of nutrient transport across the placenta. *J Preg.* 2012;2012:179827. doi: 10.1155/2012/179827.

22. Wahabi HA, Fayed AA, Esmaeil SA, Al Zeidan RA. Progestogen for treating threatened miscarriage. *Cochrane Database Syst Rev.* 2011;12:CD005943. doi: 10.1002/14651858.CD005943.pub4.

23. Carp H. A systematic review of dydrogesterone for the treatment of threatened miscarriage. *Gynecol Endocrinol.* 2012;28(12):983-990. doi: 10.3109/09513590.2012.702875.

24. Society for Maternal-Fetal Medicine Publications Committee, Berghella V. Progesterone and preterm birth prevention: translating clinical trials data into clinical practice [erratum, *Am J Obstet Gynecol.* 2013;208:86]. *Am J Obstet Gynecol* 2012;206:376-386.

25. Brosens I, Pijnenborg R, Vercruysse L, Romero R. The "Great Obstetrical Syndromes" are associated with disorders of deep placentation. *Am J Obstet Gynecol.* 2011;204(3):193-201.

26. Costa MA. The endocrine function of human placenta: an overview. *Reprod BioMed Online.* 2016;32(1):14-43.

27. Moore KL, Persaud TVN, Torchia MG. *The Developing Human: Clinically Oriented Embryology.* 10th ed. Philadelphia, PA: Elsevier; 2015.

28. Degner K, Magness RR, Shah DM. Establishment of the human uteroplacental circulation: a historical perspective. *Reprod Sci.* 2017;24(5):753-761.

29. Fisher SJ. Why is placentation abnormal in preeclampsia? *Am J Obstet Gynecol.* 2015;213:S115-S122.

30. Pijnenborg R, Vercruysse L, Hanssens M. The uterine spiral arteries in human pregnancy: facts and contro-

versies. *Placenta*. 2006;27:939-958.

31. Jain A. Endothelin-1: a key pathological factor in pre-eclampsia. *Reprod BioMed Online*. 2012;25:443-449.

32. Longo LD, Reynolds LP. Some historical aspects of understanding placental development, structure, and function. *Int J Dev Biol*. 2010;54:237-255.

33. Aherne W, Dunnill MS. Morphometry of the human placenta. *Br Med Bull*. 1966;22:5-8.

34. Schuler-Maloney D. Placental triage of the singleton placenta. *J Midwifery Womens Health*. 2000;45:104-113.

35. Maltepe E, Fisher SJ. Placenta: the forgotten organ. *Annu Rev Cell Dev Biol*. 2015;31:523-552.

36. Dawe GS, Tan XW, Xiao ZC. Cell migration from baby to mother. *Cell Adh Migr*. 2007;1(1):19-27.

37. Sferruzzi-Perri AN, Camm EJ. The programming power of the placenta. *Front Physiol*. 2016;7:33. doi: 10.3389/fphys.2016.00033.

38. Barker DJ. Developmental origins of chronic disease. *Public Health*. 2012;126:185-189.

39. Barker D. The midwife, the coincidence, and the hypothesis. *BMJ*. 2003;327(7429):1428-1430.

40. Barker DJ, Gluckman PD, Godfrey KM, Harding JE, Owens JA, Robinson JS. Fetal nutrition and cardiovascular disease in adult life. *Lancet*. 1993;341:938-941.

41. Gluckman PD, Hanson MA, Cooper C, Thornburg KL. Effect of in utero and early-life conditions on adult health and disease. *N Engl J Med*. 2008;359:61-73.

42. Dyer JS, Rosenfeld CR. Metabolic imprinting by prenatal, perinatal, and postnatal overnutrition: a review. *Semin Reprod Med*. 2011;29(3):266-276.

43. Lillycrop KA, Burdge GC. Epigenetic mechanisms linking early nutrition to long term health. *Best Pract Res Clin Endocrin Metab*. 2012;26:667-676.

44. Lau C, Rogers JM. Embryonic and fetal programming of physiological disorders in adulthood. *Birth Defects Res C Embryo Today*. 2004 Dec;72(4):300-312.

45. Roberts VHJ, Frias AE, Grove KL. Impact of maternal obesity on fetal programming of cardiovascular disease. *Physiology*. 2015;30(3):224-231. doi: 10.1152/physiol.00021.2014.

46. Alexander BT, Dasinger JH, Intapad S. Fetal programming and cardiovascular pathology. *Compr Physiol*. 2015;5(2):997-1025. doi: 10.1002/cphy.c140036.

47. Burlingham WJ. A lesson in tolerance—maternal instruction to fetal cells. *N Engl J Med*. 2009;360(13):1355-1357.

48. Latendresse G, Founds S. The fascinating and complex role of the placenta in pregnancy and fetal well-being. *J Midwifery Womens Health*. 2015;60(4):360-370.

49. Modena AB, Fieni S. Amniotic fluid dynamics. *Acta Biomed*. 2004;75(suppl 1):11-13.

50. Moore TR. Amniotic fluid dynamics reflect fetal and maternal health and disease. *Obstet Gynecol*. 2010;116(3):757-763.

51. Derbala Y, Grochal F, Jeanty P. Vasa previa. *J Perinat Med*. 2007;1(1):2-13.

52. Murphy VE, Smith R, Giles WB, Clifton VL. Endocrine regulation of human fetal growth: the role of the mother, placenta, and fetus. *Endocrine Rev*. 2006;27:141-169.

53. Lieberman E, Gremy I, Lang JM, Cohen AP. Low birthweight at term and the timing of fetal exposure to maternal smoking. *Am J Public Health*. 1994;84:1127-1131.

54. de Vries JIP, Fong BF. Normal fetal motility: an overview. *Ultrasound Obstet Gynecol*. 2006;27:701-711.

55. Martin CB. Normal fetal physiology and behavior, and adaptive responses with hypoxemia. *Semin Perinatol*. 2008;32:239-242.

56. Borg-Stein J, Duagn S, Gruber J. Musculoskeletal aspects of pregnancy. *Am J Phys Med Rehabil*. 2005;84:180-192.

57. Geraghty LN, Pomeranz MK. Physiologic changes and dermatoses of pregnancy. *Int J Dermatol*. 2011;50:771-782.

58. Ozuounian JG, Elkayam U. Physiologic changes during normal pregnancy and delivery. *Cardiol Clin*. 2012;30:317-329.

59. Bieber AK, Martires KJ, Stein JA, Grant-Kels JM, Driscoll MS, Pomeranz MK. Pigmentation and pregnancy: knowing what is normal. *Obstet Gynecol*. 2017;129(1):168-173.

60. Sanghavi M, Rutherford JD. Cardiovascular physiology of pregnancy. *Circulation*. 2014;130:1003-1008.

61. Stangret A, Skoda M, Whuk A, Pzylak M, Szukiewicz D. Mild anemia during pregnancy upregulates placental vascularity development. *Med Hypoth*. 2017;102:37-40.

62. Barrett JF, Whittaker PG, Williams JG, Lind T. Absorption of non-haem iron from food during normal pregnancy. *BMJ*. 1994;309:79-82.

63. Wise RA, Polito AJ, Krishnan V. Respiratory physiologic changes in pregnancy. *Immunol Clin North Am*. 2006;26:1-12.

64. Elkus R, Popovich J. Respiratory physiology in pregnancy. *Clin Chest Med*. 1992;12:555-565.

65. Cornelis T, Odutayo A, Keunen J, Hladunewich M. The kidney in normal pregnancy and preeclampsia. *Semin Nephrol*. 2011;31:4-14.

66. Alemu A, Terefe B, Abebe M, Biadgo B. Thyroid hormone dysfunction during pregnancy: a review. *Int J Reprod Biomed*. 2016;14(11):677-686.

67. Casey MB, Leveno K. Thyroid disease in pregnancy. *Hil Obstet Gynecol*. 2006;108:1283-1292.

68. Brent GA. Maternal thyroid function: interpretation of thyroid function tests in pregnancy. *Clin Obstet Gynecol*. 1997;40:3-15.

69. Baeyens L, Hindi S, Sorenson RL, German MS. β-cell adaptation in pregnancy. *Diab Obes Metab*. 2016;18(suppl 1):63-70.

70. Herrera E. Lipid metabolism in pregnancy and its consequences in the fetus and newborn. *Endocrine*.

2002;19(1):43-55.

71. Zeng Z, Liu F, Li S. Metabolic adaptations in pregnancy. *Ann Nutr Metab*. 2017;70:59-65.

72. Munoz-Suano A, Hamilton AB, Betz AG. Gimme shelter: the immune system during pregnancy. *Immunol Rev*. 2011;241:20-38.

73. Morelli SS, Mandal M, Goldsmith LT, Kashani BN, Ponzio NM. The maternal immune system during pregnancy and its influence on fetal development. *Res Reports Biol*. October 2015. Available at: https://www.dovepress.com/the-maternal-immune-system-during-pregnancy-and-its-influence-on-fetal-peer-reviewed-fulltext-article-RRB#. Accessed June 14, 2017.

# 20

# 遗 传 学

GWEN A.LATENDRESSE

## 引言

所有健康与疾病都会涉及遗传学的内容,助产保健在预防、筛查、诊断和治疗选择上也需要应用越来越多的遗传学知识。此外遗传异常的发生的确不在少数。大约 3%~7% 的人会在一生中被确认患有某种遗传性疾病[1]。染色体异常可出现于 10%~20% 的妊娠,并且为流产的重要原因;受染色体异常影响的妊娠有 95% 在足月前发生流产[2]。大约有 6% 的新生儿有严重的先天性异常;在这些先天异常的新生儿中,15% 的异常具有"家族性",10% 为染色体异常,3%~4% 与单个基因突变有关,23% 为多因素所致(如:与多基因和环境因素有关),3% 是由致畸因子引起[2,3]。因此,遗传学问题对新生儿 / 婴儿死亡率有着显著的影响。

助产士必须深入地了解遗传学知识与现有的遗传学检测技术,掌握临床助产实践中需要用到的遗传风险评估、筛查、诊断方法、咨询和适时转诊的基本技能。然而,遗传科学和技术的发展十分迅速,跟进知识进步并将其结合于临床实践是助产士所面临的一大挑战[4]。本章将回顾遗传学基本知识和用于孕前和孕期妇女的现代遗传学检测方法。

## 遗传学基础

分子遗传学和家族遗传学是了理解围产期相关遗传学的基础。这部分将回顾分子遗传学的基本原理、遗传模式、遗传突变的含义、基因表达和染色体结构。表 20-1 列出了常用的遗传学相关术语[3~7]。

鼓励读者去寻找更多目前已出版和发表的优质遗传学读物,以及在网上获得更深入的信息,在本章末尾还列出了其他网上信息资源。

### 基因、基因组、DNA 和染色体

基因是遗传的基本单位,由细胞核内的脱氧核糖核酸(DNA)组成;基因包含在每个人类体细胞的 46 条染色体中,除了性细胞如卵子和精子只含有 23 条单染色体。染色体是由紧密缠绕在蛋白质周围的 DNA 长链组成(图 20-1)[8]。正常人类细胞含有 46 条染色体,形成 23 个配对。每对染色体中的一条来自该个体的生物学母亲,另一条来自其生物学父亲。其中的 22 对染色体称为常染色体,在男性和女性都是相同的。最后一对染色体为性染色体:女性为两个 X 染色体,男性为一个 X 染色体和一个 Y 染色体。

每一个体的全部基因组合,称为基因组,基因组会对生命机体的生物功能提供一整套"指令"。所有基因指令的最终产物都是蛋白质的生成,通过 DNA 的"转录"和"翻译"过程准确地生产出按照指令规定的蛋白质[9]。每个基因都是由含氮碱基配对——胞嘧啶、胸腺嘧啶、腺嘌呤、鸟嘌呤分子——排成序列所形成的双链 DNA 分子,每一个基因序列编码决定一种具有特定功能的特定蛋白质。单链核糖核酸(RNA)在这一过程中的作用是作为模板,在细胞质中将氨基酸组合成蛋白质。

人类基因组在染色体内含有大约 20 000 个基因,在每个有核细胞的线粒体内含有 37 个基因。这些基因中约有 1% 被翻译成蛋白质,其余的与蛋白质编码基因的调控或抑制有关[10]。

基因表达是指遗传产物的最终生成,不是所有

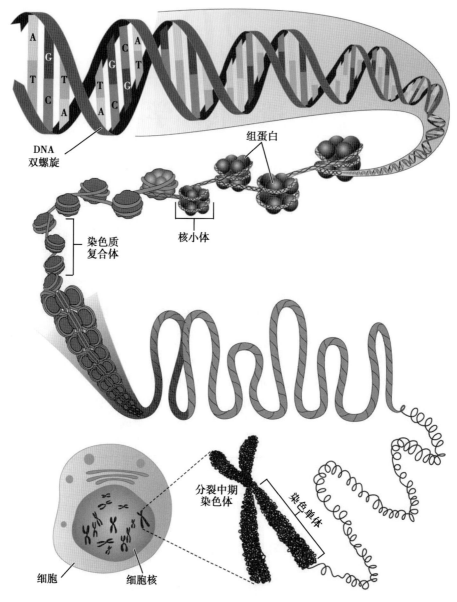

图 20-1　DNA 螺旋链模式。DNA 包裹 8 个组蛋白形成核小体。核小体形成染色质复合体然后排列成螺旋状形成染色单体。由着丝粒将染色单体结合在一起形成染色体

基因在所有细胞内都会得到表达,或者以完全相同的方式表达。例如:上皮细胞(皮肤细胞)的外形及功能就与肌细胞(肌肉细胞)不同。虽然这两种不同类型的细胞包含有一套完全相同的遗传指令,但特定类型细胞的特定结构和功能只由那些得到表达的基因所决定[11]。基因表达受生物体内非常复杂的一组信号调节,指导未分化细胞(如胎儿干细胞)分化成很多种具有不同结构和功能的细胞。术语"表观遗传学"是指通过修改 DNA 结构(如:组蛋白或染色质,如图 20-1 所示)来控制基因的表达,而不是改变基因内的 DNA 序列[12]。目前已知环境信号(对于生物体的内部和外部)对基因表达的调控有很大影响[10-12]。

## 基因突变

基因突变是指发生于基因内部 DNA 序列的永久性改变,可表现为单个碱基对、DNA 链上的大段序列、整个基因、或一段染色体的缺失、插入、重复、或复制。突变的发生相当频繁,通常会被身体所修复,多数的基因突变不会导致临床影响或疾病[1,10]。然而,

如果基因突变引起了蛋白质产物的改变就可导致细胞功能的变化。这样的变化就可导致疾病表型,在临床上或机体上观察到反映个体基因表型的体征或症状。基因突变可以是自主发生的或由父母遗传给子女。

| 表20-1 | 遗传学词汇表 |
| --- | --- |
| **术语** | **定义与描述** |
| 等位基因 | 在一对染色体相互对应的特定位置上、决定相同功能蛋白质合成的基因编码序列。如果是常染色体隐性疾病,个体一定要遗传有来自父母亲双方的突变等位基因才会患病;而常染色体显性疾病,个体则只需遗传来自父亲或母亲一方的突变体等位基因就会患病 |
| 非整倍体 | 染色体条数的缺失或增多的染色体异常,正常应该有的23对染色体出现数目上的异常 |
| 常染色体 | 除性染色体以外的染色体,常染色体成对存在 |
| 细胞外胎儿DNA | 在孕妇血液内自由循环的细胞外的胎儿遗传物质(DNA)。细胞外胎儿DNA主要来自于胎盘,现在被用来对高危孕妇进行胎儿的非整倍体检测 |
| 碱基对 | 在DNA双链中配对在一起的两个含氮碱基(如:腺嘌呤与胸腺嘧啶配对,鸟嘌呤与胞嘧啶配对)。不同长度的碱基对序列构成各种基因 |
| CFTR | 用来调节氯离子跨膜通道的基因编码。该基因的几种突变是造成囊性纤维化的直接原因 |
| 染色体异常 | 染色体数量或结构的改变。染色体异常可以是遗传获得的或自发产生的。最常见的染色体异常,如21三体型,不是遗传获得的 |
| 染色体微序列分析(CMA) | 一种鉴定染色体异常的技术,可以检测传统染色体核型检查无法发现的染色体异常(如:微小缺失)。CMA要求直接检测胎儿组织,所以必须通过绒毛取样或羊水穿刺获得胎儿样本进行检测 |
| 染色体微小缺失 | 染色体或DNA序列很小一段的缺失,使得遗传物质丢失。这些微小缺失通常不会致命,但因丢失遗传物质的不同经常会造成身体或心智上的异常。传统染色体核型检查不能发现微小缺失异常。"猫叫综合征"就是由于第5号染色体短臂出现微小缺失所引起 |
| 染色体易位 | 不同染色体的部分片段之间互相易位。可以是平衡性易位(平均交换)或非平衡性易位(不平均交换,造成遗传物质的增多或缺失)。虽然染色体易位的个体通常在表型上没有改变,但可能会增加胚胎死亡和21三体型的风险 |
| 脱氧核糖核酸(DNA) | 细胞内的含氮碱基配对的双螺旋链,对所有的细胞活动提供指令,代代遗传。染色体内的DNA链包含了所有基因的集合 |
| 显性基因 | 只要这个基因存在就会引导出该基因决定的表型表达。显性等位基因可以遮盖隐性基因的存在 |
| 表观遗传学 | 因DNA修饰而发生基因表达的调节与变化,但不是DMA序列的变化。<br>甲基化——甲基与DNA中的胞嘧啶碱基连接——这是DNA修饰改变基因表达的一个例子 |
| 外显子/内含子 | DNA中针对某种特定氨基酸的基因编码片段。相反,内含子则是DNA中没有编码意义的片段,通常在进行氨基酸组合之前就被从序列中剪掉 |
| 表达度 | 特定基因类型在人群中表型上的变异(如:表型特别严重) |
| 基因 | 遗传的基本单位。基因由特定的DNA序列构成,它出现在特定染色体上的特定位置。每个基因编码决定一种特定的功能蛋白质 |
| 遗传表达 | 某个基因的信息被用来制作功能性基因产品(通常为蛋白质)的过程;即基因类型所决定的特定表型。不是所有基因都会得到表达 |
| 遗传疾病 | 因某种蛋白质合成的基因编码改变而导致的遗传性疾病 |
| 基因组 | 在每个体细胞内存在的全部DNA序列和遗传指令。每个生物体内的基因组是不同的。"人类基因组研究项目"破译了人类23对染色体中的约25 000个基因的完整DNA序列 |
| 基因型 | 一个人类个体特定的完整基因构成。每个人的基因型大体决定了该个体的表型 |

| 术语 | 定义与描述 |
| --- | --- |
| 杂合子 | 该个体在一对特定基因中仅有一个突变等位基因。常染色体显性遗传疾病可以发生于杂合子个体,因为只需一个来自亲本的突变等位基因就可发病;相反隐性基因的杂合子则仅仅是"携带者",没有疾病表型的出现 |
| 纯合子 | 该个体的一对特定基因中来自父母双方的两个等位基因都是突变基因。常染色体隐性遗传疾病只有在致病的特定基因为纯合子时才会出现疾病的特定表型、异常或疾病状况。例如:囊性纤维化和镰状细胞性贫血仅在特定致病基因是纯合子的个体中发生 |
| 部分外显 | 突变基因不是永远都会出现该基因的表型。受到其他环境因素的影响,突变基因的外显表达通常只是部分性的 |
| 核型 | 每一个体的全部染色体组合。按照标准实验室格式排列的人类个体 46 条染色体的核型照片 |
| 减数分裂 | 细胞分裂形成精子和卵子,所有子细胞只包含原始细胞染色体的一半。 |
| 单体 | 应当存在的一对染色体配对只有单个染色体存在<br>如果是常染色体出现单体,这种突变的个体基本是无法生存的 |
| 多因素疾病 | 由数个基因和几种环境因素之间的相互作用引起的异常状况。常见的多因素疾病有:癌症、2 型糖尿病和心脏疾病 |
| 突变 | DNA 序列的改变,可能会或不会导致蛋白质产物的改变。突变可能只影响一个碱基对或者是一长段的 DNA 序列,表现为基因内的碱基对缺失、插入、重复或复制。遗传突变引起的异常有:囊性纤维化、泰 - 萨二氏病(Tay-Sachs disease)和镰状细胞性贫血 |
| 无分离 | 配对染色体在细胞减数分裂时没有发生分离。减数分裂是形成配子(卵子和精子)的细胞增殖类型,其中每个配子仅留下 23 对染色体组合中的一半,即 23 个染色体而不是全部的 46 个染色体 |
| 外显率 | 具有特定基因型的个体人群表达出预期表型的比例。如:某一突变基因的外显率为 95%,即为 95% 带有该突变基因的人会出现相关的表型 |
| 表型 | 个体外观表达出来的或可以观察到的基因携带性状,通常会受到环境因素的影响 |
| 隐性基因 | 只有在两个等位基因都是该类基因时才能观察到基因的影响和该个体的机体表达 |
| 核糖核酸<br>(RNA) | 与 DNA 序列对应的镜像单链含氮分子。RNA 将 DNA 指令通过转录和翻译从细胞核中带出到细胞质内,然后将氨基酸按照特定序列组合成最终的蛋白质产物 |
| 性染色体连锁<br>遗传 | 由位于 X 或 Y 性染色体上的基因所决定的遗传 |
| 单核苷酸多态性<br>(SNP) | 通常称为"剪辑",指在个体之间或不同种族群体之间常见的、在基因组的 DNA 序列中所出现的单个核苷酸变异与不同 |
| 转录 | 根据 DNA 序列合成出 RNA 单链。转录是基因表达的第一步 |
| 翻译 | 读取并按照信使 RNA 分子中的碱基序列将氨基酸排列在一起合成为特定蛋白质的过程 |
| 三体型 | 当正常应该只有一对染色体的地方出现了三条染色体。三体型是非整倍体的类型。年长母亲出现三体型婴儿的发生率增高。常见的三体型异常有 21 三体型(唐氏综合征) |

## 等位基因和外显率

来自母本遗传染色体上的所有基因都与来自父本遗传染色体上的基因(等位基因)在对等的位置上相配。在一对等位基因中只有一个突变基因的个体称为"杂合子",若两个等位基因均为突变基因的个体称为"纯合子"。

外显率是指携带特定疾病基因型的个体其预期表型(可观察到的基因型特征)真正表达出来的百分比。比如:某特定遗传突变出现预期表型的几率不是 100%,即为"部分外显";当外显率为 50% 时,就表明只有一半携带特定遗传疾病基因型的个体会出现该疾病的表型。特定遗传疾病表型程度上出现的变化(即严重性)被称为基因的表达度,可能受修饰基因、衰老或环境因素的影响。受基因表达度影响,在唐氏综合征群体中观察到的表型程度会有很大的不同。了解有关外显率和基因表达度的知识有助于回答这样的问题:为什么具有相同基因型的个体却有不同的表型特征或严重程度不同的遗传疾病?

## 突变基因的遗传模式

基因作为遗传的基本单位,对个体特征有着重大的影响,这包括:身体的外观特征,如身高、眼睛和头发的颜色,以及健康与疾病状况的先决影响。如果突变发生在体细胞称为后天获得性突变,它对导致细胞的恶变具有重要意义,如癌症的发生。如果基因突变发生在精细胞或卵细胞则可被遗传,表现有几种遗传模式。

遗传模式有:常染色体遗传,即由位于前 22 对染色体上的遗传基因所决定的遗传;或者是性染色体遗传,即由位于 X 或 Y 染色体上的基因所决定的遗传[13]。此外,它们还可以是显性遗传或隐性遗传。大多数已知的遗传性疾病都是由单个基因的突变引起的,这类异常多为典型的"孟德尔式"遗传异常,由早期遗传学家格雷戈尔·孟德尔(Gregor Mendel)发现。孟德尔是一名奥地利修道士,他是第一位清楚地确定生理携带性状可以从上一代遗传给下一代的科学家,并因此被称"遗传学之父亲"[1,13]。经典的孟德尔遗传模式为常染色体显性、常染色体隐性、X 染色体显性、X 染色体隐性,以及 Y 染色体遗传。

相反,大多数染色体异常却是不会遗传的,这就提示了在临床上区分遗传异常类型的重要性,因为对染色体异常的检测经常也会被称为"遗传基因检测"。而"遗传学检测"即包括对基因异常遗传疾病的检测,也包括对染色体异常疾病的检测,因此可能会错误地造成染色体异常也是由遗传而来的印象。因此,当助产士与妇女及其家人讨论遗传学检测时,遗传方式应该作为讨论的一个重要组成部分。

### 常染色体显性遗传

当疾病表型的表达发生于杂合子个体中(即见于在特定基因对中仅有一个突变等位基因的那些人),即为常染色体显性遗传模式[1,13]。常染色体显性病只需要有一个突变等位基因就可以发病,常染色体显性病的例子包括:软骨发育不全(常被称为侏儒症)、神经纤维瘤病、马凡综合征(Marfan's syndrome)和亨廷顿病(Huntington disease)。患有常染色体显性遗传病的父母其子女遗传该疾病的可能性为 50%。无论男性还是女性个体都可能将显性基因传给下一代。与常染色体隐性遗传病不同,显性遗传病的携带家族里可以有许多人发病,在家族谱系中的所有亲子代中都能见到。

精子或卵子也会出现自发性基因突变,这就是为什么会见到没有家族史的父母生出有常染色体显性疾病的孩子。这个受影响的个体是家族中第一个发病的人。虽然该疾病不是来自父母遗传,但受影响的子代个体本身却有 50% 的几率会将新的突变基因遗传给他们的子女。因为自发性基因突变而致常染色体显性遗传疾病孩子的父母再生育时再次出现具有突变基因子女的风险较低[2]。

被称作庞尼特方格(Punnett square)的遗传图表常被用来显示受影响和未受影响的父母生育后代子女的遗传几率(图 20-2A)。常染色体显性遗传相应的典型家庭谱系如图 20-2B 所示。

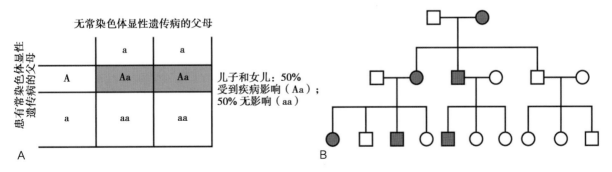

图 20-2　A. 常染色体显性遗传病后代遗传的几率。该图显示了父母一方为常染色体显性遗传基因的杂合子,另一方为无常染色体显性遗传基因的正常人时,其后代遗传显性遗传病的患病几率。B. 常染色体显性遗传病的家庭谱系图。谱系图显示了常染色体显性遗传病的家族遗传模式。男女都受到同样的影响。着色代表受到影响的个体;无色代表未受影响的个体。圆圈为女性;方块为男性。A 代表染色体中带有一个常染色体显性疾病等位基因;a 代表染色体中带有一个正常等位基因

## 常染色体隐性遗传

当疾病表型的表达仅出现在纯合子个体中（即特定基因对中含有两个突变的等位基因的个体），即为常染色体隐性遗传模式[1]。在常染色体隐性遗传模式中杂合子个体属于"携带者"，且多数不会受到疾病的影响。但这些携带者可以将突变基因遗传给他们的后代。携带者的单个正常工作基因已足够维持其正常功能。囊性纤维化（CF）、泰-萨二氏病和镰状细胞贫血是常染色体隐性遗传病的实例。

当两个杂合子携带者结合生子时，每次妊娠其子代有 25% 的机会成为该疾病的患者，25% 的机会成为不携带任何隐性基因的正常人，50% 的机会成为隐性突变基因的无病携带者。由于常染色体隐性遗传病的发生率较少，且经常表现为隔代遗传。家族的直系亲属中可能从来没有见到有常染色体隐性遗传病的个体，直到一个有常染色体隐性遗传病的孩子出生，他们才知道自己和自己的家族会与该隐性基因遗传病有关。

患常染色体隐性遗传病的人数因种族及民族不同而差异较大。虽然在高危人群中各种常染色体隐性遗传病的携带者状况很常见，但其新生儿实际受到该疾病影响的几率却低得多（表 20-2）。图 20-3A 显示了常染色体隐性基因携带父母其后代所受遗传影响的几率，图 20-3B 显示了典型的常染色体隐性遗传病家族谱系图。

| 表20-2 | 特定高危人群中常染色体隐性遗传病携带者的频度和相应的新生儿发病率 | | |
| --- | --- | --- | --- |
| 遗传病 | 民族 | 携带频度 | 新生儿发病率 |
| 泰-萨二氏病 | 德系犹太人 | 1/30 | 1/3 600 |
| 镰状细胞病 | 非洲裔美国人 | 1/12 | 1/600 |
| 囊性纤维化 | 北欧人 | 1/25 | 1/2 500 |
| β-地中海贫血 | 希腊/意大利人 | 1/30 | 1/3 600 |
| α-地中海贫血 | 东南亚人，中国人 | 1/25 | 1/2 500 |

## 性染色体连锁遗传

与常染色体遗传相比，性染色体上突变基因所引起疾病的遗传方式有所不同，因为女性有两条 X 染色体，而男性则有一条 X 染色体和一条 Y 染色体。Y 染色体上的基因很少，Y 染色体连锁遗传的疾病只发生于男性，且极其罕见。相比之下，X 染色体连锁遗传的遗传病却主要影响男性，因为男性只有一条 X 染色体。女性有两条 X 染色体，一条 X 染色体上的正常功能性等位基因可以代偿另一条 X 染色体上的突变等位基因。X 染色体连锁突变基因的遗传模式为，女性是健康的隐性基因携带者，而男性是遗传病患者，因其有一条 Y 染色体，无法补偿 X 染色体上的突变等位基因。因此男性后代只要有一个突变基因存在就足以导致遗传病

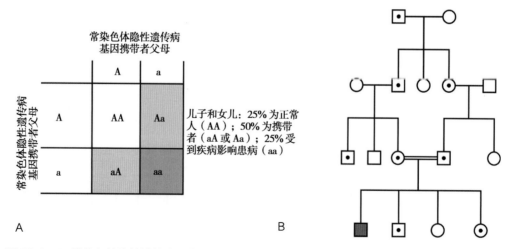

图 20-3　A. 常染色体隐性遗传病后代遗传的几率。该图显示了父母双方均为常染色体隐性遗传基因的杂合子（携带者）时，其后代遗传常染色体隐性遗传病的几率。浅色代表携带者，深色代表遗传病患者。B.常染色体隐性遗传病的家族谱系图。谱系图显示了常染色体隐性遗传病的家族遗传模式。血亲关系用双线连接，但不代表只有如此才能遗传；着色代表受到影响的个体；无色代表未受影响的个体；中间有黑点代表隐性遗传病突变基因的携带者。圆圈为女性；方块为男性。A 代表染色体中只含有正常等位基因；a 代表染色体中含有常染色体隐性疾病的等位基因

的发生。

X染色体连锁隐性基因携带者女性的后代具有四种可能的结局(假定男性配偶是没有X染色体连锁遗传疾病的正常人):25%的可能成为女性携带者(一个X连锁正常等位基因和一个X连锁突变等位基因);25%的可能成为健康女性非携带者(两个X连锁正常等位基因);25%的可能成为男性发病者(一个X连锁突变等位基因,无可代偿的Y连锁正常等位基因);以及25%的可能成为健康男性(正常的X与Y等位基因)。X染色体连锁隐性基因男性患者的后代只有两种可能结局(假定女性配偶不是X染色体连锁遗传疾病的携带者):女性都是携带者(一个X连锁正常等位基因和一个X连锁突变等位基因);男性都是非携带健康人(来自父亲的正常Y染色体)。图20-4A显示了突变基因携带者母亲和健康父亲的后代中其X染色体连锁遗传病的发生几率,这是目前最常见的情况。图20-4B显示了典型的相应家族遗传谱系图。

A型血友病和杜氏肌萎缩(Duchenne muscular dystrophy,进行性假肥大性肌营养不良)是两种较常见的X染色体连锁遗传病。X染色体连锁遗传病可通过分析家族谱系图来与常染色体显性遗传病区分,如果患病的父亲将疾病遗传给他所有的儿子,既

为X染色体连锁遗传病。常染色体显性遗传病可通过父亲传给儿子,但X染色体连锁隐性遗传病则不可能通过父亲传给儿子。

也有X染色体连锁显性遗传病存在,但在人群中的发生率很低。X染色体连锁显性遗传病也会影响杂合子的女性。但根据家族谱系图分析,患X染色体连锁显性遗传病的男性其后代中儿子都不会患病,女儿都会患病。

## 多因素遗传

许多常见的异常和疾病与多因素遗传有关,这意味着它们是由多基因(遗传易感性)和多种环境因素的联合效应所引起[1]。普遍接受的看法是,只有达到某种"阈值"时,这些异常或疾病才得以显现;换句话说,是遗传易感性和环境影响负荷的叠加效应达到了造成个体疾病表型出现的某个特定"节点"。性别、年龄、社会经济状况、生活方式、营养状况、地理区域和种族背景经常会影响多因素异常或疾病的发生。神经管缺陷(脊柱裂和无脑畸形)和先天性幽门狭窄是多因素造成的出生缺陷的常见例子。癌症、2型糖尿病和心脏病是发生在成年期的常见多因素疾病。

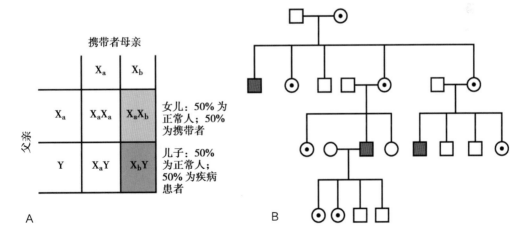

图20-4 A. X染色体连锁隐性遗传病后代遗传的几率。该图显示了母亲是X染色体连锁隐性遗传病的杂合子(携带者)父亲是正常非携带者时,其后代遗传X染色体连锁隐性遗传病的几率。浅色代表携带者,深色代表遗传病患者。B. X染色体连锁隐性遗传病的家族谱系图。谱系图显示了X染色体隐性遗传病的家族遗传模式。只有男性受疾病影响;女性只是携带者。携带者母亲和正常非携带者父亲每次妊娠时后代受到影响的几率都是独立的:男孩有50%的几率受到疾病影响,50%的几率不受影响;女孩有50%的几率为携带者,50%的几率为正常非携带者。受到疾病影响的子代男孩,其后代中100%的女性孙代均为携带者;100%的男性孙代均为正常非携带者。着色代表受到影响的个体;无色代表未受影响的个体;中间有黑点代表隐性基因的携带者。圆圈为女性;方块为男性。Xa代表染色体中只含有正常等位基因;Xb代表染色体中含有X染色体隐性疾病的等位基因

## 神经管缺陷

神经管缺陷(neural tube defect,NTD)属于多因素异常的一个例子,对不良出生结局有着显著影响。在胚胎早期(2~6周胚胎龄)如果胚胎神经管没有正常发育和闭合即会出现NTD[11]。多种基因特别是与叶酸代谢相关的基因与NTD形成的遗传易感性有关;环境因素如母亲年龄、饮食、地理区域、药物暴露史和社会经济状况,也是NTD形成的相关影响因素[11]。脊柱裂(脊髓组织从脊柱内突出)和无脑畸形(颅骨完全或部分缺失,大脑半球完全或部分缺失)是最常见的NTD[14]。这两种情况也被称为开放性神经管缺陷,以便区分于罕见的闭合性神经管缺陷(即脊柱异常部位仍有皮肤覆盖)。

不同人群之间NTD的发生率存在很大差异,从(1~2)/1 000例活产到中国北方的6/1 000例活产。尽管NTD发生的病理生理学基础十分复杂且仍未搞清,但目前已知补充叶酸可以减低60%~70%的NTD发病风险。因此提出了从受孕之前开始至早孕的前8周食用叶酸强化的谷物或服用叶酸补剂(每天400~800μg)的建议[13]。虽然曾有过神经管缺陷子女的妇女再次怀孕出现神经管缺陷复发的概率为2%~5%,但95%的NTD患儿是来自于以前从未有过该类畸形发生的家庭[15]。

最常见的神经管缺陷为脊柱裂,患者有不同程度的生理和智力异常,包括脑积水(与智力发育迟缓和身体残障的风险增高相关)。残障的严重程度与缺陷的严重程度呈正相关。大约35%出生时有脊柱裂的婴儿不能存活到10岁[11]。缺损部位的外科修复是改善预后的常用措施。

已知无脑畸形具有极高的死亡率。大多数无脑畸形胎儿为死胎死产,其余的在出生后也只能存活几个小时或几天[16]。

## 染色体异常

染色体异常不是单基因突变的结果(如:前面讨论过的常染色体显性和隐性遗传病),而是由染色体数目或结构的改变所致[2]。染色体异常较为常见,估计每150个活产儿中就会有1例染色体异常儿发生,且大约50%的早孕期自然流产是与染色体异常有关[2]。这种异常通常会有常见的相关表型和生理特征,从而有助于对它们的早期识别(包括胎儿超声检查)。染色体核型(个体全部染色体的排列图像)

或染色体微阵列分析是确定诊断的方法。

最常见的染色体数目改变是非整倍体异常——即在23对染色体的正常组合中有一整条染色体的增多或缺失。非整倍体异常最常发生于卵子或精子在细胞减数分裂期间染色体未完成分离[17]。一条染色体缺失(单体型)的结果几乎都是致死性的,因此在活产儿中很少观察到这种突变。相反,染色体的增多(三体型)则会导致一些疾病的发生,取决于是哪一对染色体加入了额外的遗传物质。最常见的三体型是21三体综合征(Down syndrome,唐氏综合征),因第21号染色体配对上多出了一条染色体所致。图20-5A和图20-5B显示了正常男性个体和21三体型个体的染色体核型照片。21三体综合征患者的表型特征包括有很容易识别的面部特征,例如:小且上翻的眼睛、小且扁平的鼻子、嘴巴小但舌头大、小耳朵(图20-6),还可观察到不同程度的智力和身体残障。先天性心脏缺陷、胃肠道闭锁、频繁的呼吸道感染均与21三体型相关。18三体综合征(Edwards综合征)和13三体综合征(Patau综合征)是较少遇到的染色体异常,但两者都可导致子代有严重身体和智力残障,通常在妊娠期间或出生后不久便会死亡[2,18]。

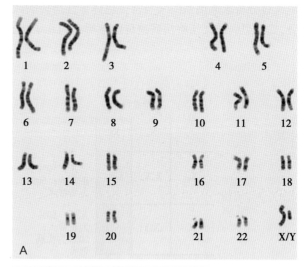

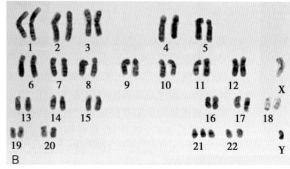

图20-5　核型。A. 男性个体23对染色体全部组合。B. 21三体型个体出现多出的一条染色体的核型图片

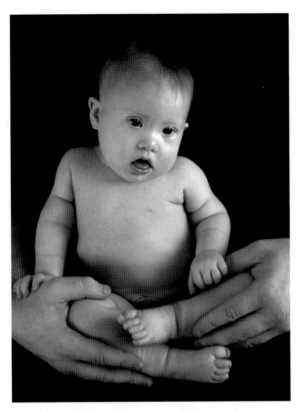

图 20-6　唐氏综合征(21 三体型)婴儿

其他常见的非整倍体异常还有性染色体数目异常,如:特纳综合征(XO)、克兰费尔特综合征(XXY)、X 三体综合征(XXX)和 47 XYY 综合征。性染色体非整倍体异常所产生的后果通常没有常染色体非整倍体异常那么严重,但还是有不同程度的智力障碍、性特征影响(包括:不育症、女性化或男性化),以及与多为轻微的相应生理变化有关[18]。许多只受轻度影响的个体在其生命的大部分时间里并未被发现有染色体异常,直到出现一些似乎无关的健康问题(例如:不育症)去寻求医疗保健时,为寻找潜在的遗传学病因进行了染色体核型鉴定,才发现有异常[2,19,20]。整个单条染色体的获得(如:69,XXY)也可发生在部分性葡萄胎中。

染色体的部分重组、插入、小片段缺失或微小缺失属于结构异常。它们可以导致不常见的遗传病,例如:猫叫综合征(Cri-du-chat syndrome)是因为 5 号染色体的部分缺失所致;Wolf-Hirschhorn 综合征是因 4 号染色体的部分缺失所致;Prader-Willi 综合征是因 15 号染色体的部分微缺失所致;威廉姆斯综合征是因 7 号染色体的部分微缺失所致[21]。每一种染色体异常都具有其特定的疾病表型特征。

## 出生缺陷、发病率、风险识别

基因遗传疾病和染色体异常疾病并不罕见。每一个体发生遗传性疾病的风险受多种因素的影响,包括:年龄、性别和种族背景。例如:囊肿性纤维化在北欧血统白种人中每 2 500 人中就有 1 例,而镰状细胞病在非洲血统黑人中每 400~600 人中就有 1 例。影响染色体疾病发生风险的另一个因素是母亲年龄:随着母亲年龄的增长,发生 21 三体型胎儿的风险增加[22]。表 20-3 和表 20-4 列出了几种具有遗传特点的异常与疾病在特定人群中的发生率。了解特定人群与种族群体的特定风险,可以提示助产士在采集既往病史和家族史时去做进一步的探究,根据情况提供准确的健康教育,为妇女及其家人推荐有针对性的测试检查,并在必要时提供遗传咨询转诊。

| 表 20-3 | 常见染色体和基因遗传疾病的近似发生率 |
| --- | --- |
| 异常与疾病 | 近似发生率 |
| **染色体异常** | |
| 克兰费尔特综合征 (Klinefelter Syndrome) (XXY) | 男性 1/1 000 |
| 21 三体型 (唐氏综合征) | 1/1 000~1/700 |
| 18 三体型 (Edwards 综合征) | 1/6 000 |
| 13 三体型 (Patau 综合征) | 1/10 000 |
| 特纳综合征 | 女性 1/10 000~1/2 500 |
| **单基因(孟德尔式)疾病** | |
| 软骨发育不全 (侏儒症) | 1/25 000 |
| 囊性纤维化 | 1/4 000~1/2 000 (欧洲人后裔) |
| 杜氏肌萎缩 (进行性假肥大性肌营养不良) | 男性 1/3 500 |
| A 型血友病 | 男性 1/10 000~1/5 000 |
| 亨廷顿病 (Huntington disease) | 1/20 000 (欧洲人后裔) |
| 神经纤维瘤病 | 1/3 000~1/5 000 |

续表

| 异常与疾病 | 近似发生率 |
|---|---|
| 镰状细胞贫血 | 非裔美国人 1/600~1/400 中非人多达 1/50 |
| 泰 - 萨二氏病 | 1/3 000 (德裔犹太人) |
| 地中海贫血 | 1/100~1/50 南亚和环地中海 |

## 表 20-4 常见多因素疾病的近似发生率

| 异常与疾病 | 近似发生率 |
|---|---|
| **先天性畸形** | |
| 裂唇伴有或无腭裂 | 1/1 000~1/500 |
| 内翻足 (先天性畸形足) | 1/1 000 |
| 先天性心脏缺陷 | 1/500~1/200 |
| 神经管缺陷 (脊柱裂、无脑畸形) | 1/1 000~1/200 |
| 幽门狭窄 | 1/300 |
| **成人疾病** | |
| 酗酒 | 1/20~1/10 |
| 老年痴呆症 | 1/10 美国大于 65 岁人群 |
| 双相情感障碍 | 1/200~1/100 |
| 癌症(所有类型) | 1/3 |
| 糖尿病(1 型和 2 型) | 1/10 |
| 心脏病或脑卒中 | 1/5~1/3 |
| 精神分裂症 | 1/100 |

### 年龄

高龄孕妇,特别是年龄大于 35 岁的妇女,是染色体异常特别是非整倍体异常,如 21 三体综合征(唐氏综合征)的高危人群[23]。如图 20-7 所示,随着孕妇年龄的增加怀有染色体异常胎儿的风险也逐渐增加。在孕妇年龄达到 45 岁时,胎儿患有任何染色体疾病的风险约为 5.3%(大多数为 21 三体型);而年龄在 30 岁以下的妇女,其相应风险只有约 0.25%。换句话说,正如表 20-5 中所示,45 岁妇女分娩的婴儿中出现 21 三体型的几率是 1/30,而 25 岁妇女分娩的婴儿中出现 21 三体型的几率只有 1/1 250[22]。对于 45 岁的母亲,其新生儿患有任何染色体疾病的风险将是 1/20。

虽然一些研究显示父亲年龄较大,其新生儿患遗传性疾病(主要是常染色体显性疾病,如:软骨发育不全和神经纤维瘤病)的风险有轻微增加,但大多数研究并没有显示年长父亲与染色体异常风险增高的相关性[24,25]。此外,与高龄孕妇相关风险增高相反,目前关于高龄父亲的年龄划分还没有达到明确的共识。一个常用的父亲年龄划分标准是 40 岁,但目前并没有针对高龄生理父亲的具体推荐年龄。

## 表 20-5 母亲年龄与染色体疾病的风险(以活产儿数计)

| 母亲年龄(岁) | 21 三体型风险 | 任何染色体疾病的风险 |
|---|---|---|
| 20 | 1 : 1 667 | 1 : 526 |
| 25 | 1 : 1 250 | 1 : 476 |
| 30 | 1 : 952 | 1 : 384 |
| 35 | 1 : 385 | 1 : 204 |
| 40 | 1 : 106 | 1 : 65 |
| 45 | 1 : 30 | 1 : 20 |
| 49 | 1 : 11 | 1 : 7 |

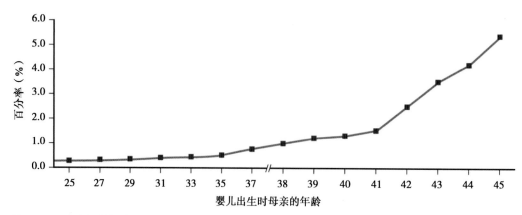

图 20-7 母亲年龄与染色体异常发生风险的关系

#### 母亲疾病

母亲暴露于致畸物质可能是导致出生缺陷的危险因素,取决于暴露的程度和暴露的类型(如持续时间、强度、效力)[22],致畸物质可以是药物、病毒、化学物质或其他可以干扰胚胎或胎儿发育而导致畸形的物质。已知的或可疑的致畸药物请参考"药物治疗学"一章。已知或高度可疑引起出生缺陷的常见母亲异常见表 20-6[26]。

#### 环境致畸物质

环境中的许多化学物质如水银、多氯联苯[PCBs]、某些油漆涂料、邻苯二甲酸盐等已经被证实具有致畸或胎儿毒性的作用[27]。这些物质的绝大多数可能具有生育、自然流产方面的不良影响,并损害神经发育。尽管某些上述的化合物成为致畸剂的证据还有争议,但它们与出生缺陷之间的关联仍然是目前研究的热点。不良生殖结局与特定环境毒素和污染物之间的关系在"伴随终生的健康推广/促进"一章中的"孕前保健"章节中有更多的讨论。

致畸物可能会引起基因突变,但目前认为致畸物暴露引起遗传性疾病更可能的机制是在胚胎和胎儿发育的关键时期致畸物改变了基因的表达[28]。这是一个重要的划分,现在关于基因表达的表观遗传学调节已有越来越多的文献发表,这些似是而非的机制可能部分地解释了环境暴露和出生缺陷之间的联系[28]。例如:基因表达的表观遗传学调节可能用于解释母亲慢性高血糖(如控制不良的妊娠糖尿病或其他类型糖尿病)与出生缺陷(如心脏缺陷和NTD)风险增加之间的关联[29,30]。此外,表观遗传学改变可能还会延续并影响不止一代人[31]。

应该主要关注母亲在妊娠期间的暴露,特别是在孕早期的暴露。然而,目前很少或没有发表的证据显示父亲暴露与出生缺陷的发生率增加有关,尽管可能与儿童时期的不良健康结局有些关联[32]。

| 表 20-6 | 常见有致畸影响的母亲异常 | |
| --- | --- | --- |
| 致畸物 | 相关缺陷 | 妊娠受到影响的几率 |
| **母亲感染** | | |
| 巨细胞病毒 | 智力低下、小头畸形 | 10%~15% |
| 风疹 | 耳聋、白内障,心脏缺陷,智力低下 | 高达 85% |
| 梅毒(未经治疗) | 牙齿和骨骼异常、智力低下 | 未建立 |
| 弓形虫病 | 脑积水、失明、智力低下 | 5%~6% |
| 水痘 | 肢体残缺,皮肤瘢痕、肌肉萎缩、脉络膜视网膜炎 | 1% |
| 寨卡(Zika)病毒 | 小头畸形、脑组织减少、关节运动受限、肌张力下降、眼后组织受损 | 总体 6%<br>孕早期暴露 11% |
| **母亲异常** | | |
| 酗酒 | 流产、胎儿酒精综合征(轻微面部改变、心脏缺陷)、胎儿生长迟缓、婴儿发育迟缓 | 高达 50% |
| 糖尿病 | 心脏缺陷、小头畸形、神经管缺陷、骨骼缺陷、泌尿生殖系统与和消化系统缺陷 | HbA1c<7.9% 者:3.2%<br>HbA1c 8.0%~9.9% 者:8.1%<br>HbA1c>10% 者:23.5% |
| 体温过高(发热)仅影响早期妊娠 | 神经管缺陷、心脏和腹壁缺陷、口腔裂 | 未建立 |
| 癫痫(经过治疗) | 唇裂伴有或无腭裂、心脏缺陷 | 6%~8% |
| 系统性红斑狼疮(未控制) | 流产、死胎死产、先天性心脏传导阻滞、胎儿生长迟缓、早产 | 未建立 |

缩写:HbA1c = 糖化血红蛋白

## 家族史和家族谱系图作为风险评估的工具

　　遗传风险评估最有效且低成本的方法之一是进行详细的个人既往病史和家族史采集,包括三代"家族谱系图"的评估。采集个人既往史和家族史的过程是"一个自由的、可信的、个体化的遗传筛查工具……可以作为个体化的疾病预防基石"[33]。在采集详细家族史的过程中可以发现许多提示需要进一步评估、测试检查、或遗传咨询转诊的"危险信号"(表20-7)[34]。此外,一些由患者填写的家族遗传史工具表(参见本章结尾列出的信息资源)可通过印刷品和网络下载方式获取,用于个人既往史和家族史的采集。这种由患者填写的工具表格可交给妇女,在见助产士做产前检查之前预先完成,使其成为识别遗传风险的高效省时方法。

　　绘制和评估三代家族谱系图是遗传风险测定的基本技能,包括助产士在内的所有医疗保健专业人员都应该熟悉其操作方法[35]。如何绘制三代家族谱系图的方法步骤见本章附录20-A。

## 遗传疾病的孕期筛查和诊断性检测

　　诊断性检测会给出该个体是否患有该种特定疾病的确定性答案。而筛查只是简单地对那些"可能有"与"可能没有"患有特定疾病的人进行区分,筛查测试不是诊断性的。筛查结果通常是帮助确定筛查对象患有某种特定疾病的风险水平高低,识别出需要进行进一步诊断性检测的个体。

　　例如:在早孕期针对胎儿21三体型所作的母血清筛查结果并不是简单地给出"正常"或"不正常"的结论,而是通过测定给出该孕妇怀有21三体型胎儿的可能性(例如:1/40;1/400;1/4 000)。这个可能性是基于特定孕龄时母亲血清中妊娠相关血浆蛋白A(PAPP-A)和人绒毛膜促性腺激素(hCG)水平,结合超声胎颈透明膜厚度(NT)测量结果而得出的。根据孕妇的筛查结果来决定是否需要进行进一步的诊断性检测。

　　筛查检测有6个关键指标:①敏感性;②特异性;③假阳性率;④假阴性率;⑤阳性预测值;⑥阴性预测值(表20-8)。敏感性是指患病者中筛查检测表现为阳性的人数。特异性是指未患病者中筛查检测为阴性的人数。仍以孕早期母血清21三体型筛

查作为例子,其发现21三体型胎儿的检测能力约为70%[36]。因此,有大约30%的21三体型胎儿不能被这种方法检测出来,这就是假阴性率。相反,假阳性率反应的是完全健康的胎儿但检测结果显示为21三体型高危的几率。孕早期母血清21三体型筛查的假阳性率率约为5%[37],这是孕期引起父母焦虑和潜在不必要干预的重要原因。

| 表20-7 | 需要进行遗传学检测和/或遗传咨询转诊的个人和家族史 |
| --- | --- |
| 孕妇年龄 | |
| 高危族群 | |
| 血亲关系(父母之间有血缘关系) | |
| 已知或可疑遗传病家族史(母亲家/父亲家) | |
| 多个家庭成员患有相同或相关的疾病(母亲家/父亲家) | |
| 任何严重畸形(如:心脏、肾脏、脑的缺陷)或发生在母亲、父亲、祖父母/外祖父母、子代或近亲(兄弟姐妹)中的其他出生缺陷 | |
| 家庭成员中有先天性失明或失聪 | |
| 母亲、父亲或其他亲戚中有身高极高或身材矮小现象 | |
| 母亲、父亲、子代或近亲中有发育迟缓或智力低下成员 | |
| 母亲或一级血亲家庭成员中有习惯性流产(两次或更多次) | |
| 已知或可疑致畸物的环境暴露 | |
| 不孕症或卵巢早衰 | |

　　很多因素可以影响测试结果,包括:孕龄、母亲年龄、是否多胎妊娠、某些异常与疾病,如:糖尿病和其他同时存在的先天性或遗传性疾病[38]。此外,不同妇女群体(例如:不同种族或地理位置)的异常发生率会有所不同,因此为了准确地解读测试结果必须要将这些差异考虑进去,以更好地确定阳性预测值和阴性预测值(图20-8)。继续以孕早期21三体型筛查作为例子,阳性预测值是指那些筛查试验结果阳性胎儿中真正是21三体型的比例,它的计算方法为筛查检验真阳性的妇女人数除以人群中筛查检验阳性的总人数。相反,阴性预测值是指所有那些筛查测试结果阴性胎儿中真正没有21三体型的胎儿所占比例,它的计算方法为筛查测试真阴性的人数除以人群中筛查测试为阴性的总人数。

| 表20-8 | 敏感性、特异性、阳性预测值和阴性预测值 | | |
| --- | --- | --- | --- |
| 筛查结果 | 患病 | 无病 | |
| 阳性 | A(真阳性) | B(假阳性) | A/A+B= 阳性预测值 |
| 阴性 | C(假阴性) | D(真阴性) | D/C+D= 阴性预测值 |
| | A/A+C= 敏感性 | D/B+D= 特异性 | |

| 图表A | 年龄为 25 岁孕妇的 21 三体型发生率为 1/1 250 时,21 三体型筛查的敏感度(87%)、特异性(95%)和早孕期筛查(胎颈透明膜厚度和母亲血清)预测值[a] | | |
| --- | --- | --- | --- |
| | 有 21 三体 | 无 21 三体 | 解读(25 岁孕妇的预测价值) |
| 阳性测试结果 | 87 个胎儿为真阳性测试结果 | 6 235 个胎儿为假阳性测试结果 | 一个 25 岁检测结果为阳性的孕妇真正怀有 21 三体型胎儿的几率为 1.4%(在 6 322 名测试阳性的孕妇中,87 个胎儿有 21 三体型,6 235 个胎儿为假阳性)。即阳性预测值为 1.4% |
| 阴性测试结果 | 13 个胎儿为假阴性测试结果 | 118 665 个胎儿为真阴性测试结果 | 一个 25 岁测试结果为阴性的孕妇怀孕无 21 三体型胎儿的几率为 99.9%(在 75 918 名测试阴性的孕妇中,有 13 个胎儿实际上是 21 三体型)。即阴性预测值为 99.9% |
| | 100 个受影响的胎儿 | 124 900 个不受影响的胎儿 | 在 125 000 个 25 岁孕妇的胎儿中,有 100 个胎儿是 21 三体型,124 900 个胎儿正常 |

| 图表B | 年龄为 45 岁孕妇的 21 三体型发生率为 1/30 时,21 三体型筛查的敏感度(87%)、特异性(95%)和孕早期筛查(胎颈透明膜厚度和母亲血清)预测值[a] | | |
| --- | --- | --- | --- |
| | 有 21 三体 | 无 21 三体 | 解读(45 岁孕妇的预测价值) |
| 阳性测试结果 | 87 个胎儿为真阳性测试结果 | 145 个胎儿为假阳性测试结果 | 一个 45 岁检测结果为阳性的孕妇真正怀有 21 三体型胎儿的几率为 37.5%(在 232 名测试阳性的孕妇中,87 个胎儿是 21 三体型,145 个胎儿为假阳性)。即阳性预测值为 37.5% |
| 阴性测试结果 | 13 个胎儿为假阴性测试结果 | 2 755 个胎儿为真阴性测试结果 | 一个 45 岁测试结果为阴性的孕妇怀孕无 21 三体型胎儿的几率为 99.3%(在 2 768 名测试阴性的孕妇中,有 13 个胎儿实际上患有 21 三体型)。即阴性预测值为 99.3% |
| | 100 个受影响的胎儿 | 2 900 个不受影响的胎儿 | 在 3 000 个 45 岁孕妇的胎儿中,有 100 个胎儿是 21 三体型,2 900 个胎儿正常 |

图 20-8　孕妇年龄不同对孕早期 21 三体型筛查预测值和解读的影响

[a] 筛查的敏感度和特异性在两个图表中是相同的,但是 25 岁孕妇(图表 A)和 45 岁孕妇(图表 B)的 21 三体型发生率不同,造成不同的阳性预测值和阴性预测值,因此不同年龄孕妇的检测结果的解读也不同

　　母血清甲胎蛋白(MSAFP)或甲胎蛋白(AFP)检测也是测试结果受多因素影响的很好例子。甲胎蛋白(AFP)是一种通常由胎儿肝脏合成的蛋白质,存在于羊水中,通过胎盘的血液循环进入母体,因此能够通过母血采样进行母血清 AFP(MSAFP)水平的评估。MSAFP 用于神经管缺陷(NTD)的筛查检测,同时也用于鉴定 21 三体型的风险。MSAFP 测试值越高患 NTD 风险越高,而测试值越低患 21 三体型的风险越高[39]。在这个检测中,影响结果解读的另一个因素是胎龄的准确性,不同孕龄时 MSAFP 的正常值不同。因此,如果一个孕妇在 15 孕周时进行测试,将会使用该孕周的标准值进行解读。但是如果孕龄不准,该孕妇其实是 13 孕周时,测试结果将因解读有误表现为异常。同样多胎妊娠又有其不同的正常值标准。鉴于这种状况,临床上不应只单纯依赖于一种标志物(如 MSAFP)来进行筛查,而是

使用多种生化标志物来进行筛查检测。

## 影响妇女决策的因素

妇女在医疗机构中常会面临许多困难的决定，而孕期遗传学筛查和检测也不例外。文化、个人、家庭和宗教信仰等许多因素将影响孕妇如何看待对出生缺陷的检测与诊断过程。助产士在向孕妇和／或其家属推荐任何筛查或诊断性检测、解释检测结果和讨论方法选择时，应该遵守循证与共同决策的原则。同情和尊重孕妇个人的价值观和愿望，诚恳地回答孕妇和／或其家属提出的所有问题。

产前检测可筛查出某些结构性异常、基因遗传病和染色体异常。孕期筛查和检测的一个主要目的是向家庭提供必要的信息，以便做出充分知情的生殖健康决策。对于筛查结果的临床处理是复杂的，在检测前后与孕妇共享信息非常重要。

### 遗传病和染色体疾病筛查前后的咨询

在临床实践中，随着新技术的不断引入，遗传学和基因学在健康领域的进步突飞猛进。遗传学检测方法和流程在孕期保健中所占有的比重不断增加，将新的测试手段加入最佳临床实践的研究正在进行。基于专业指南的产前筛查标准流程可在"孕期保健"一章中查到，这章主要讲解了关于这些检测的咨询过程，以及那些目前正在应用的筛查和诊断性测试方法的特点。

建议对所有产前进行遗传病筛查的孕妇提供测试前与测试后的咨询。那些遗传病或染色体异常风险增高的孕妇，以及那些希望得到更多详细信息的孕妇应该转诊至遗传师进行咨询。大多数医疗机构都可对筛查结果阳性的孕妇提供遗传学咨询服务。

表 20-9 列举了筛查前咨询过程中孕妇通常会问及的问题与咨询时应该涉及的主要内容[40-47]。对于孕妇来说最重要的问题是"我该如何处理这些信息？"而这个问题需要在重要亲朋和助产士的支持下由孕妇自己来回答。回答了这个问题，才可以帮助她做出是否要进行筛查、诊断性检测或两者都做的慎重决定[50]。孕妇可通过进一步回答以下非常私人性的问题来协助决策："如果知道孩子患有×××疾病后，我会终止妊娠吗？""在孩子出生以前，我想知道孩子是否患病的状况吗？""检测是否只会让我更加焦虑，而不是减少焦虑？""我愿意接受由于诊断性检测，如绒毛取？样检查或羊膜穿

刺术带来的流产风险增高吗？""即便我的宝宝患有×××异常，我是否还是强烈反对堕胎？""既然我的宝宝无论出现何种结局我都可以接受，为什么我还要做筛查或诊断性检测？"这样做可以帮助孕妇根据自己的情况做出决定，特别是当助产士在提出检测建议时说："有些孕妇选择做这项检测，因为……"，"有些孕妇选择不做这项检测，因为……"。

| 表 20-9 | 遗传学检测前咨询的要点 |
|---|---|
| **常见的问题** | **检测前咨询的主要信息** |
| 为什么要提供该项检测？ | 讲述进行检测的目的，包括常见的表型和表型的变异<br>提供检测的类型（筛查、携带者筛查、诊断性检测）<br>检测方法的选择，包括风险、益处及每种选择的局限性等 |
| 如何通知检测结果？ | 讲清将如何告知妇女检测结果，以及结果出来的等待时间 |
| 我该如何处理这些信息？ | 可能的检测结果：阳性、阴性、不确定、意料外 |
| 测试结果阳性怎么办？ | 提供遗传咨询并给予更多的信息、协助做出决定<br>遗传咨询将讲述得到诊断的疾病、疾病诊断后孕妇可能存在的选择和治疗方案 |
| 检测费用是多少？医疗保险是否支付该项检测？ | 与妇女讨论检测费用和保险支付情况 |
| 什么时间进行测试？ | 讲述检测的时间区间 |
| 谁会知道检测的结果？ | 强调保密原则，与妇女讨论如何让丈夫和家人知晓 |

## 遗传病和染色体疾病的检测

在过去的几年，产前筛查检测、诊断性检测方法的数目和类型在迅速增长。这些检测技术可用于携带者筛查、胚胎植入前检测、孕期筛查、诊断性检测或新生儿筛查。这些检测方法可总体分为三种类型：

- 生化检测：用于评价遗传编码产生的蛋白质或酶，而不是基因本身。这项技术可通过孕妇或胎儿的细胞来进行筛查或诊断。
- 细胞形成检测：用于检测染色体以鉴定是否有结构异常。传统的染色体核型检查经过培养细胞

和染色体着色来观察染色体结构的改变。荧光配对(FISH)试验可定向观察特定的染色体以检测非整倍体性异常或微小异常,如:微小缺失。

● 分子检测:是一项直接分析 DNA 来检测微小 DNA 突变的技术。DNA 分子检测可能会使用以聚合酶链反应(PCR)为基础的实验来扩增现有的 DNA。染色体的微列阵分析使用胎儿细胞来进行 DNA 分子测试,用于检测正常染色体核型中见不到的染色体结构改变。

## 携带者筛查

携带者筛查用于父母均无明显疾病症状,但子女可能有遗传病风险情况下的检测。常染色体显性疾病或常染色体隐性疾病的携带者筛查最好在孕前进行,但通常却是在第一次产前检查时才得到重视。

携带者筛查可以一次筛查一种或多种疾病[47]。传统上特定的携带者筛查常常是针对具有某种特定遗传病高风险的民族和种族,这种筛查称为"种族特异性筛查"。基于种族类别的筛查策略存在某些问题。如:在当今多种族的社会,确定种族可能不太容易;而且,同一种族并不是所有人均有高风险,因此这种筛查可能遗漏很多应该从中受益的人们。普遍筛查是指对所有个体都进行携带者筛查,不管其民族或种族,普遍筛查是一种可以接受的策略。

新的系列测试技术已经可以做到同时对多种遗传异常进行筛查。然而,如此大范围的携带者筛查也存在几个悬而未决的问题。大范围系列测试中检测的多种异常在表型或残障的表型表达上千变万化,因此在为妇女咨询检测结果时情况会十分复杂。此外,大范围系列测试的携带者筛查中没有包括一些罕见的遗传病在内,而这些疾病因为罕见也没有针对性的诊断性检测存在。而且,不同商业市场化的系列测试也包括有不同的疾病筛查检测内容。目前的专业指南推荐选用种族特异性、普遍筛查或大范围系列测试筛查。一些风险因素,如:疾病情况严重、携带者发生率高、探测率,以及筛查结果显示的其他风险等对筛查策略选择的影响见表 20-10[47]。

| 表 20-10 | 携带者筛查 | | |
| --- | --- | --- | --- |
| **遗传病** | **指征** | **临床考虑** | |
| 德系犹太人的遗传病发生状况:泰-萨二氏病、囊性化、卡纳万(Canavan)病、家族性自主神经异常、尼曼匹克(Niemann-Pick)病(A 型)、布卢姆(Bloom)综合征、C 型范科尼(Fanconi)贫血、粘脂贮积病IV型、高雪(Gaucher)病 | 德系犹太人 | | |
| 囊性纤维化 | 对所有育龄妇女进行筛查 | | |
| 血红蛋白病 | 非洲后裔<br>地中海后裔<br>东南亚后裔 | 非洲后裔:做血红蛋白电泳<br>地中海、东南亚后裔:如果贫血或平均红细胞容积小于 80fl,评估铁缺乏状况,若铁正常则行血红蛋白电泳<br>东南亚后裔:若血红蛋白电泳正常,行 α-地中海贫血分子试验 | |
| 脆性 X 综合征 | 有智力障碍、不能解释的发育迟缓、自闭症、原发性卵巢功能不全家族史 | 为有家族史者提供遗传学咨询 | |
| 脊柱肌肉萎缩 | 对有脊柱肌肉萎缩家族史的个体进行筛查检测 | 为有家族史者提供遗传学咨询 | |
| 泰-萨二氏病 | 德系犹太人、法系加拿大人后裔、法人后裔 | | |

## 筛查检测

在妊娠期间,有几个进行特定筛查和诊断性检测的时间点,以便得到更加准确的结果。是否进行某项检测永远是每个妇女自己的选择。助产士的角色是提供足够多的信息,来帮助妇女做出对个人和家庭最有利的决策。表 20-11 列出了最为常见的先天性疾病的筛查和诊断检测方法,包括在美国常规

向服务对象提供检测的相应时间,同时也给出了预计将投入使用的一些检测技术[48]。

以前 35 岁以下的孕妇只需要做筛查测试,35岁以上孕妇则需要根据其 21 三体型的风险程度进行筛查测试或诊断性检测。现在推荐对所有孕妇,不论其年龄及风险程度,均进行筛查测试和诊断性检测[49]。这种推荐是基于目前的检测技术能够做到低风险、高可信度、无创,而且应该给每个孕妇选择检测的权利,而不是仅仅针对有高风险的孕妇。

**表 20-11　目前常用的产前筛查测试和诊断性检测方法**

| 孕龄 | | 检查适应证 | | | |
| --- | --- | --- | --- | --- | --- |
| 测试时间 | 检测方法 | 非整倍体 | 神经管缺陷 | 遗传突变 | 先天性异常 |
| **孕早期** | | | | | |
| 10~14 周 | 超声:胎颈透明层厚度 | √ | | | √ |
| 10~14 周 | 母血清:PAPP-A 和 hCG | √ | | | |
| 10+ 周 | cfDNA(母血清)[a] | √ | | | |
| **孕中期** | | | | | |
| 15~23 周<br>(18 周最佳) | 超声:解剖学检查 | √ | √ | | √ |
| 15~18 周 | 母血清多标记(四联)筛查:AFP、hCG、uE3 和抑制素 -A | √ | √ | | |
| 综合筛查 | 结合孕早期与孕中期筛查进行综合风险评估 | √ | √ | | √ |
| 顺序检测 | 进行孕早期筛查,根据孕早期筛查结果的需要进行孕中期筛查 | √ | √ | | √ |
| 任何时候 | cfDNA(母血清)[a] | √ | | | |
| **孕早期诊断性检测** | | | | | |
| 10~14 周 | CVS<br>染色体核型检查和 / 或直接做 DNA[b]<br>和细胞基因(染色体)[c] 测试 | √ | | √ | |
| **孕中期诊断性测试** | | | | | |
| 15~22 周 | 羊膜穿刺术做羊水染色体核型检查和 /或直接做 DNA[b] 和细胞基因(染色体)[c]测试,以及羊水 AFP 水平检测 | √ | √ | √ | |
| **任何时候:父母在孕前或孕期、新生儿、儿童** | | | | | |
| 直接诊断性检测(如:DNA[b]、常染色体隐性携带者状况和细胞形成(染色体)[c] 检测 | 父母在孕前或孕期,新生儿或兄弟姐妹取血液、唾液和皮肤细胞 | √ | | √ | |

AFP,甲胎蛋白;hCG,人绒毛膜促性腺激素;PAPP-A,妊娠相关血浆蛋白 A;cfDNA,细胞外游离胎儿 DNA;DNA,脱氧核糖核酸;NTD,神经管缺陷;uE3,游离雌三醇;CVS,绒毛膜绒毛取样

[a] cfDNA 常被称为无创孕期检测(NIPT),最近引入临床用于检测 21、18 和 13 三体型以及性染色体非整倍体异常和基因微小缺失

[b] DNA 检测用于发现基因的缺失、插入、重组、重复,以及其他突变,可以与聚合酶链反应(PCR)DNA 扩增、标记 DNA 探针配对、基因微列阵分析等技术联合使用

[c] 用于检测细胞形成(染色体)异常,包括基因微小缺失和染色体非整倍体异常,可通过染色体核型、染色体分带、荧光原位配对试验(FISH)、染色体微列阵、基因组配比较方法进行检测

### 孕早期染色体非整倍体筛查

染色体非整倍体筛查,是特别针对 21、18 和 13 三体型的筛查可以在孕早期进行,最好时机为 10~14 孕周。表 20-12 列出了目前最为常见的非整倍体异常的筛查和诊断检测方法的探测率和假阳性率[48]。非整倍体风险可以通过测量母血清 PAPP-A 和 hCG 水平(用中位数的倍数来表示),并结合母亲体重、年龄和孕龄来确定。一般来说,21 三体型风险增加与 PAPP-A 水平较低和 hCG 水平较高有关[39]。

也可以在 10~14 孕周通过超声检查测量胎颈透明层厚度进行风险计算。胎儿颈部褶皱内液体聚集的厚度增加(>3mm)与 21 三体型、其他非整倍体异常,以及其他可能的胎儿缺陷(例如:心脏缺陷、膈疝、骨骼发育不良)和各种遗传综合征风险增高有关[38,50]。胎儿鼻骨缺失也与 21 三体型相关,因此一些医疗机构的超声检查也包括对胎儿鼻骨的评估[39]。

| 表 20-12 目前常用的孕期非整倍体异常检测方法的假阳性率[a] | | |
|---|---|---|
| 检测方法 | 检测率 %[b](三体类型) | 假阳性率 %[c](三体型类型) |
| **孕早期筛查** | | |
| 单独 NT | 68(21 三体型)<br>68(18 三体型)<br>72(13 三体型) | 5(21 三体型)<br>0.5(18 三体型) |
| 单独母血清标志物 | 67(21 三体型)<br>80(18 三体型)<br>59(13 三体型) | 5(21 三体型)<br>0.5(18 和 13 三体型) |
| NT 和母血清标志物 | 90(21 三体型)<br>97(18 三体型)<br>80(13 三体型) | 5(21 三体型)<br>0.5(18 和 13 三体型) |
| **孕中期筛查** | | |
| 单独母血清标志物 | 80(21 三体型)<br>70(18 三体型)<br>19(13 三体型)<br>75~90(ONTD)<br>95(先天无脑畸形) | 5(21 三体型)<br>0.2(18 和 13 三体型)<br>2~5(ONTD) |
| 单独解剖学超声检查 | 73(21 三体型)<br>93~100(18 三体型)<br>90~100(13 三体型) | 4(21 三体型)<br>4(18 三体型)<br>0.5(13 三体型) |
| 母体四联筛查和解剖学超声检查 | 83(21 三体型)<br>100(18 三体型)<br>100(13 三体型) | 5(21 三体型)<br>0.4(18 三体型)<br>0.5(13 三体型) |
| **综合筛查** | | |
| 孕早期和孕中期<br>母体血清筛查不包括 NT | 86(21 三体型)<br>86(18 三体型)<br>49(13 三体型) | 2(21 三体型)<br>0.5(18 和 13 三体型) |
| 孕早期和中期筛查<br>母体血清和 NT | 85(21 三体型)<br>92(18 三体型)<br>72(13 三体型) | 4(21 三体型)<br>0.5(18 和 13 三体型) |
| 绒毛膜绒毛取样(CVS) | 98(非整倍体) | <0.04 |

续表

| 检测方法 | 检测率 %[b]（三体类型） | 假阳性率 %[c]（三体型类型） |
|---|---|---|
| 羊膜腔穿刺术羊水检查 | 99.5（非整倍体）<br>96~99（ONTD） | <0.04<br>2（ONTD） |
| cfDNA[d] | 99（21 和 18 三体型）<br>92（13 三体型） | 0.3~1（总体） |
| 直接 DNA 检测<br>唾液、血液、胎盘或者皮肤细胞，检测基因突<br>变和携带情况 | 99.9 | <0.04 |

CVS，绒毛膜绒毛取样；DNA，脱氧核糖核酸；cfDNA，细胞外游离胎儿 DNA；ONTD，开放性神经管缺陷

[a] 假阳性率可根据人群风险与检测使用的风险划分标准有所不同

[b] 检测率反映检测方法的敏感性，代表了该方法的准确性或准确发现患病个体的能力

[c] 假阳性率反映检测方法的特异性，代表了该方法的准确鉴别正常无病个体的能力

[d] 细胞外游离胎儿 DNA 检测也常被称为无创孕期检测（NIPT）

细胞外游离胎儿 DNA（cfDNA）检测通常也称为无创孕期检测（NIPT），是一种测试 13、18、21 三体型和性染色体非整倍体异常的检测手段，该项检测自 2011 年引入后已被广泛应用[51,52]。cfDNA 检测可在孕 10 周以后的任何孕龄进行，检测母亲血液中游离的细胞外胎儿 DNA 片断。检测时，扩增胎儿的 DNA 以检测胎儿体内有无非整倍体的额外遗传物质存在[45]。某些实验室还同时进行某些染色体微小缺失的检测，但这种操作值得关注，因为 cfDNA 检测是一种筛查检测而非诊断性检测，在检查为阳性后需要推荐进行绒毛膜绒毛取样（CVS）或羊水穿刺检查来证实诊断[53]。

尽管 cfDNA 对 21 三体型的检测率为 99%，接近于 CVS（98%）和羊水穿刺（99.5%）的检测率，但其阳性预测值（PPV）需要重点关注。例如：一个 25 岁 cfDNA 检测为阳性的孕妇，其胎儿患有 21 三体型的可能性为 33%；而一个 40 岁 cfDNA 检测为阳性的孕妇，其胎儿患有 21 三体型的可能性为 87%。cfDNA 检测 13 和 18 三体型的 PPV 比以上数值又要低得多。由于 cfDNA 检测的 PPV 具有较大的变异，目前美国妇产科医师学会（ACOG）不推荐对非整倍体低风险孕妇进行常规 cfDNA 检测[53]。然而，仍有许多其他机构提倡，无论风险高低向所有孕妇提供这项选择，同常规进行的孕早期和孕中期母亲血清标志物和超声检查，以及有创的 CVS 和羊水穿刺术一样[54]。有人预测，随着技术的不断发展，cfDNA 在不久的将来将作为无创性诊断检测，而且可能包括胚胎或胎儿的基因突变和所有染色体异常的基因组检测[54]。

### 妊娠中期检测

目前孕中期非整倍体和 NTD 的筛查包括对母血清中的几种标志物进行测定。通常称之为母血清、多标志物或"四联"筛查，该检查包括测量母血清中甲胎蛋白（AFP）、游离雌三醇（uE3）、人绒毛膜促性腺激素（hCG）和抑制素 -A 的水平（以中位数倍数来表示），这些标志物中的后三个都是由胎盘产生并分泌进入到母体循环内的激素。相反，AFP 则是由胎儿产生的蛋白质。AFP 检测，也称为母血清 AFP 检测，在四联筛查中比其他测试指标使用的时间要更长。游离细胞外胎儿 DNA（cfDNA）也可以在孕中期的任何时间进行。

在过去的 20 年里，筛查选项已从单一的血清标志物测试（MSAFP）迅速发展并增加了其他更多的标志物。与单个标志物相比，多种标志物测试在筛查异常时可以更加有效，且能降低假阳性结果的风险[55]。

### 联合、组合或系列孕期非整倍体检测

孕早、中期筛查可结合超声检查、母体血清标志物等来提高对 21 三体型和其他三体型异常的检测能力[33,48]。可在所有检测完成并将结果计算出来后再将总体结果告知孕妇，或在每项结果计算出来后逐一告诉孕妇。然而，等到所有检测完成，并将胎儿患 21 三体的风险结果计算出来后，一旦需要做进一步的诊断性检测时，将会耽误孕妇选择进行 CVS

检查的时机。反之则是,在孕早期进行系列筛查和风险计算时,在做进一步筛查测试之前就将前面的检测结果返回给孕妇。系列筛查的一个优点是,如果孕早期的结果显示染色体异常的风险增高,孕妇和她的孕期保健医护人员可以及时决定是否需要继续进行孕中期的筛查,或直接进行诊断性检测(如:CVS 或羊膜穿刺术羊水检查)[39,56]。

## 诊断性检测

针对非整倍体的诊断性检测和直接 DNA 基因检测包括 CVS 和羊膜穿刺术羊水检查。表 20-13 描述了通过 CVS 和羊水穿刺采集胎儿细胞进行筛查和诊断性检测的内容。

| 表 20-13 | 用胎儿细胞进行筛查和诊断试验 | | |
|---|---|---|---|
| 检测 | 描述 | 结果 | 临床考虑 |
| 染色体核型 | 细胞遗传学检测<br>细胞培养后的分裂中期分析 | 所有非整倍体和大于 5~10 兆碱基的染色体异常 | 诊断性检测<br>需要培养细胞,所以结果需等 7~14 天<br>可能不能检测染色体镶嵌现象 |
| 荧光原位配对检测(FISH) | 细胞形成测试<br>荧光标记探针来识别特定染色体<br>对未经培养的细胞进行 | 可检测染色体 13、18、21、X 和 Y<br>如果使用特殊探针,可以检测特定基因缺失 | 被认为属于筛查测试,因可能出现假阳性或假阴性<br>2~3 天可出报告 |
| 染色体微阵列(CMA) | DNA 分子检测<br>在培养的或未经培养的细胞中进行,可检测复制的数目改变 | 检测非整倍体异常、不平衡易位、微小缺失、微小重复 | 3~5 天可出报告<br>用于超声检查显示胎儿可能有解剖结构异常后进行羊水穿刺检查的孕妇;大约 6% 的核型正常胎儿可通过 CMA 检测到有染色体异常 |

### 孕早期的诊断性检测

孕早期的非整倍体诊断性检测需要做绒毛膜绒毛取样(CVS)检查,在 10~14 孕周经子宫颈或经孕妇腹部采集胎盘绒毛膜绒毛组织,对组织进行完整染色体核型分析来探查非整倍体异常。除了染色体核型以外,还可以使用其他技术利用通过 CVS 获得的胎儿细胞来检测更小的染色体异常,如:微小缺失和易位。荧光原位配对检测(FISH)、光谱核型分析和基因组配对比较检测(CGH)可以对染色体结构进行更全面的检查。

与羊膜穿刺术相比,CVS 的优点是它可以在妊娠较早时间进行。这样可以允许孕妇有更多的时间来考虑并做出决定(包括终止妊娠),特别是如果一个妇女想要在妊娠早期或在其他人尚未知道其妊娠状况之前做出决定。CVS 的缺点则是它不能获得羊水来检测是否存在神经管畸形(NTD)。最好的 NTD 筛查方法是通过羊水穿刺收集羊水测量其中的 AFP 含量。最好的 NTD 诊断性检查是解剖学超声检查。

图 20-9A 显示了如何采集用于诊断性检测的胎盘组织的方法,该操作应由产科医师或母胎医学专家来进行。另外还可通过直接 DNA 测试来鉴定基因突变(如:泰 - 萨二氏病、囊性纤维化、A 型血友病、亨廷顿病)。

CVS 属于有创性操作,在孕期 15% 的平均流产率基数以外还可造成流产风险 0.2% 的额外增高[57]。此外,有文献显示孕期较早进行 CVS 时,有出现胎儿先天性肢体缺失畸形的风险,因此不会在孕 10 周之前进行 CVS 检查。经腹 CVS 操作被认为比经子宫颈 CVS 操作更加安全,且操作较简单和更加准确。

### 孕中期的诊断性检测

在孕中期的诊断性检测可通过羊膜穿刺术的羊水检查来完成,将一根细针经孕妇的腹部插入到子宫内采集羊水标本(图 20-9B)。分离出羊水内的胎儿细胞,放在培养基中培育生长,再将形成的染色体放在显微镜下检查。最终的检验结果表现为胎儿"G 带"染色体核型,用以鉴定非整倍体异常和其他染色体基因带排列混乱(图 20-5A 显示了一个染色体核型的实例)。与 CVS 诊断性检查一样,羊膜穿刺术

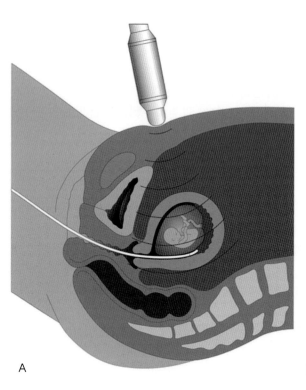

A

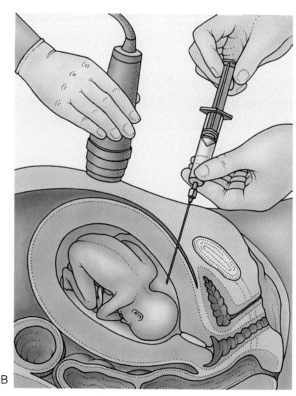

B

图 20-9　A. 经宫颈绒毛膜绒毛组织取样。B. 羊膜穿刺术

获得的胎儿细胞除了可得到 G 带染色体核型以外，还可通过其他的技术来检测更小的染色体异常，如：微小缺失和易位。

羊膜穿刺术通常在 16~18 孕周时进行，流产的风险较 24 周以前的流产风险增高约 1‰[57]。如果进行更早期的羊膜穿刺术（14~15 周），流产的风险会增高约 1%[58,59]。早期羊膜穿刺术同 CVS 检查一样也可能有较高的内翻足发生率，尽管尚无研究证据对此做出肯定[58,59]。

进行 CVS 或羊膜穿刺术检查时，如有必要也可做直接 DNA 测试以鉴定有无胎儿基因突变（如：泰 - 萨二氏病、囊性纤维化、A 型血友病、亨廷顿病）。如果孕妇选择进行诊断性羊膜穿刺术检查，还可同时完成羊水 AFP 测试以筛查 NTD。

## 超声检查

在妊娠中期进行胎儿超声检查可确认孕龄，观察是否有解剖学异常（如 NTD），以及其他胎儿解剖结构缺陷（如：心脏、肾脏、颅骨 / 脑、肢体的缺陷）[38]。检查的目的是发现非整倍体异常表型的胎儿身体特征[60,61]，如超声检查可发现胎儿有无鼻骨缺失、通关手、股骨过短和肠道强回声区，这些都是 21 三体

型常见的表型特征[60]。这些发现会引起对非整倍体异常的怀疑，继而提出进一步检测的建议，如：进行诊断性羊膜穿刺术羊水检查。孕中期解剖学超声检查在 20 孕周左右时进行效果最佳。

## 遗传病的预防和降低风险

尽管有各种各样的检测手段和遗传学知识，但对于检测出来的大部分遗传性疾病却没有"治愈"的方法。然而，仍然有一些选择和预防方法可以改善许多母亲和婴儿的结局，这是助产士们所应该了解的。

良好的营养状况（包括补充叶酸）[15]和避免致畸物暴露[20,21]是世界大部分地区众所周知的两项长期预防策略。此外，大多数发达国家还可以为准备生育的夫妇提供遗传风险评估和遗传学检测，以便在孕前做出选择。实际上，有些高风险人群已经在对该群体特发的遗传病自觉地进行携带者状况的筛查。例如：一些德系犹太人团体强烈建议在受孕前对泰—萨二氏病携带者状况进行检测。

不幸的是，许多夫妇只到生出受到影响的孩子后才得知自身的家族遗传病状况。在这种情况下，助产士需要向家庭提供准确的信息和关爱照护。有

过出生缺陷儿童的家庭可以在孕前和产后进行遗传病和携带者状况的测试。这种测试经常可以回答大多数父母所面临的问题，遗传学检测可能会鉴别出特定的异常，以及今后妊娠再发的风险。

一旦找到答案，即可做出决策。可以选择：不生育自己的孩子、通过收养拥有孩子、通过捐赠精子和/或卵子来生育孩子，以及在有些发达国家可以采取着床前遗传学检测。着床前检测是通过试管婴儿技术受精（常是来自期望生育父母的精子和/或卵子），从8-细胞桑葚胚中取出一个细胞来进行遗传学检测，选出正常胚胎植入母亲的子宫[62]。这个方法保证了只有无遗传突变基因的胚胎得以植入继续妊娠发育。一些夫妇赞赏这种选择；另一些人则由于宗教或个人原因强烈地反对这种做法；还有人单纯感觉这种技术太复杂、太昂贵，给人种族优生的涵义太强烈[63]。

## 当遗传性疾病得到诊断后

当孕期有遗传病被发现时，准父母会有许多的问题，并通常需要外部资源的支持来帮助他们处理这种情况。可以利用的资源将取决于医疗机构和地理区域，以及文化、社会、家庭和个人信念。孕妇可能会选择从她们的家庭、宗教领袖或心理健康咨询顾问处获得指导和支持，也可能需要寻求可及的医疗资源和选择。对于妇女而言，助产士也是一个宝贵的资源，可为其提供更多的信息、讨论选择范围，并转诊给相应的健保人员，如遗传学家和遗传学咨询顾问。如果可能，妇女可能需要额外的信息，可转诊给母胎医学专家或神经学专家。如果孕妇与助产士之间已经建立起临床医患关系，在见过其他专家之后可以与助产士再次见面，来帮助孕妇与家庭克服情感困扰，做出下一步处理的决定[45]。

终止妊娠是一种可能的选择，取决于孕妇的感受、孕龄以及当地的法律法规。助产士可就终止妊娠方法的选择范围和期待计划为孕妇提供无评判性的实际援助和健康教育。

多数孕妇可以在上级医师会诊与联合管理团队的形式下，由助产士继续提供孕期与产程分娩照护。通常患病的新生儿需要生后即刻护理，管理计划必须尽早制定，包括分娩地点的选择。许多孕期遗传学检测的支持者认为，检测的最大价值在于父母能够在异常婴儿出生前更好地寻找有关资源，并做好照顾特殊需要孩子的安排[32]。此外，还有许多支持

性团体组织可以为有特定遗传病或出生缺陷儿童的家庭提供帮助，如：美国唐氏综合征协会。无论孕妇最终做出什么决定，助产士都可支持和指导她与她的家人获得最佳资源。

## 遗传学中的经济、伦理、法律和社会问题

随着遗传学知识和技术的迅速发展，需要讨论一下其中存在的许多经济、伦理、法律和社会问题（简称FELSI）。世界卫生组织（WHO）提出了包括发达国家在内的有关遗传学检测伦理的国际准则[64]。这些准则包括：在提供遗传学相关服务时，尊重个人的自主权、有益无害、无不正当交易，要公正合法。WHO的准则清楚表明，遗传学检测对妇女及其家庭可产生巨大影响。因此，强调不论地理区域、社会经济状况、种族背景、宗教或信仰如何，应强调个人获得与检测和治疗有关充分信息的权利、隐私权以及对检测和治疗做出决定的自主权。助产士有义务了解和执行这些FELSI相关原则，包括保证妇女充分知情、提供现有的遗传学检测，并在需要时将孕妇及其家庭转诊给自身专业与职权所不能达到的其他专业人员（如：遗传咨询顾问或遗传学专家）。常见的与FELSI有关的问题见表20-14[65]。

## 遗传检测的未来趋势

携带者检测范围的扩大可以发现更多的疾病，并被用于所有种族，无论风险高低[66,67]。广泛性携带者检测的可及性发展迅速，已经很快地应用于孕前和孕早期的妇女和夫妻。在美国，已有用于检测100多种常染色体隐性遗传病的测试方法。但是到目前为止，广泛性携带者检测还没有推荐给所有妇女。

"直接面向消费者"（DTC）的遗传学测试方法也到处可及[68]。然而，关于DTC遗传学测试的危害与优点的争议也十分热烈。一些人认为，提供这样的测试选择能够使人们对自身健康和其健康中的遗传背景增加了解。其他人则担心，多数人对健康知识，特别是关于遗传学信息的理解水平较低，在没有训练有素的医护人员帮助的前提下，没有能力恰当地解读或从情感上处理这些测试的结果[56]。DTC遗传学测试在一些国家和地区通过"非处方"途径即可得到，而在另一些国家和地区则受到禁止[69,71]。

| 表 20-14 | 遗传检测中常见的经济、伦理、法律和社会问题 |
|---|---|

- 因缺乏医疗保险、无力支付、低收入经济状况、其他使健康保健排后的优先需求、地理位置等因素,导致遗传资源获得障碍
- 资源分配不均(只有部分人群受益)
- 宗教和文化信仰对遗传检测的偏见、决策、健康和疾病、家庭、隐私、权威、有创操作、生育、人生机遇影响、使用除西医以外的其他医学门类
- 种族和族裔歧视
- 可能影响家族史信息准确性或解释的文化因素
- 隐私和保密
- 因为自身的遗传学信息受到其他人的歧视和侮辱
- 关于家族遗传史的评判(是好? 还是坏? )
- 遇到敏感问题,如:过去未公开的收养情况、强奸、乱伦、错误的亲子关系、药物毒品滥用、精神疾病、家庭种族来源
- 血缘关系中的难言之隐和法律纠纷
- 何时或是否应该将遗传学检测结果告知亲属(他可能并不想知道)
- 家族遗传史信息和检测结果带来的影响
- 假阳性检测结果的负面影响
- 检测出无法治愈或无治疗方法的遗传性疾病后的伦理问题
- 种族优生主义
- 终止妊娠
- 遗传检测的性价比:检测的高成本相对于改善健康结局的可能性
- 因遗传学检测结果而被拒绝提供医疗保险或就业[a]

[a] 2008 年的"遗传信息非歧视法"(也称为 GINA)是一项联邦法律,禁止以遗传信息(包括遗传检测结果)为由在健康保险和就业方面进行歧视

如果想知道自己是否存在有遗传病的突变基因,个人也可以去购买现有的商业性无创 DTC 测试,广泛性携带者检测可包括对携带者状态和对多因素疾病易感状态的测定。一些针对妊娠妇女和夫妇的测试服务,可用于确定特定遗传病和染色体异常的携带者状态、亲子鉴定或孕期胎儿性别鉴定。由个人在家中私密地采集样本,通常是唾液 / 颊拭子或指刺血液,然后交给商业机构完成检测。这个步骤通常不需要医疗保健人员,如:助产士、产科医生或家庭医生的参与,但有些也可能需要。DTC 测试的优点是,它为夫妇提供了检测特定遗传病携带者状况的机会,便于做出是否生育的选择决定。这样做也增加了对希望避免生出特定遗传病孩子的夫妇使用预防性措施的尊重[70,71]。

## 结论

1990 年,美国的几所公共与私立机构以及欧洲国家、日本政府和研究中心开始合作,目的是探索更详细的遗传学知识。"人类基因组项目"集中破解了人类基因组中 25 000 多个基因的 DNA 序列和图谱。虽然"人类基因组项目"在 21 世纪初已经完成,但其研究成果的应用和更进一步的探索在未来时期内仍将继续。

除了"人类基因组项目"中所获得的信息,关于非孟德尔遗传模式的信息在近几年也正在受到重视。助产士们从 CVS、羊膜穿刺术或直接 DNA 检测报告上看到的通常是孟德尔式的术语表述(如"常染色体隐性")。然而非孟德尔遗传模式正被列入一些人类遗传性疾病的重要潜在病因。其中包括:线粒体遗传,一种与父系无关专门来自母系遗传的模式;嵌合体,同一个体的细胞具有不同的遗传学构成;基因组印迹,由于表观遗传机制导致的基因"沉默",孩子只继承了来自单个亲代的一个"工作"副本(而不是来自父母双方的两个)。对于各种不同遗传模式的研究还在继续,这对未来会具有重要的临床意义。

本章内容为助产士们提供了遗传学的基础知识,包括为妇女与家庭有关遗传学服务时可能用到的几种遗传学检测方法。目的是为了提高助产士们在提供孕期遗传学风险评估、检测方法选择和做出决策时的信心。尽管遗传学属于"高科技"范畴,而助产士的特长是使用"低科技"方法来与妇女沟通潜在风险、筛查方法和检测结果,以协助妇女和家庭做出决策。虽然大多数遗传病还无法治愈,但进行孕期遗传学风险评估、咨询、筛查和诊断会对孕妇有很多好处,包括:能够考虑选择范围、做出谨慎的知情决策、寻找有价值的资源、根据可能结局事先做好准备,以及取得对母亲和新生儿尽可能好的结果。只有知识扎实的助产士才能将遗传学知识很好地用于妇女卫生保健,并为之提供最有价值的贡献。

在需要时,有很多资源可以帮助助产士和接受保健的妇女提供更多的遗传学有关信息。以下是可利用的信息资源列表。

（罗碧如 译　段得琬 审）

信息资源

| Organization | Description | Webpage |
|---|---|---|
| **Genetics Competencies for Midwives** | | |
| Genetic Alliance | A nonprofit health advocacy organization. The website has multiple resources. Includes current recommended genomics competencies for nurses, genetic counselors, and physicians. | http://www.geneticalliance.org |
| | *Understanding Genetics: A New York, Mid-Atlantic Guide for Patients and Health Professionals.* This e-book includes a basic review of genetic disorders and tests. The appendix lists the National Coalition for Health Professional Education in Genetics (NCHPEG)'s Core Competencies in Genetics for Health Professionals. | https://www.ncbi.nlm.nih.gov /pubmed/23304754 |
| American Nurses Association (ANA) and International Society of Nurses in Genetics (ISONG) | Essential Genetic and Genomic Competencies for Nurses with Graduate Degrees | https://www.genome.gov/pages /health/healthcareprovidersinfo/grad _gen_comp.pdf |
| Online Mendelian Inheritance in Man (OMIM) | Comprehensive description of single-gene disorders | http://www.ncbi.nlm.nih.gov/Omim/ |
| Online Gene Tests | Comprehensive list of all gene tests with a description of their characteristics | https://www.genetests.org/tests/ |
| **Genetics Learning Resources** | | |
| American Society of Human Genetics (ASHG) | Health provider genetics resources | http://www.ashg.org/press /healthprofessional.shtml |
| National Institutes of Health (NIH), National Human Genome Research Institute (NHGRI) | Information about the Human Genome Project and multiple online educational resources. Includes fact sheets on genetic testing techniques and a glossary of genetic terms. | https://www.genome.gov |
| **Self-Completed Family History Tools** | | |
| National Cancer Institute's Center for Biomedical Informatics and Information Technolog | My Family Health Portrait: A tool from the Surgeon General | https://familyhistory.hhs.gov/FHH/html /index.html |
| **Public Organizations[a]** | | |
| March of Dimes | The mission of the March of Dimes is to improve the health of babies by preventing birth defects, premature birth and infant mortality. The website has resources for providers and families. | http://www.marchofdimes.com |

[a] Interested readers are referred to the individual national organizations that have been formed for many genetic disorders, including Down syndrome, cystic fibrosis, hemophilia, Tay–Sachs disease, sickle cell disease, and thalassemia, and that have websites with educational material for providers and families.

## 参考文献

1. Jorde L, Carey J, Bamshad M. Background and history. In: Jorde L, Carey J, Bamshad M, eds. *Medical Genetics*. 5th ed. Philadelphia, PA: Elsevier; 2016:1-5.

2. Nelson K , Holmes LB. Malformations due to presumed spontaneous mutations in newborn infants. *N Engl J Med*. 1989;32(1):19-23.

3. Jorde L, Carey J, Bamshad M. Multifactorial inheritance and common diseases. In: Jorde L, Carey J, Bamshad M, eds. *Medical Genetics*. 5th ed. Philadelphia, PA: Elsevier; 2016:239-264.

4. Crane MJ, Quinn Griffin MT, Andrews CM, Fitzpatrick JJ. The level of importance and level of confidence that midwives in the United States attach to using genetics in practice. *J Midwifery Womens Health*. 2012;57(2):114-119.

5. Feero WG, Guttmacher AE, Collins FS. Genomic medicine: an updated primer. *N Engl J Med*. 2010;362(21):2001-2011.

6. National Cancer Institute. NCI dictionary of genetics terms. Available at: https://www.cancer.gov/publications/dictionaries/genetics-dictionary. Accessed June 25, 2017.

7. Elston R, Satagopan J, Sun S. Genetic terminology. *Meth Molec Biol*. 2012;850:1-9.

8. Dorman JS, Schmella MJ, Wesmiller SW. Primer in genetics and genomics, Article 1: DNA, genes and chromosomes. *Biol Res Nurs*. 2017;19(1):7-17.

9. Sakatani Y, Ischihashi N, Kazuta Y, Yomo T. A transcription and translation-coupled DNA replication system using rolling-circle replication. *Sci Rep*. 2015;5:10404.

10. Read CY. Primer in genetics and genomics. Article 3: explaining human diversity: the role of DNA. *Biol Res Nurs*. 2017;19(3):350-356.

11. Krauss RS, Hong M. Gene–environment interactions and the etiology of birth defects. *Curr Topics Develop Biol*. 2016;116:569-580.

12. Epigenetics. Learn.Genetics: Genetic Science Learning Center. 2015. Available at: http://learn.genetics.utah.edu/content/epigenetics/. Accessed February 21, 2017.

13. Aiello LB, Chiatti BD. Primer in genetics and genomics. Article 4: inheritance patterns. *Biol Res Nurs*. 2017;19(4):465-472.

14. Viswanathan M, Treiman KA, Doto JK, Middleton JC, Coker-Schwimmer EJL, Nicholson WK. *Folic Acid Supplementation: An Evidence Review for the U.S. Preventive Services Task Force*. Rockville, MD: Agency for Healthcare Research and Quality; 2017.

15. Agopian AJ, Tinker SC, Lupo PJ, Canfield MA, Mitchell LE. Proportion of neural tube defects attributable to known risk factors. *Birth Defects Res Part A Clin Molec Teratol*. 2013;97(1):42-46.

16. U.S. Department of Health and Human Services, National Institutes of Health. Neural tube defects (NTDs): condition information. Available at: https://www.nichd.nih.gov/health/topics/ntds/conditioninfo/Pages/default.aspx. Accessed February 21, 2017.

17. Webster A, Schuh M. Mechanisms of aneuploidy in human eggs. *Trends Cell Biol*. 2017;27(1):55-68.

18. Hutaff-Lee C, Cordeiro L, Tartaglia N. Cognitive and medical features of chromosomal aneuploidy. *Handb Clin Neurol*. 2013;111:273-279.

19. Nieschlag E. Klinefelter syndrome: the commonest form of hypogonadism, but often overlooked or untreated. *Deutsches Arzteblatt Int*. 2013;110(20):347-353.

20. Levitsky LL, Luria AH, Hayes FJ, Lin AE. Turner syndrome: update on biology and management across the life span. *Curr Opin Endocrin Diabet Obesity*. 2015;22(1):65-72.

21. Morin SJ, Eccles J, Iturriaga A, Zimmerman RS. Translocations, inversions, and other chromosomal rearrangements. *Fertil Steril*. 2017;107:19-26.

22. Arnold KM, Self ZB. Genetic screening and counseling: family medicine obstetrics. *Primary Care*. 2012;39:55-70.

23. Hook EB. Rates of chromosomal abnormalities. *Obstet Gynecol*. 1981;58(3):282-285.

24. Allen EG, Freeman SB, Druschel C, et al. Maternal age and risk for trisomy 21 assessed by the origin of chromosome nondisjunction: a report from the Atlanta and National Down Syndrome Projects. *Hum Genetics*. 2009;125(1):41-52.

25. Donate A, Estop AM, Giraldo J, Templado C. Paternal age and numerical chromosome abnormalities in human spermatozoa. *Cytogenet Genome Res*. 2016;148(4):241-248.

26. Teratology Society: Organization of Teratology Information Specialists (OTIS). MotherToBaby fact sheets. 2017. Available at: https://www.teratology.org/OTIS_fact_Sheets.asp. Accessed February 21, 2017.

27. Di Renzo GC, Conry JA, Blake J, et al. International Federation of Gynecology and Obstetrics opinion on reproductive health impacts of exposure to toxic environmental chemicals. *Int J Gynaecol Obstet*. 2015;131(3):219-225.

28. Honcin MA, Dawson AL, Petersen EE, et al. Birth defects among fetuses and infants of US women with evidence of possible Zika virus infection during pregnancy. *JAMA*. 2017;317(1):59-68.

29. Ornoy A, Reece EA, Pavlinkova G, Kappen C, Miller RK. Effect of maternal diabetes on the embryo, fetus, and children: congenital anomalies, genetic and epigenetic changes and developmental outcomes. *Birth Defects Res C Embryo Today*. 2015;105(1):53-72.

30. Balsells M, Garcia-Patterson A, Gich I, Corcoy R. Major congenital malformations in women with gestational diabetes mellitus: a systematic review and meta-analysis. *Diab Metab Res Rev*. 2012;28(3):252-257.

31. Schaefer S, Nadeau JH. The genetics of epigenetic inheritance: modes, molecules, and mechanisms. *Q Rev Biol*. 2015;90(4):381-415.

32. Lassi ZS, Imam AM, Dean SV, Bhutta ZA. Preconception care: caffeine, smoking, alcohol, drugs and other environmental chemical/radiation exposure. *Reprod Health*. 2014;11(suppl 3):S6.

33. Guttmacher AE, Collins FS, Carmona RH. The family history: more important than ever. *N Engl J Med*. 2004;351(22):2333-2336.

34. The New York – Mid-Atlantic Guide for Patients and Health Professionals. Indications for a genetic referral. In: *Understanding Genetics: A New York, Mid-Atlantic Guide for Patients and Health Professionals*. Washington, DC: Genetic Alliance; 2009. Available at: https://www.ncbi.nlm.nih.gov/books/NBK115563/pdf/Bookshelf_NBK115563.pdf. Accessed June 26, 2017.

35. Korf BR, Berry AB, Limson M, et al. Framework for development of physician competencies in genomic medicine: report of the Competencies Working Group of the Inter-Society Coordinating Committee for Physician Education in Genomics. *Genet Med*. 2014;16(11):804-809.

36. Alldred SK, Takwoingi Y, Guo B, et al. First trimester serum tests for Down's syndrome screening. *Cochrane Database Syst Rev*. 2015;11:CD011975.

37. Dashe JS. Aneuploidy screening in pregnancy. *Obstet Gynecol*. 2016;128:181-194.

38. Lithner CU, Kublickas M, Ek S. Pregnancy outcome for fetuses with increased nuchal translucency but normal karyotype. *J Med Screen*. 2016;23(1):1-6.

39. Chitayat D, Langlois S, Wilson RD, Genetics Committee of the SOGC, Prenatal Diagnosis Committee of the Canadian College of Medical Geneticists. Prenatal screening for fetal aneuploidy in singleton pregnancies. *JOGC*. 2011;33(7):736-750.

40. Allum N, Sibley E, Sturgis P, Stoneman P. Religious beliefs, knowledge about science and attitudes towards medical genetics. *Public Underst Sci*. 2014;23(7):833-849.

41. Farrell RM, Nutter B, Agatisa PK. Meeting patients' education and decision-making needs for first trimester prenatal aneuploidy screening. *Prenat Diag*. 2011;31(13):1222-1228.

42. Hill M, Lewis C, Chitty LS. Stakeholder attitudes and needs regarding cell-free fetal DNA testing. *Curr Opin Obstest Gynecol*. 2016;28(2):125-131.

43. Minear MA, Alessi S, Allyse M, Michie M, Chandrasekharan S. Noninvasive prenatal genetic testing: current and emerging ethical, legal, and social issues. *Ann Rev Genomics Hum Genetics*. 2015;16:369-398.

44. Tekola-Ayele F, Rotimi CN. Translational genomics in low- and middle-income countries: opportunities and challenges. *Public Health Genomics*. 2015;18(4):242-247.

45. Fonda Allen J, Stoll K, Bernhardt BA. Pre- and post-test genetic counseling for chromosomal and Mendelian disorders. *Semin Perinatol*. 2016;40(1):44-55.

46. Gates EA. Communicating risk in prenatal genetic testing. *J Midwifery Womens Health*. 2004;49:220-227.

47. Edwards JG, Feldman G, Goldberg J, et al. Expanded carrier screening in reproductive medicine: points to consider: a joint statement of the American College of Medical Genetics and Genomics, American College of Obstetricians and Gynecologists, National Society of Genetic Counselors, Perinatal Quality Foundation, and Society for Maternal–Fetal Medicine. *Obstet Gynecol*. 2015;125(3):653-662.

48. Latendresse G, Deneris A. An update on current prenatal testing options: first trimester and noninvasive prenatal testing. *J Midwifery Womens Health*. 2015;60(4):360-371.

49. Benn P, Chapman AR. Ethical and practical challenges in providing noninvasive prenatal testing for chromosome abnormalities: an update. *Curr Opin Obstest Gynecol*. 2016;28(2):119-124.

50. Christiansen M, Ekelund CK, Petersen OB, et al. Nuchal translucency distributions for different chromosomal anomalies in a large unselected population cohort. *Prenat Diag*. 2016;36(1):49-55.

51. Norton ME, Wapner RJ. Cell-free DNA analysis for noninvasive examination of trisomy. *N Engl J Med*. 2015;373:2582.

52. Norton ME, Baer RJ, Wapner RJ, Kuppermann M, Jelliffe-Pawlowski LL, Currier RJ. Cell-free DNA vs sequential screening for the detection of fetal chromosomal abnormalities. *Am J Obstet Gynecol*. 2016;214(6):727.e1-727.e6.

53. American College of Obstetricians and Gynecologists. Committee Opinion No. 640: cell-free DNA screening for fetal aneuploidy. *Obstet Gynecol* 2015;126:e31-e37.

54. Tamminga S, van Maarle M, Henneman L, Oudejans CB, Cornel MC, Sistermans EA. Maternal plasma DNA and RNA sequencing for prenatal testing. *Ad Clin CHem*. 2016;74:63-102.

55. Alldred SK, Deeks JJ, Guo B, Neilson JP, Alfirevic Z. Second trimester serum tests for Down's syndrome screening. *Cochrane Database Syst Rev*. 2012;6:CD009925.

56. Fisher J. Supporting patients after disclosure of abnormal first trimester screening results. *Curr Opin Obstest Gynecol*. 2012;24(2):109-113.

57. Akolekar R, Beta J, Picciarelli G, Ogilvie C, D'Antonio F. Procedure-related risk of miscarriage following amniocentesis and chorionic villus sampling: a systematic review and meta-analysis. *Ultrasound Obstet Gynecol*. 2015;45(1):16-26.

58. Ciach K, Preis K, Swiatkowska-Freund M, Wydra D. [Early or late amniocentesis: which method is safer?]. *Ginekol Pol*. 2007;78(5):400-404.

59. Kornacki J, Gozdziewicz T, Kwinecka B, Skrzypczak J. [Complications rate and pregnancy outcome in women who underwent early and mid trimester amniocentesis]. *Ginekol Pol*. 2007;78(6):443-448.

60. Rao R, Platt LD. Ultrasound screening: status of markers and efficacy of screening for structural abnormalities. *Semin Perinatol*. 2016;40(1):67-78.

61. Rao RR, Valderramos SG, Silverman NS, Han CS, Platt LD. The value of the first trimester ultrasound in the era of cell free DNA screening. *Prenat Diag*.

2016;36(13):1192-1198.

62. Dahdouh EM, Balayla J, Audibert F, et al. Technical update: preimplantation genetic diagnosis and screening. *JOGC*. 2015;37(5):451-463.

63. Londra L, Wallach E, Zhao Y. Assisted reproduction: ethical and legal issues. *Semin Fetal Neonatal Med*. 2014;19(5):264-271.

64. World Health Organization. *Medical genetic services in developing countries: the ethical, legal and social implications of genetic testing and screening*. Geneva, Switzerland: World Health Organization; 2006.

65. The New York – Mid-Atlantic Guide for Patients and Health Professionals. Ethical, legal, and social issues. In: *Understanding Genetics: A New York, Mid-Atlantic Guide for Patients and Health Professionals*. Washington, DC: Genetic Alliance; July 8, 2009. Available at: https://www.ncbi.nlm.nih.gov/books/NBK115574/. Accessed February 21, 2017.

66. Haque IS, Lazarin GA, Kang HP, Evans EA, Goldberg JD, Wapner RJ. Modeled fetal risk of genetic diseases identified by expanded carrier screening. *JAMA*. 2016;316(7):734-742.

67. Lazarin GA, Haque IS. Expanded carrier screening: a review of early implementation and literature. *Semin Perinatol*. 2016;40(1):29-34.

68. Direct-to-consumer genetic testing. *Lancet*. 2012; 380(9837):76.

69. Borry P, van Hellemondt RE, Sprumont D, et al. Legislation on direct-to-consumer genetic testing in seven European countries. *Eur J Hum Genet*. 2012;20(7):715-721.

70. Howard HC, Borry P. To ban or not to ban? Clinical geneticists' views on the regulation of direct-to-consumer genetic testing. *EMBO Rep*. 2012;13(9):791-794.

71. Valles SA. Should direct-to-consumer personalized genomic medicine remain unregulated? A rebuttal of the defenses. *Perspect Biol Med*. 2012;55(2):250-265.

# 20A

# 绘制三代家族谱系图的步骤

GWEN A.LATENDRESSE

1. 使用标准代号和记录方式绘制家族谱系图（图 20A-1）。

2. 可以用计算机制作家族谱系图，但是在纸上绘制家族谱系图的效果也很好。

3. 为了方便起见，可在面对面的访视前先让妇女完成遗传学答题或问卷，或者在网上填写计算机化的谱系图也可。

4. 收集妇女个人（也叫"渊源者"）的信息，以及以下家庭成员的信息：祖父母 / 外祖父母、父母、姨姑叔伯舅、兄弟和姐妹、任何已经生育的子女。

5. 收集孩子父亲和他的家庭成员的信息，包括他的：祖父母 / 外祖父母、父母、姨姑叔伯舅、兄弟和姐妹、任何已经生育的子女的信息。

6. 鉴别所有的遗传学"危险信号"，并标注出受到异常疾病影响的亲属（如：使用相应的着色代号）。

7. 在谱系图上列出每个亲属存在的健康问题或异常疾病、或者死亡原因（如果已知），并标注出他

们现在的年龄或死亡年龄（如果已知）。

图 20A-2 显示了一个三代家族谱系图的范例。在这个范例中，这个 34 岁的妇女是渊源者。她有一个 2 岁的女儿。她与孩子的父亲都是健康者。她有一个姐妹也是健康者，一个兄弟是 2 型糖尿病患者，另一个兄弟是先天性心脏缺陷患者。她的姑妈 12 岁时死于囊性纤维化。

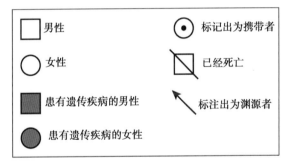

图 20A-1　绘制三代家族谱系图使用的代号

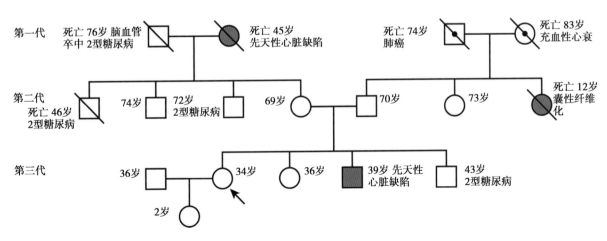

图 20A-2　三代家族谱系图的范例

（罗碧如 译　段得琬 审）

# 21

# 孕 期 保 健

MARIA OPENSHAW, CECILIA M.JEVITT, AND TEKOA L.KING

感谢 Mary K.Barger, Nancy Jo Reedy, Esther R.Ellsworth Bowers 对本章的贡献,感谢前版作者 Jennifer M.Demma 和 Karen Trister Grace 的贡献

## 引言

妊娠是一个角色转变与认同的时期。初级卫生保健的许多内容与社会支持评估和必要时转诊到上级医疗机构一道被整合进了孕期保健当中。以安全、个性化、最大化赋权的健康照护帮助和指导一个妇女走过整个育龄期,是助产实践的最大乐趣之一。

孕期保健的目标是优化妇女健康和胎儿发育。由美国公共卫生服务(U.S.Public Health Service)在1989年制定产前检查内容包含5个方面:①早期并正确地确定妊娠周数;②妊娠并发症风险的识别以及连续的危险因素评估;③连续评估胚胎/胎儿的发育和健康;④通过咨询、教育、提供资源等形式进行健康促进;⑤对存在的生理的、心理疾病给予干预和随访以及需要时咨询有关专家[1]。

本章介绍了未发现有内科或产科并发症的低危孕妇的孕期保健基本内容。内容分为6个小节,第1节叙述了孕期保健、妇女妊娠体验、由助产士提供的孕期保健以及名词术语的含义。第2、3节概述了初次产检和后继产检的检查内容,包括:诊断妊娠和确定孕周、病史采集、体格检查、常规的实验室检查,以及超声检查。第4节讨论了孕期营养。第5节重点放在整个孕期中如何降低妊娠风险。最后的第6节是关于分娩的准备事宜。关于详细的遗传咨询和筛查检测方法请参考"遗传学"一章。常见的孕期不适和产科并发症管理见"妊娠相关异常"一章。孕期内科并发症见"孕期内科并发症"一章。

## 孕期保健的概述

系统地产前检查于20世纪初期引入美国,最早是以公共卫生护士家访的形式进行。护士的家访在妊娠7~8个月时开始,目的是为了用新发明的血压计发现和预防妊娠子痫[2]。至20世纪60年代,孕期保健已经形成包括整个孕期的9~12次的产前检查的程序化系列。然而,有关孕期保健内容的各个独立部分的证据还没有建立。

在1989和2005年,美国公共卫生署专家研讨会召开,第一次分析了孕期保健的架构和内容[1,3]。报告推荐产前检查初产妇为8次,经产妇为6次,如果妊娠超过40周,则在妊娠41周时增加另外一次产前检查。最近,2015年的一个Cochrane系统研究对包括有60 000名妇女参加的7个随机对照试验进行了分析,结果发现正常低危孕妇人群中,接受常规产前检查次数组和减少产前检查次数组之间的妊娠临床结局(包括产科与和新生儿)并没有统计学差异,只有在资源有限的那些国家减少产前检查次数出现了较高的孕产妇围产死亡率[4]。

大部分美国的产前保健提供者没有减少产前保健次数,现在大部分常规孕期保健模式根据孕妇使用产前保健的时间来决定,通常都由6~12次个人或小组的产前检查组成。一般情况下正常孕妇妊娠28周前每4周产检一次,然后每2周一次直至36周;妊娠36周后每周一次直到分娩[5]。当为孕妇制定孕期保健模式时,首先应该考虑到她的特定危险因素、需求以及担忧。

## 孕期保健的有效性和质量标准

尽管孕期保健的有效性缺少证据支持，但孕期保健的重要性从医学上和文化上在美国都得到了认可。虽然获得孕期保健的孕妇低体重儿的发生率较低，但其原因并不清楚，是因为孕期保健发生了作用？还是由于较健康的孕妇更愿意加入孕期保健？这个未解之谜长期以来一直困扰着研究孕期保健有效性的研究者们。过去的几十年里，尽管孕期保健的内容在美国显著增多，不良妊娠结局的发生率（如低体重儿和早产）仍然持续攀高，尤其是在非裔美国妇女中[6,7]。一些学者认为，不应该单纯以特定的妊娠结局来评判孕期保健的效益，使用卫生保健系统的连续过程可以使得许多初级和二级预防的举措得以实施。多项孕期保健研究表明，早期进入孕期保健和更多次数的产前检查与较好的妊娠结局有关[8]。此外，有些临床干预措施，特别是预防早产和对胎儿异常的检测，如果孕妇是在妊娠早期后才开始进行孕期保健就太晚了。不同种族和民族的妇女在妊娠早期进入孕期保健的百分比有很大差距，这也反映了孕产妇和新生儿结局上的差异[7]。

综上所述，目前尚缺乏确定孕期保健不同组成部分的有效性的研究[1,9]。尽管正在开展中的"非传统"产检模式研究，比如小组形式产前检查、家访、电讯远距离诊疗、减少低危孕妇的产前检查次数，已经显示出相关的价值。但是在孕期保健的结构和内容方面的创新一直进展缓慢。

## 孕妇的妊娠体验

妊娠是生物和社会层面上的转变时期。正如每个人都不相同一样，每一次妊娠也各不相同。在提供孕期健康教育服务之前，理解孕妇的担忧是非常重要的。大部分影响孕期健康和分娩结局的因素存在于医院或诊室之外。本节将重点介绍了一些影响个体妊娠体验的相关因素。

### 决定健康的社会因素

影响妊娠的社会因素包括：住房、失业、食物短缺、暴露于环境毒素、种族阶层、贫穷和各种歧视。所谓"决定健康的社会因素（Social Determinants of Health, SDOH）"是指对人们生活和工作场所的结构状况如何影响健康风险和健康结局的不断增加的了解[10]。SDOH理论被越来越多地用于公共卫生领域，以帮助识别和减少健康水平上的差距。它也是一个很好的框架，用于探索在孕期保健教育、咨询和后期指导的准备中每个人关注的问题。

### 压力效应

尽管理论上认为慢性压力与包括早产在内的不良健康结局有关，但是压力对胎儿发育和妊娠过程的明确影响却知之甚少[11,12]。比如，美国非裔青少年和低收入人群出现不良妊娠结局的风险增高；另外，这些个体还可能存在一些可以独立影响围产结局的异常情况[13~15]。此外，越来越多的证据表明，控制机体对急性和慢性应激做出反应的下丘脑-垂体-肾上腺轴可以影响胎儿发育过程中的表观遗传机制[14]。

孕期压力会加剧原有的心理健康问题。产后抑郁症或产后情绪紊乱最大的危险因素就是过去曾有焦虑、抑郁、创伤后应激障碍或其他心理疾病的病史[15]。识别孕期情绪障碍或孕期保健期间的严重急性或慢性压力，酌情将孕妇转诊给心理医生和社会工作者，是心理健康支持的重要组成部分。

### 可能对妊娠结局产生不利影响的个体因素

孕母年纪过小和过高均可影响妊娠进展过程。比如，年少的孕妇多数会教育程度较低，缺少经济和社会支持。相对于那些推迟生育的同龄人，年少孕妇更有可能生活贫困、罹患抑郁症，以及有亲密伴侣暴力（IPV）的经历。尽管青少年妊娠出现早产和低出生体重的风险增加，但很难判断这些结局的发生究竟是继发于生物年龄效应，还是社会经济状态，或是这些因素的综合作用[16]。

而高龄孕妇的妊娠可能会有更加复杂和高压的经历。随着妇女的年龄增加，生育能力下降，慢性疾病发生率增加。此外，当母亲的卵子变得老化，受精时更容易发生染色体异常。

孕期保健中会定期进行骨盆检查和经常涉及性行为与性别认同的话题。经历过性虐待或性侵犯的孕妇会特别容易感到无助、紧张，以及情绪失控[17]。同性恋和双性恋女性、变性为男性的妇女，以及不确定性别的个体，在孕期身体变化的过程中或仅仅因为自身特定的妊娠体验都可能加剧性别焦虑恐惧[18,19]。然而，迄今为止，很少有关于变性为男性的妇女和不确定性别个体对为人父母角色认同的研究。

### 助产士在孕期保健中的任务

在美国，助产服务在孕期保健中有着悠久的历史和重要的作用。虽然研究没有全面论证孕期保健的有效性,但一些开创性的研究已经证实了针对特定人群的助产士指导孕期保健的有效性[20,21]。美国助产服务在改善妊娠结局中发挥了显而易见的作用,如可降低早产发生率、减少低出生体重儿、增加保健途径的可及性、降低发病率和死亡率[20,21]。

助产服务在孕期保健中的作用在国际范围内也得到承认。例如,一个涉及了 4 个发达国家中开展的 11 项研究报告的文献综述对助产士主导的孕期保健模式、产科医生主导的孕期保健模式,以及合作孕期保健模式进行了分析比较,结果显示助产士主导的孕期保健模式对低危孕妇有较好的收益,如减少孕期住院率、减少分娩中止痛 / 麻醉的需求、减少手术分娩数量、较少外阴切开术、和更高的母乳喂养率[21]。在不发达国家中助产士在预防不良妊娠结局上更发挥了极其重要的作用。

## 基本定义与概念

妊娠期是指从末次月经的第一天至临产的开始,即标志着分娩期的开始。表 21-1 总结了常用于表示妇女曾经有过的妊娠次数(gravida,来自拉丁语"gravidus",意为"妊娠的")和分娩次数(para,来自拉丁语"parous",指"产生"或者"分娩")的产科表达法。有趣的是,从未有过这些术语的明确标准定义,因此如何使用这些术语存在着一些变异,给出这些术语公认的定义对正确使用它们很重要[22,23]。本章列出的定义是根据大多数产科教材上的定义法。因为产次不能反映所有的妊娠结局,一个"TPAL"的 4 位数字系统(足月 / 早产 / 流产 / 活产)常用于更好的描述一个妇女的分娩史。

| 表 21-1　孕次和产次命名法 | |
| --- | --- |
| 产科术语 | 定义 |
| 孕次(Gravida) | 妇女怀孕的总次数,不管妊娠是否被终止或多胎妊娠。本次妊娠也包括在内孕次之内。 |
| 未孕妇(Nulligravida) | 从来没有怀孕过的妇女。 |
| 初孕妇(Primigravida) | 首次怀孕的妇女。 |
| 第 2 次妊娠的孕妇(Secundigravida) | 第二次怀孕的妇女。 |
| 多次妊娠孕妇(Multigravida) | 怀孕超过两次以上的妇女。 |
| 产次(Para) | 分娩过妊娠大于 20 周胎儿的次数(胎儿可存活或死亡),多胎分娩算一次分娩。 |
| 未产妇(Nullipara) | 从未分娩过妊娠期超过 20 周胎儿的妇女。 |
| 初产妇(Primipara) | 第一次有 20 周以上妊娠,将要分娩的妇女。 |
| 经产妇(Multipara) | 有过 2 次或更多次妊娠达到 20 周以上分娩的妇女,此次前至少曾经有过一次分娩(多胎只算 1 次分娩)。 |
| 孕次 / 产次 2 个数字(GP)的命名系统(Gravida/para two-digit nomenclature) | 孕次 G 和产次 P 是描述妇女孕产史和生育状况必不可少的专业术语: <br>• G2P0,孕 2 产 0 :妇女已经妊娠 2 次但没有分娩过。她可能堕胎或流产过。<br>• G2P1,孕 2 产 1 :妇女目前处于妊娠状态,她曾经妊娠并在 38 周时分娩过一个新生儿。 |
| 孕次 / 产次 4 个数字(GP-TPAL)的命名系统(Gravida/para TPAL four-digit nomenclature) | 足月产(T):妇女足月分娩的数量。足月意味着孕龄至少达到 37 周。<br>早产(P):妇女分娩早产儿的数量。这里早产指的是婴儿在妊娠 20~37 周之间出生。<br>流产(A):以流产终止的妊娠。(自然的或人工的)流产指胎儿出生时小于 20 周<br>存活儿(L):现在存活的孩子数量。<br>例子:<br>• G3P2002 :孕 3 产 2 活 2 :目前是第 3 次妊娠的孕妇,足月分娩过 2 次,并且 2 个孩子均存活。<br>• G2P0101 :孕 2 早产 1 活 1 :目前是第 2 次妊娠的孕妇,早产过 1 次并且孩子活着。<br>• G3P1103 :孕 3 足 1 早产 1 活 3 :目前是第 3 次妊娠的孕妇,足月分娩过 1 次,早产过双胞胎 1 次,3 个孩子都活着。 |

### 孕龄与胎龄

受精发生在排卵期间,假设一个月经周期为 28 天,排卵通常发生在末次月经之后的第 14 天。妊娠大约在受精之后持续 266 天或 38 周[24]。妇女通常不会知道到受精的日期,但她们通常知道末次月经的时间。因此,预产期传统上是从末次月经第 1 天计算至其后的第 40 周(280 天)。术语"孕龄"或"孕周"指的是末次月经之后的周数。初产孕妇自然妊娠的孕龄(也就是,月经龄)平均是 41 周(287 天),经孕妇是 40 周加 3 天(283 天)[24]。大数据的孕龄计算与这个结果一致,显示妊娠的月经龄是 283~284 天[24]。

胚胎学的研究更喜欢用"胚胎龄"、"受孕龄"、"排卵龄",反映了更精确的胚胎或胎儿的年龄。受孕龄与孕龄相差 2 周。当回顾关于胚胎的发展或暴露于致畸物时,为了避免混淆,读者需谨慎的查证使用的周数是哪一种类型的——孕龄或胎龄。

### 妊娠的三个时期

妊娠期分为三个时期,每个时期为 12~13 周或 3 个月。事实上,孕早期是指妊娠第 1 周到第 12 周(12 周),因为器官发育是在 12 周末完成的,并且自然流产的危险在 12 周后会显著的减低。以往,孕中期指妊娠 13 周到 28 周,因为在现代新生儿重症监护技术引进之前,28 周是新生儿能否存活的分界线。孕晚期指的是妊娠 28 周到 40 周,术语"过期妊娠"(post dates,或 post term)被用于描述妊娠超过 40 周[24]。

### 预产期

很多年来,预计妊娠结束足月新生儿娩出的日期被称为预产期(estimated date of confinement, EDC)。虽然很多地方仍在使用这个术语,但是一些专业人员已经将其改为"估计分娩日期(estimated date of delivery)"或"估计预产日期(estimated due date,EDD)",因为"分娩(confinement)"这个词含有隔离禁锢的意思,来源于妊娠晚期隔离妇女的传统做法,意味着生病、受限制、一个被动的角色,不是将妊娠视为一个积极参与的正常事件和生理过程。虽然国内对于使用 EDC 或 EDD 没有一致意见,这本书将统一使用"估计预产日期"或 EDD。

## 首次孕期检查

首次孕期检查的主要目的是诊断妊娠和确定孕周。一旦确定妊娠,那么下一步就要搞清孕妇的下一步打算。大约有一半的妊娠是意外怀孕,在做出决定之前孕妇往往会到诊室就诊做孕期检查。孕妇可有 3 个选择:①继续妊娠并养育孩子;②继续妊娠但将婴儿给别人收养;③在孕周允许时间范围内以人工流产终止妊娠。

首次孕期检查较好的开端应该是以开放性的问题开始,以确定孕妇的疑惑、忧虑、对本次妊娠的打算,并认真听取孕妇的回答。咨询方法详见"计划生育"一章。如果孕妇计划继续妊娠,那么首次孕期检查的重点就要转到确定胎儿是否存活、准确的胎龄、是否存在可以影响妊娠结局的严重母体疾病,以及制定孕期保健计划。

### 诊断妊娠和孕周计算

妊娠评估有 3 个内容:①证实怀孕;②确定孕龄;③确定本次妊娠的胎儿是否存活。传统上将妊娠的症状和体征分为推测的、可能的、确定的(表 21-2)。现在这些分类在临床上意义不大,只是在概念上重要。因为推测的和可能的妊娠症状可能也是其他疾病的表现。妊娠的两个阳性体征是超声图像显示有妊娠和听诊到胎儿心音。

### 妊娠激素测验

妊娠激素测验是检测血清或尿液中存在人绒毛膜促性腺激素(β-hCG)的 β 亚单位。妊娠早期胎盘大量分泌 β-hCG。血清中的激素水平高于尿液,因此血清检测可以在很早的时候即可探知妊娠,此时尿液检测仍然可能是阴性。

| 表 21-2 妊娠的症状和体征 |
| --- |
| **推测症状(妇女报告的既往史)** |
| 一向月经周期规律的妇女出现停经 |
| 乳房乳头刺痛或增大 |
| 乏力 |
| 恶心呕吐 |
| 感觉有胎动 |
| 皮肤色素沉着(如黄褐斑,腹黑线) |
| 基础体温保持较高水平(在没有感染的情况下) |
| 尿频 |

续表

| 可能的体征（由体格检查或实验室检查决定） |
|---|
| 乳房改变（如出现初乳、乳房或乳头的增大） |
| 腹部增大 |
| 子宫增大 |
| 盆腔检查发现： |
| 浮球感：助产士阴道内的检查手突然推向子宫感觉到胎儿弹撞在子宫壁上，感觉宫内漂浮状物体的触诊手法 |
| Chadwick 征（宫颈、阴道、外阴因充血呈蓝色） |
| Goodell 征（宫颈变软） |
| 黑加征（子宫下段变软） |
| Piskacek 征（子宫不对称性增大） |
| 可触及到胎儿轮廓或胎动 |
| 触及到宫缩 |
| 妊娠试验阳性 |
| **阳性妊娠体征（确诊妊娠）** |
| 超声检查有妊娠证据 |
| 听到胎儿心音 |

## 尿妊娠试验

不同的市售尿妊娠试纸具有不同的敏感性阈值，但通常在 β-hCG 水平 20~50mIU/L 左右时呈现阳性。在月经正好过期时，即可在尿液中检测到 β-hCG。具体商品试纸的实际检测率存在很大差异[25]。且一个妇女在同一天内的尿液 β-hCG 浓度会随着尿浓度的不同而不同。有些妇女的晨尿检测是阳性，但是接下来排出的尿液检测却可能是阴性。

虽然市售家用尿液妊娠试纸与临床使用的尿液妊娠试纸之间差别不大，但因使用方法错误而结果不同。因此，家用尿妊娠试纸的理论精确度要高于一般使用者测试的精确度。一些报道说一般使用者测试的敏感度低至 75%。如果在预计下次月经到来的前 1 天测试，很可能会出现假阳性[26]。因为 10%

的有发育能力的受精卵在下次月经前 1 天的时候还没有着床，如果在那个时候做尿妊娠试验，就可能表现为假阴性[26]。

妊娠试验阳性并不能确认胎儿是否存活。很早就探测到的妊娠有 20%~62% 后来出现自然流产[27]。认真记录月经的妇女，使用高度敏感的家用妊娠测试可能会探测到非常早的"化学妊娠"，而有些人会把这当做月经迟到或过期。

## 血清妊娠试验

血清妊娠检测 β-hCG 可以是定性或定量的。正如在"妊娠解剖和生理"一章提及的，特定孕周的个体血液 β-hCG 值非常不同，因此单一血清 β-hCG 定量值既不能提供有关孕周大小，也不能提供胎儿是否存活的可靠信息。而临床 β-hCG 定量检测的作用是建立在观察早期妊娠时 β-hCG 值变化趋势的基础上的。血清 β-hCG 值至少为 1 500~2 000mIU/L 时属于临床"识别区间"。β-hCG 高于上述值时，经阴道超声检查约有 91% 的人可见宫内妊娠孕囊。一旦 β-hCG 值达到 3 500mIU/L 时，99% 的人可在超声下见到妊娠[28]。

在妊娠早期，hCG 值以指数方式增长，妊娠 5~6 周时，每 1.5~3 天升高一倍，妊娠 7~8 周每 3~3.5 天升高一倍，直到妊娠 8~10 周达到峰值[29,30]。（表 21-3）。然而母体血浆中 hCG 的增长比率存在有变异。有活力的胚胎 2 天内 β-hCG 上升幅度最小时可能只有 53% 而不是加倍[31]。

每 48~72 小时连续血清 β-hCG 值定量检测常与早期超声检查和其他的临床数据资料协同使用，来确诊妊娠和胎儿存活状况、排除异位妊娠、自然流产之后追踪血清 β-hCG 值是否下降。"妊娠相关异常"一章讲述了早孕期自然流产、异位妊娠和"无法

| 表 21-3　不同孕龄的人绒毛膜促性腺激素水平和超声波检查结果 [a] | | |
|---|---|---|
| 以末次月经计算的孕周数 | β-hCG 水平 | 超声波检查结果 |
| 3~4 周 | 150~1 000mIU/ml | 蜕膜增厚 |
| 4~5 周 | >1 000~2 000mIU/ml | β-hCG 约 1 000mIU/ml 时 TVUS 可见到孕囊；β-hCG 约 1 800mIU/ml 时腹部超声可检测到孕囊 |
| 5~6 周 | 1 000~7 200mIU/ml | 当孕囊大于 10mm 时卵黄囊出现<br>当孕囊大于 18mm 时胚胎出现<br>当头臀径大于 5mm 时胎心活动出现 |
| 6~7 周 | >10 800mIU/ml | 头臀径 4~9mm |

β-hCG，β- 人绒毛膜促性腺激素；TVUS，经阴道超声
[a] β-hCG 的值是近似值，每个超声检查科室都会有自己具体的指导值管理范围

定位的妊娠"(临床用来描述血清 β-hCG 阳性,但超声检查没有看到宫内妊娠时的叫法)。

## 确定孕龄和预产期

正确评估孕龄是孕期保健中要做出的重要判断之一。分娩时的孕周是新生儿健康最有价值的预测因子。准确的孕周对于选择适宜的干预措施来预防早产、确定胎儿生长发育是否正常、何时开始进行胎儿监护或进行引产十分必要。反之,孕龄估计不正确将会导致筛查时机不对、检查结果的误读、不必要的干预或者未能采取应该启动的干预措施。通常准确评估孕周的机会随着妊娠的进展而逐渐减少,在孕中期之后就不能再重新估算预产期了。有几个方法可用来计算 EDD,但每种方法都会存在一些变异。

### 通过末次月经计算预产期

末次月经的第 1 天(LMP)常用来作为初步计算孕周和预产期的基线时间。但是使用 LMP 来确定孕周有许多限制。正常月经周期是 21~35 天,平均 28.4 天。但是很多女性月经周期会长些或短些,所以她们的排卵时间不一定是末次月经后的第 14天。由于这种变异,胚胎着床的时间可以发生在预测排卵后的 5~14 天[32]。

尽管很多妇女可以在相差 1~2 天的范围内准确地回忆起 LMP 的日期[29],这些自诉的 LMP 仍可能是不准确的。有些妇女没有连续记录她们的月经周期情况,有些妇女月经周期不规律,还有时会是有排卵的闭经。此外,各种各样的药物、近期体重改变、母乳喂养、倒班换工作时间等都是影响月经频度和排卵时间的因素。

很对妇女在妊娠早期会有少量出血,可能会被误认为是月经。这些在胚泡着床时发生的出血或点滴流血理论上说是绒毛侵入子宫内膜的活动所造成的[33]。也有最近的研究提示,在接近月经期来临的时候出血是常见的现象,与着床并没有直接关系[34]。在一项大型研究中,27% 的孕妇在孕早期经历过出血,尤其是在妊娠第 5~8 周,这与孕期从黄体激素为主向胎盘激素为主的转变有关[35]。

考虑到月经周期不准确的自然特性,在估算孕周之前确定最后一次正常月经时间(LNMP)是有帮助的。拿妇女的最后一次月经情况与她的正常月经周期、行经天数、经血量进行比较,有助于检验末次月经日期的可信度。补充信息包括:性交时间(用来

估算或排除受孕的日期)、有没有使用避孕措施(如类型、时间、连续性)、寻求孕期检查之前曾做过的排卵时间测定和妊娠试验的方法、日期、结果。

### 内格莱法则

传统的 EDD 是以月经周期 28 天为假设,按照内格莱法则(Naegele's rule)计算的。弗朗茨·卡尔·内格莱,是一个德国医生,在 1812 年出版的一本教材中给出了妊娠期在末次月经的第 1 天之后大约 40 周(280天)终止的估算法[36]。尽管这一理论没有任何现代科学研究的支持,它的准确性也受到质疑[37,38]。但目前仍然被广泛使用,是很多妊娠相关计算的基础。

按照内格莱法则,末次月经日期数加 7,月份数减 3 即可以得到预产期。如果末次月经时间在 1 年中前 3 个月之后,则额外加 1 年。即 LMP + 7 天 ~3个月 = 预产期(EDD)。

如果加上 7 天跨越到了下个月,要谨慎使用末次月经那个月的实际天数。下面举例说明:如果末次月经是 5 月 28 日,那么 5/28 + 7 天 = 6/4(5 月有31 天)~3 个月 = EDD,是下一年的 3 月 4 日。注意:内格莱法则没有计算闰年的 2 月多出的 1 天。

### 通过妊娠转盘和应用程序预测预产期

袖珍的妊娠转盘,通常是基于妊娠 280 天用来计算预产期和确定孕周的。这些妊娠转盘使用简便,但是计算的预产期会有 1~7 天的差异[38]。

很多情况下,袖珍的妊娠转盘被计算机软件取代。大部分孕期检查的电子病历记录系统和产科超声仪包括有预产期计算器,可以自动计算出预产期。在互联网上或应用程序里找到的电子计算器消除了与妊娠转盘和代数计算相关的大部分误差[38]。

### 辅助生殖技术

如果是通过辅助生殖技术人工受孕的妊娠,可用受精或胚胎移植的日期来代替 LMP,使用受精或胚胎移植的日期可以准确地推算出预产期。

### 孕早期超声检查

妊娠 13 周 +6 天之前由超声检查确定孕周和预产期是最为准确的方法[39]。孕期保健中要求有超声检查来进行总体或有针对性的评估。孕期超声评估分为三种类型,见表 21-4。

孕早期超声是用来确定经 LMP 算出的预产期,或者为不知道 LMP 的孕妇确定孕周。孕早期确定孕

周最准确的方法是测量顶臀长度。这种测量方式可以减少过期妊娠引产人数,已在大部分发达国家证明有较高的经济效益[39,40]。如果超声检查和按 LMP 推算的预产期之间出现超过 5~7 天的差异,那么将采取超声检查得到的预产期结果。需要按超声检查纠正预产期的 LMP 与超声检查预产期差异天数见表 21-5。

### 孕中期超声

孕中期超声检查是参照胎儿头围、双顶径、股骨长度,以及母亲腹围来确定胎龄[37]。这种估算孕龄的方法没有孕早期超声检查准确,因为随着妊娠进展,胎儿生长发育的个体差异增大。

### 计算孕龄可靠性较差的方法

尽管子宫大小和孕龄大小紧密相关,但使用宫高测量来估算 EDD 的方法不如 LMP 可靠[41,42]。子宫大小的临床评估可能受到充盈的膀胱(达到7cm)、母体脂肪沉积[41]、子宫后倾或后屈、子宫肌瘤、子宫畸形、胎儿的位置和胎位、羊水量、检查者临床经验等因素影响[42]。测量耻骨联合以上宫高长度来监测胎儿生长是孕期保健检查的重要组成部分。附录 21A 中详细介绍了宫高的测量方式。

其他的指标还有如首次胎动开始的时间、第一次超声检查或胎心听诊仪测到胎心的时间、早孕反应开始出现时间,这些都是较弱的孕周预测手段,但是在可靠方法不可及的情况下可供参考。通过皮纳德听诊器检测到胎心时,至少是 21 孕周以后了,接近 90% 的情况至少是 38 孕周了。同样,胎动出现的时间至少是 25 孕周了,90% 可以肯定胎动的情况至少是 38 孕周了。这些测量方式有助于测定胎儿的成熟度,但是无法排除过度成熟。尽管如此,这些观测指标在资源匮乏或灾害地区仍然具有价值。传统的做法也会在孕妇产前检查病历上记录开始探测到胎心和胎动的时间。

| 表 21-4 | 孕期超声检查 |
| --- | --- |
| **超声类型** | **内容** |
| **标准超声** | 常被称为解剖学超声,这项检查提供必要的胎儿大小测量数据来确定孕周,同时能够在胎儿能够成活以前检测出大部分的严重形态学畸形。<br>标准超声是可以确定孕周、胎儿数目、胎儿大小测量参数、羊水量、胎儿心脏活动、胎盘位置、胎盘附着情况以及全面的胎儿解剖学的超声评估。<br>标准超声通常还包括母体附件和宫颈情况检查,包括宫颈长度测量。宫颈长度可以是标准检查的一个组成部分。<br>所有 18~20 周的孕妇都需要进行标准超声检查。 |
| **限定超声** | 特定情况下进行的超声检查,不可替代常规标准超声检查。<br>限定超声可能包括的检查内容有:确定孕周、胚胎或胎儿是否存活、胎儿心脏活动、胎儿数目、确定胎先露和胎位、胎盘位置、羊水量、胎儿健康状况和宫颈长度。<br>限定超声可以在任意孕周时进行,可在产检诊室内进行。<br>按照美国护士-助产士学会的规定,经过高级技术培训的助产士可以进行限定超声检查。 |
| **特殊<br>或针对性超声** | 如果孕妇既往史、实验室检测结果或者标准超声检查发现有异常情况,可以要求进行特殊超声。<br>为了特定的目的需要使用更多的检测技术。比如:胎儿超声心动图来准确诊断胎儿心脏畸形;多普勒测速用于评估母胎之间的血流,尤其在有胎儿生长受限、多胎妊娠、母体严重高血压和有胎盘异常时。<br>特殊超声由受过母胎医学专门技术训练的医师或放射科专家来进行和读取图像做出诊断。 |

| 表 21-5 | 末次月经日期和超声检查预产期差异的调整指南 | | |
| --- | --- | --- | --- |
| | **根据 LMP 计算的孕周** | **超声测量所得的孕周** | **选择超声测量孕周的两者差异天数** |
| | ≤8 周 +6 天 | CRL | >5 天 |
| | 9~13 周 +6 天 | CRL | >7 天 |
| | 14~15 周 +6 天 | BPD、HC、AC、FL | >7 天 |
| | 16~21 周 +6 天 | BPD、HC、AC、FL | >10 天 |
| | 22~27 周 +6 天 | BPD、HC、AC、FL | >14 天 |
| | 28 周及以上 | BPD、HC、AC、FL | >21 天 |

AC,腹围;BPD,双顶径;CRL,顶臀径;FL,股骨长;HC,头围;LMP,末次月经

### 既往史

助产士确定了孕妇选择继续妊娠并要求开始孕期保健服务后,下一步就是要详细询问病史。包括既往疾病史和手术史、家族史、遗传史、社会心理史、月经史、孕产史、性生活和避孕史。要记录正在服用的所有药物和过敏反应。表21-6列举了既往病史中对妊娠有不良影响的因素。

虽然通常情况下会为初次产前检查安排多一些时间,但是初次产检的内容也可能需要分成多次进行。有些问题在初次见面就去询问会显得有冒犯性。敏感的话题诸如亲密伴侣暴力、性虐待史、药物毒品滥用可以推迟到相互信任关系建立起来之后再进行询问。

| 表21-6 | 可能影响妊娠进展的既往史 |
|---|---|
| **病史** | **临床意义** |
| 本次妊娠情况 | 妊娠并发症的体征:如腹部阵痛、出血、孕早期严重呕吐;孕中期和孕晚期出现的早产、子痫前期体征<br>合并内科疾病的体征:如发热、排尿困难、皮疹、严重孕期不适<br>暴露于致畸因子,例如:药物、街头毒品、饮酒、抽烟、X光、环境致畸因素暴露,职业致畸因素暴露 |
| 口腔健康 | 牙周病是孕期常见的疾病,在一些研究中发现与早产有关。口腔卫生不良的孕妇可以传播细菌导致新生儿龋病,且有研究表明她们的子女更容易发生龋齿。孕期口腔保健可以预防细菌传播。建议询问孕妇牙龈出血和牙齿疼痛的情况,以及最后一次口腔检查的时间 |
| 内科病史 | 内科疾病可以增加母亲或胎儿不良结局风险,例如:糖尿病或高血压,发现有这些情况需要请上级医生咨询会诊、合作或共同管理,或转诊上级医生管理 |
| 外科手术史 | 子宫手术史:如剖宫产术或子宫肌瘤切除术,提示需要上级医生会诊来评估子宫疤痕部位能否承受接下来的分娩<br>重要器官的重大手术史:如心脏、肺部或肾脏手术史 |
| 家族史 | 遗传疾病,如:血友病、囊性纤维化、智力低下,提示需要特殊的遗传学咨询或检测 |
| 社会心理史 | 提示需要增加检查次数、社会工作者服务、心理咨询或转诊的危险因素:<br>居住环境:不便做孕期检查的因素,例如交通、工作时间、失业、无家可归,以及食物匮乏<br>青少年妊娠<br>药物毒品滥用、酗酒问题<br>个人压力源:性或身体虐待史、精神虐待 |
| 月经史 | 月经周期规律或不规律<br>周期时长<br>持续时间 |
| 生育史 | 孕次、产次(TPAL)<br>上一次分娩的时间及新生儿体重<br>孕期并发症如:孕中期流产、妊娠糖尿病、早产、胎膜早破、胎儿生长受限或者子痫前期[a]<br>引产或催产、产程延长<br>前次的分娩并发症:分娩方式、肩难产、阴道撕裂或会阴切开术<br>产后并发症<br>新生儿并发症:产伤、感染或先天缺陷 |
| 妇科病史 | 过去或现有的性传播感染,尤其是单纯疱疹病毒或人免疫缺陷病毒(HIV)<br>得到确诊的生殖道畸形<br>做过女性外阴切除或女性割礼的历史<br>异常宫颈细胞学的手术治疗<br>外阴阴道疾病 |
| 性生活史 | 性生活:当前性伴侣数目和过去一年的性伴侣数目;性伴侣的性别(男性,女性,或两者均有)<br>性病的危险情况及有无使用阻隔避孕方法预防性病 |

续表

| 病史 | | 临床意义 |
|------|------|------|
| 避孕史 | 最后一次选择使用的避孕方法是什么？什么时候停止使用的？ | |
| 目前用药情况 | 当前使用的药物、剂量和治疗的时间<br>维生素,补剂或者中草药使用情况 | |
| 过敏史 | 药物过敏<br>食物或环境暴露物的过敏情况。 | |

IPV,人际关系中的暴力;STI,性传播感染;TPAL,足月产/早产/流产/现存子女数

ᵃ 以下情况需要上级医师会诊或转诊:①孕中期流产:可能提示需要转诊,考虑进行宫颈环扎;②既往妊娠糖尿病史:推荐妊娠早期即进行糖耐量筛查;③早产或胎膜早破引起早产既往史:医师会诊并考虑计划孕中期开始肌内孕酮注射;④子痫前期史:建议有子痫前期史、34周前早产或者此前有过不止一次子痫前期的孕妇使用低剂量阿司匹林(81mg/d)

## 体检

首次孕期检查时要进行完整的身体检查,包括:体重、身高和生命体征。孕期口腔健康尤为重要,体检应该包括牙龈的评估,其他与妊娠有关的特定检查包括:腹部检查并听诊胎心(如果孕周适合的话)、盆腔检查和骨盆测量。这些检查技术在附录21A和附录21B中有详细介绍。

暴露身体和生殖器对于有虐待史或正在经历虐待的女性来说可能是一种引发性刺激。有些孕妇可能因为个人或文化原因不愿意或拒绝盆腔检查。无论如何都不应该强迫孕妇做盆腔检查。助产士可以解释盆腔检查的益处和通过盆腔检查可获得的相关信息,但是孕妇有资格拒绝或推迟检查时间。

## 实验室检查、遗传测试和携带者筛查

首次孕期检查推荐进行的实验室检查分为以下4个类别:

● 常规实验室检查孕妇是否存在感染或是否对与不良围产期结局有关的感染具有免疫抗体,这适用于所有的孕妇(表21-7)[5,43~45]。

● 对具有疾病或感染高危因素的孕妇进行针对性的实验室检查(表21-8)[5,43~45]。

● 向所有孕妇提供通过共同决策的方式决定的胎儿非整倍体异常筛查或诊断检测。这些检查方法详见"遗传学"一章。孕期保健推荐的检测流程图

**表21-7　首次孕期检查时常规实验室检查**

| 实验室检查ᵃ | 建议和随访 |
|------|------|
| **血液检查:** | |
| 血型,Rh血型和抗体筛查 | 无同种抗体存在的Rh(D)阴性的孕妇在28周时给予预防性抗D免疫球蛋白注射以预防同种免疫反应。如果已经存在Rh同种抗体,则使用基线滴度来监测病情进展。 |
| 血红蛋白、红细胞压积、平均红细胞容积、血小板:通常做血常规(CBC) | 血常规可以检测贫血。MCV检测可以区分贫血类型是小细胞、正常细胞或巨细胞,这些信息可以用来选择合适的方法进一步评估贫血。 |
| 乙型肝炎病毒表面抗原(HbsAg) | 建议所有孕妇在初次产检时检测,在孕晚期推荐给之前没有筛查过的、有高危行为因素的,以及入院分娩时有肝炎症状或体征的孕妇<br>危险因素有:<br>　最近6个月不止1个性伴侣<br>　进行性传播疾病检查或治疗者<br>　最近或目前使用注射药物毒品者<br>　性伴侣为HBsAg阳性者 |

续表

| 实验室检查[a] | 建议和随访 |
|---|---|
| HIV 筛查 | 所有孕妇自愿选择<br>建议首次检查时检测,有感染 HIV 高危因素的孕妇在孕晚期复查 |
| 风疹抗体滴度 | 建议对风疹没有免疫力的孕妇孕期避免风疹接触,并在产后注射疫苗。 |
| 梅毒螺旋体筛查 | 建议所有孕妇在首次检查时检测,有感染性传播疾病高危因素的孕妇在孕晚期复查:<br>　无医疗保险、生活贫困、性工作者或使用非法药物毒品者<br>　诊断有其他性传播疾病者<br>　在性传播疾病高发地区居住者<br>　以前从未进行孕期检查者<br>　孕期曾有梅毒阳性者 |
| 水痘抗体免疫 | 从未患过水痘或注射疫苗的孕妇,对水痘没有抗体的孕妇应避免接触水痘病人,并在产后注射疫苗 |
| **尿液检查:** | |
| 　尿液分析 | 进行尿蛋白分析基线检测,作为孕晚期评估肾功能的对照 |
| 　尿培养 | 未经治疗的菌尿症增加了孕妇发展为肾盂肾炎的风险;按照标准管理规范对菌尿症进行治疗 |
| **宫颈取样培养:** | |
| 衣原体筛查[b] | 衣原体筛查可以是所有人通用的,也可以是选择性的。选择性的指征是:<br>　所有年龄 <25 岁的孕妇<br>　年龄 >25 岁但有性传播疾病高危因素<br>　– 换了新的性伴侣<br>　– 有 1 个以上性伴侣<br>　– 配偶有其他性伴侣<br>　– 性伴侣患有性传播疾病<br>孕晚期:重新筛查 <25 岁和 >25 岁但有性传播疾病高危因素的孕妇<br>若检测阳性,在治疗后 3 周复查疗效,并在治疗 3 个月后重新复查 |
| 淋病 | 淋病筛查可以是所有人通用的,也可以是选择性的。选择性的指征是:<br>　所有年龄 <25 岁的孕妇<br>　年龄 >25 岁但有性传播疾病高危因素<br>　– 居住在高发病地区<br>　– 之前或现在患有性传播疾病<br>　– 更换新的性伴侣或多个性伴侣<br>　– 性关系中有出轨、多个共同性伴侣、为金钱或毒品进行性交易时没有坚持使用避孕套<br>孕晚期:重新筛查所有性传播疾病高危因素者<br>若检测阳性,在治疗后 3 个月进行复查 |

CBC,血常规;HBsAg,乙肝表面抗体;HIV,人类免疫缺陷病毒;MCV,平均红细胞容积;STI,性传播感染

[a] 如果这些检查在孕前检查时已经做过,则没必要重复

[b] 衣原体可以通过宫颈取样培养或者通过尿液核酸扩增(NAAT),推荐使用培养法但不绝对

见图 21-1[46]。

● 对每个生物学父母亲的携带者状况筛查可以采取种族特异性的、泛种族的或针对所有人群的方式[47]。可以对任何人在任何年龄进行携带者状况筛查。关于采用种族特异性和针对所有人群筛查策略的做法和争论在"遗传学"一章中有详细介绍。

| 表 21-8 | 孕期特定情况推荐的实验室检查 |
|---|---|
| **检查** | **建议和追踪** |
| 宫颈癌筛查（Pap test） | 宫颈癌筛查周期不因妊娠而改变 |
| 2 型糖尿病（空腹血糖、糖化血红蛋白 HbA1c） | 2 型糖尿病危险因素是身高体重指数（BMI）≥ 25kg/m² （亚洲人是 23kg/m²）加上以下任何 1 种情况：<br>　　任何与胰岛素抵抗有关的异常<br>　　一级亲属有糖尿病<br>　　有妊娠糖尿病史<br>　　HbA1c ≥ 5.7%（39mmol/mol）<br>　　糖耐量受损或者之前有空腹血糖异常<br>　　HDL<35mg/dl（0.90mmol/L）和 / 或甘油三酯 >250mg/dl（2.82mmol/L）<br>　　高危种族 / 民族（如非裔、拉美裔、印第安人、亚裔、太平洋岛国原住民）<br>　　心血管疾病史<br>　　高血压（≥ 140/90mmHg 或正在治疗）<br>　　缺少运动<br>　　多囊卵巢综合征 |
| 丙型肝炎 | 筛查所有高危孕妇<br>高危因素：<br>　　过去或现在使用注射药物毒品<br>　　1992 年 7 月前有过输血史<br>　　无执照文身<br>　　长期透析<br>　　丙型肝炎接触史 |
| 甲状腺功能（TSH） | 有甲状腺疾病症状或体征，以及使用甲状腺有关药物的孕妇 |
| 滴虫病（显微镜下湿涂片镜检） | HIV 阳性的女性 |
| 结核（结核菌素皮肤试验） | 有潜在结核感染高危因素的孕妇：<br>　　出生或曾居住于结核高发国家<br>　　居住在高危环境中（如：避难所、惩教场所）<br>　　HIV 携带者<br>　　与结核病人或高度疑似结核患者密切接触，以及在长期照护场所、养老院或惩教场所工作的孕妇 |

BMI，身高体重指数；HbA1c，糖化血红蛋白；HDL，高密度脂蛋白；HIV，人类免疫缺陷疾病；TSH，促甲状腺激素

## 常规实验室检查

　　孕期常规血液检查的正常值和参考值范围见表 21-9[48]。

## 胎儿非整倍体检测

　　胎儿非整倍体胎儿的筛查性检测适用于所有孕妇，可以在孕早期或孕中期实施。孕早期筛查性检测包括超声检查结合母体非整倍体生化标志物的血液测试。诊断性检测方法包括：孕早期绒毛膜取样、孕中期羊水穿刺术，以及孕期任何时候都可进行的母体游离胎儿 DNA 的检测。每项检查的对象与局限见"遗传学"一章。比如游离胎儿 DNA 检测可以筛查 21 三倍体、18 三倍体以及 13 三倍体，但不能探测通过早孕期绒毛膜取样（CVS）或羊膜穿刺获得的羊水来确定的其他的染色体异常。由于 CVS 和羊水穿刺术具有一定的风险，很多孕妇会先选择筛查性检测，若筛查有高风险再进一步选择诊断性检测[43]。

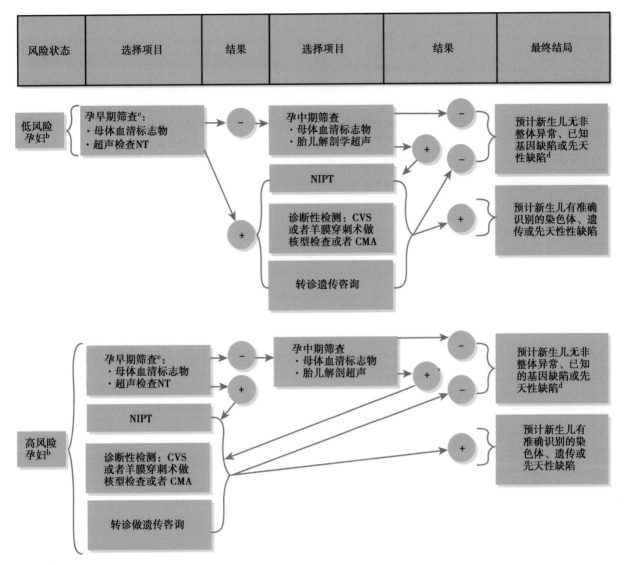

图 21-1　产前遗传检测流程图 [a]

CMA,染色体基因微序列分析;CVS,绒毛取样术;NIPT,非侵入性产前检测;NT,胎颈透明度/厚度;ONTD,开放性神经管畸形

[a] 基于可靠的等级 A 证据提出的建议(有良好和一致的科学证据)

[b] 没有危险因素的孕妇定义为"低风险"。有以下特定风险因素的孕妇定义为"高风险":高龄孕妇(≥ 35 岁);高危民族/种族人群后代(如:德系犹太人、地中海地区后裔、非裔美国人);血亲关系(父母亲有血缘关系);已知或疑似遗传疾病家族史(父方或母方);多个家庭成员患有相同或相关的疾病;任何重大畸形(如:心脏、肾脏和大脑)或者母亲、父亲、祖父母、子代或者近亲(兄弟姐妹)有出生缺陷;家庭成员有先天性失明或失聪;母亲、父亲或者他们的亲戚身高过高或过矮;母亲、父亲、祖父母、子代或者近亲有发育延迟或智力低下;母亲复发性流产(≥ 2 次);暴露于已知或可疑的环境致畸因子;不育或卵巢早衰

[c] 孕早期非整倍体筛查不可筛检 ONTD 风险。如果孕妇没有做孕中期筛查或羊水穿刺,需要告知孕妇有关对 ONTD 的筛查方法[如:单纯孕中期超声检查或结合母体血清甲胎蛋白检测(MSAFP)]

[d] 筛查结果阴性并不能 100% 保证胎儿没有非整倍体或 ONTD。诊断性检测是有局限的,比如它无法检测所有可能的遗传或先天性异常

| 表 21-9 | 常见的孕期实验室检查数值 | | | | |
|---|---|---|---|---|---|
| 项目 | 缩写 | 非孕成人 | 孕早期 | 孕中期 | 孕晚期 |
| **血液学** | | | | | |
| 铁蛋白(ng/ml)[a] | | 10~150 | 6~130 | 2~230 | 01~16 |
| 血清叶酸(ng/ml) | | 5.4~18.0 | 2.6~15.0 | 0.8~24.0 | 1.4~20.7 |
| 血红蛋白[a](g/dl) | Hgb | 10.4~15.2[b] | 11.6~13.9 | 9.7~14.8 | 9.5~15 |
| 血红蛋白A1c(%) | HbA1c | 5.2 | 5.0 | 4.9 | 5.1 |
| 红细胞压积(%) | Hct | 32.0~45.0[b] | 34~41 | 30~39 | 28~40 |
| 总铁结合力[a](μg/dl) | TIBC | 251~406 | 278~403 | 无报告 | 359~609 |
| 血清铁[a](μg/dl) | | 41~141 | 72~143 | 44~178 | 30~193 |
| 平均红细胞血红蛋白(pg/cell) | MCH | 23.2~33.3[b] | 3~032 | 30~33 | 29~32 |
| 平均红细胞容积 | MCV | 73.4~98.3[b] | 80~100 | 82~97 | 81~99 |
| 血小板(×10^9/L) | | 172~453[b] | 174~400 | 155~409 | 14~6 426 |
| 红细胞计数(%) | RBC | 3.70~5.20[b] | 3.42~4.55 | 2.81~4.49 | 2.71~4.43 |
| 网织红细胞计数(%) | Retic | 0.5~1 | 1~2 | 无报告 | 无报告 |
| 白细胞计数(×10^3/mm^3) | WBC | 3.9~12.5[b] | 5.7~13.6 | 5.6~14.8 | 5.9~16.9 |
| 中性粒细胞(×10^3/mm^3) | | 1.4~4.6 | 3.6~10.1 | 3.8~12.3 | 3.9~13.1 |
| 淋巴细胞(×10^3/mm^3) | | 0.7~4.6 | 1.1~3.6 | 0.9~3.9 | 1.0~3.6 |
| 单核细胞(×10^3/mm^3) | | 0.1~0.7 | 0.1~1.1 | 0.1~1.1 | 0.1~1.4 |
| 转铁蛋白(mg/dl) | | 200~400 | 254~344 | 220~441 | 288~530 |
| **凝血试验** | | | | | |
| 国际标准化率 | INR | 0.9~1.04 | 0.89~1.05 | 0.85~0.97 | 0.80~0.94 |
| 纤维蛋白原(mg/dl) | | 233~496 | 244~510 | 291~538 | 373~619 |
| 部分凝血活酶时间(s) | aPTT | 26.3~39.4 | 24.3~38.9 | 24.2~38.1 | 24.7~35.0 |
| 凝血酶原时间(s) | PT | 12.7~15.4 | 9.7~13.5 | 9.5~13.4 | 9.6~12.9 |
| **血生化** | | | | | |
| 丙氨酸转氨酶(U/L) | ALT | 7~41 | 3~30 | 2~33 | 2~25 |
| 天冬氨酸转氨酶(U/L) | AST | 12~38 | 3~23 | 3~33 | 4~32 |
| 总胆红素(mg/dl) | T. Bili | 0.3~1.3 | 0.1~0.4 | 0.1~0.8 | 0.1~1.1 |
| 结合胆红素(mg/dl) | | 0.1~0.4 | 0~0.1 | 0~0.1 | 0~0.1 |
| 肌酐(mg/dl) | | 0.5~0.9[c] | 0.4~0.7 | 0.4~0.8 | 0.4~0.9 |
| 乳酸脱氢酶(U/L) | LDH | 115~221 | 78~433 | 80~447 | 82~524 |
| 钾(mEq/L) | K | 3.5~5.0 | 3.6~5.0 | 3.3~5.0 | 3.3~5.1 |
| 钠(mEq/L) | Na | 136-146 | 133-148 | 129~148 | 130~148 |
| 血尿素氮(mg/dl) | BUN | 7~20 | 7~12 | 3~13 | 3-11 |
| 尿酸(mg/dl) | | 2.5~5.6[c] | 2.0~4.2 | 2.4~4.9 | 3.1~6.3 |

| 项目 | 缩写 | 非孕成人 | 孕早期 | 孕中期 | 孕晚期 |
|---|---|---|---|---|---|
| **内分泌 / 代谢** | | | | | |
| 促甲状腺激素（μIU/ml） | TSH | 0.34~4.25 | 0.60~3.40 | 0.37~3.60 | 0.38~4.04 |
| 游离甲状腺素（ng/ml） | fT$_4$ | 0.8~1.7 | 0.8~1.2 | 0.6~1.0 | 0.5~0.8 |
| **维生素 / 矿物质** | | | | | |
| 维生素 B$_{12}$（pg/ml） | | 279~966 | 118~438 | 130~656 | 99~526 |
| 维生素 D,25- 羟基（ng/ml） | | 14~80 | 18~27 | 10~22 | 10~18 |
| **肾功能** | | | | | |
| 24 小时尿蛋白（mg/24h） | | <150 | 19~141 | 47~186 | 46~185 |

a 代表有和无铁剂补充的人群

b 代表 19~65 岁的女性人群

c 仅代表女性

### 携带者筛查

携带者筛查见"遗传学"一章。简单来说，以前没有进行过检测的所有孕妇都应进行囊性纤维化、血红蛋白病和脊髓性肌萎缩症的携带者筛查[47]。是否进行某些特定携带者筛查测试取决于一些其他因素，如特定群体的患病率、孕妇的种族 / 民族和家族史[47]。

### 孕早期超声检查

在美国，建议对孕早期或孕中期初的所有孕妇进行常规标准超声检查[49,50]。实际上，大多数孕妇会在孕早期进行限制超声来确定胎儿是否存活和孕周，然后在 18~20 孕周时进行标准超声来评估胎儿解剖学状况。若助产士受过培训，具有执业资格或者被授权的话，可以进行孕早期的超声检查[51]。18~20 孕周的标准超声是由具有资格认证的临床医师来执行的。在预约或执行超声之前，助产士必须预先告知孕妇相关的适应证、益处和风险。

### 咨询与预期性指导

首次产前检查结束时进行预期性指导，可以包括很多健康教育的主题，但通常必须涉及的内容如下：

● 告知可能需要医疗评估的并发症的症状（表 21-10）

● 孕期健康保持，包括关于饮酒、吸烟和药物毒品滥用的咨询

● 介绍孕期保健计划和复诊时间

● 告知助产士的联系方式以及医疗团队各成员的作用

● 孕期保健和分娩的预计花销

孕期保健初期，必须对所有孕妇进行亲密伴侣暴力和精神健康筛查，但筛查的时间应个体化。

| 表 21-10 | 妊娠并发症的体征 |
|---|---|

子宫收缩或痉挛，或突发、尖锐或持续的腹部痉挛或疼痛

胎动减少

尿痛、血尿或排尿困难

面部水肿、手部水肿或单侧下肢水肿

发烧或寒战

持续或严重的头痛，无法被非处方止痛药缓解

阴道有液体流出或阴道异常分泌物

恶心、呕吐，不能摄入液体或无尿

视力改变（如：视力模糊、眩晕或眼前出现黑点）

阴道出血

### 诊断与计划

首次产前检查结束时应该得到对于妊娠情况的诊断，比如"妊娠部位不明"、"存活宫内妊娠"、"先兆流产"。评估必须包括孕周数和通过何种指标做出的诊断。

第一次产前检查之后的评估包括对孕前健康的评估，以作为此次妊娠风险的参考。女性健康记录需要列出所有孕期不适以及相应的所有干预措施。最后，记录所有的检查结果。重要的评估内容见表 21-11。

| 表 21-11 | 首次孕期保健检查重要的评估内容 |
| --- | --- |

**产科系统评估**

孕早期
    阴道出血
    严重腹痛或盆腔疼痛
    妊娠剧吐
    头痛
    排尿困难疼痛
    发烧

孕中、晚期
    正常胎动
    胎儿与孕周大小是否符合
    早产的症状和体征:子宫痉挛痛或收缩,阴道有液体流出或阴道出血

**母体重要体征**

必须监测记录血压。如果有血压升高,需要记录与子痫前期相关的主观症状(头痛、视力改变、上腹痛)

其他生命体征还包括:体温、呼吸频率、血氧饱和度需要与母体症状一同记录

**胎儿健康状况**

检查胎心;12 孕周之后每次产检都需要记录胎心

评估胎儿生长是否与孕周相符

36 孕周之后确定胎位。

**管理计划**

对所发现的每个问题进行诊断和治疗的计划

追踪计划

请求会诊(若有指征),记录包括会诊上级医师姓名、讨论的内容以及任何相关的管理建议

| 表 21-12 | 常规复诊产前检查的主要内容 |
| --- | --- |

**病史**

产科系统回顾
    胎动:是否与孕周一致?
    阴道出血流液
    子宫收缩(频率、规律性、强度)
产前检查间隔期间临床史
    出现新的身体改变、症状或担忧
    以前存在问题的状况和对治疗的反应
产前检查间隔期的社会心理
    社会支持或担忧
    居家安全
    为分娩和照顾新生儿的准备情况
用药情况,包括维生素和非处方药使用情况

**体格检查**

    体重和增重情况
    血压
    尿液试纸测定尿蛋白、尿比重或有无白细胞
产科腹部检查
    宫高(厘米数)
    胎心率
    36 孕周后确定胎先露位置
孕晚期:评估有无乳头内陷

**健康状况筛查**

    每个孕期至少筛查一次亲密伴侣暴力
    抑郁症筛查
    筛查饮酒和药物毒品使用情况

**实验室检查**

16~20 孕周:孕中期唐氏综合征筛查(三项或四项指标测试)

24~28 孕周:妊娠糖尿病筛查
    Rh 阴性孕妇的抗体检测,如果抗体阴性给予抗 D 免疫球蛋白(RhoGAM)

35~37 孕周:
    B 族链球菌培养
    有指征时再次复查性传播疾病(淋病、衣原体、梅毒、HIV 和乙肝)

**超声评估**

18~20 孕周:胎儿解剖学检查

≥ 36 孕周:必要时确定胎位

## 复诊产前检查

在进行复诊产前检查之前。助产士应回顾孕妇病例记录,了解孕周、预产期以及任何记录在案的异常情况、用药、治疗和饮食干预措施、实验室或超声检查结果以及需要复查的项目。复诊产前检查的主要组成部分见表 21-12,产前体格检查的技巧见附录 21A。

### 孕期保健复查时间表

根据不同医疗机构的规定、每个孕妇的实际情况与需求、孕期出现的风险不同,产检时间表的安排有所不同。传统情况下,孕早期和孕中期每个月安排一次产检,在 28~36 孕周之间每 2 周进行一次产检,36 孕周后是每周一次产检。

## 小组产前保健

在过去的十年中,发展出一些替代传统的一对一产前检查形式的其他做法,包括孕妇小组产前检

查模式。研究的最多的可能是"以妊娠为中心"的产检模式,这个模式由助产士开始建立,并且广为使用。"以妊娠为中心"的产前检查模式,不同于传统孕期检查模式,它把孕妇编成小组,在传统孕期检查风险评估中加进了分娩教育和同伴相互支持的元素。

"以妊娠为中心"的模式利用了标准的做法和小组形式,集中于创造赋权自治的环境[52]。在孕12~16周时,8~12个孕周相近的妇女或夫妻组成小组。头4个月,小组每月活动1次,然后2周1次,产后早期1次,共10次90分钟的小组活动。根据需要加入诊室内的个人产前检查。

小组形式产前检查的有效性经观察性、小样本的研究调查得出不同的结果。总体来说,小组形式的产前检查,尤其是"以妊娠为中心"形式的活动与孕妇满意度较高有关[52,53]。关于小组形式的产前检查与围产期结局的数据仍在更新。一些研究认为小组形式的产前检查可以降低不良妊娠结局,如:早产、低出生体重儿、新生儿重症监护率,以及更高更长时间的母乳喂养、入院后更好的宫口扩张和更好的孕期体重管理[54-61]。尽管如此,这些发现并不是在所有研究中都得到证实[62-64]。值得注意的是,缺乏考虑到研究所包括的妇女人群中可能存在之前风险的大系统评价,并没有证实小组产前检查与改善孕产妇或新生儿健康结果之间的关系[65-68]。

虽然仍需要更多的研究来确定"以妊娠为中心"模式在不同孕妇人群中的有效性,但是此种模式很明显与个体孕期保健的效果一样好。在有些人群中它可能有显著的优势,特别是在高危人群,比如:受到种族/民族歧视的群体和青少年人群[54-60]。虽然结果还没有发表,但诸如在美国和加拿大的阿克威萨斯莫霍克民族已将传统的莫霍克成年仪式和传统融入"以妊娠为中心"的孕期保健中,以此强化了与莫霍克传统相一致的社会联系、习俗和价值观。

### 复诊产前检查之间的病史

交谈和回顾上一次产前检查至今的病史,了解自上一次产检至今孕妇有哪些问题、不适或者并发症。另外,除了复诊要做的标准产前检查内容外,体检还可包括针对特定症状而进行相应检查。比如,进行阴道窥器检查来评估阴道分泌物,或者确定是否有胎膜破裂。阴道双合诊来评估宫颈成熟度,或者在37周之后进行胎膜剥离。

### 复诊体格检查

复诊体格检查包括孕妇体重、血压以及腹部检查,详见附录21A。

### 实验室检查和辅助检查

目前许多单位在每次孕期检查时都留尿标本,用以检测尿蛋白、尿糖、或者无症状菌尿。但是文献结果显示,特别是在缺乏症状或危险因素(例如高血压)时,这种尿液试纸检查法不是无症状菌尿[69]或者子痫前期[69,70]的可靠监测方法,尿检对于糖尿病早期发现也没有帮助。一些学者已经提议在常规孕期保健检查项目中取消这个检查。

### 糖尿病筛查

妊娠糖尿病(GDM)是孕期出现的对碳水化合物不耐受异常。传统意义讲,孕期糖耐量不耐受的孕妇都应考虑诊断为妊娠糖尿病。然而,近些年人群肥胖率的上升导致很多育龄妇女出现2型糖尿病。很多妇女可能只是在妊娠以后才被首次诊断出有糖尿病。由于孕期2型糖尿病发生率上升,筛查和诊断的建议最近做出了改变:在孕早期诊断为糖尿病的孕妇被划分为是有2型糖尿病,而在孕、中晚期才首次诊断的糖尿病则为妊娠糖尿病(GDM)[71]。

总体来说,约有6%~9%的孕妇在孕期发现有糖尿病,其中90%为GDM[71]。GDM高发人群为拉美裔、非裔、印第安人、亚裔以及太平洋岛国孕妇[72]。GDM分为通过饮食控制保持血糖正常的A1 GDM类型和需要通过药物维持血糖的A2 GDM类型。

GDM孕妇出现子痫前期、羊水过多以及剖宫产的风险增高;其胎儿出现巨大儿、肩难产、新生儿低血糖和高胆红素血症的风险增高。这些风险随着孕妇血糖水平的增加呈正向反应。更重要的是,GDM是日后发展为2型糖尿病的高危因素。接近70%的GDM孕妇在分娩后的22~28年会发展成为2型糖尿病[73]。而拉美孕妇在产后5年内有60%会发展为2型糖尿病[74]。

孕期糖尿病筛查有两个时间点:早期筛查(孕早期或开始孕期保健首检时)和孕中期(24~28孕周)筛查。早期筛查主要是为了确认未得到诊断的孕前糖尿病或糖尿病前期[75]。孕中期筛查是为了识别GDM孕妇[75,76]。图21-2是孕期糖尿病筛查的流程图[75,77]。

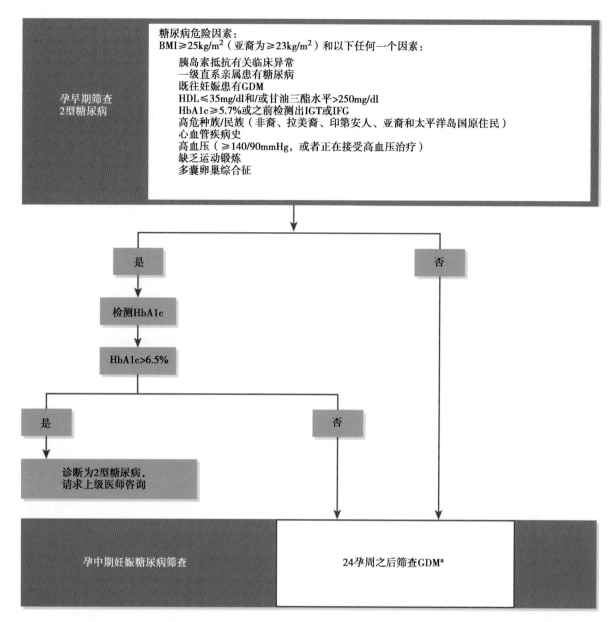

图 21-2　孕期筛查和诊断糖尿病流程图

BMI,身高体重指数;GDM,妊娠糖尿病;HbA1C,糖化血红蛋白;HDL,高密度脂蛋白;IFG,空腹血糖受损;IGT,糖耐量受损

[a] 筛查可以选择下面的一种方法进行:

1. 一次性口服 75g 葡萄糖,检测 2 小时后的血糖,或者 2 步法包括开始口服 50g 葡萄糖,检测 1 小时后的血糖

2. 如果 50g 测定法结果 >130 或 140mg/dl,则进行 3 小时糖耐量测定

**早期筛查未检出的 2 型糖尿病**

美国糖尿病协会(ADA)和美国妇产科医师学会(ACOG)推荐对有糖尿病危险因素的孕妇进行早期糖尿病筛查,见图 21-2。ADA 推荐对有两项危险因素的肥胖孕妇进行糖尿病筛查[76];AOCG 则建议有一项危险因素即进行早期筛查[77]。2 型糖尿病的诊断是根据 HbA1c 值来确定的。

**孕中期妊娠糖尿病筛查**

所有的学术组织均推荐 24 孕周之后进行 GDM 筛查,但是其建议有时在以下方面有所不同:①谁应该被筛查(根据风险还是全部人群)以及②使用哪种方法。第一种考虑是根据风险筛查还是针对所有孕妇筛查。风险筛查的问题是 90% 的孕妇至少含有 1 种或更多的危险因素,因此几乎所有的孕妇都符合早期筛查的标准，这也是为什么美国预防服务工作组（USPSTF）和 ACOG 都推荐进行普遍筛查[77,78]。尽管如此，仍需要告知没有 GDM 风险的孕妇以及拒绝筛查的孕妇她们的选择是否安全。低 GDM 风险孕妇的特点见表 21-13。

何为筛查和诊断 GDM 最好的方法仍然存在争议。所有的方式都包括了口服葡萄糖测定。ACOG 和美国国家研究院（NIH）都推荐使用 2 步筛查法，以 50g 葡萄糖和 1 小时血糖开始，即口服 50g 葡萄糖，1 小时后检测血糖[77,79]。如果此时血糖水平上升至 130 或者 140mg/dl，应实施 3 小时糖耐量测定（GTT），也就是需要空腹、口服 100g 葡萄糖后 1、2 和 3 小时分别检测血糖值。以 3 小时糖耐量测定（GTT）结果来确定诊断。

国际糖尿病和妊娠研究联合协会（IADPSG）推荐使用 75g 葡萄糖，2 小时后测定血糖的方式。这种检测方式使被诊断为 GDM 的人数显著增多[80]。至今国际上仍然没有统一意见。所有方法的缺陷都在于缺少证据表明较高诊断率的效益。

有些孕妇挑选吃天然食物来代替筛查所用葡萄糖饮料的摄入。有两项研究发现食用相应数量的软糖与使用含 50g 葡萄糖的饮料相比具有相似的敏感性、特异性和阳性预测值[81,82]。"糖果筛查法"未被推荐的主要原因是，软糖以不同的速率被代谢为循环葡萄糖，且 1 小时后葡萄糖负荷如何影响血糖水平的机制仍不清楚。

## Rh 同种免疫预防

治疗 Rh 同种免疫是 20 世纪一个成功的例子。在 20 世纪 30 年代后期首次发现恒河猴因子（Rh 因子），在那之后很快就发现 Rh 不相容是大量胎儿死亡和死产的病因。在 20 世纪 60 年代后期，抗 D 血清获批准使用。

红细胞膜表面有很多不同的蛋白，即抗原。有些蛋白是由单一基因位点控制。迄今为止，已经鉴定出 30 多个血型系统基因以及相应的红细胞表面蛋白。它们被以不同的名称命名，多数是根据何时发现和由谁发现来命名的。由于血型的多样性，有近 200 种遗传变异的可能。这些不同的亚型用血型的第二个字母来区分（如：RhD、RhC 或者 RhE）。红细胞 A、B、O 以及 Rh 抗原具有高度免疫抗原性，在临床上占有重要地位。Rh（D）阳性的个体其红细胞膜表面抗原是 Rh（D）。相反地，如果是 Rh（D）阴性者那么他 / 她的红细胞膜表面就没有 Rh（D）抗原，在接触到 Rh（D）阳性血液时可能会产生 Rh（D）抗体，也就是发生同种免疫。

| 表 21-13 低 GDM 风险孕妇的特点 |
| --- |
| • <25 岁 |
| • 不是以下种族 / 民族之一<br>非裔<br>南亚或东亚<br>拉美裔<br>印第安人<br>太平洋岛国原住民 |
| • 没有一级直系亲属患有糖尿病 |
| • BMI ≤ 25kg/m² |
| • 无葡萄糖不耐受 |
| • 无与妊娠糖尿病有关的不良产科结局（如：死胎死产，巨大儿） |

孕期和分娩过程中胎儿血液与母体血液可能会发生混合。妊娠期母儿血液的混合并不常见。分娩的第三产程，随着胎盘从子宫内膜剥脱，胎儿的血液通常会进入到母体的血液循环中，导致 Rh 阴性母亲因为妊娠 Rh 阳性胎儿在体内产生抗 D IgG 抗体。出生时，估计约有 17% 孕妇会因为母亲与胎儿血液混合而发生同种免疫反应[83]。IgG 抗体很小，在随后的妊娠中，它们可以轻易地通过胎盘，附着在 Rh 阳性胎儿的红细胞表面，导致溶血、成红细胞增多症、死胎死产。

胎儿和母亲的 ABO 血型也会不同，但即便母亲此前接触过不同血型的血液并且产生了抗体，这些 ABO 抗体通常不会损害胎儿的红细胞。A、B 或者 AB 血型蛋白在红细胞上的表达不如 Rh 蛋白那么强烈，而且在出生时发育也没有 Rh 抗原那么完全。A、B 或者 AB 抗体通常属于 IgM 类；相对抗 D IgG 抗体而言 IgM 体积较大，不能够通过胎盘。而且，很多其他细胞也有 A、B 或者 AB 蛋白表达，因此它们的抗体不会有针对性的攻击红细胞，因此不能引起足够的损伤。

如今孕妇 Rh 同种免疫和新生儿溶血病已经非常少见，主要是因为对于自身是 Rh 阴性但新生儿是 Rh 阳性的孕妇，在孕晚期和产后给予抗 D 免疫球蛋白以预防其体内产生抗 D 抗体。RhoGAM 是从具有高浓度抗 D 免疫球蛋白抗体个体的血浆中提取而来。自 1985 年后，所有用来提取抗 D 球蛋白的血清都要经过传染性病毒检测[83]。抗 D 免疫球蛋白具有独特的作用机制。少量的抗 D IgG 与出现在母体血液循环中的胎儿细胞结合达到封闭作用,以预防母体产生永久性抗体。抗 D IgG 数量很少,不引起母体抗体反应,并在 12 周之后从母体中循环消除。因此就 Rh(D)抗体的产生来说,随后的每次妊娠都要像对待"第一次"妊娠一样对待。

现在,在孕期保健首次检查时都要筛查 Rh(D)状况。如果孕妇是 Rh 阴性,孕中期通常要进行抗体滴度测定,确认是否有同种免疫反应发生。如果滴度检查结果是阴性,在孕 28 孕周给孕妇注射抗 D 免疫球蛋白[83]。虽然支持的证据有限,但仍有一些机构建议如果从在孕中期到分娩启动的间隔超过 12 周可以注射第二次抗 D 免疫球蛋白(虽然这不是常规做法)[83]。分娩后是最可能发生同种免疫反应的时候,因此如果新生儿是 Rh 阳性,分娩后 72 小时内应再次给母亲一剂抗 D 免疫球蛋白。如果在孕早期或孕中期出现流产或终止妊娠也应注射抗 D 免疫球蛋白来预防同种异体免疫[83]。

特殊情况,需要额外使用抗 D 免疫球蛋白和其他可能引起胎儿或新生儿溶血症的抗原种类详见"妊娠相关异常"一章。

### B 型链球菌感染

B 型链球菌(Group B Streptococcus,GBS)是革兰阳性球菌,正常寄居于胃肠系统和 15%~40% 孕妇的生殖系统。携带 GBS 的孕妇通常是无症状的,非致病性的。相反地,新生儿感染 GBS 则可引起严重的脓毒血症。在分娩过程中通过阴道娩出的新生儿很可能被感染。虽然在绝对数字上看比较少见(每 1 000 个活产儿有 0.25 例),但是在美国 GBS 是导致新生儿早期脓毒血症的首要原因[84,85]。

疾病预防控制中心(CDC)推荐在 35~37 孕周对所有孕妇进行 GBS 筛查,并对阴道 / 直肠 GBS 培养阳性者进行产时预防性用药。阴道有 GBS 感染存在可以是间歇性的,也可以是持续性的,所以每次妊娠都应对孕妇进行筛查。前次妊娠 GBS 阳性的妇女可能在以后的妊娠中没有 GBS 感染存在。孕期任何时候若在尿培养中发现有 GBS 存在,就意味着有严重的 GBS 感染。这类孕妇要进行产时预防用药,不需要在 35~37 孕周进行再进行 GBS 培养[85]。

GBS 的采样过程非常简单,不需用阴道窥器。如果愿意的话孕妇可以自己做阴道采样(不要到达宫颈),然后需要擦拭肛门直肠周围以取得大量的体液样本。GBS 较难培养出来,所以采集到大量的体液样本时结果更加可靠。如果 GBS 培养为阳性,助产士要告知孕妇在其临产后或者有胎膜破裂时要预防性静脉注射青霉素。分娩中心和家庭分娩的助产士应配备 GBS 预防性静脉注射的设备与药品。

### 孕中期超声检查

推荐所有的孕妇在妊娠 18~20 孕周之间进行标准胎儿解剖学超声检查。此次超声是为了甄别胎儿和胎盘的结构异常情况以及确认孕周(如果孕早期没有做过超声检查的话)。满 18 孕周后,胎儿器官已经形成长大,此时可以通过超声来检测解剖学异常,尤其是心脏和大脑。此次超声检查通常是在如果出现异常情况允许终止妊娠的法定孕龄之前进行。异常超声发现详见"妊娠相关异常"一章。

## 孕期体重增长和营养

孕前即遵循健康饮食的孕妇,只需要稍微调整饮食即可达到孕期最佳的营养素供给。在孕早、中、晚期,每日增加的能量供给分别为 200、300 和 400 卡路里[86]。增加的量相当于每日增加一顿健康的点心。表观遗传学研究的进步,发现宫内营养与子代以后的人生远期健康结局有关,也就是说,如今在孕期提供精准的营养咨询比以前任何时候都更重要[87]。

### 孕期体重增长

孕期体重增长只是孕妇营养状态的一个方面。实际上,在发达国家的标准孕期保健中并不包括常规测量体重[86]。美国是发达国家中较少见的一个实施孕期全程常规追踪体重变化的国家。

孕期体重增长不足和体重增长过度与孕妇和胎儿的不良结局都存在有相关性。母亲孕前体重和孕期体重增长可以影响子代体重增长和肥胖情况。然后出生肥胖影响到成年后的体重和远期健康[88]。孕期体重增长不足与低出生体重儿、小于胎龄儿、早产、围产期死亡率增高以及不能开展母乳喂养有关[86,89]。相反,孕妇体重增长过多与大于胎龄儿、低血糖、红细胞增多症、低 Apgar 评分、癫痫以及难产造成产伤有关[86]。对于母亲来说,孕期体重增长过度与剖宫产和产后体重滞留有关。体重增长过度的长期不良影响可能还有代谢综合征、2 型糖尿病和心血管疾病[86]。

孕期体重增长指南随着时间改变。1990 年,医学研究所(IOM)发布的孕期体重增长指南是为了保证足够的体重增长以预防低出生体重儿。那时,IOM推荐的体重增长量比现在临床常规推荐的高出12磅。随后,肥胖和孕期体重增长过度成了美国的公共卫生问题。2009年,IMO根据自90年代以来收集的证据重新更改了孕期体重增长建议,集中注意到孕期体重滞留对造成女性长期肥胖的影响,并重新修订了孕期体重增长指南(表21-14)[88]。

根据孕前BMI值的不同,建议孕妇孕期体重增长的数值也不一样[90]。IOM的建议适用于美国的一般人群;特定亚人群,如:青少年、吸烟妇女和有慢性疾病的妇女,可能需要制定个体化的体重增长目标[91,92]。不同种族/民族的体重增长模式也存在差异。比如,相对白人妇女来说,正常体重的拉美裔、黑人和亚裔孕妇更有可能孕期体重增长不足[86,93-95]。

首次产前检查时,应根据IOM的建议告知孕妇所处的BMI级别以及相应的孕期体重增长目标。接下来的产前保健中会继续评估体重增长情况,并提供营养咨询。绘制孕期体重增长图表可以给孕妇和孕期保健提供者一个可视性的图形。规范的产前检查记录病历上经常附有体重增长图表,还可以包括每一个BMI级别的体重增长均值和百分位范围(见本章末有关体重增长图表的信息资源)[90]。鼓励孕妇完成诸如"开始交谈"表格或者REAP问卷(见"营养"一章),并对完成的问卷进行评估,这样可以快速得到孕妇当前饮食模式的有价值信息。

| 表21-14 | 单胎妊娠建议的孕期体重增长 [a] | | |
| --- | --- | --- | --- |
| 孕前体重分类 | BMI(kg/m$^2$) | 体重增长建议 | 孕中期和晚期体重增长速率:中位数(范围) |
| 体重不足 | <18.5 | 28~40kg | 0.51(0.44~0.58)kg/周 |
| 正常体重 | 18.5~24.9 | 25~35kg | 0.42(0.35~0.50)kg/周 |
| 超重 | 25.0~29.9 | 15~25kg | 0.28(0.23~0.33)kg/周 |
| 肥胖 | ≥30.0 | 11~20kg | 0.22(0.17~0.22)kg/周 |

BMI,身高体重指数

[a] 假定体重不足、正常体重、超重孕在早孕期的体重增长中位数为2kg(范围1~3kg)肥胖孕妇在早孕期的体重增长假定中位数为1.5kg(范围0.5~2kg)

## 营养

孕期推荐每日摄入的宏量营养素和微量营养素见"营养"一章。饮食在维持健康的妊娠中起着重要的作用,孕期保健是讨论关于健康饮食模式的最佳时机[96]。大量研究数据证实了巴尔克假说(Barker hypothesis),假说认为孕期孕妇的饮食对于子代生后的终生都具有非要重要的影响,包括某些慢性疾病的遗传倾向[97]。

孕期进餐次数也很重要。大量实证性研究支持孕妇每日进食三餐,至少加两次点心。尽管天主教、犹太教和伊斯兰教都特权性地免除孕妇的禁食义务,但一些孕妇还是希望实践自己的宗教禁食期。助产士可在孕期保健中引用这些信息并在需要时提供宣教。表21-15总结了孕期的饮食建议[96,98]。

| 表21-15 | 孕期饮食建议 |
| --- | --- |

**口服补剂**

至少于孕前1个月开始服用含有叶酸的复合维生素,并在孕后前3个月继续补充叶酸以预防神经管缺陷。

**饮食**

根据BMI控制孕期体重增长的饮食建议如下:
每日3餐和加2次点心,避免过长时间的空腹
每日最少5份蔬菜和水果
选择全谷碳水化合物;限制高糖食品,如:甜点、果汁和汽水
充足的蛋白摄入,植物蛋白食品优先,如:坚果和豆类
每周至少摄入2份最佳鱼类或者每日摄入1份良好鱼类:
　最佳鱼类:鲶鱼、蛤蜊、蟹、比目鱼、鳕鱼、三文鱼、沙丁鱼、虾、梭鱼、鳟鱼、白鱼
　良好鱼类:蓝鱼、鲤鱼、智利海鲈、大比目鱼、鲷鱼、金枪鱼(罐头、新鲜或冷冻的长鳍金枪鱼、白金枪鱼、黄鳍金枪鱼)

续表

| |
|---|
| 每周限制 2 次罐头金枪鱼 |
| 每日 8~10 杯水 |
| 每日限制 200mg 咖啡因（2 杯咖啡或者 4 杯茶） |
| 避免酒精饮品 |
| 避免甜饮料 |
| 确保足够的微量营养素： |
| 维生素 A，即 β- 胡萝卜素；限制食物，如：肝脏（<113g/ 周）或者鱼肝油，作为维生素 A 的来源 |
| 晒太阳获得维生素 D（根据不同的地理位置、BMI 和皮肤色素沉着程度），如果不可行考虑补充维生素 $D_3$（1 000~4 000IU，根据摄入维生素 D 强化奶制品的情况和血清维生素 D 水平） |
| 通过口服复合维生素补充叶酸 |
| 纯素食者：口服 $B_{12}$ 补剂或食用 $B_{12}$ 强化食品 |
| 通过饮食摄入碘（乳制品和鱼）或者含碘复合维生素（推荐碘化钾）补碘 |
| 通过饮食摄入钙，子痫前期高危孕妇特别要补充钙片 |
| 补充富含胆碱的食物，如：肉类、家禽和蛋类，因为在孕期复合维生素中不包括这种营养素 |

**忌口食物**

| |
|---|
| 奶酪，包括：布里干酪、羊乳酪、卡门贝尔奶酪、蓝纹奶酪，以及墨西哥式奶酪如 queso blanco，queso fresco，queso panela（除非明确标明是由经巴氏灭菌奶制成的软奶酪） |
| 未经煮熟的肉、冷冻肉饼或肉酱 |
| 生鸡蛋、生饼干面团 |
| 生鱼 |
| 高汞鱼类：帝王鲭鱼、马林鱼、罗非鱼、鲨鱼、剑鱼、斑点鱼（海湾或墨西哥）、大眼金枪鱼 |
| 熟食吧里的熟肉制品、沙拉或烟熏海鲜 |
| 生豆芽 |
| 未经消毒的生果汁、生牛乳、或者未经消毒的乳制品 |
| 冰箱内保存了 2~3 天未食用的易变质食物 |

**食品处理**

| |
|---|
| 使用热肥皂水清洗切过生肉的案板和器具 |
| 生的水果蔬菜进食前要洗净并削皮 |
| 处理热狗、午餐肉和熟食后洗手 |

**食品加工**

| |
|---|
| 所有从熟食吧买来的熟食、热狗、熏肉、肉饼、午餐肉食用前要加热煮熟 |
| 肉和鸡蛋用 71.1℃ 以上烹饪 |
| 海鲜用 62.8℃ 以上烹饪 |

BMI，身高体重指数

### 维生素和矿物质补剂

　　孕期维生素是复合维生素补剂，可提供孕妇所需的维生素和矿物质。虽然补充孕期维生素是孕期保健的要点之一，但是实际上补充维生素和微量元素对于孕妇来说比这更为细致和复杂。首先，均衡的饮食营养结构通常能够提供健康妊娠所需的所有营养素需求。不幸的是，在美国大部分妇女的饮食营养结构不能提供孕期所需的维生素和微量元素。饮食中缺乏特定的维生素和微量元素，如：叶酸、铁和碘，会对胎儿的发育产生不良影响[96]。

### 叶酸

　　叶酸补剂适用于所有孕妇[99]。孕前以及孕早期补充叶酸可以降低 30%~70%（OR 0.67 ;95% CI：0.58~0.77）的神经管缺陷（NTD），由于研究不同、研究对象服用叶酸剂量的不同，所以发生率降低的程度不同[100]。神经管大约在末次月经后 4~6 周闭合，因此孕妇应从孕前就开始补充叶酸，否则应在首次产检时立即开始服用。对于无神经管缺陷风险的妇女，推荐的每天剂量是 400μg。以往妊娠有过神经管缺陷胎儿的妇女应从妊娠前 1 个月开始每日服用叶酸 4mg,并在孕期前 4 个月继续服用。

## 铁

铁是孕期唯一一种很难通过饮食摄取的营养素,孕期需要摄入的铁大约是非孕时的两倍[101~103]。与叶酸补剂不同,常规的补充铁剂存在矛盾。CDC 推荐常规补铁,但是其他组织认为只有血红蛋白不足的孕妇需要补充铁剂[101~103]。补充铁剂可以增加血浆血红蛋白水平,但是不影响孕妇和新生儿总体结局,除非补充铁剂是用来治疗孕期贫血时。而且,铁剂经常加重肠道负担。

铁以两种形式存在:血红素铁存在于肉类,另一种,非血红素铁存在于植物中,奶制品中也含有少量的铁。铁通过空肠黏膜细胞吸收。约 20%~30% 血红素铁不受其他饮食因素的影响被吸收。非血红素铁较难吸收,只有约 2%~10% 可被吸收,并且要在消化道呈酸性的环境下将三价铁降价为亚铁才能吸收。茶叶、咖啡因和全谷物中的单宁不利于非血红素铁的吸收。孕期内铁的吸收增加,但消耗也增加,当更多的铁被用掉后铁的储存就降低了。

孕期维生素中铁的吸收取决于配方中钙的含量。例如,与同时含有铁和钙的孕期维生素相比,低铁无钙的孕期维生素中的铁可能会更多地被吸收。无论铁元素在复合维生素配方中是快速释放还是缓释制剂,是三价铁、二价铁或铁聚麦芽糖复合物,铁的吸收量取决于配方中元素铁的含量[104]。各种铁剂的剂量和副作用详见"营养学"一章。

因为孕期铁的吸收增加,一些学者提出,间歇性补铁可能比每日补铁更好。间歇性补充可以提高肠道黏膜细胞对铁的吸收,在非连续性暴露下,小肠道黏膜细胞对铁的吸收可能会更好。间歇性补铁而不是每日补铁的随机对照试验证明每周 1 至 3 次间断补充铁剂,同样可以改善妊娠结局[102]。

## 碘

碘缺乏可以造成严重的智力问题,但是在美国很少见,因为食盐和很多日常食物中都含碘。很多复合维生素也都含碘。美国甲状腺协会推荐孕期补充碘剂[105]。

## 维生素 D

关于维生素 D 补剂效果的研究发现存在有争议。有些研究发现补充维生素 D 可降低子痫前期和早产的发生率,但是这些数据还处于初级阶段,需要更多进一步的研究[106]。

## 孕期复合维生素

孕期复合维生素通常包含了足够数种类的孕妇必需的维生素和矿物质,是补充这些微量元素的良好途径。对于下列几种类型的孕妇特别要推荐服用孕期维生素:饮食营养不足者、多胎妊娠、吸烟吸毒者、酗酒、青少年、素食者、因肥胖做过胃减容手术、厌食症、或乳糖酶缺乏。

市场销售的不同品牌的孕期维生素中特定维生素和矿物质的含量各不相同,目前还没有证据表明哪个配方更好。由于额外增添了钙和欧米加 -3 长链多种不饱和脂肪酸(二十二碳六烯酸 DHA 和二十碳烯酸 EPA),很多孕期复合维生素都变得很大而很难下咽。部分商家提供了咀嚼型维生素,另一些商家推荐每日分 2 次服用。如果需要补充钙、铁和欧米加 -3,助产士可以考虑把每一种药品分别开具处方。

孕期复合维生素可造成部分孕妇肠胃不适和便秘。这些症状可能继发于孕期维生素制剂中的铁质。对于恶心和呕吐的孕妇,停服含铁的制剂可以改善恶心症状[107]。如果需要暂时停止服用孕期维生素,应另外补充叶酸。

维生素不一定都是有益的。比如,大剂量维生素 A 可致畸。以前认为每天摄入超过 25 000IU 的维生素 A 可引起不良作用,但是后来的研究证明,每天只摄入 10 000IU 即可出现颅神经嵴异常。没有必要常规补充维生素 A,如果要补充每日也不能超过 5 000IU。由于复合维生素至少含有 800IU 的维生素 A,孕妇需要注意,不能为了补充更多的叶酸或钙,服用 2 倍或 3 倍剂量的复合维生素。增加复合维生素的摄入意味着增加药片所含所有成分的剂量,包括维生素 A。

## 特殊营养需求

### 素食者

术语"素食者"包含了很多亚群:饮食中包括乳制品的(食乳的素食者);食用蛋类者(食蛋的素食者);以及乳制品和蛋类都吃的(食乳蛋的素食者)。那些严格只吃植物来源食品,不使用任何动物制品,比如皮革,被称为"完全素食者"。尽管有些人可能需要做出部分调整,但无论何种素食饮食都能满足孕期的营养需求并获得健康的出生结局[108]。需要特别提出的是，素食饮食可能无法满足每日推荐所需的铁、维生素 D、E 以及胆碱的量[109]。食用蛋类、奶制品和强化食品的素食者可以摄入足够的维生素 $B_{12}$；但是完全素食者则缺乏维生素 $B_{12}$ 的来源，其维生素 $B_{12}$ 的水平较低，并且可能缺钙。完全素食者需要确认要么从强化大豆和稻米饮料、强化食品中，要么从营养酵母补剂中摄取维生素 $B_{12}$。酵素豆制品不属于维生素 $B_{12}$ 的来源。

植物来源的铁是非血红素铁较难被吸收，且与血红素铁相比，更多的食物可以抑制其吸收。尽管如此，素食饮食仍可以获得铁。非动物来源的锌存在于坚果和大豆中。与铁一样，植酸酶可以与锌结合，妨碍其吸收。强化谷物麦片是锌的另一种来源。

如果不吃乳制品，孕妇可能维生素 D 水平不足，加上晒太阳光不够，就会需要补充维生素 D 补剂。碘来自鱼、海菜和乳制品，如果没有这些食物或者食用碘盐的话，那么也会出现碘缺乏。

研究表明，素食饮食，尤其是纯素食饮食相对于杂食饮食，其欧米加 -3 长链多种不饱和脂肪酸、DHA 和 EPA 含量更低。这些脂肪酸是视网膜和中枢神经系统发育的必须物质。通常认为它们必须要从饮食中获取，但还未确定其每日需要量和缺乏后所引起的不良结果[110,111]。食用蛋类的素食孕妇可以吃微藻饲养母鸡产下的 DHA 强化鸡蛋来增加 DHA 水平。孕妇也可以摄入微藻来源的 DHA 补剂以获取足够的脂肪酸。

### 并发内科疾病的孕妇

孕期影响营养的疾病包括进食障碍[91]、外科胃减容减肥手术史[92]、吸收障碍性疾病或者服用影响叶酸代谢的药物。引起并发内科疾病孕妇营养缺乏的最大原因是吸收营养的能力减低。助产士为这类孕妇提供保健服务的时候需要咨询营养师来制定个体化的护理计划。

助产士需要给越来越多的实施外科胃减容减肥手术的孕妇提供服务。外科胃减容减肥手术有两种类型：①限制性胃减容减肥术（通过腹腔镜安放胃束带手术或称 Lap-band 手术）；②限制性 / 减少吸收胃减容减肥术（胃旁路术或称 Roux-en-Y gastric bypass，RYGB）。孕期束胃带的滑动可导致严重呕吐。有人建议可以在孕前放松束胃带以保证充足的营养供给，但是还没有统一的国家指南。目前的推荐是，在实施外科胃减容减肥手术后等待 12~18 个月再开始妊娠，此时减轻体重的进程已经相对稳定[112]。

明确何种外科胃减容减肥手术方式有助于助产士提供更好的营养教育和风险筛查。外科胃减容减肥手术后推荐的孕期体重增长数目仍然是按照孕前的 BMI 值，胃减容手术后也是如此。所有减少吸收的胃减容减肥手术都可造成食物、微量元素和药物的吸收减低。因此，术后铁、维生素 $B_{12}$、叶酸、维生素 D、钙和蛋白的缺乏十分常见。

关于外科胃减容减肥术后孕妇的维生素和矿物质状况应在首次产前检查时完成评估，并推荐所需的相应补剂。孕期中每三个月都要进行全血细胞计数以及维生素 $B_{12}$、铁、铁蛋白、钙以及维生素 D 水平的监测[112]。助产士为外科胃减容减肥术后的孕妇提供孕期保健时，需要与团队中的产科医务人员紧密合作，包括母胎医学专科医师、营养师以及超声检查医师。这种团队合作的孕期保健可以为孕妇安全和健康分娩提供最大的保障。

抗惊厥药物（如：丙戊酸盐，卡马西平）药物具有抗叶酸的作用，服用这些药物的妇女，在孕前 1 个月需要每日服用 4mg 的叶酸，并持续整个孕期。

### 多胎妊娠

多胎妊娠的营养需求还没有国家指南，但是可以从单胎妊娠推断出双胎妊娠的营养需求。对于多胎妊娠孕妇通常的建议是，从孕中期开始补充双倍的维生素补剂以获得所需的额外铁、叶酸、钙、镁和锌[113]。只要维生素 A 补充剂不是维生素 A，该做法是安全的，如果是维生素 A 则剂量需要控制在 10 000IU 以下。

### 异食癖

有异食癖的个体会有目的摄取非食物性物质，孕妇比未孕妇女更常发生异食癖。不同地理区域和文化背景下异食癖的患病率不同，有些地区可能有50% 的孕妇受影响[114]。异食癖的个体摄入最普遍的物质是泥土、粘土、灰尘；生淀粉例如玉米淀粉；冰和冰箱霜渣。尽管有多个理论，但是异食癖的病因还不明确。喜欢摄食冰的异食癖和缺铁性贫血有明确的相关关系，但是异食癖引起贫血，还是贫血引起异食癖尚不清楚。异食癖可引起铅中毒，也可能与其他微量营养素缺乏有关。异食癖的管理包括：营养缺乏的诊断和治疗、饥饿评估、饮食紊乱评估以及健康教育。

### 资源有限的孕妇

低收入妇女是营养缺乏的高风险人群。妇

女、婴儿和儿童特殊营养补充项目(The Special Supplemental Nutrition Program for Women, Infants, and Children, WIC)是美国农业部(the U.S.Department of Agriculture, USDA)为低收入人群提供的食品补充项目,为孕妇、母乳喂养妈妈、婴儿和5岁前儿童提供食物资源和相应文化的营养教育。WIC从2009年开始修正其策略,侧重为项目对象提供健康食品和农贸市场上销售的新鲜水果和蔬菜,改善其营养结构。该项目帮助孕妇与其他重要的社区资源建立联系,进而改善其妊娠结局。WIC不是盈利项目,而是一个由政府拨款的项目,因此,可能会随着联邦与州政府的基金变更而随时改变。

## 社会心理风险的筛查和咨询

很多非生物学因素会影响孕期中孕妇的心理和生理健康。筛查围产期心理健康异常、药物毒品滥用以及亲密伴侣暴力属于很敏感的问题,需要在私密的场合进行。筛查要在孕早期进行,如果孕妇处境发生改变需要再次筛查。无论孕妇的种族、民族或者社会经济状况为何,都需要进行筛查。

### 抑郁症筛查

抑郁症在育龄期妇女中普遍存在。未经治疗的抑郁症会导致不良围产期结局、损害母婴连接、并破坏家庭关系[115]。要求对所有孕妇都进行抑郁症筛查。筛查工具详见"心理健康"一章。

### 亲密伴侣暴力筛查

需要特别重视亲密伴侣间暴力(IPV 的)筛查,因为暴力可能在孕期才开始,严重程度可随妊娠进展而加重,并且孕妇可能需要时间思考是否要揭露暴力[116]。暴力可能是威胁性的,或身体上、性的、语言上或者心理虐待,并且可能在孕期有所加重。由于妊娠、身体情况或者经济和情感依赖,妇女在孕期更容易遭受暴力的攻击。当一个妇女遭受暴力,就极有可能同时有虐待儿童的事件发生。无论年龄、民族、种族、社会经济地位、职业、性取向、或婚姻状况,所有妇女都可能是暴力的受害者。

建议至少每3个月对孕妇做一次IPV 风险评估筛查[116]。没有可靠的指标,但是遭受暴力的女性往往有以下几个特点:较晚进入孕期保健或错过预约时间、非医疗需要用药或过度使用药物毒品、罹患性

病、孕期体重增长和营养不足、多种身体不适的主诉而来院就诊,以及意外怀孕。

虽然筛查 IPV 需要在私密空间进行,还是有各种各样的 IPV 筛查工具[117]。但是,由于在门诊就诊的孕妇人群复杂多样,没有哪个筛查工具或方法被证实有高度一致的敏感度和特异性。助产士可选择面对面交流、使用自填问卷、或电脑辅助自我调查来筛查亲密伴侣暴力[118]。

助产士对遭受亲密伴侣暴力孕妇的主要作用包括:评估她的安全和必要时帮助其制定安全计划、正确地记录她的情况和转诊至合适的机构。亲密伴侣暴力环境对妇女而言是非常危险的;当这种情况披露后,助产士有道德义务为妇女提供必要的社会资源并按需进行随访。助产士还需要了解要求提出司法报告的标准,特别是虐待儿童在美国所有的司法管辖区都应报警。

### 药物毒品滥用筛查

采集一般既往病史时包括筛查药物毒品使用、饮酒和吸烟状况。孕妇会害怕与担心使用非法药物毒品或非法使用处方药物给自身和未出世小孩带来法律后果,由此推迟进入孕期保健服务。

### 戒烟

尽管已知吸烟与新生儿不良结局有关,但是在美国仍有接近 13.6% 的妇女吸烟[119]。孕期是戒烟的最佳时机。虽然孕期的尼古丁代谢加快,导致戒烟更为困难,但却有接近 45% 的吸烟妇女在孕期保健期间戒烟。

有研究证明,戒烟可使低出生体重儿和早产的发生率降低[119]。孕期使用"5A"戒烟法来戒烟非常有效。西弗吉尼亚州的一项试验研究显示,在培训助产士使用"5A"计划后,孕妇吸烟的人数量明显减少[120]。

单纯的行为干预对于孕期戒烟是不够的。关于孕期使用药物帮助戒烟效果的研究有限[121],USPSTF 已经声明孕妇使用尼古丁替代产品戒烟的安全性和有效性还没有得到足够的审查。考虑到戒烟的重要意义,孕期所提供的"机会窗口",和现有研究证明的孕期尼古丁替代物治疗有效性,很多孕期保健提供者都会选用尼古丁替代疗法。替代疗法的做法和它们的药物效应可以在最新的综述中获得[119,121,122]。

## 饮酒风险

孕妇中度和重度饮酒可对胎儿造成损害。酒精引起的胎儿障碍可以有各种形式的损伤类型。其中包括：以发育受限为特征的胎儿酒精综合征、面部畸形以及中枢神经系统障碍。胎儿酒精综合征是美国最常见的可预防性心智障碍。

美国和其他发达国家的国家指南均建议孕期不宜摄入酒精。这个建议反映了酒精摄入量和相应的胎儿效应之间的剂量关系仍未明确。酒精可以自由进出胎盘，母体和胎儿体内的酒精清除依赖于母体代谢。疾病预防和控制中心（CDC）的一项调查发现，有7.6%的孕妇饮酒，1.4%的孕妇酗酒[123]。对于妇女来说，有酗酒风险的定义是指任何一日饮酒超过3个标准单位或者每周超过7个标准单位。1个标准单位约等于150ml的葡萄酒（酒精含量12%），或355ml的啤酒（酒精含量5%）或者45ml的蒸馏酒（酒精含量40%）。孕期任何水平的酒精摄入均认为是不安全的。必须对所有的孕妇都进行饮酒筛查。如果孕妇存在摄入过多酒精的风险，助产士可采用动机访问技巧争取其同意接受干预措施[124]。

## 使用非法药物毒品

个人动机的复杂性、毒品产生生理反应的多变性、毒品之间的相互作用、多种药物滥用的广泛趋势都导致了评估药物毒品滥用的困难。即便现在有很多不合理使用的药物，但是阿片类药物的滥用是一个日趋严重令人担忧的问题：2000~2009年期间，在美国阿片类依赖从每年每1 000个住院活产儿中有1.19个孕妇上升至5.77个孕妇[125]。

建议对所有孕妇在孕早期进行药物毒品滥用的筛查[126]。一些有效的药物毒品滥用筛查工具问卷见"贯穿整个生命周期的健康促进"一章。照护一个正在与毒品滥用做斗争的妇女，助产士需要与其他专业人员组成的多学科团队合作，这些团队成员中有人具备治疗化学药物毒品滥用和成瘾的技能。

药物或酒精滥用妇女是否有要求戒断的动机因素是多变的和无法预测的。有时候妇女在孕期对胎儿的担忧可能是戒毒周期开始的促进因素。通过提供连续保健与支持，识别戒毒与复毒间的规律性，助产士能够最大限度地减少母亲和胎儿的并发症，鼓励减少毒品的使用，根据孕妇所处戒毒周期的阶段给予恰当的支持。

## 大麻

在孕期保健中孕妇报告她在使用大麻或大麻产品会使助产士处于进退两难的境地。大麻正在越来越多的地区变成合法的药物和娱乐产品，但在其他一些地区仍然是违法的。由于缺乏有关孕期使用大麻对于胎儿是否安全或有害的证据，可能会导致妇女相信使用大麻是安全的。大麻成分可以穿过胎盘，还没有证据表明大麻与何种胎儿畸形有关，但是越来越多的证据表明宫内接触大麻可能会对胎儿造成伤害[127,128]。ACOG建议孕期和哺乳期停止使用大麻制品，哪怕是作为临床处方用药也应停止[129]。

## 孕期健康教育

健康教育包括健康促进和健康保持策略是助产实践的核心内容，适用于对所有年龄段妇女的健康保健，详见"贯穿整个生命周期的健康促进"一章。尽管如此，很多妇女直到怀孕她们还从未接触过初级卫生保健服务，因此孕期提供一定的健康促进对于胎儿健康来说尤为重要的。孕期保健是探讨一些健康教育专题的最佳的机会。孕期重要的健康保持专题见表21-16[130~135]。

### 孕期就业和产假

孕期继续工作通常是相当安全的。CDC提供有关大部分工作场所的危害信息（比如：麻醉气体、甲醛、高温、夜班或者长时间工作）[136]。关于工作承重负荷的临床指南见图21-3[136~138]。高危职业或者有临床妊娠并发症的孕妇应该进行工作调整以保障安全[139]。1964年的"妊娠歧视法案"保护妇女不会因为妊娠被解雇。强制规定准备怀孕的妇女不能从事某种特殊的工作也是违法的。孕期歧视纠纷归美国就业机会委员会受理。

关于与妊娠分娩相关的母亲休假法律和规定格因州而异。产假福利包括短期产假、病假、年休假期以及无薪假期。不是所有的工作职位都提供产假福利。尽管"联邦家庭病假法案（FMLA）"规定在12个月内孕妇享有12周生育无薪假期，但是很多妇女并未能享受。当前关于产假福利的州法和条例列在了本章结尾的信息资源部分。

| 表 21-16 | 孕期保健专题 |
|---|---|
| 专题 | 建议 |
| 乘飞机旅行 | 乘飞机旅行对于健康孕妇无已知的危险。飞行会增加静脉血栓形成的危险,孕妇应穿弹性护腿长袜和 / 或在长距离飞行中经常起身活动[130]。有心脏疾病或胎儿生长受限的孕妇发生缺氧的风险升高,可能需要供氧或避免飞行[130]<br>妊娠 36 孕周前正常孕妇都可安全飞行,36 孕周后发生自然临产的危险性增高[130] |
| 运动锻炼 | 规律锻炼可增加心血管的适应性、预防腰痛、减少抑郁症状、降低孕期体重增长。推荐孕妇每日进行至少 30 分钟的中等强度锻炼。避免引起摔倒或腹部受伤的活动。不建议水中呼吸器潜水和空中跳伞 |
| 头发护理 | 没有研究数据证明染发剂和致畸效应两者之间的关系 |
| 热水浴和<br>蒸气浴 | 母亲发热或母体中心体温升高(>38℃)与神经管缺陷发生风险增高的相关性约为 50%(OR 1.62;95%CI:1.10~2.17)[131]。在 40℃水中,母亲中心体温升高到 >40℃需要约 10 分钟,在 39℃水中则需要 15 分钟。孕早期不宜热水浴 |
| 药物使用 | 只有少量几种药物是已知的致畸剂,大部分药物在孕期使用的安全性还没有得到证据证明。建议孕妇在使用药物或非处方药物之前咨询助产士或其他孕期保健医生 |
| 口腔健康 | 妊娠相关变化增加了孕妇患龋齿的风险<br>妊娠相关的牙龈炎增加了牙周疾病的风险。建议距离上次口腔检查超过 6 个月或者有口腔问题的孕妇去口腔科就诊[133]。遮挡腹部和甲状腺后,口腔 X 光线检查是安全的。孕期可以进行大部分口腔疾病的治疗 |
| 汽车安全带 | 推荐三点式安全带。下面一根安全带应该放在子宫下面横压过髋部。肩带应该在两个乳房之间与子宫侧方[134] |
| 孕期性生活 | 孕期性生活和不良妊娠结局没有关系。前置胎盘、早产、胎膜破裂的孕妇禁忌性生活[135] |

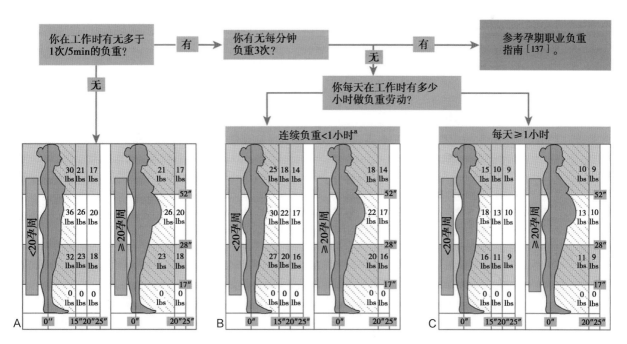

图 21-3　妊娠期间工作负重的重量限制。A. 不经常负重。B. 重复短时间负重。C. 重复长时间负重。1lb 约 450g
ª 重复短时间负重可以包含每天负重多个小时,但是每次持续时间少于 1 小时,并且在下一个连续负重周期开始之前至少有 1 小时的非负重活动

## 环境暴露

孕期存在的主要环境暴露是铅、汞、电离或非电离辐射,以及内分泌干扰物,如:对苯二甲酸盐。环境毒素和致畸剂的详细阐述见"贯穿整个生命周期的健康访视"一章中的"孕前保健检查"附录中。表 21-17 总结了导致不良妊娠结局的有明确证据的环境暴露因素[140~146]。

## 感染和疾病预防

像所有人一样孕妇可暴露于传染性病原体。有些孕妇感染会伤害胎儿或新生儿,另有一些感染对于孕妇可能会引起更严重的后果,甚至危及生命。

● 对胎儿造成危害的感染包括李斯特菌、微小病毒、风疹、梅毒、水痘、巨细胞病毒和弓形虫病。经阴道分娩过程中新生儿感染了疱疹和 B 型链球菌可造成危害。寨卡病毒是 2015 年末发现的一种与先天性小头畸形相关的新型病毒致畸物[147]。

● 孕妇感染了流感和水痘可发展成重症,甚至引起死亡。

表 21-18 列出了预防感染相关的健康教育内容[148~154]。关于无免疫力人群暴露于以上传染病后的管理详见"孕期内科并发症"一章。

| 表 21-17 | 导致不良妊娠结局的环境暴露因素 |
| --- | --- |
| **暴露因素** | **胎儿影响** |
| 内分泌干扰物质 | 对孕妇有影响的内分泌干扰物主要有双酚 A(BPA)和对苯二甲酸盐。基于动物研究和野生动植物效应的证据提示,BPA 和对苯二甲酸盐对胎儿可能有潜在的不利影响。因此应该咨询妇女,并建议:使用不含 BPA 的婴儿奶瓶;避免用微波炉加热塑料容器;避免使用带有 3 号或 7 号标志的塑料容器;以及限制罐头食品的摄入等[140]。对苯二甲酸盐用来制作软塑料,例如保鲜膜、婴儿玩具、某些化妆品、和聚乙烯管材。目前一些厂商已经自觉地从婴儿玩具中清除最常用的对苯二甲酸盐(DEHP)。 |
| 电离辐射(X 射线) | 女性接触平板成像 X 射线与计算机断层扫描(CT)电离辐射可对 DNA 造成损伤。器官形成期孕妇接触高剂量的电离辐射可造成先天性畸形,25 孕周后暴露于高剂量电离辐射下可造成的胎儿生长受限、智力迟缓以及在非常高的剂量下可造成胎儿死亡或死产。X 射线暴露对胎儿的影响是剂量相关的,暴露低于 0.05Gy(5 拉德)的射线时无不良影响[114]。常规孕妇 X 射线检查对胎儿的电离辐射暴露是非常低的,例如,胸部 X 光检查大约只有 0.000 07 拉德的暴露量[142]。妊娠初期 2 周 X 射线暴露胎儿不受影响,因为此时处于胚胎发育的"全或无"时期,或者不能存活,或者存活没有至畸伤害,因此可以向孕妇保证一次意外的诊断性 X 光检查不会对胎儿造成危害[143]。如果 X 射线暴露已经发生,可以把孕妇转诊至放射科医生,对放射暴露剂量做出准确计算并且提供适当咨询。超声和 MRI 是孕期可选的影像学检查方式,但建议在必要的情况下才使用 X 射线和 CT 扫描[143]。 |
| 铅暴露 | 在美国和其他国家,铅暴露的可能来自于有污染的供水、旧水管以及常见的工业生产后土壤污染[144]。铅水平增高与流产、孕期高血压、低出生体重儿、和婴儿神经发育受损有关。铅沉积在骨骼,孕期是骨转换升高的时期,因此孕期慢性和急性铅中毒都很危险[142]。<br>尽管没有规定要常规筛查铅暴露,但是对有铅暴露危险因素的孕妇应该进行筛查。危险因素包括:饮用污染水源、饮用旧水管的供水、家居装修或老旧居家灰尘或剥脱的油漆碎片、异食癖、被工业污染土壤种植、美国境外的民间药物和无釉陶器的使用。<br>如果母亲静脉血铅水平低于 5μg/dl 不需要再追踪。CDC 建议,血铅水平为 10~45μg/dl 的孕妇,应该查清铅中毒的来源,1 个月内再次复查血铅水平,随后的 1~3 个月内再检查一次[145]。如果妇女的血铅水平 >45μg/dl 应该转诊给铅中毒方面的专业医生。 |
| 汞暴露 | 在汞存在于自然环境中,也是来自工业生产的污染。过量的汞会损害胎儿神经系统的发育。<br>现在汞的主要来源是大型鱼类中积累的甲基汞。因此,孕期咨询时会建议孕妇避免食用鲭鱼、马林鱼、罗非鱼、鲨鱼、方头鱼(海湾或墨西哥)、箭鱼、金枪鱼(大眼金枪)。另外,避免食用家属和朋友捕捉的鱼,除非有地方公告。<br>汞的其他可能的来源是疫苗里的甲基汞。现在所有提供给孕妇和婴儿的疫苗都不含甲基汞。 |
| 非电离辐射 | 超声波、微波、电热毯、电脑、手机和机场针对金属的安全检查设备都会发出非电离辐射。至今尚未发现非电离辐射的暴露对胎儿有害[146]。 |

| 表 21-18 | 孕期预防感染 |
| --- | --- |
| **致病原** | **预防措施** |
| 巨细胞病毒 | 更换了尿布之后,处理完幼儿的体液之后洗手。 |
| 疱疹 | 避免与有疱疹发作病灶的人有性接触。 |
| 李斯特菌病 | 食用之前洗净所有生的蔬菜。避免食用未经巴氏杀菌的牛奶或由未经巴氏杀菌的牛奶制作的软奶酪。所有的肉类,包括事先煮过的市售熟食肉类,在食用之前均应加热。避免食用商店内的烟熏海产品和沙拉,比如火腿鸡肉沙拉,因为李斯特菌可以在冰箱温度中缓慢生长。 |
| 微小病毒 B19<br>(5 号病,拍脸颊) | 教师、幼儿园护理工作者以及与儿童有关的工作人员都有危险,避免接触患病儿童 |
| 百日咳菌(百日咳) | 教师,小儿护理工作者以及与儿童有关的工作人员都有危险,除非已经具有免疫力,否则应避免接触患病儿童。建议每次妊娠都在孕期接种疫苗。 |
| 风疹 | 避免接触患病儿童,除非已有免疫力。 |
| 弓形虫病 | 避免清理宠物猫的排泄物砂盒。如果避免不了,应戴手套;戴上手套后再接触灰尘土壤。不吃生肉或未烹饪的肉。 |
| 水痘 | 除非已有免疫力,否则避免接触患病儿童。 |
| 寨卡病毒 | 避免去伊蚊泛滥的区域旅行。 |

## 免疫接种

母体 IgG 类免疫抗体能够通过胎盘使得胎儿被动免疫。孕期使用含有无活性抗原成分或类毒素的疫苗是安全的。而减毒活疫苗有致病的低风险,不推荐孕妇使用。孕期推荐使用和禁用的疫苗见表 21-19[155]。

妊娠期间所有孕妇和其直系亲属均应接种破伤风 / 白喉 / 百日咳(Tdap)疫苗来保护未完成免疫接种的婴儿免于感染百日咳[156]。流感病毒应在每年秋季至春季流感流行季节结束之前接种。处于乙肝预防疫苗接种系列中间的孕妇,建议完成系列接种。

相反,处于人乳头状瘤病毒(HPV)疫苗接种系列中间的孕妇,推荐等到妊娠结束后再完成疫苗系列接种。如果孕妇有某种特殊传染的高风险时,可接种相应疫苗。

疫苗接种的安全性对于妇女、胎儿、新生儿都有重要意义。疫苗和甲基汞中毒、预防接种与自闭症的相关性有过深入的研究。尽管没有证据显示疫苗中微量的甲基汞对人体有害,疫苗生产厂家已经停止在所有用于孕妇和儿童的疫苗中使用甲基汞,不会有甲基汞暴露的危险[157]。已经发现疫苗和自闭症相关的说法是虚假的[158]。

| 表 21-19 | 妊娠期间建议或忌用的常规免疫接种 | | |
| --- | --- | --- | --- |
| **疫苗** | **妊娠期推荐** | **疫苗的类型** |
| 甲型肝炎 | 如果有风险 [a] | 无活性的 |
| 乙型肝炎 | 如果有风险 [b] | 无活性的 |
| 人乳头状瘤病毒 | 不推荐 [c] | 无活性的 |
| 三价灭活流感疫苗 | 孕期推荐给所有孕妇 | 无活性的 |
| 三价流感病毒活疫苗 | 忌用 | 活的 |
| 麻疹、流行性腮腺炎、风疹(麻腮风三联疫苗,MMR) | 忌用 | 活的 |
| 脑膜炎球菌多糖或复合物疫苗 | 如果有指征 | 无活性的 |
| 肺炎球菌多糖疫苗 | 如果有指征 | 无活性的 |

续表

| 疫苗 | 妊娠期推荐 | 疫苗的类型 |
|------|-----------|-----------|
| 破伤风 / 白喉(Td) | 可用,最好 > 20 孕周 | 类毒素 |
| 破伤风 / 白喉 / 百日咳(Tdap),只打一针 | 不论之前是否接种过该疫苗,每次妊娠均需接种 | 类毒素 / 无活性的 |
| 水痘 | 忌用 | 活的 |

ª 甲型肝炎疫苗是无活性疫苗,对于孕妇是安全的。建议仅在有暴露危险时使用

ᵇ 乙型肝炎的危险因素包括在孕前 6 个月有多个性伴侣、诊断有性传播感染并接受治疗、最近或正在使用注射毒品、有过乙型肝炎表面抗原阳性的性伴侣

ᶜ 如果妇女在接种人乳头状瘤病毒系列疫苗过程中怀孕了,剩下的要延迟到妊娠结束后接种

## 分娩准备

健康教育专题应该特别集中于临产准备、分娩和育儿,包括:讨论在哪里生产、临产与分娩期间的期待是什么、分娩教育课程、新生儿喂养和新生儿手术如包皮环切术,以及为新生儿的到来的居家准备(表 21-20)。

## 分娩准备教育课程

有人会说分娩教育一直都是以助产士和孕妇分享信息的形式存在着。但时至今日,孕妇的大部分与分娩有关的知识信息还是通过电子媒体、书籍、朋友和家庭得到的,而不是从卫生保健人员或生育健康教育人员处得到的[159]。分娩教育课程就像孕期维生素一样,尽管没有显著的证据证明其有效性,但还是一种受到推荐的常规孕期保健实践。

20 世纪初美国最初的正式分娩教育课程主要是关于养育婴儿、营养和健康保健[160]。重点放在如何应对分娩的正式分娩教育课程开始于 1947 年,当时受纽约孕产妇中心协会的邀请 Grantly Dick-Read 访问美国。Grantly Dick-Read 是现今各种分娩准备课程模式的创始人[159]。分娩准备技巧最初是重点教授分娩经历的过程和处理分娩疼痛的技巧,以达到自然分娩无需人工干预的目的。目前多数分娩课程还会介绍分娩过程中可能出现的医疗干预措施的有关信息,也包括为实现自然分娩准备的应对分娩疼痛的具体技巧,不同课程强调的应对技巧不同。表 21-21 简要列出了目前不同分娩教育课程的大纲[160]。

因为课程的目标不同,并且要求接受分娩教育

的孕妇人群与不接受教育的孕妇人群特性会存在差异,因此很难证明分娩教育课程的作用。总的来说,正式的分娩教育似乎能够提高孕妇的知识水平,降低焦虑并且增加自我功能。分娩教育对增强分娩疼痛耐受的作用最多达到中等程度。

| 表 21-20 | 健康教育专题:分娩准备 |
|---------|---------------------|
| **专题** | **建议** |
| 分娩地点 | 个人意愿和孕期风险筛查可以帮助孕妇选择分娩地点:在家、分娩中心或者医院。分娩地点安排应该在孕晚期定好。 |
| 汽车安全座椅 | 直到小儿达到一定年龄和体重,所有州的法律都要求使用汽车安全座椅。每个州法律各有不同。直到 2 岁时,婴儿应坐在汽车后座。关于安全座椅的州法律可以在以下网址找到:http://www.iihs.org/iihs/topics/t/child-safety/topicoverview。 |
| 包皮环切术 | 美国儿科学会声明包皮环切术的益处比风险高,但是益处并没有达到常规推荐给所有男性新生儿的程度(见"新生儿保健"一章)。 |
| 新生儿体检和实验室检查 | 新生儿出生后的头几天里应该进行体检、实验室检查和免疫接种,如:眼病预防、新生儿听力筛查和注射维生素 K。在孕期向孕妇介绍这些试验和它们的目的可以帮助母亲做好准备和作出知情选择。 |
| 产后避孕 | 有些避孕方法可以在产后立即采用。最好在孕期即开始讨论避孕方式以及开始使用的时间。 |
| 婴儿喂养计划 | 除非存在疾病禁忌,推荐进行母乳喂养(或叫乳房母乳喂养)。如果不是母乳喂养,婴儿也可以茁壮成长。重要的是尊重个人选择和知情决策。 |

| 表 21-21 | 分娩教育模式与组织方式的比较 |
| --- | --- |
| **分娩教育模式** | **教学要点** |
| 拉玛兹自然分娩法的分娩教育 | 目标:通过将注意力集中在如何应对阵痛提高自然分娩的信心;<br>自然分娩;<br>控制呼吸,通过强化放松及降低疼痛的感知;<br>沟通技巧;<br>循证基础;<br>安抚护理;<br>产科操作的信息;<br>鼓励母乳喂养。 |
| 布拉德莱分娩法<br>(伴侣参与指导助产分娩) | 目标是通过呼吸技巧和伴侣支持促进自然分娩;<br>自然分娩;<br>伴侣的积极参与;<br>避免使用药物和医疗干预;<br>营养和锻炼;<br>放松疗法和引导想象;<br>应对机制;<br>尽早与新生儿接触和尽早母乳喂养;<br>分娩产妇的 6 个需要:黑暗和无干扰、安静、第一产程中的身体安抚、身体放松、控制呼吸、需要像睡眠一样闭上眼睛。 |
| 国际分娩教育协会(ICEA) | 以家庭为中心的孕产妇保健;<br>选择自由;<br>另类分娩;<br>来源于其他模式。 |
| 催眠分娩——摩根<br>(Mogan)法 | 镇静,平和,自然分娩;<br>放松技巧;<br>解除害怕—焦虑—疼痛循环;<br>教育;<br>循证基础。 |
| 正念分娩 | 正念技巧帮助夫妻应对分娩;<br>冥想和瑜伽;<br>减轻压力;<br>意识;<br>呼吸;<br>集体对话。 |
| 人体内在认知分娩 | 自然分娩目标;<br>基于原始认知(身体的认识)和现代认知(医疗文化认知和如何在这种文化下分娩);<br>灵魂的和整体的途径;<br>通过艺术品和日记创造性地自我表达;<br>指导者和夫妻一起共同组成班级;<br>应对挑战。 |
| 医院内的学习班 | 分娩教育者获得了拉玛兹自然分娩、国际分娩教育协会或其他分娩教育协会的证书;<br>分娩教育者秉承的不同哲理;<br>增添了有关机构的制度和就医指南等信息;<br>呼吸,放松和按摩技巧。 |

## 母乳喂养准备

母乳是新生儿和婴儿最佳的营养来源。孕期母乳喂养教育有很多好处，包括：更高的母乳喂养率和持续时间[161]。尽管大部分产妇在产后会立即开始母乳喂养，但仍有部分选择不进行母乳喂养。讨论关于婴儿喂养计划的过程是一个共同决策的过程。

孕期母乳喂养教育包括多项内容，最好在几次产前检查中完成。表21-22总结了孕期评估的相关内容。通过评估，助产士可以发现母乳喂养的禁忌证、孕妇的婴儿喂养目标，以及以前母乳喂养的经验。根据个人情况开展进一步的讨论，针对可能出现的问题助产士可以帮助孕妇拟定个性化的解决方案。

在计划母乳喂养时，一旦治疗性医患关系已经建立，既往性侵害或虐待的历史应加入讨论，因为它可能会成为潜在的应激反应触点，影响母乳喂养关系的建立。

孕16周之后可能会出现初乳。初乳可以是清澈的、淡黄色的或者乳白色的，象征着泌乳准备过程的正常变化。但是，孕期没有分泌初乳并不是哺乳失败的表现。

明显的乳房不对称或乳房之间的距离过远可能是边缘性或功能组织不足的标志。乳头结构、大小和性状存在很大差异。没有必要做乳头组织的母乳喂养准备，没有证据证明这样做有更好的效果。同样乳头内陷的孕妇使用乳头罩并不会改善母乳喂养的结局，因此并不推荐。产后咨询哺乳专家的帮助可能会对乳房结构异常或乳头内陷的产妇有益。

| 表 21-22　母乳喂养的孕期评估 |
| --- |
| **疾病、手术和社会心理病史** |
| 既往病史有多囊卵巢综合征、糖尿病、或者需要药物治疗的疾病可能会影响母乳喂养 |
| 母乳喂养禁忌证（母体传染性疾病，如：HIV 或未治疗的结核病，使用不宜母乳喂养的药物，如：他汀类药物） |
| 乳房手术史，包括隆胸或减胸 |
| 乳腺癌：乳房切除术或肿块切除术 |
| 既往身体、性或心理虐待史 |
| **既往母乳喂养史** |
| 母乳喂养的计划 |
| 以前有过母乳喂养失败经历 |
| 家庭或重要支持者对母乳的态度 |
| **体格检查** |
| 乳房大小、对称性和形状，以及有无疤痕或异常 |
| 乳头类型、质地和延展性 |

## 产后避孕

首次讨论产后避孕的话题应该在孕期保健过程中进行。孕妇通常会在孕晚期考虑家庭人数问题。可以探讨再次妊娠的打算，推荐再次妊娠的间隔期应至少18个月，若为剖宫产分娩则应2年后再怀孕。

避孕方法的选择可能会取决于婴儿喂养的方式，有些妇女认为哺乳期间没有月经是不会受孕的。需要告知母亲在月经恢复之前就有可能会受孕。并且，健康教育中需强调母乳喂养会推迟正常月经周期的恢复，但是母乳喂养作为避孕的方法有时是不可靠的，除非完全符合"非激素避孕"一章所介绍的母乳喂养闭经避孕方法的所有要求。

通常产后避孕是在产后6周访视的时候开始的，只含有孕激素的避孕方法可以在产后即刻即开始使用，如：甲羟孕酮醋酸酯避孕针和含有孕激素长效可逆避孕方法（LARC）。可能不会做随访产后检查的产妇可以在产后即刻就开始使用避孕措施，以避免意外妊娠。含雌激素的避孕方法应推迟至产后8周之后再开始使用，以避免血栓形成。更多关于避孕方法选择的信息见"计划生育"一章。

## 家庭准备

妇女常常会对小儿护理所需物品感到困惑。美国儿科学会目前的建议指出，婴儿应该在婴儿床或摇篮里单独仰面姿势睡觉，床的表面应该坚固，孩子第一年最好与父母睡在同一个房间里[162]。但许多妇女虽然知道推荐的安全睡眠做法，仍会选择与婴儿同床睡觉，这就需要讨论睡眠实践的安全问题。

法律规定婴儿乘车必须配备婴儿安全座椅，检查有无安全座椅通常是产后出院手续的一部分。汽车安全座椅和婴儿摇篮有时可以通过医疗保险公司或者当地为低收入妇女提供的资助项目获得。

## 结论

尽管存在有许多现成的孕期保健方案和指南，但是孕期保健不仅仅是遵照预先订好的干预措施进行一系列的产前检查。在实际临床实践中，每一个孕妇的妊娠经历都是复杂的，需要思维灵活与知识丰富的助产士通过多种保健途径提供服务。孕期保健需要助产士具有全面的妊娠知识、熟悉常见的初级卫生保健内容、理解精神心理健康状态的连续性。

助产士给孕妇提供的孕期保健是连续的、多方面的,在同一时间需要用不同的角度提供支持和健康教育、连续的风险评估、监测胎儿的正常发育和妊娠的变化。在一系列为时有限的产前检查中,完成这些方方面面的任务,赋予孕妇自我管理的能力,这是一种独特而有益的事业。

(高玲玲 译 段得琬 审)

信息资源

| Organization | Description | Webpage |
|---|---|---|
| **Dietary Advice and Weight Gain During Pregnancy** | | |
| Government of Canada | Prenatal Nutrition Guidelines for Health Professionals: Gestational Weight Gain. Based on the U.S. Institute of Medicine 2009 guidelines, this document has weight gain charts specific for each BMI category. | https://www.canada.ca/en/health-canada/services/food-nutrition/healthy-eating/prenatal-nutrition/eating-well-being-active-towards-healthy-weight-gain-pregnancy-2010.html |
| U.S. Department of Agriculture, (USDA) | ChooseMyPlate.gov provides information and educational materials on MyPlate diets, including vegetarian versions. | https://www.choosemyplate.gov |
| U.S. Food and Drug Administration (FDA) | Food safety during pregnancy, including current recommendations for fish consumption. | https://www.foodsafety.gov/risk/pregnant/ |
| **Education Materials** | | |
| American College of Nurse-Midwives (ACNM) | *Share with Women* handouts, featuring many prenatal care topics. | http://www.midwife.org/Share-With-Women |
| Centers for Disease Control and Prevention (CDC) | Information and educational materials for women and clinicians, including safety of vaccines in pregnancy. | https://www.cdc.gov/pregnancy/index.html |
| International Childbirth Education Association (ICEA) | Source of childbirth and parenting preparation information and materials. | https://icea.org |
| Lamaze International | Source of childbirth and parenting preparation information and materials. | http://www.lamaze.org |
| March of Dimes | Source of information related to preterm birth and congenital illness prevention. | https://www.marchofdimes.org/giving/support-give.aspx?utm_campaign=semevergreen2017&gclid=Cj0KCQjwwLHLBRDEARIsAN1A1Q4eFWlTlFAeQkJxTVEFuizs9Fwd2hxd3Gsj_fm5EYHpu4iFHfWrE7waAmB3EALw_wcB |
| **Employment Protection** | | |
| A Better Balance | Organization that works to improve laws and policies regarding employment and caregiving for family. This site has multiple resources that summarize state laws regarding paid family leave, pregnancy, and discrimination in the workplace. | http://www.abetterbalance.org/know-your-rights |
| Centers for Disease Control and Prevention (CDC)/National Institute for Occupational Safety and Health (NIOSH) | Provisional recommended weight limits for manual lifting during pregnancy. | http://journals.sagepub.com/doi/10.1177/0018720813502223 |
| U.S. Department of Labor | Employment protections for workers who are pregnant or nursing. | https://www.dol.gov/wb/maps/ |

续表

| Organization | Description | Webpage |
|---|---|---|
| **Environmental and Toxic Exposure** | | |
| Centers for Disease Control and Prevention (CDC) | Information about environmental and workplace exposures that can have adverse effects on pregnancy. | https://www.cdc.gov/niosh/topics/repro /specificexposures.html |

## 参考文献

1. U.S. Public Health Service Expert Panel on the Content of Prenatal Care. *Caring for Our Future: The Content of Prenatal Care.* Washington, DC: U.S. Public Health Service, Department of Health and Human Services; 1989.

2. Alexander GR, Kotelchuck M. Assessing the role and effectiveness of prenatal care: history, challenges and directions for future research. *Public Health Rep.* 2001;116:306-310.

3. Gregory KD, Johnson CT, Johnson TRB, Entman SS. The content of prenatal care: update 2005. *Women's Health Issues.* 2006;16(4):198-215.

4. Dowswell T, Carroli G, Duley L, et al. Alternative versus standard packages of antenatal care for low-risk pregnancy. *Cochrane Database Syst Rev.* 2015;10: CD000934.pub3. doi: 10.1002/14651858.CD000934 .pub3.

5. American College of Obstetricians and Gynecologists, American Academy of Pediatrics. *Guidelines for Prenatal Care.* 8th ed. Washington, DC: American College of Obstetricians and Gynecologists.

6. Krans EE, Davis MM. Preventing low birthweight: 25 years, prenatal risk, and the failure to reinvent prenatal care. *Am J Obstet Gynecol.* 2012;206(5):398-403.

7. Gadson A, Akpovi E, Mehta PK. Exploring social determinants of racial/ethnic disparities in prenatal care utilization and maternal outcome. *Semin Perinatol.* 2017;41(5):308-317.

8. U.S. Department of Health and Human Services, Health Resources and Services Administration. Prenatal–first trimester care access. Available at: https://www.hrsa .gov/quality/toolbox/508pdfs/prenatalmoduleaccess .pdf. Accessed March 13, 2017.

9. Hanson L, VandeVusse L, Roberts J, Forristal A. A critical appraisal of guidelines for antenatal care: components of care and priorities in prenatal education. *J Midwifery Womens Health.* 2009;54:458-468.

10. Lorch SA, Enlow E. The role of social determinants in explaining racial/ethnic disparities in perinatal outcomes. *Pediatr Res.* 2016;79(1-2):141-147.

11. Latendresse G. The interaction between chronic stress and pregnancy: preterm birth from a biobehavioral perspective. *J Midwifery Womens Health.* 2009;54(1):8-17.

12. Muglia LJ, Katz M. The enigma of spontaneous preterm birth. *N Engl J Med.* 2010;362:529-535.

13. Lefmann T, Combs-Orme T, Ore JG. Examining the inter-correlated effects of low income, life stress, and race on birth outcomes: a representative state study. *Int J Dev Neurosci.* 2017;60:1-7.

14. Palma-Gudiel H, Córdova-Palomera A, Eixarch E, Deuschle M, Fañanás L. Maternal psychosocial stress during pregnancy alters the epigenetics signature of the glucocorticoid receptor gene promoter in their offspring: a meta-analysis. *Soc Work Health Care.* 2017;56(6):450-469.

15. Stewart DE, Vigod S. Postpartum depression. *New Engl J Med.* 2016;375(22):2177-2186.

16. Ruedinger E, Cox JE. Adolescent childbearing: consequences and interventions. *Curr Opin Pediatr.* 2012;24(4):446-452.

17. LoGiudice J, Beck C. The lived experience of childbearing from survivors of sexual abuse: "It was the best of times, it was the worst of times." *J Midwifery Womens Health.* 2016;61:474-481.

18. Obedin-Maliver J, Makadon H. Transgender men and pregnancy. *Obstet Med.* 2016;9(1):4-8.

19. Light A, Obeind-Maliver J, Sevelius J, Kerns J. Transgender men who experience pregnancy after female–male gender transitioning. *Obstet Gynecol.* 2014;124:1120-1127.

20. Levy BS, Wilkinson FS, Marine WM. Reducing neonatal mortality rate with nurse-midwives. *Am J Obstet Gynecol.* 1971;109(1):50-58.

21. Hatem M, Sandall J, Devane D, Soltani H, Gates S. Midwife-led versus other models of care for childbearing women. *Cochrane Database Syst Rev.* 2008;4:CD004667. doi: 10.1002/14651858.CD004667.pub2.

22. Opara EL, Zaidi J. The interpretation and clinical application of the word "parity": a survey. *BJOG.* 2007;114:1295-1297.

23. Beebe KR. The perplexing parity puzzle. *AWHONN Lifelines.* 2005;9:394-399.

24. Spong CY. Defining "term" pregnancy. *JAMA.* 2013;309(23):2445-2446.

25. Butler SA, Khanlian SA, Cole LA. Detection of early pregnancy forms of human chorionic gonadotropin by home pregnancy test devices. *Clin Chem.* 2001;47(12):2131-2136.

26. Cole LA, Khanlian SA, Sutton JM, Davies S, Rayburn WF. Accuracy of home pregnancy tests at the time of missed menses. *Am J Obstet Gynecol.* 2004;190(1):100-105.

27. Benagiano G. The fate of fertilized human oocytes. *Reprod BioMed Online.* 2010;21:731.

28. Connolly AM, Ryan DH, Stuebe AM, Wolfe HM. Reevaluation of discriminatory and threshold levels for serum-hCG in early pregnancy. *Obstet Gynecol.* 2013;121(1):65-70.

29. Hunter L. Issues in pregnancy dating: revisiting the evidence. *J Midwifery Womens Health.* 2009;54:184-190.

30. Snell BJ. Assessment and management of bleeding in the first trimester of pregnancy. *J Midwifery Womens Health*. 2009;54:483-491.

31. Seeber B. What serial hCG can tell you, and cannot tell you, about an early pregnancy. *Fertil Steril*. 2012;98:1074-1077.

32. Cole LA, Ladner DG, Byrn FW. The normal variabilities of the menstrual cycle. *Fertil Steril*. 2009;91:522-527.

33. Sapra KJ, Buck Louis GM, Sundaram R, et al. Signs and symptoms associated with early pregnancy loss: findings from a population-based preconception cohort. *Human Reprod*. 2016;31(4):887-896.

34. Harville EW, Wilcox AJ, Baird DD, Weinberg CR. Vaginal bleeding in very early pregnancy. *Hum Reprod*. 2003;18(9):1944-1947.

35. Hasan R, Baird DD, Herring AHH, Olshan AF, Jonsson Funk ML, Hartmann KE. Association between first-trimester vaginal bleeding and miscarriage. *Obstet Gynecol*. 2009;114(4):860-867.

36. Naegele FS. *Erfahrung und Abhandlungen des Weiblichen Geschlechtes*. Mannheim, Germany: Ben Lobias Loeffler; 1812.

37. American College of Obstetricians and Gynecologists. Committee Opinion No. 700: methods for estimating the due date. *Obstet Gynecol*. 2017;129:e150-e154.

38. Chambliss LR, Clark SL. Paper gestational age wheels are generally inaccurate. *Am J Obstet Gynecol*. 2014; 210(2):145.e1-145.e4.

39. Doubilet PM. Should a first trimester dating scan be routine for all pregnancies? *Semin Perinatol*. 2013;37(5):307-309.

40. Whitworth M, Bricker L, Mullan C. Ultrasound for fetal assessment in early pregnancy. *Cochrane Database Syst Rev*. 2015;7:CD007058. doi: 10.1002/14651858 .CD007058.pub3.

41. Neilson JP. Symphysis-fundal height measurement in pregnancy. *Cochrane Database Syst Rev*. 1998;1: CD000944. doi: 10.1002/14651858.CD000944.

42. Hertz RH, Sokol RJ, Knoke JD, Rosen MG, Chik L, Hirsch VJ. Clinical estimation of gestational age: rules for avoiding preterm delivery. *Am J Obstet Gynecol*. 1978;131:395-400.

43. U.S. Preventive Services Task Force. Published recommendations. Available at: https://www.uspreventive servicestaskforce.org/BrowseRec/Index/browse -recommendations. Accessed July 4, 2017.

44. Centers for Disease Control and Prevention. 2015 sexually transmitted diseases treatment guidelines. 2015. Available at: https://www.cdc.gov/std/tg2015 /default.htm. Accessed July 4, 2017.

45. Centers for Disease Control and Prevention. TB guidelines testing and diagnosis. 2017. Available at: https:// www.cdc.gov/tb/publications/guidelines/testing.htm. Accessed July 4, 2017.

46. Latendresse G, Deneris A. An update on current prenatal testing options: first trimester and noninvasive prenatal testing. *J Midwifery Womens Health*. 2015;60(1):24-36.

47. American College of Obstetricians and Gynecologists. Committee Opinion No. 690: carrier screening in the age of genomic medicine. *Obstet Gynecol*. 2017;129:e35-e40.

48. Cunningham FG. Appendix B: laboratory values in normal pregnancy. In: Queenan JT, Hobbins JC, Spong CYT, eds. *Protocols for High-Risk Pregnancies: An Evidence-Based Approach*. 5th ed. Oxford, UK: Blackwell; 2010:587-595.

49. American College of Obstetricians and Gynecologists. Practice Bulletin No. 175: ultrasound in pregnancy. *Obstet Gynecol*. 2016;128(6):e241.

50. Reddy UM, Filly RA, Copel JA; Pregnancy and Perinatology Branch, Eunice Kennedy Shriver National Institute of Child Health and Human Development, Department of Health and Human Services, National Institutes of Health. Prenatal imaging: ultrasonography and magnetic resonance imaging. *Obstet Gynecol*. 2008;112:145.

51. Shaw-Battista J, Young-Lin N, Bearman S, Dau K, Vargas J. Interprofessional obstetric ultrasound education: successful development of online learning modules; case-based seminars; and skills labs for registered and advanced practice nurses, midwives, physicians, and trainees. *J Midwifery Womens Health*. 2015;60(6):727-734.

52. Rising SS, Kennedy HP, Klima CS. Redesigning prenatal care through CenteringPregnancy. *J Midwifery Womens Health*. 2004;49(5):398-404.

53. Novick G, Sadler LS, Kennedy HP, Cohen SS, Groce NE, Knafl KA. Women's experiences of group prenatal care. *Qual Health Res*. 2011;21(1):97-116.

54. Grady MA, Bloom KC. Pregnancy outcomes of adolescents enrolled in a Centering Pregnancy program. *J Midwifery Womens Health*. 2004;49:412-420.

55. Ickovics JR, Earnshaw V, Lewis JB, et al. Cluster randomized controlled trial of group prenatal care: perinatal outcomes among adolescents in New York City health centers. *Am J Public Health*. 2016;106:359-365.

56. Picklesimer A, Billings D, Covington-Kolb S, Hale N, Blackhurst D. The impact of Centering Pregnancy group prenatal care on preterm birth in a low-income population. *Am J Obstet Gynecol*. 2012; 206:S55-S56.

57. Tilden EL, Emeis CL, Caughey AB, Weinstein SR, Futernick SB, Lee CS. The influence of group versus individual prenatal care on phase of labor at hospital admission. *J Midwifery Womens Health*. 2016;61(4): 427-434.

58. Kennedy HP, Farrell T, Paden R, et al. A randomized clinical trial of group prenatal care in two military settings. *Mil Med*. 2011;176:1169-1177.

59. Mazzoni SE, Hill P, Webster K, Heinrichs GA, Hoffman MC. Group prenatal care for women with gestational diabetes. *J Matern Fetal Neonatal Med*. 2016;29:2852-2856.

60. Trotman G, Chhatre G, Darolia R, Tefera E, Damle

L, Gomez-Lobo V. The effect of Centering Pregnancy versus traditional prenatal care models on improved adolescent health behaviors in the perinatal period. *L Pediatr Adolesc Gynecol*. 2015;28:395-401.

61. Klima C, Norr K, Vonderheid S, Handler A. Introduction of CenteringPregnancy in a public health clinic. *J Midwifery Womens Health*. 2009;54(1):27-34.

62. Schellinger MM, Abernathy MP, Amerman B, et al. Improved outcomes for Hispanic women with gestational diabetes using the Centering Pregnancy group prenatal care model. *Matern Child Health J*. 2017;21:297-305.

63. Trudnak TE, Arboleda E, Kirby RS, Perrin K. Outcomes of Latina women in CenteringPregnancy group prenatal care compared with individual prenatal care. *J Midwifery Womens Health*. 2013;58(4):396-403.

64. Parikh LI, Jelin AC, Iqbal SN, et al. Glycemic control, compliance, and satisfaction for diabetic gravidas in centering group care. *J Matern Neonatal Med*. 2017;30(10):1221-1226.

65. Manant A, Dodgson JE. CenteringPregnancy: an integrative literature review. *J Midwifery Womens Health*. 2011;56(2):94-102.

66. Catling CJ, Medley N, Foureur M, et al. Group versus conventional antenatal care for women. *Cochrane Database Syst Rev*. 2015;2:CD007622.

67. Carter EB, Temming LA, Akin J, et al. Group prenatal care compared with traditional prenatal care: a systemic review and meta-analysis. *Obstet Gynecol*. 2016;3:551-561.

68. Mazzoni SE, Carter EB. Group prenatal care. *Am J Obstet Gynecol*. 2017;216:552-556.

69. Lumbiganon P, Laopaiboon M, Thinkhamrop J. Screening and treating asymptomatic bacteriuria in pregnancy. *Curr Opin Obstet Gynecol*. 2010;22(2):95-99.

70. Gribble RK, Fee SC, Berg RL. The value of routine urine dipstick screening for protein at each prenatal visit. *Am J Obstet Gynecol*. 1995;173:214-217.

71. DeSisto CL, Kim SY, Sharma AJ. Prevalence estimates of gestational diabetes mellitus in the United States, Pregnancy Risk Assessment Monitoring System (PRAMS), 2007–2010. *Prev Chronic Dis*. 2014;11:E104.

72. Schwartz N, Nachum Z, Green MS. The prevalence of gestational diabetes mellitus recurrence: effect of ethnicity and parity: a metaanalysis. *Am J Obstet Gynecol*. 2015;213(3):310-317.

73. England LJ, Dietz PM, Njoroge T, et al. Preventing type 2 diabetes: public health implications for women with a history of gestational diabetes mellitus. *Am J Obstet Gynecol*. 2009;200:365.e1-365.e8.

74. Kjos SL, Peters RK, Xiang A, Henry OA, Montoro M, Buchanan TA. Predicting future diabetes in Latino women with gestational diabetes. Utility of early post-partum glucose tolerance testing. *Diabetes*. 1995;44:586-591.

75. American Diabetes Association. 2. Classification and diagnosis of diabetes. *Diabetes Care*. 2016;39(suppl 1):S13-S22.

76. Salmeen K. Gestational diabetes testing: making sense of the controversy. *J Midwifery Womens Health*. 2016;61(2):203-209.

77. Committee on Practice Bulletins—Obstetrics. Practice Bulletin No. 137: gestational diabetes mellitus. *Obstet Gynecol*. 2013;122(2 pt 1):406-416.

78. Moyer VA; U.S. Preventive Services Task Force. Screening for gestational diabetes mellitus: U.S. Preventive Services Task Force recommendation statement. *Ann Intern Med*. 2014;160:414.

79. Vandorsten JP, Dodson WC, Espeland MA, et al. NIH consensus development conference: diagnosing gestational diabetes mellitus. *NIH Consensus State Sci Statements*. 2013;29(1):1-31.

80. International Association of Diabetes and Pregnancy Study Groups Consensus Panel. International Association of Diabetes and pregnancy study groups recommendations on the diagnosis and classification of hyperglycemia in pregnancy. *Diab Care*. 2010;33(3):676-682.

81. Boyd KL, Ross EK, Sherman SJ. Jelly beans as an alternative to a cola beverage containing fifty grams of glucose. *Am J Obstet Gynecol*. 1995;173(6):1889-1892.

82. Lamar ME, Kuehl ATC, Gayle J, Holleman S, Allen SR. Jelly beans as an alternative to a fifty-gram glucose beverage for gestational diabetes screening. *Am J Obstet Gynecol*. 1999;181(5):1154-1157.

83. American College of Obstetricians and Gynecologists. Practice Bulletin No. 181: prevention of Rh D alloimmunization. *Obstet Gynecol*. 2017;130:e57-e70.

84. Centers for Disease Control and Prevention. Prevention of perinatal group B streptococcal disease. Revised guidelines, 2010. Available at: https://www.cdc.gov/mmwr/pdf/rr/rr5910.pdf. Accessed July 15, 2017.

85. Scharg SJ, Verani RJ. Intrapartum antibiotic prophylaxis for the prevention of perinatal group B streptococcal disease: experience in the United States and implications for a potential group B streptococcal vaccine. *Vaccine*. 2013;31(suppl 4):D20-D26.

86. Kominiarek MA, Peasman AM. Gestational weight gain. *Am J Obstet Gynecol*. 2017. [Epub ahead of print]. doi: 10.1016/j.ajog.2017.05.040.

87. Lowensohn R, Stadler D, Naze C. Current concepts in maternal nutrition. *Obstet Gynecol Survey*. 2016;71(7):413-426.

88. Rasmussen KM, Yaktine AL, eds. *Weight Gain During Pregnancy: Reexamining the Guidelines*. Washington, DC: National Academies Press; 2009. Available at: http://www.ncbi.nlm.nih.gov/books/NBK32815. Accessed October 9, 2017.

89. Goldstein RF, Abell SK, Ranasinha S, et al. Association of gestational weight gain with maternal and infant outcomes: a systematic review and meta-analysis. *JAMA*. 2017;317:2207.

90. Siega-Riz AM, Deierlein A, Stuebe A. Implementation of the new Institute of Medicine gestational weight guidelines. *J Midwifery Womens Health*. 2010;55:515-519.

91. Harris AA. Practical advice for caring for women with eating disorders during the perinatal period. *J Midwifery Womens Health*. 2010;55(6):579-586.

92. Harris AA, Barger MK. Specialized care for women pregnant after bariatric surgery. *J Midwifery Womens Health*. 2010;55(6):529-530.

93. Liu J, Gallagher AE, Carta CM, Torres ME, Moran R, Wilcox S. Racial differences in gestational weight gain and pregnancy related hypertension. *Ann Epidemiol*. 2014;24:441-447.

94. Fontaine PL, Hellerstedt WL, Dayman CE, Wall MM, Sherwood NE. Evaluating body mass index–specific trimester weight gain recommendations: differences between black and white women. *J Midwifery Womens Health*. 2012;57:327-335.

95. Pritkin R. Nutritional support in obstetrics and gynecology. *Obstet Gynecol*. 1976;19(3):489-513.

96. Barger MK. Maternal nutrition and perinatal outcomes. *J Midwifery Womens Health*. 2010;55(6):502-511.

97. Langley-Evans SC. Nutrition in early life and the programming of adult disease: a review. *J Human Nutr Diet*. 2015;28(suppl 1):1-14.

98. U.S. Food and Drug Administration. Food safety for moms-to-be. Available at: https://www.fda.gov/food/foodborneillnesscontaminants/peopleatrisk/ucm081785.htm. Accessed July 4, 2017.

99. Wolff T, Witkop CT, Miller T, Syed SB. *Folic Acid Supplementation for the Prevention of Neural Tube Defects: An Update of the Evidence for the U.S. Preventive Services Task Force. Evidence Synthesis No. 70*. AHRQ Publication No. 09-051132-EF-1. Rockville, MD: Agency for Healthcare Research and Quality; May 2009.

100. Goh YI, Bollano E, Einarson TR, Koren G. Prenatal multivitamin supplementation and rates of congenital anomalies: a meta-analysis. *J Obstet Gynaecol Can*. 2006;28:680-688.

101. Centers for Disease Control and Prevention. Recommendations to prevent and control iron deficiency in the United States. *MMWR*. 1998;47:1-29.

102. Pena-Rosas JP, Viteri FE. Effects of routine oral iron supplementation with or without folic acid for women during pregnancy. *Cochrane Database Syst Rev*. 2006;3:CD004736. doi: 10.1002/14651858.CD004736.pub2.

103. Graves BW, Barger MK. A "conservative" approach to iron supplementation during pregnancy. *J Midwifery Womens Health*. 2001;46:159-166.

104. Santiago P. Ferrous versus ferric oral iron formulations for the treatment of iron deficiency: a clinical review. *Sci World J*. 2012;846824.

105. Leung AM, Pearce EN, Braverman LE. Iodine nutrition in pregnancy and lactation. *Endocrin Metabol Clin*. 2011;40(4):765-777.

106. De-Regil LM, Palacios C, Lombardo LK, Peña-Rosas JP. Vitamin D supplementation for women during pregnancy. *Cochrane Database Syst Rev*. 2016;1: CD008873. doi: 10.1002/14651858.CD008873.pub3.

107. Gill SK, Maltepe C, Koren G. The effectiveness of discontinuing iron-containing prenatal multivitamins on reducing the severity of nausea and vomiting of pregnancy. *J Obstet Gynaecol*. 2009;29(1):13-26.

108. Penny DS, Miller KG. Nutritional counseling for vegetarians during pregnancy and lactation. *J Midwifery Womens Health*. 2008;53(1):37-44.

109. Britten P, Cleveland LE, Koegel KL, Kuczynski KJ, Nickols-Richardson SM. Updated US Department of Agriculture food patterns meet goals of the 2010 dietary guidelines. *J Acad Nutr Diet*. 2012; 112(10):1648-1655.

110. Jordon RG. Prenatal omega-3 fatty acids: review and recommendations. *J Midwifery Womens Health*. 2010;55:520-528.

111. Gunaratne AW, Makrides M, Collins CT. Maternal prenatal and/or postnatal n-3 long chain poly-unsaturated fatty acids (LCPUFA) supplementation for preventing allergies in early childhood. *Cochrane Database Syst Rev*. 2015;7:CD010085. doi: 10.1002/14651858.CD010085.pub2.

112. American College of Obstetricians and Gynecologists. Practice Bulletin No. 105: bariatric surgery and pregnancy. *Obstet Gynecol*. 2009;113(6):1405-1413.

113. Goodnight W, Newman R. Optimal nutrition for improved twin pregnancy outcome. *Obstet Gynecol*. 2009;114(5):1121-1134.

114. Fawcett EJ, Fawcett JM, Mazmanian D. A meta-analysis of the worldwide prevalence of pica during pregnancy and the postpartum period. *Int J Gynaecol Obstet*. 2016;133(3):277-283.

115. Breedlove G, Frzyelka D. Depression screening during pregnancy. *J Midwifery Womens Health*. 2011;56(1):18-25.

116. American College of Obstetricians and Gynecologists. Committee Opinion No. 518: intimate partner violence. *Obstet Gynecol*. 2012;119:412-417.

117. Chisholm CA, Bullock L, Ferguson JE. Intimate partner violence and pregnancy: screening and intervention. *Am J Obstet Gynecol*. 2017;217(2):145-149.

118. Renker PR. Breaking the barriers: the promise of computer-assisted screening for intimate partner violence. *J Midwifery Womens Health*. 2008;53:496-503.

119. Barona LK, Lovelace D, Daniels JL, McDaniel L. Tobacco harms: nicotine pharmacology and pharmacologic smoking cessation interventions for women. *J Midwifery Womens Health*. 2017;62:253-269.

120. Azulay Chertok IR, Archer SH. Evaluation of a midwife- and nurse-delivered 5 A's prenatal smoking cessation program. *J Midwifery Womens Health*. 2015;60:175-181.

121. Coleman T, Chamberlain C, Davey MA, Cooper SE, Leonardi-Bee J. Pharmacological interventions for promoting smoking cessation during pregnancy. *Cochrane Database Syst Rev*. 2015;12:CD010078. doi: 10.1002/14651858.CD010078.pub2.

122. DeLong NE, Barra NG, Hardy DB, Holloway AC. Is

it safe to use smoking cessation therapeutics in pregnancy? *Expert Opin Drug Saf.* 2014;13(12):1721-1731.

123. Tan C, Denny C, Cheal N, Sniezek J, Kanny D. Alcohol use and binge drinking among women of childbearing age—United States, 2011–2013. *MMRW.* 2015; 64(37);1042-1046.

124. Shogren M. Substance abuse screening and brief interventions: an introduction to screening, brief intervention, and referral to treatment in women's health. *J Midwifery Womens Health.* 2017;62(6):746-754.

125. Reddy UM, Davis JM, Ren Z, Greene MF; Opioid Use in Pregnancy, Neonatal Abstinence Syndrome, and Childhood Outcomes Workshop Invited Speakers. Opioid use in pregnancy, neonatal abstinence Syndrome, and childhood outcomes: executive summary of a joint workshop by the Eunice Kennedy Shriver National Institute of Child Health and Human Development, American College of Obstetricians and Gynecologists, American Academy of Pediatrics, Society for Maternal-Fetal Medicine, Centers for Disease Control and Prevention, and the March of Dimes Foundation. *Obstet Gynecol.* 2017;130(1):10-28.

126. Goodman DJ, Wilff KB. Screening for substance abuse in women's health: a public health imperative. *J Midwifery Womens Health.* 2013;58(3):278-287.

127. Volkow ND, Compton WM, Wargo EM. The risks of marijuana use during pregnancy. *JAMA.* 317(2): 129-130.

128. Foeller ME, Lyell DJ. Marijuana use in pregnancy: concerns in an evolving era. *J Midwifery Womens Health.* 2017;62(2):363-367.

129. American College of Obstetricians and Gynecologists. Committee Opinion No. 722: marijuana use during pregnancy and lactation. *Obstet Gynecol.* 2017;130(4):e205-e209.

130. Freeman M, Ghidini A, Spong CY, Tchabo N, Bannon PZ, Pezzullo JC. Does air travel affect pregnancy outcome? *Arch Gynecol Obstet.* 2004;269:274.

131. Duong HT, Shahrukh Hashmi S, Ramadhani T, Canfield MA, Scheuerle A, Kim Waller D; National Birth Defects Prevention Study. Maternal use of hot tub and major structural birth defects. *Birth Defects Res.* 2011;91(pt 1):836-841.

132. Harvey MA, McRorie MM, Smith DW. Suggested limits to the use of the hot tub and sauna by pregnant women. *Can Med Assoc J.* 1981;125:50-53.

133. Oral Health Care During Pregnancy Expert Workgroup 2012. Oral health care during pregnancy: A national consensus statement—summary of an expert workgroup meeting. Washington, DC: National Maternal Child Oral Health Center.

134. Motozawa Y, Hitosugi M, Abe T, Tokudome S. Effects of seat belts worn by pregnant drivers during low-impact collisions. *Am J Obstet Gynecol.* 2010; 203:62.e1.

135. Sayle AE, Savitz DA, Thorp JM Jr, Hertz-Picciotto I, Wilcox AJ. Sexual activity during late pregnancy and risk of preterm delivery. *Obstet Gynecol.* 2001;97(2):283-289.

136. Centers for Disease Control and Prevention. Reproductive health and the workplace. Available at: https://www.cdc.gov/niosh/topics/repro/specificexposures.html. Accessed September 22, 2017.

137. MacDonald LA, Waters TR, Napolitano PG, et al. Clinical guidelines for occupational lifting in pregnancy: evidence summary and provision recommendations. *Am J Obstet Gynecol.* 2013;209(2):80-88.

138. Waters TR, MacDonald LA, Hudock SD, Goddard DE. Provisional recommended weight limits for manual lifting during pregnancy. *Hum Factors.* 2014;56(1):203-214.

139. Jackson RA, Gardner S, Torres LN, Huchko MJ, Zlatnik MG, Williams JC. My obstetrician got me fired: how work notes can harm pregnant patients and what to do about it. *Obstet Gynecol.* 2015;126(2):250-254.

140. Peretz J, Vrooman L, Ricke WA, et al. Bisphenol A and reproductive health: update of experimental and human evidence, 2007–2013. *Environ Health Perspect.* 2014;122(8):775-786.

141. International Commission on Radiological Protection, eds. *Annals of the ICRP, Publication 84: Pregnancy and Medical Radiation*, 30(1). Tarrytown, NY: Pergamon/Elsevier Science; 2000.

142. Williams PM, Fletcher S. Health effects of prenatal radiation exposure. *Am Fam Physician.* 2010; 82(5):488-493.

143. American College of Obstetricians and Gynecologists. Committee Opinion No. 656: guidelines for diagnostic imaging in pregnancy. *Obstet Gynecol.* 2016;127:e75-e80.

144. Alba A, Carlton L, Dinkel L, Ruppe R. Increased lead levels in pregnancy among immigrant women. *J Midwifery Womens Health.* 2012;57:509-514.

145. Ettinger AS, Wengrovitz AG, eds. *Guidelines for the Identification and Management of Lead Exposure in Pregnant and Lactating Women.* Atlanta, GA: Centers for Disease Control and Prevention; 2010. Available at: http://www.cdc.gov/nceh/lead/publications/leadandpregnancy2010.pdf. Accessed July 4, 2017.

146. Shaw GM. Adverse human reproductive outcomes and electromagnetic fields: a brief summary of the epidemiologic literature. *Bioelectromagnetics.* 2001;5(suppl):S5.

147. Oduyebo T, Polen KD, Walke HT, et al. Update: interim guidance for health care providers caring for pregnant women with possible Zika virus exposure—United States (including U.S. territories), July 2017. *MMWR.* July 24, 2017. doi: http://dx.doi.org/10.15585/mmwr.mm6629e1.

148. Delgado AR. Listeriosis in pregnancy. *J Midwifery Womens Health.* 2008;53(3):255-259.

149. Villazanakretzer DL, Napolitano PG, Cummings KF, Magann EF. Fish parasites: a growing concern during pregnancy. *Obstet Gynecol Surv.* 2016;71(4):253-259.

150. Meaney-Delman D, Rasmussen SA, Staples JE, et al. Zika virus and pregnancy: what obstetric health care providers need to know. *Obstet Gynecol.* 2016;124(4):642-648.

151. Madjunkoy M, Chaudhry S, Ito S. Listeriosis during pregnancy. *Arch Gynecol Obstet.* 2017; 296(2):143-152.

152. Sugishita Y, Akiba T, Sumitomo M, et al. Shedding of rubella virus among infants with congenital rubella syndrome born in Tokyo, Japan, 2013–2014. *Jpn J Infect Dis.* 2016;69(5):418-423.

153. Neu N, Duchon J, Zachariah P. TORCH infections. *Clin Perinatol.* 2015;42(1):77-103.

154. Feldman DM, Keller R, Borgida AF. Toxoplasmosis, parvovirus and cytomegalovirus in pregnancy. *Clin Lab Med.* 2016;36(2):407-419.

155. Kim DK, Riley LE, Harriman KH, Hunter P, Bridges CB; ACIP Adult Immunization Work Group, Centers for Disease Control and Prevention. Advisory Committee on Immunization Practices recommended immunization schedule for adults aged 19 years and older—United States, 2017. *MMWR Surveill Summ.* 2017;66:5.

156. Lloyd K. Protecting pregnant women, newborns, and families against pertussis. *J Midwifery Womens Health.* 2013;58(3):288-296.

157. Thompson WW, Price C, Goodson B, et al.; Vaccine Safety Datalink Team. Early thimerosal exposure and neuropsychological outcomes at 7 to 10 years. *N Engl J Med.* 2007;357(13):1281-1292.

158. Price CS, Thompson WW, Goodson B, et al. Prenatal and infant exposure to thimerosal from vaccines and immunoglobulins and risk of autism. *Pediatrics.* 2010;126:656-664.

159. Zwelling E. Childbirth education in the 1990s and beyond. *JOGNN.* 1996;25(5):425-432.

160. Walker DS, Visger JM, Rossie D. Contemporary childbirth education models. *J Midwifery Womens Health.* 2009;54(6):469-471.

161. Dyson L, McCormick F, Renfrew M. Interventions for promoting the initiation of breastfeeding. *Cochrane Database Syst Rev* 2005;(2):CD001688.

162. Task Force on Sudden Infant Death Syndrome. SIDS and other sleep-related infant deaths: updated 2016 recommendations for a safe infant sleeping. *Pediatrics.* 2016;138(5). pii: e20162940.

# 21A

# 产科腹部检查

TEKOA L.KING AND CECILIA M.JEVITT

感谢本书前版作者 Jennifer M.Demma，Karen Trister Grace 和 Jan M.Kriebs 的贡献

产科腹部检查包括：①腹部视诊和触诊；②测量宫高；③四步触诊法确定胎产式、胎先露、胎位、胎儿变异和是否衔接；④估计胎儿体重；⑤听诊胎心。

超声检查可以有效地评估胎儿发育和胎位，尤其是当出现胎儿大小异常或评估具有挑战性和难度的时候。但是能够用自己的双手检查获取关于妊娠进展的信息是一个非常宝贵的技能。本附录陈述的标准是基于正常体型和单胎妊娠的孕妇。孕妇的身高、体重，子宫异常、胎儿生长模式和多胎妊娠，都会影响检查者的临床判断，这部分也将讨论它们的影响。

## 设备

- 厘米刻度的卷尺
- 皮纳尔德（Pinard）胎心听诊器或多普勒胎心听诊器

## 腹部视诊

1. 手术瘢痕。通过剖宫产手术瘢痕了解既往剖宫产史非常重要。从瘢痕了解阑尾切除术史，有助于孕期右下腹痛时排除阑尾炎可能。

2. 淤青或擦伤。描述和记录所有伤痕的特征和位置，并与孕妇讨论它们造成的原因，特别注意亲密伴侣间暴力和虐待的可能性。

3. 腹黑线。妊娠 20 周后在孕妇下腹部的腹中线可见到黑色素沉着；经产孕妇由于以往妊娠留下的痕迹，妊娠早期即可见到。腹黑线在产后 6 个月内会逐渐消退。

4. 妊娠纹。很多孕妇在妊娠期间腹部出现粉色或红色的条纹。银白色的条纹见于曾经有过妊娠的经产妇，也可能是由于以前的体重增长变化引起。

5. 视诊确定腹部外形，能够提示胎产式、胎先露、胎位以及胎儿变异。

a. 子宫的形状是个纵椭圆形：宫高与孕周相符，提示是纵产式。

b. 子宫的形状是个横椭圆形：宫高低于相应孕周，提示可能是横产式、胎儿生长受限或羊水过少。

c. 腹部一侧突起呈一条长的平滑曲线，提示胎儿的背部在此侧。

d. 脐下出现一个碟状凹陷，并且耻骨联合上方出现充盈膀胱似的突起，提示是后位胎位或是膀胱充盈。

e. 整个腹部都可见到胎儿的小肢体活动，提示是枕后位。

## 腹部触诊

助产士在体检时可以触诊到以下结构：

1. 腹直肌分离（腹直肌在中线处分离）。触诊腹直肌分离及其宽度时，让孕妇仰卧后抬头，将一个或两个手指平行放置于腹中线胃区以下部位来感觉腹直肌分离情况。腹直肌分离检查通常是在产后进行。经产妇，由于以往妊娠分娩的经历，腹直肌分离可能一直存在，可在孕期首次检查时评估。

2. 脐疝（肠道通过肚脐后面的腹肌分离部位脱出）：孕期任何时段腹部触诊检查都可发现。

3. 评估子宫肌肉的张力（硬或软）、宫缩（可触及或不可触及）、压痛，在孕中期和孕晚期排除早产，以及妊娠满 37 周后的子宫收缩提示临产。

4. 估计羊水量。行腹部检查时助产士可以将双手放在子宫的两侧,两只手轮流轻轻压向子宫来估计羊水量。按照孕周早晚、胎儿大小与胎位不同,可以感觉到液体的波动,提示羊水的存在。如果触诊时很难触及到胎儿肢体,也很难确定胎位,提示孕妇羊水过多;反之则提示羊水过少。

## 四步触诊法

四步触诊法(Leopold's maneuvers)可评估胎产式、胎方位以及胎先露同时也可评估腹部肌肉张力、子宫张力和收缩性、触诊胎动及估计胎儿体重。图21A-1 显示了四步触诊的手法与帕伍立克手握法(Pawlik's grip)。

### 要点

1. 孕妇排空膀胱。

2. 暴露腹部从乳房下至耻骨联合。暴露时应注意舒适、隐私以及文化差异性。让孕妇自己解开衣服而不是替她们解开,这可以让她们自己控制皮肤暴露的范围。

3. 采取以下措施放松孕妇的腹部肌肉:

a. 在孕妇的头和肩上部放置枕头;

b. 让孕妇将双手臂放置两侧或者交叉于胸前;

c. 膝盖稍弯曲。

4. 触诊之前,助产士将手轻轻放在孕妇腹部(图 21A-2)。这个动作可以使孕妇适应助产士接触后的感觉,同时消除腹肌的反应性紧张收缩。

四步触诊法的步骤

### 第一步:确定胎产式和胎先露

面向孕妇头部,触诊宫底的部分,注意胎儿部分的形状。胎儿部分感觉圆且硬,容易移动,在检查者手指或两手之间有浮球感,提示是胎头。胎头能够独立于躯干移动。胎儿部分若是感觉不规则、略大或是呈块状,硬度不如头部,轮廓摸不出或不能移动,没有浮球感,提示是胎儿臀部。臀部不能独立于躯干移动。这种情况下,胎儿是纵产式。如果触诊宫底没有感觉到上述情况的话,可能是横产式。

### 第二步:确定胎背

1. 继续面向孕妇头部,将双手置于子宫两侧介于宫底与耻骨联合中间的位置。

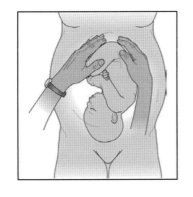

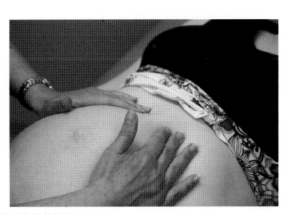

第一步:确定宫底处的胎儿部分。双手手指弯曲放在宫底部触诊

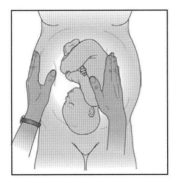

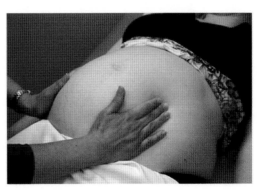

第二步:确定胎背和胎儿四肢。双手放在子宫两侧

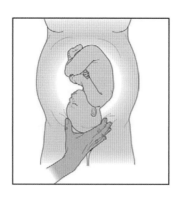

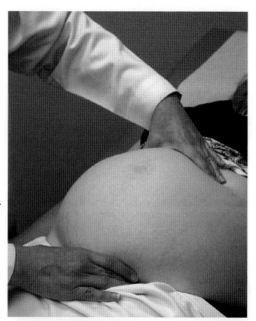

第三步：确定胎先露。一只手的拇指和中指放在耻骨联合上方，轻柔地向深处把持住胎儿先露部分

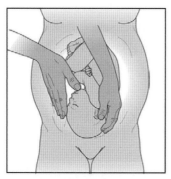

第四步：检查胎先露是否已经衔接，找到胎头隆凸。
将两手放在子宫下段两侧，深压同时手指尖向骨盆入口方向移动

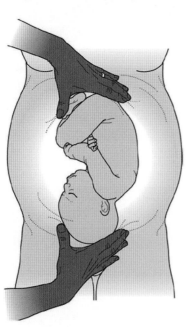

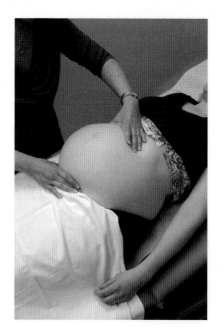

联合帕伍立克手握法：在做四步触诊第三步时，用另一只手放在宫底部触诊，比较子宫上下两端的胎儿部分，最后确胎产式和胎先露

图 21A-1 四步触诊法联合帕伍立克手握法

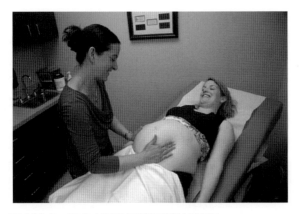

图 21A-2　助产士在准备做腹部触诊检查

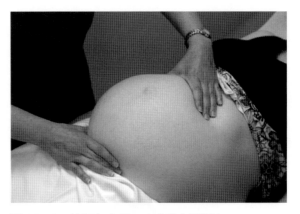

图 21A-3　帕伍立克 (Pawlik) 联合手握法

2. 一手固定,另一手(触诊手)向子宫的对侧轻轻施压检查,把胎儿推向腹部另一侧的固定手,触诊感觉两手间的胎儿身体部分。固定手在检查期间维持不动保持触诊手的压力。

3. 触诊手检查的范围包括以腹中线为界的同侧腹部,从宫底至耻骨联合。坚定柔和地按压,旋转移动部位。

4. 两手交替,用同样方式检查另一侧腹部。

5. 用手指的指腹触诊,而不是指尖。柔和地深压,必要时可略微用力以获得准确的发现,但不会引起疼痛或不适。

触及胎背时感觉到硬的、凸起的、连续平滑有阻力的质块从臀部延伸到颈部。确定胎背位于腹部的前方、侧方或后方有助于确定胎方位的变异。如果触诊到小的、结节状、不规则、按压后会动的团块,提示是胎儿的肢体——手、脚、膝盖或肘。触诊子宫时,胎儿的四肢应在胎背的对侧。如果触诊胎背困难并超出了腹部后方,在整个腹部都能摸到四肢,提示能是后位。

### 第三步:确定胎先露和衔接

第三步称为帕伍立克手握法:用一手的拇指和中指握住耻骨联合上方的胎先露部分。按压时力量应该温柔但要坚定压入腹部,以便感觉拇指和中指之间的胎儿部分。帕伍立克手握法会引起不适,由于第四步手法也可以确定胎位,帕伍立克手握法或可省略。如果在做帕伍立克手握法时在宫底处感觉到腿脚踢蹬的运动,可增加确定头先露的可信度。

如果胎头位于骨盆边缘之上,像第一步形容得那样易于移动和有浮球感,也可用帕伍立克联合手握法,即一手用帕伍立克手握法,另一只手用同样的

手法同时握住宫底部的胎儿部分(图 21A-3),比较两端的胎儿部分,以联合手握法最终确定胎产式和胎先露。

### 第四步:胎头隆凸和胎倾势

1. 转身面向孕妇足部。

2. 两个手掌放置子宫两侧、耻骨联合和髂嵴上方,指尖朝向耻骨联合。

3. 手指沿着骨盆入口向下缓慢坚定滑动确定胎头隆凸,注意隆凸是位于胎背一侧还是胎儿前方。如果胎头隆凸是和胎儿肢体在一个方的,那么胎儿的姿势就是屈曲位的,头部低向下颏。如果胎先露部是头顶、胎头隆凸与胎背是同一个方向,胎儿是面先露或额先露。

四步触诊结束时与孕妇分享四步检查的发现,如果孕妇愿意的话可协助她感觉和辨别胎儿的不同部分。

## 估计胎儿体重

估计胎儿体重(Estimated fetal weight,EFW)在孕期是非常重要的,尤其在妊娠 30 周之后,可作为总体评估孕龄和胎儿生长情况的临床数据。在进行四步触诊期间,助产士可以将胎儿大小与已知容器进行对比评估,比如一升的输液袋、一袋 5 磅重的面粉、一加仑牛奶。在评估足月胎儿体重时,有经验的双手和超声波检查相比准确性不相上下。EFW 在产程和分娩时非常重要,将预测的胎儿体重与临床骨盆测量相比较可确定孕妇骨盆是否足够大。将评估胎儿体重与超声检查或者真正的出生体重相比,利用反馈来提高助产士估计胎儿体重的技能。

## 听诊胎心音

胎心传播最好的地方是最接近子宫前壁的胎儿凸起部分,通常是胎背。如果知道了胎方位,则容易定位胎心音听诊的位置,这个位置会随着胎儿入盆程度不同而变化(图 21A-4)。听到胎心音的位置可作为确定或者质疑胎先露和胎位诊断的参考指标。

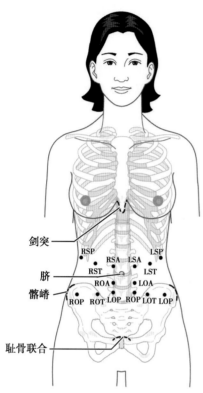

图 21A-4 最强胎心听诊部位与胎先露和胎位的关系
LOA,左枕前;LOP,左枕后;LOT,左枕横;LSA,左骶前;LSP,左骶后;LST,左骶横;ROA,右枕前;ROP,右枕后;ROT,右枕横;RSA,右骶前;RSA,右骶后;RST,右骶横

## 测量宫高

每次产前检查时都应测量宫高。宫高的连续测量提供了子宫增大和胎儿发育的信息。用厘米尺测量耻骨联合顶端至宫底最高处的高度,可用来监测胎儿生长情况,也可作为筛查多胎妊娠、胎儿生长受限、羊水过多,以及其他胎儿生长有关的并发症的工具。整个系列产前检查中由同一个检查者用同一种方式测量的宫高是最有价值的。

当孕周符合耻骨联合至宫底高度时,宫高(厘米为单位)和孕周(根据末次月经计算的周数)在20~32 周之间其数字是差不多接近的[1-6]。然而,孕

周和宫高的关系受到多种因素的影响,包括产妇体质和胎产式。比如一个娇小的女人身高只有 1.5 米和高于 1.8 米的女性在同一个孕周测量的宫高可能会有差异。同样,腹部脂肪组织大量沉积的女性宫高测量值会高于预期值。表 21A-1 列出了正常 BMI 值和纵产式单胎孕妇不同妊娠周数的预期宫底的大概位置。

| 表 21A-1 | 不同孕周的宫底大概高度 |
| --- | --- |
| 孕周数 | 预期的宫底大概位置 |
| 12 | 耻骨联合水平 |
| 16 | 耻骨联合与肚脐之间 |
| 20 | 肚脐上下 1 横指 |
| 24 | 脐上 2~4 横指 |
| 28~30 | 脐与剑突间 1/3 处(脐上 3 横指) |
| 32 | 脐与剑突间 2/3 处(剑突下 3~4 横指) |
| 36~38 | 剑突下 1 横指 |
| 40 | 如果出现胎儿下降感,就在剑突下 2~3 横指 |

实际应用中,常用孕周 ±2cm 来确定胎儿发育是否良好。也就是说,在孕 20~32 周期间,以厘米数测量宫底,其数字对应孕周数的误差可在 2 厘米的范围内。没有强有力的证据支持该方法,很可能是根据以前实践中所观察到的母体和胎儿变化关系。尽管缺乏证据,但是 2cm 偏离经验法可作为仔细检查腹部大小与孕周是否存在差异的警报。评估宫高与胎儿大小有无差异时首先要保证孕妇排空膀胱,因为膀胱充盈可以抬高子宫增加宫高。超声波可用来诊断宫高与胎儿大小差异时的病因。

## 要点

1. 妊娠早期,子宫位于盆腔内。妊娠 10~12周之后才能在耻骨联合上方触及到子宫底。妊娠 18~20 周之前,宫底高度位于耻骨联合和肚脐之间,可用检查者的指宽作为测量工具来表示子宫大小(例如耻骨上 1 横指,脐下 4 横指)(参考"妊娠解剖与生理"一章)。

2. 妊娠 20~32 周,宫高测量值(厘米数)与孕周数相对应,误差应在 2cm 之内。

3. 妊娠末期,随着胎儿先露部入盆,连续测量的宫高值对比可能有变化,测出的绝对宫高值可能不再增长或稍有降低。

4. 单独使用宫高测量可能有特异性,但缺乏敏感性。当宫底高度与孕周不符时:

a. 首先评估有无影响因素,如:充盈的膀胱或腹部脂肪过度沉积;

b. 如果影响因素不能解释这种差异,则进行超声检查。

## 宫高的测量步骤

有几种不同的测量宫高的方法。有兴趣的读者可以参考 Engstrom 等人[1-7]写的系列文章中有关宫高测量方法的部分。

1. 测量宫高时孕妇取仰卧位或半卧位。

2. 有些助产士喜欢测量宫高时翻转卷尺隐藏厘米刻度,以减少检查者的偏见。孕妇姿势不同、充盈的膀胱、多个检查者以及检查者知晓孕周数等都可能引起偏见,导致测量不准确。

3. 测量之前,需要确认耻骨联合和子宫底(图 21A-5)。

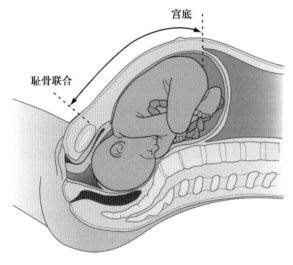

图 21A-5　宫高的测量

a. 孕妇需解开衣服暴露出耻骨联合至宫底。腹部暴露范围是从剑突至骨盆上部。

b. 检查者用手指的掌面轻柔而坚定地触诊检查。

c. 孕妇半卧位时,助产士面向孕妇头部。双手放在子宫两侧大约耻骨联合和子宫底之间的中间位置,手指尖垂直朝向孕妇头部。

d. 检查者的双手在子宫两侧向上移动,在顶部汇合确认宫底位置。平缓移动避免揉捏或者指尖戳压的动作,可降低检查过程中引起子宫收缩的可能性。

e. 测量"超过宫底最高处"是常见的错误,可以通过观察子宫曲线、发现子宫最高处胎儿部分、和找到孕妇腹部变松软了的部位来避免。

4. 常用的两个技巧:

a. 将卷尺的 0 刻度放置在耻骨联合上缘,沿着腹中线直线向上到达子宫底的顶部,注意不要越过子宫底的顶端而测量到子宫后面的部分。

b. 确认宫底后,将卷尺 0 刻度放在宫底,向下测量直至耻骨联合上缘。

（高玲玲　译　段得琬　审）

## 参考文献

1. Engstrom JL. Measurement of fundal height. *J Obstet Gynecol Neonatal Nurs.* 1988;17(3):172-178.

2. Engstrom JL, Ostrenga KG, Plass RV, Work BA. The effect of maternal bladder volume on fundal height measurements. *Br J Obstet Gynaecol.* 1989;96(8):987-991.

3. Engstrom JL, Sittler CP. Fundal height measurement. Part 1: techniques for measuring fundal height. *J Nurse-Midwifery.* 1993;38(1):5-16.

4. Engstrom JL, McFarlin BL, Sittler CP. Fundal height measurement. Part 2: intra- and interexaminer reliability of three measurement techniques. *J Nurse-Midwifery.* 1993;38(1):17-22.

5. Engstrom JL, Piscioneri LA, Low LK, McShane H, McFarlin B. Fundal height measurement. Part 3: the effect of maternal position on fundal height measurements. *J Nurse-Midwifery.* 1993;38(1):23-27.

6. Engstrom JL, McFarlin BL, Sampson MB. Fundal height measurement. Part 4: accuracy of clinicians' identification of the uterine fundus during pregnancy. *J Nurse-Midwifery.* 1993;38(6):318-323.

7. Engstrom JL, Sittler CP, Swift KE. Fundal height measurement. Part 5: the effect of clinician bias on fundal height measurements. *J Nurse-Midwifery.* 1994;39(3):130-141.

# 21B

## 骨 盆 测 量

JENNIFER M.DEMMA，KAREN TRISTER GRACE AND TEKOA L.KING

Pelvimetry 一词来自拉丁文 "pelvis"（意思是盆或碗）和希腊语 "metron"（意思是测量）[1]。因此 Pelvimetry 指的是骨盆测量，即测量骨盆的各个径线。阴道检查能够评估骨盆的大体结构（尺寸大小和形状）以及测量骨盆的关键径线。这个评估就称为"临床骨盆测量"，通常在孕期和 / 或分娩过程中做阴道检查时进行。

骨盆测量最准确的方法是通过 X 线或者计算机层析 X 射线检查（CT）。因为这会将胎儿暴露在放射线下形成危害，X 线照相骨盆测量目前已不再使用。CT 检查只保留用于要求臀位阴道分娩孕妇的产前评估。

传统上，骨盆测量是指导临床产科管理的必要信息。如果孕妇骨盆的一个或多个径线狭窄，分娩过程中可能出现头盆不称（CPD），则需要借助剖宫产或者高 / 中位钳产分娩[2]。骨盆的形状、大小是决定安全分娩方式的因素之一。因为以前佝偻病、营养不良性坏血病和脊髓灰质炎等疾病很常见，时常会有 CPD 和难产发生[3]。

而如今，直到产程进展停滞或胎头下降停滞才会诊断 CPD，因此临床骨盆测量的预测价值存在争议[4,5]。尽管如此，我们还是不要"把洗澡水和胎儿一起泼出去"——骨盆测量的结果可以帮助确定头盆不称，用来提示和帮助指导分娩期管理。另外在发展中国家，骨盆狭窄很常见，骨盆测量依然具有很重要的临床价值[3]。

### 要点

1. 检查者需要知道四种典型的骨盆形状和骨盆平面径线，详见"女性生殖系统的解剖与生理"

一章。

2. 开始骨盆测量之前，检查者要测量一下自己手指的长度和拳头的宽度，因为在特定的测量中需要用到这些数值。

a. 检查者的手指长度是指中指的指尖到手掌与拇指连接处的距离。

b. 拳头的宽度是指手掌握成横拳，从尺侧与手连接的指关节处量至桡侧指关节处的距离。如果宽度不够 8cm，则将拇指握起到某个位置把拇指关节的长度计入拳头宽度凑成 8cm，以后每次测量时都维持该姿势。

3. 骨盆测量过程中最好是把拇指弯曲入手掌内。如果把拇指伸开，会触及到阴蒂或者外阴的某个部分，使得检查者无法用手指的全部长度来触及骶骨测量对角径（骶耻内经）。

4. 骨盆测量的步骤可以用骨盆模型来练习。但是按照规范有序地完成实际阴道检查过程时，必须真正理解软组织的影响和操作可能造成的不适。

5. 有些助产士认为有必要触诊和评估骨盆双侧。另外一些人则认为假定两侧是对称的，触诊一侧就足够了，除非观察到明显的骨盆畸形或者孕妇过去有骨盆创伤史，这时就需要对骨盆两侧都做出评估。

6. 骨盆测量可能有不同的方法。一些教材建议首先测量对角径，然后从骨盆后面移向前方；另外的则采用相反的顺序。一些教材不包括评估耻骨弓或骨盆侧壁。本教材中推荐的手法顺序是基于给孕妇造成最小不适而设计的。

7. 骨盆测量是利用测量骨盆结构的长度和形状间接地估计骨盆的三个平面以及前、后骨盆。骨盆平面不能直接测量，因此临床骨盆测量是通过估计测量骨盆入口平面、中骨盆平面、出口平面的形状和大小,以一个平均体重的胎儿阴道分娩为参照,将骨盆分为足够大小、临界大小和骨盆狭窄这三类。

向骶骨触诊,注意以下结构的形状和长度:耻骨联合、坐骨支、骨盆侧壁、坐骨棘、髂棘间径、骶棘韧带、尾骨、骶骨和对角径。耻骨弓是在检查者完成阴道内检出来后测量的,最后测量坐骨结节间径。图21B-1 和图 21B-2 显示了表 21B-1 描述的骨盆径线和骶骨形状。

## 骨盆测量的步骤

表 21B-1 列出了骨盆测量的步骤。从前骨盆

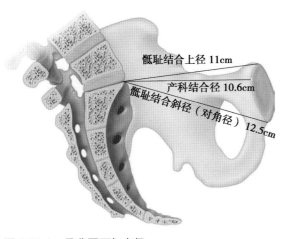

图 21B-1　骨盆平面与直径

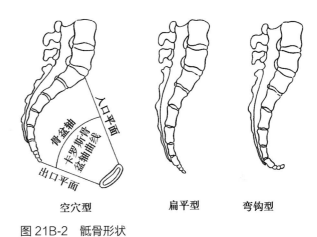

图 21B-2　骶骨形状

| 表 21B-1 | 骨盆测量的步骤 | | | | |
|---|---|---|---|---|---|
| 步骤 | 骨盆平面 | 测量位置 | 技巧 | 描述发现 | 分娩过程中的临床意义 |
| 1 | 前骨盆和骨盆入口前后直径 | 耻骨弓 | 伸入阴道 2 指;旋转至掌面朝上。轻柔地分开手指以免伤到尿道,触诊耻骨联合后方确定倾斜度 | 平行:耻骨联合的纵向轴线与骶骨平行;<br>前倾:耻骨联合上缘向骶岬倾斜,下缘远离骶骨;<br>后倾:耻骨联合下缘向骶骨倾斜,上缘远离骶岬 | 当耻骨联合不平行于骶骨时,骨盆入口和出口的前后径会明显改变(图 21B-1)。然而骨盆入口狭窄在发达国家并不常见,因此有些助产士经常省略这一步骤 |
| 2 | 中骨盆和出口横径 | 侧壁(坐骨的内侧面) | 检查者的手指沿耻骨支下行移至坐骨下壁,沿着坐骨往回至坐骨棘。 | 内聚型:骨盆侧壁向出口汇聚<br>外展型:侧壁向外扩展,出口扩大<br>平行型:女型骨盆,最常见类型 | 内聚的内壁与持续性枕横位有关 |
| 3 | 中骨盆横径 | 坐骨棘 | 沿着侧壁向下向后移动找到坐骨棘。确定坐骨棘时可能会需要施加一点侧向压力。如果这种手法不能确定坐骨棘,继续移动手指至骶骨,找到骶棘韧带。沿着骶棘韧带侧向移回找到坐骨棘 | 圆钝:更为扁平的处于盆腔壁上,不易触及,最常见于女型骨盆<br>突起:很容易触及;<br>突出:易触及,长的、几乎是尖的,双侧坐骨棘对峙 | 中骨盆平面的横径是最窄的径线,在此处胎儿必须横向<br>中骨盆平面狭窄可以导致持续性枕横位或在第二产程胎儿下降停滞。这种难产与胎头严重变形和胎头瘤有关 |

续表

| 步骤 | 骨盆平面 | 测量位置 | 技巧 | 描述发现 | 分娩过程中的临床意义 |
|---|---|---|---|---|---|
| 4 | 中骨盆横径 | 坐骨棘间径 | 手指在骨盆内两侧坐骨棘间横向移动来估计中骨盆平面横径的大小 | 用厘米来估计径线(正常 ≥ 10cm) | |
| 5 | 中骨盆横径和后骨盆 | 骶棘韧带 | 将检查者的手放回坐骨棘,沿着骶棘韧带到骶骨,测量坐骨切迹的宽度 | 超过 2 指宽(平均为 3 指宽)。少于 2 指宽时,提示骶骨内倾 | |
| 6 | 骨盆出口前后径 | 尾骨的形状和活动性 | 按压尾骨来确定它的形状和活动性 | 活动性:表现为可移动或固定不动;形状:"J"型或平直的 | "J"型或固定不动的尾骨可能以前分娩时有过骨折。这可能会或不会妨碍分娩,但若有尾骨骨折,产后尾骨区域会有明显疼痛 |
| 7 | 中骨盆前后径 | 骶骨的形状 | 从骶尾骨连接处向上触诊骶骨,"手指沿着骶骨向上走",评估其弯曲度和倾斜度 | 弯曲度:有直的(平的)、有弯曲度的(J型),或者凹陷的;倾斜度:为向后,居中和向前 | 骶骨凹陷提示类人猿型骨盆,易发生持续性枕后位 |
| 8 | 入口前后径 | 对角径 | 手腕和肘向下,食指和中指在阴道内向后上方向寻找骶骨岬,食指上缘紧贴耻骨联合下缘,避免施压于尿道或阴蒂。大部分情况下中指不能触及到骶岬 | ≥ 11.5cm 意味着对角径正常。产科结合径约比测量的对角径少 1.5cm (图 21B-1) | 对角径狭窄会导致胎头衔接失败 |
| 9 | 出口横径和前骨盆 | 耻骨下弓 | 手指从阴道移出时,检查者的手向一侧转动使得指尖面向盆腔侧壁,在挪出手之前,旋转检查手使掌面朝上。用两个手指在耻骨弓下检查容纳的程度,如果两个手指轻易地放入耻骨弓下的空间,说明耻骨弓角度大约为 90 度;如果两个手指必须重叠才能放入,则耻骨弓角度 <90 度 | 角度记录为:> 90 度(女性盆骨)、≤ 90 度的(男性型骨盆) | 胎头必须下降,穿过一个狭窄的耻骨弓这会增加会阴裂伤的几率 |
| 10 | 出口横径 | 坐骨结节间径 | 将测量者的拳头放在坐骨粗隆之间测量出口横径的直径(粗隆间径、坐骨间径) | 记录坐骨结节径:大于、等于或小于事先测量的拳头宽度(8cm) | |

(高玲玲 译　段得琬 审)

参考文献

1. Yeomans ER. Clinical pelvimetry. *Clin Obstet Gynecol.* 2006;49(1):140-146.

2. Caldwell WE, Moloy HC. Anatomical variations in the female pelvis: their classification and obstetrical significance. *Proc R Soc Med.* 1938;32(1):1-30.

3. Maharaj D. Assessing cephalopelvic disproportion: back to the basics. *Obstet Gynecol Surv.* 2010;65(6): 387-395.

4. Blackadar CS, Viera AJ. A retrospective review of performance and utility of routine clinical pelvimetry. *Fam Med.* 2004;36(7):505-507.

5. Pattison RC, Cuthbert A, Vannevel V. Pelvimetry for fetal cephalic presentations at or near term for deciding on mode of delivery. *Cochrane Database Syst Rev.* 2017;3:CD000161. doi:10.1002/14651858 .CD000161.pub2.

# 22

# 妊娠相关异常

NANCY JO REEDY, ESTHER R.ELLSWORTH BOWERS, TEKOA L.KING
感谢 Amy Marowitz, Cecilia M.Jevitt, Maria Openshaw 对本章的贡献

## 引言

每个妇女在妊娠和分娩过程中都应当得到助产士个体化和技能化的照护。绝大多数的孕妇都能渡过一个健康顺利的妊娠期,并由助产保健为其提供适宜的支持和必要的干预。孕期出现妊娠相关异常和产科并发症的孕妇虽然需要由产科医生提供医疗管理,但仍可受益于助产保健。孕前即存在或因妊娠而加重的内科并发症在"孕期内科并发症"一章中阐述。本章首先讲解常见的妊娠期不适和孕早期流产(如:自然流产、异位妊娠、输卵管妊娠)。然后综述与妊娠相关的胎儿、胎盘和母体并发症。

### 关于妊娠相关异常的助产管理概要

从初次产检到以后的每次孕期检查都要进行妊娠相关异常的评估,以鉴别妊娠相关异常并调整管理计划,力求将潜在的不良妊娠结局降至最小。表 22-1 列出了一些可能需要上级医师会诊或转诊的异常情况。出现妊娠相关异常或并发症后,孕期保健能否继续由助产士管理取决于医疗机构的规范、助产士的经验和教育程度、是否建立与上级医师的咨询合作关系,以及法律法规限制[1]。

此外,必须确定相当级别的医疗保健机构来进行孕期保健,以及选择适宜的分娩地点。最近,孕产妇保健级别标准已经建立,用以指导是否需要向高级别医疗机构转诊的决策(表 22-2)[2]。助产士可以在不同级别的医疗机构工作为孕妇提供孕产期保健。

## 妊娠期常见不适

妊娠期的生理变化对机体各个系统都存在有广泛的影响。这些变化会导致许多症状,尽管这些症状不属于病理范畴,但它们仍会在整个妊娠过程中不同程度地影响孕妇的生活(表 22-3)。本章节讲述了常见的妊娠期不适,但某些不适,如:呼吸困难、恶心、呕吐、尿频,也可能是疾病的表现,需要进行治疗。在孕期检查时详细地了解各种症状,区分这些症状是属于正常、还是异常是助产士的首要任务。建议采用系统方法(每次和对每位孕妇均是如此)进行鉴别诊断,避免假定这些不适是妊娠期正常生理变化的个人倾向。

多数妊娠期常见不适都是一过性和自限性的。有许多推荐的非药物治疗方法,但其中仅有极少数经过系统研究证明使用有效。比如:对妊娠恶心与呕吐的处理就是一个例子,临床有大量的建议和治疗措施来管理妊娠恶心与呕吐,但是这些方法既可能有效,又可能毫无效果。

### 恶心和呕吐

约 85% 的孕妇会发生恶心。孕 11 周是发病的高峰期,平均开始时间为孕 5~6 周。多数孕妇的孕期恶心和呕吐(NVP)会在 14~16 孕周时缓解,但还会有少数孕妇的 NVP 会持续到超过孕 20 周[4]。妊娠剧吐是一种极其严重的孕期恶心和呕吐,其发病率约为 3%[3]。多胎妊娠和葡萄胎的孕妇更容易发生严重的恶心和呕吐。恶心,无论有无伴随呕吐,常被错误的称为"晨间不适",但它并不仅只出现在早晨,而可能在一天的任何时间出现。如果胃内没有食物则

恶心会更加严重，这或许能解释某些孕妇在早晨更容易出现恶心不适的原因。有严重的恶心和呕吐或妊娠剧吐的孕妇通常需要住院治疗，以打破呕吐造成脱水的循环，补充足量的液体恢复水合状况。

| 表 22-1 | 孕期需要上级医师会诊或转诊的异常情况 [a] |
|---|---|
| **妇科与生育病史** | • 癫痫 |
| • 巨大子宫肌瘤 | • 未经确诊的皮疹或皮肤损伤 |
| • 宫颈机能不全病史 | • 疑似肺炎 |
| • 子宫手术史，包括剖宫产病史 | • 梅毒 |
| • 原因不明的孕晚期胎死宫内病史 | • 甲状腺疾病 |
| • 子宫异常 | **孕期发生的产科并发症** |
| **孕前合并或孕期恶化的内科疾病** | • 染色体筛查异常，如：非整倍体或遗传基因异常 |
| • 口服补铁治疗效果不佳的严重贫血 | • 经阴道超声或临床检查确认宫颈过短 |
| • 需要药物控制的哮喘 | • 孕早期出血，未知受孕来源或异位妊娠 |
| • 自身免疫性疾病 | • 妊娠糖尿病 |
| • 乳房肿块 | • 同种免疫 |
| • 胆道结石 | • 孕期高血压 |
| • 糖尿病 | • 孕 36 周后胎位异常 |
| • 高血压病 | • 多胎妊娠 |
| • 深静脉血栓或肺栓塞：病史或当前患病 | • 需要住院治疗的妊娠剧吐 |
| • 胃肠疾病，如：克罗恩氏病、肥胖症胃缩容手术史 | • 过期产，超过 $41^{+0}$ 周 |
| • 头痛：严重、反复发作或与高血压相关 | • 早产 |
| • 血红蛋白病 | • 肾盂肾炎 |
| • 感染性疾病，如：肝炎、HIV、淋病、梅毒、肺炎、结核病 | • 前置胎盘有大量出血，或 20 孕周后胎盘持续前置 |
| • 需要用药控制的精神障碍 | • 妊娠高血压 |
| • 过度肥胖 | • 非见红或者与宫颈相关的阴道出血 |
| • 既往未经心脏专科评估的二尖瓣脱垂 | • 伴有疼痛、肿胀或淤血的静脉曲张 |
| • 肾结石 | • 超声检查异常发现，如：胎儿生长受限、羊水过多、胎儿异常、持续存在的胎儿大小与孕周不符 |
| • 持续性蛋白尿 | |

[a] 本表只列出了提请考虑的常见异常，并非绝对或全部。应根据孕妇个人情况、助产士能力、上级医师意见、医疗机构指南来决定临床对具体异常的管理方案

| 表 22-2 | 产科并发症相对应的孕产妇管理医疗机构级别 | | |
|---|---|---|---|
| **医疗管理等级** | **能力** | **服务** | **提供者** |
| 分娩中心 | 足月、单胎、头位 | 低风险、无并发症 | 助产士 |
| I 级 | 低风险妊娠<br>足月产<br>能够处理意外情况直至转诊至更高级别的医疗机构 | 可以在 24 小时 ×7 天提供紧急剖宫产 | 助产士和医师<br>产科人员具有实施剖宫产资质 |
| II 级 | 有临床并发症但不需要亚学科管理的妊娠 | 可进行内科和外科会诊，可以在转诊前稳定患者情况 | 助产士<br>麻醉医师 24 小时 ×7 天待命<br>产科医师 24 小时 ×7 天待命<br>MFM 可在 24 小时 ×7 天提供现场或电话会诊 |
| III 级 | 负责管理更复杂的孕产妇内科、产科疾病和胎儿异常 | 有可以同 MFM 合作的内、外科 ICU<br>住院病人可进行亚学科专家会诊 | 助产士<br>麻醉医师 24 小时 ×7 天待命<br>产科医师 24 小时 ×7 天待命<br>MFM 可在 24 小时 ×7 天提供现场或电话会诊，并具有住院病人管理认证 |

续表

| 医疗管理等级 | 能力 | 服务 | 提供者 |
|---|---|---|---|
| IV 级(地 区 围产保健中心) | 负责管理最复杂的医学情况和危重孕妇 | 产科 ICU<br>内科和外科 ICU<br>内、外科的亚学科专家 24 小时 ×7 天待命,包括器官移植专家、心外科手术和更进一步的神经外科手术 | 助产士<br>产科医师现场 24 小时 ×7 天待命<br>MFM 现场 24 小时 ×7 天待命<br>MFM 具有危重孕妇管理的专业能力<br>经过产科专门训练的麻醉师 |

缩写:ICU = 重症监护病房;MFM= 母胎医学专家

---

**表 22-3　妊娠期常见不适[a]**

| 描述 | 鉴别诊断 | 减轻不适的方法 |
|---|---|---|
| **背痛** | | |
| 孕早期伴随乳房增大出现背部疼痛<br>妊娠的后半期发生典型的腰痛,继发于子宫重量增加和骶髂韧带松弛,严重的脊柱前凸使背部肌肉紧绷并导致疼痛 | 坐骨神经痛<br>早产<br>肾盂肾炎<br>肾结石 | 背痛:合身的支持性内衣<br>腰痛:适当的拉伸性健身操、骨盆摆动 / 骨盆倾斜运动。增加支持(如:孕妇用的腹部内衣或支撑性的弹力腹带、或骶髂支撑带)<br>热敷、冷敷或按摩<br>支撑性床垫或放置枕头以支撑背部来减轻牵拉<br>由专门服务孕妇的脊椎按摩师评估和治疗可能有益 |
| **乳房压痛** | | |
| 压痛、刺痛、乳房增大<br>出现在孕早期,在孕中期不适消失,但增大的乳房不会复原 | 乳房纤维囊性变<br>良性乳房肿瘤<br>乳腺癌<br>乳腺炎 | 穿合身的支持性内衣<br>避免摄入咖啡因或其他含甲基黄嘌呤的饮料食物可能有助于预防乳房压痛,但这种做法的有效性有待证明 |
| **便秘** | | |
| 孕激素对胃肠道的影响、子宫增大出盆后的压力<br>补充铁剂可能加重不适<br>发生在孕早期,在孕中期消失 | 胃肠道疾病 | 增加液体摄入,改变饮食习惯<br>饮用温水促进肠蠕动<br>含有粗粮、大量自然纤维的食物<br>孕期使用大便形成式轻泻剂、大便软化剂和甘油栓剂是安全的<br>刺激性泻药,如:番泻叶也许是安全的,但不推荐在孕期使用。这些药物直接促进肠蠕动,可能导致脱水<br>避免使用蓖麻油,因其可以引起子宫收缩 |
| **性交困难** | | |
| 生理变化导致盆腔 / 阴道充血,多数出现在妊娠后半期 | 阴道炎<br>外阴阴道痔<br>既往已有性交困难<br>注意筛查有虐待或过去的虐待史 | 改变位置以适应增大的子宫或深度插入引起的疼痛<br>使用润滑水膏可能有所帮助<br>治疗阴道炎<br>对有虐待史的孕妇给予支持和进行转诊 |
| **呼吸困难** | | |
| 需要"额外"用力呼吸的感觉,与呼吸急促无关。<br>病因不清,但可能继发于呼吸中枢敏感性改变(孕激素)以及横膈膜移位<br>可在妊娠期间的任何时间出现 | 伴呼吸急促的呼吸困难可能提示:焦虑或恐惧症发作<br>呼吸道感染<br>心脏疾病 | 解释呼吸困难的生理基础以减轻焦虑<br>感觉到换气过度时,刻意调节呼吸的速度和深度,保持正常呼吸频率<br>使用横膈肌和肋间肌辅助呼吸,与腹式呼吸相反 |

续表

| 描述 | 鉴别诊断 | 减轻不适的方法 |
|---|---|---|
| **水肿** | | |
| 下肢水肿(坠积性水肿)继发于子宫增大所致的静脉循环受阻和下肢静脉压升高<br>出现在孕晚期 | DVT、静脉炎(为单侧)<br>子痫前期:排除非坠积性水肿(手和面部)和严重水肿/突然的体重增加 | 规律锻炼,避免久站和久坐可能会有帮助<br>间断抬高腿部,躺下时侧卧,坐下时避免双腿交叉<br>弹力袜或支持性长筒袜可以减少下肢静脉淤积 |
| **疲劳** | | |
| 可能出现能量需求增加、体重增加、睡眠不佳<br>通常见于孕早期和孕晚期 | 贫血<br>抑郁症<br>心脏疾病<br>睡眠呼吸暂停<br>甲状腺功能失调<br>病毒感染或其他全身疾病 | 如果疲劳与睡眠不佳有关,规律锻炼有助于改善睡眠情况<br>避免晚上摄入咖啡因 |
| **腹部胀气和胀痛** | | |
| 胃肠蠕动减弱、子宫增大引起的肠道易位<br>孕早期首先出现,也可能在妊娠期间的任何时间发生 | 食物过敏<br>结肠病<br>阑尾炎<br>IBS<br>胃肠道疾病 | 锻炼可以帮助改善胃肠蠕动<br>咖啡因可以促进胃肠运动,但要注意咖啡因可能增加胃灼热的风险和加重失眠。妊娠会延长咖啡因的代谢时间,同样剂量下与非孕人群相比,血浆浓度将会更高 |
| **牙龈炎** | | |
| 妊娠引起的口腔黏膜改变增加牙龈炎发生的可能性<br>出现于孕中期 | 龈瘤(妊娠期肿瘤或牙龈的良性增生)<br>牙周疾病 | 增加口腔清洁的频率通常可以解决充血和出血的问题<br>如果加强口腔保清洁后牙龈炎仍顽固存在,转诊至口腔医科处理 |
| **烧心(胃灼热)** | | |
| 胃酸性内容物回流或反流进入食道下段<br>孕激素引发的 LES 松弛,胃排空减慢,胃容量减少<br>出现于孕晚期 | GERD<br>食道裂孔疝<br>胃溃疡疾病<br>胆囊炎<br>胰腺炎<br>如果持续,排除子痫前期 | 少食多餐<br>避免加重胃灼热的食物。抬高床头,避免进食后平卧<br>建议逐渐开始抗酸治疗,必要时使用 H2 受体拮抗剂,最后考虑使用质子泵抑制剂 |
| **心悸或短时窦性心动过速** | | |
| 早搏、期前收缩,或窦性心动过速<br>病因可能是妊娠引发的血容量增多和心率加快;有心脏扩大时更容易发生心律失常<br>可能在妊娠期间的任何时间发生 | 焦虑<br>心脏病<br>心律失常<br>甲状腺疾病 | 脱水、压力、重度体力活动、咖啡因、烟草和酒精可以加重症状<br>没有特别的缓解措施。妊娠期心脏和血液系统的改变增加了良性心律失常的发生率。安抚与健康教育向孕妇说明这是孕期的正常表现通常有效 |
| **痔疮** | | |
| 孕激素导致直肠静脉壁松弛与和增大的子宫一起导致盆腔静脉充血<br>孕期任何时间都可能发生,但在孕晚期最常见 | 血栓性痔疮<br>如果直肠持续出血,并且没有看到痔疮,考虑转诊进行肿瘤评估 | 避免便秘和排便时过度用力<br>使用金缕梅或爱普生盐外敷<br>妊娠期使用表面麻醉剂和局部可的松软膏或栓剂是安全的 |

| 描述 | 鉴别诊断 | 减轻不适的方法 |
|---|---|---|
| **失眠** | | |
| 睡眠困难可能与因背痛、胃灼热或夜尿频繁醒来有关 | 睡眠障碍<br>睡眠呼吸暂停<br>焦虑<br>RLS | 如果没有病理表现,热水浴并减少睡前刺激,避免摄入咖啡因<br>规律运动,调节房间温度可能会改善睡眠<br>睡前 30 分钟口服抗组胺药,如:苯海拉明 50~100mg 或琥珀酸多西拉敏 25mg 可能对某些孕妇有帮助,但不应该定期使用药物辅助睡眠 |
| **腿部抽筋** | | |
| 突发的小腿或大腿尖锐痉挛疼痛,通常在夜里出现<br>可能与钙、镁和磷的水平或钙进入肌肉组织的难易有关,但这些病因有待证明<br>发生在孕中期和孕晚期 | DVT 或静脉炎<br>电解质紊乱<br>肌肉或血管神经性疾病<br>外周神经病<br>RLS | 伸直疼痛痉挛的腿并背屈踝关节<br>睡前服用 350mg 镁剂在某些研究中证明对某些孕妇有效,但并不是对研究中的所有参加者都有效 |
| **白带过多** | | |
| 大量、稀薄或浓稠的阴道分泌物,特别出现在孕中期 | STI<br>阴道炎<br>胎膜破裂<br>早产 | 避免冲洗阴道或使用女性卫生喷雾;仅用清水清洁会阴和阴道口区域<br>安抚与健康教育向孕妇说明这是孕期的正常表现通常有效 |
| **鼻腔充血** | | |
| 孕期鼻腔充血和血流量增多(雌激素的影响)<br>可能在妊娠期间的任何时间发生 | URI<br>鼻窦炎<br>凝血障碍<br>高血压<br>可能是使用毒品的表现 | 夜间使用加湿器以产生凉爽水雾<br>避免过度用力擤鼻涕,肾上腺素鼻腔喷雾可能可以暂时缓解症状,但可能造成依赖使充血反弹(尤其是长效制剂)<br>如果鼻出血,抬高头部,将鼻翼向鼻中隔捏住保持 5~10 分钟 |
| **恶心和呕吐** | | |
| 恶心和 / 或呕吐和干呕的轻重不一<br>准确病因未知<br>在孕早期出现并达到高峰 | 妊娠剧吐伴脱水或电解质紊乱<br>GERD 或其他胃肠道疾病<br>胃肠道病毒感染 | 少食多餐。避免煎炸油腻和有刺强烈气味食物<br>暂时停止服用含铁的孕期维生素,但继续服用叶酸补剂<br>姜、针灸和维生素 $B_6$ 可能会对轻中度症状的孕妇有帮助<br>建议根据症状的严重程度渐进式使用止吐药物 |
| **流涎** | | |
| 唾液过度分泌通常与恶心和呕吐相关<br>病因未知 | 妊娠剧吐 | 通常会自然消失,但症状也可能会持续到妊娠期结束。嚼口香糖或吸吮硬糖可能会使部分孕妇的症状暂时缓解 |
| **圆韧带疼痛** | | |
| 随着子宫增大进入腹腔内,圆韧带也随之拉长<br>疼痛主要来自韧带伸展<br>常常在运动或翻身后出现或加重<br>在孕中期开始出现,常常为单侧 | 早产<br>阑尾炎<br>便秘<br>胀气痛<br>腹股沟疝<br>肌肉牵拉或扭伤 | 保持使圆韧带张力较小的姿势,穿戴孕妇支撑性腹带可能会使部分孕妇的症状缓解 |

续表

| 描述 | 鉴别诊断 | 减轻不适的方法 |
|---|---|---|
| **坐骨神经痛** | | |
| 骨盆和臀部疼痛,可放射至下肢的后部。可以是突发的严重疼痛<br>关节松弛对坐骨神经造成压力,通常在扭转、提举重物或移动下肢时出现<br>典型的坐骨神经痛出现在孕晚期,常常是单侧 | 马尾综合征:肠道或膀胱功能丧失<br>椎间盘脱出:反射消失,肌力明显减低 | 采取侧卧位,朝向对侧腿方向姿势休息。热敷、冰敷或支撑性腹带可能有助于缓解症状<br>休息并避免扭转身体,提举物体时谨慎使用躯干力量<br>对乙酰氨基酚:最大剂量是每天 4 000mg<br>如果有指征的话,转诊至脊椎按摩师或使用理疗 |
| **晕厥(仰卧位低血压综合征)** | | |
| 突然站起或平卧时出现头晕或晕厥<br>增大的子宫影响静脉回流,导致低血压<br>典型症状出现在晚孕期 | 低血糖<br>癫痫 | 如果是一过性的,无意识丧失,坐下头放低,或侧卧 |
| **手指刺痛和麻木** | | |
| 脊柱后凸对手臂神经产生了压力或牵拉,导致手指刺痛和麻木<br>通常在夜晚出现 | 腕管综合征 | 刺痛出现时,在肩部水平移动手臂,减轻神经压力<br>可以在睡觉、工作或其他活动时戴上手腕夹板来保持腕关节处于中立位 |
| **尿频和夜尿过多** | | |
| 孕早期子宫增大造成的机械性压力导致膀胱容量减少<br>孕早期和孕晚期频繁发生 | 泌尿道感染<br>肾盂肾炎 | 减少夜间水分摄入可能会缓解症状,但一般孕妇不应该限制水分摄入 |
| **静脉曲张** | | |
| 继发于静脉压升高和血管舒张导致的静脉膨胀。家族倾向可能使风险增高<br>最常见于腿部和 / 或外阴部<br>出现在孕中期或孕晚期 | DVT<br>外周动脉或静脉疾病 | 休息和使用压力袜 |

DVT,深部静脉血栓;GERD,胃食管反流病;IBS,肠易激综合征;LES,食管下段括约肌;RLS,不宁腿综合征;STI,性传播疾病;URI,上呼吸道感染

ª 教育性咨询主要基于专家观点和常规实践。在这方面几乎没有高力度的证据

造成 NVP 的原因仍未完全搞清,可能的原因包括:妊娠期激素变化的相互作用(如:hCG、雌激素、孕激素、胎盘前列腺素 E2)、胃肠蠕动减慢和遗传因素。其他原因,例如:妇女在孕前存在的胃食管反流征(GERD)或幽门螺旋杆菌感染,可能也会促成 NVP 的发生。几乎没有证据支持 NVP 是心理问题发展为生理症状的陈旧理论。然而孕妇出现 NVP 可能同时存在有生物学、心理学和社会文化因素的成分。正如所料,严重的 NVP 可能和严重的心理问题有关[5,6]。因此,抑郁症可以是 NVP 的诱因,但它并不是引起 NVP 的病因。NVP 可以很轻微,也可以严重到需要住院治疗。更多的鉴别诊断包括:甲状腺功能紊乱、胃肠道疾病例如 GERD、消化性溃疡病、胆囊炎和进食异常,例如暴饮暴食症。

**妊娠剧吐**

妊娠剧吐是指妊娠期间发生极其严重的恶心和呕吐(NVP)。对这种状况最基本的诊断指标包括:

1. 孕 9 周前持续呕吐;

2. 脱水和 / 或尿酮体阳性;

3. 体重减轻超过以前体重的 5%

4. 以及电解质紊乱(低钾血症)[7]。

妊娠剧吐的危险因素包括:既往妊娠合并妊娠剧吐病史、葡萄胎、多胎妊娠、孕前存在胃肠疾病史、临床有甲状腺功能异常。有趣的是 30 岁以上妇女,以及吸烟者罹患妊娠剧吐的风险较低,妊娠剧吐的孕妇多数怀有女性胎儿[6]。在美国,妊娠剧吐是孕期住院的第二位常见原因(排在早产之后)。

妊娠剧吐的孕妇经常会有同时存在或有一过性的甲状腺功能亢进状态。这是因为 β-hCG 在结构上与促甲状腺激素相似,也能够刺激甲状腺激素($T_4$)生成。这种妊娠相关的甲亢状态不需要治疗,在 18~20 孕周时会自行缓解。

## 恶心和呕吐的评估与管理

NVP 孕妇通常需要上级医师与助产士联合管理,助产士通常是院外管理和住院病人初步评估与入院治疗的负责人。症状严重的 NVP 患者建议进行上级医师会诊或转诊。

对 NVP 患者初始评估的目标是(表 22-4)首先要排查鉴别诊断和确认疾病的严重程度,通常分为轻微、中等和严重 NVP。严重 NVP 和妊娠剧吐之间只是定义上的微小区别,在临床上意义不大。实际上,严重 NVP 和妊娠剧吐几乎没有差别,都需要相同的干预治疗。

| 表 22-4 | 妊娠恶心和呕吐的评估 |
|---|---|
| **病史** | **实验室检查** |
| 腹痛(胃肠疾病) | 全血计数(CBC)(脱水或感染的征象) |
| 呕吐物内是否有血(重复性呕吐导致的消化道溃疡或食道炎) | 尿检和尿液试纸检测尿比重和尿酮体(脱水可反映 NVP 加重) |
| 恶心、呕吐、干呕发作的频率(按照 PUQE 评分决定严重程度) | |
| 饮食历史(决定 NVP 的严重程度) | BUN 和电解质水平(电解质失调反映 NVP 加重) |
| 用药史(引起恶心的药物反应如补铁剂) | |
| 排泄状况(频率、排泄量、便秘、腹泻) | 肝功能(排除肝炎、胰腺炎、胆汁淤积症) |
| 是否接触病毒性感染或食用污染食物 | |
| 有无饮食异常史 | TSH 和 $T_4$(排除甲状腺疾病) |
| 与恶心 / 呕吐相关的慢性疾病药物(如:铁剂等可能引起恶心的药物) | |
| | **超声检查** |
| **体格检查** | 确认妊娠 |
| 体重(与孕前体重对比来确定 NVP 的严重程度) | 排除多胎妊娠或葡萄胎 |
| 生命体征和血压(感染的表现) | |
| 皮肤弹性和黏膜湿润状况(脱水的征象,可判断 NVP 的严重程度) | |
| 腹部触诊检查有无器官肿大、压痛或腹胀(胃肠疾病) | |
| 听诊肠鸣音(胃肠疾病) | |
| 评估子宫大小(除外多胎妊娠或葡萄胎) | |

BUN,血尿素氮;NVP,妊娠期的恶心和呕吐;PUQE,妊娠期专用恶心 / 呕吐量表;T4,甲状腺素;TSH,甲状腺刺激素

某些经过验证的工具可用来在临床实践中评估 NVP 的严重性[3,4,8]。评估的一个重要内容是症状是否影响到孕妇的日常生活与活动。PUQE 量表基于三个问题,与更详细的 Rhodes 量表评分有高度相关,而且在实践中易于使用(表 22-5)。

| 表 22-5 | 修正的 PUQE 量表 | | | |
|---|---|---|---|---|
| **1. 你觉得平均每天有多长时间感到恶心或胃部不适?** | | | | |
| >6 小时 (5 分) | 4~6 小时 (4 分) | 2~3 小时 (3 分) | ≤ 1 小时 (2 分) | 完全没有 (1 分) |
| **2. 你平均每天呕吐几次?** | | | | |
| 7 次或更多(5 分) | 5~6 次 (4 分) | 3~4 次 (3 分) | 1~2 次 (2 分) | 从未 (1 分) |
| **3. 你平均每天干呕(没有吐出任何东西)几次?** | | | | |
| 7 次或更多(5 分) | 5~6 次 (4 分) | 3~4 次 (3 分) | 1~2 次 (2 分) | 从未 (1 分) |

NVP,妊娠期恶心和呕吐;PUQE,妊娠专用恶心 / 呕吐量表
总分是以上三个问题得分的总和。评分:轻度 NVP ≤ 6 分;中度 NVP 7~12 分;重度 NVP ≥ 13 分

## 恶心和呕吐的治疗

轻度、中度和严重的 NVP 治疗方法见表 22-6。经确认有一定效果的轻度 NVP 一线治疗方法包括:姜制品、维生素 $B_6$、穴位按压带和饮食调整。已有大量的研究证明妊娠期使用维生素 $B_6$ 和抗组织胺药多拉西敏是安全的。维生素 $B_6$ 和多拉西敏的复方缓释片经过广泛试用已证实安全有效,在美国现用于非药物治疗无效的孕妇[9]。

出现中度 NVP 的患者可能需要药物治疗。出现脱水状况的患者开始静脉补液是时应注意避免输注含糖的液体,考虑到持续呕吐的孕妇发生韦尼克脑病(Wernicke encephalopathy)的轻微风险。韦尼克脑病是一种因硫胺素(维生素 $B_1$)缺乏导致的神经精神综合征,一般表现为典型的三联征:视觉异常、共济失调、意识模糊。持续性呕吐影响了硫胺素的吸收,含碳水化合物的静脉输液导致了体内有限的硫胺素快速消耗和流失[10]。缺乏硫胺素时,大脑的代谢活动减少,并转换为乳酸代谢途径,导致神经元受损和代谢性酸中毒。NVP 孕妇的标准静脉补液疗法为补充生理盐水,防止低钠血症。必要时补充氯化钾,以及硫胺素(维生素 $B_1$)或者包括硫胺素在内的复合维生素每天至少一次以预防韦尼克脑病的发生。

| 表 22-6 | 妊娠恶心与呕吐(NVP)的治疗 | | |
|---|---|---|---|
| | 疗法 | 药物剂量 | 临床注意事项 |
| **轻度 NVP** | | | |
| 暂时停止使用含铁的孕期维生素,但继续摄入叶酸补剂 | | | 铁剂可以增加胃肠道不适 |
| 穴位按摩带 | | | |
| 姜 | | 每 6 小时 250mg | 可能导致胃酸反流;有数种制剂 |
| 吡哆醇(维生素 $B_6$) | | 每 8 小时 10~25mg | |
| **无脱水的中度 NVP** | | | |
| 多西拉敏 / 吡哆醇(维生素 $B_6$) | | 复合缓释剂含有 10mg 盐酸吡哆醇和 10mg 琥珀酸多西拉敏 每晚 2 片 最大剂量:每天 4 片 | 可能导致嗜睡;抗胆碱能作用 |
| **中度 NVP 使用多西拉敏 / 吡哆醇无效的可以加用以下措施中的一项** | | | |
| 苯海拉明(苯那君) | | 每 4~6 小时口服 50~100mg,若频繁呕吐,使用直肠栓剂 | 可能导致嗜睡;可以降低甲氧氯普胺引起的焦虑 |
| 甲氧氯普胺 | | 每 6~8 小时口服 5~10mg | FDA 黑框警告:烦躁、焦虑和急性肌张力障碍反应 |
| 昂丹司琼(枢复宁) | | 每 6~8 小时口服 4~8mg | 头痛;可能有潜在的心律失常——FDA 黑框警告:静推单次剂量超过 16mg 时 QT 间期延长 |
| 异丙嗪(非那根) | | 每 4~6 小时口服 / 肌注 / 静脉 / 直肠给 12.5~25mg | 镇定、抗胆碱能作用、口干、肌张力障碍、静推过快时低血压 |
| 丙氯拉嗪(奋乃静) | | 每 6~8 小时口服 / 肌注 / 静脉 / 直肠给 5~10mg | 镇定、抗胆碱能作用、口干、肌张力障碍、静推过快时低血压 |
| **中度 MVP 伴脱水** | | | |
| 非右旋葡萄糖替代物 + 复合维生素补剂静脉补液 上级医师会诊 一旦孕妇脱水状态纠正且情况稳定,可以使用上述药物中的一种 | | | 复合维生素补剂需要与静脉液体一同使用以预防韦尼克脑病,本病可由硫胺素缺乏引发 |

对于出现严重症状的孕妇,建议进行上级医师会诊和住院治疗。静脉或肌肉注射止吐剂,如:甲氧氯普胺(灭吐灵 / 胃复安)和昂丹司琼(枢复宁)是最常用的打破呕吐周期方法。在这些制剂当中丹司琼(枢复宁)是止吐效果最好的药物。但有研究发现,昂丹司琼可能与轻微增加的胎儿室间隔缺损风险相关。此外,使用昂丹司琼治疗剧吐属于说明书外用药,所以许多临床医生仅仅在其他药物无效时才使用昂丹司琼治疗[11]。

因为大麻已经在许多州属于合法使用,所以越来越多的孕妇开始使用大麻来治疗 NVP。尽管可以使 NVP 的症状得到改善,但大麻暴露对胎儿的安全性仍然没有得到确认。由于多种混杂因素的影响存在,如:多种药物毒品滥用、精神疾病和社会经济地位,很难将大麻对健康的影响单独分离出来,研究已经发现使用大麻与早产、低出生体重,以及新生儿易激惹、高声哭闹和睡眠周期改变的风险升高相关[12]。

助产士应该意识到孕妇使用大麻时的直接反应,即大麻素剧吐可能被误认为妊娠剧吐。大麻素剧吐发生在摄入大量大麻后,是对胃肠道中的大麻素 1 型受体发生饱和时的反应[13]。在这种情况下,止吐治疗对出现恶心和呕吐症状的孕妇无效。需要注意的是,许多女妇女表示大麻素剧吐症状可通过热水浴和淋浴得到缓解。如果怀疑是大麻素剧吐,需要在停用大麻后的 24~48 小时内使用补液治疗。

绝大多数常见的妊娠期常见不适都与不良结局无关。但某些症状可能是需要评估和治疗的严重并发症的初始征象。这一章节的剩余部分用于讲述妊娠相关并发症——这些并发症是由妊娠本身引起的临床异常。

## 早期流产

早孕期孕妇出现阴道出血的发生率约为 20%~40%[14]。阴道出血的颜色可以是新鲜的(呈鲜红)或陈旧的(呈暗褐色);可以是轻微出血,有的时间不长,有的则会持续几天。出血方式与持续时间不能预测是否会流产。绝大多数超声下可见胎心搏动的孕妇,即使有少量阴道出血,仍然能够继续妊娠。需要进行鉴别诊断的疾病很多,然而,这些疾病通常都

有明显的发病率,有时可能会需要几天或者几周时间来确定最终诊断。因此,所有在妊娠期出现阴道出血的妇女都需要立即进行评估,并且可能需要上级医师会诊和尽早转诊进入检查程序。

### 孕早期出血的鉴别诊断

妊娠期阴道出血可能来源于子宫、宫颈和阴道。某些阴道出血的原因,例如:流产与妊娠相关,其他原因,如子宫颈炎则与妊娠没有直接的关联。最常见的孕早期出血原因是:流产、绒毛膜下出血、胚胎停育、阴道炎或宫颈损伤。由于目前尚无统一的术语,"流产"、"自然流产"和"早期妊娠流产"经常交叉使用。在本书中将使用术语"流产"、"早期妊娠流产",以便与人工流产相区分。表 22-7 叙述了与妊娠和早期妊娠流产相关的引起孕早期阴道出血的原因。

| 表 22-7 | 早孕期流产相关异常的定义 | |
| --- | --- | --- |
| **术语** | **定义** | **临床发现** |
| 异位妊娠<br>(宫外孕) | 着床部位在子宫以外的妊娠<br>最常见的是输卵管妊娠,即受精卵在输卵管内着床<br>卵巢和腹腔妊娠罕见 | 开始时可能无症状,只有不规则阴道出血或无阴道出血<br>妊娠试验(尿或血清 β-hCG)可能呈阳性或阴性<br>TVUS 可见附件肿块;体格检查可触及或未触及肿块<br>由于激素刺激子宫内膜,子宫可能有轻微增大<br>如果异位妊娠破裂,孕妇可能出现低血压、休克体征、单侧下腹剧烈严重疼痛、CMT、阴道后穹窿饱满,若出血刺激腹膜,可能出现颈 / 肩部的放射痛 |
| 葡萄胎 | 完全性:单倍体精子与丢失 DNA 的卵子结合;精子 DNA 复制导致基因组为 46XX 或 46XY 的葡萄胎<br>部分性:两个单倍体精子与一个正常卵子结合;导致三倍体(69XXY)或更多染色体的受精卵 | 子宫可能比正常预测计尺寸要大<br>有严重的 NVP 伴子宫出血<br>没有发现胎心率<br>可能与高血压和早发子痫前期有关<br>超声发现诊断性图像 |
| 存活状况不明确的妊娠 | 超声显示孕囊但无 FHR | TVUS 不能完全确定胎儿是否存活的诊断<br>例如:<br>TVUS 可见孕囊,但在卵黄囊或胚胎出现时间的前几天;<br>胚胎顶臀长超过 7mm 但无 FHR |
| 位置未知的妊娠(PUL) | 妊娠试验阳性但 TVUS 无法找到妊娠部位 | 不能确定是 IUP 或异位妊娠<br>谨慎监测 PUL 孕妇,直至确认 IUP、发生流产或诊断异位妊娠 |
| 绒毛膜下出血 | 绒毛膜和肌层之间,或绒毛膜和胎盘之间出血 | 不规律的少量阴道出血<br>若绒毛膜下出血过多,阻碍胎盘生长,可能导致流产。多数情况下出血量很少而且随着胎盘生长自然消失<br>超声下可见 |

续表

| 术语 | 定义 | 临床发现 |
|---|---|---|
| **流产** | | |
| 生化妊娠或胚胎停育<br>(旧称:孕卵停育) | 孕囊内没有胚胎发育 | 孕囊 >18mm 内无胚胎;血 β-hCG 水平到达 1 000mIU/mL 后出现下降;TVUS 见到孕囊 |
| 稽留流产 [a] | 停止发育的妊娠成分稽留于子宫内,伴有或不伴有阴道出血 | 形态不规则/塌陷的孕囊;孕囊直径 ≥ 25mm 时无胚胎;胚胎顶臀长 >7mm 但是无胎心;超声下可见孕囊但无卵黄囊,2 周后超声复查未见有心跳的胚胎;或超声下可见孕囊和卵黄囊,≥ 11 天后复查只有孕囊无卵黄囊 |
| 习惯性流产 | ≥ 3 次妊娠以自然流产告终 | 无诊断性超声发现 |
| 先兆流产 | <20 孕周的无痛性阴道出血,不伴有宫颈口扩张或宫颈管消失 | 超声检查可能见到有或没有孕囊或胚胎异常;可能见到绒毛膜下出血 |
| 难免流产 | <20 孕周,除阴道出血、腹痛或腰痛以外,还伴有宫颈口扩张或(和)胎膜早破,但无组织排出 | 胚胎长度 >5mm,无胎心搏动;孕 8 周后胎儿心动过缓;血清孕激素 <5ng/ml |
| 不全流产 | <20 孕周,部分胎儿或胎盘组织自宫颈排出 | 宫内可见残余组织,无存活的妊娠 |
| 完全流产 | <20 孕周,胎儿和胎盘组织自动从宫腔内排出 | 超声显示宫腔排空 |
| 脓毒(感染)性流产 | 任何种类的流产发生后出现母体严重感染 | 超声检查可见有或没有宫内妊娠稽留物 |

β-hCG,β- 人绒毛膜促性腺激素;CMT,宫颈举痛;FHR,胎心率;IUP,宫内妊娠;NVP,妊娠期恶心和呕吐;PUL,位置未知的妊娠;TVUS,经阴道超声。

[a] 支持性而非诊断性的早期妊娠流产超声表现包括:顶臀长 <7mm 无胎心搏动;平均直径 16~24mm 的孕囊内无胚胎;超声下见孕囊但无卵黄囊,7~13 天后复查未见有心跳的胚胎,或超声下可见孕囊和卵黄囊,7~10 天后复查只有孕囊无卵黄囊;空羊膜;卵黄囊增大 >7mm;与胚胎大小相比过小的孕囊;末次月经后 ≥ 6 周未见胚胎

## 孕早期出血的评估

对孕早期出血孕妇的评估首要目标是排除威胁生命的情况,如:活动性出血或异位妊娠。表 22-8 总结了用于评估孕早期出血孕妇的病史和体格检查内容。助产士通常会参与孕早期出血孕妇的初始评估的过程。然而,异位妊娠则需要产科医师来处理,并需要依赖超声检查和化验结果,密切监测和重复化验检查有时可能会需要数天时间才能完全确诊。图 22-1 是一个用于评估和管理孕早期出血的流程图,可以帮助助产士进行最初的鉴别诊断,包括:非子宫来源的出血(如:宫颈息肉、宫颈炎)、正常存活宫内孕、胚胎停育、宫内孕胚胎存活状况不明确、妊娠位置不明或宫外孕[15]。了解所有可能的诊断以及评估与护理进展,使助产士能够在恰当的时机寻求上级医生会诊和转诊。一旦确立了管理计划,助产士可以为孕妇提供所需的预期指导支持。

## 体格检查

某些情况下体格检查能确定出血的来源。宫颈息肉、宫颈炎、出血性膀胱炎、会阴损伤、外阴静脉曲张的出血都可能被误认为是来源于阴道的出血。因此,评估的第一步是排除非子宫出血的情况。

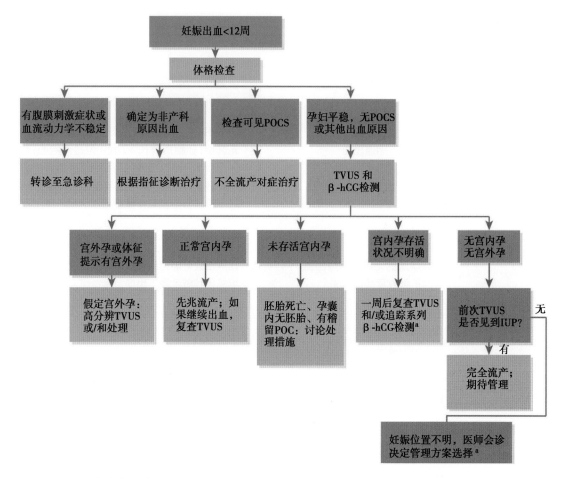

图 22-1　孕早期出血评估。β-hCG，人绒毛膜促性腺激素；IUP，宫内孕；POC，妊娠组织；TVUS，经阴道超声检查

ª 对妊娠位置无法确定、宫外孕无法除外的孕妇需要上级医师会诊和密切指导，并监测 β-hCG 水平的变化。如果孕妇想要保住妊娠时，需要监测 β-hCG 水平变化数天来指导管理计划

| 表 22-8 | 孕早期出血的评估 |
| --- | --- |
| **数据** | **描述和鉴别诊断** |
| **病史** | |
| 妊娠诊断 | 包括 LMP、LNMP、妊娠试验结果和超声结果<br>如果确定 IUP，异位妊娠的可能性不大 ª |
| 生育史 | 有既往流产史的妇女流产风险增加<br>有既往异位妊娠史的妇女异位妊娠风险增加 |
| 出血表现和相关事件 | 伴血块的大量出血表提示为不全流产或异位妊娠<br>性交或阴道介入后有间歇性出血提示宫颈或阴道来源的出血。衣原体或淋病可以导致宫颈炎引起阴道少量出血<br>间歇性出血同样也可以是因为流产 |
| 是否有任何组织排出 | 有任何妊娠组织的排出提示为流产 |
| 疼痛 | 腹痛向颈肩部放射提示有腹腔内出血，可来源于异位妊娠破裂或是卵巢囊肿破裂（非妊娠原因） |

续表

| 数据 | 描述和鉴别诊断 |
| --- | --- |
| **体格检查** | |
| 血压和生命体征 | 确定妇女的血流动力学是否稳定 |
| 腹部检查 | 触诊检查有无压痛、触及宫高或其他肿块以及反跳痛（阑尾炎）<br>如果妊娠 ≥ 10 周，使用多普勒检测胎心率（排除异位妊娠、葡萄胎和稽留流产）<br>触诊 CVAT（肾盂肾炎可以表现为盆腔转移痛） |
| 阴道窥器检查 | 检查裂伤、损伤、阴道炎、宫颈炎、痔疮和静脉曲张<br>检查时使用润滑剂<br>检查宫颈口，注意有无息肉、扩张、液体、血、血块、脓或胎儿肢体或胎膜的存在 |
| 双合诊 | 子宫大小<br>宫颈管消失、扩张、CMT<br>附件肿块或疼痛 |
| **化验检查和超声** | |
| 必要时查血红蛋白 / 红细胞压积<br>必要时行超声检查<br>可能需要连续监测系列血清 β-hCG 或孕激素水平 | |

β-hCG，β- 人绒毛膜促性腺激素；CMT，宫颈举痛；CVAT，肋脊角压痛；FHR，胎心率；IUP，宫内妊娠；LMP，末次月经时间；LNMP，末次正常月经时间

a 极罕见的情况下宫腔内妊娠和异位妊娠会同时存在，称为宫内外同时妊娠。这种情况下，见到宫内妊娠并不能完全除外异位妊娠

## 化验与超声检查

孕早期血 β-hCG 水平的正常值在 "妊娠解剖与生理" 和 "孕期保健" 章节里讲述。在超声检查可以见到妊娠之前，对 β-hCG 进行连续定量测定可以判断早孕时胎儿是否存活。如果孕早期出血的孕妇血流动力学稳定，可以每 2~3 天检测一次 β-hCG 水平。在孕 5~6 周时，β-hCG 数值一般每 1.5~3 天增长一倍，之后每 3~3.5 天翻倍直至孕 8~10 周时达到稳定[14~18]。在血 β-hCG 值达到 1 500mIU/ml 的时候，阴道超声检查应该能够看见孕囊。经腹超声检查可能要在血 β-hCG 值达到 6 000mIU/ml 的时候才能够看见孕囊。虽然超声检查发现与 β-hCG 的水平相关，但每个医疗机构都有各自与超声检查发现相对应的 β-hCG 数值，因为 β-hCG 的检验方法可能存在有显著差异。

黄体酮水平也可以用来辨别宫内妊娠成功或失败。但它最大的限制是不能确定妊娠的位置。因此，黄体酮测定并不是大多数临床管理指南的常规内容，但它在个别情况下可能有一些价值。黄体酮在孕早期时由卵巢黄体产生的。如果血清黄体酮水平 ≥ 20ng/ml，妊娠正常的可能性较大；如果黄体酮 ≤ 5ng/ml，则很可能妊娠异常或失败。当血清黄体酮水平在 5~20ng/ml 之间时，需要进一步评估本次妊娠[19]。应用黄体酮检查的另一个潜在问题是，得到化验结果报告往往需要数天时间，这就限制了黄体酮检查临床应用的诊断价值。

孕早期超声检查具有很高的临床诊断价值。孕早期进行超声检查可以确定：宫内孕还是宫外孕、妊娠周数（精确到 5~7 天内）、胎儿数目、附件肿块、子宫肌瘤以及直肠子宫凹陷是否有积液。超声检查还能够识别绒毛膜下出血、仍有妊娠组织滞留的不全流产以及完全流产。葡萄胎时超声发现有成团簇的葡萄样组织（蜂窝效应），或呈现暴雪样图像。然而，通常在门诊的床旁检查超声仪并没有很高的辨认度，缺乏进行以上诊断的能力[14]。如果助产士或产科医生进行门诊床旁超声检查后不能确定结果，应该将孕妇送去影像科由专业影像医生进 I 级超声检查。

## 异位妊娠（宫外孕）

有句老话说："误诊宫外孕时你只有一次机会"。有异位妊娠主观症状或临床体征，或妊娠试验阳性但超声下未见宫内孕（妊娠位置不明）的妇女，需要

立即请求上级医师评估。

异位妊娠破裂表现出的症状和体征差异很大。输卵管妊娠破裂的典型病例常表现为妇女可能知道或不知自己怀孕,没有阴道出血或只有少量不规则点滴出血,患者突然出现尖锐、刀刺样下腹剧痛,随后快速发展为低血压和其他的休克表现。体检有腹痛、阴道检查疼痛、宫颈举痛阳性,子宫一侧可能会触及到包块。子宫直肠陷凹血液积聚可导致阴道后穹隆膨胀饱满。颈肩部可有疼痛,在吸气时显著,这是腹腔内血液对横膈膜刺激的结果。出现以上征象的患者属于危重情况,需要尽快请求紧急救护援助。

一旦异位妊娠得到确诊,上级医师会诊到位,在患者的血流动力学稳定的情况下可以选择手术治疗或保守用药治疗,手术切除孕囊和输卵管曾经是标准疗法。但目前如果满足特定条件的孕妇,可以选择口服甲氨蝶呤治疗,避免进行手术[18,20]。服用甲氨蝶呤药物后身体会缓慢吸收妊娠组织,需要密切监测系列 β-hCG 水平,以确保药物已经有效地终止妊娠。

卵巢妊娠和腹腔妊娠很少见。腹腔妊娠通常是早期异位妊娠破裂进入腹腔所致,妊娠通常在很早阶段受精卵仍然存活。在这种情况下受精卵直接进入腹腔植入,临床表现包括子宫轮廓不清,感觉胎儿身体与肢体"就在母亲的皮肤之下"。孕妇可出现严重的胃肠道症状,且一般对症处理无效。超声检查有时也不能确诊,尤其是在妊娠晚期。腹腔妊娠属于危及生命的异常状况,由于胎盘植入腹腔脏器,如肝脏,可能引起严重的后果。必须要在三级医院进行开腹手术分娩,由母胎医学和外科学专家组成多专业团队共同处理。

### 位置不明的妊娠

约有 8%~31% 的妊娠阳性反应妇女,经阴道超声检查时未见宫内孕。在这种情况下,不能确认是宫内孕或异位妊娠[14]。这种情况有四种可能的最终结果:①见到异位妊娠;②见到宫内孕;③自然发展为非妊娠状态(未找到胚芽,所有妊娠的生物指标消失);④持续存在的位置不明妊娠。最常见的结局是自然发展为非妊娠状态,尽管妊娠的位置一直未能确定,一般认为绝大多数这样的妇女是经历了一次极早期流产。

妊娠位置不明的妇女可以采取期待疗法、使用刮宫术或甲氨蝶呤治疗,这首先要取决于妇女本人是否要求继续保持妊娠[14]。然而,是采取保守期待疗法还是终止妊娠的干预疗法,除了个人意愿以外还要考虑许多独立的临床因素,需要有上级医师的会诊或转诊。一旦管理方案确定,助产士可能需要在整个过程中参与监测和支持患者。

### 自然流产

自然流产是指在 20 孕周前出现的妊娠产物排出,妊娠自然终止[21]。约有 10%~15% 经临床证实的妊娠最终发生自然流产,大约 50% 的流产与染色体异常有关[22]。如果流产的女性孕周小于 14 周,血流动力学稳定,并且没有证据显示为不全流产或感染性流产,可以采取期待疗法、药物治疗或刮宫手术治疗[23,24]。最终的治疗选择要在共同决策的基础上,经过检查每种选择的风险和收益后做出。每个在孕产妇保健岗位上工作的助产士,在某种场合下都会遇到需要帮助孕妇走过这个过程的经历。

无论采取何种治疗,Rh 阴性的妇女都需要在流产发生后的 72 小时内使用抗 D 免疫球蛋白(RhoGAM)。流产后回访检查包括:事件回顾、有针对性的病史询问和体格检查、尿妊娠试验,以及讨论和提供避孕方法和今后妊娠计划。如果妇女存在明显的悲伤或有情绪异常,可能需要继续观察随诊或者转诊进行心理咨询。

期待、药物和手术疗法在感染风险和疗效方面没有差别[23,24]。与手术治疗相比,期待和药物治疗可能会出现不全流产,结果仍然需要手术治疗,且出血的风险增高[23]。不全流产、难免流产、稽留流产和无胚胎流产的妇女,大约有 25%~30% 的人其妊娠组织会在 1 周内自行排出,大约 52%~60% 的人其妊娠组织会在 2 周内排出[25]。超过 2 周后自然流产妊娠组织的排出率减慢,最终有 85%%~90% 的妇女在 6~8 周时完全排出妊娠组织。基于以上数字,如果妇女选择期待疗法,通常需要等待 2 周时间,才会采取进一步的药物或者手术干预。有些期待治疗的妇女要求等待更长的时间,这样做并没有明确的健康风险,但应该确定她们已清楚地了解危险征象,并有能力及时寻求医疗帮助。

如果妇女选择期待疗法,应明确告知:一旦出现任何感染的迹象(发热、寒战、恶臭的阴道分泌物)或大量出血(阴道流血量不到一小时即浸透整片卫生垫)都需要致电医生和立即就医。如果妇女以前曾有过两次或两次以上的流产史,可将本次流产的排出物收集起来,用于遗传学检查。流产的排出物还可送化验室检查或做门诊显微镜下检查,确认胎盘绒毛完全排出和确定为宫内妊娠。在流产发生的 1 周后复查尿妊娠试验以确认为完全流产。如果病史和 / 或体格检查结果正常,超声检查不是必须的,但也可用来确认子宫内没有残存物。

药物流产包括阴道放置 800mcg(微克)米索前列醇,如果没有反应,可在首次放置后的 7 天内重复一次。可同时开具镇痛剂。对于妊娠小于 10 周的妇女,米索前列醇在 7 天内的成功率为 80%~90%[24]。米索前列醇效果与流产类型有关,无胚胎妊娠成功率会稍低,不全流产和难免流产成功率较高。米索前列醇用于流产管理时需要提供咨询,告知妇女可能发生的症状和风险体征,并且需要确认妇女在需要时能够得到可及的紧急救治。

当患者自愿选择、期待疗法失败、孕周 >10 周和有药物流产禁忌时可选择手术治疗。手术的风险包括:宫颈创伤、子宫穿孔和宫内粘连。这些风险应该在术前告知患者。

### 胎儿存活状况不明确的妊娠

流产的管理取决于流产类型的诊断。一个妇女已经有妊娠组织排出、妊娠相应症状消失、经阴超声确认子宫排空和 β-hCG 水平下降,即可以确诊为完全流产。然而,有时可能没有见到妊娠组织排出、没有可供参考的妊娠症状、β-hCG 水平和超声检查发现都属不可确定,以下指征可以作为妊娠失败的诊断标准[24,26]:

- 顶臀长 ≥ 7mm 时未见胎心搏动。
- 胚囊平均直径 ≥ 25mm 时未见胚胎。
- 见到孕囊但无卵黄囊后超过 2 周复查,未见胚胎与胎心。
- 见到孕囊和卵黄囊后 ≥ 11 天复查,未见胚胎与胎心。
- 其他经阴道超声检查提示可能已经流产,但不能确诊的情况。

### 习惯性流产

有过 ≥ 3 次流产经历的妇女应考虑进行遗传学咨询和内分泌学评估。习惯性流产的标准评估包括:超声检查除外生殖道先天发育异常(如:双角子宫、子宫隔膜)、遗传学检测、自身免疫疾病和甲状腺异常检查。通常不能发现习惯性流产的直接原因。给习惯性流产的妇女补充黄体酮和 hCG 来预防流产发生的研究没有充分证据证明其有效性[27,28]。在一些医疗机构工作的助产士可能会开出初始的化验室检查,并将妇女转诊至不孕症或围产医学专科医师管理。

### 绒毛膜下出血

绒毛膜下出血是指发生在绒毛膜和子宫肌层之间或绒毛膜与胎盘之间的出血。此类情况在有早孕期出血的妇女中约占 18%~30%。绒毛膜下出血的病因尚不清楚,且其治疗方案也不统一。此类出血多数都会自行缓解,不会造成不良妊娠结局。然而,绒毛膜下大量出血与发生流产发生有关。

### 妊娠滋养细胞疾病和水泡状胎块(葡萄胎)

妊娠滋养细胞疾病指来源于异常胎盘(滋养层)组织的疾病,最常见的是水泡状胎块(葡萄胎)。滋养细胞肿瘤可以从滋养细胞疾病发展而来,包括绒毛膜癌、浸润性葡萄胎和胎盘部位滋养细胞肿瘤。所有这些异常均有可能发展为恶性病变,并威胁患者生命。

水泡状胎块,"hydatidiform mole" 这个词来源于希腊语的 hydatisia(意为"水滴")和拉丁语的 mola(意为"假受孕")。卵子与精子异常结合受精后会发展为水泡状胎块。受精卵没有或只有很少一部分分化成为胎儿组织,而异常滋养层细胞组织增生侵入并充满子宫腔。胎盘绒毛变成水肿、葡萄样的结构,可经超声检查探测到[29]。大约 1 500 例妊娠中会有一例葡萄胎[10]。其危险因素包括:低龄母亲(<16 岁)或高龄母亲(>40 岁),有过葡萄胎既往病史的妇女再发风险更高[29]。

葡萄胎可分为完全性和部分性葡萄胎。完全性葡萄胎是失去 DNA 的卵子与精子结合受精,妊娠组织只含有精子的染色体 DNA,没有胚胎组织发育,仅有过度生长的滋养细胞组织。完全性葡萄胎的特点是明显的子宫增大和 hCG 水平非常高,由胎盘组织合成大量的 hCG。完全性葡萄胎患者可能有妊娠剧吐、甲状腺功能亢进症状,并且经常会有早期出现的血压异常。

部分性葡萄胎发生于两个精子与一个正常卵子结合形成的三倍体,妊娠组织多为无法存活的胎儿组织和少量异常的滋养细胞组织组成。部分性葡萄胎较完全性葡萄胎的滋养细胞组织量少,患者的相应症状也较轻。

葡萄胎患者需要转诊给上级医师去进行治疗和跟踪。治疗计划通常是清宫术(D&E),而不是刮宫术,以减少吸宫时子宫穿孔和滋养层组织进入腹腔的机会。子宫切除术也是一种选择,但不建议使用甲氨蝶呤和米索前列醇进行药物流产,考虑到宫缩时可能导致滋养细胞栓塞的罕见但是严重的风险。

葡萄胎妊娠治疗后,通常建议妇女在 6~12 个月内使用避孕方法避免再次怀孕。有葡萄胎病史的孕妇应该在孕早期进行超声检查,根据孕周进行血 β-hCG 水平的定量监测直至确认有存活的胎儿。

# 胎儿情况

现在孕早期的遗传学检测和 18~20 孕周时的超声检查已经可以检查出过去无法查出的胎儿异常。这些胎儿异常可以从轻度的如唇裂,到致死性的如无脑儿,通常在孕早期到孕中期初的较早阶段第一次经检测发现。

## 先天异常

在产前检查出严重的先天异常时,孕妇和家人可能需要面对一系列的选择,包括:终止妊娠、继续妊娠,对胎儿进行治疗或手术、分娩时需要的干预程度和产后新生儿护理(包括致死异常的围产期临终管理)。根据新生儿出生后的情况不同,产妇和家人还需要决定如何抚养孩子、将孩子交给寄养家庭养育,或将孩子交给他人收养。这是一个复杂的决策过程,包括孕期保健和分娩的安排,需要一支包括遗传学咨询专家、儿科医生和母胎医学专家的多学科的专家团队管理。助产士可在帮助产妇和家人确认他们想提出的问题和讲解医学专科信息的过程中扮演重要的角色。最重要的是在这个过程中给产妇和家人时间来理解相关信息,这些信息可能需要重复讲解多次。不少孕妇会要求多次确定胎儿异常仍然存在。需要时可以再次进行超声复查。非直叙性咨询十分困难,助产士可能需要提前进行预演,以便能够熟练使用这种咨询方法[30,31]。

如果胎儿异常是致死性的,且孕妇已决定终止妊娠,那么需要提前制定详细的计划,包括:产时胎心监测和婴儿娩出后的见面。某些特殊的异常可能可以进行胎儿治疗。作为协议的一部分,北美胎儿治疗网络(一个包括 24 个医疗中心的联合组织)可以作为研究项目的内容为神经管缺陷、心脏异常、心律不齐、腹壁缺损(如:腹壁裂)以及其他异常的胎儿提供治疗。

## 偶然的超声检查发现

孕中期超声可能发现某些胎儿解剖学变异。大部分情况下它们属于正常变异,不会出现不良影响。一些变异可能常见于 21 或 18 三体型的胎儿,但研究已经证明,这些超声标记并不足以改变三体综合征的预期风险,而需要进一步检查。

表 22-9 综合了每种超声变异的发生率以及它们和非整倍体和 / 或其他胎儿病理的联系[32~34]。因为 21 三体型和 18 三体型的风险总体较低,即便将风险提高到 1.5 倍甚至 5 倍,仍然不能引起绝对风险的显著增高。此外,羊膜穿刺术造成流产的风险比发现超声变异后确认非整倍体监测的风险要高得多。提供支持和讲解事实性信息可以帮助减少孕妇及家庭因发现超声软标记变异后造成的负面心理影响。

## 胎儿生长:大于胎龄儿

连续系列宫高测量可以作为监测胎儿生长的初始筛查指标,用于发现胎儿生长过快或生长受限[35]。尽管宫高测量敏感度不太高,但使用标准技术进行连续系列的宫高记录也是标准产前实践的一部分。当宫高超过预期值时,可能的诊断包括:多胎妊娠、羊水过多和巨大胎儿。超声检查可以明确胎儿的数量和羊水量,但不能可靠地发现巨大胎儿。估计胎儿体重大于同孕周胎儿体重的第 90 百分位可以考虑为大于胎龄儿(LGA)。估计胎儿体重超过 4 000g 的胎儿可以考虑为巨大胎儿。

造成巨人胎儿的危险因素包括:妊娠糖尿病、母亲体重增长过多、经产妇、南美西语裔、既往过大胎儿史和过期妊娠[30]。巨大胎儿与母亲糖尿病高度相关。糖尿病母亲的胎儿身体脂肪较多,且体脂多集中在肩部和上半身。这些胎儿同样有较高的肩难产、分娩创伤和剖宫产的风险。因为超声诊断巨大胎儿不够准确,美国妇产科医师学会并不推荐对疑似巨大胎儿的产妇进行引产。如果有糖尿病的孕妇其估计胎儿体重 >4 500g 和无糖尿病孕妇其估计胎儿体重 >5 000g 时可建议进行选择性剖宫产[36]。

| 表 22-9 | 偶然的超声检查发现 | | |
|---|---|---|---|
| 超声标记 | 总体人群发病率 | 与染色体异常的联系 | 描述和临床意义 [a] |
| **在无非整倍体异常时没有显著意义的标记 [a]** | | | |
| 脉络丛囊肿 | 0.1%~3.6% | 1% 的病例为 18 三体型；与 21 三体型无关 | 脉络丛内神经上皮褶处的小液体囊肿<br>常常是一过性的，考虑属于一种正常的发育变异 |
| 心内回声点 | 3%~4%；亚洲孕妇可达 30% | 21 三体型的 LR=1.4~1.8 | 小的左心室内高回声亮点被认为是微钙化点。常常随妊娠进展后消失，和心脏功能异常无关<br>可使 21 三体型的风险上升 1.5 倍，孕妇仍常常处于低风险范畴<br>如果还有其他 21 三体型风险存在，推荐进行重点超声检查 |
| **标记与其他胎儿病理异常有关** | | | |
| 肠回声 | 0.2%~1.8% | 21 三体型的 LR=5.5~6.7 | 胎儿肠道亮度增高的超声表现<br>与 21 三体型、囊性纤维化、胎儿生长受限和感染的风险升高有关<br>建议进行遗传学咨询以重新计算 21 三体型风险，并对父母进行囊性纤维化筛查和 CMV 的评估 |
| 肾盂扩张 | 0.5%~5% | 21 三体型的 LR=1.5~1.8 | 轻度肾盂积水绝大多数是一过性的状态，但也可能意味着有肾功能异常<br>建议上级医师会诊和详细超声检查以排除其他结构性异常，建议在 32 孕周时重复超声检查。如果依然存在，安排产后婴儿肾超声 |
| 颈透明膜增厚 | 0.5% | 21 三体型的 LR=8.6~49 | 测量枕骨外缘和皮肤外缘之间的距离<br>在 40% 的 21 三体型胎儿中存在<br>同样与努南(Noonan)综合征和心脏缺陷有关<br>建议进行遗传学咨询和胎儿超声心动检查 |
| 肱骨和股骨过短 | 5% | 21 三体型的 LR=2.5~7.8 (肱骨过短)；LR=1.2~3.72 (股骨过短) | 可能是正常的遗传倾向，或胎儿生长受限或骨骼发育不良的早期表现<br>建议进行上级医师会诊。应该仅使用肱骨的 LR 来校正 21 三体型的风险，因为它比股骨的 LR 灵敏性和特异性都更高<br>建议在孕晚期重复超声检查评估胎儿生长情况 |
| 单脐动脉 | 单胎妊娠 0.2%~1.9%；双胎妊娠 4.9% | 如果合并有其他异常时，40% 为 21 三体型 | 单脐动脉是 FGR 的独立相关因素，在某些研究(但不是所有研究)中显示有较高的围产期发病率风险，需要进行更多研究<br>如果仅发现单脐动脉，请求上级医师会诊管理计划<br>如果还有其他标记，转诊进行遗传学咨询和进一步诊断性检查 |
| 脑室扩张 | | | 胎儿脑室比预测值增大，常常是非特异性的或正常变异<br>可能与感染、脑积水或其他染色体异常有关<br>建议上级医师会诊；进行详细超声检查寻找有无其他异常 |

CMV，巨细胞病毒；FGR，胎儿生长受限；LR，可能性比值

[a] 如果孕妇在孕早期和孕中期筛查非整倍体为低风险或诊断性监测除外染色体异常时，这些发现没有临床意义

## 胎儿生长:胎儿生长受限

当连续系列监测宫高没有按照预期增加时,应该进行超声检查胎儿的生长情况。超声检查得到的估计胎儿体重在相应孕周胎儿标准体重的第10百分位以下时,即可诊断为胎儿生长受限[37]。一些胎儿的孕周体重小于第10百分位仅仅是因为体格较小,并不伴有任何损害;但另一部分胎儿则是由于各种病理原因导致其生长受限。

过去,将体重小于平均值两个标准差以上的胎儿称作"宫内生长迟缓",后来改称为"宫内生长受限"(IUGR),在目前的实践中将这种情况称为"胎儿生长受限"(FGR)。术语"小于胎龄儿"保留下来用于描述足月出生时新生儿体重小于相应孕周胎儿标准体重的第10百分位的婴儿[37]。当FGR胎儿与某种异常情况有关时,围产死亡率和患病率都会显著增高。FGR的病因学分为胎儿性、母体性、胎盘性的原因(表22-10)[38]。

FGR可以分为三种类型:对称型、非对称型和混合型。对称型FGR胎儿的头部和躯干成比例地小于预期值。对称性FGR最常见的原因是先天异常。对称性FGR在孕早期开始出现并进行性加重,即随着孕周增加胎儿的发育迟缓越来越明显,与严重的母体营养不良、孕前母亲体重过轻或孕期无体重增加、多胎妊娠、染色体异常、围产期感染,以及药物或环境致畸物质接触史有关。此类胎儿预后较差。

第二类FGR是不对称型胎儿生长受限,这种异常往往发生在胎儿生长的晚期,通常是在30孕周以后。不对称型FGR的发生与任何导致胎盘血流减少或者胎儿氧合下降的异常状况有关。此型生长受限胎儿的估计体重小于第10百分位,但头围却超过第10百分位。与不对称型FGR有关的因素包括:母亲高血压、肾脏疾病、胶原蛋白血管疾病、糖尿病有微血管病变、发绀型心脏病,以及血红蛋白病。

| 表22-10 | 胎儿生长受限的病因学 | |
| --- | --- | --- |
| **胎儿因素** | **母体因素** | **胎盘因素** |
| 染色体异常<br>遗传性综合征<br>宫内感染:尤其是病毒性感染<br>多胎妊娠 | 母亲年龄过低或过高<br>母体疾病(如:高血压、孕前糖尿病、心脏病、肾功能不全、镰状细胞贫血、系统性红斑狼疮)<br>慢性营养不良<br>既往妊娠有胎儿生长受限病史<br>物质滥用:烟、酒、药物毒品<br>致畸因子暴露<br>子宫畸形 | 胎盘在子宫内附着异常<br>继发于母体血管疾病的胎盘灌注不足<br>脐带异常 |

第三种类型是对称型和不对称型混合的胎儿生长受限结合型,发生原因经常与母亲感染(如:风疹、巨细胞病毒)或者是毒物暴露(如:药物、违禁毒品)有关。

和FGR相关的围产期并发症包括与原发病因相关的并发症,如:宫内感染或母亲高血压。与胎盘灌注不足相关的FGR胎儿发生氧合不良、胎儿受损和胎儿死亡的风险增高。血流超声显示有缺失或逆向末端血流的胎儿显示有极大风险。

一旦超声检查确诊为FGR,需要立即进行上级医师会诊或转诊给母胎专科医师管理,进行严密的胎儿超声监测和其他必要的评估检查。连续监测和决定分娩最佳时机取决于原发病因、孕周、胎儿生长情况和胎儿监测结果,因此,需要上级医师会诊。

## 多胎妊娠

多胎妊娠是指有两个或更多胎儿的妊娠。从1980~2009年期间,美国的多胎妊娠率上升了76%,这主要是与辅助生殖技术,包括促排卵药物的广泛应用有关。双胎妊娠可以是有两个受精卵着床所致,或一个受精卵一分为二发育为两个胎儿(图22-2)。单卵双胎(相同性)从一个受精卵发育而来,双卵双胎(手足性)则是从两个受精卵发育而来。单卵双胎可能是单绒毛膜或是双绒毛膜;而双卵双胎则都是双绒毛膜,因此也都是双羊膜腔。绒毛膜的形成是由妊娠早期受精卵一分为二发生的时间所决定的,包括以下几种可能的情况:

- 双绒毛膜 / 双羊膜腔:受精卵一分为二发生

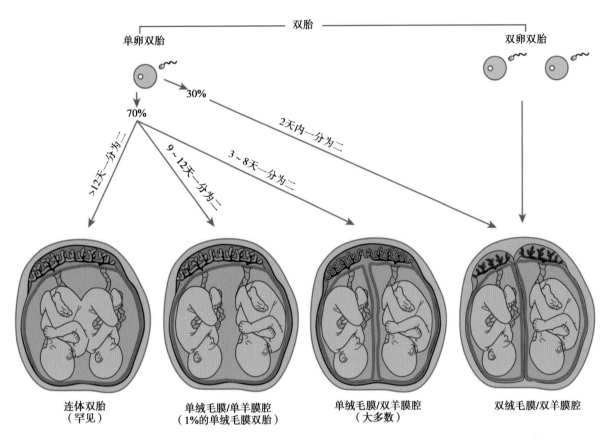

图 22-2　双胎的情况

在受精后的前 3 天

　　● 单绒毛膜 / 双羊膜腔：受精卵一分为二发生于受精后的 4~8 天之间

　　● 单绒毛膜 / 单羊膜腔：受精卵一分为二发生于受精后的 8~13 天之间

　　并不是所有的情况下都能确定是单卵或双卵。当两个胎儿性别相同并且都有一个单独的胎盘时，既可能是单卵也可能是双卵。单绒毛膜 / 单羊膜腔很少见，并且会增加围产死亡的风险，这是因为极可能发生脐带缠绕和打结。如果受精卵在 13 天后发生分裂，胚胎就没有时间完全分开，结果发育成为连体双胎。

　　多胎妊娠的妇女在早孕期初次进行产检的时候，子宫大小与孕周相符是常见的。子宫大于相应孕周的预期大小出现在孕中期初期。通常是通过超声检查明确诊断，来决定胎儿数目、胎儿解剖学和胎盘绒毛腔状况。

　　一旦确诊为多胎妊娠，即需要转诊给上级医生管理，尽管助产士可以参与多学科团队产前检查的部分工作。孕期保健管理需要：更频繁的孕期检查、加强对并发症的监测、营养咨询、补充铁剂、早期调整改变家庭与工作负荷。从 20 孕周开始每 3~4 周一次超声检查监测胎儿生长发育状况，一直持续到足月。如果两个胎儿的生长不平衡，一个胎儿或者两个胎儿都有生长缓慢，需要尽快请求上级医生进行评估。

　　对双胎妊娠的孕妇提供更多有关多胎妊娠的咨询与前期指导会有所收益。助产护理在双胎妊娠保健中可以补充单纯医学保健的空白。例如：母体营养是胎儿发育的关键，双胎孕妇需要更多的蛋白质和热量。对 BMI 正常的双胎妊娠孕妇来说，需要在孕期增加 40~45 磅体重（约 18~20kg），体重过低的孕妇需要增加 42~50 磅（约 19~22kg），超重的孕妇需要增加 30~35 磅（约 13~16kg）体重。叶酸补充与单胎妊娠相同是每天 1mg。每天补充复合维生素可以提供需要的微量营养素，包括 30mg 铁。钙、维生素 D 和 DHA 同样是双胎妊娠孕妇不可缺少的营养素[39]。

　　多胎妊娠的孕妇发生某些异常的风险较高。管理方案首先要取决于绒毛膜分类状况，因为与双绒毛膜双胎相比单绒毛膜双胎有更高的并发症发病率。双胎输血综合征是最严重的并发症之一，它通常发生于单绒毛膜胎盘状况下的双胎妊娠，双胎输血综合征见于单绒毛膜双胎的胎盘融合在一起时。

两个胎盘之间形成异常血管,一个胎儿得到了较多的血液(受者),另一个胎儿(供者)只得到少量的血液。导致供者胎儿贫血和生长受限,甚至可能发展为羊水过少;受者胎儿则可能出现羊水过多,心脏负荷过重,从而导致心脏肥大和心衰。当单绒毛膜双胎的两个胎儿生长发育不平衡,一个胎儿羊水过少并伴有生长受限,而另一胎儿羊水过多时,即可诊断为双胎输血综合征。双胎输血综合征需要由母胎医学和其他亚学科专家合作进行管理,考虑制订治疗方案从而最大程度改善妊娠结局。

所有多胎妊娠的主要胎儿并发症都是早产和胎儿生长受限。母亲的并发症可有:前置胎盘、妊娠糖尿病、子痫前期、胎位不正、和产程异常。少见的并发症包括急性脂肪肝、妊娠皮肤疹块瘙痒症(PUPPP)、及肺栓塞。

对多胎妊娠的孕妇来说,预防早产是首要关键。管理措施还包括整个妊娠期间限制活动和增加休息。并未发现多胎妊娠的孕妇卧床休息可以有效地预防早产发生。预防性宫颈环扎术、黄体酮疗法同样不能有效预防多胎早产。关于性生活的指导应根据宫颈情况、既往孕产史,以及无痛性宫缩(假宫缩)的频率而定。应警惕高血压、子痫前期和妊娠糖尿病的体征,并且根据这些体征及时采取早期干预。由于孕妇发病率的增加,根据母体指征需要进行引产的机会增多,这也会将已经升高的早产率进一步提高。

分娩过程要由产科医师管理,分娩方式取决于胎儿位置和产科医师的技能与经验。最常见的胎位是头/头位,其次是臀/头位或臀/臀位,再其次是头/臀位。臀/头位可能的风险是两个胎头可能绞锁卡在一起,在这种情况下应采取剖宫产分娩上方的胎儿,第二个臀位胎儿可以经阴道分娩,这取决于医生的经验和技巧。

### 足月时胎位异常

可能的胎儿先露有三种,即头位、横位和臀位,在"妊娠解剖与生理"一章阐述。头先露胎位的亚型又包括面、额和枕先露;枕先露又划分为枕前位、枕横位和枕后位。臀位又可分为单臀、全臀和足先露臀位。

#### 头先露位置异常

头先露位置异常包括顶先露、前囟先露、额先露、面先露和颏先露,通常在产程中做出诊断,这些

在"产程中与分娩时的并发症"一章中有更详细的讲解。额先露或面先露通常在产程与分娩时自然转换为枕先露,但如果胎儿很小,也可能会以这种位置娩出。形成额先露和面先露的危险因素包括:早产、多次分娩的经产妇、羊水过多、多圈脐带绕颈和先天缺陷,如:无脑儿或脑积水。

### 臀先露

35~36孕周时,大部分胎儿会自动转为头位。但仍有约3%~4%的胎儿会继续保持臀位,以臀或足为先露。臀先露分为三种:单臀先露、全臀先露或足先露。单臀先露时,髋关节屈曲,膝关节伸直,胎儿的脚靠近头部,以臀部进入骨盆入口。全臀先露与其近似,以臀部进入骨盆入口,但膝关节屈曲,胎儿取盘腿姿态。如果一条或两条腿均伸直位于臀部以下,则为单或双足先露。当评估臀先露的胎儿方位时,以胎儿的骶骨作为指示点,例如:左骶前位(图22-3)。

早产、多胎妊娠、经产导致的子宫肌层松弛、羊水过多或过少、臀先露史和胎盘前置都是增加臀先露发生的危险因素[40]。此外,子宫畸形,例如双角子宫或子宫下段的大肌瘤,也可能阻碍正常头先露的形成。臀先露可能与胎儿缺陷发生风险增高有关,如:脑积水或无脑儿。

臀先露通常在孕期检查时发现,四步触诊可以在宫底的顶部触到坚硬浮球感的胎头。孕妇可能报告在腹部下方的骨盆位置感受到胎动增多,听诊时胎心音在上腹部听到。35孕周前这些发现可能是正常的,但应该在孕期检查病历中记录下来,特别是孕妇有已知的臀位危险因素时。大约10%的臀先露胎儿会在36孕周后自动转为头先露。如果怀疑是臀先露,助产士应该在35~36孕周时安排超声检查以确认胎先露的情况。

臀先露胎儿经阴道分娩可能导致较高的围产发病率和死亡率。胎头是胎儿身体中最大的部分,当头经过宫颈和阴道娩出后,余下的身体部分能够没有阻碍地随后通过。但在臀先露分娩时,身体可以经过只有部分扩张的宫颈,直到身体娩出而儿头阻滞在宫内时才会发现有头盆不称。如果35孕周后诊断为臀先露,助产士应该在临产前请求上级医师会诊,确认孕妇是否属于臀位外倒转术的适合对象。臀位外倒转时,倒转者用手在孕妇的腹壁上施加压力以物理力将胎儿转变成头位。臀位外倒转的成功率大约为58%[41]。臀位外倒转术失败的因素有:羊

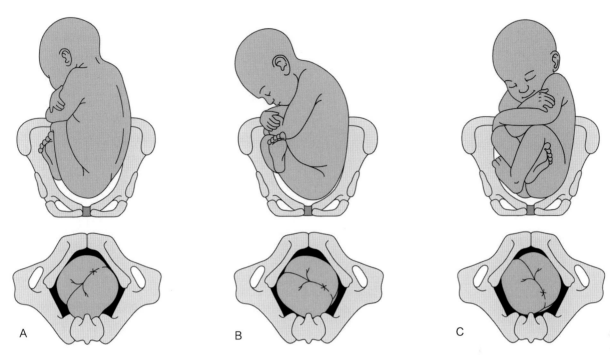

图 22-3　臀先露。A. 左骶前位。B. 左骶横位。C. 左骶后位

水过少、腹前位胎盘、胎臀已入盆、胎背在后(躺位)和母亲肥胖[42]。母亲有阴道分娩禁忌证(如:前置胎盘)或有以下情况时不应该施行臀位外倒转术:胎膜已破、胎儿或子宫畸形、不正常的胎心率图形、胎头过度仰伸、胎盘早剥或多胎妊娠[42]。

臀位外倒转术只能在医院内进行,理想孕周是36~37孕周。确定胎心率监测评估正常后,可在术前给孕妇皮下注射特布他林 0.25mg 使子宫放松。臀位外倒转术应在超声直视引导和连续胎心率监测(由助手执行)下完成。孕妇在臀位外倒转术时可能会感受到较明显的不适,所以某些情况下可在硬膜外或脊髓麻醉下进行。臀位外倒转术最常见的胎儿副作用是一过性的胎心率异常,如延长减速[41]。在极少数情况下,报道有臀位外倒转术导致阴道出血、胎盘早剥、胎儿受伤、胎儿肢体骨折和胎儿死亡[41]。如果发现有胎儿受损,需要进行紧急剖宫产。助产士通常在臀位外倒转术中提供超声引导和情感支持以安抚孕妇。术后,根据医疗机构的规定,至少要连续监测胎心率和宫缩 1 小时。

各种改变母亲体位的锻炼方法已被推荐用于帮助胎儿从臀位转至头位,(如:抬高臀部休息或采取膝-胸位),但研究尚未证明这些方法的有效性[43]。36~37孕周时持续臀位的孕妇需要转诊至产科上级医生来制定分娩计划。

## 胎盘、羊水和脐带异常

胎盘异常分为三类:①结构或大小异常;②宫内附着位置异常;③以及附着深度异常。某些形态学上的胎盘变异可以在孕期超声检查中发现,某些胎盘异常则与胎儿不良影响、母体或胎儿出血有关。通常情况下胎盘大小与胎儿的大小相关。过小的胎盘与宫内感染和胎儿生长受限有关;反之,过大或水肿的胎盘则与母亲糖尿病和胎儿水肿相关。

### 轮状胎盘

异常的胎盘形态见图 22-4。轮状胎盘指在胎盘母体面的边缘有双层膜(绒毛膜和羊膜)环绕,形成白色圆环[44]。胎儿的血管不超越圆环,但圆环处有大量的绒毛膜胎盘组织。轮状胎盘的病因不明。回顾性研究发现轮状胎盘出现孕中期出血、早产和胎膜早破的发生率增高[45]。对比之下,有缘胎盘有一圈平整和贴近胎盘边缘的膜样圆环。有缘胎盘和不良结局无关。

### 胎盘副叶

从主胎盘分离出副叶或单独的绒毛小叶称为胎盘副叶。副叶与主胎盘之间有胎儿的动静脉相连,其功能正常。胎盘副叶在临床上没有重要意义,但可能与其他胎盘异常,如:帆状胎盘脐带附着有关。这种胎盘变异最常见的问题是分娩后的胎盘滞留,这也是为什么产后必须仔细检查胎盘边缘,寻找延伸至胎盘边缘以外的断裂血管的原因之一。

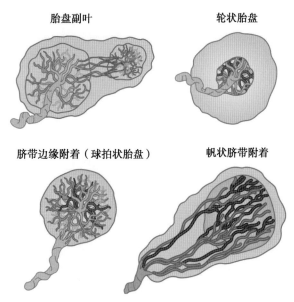

**胎盘副叶**　　　　　　　　　　　**轮状胎盘**

**脐带边缘附着(球拍状胎盘)**　　**帆状脐带附着**

图 22-4　异常的胎盘结构

### 脐带异常

脐带的变异包括:附着异常、单脐动脉、脐带螺旋过多或过少。脐带通常附着于胎盘胎儿面的中心。边缘附着,也称为球拍状胎盘,指脐带附着在胎盘体的边缘。发生率约为 10%,但这种形态学的异常不会造成不良影响。

### 脐带附着异常

脐带帆状附着是指脐带附着在与胎盘组织有一定距离的胎膜上,造成在进入胎盘前血管有一段距离是在胎膜中穿行,没有华通胶保护。脐带帆状附着可以发生在正常胎盘或胎盘的两个副叶之间。如果帆状血管穿行经过了宫颈内口,则称为前置血管。脐带帆状附着和前置血管的危险因素包括:前置胎盘、多胎妊娠、辅助生殖技术使用史、肥胖和吸烟[46]。多普勒超声检查可能能够或不能发现异常的血管,事实上,诊断经常是在分娩时才做出。

任何没有在脐带内受到保护的脐血管都是脆弱的,很容易在分娩过程中破裂或受到压迫[46]。帆状血管的破裂可能导致胎儿快速失血。这些异常还与早产、胎儿生长受限、围产期发病率/死亡率的风险增高有关,尽管这些不良事件的绝对风险很低。值

得注意的是,与脐带帆状附着相关研究中的围产期结局可能还会受到其他并发症的干扰,如:多胎妊娠或前置胎盘。只要孕期诊断有脐带帆状附着的孕妇都需要上级医师会诊。可能会进行额外的产前胎儿监测检查,要求孕妇在临产启动时立即住院,进行连续胎心率监测。要在孕妇的产前病历记录中添加附注,以便产时管理的医务人员能够看到这一点,因为在娩出胎盘时需要轻柔小心,以避免脐带撕裂。

有前置血管时,产程中的宫颈扩张可能带来威胁胎儿生命的出血。有前置血管的孕妇需要在三级或四级医院由产科医师管理。建议每周进行胎儿监测、注射皮质醇促进胎肺成熟,并且计划在 34 孕周时实施选择性剖宫产,如果需要可考虑更早[47]。

### 单脐动脉

脐带通常有两条脐动脉和一条脐静脉。偶然的情况下,胎儿可能只有一条脐动脉和一条脐静脉。目前假定的机制为继发于一条脐动脉出现闭锁。单脐动脉的发病率低于 1%。但在先天缺陷和死胎死产的胎儿中发病率较高。如果发现有单脐动脉,需要进行详细超声检查以评估有无其他解剖学缺陷,尤其是心脏和肾的异常。非整倍体染色体异常的发病率没有改变,因此并不推荐进行有侵入性的遗传学检测,但如果以前没有做过,可以选择非侵入性胎儿 DNA 检测来筛查 21、18 或 13 三体型。

如果胎儿没有它他异常,单脐动脉仅仅与轻微升高的小于胎龄儿发生率相关。其他并发症如:子痫前期、早产和围产死亡有过报道,但相关研究的结论尚未确定。在某些医疗机构,建议在孕晚期进行系列超声检查以监测胎儿生长和胎儿健康状况,但这些做法不属于常规规范,因此建议请上级医生会诊寻求建议。可以告诉有单脐动脉异常的孕妇,绝大多数下她们的胎儿并没有其他额外风险。

### 脐带螺旋程度

在脐带检查中发现的一件有趣现象是脐带螺旋程度的表现。过多或过少的脐带螺旋都与围产期发病率升高有关。但针对脐带螺旋程度与围产结局关系的研究并未得到明确的结果[48]。脐带螺旋程度并不是标准超声检查的组成部分,不论有无发现脐带螺旋程度的变异都没有改变孕期管理计划的建议。然而,临床上经常会有脐带螺旋程度过少或过多的报告。在这种情况下,详细地检查和回顾孕妇的病史可能很有一定的价值,并应该请求上级医师会诊。

## 前置胎盘

当胎盘植入部位覆盖到宫颈内口时,称为前置胎盘。前置胎盘的发生率约为 1/200 次分娩。通常在孕中期的超声检查时得到诊断[46,49]。只有约 2% 的孕妇在孕中期超声时发现有前置胎盘,但因为胎盘会随着孕期进展向宫底部生长,所以 90% 孕中期有前置胎盘的孕妇会在妊娠较晚时间得到解除。

过去,前置胎盘的程度根据胎盘边缘到宫颈内口的距离分为完全性、部分性、边缘性或低置(图 22-5)。由于现在经阴道超声可以精确地测量出胎盘边缘到宫颈之间的距离,因此改变了术语的使用。所有覆盖于宫颈内口之上的胎盘都被诊断为前置胎盘,胎盘靠近但未覆盖宫颈内口的称为低置胎盘。

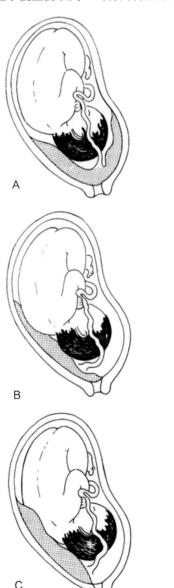

图 22-5　前置胎盘。A. 完全性。B. 部分性。C. 低置

发生前置胎盘的主要危险因素是既往剖宫产或子宫手术造成的子宫瘢痕[50]。此外的危险因素有:孕妇年龄、产次、多胎妊娠、男性胎儿、吸烟、可卡因使用、多次流产终止妊娠史和使用辅助生殖技术[49]。重复剖宫产则增加了这些风险[51]。

前置胎盘的首要风险是孕妇出血和早产。当宫颈为临产准备而开始塑形(扩张和消失)时,附着于宫颈部位的胎盘发生分离,导致出血。首次出血的孕周难以预测。大多数孕妇第一次出血发生在 36 孕周之前,表现为无痛性大股出血(但出血量多少也难以预测)。

一旦诊断有前置胎盘,需要在 32 孕周重复进行超声检查,如果胎盘仍然处于前置状态,在 36 孕周再次复查。如果 36 孕周时胎盘仍处于前置状态,则禁忌进行阴道分娩。孕妇应该避免进行性生活防止阴道插入与性高潮,以及防止对宫颈的直接损伤或引起宫缩。如果出现阴道出血,需要立即呼叫救护车赶赴医院就诊。必须要有上级医师会诊或转诊,孕期管理计划可能包括:注射皮质醇来促进胎肺成熟,择机进行剖宫产。阴道出血患者的紧急照护在"产程中与分娩时的并发症"一章综合叙述。

## 胎盘植入异常

胎盘粘连、胎盘植入和穿透性胎盘都是胎盘植入异常,由于植入的胎盘绒毛没有与蜕膜(子宫内膜)连接而是与子宫肌层连接导致。胎盘粘连是指细胞滋养层与肌层相连,胎盘植入是指细胞滋养层深入到肌层以内,而穿透性胎盘则是指细胞滋养层组织穿透肌层和浆膜层,到达邻近的母体脏器(图 22-6)[50,51]。术语"胎盘植入异常"通常用于描述以上三种情况。

当胎盘附着在瘢痕或受损的子宫部位时会出现胎盘植入异常。随着剖宫产率的上升和同使用辅助生殖技术相关的子宫手术(如:肌瘤切除术和子宫纵隔切除术)的增多,胎盘植入异常的发生率也在升高。胎盘植入异常在前置胎盘的患者中也更常见。有一次剖宫产史的孕妇并发有前置胎盘,发生胎盘植入异常的可能性是 3%;如果有两次剖宫产史,这一概率上升到 11%,若有三次剖宫产史,前置胎盘时发生胎盘植入异常的概率是 40%[52]。

胎盘植入异常在分娩时会有出血,出血的严重程度和相应的并发症与胎盘植入异常的类型有关。胎盘植入和确诊的穿透性胎盘可能威胁到孕妇的生命,通常需要子宫切除术来控制出血,因为胎盘无法取出。

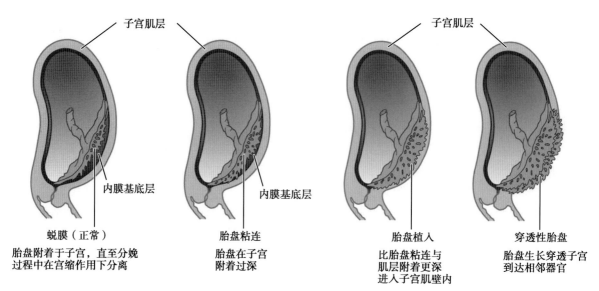

子宫肌层　　　　　　　　　　　　　　　　子宫肌层

内膜基底层　　　　　　内膜基底层

蜕膜（正常）　　　　　　胎盘粘连　　　　　　胎盘植入　　　　　　穿透性胎盘

胎盘附着于子宫，直至分娩　胎盘在子宫　　　比胎盘粘连与　　　胎盘生长穿透子宫
过程中在宫缩作用下分离　　附着过深　　　　肌层附着更深　　　到达相邻器官
　　　　　　　　　　　　　　　　　　　　进入子宫肌壁内

图 22-6　胎盘植入异常

　　尽管胎盘植入异常在超声下有其特征性的表现，但超声仍然不能诊断所有的病例。助产士应该注意警惕是否存在危险因素，如有剖宫产史的孕妇超声显示为子宫前壁低置胎盘。在这种情况下应请求母胎医学专家会诊或转诊。特殊超声和核磁共振可以辅助确定诊断。如果确诊有胎盘粘连，应该在三级或四级医疗中心进行择期剖宫产。如果有胎盘植入和穿透性胎盘，孕妇应该在四级医疗机构管理。管理这种严重和常常危及生命的妊娠期并发症，治疗方案中应该有大量输血的预案和亚学科专家支援。

### 羊水量异常

　　羊水主要由胎儿的尿液和肺中的液体构成。羊水量在妊娠过程中逐渐增加，至孕晚期开始时达到约 1 000ml；此后开始逐渐减少，至足月时约为800ml。超声检查可以通过两种方式来测量羊水量：羊水指数（AFI）或单独的最大羊水池垂直深度。AFI 是子宫内四个部位每部分最大羊水池深度的总和。特别是筛查羊水过少时，使用最大羊水池垂直深度比 AFI 的干扰更少，而且不会因为使用该测量方法增加不良妊娠结局[53-55]。

### 羊水过多

　　羊水过多，即羊膜腔内的羊水容量过多。羊水过多表现为羊水指数（AFI）≥ 24cm，或最大羊水池垂直深度 ≥ 8cm[56]。50%~60% 的羊水过多属于特发性的，最容易发生在孕晚期。有些异常情况与羊水过多发生率增高有关，包括：胎儿结构缺陷、多胎妊娠（尤其是单卵双胎、双胎输血综合征）、母亲糖尿病、胎儿感染和胎儿染色体异常。严重的羊水过多（如：AFI>35cm）与胎儿解剖结构缺陷的相关性更高，例如：气管食管瘘、无脑畸形和脑脊髓膨出等，反之，较轻的羊水过多更倾向为特发性状况[56]。羊水过多的并发症有：继发于子宫过度扩张的早产、胎膜早破、胎位不正、脐带脱垂、胎盘早剥、难产，以及产后出血。

　　最早怀疑有羊水过多常常是因为出现子宫过大、母亲腹围过大、宫高大于胎儿孕周预期尺寸。可能会出现听诊胎心音、触诊胎儿轮廓肢体的困难。胎位多变，可在四步触诊检查过程中就发生胎位的改变。严重羊水过的孕妇可能出现呼吸困难、下肢和会阴部水肿、腰背部 / 腹部和大腿压迫痛、胃烧灼感或恶心呕吐。

　　超声检查可以明确诊断，并识别同时存在的任何胎儿或胎盘异常。此时需要请上级医师会诊。根据具体羊水过多程度与其他临床发现需要进一步的化验检查包括：重复妊娠糖尿病筛查、进行抗体滴度检查以除外同种异体免疫、TORCH（弓形虫、其他、风疹、巨细胞病毒和疱疹）滴度检查以评估感染。单独的羊水过多并不是进行非整倍体染色体异常核型分析的指征[57]。无并发症的羊水过多也不是终止妊娠的指征。建议加强胎儿监护，以及注意监测因呼吸困难和水肿所造成的母亲不适。极少数情况下羊水过多太严重，必须通过有控制地羊膜穿刺术进行羊水减容，以减轻孕妇的呼吸困难症状。

### 羊水过少

　　羊水过少是根据孕周矫正后，羊水量低于正常值。羊水过少可能在临床检查时提出质疑，但需要通过超声检查进一步确认。其临床体征包括：子宫紧贴包裹胎儿、胎儿轮廓清晰可见、胎儿在羊水中无漂浮感、宫底高度偏低。单胎妊娠孕妇在孕晚期的AFI<5cm，即可诊断为羊水过少。

许多胎儿异常与羊水过少有关，包括：先天异常（如：肾发育不全、Potter综合征）、病毒感染性疾病、胎儿生长受限、子宫胎盘功能不全、胎膜早破、吲哚美辛作为宫缩抑制剂时出现药物反应，以及过期妊娠。

羊水过少可以在妊娠期的任何阶段出现，但它在孕早期的临床意义还不明确。胎儿通常在孕中期开始有排尿和吞咽液体，所以胎儿肾/泌尿系统的异常也在此时表现出来。如果17~26孕周就出现羊水过少，发生胎儿肺发育不全的风险增高[58]。在这种情况下，由于胎儿不能呼入羊水来帮助胸廓正常扩张和发育，使得胎儿的肺部不能发育成长为正常体积。

孕晚期出现的羊水过少通常与子宫胎盘功能不全、胎儿生长受限或早产胎膜早破有关。因此，在评估羊水过少时，必须注重查体、超声和化验检查才能确认潜在的病因。

发现有羊水过少时需要首先治疗原发病，需要请求上级医师会诊。羊水过少没有胎膜破裂时，需要进行频繁的胎儿情况监测，包括：计数胎动、无应激试验（NST、生物生理指标（BPP），以及脐带血流多普勒超声检查。分娩时机取决于胎儿监测的情况。当过期妊娠出现无并发症的羊水过少时，若胎儿监测显示胎儿状况良好，只有很少的高质量研究证据支持引产优于期待治疗[59]。

## 宫颈和子宫异常

两种宫颈的解剖学变异可能在妊娠中造成严重的不良后果。第一个是宫颈过短通常与早产风险增高有关；第二个是宫颈功能不全通常指宫颈结构松软无力，导致孕中期开始即出现无痛性的宫颈扩张和流产。子宫异常，如：双角子宫同样可能对妊娠过程产生不良影响。

### 宫颈功能不全

宫颈功能不全的典型表现是在孕中期早期出现阴道出血、盆腔压力增加或胎膜早破，阴道检查时可发现宫颈变短消失和扩张。可能在宫颈处发现有胎儿成分或胎膜膨出。宫颈功能不全的危险因素如表22-11所示。

| 表22-11 | 宫颈功能不全的危险因素 |
|---|---|
| **先天因素** | |
| 先天畸形 | |
| 子宫解剖学异常 | |
| **产科既往史因素** | |
| 14周以后的流产史 | |
| 阴道分娩或剖宫产后宫颈裂伤 | |
| 多次孕早期或孕中期终止妊娠 | |
| **妇科既往史因素** | |
| 因刮宫或子宫输卵管造影行宫颈机械扩张 | |
| 宫颈锥切术史，术中切除大量组织 | |

有过两次或两次以上孕中期或孕晚期胎儿丢失的妇女，需要转给上级医师进行宫颈机能不全的评估。根据本次妊娠情况和既往生育史，孕妇可能需要进行宫颈环扎缝合，称为宫颈环扎术，使宫颈保持闭合。

传统上，曾经发生过两次及两次以上孕中期胎儿丢失的孕妇，无论宫颈情况如何，建议在14~18周进行宫颈环扎术。现在，由于可以进行宫颈长度的监测，有了新的管理选择。目前常用的做法是监测宫颈长度，只有当24孕周前宫颈长度小于25mm时才施行宫颈环扎术[60]。实践上的这一改变是因为宫颈环扎术同样有显著的风险，包括：感染、胎膜早破合并或没有感染，以及再次发生胎儿丢失。

如果孕妇表现有宫颈功能不全的体征与症状，如在孕中期的早期阶段有：阴道分泌物增多、水样排液或阴道出血，直接窥器检查可以排除其他常见病因，如：阴道炎。观察到宫颈扩张或可见胎膜膨出提示需要立即请求上级医师会诊。如果需要时，最好由上级医师进行双合诊和指诊，避免不慎造成胎膜早破和诱发感染。

如果胎膜完整，宫颈条件许可，建议进行宫颈环扎术。宫颈环扎术有几种类型，手术方式的选择取决于具体的临床情况、宫颈长度和扩张程度，以及医师的临床经验和倾向性。宫颈环扎术后可能给予黄体酮治疗。在36~37孕周时由医师拆除环扎缝线[61]。

### 宫颈过短

超声检查时意外发现宫颈过短的临床意义直到几年前才受到重视，系列研究发现了宫颈长度与早产发生之间有明确的联系（表22-12）[62,63]。建议对有早产史的孕妇使用超声检查测量宫颈长度[64,65]。目前对于无早产史的孕妇没有推荐进行常规经阴道超声检查测量宫颈长度，但由于经荟萃分析证明这是一种性价比俱佳的筛查方式，故在临床上已有越来越多的医疗机构开始采用经阴道超声宫颈长度测量。

| 表22-12 | 孕周相应的宫颈测量长度对早产发生的预测率 | | | | | | | |
| --- | --- | --- | --- | --- | --- | --- | --- | --- |
| 孕周 | 宫颈长度(mm) | | | | | | | |
| | 10 | 15 | 20 | 25 | 30 | 35 | 40 | 45 |
| 16 | 53.3 | 45.2 | 37.3 | 30.1 | 23.7 | 18.3 | 13.9 | 10.5 |
| 18 | 50.7 | 42.6 | 34.9 | 27.9 | 21.8 | 16.8 | 12.7 | 9.6 |
| 20 | 48.1 | 40.1 | 32.5 | 25.8 | 20.1 | 15.4 | 11.6 | 8.7 |
| 22 | 45.4 | 37.6 | 30.3 | 23.9 | 18.5 | 14.1 | 10.6 | 7.9 |
| 24 | 42.8 | 35.1 | 28.1 | 22.0 | 16.9 | 12.8 | 9.6 | 7.5 |
| 26 | 40.5 | 32.8 | 26.0 | 20.3 | 15.5 | 11.7 | 8.7 | 6.5 |
| 28 | 37.8 | 30.5 | 24.0 | 18.6 | 14.2 | 10.6 | 7.9 | 5.9 |

宫颈长度测量筛查早产风险是使用经阴道超声检查(TVUS)来测量宫颈内口到外口之间的距离，同时观察宫颈管形状，比如：宫颈管出现"漏斗状"改变，宫颈管内有无胎膜膨出。腹部超声因为很难找到合适的测量角度，不是测量宫颈长度的可靠手段。而且母体肥胖与腹部超声前要求膀胱充盈的混杂因素，都会导致测量结果不准确。

宫颈长度测量筛查应在16~24孕周之间进行，16孕周前子宫下段没有完全形成，测量结果不可信。而24孕周后采取干预，如宫颈环扎术的价值仍无足够的数据证明[65]。有早产体征和症状的孕妇，可以在24孕周后将监测宫颈长度作为评估手段的一部分，详细见"产程中与分娩时的并发症"一章。

宫颈过短是指在16~24孕周时，超声波检查发现宫颈长度测量小于20~30mm[65]。宫颈过短20~30mm的定义数值取决于研究人口和参加研究孕妇的孕周范围。超声筛查发现有宫颈过短的孕妇应转诊给上级医师进行咨询和讨论治疗选择。

有早产史宫颈过短孕妇的管理方案与无早产史宫颈过短孕妇的不同，见图22-7[64]。对于无早产史的孕妇，在宫颈测量长度到达什么标准时启用早产

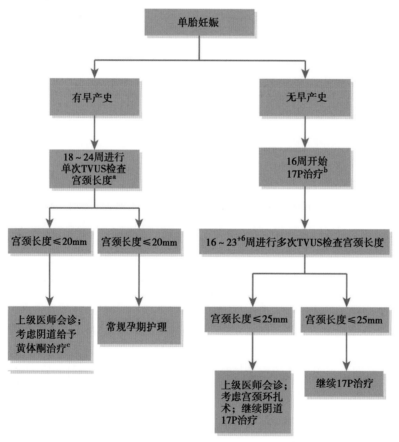

图 22-7 宫颈过短的评估与管理。TVUS,经阴道超声检查;17P,17-羟黄体酮
ª 如果已进行过经阴道超声筛查
ᵇ 从16~20周开始至36孕周,每周肌注17-羟黄体酮250mg
ᶜ 从诊断宫颈过短开始至36孕周,每天使用黄体酮栓剂200mg或凝胶90mg

预防治疗措施,目前并无统一的建议。两项关于宫颈过短时阴道使用黄体酮的随机对照研究(RCT)仅研究了宫颈长度小于 15mm 或在 10~20mm 之间的孕妇情况。基于这些研究,母胎医学协会和美国妇产科医师学会建议,无早产史宫颈长度 <20mm 的孕妇,可使用阴道黄体酮治疗[64]。如果宫颈过短孕妇决定使用阴道黄体酮治疗,使用方法为:从 16 孕周至 36 孕周末,每天在阴道中放入黄体酮栓剂(200mg)或凝胶(90mg)。

## 子宫畸形

子宫畸形,也称为苗勒管畸形,是女性生殖道的先天异常(在"妇科疾病"一章中详细描述)。子宫畸形在正常女性中的发病率约为 0.5%~5%[66]。最常见的子宫畸形是纵隔子宫、双角子宫和弓形子宫。

子宫畸形常常与不育症有关。一旦妊娠后发生流产、胎儿生长受限、早产、胎位异常和胎盘早剥的风险增高[67]。某些苗勒管畸形虽然罕见,但与严重的风险相关,如:残角子宫导致的子宫破裂。残角子宫通常与子宫体不相连,肌层发育不良,故限制了妊娠发育过程中残角扩张的能力。子宫破裂可能是急剧发展性的或是沉默性的破裂,急剧性破裂的症状类似于输卵管妊娠破裂,沉默性破裂则可能导致继发的腹腔妊娠。

子宫畸形可能在妊娠后进行孕早期超声或体格检查时被首次发现,体检表现为子宫轮廓易位至腹部的一侧。取决于胎龄和怀疑的畸形类型,3D 超声或核磁共振检查可能用于确认诊断。

子宫畸形孕妇的管理需要上级医师或专家组会诊。根据子宫畸形的类型和特定的孕期照护计划,助产士可以在会诊专家的指导下参与孕期保健。

## 早产

妊娠 $37^{+0}$ 孕周前的分娩都属于早产。在美国约有 10% 的分娩是早产[68]。总体来说,先天缺陷是婴儿死亡的第一位原因,而早产第二位常见原因[69]。全球范围内,早产是新生儿死亡的首要原因,约占全部新生儿死亡的 35%。存活的早产儿直至生长到成年都要面临多种健康方面有关并发症风险。非西语裔黑人妇女的早产发病率高于所有其他种族背景的妇女[70]。即便排除了其他危险因素的干扰,如:吸烟、社会经济背景或教育水平后,这种情况依然如此。尽管种族之间发生率差异的原因没有全部搞清,但有些影响因素已经确定,如:环境、遗传和社会因素的混合影响[70]。此外,这些危险因素之间还存在相互关联,例如:某些遗传差异,如:端粒体长度的改变可能与环境因素的影响有关。

表 22-13 叙述了早产的次级分类,这一分类方法是根据美国疾病控制与预防中心和 WHO 定义的综合。存活早产儿的短期不良结局包括:呼吸窘迫综合征、脑室内出血和感染;早产儿的远期不良结局包括:神经系统发育障碍、肺功能改变、代谢紊乱和心血管疾病的风险升高,以及较低的远期存活率。发病率和死亡率随出生时孕周的减小而增加。在所有存活的早产儿中,接近存活孕龄出生的婴儿生存率最低,远期发病率最高;反之,中期和晚期早产儿有较高的无远期并发症存活的可能性。

| 表22-13 | 胎龄分类及相关死亡率 |
| --- | --- |
| **分类** | **定义** |
| 可能存活的孕龄 | $20^{+0}$~$25^{+6}$ 孕周 |
| 极度早产 | $26^{+0}$~$27^{+6}$ 孕周 |
| 早期早产 | $28$~$31^{+6}$ 孕周 |
| 中期早产 | $32^{+0}$~$33^{+6}$ 孕周 |
| 晚期早产 | $34^{+0}$~$36^{+6}$ 孕周 |

本章对早产进行了综述,包括:危险因素、诊断标准和有早产史孕妇的孕期保健。某些最初的早产诊断检查通常在门诊进行,但确诊需要在医院或住院进行连续子宫监测检查下完成。因此,对疑似早产患者的完整评估步骤放在"产程中与分娩时的并发症"一章中讲述。

### 早产的病理生理学

产程的启动是由于妊娠期间保持子宫静止的抑制机制被去除。孕妇出现早产宫缩的可能启动机制至少有五个方面:

- 下丘脑 - 垂体 - 肾上腺(HPA)轴的过早启动

生理或心理压力激活了母体的 HPA 轴,导致促肾上腺皮质激素释放激素(CRH)水平增高,从而增加了前列腺素的合成,同时直接刺激子宫收缩。母体 HPA 轴的过早激活可能是由于母亲应激(抑郁症、创伤后应激障碍 PTSD、焦虑)或生理压力的原因[71,72]。胎儿 HPA 轴的过早激活则可能继发于遗传因素、不适宜的宫内环境、或炎症(如:羊膜腔内感染)[73]。

● 炎症 / 感染

生殖道中的微生物可能导致绒毛膜蜕膜交界处的感染,刺激产生宫缩[73]。

● 蜕膜出血(胎盘早剥或绒毛膜下出血)

局部的子宫 - 胎盘缺血可以导致蜕膜的坏死。这种坏死属于一种会释放出凝血酶的氧化性应激,凝血酶可以刺激子宫收缩[74]。

● 子宫受到过度扩张(如:羊水过多或多胎妊娠)

子宫肌层受到过度牵拉诱导缝隙连接形成催产素受体上调。

● 遗传因素

人们一直在怀疑遗传因素是早产的重要病因,最近才确认了它们之间的关系。有四个基因位点被确认与妊娠期长短有关,其中的三个基因变异与早产有关:EBF1、EEFSEC、AGTR2[75,76]。

## 早产的危险因素

早产的危险因素如表 22-14 所示[77-86]。然而,约 50% 的早产孕妇并没有明确的早产危险因素[77],因此除了少数例外,危险因素不能可靠地预测早产。最重要的危险因素是既往早产史:有过早产史的孕妇再次发生早产的可能性显著增加[78,84]。

| 表 22-14 早产危险因素 | |
| --- | --- |
| **母亲人口统计学和生活方式因素** | **胎儿因素** |
| 母体年龄 <17 岁或 >35 岁 | 先天异常 |
| 非裔种族 | 胎儿生长受限 |
| 遗传变异 | 感染 |
| 孕前母亲低体重(BMI<19.8) | 同种免疫伴胎儿水肿症 |
| 社会经济状况低下 | |
| 两次妊娠间隔时间过短(<18个月) | |
| 应激因素(抑郁症、焦虑、PTSD) | |
| 孕期吸烟 | |
| 毒品药物滥用(可卡因、吸入性可卡因、海洛因、烟草) | |
| **母体异常与生育史** | **本次妊娠因素** |
| 既往早产史 | 宫颈机能不全 / 宫颈过短 |
| 孕妇本人是早产出生 | |
| 既往宫颈手术史(宫颈锥切、人工流产时扩宫) | 孕期感染 |
| 苗勒管畸形 | 宫内感染 |
| 经阴超声测量宫颈长度变短 | 羊水过多 |
| | 多胎妊娠 |

续表

| 母体异常与生育史 | 本次妊娠因素 |
| --- | --- |
| | 母亲疾病(妊娠高血压 /HELLP 综合征、前置胎盘)<br>肾盂肾炎<br>阴道出血持续超过 3 个月 |
| **不确定的早产相关因素** | **可预防的医源性因素** |
| 无症状菌尿、下尿路感染<br>生殖道感染<br>牙周疾病<br>阴道出血 | 孕周不明<br>足月前选择性引产 |

BMI,身高体重指数;HELLP,溶血 / 肝功能异常 / 血小板减低;PTSD,创伤后应激障碍

## 早产的评估和诊断

对可能发生早产孕妇的评估地点取决于医疗机构的条件、助产士在医院的工作职责、母亲症状的严重程度和胎儿的孕龄大小。早产的不良结局可能很严重,所以对孕周较小或症状严重的孕妇需要快速转诊由上级医生处理。助产士的主要责任是识别明显的早产风险和早产的体征。

早产的诊断很困难。在早产产程开始启动和明确诊断之前,常难以分辨正常妊娠和早产的先兆症状。事实上,许多早产先兆症状在正常妊娠中也非常常见。绝大多数有早产征兆的孕妇结果并没有发生早产[87,88],过度干预反而变成一个受到关注的问题。而拖延治疗又会对妊娠结局产生潜在的不良影响。早产的症状见表 22-15,但对正在发生的早产并没有预测性。例如:宫缩频率对早产的发生是一个较弱的预测指标,虽然频繁宫缩孕妇的早产风险的确有所增加[87]。因此,回顾病史中的早产危险因素、询问孕妇是否出现表 22-15 中的症状,必要时持续观察一段时间,来谨慎评估有早产症状的孕妇很重要。

进入活跃阶段早产的诊断标准包括:规律宫缩同时有宫颈消失和 / 或宫颈扩张的变化。胎膜破裂或阴道出血增加了诊断的可靠性。某些医疗机构使用特定的诊断标准例如:规律的疼痛宫缩加上宫颈扩张 >3cm,或宫颈长度 <20mm,或宫颈长度介于 20mm~30mm 之间伴胎儿纤连蛋白(fFN)检测阳性。美国出生缺陷基金会推荐以每小时 ≥ 6 次宫缩作为

早产的评估阈值[89]。如果怀疑已经发生早产临产，需要立刻进行产科住院分诊的紧急评估。

| 表22-15 | 早产的症状和体征 a | |
|---|---|---|
| **症状** | | **体征** |
| 腹部紧缩感或"月经样痉挛痛" | | 宫颈过短 |
| 腹泻 | | 宫颈消失或扩张性改变 |
| 36孕周前胎儿下降入盆 | | 胎儿纤连蛋白测试阳性 |
| 阴道分泌物增加(清亮、粉色或 | | 胎膜破裂 |
| 轻微带血的黏液) | | |
| 腰痛 | | |
| 盆腔压力 | | |
| 阴道出血 | | |
| 子宫收缩的频率、持续时间和 | | |
| 强度增加 | | |

a 单个的临床症状和体征并不能很好的预测早产

## 早产的预防

泌尿道感染、牙周病，和几种其他泌尿生殖道感染——B族链球菌(GBS)、衣原体、细菌性阴道炎、淋病、梅毒和滴虫性阴道炎，都与早产有关。尽管如此，这些感染和早产之间存在的因果关系并没有得到证明。此外，给予治疗也不能降低早产的风险[83,90-95]，有几项研究甚至发现用甲硝唑治疗细菌性阴道炎或滴虫性阴道炎后，早产反而增加了[83]。尽管无症状菌尿和早产本身无关，但建议对无症状菌尿进行治疗以预防肾盂肾炎，因为肾盂肾炎与早产有关。有HIV的孕妇需要筛查滴虫性阴道炎，以减少垂直传播HIV的风险。所有的性传播感染都需要治疗，临床指南在"生殖道和性传播感染"一章中进行了介绍。此外，有感染症状或牙周病的妇女都需要按照标准卫生保健规范进行治疗。

多项RCT研究和随后的系统综述都发现，对有早产史的孕妇使用孕激素疗法(17-α-羟黄体酮乙酸酯，17-OHPC)可有效预防早产[90]。虽然孕激素预防早产的作用机制尚未完全搞清，但孕激素具有抗炎作用，能够削弱与早产发生相关的炎性过程。亦有理论认为使用外源性孕激素来增加母体组织内的孕激素水平，可预防因孕激素下降导致的产程启动。

有人对宫内孕激素接触对胎儿和儿童发育的安全性进行了研究。研究对母亲孕期曾使用过孕激素的2~4岁孩子进行了追踪随访，将这些儿童与无孕激素接触史的儿童进行比较，结果发现他们在健康状况和认知技巧上均无差异[91,92]。还需要更长期的追踪研究来完全肯定孕激素疗法的安全性。但未知的远期风险和避免早产的获益相比，对有早产风险的孕妇还是建议使用孕激素。

17-OHPC剂量为250mg每周注射一次，从16孕周开始持续到36孕周。孕激素疗法对于多胎妊娠的早产预防无效。已经发生胎膜早破，或用于活动性早产时抑制宫缩也没有效果。对无早产史的宫颈环扎孕妇，它并不会延长产程。宫颈过短的无早产史孕妇使用阴道孕激素可能受益，但注射17-OHPC无效。同时，对有早产史且已经在接受17-OHPC肌注给药预防早产的孕妇，阴道额外给孕激素治疗宫颈过短同样没有收益。

## 早产胎膜早破

临产前的自然胎膜破裂称为胎膜早破(PROM)。如果胎膜破裂发生在37孕周前则称为早产胎膜早破(PPROM)。在美国PPROM在所有妊娠中的发生率约为3%[96]。PPROM的危险因素和早产的危险因素相同。感染既可能是引起PPROM的原因，也可能是PPROM所致的结果。可疑有PPROM时需要请求上级医生会诊和转诊。

胎膜破裂可表现为一股羊水的涌出，或羊水少量流出或持续的潮湿。罕见病例中，极小的破裂可能在几天或几周内被封闭。在这种情况下，预计妊娠可以正常继续，但仍要小心检测有无进一步明显的羊水流失。如果孕妇报告可能有PPROM，最好在住院分娩的产房内进行评估。PPROM的评估和诊断程序在"第一产程"一章中有详细叙述。

## 过期妊娠

过期妊娠是指孕周达到或超过42足周(294天)的妊娠[97]。以前，足月妊娠定义为孕周在37~41<sup>+6</sup>周的妊娠。为了阐述这段时期内围产结局的变异，2012年的一个工作组推荐使用以下分类术语来定义足月妊娠：

- 早期足月妊娠：37$^{+0}$~38$^{+6}$周
- 完全足月妊娠：39$^{+0}$~40$^{+6}$周
- 晚期足月妊娠：41$^{+0}$~41$^{+6}$周
- 过期妊娠：42$^{+0}$周或更久

这里将讲述晚期足月妊娠和过期妊娠的管理方案。术语"产期推迟"是不精确的，在讨论晚期足月妊娠和过期妊娠的管理方案时应该避免使用。

在美国，第41孕周中的分娩占所有分娩的

6.5%;在 42 孕周或更晚的分娩仅占 0.4%[68]。排除日期计算错误的可能,妊娠时间延长的真正原因不明。在许多情况中,分娩启动时母亲或胎儿的遗传影响可能起有重要的作用。母亲年龄较高、初产妇、有过期产史的孕妇过期妊娠发病率较高[99]。白种人孕妇比其他种族/民族的孕妇更容易发生过期妊娠。妊娠延长罕见的原因是胎盘硫酸酯酶缺乏、胎儿肾上腺功能不全和无脑儿[99]。

≥ 41 孕周的妊娠与母体和胎儿不良结局发生率增高有关,大部分原因是由于胎儿过度生长或胎盘功能不全。母亲的风险则包括:严重的会阴裂伤、感染、产后出血、阴道手术分娩和剖宫产[99]。不同研究结果在具体风险方面有差异,但胎儿风险都包括:羊水过少、胎粪吸入综合征、巨大儿、肩难产、胎儿成熟障碍综合征、和围产儿死亡的风险增高[100]。

胎儿成熟障碍综合征指胎儿或新生儿受到慢性营养不良的影响。这样的胎儿小于预期孕龄,几乎没有体脂,发生羊水过少、脐带受压和异常胎心率图形的风险都会增高。新生儿同样面临低血糖、红细胞增多症、胎粪吸入和围产期窒息的风险增高。晚期足月妊娠和过期妊娠孕妇的围产儿死亡率明确增高(包括:死胎死产和早期新生儿死亡)[101]。一个超过 300 万样本的大型回顾性研究发现,40~41 孕周分娩母亲的死胎死产率为 0.42‰,41~42 孕周为 0.61‰,42~43 孕周则为 1.08‰[102]。

没有内科或产科并发症的晚期足月妊娠孕妇可在密切观察下采取期待管理。在 41 孕周 +0 天选择期待管理的孕妇需要进行每周 2 次的胎儿监护(产前监测检查)或进行引产。42~42 周 +6 天时建议一定要引产[98]。

41+ 0 周至 42+ 0 周时进行引产与较低的围产儿死亡率(RR=0.31;95% CI 0.12~0.88)和剖宫产风险(RR=0.89;95% CI 0.81~0.97)、胎粪吸入综合征风险(RR=0.50;95% CI 0.34~0.73)相关[103]。然而,围产儿死亡率的绝对值很低,对 410 例孕妇进行引产,可以避免 1 例围产儿死亡。对这一时期的孕妇采取引产或期待管理,在新生儿窒息或新生儿入住重症监护室(ICU)方面,两组没有显著的差异[103]。因此,这一时期管理方案的选择需要评估生物因素,如:孕次、宫颈状态和胎儿状况,以及孕妇本人的意愿,来做出共同决策。

## 人工剥膜

人工剥膜通常由助产士或医师在孕期保健门诊施行,用于足月孕妇,以刺激临产启动。有证据表明施行人工剥膜可以使妊娠超过 41 孕周的情况减少,并且不会增加不良妊娠结局[104]。大多数孕妇表示这一操作的感觉不舒服,但在下一次妊娠时她们仍会选择人工剥膜。在进行人工剥膜前应该告知孕妇这样做的风险和收益,并且得到孕妇的同意。不应该在 40 孕周以前使用人工剥膜。进行人工剥膜时用手指轻轻地分离开覆盖于宫颈部位的胎膜;这样做会引起前列腺素的释放,协助临产准备和产程启动。大量研究证明人工剥膜结合催产素的使用可增加自然分娩的可能性,且这样做十分安全,不会造成母亲和胎儿感染风险的增加[104]。检查操作的过程中孕妇可能会感到不适,并且在剥膜后会出现少量阴道出血和不规律宫缩。极偶然的情况下可能发生意外破膜。

人工剥膜的步骤如下:操作者戴无菌手套,手指伸入阴道,进入宫颈口并围绕宫颈内口转动,将胎膜从子宫壁上分离。如果宫颈口是紧闭的则无法进行人工剥膜,一些产科医生建议在阴道穹窿处按摩宫颈,这种干预可能会促进前列腺素的释放。人工剥膜可以在 36~48 小时后重复施行。

## 孕期皮肤疾病

瘙痒是孕妇常见的问题。与妊娠特殊生理状况相关的皮肤异常被分为 4 种类型:①妊娠特发性皮疹;②妊娠肝内胆汁淤积症;③妊娠类天疱疮;④妊娠多形性皮疹[105,106]。由于肝内胆汁淤积症和类天疱疮与严重胎儿不良结局有关,因此早期识别和鉴别诊断对于控制潜在胎儿风险和减轻孕妇症状十分重要。这四种皮肤异常可以根据形态、部位和在孕期中发生时间的不同来进行区分(表 22-16)[105~109]。

### 妊娠特发性皮疹

妊娠特发性皮疹是一种以强烈瘙痒为特征的妊娠期良性皮肤疾病。这组皮肤疾病包括:湿疹、妊娠痒疹和妊娠瘙痒性毛囊炎,妊娠特发性皮疹是最常见的孕期皮肤疾病,占所有孕妇皮疹的 50%[105]。

妊娠特发性皮疹在孕早期或孕中期首次出现,表现为强烈瘙痒的丘疹和湿疹样皮肤损伤。皮疹通常出现在面部、颈部、肘前和腘窝,但可以出现在身体上的任何部位包括手掌和脚掌。约有三分之一的孕妇在躯干和腹部出现皮疹。

妊娠特发性皮疹在产后初期会自然缓解,但可

| 表 22-16 | 孕期皮肤疾病 | | | | |
|---|---|---|---|---|---|
| 特征 | 妊娠特发性皮疹 | 妊娠肝内胆汁淤积症 | 妊娠类天疱疮 | 妊娠多形性皮疹 | 妊娠脓疱型银屑病 |
| 曾用名 | 孕期湿疹[a]<br>孕期痒疹[a]<br>孕期丘疹性皮炎 | 产科胆汁淤积症<br>妊娠黄疸<br>妊娠瘙痒症 | 妊娠疱疹 | PUPPP[a]<br>妊娠多形性红斑 | 疱疹样脓疱病 |
| 相关异常 | | 丙型肝炎 | 经产妇、葡萄胎(很少见) | | 妊娠引发的罕见牛皮癣变异 |
| 症状出现时间 | 孕早期和孕中期 | 孕中期末或孕晚期 | 孕中期和孕晚期 | 孕晚期和产后 | 孕晚期 |
| 症状 | 湿疹样皮疹 | 无皮疹的瘙痒、黄疸 | 丘疹样荨麻疹、斑块、大疱 | 丘疹样荨麻疹、斑块 | 对称性红斑丘疹,伴无菌性脓疱<br>中心结痂,边缘向外周扩大<br>全身症状,但通常无瘙痒 |
| 部位 | 全身,包括手掌/脚掌 | 全身,可能在手掌/脚掌更严重 | 从腹部开始到全身,除了面部 | 腹部条纹,蔓延到全身;不包括面部、手掌、脚掌和脐周部位 | 从皮肤皱褶处开始,离心性分布 |
| 诊断 | 临床症状和表现 | 临床症状和胆酸升高 | 皮肤活检、ELISA升高的Graves病风险;未来妊娠复发 | 临床症状和表现 | 临床症状和表现 |
| 母亲风险 | 无已知风险 | 胆石症、脂肪泻、出血 | | 无已知风险 | 无 |
| 胎儿风险 | 无已知风险 | 羊水胎粪、早产、死胎死产 | 早产、低出生体重、IUGR新生儿皮肤损害 | 无已知风险 | 胎盘功能不全、流产、胎儿生长受限、死胎死产 |
| 管理方案 | 局部应用皮质醇激素 | 鹅去氧胆酸;可能进行引产;筛查丙型肝炎;考虑孕37周或较晚分娩;孕期胎儿监测、胎动计数 | 局部和全身应用皮质醇激素、抗组胺药、孕期胎儿监测、胎动计数 | 局部应用皮质醇激素、抗组胺药、皮肤润滑剂 | 全身应用皮质醇激素 |
| 产后消退 | 很快 | 2~3周 | 数周或数月 | 7~10天 | 产后很快 |
| 未来妊娠复发 | 可能 | 可能 | 经常(50%~70%) | 低 | 未知 |

ELISA,酶联免疫吸附测定;IUGR,宫内生长受限;PUPPP,妊娠瘙痒性荨麻疹和脓疱疹

[a] 这种情况下可接受的术语

能在下次妊娠时再次出现[107]。尚未发现妊娠特发性皮疹对母亲或胎儿的结局有不良影响[105]。可以局部使用皮质醇激素治疗以减轻症状。润肤露和使用柔和肥皂温水淋浴同样可以改善症状[107]。

## 妊娠肝内胆汁淤积症

妊娠肝内胆汁淤积症是一种孕期特有的肝脏疾病,以无皮疹的皮肤强烈瘙痒、高血清胆汁酸水平和肝酶升高为特征。由于胆汁从胆囊的排空减缓而导致妊娠肝内胆汁淤积症发生。多胎妊娠、丙型肝炎病史、胆石症、血脂异常与妊娠肝内胆汁淤积症发生的风险增高有关[105]。环境、饮食、遗传和种族也是发生妊娠肝内胆汁淤积症的相对风险因素。妊娠肝内胆汁淤积症的发病率差异很大,在美国和欧洲少于2%,但在智利高达28%[105]。妊娠肝内胆汁淤积症在下次妊娠中的复发率约为60%[105,108]。

妊娠肝内胆汁淤积症的症状多出现在孕中期和孕晚期,只有约10%的孕妇会在孕早期出现症状[105,108]。无皮疹的严重皮肤瘙痒出现在全身,以手掌和脚掌部位最为严重,症状在夜间加剧。此外部分孕妇可有腹泻或脂肪泻。

胎儿风险包括:羊水胎粪污染(20%~30%)、早产(20%~60%)和胎死宫内(1%~2%)[105,108]。妊娠肝内胆汁淤积症孕妇可以突然发生胎死宫内,潜在的病因可能是胎儿肝脏未成熟,无法清除胆汁酸毒素,暴露于胆汁酸毒素导致了突发的胎盘静脉血管痉挛[105,108]。

鉴别诊断包括:溶血/肝酶增高/血小板减少综合征(HELLP)、子痫前期、肝炎、胆总管结石和其他肝脏病。根据无皮疹的皮肤瘙痒和化验检查肝功能异常,在同时排除其他皮肤疾病的基础上做出诊断。10%~25%的妊娠肝内胆汁淤积症孕妇可能伴有黄疸。转氨酶水平显著升高,结合胆红素增加,胆汁酸水平增加可高达10mmol/L以上[105,108]。胆汁酸升高是妊娠肝内胆汁淤积症最确定的生物标志。然而胆汁酸并非在所有妊娠肝内胆汁淤积症患者中都会显著升高,这可能是因为胆汁酸的升高是妊娠肝内胆汁淤积症的自然病程进展到晚期的标志。因为死胎死产的风险很高,出现严重的无皮疹皮肤瘙痒即可假定为妊娠肝内胆汁淤积症,不需要等待实验室结果报告立即开始治疗。

妊娠肝内胆汁淤积症的母亲并发症并不常见。理论上讲由于胆汁酸的功能受阻,妊娠肝内胆汁淤积症孕妇会有脂肪吸收不良,继发维生素K缺乏。有些医生建议给妊娠肝内胆汁淤积症的孕妇补充维生素K。产后出血的风险没有升高,通常没有必要进行凝血功能测定,但可根据个人具体情况加以考虑。

应尽快请求上级医师会诊和开始产前胎儿监测。母亲服用鹅去氧胆酸是目前对最有效的治疗方法。通常的剂量是每天10~15mg/kg体重。其他治疗包括:服用胆汁酸螯合剂考来烯胺(消胆胺);使用羟嗪(安太乐)治疗瘙痒;酌情使用地塞米松。产前胎儿监测应立即开始,但其价值还不明确,因为存在妊娠肝内胆汁淤积症时常常在没有征兆的情况下突然发生死胎死产。一般计划在36孕周左右进行引产,以预防死胎死产发生。

### 妊娠类天疱疮

妊娠类天疱疮是一种罕见的自身免疫性疾病,最常见于白种人,发生率约为1/50 000例妊娠。由于皮肤损害的表现相似,妊娠类天疱疮最初被称为妊娠疱疹;但事实上,它和疱疹病毒无关。这种皮肤病常见于经产妇,发生在妊娠晚期,并且经常会在下一次妊娠中复发。但妊娠类天疱疮也有可能在孕早期出现[105,107]。

皮疹发作之前可以出现周身不适、发热、恶心和头痛等症状。瘙痒开始表现为荨麻疹和环形丘疹很难确定为妊娠类天疱疮。初始症状后疱疹出现,首先出现于腹部并迅速蔓延至躯干和四肢,但不累及面部。酶联免疫吸附试验(ELISA)是诊断妊娠类天疱疮的有效方法,其高敏性和特异性可用来鉴别妊娠类天疱疮和妊娠多形性皮疹。皮肤活检同样可用于诊断。

妊娠类天疱疮与一些胎儿不良影响有关。早期发病的妊娠类天疱疮和有大疱形成与低出生体重和早产发生有关[107]。此外,约有5%~10%的母胎医学专家转诊率与此病有关。

母亲的风险包括远期格雷夫斯病(Graves' disease,甲状腺功能亢进)发生率增高。孕晚期末期症状通常有所好转。产后期妊娠类天疱疮仍有可能反复,然后缓解不遗留瘢痕。多数人(不是全部)在以后再次妊娠时还会复发,而且呈恶化趋势。

妊娠类天疱疮的早期治疗方法包括:外用高效类固醇、外用或口服的抗组胺药、和口服泼尼松龙。如果妊娠类天疱疮进展到大疱性阶段,需要全身应用皮质醇激素。孕晚期开始进行胎儿监测,如每周一次胎儿生物生理评估,如果怀疑胎盘功能不全还应增加多普勒超声检查。新生儿不需要额外治疗,临床症状通常会自然好转[105]。

### 妊娠多形性皮疹

妊娠多形性皮疹(PEP)也被称为妊娠瘙痒性荨麻疹和脓疱疹(PUPPP)。最常见于初产妇,通常发生在孕晚期。腹部皮肤受到过度拉伸导致组织损害,高水平的雌激素和孕激素可与本病的发展和严重程度相关。皮疹约在出现4~6周后自然消退。再次妊娠时复发情况罕见[105,109]。红色、疼痛和瘙痒的荨麻疹样皮疹首先出现在妊娠纹部位,随后蔓延至躯干和四肢。腹部和邻近的大腿根部是皮疹最常见的发生部位。面部、手掌和脚掌、脐周则不会受到波及[105,109]。除了不适以外,妊娠多形性皮疹属于良性情况,对母亲或胎儿没有不良影响。可使用低效皮质醇激素药膏局部外用和抗组胺药物来治疗不适,严重的病例可能需要全身应用皮质醇激素。

## 围产后期心肌病

围产后期心肌病是一种罕见的心衰,发生在孕期的最后 1 个月和产后的 5 个月内,孕妇以前没有其他心脏疾病或其他明确的心衰原因。围产后期心肌病主要发生在产后,因此,在"产后并发症"一章中有更详细的讲述。

围产后期心肌病的危险因素包括:非裔美国人、肥胖、母亲年龄 >30 岁、经产妇、慢性高血压 / 子痫前期。该病发病率的差异非常大,非裔美国妇女的围产后期心肌病发病率和死亡率是白人妇女的 4~6 倍[110]。造成这一差异的原因不明,但可能反映出潜在心血管疾病发生率和已知的危险因素升高,以及医疗卫生保健可及性较低。

围产后期心肌病的症状和体征很可能被错误地认为是孕期和产后期的正常生理变化,因此该病在首诊时常常被误诊[111]。助产士应该对此保持高度的怀疑和警惕。围产后期心肌病的症状和体征包括肺水肿所有的表现:仰卧位特别加重的呼吸困难、咳嗽、心动过速、心悸和胸痛。对有上诉症状的妇女应该立即优先诊治,详细询问病史和进行体格检查。有围产后期心肌病的妇女需要由多学科团队,包括心脏病专家、重症监护医师、母胎医学专家和呼吸科专家来进行联合照护。

## 红细胞同种异体免疫反应

同种异体免疫反应(也称为同种免疫)指妇女接触到非自身人体组织抗原后产生出与之对应的抗体的过程。可以引起同种免疫的事件包括:妊娠与分娩,在妊娠与分娩过程中,母亲暴露于胎儿的红细胞抗原;输血;组织 / 器官移植。同种免疫,以及预防 Rh(D)致敏的干预措施在"孕期保健"一章中进行了介绍。

除了 Rh(D)抗原以外,红细胞同种免疫还可以继发于其他红细胞膜蛋白。妊娠期间,大约有 1.5%~2.5% 的孕妇会受到红细胞同种免疫的影响,因此有少数有同种免疫非 Rh(D)红细胞抗体母亲的胎儿和新生儿会出现胎儿和新生儿溶血症(HDFN)[112]。尽管 Rh(D)同种免疫已不再是孕妇中最常见出现的抗体,但 Rh(D)仍然是与产科并发症相关同种免疫的最常见原因[112]。

孕期红细胞同种免疫的病理生理学包括:母体暴露于作为外来抗原的胎儿红细胞,由此产生出对应该抗原的抗体,最终这些抗体经过胎盘到达胎儿,抗体攻击携带对应抗原的胎儿红细胞并使细胞溶解[113,114]。溶血导致由轻到重度的胎儿贫血,贫血程度取决于致病的抗原 - 抗体复合物的类型和母亲对该抗原的免疫反应水平。如果发生严重的胎儿贫血,可以导致胎儿水肿症,与胎儿肝脾肿大、腹部第三间隙液体积聚和心衰有关。存活的新生儿可能患有贫血和高胆红素血症。疾病的发生过程与两次妊娠有关。首先,在前一个胎儿分娩和胎盘剥离时胎儿细胞进入母体的血流,母亲暴露于胎儿 Rh(D)抗原,产生抗体;在下一次妊娠 Rh(D)阳性的胎儿时,这些抗体通过胎盘进入胎儿对胎儿的红细胞产生攻击。

除了 Rh(D)抗原外,最容易导致胎儿和新生儿溶血症的非 Rh(D)抗原有:RhG(c)、Rh(E)、Kell 和 Duffy 抗原(表 22-17)[112,114]。Lewis 抗原也很常见但不会导致胎儿和新生儿溶血病,因为它是 IgM 抗体,分子过大,不能穿过胎盘。

| 表 22-17 | 红细胞抗原抗体与胎儿和新生儿溶血症的关系 |
|---|---|
| **红细胞抗原** | **与胎儿和新生儿溶血症的关系** |
| Diego D1[a],Di[b] | 轻到重 |
| Duffy Fy[a] | 轻到重 |
| Duffy Fy[b] | 与胎儿和新生儿溶血症无关 |
| Duffy By[3] | 轻度到重度胎儿和新生儿溶血症 |
| Kell K | 轻度到重度胎儿和新生儿溶血症 |
| Kell k,Ko,Kp[a], Kp[b],Js[a],Js[b] | 轻度胎儿和新生儿溶血症 |
| Kidd JK[a] | 轻度到重度胎儿和新生儿溶血症 |
| Kidd JK[b],JK[3] | 轻度到重度胎儿和新生儿溶血症 |
| Lewis | 与胎儿和新生儿溶血症无关 |
| Lutheran Lu[a],Lu[b] | 轻度胎儿和新生儿溶血症 |
| MSS Mt[a] | 中度胎儿和新生儿溶血症 |
| MSS Vw,Mur, Hil,Hut | 轻度胎儿和新生儿溶血症 |
| Rh(D) Rh(non-D),E,C | 轻度到重度胎儿和新生儿溶血症 |

注意:本表格并未包括全部导致胎儿和新生儿溶血症的非典型抗体。有任何非典型抗体的孕妇应转诊给上级医师进行咨询和管理

同种免疫可通过母体抗原筛查(间接 Coombs 测试)来进行诊断,这是所有孕妇都需要进行的一种测试。红细胞抗体筛查的结果可以是阳性或阴性。如果结果为阳性,会进一步确定抗体类型,如果这种抗体与同种免疫相关,会再进一步测量抗体的滴度,以测量需要多少抗体阳性的母体血清来凝集一份标准的抗原阳性红细胞样本。滴度以稀释倍数来报告,如 1:1 意味着一份标准量的母体血清用来凝集一份抗原阳性红细胞样本,1:16 则意味着 1/16 标准量的母体血清即可凝集一份抗原阳性红细胞样本。准确的滴度水平决定了胎儿和新生儿溶血症的风险。1:8~1:32 之间的滴度水平与妊娠并发症的发病相关,具体取决于抗原-抗体复合物的类型[114]。

同种免疫的管理方案首先要鉴定出存在有同种免疫反应的孕妇。抗体筛查阳性的孕妇需要做进一步测试,如果抗体类型和滴度与同种免疫有关,需要请求上级医生会诊。28 孕周前,抗体滴度可能需要每 4 周重复测试,此后每 2 周进行一次复查[113-115]。如果孕妇的抗体滴度达到了危急值水平[ Rh(D)1:32,Kell 1:8],需要进行多普勒超声检查胎儿有无贫血的表现。后续监测可能需要进行系列羊膜穿刺术以监测羊水中的胆红素水平。此外可能还需要开始超声监测检查胎儿水肿症情况。

## 基于特殊人群的孕期特殊考虑

### 青少年妊娠和高龄母亲

介于年龄区间两极的妊娠,即过于年轻或高龄孕妇都面临着增高的不良结局风险。青少年妊娠的年龄定义为 13~19 岁。高龄母亲(AMA)则指分娩时超过 35 岁的孕妇。美国 15~19 岁的青少年妊娠发生率约为 22/1 000 例妊娠妇女,尽管该发生率在下降,但美国仍是发达国家中青少年妊娠率最高的国家之一[116]。相比之下,美国约有 9% 的孕妇分娩时 ≥ 35 岁[117]。

### 青少年妊娠

青少年妊娠与母亲和胎儿不良结局发生率增高有关,以及较高的社会学风险和贫困率。约有 80% 的青少年妊娠是计划外的[118]。在世界范围内,15~19 岁青少年妊娠的孕期和分娩相关并发症是孕产妇死亡的第二位首要原因[118]。在对青少年妊娠影响的研究中常将人群做出进一步的分类:非常

年轻的(≤ 15 岁)和较年长的(16~19 岁),这两类群体有不同的人群特点和风险。青少年妊娠的发生率和相关风险同样与种族/民族、地理位置、家庭支持、财政状况和教育水平高度相关。同样的,不同文化对于过早为人父母的社会观念也有极大的不同。因此把具体个体放入其处身的环境和支持结构框架中去看待十分重要。

总体来说,青少年妊娠与贫血、早产、低出生体重、子痫前期、产后出血、死胎死产、性传播感染和毒品药物滥用的风险增高有关[118,119]。与年长的孕妇性相比,青少年孕妇还可能缺少足够的孕期保健。

为青少年孕妇提供孕期保健时,需要提高对社会风险的警觉性和加强对此的筛查,例如:吸烟、使用毒品药物、亲密伴侣暴力、食物供给不足和财政不稳定。此外,青少年属于未成年人,在要求家长参与等方面受到与成人不同的法律约束[120]。青少年孕妇通常需要接受详细的健康教育,包括:营养、性行为、临产准备、分娩和为人父母的教育[121]。护理青少年孕妇所需的技能技巧包括在助产保健实践的特定范围内。长期以来,助产士一直在为青少年人群提供卫生保健服务,而且在许多情况下是由助产士来负责青少年门诊。在许多医疗机构里,有多学科团队来为这部分人群提供最好的保健护理。"以妊娠为中心"的孕期保健模式是使青少年孕妇最有收益的保健形式[122]。本章末的信息资源部分有针对青少年孕妇特定孕期需求的综述和指南。

### 高龄母亲

分娩时年龄超过 35 岁的孕妇发生流产、非整倍体染色体异常、妊娠糖尿病、妊娠高血压、胎盘前置、早产和死胎死产的风险增高。一旦出现孕期并发症,母亲的发病率和死亡率也随年龄增高而升高,尤其是心血管并发症的严重程度增加[123]。

高龄母亲与以上并发症的联系已经得到广泛认识,但与之相关的致病机制仍然缺乏研究证据。对已有的数据来说,一个需要解决的关键问题是,在考虑到产次、并发症、辅助生殖技术使用和/或社会经济地位等(都是与孕妇年龄有关)因素的情况下,高龄母亲与孕期并发症之间的关联到底有多大?另一个问题是,这些产科风险是否对所有 35 岁以上的孕妇都是等同的,或是在达到某这特殊的年龄增量时才升高,就像青少年妊娠里非常年轻组与较年长组之间的关系一样?应该按照常规指南对高龄母亲进行并发症的筛查,并依据其本人的具体详细情况而

不是她的年龄来对每种并发症进行管理。

## 使用辅助生殖技术的妊娠

辅助生殖技术的使用和某些特定的孕期并发症有关,包括:多胎妊娠、流产、异位妊娠、先天异常、早产、低出生体重、子痫前期、胎盘前置、胎盘早剥和剖宫产[124,125]。多胎妊娠率的上升与辅助生殖技术的使用有关,而某些特定的并发症又与多胎妊娠有关。其他妊娠相关并发症则发生在单胎妊娠时。这种相关性的病因机制到底是因为使用了辅助生殖技术,还是不育症的潜在影响所致,目前尚未搞清。

使用了辅助生殖技术的孕妇在无并发症或其他异常体征症状时,没有需要特殊加强监测的孕期保健指南建议。某些医疗机构建议在孕晚期末期对接受辅助生殖技术的孕妇进行产前胎儿监测,但这种建议仍缺乏足够的证据。

## 女性外阴割礼

在西方的医疗实践中,女性割礼或"切除"被称为女性外阴割礼(FGM)。这种做法见于部分非洲、亚洲以及中东国家,在某些国家受影响的妇女超过90%[126]。当这些妇女移民到欧洲和美国后,以前不了解这种风俗的欧美医师才发现自己在对有过FGM的孕妇提供保健照护。

世界卫生组织将FGM的程度定义为:Ⅰ型,割除包括包皮和阴蒂组织;Ⅱ型,割除包括包皮、阴蒂和小阴唇;以及Ⅲ型,也叫作阴部封锁,割除包括阴蒂、小阴唇和大阴唇内壁,并将大阴唇的切割面拉伸靠拢后缝合在一起,在尿道口和阴道口前部形成一个假皮罩,阴道开口变得窄小,只留一个小孔容许尿液和月经血流出[126]。阴道封锁的长期并发症包括:尿路感染、月经不调及经血滞留、性交困难、会阴和盆腔疼痛、反复阴道感染、不孕症、盆腔感染、包括盆腔囊肿和形成脓肿。

虽然Ⅰ型和Ⅱ型FGM的孕妇通常不会伴发产科并发症,Ⅲ型FGM孕妇因为解剖结构和瘢痕组织的阻塞,则需要在临产前实行阴部去封锁或者"会阴前部切开术"[127]。去封锁术一般不会造成切口下面结构的损伤,这是因为会阴封锁术的瘢痕组织并没有与下面的女性外阴组织融合在一起。最好在孕早期就开始进行有关阴部去封锁术的讨论,咨询内容应包括:内科和分娩时相关的产科风险,以及阴部去封锁术选择的信息。阴部去封锁术前需要有多次孕期检查时的咨询讨论,孕早期的上级医生会诊和参与将会使这个过程随着时间的进展达到完成。阴部去封锁术可以在孕期或产程中施行。

## 孕期毒品药物滥用

烟草、酒精和违法和/或处方药物均有胎儿毒性,在表22-18中做出总结[128]。助产士为毒品药物滥用孕妇提供的孕期保健包括:尽早确认毒品药物使用状况、提供咨询资源、提供医疗辅助治疗,将孕妇转诊至社会服务机构以解决住房、工作、子女抚养和交通问题。

有毒品药物滥问题的孕妇患有性传播疾感染(STI)、肝炎和HIV的风险增高。根据个人情况,在孕中期和/或孕晚期可能需要对STI再次筛查。与毒品药物种类和暴露剂量相关的胎儿风险见表22-18。

| 表 22-18 | 毒品药物与相关的孕期损害 | | | | | | |
|---|---|---|---|---|---|---|---|
| 妊娠相关并发症 | 阿片 | 可卡因 | 安非他命 | 大麻素 | 烟草 | 酒精 | 大麻 |
| 流产 | × | × | | × | × | | |
| 胎盘早剥 | | × | | | × | | |
| 早产 | × | × | × | × | × | | × |
| 胎儿生长受限 | | × | | × | × | × | |
| 低出生体重 | × | × | × | × | × | × | |
| 胎儿死亡 | | × | × | | × | | |
| 呼吸障碍/衰竭 | × | | | | × | | |
| 胎儿酒精谱系障碍 | | | | | | × | |
| 新生儿戒断综合征 | × | | | | × | × | |
| 儿童期行为和认知失调 | | | | | | | × |

在孕早期建议对所有孕妇进行毒品药物滥用的筛查。出于对儿童保护机构介入的害怕和担心孩子在出生后被带走的潜在可能,孕妇可能不会在妊娠期间透露自己的毒品药物滥用情况。尽管建立信任关系需要时间,但提供积极的、富于同情心和没有偏见的孕期保健环境可以鼓励妇女说出事实。

推荐的过程包括:筛查、简单干预、转诊和治疗(简称SBIRT)。这一过程经过了美国预防服务工作组和其他专业组织的认证[129]。使用得到认证的问卷,如 4P 进行筛查,问卷可以筛查任何毒品药物的使用情况,询问孕妇本人的既往史和现病史,以及父母或伴侣的毒品药物使用情况。在 SBIRT 中的筛查部分其目标是,确认孕妇属于毒品药物滥用风险的低、中等或高水平。

不推荐对所有孕妇进行常规毒品药物测试筛查[129]。尿检毒品药物监测存在有许多限制,包括它所检出的毒品药物的种类有限(例如:尿检不能检出酒精代谢物)。毒品药物尿检需要得到孕妇的同意,此外,如果入院时药物筛查结果阳性和 / 或新生儿粪便药物检测结果阳性,在某些州需要上报有孕期合并毒品药物滥用的病例。

简单干预是以孕妇为中心形式的咨询,使用动机性访谈的原则。目标是确认孕妇有改变行为的愿望。高风险的孕妇将被转诊至专门治疗部门[129]。可以进行 SBIRT 的有关培训,信息资源在本章末尾部分列出。

多学科专业团队的介入是毒品药物滥用孕妇治疗最有效的方法。社会工作者、心理学家、毒品药物滥用咨询师和药物成瘾专家都是团队的组成部分。理想的做法是将孕妇转诊至程序化项目。必要时毒品药物滥用和精神健康服务管理局登记的药物成瘾专家可以开出阿片受体激动剂(OAT)的治疗性处方。这种疗法是以 OAT 来替代过量使用的违法或处方阿片类药物,以此来减轻对药物的依赖,并且预防戒断症状。孕期使用的 OAT 药物是美沙酮或丁丙诺啡。因为 OAT 减少或消除了血中阿片水平剧烈变化所致的风险,母亲和胎儿 / 新生儿的围产期结局都会得到改善。

最后,处方阿片类药物过量是急诊性事件,也是美国许多州中孕产妇死亡的重要原因。在临床实践团队中协调处方药物的用药剂量,对照该州控制药物的处方登记,以及及时将孕妇转诊给疼痛管理专家可以减少处方误用率。阿片类药物滥用的妇女应该可获得有关专家提供的 OAT 治疗,但在某些地方还是存在可及性方面的困难。

### 死胎死产

20 孕周后(孕周不明时,以胎儿体重 >350 克为准)的胎儿死亡定义为死胎死产。取代了“胎儿死亡(fetal death)”或“胎儿去世”的说法。美国的总体死胎死产率大约在 5.6/1 000 死胎或活产儿[130]。约有一半的死胎死产发生在 20~27 孕周,余下的发生在 28 孕周以后。值得注意的是死胎死产率存在着很大的种族差异。非西裔的黑人妇女的死胎死产率(11.3/1 000 死胎或活产儿)是非西裔白人妇女死胎死产率(4.79/1 000 死胎或活产儿)的两倍。造成这种差异的影响因素有社会压力、卫生保健可及性和对感染的遗传易感性,但造成这种差异的总体原因仍未搞清[131]。

死胎死产的原因很难明确,可能是母体、胎儿或胎盘因素造成。在美国,超过一半的死胎死产没有明确的病因解释,约有 20% 与感染有关(导致早产和 / 或胎膜早破)。在卫生资源较差的国家,感染造成死胎死产的比例可达半数以上。其他原因还包括:先天异常、母胎输血综合征、继发于同种免疫病的胎儿水肿症、脐带异常、母体疾病如糖尿病或高血压,以及母亲毒品药物滥用。在客观证据明确、产后尸检结果出来之前,应尽可能地避免讨论导致死胎死产的可能原因。

死胎死产常见的第一表现就是孕妇感到胎动消失。如果使用多普勒听诊仪无法探测到胎心音,应立即进行超声检查明确诊断。如果可能助产士最好能陪伴产妇一起进行超声检查,并且提前告知超声医师无法听到胎心音。一旦诊断确定,应立即请求上级医师会诊。在许多州死亡的诊断必须由医师做出,即便是胎儿死亡也是如此。胎儿娩出后,助产士可以完成死亡证明的填写,但各州的规定也可有所不同。

引产还是等待自然临产取决于孕妇的选择、宫颈条件以及任何同时存在需要处理的医疗问题[132]。尽管大部分孕妇会选择立即引产,但短期期待管理也是可行的。80%~90% 的孕妇在胎儿死亡后的两周内会自然临产。如果胎儿稽留在宫内超过 4~5 周,可能会出现少见的慢性弥散性血管内凝血(DIC),胎儿组织中缓慢释放的组织因子是导致 DIC 发生的原因。如果期待管理持续超过 1~2 周,需要定期和在引产之前进行凝血酶原、部分凝血酶原时间、纤维蛋白原和血小板计数等凝血功能检查,以筛查 DIC。

### 死胎死产后再次妊娠

有死胎死产史的孕妇再次妊娠时需要进行严密的监护。孕前检查或第一次产检的时候,需要进行详细的病史回顾,获得前次所有与死胎死产相关的信息。必要时需要查阅既往病历记录,并请求上级医师会诊决定管理计划。管理计划旨在减少任何造成复发的可能因素,如:吸烟、使用可卡因毒品、糖尿病孕妇的血糖控制问题。转诊进行遗传咨询,还要考虑做进一步的凝血指标和抗磷脂抗体等相关的化验检查。在 18~22 孕周做Ⅱ级超声检查排除胎儿解剖畸形,使孕妇及家庭了解到胎儿正常并放心。

孕晚期是孕妇、家属以及医务人员的焦虑期。尽管还没有证据显示加强监护能够降低死胎死产复发的风险,但多数情况下还是会增加产检次数,以及进行系列无应激试验,并在 38 孕周安排选择性分娩。推荐在 28 孕周后,每两周进行一次胎儿超声监测检查,同时进行胎儿生长情况的评估[132]。

### 围产期情绪异常、创伤后应激障碍和既往分娩创伤

围产期情绪异常包括抑郁症、焦虑症、创伤后应激障碍(PTSD)以及其他情绪异常。孕期患有精神障碍的妇女产后罹患围产期情绪异常的风险增高。富有同情心的助产照护可以为这些患者提供很大的帮助,助产士可以根据需要与其他专家进行密切合作。围产期情绪异常的筛查和治疗在"心理健康"一章中有详细讲述。

要识别与分娩有关创伤的明确 PTSD 病因。带有同情心地询问:"你以前的分娩情况如何?"是开始评估既往分娩创伤(如:紧急剖宫产、出血、新生儿疾病)是否是造成 PTSD 原因的良好方法。创伤性分娩后引起 PTSD 风险增高的因素包括:心理健康异常史、性虐待、家庭暴力、失去孩子或配偶,或其他情绪/生理创伤。如果孕妇已经患有 PTSD,分娩创伤可能会引发新的 PTSD 症状或使原有的症状恶化。

正像当助产士鉴别出服务对象是曾经有过虐待或强奸史的妇女时,在检查中会给予特别的照护一样,应该对之前有过创伤性分娩经历的孕妇采取同样的谨慎态度。花费时间来制订计划,避免在本次妊娠和分娩中触发或提示过去发生的不良事件。可将 PTSD 患者转诊给心理治疗师或心理咨询专家,由他们提供深入和连续的治疗管理。

### 剖宫产后阴道分娩

在过去的二十年中美国的剖宫产率一直在上升,以重复剖宫产为主要原因。重复剖宫产和剖宫产后阴道分娩(VBAC)都存在各自的健康收益和风险(表 22-19)[133~135]。

选择重复剖宫产或剖宫产后试产(TOLAC)需要在以下的考虑之间取得平衡:①成功的机会;②每个选项相应的母亲风险;以及③每个选项相应的胎儿/新生儿风险。

每个孕妇选择 VABC 能否成功受到许多个人因素的影响,如:前次剖宫产的指征;有无阴道分娩史;本次妊娠的产科因素,如自然临产或引产。例如:尽管剖宫产后经阴道分娩的总体成功率在 70% 左右,但曾有过阴道分娩史后又进行剖宫产的孕妇其成功率则显著增高。反之,既往有因可能头盆不称施行剖宫产的孕妇其 VABC 的成功率要明显降低。

与重复剖宫产有关的风险包括:大量失血、术后感染、偶发的组织损伤如膀胱损伤、麻醉反应,以及再次妊娠时前置胎盘和胎盘植入的风险增高[133~135]。

与 TOLAC 相关的风险包括:未在计划中的重复剖宫产(与选择性重复剖宫产相比会有更高的发病率),以及子宫破裂。子宫破裂是剖宫产后阴道分娩特有的并发症,对母亲和婴儿都会造成严重的不良后果[133~135]。

孕妇在要做出决定的过程中,必须根据其个人史对每个选项的收益和风险进行详细衡量,来做出共同决策[133~136]。考虑 TOLAC 的孕妇需要了解为其提供服务的医院和医护资源[137-138]。网上的在线 VBAC 成功率计算器可以帮助助产士为孕妇提供指导。尽管这些计算器在预测不良结局方面存在局限,但对估算个体试产的成功率仍然有所帮助(详细见本章末尾的"信息资源"部分)。

### 胃减容减肥手术后妊娠

胃减容减肥手术被越来越多地用于治疗糖尿病和不育症,助产士也需为更多的胃减容减肥手术后的妇女提供保健护理。当身高体重指数(BMI)超过 35kg/m²,通过改变生活方式、饮食和药物治疗无效时,或 BMI 超过 30kg/m²,合并糖尿病和高血压时,推荐使用外科胃减容手术治疗[139]。有两种主要的外科胃减容手术类型:①限制性手术(腹腔镜胃束带手术或称 LAP-BAND);②限制性的/阻碍吸收性手术(Roux-en-Y 胃旁路术)。目前的建议是在术后 12~18 个月体重稳定后再开始怀孕[140]。

外科胃减容减肥手术后妊娠比 BMI 超过 40/m² 时妊娠更加安全。评估胃减容减肥手术后妊娠好处的综述发现,胃减容减肥手术降低了发生妊娠糖尿病、子痫前期、高血压和大于孕龄儿的风险,绝大多数孕妇在妊娠期间没有并发症发生[139,141,142]。

| 表 22-19 | 剖宫产后试产（TOLAC）和选择重复剖宫产（ERCD）的相对风险 | | |
| --- | --- | --- | --- |
| 结局 | 剖宫产后试产 | 选择重复剖宫产 | 分析 |
| **短期影响：母亲** | | | |
| 子宫破裂 | 7/1 000 产妇 | 2.6/10 000 产妇 | TOLAC 产妇中子宫破裂发生率增加了 4.5/1 000 |
| 母亲死亡率 | 足月产妇中 3.8/100 000 | 足月产妇中 13.4/100 000 | TOLAC 孕产妇死亡率减少了约 9/100 000 |
| 子宫切除 | 1.57/1 000 产妇 | 2.8/1 000 产妇 | 无明显差异 |
| 输血 | 足月产妇中 6.6/1 000 | 足月产妇中 4.6/1 000 | 无明显差异 |
| 手术损伤 | 4.0~5.1/1 000 产妇 | 2.5~4.4/1 000 产妇 | 不同的研究方法学导致比较困难 |
| 感染 | 46/1 000 产妇 | 32/1 000 产妇 | 不同的研究方法学导致比较困难；无明显差异 |
| 住院天数 | 2.5 天 | 3.92 天 | ERCD 较长，但最长的是 TOLAC 失败转而重复 ERCD 的产妇 |
| 尿失禁 | 无数据 | 无数据 | 无可信证据 |
| 盆腔功能障碍 | 无数据 | 无数据 | 无可信证据 |
| **短期和长期影响：胎儿** | | | |
| 围产死亡 | 13/10 000 | 5/10 000 | 约每 1 000 例 TOLAC 中多 1 例死亡 |
| 子宫破裂时发生缺氧缺血性脑病 | 8.9/1 000 | 3.2/1 000 | 由于研究的方法学差异，证据强度低 |
| 出生后首日发生呼吸问题 | 5.4/100 | 2.5/100 | 研究不足以评估差异 |
| **剖宫产对再次妊娠的影响** | | | |
| 再次妊娠中发生前置胎盘 | 1 次剖宫产史孕妇的发生率 1%<br>2 次剖宫产史孕妇的发生率 1.7%<br>≥ 3 次剖宫产史孕妇的发生率 2.8% | | |
| 再次妊娠中发生前置胎盘合并胎盘植入 | 1 次剖宫产史孕妇的发生率 5%<br>2 次剖宫产史孕妇的发生率 24%<br>3 次剖宫产史孕妇的发生率 47% | | |

　　了解胃减容减肥手术的类型有助于助产士提供适宜的营养建议和进行风险筛查。推荐的孕期体重增加要根据孕前的 BMI，甚至在实施了胃减容减肥手术后也是如此。胃束带（LAP-BAND）可能在孕期发生滑动和移动，导致严重的呕吐[142]。某些人建议在妊娠前放胃开束带以便在孕期获得足够的营养，但目前没有国家级指南存在。

　　阻碍吸收性手术减少了食物、微量营养素和药物的吸收。铁、维生素 $B_{12}$、叶酸、维生素 D、钙和蛋白质的缺乏可能很常见。应该在第一次产前检查时评估基线维生素和矿物质水平，并且根据需要增加补剂。考虑在早、中、晚孕期都进行一次全血细胞计数和血铁、维生素 $B_{12}$、铁蛋白、维生素 D、钙水平的测量。

　　孕妇在阻碍吸收性术后容易发生呕吐综合征。妊娠糖尿病的测试可由连续 1 周测量空腹和早餐后的血糖水平来替代[140]。如果母亲的体重增加过少或腹部脂肪影响了触诊，应在孕晚期开始进行系列超声检查监测胎儿生长情况。

　　为胃减容减肥手术后孕妇提供孕期保健的助产

士应该与包括母胎医学、营养学和超声诊断学专家的医生团队进行合作。这个团队的合作可以使孕妇得到更加安全满意的妊娠和分娩经历。

## 胎儿监测技术

"胎儿监测"和"产前监测试验"是指在孕中期末或者孕晚期初开始进行的评估胎儿健康状况的监测试验。产前胎儿监测试验的目的是:①预防死胎死产;②及时发现胎儿缺氧,允许在不可逆的代谢性酸中毒发生之前做出干预;③当其他临床指标出现疑虑时用来明确诊断,避免不必要的干预。本部分主要讨论胎动计数、无应激试验(NST)、胎儿生物生

理指标(BPP)、宫缩激惹试验(CST)以及多普勒检查的基本原理、指征、方法学以及正常与异常表现。产前监测试验是一种"筛查试验",如果结果正常,即可确认胎儿状态良好;相反,如果结果异常,则需要做进一步的检查来评估胎儿健康状况是属于良好、还是受到损害。

胎儿监测试验在临床实践中应用广泛,主要原因是由于其阴性预测价值高达 99% 或更高[143,144]。根据测定方法的不同,胎儿监测试验的假阳性率为50%~60%。由于阳性预测价值比阴性预测价值低很多,临床上对产前胎儿监测试验结果异常的管理会受其他临床因素的影响而有所不同[145]。这些产前胎儿监测试验方法的解读详见表 22-20。

| 表 22-20 | 胎儿监测试验的解读 | |
| --- | --- | --- |
| **试验** | **结果** | **标准** |
| 宫缩应激试验(CST) | 阴性 | FHR 正常不伴有晚期减速 |
| 或乳房刺激试验(BST)[a] | 可疑 | 间歇性晚期减速或者变异减速 |
| | 可疑过度刺激 | 子宫过度收缩时出现胎心率减速 |
| | 不满意 | 无法获得满意的 FHR 图形 |
| | 阳性 | ≥ 50% 的宫缩后出现复发性晚期减速,即便宫缩频率低于每10 分钟 3 次时也如此 |
| 无应激试验(NST)[b] | 反应型 | 20 分钟内出现 ≥ 2 次胎心率加速(一些医院的标准是 40 分钟) |
| | 无反应型 | 40 分钟内 <2 次胎心率加速 |
| | 不确定 | 无法获得满意的 FHR 图形 |
| | | 变异性减速或晚期减速、或其他 Ⅱ 类 FHR 图形 |
| | | 反应型 NST 但伴随 FHR 减速 |
| 胎儿生物生理指标(BPP) | 正常 | 除去 NST 以外,≥ 8/10 或 8/8 |
| | 可疑 | 6/10 |
| | 异常 | ≤ 4/10 |
| 修正 NST | 正常 | 反应型 NST 和 AFI>5cm |
| | 异常 | 无反应型 NST 和 / 或 AFI ≤ 5cm |

AFI,羊水指数;FHR,胎心率

[a] 在十分钟内至少出现 3 次以上的宫缩时按照 CST 进行解读

[b] 在 32 孕周后,每次加速必须超过基线 ≥ 15 次 /min 且从开始加速到返回基线持续 ≥ 15s。对于 32 孕周前的胎儿,每次加速必须超过基线 ≥ 10 次 /min 且持续 ≥ 10s

### 胎儿生理状况因素对胎儿行为的影响

产前监测试验是根据观察在足够氧合状况下胎儿所表现出来的行为方式来确定胎儿健康状况。胎心率监测图形、胎儿活动程度,以及胎儿肌张力都能敏感反应胎儿有无缺氧和酸中毒。故而胎儿氧合状况可通过测定生物生理指标来进行间接评估,正如测量生命体征来评估成人或儿童健康情况一样。通

过各种不同的产前指标来评估胎儿生物生理行为,包括:胎心率指数、胎动、胎儿呼吸以及羊水量评估(因为羊水量可以反应胎儿肾功能和肾灌注情况)。以上每个指标都会受到众多因素的影响。

通常母亲在进入孕中期时才能感知胎动,经产妇在 16~18 孕周就可开始感觉到胎动,而初产妇多在 18~22 孕周才能感到胎动。子宫前壁胎盘者要比后壁胎盘者较晚感到胎动。胎动最初很微弱并且不

规律,渐渐地会越来越强和越频繁。34 孕周时胎动达到顶峰,随后频率开始降低。这种变化是因为胎儿中枢神经系统逐渐发育成熟,胎儿会显示出更长的睡眠周期或者静息清醒状态而不会有明显胎动,因此孕妇可能会在妊娠末期感觉有胎动减少。孕妇通常能够察觉到大约 50% 的胎儿肢体活动以及 80% 的躯干伴随四肢活动[146]。影响母亲感知胎儿活动的有关因素见表 22-21 所示。

| 表 22-21 | 影响母亲感知胎动的有关因素 |
|---|---|
| **胎动减少** | |
| • 肥胖 | |
| • 母亲体位(与坐位或站位相比感受胎动最佳的体位是卧位) | |
| • 子宫前壁胎盘 | |
| • 羊水量异常(羊水过多或羊水过少) | |
| • 药物: | |
|   ■ 皮质醇激素 | |
|   ■ 镇定剂和酒精可以延长胎儿静息睡眠时间 | |
| • 低血糖 | |
| • 胎儿脊柱前位(枕前位) | |
| **对胎动感知无影响的因素** | |
| • 产次 | |
| • 母亲焦虑 | |
| **胎动增加** | |
| • 母体进食后或血糖水平升高时 | |
| • 晚间最多,胎动在清晨最少 | |

胎儿缺氧时其行为包括:肌张力、胎动、呼吸和胎心率特征都会有所会改变。随着缺氧和酸中毒的加重,最早出现的孕期特征最后消失。总体来讲,胎心率反应性消失、胎心率减速、胎儿活动减少是胎儿对急性缺氧的反应;而羊水过少、胎儿生长所限、脐动脉血流改变是胎儿对慢性缺氧的反应。有关急性缺氧时胎心率反应的内容详见"产程中的胎儿评估"一章。

## 产前胎儿监测试验的指征

不同医疗机构采用的胎儿产前监测试验的指征可能有所不同,表 22-22 列出了所有机构最常用的共同指征[145]。开始胎儿产前监测试验的时间也会因异常情况的不同而有所不同,大部分情况下胎儿产前监测试验从 34~36 孕周开始,每周进行一次或

每周两次。

| 表 22-22 | 产前监测试验的指征 a,b |
|---|---|
| **母亲** | |
| 年龄 > 40 岁 | |
| 毒品药物滥用 | |
| 抗磷脂抗体综合征 | |
| 紫绀型心脏病 | |
| 慢性高血压 | |
| 胰岛素依赖型糖尿病 | |
| 血红蛋白病 | |
| 高血压 | |
| 控制不良的甲亢 | |
| 肾脏疾病 | |
| 既往死胎死产史 | |
| 控制不良的癫痫 | |
| 镰状细胞病 | |
| 系统性红斑狼疮(SLE) | |
| **妊娠相关异常** | |
| 母血清筛查结果异常(一项或两项无法解释的异常结果) | |
| 辅助生殖技术使用者 | |
| 妊娠肝内胆汁淤积症 | |
| 多胎妊娠 | |
| • 妊娠类天疱疮 | |
| • 子痫前期 | |
| **胎儿** | |
| • 本次妊娠胎盘早剥 | |
| • 先天异常 | |
| • 胎动减少 | |
| • 胎儿生长受限 | |
| • 羊水过少 | |
| • 羊水过多 | |
| • 脐带异常 | |

a 本表只列出了常见指征。每个医疗机构还会有与上级医生联合管理的产前胎儿监测试验指征,有些异常情况没有包括在表内

b 妊娠期间孕妇住院管理的指征包括早产胎膜早破、Rh 同种免疫和胎儿手术

## 胎动计数

30%~50% 的死胎死产发生于低风险、胎儿结构正常、无需胎儿产前监测试验的孕妇,因此指导母亲

计数胎动很有必要。胎动减少在死胎发生数天前就开始出现，而那些报告胎动减少的孕妇发生胎儿生长受限和死胎死产的几率也确实较高。基于以上观测将母亲计数胎动引入预防死胎死产的实践。胎动状况和不良妊娠结局之间关系的研究与文献已经进行了40多年的积累。正规胎动计数在总体孕妇人群中并不能预防死胎死产的发生，但高度重视胎动计数的孕妇可以察觉到胎动减少，这些孕妇自我挑选进入高危孕妇行列，因而得到更密切的检查其结果具有临床价值。临床实践中一直存在这样的疑问："是否所有孕妇都需要在孕晚期正规计数胎动？还是只有存在死胎死产高风险的孕妇需要这样做？"这个问题并没有肯定的答案，现有的关于所有孕妇常规胎动计数的RCT研究结果各不相同[146,147]。部分临床医师建议所有孕妇都进行正规胎动计数，有些医师则建议只有胎儿生长受限或死胎死产高风险的孕妇才需进行正规胎动计数。美国妇产科医师学会没有推荐无胎儿慢性缺氧风险的孕妇进行正规胎动计数[145]。

能够最好"报警"和启动进一步评估检查的特定胎动计数结果还没有得到确定。最常用的方法是"计数10次胎动"，孕妇将集中注意力计数胎动，并记录下出现10次胎动所花费的时间。如果用时超过2小时，孕妇就需要告知她的负责助产士，然后到诊所或医院去进行正规无应激试验检查（图22-8）。

临近足月的孕妇经常致电助产士报告感觉到胎动减少。如果孕妇没有子宫胎盘功能不全的风险，可以推荐她先吃一些东西，取半卧位休息，然后计数胎动。如果在一小时内记录有10次胎动，就可以叫

孕妇放心，并嘱咐其在接下来的几天内继续每日定时正规认真计数胎动。如果孕妇发现一小时内胎动次数小于10次，助产士可以选择再让孕妇做一小时胎动计数，看是否达到10次胎动；也可以直接叫孕妇到诊所或医院进行正式听诊胎心率加速试验或无应激试验。由于胎动减少孕妇发生不良结局的风险增高，助产士有必要选择较低的预警标准指导孕妇到诊所或医院进行更进一步的检测。

### 宫缩应激试验

宫缩应激试验（CST）是第一个应用于临床的产前胎儿监测试验。由于子宫收缩会短时限制绒毛间隙血流量，从而减少胎儿的供氧。胎儿缺氧后会表现出胎心率晚期减速（更多有关宫缩对胎心率的病生理影响机制详见"产程中的胎儿评估"章节）。进行宫缩应激试验时采用静脉滴注催产素诱发宫缩，同时进行连续电子胎心率监测，也可以通过乳房刺激（BST）代替静脉滴注催产素来诱发宫缩。BST的流程是让孕妇先在衣服外面按摩一侧乳头约2分钟，休息5分钟后，再按摩另一侧乳头2分钟，宫缩期间不要刺激乳头。BST和CST的作用类似，但BST可能更容易出现子宫过度刺激，两者结果的解读标准没有差异。

根据测量胎儿对在10分钟期间内有3次宫缩的反应来进行评判。CST是所有产前胎儿监测试验中假阴性率最低（0.04%）的试验，但其假阳性率较高约有30%，而且试验费用较高。现在NST和BPP已经很大部分地取代了CST，只有住院病人在引产前还使用CST以确定胎儿对子宫收缩的耐受能力。

姓名_____

每天在同一时间计数胎动，当你察觉到10次胎动时，记录下所花费的时间。胎儿所有的动作，包括微小动作都要计入在内。如果你在常规所需时间内没有计数到10次胎动，请致电你的负责助产士。

本周日期_____

**计数10次胎动花费的小时数**

| 日期 | 开始时间 | 1 | 2 | 3 | 4 | 5 | 6 | 7 | 8 | 9 | 10 |
|---|---|---|---|---|---|---|---|---|---|---|---|
| 周一 | | | | | | | | | | | |
| 周二 | | | | | | | | | | | |
| 周三 | | | | | | | | | | | |
| 周四 | | | | | | | | | | | |
| 周五 | | | | | | | | | | | |
| 周六 | | | | | | | | | | | |
| 周日 | | | | | | | | | | | |

图22-8 胎动计数表

### 无应激试验

无应激试验(NST)是目前临床上最常用的产前胎儿监测试验,其假阴性率在 0.3%~0.65%,根据人群不同其假阳性率大约在 55% 到 90% 之间[148]。孕妇取半侧卧位进行连续体外胎心监测。当在 20 分钟期间内出现 2 次胎心率加速,胎心率图形呈中度变异、没有减速、基线正常,或胎心率加速无法引出时均可对 NST 作出肯定结论(图 22-9)。如果在前 20 到 30 分钟内没有出现胎心率加速,可能会使用声振刺激。声振刺激可以降低无反应型 NST 的发生率。通过声振刺激引发的胎心率加速和自发性胎心率加速在预测胎儿健康状况上的可靠性相同。NST 结果的解读标准如表 22-20 所示,对不确定型和无反应型 NST 结果的处理要根据医疗机构的规范和进行 NST 的原因不同来决定。

因为血糖升高可以引发胎动,以往医生认为突然摄入葡萄糖,如果汁或糖果,会刺激胎心率加速。但研究发现,葡萄糖并不能改善产前胎儿测试检查的结果[149]。

### 听诊无应激试验

无应激试验也可以通过胎心听诊仪听诊进行。20 世纪 80 年代期间,Paine 等人对使用胎心听诊作为一种孕期预测胎儿健康的方法进行了研究[150]。研究发现听诊方法不仅可以替代 NST,还可以成为一种正式的产前胎儿监测手段。听诊胎心加速试验(AAT)对反应型 NST 和无反应型 NST 都有一定的预测价值。AAT 的具体操作步骤和解读详见附录 22A。很多报道都指出通过计数胎动、AAT 等基础科技方法,可以在助产实践中鉴别出经一般孕期保健服务无法发现的异常高危情况,进而使受损

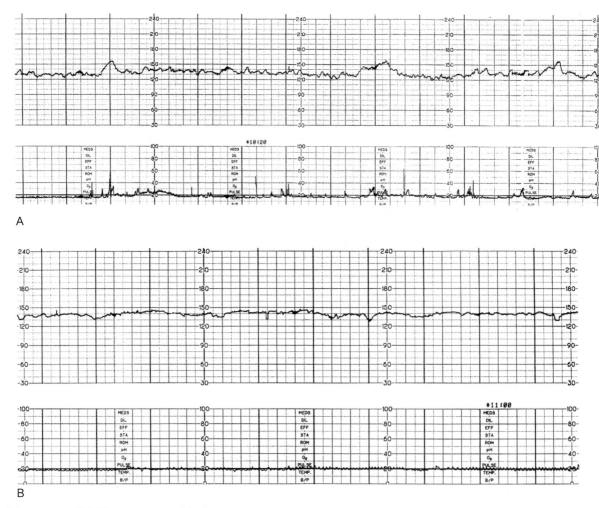

图 22-9　A. 反应型 NST。B. 无反应型 NST

胎儿得到及时合理的管理。

## 生物生理指标

生物生理指标(Biophysical Profile,BPP)包含超声检查和 NST,超声部分如同一个包括有羊水指数(AFI)、胎儿呼吸、胎儿肌张力、胎动在内的"宫内 Apgar 评分"。NST 则是 BPP 评估的第五部分内容。每一项检查内容都占 2 分,最高总分为 10 分(表 22-23)。与 NST 和 CST 相比,BPP 有较低的假阴性率(0.08%)和假阳性率(40%~50%)[148]。

| 表 22-23 | 生物生理指标 | |
| --- | --- | --- |
| 指标 | 足够得分<br>(满分 =2) | 不够得分<br>(0 分) |
| 胎儿呼吸运动 | ≥ 1 次胎儿呼吸运动持续时间≥ 30 | 持续胎儿呼吸运动 <30s |
| 胎动 | ≥ 3 次不连续的躯体或四肢运动(躯干和肢体同时运动只算作 1 次胎动) | ≤ 2 次胎动 |
| 胎儿肌张力 | ≥ 1 次主动伸展运动,并快速回复弯曲状态 | 伸展缓慢并只是部分回复弯曲状态;或者肢体完全展开;或手完全张开;或者胎动消失 |
| 20 分钟时段胎心率 | 在 20 分钟期间内出现≥ 2 次加速,加速超过基线≥ 15 次 /min 从开始到回归基线持续≥ 15s,胎心率呈中度变异 | 20 分钟内 <2 次加速;或加速超过基线 <15 次 /min;或从开始到回归基线持续 <15s |
| 羊水量[a] | 垂直羊水深度 >2cm,不包括脐带或胎儿的四肢 | 没有 >2cm 的垂直羊水深度 <5cm,羊水过少 |
| 羊水指数(AFI)[a] | ≥ 5.0cm<br>5.1~8<br>8.1~24<br>>24 | 正常偏低<br>正常<br>羊水过多 |

[a]:羊水量或 AFI 都可作为 BPP 的第五项内容。随机对照试验的证据证明了垂直羊水深度 <2cm 是羊水过少的可靠诊断依据,并且与 AFI 相比与较少使用产科干预相关

不同的生物生理活动出现在胎儿发育的不同阶段。大约孕 8 周时出现胎儿肌张力,孕 9 周时出现胎动,孕 21 周时出现胎儿呼吸,胎心率反应性则出现在孕中期末期。而存在胎儿酸血症时最早出现的生物生理活动也是最晚消失的,因此胎心率变异性

消失是胎儿酸血症时的最先表现,反之胎儿肌张力消失时也就预示着胎儿酸血症 100% 已经存在。

对于 BPP 评分和胎儿酸血症之间的关系已经有了广泛的研究。足月胎儿 BPP 评分为 8~10 分时,在评估后一周内发生胎儿窒息的概率大约为 1 例 /1 300 次测试;BPP 为 1~4 分的胎儿发生窒息的风险则有 91‰~600‰[148]。

## 修正胎儿生物生理指标

完成全部的 BPP 评估需要花费较多的时间,而由无应激试验(NST)和羊水指数(AFI)组成的修正 BPP 与完整 BPP 评估有近似的假阴性率和假阳性率,因此成了最常用的产前胎儿监测试验方法。无应激试验能够反映出胎儿急性缺氧,而羊水量减少则反映了胎儿慢性缺氧的状况。当 NST 呈反应型并且 AFI>5cm 时,修正 BPP 的预测价值和完整 BPP 评估近似。但如果 NST 呈无反应型或者 AFI<5cm 时,就需要进一步去做完整的 BPP 评估。如果完整 BPP 中的所有超声指标正常,就不需要再做 NST 来确认胎儿健康状况了。

## 多普勒指数

多普勒(Doppler)超声通过动脉和静脉的波形特性来分析血液在血管内的流动情况。新近开展的对脐动脉、胎儿主动脉、胎儿大脑中动脉进行的多普勒流速检查成为产前胎儿监测试验的另一种方法,用于可能发生胎儿生长受限孕妇的胎盘功能评估。

正常情况下,伴随孕周的增加,继发于胎盘血流阻力的降低,子宫动脉舒张末期的血流有所增加,这种改变与更多的三级血管生长发育所致的动脉内压下降有关。脐动脉的收缩期 / 舒张期血流比(S/D)通常伴随着孕周的增加而下降,这个变化是因为胎盘绒毛数目增加,导致舒张期血液流速增快。胎盘动脉多普勒超声检查结果异常与异常胎儿结局的发生保持有一致的相关性。据估测,如果舒张期无血流则表明胎盘失去了 60%~70% 的血管分布。脐动脉 S/D 比值的异常升高往往出现在胎心率变异性减小发生之前,因此脐动脉 S/D 比值对于评估生长受限的胎儿非常有帮助。对于胎儿生长受限孕妇的标准产前胎儿监测试验中加入动脉多普勒评估,可以降低围产儿死亡率,脐动脉 S/D 比值是生长受限胎儿的常规检查项目。

在脐动脉多普勒指数中增加脐静脉多普勒指

数、对胎儿大脑中动脉，以及静脉导管的评估可能会改善胎儿风险评估的预测效果。例如：胎儿大脑中动脉血管舒张和舒张期血流增高反映出缺氧引起的"脑优先保护效应"，该项多普勒检查指标的使用效果尚在临床探索阶段。静脉导管血流检测现已用于胎儿心功能的评估。

## 结论

尽管助产士的职责主要是为无产科并发症的孕妇提供照护，但认真进行风险筛查和早期识别并发症也是助产保健的一个重要环节。此外，当产科并发症确实存在时，向孕妇提供准确的信息并给予情感支持，会使其得到安慰平抚。因此助产士需要了解妊娠相关异常的病理生理学，熟知特定并发症对母亲、胎儿以及新生儿造成的危害，了解干预措施及其与干预措施相关的风险，只有这样才能为孕妇提供最佳的连续性照护以及她们在本次妊娠、未来妊娠和总体健康方面最需要的信息。

（魏瑗 译　段得琬 审）

## 信息资源

| Organization | Description | Webpage |
|---|---|---|
| **Adolescent Pregnancy** | | |
| Geneva Foundation for Medical Education and Research (GFMER) | Guidelines for care of adolescents during pregnancy worldwide. | https://www.gfmer.ch/Guidelines/Adolescent_gynecology_and_contraception/Adolescent_pregnancy.htm |
| Global Library of Women's Medicine (GLOWM) | Dopkins Broecker & Hillard's chapter about pregnancy in adolescence (doi:10.3843/GLOWM.10414). | http://www.glowm.com/section_view/heading/Pregnancy%20in%20Adolescence/item/413#22861 |
| **Congenital Anomalies and Genetic Counseling** | | |
| Centers for Disease Control and Prevention (CDC) | Resources for clinicians and families. | https://www.cdc.gov/ncbddd/birthdefects/families-support.html |
| National Human Genome Research Institute (NHGRI) | The website has links to many genetic counseling organizations. | https://www.genome.gov/27533643/genetic-counseling-resources/ |
| North American Fetal Therapy Network (NAFTNet) | Voluntary consortium of specialists and sites that provide fetal therapy as part of research protocols. | https://www.naftnet.org |
| **Preterm Labor** | | |
| American College of Obstetricians and Gynecologists (ACOG) | Preterm labor resources: This website includes ACOG guidelines for risks, diagnosis, and treatments for preterm labor. | https://www.acog.org/Womens-Health/Preterm-Premature-Labor-and-Birth |
| March of Dimes | The March of Dimes has multiple resources for clinicians and pregnant women. | https://www.marchofdimes.org |
| **Vaginal Birth After Cesarean (VBAC) Calculator** | | |
| Maternal-Fetal Medicine Network | Calculator that predicts the change of VBAC using data available at entry to care. | https://mfmunetwork.bsc.gwu.edu/PublicBSC/MFMU/VGBirthCalc/vagbirth.html |
| | Calculator that predicts the change of VBAC using data available at time of labor and birth. | https://mfmunetwork.bsc.gwu.edu/PublicBSC/MFMU/VGBirthCalc/vagbrth2.html |
| **Screening, Brief Intervention and Referral to Treatment (SBIRT) Counseling** | | |
| SBIRT Training | Online training with continuing medical education and resources for developing SBIRT counseling skills | https://www.sbirttraining.com |

**参考文献**

1. American College of Nurse-Midwives, American College of Obstetricians and Gynecologists. College statement of policy: joint statement of practice relations between obstetrician-gynecologists and certified nurse-midwives/certified midwives. 2011. Available at: http://www.midwife.org/ACNM/files/ACNMLibrary Data/UPLOADFILENAME/000000000224/ACNM .ACOG%20Joint%20Statement%203.30.11.pdf. Accessed September 30, 2017.

2. American College of Obstetricians and Gynecologists. Obstetric Care Consensus No. 2: levels of maternal care. *Obstet Gynecol.* 2015:125:502-515.

3. McParlin C, O'Donnell A, Robson SC, et al. Treatments for hyperemesis gravidarum and nausea and vomiting in pregnancy: a systematic review. *JAMA.* 2016;316(13):1392-1401.

4. King TL, Murphy PA. Evidence-based approaches to managing nausea and vomiting in early pregnancy. *J Midwifery Womens Health.* 2009;54:430-444.

5. Mitchell-Jones N, Gallos I, Farren J, Tobias A, Bottomley C, Bourne T. Psychological morbidity associated with hyperemesis gravidarum: a systematic review and meta-analysis. *BJOG.* 2017;124(1):20-30.

6. Fejzo MS, Macgibbon K. Hyperemesis gravidarum: it is time to put an end to the misguided theory of a psychiatric etiology. *Gen Hosp Psychiat.* 2012;34(6):699-700.

7. Bustos M, Venkataramanan R, Caritis S. Nausea and vomiting of pregnancy: what's new? *Auton Neurosci.* 2017;202:62-72.

8. Lacasse A, Rey E, Ferreira AE, Morin C, Berard A. Validity of a modified Pregnancy-Unique Quantification of Emesis and Nausea (PUQE) scoring index to assess severity of nausea and vomiting of pregnancy. *Am J Obstet Gynecol.* 2008;198(1):71.31-71.37.

9. Slaughter SR, Hearns-Stokes R, van der Vulgt T, Joffe HIV. FDA approval of doxylamine-pyridoxine therapy for use in pregnancy. *N Engl J Med.* 2014; 320(12):1081-1083.

10. Tan PC, Norazilah MJ, Omar SZ. Dextrose saline compared with normal saline rehydration of hyperemesis gravidarum: a randomized controlled trial. *Obstet Gynecol.* 2013;121(2 pt 1):291-298.

11. Carstairs SD. Ondansetron use in pregnancy and birth defects: a systematic review. *Obstet Gynecol.* 2016; 127(5):878-883.

12. Foeller ME, Lyell D. Marijuana use in pregnancy: concerns in an evolving era. *J Midwifery Womens Health.* 2017;62(3):363-367.

13. Alaniz VI, Liss J, Metz TD, Stickrath E. Cannabinoid hyperemesis syndrome: a cause of refractory nausea and vomiting in pregnancy. *Obstet Gynecol.* 2015;125(6):1484-1486.

14. Fields L, Hathaway A. Key concepts in pregnancy of unknown location: identifying ectopic pregnancy and providing patient-centered care. *J Midwifery Womens Health.* 2017;62:172-179.

15. Reproductive Health Access Project. First trimester bleeding algorithm [Internet]. Available at: https://www.reproductiveaccess.org/resource/first-trimester-bleeding-algorithm/. Accessed December 6, 2017.

16. Connolly AM, Ryan DH, Stuebe AM, Wolfe HM. Reevaluation of discriminatory and threshold levels for serum-hCG in early pregnancy. *Obstet Gynecol.* 2013;121(1):65-70.

17. Seeber B. What serial hCG can tell you, and cannot tell you, about an early pregnancy. *Fertil Steril.* 2012;98:1074-1077.

18. Kriebs JM, Fahey JO. Ectopic pregnancy. *J Midwifery Womens Health.* 2006;51:431-439.

19. Verhaegen J, Gallos ID, van Mello NM, et al. Accuracy of single progesterone test to predict early pregnancy outcome in women with pain or bleeding: meta-analysis of cohort studies. *BMJ.* 2012;345-354.

20. Barash JH, Buchanan EM, Hillson C. Diagnosis and management of ectopic pregnancy. *Am Fam Physician.* 2014;90(1):34-40.

21. Regan L, Rai R. Epidemiology and the medical causes of miscarriage. *Baillieres Best Pract Res Clin Obstet Gynaecol.* 2000;14:839.

22. Goddijn M, Leschot NJ. Genetic aspects of miscarriage. *Baillieres Best Pract Res Clin Obstet Gynaecol.* 2000;14:855.

23. Nanda K, Lopez LM, Grimes DA, Peloggia A, Nanda G. Expectant care versus surgical treatment for miscarriage. *Cochrane Database Syst Rev.* 2012;3:CD003518. doi:10.1002/14651858.CD003518.pub3.

24. American College of Obstetricians and Gynecologists. Practice Bulletin No. 150: early pregnancy loss. *Obstet Gynecol.* 2015;125(5):1258-1267. [Reaffirmed 2017].

25. Casikar I, Bignardi T, Riemke J, Alhamdan D, Condous G. Expectant management of spontaneous first-trimester miscarriage: prospective validation of the "2-week rule." *Ultrasound Obstet Gynecol.* 2010;35:223-227.

26. Doubilet PM, Benson CB, Bourne T, et al. Diagnostic criteria for nonviable pregnancy early in the first trimester. *N Engl J Med.* 2013;369(15):1443-1451.

27. Haas DM, Ramsey PS. Progestogen for preventing miscarriage. *Cochrane Database Syst Rev.* 2013;10: CD003511. doi:10.1002/14651858.CD003511.pub3.

28. Coomarasamy A, Williams H, Truchanowicz E, et al. PROMISE: first-trimester progesterone therapy in women with a history of unexplained recurrent miscarriages: a randomised, double-blind, placebo-controlled, international multicentre trial and economic evaluation. *Health Technol Assess.* 2016;20(41):1-92.

29. Monchek R, Wiedaseck S. Gestational trophoblastic disease: an overview. *J Midwifery Womens Health.* 2012;57:255-259.

30. Minogue JP, Reedy NJ. Companioning families in perinatal decision-making. *J Perinat Neonat Nsg.* 1988;1(3):25-35.

31. Chervanak F, McCullough LB. Responsibly counseling

women about the clinical management of pregnancies complicated by severe fetal anomalies. *J Med Ethics*. 2012;38(7):397-398.

32. Norton ME. Follow-up of sonographically detected soft markers for fetal aneuploidy. *Semin Perinatol*. 2013;37:365-369.

33. American College of Obstetricians and Gynecologists. Practice Bulletin No. 175: ultrasound in pregnancy. *Obstet Gynecol*. 2016;128:e241-e256.

34. Rao R, Platt LD. Ultrasound screening: status of markers and efficacy of screening for structural abnormalities. *Semin Perinatol*. 2016;40(1):67-78.

35. Robert Peter J, Ho JJ, Valliapan J, Sivasangari S. Symphysial fundal height (SFH) measurement in pregnancy for detecting abnormal fetal growth. *Cochrane Database Syst Rev*. 2015;9:CD008136. doi:10.1002/14651858 .CD008136.pub3.

36. American College of Obstetricians and Gynecologists. Practice Bulletin No. 173: fetal macrosomia. *Obstet Gynecol*. 2016;128:e195-e209.

37. American College of Obstetricians and Gynecologists. Practice Bulletin No. 134: fetal growth restriction. *Obstet Gynecol*. 2013;121:1122-1133.

38. Nardozza LM, Caetano ACR, Zamarian AC, et al. Fetal growth restriction: current knowledge. *Arch Gynecol Obstet*. 2017;295:1061-1077.

39. Goodnight W. Newman R. Optimal nutrition for improved twin pregnancy outcome. *Obstet Gynecol*. 2009;114:1121-1134.

40. Glezerman M. Planned vaginal breech delivery: current status and the need to reconsider. *Expert Rev Obstet Gynecol*. 2012;7:159-166.

41. American College of Obstetricians and Gynecologists. ACOG Practice Bulletin No. 161: external cephalic version. *Obstet Gynecol*. 2016;127:e54-e61.

42. Hofmeyr GJ, Kulier R. External cephalic version for breech presentation at term. *Cochrane Database Syst Rev*. 2012;10:CD000083. doi:10.1002/14651858 .CD000083.pub2.

43. Hofmeyr GJ, Kulier R. Cephalic version by postural management for breech presentation. *Cochrane Database Syst Rev*. 2012;10:CD000051. doi:10.1002/14651858 .CD000051.pub2.

44. Schuler-Maloney D. Placental triage of the singleton placenta. *J Midwifery Womens Health*. 2000;45:104-113.

45. Taniguchi H, Aoki S, Sakamaki K, et al. Circumvallate placenta: associated clinical manifestations and complications—a retrospective study. *Obstet Gynecol Int*. 2014;2014:986230. doi:10.1155/2014/986230.

46. Wiedaseck S, Monchek R. Placental and cord insertion pathologies: screening, diagnosis, and management. *J Midwifery Womens Health*. 2014;59:328-335.

47. Sinkey RG, Odibo AO, Dasche JS. #37: Diagnosis and management of vasa previa. *Am J Obstet Gynecol*. 2015;213(5):615-619.

48. Predanic M, Perni SC, Chasen ST, Baergen RN, Chervenak FA. Ultrasound evaluation of abnormal umbilical cord coiling in second trimester of gestation in association with adverse pregnancy outcome. *Am J Obstet Gynecol*. 2005;193(2):387-394.

49. Reddy UM, Abuhamad AZ, Levine D, Saade GR. Fetal imaging: executive summary of a joint Eunice Kennedy Shriver National Institute of Child Health and Human Development, Society for Maternal-Fetal Medicine, American Institute of Ultrasound in Medicine, American College of Obstetricians and Gynecologists, American College of Radiology, Society for Pediatric Radiology, and Society of Radiologists in Ultrasound Fetal Imaging workshop. *Obstet Gynecol*. 2014;123(5):1070-1082.

50. Silver RM. Abnormal placentation: placenta previa, vasa previa, and placenta accreta. *Obstet Gynecol*. 2015;126:654-668.

51. Rosenberg T, Pariente G, Sergienko R, Wiznitzer A, Sheiner E. Critical analysis of risk factors and outcome of placenta previa. *Arch Gynecol Obstet*. 2011:284(1):47-51.

52. Silver RM, Landon MB, Rouse DJ, et al. Maternal morbidity associated with multiple repeat cesarean deliveries. *Obstet Gynecol*. 2006;107:1226-1232.

53. Lim KI, Butt K, Naud K, Smithies M. Amniotic fluid: technical update on physiology and measurement. *J Obstet Gynaecol Can*. 2017;39(1):52-58.

54. Moore TR. Amniotic fluid dynamics reflect fetal and maternal health and disease. *Obstet Gynecol*. 2010;116(3):759-765.

55. Nabhan AF, Abdelmoula YA. Amniotic fluid index versus single deepest vertical pocket as a screening test for preventing adverse pregnancy outcome. *Cochrane Database Syst Rev*. 2008;3:CD006593. doi: 10.1002/14651858.CD006593.pub2.

56. Pri Paz S, Khalek N, Fuchs KM, Simpson LL. Maximal amniotic fluid index as a prognostic factor in pregnancies complicated by polyhydramnios. *Ultrasound Obstet Gynecol*. 2012;39(6):648-653.

57. Sagi-Dain L, Sagi S. Chromosomal aberrations in idiopathic polyhydramnios: a systematic review and meta-analysis. *Eur J Med Genet*. 2015;58(8):409-415.

58. Kozinszky Z, Sikovanyecz J, Pásztor N. Severe midtrimester oligohydramnios: treatment strategies. *Curr Opin Obstet Gynecol*. 2014;26(2):67-76.

59. Rossi AC, Prefumo F. Perinatal outcomes of isolated oligohydramnios at term and post-term pregnancy: a systematic review of literature with meta-analysis. *Eur J Obstet Gynecol Reprod Biol*. 2013;169(2):149-154.

60. Berghalla V, Mackeen AD. Cervical length screening with ultrasound-indicated cerclage compared with history-indicated cerclage for prevention of preterm birth. *Obstet Gynecol*. 2011;118(1):148-155.

61. American College of Obstetricians and Gynecologists. ACOG Practice Bulletin No. 142: cerclage for the management of cervical insufficiency. *Obstet Gynecol*. 2014;123:372-379. [Reaffirmed 2016].

62. Slager J, Lynne S. Assessment of cervical length and the relationship between short cervix and preterm birth. *J Midwifery Womens Health*. 2012;57:S4-S11.

63. Berghella V, Roman A, Daskalakis C, Ness A, Baxter JK. Gestational age at cervical length measurement and incidence of preterm birth. *Obstet Gynecol.* 2007;110:311-317.

64. Society for Maternal-Fetal Medicine Publications Committee, Berghella V. Progesterone and preterm birth prevention: Translating clinical trials data into clinical practice. *Am J Obstet Gynecol.* 2012;206(5):376-386.

65. Society for Maternal-Fetal Medicine; McIntosh J, Feltovich H, Berghella V, Manuck T. Society for Maternal-Fetal Medicine Consult Series #40: the role of routine cervical length screening in selected high- and low-risk women for preterm birth prevention. 2016. *Am J Obstet Gynecol.* 2016;15(3):B2-B7.

66. Chan YY, Jayaprakasan K, Tan A, Thornton JG, Coomarasamy A, Raine-Fenning NJ. Reproductive outcomes in women with congenital uterine anomalies: a systematic review. *Ultrasound Obstet Gynecol.* 2011;38(4):371-382.

67. Venetis CA, Papadopoulos SP, Campo R, Gordts S, Tarlatzis BC, Grimbizis GF. Clinical implications of congenital uterine anomalies: a meta-analysis of comparative studies. *Reprod Biomed Online.* 2014;29(6):665-683.

68. Martin JA, Hamilton BE, Osterman MJK, Driscoll AK, Mathews TJ. Births: final data for 2015. *National Vital Statistics Report.* 2017;66(1):1-68.

69. Heron M. Deaths: leading causes for 2014. *National Vital Statistics Report.* 2016;65(5):1-25. Available at: https://www.cdc.gov/nchs/data/nvsr/nvsr65/nvsr65_05.pdf. Accessed November 30, 2017.

70. Manuck TA. Racial and ethnic differences in preterm birth: a complex, multifactorial problem. *Semin Perinatol.* 2017;41(8):511-518.

71. Ding XX, Wu YL, Xu SJ, et al. Maternal anxiety during pregnancy and adverse birth outcomes: a systematic review and meta-analysis of prospective cohort studies. *J Affect Disord.* 2014;159:103-110.

72. Yonkers KA, Smith MV, Forray A, et al. Pregnant women with posttraumatic stress disorder and risk of preterm birth. *JAMA Psych.* 2014;71(8):897-904.

73. Goldenberg RL, Hauth JC, Andrews WW. Intrauterine infection and preterm delivery. *N Engl J Med.* 2000;342:1500-1509.

74. Han CS, Schatz F, Lockwood CJ. Abruption-associated prematurity. *Clin Perinatol.* 2011;38(3):407-421.

75. Anum EA, Springel EH, Shriver MD, Strauss JF 3rd. Genetic contributions to disparities in preterm birth. *Pediatr Res.* 2009;65:1-9.

76. Zhang G, Feenstra B, Bacelis JL, et al. Genetic associations with gestational duration and preterm birth. *N Engl J Med.* 2017;377(12):1156-1167.

77. Iams JD, Goldenberg RL, Mercer BM, et al. The Preterm Prediction Study: can low risk women destined for spontaneous preterm birth be identified? *Am J Obstet Gynecol.* 2001;184:652-655.

78. Adams MM, Elam-Evans LD, Wilson HG, Gilbertz DA. Rates and factors associated with recurrence of preterm delivery. *JAMA.* 2000;283:1591-1596.

79. Mercer BM, Goldenberg RL, Das A, et al. The Preterm Prediction Study: a clinical risk assessment system. *Am J Obstet Gynecol.* 1996;174:1885-1893.

80. Muglia LJ. The enigma of spontaneous preterm birth. *N Engl J Med.* 2010;362:529-535.

81. Dekker GA, Lee SY, North RA, McCowan LM, Simpson NA, Roberts CT. Risk factors for a preterm birth in an international prospective cohort of nulliparous women. *PLoS One.* 2012;7(7):e39154.

82. Ward K, Argyle VA, Meade M, Nelson L. The heritability of preterm delivery. *Obstet Gynecol.* 2005;106(6):1235-1239.

83. Manns-James L. Bacterial vaginosis and preterm birth. *J Midwifery Womens Health.* 2011;56(6):575-583.

84. McManemy J, Cooke E, Amon E, Leet T. Recurrence risk for preterm delivery. *Am J Obstet Gynecol.* 2007;196:576.

85. Silver R, Bronwyn J, Guy RJ, Kaldor JM, Jamil MS, Rumbold A. *Trichomonas vaginalis* as a cause of perinatal morbidity: a systematic review and meta-analysis. *Sexually Transmit Dis.* 2014;41(6):369-376.

86. Folger AT. Maternal *Chlamydia trachomatis* infections and preterm birth: the impact of early detection and eradication during pregnancy. *Matern Child Health J.* 2014;18(8):1795-1802.

87. Iams JD, Newman RB, Thom EA, et al. Frequency of uterine contractions and the risk of spontaneous preterm delivery. *N Engl J Med.* 2002;346:250-255.

88. Chao TT, Bloom SL, Mitchell JS, McIntire DD, Leveno KJ. The diagnosis and natural history of false preterm labor. *Obstet Gynecol.* 2011;118:1301-1308.

89. Hedriana H, Byrne J, Campbell Bliss M, et al. *March of Dimes Preterm Labor Assessment Toolkit.* White Plains, NY: March of Dimes; 2013.

90. Likis FE, Andrews JC, Woodworth AL, et al. *Progestogens for Prevention of Preterm Birth.* Comparative Effectiveness Review No. 74. AHRQ Publication No. 12-EHC105-EF. Rockville, MD: Agency for Healthcare Research and Quality; September 2012. Available at: https://effectivehealthcare.ahrq.gov/topics/progestogens-preterm-birth/research/. Accessed November 5, 2017.

91. Northern AT, Norman GS, Anderson K, et al.; National Institute of Child Health and Human Development (NICHD) Maternal–Fetal Medicine Units (MFMU). Network follow-up of children exposed in utero to 17α-hydroxyprogesterone caproate compared with placebo. *Obstet Gynecol.* 2007;110:865-872.

92. Norman JE, Marlow N, Messow C-M, et al. Vaginal progesterone prophylaxis for preterm birth (the OPPTIMUM study): a multicentre, randomised, double-blind trial. *Lancet.* 2016;387(10033):2106-2116.

93. Klebanoff MA, Carey JC, Hauth JC, et al. Failure of metronidazole to prevent preterm delivery among pregnant women with asymptomatic *Trichomonas vaginalis* infection. *N Engl J Med.* 2001;345:487.

94. Schwendicke F, Karimbux N, Allareddy V, Gluud C. Periodontal treatment for preventing adverse pregnancy outcomes: a meta- and trial sequential analysis. *PLoS One.* 2015;10:e0129060.

95. Cunnington M, Korsalioudaki C, Heath P. Genitourinary pathogens and preterm birth. *Curr Opin Infect Dis.* 2013;26:219-230.

96. Waters TP, Mercer B. Preterm PROM: prediction, prevention, principles. *Clin Obstet Gynecol.* 2011;54:307-312.

97. American College of Obstetricians and Gynecologists. Practice Bulletin No. 146: management of late term and postterm pregnancies. *Obstet Gynecol.* 2014;124:182-192. [Reaffirmed 2016].

98. American College of Obstetricians and Gynecologists, Society for Maternal-Fetal Medicine. ACOG Committee Opinion No. 579: definition of term pregnancy. *Obstet Gynecol.* 2013;122(5):1139-1140. [Reaffirmed 2016].

99. Norwitz ER, Snegovskikh VV, Caughey AB. Prolonged pregnancy: when should we intervene? *Clin Obstet Gynecol.* 2007;50:547-557.

100. Caughey AB, Stotland NE, Washington E, Escobar GJ. Maternal and obstetrical complications of pregnancy are associated with increasing gestational age at term. *Am J Obstet Gynecol.* 2007;196:155.e1-155.e6.

101. Alexander JM, McIntire DD, Leveno KJ. Forty weeks and beyond: pregnancy outcomes by week of gestation. *Obstet Gynecol.* 2000;96:291-294.

102. Rosenstein MG, Cheng YW, Snowden JM, Nicholson JM, Caughey AB. Risk of stillbirth and infant death stratified by gestational age. *Obstet Gynecol.* 2012;120(1):76-82.

103. Gülmezoglu AM, Crowther CA, Middleton P, Heatley E. Induction of labour for improving birth outcomes for women at or beyond term. *Cochrane Database Syst Rev.* 2012;6:CD004945. doi:10.1002/14651858 .CD004945.pub3.

104. Boulvain M, Stan CM, Irion O. Membrane sweeping for induction of labour. *Cochrane Database Syst Rev.* 2005;1:CD000451. doi:10.1002/14651858 .CD000451.pub2.

105. Warshauer E, Mercurio M. Update on dermatoses of pregnancy. *Int J Dermatol.* 2013;52(1):6-13.

106. Mehta N, Chen KK, Kroumpouzos G. Skin disease in pregnancy: the approach of the obstetric medicine physician. *Clin Derm.* 2016;34:320-326.

107. Bechtel MA, Plotner A. Dermatoses of pregnancy. *Clin Obstet Gynecol.* 2015;58(1):104-111.

108. Bruce K, Watson S. Management of intrahepatic cholestasis of pregnancy: a case report. *J Midwifery Womens Health.* 2007;52(1):68-72.

109. Brzoza Z, Kasperska A, Oles E, Rogala B. Pruritic urticarial papules and plaques of pregnancy. *J Midwifery Womens Health.* 2007;52:44-48.

110. Harper MA, Meyer RE, Berg CJ. Peripartum cardiomyopathy: population-based birth prevalence and 7-year mortality. *Obstet Gynecol.* 2012;120(5):1013-1019.

111. Dekker RL, Morton CH, Singleton P, Lyndon A. Women's experiences being diagnosed with peripartum cardiomyopathy: a qualitative study. *J Midwifery Womens Health.* 2016;61:467-473.

112. American College of Obstetricians and Gynecologists. ACOG Practice Bulletin No. 75: management of alloimmunization during pregnancy. *Obstet Gynecol.* 2006;108:457.

113. Committee on Practice Bulletins–Obstetrics. Practice Bulletin No. 181: prevention of RH D alloimmunization. *Obstet Gynecol.* 2017;130:e57-e70.

114. De Haas, M, Thurik FF, Koelewijn JM, van der School CE. Haemolytic disease of the fetus and newborn. *VOX Sanguinis.* 2015;109:99-103.

115. Moise KJ. Fetal anemia due to non-Rhesus-D red-cell alloimmunization. *Semin Fetal Neonatal Med.* 2008;13(4):207-214.

116. Sedgh G, Finer LB, Bankole A, Eilers MA, Singh S. Adolescent pregnancy, birth, and abortion rates across countries: levels and recent trends. *J Adolesc Health.* 2015;56(2):223-230.

117. Mathews TJ. Mean age of mothers is on the rise: United States 2000–2014. *NCH Data Brief.* 2016;232:1-8.

118. Leftwich HK, Alves MV. Adolescent pregnancy. *Pediatr Clin North Am.* 2017;64(2):381-388.

119. Kawakita T, Wilson K, Grantz KL, Landy HJ, Huang CC, Gomez-Lobo V. Adverse maternal and neonatal outcomes in adolescent pregnancy. *J Pediatr Adolesc Gynecol.* 2016;29(2):130-136.

120. Maradiegue A. Minor's rights versus parental rights: review of legal issues in adolescent health care. *J Midwifery Womens Health.* 2003;48(3):170-177.

121. Marvin-Dowle K, Burley VJ, Soltani H. Nutrient intakes and nutritional biomarkers in pregnant adolescents: a systematic review of studies in developed countries. *BMC Pregn Childbirth.* 2016;16:268.

122. Felder JN, Epel E, Lewis JB, et al. Depressive symptoms and gestational length among pregnant adolescents: cluster randomized control trial of CenteringPregnancy plus group prenatal care. *J Consult Clin Psychol.* 2017;85(6):574-584.

123. Mills TA, Lavender T. Advanced maternal age. *Obstet Gynaecol Reprod Med.* 2014;24(3):85-90.

124. Stern JE, Luke B, Tobias M, Gopal D, Hornstein MD, Diop H. Adverse pregnancy and birth outcomes associated with underlying diagnosis with and without assisted reproductive technology treatment. *Fertil Steril.* 2015;103(6):1438-1445.

125. Davies MJ, Moore VM, Willson KJ, et al. Reproductive technologies and the risk of birth defects. *N Engl J Med.* 2012;366(19):1803-1813.

126. Goodman D, Danel I. Female genital mutilation/cutting in the United States: updated estimates of women and girls at risk, 2012. *Public Health Rep.* 2016;131(2):340-347.

127. Jacoby SD, Smith A. Increasing certified nurse-midwives' confidence in managing the obstetric care of women with female genital mutilation/cutting. *J Midwifery*

*Womens Health.* 2013;58(4):451-456.

128. Finnegan L. Licit and illicit drug use during pregnancy: maternal, neonatal, and early childhood consequences. Canadian Centre on Substance Abuse. 2013. Available at: http://www.ccsa.ca/Resource%20Library /CCSA-Drug-Use-during-Pregnancy-Report-2013-en .pdf. Accessed October 6, 2017.

129. Wright TE, Terplan M, Ondersma SJ et al. The role of screening, brief intervention, and referral to treatment in the perinatal period. *Am J Obstet Gynecol.* 2016;215(5):539-547.

130. MacDorman MF, Gregory EC. Fetal and perinatal mortality: United States, 2013. *Natl Vital Stat Rep.* 2015;64:1.

131. Stillbirth Collaborative Research Network Writing Group. Causes of death among stillbirths. *JAMA.* 2011;306(22):2459-2468.

132. American College of Obstetricians and Gynecologists. ACOG Practice Bulletin No. 102: management of stillbirth. *Obstet Gynecol.* 2009;113:748-761.

133. National Institutes of Health. NIH Consensus Development Conference on Vaginal Birth After Cesarean: new insights. Final panel statement. Available at: http:// consensus.nih.gov/2010/vbacstatement.htm. Accessed October 17, 2011.

134. Guise J-M, Eden K, Emeis C, Denman MA, Marshall N, Fu R, et al. Vaginal birth after cesarean: new insights. Vol. No. 10-E001. Rockville, MD: Agency for Healthcare Research and Quality; 2010.

135. American College of Nurse-Midwives. Clinical Bulletin No. 12: care for women desiring a vaginal birth after cesarean. *J Midwifery Womens Health.* 2011;56:517-525.

136. Cox K. Cousneling women with a previous cesarean birth: toward a shared-decision making partnership. *J Midwifery Womens Health.* 2014;59:237-245.

137. Bovbjerg ML, Cheyney M, Brown J, Cox KJ, Leeman L. Perspectives on risk: assessment of risk profiles and outcomes among women planning community birth in the United States. *Birth.* 2017;44(3):209-221.

138. Tilden EL, Cheyney M, Guise JM, et al. Vaginal birth after cesarean: neonatal outcomes and United States birth setting. *Am J Obstet Gynecol.* 2017;216(4):403.

e1-403.e8.

139. Carreau AM, Nadeau M, Marceau S, Marceau P, Weisnagel SJ. Pregnancy after bariatric surgery: balancing risks and benefits. *Can J Diabetes.* 2017;41(4):432-438.

140. American College of Obstetricians and Gynecologists. ACOG Practice Bulletin No. 105: bariatric surgery and pregnancy. *Obstet Gynecol.* 2009;113(6):1405–1413.

141. Parker MH, Berghella V, Niijar J. Bariatric surgery and associated adverse pregnancy outcomes among obese women. *J Matern Fetal Neonatal Med.* 2016; 29(11):1747-1750.

142. Vrebosch L, Bel S, Vansant G, Guelinckx I, Devlieger R. (2012). Maternal and neonatal outcomes after laparoscopic adjustable gastric banding: a systematic review. *Obesity Surgery.* 2012; 22(10):1568–1579.

143. Oyelese Y, Vintzileos AM. The use and limitations of the fetal biophysical profile. *Clin Perinatol.* 2011;38:47-64.

144. Manning FA. Antepartum fetal testing: a critical appraisal. *Curr Opin Obstet Gynecol.* 2009;21:348-352.

145. American College of Obstetricians and Gynecologists. Practice Bulletin No. 145: antepartum fetal surveillance. *Obstet Gynecol.* 2014;124:182-192.

146. Hijazi ZR, East CE. Factors affecting maternal perception of fetal movement. *Obstet Gynecol Surv.* 2009;64:489-494.

147. Mangesi L, Hofmeyr GJ, Smith V, Smyth RMD. Fetal movement counting for assessment of fetal wellbeing. *Cochrane Database Syst Rev.* 2015;10:CD004909. doi:10.1002/14651858.CD004909.pub3.

148. Signore C, Freeman RK, Spong CY. Antenatal testing: a reevaluation. Executive summary of a Eunice Kennedy Shriver National Institute of Child Health and Human Development Workshop. *Obstet Gynecol.* 2009;113(3):687-701.

149. Tan KH, Sabapathy A. Maternal glucose administration for facilitating tests of fetal wellbeing. *Cochrane Database Syst Rev.* 2012;9:CD003397. doi: 10.1002/14651858.CD003397.pub2.

150. Paine LL, Johnson TR, Turner MH, Payton RG. Auscultated fetal heart rate accelerations: part II. An alternative to the nonstress test. *J Nurse-Midwifery.* 1989;31(2):73-77.

# 22A

# 听诊胎心率加速试验

TEKOA KING

听诊胎心率加速试验（AAT）是使用艾伦（Allen）或多普勒（Doppler）胎心听诊仪按照特定的计数方法来检测胎心率出现的加速[1]。AAT 检查的步骤需要有两名临床医护人员配合完成，一人负责听诊并报告胎心率（FHR），另外一人负责进行记录[2-6]。

## 背景

如果胎心率加速超过基线 ≥ 15 次 /min，且从加速开始至回到基线水平持续 ≥ 15s，就能够可靠地反映胎儿氧合情况正常。如果在 20 分钟胎心率记录中探查到两次胎心率加速，就标志着在未来 7 天内出现死胎死产的几率 <1%（假阴性率 0.3%）[7]。

Mendenhall 等人评估了单次胎心率加速检查的效果（n=1 005 次 AAT 试验，367 名孕妇），发现单次加速与无围产期死亡发生有关。该研究中的无反应型 AAT 预测出了队列中的 4 例死胎死产[8]。其他作者的研究也发现在临床医师听取并记录胎心率的过程中，可以检测出 77.7% 的超过基线 ≥ 15bmp 的胎心率加速，以及 94% 的无反应型胎心率记录[9]。

在不具备电子胎心监测设施的地方或电子胎心监测设施无法使用的时候，听诊胎心率加速试验（AAT）是检测胎心率加速既可靠又有效的方法。

## 步骤

- 孕妇取舒适的半卧位体位；
- 听取胎心率最多不超过 6 分钟；

- 每隔 5 秒计数一次；
- 计数 5 秒钟，把每个 5 秒计数都记录在 AAT 表格里（图 22A-1 和 22A-2）；
- 如果在 5 秒钟的计数中监测到了 2bmp 的胎心加速，同时伴随有胎动发生，那么试验可以终止；
- 如果计数进行了 3 分钟后仍然没有加速出现，可以尝试轻轻晃动孕妇腹部来唤醒胎儿或激发其进入更活跃的状态。检测者也可以持住胎儿的头和臀部，慢慢向两侧来回轻微地晃动胎儿 5 秒钟；
- 然后继续重复胎心听诊流程 2~3 分钟；
- 在 AAT 表格中相应的位置上记录下胎心率数字，识别胎心率基线和加速（图 22A-1 和 22A-2）。

## 结果解读

反应型无应激试验（NST）：

- 胎心率上升两个格子时意味着有加速（5 秒内有 2 次 /min 的加速）；
- 单次胎心率加速意味着胎儿反应性良好[8]。

不满意型：

- 在刺激胎儿后没有出现胎心率加速或胎动。

无反应型：

- 没有记录到任何胎心率加速。

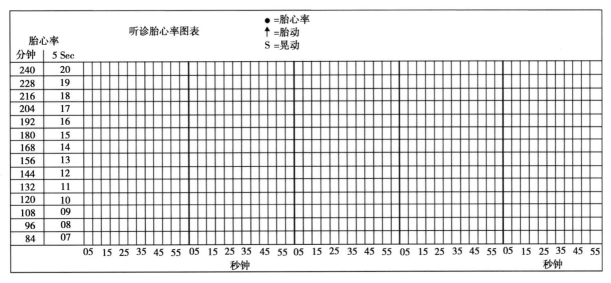

图 22A-1　用于记录胎心率图形的 AAT 表格

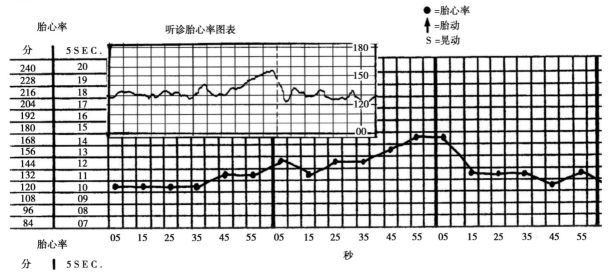

图 22A-2　同时插入无应激实验图形与 AAT 记录图形对照的图表

（魏瑗 译　段得琬 审）

## 参考文献

1. Gegor CL, Paine LL, Johnson TRB. Antepartum fetal assessment: a nurse-midwifery perspective. *J Nurse-Midwifery*. 1991;36(3):153-167.

2. Paine LL, Payton RG, Johnson TRB. Auscultated fetal heart rate accelerations: part I. Accuracy and documentation. *J Nurse-Midwifery*. 1986;31(2): 68-72.

3. Paine LL, Johnson TR, Turner MH, Payton RG. Auscultated fetal heart rate accelerations: part II. An alternative to the nonstress test. *J Nurse-Midwifery*. 1989;31(2):73-77.

4. Paine LL, Benedict MI, Strobino DM, Gegor CL, Larson EL. A comparison of the auscultated acceleration test and the nonstress test as predictors of perinatal outcomes. *Nurs Res*. 1992;41(2):87-91.

5. Daniels SM, Boehm N. Auscultated fetal heart rate accelerations: an alternative to the nonstress test. *J Nurse-Midwifery*. 1991;36(2):88-94.

6. Paine LL, Zanardi RL, Johnson TR, Rorie JA, Barger MK. A comparison of two time intervals for the auscultated acceleration test. *J Midwifery Womens Health*. 2001;46(2):98-102.

7. Signore C, Freeman RK, Spong CY. Antenatal testing: a reevaluation. Executive summary of a Eunice Kennedy Shriver National Institute of Child Health and Human Development Workshop. *Obstet Gynecol*. 2009;113(3):687-701.

8. Mendenhall HW, O'Leary J, Phillips K. The nonstress test: the value of a single acceleration in evaluating the fetus at risk. *Am J Obstet Gynecol*. 1980;136:87: 244-246.

9. Baskett TF, Boyce CD, Lohre MA, Manning FA. Simplified antepartum fetal heart assessment. *Br J Obstet Gynaecol*. 1981;88(4):395-397.

# 23

# 孕期内科并发症

TEKOA L.KING, MAYRI SAGADY LESLIE
感谢 Nancy Jo Reedy, Esther R.Ellsworth Bowers, Amy Marowitz,
Cecilia M.Jevitt 对本章的贡献, 感谢前版作者 Jan M.Kriebs 的贡献

## 引言

本章将描述孕期发生的内科并发症。内科疾病可能在孕期首次出现;孕前存在的内科疾病也可能在妊娠期间加重、不会受到影响、改善或产生多种改变, 尤其是因为孕期的生理变化可能改变许多疾病的进程。孕期内科并发症最佳的管理方案是在团队合作基础上联合治疗, 或进行上级医师转诊。助产实践在不同情况下会有很大的差异。协作式医疗模式为实现这种实践提供了强有力的跨学科共识体系[1]。理想状态下的医疗模式应该是灵活的和动态的, 能够满足每个孕妇和家庭的个体化需求。在所有情况下, 母亲和胎儿的最佳保健是指导治疗决策的目标。

对一个因为有内科并发症而面对较高不良妊娠结局风险的孕妇来说, 助产士可能是健康照护的第一个提供者, 也是提供孕前咨询的医务工作者。根据需要确认风险和寻求会诊也是助产学保健的基本内容之一。因此, 助产士必须拥有可以对于围产期风险识别的知识, 以便于获得详尽的临床病史, 请求相应的专家会诊, 以及在需要时作出初步评估检查。

当孕妇面对不良结局风险升高时, 助产士可以通过鉴别保健中的社会决定因素来提供辅助和支持照护。对于患有复杂内科并发症的孕妇, 产前检查中可能会涉及许多化验检查, 并且对可能的不良结局进行讨论。助产管理可以在许多方面帮助高危孕妇。例如: 助产学孕期保健主要集中在妊娠的"正常"方面, 有助于孕妇的良性感受。在管理与治疗内

科并发症时, 助产士同样可以参与孕期健康教育和支持。

本章不会对所有可能对妊娠有不良影响的内科并发症进行深入地描述, 而是对常见问题加以回顾, 以此作为如何为患有孕前内科疾病的孕妇进行保健照护的范本。为便于读者查阅, 这些疾病将以字母顺序而不是以发病率高低进行排列。

## 妊娠合并自身免疫性疾病

自身免疫性疾病是一个内容广泛的疾病分类, 即免疫反应失常导致的免疫系统攻击个体自身的健康组织。自身免疫病的例子包括: 系统性红斑狼疮、多发性硬化、类风湿性关节炎和肠易激综合征。妊娠过程中, 母体的免疫系统需要发生相应改变来适应共存的胎儿免疫系统。妊娠期间, 某些自身免疫疾病, 如: 类风湿性关节炎和多发性硬化会出现好转, 而一些其他自身免疫病则不受妊娠的影响, 但这些疾病本身或它们的治疗可能会对妊娠过程产生不利影响(如: SLE)。自身免疫病的治疗主要集中在抑制异常的免疫反应, 因此一组相似的药物被用于治疗多种不同的自身免疫病。这里选择 SLE 作为一个常见的范本来讲授如何参与妊娠期间患有不同自身免疫病孕妇的保健照护过程。

### 系统性红斑狼疮

系统性红斑狼疮(systemic lupus erythematosus, SLE)是一种结缔组织性自身免疫病, 可以累及多个身体器官系统。SLE 的致病机制是因为 B 细胞

的免疫功能失调,导致针对核抗原和其他一般不被免疫系统认为"异常"的抗原的抗体生成异常升高。这种自身免疫抗体的目标抗原是生物膜、细胞内物质或核物质。SLE 的女性病人较男性多见,并主要出现在生育年龄。非裔和亚裔人种的发病率高于白种人[2]。这一疾病的自然表现是高度多样化,以多种症状为特征,定期缓解和发作,且具有不同的进展模式和预后。

SLE 的诊断标准为出现以下体征和症状中的四种或更多:抗核抗体阳性、狼疮抗体阳性、溶血性贫血或血小板减少症、癫痫或精神疾病、持续性蛋白尿、胸膜炎或心包炎、≥两个关节的关节炎、口咽溃疡、光敏性、盘状狼疮或"蝴蝶"状面部红斑[3]。这些症状中有一些与正常妊娠变化相似,例如颧骨红斑(妊娠期黄褐斑),贫血和轻度血小板减少症 - 这导致了对孕妇是否有 SLE 发作的鉴别困难。

几种不同类型的药物可用于对孕妇 SLE 的管理。有些对母亲和胎儿是安全的,有些对胎儿没有影响,有些属于妊娠禁忌。因此,在照护患有 SLE 或其他自身免疫性疾病的孕妇时,详细了解目前所用的药物是初始评估内容的一部分。

SLE 不会明显影响女性的生育能力,但怀孕可能会增加疾病活动度,并且根据累及的系统不同,可能会导致母亲和胎儿出现严重的并发症。一项对 37 个孕期 SLE 研究的荟萃分析显示,母亲出现以下疾患的风险增加:狼疮发作(25.6%)、高血压(16.3%)、肾炎(16.1%)、子痫前期(7.6%)和子痫(0.8%)。患有 SLE 的孕妇还有血栓形成、血栓栓塞和血小板减少症风险的增加。随着孕期 SLE 活动的风险增加,一些患有狼疮性肾炎的孕妇可能会加速发展成为晚期肾病[2]。

潜在的孕期并发症还包括:流产(16.0%)、胎儿生长受限(12.7%)、死胎死产(3.6%)和新生儿死亡(2.5%)[2]。新生儿狼疮是一种自身免疫性疾病,继发于母体的自身免疫抗体透过胎盘被动转移至胎儿;这些自身免疫抗体主要攻击胎儿的皮肤和心脏。在抗 Ro/SSA 或抗 La/SSB 抗体阳性的孕妇中,先天性心脏传导阻滞约占胎儿的 2%。如果孕妇患有狼疮性肾炎、抗磷脂综合征、抗 Ro/SSA 或抗 La/SSB 抗体阳性,所有并发症的风险都会增加[2]。

### 系统性红斑狼疮孕妇的管理

那些在孕前 ≥ 6 个月没有出现狼疮发作的妇女妊娠结局最好[3]。有发作性狼疮的孕妇最好在具备处理高危妊娠能力的产科和具有内科亚专科团队的医疗机构中进行管理。孕期的监测包括:基线和系列化验检测来评估 SLE 发作状况、系列超声检查、在孕晚期胎儿需要每周进行 1 次生物生理评分,如果孕妇带有抗 Ro/SSA 或抗 LA/SSB 抗体,应对胎儿进行超声心动图检查。要对孕妇严密追踪监测是否出现疾病恶化、有无血栓形成风险、和高血压异常的发生。

在妊娠期间应该全程连续使用孕前已经开始的羟氯喹(奎宁)治疗。当有抗磷脂抗体存在时,预防性阿司匹林或低分子量肝素有助于预防流产。在没有任何活动性 SLE 症状或体征的情况下,孕妇通常不需要特殊治疗。只有在怀孕期间出现 SLE 发作的孕妇才需要额外的药物治疗[3]。

SLE 为助产士如何对患有高风险疾病的孕妇进行保健照护提供了一个很好的例子。第一步是详细询问病史并确定有无需要马上关注的症状,如:高血压。然后,助产士应认真审查该孕妇目前使用的药物清单,以确定是否有孕期禁忌或需要谨用的药物。有重大风险的孕妇应该转诊给上级医生来进行紧急评估。对于患有 SLE 但无发作的孕妇,建议请求医生会诊,以确定需要安排的检测或化验评估项目,以及安排见上级医生的就诊时间。一旦孕妇由适宜的产科专科医生来进行孕期保健照顾后,助产士可能在特定情况下参与对其进行产前检查。助产士在对一名患有 SLE 的孕妇进行产前检查时,准确评估血压和尿检分析是必不可少的,因为这些检查将有助于鉴别狼疮是否开始发作。应计数胎心率,并在每次就诊时将每分钟胎儿心跳数值记录在图表中。母乳喂养对于患有 SLE 的妇女不属禁忌,可以在孕期保健时按照常规进行讨论。

## 糖尿病

妊娠期间约有 6%~7% 的孕妇会患有糖尿病(DM)。糖尿病分为 1 型、2 型和妊娠糖尿病(gestational diabetes mellitus,GDM)。1 型和 2 型糖尿病统称为孕前存在的糖尿病(pregestational diabetes mellitus,PGDM)[4-6]。第四种综合征,即"前期糖尿病"被定义为血糖水平升高,但未达到所有糖尿病的诊断标准,这样的个体意味着发展成为糖尿病的风险增高。

妊娠糖尿病与 2 型糖尿病相似,都是胰岛素抵抗性疾病。而 1 型糖尿病的病因为胰腺 β 细胞只能合成极少的胰岛素或不能合成胰岛素。GDM 进一步细分为 A1GDM(通过饮食改变可以控制血糖)和 A2GDM(需要药物治疗来维持血糖正常)。在美国，PGDM 和 GDM 的患病率分别为 0.82% 和 5.34%[7]。孕前 2 型糖尿病和 GDM 的发病率随着肥胖率在美国的上升而平行增加[4]。西裔、非洲裔美国人、美洲原住民、亚裔和太平洋岛民孕妇的 GDM 患病率高于白种孕妇。

总体而言，美国约有 29.3% 的妇女患有前期糖尿病[8]。这种综合征与肥胖以及血脂异常[高甘油三酯和/或低高密度脂蛋白(HDL)，高胆固醇]有关[5]。研究发现，生活方式干预和对前期糖尿病进行适当治疗，可以显著降低与前期糖尿病相关的子痫前期、巨大儿、肩难产和剖宫产风险[6]。

患有糖尿病的妇女出现多种妊娠并发症的风险增高，如：自然流产、早产、子痫前期和剖宫产。胎儿风险包括：胎儿先天异常、胎死宫内、新生儿黄疸、低血糖、高胆红素血症和肩难产。随着血糖水平的增高和高血糖持续时间的延长，产生不良作用的可能性也随之升高。

以前，妊娠糖尿病被认为是孕期特有的一种疾病，可以使孕期发生巨大儿的风险升高，但会在产后自然痊愈。2008 年发表的多国高血糖和妊娠结局(HAPO)检验澄清了这个问题。该检验根据空腹和餐后血糖水平将高血糖孕妇(n=23 316)分为三组。随着孕妇血糖水平的升高，HAPO 试验发现几种不良妊娠结局显著增加，包括巨大儿、肩难产、剖宫产、子痫前期、早产、新生儿高胆红素血症、新生儿红细胞增多症、新生儿低血糖和新生儿入住重症监护病房[8]。后续研究还发现，患有妊娠糖尿病的妇女发展成为 2 型糖尿病的风险增加，而且她们的孩子患儿童期肥胖症、2 型糖尿病和代谢综合征的风险增加[1~12]。但是对 GDM 孕妇的治疗能够减少不良后果发生的风险[13~15]。

虽然以前 GDM 被认为是妊娠相关并发症只与妊娠有关，但现在已经证明所有类型糖尿病患者的治疗和结局都与血糖失调的严重程度直接相关。因此，有必要将这一组疾病放在一起考虑。

### 孕期糖尿病的病理生理学

孕期的葡萄糖代谢从孕早期到孕晚期呈动态发展，胰岛素抵抗的程度逐渐增加并在孕中期末至孕晚期达到高峰。随着胎盘增大，胎盘生乳素(hPL)和并其他引起血糖增高激素的产生增加，这些激素增强了细胞对胰岛素的抵抗，导致较高的血糖水平。

大多数孕妇的胰腺可以增加胰岛素的分泌来平衡胎盘激素对胰岛素的抵抗作用。如果胰腺不能产生足够的胰岛素就会出现血糖增高。hPL 的峰值发生在 26~28 孕周期间，这段时间正是推荐对 GDM 进行筛查的时段。产后胰岛素敏感性会恢复至孕前的正常状况。对孕期糖尿病孕妇的理想管理需要适应这些动态变化来进行调整[16]。

糖尿病影响下的代谢环境增加了内皮功能障碍的风险，进而导致胎盘生长受损和胎儿生长受限。反之，高血糖和高胰岛素血症也可以刺激胎盘和胎儿的过度生长。因此，根据高血糖水平和胎盘反应的程度，以及是否有且其他可能对胎盘发育产生不利影响的并发症存在，糖尿病母亲的胎儿将面临增高的胎儿生长受限或巨大儿风险。随着通过胎盘的葡萄糖增多，胎儿必须增加胰岛素的分泌以代谢掉过多的葡萄糖。这种反应导致胎儿过度生长，表现为同时有增生和肥大的发生。其结果造成的胎儿期生理变化可能会影响到孩子的一生[6]。

患有 GDM 的孕妇与患有 PGDM 的孕妇面临着同样类型的孕期并发症增高风险，但由于 GDM 孕妇的血糖水平较低，高血糖持续的时间也比 PGDM 孕妇要短，因此风险相对较低。对于患有 GDM 的妇女，主要风险是晚年发生 2 型糖尿病。在妊娠后 22~28 年内，大约有 70% 的 GDM 妇女会患上 2 型糖尿病[4]。在美国，大约有 60% 患有 GDM 的西裔妇女在妊娠后 5 年内患上 2 型糖尿病[4]。

### 糖尿病的诊断

非妊娠成人糖尿病的诊断见"初级卫生保健中的常见情况"章节。然而，一些被诊断为妊娠糖尿病的孕妇实际上患有未经诊断的 PGDM[6]。为区分 2 型糖尿病合并妊娠与妊娠糖尿病的不同，美国糖尿病协会(ADA)将 GDM 定义为"孕中期或孕晚期诊断出的糖尿病，不同于 1 型或 2 型糖尿病"。在孕早期首次检测到的糖尿病应该被归类为孕前存在的 2 型糖尿病[5]。孕期糖尿病筛查的方法在"孕期保健"一章中讲述。本章将介绍所有类型糖尿病孕妇的诊断和孕期管理。

总体来说，孕期糖尿病检测包括对 PGDM 的早期评估和对 GDM 的后期评估：

● 对有风险因素的孕妇进行孕早期化验检测。糖化血红蛋白水平(HbA1c) $\geq$ 6.5% 用于诊断为非妊娠成人糖尿病，该值也可用于孕期的 PGDM 的诊断。然而，由于红细胞更新增加，HbA1c 水平在妊娠期间较低,轻度升高(5.7%~6.4%)与发生 GDM 的风险增加有关(27.3% 比 8.7%;比值比 OR 3.9;95% 置信区间 CI 2.0~7.7)[17]。因此,在孕期如何做出进一步检测或更密切地监测特定 HbA1c 值,取决于医疗机构指南和群体特异性参数。HbA1c 是对葡萄糖水平的间接测量,因此建议同时进行空腹或口服 75g 葡萄糖 2 小时后的血糖值直接检测。

● 通过一步法或两步法筛查 GDM。诊断标准见表 23-1。筛查方法的选择主要基于当地或区域性指南。

| 表 23-1 | 妊娠糖尿病的诊断标准 | | | | | | |
|---|---|---|---|---|---|---|---|
| 测试策略 | 葡萄糖负荷 | 空腹血糖(mg/dl) | 1 小时后血糖(mg/dl) | 2 小时后血糖(mg/dl) | 3 小时后血糖(mg/dl) | 诊断标准 |
| **一步法** | 75gm | ≥ 92 | ≥ 180 | ≥ 153 | NA | ≥ 1 个异常值 |
| **两步法** | | | | | | |
| a. 筛查 | 50gm | NA | ≥ 140 | NA | NA | NA |
| b. 糖耐量测试(GTT) | | | | | | |
| 国家糖尿病数据组(NDDG)标准 | 100gm | ≥ 105 | ≥ 190 | ≥ 165 | ≥ 145 | ≥ 2 个异常值 |
| Carpenter-Coustan 标准 | 100gm | ≥ 95 | ≥ 180 | ≥ 155 | ≥ 140 | ≥ 2 个异常值 |

注意:某些机构在筛查步骤使用的分界值为 130~135mg/dl。可以使用 NDDG 或 Carpenter-Coustan 标准的分界值

## 孕前糖尿病孕妇的管理

表 23-2 描述了合并糖尿病孕妇的产前保健。合并 PGDM 的孕妇应转诊给上级医生进行孕期管理。助产士可以作为多学科团队的成员参与产前检查的过程。根据糖尿病的类型、孕妇的健康状况和医疗保健机构规范,孕期管理可能需要糖尿病健康教育工作者和糖尿病专业医生的配合和参与。

合并 PGDM 的孕妇需要接受初步评估,包括:糖化血红蛋白、甲状腺功能、超声心动图、眼科检查评估视网膜病变、肾功能检查[5]。孕早期的管理目标是维持正常血糖和避免低血糖;孕中期和孕晚期管理则专注于监测胎儿生长和预防死胎死产[18]。总体而言,合并 PGDM 的孕妇需要更频繁的产前访视,并且每日自我测量餐前和餐后血糖数值来监测血糖控制情况。目标血糖值和目标糖化血红蛋白值列于表 23-3 中。当糖尿病得到良好控制且糖化血红蛋白水平低于 6.5% 时,先天畸形的风险最低。

患有 1 型糖尿病的孕妇在整个妊娠期间的治疗选择仍然是胰岛素。由于孕期间胰岛素敏感性的动态变化增加,因此需要进行密切监测,并且可能随时需要调整剂量。患有 1 型糖尿病的孕妇在孕早期特别容易发生低血糖,并且比起非妊娠状态时发生酮症酸中毒所需的血糖水平更低[18]。1 型糖尿病孕妇在孕早期所需胰岛素的剂量较低,孕中期逐渐增加,孕晚期末和产后即刻再次减少,这一变化与诱导胰岛素抵抗的血浆胎盘激素水平平行。

2 型糖尿病的孕妇可能需要将孕前使用的口服降糖药改为胰岛素治疗,以便更有效地控制血糖。为到达血糖控制,这些孕妇所需的胰岛素剂量通常比 1 型糖尿病孕妇要高。当饮食、运动和口服降糖药不能将血糖水平控制在正常水平时,口服降糖药和胰岛素联合治疗也是一种选择[4,18]。但需要注意的是胰岛素不会穿透胎盘,但口服降糖药会。而口服降糖药的长期安全性尚未确定[5]。

孕期的监测目标是最大限度地降低风险和对并发症进行管理。有 1 型和 2 型孕前糖尿病的孕妇合并子痫前期的风险同样都会增高,因此,建议在妊娠 12 周后每天服用低剂量阿司匹林(81mg)。通常在 28~32 孕周开始进行超声检查监测胎儿生长。不论何种类型的糖尿病,只要是需要胰岛素或服用降糖药来维持血糖正常的孕妇,都应从大约 32 孕周开始进行每周两次的产前胎儿监测试验,并要求孕妇每天计数胎动。

**表 23-2** 合并孕前糖尿病（PGDM）和妊娠糖尿病（GDM）孕妇的管理

| 管理 | PGDM | GDM | 临床注意事项 |
|---|---|---|---|
| 眼睛检查 | × | | 孕早期;孕中期和孕晚期进行检查,之后 1 年内每 3 个月进行一次检查。 |
| 评估肾功能 | × | | 孕早期 |
| 胎儿四腔心脏包括流出道检查(胎儿超声和可能进行胎儿超声心动图) | × | | 先天心脏缺陷的风险升高 |
| 超声检查胎儿生长和羊水量 | × | | 根据临床情况,在 28、32 和 36 孕周时评估有无胎儿生长受限、羊水过多和巨大儿情况。 |
| 营养管理 | × | × | 所有患糖尿病孕妇均需通过饮食调节控制血糖;许多妊娠糖尿病孕妇仅通过饮食控制即达到正常血糖水平。 |
| 血糖监测:空腹和餐后 | × | × | 某些合并孕前糖尿病的孕妇可能从餐前血糖测试中受益 |
| 血糖监测:测量糖化血红蛋白 | × | | 目标糖化血红蛋白水平 <6% |
| 药物治疗:可能使用胰岛素、二甲双胍或格列本脲(优降糖)ª | × | × | 口服药物治疗和胰岛素的效果相同;缺乏长期影响数据。 |
| 如果同时存在慢性高血压 | × | × | 目标血压为 (120~160)/(80~105)mmHg |
| 如果估计胎儿体重 ≥ 4 500g,会诊考虑选择性剖宫产 | | × | |
| 产后 6~12 周进行口服糖耐量测试(GTT) | | × | |
| 此后每 3 年筛查糖尿病和前期糖尿病 | | × | |

ª 磺胺过敏患者禁用

**表 23-3** 妊娠期的目标血糖控制水平

| 测试时间 | 目标血糖水平 (mg/dl) |
|---|---|
| 空腹 | ≤ 95 |
| 餐前 | ≤ 100 |
| 餐后 1 小时 | ≤ 140 |
| 餐后 2 小时 | ≤ 120 |
| 糖化血红蛋白 | ≤ 6% |

与正常孕妇的胎儿相比,糖尿病孕妇的胎儿肺成熟时间较晚,因此提前分娩会增加呼吸窘迫的风险。但并发症的发生、胎儿生长受限或血糖水平控制不佳可能都需要提前引产。如果无并发症、血糖水平稳定、胎儿生长正常,通常建议在 39~40 孕周时引产。

### 妊娠糖尿病孕妇的管理

妊娠糖尿病孕妇通常可以通过改变生活方式、调节饮食和锻炼来控制血糖,使其达到正常水平。当通过这些手段血糖控制效果不佳时,则会考虑使用降糖药[18]。近期的研究证明,胰岛素和口服降糖药在妊娠期间使用效果相同,因此都可考虑用于一线治疗[4]。能够通过饮食和运动维持血糖正常的妊娠糖尿病孕妇(A1GDM 类)似乎没有死胎死产风险,通常不用转诊进行产前监测试验检查,但通常建议在 39~40 孕周进行引产。糖尿病不是母乳喂养的禁忌证。产后保健包括在产后 6~12 周时的门诊随访,并对有无 2 型糖尿病做出评估。建议以后的有生之年每三年进行一次糖尿病筛查。

### 胃肠道疾病

孕期胃肠道疾病的诊断可能很困难,因为许多症状,例如:恶心、呕吐、腹泻和腹部不适,在妊娠期间都很常见。本节回顾了孕期常见的严重胃肠道疾病,包括那些增加妊娠并发症风险的疾病和那些由于妊娠状态而受到不利影响的疾病。

## 急腹症

急腹症的定义是突然发生的剧烈腹痛。孕期出现急腹症孕妇的鉴别诊断与非孕妇女的鉴别诊断相同,但还有一些额外的危及生命的异常。例如:异位妊娠、胎盘早剥、急性脂肪肝、HELLP(溶血、肝酶升高和血小板计数低)综合征或子宫破裂均可能在妊娠期间引起严重的腹痛。急腹症是一种临床紧急情况,需要立即进行医疗评估。

## 阑尾炎

阑尾切除术是最常见的孕期非产科手术[19]。孕期阑尾炎的体征和症状通常与非孕患者的症状和体征相似,包括:腹痛、恶心、腹部压痛和反跳痛,以及白细胞升高。虽然阑尾因子宫长大而移位,但右下腹疼痛仍是最常见的表现,与胎龄大小无关[19,20]。

发热和白细胞升高不是孕期阑尾炎的诊断依据,因为白细胞升高是妊娠的正常生理变化。然而,白细胞水平随时间的变化可能对判断疾病的变化趋势有帮助。对比性超声是最基本的诊断工具,但由于在妊娠期间阑尾在超声下的影像可能会模糊不清,因此必要时可以进行磁共振成像(MRI)检查。

诊断为阑尾炎后,手术是确定的治疗方法。可能由于诊断的延误,妊娠期间阑尾穿孔率较高,特别以孕晚期发病率最高。虽然阑尾穿孔可能会引起子宫收缩,但一般不推荐手术前使用宫缩抑制剂。可能的并发症包括:早产或早产儿,以及孕产妇发病率增加。

## 炎症性肠病和肠易激综合征

溃疡性结肠炎和克罗恩病(Crohn's disease)属于慢性疾病,统称为炎症性肠病。妊娠不影响克罗恩病的病程,而溃疡性结肠炎可能在妊娠期间恶化。这些疾病对妊娠的影响取决于疾病的活动性和严重程度。有活动性炎症性肠病的孕妇发生早产和低出生体重儿的风险增加。目前尚不清楚炎症性肠病孕妇的胎儿出现先天异常的风险是否有增加[21]。

对炎性肠病孕妇管理的主要考虑是孕期使用各种药物的风险与益处。一般而言,与活动性疾病相关的风险高于与治疗药物不良反应相关的风险,但有几种可致畸和孕期禁用药物例外(例如:甲氨蝶呤)。应该将合并炎症性肠病的孕妇转诊给上级医师管理和制定护理计划;在护理中可能还需要胃肠学专科医生的参与。

## 胆囊疾病:胆囊炎

胆囊炎(发炎的胆囊)是继阑尾炎之后孕期急腹症的第二位常见病因。胆囊炎通常继发于胆结石导致的胆道梗阻[22]。雌激素水平升高导致胆汁淤积,进而使胆固醇合成增加。这一过程与孕期胆汁排空率减低一起共同导致结石的形成和阻滞[20,22]。

患有胆囊疾病的孕妇经常出现急性上腹痛或典型的胆绞痛(脂肪餐引起的疼痛加剧)。其他常见症状还包括:右上腹疼痛、右肩部放射痛、侧腹痛和墨菲征阳性[22]。通常不会出现腹强直。还可能存在有厌食、恶心、呕吐、低烧、心动过速和脂肪食物不耐受。鉴别诊断包括:HELLP 综合征、急性脂肪肝和肝炎。

胆囊炎需要通过超声图像诊断。治疗方法取决于胎龄和症状严重程度。保守治疗包括使用止痛药、解痉药、抗生素、静脉补液和低脂饮食。保守治疗的风险则包括:胆囊炎复发、引产的可能性增加和早产。对于复发或症状严重的孕妇可以进行手术治疗。

## 胃食道反流症

胃食管反流症(GERD)是一般人群中的常见病症。孕期变化如胃肠蠕动减慢和食管下段括约肌松弛可能导致以前存在的 GERD 病情恶化;GERD 可能在妊娠期间首次发生,通常见于孕中期或孕晚期。症状与非孕妇女的症状类似[22]。典型症状包括胃灼热(烧心)、恶心和胃酸反流。出现非典型症状则表明病情加重,需要进行专科会诊,这些症状包括:吞咽困难、非心源性胸痛、消化不良、腹痛、声音嘶哑、咽喉痛和牙齿酸蚀病[23]。

GERD 的初步治疗包括非药物手段,如:抬高床头、避免在躺倒前进食、左侧卧位以及避免进食酸性食物。当需要药物治疗时,一线药物为抗酸药,它们可以中和胃内容物降低酸度。孕期使用含有钙铝和镁的抗酸药是安全的,但应该避免使用碳酸氢钠类抗酸药。一些学者建议在孕晚期应避免使用含镁抗酸药。抗酸药会干扰铁的吸收,因此不建议那些需要补铁的孕妇使用,或者在服用铁剂后间隔数小时再服用抗酸药。

$H_2$ 受体拮抗剂可减少胃酸分泌,如果一线治疗不能改善症状,则应该改用二线治疗。西咪替丁(泰胃美)和雷尼替丁(善胃得)是两种常用于 GERD 的

H₂ 受体拮抗剂,但雷尼替丁是唯一的一种被证实对孕期妇女有效的药物。

质子泵抑制剂在抑制胃酸分泌方面比 H₂ 受体拮抗剂更加有效。早期的观察性研究显示,质子泵抑制剂可能与致畸相关,而后来更大规模的研究并未发现这种相关性。兰索拉唑(普托平)、雷贝拉唑、埃索美拉唑和泮托拉唑在孕期都是安全的。奥美拉唑在动物研究中显示与致畸作用相关,但在人类研究中未显示有类似问题[23]。

### 胰腺炎

胰腺炎是一种罕见但严重的孕期疾病。发生率约为 1/1 000~1/3 000。这种疾病通常与胆石症有关,但也可能由雌激素引起的甘油三酯水平升高所致[24]。重症胰腺炎是胰腺的突发炎症,引起腹痛、恶心和脱水。主要的鉴别诊断有妊娠剧吐(孕期最常见的误诊)。通过检测血清淀粉酶增高、脂肪酶增高和钙水平升高来诊断胰腺炎[24]。大约 20% 的重症胰腺炎孕妇发生早产,这提示尽快将患者转诊至急诊科或专科医生的重要性。最新的研究显示这种疾病与囊性纤维化基因突变有关[24]。

## 孕期血液系统疾病

最可能影响孕妇的血液系统疾病包括:贫血、血红蛋白病和凝血功能障碍。助产士能够及时诊断和协作管理这些疾病将显著改善妊娠结局,并有助于预防孕妇及其胎儿 / 婴儿的发病率和死亡率。

### 贫血综述

贫血是全世界最常见的营养不良性疾病[25]。孕期贫血的定义为孕早期和孕晚期血红蛋白低于 11g/dl,红细胞压积低于 33%;在孕中期,贫血的标准是血红蛋白低于 10.5g/dl,红细胞压积低于 32%(表 23-4)[27-29]。全球孕妇贫血的患病率约为 35%~56%。在医疗资源匮乏的国家,贫血也常与感染(如:疟疾)或血红蛋白病合并发生。

孕期贫血的影响包括对感染易感性的升高、减少对产后失血的储备、心血管负荷增加、输血风险升高。贫血还与孕产妇死亡率升高有关,这种相关性受到产后出血的显著影响。贫血孕妇的早产、胎儿生长受限、低出生体重儿、胎儿 / 婴儿感染和婴儿死亡的总体风险升高[25,27]。此外,当孕妇

贫血时,胎儿的铁储备可能也会受到影响,新生儿铁储备不足与以后儿童的认知障碍有关[29]。最重要的是,接受孕期贫血治疗的孕妇会改善这些妊娠结局[30,31]。

| 表 23-4 | 妊娠期贫血的诊断标准值 | |
|---|---|---|
| 孕期阶段 | 血红蛋白(g/dl) | 红细胞压积(%) |
| 孕早期 | 11 | 33 |
| 孕中期 | 10.5 | 32 |
| 孕晚期 | 11 | 33 |
| **黑种人校正** | | |
| 孕早期 | <10.2 | >31.0 |
| 孕中期 | <9.7 | >30.0 |
| 孕晚期 | <10.2 | >31.0 |
| **高海拔生活校正** | | |
| 孕早期 | <11.2~13.0 | >33.5~39.0 |
| 孕中期 | <10.7~12.5 | >32.0~38.0 |
| 孕晚期 | <11.2~13.0 | >33.5~39.0 |
| **吸烟校正** | | |
| 0.5~0.9 包 /d | +0.3 | +1.0 |
| 1.0~1.9 包 /d | +0.5 | +1.5 |
| ≥ 2.0 包 /d | +0.7 | +2.0 |

### 贫血的鉴别诊断和初始治疗

当血红蛋白和血细胞压积减低但平均红细胞体积(MCV)在 80~100fl 的正常范围内时,诊断为正常细胞性贫血;小细胞性贫血是指红细胞变小,MCV<80fl 的贫血;大细胞性贫血是指红细胞增大,MCV>100fl 的贫血。这些定义和不同类型贫血的原因见表 23-5[26]。贫血可以是许多不同疾病的症状,根据特定人群和可能的诊断,有许多种评估贫血的流程图。然而,由于大多数贫血孕妇为缺铁性贫血,临床上通常的做法是在对铁状态进行详细评估之前先采取补铁治疗,然后复查血红蛋白和红细胞压积水平。如果补铁治疗无效,再做进一步的评估。图 23-1 给出了针对基本健康但出现贫血的孕妇的评估流程图。

| 表 23-5 | 根据平均红细胞体积来评估贫血原因 | |
|---|---|---|
| 正常细胞性贫血：MCV 80~100fl | 小细胞性贫血：MCV<80fl | 大细胞性贫血：MCV ≥ 100fl |
| 慢性疾病 | 慢性疾病 | 叶酸缺乏 |
| 早期缺铁 | 缺铁性贫血 | 药物引起的溶血性贫血 |
| 出血 | 铅中毒 | 肝疾病和 / 或酒精滥用情况 |
| 溶血性贫血 | 地中海贫血 | 维生素 $B_{12}$ 缺乏 |
| 甲状腺功能减退 | | |

MCV，平均红细胞体积；1fl= $1 \times 10^{-15}$L

该表格并不全面，这些仅是在初级卫生保健或孕产妇保健中最常见的贫血原因鉴别诊断

## 小细胞性贫血

孕妇最常见的小细胞性贫血是缺铁性贫血，但地中海贫血和镰状红细胞病也与小细胞性贫血有关。

## 缺铁性贫血

在美国，大约有 18% 的孕妇出现贫血，但妊娠各个阶段贫血的发生率不同，孕早期、孕中期和孕晚期的患病率分别是从 6.9% 到 14.3% 再到 29.5%[25]。在全球范围内，缺铁性贫血的发病率则要高得多，大约有 40% 的妇女在铁储备减低或缺乏的情况下开始妊娠[32,33]。造成缺铁性贫血的危险因素包括：多胎妊娠、经产妇、妊娠之间间隔时间短、孕前贫血、营养不良和社会经济状况低下。

目前的研究支持所有孕妇补充铁剂作为预防措施。一项包括 27 402 名孕妇的 Cochrane 研究发现，每日补充铁剂可显著降低孕产妇贫血、足月时缺铁和低出生体重儿的风险[31]。有趣的是，已经证明间

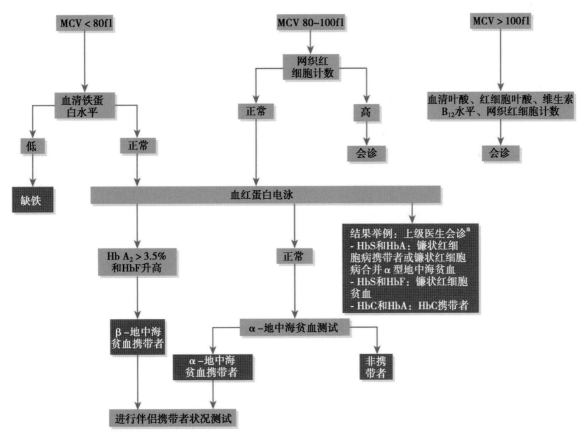

图 23-1 贫血的形态学评估。HbA，血红蛋白 A；HbA2，血红蛋白 A2；HbC，血红蛋白 C；HbF，血红蛋白 F；HbS，血红蛋白 S；HbSC，血红蛋白 SC；MCV，平均红细胞体积

注意：血红蛋白电泳能够报告不同血红蛋白的类型和百分比。可能的解释包括镰状红细胞病携带者、镰状红细胞病、镰状 β- 地中海贫血和 Hb SC 疾病等。建议医生会诊，以进行详细的解读、诊断和管理

[a] 本图是针对基本健康没有其他并发症或感染风险孕妇群体流程图的范例

断性补铁(每周 1~3 次)与每日补充铁剂同样有效,且副作用较少。这可能是由于十二指肠对铁吸收的自身调节作用。

缺铁状态是一个连续的过程,其范围从铁储备不足到明显的贫血。在储存铁耗尽之前,血红蛋白和红细胞压积水平不会下降,故孕妇的血红蛋白和红细胞压积值可能正常,但已经存在铁储备不足。

因此,建议给所有孕妇补充铁剂。

血清铁蛋白水平是诊断缺铁性贫血最敏感的指标,因为铁蛋白是铁的储存形式。还可以测量血清铁水平和总铁结合能力,但两者水平都有昼夜性变化,在后半天水平更高。表 23-6 列出了在铁缺乏状态下血红蛋白、红细胞体积(MCV)、血清铁和总铁结合力(TIBC)的值[26,34]。

| 表 23-6 | 按照缺铁严重程度分级的化验指标 | | | |
|---|---|---|---|---|
| | 正常值 | 缺铁但无贫血 | 缺铁伴贫血 | 缺铁伴严重贫血 |
| 血红蛋白(Hgb)(g/dl) | 12~13 | 正常(>12) | 9~12 | 6~7 |
| 平均红细胞体积(MCV)(fl) | 80~100 | 80~100 | <80 | <80 |
| 红细胞形态 | 正常 | 正常 | 正常或轻微低色素 | 低色素、小细胞 |
| 血清铁蛋白(ng/dl) | 10~150 | <40 | <20 | <10 |
| 血清铁(SI)(μg/dl) | 40~175 | 60~150 | <60 | <40 |
| 总铁结合力(TIBC)(μg/dl) | 216~400 | 300~390 | 350~400 | >410 |
| 转铁蛋白饱和度(TSAT)(%) | 16~60 | 30 | <15 | <10 |
| 红细胞游离原卟啉(FEP)(μg/dl) | <3 | 30~70 | >100 | 100~200 |

当存在缺铁性贫血时,建议每天补充 30~120mg 的铁元素。铁元素的含量在不同补铁剂中有所不同,见"营养学"一章中所述。口服铁制剂最常见的副作用有腹胀,便秘和黑便。这些副作用可以通过减小剂量和隔天间隔服用来减轻。由于肠道中对铁的吸收存在饱和,减小剂量和间隔服用与每日服用大剂量一样有效。在开始服用补铁剂 3~4 周后进行随访,复查血常规。网织红细胞应在 7~10 天内出现升高,血红蛋白和红细胞压积水平则应在几周内上升[26]。

对于口服铁剂无效和(或)患有其他与溶血或吸收不良有关疾病的孕妇可以肠外补铁。例如:接受过胃减容减肥手术的孕妇吸收口服形式铁制剂的能力下降。过去,肠外形式补铁被认为是最后的选择,因为静脉补铁可能导致速发性过敏反应。然而,新型的低分子右旋糖酐铁制剂产生副作用的可能性较低,可在需要时安全使用[35]。静脉补铁只能在医院内实施,有几种不同的剂型、剂量和使用方案可供选择。

## 血红蛋白病

当孕妇出现小细胞性贫血,但铁指标正常时,下一步是筛查血红蛋白病。正常血红蛋白由两对多肽链(两个 α 和两个 β)组成,每个多肽链都附有血红素-铁络合物。血红蛋白存在有 100 多种变异形式[36]。血红蛋白病是指遗传性血红蛋白合成障碍,表现有两种类型:地中海贫血和镰状红细胞病。地中海贫血的病因为 α- 或 β- 球蛋白链合成减少,而镰状红细胞病的病因为血红蛋白的结构异常。地中海贫血和镰状红细胞病都会引起小细胞性贫血。根据家族遗传的不同,个体可以是这些疾病中某种疾病的纯合子或杂合子。表型的变异则是由各种血红蛋白变异体的百分比不同所决定,比如地中海贫血的表现变异是由哪些球蛋白基因受到影响以及到受影响的程度有多少来决定。

血红蛋白病的诊断和治疗方案要通过血红蛋白电泳来确定,如"初级卫生保健中的常见病"章节所述。本章将介绍血红蛋白病对妊娠的影响和患病孕妇的孕期保健照护。

## α- 地中海贫血

根据四条球蛋白链受影响的情况对 α- 地中海贫血进行分类,见表 23-7[37]。α- 地中海贫血携带者的个体患有小细胞性贫血,但血红蛋白电泳正常,DNA 检测结果显示有 α- 球蛋白基因的缺失。对 α- 地中海贫血携带者进行基因检测的主要目的是确认这对夫妇的胎儿是否有 Bart 血红蛋白引起胎儿水肿症风险增高。孕期咨询对于这些夫妇可能有益[37]。

| 表 23-7 | α- 地中海贫血分类 | |
|---|---|---|
| 球蛋白基因数量 | 基因型 | 临床表现 |
| 0 | --/-- | Bart 血红蛋白:无法存活,出现胎儿水肿症 |
| 1 | α-/-- | 血红蛋白 H 病。轻到中度溶血性贫血 |
| 2 | α-/α- 或 αα/-- | 纯合体:携带 α- 地中海贫血基因。轻度小细胞性贫血,无症状。病患为携带者 |
| 3 | α-/αα | 杂合体:静息携带状态,无临床表现 |
| 4 | αα/αα | 正常:无地中海贫血 |

## β- 地中海贫血

β- 地中海贫血是 β- 球蛋白链产生不足或缺失的结果[38]。根据 β- 球蛋白链形成的数量将 β- 地中海贫血分为轻型、中间型或重型。患有重型 β- 地中海贫血(Cooley's anemia)或中间型 β- 地中海贫血的妇女在妊娠期间出现糖尿病和心血管疾病的风险增加。轻型 β- 地中海贫血的孕妇女通常不会有孕期并发症,因为这些妇女通常没有症状,她们的血红蛋白病可能是首次在孕期被诊断出来。

β- 地中海贫血携带者可通过血红蛋白电泳做出诊断,电泳显示有超过 3.5% 的血红蛋白 A2 和血红蛋白 F 水平增高。一旦确诊,应进行伴侣测试。现在已经有孕期可行的针对重型 β- 地中海贫血的诊断方法存在。

## 镰状红细胞病

镰状红细胞病的特征是间歇发作的疼痛性"镰状红细胞危象",特别是在有病毒感染时经常出现。镰状红细胞病的纯合子和杂合子在印度、地中海、中东和撒哈拉以南非洲地区非常常见,因为这种血红蛋白突变可以预防疟疾。

镰状红细胞病是一种多器官疾病,与溶血性贫血和红细胞凝集引起的微血管阻塞有关。由于血管和器官的氧合受到干扰,镰状红细胞病患者可能有伴随剧痛的危象发作。此外,尽管这些患者有小细胞性贫血,铁仍然会在体内积累并发展为铁过量。患有镰状红细胞病的妇女自然流产、早产、子痫前期、死胎死产、胎儿生长受限、早产儿、低出生体重儿的风险均升高[39]。这些妇女的孕期保健需要专门化护理。

由于尿液中游离铁水平升高,镰状红细胞病携带者孕妇在妊娠期间尿路感染的风险增加,因此在孕期定期进行尿培养可以发现无症状性菌尿。此外,这些孕妇体内的铁不会积聚,因此她们仍可能在妊娠期间出现缺铁和需要补充铁剂。

如果孕妇有镰状红细胞病或是镰状红细胞病携带者,应对胎儿的父亲进行筛查并提供遗传咨询,以确定家族遗传模式和胎儿成为携带者或患病的几率。镰状红细胞病携带状况遵循孟德尔常染色体隐性遗传模式下传。因此,如果孕妇为携带者而胎儿的父亲正常,则每次妊娠胎儿成为携带者的几率为 50%。如果孕妇和胎儿的父亲都是镰状红细胞病的携带者,则胎儿患镰状红细胞病的可能性为 25%,成为镰状红细胞病携带者的可能性为 50%。

## 大细胞性贫血

大细胞性贫血可继发于葡萄糖 -6- 磷酸脱氢酶(G6PD)缺乏、维生素 $B_{12}$ 缺乏、酒精中毒、叶酸缺乏或抗人类免疫缺陷病毒(HIV)药物的使用。大细胞性贫血在孕妇中并不常见。

### 葡萄糖 -6- 磷酸脱氢酶(G6PD)缺乏

G6PD 缺乏是一种缺乏红细胞中保护细胞免受氧化损伤酶的遗传缺陷。这种疾病的表型可以从严重的溶血性贫血至毫无症状。患有 G6PD 缺乏症的孕妇很少出现症状,对妊娠造成不良影响的情况很少见。G6PD 缺乏带给母亲的主要风险是由于使用呋喃妥因和磺胺衍生物等药物、感染或手术以及摄入某些食物(如蚕豆)而导致的严重溶血。

患有 G6PD 缺乏症的新生儿可能出现严重的黄疸和核黄疸。如果母亲或家族有 G6PD 缺乏症的病史,应该告知新生儿的儿科医生,以便对可能患病的新生儿做出相应治疗管理[40]。在美国新生儿 G6PD 筛查并不属于常规项目。

## 血小板减少症

孕期的生理变化包括有血小板计数的减少,特别是在孕晚期时。血小板减少症通常定义为血小板数量少于 150 000 细胞 /ml。妊娠相关性血小板减少症包括:妊娠血小板减少症与严重子痫前期或 HELLP 综合征引起的血小板减少。与妊娠无关但可能在孕期首次出现的血小板减少症包括:免疫性血小板减少症、抗磷脂综合征和血栓性血小板减少症。初步筛查包括孕期常规化验检查中的血小板计数和白细胞计数。

妊娠血小板减少症通常发生在孕中期,血小板水平很少低于70细胞/ml。这种情况不会导致胎儿血小板减少,即使有通常也会在数天至数月内自然缓解。相反,免疫性血小板减少症可以在孕期的任何时间发生,并且血小板计数可以非常低。因为母体产生的自身抗体可以穿过胎盘,故新生儿也可能出现血小板减少症。

由于不同类型的血栓形成都可能导致严重的临床后果,早期及时对异常血小板水平进行监测、诊断、治疗和/或转诊非常重要[41,42]。

### 凝血功能障碍:静脉血栓形成和血栓栓塞

血栓栓塞是导致产妇死亡的主要原因之一。尽管静脉血栓栓塞(VTE)的绝对发病率很低,但无论是深静脉血栓形成(DVT)还是肺梗死(PE),妇女在妊娠期间发生VTE的风险都比未孕时高4倍[43]。妊娠期间的血液高凝状态是VTE的重要危险因素。其他危险因素还包括:既往VTE史、VTE家族史、遗传性易栓倾向、糖尿病、自身免疫炎症性疾病、年龄>35岁、身高体重指数(BMI)>30kg/m²、静脉曲张、多胎妊娠和住院治疗[44]。

深静脉血栓(DVT)的症状包括疼痛、触痛、肿胀、可触及的条索状血管,以及肢体周长和颜色的改变。小腿疼痛也可能是症状之一。Homan征(直腿伸踝试验)由于灵敏度和特异度都较差,不再使用。孕妇中近90%的DVT发生在左下肢,其原因可能是孕期增大的子宫压迫于左髂动脉。患有肺梗死(PE)的孕妇可能出现呼吸困难、呼吸急促、心动过速、咳嗽、胸膜炎样胸痛、发烧、焦虑、发绀和咯血症状。出现DVT或PE症状的孕妇需要由上级医生来进行评估。

对比性超声可用于诊断DVT。产前管理包括加强胎儿监测和使用低分子肝素进行抗凝治疗[45,46]。

对有VTE病史妇女的孕期管理取决于几个因素。VTE可分为继发性或特发性。继发性VTE发生在具有临床危险因素的人群中,例如:手术、骨折或卧床休息的孕妇。如果没有可鉴别的危险因素,则是特发性VTE。如果孕妇有VTE病史,则可根据VTE是属于继发性还是特发性来决定预防性抗凝治疗的使用:

- 孕前有特发性VTE病史的孕妇应接受遗传性易栓倾向检验,并且建议在孕期接受预防性抗凝治疗。
- 有继发性VTE病史的孕妇复发风险通常不会升高。但如果该孕妇具有潜在的易栓倾向,她在妊娠期间发生VTE的风险则显著升高。因此,如果孕妇有继发性VTE病史,并有存在血栓栓塞病史的高危一级血亲,应对其进行易栓倾向的筛查,一旦确诊有血栓形成风险,应提供预防性抗凝治疗。

### 血栓形成和静脉血栓栓塞的风险

遗传性易栓倾向是一种血栓栓塞风险升高的遗传性疾病。妊娠期间发生VTE的妇女中约有50%~60%具备遗传性易栓倾向[44,45],例如:凝血因子V(FVL)缺乏、凝血酶原G20210A基因突变、蛋白S缺乏或蛋白C缺乏。多数有易栓倾向的妇女没有症状且从未确诊;因此,直到在妊娠期间发生VTE时这些情况才首次得到确认。

不推荐对所有孕妇进行常规遗传性易栓倾向筛查。但如上所述,如果孕妇有继发性VTE病史,并有存在血栓栓塞病史的高危一级血亲,或在50岁之前有过VTE病史则应该进行易栓倾向的有关测试[48]。

### 易栓倾向和不良妊娠结局的风险

易栓倾向是否与不良妊娠结局相关目前存在争议。一些易栓倾向,如凝血因子V(FVL)缺乏与子痫前期的风险升高有关,而其他情况似乎不会对妊娠产生不良影响。此外,一些遗传性易栓倾向类型与其他类型相比VTE的发生率较高。对有遗传性易栓倾向孕妇的保健管理取决于易栓倾向的类型以及个人和家族的VTE史;因此,具有已知遗传性易栓倾向的孕妇应转诊进行上级医生会诊以制定管理计划[48]。虽然目前并不建议常规筛查易栓倾向,但新的关于特定遗传性易栓倾向与妊娠结局相关性的研究可能有助于明确风险,从而改变这些建议[47,48]。

## 肝脏疾病

妊娠特有的肝脏异常包括:妊娠剧吐和肝内胆汁淤积症。这些异常在"妊娠相关异常"章节中有详细介绍。子痫前期、HELLP综合征和孕期急性脂肪肝被认为同时属于高血压异常和肝脏疾病,稍后本章节将对其进行介绍。其他可能对妊娠产生不良影响的肝脏疾病还包括：肝炎、肝硬化、自身免疫性肝病、Wilson 病和药物性肝炎。肝炎的诊断和治疗在"初级卫生保健中的常见病"和"女性生殖道和性传播感染"章节介绍。对有肝炎或肝功能异常症状或体征的孕妇，需要请上级医师进行会诊。

孕期的急性病毒性肝炎会使孕产妇和胎儿的发病率升高。甲型肝炎通常是自限性的，仅需提供支持性治疗。但如果甲型肝炎是在孕中期或孕晚期发病，则可能导致早产或早产胎膜早破。

助产士在实践中更常见的可能是乙型肝炎病毒或丙型肝炎病毒携带者孕妇。乙肝母亲垂直传播的风险高达 90%，而通过垂直传播感染乙肝病毒的新生儿很可能成为乙肝慢性携带者。因此，建议对所有孕妇进行肝炎筛查。如果孕妇确诊为乙肝，建议对病毒载量进行检测。需要将这些孕妇转诊给上级医生会诊，建议使用抗病毒药物以降低出生时垂直传播的风险。

## 孕期高血压

孕期的高血压疾病分为 4 种情况：①妊娠高血压；②子痫前期 - 子痫；③慢性高血压；④慢性高血压并发子痫前期 - 子痫[49]。子痫前期进一步细分为子痫前期有或无重度子痫前期表现[49]。严重的溶血、肝酶升高和血小板降低综合征（即 HELLP 综合征）是一种子痫前期的变异情况，见于小部分患有子痫前期的孕妇。对于孕期高血压疾病认识的历史悠久，它的命名在过去也曾有过多次改变。2013 年美国妇产科医师学会（ACOG）孕期高血压专题组总结报告提出了对当前临床术语使用管理的重要观点[49]。子痫前期和子痫不是独立的疾病，而是在连续发展过程中处于不同阶段上的同一种疾病[49]。子痫前期曾被认为是一种独特的妊娠相关疾病，产后会自然缓解。然而，正如妊娠糖尿病与远期 2 型糖尿病发病的相关性一样，已有证据证明孕期存在的高血压疾病与远期不良心血管结局有密切关联。因此，有必要将这些疾病作为一组疾病来进行考虑。

在美国，3% 的孕妇出现子痫前期，5%~10% 的孕妇患有其他高血压疾病[50]。大约有 7.4% 的妊娠相关孕产妇死亡可归因于这些疾病[51,52]。世界卫生协会（WHA）最近的一项分析发现，全世界 14.0% 的孕产妇死亡原因为高血压，仅次于出血（27.1%）[53]。高血压的定义为在两次（至少间隔

4 小时）血压测量时观察到收缩压 ≥ 140mmHg 和（或）舒张压 ≥ 90mmHg[49]。妊娠期间的高血压分为轻度 / 中度（收缩压 140~159mmHg 或舒张压 90~109mmHg）或重度（收缩压 ≥ 160mmHg 或舒张压 ≥ 110mmHg）。重度高血压属于紧急医疗情况，其诊断为在 15 分钟期间内记录到两次血压测量结果符合重度高血压标准[50]。测量血压时，孕妇应休息至少 10 分钟，取坐位，袖带大小适当且被置于与心脏同一水平线处。

孕期高血压疾病分类的鉴别诊断并不总是明确的，需要对特定的诊断标准有明确的了解。表 23-8 介绍了每种孕期高血压疾病类型的诊断标准。

患有孕期高血压疾病的孕妇患远期慢性高血压、糖尿病、心血管疾病和死亡的风险都会增高[54]。美国心脏协会针对女性心血管疾病的预防指南中将子痫前期、子痫和妊娠引起的高血压（妊娠高血压）确定为心血管疾病的独立危险因素，因此评估妊娠史是确定女性心血管疾病风险的关键内容之一[54]。

由于孕期高血压疾病可能对终身健康产生不良影响，因此对孕妇及其家人在围产期间进行健康教育至关重要。健康教育内容包括：讨论告知后续医疗服务提供者关于孕期高血压异常病史的重要性、调整行为和生活方式对降低与控制风险的重要性、提供连续临床追踪随访，以及在某些情况下提供专科医生转诊[54]。应该认识到，孕期高血压疾病与妇女未来健康具有相关性的研究证据仍然较新，相关研究正在继续推进。

### 妊娠高血压

妊娠高血压的鉴别诊断要点分为两个方面。首先，孕妇没有蛋白尿，并且不符合子痫前期 / 子痫的其他诊断标准。其次，孕期高血压在产后 12 周内自然缓解。如果超过这个时期以后高血压仍持续存在，则诊断为慢性高血压。大约有 46% 的妊娠高血压孕妇会发生子痫前期[55]。通常最初表现为妊娠高血压，之后随病情发展变为子痫前期。30 孕周前出现妊娠高血压的孕妇发生子痫前期的可能性增加。如果满足子痫前期 / 子痫的诊断标准，则将诊断改为子痫前期。

对妊娠高血压孕妇的管理建议包括：评估子痫前期的体征或症状（例如：尿蛋白含量、肝酶水平、通过无应激测试和 / 或超声检测胎儿健康状况）。如果排除有子痫前期存在，则鼓励孕妇在家自行监测血

表 23-8 孕期高血压疾病的诊断标准

| 疾病 | 高血压发生的时间 | 诊断标准 |
|---|---|---|
| 妊娠高血压 | ≥ 20 孕周 | 孕前血压正常的孕妇出现高血压(收缩压 ≥ 140mmHg 和 / 或舒张压 ≥ 90mmHg),无蛋白尿或子痫前期的诊断性特征 |
| 子痫前期[a] | ≥ 20 孕周 | 新近发生的高血压、合并蛋白尿(24 小时尿蛋白 ≥ 300mg,或者如果没有其他定量方法时尿试纸检验蛋白 >1+,或尿蛋白 / 肌酐比 >0.3mg/dl)<br>如果新发高血压无蛋白尿,伴以下任何一种情况:<br>- 血小板减少(血小板计数 <100 000 细胞 /μl)<br>- 肝功能受损(肝转氨酶升高至正常值两倍)<br>- 肾功能不全(血清肌酐 >1.1mg/dl 或血清肌酐翻倍,而无其他肾病)<br>- 肺水肿<br>- 脑或视力障碍 |
| 重度子痫前期 | ≥ 20 孕周 | 与子痫前期相同的诊断标准,此外出现以下任意一项:<br>– 15 分钟以上间隔单独测量两次血压的收缩压 ≥ 160mmHg 和(或)舒张压 ≥ 110mmHg<br>– 血小板减少(血小板计数 <100 000 细胞 /μl)<br>– 肝功能受损:转氨酶是正常水平的 2 倍;严重的右上腹或上腹痛<br>– 肾功能不全:在没有其他肾脏疾病的情况下,血清肌酐 >1.1mg/dl 或达到基线水平的两倍<br>– 肺水肿<br>– 新近发生的脑或视力障碍 |
| 子痫 | 在子痫前期同时或在子痫前期之后出现 | 子痫前期伴新发的癫痫大发作 |
| 慢性高血压 | 孕前存在或 <20 孕周时出现 | 孕前即患有高血压,或出现在 20 孕周以前;产后持续存在 |
| 慢性高血压并发子痫前期 / 子痫 | 孕前即存在或 <20 孕周时出现 | 高血压恶化并伴有以下任何一种新发症状:蛋白尿、肝酶升高、血小板减少、肺水肿、脑或视力障碍、肾功能不全 |

[a] 非典型的子痫前期发生在 20 孕周之前,与葡萄胎和抗磷脂综合征相关

压,并且每周门诊访视 1~2 次。通过胎动计数和每周胎儿监测试验来监测胎儿状况。可通过超声确认胎儿生长情况。应该向孕妇告知危险症状,并确认何时和向何人电话求助。最佳分娩孕周取决于疾病的严重程度和胎儿状况。无并发症的妊娠高血压妇女,一般建议在 37~38 孕周后进行引产[49]。

### 子痫前期 - 子痫

全球大约有 2%~8% 的孕妇在妊娠期间发生子痫前期[50]。美国目前的发病率约为 3.8%——从 1990 年起一直在增加,当时发病率约为 2%[51]。

### 子痫前期的病理生理学

尽管子痫前期的主要特征是主要出现在妊娠晚期的高血压,但子痫前期实际上是从妊娠早期即开始发生的一种多系统疾病。胎盘组织是本病发生的关键因素;也就是说,胎盘组织是发生该病的必要条件,但胎儿不是。因此,患有葡萄胎的妇女可能在孕早期即出现子痫前期的症状,而且症状在胎盘娩出后自发消失。

子痫前期的特征是胎盘形成异常和螺旋动脉重塑失败,这通常发生在妊娠早期的两个不同阶段[56]。正常发育的胎盘,细胞滋养层细胞首先延伸到蜕膜层中螺旋动脉的血管内皮;在第二阶段,细胞滋养层细胞侵入动脉血管的子宫肌层部分。这个过程导致螺旋动脉被重塑,成为高容量低阻力血管,来适应血流量增加的需要[57]。这个过程的失败导致发育中的胎盘缺氧缺血和灌注不足。

子痫前期发展的第二阶段是母体对异常胎盘和胎盘缺氧产生的炎症反应。由于母体的血管内皮激活、缺氧和随后的氧化应激，导致了母体螺旋动脉中的内皮细胞功能障碍。继而细胞因子和其他物质的释放导致全身炎症反应、整个血管系统的血管内皮功能障碍，并且形成易栓倾向[58,59]。这个过程以高血压为特点，在更严重的情况下则发生脏器损伤，包括肾、肝脏和大脑的损伤[59]。肾脏和肝脏都有滤血功能，这可能部分解释了这两个器官特别容易受到血管内皮细胞功能障碍的影响。早发型子痫前期（34 孕周前得到诊断）与更严重的母体和胎儿不良结局有关，并意味着未来心血管疾病发病率和死亡率的风险升高。子痫前期的病理生理学和临床改变在表 23-9 中描述[60,61]。

| 表 23-9 | 子痫前期 / 子痫时的异常表现 |
|---|---|
| **病理生理学** | **器官系统改变** |
| **肾** | |
| 胎盘蛋白的释放导致内皮水肿和肥大，降低肾小球滤过率并且增加肾小管重吸收 | 蛋白尿<br>血清肌酐升高<br>血清尿酸升高<br>血尿素氮(BUN)升高<br>肌酐清除率降低<br>少尿 |
| **心血管** | |
| 过度炎症反应和内皮功能障碍导致血管活动性增高<br>液体从血管内转入细胞外，导致水肿<br>内皮血管损伤导致液体渗入肺泡，最常发生在产后 | 高血压<br>外周水肿<br>肺水肿 |
| **肝脏** | |
| 小血管内膜损伤导致溶血、肝酶升高、纤维蛋白沉积增加<br>以上作用可导致组织坏死和梗死；疼痛是由血管痉挛引起的 | 天冬氨酸转氨酶(AST)升高<br>丙氨酸转氨酶(ALT)升高<br>右上腹或上腹疼痛加重 |
| **中枢神经系统** | |
| 中枢神经系统内皮损伤，允许液体渗入脑组织，导致脑水肿<br>血管痉挛加重可导致缺血 | 头痛、视力障碍<br>癫痫<br>脑卒中<br>肌腱反射亢进 |
| **血液系统** | |
| 液体从血管内转移到细胞外，使血浆容量减少并引起水肿<br>血浆体积的减少导致血液浓缩<br>白细胞、补体和凝血因子活性异常<br>血小板减少和凝血时间增加，导致溶血 | 血红蛋白和血细胞压积增高<br>血小板减少<br>纤维蛋白原减少<br>纤维蛋白分解产物出现<br>凝血酶原时间延长(PT)<br>部分凝血酶原时间延长(PPT) |
| **胎盘功能** | |
| 螺旋动脉重塑不足导致血管收缩和胎盘灌注减少 | 胎儿生长受限<br>羊水指数降低<br>无应激试验无反应<br>胎盘早剥 |

子痫前期与胎盘早剥、妊娠失败、脑卒中、器官衰竭和孕产妇死亡有关。这种疾病对胎儿的不利影响包括有：早产、胎儿生长受限、死胎死产和新生儿死亡。患有子痫前期的孕妇患心血管疾病的风险和缺血性心脏病、心力衰竭或中风死亡的几率升高了两倍[62~64]。有过子痫前期的妇女其围产期以后患慢性高血压的可能性则增加了三倍以上。影响心血管疾病风险增加的因素包括：高产次、早产和妊娠高血压疾病的严重程度[62~64]。

## 子痫前期的危险因素

表 23-10 列出了子痫前期的危险因素。与没有子痫前期病史的孕妇相比，既往有过子痫前期病史的孕妇其子痫前期复发的风险增加了 7 倍。美国预防服务工作组和其他专业协会建议，有子痫前期高危因素的孕妇在再次怀孕时，从孕中期开始每日服用低剂量阿司匹林(81mg)[49,64]。这些孕妇每日服用低剂量阿司匹林可将子痫前期发病的

| 表 23-10 | 根据既往病史的子痫前期风险评估 | |
|---|---|---|
| 风险等级 | 危险因素 | 建议 |
| 高度[a] | 自身免疫性疾病(SLE、APA)<br>慢性高血压<br>子痫前期史，特别是伴不良结局发生时<br>多胎妊娠<br>肾脏疾病<br>1 型或 2 型糖尿病 | 如果孕妇有 ≥ 1 项以上高危因素，建议服用低剂量阿司匹林 |
| 中等[b] | 年龄 ≥ 35 岁<br>BMI ≥ 30kg/m²<br>母亲或姐妹有子痫前期家族史<br>初产妇<br>个人病史中的危险因素(如：低出生体重儿、小于孕龄儿、既往不良妊娠结局、妊娠间隔 >10 年)<br>社会人口特征(非下裔美国人、社会经济地位低) | 如果孕妇有若干项中等危险因素，考虑服用低剂量阿司匹林 |

APA，抗磷脂抗体；SLE，系统性红斑狼疮

[a] 与子痫前期极大相关的单一危险因素。有 ≥ 1 项此等级危险因素的孕妇其子痫前期的发生率约为 ≥ 8%

[b] 多项中等危险因素联合起来可用于确认子痫前期高风险的孕妇。这些危险因素与子痫前期独立相关，有些相关性更高。这些危险因素与子痫前期的相关性高低不一

风险降低 24%(相对风险 RR 0.76 ；95% 置信区间 CI 0.62~0.95)[64]。

## 子痫前期的诊断

子痫前期可能在数周内缓慢进展，或者可能在数小时内暴发。在子痫前期的诊断性症状出现之前，需要对一些临床发现进行密切的观察和追踪。在没有血压升高的妊娠后半期间，胎儿生长受限或新出现的蛋白尿可能先于子痫前期诊断性症状出现。尽管不满足诊断标准，但孕晚期血压增高(高于孕早期的基线水平)舒张压超过 15mmHg 或收缩压增高 30mmHg 有时可见于随后发生子痫前期的孕妇。最近已经在研究使用某些生物标志物和子宫动脉多普勒研究来帮助预测子痫前期。但在目前，除了采集来完整的既往史对已知危险因素进行评估外，还没

有其他推荐的筛查方法[49]。

水肿、蛋白尿和高血压曾是诊断子痫前期的典型三联症状。然而，水肿在妊娠期间相对常见，已不再作为诊断标准。蛋白尿是肾功能减退的常见表现，但其他靶器官损害的症状可能会先于蛋白尿出现，并且有时子痫前期孕妇不出现蛋白尿，以前将不伴蛋白尿的子痫前期称为"非典型子痫前期"。现在则使用其他因素对不伴有蛋白尿的高血压来进行诊断，见表 23-8 所示。当有高血压的孕妇出现全身器官受累或严重高血压(两次测量均出现收缩压 ≥ 160mmHg 和 / 或舒张压 ≥ 110mmHg)时，诊断为重度子痫前期。早发型子痫前期(34 孕周前诊断)与孕妇和胎儿的不良影响以及未来心血管疾病发病率和死亡率的增加有关[65]。

虽然子痫前期是高血压和末端器官功能障碍最

常见的原因,但记住与子痫前期类似的鉴别诊断也很重要:

- 孕期急性脂肪肝:除了有子痫前期症状外,孕期急性脂肪肝的孕妇还会出现厌食、恶心和呕吐以及低热。肝功能异常更加严重,孕妇可能出现弥散性血管内凝血(DIC)。
- 血栓性血小板减少性紫癜或溶血性尿毒症:患有该综合征的孕妇出现微血管病理性溶血和贫血、血小板减少、神经系统和肾脏功能异常、发热。
- HELLP(溶血 / 肝功能异常 / 血小板减少)综合征:HELLP 综合征(本节稍后讨论)被认为是子痫前期的一种严重发病形式,但出现 HELLP 综合征的孕妇可能不会有高血压或蛋白尿。HELLP 综合征的表现多变,最常见的症状是腹痛,以及中上腹或右上腹的压痛。可能存在恶心、呕吐和周身不适,常因此被误诊为肝炎。其他可能出现的症状包括黄疸、视力变化和腹水。

这些严重疾病都与母亲和胎儿发病率增高有关。对于出现非子痫前期的其他异常症状的孕妇,都需要上级医生或母胎医学专家进行及时评估。

### 子痫前期的治疗

助产士在照顾孕期出现高血压的孕妇时,主要的任务是细致筛查、早期识别、向上转诊或会诊、连续评估,以及在联合管理模式中参与患者照护。对住院病人的管理在"产程中与分娩时的并发症"一章中有更详细的描述。

子痫前期最确定的治疗方式是娩出胎盘。期待治疗需要同时考虑母亲和胎儿的健康。如果立刻分娩对胎儿健康不利,那么治疗的目标是对母亲进行对症治疗,让胎儿能在子宫内争取生长更长的时间。

除非出现严重症状,否则不建议对子痫前期孕妇使用抗高血压药物[49]。加强监测,每周一次测量血压,每日胎动计数,对母体进行症状评估,以及监测血小板和肝酶水平。

### 重度高血压孕妇的管理

重度高血压(收缩压 ≥ 160mmHg 和 / 或舒张压 ≥ 110mmHg)是产科急症。由国家产妇安全伙伴关系(National Partnership for Maternal Safety)制定并经其他专业协会认可的循证指南指出,重度高血压孕妇应在 15 分钟内进行评估,并在 30 分钟内开始接受治疗[66]。"产程中与分娩时的并发症"一章讲述了重度高血压的治疗管理。

### 子痫

子痫可能发生于产前、产时或产后早期。患有重度子痫前期且未接受抗癫痫药物治疗的孕妇中有 2%~3% 发生子痫,而患非重度子痫前期的孕妇中有 0.6% 发生子痫[67]。癫痫发作前通常有高血压、严重头痛、肌腱反射亢进、视力障碍、右上腹或上腹疼痛。约有 25% 出现子痫发作的孕妇没有前兆症状[49]。

在与子痫相关的强直 - 阵挛性癫痫发作期间,常常发生胎儿心动过缓,通常持续 3~5 分钟。胎心率图像通常在癫痫发作后得到改善。子痫的并发症包括有:脑出血、永久性神经系统疾病和脑卒中。此外,如果癫痫发作时间延长,可能会发生胎盘早剥[67]。子痫的治疗在"产程中与分娩时的并发症"一章中进行描述。

### 慢性高血压

慢性高血压在所有孕妇中的发病率 >5%,并且随着肥胖发病率的增加,预期慢性高血压发病率会同样上升。大多数慢性高血压是原发性的,但有 10% 的妇女其慢性高血压继发于潜在的肾病或内分泌疾病[49]。大约 20% 的慢性高血压孕妇会发展为子痫前期,且高血压越严重,患子痫前期的风险就越高[68]。慢性高血压孕妇合并子痫前期的危险因素包括:属于继发性的高血压、糖尿病、肥胖和子痫前期既往史。

与慢性高血压相关的并发症包括:早产、胎儿生长受限、胎盘早剥和合并子痫前期。患有慢性高血压的孕妇应转诊由上级医生进行孕期保健。管理计划制定后助产士也可能会参与孕期检查门诊访视。

当慢性高血压孕妇进行首次产前检查时,首先要进行病史采集、体格检查、当前用药评估和肾功能基线测试。具体的化验检查包括:血清肌酐、电解质、尿酸、肝酶、血小板计数和尿蛋白定量检测。

评估是否属于继发性高血压很重要,因为继发性高血压的孕妇可能需要额外的治疗管理。慢性肾病是继发性慢性高血压最常见的病因。顽固性高血压、低钾血症、血清肌酐升高和肾病家族史均提示可疑继发性高血压,如果怀疑可考虑将孕妇转诊给肾脏专科医生会诊。

通常在高血压肾病患者中出现,建立肾功能基线水平对于这些患者尤为重要。新发或恶化的蛋白尿是高血压合并子痫前期的指征。因此,需要在孕期保健开始时检测尿蛋白的基线值,以监测肾功能恶化的情况。有慢性高血压的孕妇还应该考虑进行早期糖尿病筛查。对于有长期严重慢性高血压病史（>4年）的孕妇，建议做心电图检查。

## 慢性高血压孕妇的管理

有几种不同类型的药物可用于治疗慢性高血压。所有抗高血压药物都能穿过胎盘。血管紧张素转换酶（ACE）抑制剂、血管紧张素Ⅱ受体阻滞剂（ARB）、盐皮质激素受体拮抗剂（如：螺内酯）和肾素直接抑制剂在孕期禁用，因为它们与胎儿畸形和肾脏异常相关[69,70]。他汀类药物在孕期也是禁忌的，因为它们可能有致畸效应[49]。基于以上所述的禁忌，对当前用药进行审查是孕前或初次产前检查评估的关键部分。如果在产前检查时发现孕妇正在使用这些药物，则需要请求紧急医生会诊。

慢性高血压的治疗取决于高血压的严重程度和是否存在并发症。血压轻度升高（收缩压140~150mmHg；舒张压90~100mmHg）没有其他并发症的孕妇可以在不使用药物的情况下进行监测，而合并有糖尿病等疾病的孕妇可能需要药物治疗。一些有轻度慢性高血压的孕妇可以在妊娠期间停止服药或将开始服药的时间推迟，因为妊娠期的前半段血压的正常生理性下降可使血压值回归正常。高血压较严重的孕妇可以服用抗高血压药物[49]。在孕期推荐的抗高血压治疗药物有拉贝洛尔、硝苯地平和甲基多巴。对于有早发型子痫前期和早产史的孕妇，可以在孕早期开始每日服用低剂量阿司匹林（60~80mg）[49]。

家庭血压监测对一些孕妇会有所帮助。"白大衣"高血压——即面对医务人员时出现的血压升高可能会造成临床环境中的血压读数高于在家中的水平[71]。家庭血压监测还可以比较不同环境下的测量结果，以确定诊断的准确性。由于子痫前期通常在20孕周后发病，因此建议在妊娠期后半期增加血压检查的频率。对于习惯锻炼并且血压控制良好的孕妇，建议在妊娠期间进行适度的运动。低盐饮食和减肥不建议用于孕期慢性高血压管理。

当孕妇患有慢性高血压时，系列超声对胎儿生长情况检查有助于监测是否存在胎儿生长受限。根据孕妇疾病严重程度的不同，建议从孕晚期初开始进行每周或每两周一次的产前胎儿监测试验和羊水评估。分娩时间则取决于孕妇和胎儿的情况。

### 慢性高血压合并子痫前期孕妇的管理

对慢性高血压合并子痫前期孕妇的初始治疗应遵循与子痫前期孕妇相同的管理指南，包括评估病情严重程度、基线化验数值、胎儿健康状况和孕龄。当合并有重度子痫前期时，在产时和产后期间应给予非口服硫酸镁。分娩时间取决于疾病的严重程度、疾病进展的速度，以及对孕产妇和胎儿密切评估的结果。

## HELLP 综合征

HELLP 综合征的特征为溶血、肝酶升高和血小板降低。该综合征的病因不清。通常被认为是严重子痫前期的一种发病形式。但由于有多达20%的患者并没有高血压或蛋白尿，一些专家认为HELLP可能是一种独立的自身免疫性疾病。HELLP综合征约占所有孕妇的0.9%[72]，最常出现于孕期，但也可能在产后出现。危险因素包括既往有孕期高血压疾病、既往有HELLP综合征病史和初产妇。

HELLP 综合征表现为血管张力异常、血管痉挛和凝血异常[72]。患者可能表现为有严重头痛（主要是额叶）的脑血管症状、视力模糊或视野有暗点，和/或右上腹疼痛或持续性上腹痛。诊断主要根据凝血异常、肝功能障碍和血小板减少三联征。化验检查结果离正常值越远，表示疾病越严重。

HELLP 综合征患者发生子痫、弥散性血管内凝血、急性肾衰竭、肝脏血肿、胎盘早剥、胎儿生长受限、早产、新生儿呼吸窘迫综合征和围产死亡的风险均升高。治疗侧重于稳定血压和评估胎儿健康状况，以确定最佳分娩时间[73]。一般来说，建议≥34孕周时立即分娩。如果不足34孕周，建议在孕妇和胎儿状况稳定情况下推迟分娩，来允许时间使用皮质醇激素促进胎肺发育成熟。

## 感染性疾病

感染性疾病可造成胎儿先天性发育异常、胎儿损害、或胎死宫内。TORCH是一个老式缩写代名词，指弓形虫、风疹、巨细胞病毒（CMV）、疱疹病毒，缩写中的 O 代表"其他"，但是也可以对 TORCH 中的不同病原体抗体进行单一测试。随着对疾病了解的增多和检测方法的扩展，现在更广泛的做法是根据风险因素、接触史、母亲或胎儿感染症状来对特定病原体的相关抗体做出化验检测。

助产士经常参与这些疾病的筛查、诊断、预防性咨询,并根据需要请求医生会诊。"生殖道和性传播感染"一章中回顾了接触或感染梅毒、乙型肝炎、疱疹、人类免疫缺陷病毒(HIV)、人乳头瘤病毒(HPV)和寨卡病毒妇女的孕期检查注意事项。本节将描述与不良围产期结局相关的其他重要临床感染。

## 巨细胞病毒(CMV)感染

巨细胞病毒属于疱疹病毒家族的一种病毒,也是感染相关先天异常的最常见病因。CMV 的传播途径为性接触和体液直接接触。幼儿是最常见的传染源。CMV 在环境中无处不在,在美国大约有 50%~80% 的育龄期妇女已经有过无症状的感染,并且带有抗体[74]。然而,初次 CMV 宫内感染则可以引起先天异常,如:胎儿生长受限,小头畸形,肝脾肿大和血小板减少症。听觉减退、视力障碍和学习障碍是最常见的后遗症。大约每 200 名新生儿中有 1 名出生时患有先天性 CMV 感染,但只有约五分之一的患儿会出现与感染有关的健康问题[74]。

患有 CMV 的妇女通常没有症状。不建议对该病毒进行常规筛查,因为 CMV 的血清学检测特异度不够。因此,CMV 感染的第一个迹象通常是在超声检查中发现胎儿受损[75]。可以通过羊水培养或多酶链反应(PCR)分析来确认胎儿是否患有先天性感染。可以通过母亲血液、尿液或唾液的 PCR 分析来确认孕妇是否有 CMV 感染,但 CMV 血清学检测是最常用的方法。间隔 3~4 周收集两次血清样品,对 CMV 免疫球蛋白 G(IgG)抗体进行平行测试。滴度上升 4 倍或从阴性转阳性即可确诊有感染发生。

目前尚无治疗 CMV 感染的方法。疑似 CMV 感染的孕妇应转诊至母胎医学专家处进行管理[75]。对担心有 CMV 感染风险的孕妇进行咨询,注意与儿童相处和需要处理儿童体液时要认真洗手。

## 李斯特菌病

李斯特菌是一种可以在细胞内存在的革兰氏阳性细菌,生长在受污染的肉类、乳制品和奶酪中[72]。感染源通常是土壤和腐烂的蔬菜产物污染了未经巴氏消毒或巴氏消毒后又进行再加工的产品。虽然在美国李斯特菌暴发并不常见,但孕妇的感染率却比一般人群高 13 倍[76]。

李斯特菌病通常是一种轻微的自限性疾病,出现症状时通常表现为胃肠道疾病和腹泻,然后出现类似流感的症状。该感染的潜伏期是暴露于病原体后的 24 小时至 10 天。胎儿风险包括:流产、早产和胎死宫内,这是由于细菌嗜好感染胎盘和胎儿中枢神经系统造成的[76-78]。宫内感染后围产死亡率为 29%[77]。保护孕妇不受李斯特菌感染的主要策略是预防。"孕期保健"一章中列出了具有高污染风险的食品。

可疑李斯特菌病的孕妇的治疗取决于可能的暴露史和症状。如果孕妇有可能暴露但未出现症状,建议不要进行检测或治疗。治疗方案取决于是否有发热。没有发热的孕妇可实施期待疗法,可以考虑进行血培养。对于发热的孕妇,建议进行血培养和静脉注射氨苄西林治疗[79]。

## 微小病毒 B19 感染

微小病毒 B19 是单链 DNA 病毒,是一种被称为"五号病"的儿童常见感染性疾病的病原体。它也被称为"打脸病",出现在两侧脸颊上的鲜艳红斑是这种感染的标志性特点。初冬时期会呈现季节性爆发。约有 50%~60% 孕妇对微小病毒 B19 已经产生免疫。感染的主要来源是患病的幼儿,通过呼吸道分泌物和手到嘴的途径传染。大约 20%~30% 受到感染无免疫力的妇女是在幼儿园或学校教室内接触到了该病毒。暴露后的潜伏期为 4 至 14 天(但可长达 20 天);在此期间,被感染的个体具有传染性[80]。

微小病毒感染的孕妇会有轻度流感样症状,但也可能没有症状。母-胎感染率在 17%~33%[80]。这种病毒可穿过胎盘,附着在胎儿红细胞的抗原点上并侵入其中。当胎儿在孕早期受到感染时,死亡风险约为 10%。在孕中期受到感染的胎儿可能发生严重的贫血、水肿症、高输出性心力衰竭和肝损害。微小病毒继发的胎儿水肿症约占所有胎儿中非免疫性水肿症的 10%~25%[80]。

不建议对低风险孕妇进行微小病毒 B19 的普遍筛查或针对性筛查。但应建议孕妇及时报告病毒接触史。对于接触过微小病毒 B19 的孕妇应记录其接触日期,并进行抗微小病毒抗体的血清学检测。应尽快检测免疫球蛋白 G 和 M(IgG 和 IgM)的滴度。如果这些滴度开始时为阴性,则应随访重复滴度化验以确定是否发生了血清抗体转阳。如果该孕妇在接触后的开始几天内 IgG 结果为阳性而 IgM 检测结果为阴性,则可以确认她已经具有免疫力,无经胎盘传播给胎儿的风险[75]。表 23-11 列出了对这种疾病化验检测的解读说明。

| 表 23-11 | 孕妇微小病毒 B19 血清化验结果解读说明 | | |
|---|---|---|---|
| **IgG** | **IgM** | **解读说明** | **临床管理** |
| 阴性 | 阴性 | 无免疫力且无感染史 | 14 天后重复血清学检测 [a] |
| 阴性 | 阳性 | 目前有活动性感染 | 每周 1 次超声检查监测是否出现胎儿水肿症 |
| 阳性 | 阴性 | 既往感染且已有免疫力,胎儿感染可能性很低 | 超声检查是否有胎儿水肿症,可能曾有近期感染,IgM 已经消失但胎儿受到感染 |
| 阳性 | 阳性 | 目前有活动性的感染 | 每周 1 次超声检查监测是否出现胎儿水肿症 |

IgG,免疫球蛋白 G;IgM,免疫球蛋白 M
[a] 感染后 7 天为窗口期,在窗口期间 IgG 和 IgM 都呈阴性

　　如果在暴露后的 8 周时间内没有出现胎儿水肿症,则宫内感染的可能性很小。因此,在暴露后约的 8~10 周内,应每 1~2 周进行 1 次连续超声监测胎儿[75]。羊水的 PCR 分析可以确认胎儿是否有感染。

### 风疹病毒感染

　　风疹病毒是一种单链 RNA 病毒,以前被称为"德国麻疹"或曾称"三日麻疹"的病原体,以和麻疹做出区分。在美国,疫苗接种形成的人群免疫实际上已经消灭了风疹的垂直传播和先天性风疹综合征,但不应该忘记这种仍有可能随时暴发的疾病。

　　风疹通过感染者的飞沫传播。潜伏期约为 12~23 天。在感染症状出现的前 7 天和症状出现的后 7 天发生病毒血症,在此期间具备传染性。前驱症状包括最早出现的发热、周身不适和淋巴结肿大,以耳后淋巴结肿大常见。特征性斑丘疹样皮疹持续 1~3 天。大约 25%~50% 患风疹的儿童其病程可表现为亚临床或没有症状。成人感染风疹时更容易出现症状,除其他症状外,70% 患者出现关节痛或关节炎。

　　胎儿的感染率在妊娠各阶段中有所不同,在孕早期和孕晚期较高(分别为 80% 和 100%),在孕中期有所降低(25%)[81]。风疹经由胎儿的循环系统传播,对所有器官都有损害。耳聋、白内障和心脏病是先天性风疹综合征的典型三联征,但感染是全身性的,几乎可以影响到所有的胎儿器官;因此,流产、早产、胎儿生长受限和死胎死产都可能发生。疾病的严重程度取决于感染的时间点,孕 18 周前感染的风险最高[81]。

　　无免疫力且可能暴露于风疹的孕妇应转诊给上级医生会诊。如果孕妇出现症状并且在咽拭子样本中发现有病毒,则可以确诊为风疹。血清学结果的解读十分复杂。

- IgM 阳性不足以诊断该病毒感染。IgM 在皮疹出现后约 5 天出现,但可能是假阳性,因为这也可能是对其他感染的反应。
- IgG 阴性时,说明受检者对感染具有易感性,并应在 2~3 周后进行后续检测,以确定是否有感染发生。
- IgG 阳性不能确定是近期感染还是既往感染。特殊化验室可以进行亲和性测试,测量抗体反应的强度——这种强度随着时间的推移而升高。这些结果有助于确定具体的感染时间。
- IgG 升高 ≥ 4 倍可以诊断感染。

　　胎儿感染可以通过羊水培养来诊断,但超声检查的特异度不高。根据孕龄、感染时间、胎儿感染风险和母亲的意愿,可以考虑终止妊娠。

　　美国疫苗接种达到的人群免疫使妊娠期间的风疹感染很少见。偶尔会有一名妇女在不知孕情的情况下在妊娠期间接受风疹疫苗接种。风疹疫苗是一种减毒活疫苗,因此疫苗可能造成理论上的感染风险。尽管如此,目前为止并没有记录到在孕期接种风疹疫苗后导致风疹感染或先天性风疹感染的病例。孕妇应该接受有关理论风险的咨询,但风疹疫苗接种不被认为是终止妊娠的理由[82]。无论如何,风疹的最佳预防措施是普遍接种疫苗,如果不能在孕前接种,至少在产后接种。

### 弓形虫病

　　弓形虫(Toxoplasma gondii)是一种专门寄生于细胞内的原生态寄生虫,能够感染人类,常在感染者的神经或肌肉组织中终生保持休眠状态。感染源通常是接触被污染的猫粪、水、水果和蔬菜,以及在被污染的土地上进行园艺活动。美国的一项人口研究报告称,85% 的育龄妇女对弓形虫具有易感性。孕期可能发生垂直传播,并且初次感染时垂直传播的可能性最大。传播率在孕早期为 10%,孕中期增加到 25%,在孕晚期升至 60%[75]。

　　孕妇感染通常没有症状,大多数新生儿出生时亦无症状。但不幸的是,90% 宫内感染弓形虫的儿童随后会出现视力障碍、听力丧失和发育迟缓。有接触弓形虫潜在可能的孕妇应转诊给上级医生进行

会诊咨询。

对弓形虫血清学结果的解读很困难,并且目前尚无标准化检测方法。

- IgM 和 IgG 阴性表明没有感染或近期感染血清抗体尚未转为阳性。在这种情况下需要在 2~3 周后重复检测。

- 如果 IgM 阳性,仍无法确定感染的时间,因为原虫可以在血清中保持高水平持续几个月或几年。IgM 也可能表现为假阳性。然而,如果开始时 IgM 阳性但 IgG 为阴性,应在 2 周后复查抗体,如果 IgG 转为阳性,则近期感染可以得到确认。

- IgG 阳性和 IgM 阴性表明已发生感染,但无法确定感染时间。参考实验室可以进行亲和性测试以确定是近期感染或既往感染。

- IgG 和 IgM 都为阳性并不能确认感染的时间。弓形虫患者的 IgG 可能快速升高,但 IgM 可能会在较长一段时间内检测到。

还有其他专门测试可以确诊孕妇是否感染。超声检查可能在早期观察到胎儿受到的影响,羊水培养可以确诊先天性弓形虫病[75]。在美国一般不推荐常规筛查弓形虫病,因为患病率低,且没有标准血清学检测方法存在。在欧洲部分地区,对易感孕妇进行系列检测的收益大于成本,故连续检测是标准孕期保健的一部分;相比之下,美国弓形虫的低患病率使这种检测不能成为具有成本效益的预防策略。

治疗弓形虫感染孕妇可以使用螺旋霉素(罗伐他汀),一种大环内酯类抗生素和抗寄生虫药物,在美国不属于商品药物,但可以从食品药物管理局(FDA)或弓形虫病专门检测实验室免费获得。如果尚未发生垂直传播,该孕妇可以在余下的孕期内坚持服用螺旋霉素以减少垂直传播的可能性。如果在孕 18 周后发生母体血清转阳,或发生胎儿感染,为降低新生儿疾病的严重程度,可能会采取复杂的专门抗生素治疗方案。孕妇在妊娠期间需要每月进行一次胎儿监测。基本预防咨询则是常规孕期保健的标准部分。

### 水痘

水痘 - 带状疱疹病毒引起水痘和带状疱疹。在美国,大约 90% 的育龄妇女对水痘有免疫力。潜伏期为接触感染个体后的 10~21 天。在前驱症状(发热、不适和肌肉酸痛)出现后有特征性皮疹发出,即面部、躯干和四肢的水疱。

水痘在临床上根据特征性皮疹诊断。可以通过水疱底部皮肤的 PCR 测试来检测病毒 DNA。然而,血清学结果的解读可能十分困难。

孕期初次感染与严重的母体疾病有关,可能伴有或没有并发症。并发症形式包括有肺炎,其死亡率可高达 40%,被认为是需要紧急抢救的临床急诊[75]。感染水痘病毒的孕妇应尽快开始抗病毒药物治疗,阿昔洛韦 800mg,每日 5 次,连续 7 天,并且需要住院治疗和特殊护理。

孕早期的水痘病毒垂直传播带给胎儿的风险最高,随后逐渐有所下降;总体而言,垂直传播的风险约为 2%。如果孕妇在分娩前 1~4 周感染水痘病毒,多达 50% 的新生儿会受到感染。受感染婴儿的死亡率约为 30%[83]。胎儿宫内感染造成的影响包括:胎儿生长受限、低出生体重、皮肤病变、肢体发育不全、小头畸形和脑积水等异常,以及认知障碍[83]。

如果孕妇报告有水痘病毒接触,首先应确定她是否有疫苗接种史或患病史。如果她接种过疫苗或曾经患过水痘,意味着她已经拥有免疫力,胎儿不会有风险。如果她的免疫状况未知,第二步是评估暴露程度,确认是否有家庭接触、与感染者面对面接触超过 5 分钟、或与有传染性的病人同处一间病房。如果该孕妇没有已知的疫苗接种史或患病史,则应检测水痘抗体滴度。无免疫力的孕妇若在孕期接触到水痘病毒,应注射水痘 - 带状疱疹免疫球蛋白(VZIG),在病毒接触后的 10 天内都可注射[75]。

## 神经系统疾病

妊娠期间可能会遇到许多孕前就有的或孕期出现的神经系统疾病。对孕妇的助产保健中可包括对诸如腕管综合征和贝尔麻痹等神经性疾病的诊断和治疗,以及对患有偏头痛的孕妇进行护理[84]。神经系统检查和对检查结果的解读属于助产实践范畴。患有复杂神经系统疾病(如:多发性硬化或癫痫)的孕妇则需要在孕期接受上级医生的管理。

### 偏头痛

头痛非常常见,也可能是多种疾病的症状。引起头痛的某些疾病是良性的,另一些则可能危及生命。当孕妇出现头痛时,首先应排除子痫前期。有非典型头痛或头痛原因可疑的孕妇需要上级医生及时做出评估。

偏头痛是一种复杂的神经血管性脑病,在育龄女性中的发病率约为 18%~20.2%[85,86]。许多非孕妇女的偏头痛症状随月经周期变化。孕期生理状态及其持续激素水平——与月经周期中观察到的激素水平的变化相反——可以使偏头痛的发生频率减少。许多患有偏头痛的妇女报告说,偏头痛在妊娠期间会好转或消失。少部分患者的发病频率没有变化,大约7%的人在妊娠期间出现新发偏头痛。偏头痛症状多数在孕中期和孕晚期改善[87]。

偏头痛通常为单侧性,同时还可能有畏光或畏声、恶心和呕吐。这些头痛发作往往存在触发因素,如因睡眠不足、压力或某些食物而引发[85,86]。偏头痛对妊娠过程没有不良影响,尽管一些研究提示偏头痛孕妇出现子痫前期和低出生体重儿的风险升高[87]。

对偏头痛孕妇的孕期管理应该以避免偏头痛触发因素作为起点,并保证足够的饮水和休息,可以使用对乙酰氨基酚。一般认为短期使用(每月4~5天)含有丁巴比妥、对乙酰氨基酚和咖啡因的配方是安全的。曲坦类药物具有血管收缩作用,理论上可引起胎盘血管收缩,但对孕妇使用舒马曲坦的研究未发现其与不良作用有关[85,86,88]。麦角胺因导致胎儿缺氧和潜在的宫缩剂作用被列为孕期禁忌。需要其他药物或进一步治疗的孕妇最好由上级医生进行管理。

### 周围神经疾病

神经根疾病可能是后天获得性的或遗传性的。孕期外周神经病变的发生率很低,特别是在无糖尿病的孕妇中。孕妇最常见的神经病变包括贝尔麻痹(Bell's palsy)、腕管综合征和坐骨神经痛。

### 面瘫(贝尔麻痹)

面瘫是影响 侧面部功能的周围神经病变,女性比男性多见,而妊娠期妇女比非妊娠妇女的发病率高3倍,出现以上发病率差异的原因尚不明确。最常在晚孕期发病。

临床表现可有耳后疼痛、听觉过敏、味觉丧失、无法微笑或动眼。这种异常十分痛苦,因为患病侧眼睑不能完全关闭常引起眼干和头痛。查体时面部平直、患侧嘴角下垂。检查面瘫时可要求患者抬高眉毛,如果她无法形成额纹,则面瘫的诊断成立。

孕期管理主要局限于支持性治疗,偶尔需要使用皮质醇激素。上级医生会诊有助于制定管理计划,转诊至神经科医生诊治可能有益。由于眼睑不能闭合,因此保持眼睛湿润和保护眼睛很重要。

### 腕管综合征

妊娠是腕管综合征的已知危险因素。研究证实孕妇的腕管综合征发病率升高与液体潴留和松弛素作用有关[89]。腕管综合征的表现包括夜间或与活动有关的手部麻痹,近三分之二的孕妇还伴有疼痛[89,90]。与非孕妇女相比,孕期腕管综合征以双侧发病更多见。

治疗包括腕部夹板和必要时局部注射麻醉药物。妊娠期间可能手术治疗,但通常仅针对病情严重的病例。建议对腕管综合征进行物理治疗以提供更多支持。

### 感觉异常性股痛

感觉异常性股痛是由于股外侧皮神经的压迫所引起。在孕期发病与孕妇体重增加、肥胖、糖尿病或胎儿过大有关[90]。患者可能会主诉有大腿外侧的灼热、难受疼痛、刺痛和麻木。通过仔细检查通常可以进行诊断,往往不需要化验检查[90]。可以采取的保护措施包括:经常调整体位、避免长时间的屈曲或旋转髋关节、避免大腿外展。可以通过腹带和避免穿过紧的衣服来缓解症状。症状通常是自限性的,在产后自然消失。感觉异常性股痛不是区域性麻醉的禁忌证。

### 骨盆疼痛:坐骨神经痛和耻骨联合分离

腰痛、耻骨联合痛和骶髂关节疼痛在孕期都很常见。这些症状与孕期肌肉骨骼变化和妊娠时相关关节承受的压力有关。周围神经可能被挤压引起放射至臀部或腿后部的疼痛。骨盆疼痛可包括腰痛,或者可能表现为某个骨盆关节的疼痛。坐骨痛可能是由于孕期的激素影响,或继发于椎间盘突出。在大多数情况下,骨盆疼痛的各种症状在产后会自动消退,但腰痛可能会持续存在。

肌肉放松、腿部弯曲姿势休息、避免长时间站立、腹部束带可以使症状部分缓解。如果疼痛严重或移动困难,物理治疗可能会有所帮助。有严重疼痛或其他神经系统症状的孕妇应该转诊给上级医生进行会诊。

### 癫痫

癫痫异常可有一系列的临床表现和病因,但统称为癫痫。癫痫是孕期保健中最常见的神经系统疾病之一[92]。癫痫患者大脑中的异常电活动导致感觉改变、注意力不集中、或癫痫发作。癫痫发作的诱因可能是脑外伤、感染、肿瘤或特殊触发因素(如:明亮的灯光)的刺激[91]。最常用的癫痫治疗是药物控制,其他治疗方法还有手术切除脑癫痫发作灶、生酮饮食和植入式脑神经刺激器[91]。

理想情况下,患有癫痫症的妇女应该在孕前进行关于最佳用药方案的咨询。建议无神经管缺陷个人史或家族史的妇女从孕前开始每天口服400微克叶酸,直至孕期结束。有神经管缺陷个人史或家族史的妇女则应该在孕前一个月开始每日口服4mg叶酸,直至孕期结束[93]。有些临床医生也推荐服用与神经管缺陷相关的抗癫痫药物(包括丙戊酸和卡马西平)的妇女每日口服4mg叶酸[93]。

患有癫痫的孕妇所生的婴儿出现严重先天性畸形的风险为4%~14%。癫痫相关的畸形包括:唇裂和腭裂、室间隔缺损、神经管缺陷、尿道下裂、内翻足和面部畸形,如鼻梁扁平[93,94]。先天性异常的风险升高可能与抗癫痫药物的影响有关,但是癫痫异常本身也与风险的升高有部分关联。

据估计,约有100万名育龄妇女患有癫痫症,这些妇女每年大约分娩24 000名婴儿[93]。虽然一些抗癫痫药物具有已知的致畸作用,但超过90%的癫痫孕妇生下了健康的新生儿。已知丙戊酸钠(Depakote)和苯巴比妥可增加先天性畸形和认知障碍的风险,在妊娠期间应尽可能地避免使用[94,95]。尚未发现拉莫三嗪(Lamictal)和左乙拉西坦(Keppra)与先天性畸形有关[94]。应考虑在孕前将治疗药物调整为单一药物治疗(而不是多种药物治疗),因为使用多种药物治疗有较高的先天畸形和孩子远期认知异常的风险[92-94]。孕中期和孕晚期时抗癫痫药物的清除速度较快,因此在妊娠期间应定期监测这些药物的血清浓度[93]。鼓励助产士参加抗癫痫药物妊娠管理登记(Antiepileptic Drug Pregnancy Registry),有关信息在本章末尾的信息资料部分列出。

雌激素和孕激素会影响神经元的兴奋性,从而改变癫痫的发作阈值。大约15%~32%的癫痫患者在妊娠期间癫痫的发作类型、频率或严重程度会发生变化,但一半以上的孕妇其癫痫情况没有改变[93]。孕期不出现癫痫发作的最佳预测因素是在孕前9个月内无癫痫发作[93]。与无癫痫的孕妇相比,孕期有癫痫发作的孕妇发生自然流产、早产、子痫前期、小于胎龄儿、胎儿生长受限、引产、剖宫产伴住院时间延长、产后出血过多的风险均有增高[92-95]。

# 妊娠合并呼吸系统疾病

## 哮喘

在美国,孕妇哮喘的发生率大约为8%,多数为没有得到及时诊断治疗的成年哮喘病人。孕期哮喘的病程变化多样。约三分之一的孕妇哮喘加重,三分之一的孕妇哮喘发作减少,余下三分之一没有变化[96]。总体而言,妊娠期间哮喘孕妇急性发作的几率约为20%~36%[97]。患有哮喘的孕妇在孕前一年的症状越严重,对哮喘的控制越差,孕期哮喘发生恶化和入院的风险就越高[98]。

哮喘对妊娠的影响尚未完全确定。然而,它似乎与一些孕期并发症(如:低出生体重、子痫前期和早产)风险的轻度升高相关,但尚不清楚这些风险是继发于哮喘,还是与同时影响哮喘和妊娠的潜在疾病有关,或是哮喘治疗的药物影响。

研究一致显示有医务人员对哮喘的治疗不力和患者在孕期的用药不够存在。此外,到急诊室就诊的哮喘患者中,哮喘孕妇与哮喘非孕妇相比已经接受处方药物治疗的情况较少。以积极与多学科团队的协作管理模式来控制孕期哮喘才能实现最佳管理效果[98]。

在对患有哮喘的孕妇进行首次评估时,根据国家哮喘健康教育和预防项目(National Asthma Education And Prevention Program,NAEPP)的最新指南来确定哮喘的分级(见"初级保健中的常见情况"章节)非常重要[98]。评估内容包括:与严重程度相关的数据、一年以来哮喘的发作次数、住院次数和使用的药物。管理目标是①预防慢性症状;②维持最佳肺功能以支持正常水平的活动;③预防发作;④通过预防母体发作时的缺氧状况来维持胎儿氧合水平;以及⑤使用无副作用或副作用最小的治疗方法[97,98]。

孕期哮喘的评估根据临床检查和呼气峰值流量测量。建议采用渐进式治疗措施,如表23-12所述[98]。如果未达到控制目标,治疗强度增加一级;如果孕妇的症状消失≥3个月,则将治疗强度降低一级。

有些孕妇担心使用哮喘治疗药物会对胎儿造成伤害,但胎儿更需要氧气。因此,孕妇接受哮喘治疗比哮喘发作和出现并发症要更加安全。只有抗组胺药的安全数据有限,孕期使用其他哮喘治疗药物均未发现有不良副作用[97,98]。

| 表 23-12 | 孕期哮喘的管理 |
|---|---|
| 哮喘分级 | 孕期哮喘的渐进性疗法 |
| 轻度间歇性 | 不需要日常用药<br>需要时沙丁胺醇雾剂吸入 |
| 轻度持续性 | 低剂量皮质醇激素吸入 |
| 中度持续性 | 中等剂量的皮质醇激素吸入或低剂量<br>皮质醇激素和沙美特罗吸入 |
| 重度持续性 | 高剂量皮质醇激素和沙美特罗吸入;必<br>要时口服皮质醇激素 |

注意:每一级都存在替代疗法。如果需要使用替代疗法,必须进行医师会诊

健康教育与预防性保健措施对患有哮喘的孕妇很有帮助,包括如何避免哮喘诱发因素、如何用药、戒烟、疾病恶化的危险征象,以及胎动计数的重要性。

## 结核病

孕期并发结核病可能导致不良结局[99]。妊娠抑制了促炎症反应,进而导致了对新的结核感染的易感性和结核病复燃的可能性升高。因此,孕妇出现活动性结核病,患有静止期结核发展为活动性结核病的风险增加。孕期结核病的结局差异很大,使得病程进展难以预测。在发达国家,估计孕期结核病的患病率在 0.06%~0.25% 之间[100]。

结核病的危险因素在"初级保健中的常见情况"一章中叙述。有活动性结核病的患者也可能没有症状。结核病的症状包括:长期咳嗽咳痰、疲劳、发热、畏寒和盗汗[101]。与健康孕妇相比,患有结核病的孕妇发生贫血、早产、剖宫产、低出生体重儿、产时窒息和围产死亡的风险增加,母亲患病率也升高[101]。活动性结核病还与孕产妇死亡率增高有关,结核病合并 HIV 感染的孕妇死亡率最高。结核病孕妇分娩的新生儿可能感染上先天性结核病;这些新生儿可能没有症状或有先天缺陷[100]。

疾病控制和预防中心(CDC)建议对结核病高风险的孕妇进行筛查,包括:已知或怀疑有结核病接触史、最近在结核病流行地居住(例如:无家可归者的收容所、结核病患病率高的国家)、在惩教机构或医院等高风险环境中工作、毒品注射、HIV 携带或使用免疫抑制剂的孕妇。可使用皮内结核菌素试验(TST;也称 PPD 试验)或 γ 干扰素释放试验(IGRA)(使用血清样品)来进行孕期结核病筛查,TST 和 IGRA 二者都被 CDC 推荐用于孕期人群的结核菌

素反应测试。人群特征因素会影响对 TST 阳性结果的确认,这与是否妊娠无关(如"初级卫生保健中的常见病"一章中所述)。当任何一种测试为阳性时,通常表示该妇女曾感染结核病,但仍需对属于静止期结核病还是活动性结核病作出鉴别诊断[102,104]。

影响结核病诊断的一个重要混淆因素是其他一些国家使用结核疫苗,称为卡介苗(BCG),接种后可能导致终身对结核病测试产生生阳性反应。接种过 BCG 的妇女仍然可能感染结核病。对接种过 BCG 的妇女进行结核菌素试验仍然可行,但阳性结果需要进一步跟踪以确认诊断。

当结核病测试结果为阳性时,可以拍摄后-前位胸部 X 光片检查肺部是否存在结核病灶。阴性发现可以排除活动性结核而诊断为静止期结核。另一种选择为痰培养。如果结核分枝杆菌培养结果阳性,则可确诊有结核病。

孕期活动性结核病的治疗与非孕妇女的治疗方法相同[105,106]。以前,静止期结核感染的治疗被推迟到产后 3 个月后才开始。目前则建议在诊断后立即开始治疗,但无近期感染或免疫缺陷的静止期结核患者可能会将治疗推迟至分娩以后[102,103,106]。CDC 建议的治疗方案为每日一次或每周两次服用异烟肼(INH)和吡哆醇(维生素 $B_6$ 补剂),疗程 9 个月。不建议在孕期使用利福平,无论是与异烟肼联合使用或单独使用。有活动结核病的孕妇最好由经过培训的专科医生来进行管理。

## 上呼吸道感染

上呼吸道感染(URI)的诊断和治疗在"初级卫生保健中的常见病"章节中有详细描述。一般而言,孕妇和非孕人群上呼吸道感染的症状以及病程管理是相同的。孕期的激素变化和身体机制上的改变会对呼吸功能造成影响,减少肺容量和增加黏膜分泌活性。因此孕妇的上呼吸道感染症状可能会更加严重或持续时间较长。虽然孕期可能会出现气短,但呼吸急促绝不是妊娠期的正常体征。最重要的是,患上呼吸道感染的孕妇更容易从感冒、支气管炎或流行性感冒发展为肺炎。当孕妇出现上呼吸道感染的症状时,鉴别诊断应该包括感冒、流行性感冒、支气管炎、鼻窦炎和肺炎。

## 普通感冒

孕妇与非孕妇女对普通感冒的易感性是一样的。症状可包括:鼻炎、喉咙痛、咳嗽和不适,但很少

发烧。孕妇与非孕人群普通感冒病程的唯一区别可能只是咳嗽持续时间较长。治疗的重点是缓解症状。口服或鼻腔喷雾型鼻腔血管收缩剂是非孕人群常用的治疗方法。虽然研究尚未发现这些药物有强力致畸作用，但许多助产士仍建议使用非药物手段来缓解症状，只有在前者无效时才使用药物。右美沙芬有许多商品药名，是一种有效的镇咳药，可用于治疗孕期感冒咳嗽。

## 鼻窦炎

妊娠相关激素效应对鼻道的影响增加了孕妇患普通感冒后发生鼻窦炎的风险。大多数鼻窦炎是由病毒引起的。症状包括：鼻塞、上颌痛、头痛、面部的疼痛和压力感，头部前倾时症状加重。孕期鼻窦炎的症状可能是非典型性的，但经常表现为已经好转的感冒症状又开始恶化。这种疾病通常是自限性的，在7~10天内症状消失。如果症状恶化或没有缓解，可以使用抗生素治疗。如果没有青霉素过敏，一线药物为阿莫西林 - 克拉维酸盐（Augmentin）875mg/125mg，每日两次。对于感染严重或有发生肺炎危险因素的孕妇，可以使用更高剂量的药物。

## 支气管炎

急性支气管炎通常继发于普通感冒之后，如果咳嗽持续超过5天，应考虑本病。支气管炎是一种支气管的炎症，通常由病毒感染引起。患有支气管炎的孕妇肺部听诊呼吸音清晰，但可能有咳脓痰。痰液的颜色并不能确定有细菌存在。支气管炎的鉴别诊断包括：肺炎、哮喘和百日咳。以对症治疗为主，不建议使用抗生素。

## 流行性感冒

建议所有成年人（包括孕妇）每年接种流感疫苗。注射三价灭活流感疫苗对孕妇或胎儿不会造成伤害[107]。此外，母亲接种疫苗可降低最高风险人群之中1岁以下婴儿的流感发生率。对孕妇而言流感属于严重的呼吸系统疾病，与孕妇和胎儿的发病率和死亡率增加有关[107]。流感的症状与普通感冒的症状相似，但更加严重，包括发热症状。高热与一些胎儿的先天性异常发生有关[108,109]。通常根据临床表现进行诊断，但也有可行的化验检查。

当怀疑感染了流行性感冒时，应尽快开始治疗。口服奥司他韦对孕妇是安全的，且因为它可以全身吸收被作为首选药物[109]。使用乙酰氨基酚（解热药）

退烧是护理中的重要用药。针对鼻炎等症状的辅助治疗药物也可以与奥司他韦同时安全使用。

## 肺炎

孕妇的肺炎症状同非孕妇女相似，包括：咳嗽、气短、咳痰、胸痛、发热和周身不适，也可能存在呼吸急促与心动过速。查体可发现肺实变、体温升高、呼吸急促、甚至呼吸窘迫。疑似肺炎的孕妇应该做胸部X光片、全血计数（血常规）、代谢组合指标（电解质、血尿素氮、肌酐、血糖）和血气分析等检查。由于疾病可能进展迅速导致供氧下降危及胎儿，孕妇经常需要住院治疗，特别是孕晚期发病者。

除了感染本身造成的孕产妇患病率，患有肺炎的孕妇发展为子痫前期的风险增高。胎儿风险包括：早产胎膜早破、胎儿生长受限、早产儿、低出生体重儿和小于孕龄儿，以及由母体感染导致的低氧血症。

有肺炎症状的孕妇应转诊给上级医生进行评估处理，并考虑住院治疗。推荐使用大环内酯和β- 内酰胺类抗生素治疗，但抗生素要根据病原体敏感性来选择药物。应避免使用氟喹诺酮类和克拉霉素。

# 甲状腺疾病

甲状腺疾病在育龄妇女中很常见。甲状腺功能亢进（甲亢）的特征是游离甲状腺素（$T_4$）水平升高和促甲状腺激素（TSH）水平降低，这种情况见于0.5%的孕妇。格雷夫斯病（Graves'disease, 毒性弥漫性甲状腺肿）占孕妇甲状腺功能亢进症的95%[111]。

现在非常罕见碘缺乏情况，可表现为甲状腺功能减退（甲减），以TSH水平高，游离$T_4$水平降低为特征，在孕妇中的发病率约为0.3%[110]。孕期多数的甲状腺功能减退是由自身免疫性甲状腺炎引起的，也称为桥本病（Hashimoto's disease）。甲状腺危象是一种危及生命的严重甲状腺功能亢进情况，临床很少见到，往往是由于急性事件诱发，如：分娩、创伤或手术等的。甲状腺危象的原因是由于过量的甲状腺激素释放，病情发生突然并可导致多种脏器功能失代偿。

表23-13中列出了与甲状腺功能亢进和甲状腺功能减退相关的母体和胎儿并发症。一般来说，明显的甲状腺功能亢进与甲状腺功能减退相比会导致更加严重的胎儿不良影响。此外，用于治疗甲状腺功能亢进的药物也可导致胎儿先天缺陷，而甲状腺激素替代药物与胎儿不良反应无关。

| 表 23-13 | 孕期甲状腺功能亢进和甲状腺功能减退的并发症 | |
| --- | --- | --- |
| **孕期并发症** | **甲状腺功能亢进** | **甲状腺功能减退** |
| 母亲 | 妊娠期糖尿病<br>心衰<br>丙硫氧嘧啶引起的肝损伤<br>子痫前期<br>甲状腺危象 | 胎盘早剥<br>妊娠期高血压<br>子痫前期 |
| 胎儿 | 抗甲状腺药物引起的先天缺陷<br>抗甲状腺药物引起的胎儿甲减(胎儿甲状腺肿)<br>胎儿暴露于促甲状腺激素受体抗体导致的胎儿甲亢<br>胎儿生长受限<br>胎儿水肿症<br>低出生体重<br>新生儿免疫性甲亢(新生儿格雷夫斯病)<br>早产<br>死胎死产<br>心律失常<br>甲状腺毒症 | 呆小症<br>生后低智商和精神运动迟缓<br>胎儿生长受限<br>低出生体重<br>流产<br>早产<br>死胎死产 |

## 妊娠相关的甲状腺功能变化

　　孕期甲状腺疾病的诊断需要了解在妊娠激素影响下甲状腺功能发生的生理变化(见"妊娠解剖与生理"一章)。妊娠期间,两种甲状腺激素,甲状腺素($T_4$)和三碘甲状腺原氨酸($T_3$)的血清水平增加 20%~50%;TSH 减少;甲状腺素结合球蛋白(TBG)显著增加。以下几种相互作用是导致这些变化的原因。人绒毛膜促性腺激素(hCG)的 $\alpha$- 亚单位在结构上与 TSH 非常相似并且具有促甲状腺活性。由于甲状腺受到 hCG 的刺激,引起 $T_4$ 水平升高,随后垂体的 TSH 释放对甲状腺素水平的增加以正常负反馈的形式做出回应。这时会产生短暂的一过性生理性甲亢。雌激素在孕期会诱导 TBG 水平增加两倍。与 TBG 结合的甲状腺素没有活性,因此为了维持正常的甲状腺功能状态,总 $T_4$ 也必须增加[113]。孕早期总 $T_4$ 增高,孕中期和孕晚期开始下降。在正常情况下,游离 $T_3$ 和 $T_4$ 的浓度实际上没有变化。$T_3$ 是经代谢后具有活性的甲状腺激素,主要通过 $T_4$ 在组织中转化而成。

　　孕期甲状腺生理变化在临床实践中具有重要意义的还有其他三个方面:

　　● 胎儿甲状腺直到孕 12 周后才开始产生 $T_4$,在妊娠的前半段不足以支持胎儿生长。因此,胎儿要依赖穿过胎盘的母体甲状腺素,直到胎儿完全成形。$T_4$ 对早期大脑发育、胎儿生长和骨骼成熟至关重要。在妊娠关键窗口期的组织发育需要有甲状腺素的存在。因此,有严重甲状腺疾病孕妇的治疗管理非常重要,最好与甲状腺内分泌学专家来联合管理。

　　● 妊娠期间碘清除率增加。碘是 $T_4$ 合成必不可少的元素,因此孕期碘摄入量需要增加约 50%。虽然在美国许多基本食物中都有添加补充碘剂,但在世界范围内,碘缺乏仍是智力低下的重要原因[113]。因此考虑到孕妇最近是否曾居住在碘缺乏地区十分重要。孕期推荐的碘摄入量为每天 220 微克。在美国,大多数孕妇可以通过日常饮食获得足够的碘摄入量。然而,由于充足的碘摄入并不是人人如此,美国甲状腺协会还是建议每日补充 150 微克的碘化钾;大多数(但不是全部)孕期维生素中都含有该剂量的碘。

　　● 在评估甲状腺化验检查结果时,TSH 和 $T_4$ 的参考范围要考虑到特定妊娠阶段和人群特征,因为孕期的 TSH 浓度存在显著的地理和种族差异。如果没有当地的标准参考范围,TSH 的上限应定为 4.0mU/L(范围:0.1~4mU/L)[112]。

　　表 23-14 列出了甲状腺功能亢进、甲状腺功能减退和妊娠剧吐孕妇的孕期甲状腺相关激素水平状况。

| 表23-14 | 甲状腺功能障碍孕妇的甲状腺相关激素水平 | | | |
|---|---|---|---|---|
| 甲状腺相关激素 | 正常妊娠 | 显著孕期甲亢 | 显著孕期甲减 | 妊娠剧吐 |
| 促甲状腺激素(TSH) | 正常 | 受抑制或测不到 | 升高 | |
| 甲状腺结合球蛋白(TBG) | 升高 | 升高 | 正常 | 正常或降低 |
| 总甲状腺素($T_4$) | 升高 | 升高 | 降低 | 升高 |
| 游离甲状腺素($FT_4$) | 正常 | 升高 | 降低 | 升高 |
| 总三碘甲状腺原氨酸($T_3$) | 升高 | 升高 | 降低 | 正常或升高 |
| 游离三碘甲状腺原氨酸($T_3$) | 正常 | 升高 | 降低 | 升高 |

## 甲状腺功能亢进(甲亢)

表23-15描述了孕期甲状腺疾病的治疗方法。甲亢的症状在"初级卫生保健中的常见病"一章中有介绍。有甲状腺功能亢进或甲状腺功能亢进症状的孕妇应该进行甲状腺功能检测,但不建议作为所有人群的常规筛查[114,115]。由于hCG的刺激,大约2%~15%的孕妇化验检测结果在孕早期会表现为甲状腺功能亢进,在有妊娠剧吐或严重恶心和呕吐的孕妇中则更常见,有时称之为妊娠一过性甲状腺功能亢进。随孕期进展这种情况在hCG水平正常化后自行消退,与不良妊娠结局无关,也不需要治疗。当在孕期首次诊断有甲状腺功能亢进时,需要转诊给上级医生管理。助产士在孕期保健过程中遇到的常见情况是孕妇以前已诊断有Graves病,并正在接受丙硫氧嘧啶(PTU)或甲巯咪唑(他巴唑)治疗。

PTU对孕妇有潜在的不良影响,而甲巯咪唑则对胎儿有潜在的不良影响。PTU可引起母亲肝损伤甚至危及生命,但PTU比甲巯咪唑更容易与蛋白质结合,所以不易穿过胎盘[114,115]。甲巯咪唑与先天性异常的风险升高相关,如:后鼻道闭锁、气管-食管瘘和脐疝。因此,建议患有Graves病的孕妇在孕早期服用PTU,在孕早期以后转用甲巯咪唑治疗[112,114,115]。开始服药后应连续监测游离$T_4$水平,每2~4周进行一次甲状腺功能检测,并根据需要调整治疗用药。

| 表23-15 | 孕期甲状腺疾病的治疗方法 | |
|---|---|---|
| | 甲状腺功能亢进 | 甲状腺功能减退 |
| 推荐治疗 | 孕早期使用丙硫氧嘧啶(PTU)<br>孕早期以后改用甲巯咪唑(他巴唑) | 左甲状腺素 |
| 孕期监测 | 每月复查促甲状腺激素(TSH)和游离甲状腺素($FT_4$)<br>服用丙硫氧嘧啶时每月检测肝功能 | 孕中期每月检测促甲状腺激素(TSH),孕晚期开始时再检测一次 |
| 产后评估 | 促甲状腺激素、游离甲状腺素 | 促甲状腺激素、游离甲状腺素 |

## 甲状腺功能减退

孕妇中甲状腺功能减退(甲减)比甲状腺功能亢进(甲亢)更常见。亚临床甲减定义为TSH升高但$T_4$水平正常,见于2%~5%的孕妇[115]。20世纪90年代有些回顾性研究发现,孕期甲减与孩子的神经发育损伤有关,因而提出对所有孕妇进行甲减常规筛查。然而直至2012年以前,支持亚临床甲减与不良新生儿结局相关的数据仍未获得足够证据做出结论。2012年,产前甲状腺筛查对照研究(n = 21 846)完成,针对所有孕妇进行甲减常规筛查的做法提出异议[116]。这项随机对照试验将接受甲减筛查发现有亚临床甲减的孕妇分成两组进行跟踪:一组接受甲减治疗,另一组不予治疗而仅进行常规孕期保健。在这些孕妇的孩子长到3岁时将两组儿童进行比较,结果发现在神经认知发育方面两组小儿没有差异[116]。自此孕期甲减普遍筛查的呼声得到平息,不再推荐对所有孕妇进行甲减常规筛查。目前,美国妇产科医师学会(ACOG)只建议对有临床症状、甲状腺疾病个人史,或体检时发现有甲状腺肿大或甲状腺结节的孕妇进行甲状腺功能筛查[115]。美国甲状腺协会推荐进行甲状腺功能筛查的适应证标准较长,如表 23-16 所示。

| 表 23-16 | 孕期甲状腺疾病的风险因素[112,117] |
| --- | --- |
| 生活在已知的中度或重度碘缺乏地区 | |
| 甲状腺疾病家族史 | |
| 既往临床病史: | |
| • 自身免疫性疾病 | |
| • 甲状腺过氧化物酶抗体增高 | |
| • 不育症病史 | |
| • 头颈部放射暴露,或多次口腔科牙齿 X 线检查 | |
| • 多次流产 | |
| • 不明原因的早产 | |
| • 1 型糖尿病 | |
| • 甲状腺抗体阳性 | |
| • 甲状腺疾病或甲状腺手术 | |
| • 锂剂、胺碘酮治疗或最近接触放射性造影剂 | |
| 体格检查表现: | |
| • 甲状腺疾病的临床症状或体征 | |
| • 甲状腺肿大 | |
| • 年龄 ≥ 30 岁 | |
| • 身高体重比(BMI) ≥ 40kg/m² | |

## 甲减的诊断和治疗

TSH 水平是甲状腺功能障碍的初步筛选试验。许多医疗机构会同时检测 TSH 和游离 $T_4$ 水平,因为游离 $T_4$ 水平有助于甲状腺功能减退的诊断。由于孕期蛋白质结合的增多,总 $T_4$ 水平不是有用的指标。如果 TSH 水平高于 4.0mU/L 或在人群特殊参考值的上限,则开始使用左甲状腺素治疗。在孕期不同阶段调整左甲状腺素的剂量以使 TSH 保持在正常范围内。孕前即有甲减的孕妇,孕早期左甲状腺素的用药剂量可能需要增加 30%。应每 4 周检测一次 TSH 水平,直到妊娠后半期,至少在孕晚期开始时再进行一次测试[112]。

如果 TSH 水平高于 2.5mU/L 但小于 4.0mU/L,并且该孕妇甲状腺功能正常(游离 $T_4$ 水平在正常范围内),则建议进行血液检查以确认是否存在甲状腺自身抗体(TBOAb)。有研究发现,亚临床甲减(如:甲状腺功能正常但 TSH 水平中度升高,甲状腺自身抗体存在)的孕妇出现不良结局的风险升高,但尚无通过治疗是否可以预防这些结局的证据。美国甲状腺协会目前的指南建议,有 TBOAb 阳性的孕妇每 4 周检测一次 TSH 水平,直至妊娠中期。一般不推荐进行治疗[112],但应该进行上级医生会诊,因为管理指南因地区、人群和个人临床情况而异。

对孕期甲状腺结节的评估建议是进行血清 TSH 检测和颈部超声检查。有异常发现时可将孕妇转诊给专科医生管理[112]。

## 泌尿系统疾病

与男性相比,女性发生泌尿道感染(UTI)的风险更高。这种孕期常见的感染包括无症状性菌尿、膀胱炎、复发性泌尿道感染和肾盂肾炎。除了妊娠本身原因以外,UTI 的其他风险因素还包括:社会经济地位低下、镰状红细胞病、既往 UTI 史和孕前糖尿病。妊娠相关的泌尿系统改变使患有 UTI 的孕妇更容易发展成为肾盂肾炎[118]。泌尿系统疾病的诊断标准见"初级保健中的常见情况"一章。

### 无症状菌尿

孕妇和非孕妇女的无症状菌尿发病率相似,患病率在2%~13%之间。最常见的病原体是大肠杆菌,占无症状菌尿的63%~85%。无症状菌尿的诊断标准为没有尿道感染(UTI)的明显症状,但在清洁尿标本培养中检出 ≥ 100 000($10^5$)个菌落,且培养出的细菌不超过两种,即可诊断为无症状菌尿。

未经治疗的无症状菌尿发展为有症状的 UTI(包括肾盂肾炎)的概率为30%~40%。治疗无症状菌尿可以显著降低这一风险[120]。

当检出有 B 族链球菌(GBS)菌群或有症状性尿路感染检出有 GBS 时,诊断标准是 ≥ 10 000($10^4$)个菌落。

尿中检出 GBS 的孕妇应视为存在有严重阴道 GBS 感染。由于 GBS 可能是一过性的,因此不一定需要根据尿培养结果进行治疗,但这些孕妇在分娩期间应该给予预防性抗生素治疗,并且在 35~37 孕周时不再需要在进行常规的阴道/直肠 GBS 培养。

所有孕妇应在 12~16 孕周或开始孕期保健初检时进行尿培养以筛查无症状菌尿。尿试纸分析和显微镜检查的预测价值很低。如果无症状菌尿的筛查结果为阴性,考虑成本-收益的必要性,则不再在孕期进行重复尿培养。由于无症状菌尿的单次尿培养存在 40% 的假阳性率,因此可以再次复查尿培养来进行确认[119]。

治疗无症状菌尿的抗生素选择取决于耐药性谱系、本地药物成本、可获得性和药物过敏史。孕期使用 β-内酰胺类抗生素(例如:氨苄西林、青霉素、头孢菌素)是安全的。谨慎起见也可以使用呋喃妥因、磺胺类药物和甲氧苄啶(复方新诺明)[121]。这些药物与先天性异常之间的相关性数据是相互矛盾的。根据美国妇产科医师学会的资料,这些抗生素是孕中期安全使用的一线药物,如果其他抗生素不是适用选择,它们也可以在孕早期使用。磺胺类药物和呋喃妥因在 G6PD 缺乏的孕妇中禁用。一些学者建议在孕早期和孕晚期避免使用甲氧苄啶 - 磺胺甲噁唑,因为甲氧苄啶是一种叶酸拮抗剂,磺胺类药物可在新生儿的血浆结合位点处取代胆红素,理论上会增加新生儿黄疸的风险。氟喹诺酮类药物、四环素

和多西环素在孕期禁用。

研究已经证明,无症状菌尿治疗 7 天比起较短的治疗期,更容易达成细菌学上的痊愈[122]。表 23-17 列出了常用的无症状菌尿和其他 UTI 的抗生素治疗方案。建议在抗生素治疗完成后的 1~2 周再进行治愈确认性尿培养试验,因为很大一部分有无症状菌尿的孕妇的感染不能在短期内清除。如果孕妇再次出现无症状性菌尿或出现症状性 UTI,应开始连续抗生素抑制性治疗[119]。

| 表 23-17 | 孕期常用的泌尿道感染抗生素治疗方案 | |
| --- | --- | --- |
| 药物:通用名(商品名) | 剂量 | 临床注意事项 |
| 阿莫西林(阿莫仙) 氨苄西林 | 口服 500mg,每日 3 次 或口服 875mg,每日 2 次 持续 3~7 天 | 不作为一线药物。 由于高耐药率,β- 内酰胺类抗生素可能不如其他药物有效。 不良反应包括过敏、念珠菌过度生长和伪膜性结肠炎。 |
| 头孢氨苄 | 口服 500mg, 每日 4 次,持续 3~7 天 | 对肠球菌无效。 风险包括过敏和肝功能障碍。 |
| 磷霉素(美乐力) | 3g 剂量口服一次 | 给药 3 天时疗效比其他药物为差,但其耐药菌在美国罕见。对于对多种药物过敏的孕妇,该药物可能是一种选择。 在肾脏中不能达到治疗剂量,因此如果怀疑有肾盂肾炎,则不应选用。 |
| 呋喃妥因 | 口服 100mg,每日两次,持续 3~7 天。 | 非复杂性 UTI 的首选。 耐药可能性不大,但仅在尿液中具备杀菌作用,组织渗透性差。 在肾脏中不能达到治疗剂量,因此如果怀疑有肾盂肾炎,则不应选用。 与食物同服可以促进吸收。 副作用包括胃肠不适、周围神经病和局部肺炎。 |
| 甲氧苄啶 - 磺胺甲噁唑(复方新诺明) | 口服 800mg/160mg 双强化剂,每日两次,持续 3 天 | 如果地区耐药率低于 20%,则作为首选药物。 应避免在孕早期和孕晚期使用,除非是唯一或最佳选择。 有 G6PD(葡萄糖 -6- 磷酸脱氢酶)缺乏症的孕妇禁用。 过敏反应很常见;可能会发生严重的皮肤反应和全血计数减低。 |
| 抑制性治疗 | | |
| 呋喃妥因 | 每晚睡前口服 50~100mg | 如果 UTI 与性行为有关,可每日或性生活后使用。 |
| 头孢氨苄 | 每晚睡前口服 250~500mg | 如果 UTI 与性行为有关,可每日或性生活后使用。 |

UTI,泌尿道感染

## 急性膀胱炎

急性膀胱炎是一种膀胱感染,孕妇中的发病率约为 15%~20%。孕期急性膀胱炎的症状包括:尿急、尿频、尿痛、血尿和耻骨联合上压力感。出现发热、畏寒、腰背疼痛和肋脊角压痛则提示可能有肾盂肾

炎。除了肾盂肾炎的风险升高外,研究还发现,孕期曾患有急性膀胱炎的孕妇发生早产和低出生体重儿的可能性升高。有症状 UTI 的诊断应根据尿培养结果,但是在培养结果出来前也可根据症状采取经验性治疗[119]。如果孕妇有持续性排尿困难或无菌尿性排尿困难,则需要进行性传播感染的化验排查。

根据尿培养和药敏试验结果选择抗生素治疗方案。建议根据症状的严重程度和个人临床情况的不同选择 3 天或 7 天的疗程。完成治疗后建议再次复查尿培养以确认已治愈。

### 复发性泌尿道感染

复发性泌尿道感染与感染复发或再感染不同。

● 如果一名妇女在一年内有 ≥ 2 次感染,则为复发性尿路感染。

● 前次泌尿道感染治疗完成后 2 周内再次发生与初次感染病原体相同的感染,则为感染复发(顽固性感染)。

● 再感染定义为,在治疗后痊愈尿培养检测结果为阴性的 2 周后,由新的病原体引起的泌尿道感染。

患有复发性泌尿道感染的孕妇应接受连续的每晚 1 次口服抗生素抑制性治疗(表 23-17)。

### 肾盂肾炎

孕期菌尿的孕妇发展为肾盂肾炎的风险增高 20~30 倍。肾盂肾炎通常发生在孕中期或孕晚期,常常是其他未经诊断或未充分治疗的泌尿道感染的后果。孕妇年龄、初产妇、镰状细胞性贫血、糖尿病、肾结石、使用非法药物毒品和既往肾盂肾炎病史都是危险因素。

肾盂肾炎的症状和体征包括:腰痛、腰胁部痛、发热、寒战、恶心、呕吐、肋脊角压痛和脓尿(尿液中有白细胞)。排尿困难不太常见。肾盂肾炎会使脓毒症、感染性休克、成人呼吸窘迫综合征、贫血、肾功能不全、早产和低出生体重婴儿的风险增高。肾盂肾炎的鉴别诊断包括:肾结石、羊膜腔内感染、早产和胎盘早剥。患有肾盂肾炎的孕妇会出现脓尿和菌尿,但肾结石、羊膜腔内感染或胎盘早剥的孕妇则不会有脓尿和菌尿。

通常建议孕期肾盂肾炎患者住院治疗。静脉使用抗生素直至孕妇发热停止持续 24~48 小时以后。可根据经验先开始给药,再根据尿液培养结果对用药进行更改。急性症状消失后可以开始转为口服用药并出院继续治疗。对症抗生素共使用 10~14 天,然后开始抑制性治疗。

当门诊医疗随访能够做到时,可对某些孕妇采用门诊治疗可能更加合适。这些患者包括 <24 孕周,症状不严重和既往健康(无孕期并发症)的孕妇。

## 结论

助产士对患有内科合并症的孕妇有很大的帮助。详细的病史采集、全身的体格检查,以及对鉴别诊断和危险情况的理解,确保第一时间对孕妇的病情进行正确的诊断——对于某些可能产生终身影响的疾病,迅速的诊断可以首先减轻相关疾病的副作用。根据孕妇病情的严重程度、医疗执业政策和可提供的医疗资源,决定是否向专业科室进行咨询、合作或转诊治疗。一个有多学科基础的团队可以在孕妇妊娠、分娩、产后甚至终生发生合并症时为孕妇和胎儿提供最佳的治疗。

(魏瑗 译　段得琬 审)

### 信息资源

| Organization | Description | Webpage |
|---|---|---|
| American Thyroid Association (ATA) | Pocket guidelines for thyroid disease during pregnancy. | https://www.thyroid.org |
| California Maternity Quality Care Collaborative (CMQCC) | Preeclampsia toolkit includes triggers, treatments, resources, and algorithms for caring for women with hypertension during pregnancy. | https://www.cmqcc.org/resources-tool-kits/toolkits/preeclampsia-toolkit |
| Epilepsy Foundation | A source of information for women and professionals about epilepsy. | http://www.epilepsy.com/ |

续表

| Organization | Description | Webpage |
|---|---|---|
| U.S. Food and Drug Administration (FDA) | List of Pregnancy Exposed Registry is a repository of registries for specific or groups of drugs used by women who are pregnant (e.g., women using antiepileptic agents). | https://www.fda.gov/Science Research/SpecialTopics/Womens HealthResearch/ucm134848.htm |
| Society for Maternal-Fetal Medicine | Professional organization focused on medical conditions that occur during pregnancy and include multiple guidelines and resources. | https://www.smfm.org/publications |
| **Apps** | | |
| American College of Obstetricians and Gynecologists (ACOG) | Medically indicated late-preterm and early-preterm deliveries. This Committee Opinion and app summarizes ACOG guidelines and evidence for optimal time for induction of labor for women with medically complicated pregnancies. | https://www.acog.org/Resources -And-Publications/Committee -Opinions/Committee-on-Obstetric -Practice/Medically-Indicated-Late -Preterm-and-Early-Term-Deliveries |
| Apps for diabetes monitoring | Multiple apps that have information about glucose in foods and track blood sugar values and are available for persons with diabetes. | See the healthcare provider for the recommended app. |

## 参考文献

1. Avery M, Montgomery O, Brandl-Salutz E. Essential components of successful collaborative maternity care models. The ACOG-ACNM project. *Obstet Gynecol Clin N Am*. 2012;39(3):423-434.

2. Smyth A, Oliveira GH, Lahr BD, Bailey KR, Norby SM, Garovic VD. A systematic review and meta-analysis of pregnancy outcomes in patients with systemic lupus erythematosus and lupus nephritis. *Clin J Am Soc Nephrol*. 2010;5(11):2060-2068.

3. Baer AN, Witter FR, Petri M. Lupus and pregnancy. *Obstet Gynecol Surv*. 2011;66(10):639-653.

4. American College of Obstetricians and Gynecologists. Practice Bulletin No. 180: gestational diabetes: *Obstet Gynecol*. 2017;130:e17-e21.

5. American Diabetes Association. Classification and diagnosis of diabetes. *Diab Care*. 2017;40(suppl 1): S11-S24.

6. Salmeen K. Gestational diabetes testing: making sense of the controversy. *J Midwifery Womens Health*. 2016;61(2):203-209.

7. Centers for Disease Control and Prevention. *National Diabetes Statistics Report, 2017*. Atlanta, GA: Centers for Disease Control and Prevention, U.S. Department of Health and Human Services; 2017. https://www .cdc.gov/diabetes/pdfs/data/statistics/national-diabetes -statistics-report.pdf. Accessed October 25, 2017.

8. Fong A, Serra A, Herrero T, Pan D, Ogunyemi D. Pre-gestational versus gestational diabetes: a population based study on clinical and demographic differences. *J Diab Complications*. 2014;28:29-34.

9. Crowther CA, Hiller JE, Moss JR, McPhee AJ, Jeffries WS, Robinson JS; Australian Carbohydrate Intolerance Study in Pregnant Women (ACHOIS) Trial Group. Effect of treatment of gestational diabetes mellitus on pregnancy outcomes. *N Engl J Med*. 2005;352(24):2477-2486.

10. Kubo A, Ferrara A, Windham GC, et al. Maternal hyperglycemia during pregnancy predicts adiposity of the offspring. *Diab Care*. 2014;37(11):2996-3002.

11. Boney CM, Verma A, Tucker R, Vohr BR. Metabolic syndrome in childhood: association with birth weight, maternal obesity and gestational diabetes mellitus. *Pediatrics*. 2005;115(3):e290-e296.

12. Gillman MW, Rifas-Shiman S, Berkey CS, Field AE, Colditz GA. Maternal gestational diabetes, birth weight and adolescent obesity. *Pediatrics*. 2003;111(3): e221-e226.

13. Landon MB, Spong CY, Thom E, et al. A multicenter randomized trial of treatment for mild gestational diabetes. *N Engl J Med*. 2009;361(14):1339-1348.

14. Langer O, Conway DL, Berkus MD, Xenakis EM, Gonzales O. A comparison of glyburide and insulin in women with gestational diabetes. *N Engl J Med*. 2000;343(16):1134-1138.

15. Rowan JA, Hague WM, Gao W, Battin MR, Moore MP, MiG Trial Investigators. Metformin versus insulin for the treatment of gestational diabetes. *N Engl J Med*. 2008;358(19):2003-2015.

16. American Diabetes Association. Management of diabetes in pregnancy. *Diab Care*. 2017;40(suppl 1):S114-S119.

17. Fong A, Serra AE, Gabby L, Wing DA, Berkowitz KM. Use of hemoglobin A1c as an early predictor of gestational diabetes mellitus. *Am J Obstet Gynecol*.

2014;211(6):641.e1-641.e7.

18. Avery M. Diabetes in pregnancy: the midwifery role in management. *J Midwifery Womens Health.* 2000;45:472-480.

19. Longo S. Gastrointestinal conditions during pregnancy. *Clin Colon Rectal Surg.* 2010;23(02):80-89.

20. Angelini DJ. Obstetric triage revisited: update on non-obstetric surgical conditions in pregnancy. *J Midwifery Womens Health.* 2003;48(2):111-118.

21. Pinder M, Lummis K, Selinger CP. Managing inflammatory bowel disease in pregnancy: current perspectives. *Clin Exper Gastroenterol.* 2016;9:325-335.

22. Body C, Christie JA. Gastrointestinal diseases in pregnancy: nausea, vomiting, hyperemesis gravidarum, gastroesophageal reflux disease, constipation, and diarrhea. *Gastroenterol Clin North Am.* 2016;45(2):267-283.

23. Raga Ali RA, Egan LJ. Gastroesophageal reflux disease in pregnancy. *Best Pract Res Clin Gastroenterol.* 2007;21(5):793-806.

24. Pitchumoni CS, Yegneswaran B. Acute pancreatitis in pregnancy. *World J Gastroenterol.* 2009;15(45):5641-5646.

25. McLean E, Cogswell M, Egli I, Wojdyla D, de Benoist B. Worldwide prevalence of anaemia: WHO Vitamin and Mineral Nutrition Information System, 1993–2005. *Public Health Nutr.* 2009;12:444-454.

26. Centers for Disease Control and Prevention. Recommendations to prevent and control iron deficiency in the United States. *MMWR Recommendation Report.* 1998;47(RR-3):1-29.

27. American College of Obstetricians and Gynecologists. ACOG Practice Bulletin No. 95: anemia in pregnancy. *Obstet Gynecol.* 2008;112:201-207.

28. Committee on Nutritional Status During Pregnancy, Food and Nutrition Board, Institute of Medicine. *Nutrition During Pregnancy and Lactation: An Implementation Guide.* Washington, DC: National Academy Press; 1992.

29. Chao C, O'Brien KO. Pregnancy and iron homeostasis: an update. *Nutr Rev.* 2013;71(1):35-51.

30. Allen LH. Anemia and iron deficiency: effects on pregnancy outcome. *Am J Clin Nutr.* 2000;71(suppl):1280S-1284S.

31. Peña-Rosas JP, De-Regil LM, Dowswell T, Viteri FE. Daily oral iron supplementation during pregnancy. *Cochrane Database Syst Rev.* 2012;12:CD004736. doi:10.1002/14651858.CD004736.pub4.

32. Mei Z, Cogswell ME, Looker AC, et al. Assessment of iron status in US pregnant women from the National Health and Nutrition Examination Survey (NHANES), 1999–2006. *Am J Clin Nutr.* 2011;93(6):1312-1320.

33. Milman N, Bergholt T, Byg KE, Erikson L, Graudal N. Iron status and iron balance during pregnancy: a critical appraisal of iron supplementation. *Acta Obstet Gynecol Scand.* 1999;78(9):749-757.

34. Haider BA, Olofin I, Wang M, Spiegelman D, Ezzati M, Fawzi WW; Nutrition Impact Model Study Group (Anaemia). Anaemia, prenatal iron use, and risk of adverse pregnancy outcomes: systematic review and meta-analysis. *BMJ.* 2013;346:f3443.

35. Khalafallah A, Dennis A, Bates J, et al. A prospective randomized, controlled trial of intravenous versus oral iron for moderate iron deficiency anaemia of pregnancy. *J Intern Med.* 2010;268:286.

36. Thom CS, Dickson CF, Gell DA, Weiss MJ. Hemoglobin variants: biochemical properties and clinical correlates. *Cold Spring Harbor Perspect Med.* 2013;3(3):a011858.

37. Piel FB, Weatherall DJ. The alpha-thalassemias. *N Engl J Med.* 2014;371:1908-1916.

38. Rund D, Rachmilewitz E. Beta-thalassemia. *N Engl J Med.* 2005;353:1135-1146.

39. Howard J, Oteng-Ntim E. The obstetric management of sickle cell disease. *Best Pract Res Clin Obstet Gynecol.* 2012;26:25-36.

40. Horowitz KM, Ingardia CJ, Borgida AF. Anemia in pregnancy. *Clin Lab Med.* 2013;33(2):281-291.

41. Ciobanu AM, Colibab S, Cimpoca B, Peltecu G, Panaitescu AM. Thrombocytopenia in pregnancy. *Maedica (Buchar).* 2016;11(1):55-60.

42. Boothman L. Platelets in pregnancy: their role and function in disease. *Br J Midwifery.* 2016;24(8):550-555.

43. Marik PE, Plante LA. Venous thromboembolic disease and pregnancy. *N Engl J Med.* 2008;359:2025.

44. Simcox LE, Ormesher L, Tower C, Greer IA. Pulmonary thrombo-embolism in pregnancy: diagnosis and management. *Breathe (Sheff).* 2015;11(4):282-289.

45. Greer IA. The challenge of thrombophilia in maternal–fetal medicine. *N Engl J Med.* 2000;342:424.

46. Dobbenga-Rhodes Y. Shedding light on inherited thrombophilias: the impact on pregnancy. *J Perinat Neonatal Nurs.* 2016;30(1):36-44.

47. Connors JM. Thrombophilia testing and venous thrombosis. *N Engl J Med.* 2017;377:1177-1187.

48. American College of Obstetricians and Gynecologists, Women's Health Care Physicians. ACOG Practice Bulletin No. 138: inherited thrombophilias in pregnancy. *Obstet Gynecol.* 2013;122(3):706-717.

49. American College of Obstetricians and Gynecologists, Task Force on Hypertension in Pregnancy. Hypertension in pregnancy: report of the American College of Obstetricians and Gynecologists' Task Force on Hypertension in Pregnancy. *Obstet Gynecol.* 2013;122(5):1122-1131.

50. Duley L. The global impact of pre-eclampsia and eclampsia. *Semin Perinatol.* 2008;33(3):130-137.

51. Shih T, Peneva D, Xu X, et al. The rising burden of preeclampsia in the United States impacts both maternal and child health. *Am J Perinatol.* 2016;33:329-338.

52. Lo J, Mission JF, Caughey AB. Hypertensive disease of pregnancy and maternal mortality. *Curr Opin Obstet Gynecol.* 2013;25(2):124-132.

53. Say L, Chou D, Gemmill A, et al. Global causes of maternal death: a WHO systematic analysis. *Lancet Glob Health.* 2014;2(6):e323-e333.

54. Mosca L, Benjamin EJ, Berra K, et al. Effectiveness-based guidelines for the prevention of cardiovascular disease in women—2011 update: a guideline from the American Heart Association. *J Am Coll Cardiol.* 2011;57(12):

1404-1423.

55. Barton JR, O'Brien JM, Bergauer NK, Jacques DL, Sibai BM. Mild gestational hypertension remote from term: progression and outcome. *Am J Obstet Gynecol.* 2001;184:979-983.

56. Roberts JM, Hubel CA. The two-stage model of preeclampsia: variations on the theme. *Placenta.* 2009;30(suppl A):S32-S37.

57. Fisher SJ. Why is placentation abnormal in preeclampsia? *Am J Obstet Gynecol.* 2015;213:S115-S122.

58. Burton GJ, Yung HW, Cindrova-Davies T, Charnock-Jones DS. Placental endoplasmic reticulum stress and oxidative stress in the pathophysiology of unexplained intrauterine growth restriction and early onset preeclampsia. *Placenta.* 2009;30(suppl A):S43-S48.

59. Chen CW, Jaffe IZ, Karumanchi SA. Pre-eclampsia and cardiovascular disease. *Cardiovasc Res.* 2014;101(4):579-586.

60. Snydal S. Major changes in diagnosis and management of preeclampsia. *J Midwifery Womens Health.* 2014;59(6):596-605.

61. Warrington JP, George EM, Palei AC, Spradley FT, Granger JP. Recent advances in the understanding of the pathophysiology of preeclampsia. *Hypertension.* 2013;62(4):666-673.

62. Leslie MS, Briggs LA. Preeclampsia and the risk of future vascular disease and mortality: a review. *J Midwifery Womens Health.* 2016;61(3):315-324.

63. Tooher J, Thornoton C, Makris A, Ogle R, Korda A, Hennessy A. All hypertensive disorders of pregnancy increase the risk of future cardiovascular disease. *Hypertension.* 2017;70:798-803.

64. U.S. Preventive Services Task Force. *Final Recommendation Statement: Low-Dose Aspirin Use for the Prevention of Morbidity and Mortality from Preeclampsia: Preventive Medication.* December 2016. Available at: https://www.uspreventiveservicestaskforce.org/Page/Document/RecommendationStatementFinal/low-dose-aspirin-use-for-the-prevention-of-morbidity-and-mortality-from-preeclampsia-preventive-medication. Accessed December 6, 2017.

65. Tranquilli AL. Early and late-onset preeclampsia. *Pregn Hypertension.* 2014;4(3):241.

66. Bernstein PS, Martin JN Jr, Barton JR, et al. National Partnership for Maternal Safety: consensus bundle on severe hypertension during pregnancy and the postpartum period. *Obstet Gynecol.* 2017;130(2):347-357.

67. Cipolla MJ, Kraig RP. Seizures in women with preeclampsia: mechanisms and management. *Fetal Matern Med Rev.* 2011;22(2):91-108.

68. Sibai BM. Chronic hypertension in pregnancy. *Obstet Gynecol.* 2002;100:369-377.

69. American College of Obstetricians and Gynecologists. ACOG Practice Bulletin No. 125: chronic hypertension in pregnancy. *Obstet Gynecol.* 2012;119:396-407.

70. Bullo M, Tschumi S, Bucher BS, Bianchetti MG, Simonetti GD. Pregnancy outcome following exposure to angiotensin-converting enzyme inhibitors or angiotensin receptor antagonists: a systematic review. *Hypertension.* 2012;60:444-450.

71. Celis H, Fagard RH. White coat hypertension: a clinical review. *Eur J Intern Med.* 2004;15(6):348-357.

72. Aloizos S, Seretis C, Liakos N, et al. HELLP syndrome: understanding and management of a pregnancy-specific disease. *J Obstet Gynaecol.* 2013;33(4):331-337.

73. Sibai BM. Diagnosis, controversies, and management of the syndrome of hemolysis, elevated liver enzymes, and low platelet count. *Obstet Gynecol.* 2004;103:981.

74. Carlson A, Norwitz ER, Stiller RJ. Cytomegalovirus infection in pregnancy: should all women be screened? *Rev Obstet Gynecol.* 2010;3(4):172-179.

75. American College of Obstetricians and Gynecologists. Practice Bulletin No. 151: cytomegalovirus, parvovirus B19, varicella zoster, and toxoplasmosis in pregnancy. *Obstet Gynecol.* 2015;125:1510-1525.

76. Feldman DM, Keller R, Borgida AF. Toxoplasmosis, parvovirus, and cytomegalovirus in pregnancy. *Clin Lab Med.* 2016;36(2):407-419.

77. American College of Obstetricians and Gynecologists. Committee Opinion No. 614: management of pregnant women with presumptive exposure to listeria monocytogenes. *Obstet Gynecol.* 2014;124(6):1241-1244.

78. Silk BJ, Date KA, Jackson KA, et al. Invasive listeriosis in the Foodborne Diseases Active Surveillance Network (FoodNet), 2004–2009: further targeted prevention needed for higher-risk groups. *Clin Infect Dis.* 2012;54(suppl 5):S396-S404.

79. Jackson KA, Iwamoto M, Swerdlow D. Pregnancy-associated listeriosis. *Epidemiol Infect.* 2010;138:1503-1508.

80. Goff M. Parvovirus B19 in pregnancy. *J Midwifery Womens Health.* 2005;50:536-538.

81. Bouthry E, Picone O, Hamdi G, Grangeot-Keros L, Ayoubi JM, Vauloup-Fellous C. Rubella and pregnancy: diagnosis, management and outcomes. *Prenat Diagn.* 2014;34(13):1246-1253.

82. Centers for Disease Control and Prevention. General recommendations on immunization: recommendations of the Advisory Committee on Immunization Practices (ACIP). *MMWR.* 2011;60(2);1-60.

83. Lamont RF, Sobel JD, Carrington D, et al. Varicella-zoster virus (chickenpox) infection in pregnancy. *BJOG.* 2011;118(10):1155-1162.

84. Pressman EK, Seidman SM, Summers L. Primary care for women: comprehensive assessment of the neurologic system. *J Midwifery Womens Health.* 1995;40(2):163-168.

85. Deneris A, Rosati Allen P, Hart Hayes E, Latendresse G. Migraines in women: current evidence for management of episodic and chronic migraines. *J Midwifery Womens Health.* 2017;62(3):270-285.

86. Moloney MF, Johnson CJ. Migraine headaches: diagnosis and management. J Midwifery Womens Health. 2011;56(3):282-292.

87. Facchinetti F, Allais G, Nappi RE, et al. Migraine is a risk factor for hypertensive disorders in pregnancy: a

prospective cohort study. Cephalalgia. 2009;29:286-292.

88. Marchenko A, Etwel F, Olutunfese O, Nickel C, Koren G, Nulman I. Pregnancy outcome following prenatal exposure to triptan medications: a meta-analysis. Headache 2015;55:490.

89. Klein A. Peripheral nerve disease in pregnancy. Clin Obstet Gynecol. 2013;56(2):382-388.

90. Massey EW, Guidon AC. Peripheral neuropathies in pregnancy. Continuum. 2014;20(1):100-114.

91. Liu G, Slater N, Perkins A. Epilepsy: treatment options. Am Fam Physician. 2017;96(2):87-96.

92. Chen D, Hou L, Duan X, Peng H, Peng B. Effect of epilepsy in pregnancy on fetal growth restriction: a systematic review and meta-analysis. Arch Gynecol Obstet. 2017;296(3):421-427.

93. Borgelt L, Hart F, Bainbridge J. Epilepsy during pregnancy: focus on management strategies. Int J Womens Health. 2016;8:505-517.

94. Veroniki AA, Rios P, Cogo E, et al. Comparative safety of antiepileptic drugs for neurological development in children exposed during pregnancy and breast feeding: a systematic review and network meta-analysis. BMJ Open. 2017;7(7):e017248. doi:10.1136/bmjopen-2017-017248.

95. Viale L, Allotey J, Cheong-See F, et al. Epilepsy in pregnancy and reproductive outcomes: a systematic review and meta-analysis. Lancet. 2015;386(10006):1845-1852.

96. Murphy VE, Gibson P, Talbot PI, Clifton VL. Severe asthma exacerbations during pregnancy. Obstet Gynecol. 2005;106:1046.

97. Murphy VE. Managing asthma in pregnancy. Breathe. 2015;11(4):258-267.

98. National Asthma Education and Prevention Program. Working group report on managing asthma during pregnancy: recommendations for pharmacologic treatment. Available at: https://www.nhlbi.nih.gov/files/docs/astpreg_qr.pdf. Accessed November 4, 2017.

99. Bates M, Ahmed Y, Kapata N, Maeurer M, Mwaba P, Zumla A. Perspectives on tuberculosis in pregnancy. Int J Infect. Dis. 2015;32:124-127.

100. Ross L, Goff M. Latent tuberculosis infection and BCG vaccination. J Midwifery Womens Health. 2005;50(4):344-347.

101. Sobhy S, Babiker Z, Zamora J, Khan KS, Kunst H. Maternal and perinatal mortality and morbidity associated with tuberculosis during pregnancy and the postpartum period: a systematic review and meta-analysis. BJOG. 2017;124(5):727-733.

102. Lewinsohn DM, Leonard MK, LoBue PA, et al. Official American Thoracic Society/Infectious Diseases Society of America/Centers for Disease Control and Prevention clinical practice guidelines: diagnosis of tuberculosis in adults and children. Clin Infect Dis. 2017;64(2):111-115.

103. American Thoracic Society. Targeted tuberculin testing and treatment of latent tuberculosis infection. MMWR Recomm Rep. 2000;49:1.

104. Mathad KH, Gupta A. Tuberculosis in pregnant and postpartum women: epidemiology, management, and research gaps. Clin Infect Dis. 2012;55(11):1532-1549.

105. Horsburgh CR, Barry CE, Lange C. Treatment of tuberculosis. N Engl J Med. 2015;373;2149-2160.

106. Getahun H, Matteeli A, Chaisson RE, Raviglione M. Latent Mycobacterium tuberculosis infection. N Engl J Med. 2015;372:2127-2135.

107. Committee on Obstetric Practice and Immunization Expert Work Group, Centers for Disease Control and Prevention's Advisory Committee on Immunization, United States, American College of Obstetricians and Gynecologists. Committee Opinion No. 608: Influenza vaccination during pregnancy. Obstet Gynecol. 2014;124(3):648-651.

108. Luteijn JM, Brown MJ, Dolk H. Influenza and congenital anomalies: a systematic review and meta-analysis. Hum Reprod. 2014;29:809-823.

109. Greer LG, Sheffield JS, Rogers VL, Roberts SW, McIntire DD, Wendel GD Jr. Maternal and neonatal outcomes after antepartum treatment of influenza with antiviral medications. Obstet Gynecol. 2010;115:711-716.

110. Stagnaro-Green A. Overt hyperthyroidism and hypothyroidism during pregnancy. Clin Obstet Gynecol. 2011;54(3):478-487.

111. Korevaar TIM, Medici M, Visser TJ, Peeters RP. Thyroid disease in pregnancy: new insights in diagnosis and clinical management. Nat Rev Endocrinol. 2017;13(10):610-622.

112. Alexander EK, Pearce EN, Brent GA, et al. 2017 guidelines of the American Thyroid Association for the diagnosis and management of thyroid disease during pregnancy and the postpartum. Thyroid. 2017;27(3):315-389.

113. Springer D, Jiskra J, Limanova Z, Zima T, Potlukova E. Thyroid screening in pregnancy: from physiology to screening. Crit Rev Clin Lab Sci. 2017;54(2):112-116.

114. Cooper DS, Laurberg P. Hyperthyroidism in pregnancy. Lancet Diab Endocrinol. 2013;1:238-249.

115. American College of Obstetricians and Gynecologists. Practice Bulletin No. 148: thyroid disease in pregnancy. Obstet Gynecol. 2015;125(4):996-1005.

116. Lazarus JH, Bestwick JP, Channon S, et al. Antenatal thyroid screening and childhood cognitive function. N Engl J Med. 2012;366:493-501.

117. De Groot L, Abalovich M, Alexander EK, et al. Management of thyroid dysfunction during pregnancy and postpartum: an Endocrine Society clinical practice guideline. J Clin Endocrinol Metab. 2012;97(8):2543-2565.

118. Matuszkiewicz-Rowinska J, Malyszko J, Wieliczko M. Urinary tract infections in pregnancy: old and

new unresolved diagnostic and therapeutic problems. *Arch Med Sci*. 2015;11(1):67-77.

119. O'Dell KK. Pharmacologic management of asymptomatic bacteriuria and urinary tract infections in women. *J Midwifery Womens Health*. 2011;56(3): 248-265.

120. Smaill FM, Vazquez JC. Antibiotics for asymptomatic bacteriuria in pregnancy. *Cochrane Database Syst Rev*. 2015;8:CD000490. doi:10.1002/14651858 .CD000490.pub3.

121. American College of Obstetricians and Gynecologists. Committee Opinion No. 717: sulfonamides, nitrofurantoin, and risk of birth defects. *Obstet Gynecol*. 2017;130:e150-e152.

122. Widmer M, Lopez I, Gulmezoglu AM, Mignini L, Roganti A. Duration of treatment for asymptomatic bacteriuria during pregnancy. *Cochrane Database Syst Rev*. 2015;11:CD000491. doi:10.1002/14651858 .CD000491.pub3.

# 分娩期

NANCY K.LOWE

著名分娩教育家、导乐导师潘妮·辛普金（Penny Simpkin）[1,2]总结说："这不是女人生命中的另一天。"每当陪伴或者想起某位分娩中的妇女时，助产士应该在心中一遍又一遍地用这句话提醒自己。虽然只是简单的几个字，但却深刻地诠释了分娩日对于妇女的重要性和永久性。辛普金的研究显示，15~20年后妇女仍能清楚准确地记得当年分娩时她的助产士和配偶曾经做过的事和说过的话。分娩过程中助产士的一言一行不仅会影响产程和分娩的生理过程，还会影响妇女对这一天的记忆以及对新生儿进入家庭生活的记忆。这一部分的各个章节介绍了在整个产程和分娩过程中助产保健的全部环节。

助产士是产妇及其家庭在产程和分娩过程中的指导者、咨询者和协作者。助产士能确保产妇在生理、心理及精神上的安全，同时在特定的分娩环境中发挥作用，无论是家庭、分娩中心、还是医院。在产妇和其周围的任何保健系统之间，助产士作为缓冲器而提供服务。助产士的责任是确保一个受保护的空间，在这里分娩可以发展为每一个妇女和其婴儿先天拥有的独特过程。助产保健的哲理包括"小心等待，不干预正常的过程"[3]。

在生殖周期中，产程和分娩期间使用了不恰当或不合时宜的干预措施可以造成很严重的后果。胎头较高时不合时宜地人工破膜，脐带脱落到助产士破膜的手里，下降的胎头压住脱垂的脐带，这会使一个正常的分娩变成产科急诊。外源性催产素使用不当引起胎儿心动过速或胎儿心动过缓，会导致其后的一系列额外干预，引起焦虑和更多的干预，甚至可能使正常产程停滞。虽然产程中的医药和手术干预可以最终平安解决发生的问题，但不慎重地使用这些干预给产妇和新生儿带来的伤害多于好处，而且会增加不必要的医疗费用。

助产士是警醒的保护者，确保产妇和胎儿在产程和分娩过程中的安全。这种警醒来自于对人类生殖生理和心理的透彻理解，以及在这一脆弱的过渡时期中从事助产实践的科学依据。助产士精英的一生都在学习分娩和分娩时各种变幻莫测的情况，通过研读科学文献来加强知识，扩展自身的技能。

尽管分娩是一个正常的、进行性的生理过程，但也是产妇和胎儿的脆弱时期，在这一过程中可以出现各种问题，要求助产士基于综合评估，及时识别并处理，与其他医疗团队成员合作或必要时转诊。不论是问题本身还是相应的治疗方案，对产妇及其自主和自我抉择的尊重都是助产保健的中心。

一部引申自老子思想的关于做领导者和助产士（你是否认为助产士是一个领导者？）的著作，很好地总结了助产士在分娩中的角色："想象你自己是一名助产士,你在协助她人分娩。好好地做事,不要炫耀或大惊小怪。要顺其自然,而不要去按照自己的意愿行事。如果你必须要变成领导者,那就通过引导来帮助母亲,使她仍然拥有自由和担负责任。当孩子出生以后,母亲会自豪地说:是我们自己把他生出来了!"[4](pp33)。

(徐鑫芬 译 段得琬 审)

**参考文献**

1. Simkin P. Just another day in a woman's life? Women's long-term perceptions of their first birth experience. Part I. *Birth*. 1991:18(4);203-210.

2. Simkin P. Just another day in a woman's life? Women's long-term perceptions of their first birth experience. Part II. *Birth*. 1992;19(2):64-81.

3. American College of Nurse-Midwives. *Philosophy of the American College of Nurse-Midwives*. Silver Spring, MD: American College of Nurse-Midwives; 2004.

4. Heider J. *The Tao of Leadership: Lao Tzu's Tao Te Ching Adapted for a New Age*. Atlanta, GA: Humanics New Age; 1985.

# 24

# 产程和分娩过程中的解剖与生理

CINDY M.ANDERSON AND MELISSA D.AVERY

## 引言

为了在正常产程与分娩过程中为产妇提供有效的照护,助产士需要充分了解这一特殊时期的生理学知识。女性生殖系统解剖学与生理学与孕期变化在"女性生殖系统解剖与生理"以及"妊娠解剖与生理"章节进行介绍。本章主要介绍在产程和分娩过程中母体与胎儿所发生的解剖学和生理学变化。子宫的变化始于妊娠期的宫缩抑制,到第一产程潜伏期和活跃期子宫调节激素的激活和子宫收缩激素的刺激,是本章的重点。子宫调节激素是指对子宫有影响的激素,如:雌激素和孕激素等,而子宫收缩激素是指能刺激子宫收缩的激素,如:前列腺素和催产素。本章最后介绍分娩过程中胎儿与母体骨盆的解剖学关系。

按照传统概念,影响产程和分娩过程的因素包括:产力(power,子宫收缩)、娩出者(passenger,胎儿)和产道(passage,骨盆)。而这里面通常还会加入第四个因素——心理(第四个"P",psyche),一并在本章中阐述。然而,在产程和分娩过程中还会发生很多更为复杂的适应过程。重要的是,我们要认识到支持产程和分娩这一正常生理过程的最佳做法是使用最少的干预措施[1]。在产程和分娩过程中使用的干预措施有可能会破坏复杂的激素调节,从而产生瀑布效应,进一步破坏这一生理过程的展开[2]。产程期间的干预,如:使用人工合成催产素、过早人工破膜以及连续电子胎心监测,都可能会带来意想不到的风险,干扰自然临产低风险产妇的生理产程过程[2,3]。对这些内容的了解有助于助产士去理解和支持正常产程与分娩过程,同时也能识别产程中的异常情况,并做出相应的管理决策。

## 先兆临产的体征和症状

妊娠足月时,母亲与胎儿生理和激素的共同反应过程引发临产的到来[2]。先兆临产的体征和症状可能在临产前的一周或两周出现,子宫缓慢地从静止状态转变到活跃的、持续收缩的状态。

### 母体对胎儿下降的适应

胎儿下降进入真骨盆,母亲出现轻松感,有可能在产程发动以前的 4 周就已经出现。胎儿移动到较低的位置进入真骨盆,被称为"衔接",这个过程在初产妇比经产妇更为常见。胎儿解剖学位置的改变可客观地表现在宫底高度的降低,母亲出现特有的症状和体征,包括横膈膜压力部分减轻,使呼吸变得轻松和胃食道反流减少。相反,骨盆附近结构的压力增加,使尿频、盆腔压力、腿部疼挛、下肢坠积性水肿加重。由胎先露压力造成的股静脉部分阻塞使静脉的回心血量减少,特别是在孕妇站立时。因为远端下肢静脉内血容量聚积,下腔静脉内的压力增加,促使液体渗出血管进入周围间质组织导致水肿。当孕妇处于卧位时,静脉回流加强,血管内的压力减低,使水肿得到缓解。左侧卧位可以进一步减少下腔静脉的压力,因为下腔静脉处于中央偏右的位置。由于胎先露衔接后带来的解剖学压力造成母体膀胱容量减少,加之卧位时静脉回流的增加,这些因素共同导致了夜间排尿增多,在怀孕的最后几周造成睡眠中断干扰。

### 宫颈成熟、消失和扩张

对于孕期、产程和分娩期间宫颈变化的了解主要来源于动物研究的结果。因此,关于人类宫颈变化的时间和分子过程的生理学知识尚未完全阐明。正如"妊娠解剖与生理"一章中所述,子宫颈在孕期、产程和分娩过程中经历了已知的四个重塑阶段。

宫颈结缔组织改变是重塑过程的核心,主要发生在临产前和产程中宫颈成熟的第三阶段。胶原蛋白的重新排列是引起宫颈成熟的主要改变,而弹性蛋白和平滑肌纤维的重新排列在这个过程中的作用较为轻微[4,5]。宫颈重塑的解剖学改变受到炎症和激素作用的影响,伴随组织含水量的增多,进而引起子宫颈的软化[6],为产程活跃期分娩发生以前的宫颈消失与扩张准备条件。

触发宫颈改变的因素包括炎症、催产素和前列腺素活动的增加[2]。宫颈的成熟和软化是宫颈消失和扩张的基础,反映为母体基质金属蛋白酶(分解肽键的酶)诱导下,胶原蛋白分解增强和弹力蛋白重塑的过程,而基质金属蛋白酶在子宫静止期受到孕激素的抑制[7]。非孕期子宫颈紧缩的胶原束受激素改变的影响在孕中期密度减低和变得松散。在孕晚期和产程中,由于含水量增加使组织变得更加柔软,同时由于多糖核心蛋白聚糖和纤连蛋白的减少造成了胶原纤维的分离[4]。包括胶原酶和弹性蛋白酶在内的各种酶的增加破坏了结缔组织,促进子宫颈的重塑。

宫颈消失是由于子宫颈内口的肌肉纤维变长,将宫颈管向上牵拉形成子宫下段,造成子宫颈的消失。临床上用百分比来评价子宫颈变短消失的程度,没有变短消失表达为0%,完全消失表达为100%,或者用实际长度的厘米数来描述。目前的趋势是用实际长度的厘米数来记录子宫颈的状况。当对足月孕妇进行子宫颈检查,并以此来判断其阴道分娩的可能性时,可对比以前测量得到的原始长度用子宫颈长度变短消失的百分比形式来记录。子宫颈消失的百分比还是决定 Bishop 得分的参数之一。Bishop 得分的计算在"产程中与分娩时的并发症"一章中有更加详细的描述。

有时子宫颈扩张可能发生在临产之前,然后在整个产程和分娩过程中宫颈消失和扩张发生连续进展。初产妇可能在临产前出现一定程度的宫颈软化和消失,也可能在临产时宫颈还没有软化或消失。初产妇通常是宫颈消失先于扩张;相反,经产妇通常在分娩开始时宫颈只是部分消失但已有扩张,而且这一过程继续进展与产程进展同时发生。

宫颈扩张是宫颈外口的扩张,从几毫米的开口扩张到能够允许胎儿在分娩时通过的宽度。宫缩的力量和羊水的流体静力学作用形成的扩张力逐渐打开抵抗力减低后的子宫颈。在破膜的情况下,胎先露部分对子宫颈的直接压力也促进了进展性的宫口扩张。临床评估子宫颈扩张是以测量宫口直径的厘米数来表示,0cm 表示子宫颈外口闭合,10cm 表示完全扩张。完全扩张的 10cm 是根据胎头枕下前囟径的长度确定的,足月胎儿的枕下前囟径大约是 9.5cm;在正常的头位分娩机转中,这是胎头俯屈时最大的前后径线。胎头的各个径线在本章的后面有详细介绍。

除了牵拉宫颈以促进其成熟外,在接近临产时子宫收缩还可能有频度上的增加,并且导致母亲临产前的不适,以前称之为"假临产"。这些临产前的子宫无痛性收缩(Braxton Hicks)没有规律,也不会有在产程活跃期时发生的进展性子宫颈扩张和消失。然而它们并不是"假的",因为这些先兆性子宫收缩可能反映了妊娠末期子宫肌肉组织所发生的变化,是在为临产做准备。刺激子宫颈成熟的激素微环境,加上胎儿先露部分对子宫颈的解剖学压力和子宫收缩形成的牵拉力也导致了子宫颈管内黏液栓的排出,这也是临产前的先兆表现。这种带血的黏液在临产前的子宫颈改变开始后从子宫颈管内排出。黏液栓可能是整个一起排出,更常见的是在 1~2 天内一点点排出。在子宫颈没有受到创伤或损害的情况下(如:过于用力的阴道检查),黏液栓的排出通常预示着 48 小时内会有产程启动。

## 影响产程启动的因素

临产最经典的定义是出现规律的疼痛性子宫收缩,并引起子宫颈的扩张。宫缩变得规律且越来越频繁,持续时间和强度不断增加是产程开始的标志[8,9]。对于产程启动过程的最初了解是在动物研究的基础上推论至人类的。产程启动很可能是源于母体和胎儿系统中生化与力学复杂因素之间的相互作用,以及激素系统对各种活性的复杂调节反应所引起的[2]。因为不同个体在临产发展过程和顺序上的极大差异,反映出人类个体在身体体验上的差别。

遗传学(母亲和胎儿)、种族与民族因素对产程启动时间上的影响为产程发动中的遗传学影响提供了一些证据[10-12]。母体、胎儿和宫内因素促成了基因和环境的相互作用,显示了包括产程启动在内的结果的复杂性[13,14]。母体基因组合中的遗传学多样性提示,孕期长短与产程启动时间受到多种因素的影响,包括压力[15]与炎症[16~18]因素。

## 产程的内分泌学:产程启动的瀑布效应

一般认为产程启动是母体、胎儿和胎盘三个部分相互作用的结果[19]。然而这个过程涉及一系列瀑布性的连锁事件,其中包括多重循环往复的周转,这可能就是为什么研究者们至今还没有发现只有单个产程启动的因子。目前已知的两个基本机制是:从由黄体酮主导的子宫静止期转变到雌激素刺激的子宫收缩素的激活改变;以及胎盘产生促肾上腺皮质激素释放激素。产程启动的整个过程经历有4个阶段(图24-1)[9,20,21]:

阶段0,静止期:妊娠晚期子宫静止期。子宫收缩的抑制剂包括孕激素、前列环素、松弛素、一氧化氮和其他激素。

阶段1,激活期:子宫调节素(如:雌激素)刺激子宫肌层内的催产素和前列腺素受体上调,并激活子宫肌细胞之间的缝隙连接。

阶段2,兴奋期:子宫收缩素(如:催产素和前列腺素)促进产程进展。

阶段3,复旧期:分娩后的子宫复旧,由催产素、可能也有凝血酶的介导。

### 阶段1,激活期

子宫从静止期到活跃期的过渡中所经历的主要变化包括子宫肌层兴奋性增高、自发性活动增多,以及对刺激子宫收缩物质的反应性的增加[22]。产程激活期的特点主要表现在,孕激素作用不再居于主导地位。子宫有两种形式的孕激素受体,它们的作用正好相反。在妊娠期间孕激素主要与孕激素 B 受体(PR-B)结合,这种结合可抑制炎症反应使子宫保持静止。而在激活期孕激素转变为与缩短了的孕激素 A 受体(PR-A)结合,从而促进与产程分娩有关的促炎症主导效应[23]。子宫肌层 PR-A 的浓度增加超过了 PR-B,在不改变循环孕激素浓度的情况下造成孕激素的功能性撤退[24-27]。同时孕激素能刺激一氧化氮的合成进而抑制平滑肌收缩。当静止期间包括孕激素、前列腺素、松弛素和一氧化氮在内的激素抑制作用被消除后,子宫的活动性增加。

在雌激素的影响下,子宫肌层细胞的前列腺素受体和催产素受体的功能得到强化,缝隙连接形成允许肌肉纤维间的直接交流。缝隙连接是一些跨膜蛋白,在两个相邻肌细胞之间形成交流的细孔或通道。宫缩活动启动的信号通过缝隙连接来传导扩展,引起以低速短距力量为特征的同步性子宫收缩[19]。

前列腺素促进子宫收缩,增加子宫肌层对催产素的敏感性,并刺激缝隙连接的形成。产程中,$PGE_2$选择与前列腺素 EP3 受体结合而放弃 EP1 受体,并通过与 EP3 受体结合来刺激宫缩[28]。

### 胎盘在产程启动中的作用

孕激素和一氧化氮的作用下降也有助于促进胎盘分泌促肾上腺皮质激素释放激素(CRH)[23,29]。来源于胎盘的促肾上腺皮质激素释放激素(CRH)在分娩时达到高峰,这显示胎盘在产程启动时机和

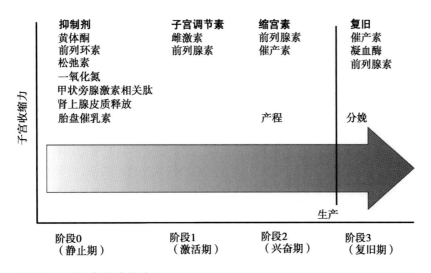

图 24-1 产程与分娩的阶段

分娩过程中扮演了重要角色。胎盘 CRH 进入到胎儿体内,刺激胎儿下丘脑-垂体-肾上腺轴,促进胎儿肾上腺分泌皮质醇。皮质醇可以诱导胎肺成熟,并引起促炎表面活性剂和磷脂的产生增加,通过诱导刺激宫内组织的前列腺素合成,进而发挥引发子宫收缩的胎儿机制[19]。CRH 同时刺激胎儿肾上腺分泌脱氢表雄酮(DHEA-S)作为雌激素生成的前期基质,增强胎儿对于产程启动和产程进展的影响。作为母体-胎儿交界部分的胎膜在刺激产程进展过程中担当了胎儿和母体系统激素交换流通的载体[30,31]。

CRH 通过刺激胎儿肾上腺活动释放 DHEA-S,胎盘又将 DHEA-S 转变为雌激素,从而影响了临产时从黄体酮主导向雌激素主导的转变。胎盘将 DHEA-S 转变为雌激素来对抗孕激素的作用。CRH 引起供给子宫、胎儿、胎盘血液的血管扩张,使子宫血流灌注增多。CRH 还能通过激发胎膜分泌刺激性前列腺素 F2α 和 E2,并通过子宫平滑肌细胞释放信号增加钙含量,这些活动都能调节子宫的收缩运动[32]。

## 炎症在产程启动中的作用

产程激活期和兴奋期是以突出的炎症状态为特征的。在产程启动时,白细胞侵入子宫肌层、子宫颈、绒毛膜蜕膜和羊膜[33]。被激活了的白细胞释放促炎因子促进钙离子进入子宫平滑肌细胞,并增加前列腺素的生成,从而强化了子宫收缩性。中性粒细胞释放细胞酶进一步溶解细胞外的基质蛋白(如:胎儿纤连蛋白和胶原蛋白),易化宫颈进展性扩张。在胎膜中的炎症细胞因子和溶解酶也增多,导致胎膜变得脆弱以致最终破裂。

## 阶段 2,兴奋期

### 子宫肌层活动

出现规律的、不断增强的宫缩是产程中兴奋期的特征表现。催产素的作用在产程兴奋阶段变得特别显著。由下丘脑产生,通过脑垂体后叶释放的催产素以脉冲形式进入母体循环,在胎儿娩出时达到最高峰[34]。雌激素主导状况也能刺激催产素在绒毛膜蜕膜中的基因表达,提供局部生成的催产素来源。催产素与子宫肌层催产素受体结合,通过钙离子依赖通道来刺激产程活跃期特有的子宫平滑肌收缩。母体蜕膜中产生的前列腺素也能与催产素受体

结合产生刺激作用,因此前列腺素和催产素形成了双向性关系[35,36]。

产程活跃期影响宫缩强度和频率的主要因素是催产素受体的数量和其对催产素敏感度的改变,而不是催产素产生和释放的改变[29]。这种关联具有以下几个临床意义。首先,催产素对于子宫底部受体的亲和度加大[37],即使在催产素血浆浓度没有增加的情况下也能使激素功效达到最大化。其次,在子宫肌层细胞膜中的催产素受体数量在产程早期达到最多,此时子宫肌层细胞中的受体数量与未孕状态相比增加了 200 倍。血浆中催产素水平在第一产程与临产前相比并没有改变,但在第二产程确实有所增加且达到峰值,这可能是由于胎儿催产素的合成释放增加和向胎盘母体侧的转运增多[38]。产程中的机械拉伸也增加了催产素受体在子宫肌细胞中的表达,增强了更多催产素受体与催产素结合的潜能[36,39]。

与其他 G-蛋白-双受体的情况相似,催产素受体敏感性降低可能是由于母体循环中催产素浓度增加造成的,通常是使用催产素引产或催产时造成的血浆催产素浓度增加或长时间地使用合成催产素药剂的结果[40]。重复或长时间地刺激催产素受体可引起下调作用,使能够与催产素结合的受体数量减少。细胞信号传导减弱和钙的释放减少,引起宫缩强度和频率减低,最终导致产程进展缓慢或产后子宫收缩弛缓。

同催产素一样,前列腺素在产程兴奋期也主要作用于子宫肌层。由羊膜、绒毛膜和蜕膜产生的前列腺素以协同分泌的方式促进子宫收缩活动。前列腺素的分泌同时也受到炎性细胞因子的刺激而增加。最近的研究证据表明,这些变化还引起结缔组织覆盖处的胶原成分减少,间接说明为什么产程中使用了 PGE₁ 后可以增加阴道分娩的成功率,或引起过度宫缩甚至子宫破裂[41]。

### 宫缩机制

子宫平滑肌收缩是产程的一种独特现象。子宫肌细胞是一种可兴奋,并具有收缩能力的平滑肌细胞。子宫肌细胞收缩的触发因子包括子宫肌层的机械扩张(肌原性)和激素受体与激素结合。前列腺素刺激肌细胞产生脉冲式的活动,激发周围的肌细胞在宫缩周期中去极化[19]。通过肌细胞之间的缝隙连接将动作电位传播到相邻的肌束[9]。

子宫平滑肌收缩是间断性的,这允许子宫肌肉、

胎盘和胎儿在宫缩间歇恢复血流灌注。每一次宫缩开始后逐渐增强,到达峰值,然后强度减弱直到恢复至放松状态,持续放松直到下一次宫缩的开始。这一模式经常被描述为:宫缩的加速期、高峰和下降期。

子宫内的平滑肌(子宫肌层)在解剖结构上与其他类型的平滑肌不一样。位于蜕膜和子宫浆膜层之间的子宫肌层由4层肌肉组织构成,每一层与促进或抑制宫缩的物质产生各自独特的反应。最内层的环形肌肉层以垂直于子宫长轴的方向螺旋分布,而外侧的两层肌肉延长轴方向平行分布,中间一层内有血管穿插于交错的肌纤维之间。子宫肌细胞以肌束的方式组织在一起,可以在子宫收缩激素的局部刺激下形成张力。子宫底部的肌肉是最厚的,使得这一区域产生的收缩力最强。子宫底部分是子宫的主动段(图24-2)[42],子宫肌肉走向子宫峡部的子宫下段变得越来越薄;因此变薄的子宫下段形成了胎儿通过的肌肉通道。

宫缩波的传播通常被称为以宫底为主导的三个阶梯式下降,宫缩表现:①开始于子宫底部;②在子宫底部持续时间较长;③从子宫底向峡部进展。宫缩以宫底部位为主导可以有效地扩张宫颈,但是该作用尚未被完全证实。然而,子宫底的肌肉束在每次宫缩后都会进行性地变短,导致子宫的上部变厚并且宫腔逐渐变小。子宫底空间的减小,进而促进了胎儿向被动形成的子宫下段下降。子宫下段肌肉束因宫底的收缩被拉长,创造可扩张的结构空间来容纳胎儿进入,以此促进胎儿下降。子宫主动区与被动区的界限部分称为生理缩复环。当产程受阻时,主动区变得更加厚而短,以至于有时可以在腹部看到两个子宫分段间的界线,被称为病理性缩复环或班德尔环(Bandl's ring)。

从细胞水平讲,是由子宫平滑肌肌细胞内的肌球蛋白和肌动蛋白组成的收缩单元来促进张力的形成,导致平滑肌的同步收缩。薄肌动蛋白和厚肌球蛋白之间的相互作用是力量产生的关键(图24-3)[43]。肌球蛋白存在有两个重链和两个轻链,在间歇期,肌球蛋白的球形头部与重链突出的尾部附着,肌球蛋白头部也包含了与肌动蛋白相连的一侧,生成的力量沿着肌球蛋白的尾部传导。在特殊刺激下钙离子进入肌细胞,通过与肌醇三磷脂(IP₃)与肌浆网(SR)受体的结合,促进更多钙离子从肌浆网储备库里释放到细胞内部。钙离子与平滑肌内钙调节蛋白结合激活了肌球蛋白轻链激酶(MLCK)。MLCK对肌球蛋白头端轻链的磷酸化作用导致肌球蛋白和肌动蛋白之间结构性连接的建立,肌球蛋白三磷腺苷酶(ATPase)在肌球蛋白头端发生催化作用。在肌球蛋白ATPase活动下释放能量形成使肌肉缩短的结构横桥。此时肌球蛋白头端发生旋转并拉住肌动蛋白,从而产生力量使肌肉变短。组成子宫平滑肌束肌细胞的协同作用形成了子宫平滑肌的协同收缩。细胞内钙离子浓度下降,在肌球蛋白轻链磷酸化酶作用下肌球蛋白轻链中的磷酸盐被移走,使肌动蛋白-肌球蛋白连接反转,促进平滑肌舒张。

肌肉放松引发于宫缩的刺激物质的消除或宫缩抑制因子的作用。这些宫缩抑制因子和抑制过程可以进而用来治疗早产时的子宫收缩,包括刺激β-肾上腺素信号通路的药物(如:特布他林),抑制炎症通路的药物(如:吲哚美辛),钙离子通道阻滞剂(如:硝苯地平),还有抑制肌球蛋白轻链的制剂(如:硫酸镁)。此外,孕激素正越来越多地被用于有过早产史

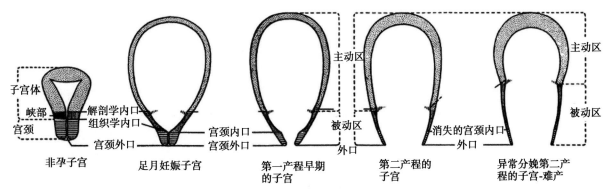

图24-2 足月产妇产程中子宫各部分和子宫环形成的连续过程。注意:未孕子宫、足月子宫和产程分娩中的子宫的对比。子宫体中被动的子宫下段来源于子宫峡部;生理性缩复环在子宫上段和子宫下段的交界处形成。病理性缩复环是由生理性缩复环演变而来

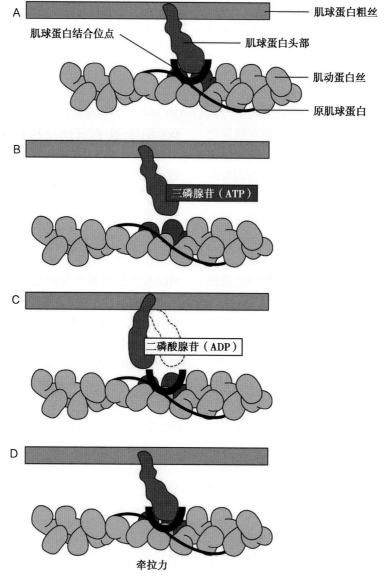

图 24-3 子宫肌肉收缩。A. 附着：在周期开始时，肌球蛋白头端附着于肌动蛋白结合位点。B. 再次充电：ATP 分子结合于肌球蛋白头端后部的一个大裂口，这导致了肌球蛋白结合位点构造的微小变化，减低了肌球蛋白头部在结合位点的亲和力。C. 翘起：肌球蛋白头端上的裂口在 ATP 周围闭合，这导致了较大的形状变化，使得头部沿着肌动蛋白丝移位约 5nm。D. 产生力量：当 ATP 水解成 ADP 时，肌球蛋白头端再次与下一个肌动蛋白丝上的肌球蛋白结合位点紧密结合，在这个过程中肌球蛋白头部沿着肌动蛋白丝像齿轮一样移动一步，产生肌肉收缩

的孕妇，来预防早产的复发。

## 催产素的作用

催产素是一种能够引发子宫收缩的小型 9- 氨基酸肽。催产素的英文叫法"oxytocin"起源于希腊语，"oxys"意味着"快"，而"tokos"意味着"分娩"。很多器官都有催产素受体，尤其是在子宫、乳房、肾脏和中枢神经系统。虽然催产素主要在下丘脑生成，但在子宫、胎盘、妊娠黄体和胎儿中也有催产素合成。催产素除了有收缩子宫的作用外，还可以刺激泌乳乳房的肌层上皮细胞收缩（如：射乳反射），增加男性和女性的性兴奋，可能还有促进最初母婴连接的作用。动物实验中还发现催产素可以调节很多雌性动物的母性行为。

很多年来，人们一直认为是催产素启动了产程的兴奋阶段[37]。现在已知道这个肽类激素只是在

维持产程中有重要作用,但很可能不是启动产程的物质。催产素在下丘脑中产生,并以脉冲形式从脑垂体后叶释放。在妊娠 36 孕周和 39 孕周之间,催产素按昼夜节律脉冲式释放的频率和浓度增加,血浆最高浓度发生在夜间。催产素的脉冲式释放可能是引起妊娠末期不规则无痛宫缩(Braxton Hicks)频率增加的原因。

在自然临产的产程中,催产素的脉冲频率在第一产程大约为每 30 分钟 4 次,在第二产程约为每 30 分钟 7 次。催产素分子的生物半衰期大概为 3~4 分钟。血浆中的催产素水平与宫缩或子宫颈扩张无关。相反,产程中的宫缩强度和频率是受子宫肌细胞膜表面上的催产素受体数量和分布所影响。子宫中催产素受体的数量在妊娠的最后几周增加了 100 倍,在产程期间达到最高值[34,35]。这种受体密度的增加说明子宫肌细胞对催产素敏感性的增加。在孕早期,子宫对催产素并不敏感。大约从妊娠 20 周开始子宫肌层催产素受体开始增多,并在之后缓慢增加。

催产素受体的关键作用也解释了为什么催产素既可以引起子宫收缩,也可以引起子宫松弛。催产素受体在持续正性刺激一段时间后变得饱和,并且通过细胞内噬作用而变少。这就是为什么当合成催产素制剂用于引产或催产时,可继发催产素受体减少,产妇可能会有产后子宫收缩不良的风险。

## 临床产程分期

产程与分娩在临床上分为四个期间。第一产程包括三个阶段。潜伏期是第一产程的初始阶段,此阶段宫缩开始变得规律,疼痛增强,并且更为频繁,但是几乎没有宫颈扩张。产程活跃时,子宫颈在数小时内扩张直到开全(达到 10cm)。以往的研究认为活跃期包括了宫颈从 8cm 扩张到 10cm 的减速期,在此阶段产程进展减慢。但最新的产程进展相关研究显示,并非所有产妇的产程均显示有减速期存在。

第二产程是指从宫口开全到新生儿娩出的阶段。在第二产程中,产妇随着子宫收缩向下用力。当没有使用区域麻醉镇痛时,产妇会不自主地用力下推,这种用力下推的冲动继发于胎头对阴道壁和直肠的压力。

第三产程是指从新生儿娩出到胎盘娩出的阶段。第四产程是指分娩后第一个小时。临床教科书中并不常提及第四产程,但这个阶段具有重要的临床意义,因为这是产后出血风险最高的时期。

每个产程的持续时间和临床管理会在"第一产程"、"第二产程与分娩"以及"第三产程"章节有更为详细的介绍。

## 产程中的胎儿与母体骨盆关系

产科骨盆的类型以及胎儿与母体骨盆的关系详见"妊娠解剖与生理"一章。一旦宫口扩张可以触及胎先露,在阴道检查时就能确认胎先露和胎方位。胎头的颅骨骨缝和囟门、或者胎儿脸部的某个位置、臀部、外生殖器或胎儿四肢(手或脚)都可以被触及。目前为止,头先露是最常见的胎先露,因此熟悉胎头颅骨的标志对于监测产程进展非常重要。头先露胎方位的确定是要在阴道检查时寻找前囟门和后囟门的位置(囟门形状和从囟门引出的颅骨缝的条数/走向),同时判断哪个囟门在母体骨盆的哪一侧。在确定胎儿头骨分部时,首先要寻找矢状缝,矢状缝的一端是前囟门,另一端是后囟门。产程中胎儿通过母体骨盆时,需要更多的测量来描述胎儿与骨盆的关系,记录包括胎头水平、胎头均倾、胎头倾势不均、产瘤和颅骨重叠塑形的情况。

### 胎头水平

胎先露水平是指胎先露的最低点与母亲坐骨棘平面相比所处的位置(图 24-4)。在两侧坐骨棘间画一条假想的连线代表坐骨棘平面,叫做"0"点。胎儿下降的水平以在坐骨棘平面之上或之下距离的厘米数来表示。当胎先露在坐骨棘平面以上时,以"-1"、"-2"、"-3"、"-4"、"-5"表示。当胎先露最低点(是骨性部分,不而是肿胀部分或者软组织)低于坐骨棘平面时,则以"+1"、"+2"、"+3"、"+4"、"+5"表示胎先露的位置。当胎儿处于"0"点水平时,通常双顶径进入骨盆入口,达到胎头衔接。当胎先露处于"+5"的水平时,通常已经可以在阴道口看到胎先露部分。

### 胎头均倾和倾势不均

胎头均倾和胎头倾势不均是描述胎头矢状缝与母体骨盆的耻骨联合和骶骨关系的术语——用来确定胎头的前后径与骨盆入口横径的关系是否对位。胎头均倾时,胎头矢状缝与骨盆入口横径在一条线上,胎头的枕骨在母体骨盆的横向部分,矢状缝在耻

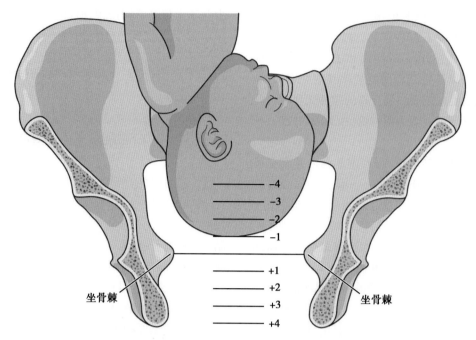

图 24-4　胎头通过骨盆时的下降水平。指胎先露的最低点与坐骨棘平面的位置关系,以坐骨棘连线之上或之下的厘米数来表示

骨联合和骶岬之间的中间位置。胎头倾势不均时,胎儿颈部弯曲使胎头侧向胎儿肩部,因此,胎头矢状缝与骨盆入口横径对位不在一条线上,矢状缝或者离耻骨联合较近,或者是离骶岬较近(图 24-5)。

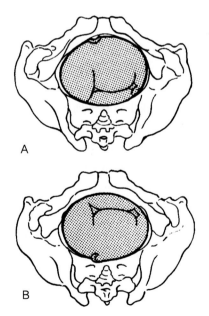

图 24-5　胎头倾势不均。A. 前倾势不均。B. 后倾势不均

　　判断前倾势不均还是后倾势不均时,不是由胎头矢状缝更靠近母体哪个骨盆结构来决定,而是以顶骨在何处为准。因此,前倾势不均时顶骨在前方(离耻骨联合最近)成为胎先露的最低点,这是由于

俯屈的胎头靠近骶岬表现为矢状缝更靠近骶岬。后倾势不均时顶骨在后方(离骶岬最近)成为胎先露的最低点,这是由于俯屈的胎头靠近耻骨联合表现为矢状缝更靠近耻骨联合。在正常的产程中,胎头进入骨盆时通常有中度的后倾势不均,在内旋转之前随着胎头进一步下降再变成前倾势不均。这种从后倾势不均到前倾势不均的改变促进了下降机转,这是胎儿利用真骨盆最宽部分的调整过程。

### 胎头塑形和产瘤

　　胎头塑形和产瘤都是在产程和分娩过程中由于胎头受到母体产道中的骨结构挤压而形成的。胎头塑形是因为柔软的胎儿颅骨形成重叠使胎头形状发生改变,因为此时的胎儿颅骨尚未完全融合,所以颅骨可以在接缝处移动错位。胎头为了通过母体骨盆发生有轻度塑形,一般是正常的。

　　胎头的形状取决于胎先露和胎倾势,即哪一部分颅骨最先下降并受到压力。枕先露是最常见的,因此通常是枕骨缘被推到顶骨缘之下,使得后囟门暂时消失或缩小。有时候可以触及到枕骨与顶骨重合的骨缘部分。当顶骨在矢状缝处重叠时,是由于受到来自骶岬的压力,处于前方顶骨与后顶骨重叠,这种情况也会经常见到。因此,当胎儿从右枕横(ROT)旋转到右枕前(ROA)时,左顶骨在上与右顶骨发生重叠;反之亦然,即左枕横(LOT)旋转到左枕前(LOA)的位置时,右顶骨在上与左顶骨发生重叠。

关于顶骨重叠,左顶骨和右顶骨(或者是在前方或后方的顶骨)的位置都不应该与前倾势不均和后倾势不均相混淆。判断左顶骨或右顶骨哪个在前面,只要根据枕骨是在骨盆的左边或右边就能确定了。然后再判断哪一边靠耻骨联合最近,哪一边靠骶骨最近。

胎头塑形涉及整个胎儿颅骨,某个区域发生重叠后会通过其他部位的移动来达到平衡。这使颅骨的上下部分之间保持协调,防止破坏性张力造成颅骨骨膜(硬脑膜)撕裂。

产瘤是头先露时胎头的主要受压部位发生水肿肿胀而形成的。宫颈被扩张时的宫颈压力挤向施加压力的胎头顶出部分,造成这部分的胎头充血水肿。如果胎膜已经破裂,胎头(而不是胎膜)成为直接作用于子宫颈的扩张部分,这样可能引起更大的产瘤形成。如果胎头塑形不正常或产瘤过大,胎头可能不能完全入盆衔接,所以产瘤和胎头变形在临床上有重要意义。分娩后,产瘤要与严重的胎头血肿做出鉴别诊断,产瘤是越过骨缝的弥漫性肿胀,而胎头血肿(骨膜下出血)可能发生于多处颅骨,但局限于某个独立的颅骨区域不越过骨缝。

形成几毫米厚的胎头产瘤是正常的。在宫缩乏力导致的产程轻度延长时,可能会形成一个小产瘤。只有当宫缩力很强的产程延长情况下,才会形成广泛的产瘤,骨缝和囟门无法识别,同时有胎头严重塑形,这种情况下要高度怀疑有头盆不称。在枕后位产程相对延长的情况下,由于胎位原因的压力,也可见到较大的产瘤。在评估胎先露水平时要根据胎儿颅骨(通常是枕骨)的最低点与坐骨棘平面的关系来确定,而不是产瘤的最低点与坐骨棘平面的距离来确定。如果根据胎头前部的产瘤来判断胎先露的下降情况,就可能会在胎头未衔接时误判为已经衔接,或者在产瘤增大但胎头未下降时认为胎头在下降。

## 分娩机转

分娩机转也称为分娩机制,描述了在产程中与即将娩出前胎儿在了为适应母体骨盆的不同径线所进行的一系列适应性旋转运动(图24-6,表24-1)。要了解分娩机转首先需要了解胎头各个基本径线的平均值。虽然多数情况下胎儿以头先露入盆,但是了解其他各种胎先露、胎方位和变异情况的分娩机转也很重要。分娩机转包括衔接、下降、俯屈、内旋转、仰伸、复位、外旋转和侧屈或娩出。

| 表24-1 | 枕前位和持续性枕后位的分娩机转 | |
|---|---|---|
| 分娩机转 | 枕前位 | 持续性枕后位 |
| 衔接 | ROT 或 LOT 位置 | 左斜径或右斜径 |
| 下降 | 全程进行 | 全程进行 |
| 俯屈 | 枕下前囟径 | 通常没有完全俯屈 |
| 内旋转 | 45°LOA 或 ROA;90°LOT 或 ROT;135°LOP 或 ROP 到 OA | 45°LOP 或 ROP 到 OP |
| 仰伸 | 胎头仰伸娩出 | 胎头先俯屈再仰伸娩出 |
| 复位 | 45°LOA 或 ROA | 45°LOP 或 ROP |
| 外旋转 | 45°LOT 或 ROT | 45°LOT 或 ROT |
| 侧屈或娩出 | 侧屈娩出胎肩 | 侧屈娩出胎肩 |

LOA,左枕前;LOP,左枕后;LOT,左枕横;OA,枕前位,OP,枕后位;ROA,右枕前;ROP,右枕后;ROT,右枕横

衔接发生时胎头的双顶径进入骨盆入口平面。下降运动贯穿于产程与分娩的全过程,因此与其他的分娩机转动作同时发生。在第二产程中下降是宫缩和产妇向下用力的共同结果。

俯屈是在衔接后胎儿进一步下降时的重要动作。这是分娩机转中的第三个动作,此时胎头以枕下前囟径作为最大径线穿过母亲骨盆的横径。胎儿的下巴贴在胸部以枕下前囟径作为最大径线,但如果胎头没有完全俯屈或只是部分俯屈,则成为"军姿"姿势。胎头遇到阻力时发生俯屈动作,这种阻力随着胎儿下降不断增加,首先是来自宫颈,然后是骨盆侧壁,最后是骨盆底。因此可能在衔接之前就已经有某些程度的俯屈发生了。

内旋转使胎头的前后径与骨盆的前后径变成一致。最常见的是枕骨旋转到母体骨盆前部的耻骨联合下方。如果胎头到达盆底时还没有发生内旋转,之后会很快就会发生内旋转。除非胎儿非常小,内旋转是胎儿经阴道分娩的必备条件。骨盆入口的横径长于前后径;中骨盆和骨盆出口的前后径长于横径。内旋转是受盆底"V"形的盆底肌肉和骨盆空间减小的影响作用而发生的。内旋转的程度取决于分娩前枕骨在骨盆内从原始位置旋转到枕骨前或枕骨后位置的距离,这个距离常用旋转度数来表示,因为它的路径是环形圆弧的一部分。

当胎头从左枕后(LOP)、右枕后(ROP)、左枕横

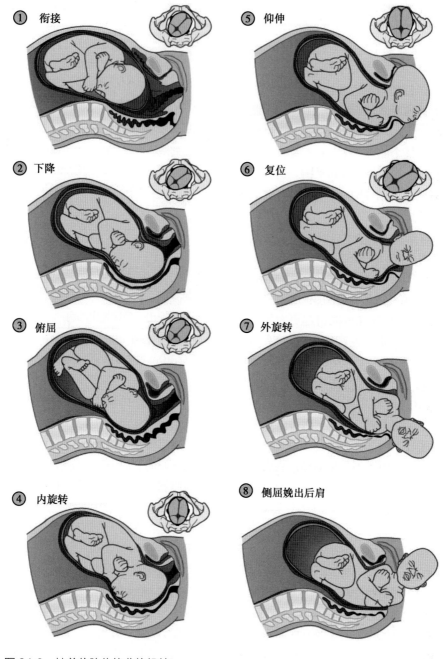

① 衔接

② 下降

③ 俯屈

④ 内旋转

⑤ 仰伸

⑥ 复位

⑦ 外旋转

⑧ 侧屈娩出后肩

图 24-6 枕前位胎儿的分娩机转

（LOT）或右枕横（ROT）位置开始旋转,头部旋转到左枕前（LOA）或右枕前（ROA）的位置时胎肩也要跟着一起旋转。当枕骨旋转最后 45° 到枕前（OA）位置时,胎肩不再继续随着胎头转动,而是以斜径进入骨盆入口（LOA 时以左斜径,ROA 时以右斜径）。因此,这个分娩机转动作使胎儿颈部呈 45° 转向。

枕前位的胎儿通过仰伸来娩出胎头。这个分娩机转动作在枕后位（OP）时是不同的,见本章后面所述。盆底肌的阻力使得处于枕前位的胎头发生仰伸动作,并沿着骨盆的卡勒斯（Carus）曲线向外上方向到达阴道口（图 24-7）。卡勒斯曲线是骨盆轴曲线末端出口的部分,胎儿和胎盘一定要沿着这条轴线娩出。骨盆腔实际上类似于一个弯曲的圆柱体,胎儿或胎盘娩出时进入骨盆入口沿着轴线先向下到达骶骨尖端的上方,然后向前、向上、向外到达阴道口;胎头枕骨下部到达耻骨联合,并以此为支点;胎头通过支点,在宫缩和产妇向下用力的推动下进一步仰伸于阴道在外阴部分开口处。此时,胎头通过仰伸,依序相继娩出枕骨、矢状缝、前囟、额头、眼眶、鼻子、嘴巴和下巴。至此,最大的前后径——枕下前囟径已经通过阴道出口。

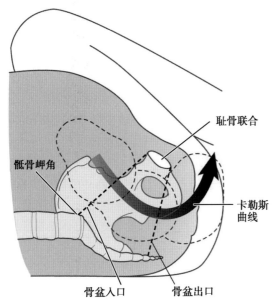

图 24-7　卡勒斯曲线

　　复位是胎头向左或向右旋转 45°,这取决于当时旋转到 OA 位置的方向。实际上,复位是胎头回转,恢复胎头和胎肩的垂直关系,此时矢状缝处于两者中的一条骨盆斜径,而双肩径处于另一条骨盆斜径。

　　外旋转时胎肩在盆腔内继续旋转 45°,使双肩径和骨盆出口前后径一致。这时胎头继续外旋转 45°,根据复位时的方向转成 LOT 或 ROT 位置。

　　胎肩和胎儿身体以侧屈方式沿着卡勒斯曲线娩出。胎儿前肩先到达耻骨联合下方娩出,随即后肩侧屈撑开会阴部分娩出。胎儿双肩娩出后,胎体及下肢沿着卡勒斯曲线随之娩出,整个新生儿诞生。

### 枕前位的分娩机转

　　分娩机转中有八个基本位置与动作根据不同的胎方位有所不同,对应每一种情况胎儿动作有所变化。当产程初始时的胎方位为 LOA、LOT、LOP、ROA、ROT、或 ROP 位置时,胎儿以枕前位分娩的分娩机转过程如下:

　　1. 当胎儿为 LOT 和 ROT 位置,胎头以矢状缝横位入盆,双顶径(BPD)与骨盆入口平面的横径发生**衔接**。若是 LOA、ROA、LOP 和 ROP 位置,胎头矢状缝与骨盆入口的一条斜径衔接(LOA 和 ROP 位置是右斜径,ROA 和 LOP 位置是左斜径)。与上面矢状缝横位入盆相反,BPD 在骨盆入口的一条斜径发生衔接,以矢状缝作为胎头进入骨盆的标志来确定是左还是右斜径。

　　2. **下降**贯穿于分娩全过程。

　　3. **俯屈**由枕下前囟径代替之前进入骨盆时的胎头前后径线。

　　4. **内旋转**按以下步骤进行:旋转 45°(LOA 和 ROA 位置时);旋转 90°(LOT 和 ROT 位置时);旋转 135°(LOP 和 ROP 位置时——长弧线旋转)。这时胎头处于 OA 位置,与骨盆的前后径一致。

　　5. 胎头**仰伸**娩出。

　　6. **复位** 45° 回到 LOA 或 ROA 位置。如果分娩机转开始时胎头的枕骨在骨盆的左边,则向左回转;如果胎头的枕骨在骨盆的右边,则向右回转。

　　7. **外旋转** 45° 到 LOT 或 ROT 位置。胎肩旋转的方向取决于复位时的方向。外旋转使胎儿双肩径与骨盆出口前后径一致。

　　8. 通过**侧屈**沿着卡勒斯曲线娩出胎肩和身体。

### 持续性枕后位的分娩机转

　　持续性枕后位发生在胎儿处于左枕后或右枕后位置(LOP 或 ROP)时,以 45° 短弧度内旋转成枕后位(OP),与骨盆前后径一致;而大多数情况下是旋转 135° 到 OA 位,如之前所述。短弧度旋转比较少见,发生率约为 6%~10%,多见于类人猿型或男性型骨盆的产妇。

　　从 LOP 或 ROP 位置开始,到以 OP 位置娩出的分娩机转与旋转到枕前位胎儿的分娩机转一样,存在的不同点解释如下:

　　1. ROP 位置以右斜径衔接,LOP 位置以左斜径衔接。

　　2. 下降贯穿分娩全过程。

　　3. 俯屈同前,由枕下前囟径代替之前进入骨盆时的径线。

　　4. 胎头内旋转 45° 到枕后位,与骨盆前后径一致。

　　5. 先俯屈后仰伸娩出胎头。前顶部在耻骨联合之下,成为胎头娩出的支点。枕骨撑开会阴时头部保持俯屈,并娩出颈背部。然后胎头仰伸,先娩出前囟、面部、最后娩出下颏,头部倒向直肠方向,脸部朝上。

　　6. 复位时,胎头旋转 45° 到 LOP 或 ROP 位置,这取决于内旋转开始时是 LOP 还是 ROP 位置。

　　7. 外旋转时,胎头旋转 45° 到 LOT 或 ROT 位置。

　　8. 通过侧屈沿着卡勒斯曲线娩出胎肩和身体。

　　持续性枕后位被认为是正常分娩的一种变异。

它可能会使产程稍微延长,但也并不总是如此。持续性枕后位的产妇通常会有较多和较严重的腰痛。腹部触诊可以诊断枕后位,阴道检查或超声检查可帮助确诊枕后位。观察产妇腹部的轮廓可以初步判断胎儿是否是后位。在产妇的脐部或者脐部下面通常可以观察到凹陷的碟形,出现凹陷是因为胎儿的肩膀在后面而不是前面,所以腹部看起来没有光滑的前突曲线,而是胎头和胎足之间间隙的凹陷。如果胎头还没有衔接,在耻骨联合和凹陷的碟形之间可以观察到腹部有一块凸出的地方。

## 产程中母体的适应性变化

母体在妊娠静止时期逐渐发生的适应性变化为妊娠末期的分娩过程提供了基本的准备。与产程激活和兴奋阶段相关的大量生理需求要求母体做出适应性的调整,以满足母亲和胎儿系统应对产程与分娩的一过性挑战。

### 心血管系统的适应

胎盘与母体的接触面是一个低压、高容量的结构,在妊娠期间有大量的血流在此流通。在孕晚期初始,母体的血容量比未孕时增高 40%,并伴有心输出量和左心搏出量的相应增加[44]。红细胞生成增加改善了氧气的携带能力,使氧能够最大限度地输送到母体系统和胎儿。一氧化氮引起的血管扩张、黄体酮对血管壁张力和阻力的减低作用使母体血管系统肥大,以满足母体-胎盘-胎儿单位对血容量和血液灌注不断增加的需求。血浆量增加和血液黏度下降降低了血流阻力,血管阻力的降低更进一步减少血流阻力,导致生理性的动静脉分流,促进了对血液容量和心输出量增加的适应。

产程与分娩阶段时的血流动力学适应性调整更加显著增快,以适应由于子宫收缩、疼痛、母亲用力、胎盘娩出和子宫复旧带来的巨大变化。宫缩期间母亲血压的收缩压和舒张压均有增高,宫缩间歇期间恢复到基线[44,45]。血压和心率可能会因疼痛而增加。虽然通常是心率增快,但变化方向也会各有不同,心率加快和减低的情况均能被观察到。有宫缩时,孕妇的脉搏通常会增快,在宫缩间期减慢。第一产程产妇的心输出量增加 10%~15%,第二产程心输出量增加多达 50%,主要是心搏出量的增加[44,46]。心输出量受产妇疼痛、焦虑、麻醉剂使用的影响。

子宫肌层收缩强度与持续时间与胎盘血流量成反比,宫缩最强时胎盘灌注量减少。宫缩间歇期间子宫恢复静息状态为胎盘恢复灌注提供机会。足月时每分钟约有 500~900ml 的母体血流经胎盘[47,48]。宫缩时有 300~500ml 的血液进入母体的静脉系统,使静脉回流增加。由于母亲下推用力,在第二产程母亲用力下推时中央静脉压增高,关闭气道屏住呼吸的做法还能刺激副交感神经系统的兴奋。胎盘娩出后,母体系统中的血液重新分布,内脏循环血管收缩,来自原子宫胎盘循环系统的额外的 500ml 血液进入到母体循环系统之中。这种自体血液灌注现象是为了补充阴道分娩后大约 500ml 的母体失血量,以此来增加中央静脉压、心室负荷和心输出量。由于在产程与分娩期间难以准确测量母体血容量的变化,因此这些数字并不精确。

胎盘娩出后的产后即刻,母体的心输出量会增加 60%~80%,多余的血液会自体输血进入到母体循环中。在随后的 10~60 分钟内,母体血容量迅速减少,但心血管指数恢复到孕前水平则需要几个月的时间[44,49]。血容量、心输出量和全身静脉回流的显著变化,对于合并心脏疾病的产妇是危险的。

### 产程与分娩时的血液学指标

凝血因子的变化在孕期即已开始,以协助胎盘剥离后的快速止血。凝血因子中,特别是Ⅷ因子,在产程活跃期显著增加。胎盘和子宫蜕膜释放的组织因子刺激外源性凝血途径,从而加快血凝块生成。促凝血状态在胎盘分离后达到最高峰,Ⅴ因子增加、血小板激活、纤维蛋白凝块形成。纤维蛋白凝块形成时使用了血小板和纤维蛋白原,从而导致纤维蛋白原和血小板的减少。同时,血循环中纤维蛋白溶酶的水平降低使纤溶作用减弱,也强化了胎盘分离后血凝块的生成。

产后血块的溶解与纤维蛋白降解物增加有关,D-二聚体有促进抗凝的效果,可能会干扰血凝块的生成[50]。胎盘剥离后,子宫收缩和子宫血管压迫促进凝血因子的聚集发挥止血效果,从而降低母体失血的风险[51]。当子宫松弛和产妇出血时,按摩子宫和使用外源宫缩剂可以促进宫缩和血管本身的收缩。在孕晚期,子宫血流增多使心输出量增加,其增加范围为非孕妇女血容量的 1%,在孕末期到 15%,子宫血流量的增加也会干扰宫缩和胎盘分离后的止血,导致大量的产后出血[52]。

在妊娠期间,母体血液中的白细胞会逐渐轻度增多。产时的白细胞计数达到峰值,可高达

$20 \times 10^3/mm^3$。白细胞升高的原因尚不清楚,但这是一个正常的现象,并非提示存在感染。因此,产时白细胞计数不具有诊断感染的临床意义。

## 呼吸系统的适应

妊娠可导致肺总容量、残气量和功能残气量降低,但潮气量增加[53],呼吸系统的适应性改变是为了保证产程激活跃期与兴奋期对氧气需求的增长。产程中肌肉收缩、代谢率和耗氧量增加是呼吸系统面临的主要挑战。

宫缩时,产妇的耗氧量随着肌肉活动增加而增加。宫缩间歇期的放松使子宫肌层的灌注量和含氧量恢复。如果较长一段时间不能恢复子宫肌细胞的氧合状况,会导致无氧代谢生成乳酸,继发缺血性疼痛,从理论上讲这是导致产程中宫缩疼痛的原因。

疼痛可以引起呼吸频率增加、过度换气,引起呼吸性碱中毒。在产妇用力下推期间,自主的肌肉活动进一步使母体内的 $PCO_2$(二氧化碳分压)增高和碱性缺失,导致动脉 pH 值降低。第三产程时呼吸频率降低,促进酸碱平衡的恢复,通常分娩后 24 小时内母体酸碱度恢复正常。

## 胃肠道系统的适应

孕期激素和解剖对胃肠系统的影响,包括胃肠动力延缓和胃食道反流,这些会从静止期一直持续到产程活跃期的兴奋阶段。胃运动减少、胃食管括约肌松弛、腹内压增高形成联合作用,这会增加麻醉或气管插管状况下产妇呕吐和误吸的风险[53]。产程活跃期,特别是过渡阶段,母亲有可能出现一过性的恶心和呕吐。

## **产程中的营养需求**

第一产程的能量需求与心输出量增加、呼吸肌工作增加及子宫肌肉的收缩有关[54]。第二产程加上母亲用力下推的自主肌肉运动,进一步增加了对能量的需求[55,56]。禁食引起的血糖过低,导致身体使用其他代谢途径产生副产物,包括乳酸和酮体的累积[57]。即提供能量又限制胃容物增加的办法包括:饮用等渗运动饮料[52,56],进食少量清淡食物[57],这样做不会产生任何不良结果。产程期间限制固体食物是许多机构通常采用的做法,主要是顾虑到如果产妇胃内有食物在需要气管插管或紧急剖宫产时会有肺吸入的风险。然而肺吸入的发生极为罕见,有关研究表明,需要使用麻醉风险较低的产妇在产程中禁食禁水没有好处与坏处之分[58~61]。

## 产程中的疼痛和生物心理学反应

产妇在产程与分娩过程中的疼痛经历,以及减轻疼痛的方法在"产程中对母亲的支持"一章中详细叙述,本章只作简单介绍。从客观上看,作用于解剖结构的机械压力、子宫收缩和宫颈变化是造成产程疼痛的主要生理学和解剖学原因[62]。与宫缩相关的疼痛由痛觉感受器(伤害感受器)接收,传入 A-δ 神经元和 C 神经元,从子宫传入脊髓背柱。传入神经元通过腰神经分支在 T10~12 水平进入脊髓。第二产程时胎儿下降后造成对盆底、阴道、会阴的机械性压力,通过阴部神经将冲动传到骶神经在 S2~4 水平进入脊髓。疼痛沿着脊髓上传到大脑皮质中心,被解读为疼痛的感觉[62,63]。

产程疼痛体验是一个受多种因素影响的复杂动态过程。例如:焦虑和对分娩的恐惧会增加产程疼痛[64]。既往创伤性分娩经历、创伤后应激障碍、性虐待或其他虐待史,以及其他不愉快的记忆也会加剧产程中的疼痛感知[65~71]。

可通过阻断疼痛传导通道(如:进入脊髓部位、脊髓神经元、高级大脑中心)来缓解疼痛。这种做法是许多镇痛手段的基础[72~76]。例如:通过使用按摩等干预措施刺激抑制性 A-δ 神经纤维以减少疼痛冲动的传递。

认知策略,如分散注意力和放松技术,是通过作用产妇大脑高级皮层中枢来减低疼痛的。通过提供连续的产程支持来减少恐惧、压力和焦虑,可以降低产妇对产程疼痛的感知[72]。其他可促进对产程疼痛最佳生物心理学反应的策略还包括分娩教育和预期指导、鼓励产妇参与制订共同决策和非药物镇痛方法[72~76]。

# 胎儿对产程的反应

胎儿对产程的反应在"产程中的胎儿评估"一章中有详细的介绍。简而言之,产程中对胎儿状态的主要临床关注点是,在反复出现的子宫收缩和胎儿下降过程中,尽量维持经过胎盘和脐带的气体和营养物质交换。

大约 40% 的胎儿心输出量在胎儿 - 胎盘循环中。胎盘界面的氧分压与母体静脉系统中的氧分压相似。胎儿通过以下几个生理机制来达到最大的携氧能力:具有高氧亲和力的胎儿血红蛋白、较高的血红蛋白水平(与成人值相比)、高心输出量、快速心率。

产程活跃期的子宫收缩会使输送到绒毛间隙的母体血液中断。有研究者使用近红外光谱测定法测量胎儿大脑的氧合血红蛋白($HbO_2$)和脱氧血红蛋白(Hb)的变化,他们观察到当宫缩间歇少于 2 分钟时,Hb 呈正向变化,$HbO_2$ 呈负向变化;而较长的宫缩间歇,$HbO_2$ 呈正向变化[77]。与产程中子宫活动较弱的新生儿相比,产程中子宫舒张时间越短、收缩时间越长、收缩强度越高,新生儿越易出现酸血症,出生时脐带血 pH 检测显示脐动脉 pH ≤ 7.11[78]。

当氧气从母体循环到胎儿循环的输送中断,并已经导致胎儿体内氧分压降低时,胎儿会出现几种代偿机制:优先分流血液到重要器官,如:大脑、心肌和肾上腺;为应对缺氧会出现代偿性胎儿心动过缓,以降低心脏的代谢需求。当代偿性机制失效或耗尽时,胎儿会出现乳酸血症、心脏功能障碍和酸中毒[78]。

## 结论

产程与分娩的生理学比较复杂,通过激素、机械力和生物化学等多个方面的共同作用导致临产的发生。涉及产妇和胎儿系统的内分泌和解剖学改变推动产程的进展,包括临产前的先兆症状和体征,还有活跃期和兴奋阶段的子宫活动。有产程与分娩时期母亲与胎儿的解剖学与生理学知识作为坚实基础,以最佳循证医学为支柱的助产哲学作为实践框架,本着对个体正常变化的尊重,助产士是支持照护妇女产程与分娩这一独特生命阶段的最佳人选。

(徐鑫芬 译　段得琬 审)

### 信息资源

| Organization | Description | Webpage |
| --- | --- | --- |
| Global Library of Women's Medicine (GLOWM) | López-Zeno J, 2008; doi: 10.3843 /GLOWM.10126<br><br>A free international resource for medical professionals that includes monographs on safe motherhood; this chapter reviews the physiology of labor. | http://www.glowm .com/volume _content/item/2 /recordset/64515 /value/2 |

### 参考文献

1. Mayberry LJ, Avery MD, Budin W, Perry S. Improving maternal and infant outcomes by promoting normal physiologic birth on hospital birthing units. *Nurs Outlook*. 2017;65:240-241.

2. Buckley SJ. *Hormonal Physiology of Childbearing: Evidence and Implications for Women, Babies, and Maternity Care*. Washington, DC: Childbirth Connection Programs, National Partnership for Women & Families; January 2015. Available at: http://www .nationalpartnership.org/research-library/maternal -health/hormonal-physiology-of-childbearing.pdf. Accessed July 31, 2017.

3. American College of Obstetricians and Gynecologists. Committee Opinion No. 687: summary: approaches to limit intervention during labor and birth. *Obstet Gynecol*. 2017;129(2):403-404.

4. Word RA, Li XH, Hnat M, Carrick K. Dynamics of cervical remodeling during pregnancy and parturition: mechanisms and current concepts. *Semin Reprod Med*. 25(1):69-79.

5. Baños A, Wolf M, Grawe C, et al. Frequency domain near-infrared spectroscopy of the uterine cervix during cervical ripening. *Laser Surg Med*. 2007;39(8):641-646.

6. Timmons B, Akins M, Mahendroo M. Cervical remodeling during pregnancy and parturition. *Trends Endocrinol Metab*. 2010;21(6):353-361.

7. Geng J, Huang C, Jiang S. Roles and regulation of the matrix metalloproteinase system in parturition. *Molec Reprod Develop*. 2016;83(4):276-286.

8. Norwitz ER, Robinson JN, Challis JR. The control of labor. *N Engl J Med*. 1999;341:660

9. Liao JB, Buhimschi CS, Norwitz ER. Normal labor: mechanism and duration. *Obstet Gynecol Clin North Am*. 2005;32(2):145-164.

10. York TP, Eaves LI, Neale MC, Straus JF. The contribution of genetic and environmental factors to the duration of pregnancy. *Am J Obstet Gynecol*. 2014;210(5):398-405.

11. York TP, Strauss JF, Neale MC, Eaves LJ. Racial differences in genetic and environmental risk to preterm birth. Lucia A, ed. *PLoS One*. 2010;5(8):e12391.

12. Wu W, Witherspoon DJ, Fraser A, et al. The heritability of gestational age in a two-million member cohort: implications for spontaneous preterm birth. *Hum Genet*. 2015;134(7):803-808.

13. Esplin MS, O'Brien E, Fraser A, et al. Estimating recurrence of spontaneous preterm delivery. *Obstet Gynecol*. 2008;112(3):516-523.

14. Roberts CT. IFPA Award in Placentology Lecture: complicated interactions between genes and the environment in placentation, pregnancy outcome and long term health. *Placenta*. 2010;31(suppl):S47-S53.

15. Latendresse G. The interaction between chronic stress and pregnancy: preterm birth from a biobehavioral perspective. *J Midwifery Womens Health*. 2009;54(1):8-17.

16. Monangi NK, Brockway HM, House M, Zhang G, Muglia LJ. The genetics of preterm birth: progress and promise. *Semin Perinatol.* 2015;39(8):574-583.

17. Pařízek A, Koucký M, Duškovβ M. Progesterone, inflammation and preterm labor. *J Steroid Biochem Molec Biol.* 2014;139:159-165.

18. Jones CW, Gambala C, Esteves KC, et al. Differences in placental telomere length suggest a link between racial disparities in birth outcomes and cellular aging. *Am J Obstet Gynecol.* 2017;216(3):294.e1-294.e8.

19. Mendelson CR. Minireview: fetal–maternal hormonal signaling in pregnancy and labor. *Molec Endocrinol.* 2009;23(7):947-954.

20. Sfakianaki AK, Norwitz ER. Mechanisms of progesterone action in inhibiting prematurity. *J Matern Fetal Neonatal Med.* 2006;19(12):763-772.

21. Challis RJG, Gibb W. Control of parturition. *Prenat Neonat Med.* 1996;1;238.

22. Shynlova O, Tsui P, Jaffer S, Lye SJ. Integration of endocrine and mechanical signals in the regulation of myometrial functions during pregnancy and labour. *Eur J Obstet Gynecol Reprod Biol.* 2009;144(suppl 1):S2-S10.

23. Tan H, Yi L, Rote NS, Hurd WW, Mesiano S. Progesterone receptor-A and -B have opposite effects on proinflammatory gene expression in human myometrial cells: implications for progesterone actions in human pregnancy and parturition. *J Clin Endocrinol Metab.* 2012;97(5):E719-E730.

24. Kamel RM. The onset of human parturition. *Arch Gynecol Obstet.* 2010;281(6):975-982.

25. Zakar T, Hertelendy F. Progesterone withdrawal: key to parturition. *Am J Obstet Gynecol.* 2007;196(4):289-296.

26. Vidaeff AC, Ramin SM. Potential biochemical events associated with initiation of labor. *Curr Med Chem.* 2008;15(6):614-619.

27. Chai SY, Smith R, Zakar T, Mitchell C, Madsen G. Term myometrium is characterized by increased activating epigenetic modifications at the progesterone receptor-A promoter. *Molec Hum Reprod.* 2012;18(8):401-409.

28. Arulkumaran S, Kandola MK, Hoffman B, Hanyaloglu AC, Johnson MR, Bennett PR. The roles of prostaglandin EP 1 and 3 receptors in the control of human myometrial contractility. *J Clin Endocrinol Metab.* 2012;97(2):489-498.

29. Weiss G. Endocrinology of parturition. *J Clin Endocrinol Metab.* 2000;85(12):4421-4425.

30. Golightly E, Jabbour HN, Norman JE. Endocrine immune interactions in human parturition. *Molec Cell Endocrinol.* 2011;335(1):52-59.

31. Smith R. Parturition. *N Engl J Med.* 2007;356:271-283.

32. You X, Gao L, Liu J, et al. CRH activation of different signaling pathways results in differential calcium signaling in human pregnant myometrium before and during labor. *J Clin Endocrinol Metab.* 2012;97(10):E1851-E1861.

33. Osman I, Young A, Ledingham MA, et al. Leukocyte density and pro-inflammatory cytokine expression in human fetal membranes, decidua, cervix and myometrium before and during labour at term. *Molec Hum Reprod.* 2003;9(1):41-45.

34. Blanks AM, Thornton S. The role of oxytocin in parturition. *BJOG.* 2003;110(suppl 20):46-51.

35. Blanks AM, Shmygol A, Thornton S. Regulation of oxytocin receptors and oxytocin receptor signaling. *Semin Reprod Med.* 2007;25(1):52-59.

36. Terzidou V, Blanks AM, Kim SH, Thornton S, Bennett PR. Labor and inflammation increase the expression of oxytocin receptor in human amnion. *Biol Reprod.* 2011;84(3):546-552.

37. Kim SH, Bennett PR, Terzidou V. Advances in the role of oxytocin receptors in human parturition. *Molec Cell Endocrinol.* 2017;449:56-63.

38. Dawood MY, Raghavan KS, Pociask C, Fuchs F. Oxytocin in human pregnancy and parturition. *Obstet Gynecol.* 1978;51(2):138-143.

39. Terzidou V, Sooranna SR, Kim LU, Thornton S, Bennett PR, Johnson MR. Mechanical stretch up-regulates the human oxytocin receptor in primary human uterine myocytes. *J Clin Endocrinol Metab.* 2005;90(1):237-246.

40. Phaneuf S, Rodriguez Linares B, TambyRaja RL, MacKenzie IZ, Lopez Bernal A. Loss of myometrial oxytocin receptors during oxytocin-induced and oxytocin-augmented labour. *J Reprod Fertil.* 2000;120(1):91-97.

41. Chiossi G, Costantine MM, Bytautiene E, et al. The effects of prostaglandin $E_1$ and prostaglandin $E_2$ on in vitro myometrial contractility and uterine structure. *Am J Perinatol.* 2012;29(8):615-622.

42. Cunningham F, Leveno KJ, Bloom SL, et al. Physiology of labor. In: Cunningham F, Leveno KJ, Bloom SL, et al., eds. *Williams Obstetrics.* 24th ed. New York, NY: McGraw-Hill; 2014:408-432.

43. Lowe N, Openshaw M, King TL. Labor. In: Brucker MC, King TL, eds. *Pharmacology for Women's Health.* 2nd ed. Burlington, MA: Jones & Bartlett Learning; 2017:1065-1094.

44. Ozuounian JG, Elkayam U. Physiologic changes during normal pregnancy and delivery. *Cardiol Clin.* 2012;30:317-332.

45. Fujitani S, Baldisseri MR. Hemodynamic assessment in a pregnant and peripartum patient. *Crit Care Med.* 2005;33(10 suppl):S354-S361.

46. Soma-Pillay P, Nelson-Piercy C, Tolppanen H, Mebazaa A. Physiological changes in pregnancy. *Cardiovasc J Afr.* 2016;27(2):89-94.

47. Konje JC, Howarth ES, Kaufmann P, Taylor DJ. Longitudinal quantification of uterine artery blood volume flow changes during gestation in pregnancies complicated by intrauterine growth restriction. *BJOG.* 2003;100:301-305.

48. Flo K, Wolsgaard T, Vartun A, Acharya G. A longitudinal study of the relationship between maternal cardiac output measured by impedance cardiography and uterine artery blood flow in the second half of pregnancy. *BJOG.* 2010;117:837-844.

49. Capeless EL, Clapp JF. When do cardiovascular pa-

rameters return to their preconception values? *Am J Obstet Gynecol.* 1991;165:883.

50. Tripodi A. D-Dimer testing in laboratory practice. *Clin Chem.* 2011;57(9):1256-1262.

51. James AH, McLintock C, Lockhart E. Postpartum hemorrhage: when uterotonics and sutures fail. *Am J Hematol.* 2012;87(suppl 1):S16-S22.

52. McLintock C, James AH. Obstetric hemorrhage. *J Thromb Haemost.* 2011;9(8):1441-1451.

53. Chang J, Streitman D. Physiologic adaptations to pregnancy. *Neurol Clin.* 2012;30(3):781-789.

54. Kardel KR, Henriksen T, Iversen PO. No effect of energy supply during childbirth on delivery outcomes in nulliparous women: a randomised, double-blind, placebo-controlled trial. *J Obstet Gynaecol.* 2010;30(3):248-252.

55. Banerjee B, Khew KS, Saha N, Ratnam SS. Energy cost and blood sugar level during different stages of labour and duration of labour in Asiatic women. *J Obstet Gynaecol Br Commonw.* 1971;78(10):927-929.

56. Hagerdal M, Morgan CW, Sumner AE, Gutsche BB. Minute ventilation and oxygen consumption during labor with epidural analgesia. *Anesthesiology.* 1983;59(5):425-427.

57. Maganha e Melo CR, Peracoli JC. Measuring the energy spent by parturient women in fasting and in ingesting caloric replacement (honey). *Rev Lat Am Enfermagem.* 2007;15(4):612-617.

58. Sperling JD, Dahlke JD, Sibai BM. Restriction of oral intake during labor: whither are we bound? *Am J Obstet Gynecol.* 2016;214(5):592-596.

59. O'Sullivan G, Liu B, Hart D, Seed P, Shennan A. Effect of food intake during labour on obstetric outcome: randomised controlled trial. *BMJ.* 2009;338:b784.

60. Singata M, Tranmer J, Gyte GML. Restricting oral fluid and food intake during labour. *Cochrane Database Syst Rev.* 2013;8:CD003930. doi:10.1002/14651858 .CD003930.pub3.

61. Ciardulli A, Saccone G, Anastasio H, Berghella V. Less restrictive food intake during labor in low-risk singleton pregnancies: a systematic review and meta-analysis. *Obstet Gynecol.* 2017;129(3):473-478.

62. Lowe NK. The nature of labor pain. *Am J Obstet Gynecol.* 2002;186(5 suppl Nature):S16-S24.

63. McCool WF, Smith T, Aberg C. Pain in women's health: a multi-faceted approach toward understanding. *J Midwifery Womens Health.* 2004;49(6):473-481.

64. Alder J, Breitinger G, Granado C, et al. Antenatal psychobiological predictors of psychological response to childbirth. *J Am Psychiatr Nurs Assoc.* 2011;17(6):417-425.

65. Lally JE, Murtagh MJ, Macphail S, Thomson R. More in hope than expectation: a systematic review of women's expectations and experience of pain relief in labour. *BMC Med.* 2008;6:7. doi:10.1186/1741-7015-6-7.

66. Choi KR, Seng JS. Predisposing and precipitating factors for dissociation during labor in a cohort study of post-traumatic stress disorder and childbearing outcomes. *J Midwifery Womens Health.* 2016;61(1):68-76.

67. Haines HM, Rubertsson C, Pallant JF, Hildingsson I. The influence of women's fear, attitudes and beliefs of childbirth on mode and experience of birth. *BMC Pregn Childbirth.* 2012;12(1):55.

68. Bateman L, Jones C, Jomeen J. A narrative synthesis of women's out-of-body experiences during childbirth. *J Midwifery Womens Health.* 2017;62(4):442-451.

69. Gibson E. Women's expectations and experiences with labour pain in medical and midwifery models of birth in the United States. *Women Birth.* 2014;27(3):185-189.

70. Jokić-Begić N, Zigić L, Nakić Rados S. Anxiety and anxiety sensitivity as predictors of fear of childbirth: different patterns for nulliparous and parous women. *J Psychosom Obstet Gynaecol.* 2014;35(1):22-28.

71. LoGiudice JA. A systematic literature review of the childbearing cycle as experienced by survivors of sexual abuse. *Nurs Womens Health.* 2016-2017;20(6):582-594.

72. Hodnett ED, Gates S, Hofmeyr GJ, Sakala C. Continuous support for women during childbirth. *Cochrane Database Syst Rev.* 2013;7:CD003766. doi:10.1002/14651858 .CD003766.pub5.

73. Simkin P, Bolding A. Update on nonpharmacologic approaches to relieve labor pain and prevent suffering. *J Midwifery Womens Health.* 2004;49(6):489-504.

74. Trout KK. The neuromatrix theory of pain: implications for selected nonpharmacologic methods of pain relief for labor [erratum, *J Midwifery Womens Health.* 2005;50(1)]. *J Midwifery Womens Health.* 2004;49(6):482-488.

75. Jones L, Othman M, Dowswell T, et al. Pain management for women in labour: an overview of systematic reviews. *Cochrane Database Syst Rev.* 2012;3:CD009234. doi: 10.1002/14651858.CD009234.pub2.

76. Smith CA, Levett KM, Collins CT, Crowther CA. Relaxation techniques for pain management in labour. *Cochrane Database Syst Rev.* 2011;12(12):CD009514. doi:10.1002/14651858.CD009514.

77. Peebles DM, Spencer JAD, Edwards AD, et al. Relation between frequency of uterine contractions and human fetal cerebral oxygen saturation studied during labour by near infrared spectroscopy. *Br J Obstet Gynecol.* 1994;101:44-48.

78. Bakker PCAM, Kuver PHJ, Kuik DJ, Va Geijn HP. Elevated uterine activity increases the risk of fetal acidosis at birth. *Am J Obstet Gynecol.* 2007;196(313):e1-313e6.

# 25

# 第 一 产 程

JEREMY L.NEAL，NANCY K.LOWE，SHARON L.RYAN，LINDA A.HUNTER

## 引言

　　正常的生理性产程与分娩过程是由人类母亲与胎儿的内在本能所驱动[1]。正常产程与分娩的过程不需要医疗干预。然而，在美国，大部分产妇都是住院分娩，她们被要求躺在待产床上，接受静脉输液和连续电子胎心监测。许多住院分娩的产妇，在产程中还接受了人工合成催产素的引产或催产。尽管大家都意识到，在临床实践中不必要的干预盛行，但截至目前，仍鲜有指南用于限制这些不必要的、甚至可能会妨碍正常产程的常用干预手段。

## 正常生理性分娩

　　目前一个重新定义正常生理性分娩的运动正在兴起。2012 年，美国护士 - 助产士学会（ACNM）、北美助产士学会（MANA）、美国全国专业助产士认证协会（NACPM）联合发布一份题为《支持健康和正常生理性分娩：ACNM、MANA、NACPM 共识声明》的文件[1]。该文件定义了正常的生理性分娩，并描述了干扰正常生理性分娩的基本内容和因素（表 25-1）。2017 年，美国妇产科医师学会（ACOG）产科实践委员会重新发布了一项建议，即"限制产程与分娩期间干预措施的途径"，该建议得到了 ACNM 的认可。本文件包含了建议妇产科医生在产程与分娩期间使用与助产实践一致的最少干预措施和提高产妇满意度的产妇支持措施。其他专业协会的类似文件和信息可参考本章末尾的信息资源部分。

　　本章的内容为《支持健康和正常生理性分娩》共识声明的建议提供了证据，并回顾了健康产妇自

| 表 25-1　正常生理性分娩 |
|---|
| **正常生理性分娩的特征** |
| • 具有产程自然发动和进展的特点； |
| • 包含有效促进产程进展的生物和心理因素； |
| • 以新生儿和胎盘从阴道娩出为结局； |
| • 有生理性出血； |
| • 产后母婴肌肤接触和母婴同室能有效促进新生儿出生后的适应过程； |
| • 支持母乳喂养早开奶。 |
| **阻碍正常生理性分娩的因素** |
| • 人工引产或催产； |
| • 非支持性的环境，如：强光、低温、缺乏隐私、过多的医护人员在场、缺乏支持性伴侣陪伴； |
| • 限制时间，由医院制度政策和 / 或医务人员决定产程时段长短限制； |
| • 营养不足，如食物和饮料不足； |
| • 使用阿片类药物、区域性镇痛或全身麻醉； |
| • 会阴切开术； |
| • 阴道手术助产（胎头吸引，产钳助产）或剖宫产； |
| • 胎儿娩出后立即钳夹断脐； |
| • 母婴分开； |
| • 出现使产妇感到恐惧或无助的情况。 |
| **影响正常生理性分娩的因素** |
| 即使在没有采取干预措施的情况下，也还会很多因素影响正常生理性分娩。 |
| **产妇：** |
| • 个人健康状态和生理状态； |
| • 独立判断力和产程中的自我决策权； |

续表

- 对分娩的知识和信心,包括:文化理念、传统、风俗、自然分娩的价值观教育与实践;
- 充分知情,共同决策;
- 是否有条件使用卫生保健系统、医疗保健机构、支持自然分娩与具备助产技能的医护人员。

临床医务人员:

- 教育、知识、能力、技术、支持自然产程与分娩的信心,包括帮助产妇应对疼痛;
- 愿意通过教育加强产妇对分娩的信心,减少她们在产程与分娩过程中的恐惧;
- 承诺与产妇共同决策;
- 医疗机构具有支持自然分娩的基础设施。

经美国护士-助产士学会、助产士联盟和全国专业助产士认证协会许可转载。支持健康和正常生理性分娩:ACNM,MANA和NACPM的共识声明.2012.

然分娩的产时保健[1]。共识文件为产妇产程分娩期间的最佳照护提供了指南,在目前美国孕产妇保健系统退出过度使用不必要干预措施的今天,助产实践中发展出来的技能和技巧正好成为实现指南的核心组成部分。对于需要引产和有内科或产科并发症产妇的照护,请参见"产程中与分娩时的并发症"一章。

## 产程的定义

产程是一个导致分娩发生的过程,需要有足够频率、时长、强度的子宫收缩存在,使得子宫颈逐渐消失和宫口扩张。临产和自然产程进展的内在机制目前仍不清楚,而实际上产程是一个连续的过程,其本身根本无法测量。不仅准确定义产程启动是很大的挑战,评估产程进展也是如此,因为宫颈检查是间断性实施的。试图把连续的产程分成阶段和时期反而会增加其复杂性。尽管存在测量上的困难,还是要了解和支持正常第一产程,要给予充分的时间允许生理产程自然展开,而无需附加不必要的干预,同时还要观察产妇是否出现异常状况,给予必要的干预。只有这样才能够提供安全、符合当今科学水准的助产学照护。

第一产程起始于规律性的子宫收缩,并伴随宫颈进行性改变,在宫颈完全扩张(大约10cm)为胎儿先露娩出打开道路的时候结束。这个阶段称为宫颈扩张期。随后的第二产程是胎儿娩出期。第一产程

通常分为三个界线模糊的连续阶段:潜伏期,活跃期和减速期。潜伏期从临产后的规律宫缩开始;活跃期从宫颈口扩张速度加快开始。第三个减速期是根据弗里德曼(Emanual Friedman)博士在20世纪60年代做出的研究所确定的,当宫口扩张到8~10cm时产程进展的速度减缓,但减速期的存在是有争议的,这点将在本章后面叙述。第二产程从宫口开全到胎儿娩出结束。第三产程是胎儿娩出后到胎盘娩出之间的阶段。产程进展过程中的并发症请参见"产程中与分娩时的并发症"一章。

产程的每一个阶段都具有特征性的生理改变和行为反应。生理改变,特别是宫颈扩张大小和胎儿下降的位置常用于评估产程进展情况。产妇的行为改变也可帮助估计产程的进展状态,无需依靠宫颈检查,尽管因个人和文化的不同产妇对产程的反应可能有很大差异。因此,助产士需要了解产妇,包括她的目标、期望、忧虑和文化框架,通过产妇的表达和行为来评估其产程进展。虽然在产程中依靠非语言行为来解读评估是助产士对处于产程活跃期中的产妇进行评估的一个常见组成部分,但是产妇表达个人经历的方式十分不同,加上医护人员的盲目偏见经常会导致误解。因此,助产士一定要与产妇本人核实自己对其非语言行为的解释是否正确。

## 产程启动的先兆症状和体征

虽然许多孕妇会有临产的先兆体征和症状,但是自然临产真正的启动时间还是很难可靠地预测。常见生理临产即将到来的症状和体征包括:胎儿下降、宫颈改变、不规律宫缩的频率增加、胎膜破裂、见红或阴道黏液分泌增多、孕妇自觉体能增加和胃肠道不适。对妊娠末期孕妇的前期指导包括:肯定这些症状和体征属于正常现象,给予安抚,支持其做好迎接分娩到来的准备。

### 胎儿下降

由于子宫颈峡部变软形成子宫下段,临产前孕妇会感觉胎儿下降,或者叫"轻松感",此时胎先露部分,多数是胎儿的头部,下降至或者进入母体的骨盆入口(图25-1)。虽然轻松感并不等同于胎先露衔接(指当胎先露最宽的径线到达或进入骨盆入口),但胎先露衔接却可能是轻松感的原因。临产前胎儿下降常使宫高有少许降低。四步触诊检查会发现胎先露不再处于耻骨联合上方呈浮球状。宫颈检查通

常可以确认先露部已经"固定",不能再移动。产妇通常客观地描述腹部轻松感的生理体验如同"胎儿降下去了"。

大部分(但不是全部)初产妇的先兆性胎儿下降可能发生在临产前两周或更早,这也证实了入口平面空间足够大。经产妇可能要到临产时才会出现明显的胎儿下降。

胎儿下降带来的轻松感是由于孕妇上腹部空间增加,因此有利于肺部更好地扩张和胃容量增大。然而,由于先露部分对真骨盆内结构的压迫,胎儿下降又会引起新的不适,如:膀胱被压迫于胎先露和母体骨盆之间而导致尿频。盆腔压力增加会使孕妇在妊娠晚期时要撇腿走路,感觉有持续的压迫感。静脉淤滞和盆腔充血加重坠积性水肿、痔疮、外阴或下肢静脉曲张。当这些复合的压力感出现时,可以采取每日数次膝胸卧位或左侧卧位来暂时缓解因盆腔压力和静脉淤滞带来的不适。

此外,胎儿下降也会引起或加剧坐骨神经痛,坐骨神经痛表现为从臀部放射到腿背后的单侧反射性疼痛。孕期坐骨神经痛是自限性的,通过按摩、热敷、冷敷、轻柔的拉伸动作能够得到缓解。如果产后期间坐骨神经痛持续存在或影响腿部肌力,则需要转诊进行评估,可能会发现有腰椎间盘突出症。

### 宫颈改变

临产前宫颈变化为分娩到来做好准备的过程被称为"成熟"。宫颈在整个妊娠期间通常处于狭长、闭合、半韧硬的状态。在临产前兆阶段,子宫颈开始变软、有弹性。宫颈出现变短消失、扩张、前移。虽然宫颈"成熟"是过渡到正式临产的重要改变,但是并不是预测产程即将启动的可靠指标。检查宫颈的成熟度时要考虑到孕妇的产次,比如:妊娠最后几周,经产妇的宫颈可能会很软,并已经惊人地出现有扩张;相反,初产妇的宫颈可能会一直保持韧硬和闭合,直到临产在即时才出现变化。

宫颈的成熟与前列腺素的影响有关,前列腺素

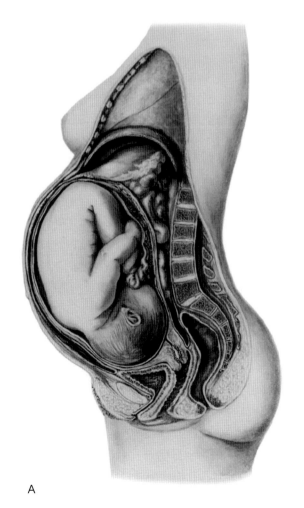
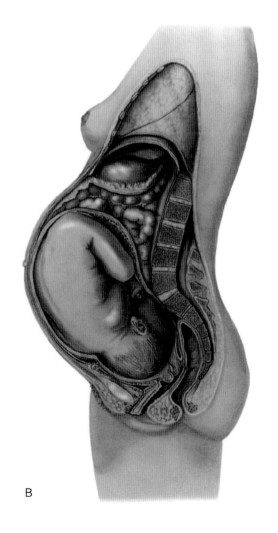

A                    B

图 25-1　A. 轻松感发生前。B. 轻松感发生后

以局部平行分泌方式发生作用,引起胶原基质的变化和增加细胞外的含水量。宫颈成熟时可伴有或不伴有子宫收缩。除非是因为制定临床决策的需要,否则不必在妊娠末期进行阴道检查来评估宫颈成熟度,因为它并不能预测临产发生的时间,而且还可能会给孕妇带来不适。

## 临产先兆还是假临产

"假临产"这个术语一直以来用于描述与宫颈进行性扩张变化无关的不同强度的子宫收缩。这种宫缩实际上是无痛性假宫缩(Braxton Hicks)的强化,在孕晚期开始出现,所以"假临产"这一术语是不准确的。这种临产前发生的宫缩不会随着时间的推移而逐渐增强,在行走或改变体位后得到可缓解;而真正的临产宫缩会随着时间的推移而逐渐增强、持续时间逐渐加长、宫缩的间隙越来越短。真正的临产宫缩通常会随着行走而增强,更不因改变体位而消退。最重要的是真正临产时会有宫颈的进行性扩张改变。用术语"临产先兆宫缩"来代替"假临产"可能更具有身体意义上的确定性,还能帮助产妇理解这种不适的原因。

临产先兆宫缩可能在临产前几天或者前几周中间断出现。当产妇长时间经历反复出现的间断性临产先兆宫缩时可能会感到疲惫、难以应对,尤其当这些宫缩带来疼痛感和激惹性的时候。提供前期指导来帮助产妇了解临产即将发生时的变化,强化真临产的特征和临产前的征象,有可能帮助孕妇较好地应对临产先兆宫缩。应对临产先兆宫缩的安抚措施与支持第一产程潜伏期使用的措施相同。

## 见红

妊娠早期宫颈管内腺体分泌增多形成黏液栓,密封住宫颈管形成保护屏障。当宫颈成熟时,毛细血管可能会破裂,少量出血与宫颈管内的黏液相混合而排出,称见红。

见红的黏液浓厚且黏稠。通过病史和体检能够区分出是正常的见红还是异常的出血。偶尔整个黏液栓会一次性全部排出,但在多数情况下黏液栓的排出过程会持续数天,孕妇排尿或排便后擦拭时会发现有少量不规则的血迹。

见红是产程即将开始前的一个征象,通常预示随后几天将会正式临产。但如果近期有阴道检查或性行为,见红就不能作为判断临产的征象,因为此时血性黏液可能是由于成熟宫颈的轻微创伤或者黏液栓断裂造成的。

## 体能激发

有些孕妇在临产开始前会感觉到一过性的体能大增(激发),其原因不明。产妇可能会受益于前期指导,提醒其小心避免过度劳累。

## 胃肠道不适

在没有其他病因存在的情况下,发生一过性腹泻、消化不良、恶心、呕吐也是即将临产的征象。这些胃肠道不适的症状通常与临产前前列腺素和雌激素生成增加、孕激素水平下降有关。

## 胎膜早破

临产前胎膜破裂有羊水流出称为胎膜早破(PROM)。有 8%~10% 足月妊娠孕妇发生 PROM,这其中 95% 的孕妇将在胎膜破裂后 33~107 小时内自然临产[2-4]。因为临产到破膜后的时间可长可短,足月 PROM 的孕妇可以等待自然临产(期待管理),也可以考虑立即引产。建议按照"产程中和分娩时的并发症"一章中详细描述的几个因素来选择不同的管理方案。

美国护士 - 助产士学会(ACNM)提出,足月妊娠发生 PROM 的孕妇应该接受咨询,在了解了各种不同管理方案的好处和风险之后,达到选择管理方案的知情同意[3]。足月孕妇选择期待管理是除人工引产以外的另一种安全方法,前提是:无孕期并发症、单胎、头先露且羊水清;确定没有感染,包括 B 型链球菌(GBS)、乙型肝炎、丙型肝炎和 HIV;无发热;没有提示胎儿酸血症风险的胎心率变化模式;没有需要引产的指征。期待管理的孕妇需要尽量避免阴道检查,包括基线宫颈状况评估的阴道检查[3]。四步触诊或超声检查可用来代替阴道指诊确定胎儿先露。

发生 PROM 时,要特别考虑到孕妇 B 型链球菌(GBS)的携带情况,因为 GBS 对于很多孕妇来说只是一种无病理威胁的正常携带情况,但可以在阴道分娩时经阴道接触传染给胎儿,引起新生儿脓毒血症。这种 GBS 状况会影响管理决策的选择,考虑是否采取期待管理、使用预防性抗生素和推荐进行人工引产。美国疾病预防与控制中心(CDC)目前对 GBS 筛查和管理指南中的建议是,当出现 PROM 而 GBS 呈阳性或未知时,应该预防性使用抗生素[5]。在美国,几乎所有的医疗机构都遵循 CDC 的管理指南。美国妇产科医师学会（ACOG）建议，足月 PROM 的 GBS 阳性孕妇即便是有可能选择期待管理方案，也应立即给予抗生素预防治疗[2]。各医疗机构的管理指南和建议应有详细的书面说明，包括对所有接近足月妊娠孕妇提供前期指导。

诊断 PROM 的步骤见附录 25A。准确诊断胎膜破裂有时候很困难，孕产妇对事件的描述、仔细的体格检查和化验检查，都会有助于确定诊断。化验检查可以帮助了解胎膜的情况，包括羊齿植物叶状结晶检查（蕨形试验）、pH 测试（硝嗪试验）、超声波羊水容量测量、测试阴道分泌物中的胎盘 α 巨球蛋白 -1（PAMG-1）[6] 和胎儿纤连蛋白。鉴别诊断需要排除的情况包括：尿失禁、阴道或宫颈分泌物、精液、单纯绒毛膜破裂（罕见）。

## 正常第一产程

第一产程宫颈口扩张率以厘米每小时（cm/h）来表示，宫颈口扩张率是临床医护人员为产妇提供照护的决策依据。异常产程时间长度，如：潜伏期、活跃期和第二产程的时间过长与围产期患病率有关，包括：羊膜内感染、头盆不称、剖宫产和产后出血。检查宫口扩张的准确度取决于检查者的技术水平，即使是经验丰富的助产专业人员之间，其评估结果间也会有一定程度上的差距。没有客观的方法能确定测量结果的准确性，且宫颈口扩张度可迅速改变。但是宫口扩张率仍然与产程的持续时间密切相关，产程持续时间的测量又能提示第一产程进展的"正常"范围。

### 潜伏期

潜伏期是指从规律宫缩开始到宫颈扩张进展加速的期间。这个定义在确定开始和结束两个时间点上都有困难。第一，由于孕妇通常不会在临产开始前寻求产时照护，所以客观地判断潜伏期的开始点存在困难。因此，判断潜伏期开始的时间通常要依赖产妇的记忆，在假性宫缩和真正的临产宫缩之间做出选择。第二，由于宫颈扩张出现快速进展的时间变异很大，很难判断潜伏期的结束时间。对于经产妇，宫颈扩张加速常常发生在宫颈扩张至 6cm 后；但是初产妇的平均产程曲线上多数没有出现代表潜伏期结束的宫颈扩张加速转折点[7]。

在潜伏期时，宫缩的频率、持续时间和强度逐渐增加。潜伏期最初宫缩强度常常较弱，每 10~20 分钟一次，每次持续 15~20 秒。随着潜伏期的进展，宫缩一般增加到中等强度，大概每 5~7 分钟一次，每次持续 30~40 秒。然而单独依靠这些参数还不能定义潜伏期，因为在产程进展的相同阶段，不同产妇之间对宫缩感觉体验的差异很大。只有明显的宫颈管消失和宫颈口扩张才能够真正代表产程进展。在潜伏期中，胎先露下降的幅度很少或没有下降。

产妇在潜伏期的心情是比较复杂的，她可能感到兴奋和高兴，会为漫长的妊娠期和等待终于结束而感到解脱，同时又对即将发生的事情感到期待和忧虑。多数产妇能够很好地应对这种状况。但是有些产妇在产程潜伏期可能会感到恐惧，对疼痛和外在刺激的敏感度增加。这是助产士了解产妇应对能力、建立默契、制定初始产程管理计划的最佳时机。

### 活跃期

产程活跃期是从宫颈快速扩张（潜伏期结束）直到宫颈口完全扩张（第二产程开始）的这段时间。胎先露在活跃期后半段和第二产程中逐渐下降。准确诊断活跃期至关重要，因为这个阶段的宫颈扩张速率是产程进展情况的重要评估指标，用于决定是否接收产妇入院，是否需要干预措施。根据最新的研究来确定活跃期子宫颈扩张是否达到预计的速率非常重要。

不幸的是，真正的产程活跃期很难根据医护人员的检查做出前瞻性诊断，只能在一段时间后发现宫颈出现进展性扩张时再反过来确定。在过去的几十年里，临床上一直使用活跃期开始时子宫颈扩张的大小和一段时间内子宫颈扩张速率来指导临床产程管理，对这两个指标评估产程进展的可靠性最近有了进一步的考证。

### 弗里德曼的研究

产程中宫颈扩张和胎儿下降的预期进程一直很大程度上受到弗里德曼（Friedman）研究的影响。Emanuel Friedman 是一名从 20 世纪 50 年代开始从事临床工作的医生[8~13]。弗里德曼在观察产妇产程和产程进展记录的基础上，将产程进展衍生为一条 S 形曲线，经产妇和初产妇的曲线表现有不同的时长和弯曲弧度。产程活跃期通常从宫口扩张 2~3cm 开始，分为三个连续的子阶段：加速阶段、最大梯度上升阶段和减速阶段。弗里德曼报告的初产妇的活跃期平均为 4.4~4.9 小时，"正常"上限为 11.7 小时（为平均值 + 2SD）[9,12,13]；经产妇的活跃期平均为

2.2~2.4 小时[10~13]，统计学上限为 5.2 小时[10,13]。不论产次为何，所有产妇的活跃期大约有一半时间花费在加速阶段，尽管此时宫颈扩张只有很小的进展。弗里德曼产程的最大梯度上升阶段，初产妇和经产妇的平均时间分别是 3.0cm/h 和 5.7cm/h。初产妇和经产妇可接受的最慢斜率（平均值 –2SD）分别是 1.2cm/h 和 1.5cm/h[9,10,12,13]。

弗里德曼选择头先露、自发临产和无药物干预的产妇构建了一条理想产程曲线。这条理想产程曲线已被广泛用于监测产程进展和诊断产程进展异常。然而，由于不同产妇人群中的多种内在和外在因素的影响，产程中宫颈扩张的速率在产妇之间有很大的差异，以这些活跃期宫颈扩张速率的数字来评估产妇个体的预测作用很有限。这些影响因素造成的差异在最近研究在中已经得到了证实。

当今的产程管理实践与 20 世纪 50 年代相比发生了许多变化。如现在经常使用硬膜外麻醉镇痛来管理产程疼痛，而在 10 世纪 50 年代则多是使用镇定剂和吗啡来管理产程疼痛。在弗里德曼时代，如果一名产妇在第二产程的 2 小时后仍不能自然分娩，则需要做外阴切开术和产钳助产来结束第二产程。因此，值得回顾当代产程管理实践和对当前居住在美国的产妇人群的产程时间研究。

## 当代产程进展研究

很多助产士使用弗里德曼历史性研究得出的标准把宫口扩张 3~5cm，有规律的宫缩作为诊断活跃期的开始[14]。然而在很多自然临产的产妇其宫口扩张 3~5cm，伴随规律宫缩，并不是活跃期的真正开始。Peisner 和 Rosen 发现在宫颈口扩张到 3cm、4cm、5cm 并有规律宫缩时被收住入院的自然临产低风险产妇（n=1 699），有 75%、50% 和 24% 的人其宫颈口扩张速率和弗里德曼传统定义活跃期的宫颈扩张速率不同[15]。这些发现显示了现代临床实践的两个重要事实：①很多假设进入活跃期、并按照活跃期进行产程管理的产妇，其实并没有真正进入产程活跃期；②按照传统要求去规定活跃期宫颈的扩张速率（1cm/h）过于程式化。加之在多个助产人员进行宫颈口检查的情况下，相互之间的判断结果可能也会有所差异。

1989 年，Kilpatrick 和 Laros 研究了产程中没有使用催产素或者麻醉剂的初产妇（n=2 302）和经产妇（n=3 767）样本，发现从每 3~5 分钟一次的规律疼痛性宫缩开始，进展到宫颈口扩张至 10cm 或完全

扩张所需要的时间，初产妇平均需要 8.1 ± 4.3 小时，经产妇平均约需 5.7 ± 3.4 小时[16]。当作者比较了有硬膜外麻醉镇痛和无硬膜外麻醉镇痛产妇的第一产程和第二产程持续时间时，发现硬膜外麻醉镇痛产妇的第一产程延长了大约 2 小时[16]。这些研究结果对第二产程时间的临床意义在"第二产程与分娩"一章进行描述。

Zhang 等学者采用现代的时间间隔统计测量技术（与几十年前弗里德曼所采用的简单的数学方法模型相反），对一项多中心参与的、大型的国家围产期合作项目（National Collaboration Perinatal Project，NCPP）的数据进行了分析。该项目纳入了 1959 年到 1966 年期间，48 197 名妇女所经历的 54 390 次分娩的资料[17,18]。NCPP 数据中详细记录了在弗里德曼产程曲线开始使用期间分娩妇女的产程信息。采用不同的数学模型，Zhang 等学者得到了与弗里德曼研究不一致的重要发现：经产妇的产程活跃期通常要到宫口扩张至 5cm 时才开始，而初产妇则更晚[17]。此外，产程曲线呈双曲线形式，随产程进展宫口扩张速率加快，并没有弗里德曼所报道的减速期。初产妇和经产妇宫口从 4cm 扩张到 10cm 所需时间的中位数分别是 3.7 小时（第 95 百分位数为 16.7 小时）和 2.2 小时（第 95 百分位数为 14.2 小时）[17]。

总的来说，Zhang 等学者的系列研究提供了有关自然临产产妇第一产程持续时间和产程进展模式的令人信服的证据[7,18,19]。他们在 2002 年对 1 162 例初产妇的研究显示，在 3~10cm 之间，宫口扩张每增加 1cm，对应的扩张率中位数分别是 0.4、0.6、1.2、1.7、2.2、2.4 和 2.4cm/h[19]；在第 5 个百分位数，这些扩张率分别是 0.1、0.2、0.3、0.5、0.7、0.8 和 0.7cm/h，从未超过 1cm/h。因此，不论是初产妇还是经产妇，临产后，从前一个厘米的扩张到下一个厘米的扩张，每增加 1cm 所需的时间越来越短。而且，随着产程进展宫颈口扩张加速时，前一个厘米到下一个厘米的扩张所需时间的变异范围也变小[19]。

在他们深具影响的研究中，这个研究小组使用了安全分娩联合研究（CSL）的多中心、回顾性、观察性的研究数据，其中包含有美国不同地区 228 668 名产妇的产程和分娩的详细记录，有 87% 的分娩发生在 2005~2007 年[7]。这组产妇可能接受过包括：人工破膜、催产素催生、硬膜外麻醉镇痛等干预措施。最重要的是，研究人员测量了这些产妇前次宫口扩张到下一次宫口扩张的时间间隔（例如：4cm 到

5cm 所需的时间和 5cm 到 6cm 的时间间隔）。这就不同于以前的研究仅测量某个特定产程阶段（例如：活跃期）的平均时间间隔。不同产次产妇的第一产程时间长度见表 25-2。

| 表 25-2 | 不同产次的自然临产的第一产程时长（以小时计），从进入活跃期时的宫颈扩张度开始 | | |
|---|---|---|---|
| | 产次 =0 (n=43 576)[a] | 产次 =1 (n=27 471)[b] | 产次 >=2 (n=27 312)[b] |
| | 中位数 (95 百分位数) | 中位数 (95 百分位数) | 中位数 (95 百分位数) |
| 4cm~ 宫口开全(h) | 6.5(24.0) | — | — |
| 5cm~ 宫口开全(h) | 3.6(15.1) | 3.0(15.0) | 2.8(15.5) |
| 6cm~ 宫口开全(h) | 2.2(10.0) | 1.6(8.9) | 1.3(8.9) |

[a] 数据来自安全分娩联合研究（CSL）

[b] 由于经产妇宫口进展比初产妇快，因此，经产妇的测量数据从宫口扩张 5cm 开始

Zhang 等学者研究的重要发现包括：①初产妇的平均产程曲线未显示有明显的扩张率转折点；②经产妇在宫口扩张至 6cm 后开始产程出现加速；③没发现有减速期存在[7,17-19]。宫颈口扩张斜率不呈线性表现，而是随着扩张的厘米数增加宫颈扩张率逐步增加，聚合在一起形成一条双曲线，如表 25-3 和图 25-2 所示[7,18,19]。

| 表 25-3 | 不同产次自然临产产妇宫口扩张每增加一个厘米所需时间 | | |
|---|---|---|---|
| 宫口 (cm) | 产次 =0 (n=25 624)[a] (h)中位数(95 百分位数) | 产次 =1 (n=16 755)[a] (h)中位数(95 百分位数) | 产次 =2 (n=16 219)[a] (h)中位数(95 百分位数) |
| 3~4 | 1.8(8.1) | — | — |
| 4~5 | 1.3(6.4) | 1.4(7.3) | 1.4(7.0) |
| 5~6 | 0.8(3.2) | 0.8(3.4) | 0.8(3.4) |
| 6~7 | 0.6(2.2) | 0.5(1.9) | 0.5(1.8) |
| 7~8 | 0.5(1.6) | 0.4(1.3) | 0.4(1.2) |
| 8~9 | 0.5(1.4) | 0.3(1.0) | 0.3(0.9) |
| 9~10 | 0.5(1.8) | 0.3(0.9) | 0.3(0.8) |

[a] 数据来自安全分娩联合研究（CSL）

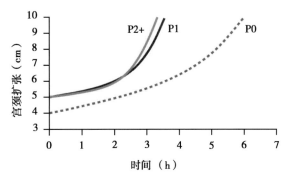

图 25-2 不同产次的单胎足月妊娠、自然临产、阴道分娩和新生儿结局产妇的平均产程曲线（没有显示第 95 百分位数的曲线）。P0= 初产妇；P1= 产次为 1；P2+= 产次 ≥ 2

Zhang 等学者将 NCPP（1959—1966）的产程进展数据与分娩安全联合研究（CSL；2002—2008）数据库的近代妇女分娩记录进行比较，在纠正了母体与妊娠的变异因素后（例如：高龄、高 BMI、CSL 中的高出生体重），结果显示 CSL 中产妇的第一产程较长，初产妇延长的中位数为 2.6 小时，经产妇延长的中位数为 2.0 小时[18]。产程时长的差异可能部分归因于产科实践模式随时间发生的显著改变、肥胖的患病率增加以及产妇的平均年龄增高。此外，弗里德曼的统计分析比 Zhang 等人应用的先进分析技术相对简单。

**自然产程的活跃期**

产程和分娩是一个正常的生理过程。迄今为止，关于自然产程活跃期的持续时间和进展的研究仍然留有很大的空白，特别是现代产科实践在产程中较经常地使用各种干预手段，使得这方面的研究更加困难。Albers[20,21]、Jones 和 Larson[22]研究了自然阴道分娩低风险产妇（无催产素、无硬脊膜外麻醉、无手术助产）的自然产程活跃期长度，他们将产程活跃期定义为宫口从 4cm 扩张到 10cm 的所需时间（表 25-4）。通过线性观察发现，初产妇和经产妇的活跃期平均宫口扩张率分别是 0.8~1.0cm/h 和 1.1~1.4cm/h，在平均值减 2 个标准差的情况下，速率分别是 0.3~0.5cm/h 和 0.4~0.5cm/h。

最近 Neal 等人的一项针对初产妇（n=7 009）的系统综述发现：以常用的临产开始指标（宫口扩张为 3~5cm，有规律宫缩）为起点，足月自然临产初产妇活跃期根据线性计算的宫颈口加权平均扩张率是 1.2cm/h，加权平均扩张率 -2SD 为 0.6cm/h[23]。综述中所包括的不同研究反映了现代产科实践中产程

| 表 25-4 | 自然禅城活跃期分娩的时长及宫颈扩张 | | | | | | |
|---------|------|------|------|------|------|------|
| 试验研究 | 例数 | 活跃期开始的宫口扩张指标（cm）[a] | 活跃期时长（h） | | 扩张度（cm/h）[b] | |
| | | | 中位数（SD） | 中位数 +2SD | 中位数 | 限值 |
| 初产妇 | | | | | | |
| Albers et al, 1996[20] | 949 | 4 | 7.7（5.9） | 19.4 | 0.8 | 0.3 |
| Albers, 1999[21] | 2 511 | 4 | 7.7（4.9） | 17.5 | 0.8 | 0.3 |
| Jones et al, 2003[22] | 240 | 4 | 6.2（3.6） | 13.4 | 1.0 | 0.5 |
| 经产妇 | | | | | | |
| Albers et al, 1996[20] | 949 | 4 | 5.7（4.0） | 13.7 | 1.1 | |
| Albers, 1999[21] | 2 511 | 4 | 5.6（4.1） | 13.8 | 1.1 | |
| Jones et al, 2003[22] | 240 | 4 | 4.4（3.4） | 11.6 | 1.4 | |

[a] 绝对值作为代表活跃期开始的标志（cm）

[b] 基于将 10cm 作为宫口扩张结束标志而计算,此时宫口扩张基本完成

管理模式的多样性,例如硬膜外麻醉镇痛、人工破膜、催产素催产的使用。这些发现也证实了 Perl 和 Hunter 的研究结果,即没有其他问题或症状的初产妇,产程进展为 0.5cm/h 或更快属于正常[24]。在他们的研究中 89.7% 足月妊娠初产妇（n= 453/505）临产后宫颈口扩张的速率在 0.5cm/h 或更快。这些初产妇有 8.6% 最终实施了剖宫产（n=37/453）,0.8% 需要使用催产素催产（n=4/453）。

目前的研究正在探索存在内在差异的亚人群中的正常产程进展,她们可能在产程持续时间长短上有所不同。这些研究涉及的因素包括:种族、民族、肥胖、年龄、引产和既往史（如:剖宫产）等[25~30]。高 BMI 产妇的产程进展与低 BMI 的产妇不同[28,30];与自发临产相比,引产时的产程进展较为缓慢[29]。对于助产士而言,预计的宫口扩张率必须以最佳当代研究证据为依据,并要跟上新的研究发展步伐。只有了解典型的产程进展,临床医生才能决定何时应该采取加快产程进展的干预措施,来作为产妇的适宜选择[31]。

## 产程图

产程图是一个用图形来记录动态产程进展的工具。它被用来尽早发现产程进展异常,帮助减少难产率、催产素使用率、剖宫产率,以及产时发病率与死亡率。然而 2013 年的一个 Cochrane 系统综述显示产程图并不能改善分娩结局[32]。常见的产程图 X 轴是时间（以小时为单位）,Y 轴是子宫颈扩张程度（以厘米为单位）,产程图在活跃期开始记录。

许多产程图加入了一条逐渐升高的斜直"警戒"线,最早是由 Philpott 和 Castle 根据弗里德曼在 20 世纪 50 年代中期的研究结果,在以子宫颈扩张率为 1cm/h 的产程图中加上了警戒线[33,34]（图 25-3）。"警戒线"代表产程活跃期中 10% 宫颈扩张速率最慢的初产妇,这样可以设定从低级到高级医疗机构进行转诊的时间限制[33]。在距"警戒线"4 小时处再画一条与之平行的"行动线",这代表以宫颈扩张为 3cm 时开始绘制的产程图,发现平均扩张速率少于 0.64cm/h;产程图开始时宫颈扩张为 4cm,平均扩张速率少于 0.60cm/h;或产程图开始时宫颈扩张为 5cm,平均扩张速率少于 0.56cm/h 时的产程曲线。当到达"行动线"的指标时,需要启动更强有力的管理干预措施,例如:使用催产素催产来加速产程进展。

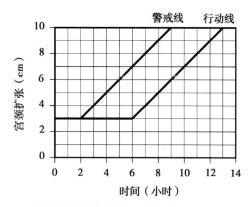

图 25-3  常见产程图的核心组成部分

虽然"警戒线"只针对 10% 产程进展最慢的初产妇[33],但在过去使用产程图的 40 年里有很多研究重复显示,大约有 18%~56% 的初产妇开始产程图记录后超过了产程图的"警戒线"[33~34]。在对经产妇或混合产次的产妇研究中,也有 10%~42% 的

产妇超过了"警戒线"[35,36,42~44]。基于以上发现,限定产程活跃期 1cm/h 的预计宫颈线性扩张速率对于大部分产程活跃期的产妇显得过于程式化。的确有10%~45%的产妇会超过 4 小时的"行动线",但"行动线"显示能够比"警戒线"更好地划分出 10% 进展最慢的产妇[36~38,40~43]。

产程进展呈双曲线形式的现代研究发现显示,大多数现有的产程图不符合当代产妇的生理学特点。尽管如此,建立以产妇生理为基础的产程图,能够有相似的产程评估来提供循证框架也很好[45,46]。为了建立生理产程图而开展大规模假设检验研究是有必要的,因为不管是在资源匮乏的地区,还是在资源丰富的地区,使用这类的评估工具来改善分娩结局,还有很长的路要走。

### 目前的争议

尽管有过很多的相关研究,但仍未能完全明确正常产程进展的时间框架。这些研究使用了不同的数据分析方法和不同人群,引发了一些争议,主要还是集中在大多数产妇的宫颈扩张到达何种状况是属于活跃期或是潜伏期[47,48]。当代研究结果显示,有大约90% 自然临产后的初产妇其宫颈口扩张速率可达到 0.5cm/h。然而,这一线性速率仍必须在典型临产后的产程中才能谨慎地用来评估宫颈扩张的生理性加速。活跃期的进展,最好根据适宜的产程双曲线来评估;尽管在当代临床实践中仍在使用,但传统的宫颈扩张线性概念从根本上来说是有缺陷的,应予以摒弃。在正常的第一产程中,个体间的产程进展差异十分显著,因此,产程管理必须个体化,为每个产妇提供完整、准确的信息,以便做出知情的健康决策。

## 产程持续时间的临床相关性研究

### 难产

产程活跃期宫颈口的预期扩张速度与难产的诊断密切相关。广义的难产是指产程活跃期缓慢、进展异常。此外,在美国难产是首次剖宫产最常见的指征[49,50]。为了降低剖宫产率,需要重新评估难产的诊断和难产的临床管理。

在临床上,难产的诊断通常根据对宫口扩张延迟较为模糊地定义,超过时间就会进行催产处理。每个临床医生所使用的难产诊断标准存在较大的差异,而常用的难产定义既不能对正常和异常的产程进展进行有效区分,也不能鉴别出更容易出现不良结局的产程状况。如果临床医生对宫口扩张速度的预期快于产妇的生理性宫口扩张速度时,产程进展正常的产妇就有可能被误诊为难产,进而去接受催产干预。难产被过度诊断的临床倾向部分解释了为什么有一半的自然临产初产妇接受了催产素催产[7,19,51,52]。这种做法危及了安全分娩的原则,而使用催产素通常是一种用于预防不良围产结局的干预手段[53~55]。

更令人担忧的是,在初产妇的剖宫产中,有一半的剖宫产指征是难产[49,56,57]。目前在美国,剖宫产分娩约占总分娩人数的三分之一[58]。世界卫生组织指出,高于 10% 的剖宫产率与更好的健康结局无关[59,60],过高的剖宫产率反而会增加发病率和死亡率,于母儿无益[61~64]。因此,安全地降低剖宫产率是目前美国正在进行的一项首要国家任务。为实现这一目标,难产需要以当代人口的特定标准为基础来进行明确地界定。

### 活跃期前住院

产妇入院待产的时间对产程进展以及分娩结局具有显著影响。事实上,入院时间的选择是产程中最重要的决策之一。临床上,很多产妇在到达产程活跃期前就被收入住院,然而,一旦入院,就会按照活跃期所期待宫口扩张标准来评估这些产妇。与活跃期入院的产妇相比,提前住院的产妇(例如宫口扩张 <4cm)使用人工催产素催产的几率大约增加一倍[65~68]。催产素使用率的确与入院时宫口扩张的大小呈反比(r =−0.79,P<0.05)[69]。在大多数研究中,过早入院产妇的剖宫产率是对照组的两倍以上[65~67,70~72]。在特定手术指征的研究中发现,过早入院组的产妇更加经常会因为难产而进行剖宫产[65~68,71]。而因难产而进行剖宫产的初产妇中,有一半是在宫口扩张 ≤ 5cm 时选择剖宫产的[73]。这一结果引起了人们的关注,有可能许多剖宫产都是在活跃期开始以前进行的。

Zhang 等人的研究可用于阐明将宫口扩张曲线视为线性的缺陷,并可用于解释将宫口扩张曲线视为线性与难产诊断的相关性[7]。根据他们的数据计算,从宫口扩张 3cm 开始,定义为线性的宫口扩张率比实际宫口扩张率要快;而到达宫口扩张到 5cm 左右的某一点后,定义为线性的宫口扩张率又变得较实际宫口扩张率要慢(图 25-4)[74]。结果造成,诊断难产和纠正"缓慢"产程的干预很可能发生在活跃期刚刚起始的某一点,而此时实际的宫口扩张率不太可能达到线性宫口扩张的预期速率。因此，医护人员在评估产程进展时使用循证的双曲线产程图十分重要。

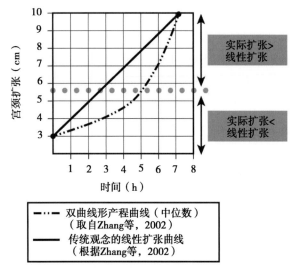

图 25-4 初产妇宫颈扩张中位数的产程双曲线与传统观念中的线性产程曲线比较

### 催产

当自然临产的产妇进入活跃期后，如果宫口扩张速率比相应人群预计的最低速率还慢，就可能需要使用加速产程的干预措施。使用加速产程的干预措施原本是为了减少与难产相关的剖宫产数。助产人员最常使用的加速产程干预措施是：人工破膜和使用人工催产素催产，然而这些干预措施在现代产科实践中的使用率却是惊人的高。例如：Zhang 等人集中对自然临产、头先露、阴道分娩、新生儿健康（n=62 415）的 CPL 数据库资料分析发现，大约 45% 的人在产程中使用过人工催产素催生[7]。根据安全用药研究所（Institute for Safe Medication Practices）的警示，催产素是一种"慎用药物"[54,75]，目前产科一半的法律诉讼涉及滥用催产素的问题[55]。

使用催产素干预与不进行治疗的比较研究很少，最近的一项 Cochrane 联合综述发现，提早使用催产素比延迟使用催产素出现子宫过度收缩，并引起胎心率改变需要产科干预的风险要高（RR=2.51，95% CI=1.04~6.05）[76]。提早使用催产素可以缩短平均产程持续时间约两小时，但这项研究没有证明使用催产素能够降低剖宫产率（RR=0.88；95% CI=0.66~1.19）[76]。需要谨慎看待这一发现。催产素会诱导子宫收缩，对某些产妇来说可能是一种重要的干预措施，但是进行剖宫产的决定受到多种因素的影响，催产素不会降低剖宫产率的结果与药物

本身的效果无关。关于人工破膜术，使用组和对照组之间在第一产程时长或剖宫产率方面无统计学上的显著差异[77]。

助产人员应该谨记：产程延长和产科患病率之间的因果关系是完全不确定的。也就是说，产程过长时出现的风险是与产程持续时间有关，还是与为缩短产程而常规使用的干预措施有关是不清楚的。因此，在使用加速产程进展的干预措施前，必须衡量潜在的好处与潜在的坏处、风险、可能造成的后果以及相关的成本。

## 第一产程的助产学管理

母体和胎儿对产程反应的自然机制使得助产学管理的循环特征在产程管理计划结构中具有重要价值。在整个产程与分娩过程中，持续评估和不断地调整管理计划是助产实践的一部分。

### 产妇和胎儿的初始评估

出现临产症状和体征的产妇，其初始评估的内容包括：回顾病史、体格检查、化验检查。临产产妇的初始评估不仅要了解目前产妇和胎儿的一般状况，而且要了解既往内外科和产科病史、社会状况和她的期望。做出全面充分的评估，才能够发现现存和潜在的问题，制定出双方同意的、合理的管理计划。

### 既往史

如果产妇有产前记录，大部分既往史可以从产前记录中获取，特别是个人信息、产科既往史、内科和初级保健既往史、家族史都需要回顾。回顾本次妊娠史来确认孕周、预产期、孕期并发症和个人分娩计划。不需要重复询问已知的病史，避免过多打扰此时可能正处在应对临产变化和压力当中的产妇。但对病史的要点还是要同产妇再次核对，如：药物过敏史、输血史及输血反应、孕期主要的内科和产科并发症等。产时病例记录中要标明孕期病史已经做过回顾。过程病史记录要包括：从前次产检以来产妇健康状况有哪些变化、主诉和现病史，加上简要的相关系统回顾，这些将完成病例记录的病史资料，用以指导下面进行的身体检查。

评估一个没有产前记录的临产产妇，对助产人员是一个挑战。产妇可能有过定期产检，但是由于各种原因当时没有记录可查，比如没有沟通清楚预定的分娩地点，或者在旅行中临产。而孕期没有接

受完整产检的产妇出现未知的产科并发症的风险增高,包括早产和死胎死产、过大或低体重儿、早期新生儿死亡[78]。在没有产前记录的情况下,助产士必须熟练地采集最基本的信息,从在当前情况下最有用的相关数据开始。表 25-5 概括了健康史的必要组成部分,用于评估临产产妇的状况和发现问题。

| 表 25-5 | 出现临产症状和体征孕产妇的健康史采集基本内容 |
|---|---|
| 健康史组成内容 | 意义 |
| 年龄 | 处于生育年龄两头(低龄与高龄)的产妇围产期不良结局的风险增高 |
| 产次 | 产次影响产程进展和产程长短(如:典型的初产妇产程进展要慢于经产妇) |
| 预产期和孕龄 | 发现与早产或过期产有关的新生儿潜在并发症,根据孕龄评估胎儿大小 |
| 孕期并发症,包括 B 型链球菌状况 | 确定可能会影响本次产程分娩管理的现有或潜在问题 |
| 既往妊娠并发症,包括产前、产时和产后阶段 | 识别可能会影响到本次产程分娩的潜在复发性问题 |
| 既往分娩的经历,包括持续时间 | 既往分娩经历会影响对本次产程进展的期望,同时了解产妇在以前分娩过程中使用的应对策略 |
| 既往分娩的分娩方式 | 既往阴道手术分娩或剖宫产的经历可能会影响本次产程分娩的管理 |
| 以前出生新生儿的体重 | 提示评估骨盆大小 |
| 胎动模式 | 反应胎儿的健康状态 |
| 阴道出血 | 鉴别与见红不同的不正常阴道出血,此时禁忌阴道检查,需要进一步评估包括医生会诊、联合管理或转诊 |
| 胎膜情况 | 胎膜破裂后的时间长短和羊水性状会影响产科管理决策 |
| 宫缩开始的时间,宫缩从开始到现在的特点,包括频率、持续时间、强度,以及增强和缓解的因素 | 确认临产开始时间,帮助区分假临产和真临产 |
| 最后一次进食饮水时间 | 提供能量储备和液体状况基线,也有助于需要外科手术时的镇痛麻醉管理 |

## 体检

初次产程评估中体检和骨盆检查的重要组成部分见表 25-6。当有产前记录可查时,孕期体格检查结果可作为当前体检的基线,针对有问题的地方和新出现的情况进行简要的检查来制定管理计划。对既往检查的回顾应该包括在产妇的产时病例记录中。当产妇没有产检记录或缺少孕期保健时,则需要进行完整的体格检查。

| 表 25-6 | 出现临产症状和体征产妇的体检基本内容 |
|---|---|
| 检查内容 | 意义 |
| **体格检查** | |
| 生命体征:血压、体温、脉搏、呼吸 | 血压升高提示可能有高血压性疾病,而血压过低提示可能有休克。舒张压正常收缩压升高,通常与紧张或疼痛有关<br>体温增高提示有感染或者脱水<br>脉搏或呼吸加快提示可能有感染、休克、脱水或焦虑 |
| 心脏和肺部听诊 | 筛查和识别可能影响当前产程分娩管理的急性或以前未被识别的异常 |
| 腹部触诊了解宫缩模式、胎先露、胎方位、胎产式和入盆情况 | 宫缩模式有助于了解产程阶段状况<br>胎先露、胎方位、胎产式会影响分娩过程、指导分娩方式选择、是否需要会诊、联合管理或者转诊<br>胎先露与骨盆发生衔接反映骨盆够大 |
| 腹部触诊估计胎儿大小和宫高 | 结合孕龄,识别可能存在的孕周不准、胎儿过大或过小、多胎、羊水过少或过多,或其他异常及与并发症有关因素 |
| 观察腹部是否有伤口疤痕 | 确认外科手术史或发现以前未被发现的外科手术史,包括之前的剖宫产 |
| 评估外周或面部水肿 | 出现面部水肿或者合并有外周水肿是子痫前期的经典体征 |
| **骨盆和宫颈检查** | |
| 宫颈管消失和宫口扩张 | 渐进性宫颈管消失和扩张是真正临产的标志 |
| 子宫颈位置 | 子宫颈在前部或中间位置与后位相比是宫颈做好临产准备的表现 |
| 胎先露水平 | 胎先露下降反应头盆相称情况以及产程进展 |
| 胎头塑形和产瘤出现 | 有或无胎头塑形和产瘤出现反映胎头与母体骨盆的适应情况,间接反映骨盆是否够大 |
| 胎产式、胎先露和胎方位 | 阴道检查可以进一步确认核对腹部检查胎产式、胎先露和胎方位的结果 |

续表

| 检查内容 | 意义 |
|---|---|
| 阴道的弹性与韧性和会阴体长度 | 通过评估会阴体长度和阴道的弹性与韧性判断是否会出现裂伤或需要做会阴切开术 |
| 检查胎膜情况 | 触及到完整胎膜或者检查宫口时有羊水流出都能提示胎膜情况 |
| 观察会阴 | 鉴别损伤、外阴静脉曲张和阴道分泌物,包括明显的出血都会影响产程管理 |
| 评估胎心率 | 通过胎心率特点和对宫缩的反应鉴别有无胎儿酸血症的风险因素 |
| **体检的补充内容** | |
| 测量产妇体重 | 与孕前比较得出孕期体重增长总数,与上一次检查比较得出期间体重增加数。非常快速的体重增长可直接提示有水肿和子痫前期的可能 |
| 骨盆测量 | 有助于临床判断骨盆是否够大 |
| 肌腱反射检查和检查是否有肌肉阵挛 | 反射亢进和肌肉阵挛是严重子痫前期/子痫的征兆 |
| 阴道窥器检查 | 直观清楚看到宫颈和阴道内情况,确认是否有胎膜破裂,收集化验检查的标本,评估宫口扩张和宫颈消失的情况 |

如果体检或生命体征中发现有当前或潜在并发症的迹象,需要做进一步的评估。比如:血压升高时就提示需要检查肌腱反射,评估有无肌肉阵挛的存在。

有临产症状和体征产妇在初始和后续评估时是否要进行阴道检查存在争议。助产士需要根据自己的经验,并结合产妇的特殊临床表现和要求综合判断是否需要进行阴道检查。

在对母亲进行临产评估时,大多数医院都会要求有一段时间的连续胎心监测(例如:20分钟)以获取胎心率(FHR)的基线记录,以此作为首次评估胎儿健康状况的方法。当应用于产科与内科性胎儿酸血症低风险的低危产妇时,连续胎心监测与间断性胎心听诊相比,并不能改善孕产妇或新生儿的结局,反而会增加产时干预,如需要进行整个产程连续胎心电子监测(RR = 1.30 ;95% CI = 1.14~1.48)和增加剖宫产的可能(RR = 1.20 ;95% CI = 1.00~1.44)[79]。在妇女出现临产症状和体征后,国家指南没有对评估胎心率的首选方法作出选择,但对低风险产妇产程中进行间断性胎心听诊评估的适宜性做出了肯定[2,80,81]。

## 化验检查

回顾孕期保健记录可以了解产妇的血型、Rh状况、贫血、糖耐量试验、和特殊的产前感染情况包括B型链球菌(GBS)、乙型肝炎和HIV。如果产妇没有可查阅的产检记录,则所有常规的产前化验检查都需要做,以此作为制定管理计划的基线资料。

临床判断和医疗机构政策指南会影响是否进行更多化验检查的决定。如果产妇将接受静脉输液,在放置静脉输液管的同时可以取得血液样本。评估出现临产症状和体征产妇的常规化验检查见表25-7。

## 确定临产状况

只有确定临产,才能接收住院进入分娩中心或医院产房开始产程照护,如果计划家庭分娩时则需要开始助产士到家的连续照护。因为很多孕妇要直到宫口开大至6cm或更大时才进入产程活跃期[7],所以临产状态的诊断需要至少有两次相距足够长时间间隔的阴道检查,如间隔2~4小时,才能确定。当出现规律的疼痛性宫缩,宫颈管完全或接近完全消失,如果在一段时间里宫口有渐进性扩张(2小时或更短的时间有1cm以上的扩张),即使宫口处于4cm或5cm,也有理由判断产程进入了活跃期。或者无论宫颈扩张速率如何,宫颈已经扩张至6cm或更大,也可诊断产程进入了活跃期。除非产程有明显的进展,用单次宫口测量来确定产程处于哪一阶段是不可靠的。当没有足够把握确诊是否真正临产的时候,如果产妇计划在医院分娩,可在收入产房住院之前先进行观察。

| 表25-7 | 出现临产症状和体征产妇的常规化验检查 |
|---|---|
| **化验检查** | **意义** |
| 全血细胞计数(CBC) | 通过基线血红蛋白和红细胞比容的测量发现贫血,这是产后出血的危险因素<br>白细胞计数的基线测量,可以提示感染,尽管产时会有一过性白细胞增高<br>测量基线血小板计数 |
| 血型、Rh状况和抗体筛查[a]<br>尿检 | 确认产前做过的血型和Rh状况结果<br>与产前结果比较,检查产妇体内抗体的变化<br>给血库提供血型样本,以备有输血需要<br>尿蛋白是鉴别子痫前期异常的标志<br>尿糖检查评估糖尿病控制情况<br>酮体可评估脂肪代谢和目前营养状况<br>通过尿比重了解水合状态<br>识别尿液中的异常组分,可能可以直接鉴别诊断尿道感染 |

[a] 血型和Rh状况检验后,保留血标本,以备需要输血时所用

可能需要几个小时的持续评估才能鉴别产妇是处于先兆临产、产程潜伏期，还是活跃期。在确定胎儿状况良好后，在等待下一次检查的间歇期间，可以鼓励产妇行走、摇摆身体、坐在分娩球上或者休息。在医院或分娩中心里，当下一次检查发现宫口没有改变、临产尚未发生时，如果产妇住在附近，交通便利愿意回家，产妇可以安全回家。

进行临产诊断时，医护人员不仅要仔细地区分真临产和假临产，还需要鉴别临产与容易被误认为临产的产科或非产科的不适感或并发症，例如：尿道感染或胎盘早剥。

## 产程中产妇的助产学照护要点

### 产程支持和疼痛管理

产程支持和疼痛管理密切关联。产程支持包括对产妇在产程中的生理和情感体验给予支持的技巧与干预措施，包括有人陪伴的治疗作用，这是助产学艺术与科学的特点。详细内容参阅"产程中对母亲的支持"一章，产程支持与疼痛管理是助产保健的基本内容，体现于注重在整个产程中主动和连续地评估与调整助产照护。与没有得到这种支持照护的产妇相比，接受产程连续支持的产妇更有可能自然阴道分娩，较少使用镇痛药，产程时间相对要短，对分娩经历的满意度较高[82]。

虽然有些临产环境不允许助产士作为给产妇提供连续产程支持的主要医疗照护人员，助产士们因此处于维持基本助产照护的唯一代言人位置。助产士可以参与和支持当地的导乐和/或其他分娩支持者，鼓励他们一起参与产程支持过程。

### 产妇体位和活动水平

待产过程中的体位与活动水平以产妇本人选择的体位与活动范围为准。很少有禁忌产妇采取舒适体位的情况。当可以选择的时候，很多产妇在产程的大部分时间里喜欢直立体位或行走活动，分娩环境也应尽可能满足产妇感觉舒适的需求。但是很多医院却规定在第一产程产妇常规卧床。虽然产妇卧床待产对医护人员来说更方便，但可能并不是最利于生理产程进展或产妇感觉最舒适的体位。

与平卧位比较，直立位时，产程进展可以加快约1小时，且更少需要使用硬膜外麻醉镇痛和剖宫产[83]。可以创造性使用家具、枕头、分娩球、调节床等来帮助产妇采取不同类型的直立体位，包括膝胸卧位、坐位、站立位、下蹲位。助产士应支持产妇不受限制的活动，让低风险产妇在产程中自由选择体位，可以使用常规间断胎心听诊，配合产妇在不同体位时对胎心率和宫缩做出评估。

当产妇要求或必须卧床休息时，选择侧卧位比仰卧位更好，因为这可以减少对下腔动静脉的压迫，避免母体低血压对胎儿造成危害。侧卧位还可以促进肾功能、不影响宫缩的协调性和有效性。

胎膜破裂通常不是直立和行走活动的禁忌证。当确定胎儿健康状态良好，头先露并且先露部分已经衔接进入骨盆，胎头很好地紧贴宫颈，就不应限制产妇自由活动或采取直立体位。这些活动可能正是产妇想做的，因为在胎膜破裂之后宫缩强度增加，采取直立体位可以促进产妇的舒适度。如果胎膜破裂时，胎头没有衔接入盆或者胎位不正，应该禁止产妇行走活动或直立体位，因为存在脐带脱垂的高度风险。

产妇出现内科或产科异常，例如：重度子痫前期、胎盘早剥或急性感染，由于生理状况不稳定、药物影响或胎儿风险增加需要连续胎心监护，则需要限制产妇活动。身体活动有残碍的产妇可能需要额外的体位改变以促进舒适和产程进展。最后，有性虐待或身体虐待史的产妇可能会觉得一些体位是以前创伤的触发因素，例如：截石位或有医护人员站在旁边。对于这些产妇来说，如果没有在孕期制定产程管理计划，那么在产程早期讨论确定她选择的舒适体位是有价值的。

### 产程中的液体与营养

产程中的液体入量和营养管理可以促进子宫灌注和子宫肌层功能，是与产程与分娩过程中的宫缩效率相关的潜在重要变量。然而现代美国典型的产程管理通常会限制口服营养摄入和给予无热量液体的静脉输液。产程中限制进食进水的根本原因是，为了避免全麻诱导期间发生胃内容物肺吸入这一罕见但严重的并发症，这个并发症由 Mendelson[84] 在 1946 年首次提出。其实自 20 世纪 40 年代以来，产科麻醉发生了很大的变化，局部麻醉使用越来越广泛，全身麻醉技术也越来越成熟，加之禁食并不能保证胃已经排空和减少胃酸分泌。事实上，现代研究的证据也没有显示与产程过程中进食进水的相关益处或危害，所以对于低风险的产妇，没有理由在产程分娩期间限制液体和食物的摄取。产程中充足的液体入量有助于氧气和营养的输送，同时也能促进宫缩时产生的废物的排泄,这个原理与运动员保持足够的液体摄取入量以促进其骨骼肌正常代谢功能相似。

有4个针对初产妇的随机对照研究,以产妇在产程中的液体入量作为产程进展潜在变量进行分析[85-88]。Garite等人[85]和Eslamian等人[86]的研究中,将低风险、自然临产的初产妇随机分为两组,分别接受125ml/h或250ml/h的等张性静脉输液,两组产妇均很少或没有口服摄入。Eslamian等人报道,输液250ml/h分组产妇的第一产程时间较短(分别是3.9±1.4对比6.1±1.8小时,p<0.000 1)[86],而Garite等人证实该组产妇的第一产程时间有明显的缩短[85]。两个研究均发现250ml/h分组的产妇发生产程延长的较少,Eslamian等人还发现接受较多液体的产妇组中人工催产素使用的几率明显减少(分别是8.1%对比20.4%,P<0.001)[86]。

Coco等人[87]研究了当不限制口服液体摄入(例如:水、果汁、碳酸饮料)的时候,给予低风险的初产妇更多静脉输液,是否会缩短产程时间。他们发现当允许自由摄入液体时,增加静脉输液既不减少产程持续时间,也不降低催产素催产的使用率或剖宫产的比例。同样Kavitha等人[88]将单纯口服摄入液体的产妇与静脉输液125ml/h或250ml/h的产妇相比,两组在产程持续时间、人工催产素催产使用率或分娩方式上都没有显著差异,只发现静脉输液的产妇发生呕吐的情况较少。然而这些随机对照研究都有一个重要的缺点,就是都没有使用科学方法计算过产妇的水合状况(例如:尿比重)。因此,产妇的实际水合状态仍然不清楚。

产程期间产妇的营养需要还没有得到很好地了解,但有报道发现产妇在孕晚期表现有"饥饿加快"的状态,同时有血浆β-羟丁酸(最主要的产程酮体)的迅速增加,并伴随血糖减低。这个脂肪分解加速的过程可以节省出葡萄糖为胎儿所用。酮体是在糖原储备不足时,肝脏分解脂肪产生的副产品(例如:在饥饿状态或在运动过程中),酮体一般被氧化成二氧化碳和水,释放出能量为组织所用,例如:处于收缩状态的子宫[89,90]。当酮体生成高出酮体消耗时就会引起酮血症,可能会对子宫功能产生削弱效应[89]。

2013年发表的一个Cochrane综述发现,产程中禁食禁水的产妇和可以摄取液体或食物的产妇比较,在产程持续时间、催产素催生、剖宫产、Apgar评分上没有显著差异[91]。鉴于目前的研究证据,产程中产妇可以按照自己的意愿自由饮水和进食,并应鼓励她们保持液体摄入量。

## 静脉通道

对于没有严重的产科或内科风险的产妇,在正常产程与分娩过程中不必常规建立预防性静脉通道。产程中是否需要开通和保留静脉通道要根据每个产妇的实际情况和潜在风险来决定。不能耐受口服液体的产妇,可能需要静脉输液。一些药物的使用需要通过静脉通道,如:对GBS携带的产妇预防性使用抗生素、镇痛药物和人工催产素催产。在放置硬膜外麻醉之前,需要开放静脉通道输入等张液体扩充血容量,以减轻硬膜外麻醉引起的低血压反应;硬膜外麻醉置管后保持静脉通道开放,以便液体管理和发生并发症时使用药物。目前,很多医院的产房都常规要求开放静脉通道,这是一个应该改变和废除的做法,只有这样才能使政策规定符合循证研究结果,支持正常生理产程与分娩。

## 胎膜管理

很久以前,顶着胎膜出生或者胎膜完整被认为是好运的标志和神奇的出生礼物。但是在现代产程管理中,通常会认为进行人工破膜(AROM)可以加速产程的进展。单独使用AROM或与其他药物一起使用来进行人工引产,或在产程中常规使用AROM来加快产程进展,或作为处理难产的一种选择。然而AROM有可能造成不良结局,所以必须对在以上情况下实施人工破膜的效果进行评估。与AROM相关的风险包括:脐带受压造成胎心率减速、脐带脱垂、增加母亲的不适感、增加感染风险和罕见的前置血管破裂[77]。

有两项试验评估了在潜伏期使用早期AROM作为引产辅助方法的效果。Macones等人研究了足月妊娠初产妇引产时在宫口扩张达到4cm以前进行AROM,和在宫口扩张达到4cm时进行AROM对分娩结局的影响[92]。研究发现早期AROM组,有更多的产妇在24小时内分娩(68%对比56%,P=0.002),平均分娩时间缩短了2小时。

还有人对使用AROM治疗处理难产进行了研究。Rouse等人随机选取活跃期产程进展停滞的产妇(n=108),使用AROM加催产素催产或单纯使用催产素催产,两组在分娩方式和产程持续时间上没有显著差别[93]。使用AROM组的产妇发生绒毛膜羊膜炎和子宫内膜炎有非显著性的增高趋势。由于在AROM的时候常常会放置胎儿头皮电极和宫腔内压力导管,所以究竟是AROM还是其他干预措施引起感染风险增高尚不清楚;然而已知宫内压力导管和感染风险增高之间具有相关性。

Wei 等人对早期与晚期使用 AROM 加催产素催产来预防和治疗难产的有关研究进行了 Cochrane 荟萃分析(n=8 033)[94]。结果发现,在预防难产试验中,早期使用 AROM/催产素的产妇剖宫产率略有减少(RR=0.87;95% CI=0.77~0.99),产程时间较短(平均差:-1.57 小时)。难产治疗试验中,早期和晚期使用 AROM/催产素催产治疗难产的产妇比较,剖宫产率没有减低(RR=1.47;95% CI=0.73~2.69),产程时间也没有缩短。试验中的两组产妇在感染率和新生儿不良结局上均无显著性差异。

目前的研究证据表明,AROM 与催产素一起使用进行引产或者用于预防轻度产程延迟的产妇发生难产,在减少产程时间上可能有统计学差异,但是临床上不一定适合。降低剖宫产率虽然有统计学差异,但是差异并不是很大。相比之下,单独使用 AROM 对于产程活跃期停滞的产妇并不是一个有益的措施。

有几个随机试验和 Cochrane 荟萃分析评估了对无难产的产妇人群常规使用 AROM 来推动产程进展的做法。与难产组治疗试验不同,对无难产的产妇使用 AROM 没有缩短第一产程时间,反倒有增加剖宫产的趋势(RR=1.27;95% CI=0.99~1.63;n=5 583;15 个试验)[73]。在引起胎心率异常的趋势上两者相似(RR=1.09;95% CI=0.97~1.23),但是感染风险没有差异。美国妇产科医师学会最近提出建议,除非有进行胎儿监测的需要,否则不应对正常产程进展的产妇使用 AROM——这一点正支持了助产服务长期以来的立场[2]。

如果临产后需要进行 AROM,应该首先确定是头先露,胎头已经衔接入盆。在操作前,助产士应仔细评估胎头的水平,确保胎头完全紧贴子宫颈。手指放在子宫颈口,用羊膜钩轻轻刺破胎膜。注意要避免伤到婴儿头部,羊水开始涌出时操作者的手指应放在原位,以确定没有发生脐带脱垂。整个过程中应监测胎心率,通常在 AROM 结束后仍需继续监测一段时间。

总之,足月妊娠自然临产的产妇进行常规 AROM 弊大于利。这个措施应该用于难产处理、有明确指征需要引产时的辅助措施或需要进行宫内监测时。进行 AROM 前,要告诉产妇除了可能有与阴道检查一样的不适以外,AROM 不会引起母亲或胎儿的疼痛。最后,使用这个方法应该得到产妇的同

意,有书面告知人工破膜的好处、风险和替代方法的正式知情同意书。

### 胎心率监测

胎儿监测不一定就是指"连续电子胎心监护"。助产士要具有较高的识别能力,根据不同的情况对胎儿健康状况进行评估,选择最适合产妇和胎儿的产程连续胎心率监测方法。"产程中的胎儿评估"一章详细列出了监测胎心率的方法,以及间断性听诊与连续性体外和体内胎心监测方法的指征。

### 宫缩监测

子宫活动可以通过产妇对宫缩的体验、观察和腹部触诊,或者选择两种电子监测方法(体外宫缩探头或宫内的压力管)其中的一个进行评估。

产程进展是宫缩有效的最佳指标。普遍认为活跃期在 10 分钟内有 3 次宫缩是保持产程进展的最低宫缩频率。如果宫缩强度足够,在宫缩最强时触诊母亲腹部宫底位置通常不会出现凹陷。从母体对宫缩的反应也可以了解宫缩的频率、持续时间、强度,但需要注意的是不同产妇对产程反应的差很大。产妇对宫缩的外在反应受环境、文化、个人耐受力的影响。

当考虑使用电子宫缩监测时,需要考虑宫缩数据和产妇自由活动(如:走动)需要之间的平衡。在平均 BMI 或者低 BMI 的产妇中可以观察到宫缩过程中子宫在腹内升高的情况。这种腹部形状的改变是体外宫缩探头的作用机制,压力传感器通过腹带固定在适当位置,宫缩时腹部上升宫缩探头受压,压力传感器就可捕获宫缩并描记出宫缩图。体外宫缩探头可以绘制出显示宫缩持续时间和频率的宫缩图。使用宫缩探头时需要校对和放置在正确的位置,对于超重或肥胖的产妇可能效果不好。此外,宫缩探头不能提供宫缩强度的准确信息。它对产妇的活动非常敏感,产妇活动时可造成错误和虚假的宫缩图形。

为了解决传统宫缩探头的缺点,研究人员正在研制使用子宫肌电图描记法。这种新兴的电子宫缩监测方法,使用非侵入性的电极放置在产妇的腹部,描述子宫的肌电活动,类似于心电图记录心脏电传导。这个优越的新技术,能够同样以图形方式表现出与宫缩探头相同的信息,同时对产妇的体型和活动不再那么敏感。

当子宫内压达到约 15mmHg 时,产妇通常能感受到宫缩,这也是观察者可以用手探查到宫缩的最

低水平。相比之下,宫内监测能够比产妇或照护者更早地探测到肌张力的增加[95](图 25-5)。宫内监测是评估子宫活动最准确的方法,但也是最有侵入性的方法(图 25-6)。使用宫内压力导管需要破膜,同时存在有子宫胎盘穿孔和感染的低风险。当放置正确时(放在羊水聚积的地方),宫内压力导管可提供宫缩频率、持续时间、强度的确切信息。宫内压力导管还可以将液体注入羊膜腔(羊膜腔灌注),用于治疗与胎儿脐带受压相关的复发性胎心率减速。

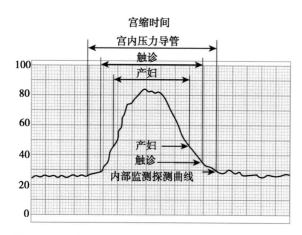

图 25-5　现有测量宫缩不同方法的相对敏感度

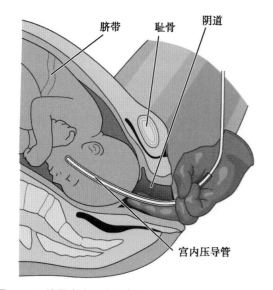

图 25-6　放置宫内压力导管

蒙得维亚单位(Montevideo unit,MVU)被用于评估通过宫内压力导管测量到的宫缩效力。MVU 水平是指在 10 分钟的窗口时间内发生的所有在子宫基线张力以上的宫缩振幅数字的总和,以毫米汞柱(mmHg)为单位。根据 1960 期间 Calderyo Barcia 的研究,200~250MVU 是诊断宫缩具有"足够强度"的标准,是能够可靠预测自然分娩的最低 MVU 数值[96]。

当怀疑可能会发生难产而使用催产素催产时,应该考虑放置宫内压力导管。但在没有胎儿或产科并发症的时候不应放置宫内压力导管来管理产程。

## 产程中的连续评估

产程中的连续评估有三个重点:①母亲健康状态;②胎儿健康状态;③产程进展。评估母亲健康状态包括监测产妇的生命体征、尿量、精神状态和总体健康状态。对胎儿的持续评估包括监测胎儿心率。除此之外,监测宫颈扩张情况、评估胎先露和胎方位、头盆适应情况,是产程进展评估的重要内容。

### 母亲状态

#### 生命体征

在没有并发症的情况下,产妇生命体征的评估频率在各个医疗机构可能会有所不同,通常会详细列在医院的日常规范中,以确保必须遵循的最低标准。但如今,产程中对低风险产妇测量生命体征的频率标准仍是根据传统的护理规章制度,而不是基于与产妇情况相关的临床证据。对于没有特殊情况需要更经常测量生命体征的产妇,多数机构规定在第一产程(没有硬膜外麻醉时)评估生命体征的频率如下:

● 血压、脉搏、呼吸:每小时一次。

● 体温:当体温正常,胎膜完整,每 2~4 小时测量一次。如果体温不正常,或者胎膜破裂,每 1~2 小时测量一次。

产妇的状态在产程过程中会发生改变,应根据具体情况调整评估生命体征的频率。

#### 尿量

膀胱属于盆腔脏器。膀胱充盈会阻碍胎头下降而影响产程进展,同时也是增加产妇下腹部不适和疼痛的常见原因。第一产程活跃期,应该鼓励产妇至少每 2 小时排空膀胱一次。这也是临床医护人员评估产妇水合情况的机会。尿液中的酮体或蛋白质可能有助于管理计划的制定和对产妇做出有针对性的评估。

随着产程中胎先露向真骨盆深部下降,膀胱可能会受压造成即使很少的尿量也会有膀胱充盈的感觉。第三产程时,充盈的膀胱会影响子宫有效收缩,增加因宫缩乏力引起的产后出血风险。产程中充盈的膀胱受到创伤性压迫后也会引起产后膀胱肌肉张力异常、尿潴留及尿道感染。

充盈的膀胱可能会在耻骨联合之上摸到,严重情况下可能胀满至脐部的高度。当胎儿处于枕后位时,产妇腹部的轮廓也可能看起来也好像是膀胱充盈的样子,因此必须排除膀胱充盈的可能。

如果发现膀胱充盈,第一步是促进自主排尿。如果没有禁忌证,最好的方法是产妇自己步行去厕所。当产妇不能下床,并且经过常用方法(如:听流水的声音、会阴部热敷、耻骨联合上轻压、会阴部按摩放松)不能诱发排尿时,才需要考虑导尿管导尿。

膀胱充盈可发生于任何产妇,但有硬膜外麻醉的产妇更加多见,因为在放置硬膜外麻醉之前都会给产妇静脉输液防止低血压。一旦麻醉生效,产妇可能无法感觉排尿的欲望和控制排尿肌肉的运动。因此,对于使用硬膜外麻醉的产妇,尤其是在产程可能还需要等待很久的情况下,建议间歇性导尿以减少尿潴留或感染的风险。

### 母亲一般状况

产程中应连续评估母亲的一般状况,评估的内容有可能相互关联和交叉,包括疲劳和体能消耗的水平、对分娩的反应和行为、对疼痛的感知和应对分娩的能力。

疲劳和体能消耗的水平受以下因素影响:产程开始时的状态、产程中的液体入量管理、产程时间、承受分娩压力的能力。如果产妇缺乏应对能力可能会增加疲劳,而疲劳又会降低应对能力,这是一个恶性循环。有时候产妇在妊娠后期或延长的潜伏期经历了连续几天的疼痛和孕晚期不适,在真正临产后会表现为极度疲倦和脱水,此时应征求产妇意见,考虑住院管理采取早期硬膜外麻醉和静脉输液。

产妇的行为在产程中通常会出现变化,这些变化可以用来评估她对产程分娩的反应。产妇的行为受自我效能、焦虑或恐惧以及所经受的疼痛等因素的影响。这些因素也会影响产妇的应对能力,反过来产妇的应对能力又会影响她的自我效能、焦虑和恐惧感。产程中的行为评估,有助于选择产妇所需的支持和安抚措施,包括使用药物治疗。一个人对另外一个人的表述和行为的解读会受到自身文化期望的极大影响,很可能会误判。因此,助产士必须根据产妇所处的认知背景对其进行评估,并避免从助产士自己的文化角度做出评判。

### 胎儿健康状况

不论选择何种方法,连续和标准化的胎心率监测都是评估胎儿宫内健康状况的必要手段。"产程中的胎儿评估"一章会详细介绍产程中胎儿评估的方法。

## 产程进展

### 阴道宫颈指检

阴道宫颈指检是侵入性的,通常会导致产妇不适,但适时地进行阴道宫颈指检来了解宫颈扩张的情况又是评估产程进展所必需的。使用现有指南来解释正常的产程时间和宫颈扩张速率很重要。在活跃期的早期宫口扩展较慢,例如:4cm 扩张到 5cm 之间等待数小时再进行阴道宫颈检查也是合理的;但是在活跃期的晚期,例如:8cm 扩张到 9cm 时,等待几小时这样长的间隔才做宫颈检查就不合适了。

为了了解产程进展,在进行每一次阴道宫颈指检时,除了宫口扩张情况外,还应了解以下情况:①宫颈管消失情况;②宫颈口的位置(后位、中位、前位);③宫颈性状(硬或软);④胎儿下降的水平和胎方位。阴道宫颈指检的频率取决于产妇的状况,以及助产士使用其他参数评估产程进展的能力。并非在所有情况下都需要通过阴道内检才能了解产程进展。按每 1~2 小时做一次宫口检查的传统做法,会使产妇遭受不必要的不适、侵入和增加感染的风险。密切观察产妇,包括:她的行为、宫缩模式、过渡到第二产程时的症状和体征、背部疼痛点位置的变化、胎心率最强点和胎心位置的改变等,都可以帮助了解产程进展。但如果产程进展出现问题时,这些信息并不能够代替阴道宫颈指检。

正常第一产程期间,出现以下情况提示要进行阴道宫颈指检:

● 建立信息基线。用来提示进一步检查的时机,以便在接收入院或使用产程干预措施之前确定产程阶段(先兆临产、潜伏期或活跃期);

● 适当时间后进行第二次检查,以确定产程阶段(先兆临产、潜伏期或活跃期);

● 为分娩疼痛管理决策提供信息;

● 确认宫口是否开全;

● 胎膜自发破裂后如果怀疑有脐带脱垂的风险(例如:胎先露呈浮球状或不能用一般的方法缓解的胎心率减速)。

不幸的是,阴道宫颈指检的准确性要依赖于检查者的临床经验和操作技术能力。助产士能够准确测量宫口扩张情况的几率只占所有病例的一半[97~100],而大约 90% 的病例与实际宫口扩张存在 ±1cm

误差[97,99,100]。这是阴道宫颈指检不能准确评估产程进展的严重缺陷，如果产妇宫口扩张实际上是4cm，但是检查者可能会发现为3cm或5cm，且这种误差还将在随后的检查中延续。所以，宫口扩张随着时间的变化只能通过阴道宫颈指检来"估计"。由于阴道宫颈指检存在这样的缺点，因此建议尽可能由同一名助产专业人员来进行检查，采取保守的评估数值，以此来避免对正常产程进展的产妇使用不必要的产程加速干预措施。

### 胎先露、胎方位和胎儿下降的位置

在监测产程进展时了解胎先露的下降和内旋转同了解有无进行性宫口扩张一样重要。确定正常产程进展时间框架的研究多数是以头先露产妇的样本群体为对象的。在多数情况下胎头以枕横位进入骨盆入口，然后发生内旋转，枕骨转到枕前位，到达坐骨棘水平。在胎儿下降和内旋转期间所进行的两次宫颈检查通常不会出现进一步的宫颈扩张。相反，在应该出现头位胎儿下降和内旋转伴随宫颈扩张减慢的同时没有出现胎先露下降，这一重要发现则可能提示有真正的头盆不称存在。

由于头先露是最常见的胎位，能够熟练地确定胎儿头骨的重要标志对于助产士来说非常关键，有关胎儿头骨的重要标志详见"产程和分娩过程中的解剖与生理"一章。产程中阴道宫颈检查的内容应包括：①胎先露；②胎方位；③胎儿下降的水平；④胎儿与骨盆的适应情况，特别是胎头均倾或倾势不均；⑤有无胎头塑形；⑥有无胎头产瘤。在产程活跃期中，每一次阴道宫颈检查都必须确定上述的每一项内容。

几毫米的胎头产瘤属于常见正常情况。小产瘤可能提示产程时间较长，由于子宫收缩较弱的惯性压力所造成。大的产瘤会使鉴定颅缝和囟门变得困难，同时还会出现严重的胎头塑形，这通常见于胎头受到强大压力和产程时间延长。如果出现严重的胎头塑形或颅缝重叠，必须怀疑存在头盆不称。在胎儿为枕后位时，胎头受压的位置往往也会有较大的产瘤。

最近，即时超声检查正被尝试用于诊断胎位不正和倾势不均。尽管超声波用于诊断很有希望，但其对于特定胎位不正治疗处理技术有效性的研究还十分有限[101]。使用不同母亲体位和活动来纠正胎位不正在"产程中与分娩时的并发症"一章中进行了叙述。对胎儿持续性枕后位产妇的照护在"第二产程与分娩"一章中进行叙述，因为针对持续性枕后位的干预措施很少需要在第二产程以前使用。

## 结论

正常生理产程是产妇生理和心理内在动力相互作用的结果。产程中对产妇的照护包括同等重要的三个方面：产妇健康状态、胎儿健康状态、产程进展。过去使用的产程进展评估方法并不正确，但是针对所有不同人群的新方法还尚未形成。弗里德曼研究的传统产程模式和现代研究之间存在明显的差异，因此按照弗里德曼理论中的产程进展期望来评估产程中的宫口扩张进展是不合适的。应该使用正在继续完善中的现代产程模式来对产程进展做出评估。

（徐鑫芬 译 段得琬 审）

### 信息资源

**White Papers and Journal Articles**

King TL, Pinger W. Evidence-based practice for intrapartum care: pearls of midwifery. *J Midwifery Womens Health*. 2014;59(6):572-585.

Romano AM, Lothian JA. Promoting, protecting, and supporting normal birth: a look at the evidence. *J Obstet Gynecol Neonatal Nurs*. 2008;37(1):94-105.

Sakala C, Corry MP. *Evidence-Based Maternity Care: What It Is and What It Can Achieve*. New York, NY: Milbank Memorial Fund; 2008.

| Organization | Description | Webpage |
| --- | --- | --- |
| American College of Nurse-Midwives (ACNM) | *Evidence-Based Practice: Pearls of Midwifery*: PowerPoint presentation and printable checklists that review the evidence for these labor management practices. | http://www.midwife.org/Evidence-Based-Practice-Pearls-of-Midwifery |

| Organization | Description | Webpage |
|---|---|---|
| | Healthy Birth Initiative resources for consumers, midwives, and maternity care institutions. | http://www.midwife.org/ACNM-Healthy-Birth-Initiative |
| American College of Nurse-Midwives (ACNM), Midwives Alliance North America (MANA), National Association of Certified Professional Midwives (NACPM) | Supporting healthy and normal physiologic childbirth: a consensus statement by ACNM, MANA, and NACPM, 2012. | https://www.midwife.org/ACNM/files/ACNMLibraryData/UPLOADFILENAME/000000000272/Physiological%20Birth%20Consensus%20Statement-%20FINAL%20May%2018%202012%20FINAL.pdf |
| American College of Nurse-Midwives (ACNM), Association of Women's Health, Obstetric and Neonatal Nurses (AWHONN), National Association of Certified Professional Midwives (NCAP), Lamaze | This website is a joint venture among ACNM, AWHONN, NCAP, and Lamaze. It has tools for clinicians to help them optimize the outcomes of labor safely. Content includes tools for coping in labor, promoting spontaneous onset of labor, nutrition and hydration, and physiologic second-stages, to name just a few topics covered. | www.BirthTOOLS.org |
| American College of Obstetricians and Gynecologists (ACOG) and Society for Maternal-Fetal Medicine | *Safe Prevention of the Primary Cesarean: Obstetric Consensus #1* reviews recommended labor management practices that can reduce the incidence of cesarean birth. | https://www.acog.org/-/media/Obstetric-Care-Consensus-Series/oc001.pdf?dmc=1&ts=20171108T2342405142 |
| Childbirth Connection | Blueprint for action: steps toward a high-quality, high-value maternity care system. | http://transform.childbirthconnection.org/blueprint |
| National Institute for Health and Care Excellence (NICE) | Information about intrapartum care for healthy women and babies. | https://www.nice.org.uk/guidance/cg190/chapter/Recommendations |
| World Health Organization (WHO), Department of Reproductive Health and Research | *Care in Normal Birth: Practical Guide.* | www.who.int/reproductivehealth/publications/maternal_perinatal_health/MSM_96_24_/en |

## 参考文献

1. American College of Nurse-Midwives, Midwives Alliance, National Association of Certified Professional Midwives. Supporting healthy and normal physiologic childbirth: a consensus statement by ACNM, MANA, and NACPM. 2012. Available at: https://www.midwife.org/ACNM/files/ACNMLibraryData/UPLOADFILENAME/000000000272/Physiological%20Birth%20Consensus%20Statement-%20FINAL%20May%2018%202012%20FINAL.pdf. Accessed November 12, 2017.

2. American College of Obstetricians and Gynecologists. Committee Opinion No. 687: approaches to limit intervention during labor and birth. *Obstet Gynecol.* 2017;129(2):e20-e28.

3. American College of Nurse-Midwives. Position statement: premature rupture of membranes at term. Updated 2012. Available at: http://midwife.org/ACNM/files/ACNMLibraryData/UPLOADFILENAME/000000000233/PROM%20Mar%202012.pdf. Accessed September 12, 2017.

4. American College of Obstetricians and Gynecologists' Committee on Practice Bulletins—Obstetrics. Practice Bulletin No. 172: premature rupture of membranes. *Obstet Gynecol.* 2016;128(4):e165-e177.

5. Centers for Disease Control and Prevention. Prevention of perinatal group B streptococcal disease. Revised guidelines, 2010. Available at: https://www.cdc.gov/mmwr/pdf/rr/rr5910.pdf. Accessed July 15, 2017.

6. Abdelazim IA, Makhlouf HH. Placental alpha microglobulin-1 (AmniSure® test) for detection of premature rupture of fetal membranes. *Arch Gynecol Obstet.* 2012;285(4):985-989.

7. Zhang J, Landy HJ, Branch DW, et al. Contemporary patterns of spontaneous labor with normal neonatal outcomes. *Obstet Gynecol.* 2010;116(6):1281-1287.

8. Friedman E. The graphic analysis of labor. *Am J Obstet Gynecol.* 1954;68(6):1568-1575.

9. Friedman EA. Primigravid labor: a graphicostatistical analysis. *Obstet Gynecol.* 1955;6(6):567-589.

10. Friedman EA. Labor in multiparas: a graphicostatistical analysis. *Obstet Gynecol.* 1956;8(6):691-703.

11. Friedman EA, Kroll BH. Computer analysis of labour progression. *J Obstet Gynaecol Br Commonw.* 1969;76(12):1075-1079.

12. Friedman EA, Kroll BH. Computer analysis of labor

progression. III. Pattern variations by parity. *J Reprod Med.* 1971;6(4):179-183.

13. Friedman EA, ed. *Labor: Clinical Evaluation and Management.* 2nd ed. New York, NY: Appleton-Century-Crofts; 1978.

14. Cunningham FG, Leveno KJ, Bloom SL, et al., eds. *Williams Obstetrics.* 24th ed. New York, NY: McGraw-Hill; 2014.

15. Peisner DB, Rosen MG. Transition from latent to active labor. *Obstet Gynecol.* 1986;68(4):448-451.

16. Kilpatrick SJ, Laros RKJ. Characteristics of normal labor. *Obstet Gynecol.* 1989;74(1):85-87.

17. Zhang J, Troendle J, Mikolajczyk R, Sundaram R, Beaver J, Fraser W. The natural history of the normal first stage of labor. *Obstet Gynecol.* 2010;115(4):705-710.

18. Laughon SK, Branch DW, Beaver J, Zhang J. Changes in labor patterns over 50 years. *Am J Obstet Gynecol.* 2012;206(5):419.e1-419.e9.

19. Zhang J, Troendle JF, Yancey MK. Reassessing the labor curve in nulliparous women. *Am J Obstet Gynecol.* 2002;187(4):824-828.

20. Albers LL, Schiff M, Gorwoda JG. The length of active labor in normal pregnancies. *Obstet Gynecol.* 1996;87:355-359.

21. Albers LL. The duration of labor in healthy women. *J Perinatol.* 1999;19(2):114-119.

22. Jones M, Larson E. Length of normal labor in women of Hispanic origin. *J Midwifery Womens Health.* 2003;48(1):2-9.

23. Neal JL, Lowe NK, Ahijevych KL, Patrick TE, Cabbage LA, Corwin EJ. "Active labor" duration and dilation rates among low-risk, nulliparous women with spontaneous labor onset: a systematic review. *J Midwifery Womens Health.* 2010;55(4):308-318.

24. Perl FM, Hunter DJ. What cervical dilatation rate during active labour should be considered abnormal? *Eur J Obstet Gynecol Reprod Biol.* 1992;45(2):89-92.

25. Hildingsson I, Blix E, Hegaard H, et al. How long is a normal labor? Contemporary patterns of labor and birth in a low-risk sample of 1,612 women from four Nordic countries. *Birth.* 2015;42(4):346-348.

26. McPherson JA, Tuuli M, Odibo AO, Roehl KA, Zhao Q, Cahill AG. Labor progression in teenaged women. *Am J Perinatol.* 2014;31(9):753-758.

27. Tuuli MG, Odibo AO, Cauhey AB, Roehl K, Macones GA, Cahill AG. Are there differences in the first stage of labor between black and white women? *Am J Perinatol.* 2015;32(3):233-238.

28. Kominiarek MA, Zhang J, Vanveldhuisen P, Troendle J, Beaver J, Hibbard JU. Contemporary labor patterns: the impact of maternal body mass index. *Am J Obstet Gynecol.* 2011;205(3):244.e1-244.e8.

29. Harper LM, Caughey AB, Odibo AO, Roehl KA, Zhao Q, Cahill AG. Normal progress of induced labor. *Obstet Gynecol.* 2012;119(6):1113-1118.

30. Carlson NS, Lowe NK. Intrapartum management associated with obesity in nulliparous women. *J Midwifery Womens Health.* 2014;59(1):43-53.

31. Neal JL, Lowe NK, Schorn MN, et al. Labor dystocia: a common approach to diagnosis. *J Midwifery Womens Health.* 2015;60(5):499-509.

32. Lavender T, Hart A, Smyth RMD. Effect of partogram use on outcomes for women in spontaneous labour at term. *Cochrane Database Syst Rev.* 2013;7:CD005461.

33. Philpott RH, Castle WM. Cervicographs in the management of labour in primigravidae. I. The alert line for detecting abnormal labour. *J Obstet Gynaecol Br Commonw.* 1972;79(7):592-598.

34. Philpott RH, Castle WM. Cervicographs in the management of labour in primigravidae. II. The action line and treatment of abnormal labour. *J Obstet Gynaecol Br Commonw.* 1972;79(7):599-602.

35. Drouin P, Nasah BT, Nkounawa F. The value of the partogramme in the management of labor. *Obstet Gynecol.* 1979;53(6):741-745.

36. World Health Organization, Division of Family Health, Maternal Health and Safe Motherhood Programme. The partograph: the application of the WHO partograph in the management of labour. Report of a WHO multicentre study 1990–1991. 1994;WHO /FHE/MSM/94.4.

37. Lavender T, Alfirevic Z, Walkinshaw S. Partogram action line study: a randomised trial. *Br J Obstet Gynaecol.* 1998;105(9):976-980.

38. Lavender T, Wallymahmed AH, Walkinshaw SA. Managing labor using partograms with different action lines: a prospective study of women's views. *Birth.* 1999;26(2):89-96.

39. Pattinson RC, Howarth GR, Mdluli W, Macdonald AP, Makin JD, Funk M. Aggressive or expectant management of labour: a randomised clinical trial. *BJOG.* 2003;110(5):457-461.

40. Lavender T, Alfirevic Z, Walkinshaw S. Effect of different partogram action lines on birth outcomes: a randomized controlled trial. *Obstet Gynecol.* 2006;108(2):295-302.

41. Mathews JE, Rajaratnam A, George A, Mathai M. Comparison of two world health organization partographs. *Int J Gynaecol Obstet.* 2007;96(2):147-150.

42. Orji E. Evaluating progress of labor in nulliparas and multiparas using the modified WHO partograph. *Int J Gynaecol Obstet.* 2008;102(3):249-252.

43. van Bogaert L. Revising the primigravid partogram: does it make any difference? *Arch Gynecol Obstet.* 2009;279(5):643-647.

44. Dujardin B, De Schampheleire I, Sene H, Ndiaye F. Value of the alert and action lines on the partogram. *Lancet.* 1992;339(8805):1336-1338.

45. Neal JL, Lowe NK. Physiologic partograph to improve birth safety and outcomes among low-risk, nulliparous women with spontaneous labor onset. *Med Hypotheses.* 2012;78(2):319-326.

46. Neal JL, Lowe NK, Nacht AS, Koschoreck K, Anderson J. Pilot study of physiologic partograph use among low-risk, nulliparous women with spontaneous labor onset. *J Midwifery Womens Health.* 2016;61(2):

235-241.

47. Cohen WR, Friedman EA. Misguided guidelines for managing labor. *Am J Obstet Gynecol*. 2015;212(6):753. e1-753.e3.

48. Cohen WR, Friedman EA. Perils of the new labor management guidelines. *Am J Obstet Gynecol*. 2015; 212(4):420-427.

49. Spong CY, Berghella V, Wenstrom KD, Mercer BM, Saade GR. Preventing the first cesarean delivery: summary of a joint Eunice Kennedy Shriver National Institute of Child Health and Human Development, Society for Maternal-Fetal Medicine, and American College of Obstetricians and Gynecologists workshop. *Obstet Gynecol*. 2012;120(5):1181-1193.

50. Barber EL, Lundsberg LS, Belanger K, Pettker CM, Funai EF, Illuzzi JL. Indications contributing to the increasing cesarean delivery rate. *Obstet Gynecol*. 2011;118:29-38.

51. Tracy SK, Sullivan E, Wang YA, Black D, Tracy M. Birth outcomes associated with interventions in labour amongst low risk women: a population-based study. *Women Birth*. 2007;20(2):41-48.

52. Walsh J, Foley M, O'Herlihy C. Dystocia correlates with body mass index in both spontaneous and induced nulliparous labors. *J Matern Fetal Neonatal Med*. 2011;24(6):817-821.

53. Selin L, Almstrom E, Wallin G, Berg M. Use and abuse of oxytocin for augmentation of labor. *Acta Obstet Gynecol Scand*. 2009;88(12):1352-1357.

54. Clark SL, Simpson KR, Knox GE, Garite TJ. Oxytocin: new perspectives on an old drug. *Am J Obstet Gynecol*. 2009;200(1):35.e1-35.e6.

55. Clark SL, Belfort MA, Dildy GA, Meyers JA. Reducing obstetric litigation through alterations in practice patterns. *Obstet Gynecol*. 2008;112(6):1279-1283.

56. Zhang J, Troendle J, Reddy UM, et al. Contemporary cesarean delivery practice in the United States. *Am J Obstet Gynecol*. 2010;203(4):326.e1-326.e10.

57. Boyle A, Reddy UM, Landy HJ, Huang C, Driggers RW, Laughon SK. Primary cesarean delivery in the United States. *Obstet Gynecol*. 2013;122(1):33-40.

58. Martin JA, Hamilton BE, Osterman MJK, Driscoll AK, Mathews TJ. Births: final data for 2015. *Natl Vital Stat Rep*. 2017;66(1):1-69.

59. World Health Organization, Department of Reproductive Health and Research. WHO statement on caesarean section rates. 2015;WHO/RHR/15.02.

60. World Health Organization. Appropriate technology for birth. *Lancet*. 1985;326(8452):436-437.

61. Villar J, Valladares E, Wojdyla D, et al. Caesarean delivery rates and pregnancy outcomes: the 2005 WHO global survey on maternal and perinatal health in Latin America. *Lancet*. 2006;367(9525):1819-1829.

62. Villar J, Carroli G, Zavaleta N, et al. Maternal and neonatal individual risks and benefits associated with caesarean delivery: multicentre prospective study. *BMJ*. 2007;335(7628):1025-1025.

63. Althabe F, Sosa C, Belizán JM, Gibbons L, Jacquerioz F, Bergel E. Cesarean section rates and maternal and neonatal mortality in low-, medium-, and high-income countries: an ecological study. *Birth*. 2006;33(4):270-277.

64. Curtin SC, Gregory KD, Korst LM, Uddin SF. Maternal morbidity for vaginal and cesarean deliveries, according to previous cesarean history: new data from the birth certificate, 2013. *Natl Vital Stat Rep*. 2015;64(4):1-13, back cover.

65. Neal JL, Lowe NK, Phillippi JC, et al. Likelihood of cesarean delivery after applying leading active labor diagnostic guidelines. *Birth*. 2017;44(2):128-136.

66. Bailit JL, Dierker L, Blanchard MH, Mercer BM. Outcomes of women presenting in active versus latent phase of spontaneous labor. *Obstet Gynecol*. 2005;105(1):77-79.

67. Wood AM, Frey HA, Tuuli MG, et al. Optimal cervical dilation in spontaneously laboring women. *Am J Perinatol*. 2016;33(2):188-194.

68. McNiven PS, Williams JI, Hodnett E, Kaufman K, Hannah ME. An early labor assessment program: a randomized, controlled trial. *Birth*. 1998;25(1):5-10.

69. Incerti M, Locatelli A, Ghidini A, Ciriello E, Consonni S, Pezzullo JC. Variability in rate of cervical dilation in nulliparous women at term. *Birth*. 2011;38(1):30-35.

70. Impey L, Hobson J, O'Herlihy C. Graphic analysis of actively managed labor: prospective computation of labor progress in 500 consecutive nulliparous women in spontaneous labor at term. *Am J Obstet Gynecol*. 2000;183(2):438-443.

71. Rahnama P, Ziaei S, Faghihzadeh S. Impact of early admission in labor on method of delivery. *Int J Gynaecol Obstet*. 2006;92(3):217-220.

72. Mikolajczyk R, Zhang J, Chan L, Grewal J. Early versus late admission to labor/delivery, labor progress and risk of caesarean section in nulliparous women. *Am J Obstet Gynecol*. 2008;199(6 suppl A):S49.

73. Gifford DS, Morton SC, Fiske M, Keesey J, Keeler E, Kahn KL. Lack of progress in labor as a reason for cesarean. *Obstet Gynecol*. 2000;95(4):589-595.

74. Neal JL, Lowe NK, Patrick TE, Cabbage LA, Corwin EJ. What is the slowest-yet-normal cervical dilation rate among nulliparous women with spontaneous labor onset? *J Obstet Gynecol Neonatal Nurs*. 2010;39(4): 361-369.

75. Institute for Safe Medication Practices. ISMP list of high-alert medications in acute care settings. Updated 2017. Available at: http://www.ismp.org/Tools/institutionalhigh Alert.asp. Accessed September 12, 2017.

76. Bugg GJ, Siddiqui F, Thornton JG. Oxytocin versus no treatment or delayed treatment for slow progress in the first stage of spontaneous labour. *Cochrane Database Syst Rev*. 2013;6:CD007123.

77. Smyth RM, Markham C, Dowswell T. Amniotomy for shortening spontaneous labour. *Cochrane Database Syst Rev*. 2013;6:CD006167.

78. Balayla PS. Inadequate prenatal care utilization and risks of infant mortality and poor birth outcome: a

retrospective analysis of 28,729,765 U.S. deliveries over 8 years. *Am J Perinatol*. 2012;29(10):787-794.

79. Devane D, Lalor JG, Daly S, McGuire W, Cuthbert A, Smith V. Cardiotocography versus intermittent auscultation of fetal heart on admission to labour ward for assessment of fetal wellbeing. *Cochrane Database Syst Rev*. 2017;1:CD005122.

80. Intermittent auscultation for intrapartum fetal heart rate surveillance: American College of Nurse-Midwives. *J Midwifery Womens Health*. 2015;60(5):626-632.

81. American College of Obstetricians and Gynecologists. Practice Bulletin No. 116: management of intrapartum fetal heart rate tracings. *Obstet Gynecol*. 2010;116:1232-1240.

82. Hodnett ED, Gates S, Hofmeyr GJ, Sakala C. Continuous support for women during childbirth. *Cochrane Database Syst Rev*. 2013;7:CD003766.

83. Lawrence A, Lewis L, Hofmeyr GJ, Styles C. Maternal positions and mobility during first stage labour. *Cochrane Database Syst Rev*. 2013;10:CD003934.

84. Mendelson CL. The aspiration of stomach contents into the lungs during obstetric anesthesia. *Am J Obstet Gynecol*. 1946;52:191.

85. Garite TJ, Weeks J, Peters-Phair K, Pattillo C, Brewster WR. A randomized controlled trial of the effect of increased intravenous hydration on the course of labor in nulliparous women. *Am J Obstet Gynecol*. 2000;183(6):1544-1548.

86. Eslamian L, Marsoosi V, Pakneeyat Y. Increased intravenous fluid intake and the course of labor in nulliparous women. *Int J Gynaecol Obstet*. 2006;93(2):102-105.

87. Coco A, Derksen-Schrock A, Coco K, Raff T, Horst M, Hussar E. A randomized trial of increased intravenous hydration in labor when oral fluid is unrestricted. *Fam Med*. 2010;42(1):52-56.

88. Kavitha A, Chacko KP, Thomas E, et al. A randomized controlled trial to study the effect of IV hydration on the duration of labor in nulliparous women. *Arch Gynecol Obstet*. 2012;285(2):343-346.

89. Foulkes J, Dumoulin JG. The effects of ketonuria in labour. *Br J Clin Pract*. 1985;39(2):59-62.

90. Watanabe T, Minakami H, Sakata Y, et al. Effect of labor on maternal dehydration, starvation, coagulation, and fibrinolysis. *J Perinat Med*. 2001;29(6):528-534.

91. Singata M, Tranmer J, Gyte GM. Restricting oral fluid and food intake during labour. *Cochrane Database Syst Rev*. 2013;8:CD003930.

92. Macones GA, Cahill A, Stamilio DM, Odibo AO. The efficacy of early amniotomy in nulliparous labor induction: a randomized controlled trial. *Am J Obstet Gynecol*. 2012;207(5):403.e1-403.e5.

93. Rouse DJ, McCullough C, Wren AL, Owen J, Hauth JC. Active-phase labor arrest: a randomized trial of chorioamnion management. *Obstet Gynecol*. 1994;83(6):937-940.

94. Wei S, Wo BL, Qi HP, et al. Early amniotomy and early oxytocin for prevention of, or therapy for, delay in first stage spontaneous labour compared with routine care. *Cochrane Database Syst Rev*. 2013;8:CD006794.

95. Freeman RK, Garite TJ, Nageotte MP, Miller LA. *Fetal Heart Rate Monitoring*. 4th ed. Philadelphia, PA: Lippincott Williams and Wilkins; 2012.

96. Krapohl AJ, Myers GG, Caldeyro-Barcia R. Uterine contractions in spontaneous labor: a quantitative study. *Am J Obstet Gynecol*. 1970;106(3):378-387.

97. Buchmann EJ, Libhaber E. Accuracy of cervical assessment in the active phase of labour. *BJOG*. 2007;114(7):833-837.

98. Huhn KA, Brost BC. Accuracy of simulated cervical dilation and effacement measurements among practitioners. *Am J Obstet Gynecol*. 2004;191(5):1797-1799.

99. Phelps JY, Higby K, Smyth MH, Ward JA, Arredondo F, Mayer AR. Accuracy and intraobserver variability of simulated cervical dilatation measurements. *Am J Obstet Gynecol*. 1995;173(3):942-945.

100. Tuffnell DJ, Bryce F, Johnson N, Lilford RJ. Simulation of cervical changes in labour: reproducibility of expert assessment. *Lancet*. 1989;2(8671):1089-1090.

101. Bellussi F, Ghi T, Youssef A, et al. The use of intrapartum ultrasound to diagnose malpositions and cephalic malpresentations. *Am J Obstet Gynecol*. 2017 Dec;217(6):633-641.

# 25A

# 胎膜破裂的评估与诊断

JEREMY L.NEAL，NANCY K.LOWE，SHARON L.RYAN，LINDA A.HUNTER，AMY MAROWITZ

在对一个病史提示有胎膜破裂的产妇进行评估时，应该包括的鉴别诊断有：尿失禁、阴道或宫颈分泌物、精液，以及罕见的单纯绒毛膜破裂。

以下几项化验检查可以用来证实或支持胎膜破裂（rupture of membranes，ROM）的诊断：羊齿植物叶状结晶试验（蕨形试验）、pH 测试（硝嗪试验）、超声波羊水容量测量、测试阴道分泌物中的胎盘 α-巨球蛋白-1（PAMG-1）和胎儿纤连蛋白。

## 典型胎膜破裂的检查

1. 通过观察子宫颈外口有无羊水流出来诊断胎膜破裂（ROM）。

2. 蕨形试验（fern test）是在阴道涂片上查找羊齿植物叶状结晶，这是评估 ROM 的经典诊断方法，当阴道涂片干燥后检查到经典的羊水形成的羊齿植物叶状结晶时（图 25A-1）通常可以确诊。阴道窥器检查时，用无菌棉拭子从阴道后穹隆获取液体标本。注意不要接触子宫颈外口，避免宫颈黏液污染标本。把样本涂在玻片上薄薄一层，待其完全干燥。在 10 倍显微镜下观察，羊水中的高浓度氯化钠和蛋白质结晶后会呈现羊齿植物叶状分布（蕨形）。蕨形试验的敏感性和特异性，在尚未临产的孕妇中分别是 51.4% 和 70.8%；临产后敏感性和特异性可分别提高到 98% 和 88.2%[1]。宫颈黏液和精液也会出现羊齿植物叶状结晶，可能导致假阳性结果。在回顾病史与体格检查时，若没有看到有羊水自子宫颈外口自行流出，蕨形试验的结果只能视为支持胎膜破裂的证据，而不能作为确诊证据。

3. 硝嗪试验是使用有效范围内的 pH 试纸或商品测试拭子来测试阴道分泌物的 pH，判断是

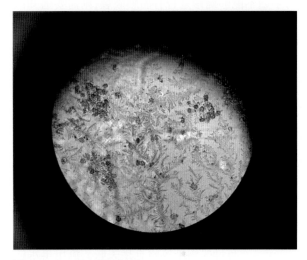

**图 25A-1 羊水蕨形结晶**
（由 Philapeter 提供。许可：https://creativecommons.org/licenses/by-sa/4.0/deed.en.）

否有羊水混入使 pH 升高。大多数妇女的正常阴道 pH 值呈酸性（pH 约在 4.5 左右），而羊水呈中性偏碱性（pH 在 7.0~7.5），橙黄色的 pH 试纸在碱性条件下会变成深蓝色。检测时用无菌棉拭子从阴道后穹隆收集液体样品，然后滴在 pH 试纸上。浸湿的棉拭子也可以先用来制作蕨形试验的涂片，然后涂在 pH 试纸上。也可以用阴道检查用过的窥阴器，将 pH 试纸放在窥阴器顶端直接接触留在上面的液体进行检查。现在已经有商品硝嗪测试拭子，使用时谨遵产品指南。硝嗪试验确定 ROM 的敏感性和特异性大约是 87% 和 81%[2]。阴道感染、血液、精液或其他碱性物质污染，都可能造成假阳性结果；若胎膜高位破裂或羊水渗漏极少则可能导致假阴性结果。

4. 阴道后穹隆的积液是一个有用的指标，但如果没有蕨形试验或 pH 试纸测试阳性的支持，单凭阴道后穹隆的积液不能确诊 ROM。

5. 可以使用超声波羊水定量法,但有些产妇的胎膜破裂只有少量羊水渗漏,超声羊水量测量仍可正常,因此,羊水过少的超声记录不能确诊 ROM,但是可能有助于制定产程管理计划。

## 胎膜破裂的诊断

大多数情况下,诊断胎膜破裂需要通过一系列的病史、体检、阳性测试检查来诊断。当两个或两个以上的测试结果为阳性,诊断的准确率大约是93%[3]。这种方法通常适用于足月妊娠的妇女。对于早产的孕妇,诊断的准确性更加关键。如果早产的孕妇不能够确诊是否有胎膜破裂,则需要通知医生会诊。

## 胎膜破裂的评估

### 病史

1. 询问 ROM 发生的时间、液体流出量、颜色、性状、气味、流出情况(例如:是大股液体涌出,还是持续小量液体流出)。

    a. 这些数据对于管理计划的制订特别重要,因为从胎膜破裂到分娩的时间长短与母婴感染风险直接关联。流出羊水的性状可以判断胎儿的健康状态。

    b. 典型的 ROM 通常会有一大股羊水流出,后面继续还有会液体流出,需要使用卫生垫或者毛巾浴巾铺垫。

    c. 在某些胎膜破裂情况下,孕妇只注意到内裤潮湿是唯一的症状,或仅有小量持续的液体样分泌物流出。此时可采用收缩盆底肌肉(Kegel 运动)观察是否可以控制液体流出,来区分是自然破膜(PROM)还是尿失禁。

2. 询问最近有没有发烧、腹部疼痛、阴道流血、不正常阴道分泌物、尿道症状、前次性行为时间。精液从阴道排出有时会被误认为是羊水。

3. 询问临产征象:宫缩、见红、胎动、最近的阴道宫颈检查或性行为。

4. 确定预产期(如果孕龄小于 37 周尤其重要)。

5. 回顾孕期检查记录、既往产科史、孕期异常情况、当前的内科疾病。

### 体检

当胎膜破裂发生后,越早诊断检查胎膜破裂越容易。当时间大于 6~12 小时后,由于羊水流失过多,观察和诊断会变得困难。

1. 测量体温、脉搏、呼吸和血压。

2. 听诊心肺。

3. 腹部触诊检查有无宫底压痛。

4. 使用四步触诊法评估胎方位,估计胎儿体重和确定胎先露。有时可能需要超声检查来进一步确定胎先露。

5. 根据每个医疗机构的实践指南,使用 Doppler 或电子胎心监测(EFM)进行胎儿评估。孕龄 24~37 周的孕妇需要做连续胎心监测。

6. 消毒窥阴器阴道检查

    a. 注意阴道口流出的液体的颜色、性状、液体量。

    b. 阴道窥阴器插入时要小心,观察是否有脱垂的脐带、膨出的羊水囊、娩出的胎儿身体部分。

    c. 观察子宫颈口时,注意阴道穹隆处的积液或有羊水直接从子宫颈外口流出。

      i 正常羊水是清澈、淡黄色或有絮状物。白色的斑点、奶油状胎脂可见于早产儿、接近足月儿的羊水。暗黄色或绿色的羊水表明羊水中有胎便。出现胎便会增加绒毛膜羊膜炎风险,是胎儿危险的迹象。

      ii 羊水有特殊的陈旧性气味,可与尿液区分,恶臭味是存在感染的表现。

      iii 如果没有见到羊水从宫颈外口流出,进行以下尝试:

        ① 让产妇向下屏气或咳嗽;

        ② 让助手按压宫底或轻轻上抬先露部,检查是否有羊水通过先露旁边的缝隙处从宫口流出;

        ③ 另一个方法是让产妇维持半卧位 30~60 分钟后,再进行阴道窥器检查。

    d. 用无菌拭子获取液体或分泌物的标本,避免混入宫颈黏液。

      i 使用无菌棉拭子从阴道后穹隆或沿阴道壁收集液体 10~15 秒钟,注意避开子宫颈。

ⅱ 如果使用的是硝嗪棉拭子,可以直接观察棉拭子的颜色改变。

ⅲ 如果使用的是 pH 试纸,将棉签上的液体或分泌物涂在试纸上,pH 显示 6.5 或更高提示有胎膜破裂。

ⅳ 立即将棉签涂在干燥的玻片上制作涂片,静待 10 分钟,观察羊齿植物叶状结晶。

蕨形试验是观察液体蒸发后羊水中的氯化钠所形成的羊齿植物叶状结晶。如果玻片在完全干透前检查,就有可能出现假阴性结果。

ⅴ.获取一定量的分泌物做阴道细胞学涂片。

e. 根据机构规定获取淋病和衣原体培养样本。

f. 如果 B 型链球菌(GBS)状况未知或者自上一次检查超过 5 周,采集 GBS 培养样本。

g. 观察子宫颈长度 / 消失程度和宫颈扩张情况。

h. 除非有临产征象,否则不要进行阴道宫颈指诊检查。

### 显微镜评估

1. 用低倍镜(×10)观察晾干的涂片,检查有无羊齿植物叶状结晶(蕨形)产生(图 25A-1)。

2. 检查阴道湿玻片有无真菌、细菌性阴道病、毛滴虫病。

（徐鑫芬 译　段得琬 审）

### 参考文献

1. de Haan HH, Offermans PM, Smits F, Schouten HJ, Peeters LL. Value of the fern test to confirm or reject the diagnosis of ruptured membranes is modest in nonlaboring women presenting with nonspecific vaginal fluid loss. *Am J Perinatol*. 1994;11(1):46-50.

2. Abdelazim IA, Makhlouf HH. Placental alpha microglobulin-1 (AmniSure® test) for detection of premature rupture of fetal membranes. *Arch Gynecol Obstet*. 2012;285(4):985-989.

3. Canavan TP, Simhan HN, Caritis S. An evidence-based approach to the evaluation and treatment of premature rupture of membranes: Part I. *Obstet Gynecol Surv*. 2004;59(9):669-677.

# 26

# 产程中的胎儿评估

TEKOA L.KING

## 引言

产程中使用的胎儿评估技术是用来鉴别胎儿对气体交换骤减时的承受情况。当前没有任何一项胎儿评估方法能够直接监测胎儿体内的氧饱和度或酸碱平衡。因此，了解现有胎儿评估技术的使用价值和各种评估方法的适用范围很重要。本章回顾了胎儿酸碱平衡的生理学、连续电子胎心率监测（electronic fetal heart rate monitoring，EFM）、间断胎心听诊技术、脐带血气分析检查评估胎儿出生前即刻的酸碱平衡情况，以及对各种胎心率（FHR）图形的助产管理。

迄今为止，没有任何一项单独指标能够对临床严重的胎儿酸血症有较高的预测价值。这可能是因为造成永久损害的阈值在胎儿中存在有个体差异，或者现有仪器对于个体差异或变化的感应不够敏感，或者两个因素同时存在[1,2]。

## 胎心率监测的发展史

胎儿电子监测于 20 世纪 60 年代引入，用于监测高危妊娠孕妇。临床医生原本是希望通过胎儿电子监测，筛查胎儿窘迫，及早发现异常，以便在胎儿未发生损伤前采取干预措施。不幸的是，在尚未完成胎儿电子监测与新生儿结局之间关系的研究结果之前，持续胎儿电子监测（EFM）已被迅速而广泛用于临床。

最早的关于胎心率（FHR）监测的观察性研究具有历史性的意义。这些研究比较了使用 FHR 之前与广泛采用 FHR 之后的新生儿结局。研究发现产程中使用了连续 EFM 的产妇，其死胎死产率显著降低，这一结果仍然是 EFM 的主要获益之一[3]。

尚无针对连续 EFM 和没有监测 EFM 的随机对照试验（randomized controlled trial，RCT）研究。直到 20 世纪 90 年代，许多发达国家进行了连续 EFM 与用皮纳尔德（Pinard）胎心听诊器或便携式多普勒（多普勒）胎心仪间断胎心听诊之间的 RCT 的研究。这些 RCT 研究多数采用的是护士与产妇一对一的模式，或包括一些有不良结局的高危妊娠产妇。无论是 RCT 还是对其结果的荟萃分析都没有显示 EFM 比间断性胎心听诊（IA）在新生儿 Apgar 评分、脑瘫或围产死亡率结局方面有改善作用[4,5]。然而，连续 EFM 与大约 50% 的剖宫产率增高有关[相对危险度（RR）=1.63；95% 置信区间（CI）=1.29~2.07]，阴道手术助产率稍微增加（RR=1.15；95%CI=1.01~1.33）[6]。

在爱尔兰都柏林市进行的最大规模 RCT 发现，EFM 能降低 50% 的早期新生儿癫痫（EFM 组为 1.8%，IA 组为 4.1%）。新生儿癫痫被用于长期神经功能障碍和围产儿死亡率的指标。研究者对这组存活下来的癫痫新生儿进行了队列追踪研究，在患儿 4 岁时的再次体检发现，EFM 组和 IA 组癫痫患者的脑瘫发生率无差异，这一发现提示 EFM 在降低脑瘫发病率方面无效[7,8]。然而，我们还不能从这些数据和少数受影响的新生儿中得出关于 EFM 临床影响的有力结论。EFM 可能会降低早期新生儿癫痫发作的发生率，但其长期影响尚不清楚。

评估电子胎儿监测的 RCT 的荟萃分析得到了阴性结果，这使许多临床医生得出 EFM 没有临床价值的结论。然而，这些未能证实 EFM 益处的 RCT 存在一些方法学上的问题，因此，这些结果对于今天的临床实践来说不够确定或可靠[9]。例如:在进行这些研究时认为脑瘫是由产时缺氧所致。后续的研究表明,大多数脑瘫患儿在孕期或新生儿期都会发生脑损伤,因此,诸如 EFM 的产时干预并不能预防这类异常。EFM 组中剖宫产率显著增加,这个结果至少在一定程度上与 RCT 中所用的胎儿窘迫 EFM 诊断标准有关。尽管已知短时氧合状况降低可导致晚期减速的发生,但胎心率变异性作为大脑氧合最佳指标的重要性尚未受到重视。在试验中出现的一些 FHR 图形(如:晚期减速伴中度基线变异)被认为是存在胎儿窘迫进而实施剖宫产,现在则认为这样的 FHR 图形对胎儿酸血症的预测性很差。最后,围产儿死亡是一个非常罕见的事件,也许需要超过 37 000 名参与者的 RCT 才能检测出围产儿死亡率的变化。

总之,这些 RCT 没有能够回答 EFM 是否能够改善新生儿出生结局的问题,因为研究的评价指标不正确,没有采用当今认为可以预测胎儿受损的 FHR 图形来检测胎儿,而且研究样本不够大,无法有说服力地探测出围产儿死亡率的变化表现。因此,声称 EFM 没有价值或者倡导所有产妇都通用 EFM 同样是不合适的。

缺乏标准化的 EFM 医学术语是命名研究人员遇到的困难之一,尤其是在较早的研究中。而且,临床医生在缺乏统一语言的情况下难以沟通。1997年,美国国家儿童健康与人类发育研究所(NICHD)成立了专家组,负责制定解读 FHR 图形的标准术语。专家组为每个特定 FHR 图形建立了相应的定义命名,统一用于当今的临床实践中;在过去十年中,针对 FHR 的各项研究也一直在使用相同的术语定义(表 26-1)[10]。

| 表 26-1 | 常用的特定胎心率术语命名 |
| --- | --- |
| **术语** | **定义** |
| 胎心率基线 | 指在 10min 内胎心率波动为 5bpm 的平均 FHR,持续超过 2min。除外周期性或一过性的变化、显著变异区间和基线变异大于 25bpm。 |
| 心动过缓 | 胎心率基线 <110bpm |
| 心动过速 | 胎心率基线 >160bpm |
| 变异性<br>　变异消失<br>　微小变异<br>　中度变异<br>　显著变异 | 胎心率基线的周期性波动,≥ 2 个周期 /min。<br>最高点到最低点的振幅缺失<br>可探测到最高点到最低点的振幅,但≤ 5bpm<br>最高点到最低点振幅在 6~25bpm 之间<br>最高点到最低点振幅 >25bpm |
| 加速 | FHR 在基线以上明显快速上升(加速开始到波峰时间 <30s)。增幅≥ 15bpm,持续时间≥ 15s,但 <2min。<br>在 <32 孕周,加速增幅≥ 10bpm,持续时间≥ 10s 即为加速 |
| 延长加速 | 2min ≤胎心加速持续时间 <10min;胎心加速≥ 10min 则为胎心率基线改变 |
| 早期减速 | 胎心率明显渐进性减慢到基线以下(从胎心率减速开始到最低点持续时间≥ 30s)。伴随宫缩回到基线。胎心率最低点与宫缩高峰在同一时间。一般来说,早期减速的开始、最低点和恢复与宫缩的开始、峰值和结束对应同步发生 |
| 晚期减速 | 胎心率明显渐进性减慢至基线以下(从胎心率减速开始到最低点持续时间≥ 30s)。伴随宫缩回到基线水平。胎心率减速发生在宫缩顶峰之后。一般来说,晚期减速的开始、最低点和恢复迟于宫缩的开始、峰值和结束 |
| 变异性减速 | 胎心率明显快速减慢到基线以下(从胎心率减速开始到最低点持续时间 <30s)。下降幅度低于基线≥ 15bpm。从开始到恢复至基线的持续时间≥ 15s,但 <2min |
| 延长减速 | 胎心率明显快速减慢到基线以下。下降幅度低于基线≥ 15bpm。从开始到恢复至基线的持续时间≥ 2min,但 <10min |

bpm,心率(次 /min);FHR,胎心率

在 2008 年,NICHD 专家组再次聚会对十年前的研究进行了重新评估。1997 年制定的术语定义得到了确认,并加入了子宫收缩过度的新的定义。除此以外,专家组推荐了解读 FHR 图形的三类评估系统:正常(Ⅰ类),不确定(Ⅱ类)和异常(Ⅲ类),这个 FHR 三类评估系统仍然延用于当今的临床实践中(表 26-2)[11]。

尽管关于连续 EFM 的应用价值仍然存在争议,但是这种胎儿监测手段几乎用于所有医院的待产室与产房。造成这一现象可能有许多的原因。有研究表明,连续 EFM 对于产妇和医护人员都有同样的安慰作用,使得剖宫产的相对风险显得没有那么重要。

此外,可以远程监护胎心率,床旁不需要一直有医护人员陪伴。因此,熟悉目前有关 FHR 图形与胎儿酸血症之间关系的证据,以及 EFM 技术的益处和局限性,对于助产士来说十分重要。下面先从胎儿氧合与酸碱平衡生理学的简要回顾开始入手。

## 胎儿生理学

影响母亲与胎儿之间氧气和营养物质输送的胎儿生理学内容包括:子宫胎盘循环、通过胎盘的气体交换、影响 FHR 的因素以及与成人明显不同的胎儿对缺氧的反应。

| 表 26-2 | 胎心率的分类 |
| --- | --- |
| **类型** | **相应的胎心率图形** |
| **Ⅰ类(正常)** | |
| 胎心率基线 110~160 bpm<br>中度变异<br>无晚期减速及变异性减速<br>必须具备以上所有特征 | FHR 基线 110~160bpm<br>FHR 基线变异性:中度<br>晚期或变异性减速:无<br>早期减速:有或无<br>加速:有或无 |
| **Ⅱ类(不确定)** | |
| 除Ⅰ类和Ⅲ类以外的<br>其他 FHR 图形均属Ⅱ类。 | FHR 基线:<br>　心动过缓不伴有基线变异消失<br>　心动过速<br>FHR 基线变异性:<br>　轻度基线变异<br>　基线变异消失<br>　显著基线变异<br>加速:胎儿刺激不能诱发的胎心率加速<br>周期性或一过性减速:<br>　反复变异性减速伴轻度或中度基线变异<br>　延长减速持续时间 >2min,但 <10min<br>　反复晚期减速伴中度基线变异<br>　其他特征的变异性减速,如基线恢复缓慢、"超射升高"或"肩峰"征 |
| **Ⅲ类(异常)** | |
| 其中任意一种情况 | FHR 基线变异消失伴以下任一情况:<br>　反复晚期减速<br>　反复变异性减速<br>　心动过缓<br>正弦曲线图形 |

## 子宫胎盘循环和气体交换

从母体循环输送氧气、二氧化碳、营养到胎儿循环需要满足以下五个条件:①充足的母体血液流入绒毛间隙;②胎盘面积足够大来满足气体和营养物质的交换;③通过分隔母体和胎儿血液循环的三层隔膜组织的有效气体扩散和营养输送;④通往胎儿的正常脐静脉循环;⑤胎儿具有足够的氧气运输能力。

既往没有内科疾病的孕妇,通常胎盘发育良好,气体和营养物质能够通过胎盘胎膜有效交换。此外,相对于成人而言,胎儿具备一些增强运载氧气能力的生理机制:

● 胎儿血红蛋白比成人血红蛋白更容易与氧气结合,有利于氧气从母体循环向胎儿循环输送;

● 胎儿循环中含有比成人更多的血红蛋白(平均红细胞压积为 43%~63%);

● 胎儿有较高的心输出量和心率,血液循环更快;

● 胎儿体内耗氧大的器官如心脏和大脑的血流灌注更充足。

上述的生理特点使得胎儿在氧分压(PO$_2$)大约 35mmHg(几乎等同母体静脉系 PO$_2$)的低氧状态下能够好好生存。此外,这些生理机制也为胎儿在产程宫缩时,母亲血液进入胎盘绒毛间隙减少的情况下提供缓冲作用。因此,影响胎儿气体交换的子宫胎盘功能因素包括:胎盘灌注减少(如:子宫收缩过频、母亲仰卧体位)和脐带血流灌注减少(如:脐带受压)。

在妊娠足月时,每分钟大约有 500~600ml 的母体血液流向子宫[12,13]。这些血流的大部分(70%~90%)垂直穿过子宫内膜到达进入母体螺旋动脉。当产程活跃期子宫收缩时螺旋动脉受到压迫,暂时中断了进入和流出绒毛间隙的血流。

正如"妊娠解剖学和生理学"一章所述,妊娠期间,螺旋动脉的内皮层被滋养组织所取代,失去神经支配。这种去神经化使得螺旋动脉保持充分扩张状态,确保血液畅通无阻流入绒毛间隙[14]。但是,这些动脉也失去了在血管压力下降时的收缩能力。

这种胎盘结构的临床意义在于,当母体出现低血压、高血压或子宫收缩时,都会引起流入绒毛间隙的血液减少,而在有增加子宫血流量的需要时能够采取的生理学干预措施非常有限(图 26-1)。有利于动脉系统向螺旋动脉供血的措施包括:母亲采取侧卧位来解除对下腔静脉的压迫,以及使用宫缩抑制剂短时停止子宫收缩。

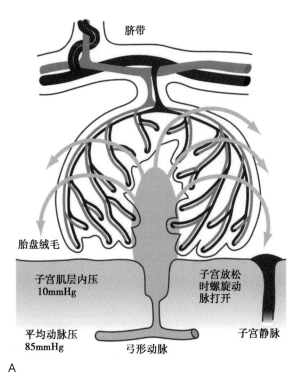
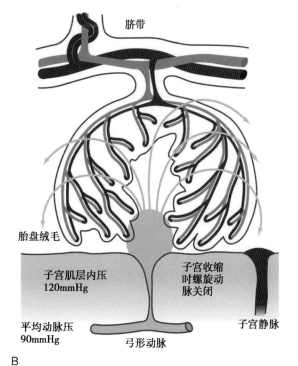

图 26-1　宫缩对胎盘绒毛膜间隙血流的影响。A. 宫缩间歇时血液流入绒毛间隙。B. 在子宫肌层收缩期间,流入绒毛间隙的血液停止或减少

### 影响控制胎心率的因素

胎心率受到交感神经、副交感神经、化学感受器、压力感受器和中枢神经系统（CNS）的控制。

#### 交感神经和副交感神经的作用

临产前正常足月胎儿的 FHR 平均基线是 140bpm（范围：110~160bpm）。妊娠早期 FHR 较高，但不会过高。早产儿的 FHR 很可能处于基线范围的上限值。

交感神经纤维支配的心肌通过儿茶酚胺刺激使 FHR 加快。随着副交感神经系统在孕中期发育成熟，在迷走神经调节下，副交感神经刺激逐渐超过交感神经形成优势，使胎心率基线水平逐渐减慢。

胎儿心脏与成人的相似存在心内起搏活动。右心房内的窦房结具有最高的固有节律是心脏的起搏点，形成窦性心律[15](pp33)。迷走神经起源于延髓，截止于胎儿心脏的窦房结。迷走神经刺激窦房结，使得每次搏动的间歇时间发生改变，从而引起 FHR 的改变[16]。

#### 化学感受器和压力感受器

主动脉弓和中枢神经系统内的化学感受器对血液中氧气和二氧化碳含量的改变敏感。二氧化碳增加引起化学感应器向延髓发出信号，刺激迷走神经，减慢 FHR。在成年人身上，如果中央化学感受器探测到高血碳酸，会引起心动过速；而外周化学感受器探测到高血碳酸，则引起心动过缓。胎儿化学感受器对刺激的反应机制还没有完全搞清楚，但是一过性高碳酸血症能明显减低 FHR。位于主动脉和颈动脉弓内的压力感受器能够迅速感受压力的改变。当血压上升时，压力感受器通过迷走神经产生快速反应，使 FHR 下降（图 26-2）。

#### 胎儿对缺氧的反应

缺氧是身体组织中氧水平降低或不足；与缺氧状况有关的定义见表 26-3[15,17]。胎儿应对缺氧的反应有三种方式：①出现短暂的心动过缓，可将耗氧量降低 60%；②血液重新分配到重要脏器；③启动无氧代谢机制[15(pp58)]。

正常有氧代谢期间，胎儿产生的碳酸（$H_2CO_3$）分解成水和二氧化碳（$CO_2$），水和 $CO_2$ 可迅速通过胎盘排出。当缺氧无法进行有氧代谢时，无氧代谢机制启动。无氧代谢利用葡萄糖和糖原产生能量，最终的分解产物为乳酸（$C_3H_6O_3$）。与水和 $CO_2$ 不同，乳酸不能迅速通过胎盘。当无氧代谢状态持续时，乳酸堆积越来越多，最终超过胎儿体内循环的缓冲能力，使得 pH 降低，发展成为代谢性酸中毒。

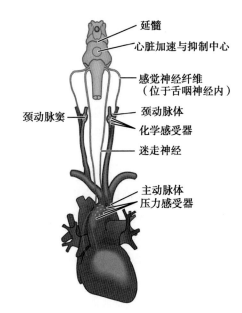

延髓
心脏加速与抑制中心
感觉神经纤维
（位于舌咽神经内）
颈动脉窦
颈动脉体
化学感受器
迷走神经
主动脉体
压力感受器

图 26-2　化学感受器和压力感受器

#### 窒息机制

窒息是一种极度缺氧和二氧化碳浓度过高的状况。严重窒息引起代谢性酸中毒，最终导致器官衰竭。由于窒息是一个连续发展的过程，无法直接测量，且个体间对窒息的反应性存在差异，所以没有明确的界限表明代谢性酸中毒到何种程度将对胎儿或新生儿造成长期不良影响。因此，在描述新生儿状态时，临床上或病历记录中不应当使用窒息这个术语。

呼吸性酸中毒是指胎儿体内二氧化碳升高的情况。代谢性酸中毒是指生理缓冲能力丧失和组织中的 pH 减低，最常见的是继发于乳酸的堆积。当代谢性和呼吸性酸中毒变得严重时，正常的代谢过程开始出现衰竭。神经元的代谢率很高，且大脑不储存葡萄糖，所以胎儿大脑特别容易因窒息受到伤害。当动脉氧含量降到临界阈值以下，心血管代偿功能超载，无法维持大脑血流灌注，脑组织缺氧造成酸血症和局部缺血。当大脑血流灌注的自动调节功能失效时，脑血流灌注需要依赖压力来实现，如果血压过低，就会引起脑缺血[18~24]。脑细胞代谢功能很快会受损（图 26-3），最终发展成定义中的"缺血缺氧性"脑损伤。

| 表 26-3 | 与缺氧相关的术语定义 |
|---|---|
| **术语** | **定义** |
| 酸血症 | 血中氢离子浓度增加。 |
| 酸中毒 | 机体组织内氢离子浓度增加。 |
| 有氧代谢 | 使用氧气代谢葡萄糖。 |
| 无氧代谢 | 不使用氧气代谢葡萄糖。 |
| 窒息 | 来自希腊词语中的"脉搏停止（pulseless）"。继发于气体交换障碍的 $O_2$ 减少，$CO_2$ 增加。窒息是描述酸中毒严重程度的延续；该术语在临床上用于组织损伤或死亡。 |
| 碱 | 是一种可以中和氢离子的物质，从而降低酸度。 |
| 碱剩余（BE） | 可用于缓冲氢离子的碱或碳酸盐（$HCO_3^-$）的量。代谢性酸中毒加重时 BE 减少。 |
| 碳酸氢盐（bicarb） | $HCO_3^-$ 是血液缓冲系统中主要的碱或氢中和体。 |
| 缓冲剂 | 一种弱酸和盐的化合物，缓冲剂可吸收或释放氢离子，从而保持 pH 的稳定。涉及胎儿氧合的主要缓冲剂是 $HCO_3^-$。 |
| 高碳酸血症 | 血液中的二氧化碳过量。 |
| 低氧血症 | 血液中氧气减少。 |
| 缺氧 | 组织中氧气减少。 |
| 代谢性酸血症 | 低碳酸氢盐（碱剩余为负值）。 |
| pH | 血液中氢离子的浓度。pH 指"puissance hydrogen"，法语中氢浓度（或强度）的意思，pH 7.0 与氢离子 0.000 000 1（$10^{-7}$）mol/L 意义相同。 |
| 呼吸性酸血症 | 高二氧化碳分压（$PCO_2$）。 |

## 缺血缺氧性脑病和新生儿脑病

缺血缺氧性脑病（HIE）是一个描述性的术语，用来描述经历重度窒息后新生儿大脑损伤的类型。足月分娩时大约每 1 000 个新生儿中有 1.5 个发生 HIE[24]。约 66% 患有严重 HIE 的新生儿会死亡或存在长期后遗症。相反，大部分轻度 HIE 的新生儿没有不良影响[25]。

新生儿脑病是指新生儿中枢神经系统功能受损的一种综合征，包括满 35 孕周出生的新生儿在出生后最初几天内出现的神经功能紊乱和非正常意识水平或癫痫抽搐[26]。大约每 1 000 个活产儿中有 2 个患有新生儿脑病。确定产时窒息导致新生儿脑病的诊断标准见表 26-4[26,27]。

| 表 26-4 | 确定可能引起新生儿脑病的急性产时或围产期状况的标准 |
|---|---|
| **新生儿特征** | **描述** |
| Apgar 评分 | Apgar 评分在产后 5 分钟和 10 分钟 <5 分。 |
| 脐动脉酸血症 | pH<7 和 / 或碱缺失 ≥ 12mmol/L。 |
| 磁共振成像 | 出生 24 小时后出现 MRI 异常。出生后 24~96 小时内 MRI 检查确定脑损伤的发生最具时间上的敏感性。常规定性的 MRI 发现，如：弥漫性异常、深部脑核灰质或大脑分水岭皮质损伤，最有可能提示缺氧缺血性损伤。 |
| 多系统器官衰竭 | 可包括肾损伤、肝损伤、血液学异常、胃肠道损伤、心脏功能障碍、代谢紊乱，或这些异常同时存在。 |
| 前期缺血或缺氧 | 在产程中或分娩前即刻发生的缺氧或缺血（例如：子宫破裂、胎盘早剥、前置血管和羊水栓塞）。 |
| 胎心率图形 | 当时有 >60 分钟 Ⅱ 型不确定胎心率图形，包括：FHR 变异性微小 / 消失和无 FHR 加速；表明胎儿已经受损。<br>产程过程中胎心率图形从 Ⅰ 类发展成为 Ⅲ 类。<br>缺氧缺血的其他 FHR 图形：心动过速伴有复发性减速和持续的变异性微小伴随复发性减速。 |
| 其他的远端或近端因素 | 没有关于其他近端或远端因素可能导致新生儿脑病的证据 |

FHR，胎心率；MRI，磁共振成像

缺血缺氧损伤是新生儿脑病的一个亚分类，是众多新生儿脑病病因中的一种。因为无论是缺氧还是缺血都不应假定为造成一个具体新生儿神经损伤的唯一起始病因，因此不建议在临床上使用"缺血缺氧性脑病"，而应代之以"新生儿脑病"[26]。

脑损伤的区域与胎儿的孕龄有关，缺血缺氧损伤通常发生在大脑主要血管头尾间的交界区域。足月儿发生缺血缺氧性的脑损伤有可能导致痉挛性四肢瘫痪，因为足月妊娠时大脑最有可能遭受损害的区域正是与运动协调有关的部位[26]。

产程期间，缺氧导致的缺血缺氧性损伤和随后发展成脑瘫之间的关系非常复杂。脑瘫可有多种病因，新生儿脑损伤的很多症状是由不同的病理事件引起，之后都发展为共同的结局。例如：胎盘病变、宫内感染、宫内脑卒中，这些疾病都会引起胎儿大脑损伤，最终导致脑瘫。

## 产程中胎儿评估的方法

产程中对胎儿健康状况的评估可以使用间断性胎心听诊，也可使用连续或间断性电子胎心监测（EFM）。胎儿头皮刺激可用作辅助测试，来判断胎儿 pH 是否在正常范围。

### 胎心听诊

使用胎心听诊器、多普勒胎心听诊仪或电子胎儿监测仪的超声探头进行胎心率听诊。DeLee-Hillis 和 Allen 胎心听诊器利用听诊者颅骨的骨传导来放大 FHR 的声音。所有不是利用多普勒超声的胎心听诊器都需要利用骨传导，使用时将听诊器一端靠在操作者头部，一端紧贴孕妇的腹部，产妇的体位、胖瘦程度和活动都会影响听诊评估 FHR 的效果。

多普勒超声技术是向子宫内发出超声波，超声波到达搏动的胎心后产生波动变化的反射波回到传感器，传感器将每次心脏搏动转换成电子声音，并形成可计数或显示的数字信号。多普勒听诊仪可适用于母亲大多数体位的胎心率听诊，有些型号甚至可以安全地用于水疗和水中分娩的产妇。对于未临产的孕妇，使用多普勒技术或普通胎心听诊器监测胎心率的效果相同[28,29]。

使用电子胎心监测仪（EFM）上配备的多普勒探头进行间断性胎心监测存在一些争议，支持者认为使用 EFM 超声探头进行胎心监测更加便利，并

且可以留下记录资料。但值得一提的是使用 EFM 获得 FHR 曲线后，如果图形中出现有 FHR 变异或者加速和减速，必须遵照连续 EFM 监测指南对得到的胎心率曲线进行解读。由于在这方面没有统一标准，每个机构及医护人员必须考虑这样做的利与弊。间断性胎心听诊的方法技巧在附录 26A 中讲解。

### 电子胎心监测（EFM）

电子胎儿监测可以显示胎心率图形和子宫收缩曲线。可以将探测器放在母亲的腹部进行体外监测，或者将探测器经阴道放入子宫进行宫内监测。胎心监测记录设有上下两个显示区，上面部分显示胎心率图形，在纵轴上每格增量为 10bpm。下面部分显示子宫收缩，在纵轴上设有 0~100 蒙得维亚（Montevideo）单位区间。横轴是时间，分成 10 秒区段和 1 分钟区段。因此，从设备记录到的图形中可观察到 FHR 图形、宫缩曲线、以及时段和两者之间的关系。

#### 体外胎心监测

使用体外胎心监测仪时，要将多普勒接收传导探头固定在母亲腹部上胎儿心脏所在的部位。多普勒探头可传导的高频超声脉冲约为 2.5MHz，记录胎心跳动期间运动引起的波长变化的点，通过自动校正技术将这些点建立成一个胎儿心跳的复制图形。

简而言之，监测仪记录下胎儿心跳的间隔，计算出每分钟的心率（bpm）。然后将心率标记在连续滚动的方格记录纸上，使独立的数据点连接在一起形成一条上下弯曲的线条。胎心率变异性曲线是锯齿状的，因为每次心跳之间的时间间隔通常是变化的。迷走神经对来自中枢神经系统的指令做出反应，胎儿心跳又对迷走神经指令做出反应而随时发生变化，因此，EFM 所表现的变异性基本反映出中枢神经系统的功能和状态。

胎心率监测技术在过去十年中有所改进，因此现在使用的外部多普勒探测器所记录到的 FHR 非常类似心电图（ECG）记录的精确度[30]。早期胎心监测仪缺乏自身校正功能，经常出现过多的干扰，因此很难准确地解读胎心基线的变异性状况。如今的体外胎心监测仪可以评估所有的 FHR 特性，其监测可靠性可与宫内监测相媲美。

体外胎心监测适用于大多数产程中需要使用连

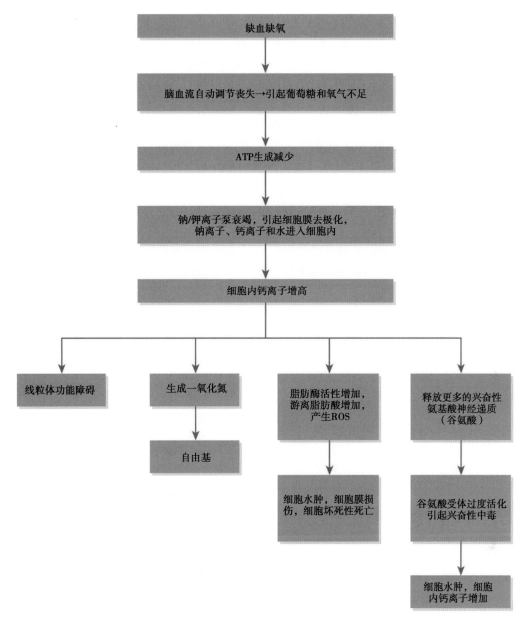

图 26-3 原发性能量衰竭:缺氧缺血性损伤的机制。ATP,三磷腺苷;ROS,活性氧类物质

续 EFM 的产妇。多数情况下,只要腹部胎心探头和宫缩探头放置正确,都能获得解读直观性良好的 FHR 图形和宫缩曲线。但除非带有远程监控设备,体外胎心监测仪的导线长度对产妇的活动范围有所限制。使用远程监控后,产程中产妇可长距离走动、淋浴、或坐在盆浴水中。然而产妇活动会干扰讯号,导致图形模糊不清无法解读。

**宫内胎心监测**

当需要进行连续胎心率或宫缩监测,而体外监测无法实现时,如身高体重指数(BMI)过高的肥胖产妇的产程中胎心监测,就需要使用宫内胎心监测。宫内胎心监测需要破膜,将胎儿头皮电极(FSE)埋入胎儿头皮内数个毫米,将与电极延伸线连接的电子传感器用松紧带或 Velcro 带固定在产妇的大腿上。胎儿头皮电极将胎儿心电信号传输至监测器,形成胎心率数字信号并绘制出连续的心率曲线。胎儿头皮电极(FSE)的放置步骤见附录 26B。

**子宫活动监测**

子宫收缩可通过母亲感知、触诊检查、电子胎心监测仪带有的宫缩探头或放置宫内压导管(IUPC)来测量。

虽然个体之间存在着显著差异,但当孕妇感知到疼痛性子宫收缩时,宫腔内压力至少已达到

15mmHg[31]，这是扩张子宫下段及压迫宫颈所需的压力。当子宫内压超过 10mmHg 时，通过腹部触诊检查可以感受到宫缩[31]。

宫缩探头（toco）放置在产妇的宫底部位，并用弹性腹带环绕产妇腹部来固定。宫缩探头记录下宫缩时子宫底变硬产生的压力变化。虽然这个设备能记录子宫收缩的持续时间和频率，但不能准确记录宫缩的强度。如果收紧腹带或改变探头的摆放位置，可以看到收缩强度会发生明显改变。

宫内监测是通过放置子宫内压导管（IUPC）来测量宫缩强度，导管通过宫颈进入宫腔。IUPC 的优点是能提供子宫静止张力的具体情况、宫缩时产生的实际压力、准确的宫缩开始时间、峰值和宫缩结束时间。在需要进行羊膜腔灌注术时，也可以使用 IUPC 来完成。宫内监测的缺点是，如果导管放置时间过长会增加感染的风险，此外使用宫内监测要求产妇卧床。

如果产程进展比预期缓慢，可以放置 IUPC，以蒙得维亚单位来对子宫收缩强度进行定量测量。蒙得维亚单位由 Caldeyro-Barcia 在 1957 年首次引入临床使用[32]。蒙得维亚单位是将 10 分钟内所有宫缩的峰值压力相加在一起。当减去基线压力的蒙得维亚单位约为 200 时，或基线压力包括在内的蒙得维亚单位约为 240 时，表明宫缩强度足够满足正常产程进展的需要。

## 胎心率图形

胎心率的特征有：胎心率基线、周期性胎心率、一过性胎心率[10]。胎心率基线一般在宫缩间歇期间评估，其表现包括心率、变异性与加速。胎心率周期性改变与子宫收缩有关，一过性胎心率改变与子宫收缩没有明显关系。

### 胎心率基线

足月儿的胎心率基线范围在 110~160bpm。心动过缓定义为胎心率小于 110bpm；心动过速定义为胎心率基线超过 160bpm；单独存在的胎儿心动过速通常与足月儿的不良结局无关。胎儿心动过速在小于 28 周的胎儿中十分常见，这是因为副交感神经（迷走神经）张力要到孕晚期时才占主导地位，所以早产儿的心率基线在 140~160bpm 属于正常。

足月儿持续性心动过速可能的原因是正在发生中的酸血症[33,34]、母亲和 / 或胎儿感染[35]、心律失常[36]、或非特异性的心动过速。其他原因还可能包括纠正产妇低血压时使用了 β 受体兴奋剂或麻黄碱。少见的情况有，胎儿心动过速继发于胎儿贫血（Rh 同种免疫）、急性胎儿失血（胎盘早剥）、胎心传导系统异常（胎儿心律不齐）、或者控制不佳的母亲甲状腺功能亢进。

短暂的心动过速是对一过性低氧血症的正常代偿反应。持续性心动过速，尤其是伴有胎心基线变异微小和复发性减速，可能表明胎儿对反复缺氧的代偿能力下降[33,37]。在终极阶段的胎心过缓表现出现之前，可能会有持续性心动过速在复发性减速后出现，并持续一段时间，这种特征性 FHR 图形可能是酸血症加重发展过程的征兆。

窒息性和非窒息性的原因都可能引起胎儿心动过缓。非窒息性的原因包括：胎儿心脏传导阻滞和母体低体温。100~120bpm 范围的轻度胎儿心动过缓多属于特发性的，通常见于过期妊娠，因为胎儿心率随孕龄增加直到幼儿期都处于逐渐减慢的过程中。多数情况下心动过缓发生在产程中胎先露快速下降阶段，或者在第二产程接近结束的时候，由于胎头受到挤压引起颅内压增高，刺激迷走神经的反应引起心动过缓。在这种情况下，如果胎心率在 80bpm 以上，胎心基线变异存在，则能维持胎儿的大脑供氧。当使用鞘内注射阿片类药物或局部麻醉药进行硬膜外镇痛时，也会出现胎儿心动过缓。这通常与交感神经阻滞有关，继发性母体低血压使子宫胎盘血流量随之降低。胎儿心动过缓伴随胎心率基线中等变异与胎儿酸血症无关，当轻度心动过缓伴有中度胎心变异时，助产士不需要采取干预措施[37]。

产科紧急情况也可造成的窒息引起心动过缓，例如：脐带脱垂、胎盘早剥、子宫破裂、或前置血管破裂[38]。如果胎心率低于 60bpm 则需要进行产科急救。此时胎儿无法增加心搏出量来维持冠状动脉循环功能为心脏提供足够的血液供给。当急性心动过缓发生时，它的严重程度、持续时间、有无胎心率变异性是评估新生儿患病率结局的关键因素。

### 胎心率变异性

胎心率存在中度变异表示大脑皮层、中脑、迷走神经和心脏传导系统是完好无损的。中度变异是显示胎儿脑组织没有缺氧或缺血的最佳指征[37,39]。大约 98% 胎心率存在中度变异的胎儿，即使有复发性胎心率减速，在胎心率存在中度变异的期间也不会出现明显的临床酸血症（图 26-4）[37]。

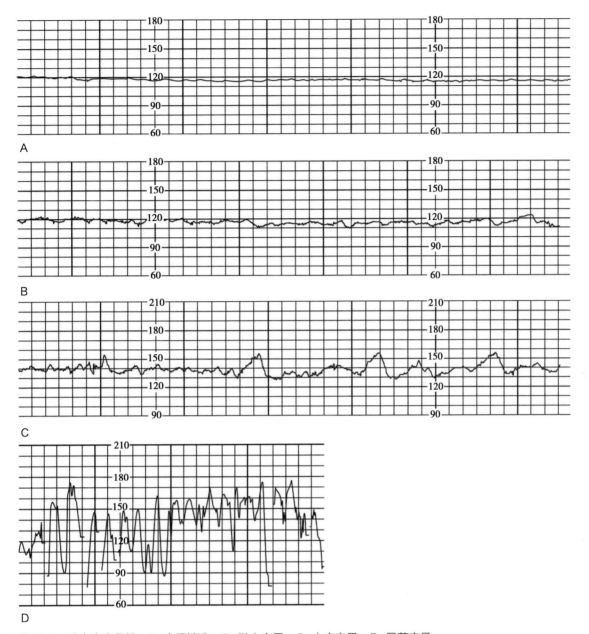

图 26-4 胎心率变异性。A. 变异消失。B. 微小变异。C. 中度变异。D. 显著变异

微小变异的解读决定于是否存在有加速或复发性减速。如果基线变异微小,但没有 FHR 减速存在,则与胎儿酸血症无关[37]。胎儿睡眠周期与 FHR 微小变异有关,这类情况通常持续 20~40min,但有时持续时间也可长达 75~80min[40]。母亲使用阿片类药物(例如:吗啡、布托啡诺、芬太尼)、异丙嗪(非那根)或 β- 肾上腺素类药物如特布他林(布雷汀)也可降低 FHR 变异性的幅度。

与微小变异一样,变异消失决定于是否合并减速。没有减速的变异消失可以是非特异性的,并不总是与胎儿酸血症有关。相反,如果变异微小或变异消失合并复发性晚期减速或变异性减速,这种 FHR 图形通常与胎儿酸血症有关,需要进行紧急评估和干预[14,33,37,41~43]。在有复发性胎心率减速,且减速越来越加深时,如果胎心率变异性从中度到变异减少至变异消失,这是进行性胎儿酸血症发展的经典 FHR 图形。

FHR 变异性过于显著的情况比较少见,通常认为这类 FHR 图形是对一过性缺氧的反应。FHR 显著变异与不良新生儿结局无关系。

### 胎心率加速

加速是超过基线水平的短暂胎心率增快(图 26-5)。FHR 加速是胎儿状况良好的可靠指标,加速发生时,pH 正常[44]。FHR 加速通常伴有胎动。胎儿头皮刺激、声刺激均可诱发 FHR 加速。

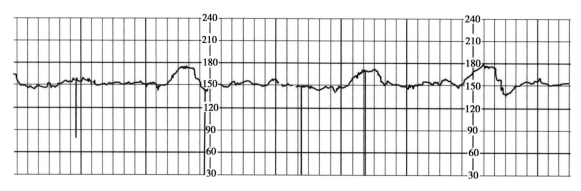

图 26-5　胎心率加速

### 胎心率早期减速

早期减速的发生机制目前并不清楚。早期减速一般在产程活跃期出现，伴有胎心率中等变异。有理论认为早期减速是胎儿头部受压引起，胎儿头部受到挤压引起迷走神经反应和变异减速。不管潜在的生理机制为何，早期减速是良性的变化，不需要干预，但认真区分是早期减速还是晚期减速则非常重要（图 26-6）。

### 胎心率晚期减速

晚期减速是胎儿对一过性氧分压下降的反应。

其发生机制以子宫收缩开始，造成子宫胎盘灌注减少，引起胎儿循环的氧分压水平降低。胎儿颈动脉、颈动脉窦和主动脉弓的化学感受器探测到血氧不足，激活化学感受器并向迷走神经发出信号，使胎心率下降。胎心率减速曲线的波谷落后于宫缩曲线的波峰（晚期），这是因为引起化学感受器刺激的生理途径需要一定的时间，低氧的血液必须先经过脐静脉，然后才能到达化学感受器（图 26-7）。

复发性晚期减速与子宫胎盘功能不全有关，子宫胎盘功能不全是指母体胎盘不能将足够的氧气和营养物质输送到胎儿的状况。这种情况可以是慢性的也可能是急性的。慢性子宫胎盘功能不全的原因包括：

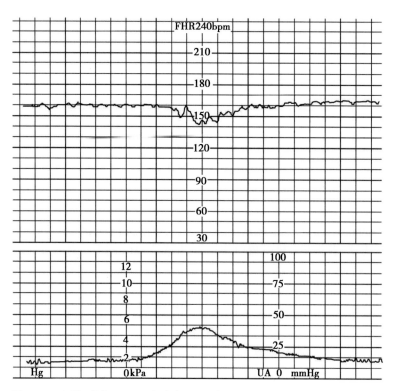

图 26-6　早期减速。bpm，心率（次 /min）；FHR，胎心率；UA，子宫活动

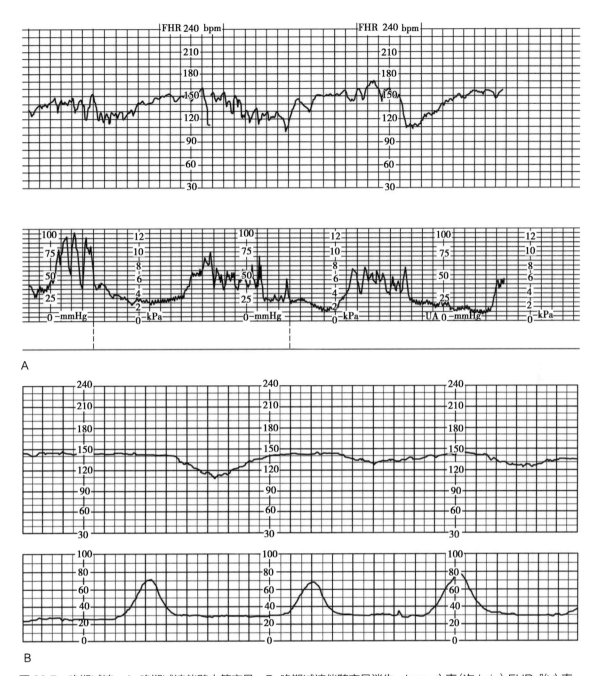

图 26-7　晚期减速。A. 晚期减速伴随中等变异。B. 晚期减速伴随变异消失。bpm, 心率 (次 /min); FHR, 胎心率

母亲高血压疾病、糖尿病、甲状腺功能亢进、自身免疫性疾病 (如:红斑狼疮)、胎盘异常, 所有这些疾病都与螺旋动脉狭窄、胎盘过小和 / 或胎盘梗死, 导致交换氧气和营养物质的胎盘面积减小有关。此外子宫胎盘功能不全还与过期妊娠有关。急性胎盘功能不全可继发于宫缩过频或母亲低血压。最后是母胎输血症、Rh 同种免疫、或非免疫性胎儿水肿引起的胎儿贫血, 这种状况严重影响了胎儿运送氧气的能力, 当子宫收缩时绒毛间隙氧含量减少, 造成胎儿体内氧分压的显著降低。

晚期减速伴中等变异是一过性低氧血症的生理性反应, 并不意味着存在有酸血症[37]。与此相反,

复发性晚期减速伴随胎心率变异微小或消失则是与胎儿酸血症密切相关的 FHR 图形之一[11,37]。

晚期减速可以分为轻度 (基线到波谷下降 ≤ 15bpm)、中度 (基线到波谷下降 >15bpm 但 <45bpm)、或重度 (基线到波谷下降 ≥ 45bpm)。虽然上述分类不包含在 NICHD 的定义之中, 但有可靠证据表明当晚期减速出现进行性加重时, 胎儿酸血症情况逐渐恶化[37,45]。

### 胎心率变异性减速

变异性减速继发于脐血流中断。造成脐带受压

的原因有很多,以头先露为例引起脐带阻断的原因包括:脐带绕颈或绕身、脐带真结、显性或隐性脐带脱垂、缓冲脐带受压的羊水过少。变异性减速在第二产程时很常见,与胎头受压,胎儿颅内压增高刺激迷走神经有关。变异性减速可以是一过性散在出现,也可在子宫收缩期间周期性出现。

变异性减速是最常见的胎心率图形,可见于大约45%~75%的产程中[46,47]。变异性减速和发生胎儿酸血症的关系取决于变异减速出现的频度、胎心率下降的深度、持续时间和胎心率基线变异性的情况。当变异性减速持续时间小于60秒,伴随有正常胎心率基线以及中等变异时,与胎儿酸血症无关。当出现复发性变异性减速伴随微小变异或变异消失时(与复发性晚期减速伴微小变异或变异消失相似),提示有胎儿酸血症发生,需要紧急评估和考虑进行干预(图26-8)。

将变异性减速分为轻度、中度或重度,并未显示具有临床价值。通常根据变异性减速的不同曲线形状将其分为典型性和非典型,例如:在变异性减速出现之前FHR常常会有短暂的高于基线的加速,或者这种短暂加速成为变异性图形的一部分。这种短暂性FHR增速称为"肩峰"和"超射"。一些学者试图去确定与酸血症最具有相关性的变异性减速图形特征,没有得到明确的答案[47,48]。脐带阻断引发变异性减速的动物研究表明,胎心率减速的幅度、持续时间和频率与酸血症增加呈正相关,但特定的减速图形与胎儿酸血症具体程度未表现有显著的相关性[49]。

### 胎心率延长减速

胎心率延长减速有多种原因。已知的诱发因素包括:脐带受压、母亲仰卧位低血压、硬膜外麻醉或脊髓麻醉、宫颈旁麻醉(造成胎儿直接吸收局部麻醉剂、产妇低血压、子宫高张力)、宫缩过频、母亲癫痫发作或急性呼吸抑制引起的缺氧,以及胎头快速下降(图26-9)。

延长减速的干预措施取决于诱因、减速的时长、胎心率基线的最低点、及基线变异性情况。在延长减速发生后,胎儿恢复时通常会出现一过性的心动过速、基线变异性减低和短暂的偶发性晚期减

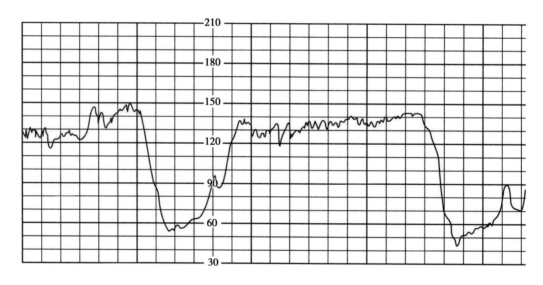

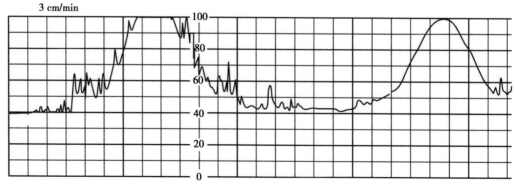

图 26-8 变异性减速

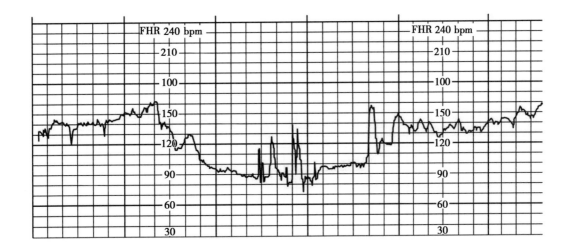

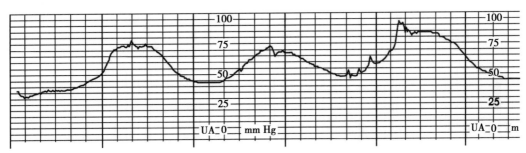

图 26-9 延长减速。缩写:bpm,心率(次 /min);FHR,胎心率;UA,子宫活动

速。如果导致减速原因得到缓解,FHR 通常可恢复到原有的基线水平。在基线存在中等变异性的情况下,间歇性延长减速与胎儿酸血症风险增加无关。

### 胎心率正弦曲线图形

正弦曲线图形为 FHR 在基线上下呈波浪状规律重复摆动,其振幅频率保持一致在上和下 5~15bpm 的范围内(图 26-10),周期以 2~6 次 /min 重复,短期变异消失。真正的 FHR 正弦曲线图形非常罕见。

当胎儿有严重临床贫血时会出现 FHR 正弦曲线图形,例如:Rh 同种免疫、前置血管破裂、子宫破裂或胎盘早剥。最早这种 HFR 图形是见于 Rh 同种免疫的贫血胎儿。在重度窒息胎儿死亡前也可能出现正弦曲线图形的 FHR。正弦曲线图形永远是危急的 FHR 图形,需要立即采取紧急干预措施。助产士应该立即通知上级医生,准备紧急剖宫产,还需通知新生儿团队做好抢救潜在贫血和低血容量新生儿的准备。

### 胎心率假正弦曲线图形

假正弦曲线图形没有受到 NICHD 的认可,因为

这种 FHR 图形通常是阿片类药物作用的结果,而不是胎心率自身的特性。这种无临床意义的胎心率图形往往会间断出现并伴有阶段性中度变异。假正弦曲线图形与真正的正弦曲线图形的区别有两点:变异性存在,每分钟大于 2~6 个周期。

### 胎心率基线漂移

基线漂移也不属于 NICHD 胎心率类型命名的术语范畴,但它在临床实践中一直被用到,所以值得一提。基线漂移是胎儿状况恶化已进展到晚期的表现。基线通常在 120~160bpm 的正常范围内,但表现为变异性消失。这种 FHR 图形是胎儿酸血症严重的不祥标志,需要立即通知上级医师,如果不能立即阴道分娩,应准备立即手术分娩。新生儿出生时新生儿科 / 儿科医生应该到场。此时 HFR 最关键的特征是变异性消失,而不是基线在数分钟内的变化表现。

### 胎儿心律不齐

约 1‰~3‰ 的足月儿会有胎儿心律不齐[50,51]。大约 90% 的胎儿心律不齐是一过性的良性情况。如果胎儿心律不齐持续存在,应该请求上级医生进行会诊评估,并制定联合管理方案。胎儿心律不齐可以通过

多普勒胎心听诊仪听到,也能在 FHR 记录图纸上读
到,但是无法通过电子胎心监测(EFM)得到准确的诊
断(图 26-11)。根据胎儿心律不齐的发生频率和持续
时间来决定在分娩时是否需要有新生儿科医生在场。

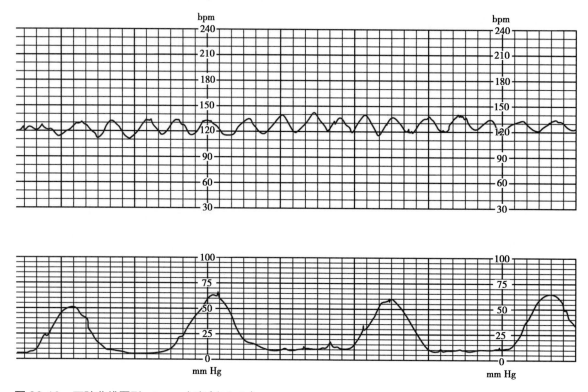

图 26-10    正弦曲线图形。bpm,心率(次 /min)

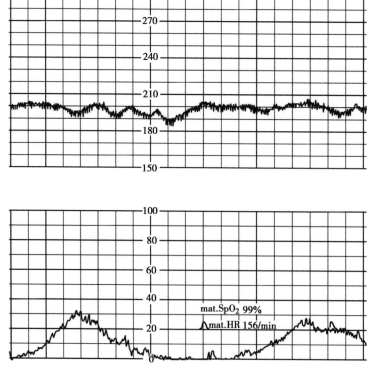

图 26-11    胎儿心律不齐

## 提示胎儿酸血症的胎心率图形

Parer 等人将 20 世纪 60 年代至 2005 年期间关于 FHR 图形和足月分娩新生儿结局的研究文献进行了综合分析[15,37]，得出以下发现来解释 FHR 图形和临床新生儿酸血症之间的关系：

1. FHR 中等变异存在是胎儿健康状况良好的独立预测因子，对于无论伴随何种胎心率图形的足月儿都是如此。足月胎儿胎心率中等变异的阴性预测值为 98%~99%。

2. 晚期或严重变异减速伴随胎心率基线微小变异及变异消失多数与胎儿酸血症相关，虽然其阳性预测值仅为 10%~30%。

3. 减速的幅度与严重程度或胎儿心动过缓与酸血症严重程度成正比。

4. 原先健康的足月儿如果出现持续 1 小时左右的胎心率变异性减低伴随胎儿减速，提示有新生儿酸血症。

临床上，明显的胎儿代谢性酸中毒可以通过以下三种方式之一发展：

- 酸中毒可能发生于频繁、不间断的低氧状况下（如：子宫收缩过度），这种低氧状况发生过于频繁导致气体和代谢产物不能通过胎盘转运。

- 代谢性酸中毒可能在紧急情况下迅速发展，如：子宫破裂。急性持续性的心动过缓既可能是胎儿氧气输送突然骤减的原因，也可能是结果。

- 胎儿生长受限、胎儿感染或其他胎儿异常在孕期的发展过程中，代谢性酸中毒可能会随着时间的推移同步缓慢发展。

### 产程中胎心率图形的演进

健康足月胎儿在产程中从出现复发性晚期减速或变异性减速，伴随基线变异开始逐渐消失，过渡到严重的酸血症大概需要 1 小时时间[37]。助产士、护士、医生在分析 EFM 记录的 FHR 图形时，应该去识别胎儿酸血症发展中出现的典型胎心率图形的演变过程，即提示严重酸血症风险的Ⅲ类 FHR 图形（图 26-12）。在所有情况下，这种 FHR 的变化是从复发性减速开始，如果在胎儿出生之前问题没有得到纠正，则出现终极性胎儿心动过缓预示接下来的胎儿死亡。然而，严重的 FHR 减速、心动过速和变异消失的出现没有先后顺序可言。例如：心动过速可发生在变异性减低之前或之后。同样，减速下降幅度更深或持续时间更长，并不一定是跟在出现变异性减低之后。

目前的研究正在使用现代技术来更精确地测量复发减速的深度和持续时间，并作为综合指标来分析得出"曲线之下的面积"，即计算在出生前的某一段时间内 FHR 持续低于特定 bpm 阈值的总持续时间[48,52~54]。这些研究将总减速时间与新生儿结局联系起来分析。尽管是初步结果，但显示出总的减速区域面积对于鉴别新生儿酸血症具有最佳预测效力[48,52~54]。

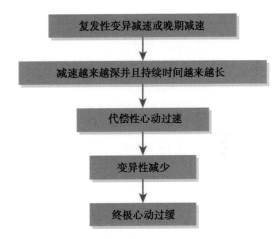

图 26-12　从正常到酸血症时胎心率图形的演变过程

### 急性心动过缓

突然发生的胎儿心动过缓可继发于子宫破裂、胎盘早剥、脐带脱垂、肩难产、母体低血压、羊水栓塞、前置血管等原因。在对子宫破裂病例的回顾性分析中，Leung 等人发现如果在心动过缓发生之前 FHR 正常无减速，从心动过缓发生到胎儿娩出的时间小于 18min 时，新生儿没有明显的代谢性酸血症[55]。相比之下，当心动过缓发生之前就有复发性减速存在时，代谢性酸血症在心动过缓开始后 10min 就提早发生了。一般来说，如果 FHR 维持在 80bpm 以上，就能够维持冠状动脉和大脑的氧合需要，通常会有 FHR 变异性存在[56]。相反，当 FHR 低于 80bpm 时，随着代谢性酸血症的发展，FHR 的变异性会迅速减低。在这种情况下，胎儿变得无法维持血液循环。如果心动过缓达到 60bpm 或更低，胎儿无法保持心搏输出量，且不能维持冠状动脉的供氧。

## 胎心率图形与新生儿结局的关系

一些研究使用了不同的新生儿相关变量来探索

胎心率图形与新生儿结局的相关性,包括 Apgar 评分、新生儿癫痫、脐带血气,以及对照近期对有新生儿脑病体征的新生儿磁共振成像(MRI)发现。

## Apgar 评分

Apgar 评分的目的是用来评估婴儿对宫外生活的适应情况,而不是用来测量出生前的酸血症。这个看起来似乎微不足道的差别,其实事实上很重要。如果 5 分钟时的 Apgar 得分为 7 或更高,几乎可以完全除外分娩前有胎儿酸血症的可能,而反之则不然。Apgar 分数受一些因素的显著影响,如分娩前使用过药物、新生儿复苏术、孕龄大小和感染等,这些因素都会导致 Apgar 得分降低[57]。同样,只有在 Apgar 得分很低的情况下,如在 5 分钟时只有 5 分或更低才有预测性,而其他情况并不能可靠地预测新生儿结局。因此要准确反映分娩前胎儿状态以及预测新生儿结局,还需要有另外一项指标,而脐带血气分析正可以达到这两个要求。

## 脐带血气分析

脐动脉血气分析可以显示有无呼吸性酸中毒、代谢性酸中毒或混合性酸中毒存在。pH 是酸血症程度的指标。二氧化碳分压($PaCO_2$)值反映呼吸系统的状况,氧分压($PaO_2$)值显示氧含量。碱缺失(如果使用负值则为碱剩余)表示代谢性酸中毒的严重程度;它反映了乳酸在胎儿循环系统和组织逐渐堆积后,缓冲能力损失了多少[58]。脐动脉血 pH 和碱缺失是确定出生时是否有胎儿酸血症的最有用的测量方法。当它们处于正常范围时,可以除外一个抑制或受损的新生儿出现脑病的原因不是由于产时酸血症引起的[59]。

### 获得脐带血气的方法

两端钳夹一段脐带后,使用肝素化注射器分别采集脐动脉、脐静脉血样本来做血气分析。如果脐带长度不够,可从胎盘表面上的血管取样。脐动脉(UA)反映胎儿的状况,而脐静脉(UV)反映绒毛间隙的状况。重要的检验值应从脐动脉血样中获得。然而为了保证数据的正确性,需要同时抽取脐动脉和脐静脉血样本。如果只有一个血样本或出现两个血样本结果相同时,则无法确定检验值是来自脐动脉还是脐静脉。

如果认为胎儿可能出现临床意义上的酸血症时,就应该进行脐带血气分析。目前还没有建议进行脐带血气分析的标准指南。与新生儿代谢性酸血症风险增加相关的临床情况列于表 26-5[60]。

新生儿可能会受益于延迟断脐,目前推荐所有新生儿都采取延迟断脐。延迟脐带钳夹对脐带血气分析的影响是目前研究的热点[61~63]。从未断脐的脐带获得样本的脐带血气结果可以监测出较高的动脉氧分压($PaO_2$)[61~63]。这种现象可能是因为获取样本时脐带到胎儿的循环仍在进行。其他参数如 pH 和碱剩余似乎不会受到多几分钟胎盘灌注的延迟断脐影响。

| 表 26-5 | 选择进行脐带血气分析的指征 |
|---|---|
| • 因胎儿窘迫实施的剖宫产 | |
| • 阴道手术助产 | |
| • 早产 | |
| • 胎儿生长受限 | |
| • 臀位 | |
| • 高血压 / 子痫前期 | |
| • 5 分钟 Apgar 评分较低 | |
| • 分娩前 1 小时出现 Ⅲ 型胎心率图形 | |
| • 母体甲状腺疾病 | |
| • 产时发热 | |
| • 多胎妊娠 | |
| • 糖尿病 | |
| • 羊水有胎便 | |
| • 脐带真结 | |
| • 药物毒品滥用 | |

### 脐带血气分析结果的解读

新生儿发病率风险与脐带血的 pH 成反比关系,虽然一个新生儿具体准确的病理性 pH 仍属未知。胎儿发生酸血症是压力极限与个体反应之间相互作用的结果,其中存在很大的个体差异。虽然按照概念去推断轻度窒息导致轻度损害,严重窒息会导致更严重的不良后果,但是将"连续性因果关系"的概念用于胎儿对缺氧的反应并不正确。而事实上,胎儿对缺氧的反应可能是一种阈值效应,当超过一定阈值时,损害就会发生。

尽管如此,病理性酸血症一般还是定义为脐动脉血 pH 低于 7.0,碱缺失大于 12mEq/L(表

| 表 26-6 | 足月新生儿脐动脉血气分析结果解读标准 | | | |
|---|---|---|---|---|
| 诊断 | pH | PCO$_2$(mmHg) | 碳酸氢盐(HCO$_3$) | 碱缺失$^a$(mEq/L) |
| 正常$^b$, 平均值(标准差) | 7.26(±0.07) | 53(±10) | 22.0(±3.6) | 4(±3) |
| 呼吸性酸血症 | 正常或低 | 高 | 正常 | 正常 |
| 代谢性酸血症$^c$ | 低 | 正常 | 低 | 高 |
| 混合型酸血症$^c$ | 低 | 高 | 低 | 高 |

$^a$ 也称为碱剩余(负值)或碱缺失(正值),但数值相同
$^b$ 数据来源于 5 分钟 Apgar 评分 ≥ 7 的足月新生儿
$^c$ 当 pH<7,碱缺失 >12mEq/L 时,与新生儿不良结局存在有临床相关

26-6)[64~68]。pH 低于 7.0 在统计学上的显著意义一直被认为是新生儿脑病高风险的节点(RR=16.86;95%CI=8.45~32.49)[65]。大多数 pH 小于 7.0 的新生儿生后会充满活力,并且 Apgar 评分正常[24],但约有 20%~24% 的新生儿会出现发病或死亡[65]。许多有呼吸性酸中毒的低 pH 新生儿出生后经过最初的几次呼吸后呼吸性酸中毒很快就得到纠正。碱缺失大于 12mEq/L 的新生儿,更有可能出现较高的患病率或死亡率[64~68]。

脐动脉血 pH 在 7.0~7.1 之间的胎儿出现短期新生儿问题的风险增加,例如:一过性呼吸急促、需要吸氧、体温过低。在一些较大的观察性研究中显示,尽管绝对风险仍小于 2%,但在 pH 为 7.1 的新生儿中新生儿脑病的相对风险增加(RR=5.18;95%CI=2.18~12.33)[65]。pH 在此范围内的新生儿很少有远期并发症。临床上严重的代谢性酸血症,很少见于脐动脉血 pH 高于 7.1 的新生儿。

脐带血气分析有明显的局限性。通过测量脐动脉血 pH 和碱缺失可以得知窒息损害的严重程度,但是并不能了解窒息持续的时间,也无法说明窒息损害是持续性或间断性的,以及每个胎儿应对窒息损害的代偿能力。

## 胎心率图形的解读与管理

由两次 NICHD 专家组会议推荐的命名术语和解读指南适用于足月胎儿的 FHR 监测图形。虽然这些定义也正在用于早产儿监测,但是缺乏关于胎心率图形和早产儿分娩结局之间关系的研究。

### 接收入院时的胎心率监测检查

在产妇临产入院分娩时,通常会使用电子胎心监测(EFM)对胎儿状态做出始初的评估。一般认为:如果无应激试验(nonstress test, NST)显示为反应型;催产素激惹试验(oxytocin challenge test, OCT)阴性;没有减速;胎心率基线呈中等变异,则预示产程中胎儿状态良好。然而,入院时的 EFM 检查无论对于高危或低危产妇是否会在产程中出现胎儿酸血症的预测意义都不大[69]。入院时的 EFM 检查反而会增加产程中使用连续 EFM 监护的几率(RR=1.30;95%CI=1.14~1.48),并增高剖宫产的风险(RR=1.20;95%CI=1.00~1.44)。入院时进行 EFM 检查对胎儿或新生儿的死亡率也没有影响。

### 产程中的胎心率解读:NICHD 的三类图形系统

通常,FHR 监护的阳性预测值较低,因为 FHR 变异的发生率很高,并且在总体人群中新生儿酸血症的发生率非常低。针对 FHR 图形与新生儿结局相关性的研究发现,低敏感性和高假阳性率之间是一个尚未解决的临床难题[70]。为了提高这些数据的预测价值,一些用于解读包括三类或更多的亚类别的临床流程图被研究发出来[11,71~76]。目前,Parer-Ikeda 的 5 级分类系统显示出具有 FHR 图形与新生儿酸血症相关性的更佳匹配[77,78]。研究也发展出了计算机辅助模型和包括风险筛查的模型。但这些计算流程都还没有在临床实践中得到充分的验证。

这些研究工作得出的一些数据似乎确实在临床上有用。FHR 为 I 类图形时表明,98%~99% 的胎儿没有急性胎儿酸血症。如果不存在其他风险因素,具有 FHR I 类图形的产妇在产程中可以使用胎心间歇性听诊监测。相反,FHR 为 III 类图形时,可能反映出胎儿有严重的酸血症,则需要马上评估并做好紧急分娩准备。

FHR 为Ⅱ类图形时是一种混合状况,胎儿是否有酸血症的风险存在很大差异,这也是目前研究的关注所在。对这类胎心率图形的管理,首先应评估 FHR 的变异性程度(如果存在,也应注意 FHR 加速情况),然后观察是否存在复发性减速(图 26-13)。管理时还可以包括使用辅助测试,例如:胎儿头皮刺激或声音振动刺激;以及宫内复苏技术,例如:改变体位、快速静脉补液或吸氧。管理时需要结合本机构的设备条件和临床指南,Ⅱ类 FHR 图形的管理措施各个医疗机构的规范不同不可一概而论。最重要的是,当出现Ⅱ类 FHR 图形时,必须结合考虑临床实际情况,是否有其他独立因素可以影响胎儿对反

复缺氧的耐受能力(表 26-7)。

### 辅助测试:胎儿头皮刺激或声振刺激

使用胎儿头皮刺激或声振刺激后出现胎心率加速,则可确定此时胎儿 pH 高于 7.2[44]。使用手提式声音振动刺激器(人工喉)来进行刺激,将刺激器置于产妇腹部胎头所在区域,进行 3~5 秒的声振刺激。大约有 50% 的 pH 正常胎儿接受刺激后无胎心率加速的表现,所以只有当于宫缩间隙进行胎儿头皮刺激诱导出现 FHR 加速时才认为振声刺激测试有效。只要有胎心率加速发生,就能够确定胎儿没有酸血症;但如果无胎心率加速出现,却不能确定胎

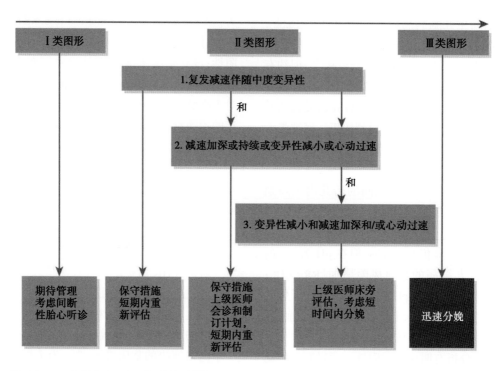

图 26-13　产程中 FHR 图形演变的管理

| 表 26-7 | 增加胎儿酸血症风险的临床情况 |
| --- | --- |
| 1. 导致子宫胎盘功能不全的孕产妇并发症(如:子痫前期、高血压、糖尿病、红斑狼疮) | |
| 2. 导致子宫胎盘功能不全的胎儿因素(如:过期妊娠、胎儿生长受限、羊水指数下降) | |
| 3. 是否存在胎儿心动过速和(或)FHR 变异性减低(如:绒毛膜羊膜炎可能使大脑更易受损导致脑瘫) | |
| 4. 解决潜在问题的临床干预措施是否能够见效 | |
| 5. 通过头皮或声振刺激或直接采集胎儿头皮血液样本检查得出的胎儿酸碱状况 | |
| 6. 羊水内是否出现胎便 | |
| 7. 孕龄(早产儿对缺氧的耐受性比足月儿要差) | |
| 8. 距离预计娩出的时间长短 | |
| 9. 是否有上级医生、急诊手术人员和设备条件 | |

儿是否存在酸血症,此时需要根据其他临床因素来决定管理措施。

胎儿头皮刺激或声振刺激在有微小变异和减速或微小变异无减速时非常有用。例如:产妇使用阿片类药物,会出现医源性 FHR 变异降低。如果该产妇出现晚期或变异性减速的 FHR 图形,进行头皮刺激测试可能会有价值。

## Ⅱ类 FHR 图形的纠正措施

一些纠正措施(也称为宫内复苏技术)用于缓解脐带受压或改善子宫胎盘灌注(表 26-8) [79-84]。除了使用宫缩抑制剂来减少子宫收缩的频率,支持这些措施有效性的证据并不充分,但在多数 FHR 管理方案中仍旧普遍使用这些技术。

| 表 26-8 Ⅱ类 FHR 图形的纠正措施 | |
| --- | --- |
| 复苏措施 | 潜在机制 |
| **变异性减速** | |
| 体位改变 | 改变脐带和胎儿的位置关系以缓解脐带受压 |
| 羊膜腔灌注术 | 增加宫内羊水量以保护脐带不受压迫 |
| 静脉快速补液 | 增加宫内羊水量以保护脐带不受压迫 |
| 母亲打开声门(不是屏气)用力下推 | 减少变异性减速的频率和严重度 |
| **晚期减速程** | |
| 侧卧位 | 增加子宫血流量使绒毛间隙充分灌注 |
| 停用催产素或使用宫缩抑制剂减弱子宫收缩活动 | 减少子宫收缩的频率,使胎儿有更多的时间在宫缩间歇平衡酸碱度 |
| 静脉快速补液 | 增加子宫血流量,稀释血浆催产素水平 |
| 吸氧 | 产程中给产妇吸氧可以增加胎儿氧合度。停止吸氧后效果还能维持大概 30 分钟。可以缓解晚期减速。吸氧理论上存在一定的风险,可能会产生氧自由基,对胎儿造成伤害。因此一旦 FHR 图形得到改善,应该停止吸氧 |
| **延长减速** | |
| 静脉快速补液 | 增加子宫血流量,稀释血浆催产素水平 |
| 停用催产素或使用宫缩抑制剂减弱子宫收缩活动 | 减少子宫收缩的频率,使胎儿有更多的时间在宫缩间歇平衡酸碱度 |
| 通过静脉快速补液和侧卧位纠正产妇低血压 | 仰卧位低血压或使用局部麻醉会引起延长减速,这是因为产妇低血压造成子宫胎盘灌注减少,导致延长减速。如果侧卧位和静脉输液不能缓解减速,可以静脉使用麻黄碱 |

## 胎心率图形和子宫活动

针对胎儿氧合情况的研究发现,两次宫缩之间的间隔为 60 秒时,胎儿大脑的氧合状态稳定;而宫缩之间的间隔少于 60 秒时,脐动脉 pH 减低[85-87]。Simpson 等人通过脉搏氧饱和度检测仪测量了足月引产妇的胎儿氧饱和度(FSpO$_2$)[85]。这些研究人员发现,当 10 分钟内 <5 次宫缩时,胎儿的氧饱和度不受影响;当 10 分钟内宫缩 ≥ 5 次时,FSpO$_2$ 在 30 分钟内下降 20%;当 10 分钟内出现宫缩 >6 次时,FSpO$_2$ 在 30 分钟内下降 29%。

因此,改善宫缩过频可改善胎儿氧合并减缓酸血症的发展。Simpson 等人在研究中发现,停用催产素输注后大约 14.2 分钟内出现有宫缩过频的改善[85]。停用催产素并进行快速静脉补液(至少 500 ml)时,大约 9.8 分钟宫缩过频得到改善。停用

催产素,快速静脉补液,母亲侧卧位,约在 6 分钟内宫缩过频得到改善[85]。给予宫缩抑制剂如:特布他林(0.25mg)也能可靠地缓解宫缩过频。最后,第二产程中产妇每隔一次宫缩才用力下推,可能会减轻变异性减速的严重程度或频率。

## 特殊人群

胎儿和母亲的内科或产科疾病、孕龄以及宫内胎儿毒性物质暴露可显著影响胎儿对低氧应激的反应。例如:虽然病理生理途径不同,但早产儿和过期胎儿相比足儿更容易受到窒息应激的影响。此外,胎儿对孕期发生的慢性缺氧的反应与产时急性缺氧的反应不同。虽然对这些影响因素作详细讨论超出了本章的范围,本章还是要简单回顾最常见的临床情况,即:早产、感染和子宫胎盘功能不全。

## 早产儿

与足月儿相比,早产儿有不同的 FHR 特征。比如:其基线心率较高,20 孕周时 FHR 基线平均为 155bpm,与胎动相关的胎心率加速正处于发育的过程中。在 28 孕周时,大约 80% 的胎儿会出现胎心率加速,并能达到 NST 的标准。32 孕周之前,胎心率加速振幅可能只有 10bpm,持续时间 10 秒,对于早产儿这已能满足反应型 NST 的要求。早产儿的基线变异程度可能较低,但是没有确定的统一标准。在早产儿的 EFM 记录中,FHR 短、浅的变异性减速十分常出现。

早产儿也更容易因缺氧而受到脑损伤,而且更容易在产程中或因为感染而暴露于低氧应激。因此,应将心动过速评估为可能的感染迹象,即便早产儿的 FHR 基线只是略高于足月胎儿的正常基线水平。与发展中的酸血症有关的 FHR 图形演变,如:变异性减低、变异消失和心动过速,其进展比足月儿预期进展的 1 小时期间更快。

## 感染

感染可以降低缺氧导致脑损伤的阈值,从而增加胎儿继发脑瘫的风险。感染还会增加胎儿的代谢率,使得胎儿需要消耗更多的氧。与感染相关的病理生理事件的发展过程包括受内毒素影响产生的炎性介质进入母体与胎儿循环,对胎儿造成暴露影响。促炎细胞因子使血脑屏障的渗透性增加,引起内皮损伤,并增加缺血、血栓形成和梗死的风险。除了细菌毒素的直接作用外,通过胎儿对感染的炎症反应还可导致脑血流失调和随后继发的缺氧缺血性损伤[88]。

早产的发生与这一过程密切相关,因为感染会引起前列腺素的释放,前列腺素会导致早产。实际上,羊膜腔内感染通常是早产发生的原因。与羊膜腔内感染相关的主要 FHR 特征是心动过速。治疗管理在"产程中与分娩时的并发症"一章中进行叙述。

## 子宫胎盘功能不全

子宫胎盘功能不全(UPI)是指任何情况下胎盘不能为胎儿提供足够的氧气与营养物质。它可以在怀孕期间的任何时间发生,但通常与子痫前期、糖尿病、母亲血管异常和过期妊娠有关。在子宫胎盘功能不全的情况下,胎儿可能暴露于慢性缺氧,并且必须平衡已减少的氧输送和氧消耗,结果是代谢功能的减低和生长受限。术语"宫内生长受限"(intrauterine growth retardation,IUGR)是指胎儿的生长速度不能达到其遗传的生长潜能——也就是说,在胎儿的估计体重小于其孕龄应有预测体重的 10%。

IUGR 胎儿与正常生长胎儿常见的 FHR 变异相比,其 FHR 基线变异性通常会减低[89~91]。在产程中,子宫胎盘功能不全或 IUGR 的胎儿比正常胎儿更容易发生晚期减速。

## 结论

产程中对胎儿健康状况的评估是对母儿双合体进行助产学管理的重要组成部分。无论使用间断性胎心听诊、电子胎心率监测或两者结合使用,重点必须放在对产妇和胎儿的关注之上,并不只是记录电子监测的数据[66]。与临床实践的其他方面一样,产程中对胎儿状态的评估是一个复杂的过程,需要不断地收集和总结当代最新的研究信息。

每个助产士在鉴别和管理异常情况的同时,都应该尽量使用促进正常产程与分娩的各种方法技巧。助产士可能是间断性胎心听诊的主要支持者和其他管理产程分娩有关医务人员的教育培训者。应用间断性胎心听诊技术,助产士可以将助产学中的科学与艺术有机地结合在一起,为临床实践的变革带来实质性的影响。

(徐鑫芬 译　段得琬 审)

### 信息资源

| Organization | Description | Webpage |
| --- | --- | --- |
| Electronic Fetal Monitoring: Basic and Advanced Study | Online tutorial on basic FHR monitoring | http://www.ob-efm.com |
| Fetal Diagnostic Center | Electronic fetal heart rate monitoring app | https://itunes.apple.com/us/app/electronic-fetal-heart-rate-monitoring/id593788448?mt=8 |
| EFM Guide | FHR monitoring app that has basic NICHD categories with photos of each FHR characteristic. | https://itunes.apple.com/us/app/efm-guide/id375576665?mt=8 |

**参考文献**

1. Gilstrap LC, Leveno KJ, Burris J, Williams ML, Little B. Diagnosis of birth asphyxia on the basis of fetal pH, Apgar score, and newborn cerebral dysfunction. *Am J Obstet Gynecol.* 1989;161:835-840.

2. Nelson KB, Dambrosia JM, Ting TY, Grether JK. Uncertain value of electronic fetal monitoring in predicting cerebral palsy. *N Engl J Med.* 1996;334:613-618.

3. Yeh SY, Diaz F, Paul RH. Ten year experience of intrapartum fetal monitoring in Los Angeles County/University of Southern California Medical Center. *Am J Obstet Gynecol.* 1982;143:496-500.

4. Thacker SB, Stroup DF, Peterson HB. Efficacy and safety of intrapartum electronic fetal monitoring: an update. *Obstet Gynecol.* 1995;86(4):613-620.

5. Vintzileos AM, Nochimson DJ, Guzman ER, Knuppel RA, Lake M, Schifrin BS. Intrapartum electronic fetal heart rate monitoring versus intermittent auscultation: a meta-analysis. *Obstet Gynecol.* 1995;85(1):149-155.

6. Alfirevic Z, Devane D, Gyte GML, Cuthbert A. Continuous cardiotocography (CTG) as a form of electronic fetal monitoring (EFM) for fetal assessment during labour. *Cochrane Database Syst Rev.* 2017;2:CD006066. doi:10.1002/14651858.CD006066.pub3.

7. MacDonald D, Grant A, Sheridan-Periera M, Chalmers I. The Dublin randomized controlled trial of intrapartum fetal heart rate monitoring. *Am J Obstet Gynecol.* 1985;152:524-539.

8. Grant S, O'Brien N, Joy MT, Hennessy E, MacDonald D. Cerebral palsy among children born during the Dublin randomized trial of intrapartum monitoring. *Lancet.* 1989;2:1233-1235.

9. Parer JT, King T. Fetal heart rate monitoring: is it salvageable? *Am J Obstet Gynecol.* 2000;182(4):982-987.

10. National Institute of Child Health and Human Development Research Planning Workshop. Electronic fetal heart rate monitoring: research guidelines for interpretation. *Am J Obstet Gynecol.* 1997;17:1385-1390; *JOGNN.* 1997;26:635-640.

11. Macones GA, Hankins GD, Spong CY, Hauth J, Moore T. The 2008 National Institute of Child Health and Human Development Research Workshop report on electronic fetal heart rate monitoring. *Obstet Gynecol.* 2008;112:661-666; *JOGNN.* 2008;37:510-515.

12. Konje JC, Howarth ES, Kaufmann P, Taylor DJ. Longitudinal quantification of uterine artery blood volume flow changes during gestation in pregnancies complicated by intrauterine growth restriction. *BJOG.* 2003;100:301-305.

13. Flo K, Wolsgaard T, Vartun A, Acharya G. A longitudinal study of the relationship between maternal cardiac output measured by impedance cardiography and uterine artery blood flow in the second half of pregnancy. *BJOG.* 2010;117:837-844.

14. Degner K, Magness RR, Shah DM. Establishment of the human uteroplacental circulation: a historical perspective. *Reprod Sci.* 2017;24(5):753-761.

15. Parer JT, King TL, Ikeda T. *Electronic Fetal Heart Rate Monitoring: The 5-Tier System.* 3rd ed. Burlington, MA: Jones & Bartlett Learning; 2018.

16. Parer JT. Physiological regulation of the fetal heart rate. *JOGNN.* 1976;5:265-295.

17. Fahey J, King TL. Intrauterine asphyxia: clinical implications for providers of intrapartum care. *J Midwifery Womens Health.* 2005;50:498-506.

18. Pearce W. Hypoxic regulation of the fetal cerebral circulation. *J Appl Physiol.* 2006;100(2):731-738.

19. Parer JT. Effects of fetal asphyxia on brain cell structure and function: limits of tolerance. *Comp Biochem Physiol A Molec Integr Physiol.* 1998;119(3):711-716.

20. Hagberg H, Mallard C, Rousset CI, Thornton C. Mitochondria: hub of injury responses in the developing brain. *Lancet Neurol.* 2014;13:217-232.

21. Yli B, Kjellmer I. Pathophysiology of foetal oxygenation and cell damage during labor. *Best Pract Res Clin Obstet Gynecol.* 2016;30:9-21.

22. Inder TE, Volpe JJ. Mechanisms of perinatal brain injury. *Semin Neonatol.* 2000;5(1):3-16.

23. Ugwumadu A. Infection and fetal neurologic injury. *Curr Opin Obstet Gynecol.* 2006;18:106-111.

24. Graham EM, Ruis KA, Hartman AL, Northington FJ, Fox HE. A systematic review of the role of intrapartum hypoxia–ischemia in the causation of neonatal encephalopathy. *Am J Obstet Gynecol.* 2008;199(6):587-595.

25. Shah PS, Beyene J, To T, Ohlsson A, Perlman M. Postasphyxial hypoxic–ischemic encephalopathy in neonates: outcome prediction rule within 4 hours of birth. *Arch Pediatr Adolesc Med.* 2006;160:729-736.

26. American College of Obstetricians and Gynecologists Task Force on Neonatal Encephalopathy. *Neonatal Encephalopathy and Neurologic Outcome.* 2nd ed. Washington, DC: American College of Obstetricians and Gynecologists; 2014.

27. MacLennan A. A template for defining a causal relation between acute intrapartum events and cerebral palsy: international consensus statement. *BMJ.* 1999;319:1054-1059.

28. Paine LL, Payton RG, Johnson TRB. Auscultated fetal heart rate accelerations. Part I: accuracy and documentation. *J Nurse-Midwifery.* 1986;31(2):68-72.

29. Paine LL, Johnson TRB, Turner, MH, Payton RG. Auscultated fetal heart rate accelerations. Part II: an alternative to the nonstress test. *J Nurse-Midwifery.* 1985;31(2):73-77.

30. Ayers-de-Campo D, Nogueira-Reis Z. Technical characteristics of current cardiotocograph monitors. *Best Pract Res Clin Obstet Gynecol.* 2016;30:22-32.

31. Bakker PCAM. Uterine activity monitoring during labor. *J Perinat Med.* 2007;35:468-477.

32. Caldeyro-Barcia R, Sica-Blanco Y, Poseiro JJ, et al. A quantitative study of the action of synthetic oxytocin on the pregnant human uterus. *J Pharmacol Exp Ther.* 1957;121:18-31.

33. Vintzileos AM, Smulian JC. Decelerations, tachycardia, and decreased variability: have we overlooked the significance of longitudinal fetal heart rate changes for detecting intrapartum fetal hypoxia? *Am J Obstet Gynecol.* 2016;215(3):261-264.

34. Liu L, Tuuli MG, Roehl KA, Odibo AO, Macones GA, Cahill AG. Electronic fetal monitoring patterns associated with respiratory morbidity in term neonates. *Am J Obstet Gynecol.* 2015;213(5):681.e1-681.e6.

35. Aina-Mumuney AJ, Althaus JE, Henderson JL, Blakemore MC, Johnson EA, Graham EM. Intrapartum electronic fetal monitoring and the identification of systemic fetal inflammation. *J Reprod Med.* 2007;52(9):762-768.

36. Zoeller BB. Treatment of fetal supraventricular tachycardia. *Curr Treat Options Cardiovasc Med.* 2017;19(1):7.

37. Parer JT, King TL, Flanders S, Fox M, Kilpatrick SJ. Fetal acidemia and electronic fetal heart rate patterns: is there evidence of an association? *J Matern Fetal Neonat Med.* 2006;19:289-294.

38. Fahey JO. The recognition and management of intrapartum fetal heart rate emergencies: beyond definitions and classification. *J Midwifery Womens Health.* 2014;59(6):616-623.

39. Krebs HB, Petres RE, Dunn LJ, Jordan HVF, Segreti A. Intrapartum FHR monitoring. I. Classification and prognosis of fetal heart rate patterns. *Am J Obstet Gynecol.* 1979;135(7):762-772.

40. Nijhuis JG, Prechtl HFR, Martin CB Jr, Bots RSGM. Are there behavioural states in the human fetus? *Early Hum Dev.* 1982;6:177-195.

41. Williams KP, Galerneau F. Intrapartum fetal heart rate patterns in the prediction of neonatal acidemia. *Am J Obstet Gynecol.* 2003;188:820-823.

42. Katsuragi S, Parer JT, Noda S, Onishi J, Kikuchi H, Ikeda T. Mechanism of reduction of newborn metabolic acidemia following application of a rule-based 5-category color coded fetal heart rate management framework. *J Matern Fetal Neonatal Med.* 2015;28(13):1608-1613.

43. Coletta J, Murphy E, Rubeo Z, Gyamfi-Bannerman C. The 5-tier system of assessing fetal heart rate tracings is superior to the 3-tier system in identifying fetal acidemia. *Am J Obstet Gynecol.* 2010;206:226.e1-226.e5.

44. Clark SL, Gimovsky ML, Miller FC. The scalp stimulation test: a clinical alternative to fetal scalp blood sampling. *Am J Obstet Gynecol.* 1984;148:274-277.

45. Sameshima H, Ikenoue T. Predictive value of late decelerations for fetal acidemia in unselective low-risk pregnancies. *Am J Perinatol.* 2005;22:19-23.

46. Sameshima H, Ikenoue T, Ikeda T, Kamitomo M, Ibara S. Unselected low-risk pregnancies and the effect of continuous intrapartum fetal heart rate monitoring on umbilical blood gases and cerebral palsy. *Am J Obstet Gynecol.* 2004;190:118-123.

47. Hader A, Sheiner E, Hallak M, Katz M, Mazor M, Shoham-Vardi I. Abnormal fetal heart rate tracing patterns during the first stage of labor: effect on perinatal outcome. *Am J Obstet Gynecol.* 2001;185:863-868.

48. Hamilton E, Warrick P, O'Keefe D. Variable decelerations: do shape and size matter? *J Matern Fetal Neonat Med.* 2012;25(6):648-653.

49. Spong CY, Collea JV, Engliton GS, Ghidini A. Characteristics and prognostic significance of variable decelerations in the second stage of labor. *Am J Perinatol.* 1998;15(6):369-374.

50. Jaeggi ET, Masalo M. Fetal brady- and tachyarrhythmias: new and accepted diagnostic and treatment methods. *Semin Fetal Neonat Med.* 2005;10:504-511.

51. Donofrio MT, Moon-Grady AJ, Hornberger, et al., for American Heart Association Adults with Congenital Heart Disease Joint Committee of the Council on Cardiovascular Disease in the Young and Council on Clinical Cardiology, Council on Cardiovascular Surgery and Anesthesia, and Council on Cardiovascular and Stroke Nursing. Diagnosis and treatment of fetal cardiac disease: a scientific statement from the American Heart Association. *Circulation.* 2014;129(21):2183-2242.

52. Cahill AG, Roehl KA, Odibo AO, Macones GA. Association and prediction of neonatal acidemia. *Am J Obstet Gynecol.* 2012;207:206.e1-206.e8.

53. Giannubilo SR, Buscicchio G, Gentilucci L, Palla GP, Tranquilli AL. Deceleration area of fetal heart rate trace and fetal acidemia at delivery: a case-control study. *J Matern Fetal Neonatal Med.* 2007;20(2):141-144.

54. Tranquilli AL, Biagini A, Greco P, Di Tommaso M, Giannubilo SR. The correlation between fetal bradycardia area in the second stage of labor and acidemia at birth. *J Matern Fetal Neonatal Med.* 2013;26(14):1425-1429.

55. Leung TY, Chung PW, Rogers MS, Sahota DS, Lao TT, Hung Chung TK. Urgent cesarean delivery for fetal bradycardia. *Obstet Gynecol.* 2009;114(5):1023-1038.

56. Takano Y, Furukawa S, Ohashi M, Michikata K, Sameshima H, Ikenoue T. Fetal heart rate patterns related to neonatal brain damage and neonatal death in placental abruption. *J Obstet Gynecol.* 2013;39(1):61-66.

57. *The Apgar Score.* ACOG Committee Opinion No. 333. Washington, DC: American College of Obstetricians and Gynecologists; May 2006.

58. Helwig JT, Parer JT, Kilpatrick SJ, Laros RK Jr. Umbilical cord blood acid-base state: what is normal? *Am J Obstet Gynecol.* 1996;174(6):1807-1814.

59. Gilstrap LC, Cunningham G. Umbilical cord blood acid–base analysis. In: *Supplement #4: Williams' Obstetrics.* 19th ed. Raritan, NJ: Ortho Pharmaceutical; 1994:1-24.

60. ACOG Committee on Obstetric Practice. ACOG Committee Opinion No. 348, November 2006: umbilical cord blood gas and acid–base analysis. *Obstet Gynecol.* 2006;108:1319-1322.

61. Valero J, Desantes D, Perales-Puchalt A, Rubio J, Diago Almela VJ, Perales A. Effect of delayed umbilical cord clamping on blood gas analysis. *Eur J Obstet Gynecol Reprod Biol.* 2012;162(1):21-23.

62. De Paco C, Florido J, Garrido MC, Prados S, Navarrete L. Umbilical cord blood acid–base and gas analysis after early versus delayed cord clamping in neonates at term. *Arch Gynecol Obstet.* 2011;283(5):1011-1014.

63. Andersson O, Hellström-Westas L, Andersson D, Clausen J, Domellöf M. Effects of delayed compared with early umbilical cord clamping on maternal postpartum hemorrhage and cord blood gas sampling: a randomized trial. *Acta Obstet Gynecol Scand.* 2013;92(5):567-574.

64. Ross MG, Gala R. Use of umbilical artery base excess: algorithm for the timing of hypoxic injury. *Am J Obstet Gynecol.* 2002;187:1-9.

65. Low JA, Lindsay BG, Derrick EJ. Threshold of metabolic acidosis associated with newborn complications. *Am J Obstet Gynecol.* 1997;177:1391-1394.

66. Malin GL, Morris RK, Khan KS. Strength of association between umbilical cord pH and perinatal and long term outcomes: systematic review and meta-analysis. *BMJ.* 2010;340:c1471.

67. Yeh P, Emary K, Impey L. The relationship between umbilical cord arterial pH and serious adverse neonatal outcome: analysis of 51,519 consecutive validated samples. *BJOG.* 2012;119:824.

68. Knutzen L, Svirko E, Impey L. The significance of base deficit in acidemic term neonates. *Am J Obstet Gynecol.* 2015;213:373.e1.

69. Devane D, Lalor JG, Daly S, Fiol V, Pons J, Alonso J. Cardiotocography versus intermittent auscultation of fetal heart on admission to labour ward for assessment of fetal wellbeing. *Cochrane Database Syst Rev.* 2012;2:CD005122.

70. Larma JD, Silva AM, Holcroft CJ, Thompson RE, Donohue PK, Graham EM. Intrapartum electronic fetal heart rate monitoring and the identification of metabolic acidosis and hypoxic–ischemic encephalopathy. *Am J Obstet Gynecol.* 2007;197(3):301.e1-301.e8.

71. Parer JT, Ikeda T. A framework for standardized management of intrapartum fetal heart rate patterns. *Am J Obstet Gynecol.* 2007;197:26.e1-26.e6.

72. Clark SL, Nageotte MP, Garite TJ, et al. Intrapartum management of Category II fetal heart rate tracings: towards standardization of care. *Am J Obstet Gynecol.* 2013;209(2):89-97.

73. Soncini E, Paganelli S, Vezzani C, Gargano G, Giovanni Battista LS. Intrapartum fetal heart rate monitoring: evaluation of a standardized system of interpretation for prediction of metabolic acidosis at delivery and neonatal neurological morbidity. *J Matern Fetal Neonatal Med.* 2014;27(14):1465-1469.

74. Miller DA. Intrapartum fetal heart rate monitoring: a standardized approach to management. *Clin Obstet Gynecol.* 2011;54(1):22-27.

75. Ayres-de-Campos D, Spong CY, Chandraharan E; FIGO Intrapartum Fetal Monitoring Expert Consensus Panel. FIGO consensus guidelines on intrapartum fetal monitoring: cardiotocography. *Int J Gynaecol Obstet.* 2015;131(1):13-24.

76. Okai T, Ikeda T, Kawarabayashi T, et al.; Perinatology Committee of the Japan Society of Obstetrics and Gynecology. Intrapartum management guidelines based on fetal heart rate pattern classification. *J Obstet Gynaecol Res.* 2010;36(5):925-928.

77. Katsuragi S, Parer JT, Noda S, Onishi J, Kikuchi H, Ikeda T. Mechanism of reduction of newborn metabolic acidemia following application of a rule-based 5-category color coded fetal heart rate management framework. *J Matern Fetal Neonatal Med.* 2015;28(13):1608-1613.

78. Ikeda S, Okazaki A, Miyazaki K, Kihira K, Furuhashi M. Fetal heart rate pattern interpretation in the second stage of labor using the five-tier classification: impact of the degree and duration on severe fetal acidosis. *J Obstet Gynaecol Res.* 2014;40(5):1274-1280.

79. Simpson KR. Intrauterine resuscitation during labor: should maternal oxygen administration be a first-line measure? *Semin Fetal Neonatal Med.* 2008;13(6):362-367.

80. Simpson KR. Intrauterine resuscitation during labor: review of the current methods and supportive evidence. *J Midwifery Womens Health.* 2007;52: 229-237.

81. Hofmeyr GJ, Lawrie TA. Amnioinfusion for potential or suspected umbilical cord compression in labour. *Cochrane Database Syst Rev.* 2012;1:CD000013. doi:10.1002/14651858.CD000013.pub2.

82. Garite JT, Nageotte MP, Parer JT. Should we really avoid giving oxygen to mothers with concerning fetal heart rate patterns? *Am J Obstet Gynecol.* 2015;212(4):459-460.

83. Bullens LM, van Runnard Heimel PJ, van der Hout-van der Jagt MB, Oei SG. Interventions for intrauterine resuscitation in suspected fetal distress during term labor: a systematic review. *Obstet Gynecol Surv.* 2015;70(8):524-539.

84. Hamel MS, Hughes BL, Rouse DJ. Whither oxygen for intrauterine resuscitation? *Am J Obstet Gynecol.* 2015;212(4):461-462.

85. Simpson KR, James DC. Effects of oxytocin-induced uterine hyperstimulation during labor on fetal oxygen status and fetal heart rate patterns. *Am J Obstet Gynecol.* 2008;199:34.e1-34.e5.

86. Simpson KR. Clinician's guide to the use of oxytocin for labor induction and augmentation. *J Midwifery Womens Health.* 2011;56:214-221.

87. Bakker PCAM, Kurver PHJ, Kuik DJ, Van Geijn HP. Elevated uterine activity increases the risk of fetal acidosis at birth. *Am J Obstet Gynecol.* 2007;196:313.e1-313.e6.

88. Kim CJ, Romero R, Chaemsaithong P, Chaiyasit N, Yoon BH, Kim YM. Acute chorioamnionitis and funisitis: definition, pathologic features, and clinical significance. *Am J Obstet Gynecol.* 2015;213(4 suppl):S29-S52.

89. Stampalija T, Casati D, Monasta L, et al. Brain sparing effect in growth-restricted fetuses is associated with decreased cardiac acceleration and deceleration capacities:

a case-control study. *BJOG*. 2015;123(12):1947-1954.

90. Henson G, Dawes GS, Redman CW. Characterization of the reduced heart rate variation in growth-retarded fetuses. *Br J Obstet Gynaecol*. 1984;91(8):751-755.

91. Nijhuis IJ, ten Hof J, Mulder EJ, et al. Fetal heart rate in relation to its variation in normal and growth retarded fetuses. *Eur J Obstet Gynecol Reprod Biol*. 2000;89(1):27-33.

# 26A

# 产程中的间断性胎心听诊

TEKOA L.KING

产时胎心率(fetal heart rate,FHR)监测的目的是为了观察产程中的胎儿健康状况,并及时识别发生胎儿酸血症的显著临床风险。长期以来产程中评估和准确解读FHR的有效方法一直存在临床争论。连续电子胎心监测(continuous electronic fetal monitoring,EFM)是产时监测胎儿状况最常用的手段,但仍无证据表明EFM比间断性胎心听诊(intermittent auscultation,IA)效果更好[1]。专业权威组织关于产程中胎心监测的建议主要来源于20世纪90年代所做的IA与EFM比较的随机实验中所使用的产科临床指南[2-4]。IA组使用手提多普勒(Doppler)或皮尔纳德(Pinard)类型的胎心听诊器进行胎心监测,这些产妇在产程中接受一对一的连续性护理。自以上实验实施以来,人们对于特定的FHR图形和不良新生儿结局之间关联的认识取得了极大的进展。因此,并不能假定现在使用的IA指南能够跟进当前的产时胎心率生理学信息水平[5,6]。

间断性胎心听诊的正规做法是使用手提式多普勒胎心听诊仪,而皮尔纳德胎心听诊器则用于孕期保健检查,因其在产时使用存在一定局限性。若使用方法正确,多普勒胎心听诊仪能够有效监测胎儿情况;若使用不当,则可能导致对显著胎心率下降的忽略。本附录主要介绍间断性胎心听诊(IA)技术、IA结果的解读,以及在目前对FHR特性理解基础上的相关管理建议。

## 间断性胎心听诊(IA)与电子胎心监测(EFM)的比较

IA与EFM都存在好处与局限性。胎心听诊时,产妇无需限制活动,即使产妇在水中也能够完成胎心率的评估。但听诊时要求提供一对一的专人护理,如果产妇体型肥胖(高BMI)或者产妇处于某种体位,如:膝胸卧位,听诊则难以达到理想效果。EFM能够连续监测产程中的胎心率情况,得到的记录可以由监测中心里的其他医生检查。但除非能够配备遥测装置,否则,进行EFM要求产妇卧床和限制活动。加上可能没有床旁支持护理人员在场,产妇会失去产程中有人连续陪伴的优越性。

根据临床随机对照实验(RCT)结果,没有证据证明EFM与IA比较能够提高Apgar评分、降低脑瘫发生率或者降低围产死亡率[1]。但与IA相比,使用EFM产妇的剖宫产率显著升高。以上RCT研究结果的意义与不足之处在本章有所回顾,在其他文献也中有详细报道[7,8]。除非以后有新的、应用现代FHR图形分析预测酸血症的EFM与IA随机对照实验研究结果发表,目前两种方法的优劣还很难判断。所以本附录的重点是介绍在目前知识基础上如何安全使用IA方法。

## 应用IA所能监测到的FHR图形

应用IA与EFM所能监测到的FHR图形见表26A-1。胎心听诊能够确定FHR的基线水平、胎心的节奏变化,以及相应的胎心率加速[1,9~11]。在"妊娠相关异常"一章的附录"听诊胎心率加速试验"中详细描述了如何识别与记录非临产孕妇FHR加速的方法。虽然这些方法还没有在临产人群中做出检验,仍缺乏评价IA在产程中使用可靠性的相关实验研究,但有理由相信它们是可以合理使用的。但是IA不能识别FHR的变异性[6]。减速表现为心率下降,但减速与宫缩之间的时间关系、心率下降程度,

| FHR 特征[a] | 胎心听诊器 | 多普勒仪（无打印） | 电子胎心率监测 |
|---|---|---|---|
| 变异性 | 不可 | 不可 | 可 |
| 基线心率 | 可 | 可 | 可 |
| 加速 | 可探测出增快[b] | 可探测出增快[b] | 可 |
| 减速 | 可探测出减慢与减慢的时长 | 可探测出减慢与减慢的时长 | 可区分减速的不同类型,如早期、晚期、变异性减速 |
| 节律[c] | 可,可听到心律失常 | 可,可听到心律失常 | 可,可听到心律失常并记录在图纸上。心律失常的类型无法确定。如果存在心律失常可能会给出不准确的 FHR,将计数加倍或减半 |
| 母亲与胎儿心率的鉴别 | 可 | 可能错把母亲的心率当成 FHR | 可能错把母亲的心率当成 FHR |

表 26A-1　应用胎心听诊器、多普勒听诊仪和电子胎心监测所能探测到的 FHR 特征

FHR,胎心率;NICHD,美国国家儿童健康与人类发育研究所
[a] 根据 2008 年 NICHD 标准定义的每种 FHR 特性[3]
[b] 根据 Paine 等描述的方法,见于孕妇而不是产妇[9,10]
[c] 节律只能确定为规律或不规律,以上所有设备都无法诊断胎儿节律异常的类型

如"突发变异减速"或"早期还是晚期渐进性减速",IA 都无法准确判断。因此很难将心率下降分为早期、变异性或晚期减速。所以听诊时发现有 FHR 减速时,需要记录多普勒听诊仪上探测到的减速持续时间、最低胎心率,描述为"短时减速"或"延长减速"。

胎心率中等变异是除外胎儿是否存在临床严重酸血症的最为可靠的指标。因此必须承认 IA 无法监测 FHR 变异性和区分 FHR 减速类型的不足。尽管 IA 存在无法探测 FHR 变异性的缺点,以及缺少针对 IA 的直接科学研究,但对于低风险的足月临产产妇使用 IA 监测胎心率仍然是可行的,其理由如下:

- IA 只用于对产程中无胎儿酸血症风险(已知风险)的产妇的产时胎心率监测。临床上健康产妇分娩的新生儿中,发生严重的代谢性酸血症的几率约为 3/1 000[12,13]。在这些新生儿中也只有少部分发生不良结局。前期风险筛查是确定产妇采用这种胎心监测方法的关键步骤。支持风险筛查进一步的证据来自于院外分娩的大样本人群研究。在产程期间接受 IA 监测的极低风险产妇在产程分娩期间发生孕产妇和新生儿不良结局的风险非常低[14~18]。

- 原本健康的胎儿一旦在产程中发生严重的酸血症,IA 监测会探测到在一段时间内有反复发生的 FHR 减速[19],或者急性不可缓解的心动过缓。虽然在严格筛选的低风险人群中急性心动过缓的发生率很低,但这是一个重要的事实,当产妇选择胎心监护模式时,需要将其纳入共同决策中。

- IA 的随机对照试验包括一对一护理,这可能对分娩结局产生独立的积极影响。因此,使用 IA 所需要的连续产程支持是有效的。

- 如果没有减速出现,IA 不能检测到 FHR 的正弦曲线图形。这种罕见的 FHR 图形与胎盘早剥、Rh 同种免疫和母胎出血有关。有这些异常症状的产妇不属于 IA 的使用对象。

### 间断性胎心听诊的专业指南

美国护士-助产士学会(The American College of Nurse-Midwives,ACNM)发表了一份关于 IA 技术总结与解读的临床报告,本附录叙述的技术内容与 ACNM 指南一致。每个医疗机构可能会根据其具体条件与服务人群制定特定的临床指南。这些 IA 使用指南中应该定义 IA 的实施方法、频度和 IA 听诊时长、IA 的适应指征和更换为 EFM 的指征。

## 产程中使用间断性胎心听诊的频度、时机及技术

美国护士-助产士学会(ACNM)建议,产程活跃期时每 15~30 分钟进行一次胎心率听诊;进入第

二产程后，每 5 分钟进行一次胎心率听诊[2]。IA 的频度和听诊时机是根据 IA 与 EFM 的 RCT 比较研究中使用的方式制定出的。然而把为 RCT 研究设计的方案应用于日常临床实践中会存在一些局限。

## 频度

产程中很多状况会影响 FHR，严格按照每 15 分钟或 30 分钟一次监测胎心率会贻误这些变化。胎心听诊的频度应该根据每个产妇产程的实际情况来决定，如：宫缩频率、胎头下降的征象（自然破膜、见红、想用力、非重复出现的减速），以及水疗及其他可能影响 FHR 结果的干预措施使用。

## 听诊时机

根据 RCT 的建议在宫缩间歇期进行胎心听诊，多年来许多专业组织的指南延续使用了该建议。但是在宫缩间歇期间听诊胎心会错过在宫缩过程中出现和宫缩结束后消失的显著变异性减速。因此现在

的建议是，听诊整个宫缩期间和宫缩结束后的一段时间[1,4]。若无异常的 FHR 减速发生，则后续评估的听诊时间可改为：从宫缩最强时开始直至宫缩停止后 30~60 秒。在宫缩间歇听诊胎心率的探测效果不佳，不再适用。

## 多次计数方法

在胎心听诊多次计数比全过程一次性计数更为可靠[20]。Shiffrin 等人的研究结果表明，多次计数方法能识别出约 93% 的 FHR 减速；而单次计数只能识别出 74% 的 FHR 减速[15]。运用多次计数策略时，在整个听诊时间过程中以 6 秒、10 秒或 15 秒的时间长度计数 FHR，在每次计数中间停顿 5 秒或 10 秒。然后将每次计数的结果与相应的数字相乘得到每分钟的 FHR。并可将听诊时段中计数到的 FHR 绘制成图，如图 26A-1 所示。根据以往经验，这种方法可以反映出 FHR 的变异性，但还缺乏科学性的评估。

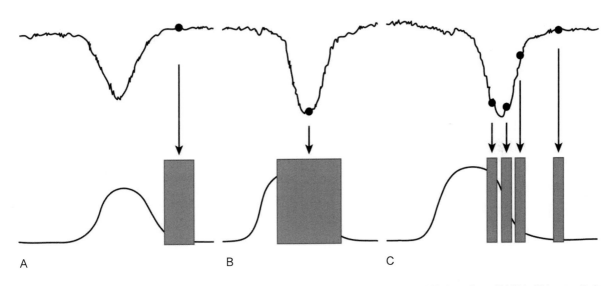

图 26A-1　间断性听诊时评估胎心率的多次计数方法。A. 在宫缩间歇进行 <1 分钟单次听诊，可能错过减速。B. 从宫缩最强时开始单次听诊 30~60 秒，能够探测到减速的定性存在。C. 多次每次持续 10 秒、间隔 5~10 秒的听诊，医护人员能够画出减速发生的图形

## 间断性听诊的 FHR 特征解读

与 2008 年 NICHD 推荐的通过电子胎心监测来识别和解读 FHR 图形分类相比，IA 识别出的 FHR 变化与其相一致。IA 识别出的 FHR 变化可分类为Ⅰ类或Ⅱ类，其纲要见表 26A-2。IA 能识别的 FHR 变化中没有Ⅲ类，因为Ⅲ类 FHR 图形中的胎心率变异性消失，使用 IA 无法探测出来。

## ⅠA 探测到Ⅱ类 FHR 改变的管理措施

出现Ⅱ类 FHR 改变时需要加强监测。延长听诊时间、增加听诊频度或者改换为连续电子胎心监测。如果发现有反复出现的胎心减速或者胎儿心动过缓，应该采取常用的干预措施。让产妇取侧卧位并且立即重新评估 FHR，开始给母亲吸氧和静脉补液。如果Ⅱ类 FHR 改变在短时间内没有缓解，在启动 EFM

| 表 26A-2 | 听诊结果解读与相应的 NICHD 分类 |
|---|---|
| **听诊识别的 I 类 FHR 特点** | **听诊识别的 II 类 FHR 特点** |
| 正常 FHR 基线:110~160bpm,心律规则;<br>没有低于基线的 FHR 减速;<br>持续 15 秒的 FHR 加快(加速),高于基线的振幅可能有也可能没有,但应该注意去听诊,如果听到要记录下来。 | 心动过速(基线 >160bpm)或心动过缓(基线 <110bpm);<br>听诊心律不规则;<br>出现低于基线的 FHR 减慢或减速。 |

FHR,胎心率;NICHD,美国国家儿童健康与人类发育研究所

的过程中和将产妇转运至手术室时和转运前,也应该进行持续频繁的胎心听诊并做好临床记录。

## 间断性胎心听诊的记录方法

病例中应该如实记录所使用的多普勒听诊仪的类型,以及是否采用了多次计数的听诊方法。IA 的记录的图表要做到简洁明了,便于使用。

### 胎心听诊器

皮尔纳德式听诊器有几种类型,但其原理都是依靠听诊者头骨传导来放大声音。最常用的是 Allen 听诊器,配备有短胶管和长胶管。DeLee-Hillis 听诊器配备有头件部分戴在听诊者的头上,能够协助声音的骨传导。

皮尔纳德胎心听诊器能探测到心室瓣膜打开与关闭的声音,听诊器必须放置在母亲腹部最靠近胎儿肩胛骨或胸部的位置(图 26A-2)。听诊器的钟罩部分要紧贴母亲腹部达到良好的密封,头件戴在听诊者的前额以利于骨传导。

虽然一些产程中使用 EFM 与 IA 比较的随机对照实验中选用的是皮尔纳德式的胎心听诊器,但这种装置在宫缩期间听诊胎心并不是有效的工具。因为已知 FHR 减速代表胎儿酸血症在发展中,现今多数发达

国家的助产士在产程中已经不再使用这种听诊器进行 FHR 监测。本书作者也不建议使用这类听诊器。

### 多普勒胎心听诊仪

多普勒胎心听诊仪应用超声波来监测运动变化,心脏每次跳动时心室瓣膜一开一关,引起超声波波长的改变。多普勒设备将这种波长变化转换为可读的数字记录及声音。

使用多普勒胎心听诊仪时需要在探头与产妇皮肤间使用耦合剂,以保证声波传导不受空气的干扰。一些手提式多普勒听诊仪可生成打印记录报告。多数多普勒听诊仪是防水的,因此在产程中可应用于接受水疗的产妇。

## 间断性胎心听诊的操作技术

1. 确定胎方位以找到胎心音最强处,最佳听诊区域为胎儿背部所在部位。

2. 确定宫缩时长及频率。

3. 确定胎心率的基线水平。

　　a. 使用多普勒胎心听诊仪时,同时监测产妇桡动脉脉搏,确保听诊器记录的是胎儿的心率。也可将产妇的心率记录在病历中。

　　b. 初次听诊时长应不少于 60 秒,选在宫缩间

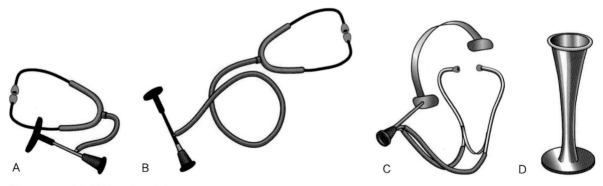

图 26A-2　皮尔纳德听诊器的类型。A. 短胶管的 Allen 听诊器。B. 长胶管的 Allen 听诊器。C.Delee-Hillis 听诊器。D.Pinard 听诊器

歇期间进行,以确定胎心率的基线水平及节律是否正常。

  c. 在 10 分钟期间内,选宫缩间歇时多次听诊胎心率,以确认胎心率的稳定性及基线水平。

  d. 计数胎心 6~10 秒,间隔 5 或 10 秒的停顿时间,如此重复多次。将每次计数获得的数据分别乘以 10 或 6,从而计算出每分钟胎心率的数值。

  4. 听诊时注意是否存在 FHR 加速,得出定性或定量的 FHR 加速。如果 FHR 基线水平正常并且没有出现减速,则识别 I 型 FHR 时不需要等待加速的出现。但是,FHR 加速是胎儿宫内情况良好的标志,所以应该注意识别并且记录下来。定量检测 FHR 加速的方法在"妊娠相关异常"一章的附录"听诊胎心率加速试验"里详细介绍。

  5. 确定 FHR 减速是否存在,在宫缩最强时开始听诊,直至宫缩停止后继续听诊至少 30~60 秒。

  a. 如果听到 FHR 减速,则连续听诊直到下次宫缩,或在一个 10 分钟时段内连续听诊数个宫缩,以明确减速是否反复出现。

  b. 运用多次计数方法,记录胎心率基线的下降及减速严重程度。

  6. 记录每次听诊胎心率的数值,并告知产妇和她的产程支持陪伴者。

(徐鑫芬　译　段得琬　审)

## 参考文献

1. Alfirevic Z, Devane D, Gyte GML, Cuthbert A. Continuous cardiotocography (CTG) as a form of electronic fetal monitoring (EFM) for fetal assessment during labour. *Cochrane Database Syst Rev.* 2017;2:CD006066. doi:10.1002/14651858.CD006066.pub3.

2. Intermittent auscultation for intrapartum fetal heart rate surveillance: American College of Nurse-Midwives [erratum, *J Midwifery Womens Health.* 2016;61(1):134]. *J Midwifery Womens Health.* 2015;60(5):626-632.

3. American College of Obstetricians and Gynecologists. Practice Bulletin No. 116: management of intrapartum fetal heart rate tracings. *Obstet Gynecol.* 2010;116:1232-1240.

4. Lewis D, Downe S; FIGO Intrapartum Fetal Monitoring Expert Consensus Panel. FIGO consensus guidelines on intrapartum fetal monitoring: Intermittent auscultation. *Int J Gynaecol Obstet.* 2015;131(1):13-24.

5. Parer JT, King TL, Flanders S, Fox M, Kilpatrick SJ. Fetal acidemia and electronic fetal heart rate patterns: is there evidence of an association? *J Matern Fetal Neonatal Med.* 2006:19:289-294.

6. Sholapurkar SL. Intermittent auscultation in labor: could it be missing many pathological (late) fetal heart rate decelerations? Analytical review and rationale for improvement supported by clinical cases. *J Clin Med Res.* 2015;7(12):919-925.

7. Parer JT, King T. Fetal heart rate monitoring: is it salvageable? *Am J Obstet Gynecol.* 2000;182(4):982-987.

8. Resnik R. Electronic fetal monitoring: the debate goes on. . . and on. . . and on. *Obstet Gynecol.* 2013;121(5):917-918.

9. Paine LL, Payton RG, Johnson TRB. Auscultated fetal heart rate accelerations: Part I. Accuracy and documentation. *J Nurse-Midwifery.* 1986;31(2):68-72.

10. Paine LL, Johnson TR, Turner MH, Payton RG. Auscultated fetal heart rate accelerations: Part II. An alternative to the nonstress test. *J Nurse-Midwifery.* 1989;31(2):73-77.

11. Paine LL, Benedict MI, Strobino DM, Gegor CL, Larson EL. A comparison of the auscultated acceleration test and the nonstress test as predictors of perinatal outcomes. *Nurs Res.* 1992;41(2):87-91.

12. Graham EM, Petersen SM, Christo DK, Fox HE. Intrapartum electronic fetal heart rate monitoring and the prevention of perinatal brain injury. *Obstet Gynecol.* 2006;108(3 pt 1):656-666.

13. Kurinczuk JJ, White-Koning M, Badawi N. Epidemiology of neonatal encephalopathy and hypoxic-ischaemic encephalopathy. *Early Hum Develop.* 2010;86(6):329-338.

14. de Jonge A, van der Goes BY, Ravelli ACJ, et al. Perinatal mortality and morbidity in a nationwide cohort of 529,688 low-risk planned home and hospital births. *BJOG.* 2009;116(9):1177-1184.

15. Stapleton SR, Osborne C, Illuzzi J. Outcomes of care in birth centers: demonstration of a durable model. *J Midwifery Womens Health.* 2013;58(1):1-12.

16. Olsen O, Clausen JA. Planned hospital birth versus planned home birth. *Cochrane Database Syst Rev.* 2012;9:CD000352. doi:10.1002/14651858.CD000352.pub2.

17. Cheyney M, Bovbjerg M, Everson C, Gordon W, Hannibal D, Vedam S. Outcomes of care for 16,924 planned home births in the United States: the Midwives Alliance of North America Statistics Project, 2004 to 2009. *J Midwifery Womens Health.* 2014;59(1):17-27.

18. Birthplace in England Collaborative Group, Brocklehurst P, Hardy P, et al. Perinatal and maternal outcomes by planned place of birth for healthy women with low risk pregnancies: the Birthplace in England national prospective cohort study. *BMJ.* 2011;343:d7400.

19. Low JA, Pickersgill H, Killen H, Derrick EJ. The prediction and prevention of intrapartum fetal asphyxia in term pregnancies. *Am J Obstet Gynecol.* 2001;184(4):724-730.

20. Shiffrin BS. The accuracy of auscultatory detection of fetal cardiac decelerations: a computer simulation. *Am J Obstet Gynecol.* 1992;166(2):566-576.

# 26B

# 放置胎儿头皮电极

TEKOA L.KING

胎儿头皮电极(FSE)是一个非常小、薄的螺旋电极,当放置在胎儿头皮上时可以监测胎儿的心电图(ECG)。FSE通过电线连接到电子胎儿监护仪上,可以将ECG变为可听和可读的连续记录。使用FSE要满足2个条件:胎膜破裂、宫口扩张至少1~2cm。

此设备不推荐常规使用。只有当采用临床管理措施必须要有连续清晰的胎心记录,而多普勒听诊仪又无法获得这样的记录时,才选用FSE。尽管在美国还没有使用FSE的特定指征,但当EFM多普勒装置不能很好监测到连续的FHR图形,且临床存在胎儿代谢性酸血症或围产期死亡的风险时常会使用FSE监测,例如:严重子痫前期或存在子宫破裂的风险需要剖宫产前。

第一代电子胎心监测仪使用腹部多普勒装置时对FHR变异性有所夸大,因此需要应用FSE来提供更准确的FHR变异性。然而,目前使用的电子胎心监测仪具有自身校正功能,描绘FHR变异性的精确度几乎与FSE相等[1]。因此当EFM能够清楚地记录FHR时,寻求更好FHR变异性记录已不是使用FSE的指征。然而,体外多普勒装置在偶然情况下可能会错误地记录了母亲的心率、将信号加倍或减半,这种少见的情况下会混淆数据的解读[1,2]。对多普勒信号反应的胎儿心率准确性有怀疑,变成了使用FSE的另一个指征。

FSE要插入胎儿头皮约2mm深。患有可能发生垂直传播的传染性疾病的产妇应禁止使用FSE,如:疱疹发作期、肝炎或HIV。如果胎儿存在已知或可疑的凝血障碍时,也应禁止使用FSE。一些临床医生认为绒毛膜羊膜炎是使用FSE的相对禁忌证。

如果胎先露未知或者是面先露,则不能放置这种类型的电极。同样,它不能放置在臀先露的胎儿生殖器上或顶先露的囟门上[1]。

FSE使用后的并发症包括头皮裂伤、局部感染和脓肿(很少见)。有一些病例报告,在没有准确判断胎先露时放置FSE时发生了面部损伤,或将FSE插入胎儿的眼睛或耳朵。FSE提供了逆行性感染的通道。早期研究发现长时间使用FSE(超过12h)与新生儿败血症发生有关,随后的回顾性分析又发现,使用FSE本身并不会增加新生儿败血症的风险[3~5]。迄今为止,所有这些研究都不能提供足够的证据来肯定地回答FSE是否增加感染的问题。在无菌操作条件下对已知的顶先露放置FSE,很少出现并发症。

## 作用机制

FSE的螺旋电极头包含有两个非常邻近的电极。将电极穿透胎儿头皮约2mm的深度,周围的阴道分泌物使两条导线之间导电,然后测量和记录两个电极之间的电压差。第三个参照电极贴在产妇腿上以用于消除电干扰。

## 使用胎儿头皮电极的禁忌证

- 活动性感染如HIV、疱疹、乙型肝炎和丙型肝炎。
- 前置胎盘。
- 未知胎先露或胎方位。
- 面先露。
- 不可放置在生殖器或囟门处。

## 设备

- 无菌的胎儿头皮螺旋电极。
- 无菌手套。
- 电子胎心监护仪。
- 腿板和配有尼龙搭扣或粘合贴并连接到胎儿监护仪的电线。
- 水性润滑剂。

## 放置胎儿头皮电极的操作步骤

1. 向产妇解释使用 FSE 的原因、放置过程、FSE 的优点和风险。解答产妇或其陪伴者提出的所有问题。在操作前签署知情同意书。

2. 洗净双手。

3. 将腿板放置在产妇的大腿上。

4. 现场准备操作所需物品，通常是放在产妇的床上。

5. 打开 FSE 用品的密封包装。

6. 戴上无菌手套。

7. 从驱动管和引导管中间取出电线。

8. 进行阴道检查，确认胎产式、胎先露和胎方位。检查手放在将要放置 FSE 的地方。

9. 另一只手拿起 FSE。确认电极的螺旋末端完全退缩在引导管里面。这样能避免电极意外伤及产妇的组织或者操作者自己（图 26B-1）。

10. 在操作者手指之间推进引导管，并将其牢

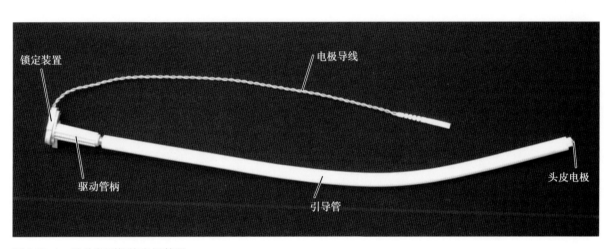

图 26B-1　胎儿监测螺旋电极装置

固地抵靠在胎先露上，避开骨缝、囟门或生殖器。如果不能确定具体的胎先露，就不要放置 FSE。

11. 推进驱动管直到其触到胎先露部分。

12. 维持对引导管的压力使其与胎先露部分保持接触，顺时针旋转驱动管约 1.5 周，直到感觉有轻微的阻力且驱动管反弹，旋转运动使螺旋电极的尖端刺入胎儿头皮并附着其上[1]。

13. 从驱动管柄末端的锁定装置中松开电极导线的末端。

14. 小心地将引导管缩回几英寸，用检查手确认头皮电极放置满意。

15. 从阴道中取出引导管，按医院规定处理丢弃。

16. 取下手套。

17. 将电极导线连接到腿板上，腿板上的电缆与胎儿监测仪相连。

18. 观察 FSE 记录 FHR 的情况，至少观察 5~10 分钟方可离开。

19. 向产妇和她的陪同者解释检查结果。

## 移除胎儿头皮电极的步骤

1. 戴上无菌手套。

2. 用手放在电极上，逆时针方向旋转直到电极与胎先露分开。

3. 不要直接拉电极，避免导致胎儿头皮裂伤。

（徐鑫芬　译　段得琬　审）

参考文献

1. Parer JT, King TL, Ikeda T. *Electronic Fetal Heart Rate Monitoring: The 5-Tier System*. 3rd ed. Burlington, MA: Jones & Bartlett Learning; 2018.

2. Bernardes J, Ayres-de-Campos D. The persistent challenge of foetal heart rate monitoring. *Curr Opin Obstet Gynecol*. 2010;22(2):104-109.

3. Yancey MK, Duff P, Kubilis P, Clark P, Frentzen BH. Risk factors for neonatal sepsis. *Obstet Gynecol*. 1996;87(2):188-194.

4. Nakatsuka N, Jain V, Aziz K, Verity R, Kumar M. Is there an association between fetal scalp electrode application and early-onset neonatal sepsis in term and late preterm pregnancies? A case-control study. *J Obstet Gynaecol Can*. 2012;34(1):29-33.

5. Harper LM, Shanks AL, Tuuli MG, Roehl KA, Cahill AG. The risks and benefits of internal monitors in laboring patients. *Am J Obstet Gynecol*. 2013;209(1):38.e1-38.e6.

# 27

## 产程中对母亲的支持

ELIZABETH NUTIER

感谢前版作者 Kimberly K.Trout 和 Ladan Eshkevari 的贡献

## 引言

每一次产程和分娩都是独一无二的，产妇在分娩过程中所经历的阵痛也是高度个体化的。助产人员的行为可以极大地影响到产妇应对分娩阵痛的能力和对分娩过程的体验[1]。产妇在每一次分娩过程中的记忆会保持许多年，甚至可能会伴随一生[2]。本章将讲述分娩支持的三个部分：①回顾分娩疼痛的生理学机制，以及影响产程和分娩经历的因素；②产程中支持产妇的非药物镇痛技术；③产程中的药物镇痛技术。

## 疼痛的生理学

疼痛是生理、生物和社会文化因素相互作用的总和，每个方面都是影响疼痛体验的先决因素[3,4]。目前医疗保健系统所使用的疼痛标准定义来源于"国际疼痛研究协会"：

"疼痛是一种不愉快的感觉和情感体验……疼痛永远是主观的。每个体都是通过生命早期的伤害经历来学习对疼痛感觉的描述"[5]。

### 疼痛生理学：接收与传导通路

疼痛的神经网络理论以梅尔扎科（Melzack）关于疼痛性质的前驱性研究为基础，所有的疼痛，包括分娩时的阵痛，都是生理、生物、心理和文化因素之间复杂相互作用的结果，其中的每一个因素对于疼痛体经验的整体感知都有所影响[5]。

疼痛一般表现为急性疼痛或慢性疼痛，进一步的区分是躯体疼痛（深部的或表浅的）或内脏疼痛。躯体深部的疼痛表现为钝痛，很难定位，而躯体浅表处的疼痛则为尖锐、定位准确的疼痛。内脏疼痛常由脏器结构（内脏）的缺血或炎症所引起。在分娩过程中体验到的疼痛包括有内脏的、深部躯体的和浅表躯体的疼痛。

疼痛由感受伤害的痛觉感受器受到刺激所引起。痛觉脉冲从外周或内脏的痛觉感受器通过快速薄髓鞘 A-δ 纤维和慢速的无髓鞘 C- 纤维进行传导（图 27-1）。沿 A-δ 纤维传导的疼痛会在 0.1 秒内产生感觉，而沿 C- 纤维传导的疼痛则需要 1 秒或更多时间，有时长达几分钟后人体才会感觉到疼痛。许多类型的刺激，如：机械、温度（与温度过高或过低有关）、炎症介质和化学试剂，都可刺激痛觉感受器。例如：在产程中子宫受到牵拉扩张导致机械性疼痛，子宫肌肉内产生的乳酸也是疼痛的原因。引起疼痛的化学介质包括有：P 物质、谷氨酸盐、缓激肽、乙酰胆碱、5- 羟色胺和组织胺。而产程疼痛管理的目的是要将力学和化学介质的影响减轻或最小化[6]。

一旦痛感从作为解剖学源头的痛觉感受器发出，脉冲会通过 A-δ 纤维和 C- 纤维传导到脊髓背柱，在这里，这些纤维将与脊髓中的其他神经元发生突触连接。第一产程时，子宫收缩的疼痛在 T10（胸10）至 L1（腰 1）水平进入脊髓；而在第二产程期间，纤维传导在 S2（骶 2）至 S4（骶 4）水平进入脊髓[7]。脊髓内的神经将脉冲转移到对侧的脊髓丘脑束，经此神经向上传导至大脑皮层。

在上行至中枢神经系统（CNS）之前，疼痛脉冲在脊髓背柱处换边，从一侧转到另一侧。可以通过几种不同的机制在脊髓背柱部位来调节疼痛脉冲。疼痛调节的"门控制"理论便是基于这样的假设,即通过按摩、无菌水注射或经皮神经电刺激(TENS)来刺激 A-δ 纤维,使脉冲快速到达对侧脊髓背柱,在此起到关"门"的效果,阻断来自慢速 C- 纤维的脉冲输入[3,4]。这一理论是梅尔扎科(Melzack)和沃尔斯(Walls)在 1965 年提出的,其细节并不完全正确;值得注意的是,小的和大的纤维之间相互作用的机制会更为复杂[8]。尽管如此,疼痛的门控理论正确地确定了疼痛的总体过程,并为以后的研究奠定了基础,这些研究极大地扩展了对疼痛通路及其影响的认识。

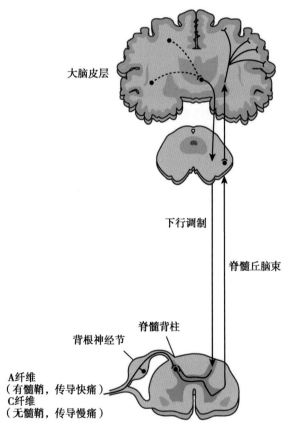

图 27-1  外周疼痛向中枢神经系统的传导

大脑皮层

下行调制

脊髓丘脑束

脊髓背柱

背根神经节

A 纤维
(有髓鞘,传导快痛)
C 纤维
(无髓鞘,传导慢痛)

疼痛脉冲通过两个传导通路到达大脑:脊髓丘脑束前束和脊髓丘脑束侧束。脊髓丘脑束前束的大部分纤维终止于这些大脑区域,如:脑干和丘脑。在这些大脑区域里,疼痛信号被传递到大脑的基底部以及躯体感觉皮层,在这里使产妇"感觉"到疼痛。脊髓丘脑束侧束的纤维终止于脑干,在包括延髓、脑桥、中脑和中脑导水管周围灰质区域中。大脑的这些较低水平的区域对于疼痛的感知也会起到作用,因为疼痛的感知是大脑对来自丘脑、较低水平脑区

和皮层的疼痛信息做出整合的结果。

疼痛感知的通路是双向的,大脑也有能力改变对疼痛的感知。首先,中枢神经系统中的抑制性神经元可以通过内源性阿片系统来抑制疼痛的感知。事实上,大脑有一个相当奇妙的镇痛系统,并且人与人之间有所不同,这就部分地解释了人群中所存在的疼痛感知个体差异。此外,中脑导水管周围灰质和脑室周围区域(大脑的第三脑室和第四脑室周围的区域)具有一些这样的神经元,它们能将抗疼痛脉冲传导到脊髓背柱。来自这些纤维的冲动在疼痛传导到大脑之前通过释放神经介质,如:在脊髓背柱纤维末端的脑啡肽和 5- 羟色胺,来阻断疼痛。5- 羟色胺促进脑啡肽的释放,在脊髓背柱处以突触前和突触后的方式来抑制 A-δ 纤维和 C- 纤维以阻断疼痛。还有几种自然生成的生理性阿片物质对脑啡肽也起着类似的作用,如:β- 内啡肽和强啡肽。现在用于止痛的大多数外源性阿片制剂都是从鸦片中提取的,鸦片是一种天然存在的阿片制剂,其结构类似于在大脑和脊髓背柱中发现的内源性阿片物质。

## 产程疼痛

分娩疼痛通常发生在三个部位。产程中所有产妇都会有下腹部疼痛,大约 74% 的产妇有与宫缩相关的腰痛,大约 33% 的产妇会有持续性腰痛[9]。在梅尔扎科的经典研究中,有 42 名初产妇和 37 名经产妇在整个产程中完成了每小时的疼痛评估问卷,她们感受疼痛的部位存在着很大的差异[10]。

除了疼痛部位的巨大差异外,分娩疼痛强度的差异也十分显著。总体来说,在麦吉尔(McGill)疼痛问卷上所显示的报告是,初产妇表述疼痛强度的平均水平高于经产妇,尤其是对分娩没有做好准备的初产妇[10]。而且按每小时间隔报告的个人疼痛强度,以及不同产妇之间的疼痛强度都存在着显著的差异。虽然多数产妇感觉疼痛强度随着产程进展而增加,但是初产妇经常会觉得产程早期的疼痛更严重,而经产妇倾向于在产程活跃期感觉疼痛感更强烈。有少数产妇描述在整个产程和分娩过程中一直只有低强度的疼痛[9]。此外,许多产妇报告在产程活跃期疼痛没有增加,或者还有短时的减轻。

总之,不论是初产妇还是经产妇,尽管产程中的疼痛通常随宫颈扩张的进展增强,但产程中感受到的疼痛也可能与宫颈扩张无关,疼痛部位、强度和

随产程进展的变化在不同个体之间存在着很大的差异[9~11]。

## 产程疼痛的生理反应

第一产程中的疼痛通常被认为是由于子宫下段受到机械性牵拉、宫颈扩张和在经过反复宫缩后子宫肌肉内的酸血症所引起的。

许多生理学系统受到疼痛的影响。首批出现反应的系统之一是神经内分泌系统，引起与应激压力相关的激素释放，如：皮质醇、儿茶酚胺（去甲肾上腺素和肾上腺素）及细胞因子。同时有血管紧张素、抗利尿激素、生长激素和胰高血糖素的升高。这些激素作用的结果是造成警醒度亢奋、心排出量增加、心率增快、呼吸加快、血压升高、血糖增高，以及外周血管和肺部的细胞外液增加。疼痛引起的儿茶酚胺释放还可以使胃肠道和泌尿生殖道的活动减缓，还会使凝血和免疫反应发生改变。

产程中儿茶酚胺释放和子宫收缩能力之间的关系仍然知之甚少。按照推理和对少数产妇观察性研究中的发现，儿茶酚胺水平非常高时有子宫收缩不良[12]。肾上腺素是一种宫缩抑制剂，在产程中肾上腺素增高的程度大于去甲肾上腺素的增高程度，但有很大的个体差异。控制不良的疼痛会导致产妇焦虑、恐惧情绪，进一步刺激下丘脑-垂体轴加重应激反应，可能引起更多儿茶酚胺类物质和细胞因子的释放。虽然有一些已知的生理学机制，但压力和恐惧对宫缩能力的确切影响作用尚未完全搞清[12]。

## 疼痛感知的影响因素

为了帮助解释疼痛的感知和反应中显著的个体差异，梅尔扎科扩展了"门控理论"，使其演进成为疼痛的神经基质理论[3,4,13]。根据这一理论，包括产程中的产妇在内的任何个体对疼痛的感知是一个由生理、心理和行为反应组成的动态过程。

心理准备、期望、过去的痛苦经历、对分娩的恐惧以及产程中情感支持的相互作用，这些是影响产妇产程中所感受到的疼痛程度的几个因素。期望似乎在产妇感知和应对产程疼痛的能力中发挥了重要作用[13]。Lally等人的回顾研究发现，总的来说，期望与经历之间存在着显著差距，大多数产妇报告产程疼痛程度超出预期，其期望没有实现[14]。

种族、民族和文化对疼痛感知的影响是复杂的。

文化不会影响疼痛的感知，但会影响对疼痛的行为反应[6]。阿片受体的遗传变异可以影响对疼痛的感觉，有些种族/民族可以有特异的阿片类受体多态性遗传[15,16]。不幸的是，阿片类受体的族裔差异并不能很好地预测疼痛的感知，因此没有临床指导价值[16]。

参与代谢药物的微粒体酶的遗传差异在产妇代谢用于产程疼痛管理的阿片类药物的能力中有重要的临床意义[17]。例如：细胞色素CYP2D6具有几种多态性，这些多态性表型可影响可待因的代谢对产妇造成不利影响[17]。

# 产妇对产程的体验

多种人口统计学特征与产程疼痛的严重程度和产程经历有关。如有严重痛经的妇女更容易有严重产程疼痛。其结果可能与前列腺素合成增加，导致强烈的子宫收缩有关[6]。疼痛在夜间往往比白天更严重，不熟悉的环境会增加自我报告产程疼痛的强度。产妇使用心理策略应对产程疼痛的能力似乎与她对使用这些策略的自信心有关，尽管这可能是对多因素问题的一种简化的解释[6]。严重的产程疼痛和创伤性分娩与以后慢性疼痛和创伤后应激综合征的发生有关[18]。鉴于存在这些带来不同产程和分娩经历的影响因素，一定要强调在产程中为产妇提供个性化照顾和支持的重要性。

## 影响产程疼痛的孕期因素

了解产程疼痛的生理机制以及评估产妇应对产程疼痛的能力如何很重要，但这还不足以确保助产士能够在产程中为产妇提供足够的支持。多个前期因素可能会影响产程疼痛，对这些因素的了解有助于为每一个产妇提供个体化治疗方案。

### 对分娩感到恐惧和焦虑的产妇

对分娩的恐惧可表现为从轻度焦虑到因过度恐惧而逃避生育，后面这类极度恐惧情况被称做"宫缩痛恐惧症"。大多数关于分娩恐惧的研究是在北欧进行的。虽然在美国缺乏这方面的数据，但严重恐惧的情况比以前所想到的更加普遍[19,20]。其他一些研究也检查了孕妇对分娩的恐惧，发现初产妇、低龄母亲、既往心理异常、低自尊和虐待史与焦虑感增加有关[19-21]。对分娩的恐惧也与产程疼痛的严重程度有关[21,22]。

## 性虐待史

在美国,大约每 5 名妇女中就有 1 名有性虐待史[23]。对于有性虐待史的妇女来说,产程和分娩的经历可能会是创伤性的。虽然大多数关于这一专题的研究都是对妇女经历的小规模定性分析,但研究结果一致显示,产程期间的护理实践可能会导致受害和创伤[23,24]。因此在产程中安全和信赖的医患关系与创伤知情支持,对一个有过性虐待史的产妇来说是一种必要的方式。

## 分娩教育

自 20 世纪 30 年代迪克 - 瑞德(Dick-Read's)出版了第一版经典读物《无痛分娩》以来,演变出了多种分娩准备课程。直到 20 世纪 70 年代,分娩教育课程变成一种人人使用的产程与分娩准备。这些课程最初的重点是传授如何缓解产程中存在的恐惧 - 痛苦 - 紧张循环的知识,来避免在产程中使用镇痛药。总体来讲,迪克 - 瑞德的假设是:恐惧造成生理紧张,紧张又可加剧疼痛;他建议通过提高对分娩有关知识的了解和应对技巧来消除恐惧。随后应运产生出许多种对分娩恐惧的自然心理预防法,重点放在进行肌肉和呼吸的准备练习,都会教育孕妇去了解产程进展和各种对疼痛的应对方法,以此来解除恐惧。

一个荟萃分析对分娩准备课程的效果进行了评估,研究人员指出由于就这一专题的系统试验使用的方法学多样性,未能确定分娩课程如何去影响产程疼痛、自我效能或知识获取[25]。随后有一个使用"要求 - 接受意愿"分析的大型随机试验分析,发现了分娩教育的一些重要益处。在这项研究中,孕妇被随机分成两组,一组人接受 9 小时的正式分娩教育;另一组只接受常规孕期保健。研究人员发现,接受产前教育的常规孕期保健产妇等到产程活跃期才去住院分娩的人数较多[ 相对风险(RR)=1.45 ;95% 置信区间(CI)=1.26~1.65 ],较少在产程中使用硬膜外麻醉镇痛(RR=0.84 ;95%CI=0.73~0.97)[26]。

### 影响产程体验的产时因素

2002 年,霍德奈特(Hodnett)对 137 项涉及14 000 多名妇女的定性与定量研究进行了系统分析,用以确定影响分娩满意度的主要原因[13]。作者发现了影响分娩满意度的四个主要组成因素:①产前期望;②产程照护者的支持;③产妇与照护者之间的关系好坏;④对决策的参与情况。自这个开创性分析结果发表以来,其可靠性已得到多个研究结果的验证和重复。霍德奈特总结道:

"疼痛本身、疼痛是否得到缓解和产时的医疗干预措施对产妇满意度的影响,既不明显也不直接,都不如产时照护者的态度和行为的影响力重大"[13](ppS160)。

## 产程中的应对

霍德奈特和其他人的发现扩展了我们对产妇产程体验的了解,同时也澄清了一个重要的概念,缓解或解除疼痛和对产程的应对不是一回事。研究表明,产妇在产程中的应对能力比缓解疼痛对分娩满意度的影响更大[27]。充分镇痛是"联合委员会"(以前的"医院资格认证联合委员会")提出的标准,将疼痛进行数字分级(其中 0 是没有疼痛,10 是最大可能的剧烈疼痛),用以决定疼痛管理的计划和治疗的效果。然而疼痛评估的数字分级法并不能评估产妇对产程体验的应对情况[27,28]。

幸运的是,还有另一个流程图被制作出来,用于评估产程中与产妇"应对"状况有关的重要变量。Gulliver 等人最先在犹他大学研发了一种评估产妇"应对"状况的流程图,在注重产妇应对状况变量的同时,还能满足联合委员会规定的镇痛标准要求[28,29]。图 27-2 展示了该流程图。单纯询问"在疼痛程度 1 到 10 的范围内你能够应对到哪种程度?"而不是"你的疼痛程度在 1 到 10 的哪一个级别?",就可以让产妇感觉到助产士是能够在产程中帮助她的人。

通过对产程中应对良好产妇的行为分析,辛姆金(Simkin)发现了产妇告诉其照护者的另外三个共同行为:①在宫缩间歇期间或宫缩期间放松;②使用惯例性动作(如重复使用某种有代表意义的节奏性动作);③有节奏的运动(呼吸、摇晃、摆动)[30]。如果一个产妇能很好应对产程中的疼痛,就可以可靠地推测她没有受难或经历着急性的情绪困扰。辛姆金和鲍尔丁(Bolding)指出:"虽然疼痛和受难经常在一起发生,一个人也可能会没有疼痛却在受难,或者有疼痛但没有受难……一个人可以在疼痛的同时感到满足、享受和获得力量。产程中的孤独、被忽视、受到粗鲁或无情的对待,加上以前尚未释怀的心理或生理方面的困扰,都会增加产妇感觉在受难的可能"[1](pp489)。

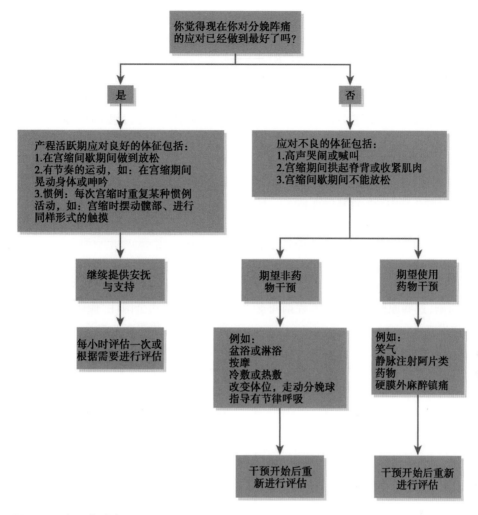

图 27-2　产程应对流程图

应对不好的标志或者遭受痛苦的标志包括:哭叫、快速变换体位、无法集中注意力。在对国家卫生保健研究所(NIH)资助的第二产程研究项目的数据进行二次分析时,Bergstrom 等人回顾了 23 名阴道分娩产妇在第二产程中情况的录像,研究人员观察到在第二产程时的四大类行为表现:①没有疼痛或困扰;②低水平的疼痛;③能够集中注意力;④严重的疼痛[31]。除了最后的一类产妇,所有其他产妇都能够保持自我控制。当疼痛过于强烈使产妇难以保持自我控制的时候,研究人员发现了一种有效的方法,叫"谈话压制法"。这种方法有三个不同的步骤:①大声地呼唤(吸引产妇的注意力);②非常靠近产妇的脸(脸对脸位置);③用深沉的嗓音讲话,这样产妇不得不安静下来倾听。研究人员发现,当使用"谈话压制法"时,产妇的疼痛程度又会降低,回到可以控制的范围内[31]。

### 创伤性分娩经历的产后影响

大约 1%~6% 的产妇在分娩后即刻表现有符合创伤后应激障碍(PTSD)的症状,有 2% 的产妇 PTSD 的症状一直持续到产后 6 个月[32]。创伤性分娩与 PTDS、抑郁症、慢性疼痛的发生有关。孕前存在的因素,如:既往存在有焦虑症,可以是创伤性分娩和产后 PTDS 的独立预测因子,使得产程与分娩经历对于结果的独立效果难以判断。无论如何,产程中的创伤经历可以有长期的负性影响。其他产后 PTSD 的预测因素还有:产科手术史、与医护人员有不愉快的互动经历、以及在分娩过程中失去控制感。在最近的"倾听母亲心声Ⅱ"调查资料中发现,在美国产妇的分娩后 PTSD 发生率大约为 9%[33]。更多有关信息可参考"心理健康"一章。

### 产程疼痛评估和提供产程支持的一般原则

助产人员对产妇在产程中的不适或疼痛的评估并不一定准确。对护理者评估与产妇自我评估进行比较的研究发现,护理者对产妇疼痛程度的估计只有大约 50% 的情况与产妇的自我评估一致[34]。有大约 25% 的产妇其疼痛被护理者高估了,25% 的产妇其痛苦被低估了[34]。经产妇的痛苦更容易被护理者所低估,护理者和产妇之间的文化差异也会增加疼痛被低估的可能性[35]。此外,一项研究发现当产妇感觉轻度和中度疼痛时,助产士对产妇疼痛的评估相当准确,但当产妇报告经历剧烈疼痛时,助产士可能会低估产妇的疼痛[36]。另一项研究发现,助产士的个人经历会影响到她们对产程中产妇疼痛的评估[37]。虽然这些调查是来自不同国家的小型研究,但它们提供了一个警示性的故事。产妇报告的疼痛体验是在提供任何形式的产程支持之前所需的最重要的依据。

表 27-1 中列出的常规支持和舒适安抚措施总结出几个一般原则,这些原则组成了在产程期间支持产妇的基本出发点。

| 表 27-1　缓解产程疼痛的一般支持与安抚方法 |
| --- |
| **基本原则** |
| • 保护隐私和防止裸露 |
| • 使用沉着、冷静、有意义的沟通方式 |
| **身体护理方法** |
| • 支持放松以防止疲劳 |
| • 帮助排空膀胱 |
| • 保持会阴部清洁和干爽 |
| • 提供饮用液体,保持嘴唇湿润的口腔护理 |
| • 帮助规律转换体位,放置枕头支撑肢体 |

### 保护隐私和防止裸露

保护隐私和防止裸露对于住院分娩的产妇尤为重要[38]。根据产妇的文化背景,尴尬的含意可能有很大的不同。有些产妇不认为需要严密遮盖以防止外阴部裸露;而另一些产妇则不愿意将身体暴露给除伴侣以外的任何人,她们需要尽量严密的遮盖。Walburg 等人发现,暴露外阴时尽量少的医护人员在场、照护提供者专业和蔼的态度、对管理程序步骤做出解释可以极大减少尴尬感[39]。

### 预防疲劳与鼓励休息

预防疲劳和在宫缩间歇期间鼓励休息是非常重要的支持和安抚护理。不必要的疲劳可通过以下几点来进行预防:

• 提醒产妇使用最放松的呼吸方式。例如:大口喘气是一种消耗性的呼吸方式,只有在要求产妇停止向下用力时才使用。拉马兹式或腹式控制性呼吸如果在潜伏期就过早使用同样会造成体力消耗。

• 有组织、有计划地进行产程操作,尽可能在短时间内有序完成(占用尽量少的宫缩间歇休息时间)。

• 根据产妇情况保持和控制室内环境以促进休息。包括:控制亮度、通风、外来噪音、限制高分贝噪音、房间布局安排。

## 美国常用的产程疼痛缓解方法

产妇可以选择多种方法来缓解产程中的疼痛。表 27-2 中列出了在 2006 年和 2012 年进行的第二次和第三次全国性"倾听母亲心声"调查中的发现[33,40]。这些调查采访了一年前有过分娩经历的妇女,对当今的美国产科分娩实践状况提供了十分有价值的信息。尽管硬膜外麻醉镇痛一直被产妇们评为非常有帮助的镇痛方法,而与其他诸如使用阿片制剂的药物镇痛方法与一些非药物镇痛的方法(如:水中分娩)相比并未显示出更好的效果[33]。

## 缓解疼痛的非药物方法

一些缓解产程疼痛的非药物性方法非常简单,而另外一些方法则需要进行专门培训才可使用。这些技术按照循证强度次序分列出来,但由于有些研究在结果测定、人群分布、试验设计上的差异,很难进行比较。表 27-3 对产程中疼痛缓解非药物性方法的作用机制进行了综述。

### 产程中连续支持 / 导乐护理

多个随机对照的试验(randomized controlled trial,RCT)表明,产程中的连续支持可以改善分娩结局,对产妇的产程体验起到积极的影响[1,41,42]。"连续"一词是指一个产程支持者在整个产程中一直亲自在场提供支持。导乐是没有接受过医学训练,但能在产程中连续支持产妇的陪伴者。导乐的主要作用是在产程中为产妇提供连续性的非医学照护,包括身体上的安抚、情感支持(肯定和鼓励)、提供相关信息(非医学性的忠告与前瞻性指导),并增进产妇与医护人员的沟通。导乐(doula)来自于希腊语"doulē",意为"女性的保姆"或者"服侍者"。本章详细叙述了导乐在产程中可以提供的多种安抚照护。

| 表27-2 | 目前在美国使用的缓解产程疼痛的各种方法 | | | |
|---|---|---|---|---|
| 方法 | 使用该方法的产妇2012(%) | 使用该方法的产妇2006(%) | 有效或部分有效2006(%) | 无效2006(%) |
| 硬膜外或脊髓麻醉 | 67 | 76 | 91 | 9 |
| 呼吸调整技术 | 48 | 49 | 77 | 22 |
| 改变体位 | 40 | 42 | 77 | 24 |
| 精神心理诱导方法 | 21 | 25 | 77 | 23 |
| 阿片类药物 | 16 | 22 | 75 | 25 |
| 触摸或按摩 | 22 | 20 | 91 | 9 |
| 分娩球 | 10 | 7 | 64 | 33 |
| 水中分娩疗法 | 8 | 6 | 91 | 8 |
| 冷或热敷疗法 | 12 | 6 | 81 | 17 |
| 环境改变(如音乐) | 2 | 4 | 78 | 22 |
| 淋浴 | 10 | 4 | 78 | 19 |
| 笑气 | 6 | 无资料 | 无资料 | 无资料 |

共有 27 个随机对照试验研究对导乐的影响做出评估,研究包含了 15 858 个来自中等和高收入国家的产妇群体[41]。文献综述发现产程中的连续支持与以下结局有关:

- 增加阴道自然分娩可能性(RR=1.08 ;95% CI=1.04~1.12)
- 降低剖宫产分娩的风险(RR=0.75 ;95% CI=0.64~0.88)
- 缩短产程持续时间(平均 -0.69 小时;95% CI=-1.04~-0.34)
- 减少对药物镇痛的需求(RR=0.90 ;95%CI=0.84~0.96)
- 不太容易产生对生育经历的负面态度(RR=0.69 ;95%CI=0.59~0.79)
- 降低 5 分钟 Apgar 评分过低的风险(RR=0.62 ;95%CI=0.46~0.85)

但在使用合成催产素、新生儿到医院就诊、产后 1~2 个月的母乳喂养方面没有明显的不同[41]。

随机试验还发现,由导乐在产程中对产妇提供全程支持比由伴侣、其他亲属、护士或助产士支持的效果更佳[41-43]。小型非随机研究也显示雇佣助产士学生、护士学生或经过训练的亲属作为导乐也有良好的分娩结局[44]。

Hodnett[45] 和 Hofmeyr 等人[46] 阐述了关于产程支持有效性的两种理论解释。这两种理论都假设产程支持能增加产妇的自我控制感和自我效率。

Hofmeyr 等人假设持续陪伴服务可起到缓冲产程压力的作用,尤其是在医院环境中。

Hodnett 指出产程支持可以通过增加产妇活动和直立体位促进胎儿的下降,从而改善产妇的舒适感。产程支持还可以减轻焦虑和恐惧,从而减少压力反应[46]。

### 产时水疗法

产时水疗法是利用水的治疗作用来缓解分娩时的疼痛和促进放松。这种做法是通过水将温度传递给目标组织,改变疼痛感受器的状态,从而减少产妇对疼痛的感知[47,48]。产时水疗可以通过淋浴、浴缸、水池或任何能够给产妇提供水的容器内进行。

产时浸泡是指通过浸泡在水池或浴缸中,水深足以没过产妇的腹部的水疗法。更具体地说,产时浸泡可分为水中产程和水中分娩。水中产程的定义是产程的某个阶段在水中,但产妇不会在水中分娩。水中分娩是指在水中娩出新生儿[47]。产时水疗主要的作用机制为增加静态水压,促进细胞外液进入血液循环,补充中心血容量并增加心排出量,进而减少血循环中儿茶酚胺的水平。水疗时,浴缸需要有足够的深度,使水能够漫过产妇的腹部。据推测,水疗还可以通过改善血液循环来改善子宫 - 胎盘的血流灌注,从而增加子宫的收缩能力[48,49]。

联合荟萃研究,通过对涉及 3 400 名产妇的 12 个临床试验进行系统综述,对水中完成产程与分娩的影响做出了分析[50]。在第一产程时使用水疗,可以减少硬膜外麻醉与脊髓麻醉镇痛的使用率(RR=0.90;95%CI=0.82~0.99),并能缩短第一产程(MD=-32.4 分钟;95%CI=-58.67~-6.13 分钟),且引起羊膜绒毛膜炎的风险无显著差异(RR=0.99;95%CI=0.50~1.96)。第一产程使用水疗对于需要催产素催产、阴道手术分娩或新生儿不良结局的影响没有发现显著差异[50]。此外,产时浸泡与活动度增加、会阴切开率降低、三度和四度会阴裂伤的可能性降低和产妇满意度增加有关,但是得出这些结果的差异很小,而且数据尚未被认为是结论性的[51]。

产时水疗的时机需要慎重考虑。建议在产程活跃期开始后再进行产时浸泡[52]。在产程潜伏期使用水疗的产妇产程时间延长,并在产程中更有可能需要使用药物镇痛和催产素催产[50,52]。美国护士-助产士学会制订了一个产程中使用水疗的规范程序表格,解释了使用水疗的适应证、技术和规范建议[52]。

### 针灸 / 穴位按压

传统中医认为针灸是纠正生命能量不平衡的一种手段(称为"气")。针灸涉及沿经络通路特定点的针刺,从而促进血液循环,刺激气的流动,促进阴阳平衡。针灸被认为刺激身体产生内源性阿片类药物(内啡肽),并分泌神经递质,维持正常生理和提供安抚。减轻应激反应可能是针灸疗效的另一种作用机制[53-55]。针灸应该只由受到资质认证的医生进行,大多数州都要求在获得国家针灸认证委员会和东方医学学位认证后,才有执照进行针灸治疗。

针灸的替代方法是指压法,用拇指或手指代替银针对穴位施加稳定的压力(图 27-3)。虽然进行按压治疗不需要任何执照,但是建议在使用这些技术前先接受培训和教育[55]。帮助产程困难或缓慢和/或产程疼痛的常用穴位是三阴交 / 脾 6(SP6)、合谷 / 肠 4(L14)、膀胱(BL67)、胆囊 21(GB21)[53]。助产士经过适当的训练,结合临床判断和实践,可将穴位按压纳入对产妇的产程护理中。

虽然对针灸或穴位按压的试验研究结果存在有一些不同,但研究结果一致显示,与没有干预或安慰按压相比,使用针灸或穴位按压方法可以减少产

疼痛[53,55]。如果不使用无菌针进行针灸,理论上可能有感染的风险。但所有执照针灸师都会使用消毒针具,有时还是一次性的。

有人对针灸 / 穴位按压对改善子宫收缩力和引产的效果进行了研究。这些研究发现,接受针灸的孕妇宫颈成熟率(以 Bishop 评分衡量)略有增加,但尚未充分评估其它临床重要变量,如临产时间。产程期间使用指压法的禁忌证包括:胎儿对产程耐受不良、子宫收缩过频、强直宫缩、早产或禁忌子宫收缩的任何其他临床情况,例如:前置胎盘[53]。

最新针对 14 个针灸 / 穴位按压治疗缓解产程疼痛的 RCT 随机研究的 Cochrane 荟萃分析发现了以下结果:

● 与无干预相比,针灸治疗使疼痛强度减轻(标准化平均差异[SMD]=-1.00;95%CI=-1.33~-0.67)
● 与安慰剂对照相比,对疼痛缓解的满意度提高(RR=2.38;95%CI=1.78~3.19)
● 与安慰剂和标准产程照护相比,针灸治疗可减少药物镇痛的使用(RR=0.72;95%CI=0.58~0.88)
● 与标准产程照护相比,使用针灸治疗时阴道助产分娩较少(RR=0.67;95%CI=0.46~0.98)
● 与安慰剂对照相比,穴位按压能减轻疼痛强度(SMD=-0.55;95%CI=-0.92~-0.19)

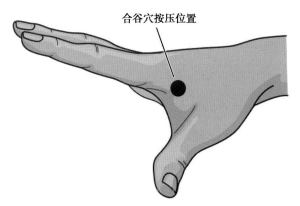

图 27-3　使用小冰袋按摩刺激合谷(LI 4)穴位的正确位置

### 无菌水注射(水针)

无菌水注射或无菌水丘疹是指在背部下腰骶区域的四个点皮内注射无菌水以形成丘疹。治疗目标是减轻腰部疼痛。来自下腰部皮肤的传入神经会进入相同节段的脊髓背柱,也将疼痛感觉定位为下腰部位。无菌水注射的推测作用机制是"门控理论",通过刺激特定区域来减轻这个部位的疼痛。这个机制被称为反向刺激,通过反射于同一脊髓区域的皮肤刺激来缓解

表 27-3 非药物方法缓解疼痛的作用机制

| 机制 | 针灸/穴位按压 | 熏香疗法 | 呼吸调整/聚焦 | 产前分娩教育 | 冷敷疗法 | 精神情感支持 | 热敷疗法 | 水中分娩疗法 | 催眠术 | 皮内水针阻断 | 按摩/触摸 | 活动与改变体位 | 音乐/音响镇痛 | 放松技术 | 经皮电刺激 |
|---|---|---|---|---|---|---|---|---|---|---|---|---|---|---|---|
| 反向刺激镇痛 | | | | | √ | | | | | √ | | | | | √ |
| 增加内啡肽 | √ | | | | | | | | | √ | | | √ | | √ |
| 刺激外周感受器来抑制对疼痛的知觉 | | √ | | | √ | | √ | √ | | | √ | | √ | | √ |
| 增加关节活动 | | | | | | | √ | √ | | | | √ | | | |
| 改变骨盆内和对软组织的压力 | | | | | | | | √ | | | √ | √ | | | |
| 改善产程进展中经络的能量运转达到安抚 | √ | | | | √ | | | | | | | | | | |
| 降低肌张力 | √ | | | | √ | | √ | √ | √ | | √ | | | √ | |
| 改变神经传导速度<br>（减慢疼痛向中枢神经系统的传导） | | | | | √ | | | | | | | | | | |
| 减少焦虑 / 恐惧，提供安慰 | | √ | √ | √ | | √ | | | √ | | √ | √ | √ | √ | |
| 增加产妇的自我控制感，减少疼痛感知 | | | √ | √ | | √ | | | √ | | | √ | √ | √ | √ |
| 分散对疼痛的注意力 | | √ | √ | | √ | √ | √ | √ | √ | | √ | √ | √ | √ | √ |
| 提高或改变情绪，减少疼痛感知 | | √ | | | | √ | | | √ | | √ | | √ | √ | |
| 重复节奏性的动作形成惯例规律 | | | √ | | | √ | | | | | √ | √ | √ | √ | |

到达该脊髓区域的身体疼痛。无菌水注射皮丘产生的皮肤紧张刺激了伤害感受器和机械感受器,由此造成对痛觉感受器的危害刺激。这一效应的结果是引起内啡肽的释放和刺激 A-δ 神经纤维,这使得向大脑传导内脏感觉的慢 C- 神经纤维传导负载过度[56]。

以一个 25G 的针头带有 0.6~1.0ml 无菌水(不是盐水)的针管,在靠近米氏菱形窝的四个部位,每个点注射 0.1~0.3ml 无菌水,通常来自子宫收缩的腰部疼痛是通过这个位置感觉到的。在注射过程中(以及注射后即刻)产妇会有约 30~90 秒的强烈刺痛感,之后腰痛得到缓解,持续大约 45 分钟至 3 小时[57]。附录 27A 讲述了无菌水皮丘注射的程序。

已经证实,无菌水注射皮丘可显著减轻严重腰部疼痛。然而,并不能减少使用其他镇痛药的需要,这可能是由于分娩结束前水针的作用已经消退。Derry 等人对 7 个 RCT 进行荟萃分析的结论是,由于这些研究的局限性,没有足够的证据支持推荐临床使用无菌水注射皮丘的做法[56]。相反,Hutton 等人对 8 个 RCT 进行荟萃分析的结果却发现,无菌水注射皮丘与产妇的书面表达疼痛评分值(VAS)显著降低相关,且注射组与对照组相比剖宫产率降低(4.6% 对 9.9%,RR= 0.51;95%CI=0.30~0.87)[55]。

### 体位变换 / 自由走动

当产妇不被限制在床上,或不认为她们应该在产程期间卧床时,她们在整个产程过程中会经常变换体位,随着产程的进展变换体位的频率会逐渐减少,并且随着产程越来越活跃走动和坐起的次数也减少[58]。产程中取直立体位可能会通过以下几种机制来改善产时的舒适程度。首先,骨盆径线在直立或下蹲位时更宽,有利于胎儿转换为下降的最佳胎位(图 27-4)[59,60];第二点,最佳的胎儿与骨盆关系可以减少因胎位异常造成的疼痛;第三点,直立位可以改善子宫收缩能力,缩短产程时间[59];最后,直立体位可以提高产妇控制感和自我效能感,这可能会使产程较容易应对。

Atwood 1976 年的文章如今仍然是确定产妇在产程和分娩期间可能采取的不同体位的关键[60]。Atwood 将产妇产程中或分娩时的体位归类为直立式或卧式。直立式的四个姿势是站、坐、跪和下蹲。这些姿势都使母体骨盆垂直于脊柱和子宫的纵线。卧式包括仰卧位、截石位、侧卧位、俯卧位和半卧位。在这些体位时,产妇的体重主要由她的背部支撑,只

能通过改变双腿的位置来改变胎儿与骨盆的关系。读者可参阅本章末尾信息资料部分列出的文章,以进一步了解对母亲体位的详细说明。

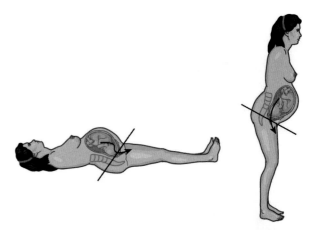

图 27-4 产妇躺下和站立时骨盆平面与脊柱的轴向关系是不同的。脊柱弯曲时可以减少腰部的弯曲度,使胎儿沿着较平直的产道下降。注意,在宫底部位与上身加压时,"S"形的曲线变成了"C"形

Lawrence 等人进行了包括 25 个随机对照试验和 5 218 个产妇的 Cochrane 荟萃分析,研究中的产妇在第一产程阶段以直立姿势和卧位姿势待产。直立体位产妇的产程缩短了大约 1 小时 22 分钟(平均 MD=−1.36;95%CI=−2.22~−0.51)[61]。直立体位的产妇更容易达到阴道分娩,且不太可能进行剖宫产、使用硬膜外麻醉镇痛或新生儿入住新生儿重症监护病房(NICU)。第一产程阶段以直立姿势或卧位姿势待产的两组产妇之间在第二产程的长短、与母亲和新生儿健康状况有关的分娩结局方面没有显著差异[61]。

对没有使用硬膜外麻醉镇痛并且在第二产程中使用直立体位的 9 015 名产妇,32 个随机对照试验的 Cochrane 荟萃分析发现,第二产程中使用直立体位的产妇阴道手术分娩、胎心率异常模式、会阴切开术较少,但剖宫产率无变化,估计失血量的风险增加[62]。估计失血量的差异可能与估计方法差异有关,而不是与实际失血量差异有关。相比另一项对 5 个 RCT 包括有 879 名在第二产程使用了硬膜外麻醉镇痛产妇的 Cochrane 荟萃分析,研究显示在分娩方式、第二产程持续时间、产道裂伤需要缝合、因胎儿窘迫需要手术分娩、脐带血低 pH 或新生儿入住 NICU 等方面,直立体位和卧位之间没有显著的统计学差异[63]。虽然这项研究项目受到研究设计异质性和参与者数量的限制,但研究结果表明,直立体位可能使无硬膜外麻醉的产妇受益,但在接产时

对保护会阴会造成技术上的困难。

除了高位胎膜早破时先露部分没有入盆或任何其他需要卧床休息的情况,产程中行走和运动的禁忌证很少。

## 分娩球

分娩球是一个直径 65cm 的理疗球,可以通过打入或排出空气来调整以"适应"不同个体需求,使其便于手控和滚动,产妇坐在球上时双腿弯曲呈90°,双脚应该分开约 61cm(2 英尺)的距离,将脚平放于地面。产妇采取直立体位在分娩球上坐好后,可以转动胯部,以此来缓解腰痛和促进胎儿下降。产妇也可以取前倾姿势坐在球上,或者将球放在地上产妇取跪位趴在分娩球上,或取站立位将球放在床上或桌子上(图 27-5)。这些姿势使产妇的身体得到支撑,提供一个可以得到休息的位置。这样做还可帮助子宫和胎儿的长轴与母亲的骨盆对位,促进胎儿采取枕前位。减轻疼痛的作用机制类似于直立体位的作用机制。

分娩球对疼痛影响的研究只有包括较少受试者的几个 RCT。一项荟萃分析(n = 220;4 项随机对照试验)发现,与产程期间未使用分娩球的产妇相比,分娩球对产程疼痛的缓解有统计学意义上的显著改善(MD=-0.92;95%CI=-1.25~-0.56;P>0.000 000 5)[64]。

另一种类型的分娩球被称为"花生球"。顾名思义,它的形状像一个带壳的花生,中间小两头大。产妇卧床时,可以把花生球放在两腿之间,也可以放在腿下。这种体位加宽了骨盆出口的径线,从而为胎儿下降或调整胎位提供了更多的空间。

一项 RCT 评估了在 ≥ 39 孕周进行选择性引产并计划进行硬膜外麻醉镇痛的产妇使用了花生球后对第一产程和第二产程持续时间的影响。研究人员

发现,花生球的使用缩短了初产妇的第一产程持续时间(P = 0.018),但对经产妇第一产程的长短没有造成任何显著缩短影响(P = 0.057)。由于作者没有报告出具体的时间差异,因此尚不清楚这些研究发现的临床意义有多大。引产产妇是否使用了花生球在第二产程持续时间上没有区别[65]。

第二个 RCT 对接受硬膜外麻醉镇痛使用了花生球的产妇与硬膜外麻醉镇痛无花生球常规护理的产妇进行了比较。研究人员发现,花生球缩短了产程时间(第一产程,29 分钟,P = 0.53;第二产程,11 分钟,P <0.001),降低了剖宫产率(10.3% 对比21.1%,P = 0.011)[66]。

尽管这些研究都表明,使用分娩球和花生球对产程有积极影响,但仍需要更多的研究来确定这些技术的有效性。

## 触摸与按摩

按摩是指有目的的作用于软组织的手法,是广泛应用在产程中的一种服务。按摩可针对特定的部位,如:手、脚、头、肩膀或背部。触摸可以是坚定地,也可以是温柔地以一个特定的模式(如:轻抚),或持续施加按压或按揉。一种常用的触摸方式用于帮助背痛的产妇,即在宫缩期间稳定按压骶髂部中心施加反向压力。在宫缩期间压力增加,随着宫缩的减弱压力也减小。按压可以用手或按压的器具,按压时可以用润肤液、油和粉剂[67]。

触摸和按摩只有在产妇对被按摩或触摸感觉舒适时才有效,因为不同文化对受到触摸是否合适的看法不同。这项操作减轻疼痛的可能机制是增加内源性内啡肽和催产素的释放。一项荟萃研究分析了包括 225 名产妇的 6 个 RCT,结果发现按摩和触摸可以使第一产程疼痛强度有统计学显著意义的下降(SMD=-0.82;95%CI=-1.17~-0.47)[68]。随后有人

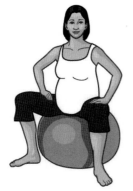
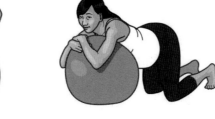
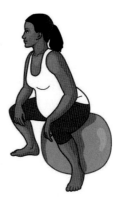

图 27-5 使用分娩球的姿势

对一种特殊形式的按摩 - 骶骨和腰部反压法进行了研究,在产程期间三个不同时间段实施每次 30 分钟的骶骨和腰部反压按摩,发现按摩组的产妇产程中的腰痛显著减轻,对分娩体验的满意度提高[69]。

虽然这些研究都表明按摩可能对产程中的产妇产生积极影响,但对按摩或触摸的研究涉及了许多不同的操作方法,并不清楚哪种按摩或触摸技术是最有帮助的。

## 催眠术

催眠术是通过使用独特的意识 - 身体技术来诱导充分的放松。产程中使用催眠术是让产妇在注意力集中的状态下得到深度放松,从而减少对外界刺激的感知和增加对催眠师发出指令的接受性。人们接受催眠的能力各不相同,但在妊娠期间接受催眠的易感性通常有所增加[70]。催眠可以由催眠师来进行,也可以进行自我实施的自我催眠,经过训练的妇女可以引导自己进入催眠状态。

迄今为止,对产程中催眠的评估研究之间产生了相互矛盾的结果。与使用其他分娩准备技术的妇女相比,在孕期练习自我催眠技术的妇女可以减少产程中的镇痛需求和缩短产程时间[71~73]。如果在产程中首次将催眠技术引荐给产妇,其获益效果尚未得到证实[73]。一项包括 9 个随机对照试验和 2 954 产妇的 Cochrane 荟萃分析报告,催眠组与对照组产妇在产程应对、分娩方式、对疼痛缓解的满意度方面没有区别[72]。催眠作为产程中和分娩时疼痛管理技术的价值还需要有进一步的研究。值得注意的是,这种技术禁忌用于有精神病史或严重心理健康异常的妇女。

## 经皮神经电刺激

经皮神经电刺激(TENS)装置是一种手持式电池供电装置,使用低压电流刺激来减轻产程疼痛。自 20 世纪 70 年代以来,TENS 一直用于缓解产程疼痛。使用时将电极垫放置在产妇脊柱两侧椎旁腰部的皮肤上,位于脊椎 T10 和 S2 的位置,这也是来自子宫的疼痛信号进入脊髓神经通路的位置。在电极片放置好后,TENS 仪发出低压脉冲。神经刺激的频率和强度可由产妇控制。低电压刺激并无疼痛感,但通常会在电极部位感受到针刺感或嗡嗡的振动感[74]。

TENS 的作用是根据疼痛的"门控理论"机制,以痛刺激引起神经传导体释放神经介质的理论。TENS 可以诱导内啡肽的释放,内啡肽的主要功能是抑制疼痛信号的传播,类似于阿片类药物产生的效果。

在产程中使用 TENS 来缓解产程疼痛的有效性尚不清楚。一个产程中对产妇使用 TENS 的 Cochrane 荟萃分析(n = 1 466;17 项试验)未能找到 TENS 对产程干预行为或对分娩结果产生任何影响的一致证据[74]。

## 使用冷敷或热敷

热敷和冷敷疗法是简单、安全、廉价的非药物缓解疼痛方法。使用冷敷减轻疼痛的机制是根据"门控理论"的原理,冷疗可以有效地阻断通过感觉纤维的神经传导,从而提高疼痛的阈值。冷疗还可以通过引起麻木、减少肌肉紧张度和分散注意力来减少疼痛。除了与使用冷敷有相类似的作用机制之外,热疗还刺激皮肤和深层组织中的热受体,据称这可导致闸门关闭,阻碍神经冲动到达大脑。局部热敷还可增加该区域的血液循环,从而对抗组织缺氧引起的疼痛。

大多数关于热疗或冷疗的研究都是小规模的,受到不同方法学的影响。总的来说,已发表的研究发现,热疗或冷疗在减轻产程疼痛方面有一些益处[75,76]。

在使用热敷袋或冷敷袋时必须小心,温度太高或热敷部位曾经涂有霜膏或油膏时有可能造成烫伤。使用微波炉预热热敷袋尤其危险,微波加热物品温度不均,所以热敷袋不同部位的温度会有所不同。建议在皮肤与冷 / 热敷袋之间放置至少一层布巾隔开。建议在给产妇应用之前,在其他人的手臂或其他部位的皮肤上先测试一下。还应避免在硬膜外麻醉产妇的皮肤上使用热或冷敷,因为产妇可能无法感觉温度是太热还是太冷。

产妇发热是使用热疗的禁忌证。使用冷敷的禁忌证包括:镰状细胞贫血、冷过敏、冷球蛋白血症、雷诺现象(Raynaud's phenomenon)、文化风俗的禁忌[1]。

## 呼吸和放松训练

呼吸和放松训练可以通过增强自我控制感来帮助产妇减少在产程中的焦虑和恐惧[1]。应用这些技巧可以直接影响到对分娩的满意度,因此呼吸和放松训练是多数分娩教育课程的重要组成部分[1]。在美国,有大约 48% 的产妇在产程中使用呼吸和放松技巧,其中 77% 的产妇报告使用该技巧对应对产程与分娩有部分性或非常大的帮助[33]。坚持练习可以显著增强该技巧的有效性。呼吸技巧在产程早期阶段尤其有帮助作用,但如果在产程活跃期才首次教给产妇使用,对于应对产程分娩并不能起到帮助作用。

注重渐进性放松的呼吸技巧可能比单纯使用某种固定的呼吸模式更为有效。妇女可以在孕期就开始进行渐进性放松的技巧练习,这样在产程中产妇就能够在宫缩间歇期间快速达到身体放松。有经验的产程照护者也可以在产程中教授给产妇一些放松的技巧。

### 音响镇痛

音响镇痛最初被定义为一种技术,以此提供听觉刺激(例如:音乐,白噪声和/或环境中的声音)通过激活大脑中负责诱导回馈和抗焦虑作用的大脑区域来分散注意力和减少疼痛感知。中枢神经系统的这些区域与涉及镇痛的大脑区域有所重叠[77]。

音响镇痛在牙科实践中使用很常见,但在产程中使用有效性的研究产生了不同的结果。一些小型研究发现,在产程潜伏和活跃期间使用音响镇痛可能有益,通过提高情绪增加对疼痛耐受性来对疼痛的感知产生积极影响[78,79]。然而,对这些研究的 Cochrane 系统评价发现支持音响镇痛对产程疼痛管理有效性的证据不足[1,80]。由于各人对音乐喜好的差异范围极大,可能导致缺乏足够的证据来支持推荐使用音乐来进行产程疼痛管理。

### 芳香疗法

芳香疗法是指通过皮肤或嗅觉系统吸收精油起到药力和治疗作用。精油自植物萃取而来,用于增强身体和心理的良好感觉。临床芳香疗法是控制使用纯精油,基于精油中的化学成分来达到预期程度的效果。每种精油都含有多种可能具有治疗效果的化学成分(例如:酯、醇、酚、醛、酮、烯、倍半烯)。

研究芳香疗法在减轻产程疼痛方面的有效性所显示的结果是不一致的。一个对两项 RCT(n = 535 名妇女)的 Cochrane 综述发现,使用鼠尾草、洋甘菊、薰衣草、生姜油或柠檬草精油的产妇与接受标准产程照护的产妇相比,在疼痛强度、阴道手术助产分娩、剖宫产、使用药物镇痛、自然阴道分娩、产程长短和产程催产方面,两组间没有差异[81]。相比之下,一个系统回顾与荟萃分析结合的研究发现了芳香疗法(与安慰剂或常规治疗对照组相比)在视觉模拟量表报告的疼痛方面有显著的减低疼痛效果。这个研究发现,芳香疗法可有效地减轻伤害性、急性、术后、

产科和妇科疼痛($P < 0.000\ 1$)[82]。

一般认为在分娩期间使用精油是安全的。助产士如果想将精油芳香疗法用于产程与分娩临床实践,需要在实际使用之前接受进一步的培训。要在临床实践中使用精油,助产士需要了解与精油相关的生理学、化学和药理学知识,并且要知道如何安全和恰当地配制和使用精油。

## 减轻产程疼痛的药理学方法

产妇可能具有知识并做好准备,希望积极参与自然、正常的分娩过程,但仍有可能会要求使用药物来缓解产程疼痛。在产程中使用药物可以缓解疼痛、减轻焦虑和困扰、提供镇定或控制恶心和呕吐。对产程中所有准备用于产妇的药物应做出以下评估:①有效性;②对产妇的安全性;③对胎儿和新生儿的安全性,以及④对产程进展的影响。在产程中使用任何药物之前,需要仔细评估产妇的生命体征、胎心率模式、正在使用的其他药物、以及产程进展到哪个阶段,并做好病历记录。药物选择将根据产妇所希望达到的疼痛缓解程度和产程阶段的安全程度来进行调整。

缓解疼痛的药物有两种类型:镇痛药和麻醉药。镇痛是缓解疼痛而产妇不会完全丧失感觉或肌肉运动。镇痛药不总是为了完全止痛,而是倾向于减轻疼痛。麻醉是指阻断所有感觉,包括痛觉。多数情况下,镇痛剂用于产程中、手术后或分娩后;而剖宫产分娩时则需使用麻醉剂。药理学管理可以分类为全身性或神经轴索性(如:硬膜外、脊髓麻醉)。放置在硬膜外腔(神经轴索)的药物可以诱导硬膜外镇痛(减少但不消除所有感觉)或硬膜外麻醉(抑制所有感觉和运动能力)。硬膜外镇痛用于减轻产程疼痛,而硬膜外麻醉则用于手术时需要阻断所有的感觉。

### 全身性镇痛药

在 20 世纪上半叶的大部分时间里,全身性用药是用来帮助临产妇女的主要药物。这些药物适用于喜欢较少侵入性方法来减轻疼痛的产妇;它们也可以用于禁忌使用区域性椎管内麻醉的产妇或不能提供区域性椎管内麻醉的时候。全身性用药是通过静脉、肌肉或吸入途径给药。这些药物中最常用的有阿片类药物、阿片激动剂 - 拮抗剂混合用药、镇定剂和催眠药。全身镇痛药作用于整个神经系统,而不是某个特定区域。这些药物的主要缺点是它们对胎儿会产生不同程度的不利影响。

## 镇定剂和催眠药

在产程分娩期间使用各种镇定剂和催眠剂来引起镇定、减少焦虑和减轻疼痛。产程中常用的非阿片类药物列于表27-4。这些药物通常是与阿片类药物联合使用，以减少恶心和呕吐，而恶心和呕吐是阿片类药物的常见副作用。在临床实践中，它们常用于潜伏期延长的产妇来诱导镇定和停止宫缩。

镇定剂如异丙嗪（Phenergan）和羟嗪（Vistaril）在单独使用时不会产生足够的镇痛作用，但常常与阿片类药物联合使用，以增强阿片类药物的效果[83]。关于镇定剂对产程疼痛的影响存在有争议，

例如：异丙嗪可以产生很强的镇定作用，这使产妇看来疼痛有所减轻，但实际上可能只是产妇不能将疼痛水平很好地表达述说出来而已。因此，尽管阿片类药物与镇定剂联合使用可以增强止痛效果，但这一作用尚未得到确定的证实。

## 阿片制剂

当产妇要求缓解产程疼痛，而脊髓镇痛禁忌或当时没有脊髓镇痛的条件时，可以使用阿片类药物。在美国治疗产程疼痛最常使用的阿片制剂列于表27-5[83]。这些药物制剂方便获得、易于使用、疗效迅速，且比脊髓镇痛的侵入性要小。

| 表27-4 用于产程潜伏期疼痛管理的镇定和催眠药 | | | | | |
|---|---|---|---|---|---|
| 药物名称 | 药物种类 | 药物剂量/给药途径 | 起效时间 | 持续时间 | 注解 |
| 异丙嗪（非那根） | 吩噻嗪 | 25~75mg IV/IM | 10~20分钟 | 3~4小时 | 常与阿片类药物同时使用以减轻恶心和呕吐；诱导镇定；可出现低血压 |
| 羟嗪（Vistaril） | 抗组织胺剂 | 25~50mg IM | 30分钟 | 4小时 | 常与阿片类药物同时使用以减轻恶心和呕吐；诱导镇定；不可静脉使用；肌内注射时会痛 |
| 苯海拉明（Benadryl） | 抗胆碱能止吐剂 | 15~50mg IV | 5~10分钟 | 6~8小时 | 常与阿片类药物同时使用以减轻恶心和呕吐；诱导镇定；最大剂量为每日400mg |
| 奋乃静（Compazine） | 多巴胺受体拮抗剂 | 5~10mg IV/IM | 5~10分钟 | 3~4小时 | 常与阿片类药物同时使用以减轻恶心和呕吐；诱导镇定 |

IM，肌内注射；IV，静脉注射

| 表27-5 部分阿片类药物的药代动力学特点 | | | | |
|---|---|---|---|---|
| 药物名称 | 使用剂量 | 生效/峰值效应 | 持续时间/半衰期 | 临床作用 |
| 布托啡诺（酒石酸） | IV：每3~4小时，1~2mg<br>IM：每3~4小时，1~2mg | IV：2~3分钟/5~10分钟<br>IM：10~20分钟/30~60分钟 | IV or IM：4~6小时<br>半衰期：成人2.5~3.5小时 | κ激动剂和Σ激动剂；可引起阿片依赖的母亲和婴儿的急性戒断症状母亲呼吸抑制和镇痛的"天花板"效应<br>胎儿一过性假正弦胎心率 |
| 芬太尼（Sublimaze） | IV：50~100μg/小时，<br>IM：50~100μg/小时， | IV：1分钟/5分钟<br>IM：7~15分钟/10~20分钟<br>PCA：10~25mg，定时每3~12分钟加量间隔，并设定1小时最高剂量 | IV：30~60分钟<br>IM：1~2小时<br>半衰期：成人：3~4小时；新生儿：75~440分钟 | 是μ受体[a]、κ受体[b]、Σ受体[c]和δ受体[d]的单纯激动剂；效力比吗啡或派替啶低，但副作用很少<br>随着剂量的增加或输液时间的延长，芬太尼的作用时间延长<br>一过性胎心率变异性减低或假正弦型胎心率模式<br>在IV或IM注射时，最大积累剂量通常为500~600μg |

续表

| 药物名称 | 使用剂量 | 生效 / 峰值效应 | 持续时间 / 半衰期 | 临床作用 |
|---|---|---|---|---|
| 哌替啶<br>(Demerol) | IV:每 1~2 小时<br>25~50mg<br>IM:每 2~4 小时<br>50~100mg | IV:5 分钟 /5 分钟<br>IM:10~20 分钟<br>/30~60 分钟 | IV:2~4 小时<br>IM:2~5 小时<br>半衰期:<br>母亲:3~7 小时<br>新生儿:18~23 小时 | 母亲用药后 1~4 小时为胎儿药物暴露最高时段<br>与新生儿呼吸抑制相关;母亲用药后 2~3 小时抑制作用最强<br>可暂时降低胎心率变异性<br>去甲度冷丁是哌替啶的活性代谢产物,母亲半衰期为 21 小时,新生儿半衰期为 63 小时;多次用药后,去甲度冷丁在母体血浆中积累,对新生儿神经适应性评分和母乳喂养行为有不良影响 |
| 吗啡 | IV:每 4 小时<br>2~5mg<br>IM:每 4 小时<br>10mg | IV:5 分钟 /0.5~1 分钟<br>IM:10~20 分钟<br>/20 分钟 | IV:1~3 小时<br>IM:3~5 小时<br>半衰期:<br>母亲:43 分钟<br>新生儿:<br>6.5±2.8 小时 | 是 μ 受体[a]、κ 受体[b] 的单纯激动剂<br>与臀肌相比三角肌吸收更快<br>有通气障碍或哮喘的产妇要使用低剂量用药<br>副作用包括:瘙痒、恶心呕吐和尿潴留[e]<br>吗啡活性代谢物是吗啡 -6 葡萄糖醛酸,这种代谢产物在母体的半衰期为 2~4 小时,新生儿为 13.9 小时,比吗啡的镇痛作用更大,重复用药可造成积累 |
| 纳布啡<br>(Nubain) | IV or IM:<br>每 3 小时 10mg | IV:2~3 分钟 /30 分钟<br>IM:<15 分钟<br>30~60 分钟 | IV:2~4 小时<br>IM:每 4~6 小时<br>半衰期:<br>成人:2~5 小时 | 是 μ 受体拮抗剂、κ 受体的部分激动剂<br>30mg 达到母体镇痛和呼吸抑制的"天花板"效应<br>可能导致有阿片依赖的母亲和婴儿出现急性戒断综合征 |
| 瑞芬太尼<br>(Ultiva) | PCA:使用不同剂量管理方案 | 1~1.5 分钟 /2 分钟 | 20 分钟<br>半衰期:<br>成人:9 分钟 | 潜在母体呼吸抑制,该药物在临床上应用有争议<br>在子宫收缩开始时用药,使峰值效应收缩期高峰时达到最大化 |

IM,肌内注射;IV,静脉注射;PCA,病人自控式麻醉镇痛给药泵

[a] μ (Mu) 受体受到刺激时可导致胃肠动力减弱、恶心和呕吐、呼吸抑制、脊髓与脊髓上水平的镇痛效应、镇定安眠、尿潴留、瘙痒和欣快感

[b] κ (Kappa) 受体受到刺激时可产生镇静安眠、脊髓镇痛效应和瞳孔缩小

[c] Σ (Sigma) 受体受到刺激时可导致烦躁不安、幻觉及瞳孔散大

[d] δ (Delta) 受体受到刺激时可产生脊髓及脊髓上水平的镇痛作用

[e] 当通过硬膜外或鞘内给药时,吗啡会导致更多的瘙痒和尿潴留。母亲呼吸抑制可能是硬膜外给予吗啡硫酸盐的后期效果,继发于药物缓慢进入中枢神经系统

阿片类药物可以通过肌内注射、静脉注射或皮下注射途径给药,也可以通过患者自控的镇痛泵(PCA)给药。肌肉和皮下注射包括潜在的注射部位疼痛、延迟生效和吸收快慢的变异性,这可以导致不可预测血浆浓度水平。静脉注射生效较快,峰值浓度的变异性较小。使用 PCA 时产妇能够按照设定的剂量和最小加量间隔自我控制静脉给药。与静脉注射阿片类药物相比,PCA 的优点包括起效快、在副作用小的条件下镇痛效果较好、产妇有自我控制感。一般来说,在产程中使用 PCA 给予芬太尼可以提供最佳的镇痛组合,降低副作用或新生儿呼吸抑制的风险。每 5~10 分钟给予芬太尼 10~25μg 的 PCA 用

药方案被证明比吗啡、哌替啶或阿芬太尼的 PCA 用药方案有更好的镇痛效果和较低的副作用[84~87]。

从以前的历史上看，哌替啶(Demerol)曾是世界范围内治疗产程疼痛最常用的阿片类药物；然而，在美国现在已经很少使用了。哌替啶没有强烈的镇痛作用，当问到用药的产妇时，超过一半的产妇回答是效果不好[88]。哌替啶的半衰期长且代谢物活性高，因此使用哌替啶与新生儿呼吸抑制的风险增高有关。

吗啡和芬太尼(Sublimaze)是两种 μ- 阿片受体激动剂，在美国最常用于产程镇痛。吗啡最常用于治疗潜伏期延长的产程，因为它可以减少活跃期以前的子宫收缩，但是不会抑制活跃期的子宫收缩[89]。一种用于治疗产程潜伏期延长的常用药物组合为肌内注射硫酸吗啡 10mg 和异丙嗪(Phenergan)50mg。由于吗啡会有可引起产妇或新生儿抑郁症的活性代谢物，因此通常禁止在产程晚期使用，如果考虑在产程活跃期使用阿片类药物，则应改为芬太尼。

瑞芬太尼(Remifentanil)是半衰期最短的阿片类药物，它仅用于 PCA 输注，并主要用于因某些原因不能使用椎管镇痛的产妇。瑞芬太尼没有活性代谢产物，与其他阿片类药物相比其副作用或新生儿副作用较少。由于它会导致严重的母亲呼吸抑制，所以它在产程中给产妇的使用仍然存在争议，有关研究仍在继续进行中[90]。

布托啡诺(Stadol)和纳布芬(Nubain)是 κ- 受体激动剂和 μ- 受体拮抗剂。据报道，它们具有较长的半衰期，可以提供比芬太尼更好的疼痛缓解作用。对于有药物毒品滥用或成瘾史的女性来说，这两者都属禁忌，因为 μ- 受体的拮抗剂作用可引起戒断症状。

对注射性阿片类药物进行的首次系统评价发现，这种治疗只能提供有限的疼痛缓解作用，镇痛满意度一般只是中等程度。三分之二的产妇反应，在阿片类药物注射给药后 1~2 小时，仍有中度或重度的疼痛，或轻度或中度的疼痛缓解作用[88]。此外，对阿片类药物效果比较的研究未发现某一种阿片类药物优于另一种。研究还显示，如果在产程活跃期使用阿片类药物，对产程的进展没有明显影响。有些产妇在使用阿片类药物后感觉有不受欢迎的失控感，尽管这种体验并不常见。这种疗法更常见的副作用包括欣快感和镇定作用。潜在的副作用包括恶心、呕吐和尿潴留。不良效果包括呼吸抑制，但在用于产程镇痛的常规剂量和给药方式情况下，这种结果很少见到。所有阿片类药物都有一些药物与药物之间的相互作用，在某些人群中这一点可能具有重要的临床意义[83]。

所有阿片类药物都是脂溶性的，因此它们很容易穿过胎盘并集中在胎儿体内。对胎儿的影响包括胎心率变异性降低和新生儿呼吸抑制；此外，关于阿片类药物是否会对新生儿的早期神经行为评分产生不利影响存在争议[91]。纳洛酮(Narcan)是阿片 / 阿片类药物的拮抗剂，可以用来对抗产程中产妇使用阿片类药物所引起的新生儿呼吸抑制作用。当使用阿片和阿片类药物时，均须有纳洛酮储存备用。用药剂量为 0.01mg/kg 体重，肌内注射后 2~5 分钟和静脉内注射后 1~2 分钟出现效果。峰值效应发生于 5~15 分钟[91]。

### 吸入性镇痛剂：50∶50 的一氧化二氮 / 氧气

一氧化二氮(笑气)吸入镇痛用于分娩疼痛的管理，包括 50% 的一氧化二氮和 50% 的氧气($N_2O/O_2$)混合作为一种联合吸入性镇痛剂是最近才重新又开始在美国使用；相反，这种联合吸入性镇痛剂在北欧国家和加拿大则应用广泛。目前普遍认为该气体镇痛剂既安全又有效[86,92~101]。大剂量 $N_2O$ 可作为一种弱麻醉剂，而在低剂量时则兼具镇痛和抗焦虑的作用[92]。$N_2O/O_2$ 可以作为镇痛剂单独使用，也可与阿片制剂或阿片受体激动 - 拮抗剂联合使用。由同时连接 $N_2O$ 和 $O_2$ 罐的机器制造这种混合气体，如果在医院的产房安装有笑气和氧气的输入管道，则机器可以直接连接这两种气体的管道来制作混合气体(图 27-6)。产妇可以使用一个盖在口鼻上的面罩或口管自己来调节用量(图 27-7)。有一个供应阀门在吸气时打开，呼气时关闭。自行掌握用药不仅给予产妇更多自主权利，也可以保证用药安全，因为在使用自行用药时几乎不会出现 $N_2O/O_2$ 的过量。$N_2O/O_2$ 的临床使用指南参见表 27-6[92]。

使用 $N_2O/O_2$ 作为产程镇痛剂的产妇对其效果普遍表示满意，甚至是在只有轻度或中度疼痛缓解的时候也是如此。这可能与母亲能够自我控制用药有关，或者是药物的抗抑郁效应，再或者是镇痛、抗抑郁、自我控制感的总和[86,98]。按照产程中使用的 $N_2O/O_2$ 剂量镇痛效果相对温和，并兼具抗焦虑的作用，可以有效地降低产妇对疼痛的感知度[94]。有大约 40%~60% 的产妇使用 $N_2O/O_2$ 后在产程后期又转为使用椎管内镇痛[99,100]。$N_2O/O_2$ 还可用于插入弗利气球导尿管引产、产后缝合或手取胎盘时镇痛，一些妇科手术，如：宫内节育器放入困难时也可以提

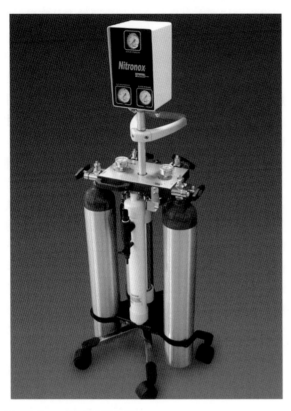

图 27-6　一氧化二氮机器

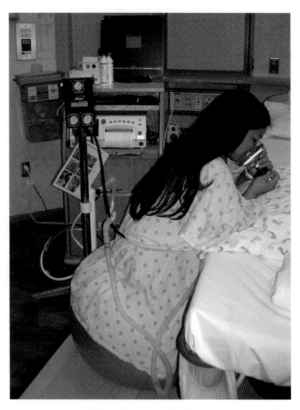

图 27-7　产妇坐在分娩球上休息,使用 50∶50 的一氧化二氮 / 氧气用于产程镇痛

| 表 27-6 | 临床实践:使用 50% 的 $N_2O/O_2$ 用于产程镇痛 |
|---|---|
| **步骤** | **操作描述** |
| 注意事项 | 1. 明确产妇没有禁忌证,例如:手不能扶住面罩、氧合能力受损或血流动力学不稳定。<br>2. 如果同时使用其他镇定安眠药物,则要谨慎给药。 |
| 准备 | 1. 告知产妇潜在的药物副作用,如:恶心、呕吐和 / 或晕眩。<br>2. 指导产妇如何扶住面罩来保证其密封性;指导其间断吸入气体的时间。<br>3. 告知产妇及其他所有陪产人员,只能让产妇自己扶住面罩。<br>a. 只有当产妇持续吸入气体后感觉到她无法将面罩再紧扣在面部时,$N_2O/O_2$ 才可能发挥其镇定作用。随着产妇呼气,$N_2O/O_2$ 会很快消散,其作用也会快速消退。<br>b. 自行用药让产妇能够根据个人情况来控制疼痛,而这种自我控制可强化镇痛效果。 |
| 操作 | 1. 产妇将面罩扣在其口鼻上形成密闭状态,允许第二阶段的药物调节启动活化。<br>2. 产妇要在宫缩开始前的 30 秒吸入气体,因为气体大约需要 30 秒时间生效,而最大镇痛效用在 50 秒内出现。产妇通常需要 3~4 次宫缩来学习如何正确掌握这项操作。<br>3. 产妇应该将气体呼入面罩内来促进其清除。 |
| 间歇吸入和持续性吸入对比 | 1. 在宫缩开始前 30 秒间歇吸入气体可使 $N_2O/O_2$ 的峰值作用最大化,这样其镇痛作用峰值就可以出现在子宫收缩的高峰期。<br>2. 持续性吸入气体开始时会较容易,但这样做时药物作用出现于两次宫缩之间,而气体作用于中枢神经系统而产生的晕眩和烦躁不安可能会对产妇造成困扰。 |

供有效的镇痛。

N₂O/O₂ 的潜在不良反应可以包括: 5%~40% 的产妇出现恶心、多达 15% 的产妇出现呕吐、眩晕和烦躁不安,尽管这些不良反应较少出现[90]。在进行 N₂O/O₂ 用药时,医院要设有确保清除呼出的气体的装置,以免污染室内空气。目前还没有见到由于使用 N₂O/O₂ 引起的胎心率异常,且这种药物不影响子宫收缩力[86,93~96]。N₂O/O₂ 在新生儿体内的半衰期约为 3 分钟,母亲在产程中使用后未发现有新生儿不良结局[86]。在临床长期广泛使用 N₂O/O₂ 作为产程分娩镇痛剂的过程中,没有见到该药物对胎儿或新生儿的不良影响,但若使用高于产程镇痛的给药剂量时,在理论上会存在一些风险,在这方面目前还没有过很好的研究。同样,N₂O/O₂ 给药对于与产妇同处一室的医务人员而言也是安全的[94]。

### 椎管内麻醉镇痛

椎管内麻醉镇痛包括硬膜外和脊髓镇痛麻醉技术。在第一产程的椎管内麻醉镇痛,必须阻断在脊髓 T10 至 L1 水平,但在第一产程末期和第二产程,如果要阻断来自子宫和会阴的疼痛觉输入必须将阻断延展至脊髓的 S2 至 S4 水平。

椎管内麻醉镇痛要由麻醉专业人员(麻醉护士和麻醉师)来实施,且具体操作过程要依据产妇的需求以及麻醉师是否能够到场而定。区域镇痛技术包括脊髓(鞘内注射)麻醉、硬膜外麻醉和脊髓/硬膜外联合给药。其镇痛效果取决于给药位置、用药种类和用药剂量。椎管内麻醉镇痛的绝对禁止症很少,但包括凝血障碍、腰部有感染和颅内压增高。

### 脊髓麻醉镇痛

使用脊髓麻醉镇痛时,阿片类药物注入鞘内间隙中(蛛网膜下腔),该间隙中含有被硬脑膜包裹的脑脊液、脊神经和血管。这种治疗的起效迅速,但其持续时间受到使用的阿片剂的持续时间限制。

脊髓麻醉镇痛不会影响机体的运动能力,所以产妇仍可走动或采取任何感觉舒适的体位。尽管脊髓麻醉并没有将麻醉药物注入硬膜外间隙,人们却喜欢将它称为"可以走动的硬膜外麻醉"。脊髓麻醉镇痛与胎儿出现一过性胎心率异常有关,如:胎心率延长减速,以及一过性的宫缩加强和子宫肌张力增

加[102]。因此在麻醉给药后的一段时间内要对胎心率进行密切观察。脊髓麻醉的主要缺点是麻醉时需要进行硬脑膜穿刺,为了安全缘故不可以进行一次以上穿刺。故而脊髓麻醉只能有一次操作,而由于很难预测产妇在产程中何时需要最强的镇痛效果,所以脊髓麻醉镇痛不如硬膜外麻醉那样经常使用。脊髓镇痛最适合于产程进展快的情况,而不需要长时间的脊髓阻断麻醉(如:硬膜外)。

鞘内注射镇痛药物的不良反应包括:瘙痒或恶心与呕吐,后两者是由于使用阿片制剂的结果,而不是镇痛技术本身所引起。瘙痒(皮肤瘙痒)是最常见的不良反应,50%~90% 的人会出现不同程度的皮肤瘙痒[103]。此时可用苯海拉明(苯那君 25mg 静脉给药)来缓解瘙痒,或者当情况较为严重时可谨慎使用纳洛酮(盐酸烯丙羟吗啡酮)治疗。如果患者需要使用纳洛酮,其脊髓麻醉镇痛的效应也会受到逆转影响。尿潴留和呼吸抑制是较为少见的不良反应。

目前脊髓麻醉更多的是作为脊髓/硬膜外联合麻醉镇痛的一部分来使用,利用脊髓麻醉技术在鞘内注入小剂量阿片制剂,在撤针的时候将一根导管留置于硬膜外腔内。当脊髓麻醉药物作用逐渐减退时,麻醉师就会注射药物来启动硬膜外麻醉。

### 硬膜外麻醉镇痛

与阿片类药物和吸入麻醉药相比,硬膜外麻醉镇痛可以最有效地缓解产程疼痛。当评估疼痛体验时,使用硬膜外麻醉镇痛的产妇女比使用注射阿片类药物的疼痛指数要低[104]。最新的一项研究比较了硬膜外麻醉镇痛与 NO₂/O₂ 镇痛的效果,研究发现仅仅依靠 NO₂/O₂ 镇痛(未转换为神经轴索镇痛)的产妇与使用硬膜外麻醉镇痛的产妇相比,满意度得分更高,尽管实际疼痛缓解的得分较低[99]。这一发现证实了直接镇痛不是决定分娩满意度的唯一相关因素。在过去的三十年中,使用硬膜外镇痛/麻醉来管理产程疼痛的人数急剧增加,这反映了麻醉技术的改进、临床使用该技术更加便利,以及产妇对其使用得要求增多。

### 作用机制

硬膜外腔间隙在硬脑膜的外层,其后方以黄韧带为界限(图 27-8)。硬膜外腔内含有神经根、脂肪、淋巴组织及血管。当麻药被放置在这一管腔时,与药物接触的感觉和运动神经冲动被阻断。硬膜外麻

醉镇痛的效果很大程度上取决于注入硬膜外腔的药物和药物剂量,以及用药技术(如:间断给药还是连续给药)。

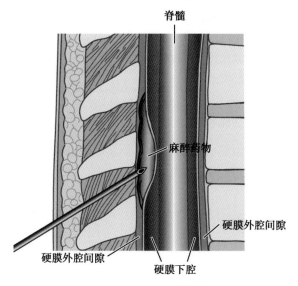

图 27-8 硬膜外腔间隙

最常用的麻醉剂是布比卡因(Marcaine)和罗哌卡因(Naropin)。可以加入芬太尼来增强镇痛效果和减少麻药剂量。通常局麻药液体中还会加入肾上腺素来延长药物作用时间。布比卡因是一种长效的酰胺类麻醉剂,小剂量布比卡因用药可出现良好的感觉阻滞作用,同时还能保留部分机体运动功能。该药物用于产程镇痛的制剂浓度通常为 0.25% 或 0.5%。芬太尼和雷米芬太尼都是人工合成的阿片制剂,其效力是吗啡镇痛效力的 100 倍;临床上经常会选择这些阿片制剂中的一种加入麻醉剂中联合使用,来增强麻醉镇痛效果。

尽管使用了同样的技术,但是椎管阻滞的质量可以因人而异,这反映了硬膜外腔中的个体解剖学变异。例如:神经根大小的不同,或硬膜外腔中隔膜的存在,不允许药物平均扩散到硬膜外腔内的所有神经,可能导致不同产妇个体的不同效果。

## 适应证和禁忌证

使用硬膜外麻醉镇痛的适应证包括:产程中任何时候产妇请求使用镇痛措施、阴道手术助产分娩、剖宫产、以及需要减少母亲向下屏气用力时(如:母亲有心脏疾病或眼科疾病)。如果产妇存在有实施紧急剖宫产高风险的内科并发症或产科异常时,建议使用硬膜外麻醉,以便在出现紧急情况时能马上处理,避免浪费宝贵的时间。临床上经常会采取这种"双重准备",例如:胎先露尚未入盆需要破膜、臀位阴道分娩或多胎妊娠阴道分娩的时候。

有效的镇痛对有性虐待史的产妇会有很大帮助。产程中阴道 / 直肠部位的疼痛刺激可能会唤醒这些产妇对于过去所经受过的虐待事件的记忆,因此引来巨大的焦虑。而硬膜外麻醉镇痛的"麻木"作用可能会部分缓解由产程与分娩而引起的创伤后应激反应。

硬膜外麻醉或脊髓麻醉的绝对禁忌证包括:拒绝或不能合作的患者、进针部位存在皮肤或软组织感染、存在明显的凝血功能障碍、未经治疗控制的败血症,以及母体血流动力学状况不稳定。相对禁忌证包括:使用肝素治疗或血小板计数过低、患有脊髓性神经系统疾病。另外,存在表 27-7 中所列举异常情况的产妇,应该在临产之前请求麻醉师进行咨询会诊[105]。与大众传闻相反的是,文身并非硬膜外麻醉镇痛的禁忌证。

---

**表 27-7** 临产前需要进行麻醉师咨询会诊的危险因素

以下情况是最常见的临产前或围产后时期需要进行麻醉师咨询会诊的指征。有些情况电话麻醉师咨询会诊即可,另一些情况则需要面对面的麻醉师咨询会诊。

**心脏疾病:**

先天或获得性心脏异常,如:法洛四联症修复、大血管易位

心肌病

心瓣膜病,如:动脉瓣和二尖瓣狭窄、三尖瓣脱垂、肺动脉狭窄

肺动脉高压和艾森门格尔综合征

心律异常,如:室上性心动过速、沃尔夫 – 帕金森 – 怀特综合征

携带植入的起搏器或除颤器

续表

| **血液系统异常或风险因素：** |
| 遗传或妊娠血小板过低 |
| 凝血功能障碍，如：血管性血友病 |
| 目前在使用抗凝药物、宗教信仰不可使用血液制品 |
| **脊髓、肌肉、神经系统异常：** |
| 脊柱结构异常、既往脊柱手术史，如椎体融合术或放置金属钉 |
| 既往脊柱创伤 |
| 中枢神经系统问题，如：已知的动－静脉畸形、动脉瘤、脑疝、脑室－腹腔分流术 |
| **严重肝脏或肾脏疾病：** |
| 慢性肾功能不全 |
| 肝炎或肝硬化，有严重肝功能异常或凝血功能障碍 |
| **麻醉并发症史或风险因素：** |
| 已知呼吸通道狭窄 |
| 阻塞性睡眠呼吸暂停 |
| 既往椎管阻断麻醉困难或失败 |
| 恶性高热 |
| 对局麻药过敏 |
| 关节炎 |
| **可能影响麻醉管理的产科合并症：** |
| 植入性胎盘 |
| 孕期非产科手术 |
| 腹部大手术同时进行剖宫产 |
| **其他可能影响麻醉管理的内科异常：** |
| 肥胖，BMI ≥ 50 |
| 实质性器官移植史 |
| 肌无力 |
| 侏儒症 |
| 镰状细胞贫血 |
| 神经肌肉疾病 |

## 硬膜外麻醉镇痛的副作用与不良反应

　　麻醉师将在开始手术前考虑产妇的麻醉风险、益处和副作用、不良反应和替代疗法。照顾使用硬膜外麻醉镇痛产妇的助产士需要知道该种手术的效应，并准备好管理并发症。麻醉师通常重点关注与手术或阻滞相关的孕产妇风险，而产科照护提供者则关注椎管内镇痛对产程进展和胎儿或新生儿的影响。

　　硬膜外麻醉的主要副作用是穿刺针意外穿破了硬脑膜所引起的产妇硬膜外麻醉后头痛。当硬膜外麻醉穿刺针无意中穿破了硬脑膜，脑脊髓液渗漏进入硬膜外腔，蛛网膜下腔内的压力下降会导致体位性头痛，当产妇坐位或站起时头痛加重。头疼在4~5天内可自行缓解。如果头痛不严重，可采用增加口服液体、摄入咖啡因、服用一般止痛药如对乙酰氨基酚（泰诺）或布洛芬来进行治疗。如果头痛严重或长期不愈，可以进行血膜治疗——在硬膜外腔注入产妇自己的血液形成血膜来封闭受损的硬脑膜。

无论是否使用硬膜外麻醉,腰痛是产程与分娩时常见的症状。当使用过区域麻醉镇痛后出现腰痛,硬膜外麻醉常被认为是诱发原因。然而,目前尚不清楚产程与分娩时使用硬膜外麻醉镇痛后背痛的病因是否与妊娠的生理变化、产程本身的影响或硬膜外和由此产生的区域性阻滞有关[106,107]。

与实施硬膜外镇痛操作有关的不良反应很少见,包括:硬膜外脓肿(<1/60 000)、硬膜外血肿(1/250 000)和严重神经损伤(1/36 000)[106]。鞘内(蛛网膜下)或血管内放置插管可导致中毒(表 27-8)。当麻醉水平上升到脊髓的危险高水平时,0.03% 的产妇会发生全脊髓麻醉,导致包括膈肌在内的呼吸肌麻痹(1/4 000)[106]。发生这种情况的时候,产妇会感到手和手指麻木,以及呼吸困难。治疗是进行辅助呼吸,直至麻醉剂效应消退。

| 表 27-8 | 硬膜外注射后出现膜内或全身中毒的征象 |
|---|---|
| **麻药注入部位** | **中毒的体征与症状** |
| 脑膜内 | 麻药快速向头部扩展 |
| | 严重低血压 |
| | 呼吸抑制 |
| | 意识丧失 |
| 血管内 | 耳鸣眩晕口中金属味道 |
| | 失去方向感 |
| | 惊厥 |
| | 心律失常 |
| | 心脏骤停 |

硬膜外腔内放置局麻药的副作用包括:低血压、尿潴留、下肢麻木和无力。局部麻醉剂引起的交感神经阻滞导致血管张力降低,外周血管扩张和随后的血压下降。有 10% 的产妇在使用了硬膜外麻醉镇痛后出现低血压现象(收缩压小于100mmHg)[108]。严重并发症并不常见,但低血压引起的子宫血流量减少和造成胎心率减速,经常发生在硬膜外麻醉到位后 10~20 分钟的短时段内。这些胎心率模式可表现为胎心率中度变异,通常能够自愈或在补充输液后好转,不会造成新生儿的不良结局。在极少数情况下,需要使用麻黄素来提升产妇血压和恢复子宫的血流量。麻黄素的常用剂量为5~10mg 静脉注射,麻黄素是儿茶酚胺受体激动剂可增加血压和心率,并不影响子宫血管供血。

当失去排尿感、膀胱肌张力松弛、尿道括约肌失控时产妇会发生膀胱胀满。常会需要产程中间歇性导尿和分娩时导尿。如果预计从麻醉放置时间到分娩的间隔时间较长,且产妇不能自己排尿,可考虑留置导尿管或间歇性导尿。进入第二产程时应移除导尿管。

产程中使用硬膜外麻醉镇痛后母亲发热(体温≥ 38℃或 100.4°F)的发生率增高[109]。出现发热的产妇表现为,从硬膜外麻醉放置后即刻开始体温升高,平均每小时升高 0.18℃ (0.33°F)。体温升高达到 ≥ 38℃ (100.4°F)水平通常是在硬膜外麻醉后的4 小时左右[110,111]。硬膜外麻醉镇痛后母亲发热最可能的原因是体温的调节功能的改变,硬膜外麻醉阻断了交感神经的发汗控制,使身体散热减少。然而,一些产妇在硬膜外麻醉后出现发热也可能与亚临床绒毛膜羊膜炎有关[110,111]。不幸的是临床上无法对良性发热与感染性发热做出区别,因此所有产程中出现发热的产妇都按绒毛膜羊膜炎来进行治疗。产时发热产妇的婴儿在出生后最初的几天内也要评估观察有无脓毒血症[111]。

一项对由产妇因素决定的胎儿体位的大型研究数据的次级分析研究,证实了硬膜外麻醉产妇存在有体温升高发生率的增加的风险[112]。该分析发现,体温升高与分娩时枕后位发生率增加呈正相关,尽管组与组之间在临产时枕后位的发生率没有显著差异[112]。此外,产妇体温升高与分娩时枕后位和剖宫产率增加呈正相关[ 有和无发热的产妇分别为 17.2%和 9.2%;比值比(OR)=2.0;95%CI=1.5~2.8 ][112]。在控制了身高体重指数、孕周、出生体重和产程时间长度等有关因素后,这一发现仍然具有显著性意义(OR=1.5;95%CI=1.1~2.1)[112]。

### 椎管内麻醉镇痛对产程进展的影响

在硬膜外麻醉镇痛应用的许多年中,关于硬膜外麻醉对产程进展与结局的潜在影响一直存在很大争议[107,113]。由于存在许多混杂的变量,硬膜外麻醉镇痛对产程长度的影响很难确定。回顾性研究发现,硬膜外麻醉镇痛的使用与较长的第一和第二产程相关。Zhang 等人进行的最大型和最近的研究(n =62 400),发现初产妇第二产程的长度在第 95 百分位数,约增加 50 分钟[113]。这种持续时间的延长被假定是由于自动下推的感觉缺失和盆底提肛肌松弛所致。比较是否有使用硬膜外麻醉镇痛产妇分娩结局的 RCT 荟萃分析,未发现硬膜外麻醉镇痛与第二产程延长相关（MD=13.66 分钟；95%CI=6.67~20.66；11 项；n=2 981）[109]。此外，似乎较低浓度的麻醉剂不太可能导致第二产程持续时间的延长[114]。

然而，产程长度的总体中位数并不能解释所有的情况。一般来讲，硬膜外麻醉镇痛与第一产程宫颈扩张速率的减慢有关，特别是当这一镇痛措施在产程潜伏期就开始使用的时候。需要在产程潜伏期使用硬膜外麻醉镇痛的产妇可能已经存在有潜在的子宫收缩功能不良，会导致产程延长。因此不清楚是硬膜外麻醉延长了第一产程，还是需要使用硬膜外麻醉镇痛的产妇本身的遗传差异导致了产程进展较慢。

相反，一些产妇在使用了硬膜外麻醉后出现产程进展加速。这可能是由于有严重疼痛的产妇其儿茶酚胺水平升高，麻醉解除了以前儿茶酚胺的抑制作用，使子宫收缩能力得到改善。此外，产妇有极度疼痛而要求使用麻醉镇痛，也可能是宫颈自发快速扩张的表现。因此，将使用麻醉后产程延长者和使用麻醉后产程加快者放在一起考虑，第一产程的总体平均持续时间与未使用麻醉者相比无明显差异。从这些数据资料中很难得出对临床有指导意义的结论。

硬膜外麻醉镇痛与剖宫产率增加无关，但使用硬膜外麻醉的产妇更容易有手术助产（RR=1.42；95%CI:1.28 ~ 1.57）[109]。手术助产的发生率可以通过稀释局麻醉药浓度来降低[115]。一些临床医务人员倡导第二产程停止硬膜外麻醉镇痛，使产妇恢复用力下推的感觉，能够加入推动娩出胎儿的努力。对一些产妇这样做是一个成功的方法，但对于许多产妇，重新出现的剧痛和焦虑会影响到下推用力的能力，因此不建议停止硬膜外麻醉给药。

### 椎管内麻醉镇痛对胎儿和新生儿的副作用与不良反应

麻醉药和阿片类药物都是高度脂溶性的，可以少量进入胎儿循环，这取决于药物进入母亲体血液循环的量。尽管如此，使用硬膜外麻醉镇痛的产妇与使用静脉注射阿片类药物或不使用镇痛药物的产妇相比，发生出生后 5 分钟 Apgar 评分不良和脐动脉血低 pH 的新生儿结局间无显著差异[113]。母亲使用硬膜外麻醉、阿片制剂镇痛麻醉，以及未使用麻醉药条件下分娩出的新生儿，其神经系统研究也没有显示出明显不同。

硬膜外麻醉对母乳喂养结局的影响一直存在争议。产妇不能前瞻性的随机分为有硬膜外麻醉和无硬膜外麻醉两组，因为有硬膜外麻醉的产妇往往第二产程较长、常伴有发热、以及手术助产率较高，无法搞清楚低早期母乳喂养率是继发于使用硬膜外麻醉所致，还是因为分娩过程的变异。总体来说，早期母乳喂养率与延续到产后六周的母乳喂养率与产时麻醉镇痛方法的使用无关[107]。

### 阴部神经阻滞

阴部神经阻滞用于缓解第二产程中会阴和阴道部位的疼痛[116]。在广泛采用硬膜外麻醉镇痛缓解产程疼痛之前，阴部神经阻滞是首选的分娩镇痛方法。如果产妇有椎管麻醉镇痛的禁忌证，或进行阴道下段或会阴部手术需要麻醉时，阴部神经阻滞可以是一种有效的镇痛手段。支配阴道下段、会阴和外阴的感觉与运动神经主要是来自于骶 2、3 和 4 神经根的阴部神经。在坐骨棘水平的阴部神经周围浸润局麻剂可达到这些区域的镇痛效果。阴部神经阻滞不会减轻子宫收缩或宫颈扩张所引起的疼痛。"第二产程与分娩"一章的附录详细描述了进行阴部神经阻滞的操作流程[116]。

阴部神经阻滞操作简单，在许多情况下镇痛作用令人满意。但也有 10%~50% 的双侧阴部神经阻滞会在一侧或双侧无效。阴部神经阻滞不会干扰子宫收缩，因此，不会对产程进展或产妇和胎儿的健康产生不利影响。产妇阴部神经阻滞后的新生儿局麻药中毒极为罕见。一个病例报告描述了三例新生儿利多卡因中毒情况，表现为一过性的肌张力减退、呼吸暂停、癫痫发作、瞳孔散大、发绀、需要机械通气，所有的新生儿最后都完全恢复[117]。潜在的并发症很少见，但可能包括：阻滞后胎儿心动过缓、血管内给药后的全身中毒、下肢感觉异常、阴道血肿和感染[116~117]。

### 全身麻醉

全身麻醉是使用吸入性麻醉剂来诱导睡眠，用于处理紧急产科情况，主要是紧急剖宫产分娩。使用短效麻醉诱导剂，如：硫喷妥钠、异丙酚，使产妇进入无意识状态。在麻醉诱导剂使用之后，通常还会加用肌肉松弛剂，如：琥珀酰胆碱，用来协助进行气管插管。

气管插管一般不会出现并发症，然而，给孕产妇进行气管插管出现并发症的情况要比非孕妇女高出 7 倍。出于这个原因，一般尽量不去选择全身麻醉，以避免对孕产妇和胎儿的不良副作用甚至对其生命的威胁。全身麻醉并发症主要是无法放置插管和母亲吸入,这是麻醉相关性死亡的首位原因[118]。即便如此,在没有椎管内麻醉镇痛存在的情况下,遇到真正的紧急情况,如:脐带脱垂和胎盘早剥,可能必须要使用全身麻醉。临床上多数需要实施手术分娩的情况会有足够的时间放置脊髓麻醉,这会减少潜在的母亲与胎儿并发症。

## 结语

无论有无使用药物、简单或复杂的产程与分娩,助产士都应该在照顾产妇的所有人员中起到引领性的作用。低声说话、调暗光线,使所有在场参加的人员尽可能地感到舒适,来帮助产妇感受对她的关怀与支持。即便产程与分娩是发生在一个充满高科技条件的环境中,助产士也总会有特别的机会去使每一次分娩体验充满对生命诞生的尊重。无论产程与分娩发生在何种环境下,对产妇提供产程支持,协助她选择应对产程疼痛的方法是助产士的重要职责。

(姜梅 译 段得琬 审)

## 信息资源

### Articles and Textbooks

#### Acupressure and Acupuncture

Schlaeger JM, Gabzdyl EM, Bussell JL, et al. Acupuncture and acupressure in labor. *J Midwifery Womens Health*. 2016: 62(1):12-28.

#### Hydrotherapy in Labor

Kane Low L, Nutter EM. A model practice template for hydrotherapy in labor and birth. *J Midwifery Womens Health*. 2017;63(1):120-126.

#### Maternal Positions

Cohen SR, Thomas CR. Rebozo technique for fetal malposition in labor. *J Midwifery Womens Health*. 2015;60(4):445-451.

Simkin P. Supportive care during labor: a guide for busy nurses. *JOGNN*. 2002;31:721-722.

This article has several well-done figures that show different maternal positions and includes discussion of how each position affects the feto-pelvic relationship.

#### Nonpharmacologic Support Techniques

Simkin P, Bolding A. Update on nonpharmacologic approaches to relieve labor pain and prevent suffering. *J Midwifery Womens Health*. 2004;49(6):489-505.

This article also has figures showing techniques for mitigating back pain.

Simkin P, Ancheta R, Hanson L. *The Labor Progress Handbook: Early Interventions to Prevent and Treat Dystocia*. 3rd ed. Hoboken, NJ: Wiley-Blackwell; 2011.

| Organization | Description | Webpage |
| --- | --- | --- |
| Childbirth Connection | Organization that promotes evidence-based maternity care. Its website has resources for midwives and women. | http://www.childbirthconnection.org/resources/ |
| Doula Organization of North America (DONA) International | The DONA website contains training and education for doulas as well as resources for labor support. | https://www.dona.org |
| Penny Simkin, PT, childbirth educator | Ms. Simkin is a renowned childbirth educator who has developed innovative techniques for supporting women in labor. Her website contains videos, articles, and other resources. | https://www.pennysimkin.com/articles-resources/ |

参考文献

1. Simkin P, Bolding A. Update on nonpharmacologic approaches to relieve labor pain and prevent suffering. *J Midwifery Womens Health*. 2004;49(6):489-505.

2. Simkin P. Just another day in a woman's life? Part II. Nature and consistency of women's long-term memories of their first birth experiences. *Birth*. 1992;19(2):64-81.

3. Melzack R. From the gate to the neuromatrix. *Pain*. 1999;S121-S126.

4. Trout, KK. The neuromatrix theory of pain: implications for selected nonpharmacologic methods of pain relief for labor. *J Midwifery Womens Health*. 2004;49(6):482-488.

5. Merskey H, Bogduk N, eds. Part III: pain terms, a current list with definitions and notes on usage. In: IASP Task Force on Taxonomy. *Classification of Chronic Pain*. 2nd ed. Seattle, WA: IASP Press; 1994:209-214.

6. Lowe NK. The nature of labor pain. *Am J Obstet Gynecol*. 2002;186:S16-S24.

7. Eltzchig HK, Lieberman ES, Camann WR. Regional anesthesia and analgesia for labor and delivery. *N Engl J Med*. 2003;348:419-432.

8. Mendell LM. Constructing and deconstructing the gate theory of pain. *Pain*. 2014;155(2):210-216.

9. Melzack R. Low-back pain during labor. *Am J Obstet Gynecol*. 1987;156:901-905.

10. Melzack R. The myth of painless childbirth: the John J. Bonica lecture. *Pain*. 1984;(19):321-327.

11. Melzack R, Kinch R, Dobkin P, Lebrun M, Taenzer P. Severity of labor pain: influence of physical as well as psychological variables. *Can Med Assn J*. 1984;30(5):579-584.

12. Lowe NK, Corwin EJ. Proposed biological linkages between obesity, stress, and inefficient uterine contractility in humans. *Med Hypotheses*. 2011;76:755-760.

13. Hodnett ED. Pain and women's satisfaction with the experience of childbirth: a systematic review. *Am J Obstet Gynecol*. 2002;186:S160-S173.

14. Lally JE, Murtagh MJ, Macphail S, Thomson R. More in hope than expectation: a systematic review of women's expectations and experiences with pain relief in labour. *BMC Med*. 2008;6:7.

15. Mogil S. Pain genetics: past, present and future *Trends Genet*. 2012;28(6):258-266.

16. Landau R. Genetic contributions to labor pain and progress. *Clin Perinatol*. 2013;40(3):575-587.

17. Landau R, Smiley R. Pharmacogenetics in obstetric anesthesia. *Best Pract Res Clin Anaesthesiol*. 2017;31(1):23-34.

18. Eisenach JC, Pan PH, Smiley R, Lavand'homme P, Landau R, Houle TT. Severity of acute pain after childbirth, but not type of delivery, predicts persistent pain and postpartum depression. *Pain* 2008;140(1):87-94.

19. Roosevelt L, Low LK. Exploring fear of childbirth in the United States through a qualitative assessment of the Wijma Delivery Expectancy Questionnaire. *J Obstet Gynecol Neonatal Nurs*. 2016;45(1):28-38.

20. Lowe NK. Self-efficacy for labor and childbirth fears in nulliparous pregnant women. *J Psychosom Obstet Gynaecol*. 2000;21(4):219-224.

21. Laursen M, Johansen C, Hedegaard M. Fear of childbirth and risk for birth complications in nulliparous women in the Danish National Birth Cohort. *BJOG*. 2009;116(10):1350-1355.

22. Haines HM, Rubertsson C, Pallant JF, Hildingsson I. The influence of women's fear, attitudes and beliefs of childbirth on mode and experience of birth. *BMC Pregn Childbirth*. 2012;12:55. doi:10.1186/1471-2393-12-55.

23. LoGiudice JA, Beck CT. The lived experience of childbearing from survivors of sexual abuse: "it was the best of times, it was the worst of times." *J Midwifery Womens Health*. 2016;61(4):474-481.

24. Montgomery E. Feeling safe: a metasynthesis of the maternity care needs of women who were sexually abused in childhood. *Birth*. 2013;40(2):88-95.

25. Gagnon AJ, Sandall J. Individual or group antenatal education for childbirth or parenthood, or both. *Cochrane Database Syst Rev*. 2007;3:CD002869. doi: 10.1002/14651858.CD002869.pub2.

26. Maimburg RD, Vaeth M, Durr J, Hvidman L, Olsen J. Randomised trial of antenatal training sessions to improve birth process. *BJOG*. 2010;117:921-928.

27. Lowe NK. Context and process of informed consent for pharmacologic strategies in labor pain care. *J Midwifery Womens Health*. 2004;49:250-260.

28. Gulliver BG, Fisher J, Roberts L. A new way to assess pain in laboring women: replacing the rating scale with a "coping" algorithm. *Nurs Womens Health*. 2008;12(5):405-408.

29. Roberts L, Gulliver B, Fisher J, Cloyes K. The coping with labor algorithm: an alternate pain assessment tool for the laboring woman. *J Midwifery Womens Health*. 2010;55(2):107-116.

30. Simkin P. The three R's in childbirth preparation: relaxation, rhythm and ritual. Available at: https://www.pennysimkin.com/the-3 rs in-childbirth-preparation-relaxation-rhythm-and-ritual/. Accessed October 17, 2017.

31. Bergstrom L, Richards L, Morse JM, Roberts J. How caregivers manage pain and distress in second stage labor. *J Midwifery Womens Health*. 2010;55(1):38-40.

32. Beck CT, Gable RK, Sakala C, Declercq ER. Posttraumatic stress disorder in new mothers: results from a two-stage U.S. national survey. *Birth*. 2011;38(3):216-227.

33. Declercq ER, Sakala C, Corry MP, Applebaum S. *Listening to Mothers II: Pregnancy and Birth*. New York, NY: Childbirth Connection; 2006. Available at: http://www.nationalpartnership.org/research-library/maternal-health/listening-to-mothers-ii-2006.pdf. Accessed February 20, 2017.

34. Sheiner E, Sheiner EK, Hershkovitz R, Maxor M, Katz

M, Shoham-Vardi I. Overestimation and underestimation of labor pain. *Eur J Obstet Gynecol Reprod Biol.* 2000;91:37-40.

35. Sheiner EK, Sheiner E, Shoham-Vardi I, Mazor M, Katz M. Ethnic differences influence care giver's estimates of pain during labour. *Pain.* 1999;81(3):299-305.

36. Baker A, Ferguson SA, Roach GD, Dawson D. Perceptions of labour pain by mothers and their attending midwives. *J Advanced Nurs.* 2000;32(2):171-179.

37. Williams AC, Morris J, Stevens K, Gessler S, Cella M, Baxter J. What influences midwives in estimating labour pain? *Eur J Pain.* 2013;17(1):86-93.

38. Hodnett E, Stremler R, Weston J, McKeever P. Reconceptualizing the hospital labor room: the PLACE (Pregnant and Laboring in an Ambient Clinical Environment) pilot trial. *Birth.* 2009;36(2):159-166.

39. Walburg V, Friederich F, Callahan S. Embarrassment and modesty feelings during pregnancy, childbirth and follow-up care: a qualitative approach. *J Repro Infant Psychol.* 2014;32(2):126-136.

40. Declercq ER III, Sakala C, Corry MP, Applebaum S, Herrlich A. *Listening to Mothers III: Pregnancy and Birth: Report of the Third National U.S. Survey of Women's Childbearing Experiences.* New York, NY: Childbirth Connection; 2013. Available at: http://www.childbirthconnection.org/listeningtomothers. Accessed October 30, 2016.

41. Bohren MA, Hofmeyr GJ, Sakala C, Fukuzawa RK, Cuthbert A. Continuous support for women during childbirth. *Cochrane Database Syst Rev.* 2017;7:CD003766. doi:10.1002/14651858.CD003766.pub6.

42. Fortier JH, Godwin M. Doula support compared with standard care: meta-analysis of the effects on the rate of medical interventions during labour for low-risk women delivering at term. *Can Fam Physician.* 2015;61(6):e284-e292.

43. Hodnett ED, Lowe NK, Hannah ME, et al. Effectiveness of nurses as providers of birth in North American hospitals: a randomized controlled trial. *JAMA.* 2002;288:1373-1381.

44. Paterno MT, Van Zandt SE, Murphy J, Jordan ET. Evaluation of a student-nurse doula program: an analysis of doula interventions and their impact on labor analgesia and cesarean birth. *J Midwifery Womens Health.* 2012;57(1):28-34.

45. Hodnett ED. Caregiver support for women during childbirth. *Cochrane Database Syst Rev.* 2002;1:CD000199.

46. Hofmeyr GJ, Nikodem VC, Wolman WL, Chalmers BE, Kramer T. Companionship to modify the clinical birth environment: effects on progress and perceptions of labour, and breastfeeding. *Br J Obstet Gynaecol.* 1991;98:756-764.

47. Nutter E, Meyer S, Shaw-Battista J, Marowitz A. Waterbirth: an integrative analysis of peer-reviewed literature. *J Midwifery Womens Health.* 2014;59(3):286-319.

48. Benfield RD, Hortobagyi T, Tanner CJ, Swanson J, Heltkemper MM, Newton ER. The effects of hydrotherapy on anxiety, pain, neuroendocrine response, and contraction dynamics during labor. *Bio Res Nurs.* 2010;12(1):28-36.

49. Benfield RD. Hydrotherapy in labor. *J Nurs Schol.* 2002;34(4):347-352.

50. Cluett ER, Burns E. Immersion in water in labour and birth. *Cochrane Database Syst Rev.* 2009;2:CD000111. doi:10.1002/14651858.CD000111.pub3.

51. Kane Low L, Nutter EM. A model practice template for hydrotherapy in labor and birth. *J Midwifery Womens Health.* 2017;63(1):120-126.

52. Eriksson M, Mattson LA, Ladfors L. Early or late bath during the first stage of labor: a randomized study of 200 women. *Midwifery.* 1997;13(3):146-148.

53. Schlaeger JM, Gabzdyl EM, Bussell JL, et al. Acupuncture and acupressure in labor. *J Midwifery Womens Health.* 2016; 62(1):12-28.

54. Smith CA, Collins CT, Crowther CA, Levett KM. Acupuncture or acupressure for pain management in labour. *Cochrane Database Syst Rev.* 2011;7:CD009232. doi:10.1002/14651858.CD009232.

55. Waters BL, Raisler J. Ice massage for the reduction of labor pain. *J Midwifery Womens Health.* 2003;48:317-321.

56. Derry S, Straube S, Moore RA, Hancock H, Collins SL. Intracutaneous or subcutaneous sterile water injection compared with blinded controls for pain management in labour. *Cochrane Database Syst Rev.* 2012;1:CD009107. doi:10.1002/14651858.CD009107.pub2.

57. Hutton EK, Kasperink M, Rutten M, Reitsman A, Wainman B. Sterile water injection for labor pain: a systematic review and meta-analysis of randomized controlled trials. *BJOG.* 2009;116(9):1158-1166.

58. Carlson JM, Diehl JA, Sachtleben-Murray M, McRae, M, Fenwich L, Friedman A. Maternal position during parturition in normal labor. *Obstet Gynecol.* 1986;68:443-447.

59. Fenwick L, Simkin P. Maternal positioning to prevent or alleviate dystocia in labor. *Clin Obstet Gynecol.* 1987;30(1):83-89.

60. Atwood RJ. Parturitional posture and related birth behavior. *Acta Obstet Gynecol Scand.* 1976;55:3-25.

61. Lawrence A, Lewis L, Hofmeyr GJ, Styles C. Maternal positions and mobility during first stage labour. *Cochrane Database Syst Rev.* 2013;10:CD003934. doi:10.1002/14651858.CD003934.pub4.

62. Gupta JK, Sood A, Hofmeyr GJ, Vogel JP. Position in the second stage of labour for women without epidural anaesthesia. *Cochrane Database Syst Rev.* 2017;5:CD002006. doi:10.1002/14651858.CD002006.pub4.

63. Kibuka M, Thornton JG. Position in the second stage of labour for women with epidural anaesthesia. *Cochrane Database Syst Rev.* 2017;2:CD008070. doi:10.1002/14651858.CD008070.pub3.

64. Makvandi S, Latifnejad Roudsari R, Sadeghi R, Karimi L. Effect of birth ball on labor pain relief: a systematic review and meta-analysis. *J Obstet Gynaecol Res.* 2015;41(11);1679-1686.

65. Roth C, Dent SA, Parfitt SE, Hering SL, Bay RC.

Randomized controlled trial of use of the peanut ball during labor. *MCN Am J Matern Child Nurs.* 2016;41(3):140-146.

66. Tussey CM, Botsios E, Gerkin R, Kelly L, Gamez J, Mensik J. Reducing length of labor and cesarean surgery rate using a peanut ball for women laboring with an epidural. *J Perinat Educ.* 2015;24(1):16-24.

67. Simkin P, Ancheta R, Hanson L. *The Labor Progress Handbook: Early Interventions to Prevent and Treat Dystocia.* 3rd ed. Hoboken, NJ: Wiley-Blackwell; 2011.

68. Smith CA, Levett KM, Collins CT, Jones L. Massage, reflexology and other manual methods for pain management in labour. *Cochrane Database Syst Rev.* 2012;2:CD009290. doi:10.1002/14651858 .CD009290.pub2.

69. Unalmis Erdogan S, Yanikkerem E, Goker A. Effects of low back massage on perceived birth pain and satisfaction. *Complement Ther Clin Pract.* 2017;28:169-175.

70. Alexander B, Turnbull D, Cyna A. The effect of pregnancy on hypnotizability. *Am J Clin Hypn.* 2009;52(1):13-22.

71. Werner A, Uldbjerg N, Zachariae R, Wu CS, Nohr E. Antenatal hypnosis training and childbirth experience: a randomized controlled trial. *Birth.* 2013;40(4):272-280.

72. Madden K, Middleton P, Cyna AM, Matthewson M, Jones L. Hypnosis for pain management during labour and childbirth. *Cochrane Database Syst Rev.* 2012;11:CD009356. doi:10.1002/14651858 .CD009356.pub2.

73. Landold AD, Millin LS. The efficacy of hypnosis as an intervention for labor and delivery pain: a comprehensive methodological review. *Clin Psychol Rev.* 2011;31:1022-1031.

74. Dowswell T, Bedwell C, Lavender T, Neilson JP. Transcutaneous electrical nerve stimulation (TENS) for pain relief in labour. *Cochrane Database Syst Rev.* 2009;2:CD007214. doi:10.1002/14651858 .CD007214.pub2.

75. Taavoni S, Abdolahian S, Haghani H. Effect of sacrum–perineum heat therapy on active phase labor pain and client satisfaction: a randomized, controlled trial study. *Pain Med.* 2013;14(9):1301 1306.

76. Shirvani MA, Ganji Z. The influence of cold pack on labour pain relief and birth outcomes: a randomized controlled trial. *J Clin Nurs.* 2014;23(17-18):2473-2479.

77. Hsieh C, Kong J, Kirsch I, Edwards R, Jensen K, Kaptchuk T, Gollub R. Well-loved music robustly relieves pain: a randomized controlled trial. *PLoS One.* 2014;11(9):e107390.

78. Phumdoung S, Good M. Music reduces sensation and distress of labor pain. *Pain Manage Nurs.* 2003;4:54.

79. Dehcheshmeh FS, Rafiei H. Complementary and alternative therapies to relieve labor pain: a comparative study between music therapy and Hoku point ice massage. *Complement Ther Clin Pract.* 2015;21(4):229-232. Available at: http://www.ncbi.nlm.nih.gov/pubmed/26573448. Accessed December 15, 2016.

80. Smith CA, Collins CT, Cyna AM, Crowther CA. Complementary and alternative therapies for pain management in labour. *Cochrane Database Syst Rev.* 2006;4:CD003521. doi:10.1002/14651858 .CD003521.pub2.

81. Smith CA, Collins CT, Crowther CA. Aromatherapy for pain management in labour. *Cochrane Database Syst Rev.* 2011;7:CD009215. doi:10.1002/14651858 .CD009215.

82. Lakhan S, Sheafer H, Tepper D. The effectiveness of aromatherapy in reducing pain: a systematic review and meta-analysis. *Pain Res Treat.* 2016;1-13. http://dx .doi.org/10.1155/2016/8158693

83. Anderson D. A review of systemic opioids commonly used for labor pain relief [erratum, *J Midwifery Womens Health.* 2011;56(4):411-418]. *J Midwifery Womens Health.* 2011;56(3):222-239.

84. Phillips SN, Fernando R, Girard T. Parenteral opioid analgesia: does it still have a role? *Best Pract Res Clin Anaesthesiol.* 2017;31(1):3-14.

85. Miyakoshi K, Tanaka M, Morisaki H, et al. Perinatal outcomes: intravenous patient-controlled fentanyl versus no analgesia in labor. *J Obstet Gynaecol Res* 2013;39:783-789.

86. Markley JC, Rollins MD. Non-neuraxial labor analgesia: options. *Clin Obstet Gynecol.* 2017;60(2):350-364.

87. Bricker L, Lavender T. Parenteral opioids for labor pain: a systematic review. *Am J Obstet Gynecol.* 2002;186:S94-S109.

88. Ullman R, Smith LA, Burns E, Mori R, Dowswell T. Parenteral opioids for maternal pain relief in labour. *Cochrane Database Syst Rev.* 2010;(9):CD007396. doi:10.1002/14651858.CD007396.pub2.

89. Van de Velde M. Remifentanil patient-controlled intravenous analgesia for labor pain relief: is it really an option to consider? *Anesth Analg.* 2017;124(4):1029-1031.

90. Mattingly JE, D'Alessio J, Ramanathan J. Effects of obstetric analgesics and anesthetics on the neonate: a review. *Paediatr Drugs.* 2003;5(9):615-627.

91. Guinsburg R, Wyckoff MH. Naloxone during neonatal resuscitation: acknowledging the unknown. *Clin Perinatol.* 2006;22:121-132.

92. Rooks JP. Safety and risks of nitrous oxide labor analgesia: a review. *J Midwifery Womens Health.* 2011;56:557-565.

93. Rosen MA. Nitrous oxide for relief of labor pain: a systematic review. *Am J Obstet Gynecol.* 2002;186:S110-S126.

94. Klomp T, van Poppel M, Jones L, Lazet J, Di Nisio M, Lagro-Janssen AL. Inhaled analgesia for pain management in labour. *Cochrane Database Syst Rev.* 2012; 9:CD009351. doi:10.1002/14651858 .CD009351.pub2.

95. Likis FE, Andrews JC, Collins MR, et al. Nitrous oxide for the management of labor pain: a systematic review. *Anesth Analg.* 2014;118(1):153-167.

96. Collins MR, Starr SA, Bishop JT, Baysinger CL. Nitrous oxide for labor analgesia: expanding analgesic options for women in the United States. *Rev Obstet*

*Gynecol* 2012; 5:e126-e131.

97. Migliaccio L, Lawton R, Leeman L, Holbrook A. Initiating intrapartum nitrous oxide in an academic hospital: considerations and challenges. *J Midwifery Womens Health*. 2017;62(3):358-362.

98. Richardson MG, Lopez BM, Baysinger CL, Shotwell MS, Chestnut DH. Nitrous oxide during labor: maternal satisfaction does not depend exclusively on analgesic effectiveness. *Anesth Analg*. 2017;124(2):548-553.

99. Sutton CD, Butwick AJ, Riley ET, Carvalho B. Nitrous oxide for labor analgesia: utilization and predictors of conversion to neuraxial analgesia. *J Clin Anesth*. 2017;40:40-45.

100. American College of Nurse-Midwives. Nitrous oxide for labor analgesia. *J Midwifery Womens Health*. 2010;55:292-296.

101. Mardirosoff C, Dumont L, Boulvain M, Tramèr MR. Fetal bradycardia due to intrathecal opioids for labour analgesia: a systematic review. *BJOG*. 2002;109:274-281.

102. Gehling M, Tryba M. Risk and side effects of intrathecal morphine combined with spinal anaesthesia: A meta-analysis. *Anaesthesia*. 2009;64(6):643-651.

103. Schrock SD, Harraway-Smith C. Labor analgesia. *Am Fam Physician*. 2012;85(5):447-454.

104. Lyons GR, Kocarev MG, Wilson RC, Columb MO. A comparison of minimum local anesthetic volumes and doses of epidural bupivacaine (0.125% w/v and 0.25% w/v) for analgesia in labor. *Anesth Analg*. 2007;104:412-415.

105. American College of Obstetricians and Gynecologists. Practice Bulletin No. 177: obstetric analgesia and anesthesia. *Obstet Gynecol*. 2017;129:373-389.

106. Leighton BL, Halpern SH. The effects of epidural analgesia on labor, maternal, and neonatal outcomes: a systematic review. *Am J Obstet Gynecol*. 2002;186:S69-S77.

107. Simmons SW, Taghizadeh N, Dennis AT, Hughes D, Cyna AM. Combined spinal–epidural versus epidural analgesia in labour. *Cochrane Database Syst Rev*. 2012;10:CD003401. doi:10.1002/14651858 .CD003401.pub3.

108. Anim-Somuah M, Smyth R, Jones L. Epidural vs non-epidural or no analgesia in labor. *Cochrane Database Syst Rev*. 2011;12:CD000331.

109. Goetzl L. Epidural analgesia and maternal fever: a clinical and research update. *Curr Opin Anaesthesiol*. 2012;25(3):292-299.

110. Shatken S, Greenough K, McPherson C. Epidural fever and its implications for mothers and neonates: taking the heat. *J Midwifery Womens Health*. 2012; 57(1):82-85.

111. Osborne C, Ecker JL, Gauvreau K, Davidson KM, Lieberman E. Maternal temperature elevation and occiput posterior position at birth among low-risk women receiving epidural analgesia. *J Midwifery Womens Health*. 2011;56(5):446-451.

112. Lieberman E, O'Donoghue C. Unintended effects of epidural analgesia during labor: a systematic review. *Am J Obstet Gynecol*. 2002;186(5 pt. 2):S31-S68.

113. Zhang J, Landy HJ, Branch DW, et al. Contemporary patterns of spontaneous labor with normal neonatal outcomes. *Obstet Gynecol* 2010;116:1281-1287.

114. Wang TT, Sun S, Huang SQ. Effects of epidural labor analgesia with low concentrations of local anesthetics on obstetric outcomes: a systematic review and meta-analysis of randomized controlled trials. *Anesth Analg*. 2017;124:1571-1580.

115. Comparative Obstetric Mobile Epidural Trial (COMET) Study Group UK. Effect of low-dose mobile versus traditional epidural techniques on mode of delivery: a randomized controlled trial. *Lancet*. 2001;7;358(9275):19-23.

116. Anderson D. Pudendal nerve block for vaginal birth. *J Midwifery Womens Health*. 2014;59(6):651-659.

117. Pagès H, de la Gastine B, Quedru-Aboane J, Guillemin MG, Lelong-Boulouard V, Guillois B. Lidocaine intoxication in newborn following maternal pudendal anesthesia: report of three cases. *J Gynecol Obstet Biol Reprod*. 2008;37(4):415-418.

118. Kinsella SM, Winton AL, Muschambi MC, et al. Failed tracheal intubation during obstetric general anesthesia: a literature review. *Int J Obstet Anesth*. 2015;24:356-374.

# 27A

## 产程中皮内无菌水注射皮丘用以缓解腰痛

TEKOA KING

感谢前版作者 Saraswathi Vedam 和 Carolyn L.Gegor 的贡献

大约有 30% 的产妇在产程中会感觉持续性严重的腰痛[1]。如何有效治疗产程中的腰痛,特别是由持续性枕后位所引起的腰痛,对于助产士是极大的挑战性。因这类腰痛引起的紧张造成产程延长,增加了对药物镇痛的需求,并妨碍胎头自动旋转成为枕前位。据报道有几种方法会有所帮助,包括:按摩、反方向对抗按压、热敷或冰敷、经皮神经电刺激(TENS)、水疗。然而,这些方法中的大多数只能部分地缓解腰痛,并且还需要有另外一个人的连续协助操作。

有几个随机对照试验[1-6]和两个荟萃分析研究[7,8]发现,皮内无菌水注射皮丘的镇痛效果优于按摩、经皮神经电刺激或反方向对抗按压。有 85%~90% 的产妇疼痛有所缓解,并持续约 1~3 小时[2-6];疼痛程度减少约 60%[7,8]。这项技术的优势是需要很少的条件、设备现成,更重要的是能够适用于任何待产的环境地点。皮内无菌水注射皮丘对产妇或胎儿没有严重的副作用。产妇在产程中可以走动和自由运动。不需要额外的胎心率监测或其他辅助措施。主要缺点是注射时会有强烈的烧灼感或刺痛感,这种感觉会持续 30~90 秒钟。镇痛不均匀或不完全也是一个不受欢迎的副作用[7-9]。

皮内无菌水注射皮丘的作用机制主要是对抗性刺激,认为是通过抑制多种接收性神经元对大脑的传导[10]。疼痛控制的"门控制"机制也可能与皮内无菌水注射皮丘的有效性有关[7,11,12]。

通常在注射后的 2 分钟内开始出现疼痛缓解,可持续 2~3 个小时。这项技术可以重复进行三次,但有些产妇会因为开始时的烧灼感拒绝再次使用。有些产妇会感到疼痛没有缓解或只有部分缓解。注射无菌水皮丘的位置是否准确可以影响该技术的有

效性。因此,在注射之前,助产士应评估胎儿下降到达的位置和产妇希望施加压力的位点。

### 注射无菌水皮丘的方法

1. 开始操作之前:
   a. 准备一个 1ml 注射器抽入 0.6ml 无菌水(不要用生理盐水)和一个 25G 的针头。如果两个助产士同时进行注射,就准备两个注射器。
   b. 酒精消毒纸片、做皮肤标记用的笔,戴无菌手套,以避免病源感染和保护操作者免于接触产妇的血液。
2. 向产妇及家属解释操作过程。
   a. 注射无菌水皮丘的好处有:缓解疼痛,对产妇或胎儿无明显的副作用,注射后产妇可自由走动或变换舒适的体位。
   b. 风险包括:注射部位会有持续 30~90 秒的烧灼痛,没有到达预期的镇痛效果。
   c. 注射完成后 2 分钟时会出现效果,嘱产妇和家属在注射时保持稳定的姿势与准备应对注射带来的不适。

3. 产妇可以取坐位、跪姿或站立体位,用手臂支撑保持上身稍微向前倾斜。当产妇身体微微前倾时,腰部放平,骶部注射部位的视野会更好。

4. 腰部充分暴露时,对应于骶孔位置的地方会显露出菱形陷窝。拇指向下按到髂嵴上方。用笔标记出这些标志部位。将食指放在标记上,移动拇指向下 3~4cm、向内 1~2cm 找到骶窝,此时指尖触到菱形窝的四个角(图 27A-1),标记好这些位点[12]。压迫找出的这四个点,向两侧和垂直方向稍稍移动,

找到产妇感觉疼痛缓解最大的位点[8]。

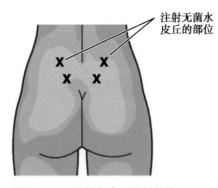

注射无菌水皮丘的部位

图 27A-1 无菌水皮丘注射部位

5. 为更精准的定位,请助理画个"×"或在检查者找到止痛点的指尖周围画一个半圆。

6. 用酒精纸片消毒这个部位,注意不要擦掉注射区域周围的标记。戴无菌手套,提醒产妇注射时她会感觉到短暂的烧灼感和刺痛。

7. 在宫缩期间迅速进行注射,除非产妇要求在宫缩间隙期间进行注射[7]。

    a. 在 4 个划出标记的位点逐一皮内注射 0.1~0.5ml 的无菌注射用水,直到皮肤膨胀变白出现 1cm 大小的皮丘。

    b. 如果可能的话,让另一个医疗人员同时注射两个皮丘,可减少发生烧灼感的时间。注射完成后不要触摸或擦拭注射部位。

8. 疼痛缓解效果应在 2 分钟内出现。

9. 如果疼痛缓解效果不均匀,疼痛缓解不明显的原因通常是:注射水吸收过快、注射部位不准确或注射位置太深。再在靠近该位点的上下左右重新注射皮丘通常可以达到满意的镇痛效果。

10. 重复注射时,用手指按压来找到最初的注射位点。

11. 一旦镇痛效果消失(1~3 小时内不等,取决于产妇与胎儿的位置和下降情况),如果产妇同意,可以重新注射。注射不得超过三次。

12. 记录产妇的知情同意情况,并记下注射时间和注射前后产妇的疼痛评分。

(姜梅 译 段得琬 审)

## 参考文献

1. Bahasadri S, Ahmadi-Abhari S, Dehghani-Nik M, Habibi GR. Subcutaneous sterile water injection for labour pain: a randomised controlled trial. *Aust N Z J Obstet Gynaecol.* 2006;46(2):102-106.

2. Trolle B, Moller M, Kronborg H, Thomsen S. The effect of sterile water block on low back labor pain. *Am J Obstet Gynecol.* 1991;5(1):1277-1281.

3. Ader L, Hansson B, Wallin G. Parturition pain treated by intracutaneous injections of sterile water. *Pain.* 1990;41(2):133-138.

4. Kushtagi P, Bhanu BT. Effectiveness of subcutaneous injection of sterile water to the lower back for pain relief in labor. *Acta Obstet Gynecol Scand.* 2009;88(2): 231-233.

5. Reynolds JL. Intracutaneous sterile water for back pain in labour. *Can Fam Physician.* 1994;40:1785-1788, 1791-1792.

6. Martenson L, Wallin G. Sterile water: labor pain treated with cutaneous injections of sterile water: a randomized controlled trial. *Br J Obstet Gynaecol.* 1999;106:633-637.

7. Fogarty V. Intradermal sterile water injections for the relief of low back pain in labour: a systematic review of the literature. *Women Birth.* 2008;21;157-163.

8. Mårtensson L, McSwiggin M, Mercer JS. US midwives' knowledge and use of sterile water injections for labor pain. *J Midwifery Womens Health.* 2008; 53:115-122.

9. Jaynes AC, Scott KE. Intrapartum care the midwifery way: a review. *Prim Care.* 2012;39(1):189-206.

10. Martensson L, Wallin G. Sterile water injections as treatment for low-back pain during labour: a review. *Aust N Z J Obstet Gynecol.* 2008;48(4):369-374.

11. Huntley AL, Coon JT, Ernst E. Complementary and alternative medicine for labor pain: a systematic review. *Am J Obstet Gynecol.* 2004;191(1):36-44.

12. Simkin P, Bolding A. Update on nonpharmacologic approaches to relieve labor pain and prevent suffering. *J Midwifery Womens Health.* 2004;49:489-505.

# 28

# 第二产程与分娩

LISA KANE LOW AND KATHRYN OSBORNE

感谢 Tia Cole, Debra A.Erickson 和 Judith S.Mercer 对本章的贡献

## 引言

助产士在产程与分娩期间营造一个支持性的安全氛围,以鼓励正常产程和分娩过程展开而不加干预,协助产妇与家庭达到良好的健康结局。助产士的这种谨慎等待的能力被称为"不干预的支持艺术"[1]。在产程与分娩过程中,助产士在对产妇和她们的支持者进行评估的时候能够有效地察觉和满足产妇的需求,同时保持警觉,洞察正常范围以外的各种异常情况。在这个过程中,所有参与人员应该共同决策,助产士应该是责任的担当者而不是被动的行动者,应该是提供支持而不是发出指令。本章主要介绍第二产程直到分娩完成期间的助产管理。

## 第二产程的定义

从解剖学上来说,第二产程是从宫口完全扩张(开全到 10cm)开始到胎儿娩出结束。然而第一产程结束与第二产程开始的过渡状态,在临床和生理学上并没有十分明确的界定。第一产程活跃期的末期,细微的变化常会提示第二产程已经来到,或者在第一产程结束和第二产程活跃阶段开始前,宫缩的频率和强度可能会有一个短暂的间歇[2]。尽管解剖学定义是临床实践中最常用的,但从生理学角度来看,第二产程可定义为产妇感到不自主用力欲望的开始至胎儿娩出结束。使用生理学定义,第二产程开始于胎头或胎先露下降到一定位置时引发的产妇不自主屏气向下用力。这种生理性不自主用力的感觉通常发生于胎先露到达 S+1 水平时。

## 第二产程的正常过程

观察发现,没有硬膜外麻醉的产妇,在无论她们是否有下坠的感觉都不去指导其用力时,大多数产妇的第二产程都有明显的两个或三个时相[2,3]。宫口完全扩张时,若胎头水平处于坐骨棘平面以上(0 位以上),可能会出现有短暂间歇或停顿的第一时相,在此期间宫缩频率下降,产妇没有自发性用力的坠胀感。接着是娩出时相或主动用力时相,此时产妇的坠胀感逐渐强烈,胎儿在此期间完成必要的旋转和下降。当胎先露在阴道口拨露时,进入到最后的会阴时相,此时产妇常有强烈的压迫感和肌肉牵拉感,即使没有宫缩产妇也会自动屏气向下用力[2]。

### 第二产程的临床症状和体征

进入第二产程最常见的临床症状是产妇有自发向下用力的坠胀感。无硬膜外镇痛的产妇常常有不可抗拒的向下用力欲望,但也并非总是如此[4]。许多产妇表述此时有强烈的便意。第二产程的临床体征还包括:母亲腹部胎心率(FHR)听诊位置逐渐下降、直肠膨出、会阴膨隆、在阴道口逐渐看到胎头拨露。此外,见红血量越来越多,随着母亲屏气用力和胎头下降,FHR会出现变异性减速图形。有趣的是,胎儿即将娩出前一成不变的信号是产妇说"孩子要生出来了!"这是多数文化和语言都同样使用的口头表达方式。

### 第二产程中的胎儿下降

第二产程中胎儿在下降。内旋转通常发生在第

一产程末或第二产程中。胎头娩出时首先是胎儿颈部俯屈，然后是仰伸和外旋转。这个过程可能很快发生，特别是经产妇；或者是在一段时间中发生，这种情况更常见于初产妇。胎儿通过产道时的分娩机转在"产程和分娩过程中的解剖与生理"一章中有详细描述。

### 第二产程的持续时间

几十年来，第二产程持续时间的定义一直是根据 20 世纪 50 年代与 60 年代初期弗里德曼（Emanuel A.Friedman）的调查研究结果所制定[3]。那个年代的产程管理策略与当代产科实践有很大的不同：在弗里德曼的观察研究中，有大约 55% 的产妇依靠低位或中位产钳来结束分娩。因此，弗里德曼对于第二产程持续时间的分析，更多的是对当时实践模式的观察，而不是第二产程的自然过程。按照弗里德曼的观察结果，初产妇阴道分娩第二产程平均时间为 46 分钟，经产妇为 14 分钟[3]。

由于当代广泛使用硬膜外麻醉来管理分娩疼痛和硬膜外麻醉对产妇屏气用力的影响，用来定义第二产程持续时间的参数发生了改变。在有效的硬膜外麻醉影响下，进入第二产程时产妇的骨盆和直肠压迫感减弱或缺失，很少或没有屏气用力的坠胀感，因此常常导致第二产程持续时间比弗里德曼建立的时间参数更长。30 多年前，第二产程延长和硬膜外麻醉延迟用力对母亲及胎儿影响的观察性研究已经在文献中出现。最近的回顾性和前瞻性研究结果显示，正常的第二产程持续时间至少为 1~2 小时，比弗里德曼描述的持续时间加长[5-7]。第二产程持续时间与围产结局的相关性研究结果存在有冲突，这将在本章后面做出讲述。

第二产程持续时间的影响因素见表 28-1。对于临产时无内科与产科并发症的产妇，影响其第二产程持续时间的三个最重要因素是产次、胎方位、有或无区域阻滞麻醉。

**表 28-1　第二产程持续时间的影响因素**

1. 产次
2. 胎方位
3. 硬膜外麻醉
4. 宫口开全时胎儿下降水平
5. 第一产程难产
6. 宫缩状况：宫缩的强度和频率
7. 有或无感染
8. 产妇屏气用力的有效性
9. 骨盆结构

续表

10. 胎儿体重
11. 产妇体重或体重指数（BMI）
12. 引产
13. 产妇恐惧或焦虑
14. 产妇疼痛或不舒适
15. 产妇有性虐待或创伤史

第二产程异常传统上被分为时间延长和胎儿下降和 / 或旋转异常。胎儿下降异常又可细分为下降延迟、下降受阻或下降停滞。

## 第二产程延长

临床上与第二产程持续时间延长有关的三个重要问题是：①产妇阴道分娩成功率下降的时间范围是多少？②母亲的结局是什么？③胎儿的结局是什么？

根据弗里德曼的标准，第二产程延长的定义是初产妇第二产程时间大于 2 小时，经产妇第二产程时间大于 1 小时[3]。1989 年，Kilpatrick 和 Laros 首次发表了他们对 6 991 例足月未使用宫缩剂的自然阴道分娩、有或无硬膜外麻醉产妇的产程时间研究结果[8]。研究者认为，使用硬膜外麻醉产妇的第二产程延长，在时间上应该给予更长的时间定义。他们提出使用"1-2-3"原则来定义第二产程持续时间的正常范围：无硬膜外麻醉的经产妇为 1 小时，硬膜外麻醉经产妇和无硬膜外麻醉的初产妇为 2 小时，硬膜外麻醉初产妇为 3 小时[8]。Kilpatrick 和 Laros 的研究是在引入"产程下降（laboring down）"——即硬膜外麻醉中使用"被动下降"作为第二产程管理策略——之前进行的。后续的研究结果也支持正常第二产程持续时间应该较长甚至更长的发现，特别是采用被动下降作为产程管理策略时[9-11]。

在一项 94% 的产妇接受硬膜外麻醉的随机对照试验（RCT）的二次分析中，Rouse 等发现 85% 的产妇用力不足 1 小时胎儿自然娩出，78.7% 的产妇用力 1~2 小时胎儿自然娩出，59.1% 的产妇用力 2~3 小时胎儿自然娩出，用力 3~4 小时胎儿自然娩出的产妇为 24.7%，用力 5 小时或更长时间胎儿自然娩出的产妇仅为 8.7%[12]。这一发现证明，第二产程持续时间与阴道自然娩出率呈正相关。此外，当第二产程达到某一特定时间点时，阴道分娩的几率会显著减少。作者得出结论，对于某些产妇来说，第二产程持续时间延长可能是安全的,但终止第二产程的决定不应仅仅根据持续时间的长短[12]。

到目前为止,还没有前瞻性随机试验来最后解决第二产程时间"多长才算太长"的问题;已经进行的回顾性队列研究和二次分析支持更长的第二产程持续时间[13]。文献中的争议仍在进行中,一些研究人员出于对孕产妇和新生儿发病率增加的担忧,提倡谨慎地对待第二产程延长至 2 小时的经产妇以及至 3 小时的初产妇[14]。其他一些研究者已确定了可以安全地延长第二产程持续时间的参数,而且不会增加母亲或胎儿不良结局,并建议重新审查第二产程延长的定义[11]。

### 第二产程延长引起的产妇并发症

第二产程延长与母亲并发症风险增加有关。尤其是当产妇主动用力超过 2~3 小时时,与羊膜腔内感染、产后出血、手术分娩、Ⅲ度和Ⅳ度裂伤风险增高有关[12,14,15]。长时间用力还会导致盆底肌的长期不良结果,例如提肛肌裂伤,这与以后的盆底肌功能失调有关[16~19]。经产妇第二产程延长时,肩难产的风险增高。目前尚不清楚是第二产程时间延长可导致羊膜腔内感染,还是羊膜腔内感染影响了子宫收缩的有效性,从而导致第二产程持续时间延长。羊膜腔内感染可能既是产程延长的原因又是结果。

### 第二产程延长引起的胎儿并发症

大多数对第二产程的研究表明,只要 FHR 图形没有提示胎儿酸血症风险增加,第二产程持续时间与新生儿围产死亡率、5 分钟 Apgar 评分 <7 分、新生儿癫痫、入住重症监护室(NICU)没有显著关联[14,15,19]。对 2002~2008 年期间分娩产妇(n = 59 605)的大规模流行病学分析为这个关联提供了更多线索。以硬膜外麻醉初产妇第二产程时间 >3 小时,硬膜外麻醉经产妇和无硬膜外麻醉初产妇 >2 小时,无硬膜外麻醉经产妇 >1 小时作为第二产程延长的临床管理定义时,Laughon 等发现,基于有数个结局的研究结果,第二产程延长与新生儿发病率之间存在相关性[14]。特别是,第二产程延长与 5 分钟 Apgar 评分 <4、新生儿败血症、入住 NICU 和围产期死亡率的风险显著增加有关。这个研究结果以产次和是否接受硬膜外麻醉进行分组。使用硬膜外麻醉有第二产程延长的初产妇与同队列无第二产程延长的初产妇相比,新生儿败血症的发生率分别为 2.6% 和 1.2%[调整后的比值比(aOR)=20.08;95% 置信区间(CI)=1.60~2.70],

5 分钟 Apgar 评分 <4 的发生率分别为 0.5% 和 0.2%(aOR=2.71;95%CI=1.20~1.60)。无硬膜外麻醉的初产妇和有或无硬膜外麻醉的经产妇其新生儿结局是类似的,尽管经产妇的不良新生儿结局通常较少见。虽然新生儿不良结局在统计学上有显著意义,但所有新生儿不良结局的绝对风险本身就相当低。无论怎样,当第二产程时间超出指南的正常范围时,在权衡阴道自然娩出的益处和风险的同时,需要考虑进行持续性胎儿评估[14]。

总之,从弗里德曼最初严格限制时长的诊断标准发展到现在,第二产程延长的诊断标准已经发生了变化,最新建议见表 28-2[7],新标准在持续评估胎儿旋转及下降的进展和界定第二产程延长上提供了更大的时间范围。简而言之,如果缺少产妇衰竭、其他母亲产科并发症、无胎儿酸血症发生的症状,没有理由对第二产程时间设定严格的时间限制。反之,应该重点关注产妇用力时胎先露旋转和下降的进展、产妇耐力和胎儿健康状况的证据。

| 表 28-2　第二产程延长的定义标准 |
| --- |
| 无进展性胎儿下降或内旋转的时间: |
| • 初产妇有硬膜外麻醉时,≥ 4 小时 |
| • 初产妇无硬膜外麻醉时,≥ 3 小时 |
| • 经产妇有硬膜外麻醉时,≥ 3 小时 |
| • 经产妇无硬膜外麻醉时,≥ 2 小时 |

在第二产程中应该进行持续评估与记录的情况包括:胎儿下降、旋转、倾势不均等胎方位问题,以及胎儿和产妇对于第二产程高强度用力的耐受程度。在没有干预的情况下,大多数产妇凭着生理性感觉和用力能够完成第二产程。产程中助产士因可疑(或预测)第二产程延长而需要首次请求上级医生会诊的时间,因不同医疗机构实践的规范而异,并且受到助产士工作环境的影响。例如:其上级医生来自 25 分钟车程之外、在乡村医院执业的助产士,相比上级医生一直都在同一医院工作的助产士,她可能需要更早地请求上级医生会诊。这样的助产士 - 医生团队会谨慎地提前决定第二产程延长和会诊的临床参数,以满足实践中产妇的特定需求。

一般情况下,当需要请上级医生会诊时,助产士仍然在陪伴产妇并继续提供支持。会诊期间,助产士和医生会共同制定管理计划,通常是合作管理,由助产士继续照护与评估产妇,并将最新情况定期报告上级医生。表 28-3 列出了第二产程会诊记录的重要内容。

| 内容 | 描述 |
|---|---|
| **表 28-3** | **第二产程上级医师会诊记录的关键内容** |
| 主观内容 | 描述产妇关于第二产程说了什么,通常包括产妇对用力下推和身体感觉的耐受性。 |
| 客观内容 | 描述产程进展状态(宫缩的频率、持续时间和强度;宫颈开全的时间;产妇开始自主用力下推的时间);胎儿状态(胎心音,特别是有无基线或减速变化);胎位(先露下降水平和胎头方位);和产妇状态(生命体征和其他客观检查结果)。 |
| 评估 | 描述助产士对第二产程期间产妇和胎儿状况及产程进展(下降和旋转)的评估;记录第二产程总的时长和母亲主动用力下推的总时长。 |
| 计划 | 记录医生会诊和计划制定的时间,特别是计划继续用力或休息一段时间再进行重新评估的具体计划(由谁来进行评估以及何时进行)。 |

## 第二产程中胎儿下降异常

第二产程胎儿下降异常可继发于胎方位异常(如:持续性枕后位或倾势不均)、宫缩乏力、头盆不称或产妇疲劳。在宫缩良好和产妇有效用力 1~2 小时后,胎先露仍无下降则为下降受阻。相对性头盆不称也可能表现为下降缓慢和第二产程延长。下降缓慢比下降受阻或下降停滞更常见,而胎方位异常是头盆不称的常见原因。应定期评估旋转和下降进展过程,以确定是否有持续进展或进展停止。第二产程开始时对胎先露、胎方位和先露下降水平做出评估很重要,以用于在一段时间后评定产程进展的程度,特别是担忧产程延长时。在临床实践中,特别要注意不要把胎头塑型和产瘤与真正的胎头下降混淆。当第二产程进展缓慢时,应请求上级医生会诊。

### 胎儿下降缓慢与持续性枕后位

胎儿下降缓慢的常见原因是持续性枕后位(OP)。当第二产程下降中有持续性枕后位发生时,分娩机转会略有不同,参见"产程和分娩过程中的解剖与生理"一章所述。胎头俯屈(胎儿下巴触及胸部)可能不完全,这样胎头以较大的枕额径通过骨盆前后径(图 28-1)。当胎儿处于枕前(OA)位时,胎头俯屈下巴贴近前胸,以枕部下降,这样在骨盆前后径上下降 5cm 时,枕骨的后囟到达耻骨联合后方,一旦枕部通过耻骨联合后,颈部仰伸胎头娩出。相反,当胎儿处于枕后位时,沿着骶骨和尾骨下降的胎头枕部需要前进 10cm(骶骨顶部至尾骨尖之间的长度),胎头俯屈娩出前还要通过盆底产道的最后几厘米,胎头枕部在阴道口下部逐渐拨露,只有当枕部完全娩出阴道口时,胎头才通过仰伸娩出。

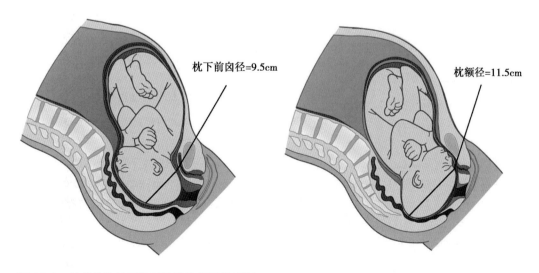

图 28-1　枕前位和枕后位时的胎头颅骨前后径

大约有 15%~25% 的胎儿临产前处于枕后位,但仅有 5%~7% 的胎儿以枕后位娩出[7,20]。多数第一产程处于枕后位的胎儿会在第二产程旋转至枕前位。胎儿枕后位时,很多产妇主诉有强烈的腰骶部疼痛,但这种关联的真实性既未被证实或也未被否定[21]。

硬膜外麻醉的产妇发生枕后位较多,但目前并不确定这种联系是继发于硬膜外麻醉引起的骨盆肌松弛,还是胎儿枕后位的产妇因分娩疼痛更甚而更有可能选择硬膜外麻醉镇痛。一些研究已经观察了放置硬膜外时胎头枕后位与产程结局之间的关系[22,23]。Lieberman 等调查了放置硬膜外时的胎方位和分娩前的胎方位(n = 1 562),研究发现放置硬膜外时胎方位与总体情况无差异,但放置硬膜外后的产妇发生 OP 较多(硬膜外麻醉者枕后位发生率为 12.9%,未接受硬膜外麻醉者为 3.3%;P = 0.002)[22]。研究显示,硬膜外麻醉镇痛确实是 OP 发生率增加的独立因素。

持续性枕后位与一些不良结局的发生有关,包括:第一产程延长、第二产程停滞、手术助产的风险增加 2 倍,以及会阴裂伤发生率增加[7,21,23]。新生儿结局包括:较高的脐血酸血症发生率、羊水胎粪污染和新生儿入住 NICU 风险。其中部分结局与持续性枕后位时剖宫产率和阴道手术产率增加有关[23]。

枕后位可以通过阴道指检或联合阴道超声与腹部超声检查来确诊[21,24]。但是指检与超声检查的结果存在高度不一致。虽然超声检查更为准确,但仍有 6%~10% 的临床情况不能通过超声检查确定胎方位,尤其是当胎头已经进入骨盆较深位置时[20,21]。除了诊断不确定之外,真正的临床问题是一旦诊断 OP 存在后的临床处理。

### 持续性枕后位的管理

促进枕后位胎儿内旋转至枕前位的方法包括:产程中产妇保持手膝位的同时检查者以手指旋转胎头和检查者徒手旋转胎头。有研究评估了不对称侧卧位和手膝位下的矫正效果,尽管样本数量较少且方法学不易比较,但在一项 RCT 中发现不对称侧卧位并未增加 OP 旋转至 OA 的发生率[25]。另一项产时手膝位 RCT 研究显示,16% 的 OP 胎儿旋转为 OA,而对照组为 7%,但这些结果没有统计学意义[相对危险度(RR)=2.4;95%CI=0.88~6.62 ][26]。在这项研究中,手膝位产妇报告有较少的骶部疼痛,对该体位待产的满意度较高。其他产妇体位,如:弓箭步、不对称跪位、行走或侧卧,尚未经过严格研究。虽然到目前为止,这些研究结果尚无定论,但使用这些策略在母体解剖学和生理学上是有逻辑基础的,而且从理论上讲这些体位对骨盆径线的积极影响有助于胎儿找到"最佳适应"位置[25]。频繁地变换姿势,例如使用传统的墨西哥长围巾技术时(墨西哥长围巾兜在手膝位产妇的腹部并来回牵拉协助胎儿旋转),比采取任何单一体位更加有效[27]。与第二产程相比,目前尚不清楚第一产程频繁体位变化对胎方位的影响。

手指旋转胎头或徒手转胎头均可减少枕后位的发生率[28]。这两种方法的详细描述见表 28-4。虽然从理论上说,进行这些操作有引起脐带脱垂或胎儿颈部损伤的风险,但这些并发症极为少见,因此这种方法被认为是安全可行的。如果尚未进入第二产程或胎儿所在位置较高,都不应该进行手转胎头。然而,一些证据显示,如果在胎儿下降停滞发生之前预防性地使用这一技术,则更容易取得成功。

| 表 28-4　枕后位的手指旋转和徒手转胎头技术 | |
|---|---|
| **操作之前:** | |
| 完成共同决策,讨论操作的风险和益处,获得知情同意;并确保膀胱已排空。 | |
| **手指旋转胎头** | **徒手转胎头** |
| 1. 戴好手套,将食指与中指指尖放置于后囟附近人字缝前部。 | 1. 戴好手套,将 4 根手指置于顶骨后方,用掌心和手指托住枕骨。 |
| 2. 将同一只手的拇指置于顶骨上。 | 2. 将同一只手的拇指置于顶骨前部。 |
| 3. 将胎头一点点上移到骨盆边缘处,两根手指向上施加压力使胎头俯屈。 | 3. 宫缩期产妇用力时,将胎头向前俯屈并旋转。向骨盆边缘稍微上推胎头,可能有助于旋转操作。 |
| 4. 在宫缩期产妇向下用力时,沿最短弧线将胎头旋转至枕前位(例如:如果胎方位是右枕后位,则旋转至右枕前位)。 | |
| 5. 如果通过上述操作未能旋转胎头,则在产妇没有用力时再次尝试旋转,仍然沿着最短的弧线向枕前位旋转。 | |

## 第二产程中母亲与胎儿健康状况的评估

第二产程评估包括产妇健康状况评估、胎儿健康状况评估和产程进展评估,见表28-5。

### 生命体征

产妇的血压是在宫缩间歇期测量。第二产程产妇用力时,其血压比第一产程平均增高 10mmHg。同样,宫缩期产妇脉搏也会增快。

### 膀胱

硬膜外麻醉会导致膀胱排空能力下降,增加发生尿潴留、膀胱膨胀的风险。与无硬膜外麻醉的产妇相比,硬膜外麻醉产妇的膀胱中经常会有大量的残余尿,这可能是由于硬膜外麻醉时需要静脉补液以维持正常血压,防止硬膜外麻醉造成的交感神经阻滞所致的低血压[29,30]。如果产妇开始用力时仍有导尿管保留,应该及时移除,避免造成对尿道的过度压迫。

如果产妇膀胱充盈但不能自主排尿,可给予间断性导尿。如果第二产程中必须导尿,而此时胎头已经进入真骨盆,导尿时插入导尿管的方向与常规导尿术有所不同。尿道受胎头压迫已变形,因此在导尿管刚插入尿道后,立即将导尿管向上进入绕过胎头到达膀胱内。有时,可将手指伸入阴道垫在尿道下方,协助插入导尿管。

### 补充水分

第二产程是耗费体力的阶段,因此发生脱水的风险增加。产程中长时间禁食可增加酮体的产生,可能导致产妇酮症。限制水和营养的摄入可引起母亲脉搏增快、缺少气力或疲乏。理论上,酮症会引发子宫收缩功能性失调,虽然尚无证据确定。

| 表 28-5 | 第二产程助产评估内容 |
|---|---|
| **产妇的生命体征和健康状况** | 每 15 分钟在宫缩间歇时测量一次血压,有指征时需要更频繁的测量。 |
| | 每小时测量一次体温、脉搏和呼吸,有指征时需要更频繁的测量;宫缩期母亲脉搏正常增快。 |
| | 第二产程中需要定时评估膀胱排空情况: |
| | 　如产妇不能自主排尿,应给予间断性导尿; |
| | 　如有留置的导尿管,在第二产程开始后应移除,以防止产妇用力时胎头对尿道压迫造成损伤。 |
| | 评估水合与营养:脱水后会出现排尿功能不足,推荐产妇应少量多次饮水。 |
| | 评估疼痛、舒适感及应对状况。 |
| | 　是否存在对分娩的恐惧与焦虑? |
| | 　促进产妇舒适的措施是否有效? |
| | 　评估应对行为与痛苦行为。 |
| | 评估疲劳程度 |
| | 　产妇用力时间过长会感到过于疲惫,继续用力就会缺乏效果。 |
| **胎儿健康状况**[a] | 每 5~15 分钟进行一次胎心率评估。 |
| | 　随着先露下降监测次数越来越频繁,有指征时需要更频繁的监测; |
| | 　注意将临床发现记录在产程病历中。 |
| **产程进展** | 观察宫缩模式(频率、持续时间、强度)。 |
| | 当结果提示要调整产程管理计划时,用无菌方法指检宫颈来评估产程进展,检查时应评估: |
| | 　胎方位; |
| | 　胎儿下降的水平; |
| | 　产妇用力时的胎儿下降与内旋转情况; |
| | 　胎儿对骨盆的适应性:胎头均倾或倾势不均、有无胎头塑形或产瘤、内旋转、胎方位不正。 |

[a] 关于胎儿评估的详细内容可以参见"产程中的胎儿评估"一章

2016 年，美国麻醉医师协会修改了他们的立场声明，建议产程进展正常的产妇适量饮用纯液体[31]，包括水、无果肉的果汁、碳酸饮料、清茶、黑咖啡和运动饮料[31,32]。在用力间歇期，助产士可以鼓励产妇喝纯液体或冰屑来补充水分[32]。如果产妇不能口服补液，可以选择静脉输液。如果产妇愿意口服饮用，不应因使用了硬膜外麻醉而改变口服补液的建议[32]。

### 疼痛与应对状况的评估

第二产程胎儿即将娩出时，产妇会有新的身体感受。随着第二产程进展，先前的指导可以帮助产妇应对坠胀感、会阴牵拉和潜在性不可控制的用力欲望。

如果产妇出现大声喊叫而不是屏气用力，或难以保持任何舒适的体位，她可能是被急性应激压力所困扰，而不是在积极应对[33]。一些产妇可能会因会阴坠胀感而突然出现恐惧和焦虑，此时有必要采取改善会阴感觉的减痛措施，这将有助于产妇用力。如果无法或不想实施硬膜外麻醉，可以使用阴部神经阻滞。当胎先露下降至盆底或压迫会阴而引起新的感受时，既往曾遭受性虐待或性侵害的产妇，更容易产生或加重其恐惧和焦虑[34]。

### 产妇疲劳

产妇在用力过程中所消耗的能量个体差异很大，正像第二产程的持续时间也是因人而异一样。一些产妇在主动用力阶段变得精力充沛和兴奋，整个产房内的能量气场可因即将降生的胎儿而激发与活跃起来。家庭成员的陪伴和参与有助于激励产妇的情绪，鼓励其克服疲惫而继续努力。由于产妇疲劳可导致第二产程延长，因此监测产妇疲劳情况并鼓励其在用力间隙期尽量休息非常重要。

### 胎儿健康状况的评估

第二产程中评估胎心率（FHR）或胎心音的详细内容见"产程中的胎儿评估"一章。第二产程中FHR 图形的变异与第一产程相比更加常见，特别是变异减速、延长减速及胎心过缓，因此第二产程中对FHR 的监测应该更为频繁。当前的标准建议是：无胎儿酸血症风险的产妇，每 15 分钟评估一次；有胎儿酸血症风险的产妇，每 5 分钟评估一次[35]。实践中，随着产程进展，FHR 评估次数逐渐增加，在第二产程末期，通常每 2~3 次宫缩就评估一次。

## 第二产程中的助产管理

在第二产程中，助产士要鼓励产妇，并以支持性指导方式，促进在场的每一个人为产妇提供最佳帮助[36,37]。采用这种方式所提供的建议，不含有教导或指令产妇的意图。支持性指导包含在第二产程特定节点提出的促进有效用力的建议。针对每个产妇提供个性化的支持而不要提供权威性或指令性的指导，才能满足产程中产妇的独特需求。

### 以家庭为中心的分娩环境

选择谁在产房陪伴十分重要。一般来说，在家里和独立的分娩中心分娩时，很少或不限制分娩现场陪伴的人数。尽管进行剖宫产时可能会限制能进入手术室的陪同人数，但大多数医院并不限制进入产房的产程支持者人数。现在医院也经常会允许宝宝的兄弟姐妹在产程和分娩期间进入产房。如果有儿童在场，医院通常会要求有成人陪同并负责照顾。儿童可能需要或被要求离开产房，照顾孩子的成年人此时应该负起责任，必要时准备离开产房。

### 产妇用力

有几种管理方法可以帮助产妇在第二产程用力，包括：被动下降、打开或关闭声门的用力技巧、自发性或指导性用力[6,38]。首先要考虑，被动下降对硬膜外麻醉或无自主用力的产妇是否有益。一旦开始积极用力，用力时可以采用打开或关闭声门的方式（Valsalva）。

### 延迟用力：被动下降与立即用力

最早引入被动下降管理策略时，是为了减少硬膜外麻醉产妇的阴道手术产率。其理论依据是，在被动下降（也称为产程下降）的过程中，胎儿仅在宫缩力的推动下下降，一旦胎先露下降至盆底，胎儿则开始内旋转。在开始积极用力之前，鼓励产妇休息一段时间，直到生理刺激下的自发用力欲望出现，这样有利于产妇保存体力。当胎先露压迫盆底出现生理刺激信号时，产妇开始积极用力，这样用力会更加有效[39]。

一些 RCT 试验和两项荟萃分析比较了用力前产妇休息 1 小时和宫口开全立即用力的母婴结局[40~46]。其中大多数研究将被动下降定义为积极用力前等待 1~2 小时，直到产妇有难以控制的用力欲望或在阴道口见到胎头拨露。在对 7 项 RCT 研究的荟萃分析中,Brancato 等发现,延迟用力组的自然分娩率略高(RR= 1.08；95%CI= 1.01~1.15；P=0.025)、手术分娩率较低(RR= 0.77；95%CI= 0.77~0.85；P<0.001)、产妇力竭减少,没有母亲和新生儿不良结局的增加[41]。Tuuli 等对 12 项 RCT 研究的荟萃分析发现,延迟用力与自然分娩率增加有关,但在研究人员评估高质量的 RCT 研究时发现这种增加却很少,没有统计学意义[40]。

最近对一个观察性队列研究收集的数据进行了二次分析,其结果与之前的高质量 RCT 结果相冲突。Yee 等人比较了延迟用力初产妇和进入第二产程就立即用力初产妇的结局[47],研究结果显示延迟用力组的剖宫产率(11.2% 对应 5.1%;aOR=1.86；95%CI=1.63~2.12) 和阴道手术产率(16.2% 对应 11.2%;OR=1.26；95%CI=1.14~1.40)均较高。此外,分析显示延迟用力组产妇产后出血和输血率显著增高,但新生儿发病率或死亡率没有增加[47]。

2017 年一篇第二产程用力方法的系统性回顾发现,与立即用力的产妇相比,延迟用力产妇的第二产程较长,但用力时间较短,自然分娩率也较高[48]。延迟用力组与立即用力组产妇相比,Ⅲ度或Ⅳ度会阴裂伤率和会阴切开率无明显增加。研究人员发现延迟用力与脐带血低 pH 相关,但两组的 NICU 入住率和 5 分钟 Apgar 评分均无显著差异[45]。这些作者认为,对于有或无硬膜外麻醉的产妇来说,没有确定的证据支持或反对第二产程使用任何特定的用力方法,应根据临床背景和产妇的偏好及舒适度决定用力方法的选择[44]。

鉴于三个荟萃分析中都包含了一些相同的试验研究,却得出了相互矛盾的结果[40,41,48],以及还探讨未决的第二产程持续时间安全参数问题,支持延迟用力证据的强度和价值被认为是不肯定的。被动下降或延迟用力有效性的研究显示,对于使用硬膜外麻醉的产妇,采取被动下降或延迟用力轻度增高了阴道分娩率,将胎吸或产钳分娩降低了约 20%。Yee 等人的研究结果表明,延迟用力与初产妇不良结局之间可能存在关联[47]。因此,鉴于积极效果很小和可能发生的不良结果,在进一步的研究完成之前,硬膜外麻醉初产妇是否采取延迟用力,需要根据个体的具体情况来考虑决定。羊膜内感染、提示胎儿酸中毒的 FHR 图形、阴道出血或其他临床上需要尽快结束分娩的适应证应该是延迟用力的禁忌证。

选择等待多长时间以及何时过渡到积极用力都需要仔细考虑。虽然目前没有具体的指南,但通常是给出 1~2 小时的时间等待被动下降,因为这是大多数调查研究中使用的时间段。与其使用任意的时间段,不如在先露部达到 +1 时即鼓励产妇积极用力,因为延迟用力对产妇盆底功能障碍的长期不良影响尚不清楚。在产妇开始用力后,助产士应该评估产妇用力的有效性。如果效果良好,则继续支持鼓励产妇用力直到胎儿娩出。如果产妇用力后未出现胎儿旋转或下降,或胎先露仍在坐骨棘平面(0 水平)以上,则可以考虑给产妇一段休息时间,以促进被动下降。

一些学者建议降低硬膜外麻醉的给药浓度,从而减轻感觉神经阻滞的效果,让产妇有更强的用力感觉。如果产妇想要有更多的感觉,这种策略是有效的,征得产妇同意后可以下调硬膜外麻醉给药量。然而,不推荐完全停止硬膜外麻醉给药,因为这样会引起疼痛加重,并不会增加阴道自然分娩率[49,50]。对于硬膜外麻醉产妇,如果完全停止镇痛会导致突然的剧烈疼痛,更不利于用力,这比硬膜外麻醉的影响更大。

### 打开声门与闭合声门(Valsalva 方法)用力

传统做法是,建议产妇在宫缩到来时深吸一口气并屏住呼吸,在整个宫缩期间向下用力。而从屏气长时间用力衍生出的 Valsalva 用力方式会导致心输出量降低,进而减少子宫血流量。相反,打开声门用力则类似于排便时的半自主性嗯嗯声。由于声门未关闭,这种用力方式不会显著增加胸腔内压,因此不会影响产妇的心输出量。

闭合声门用力的 Valsalva 方式与开放声门用力的比较研究发现,Valsalva 方式用力与胎心率减速[3]、会阴损伤发生率升高(裂伤、会阴切开)[51]、产妇疲惫、膀胱膨出和压力性尿失禁风险增加相关[3,52,53]。这个证据很有说服力,当前的产科实践已不推荐使用关闭声门用力的方法[54,55]。

### 自发性用力与指导性用力

产程中当产妇对强烈的直肠压迫感做出反应,有用力欲望并打开声门用力时,就会形成自发性用力。当医务人员指导产妇以特定方式用力时,即称为指导性用力,包括指导产妇深吸一口气并屏住呼吸用力一段时间,通常是"计数到10"。指导性用力还包括在产妇有用力感之前指导她用力,并要求产妇在自发性用力感消失时继续保持这种用力。表 28-6 总结了自发性用力和指导性用力之间的差别。虽然关于自发性用力好处的研究文献还存在空白，但未发现自发性用力会对产妇或新生儿造成伤害[6,39,44,56]。

### 第二产程产妇的体位

为促进第二产程进展而建议产妇体位时应遵循的原则见表 28-7。产妇在任何体位下都可以用力，如侧卧位、手膝位、跪位、站位、蹲位。第二产程中产妇的体位取决于她的喜好、身体状态和胎儿情况。有很多随机对照试验研究了第二产程产妇直立位与仰卧位。一项 RCT 试验的荟萃分析比较了无硬膜外麻醉产妇采取直立位与仰卧位或截石位的分娩结果，研究发现直立位有数个潜在性好处[57]。直立体位用力时第二产程时间较短、会阴切开率和手术助产率较低、异常胎心率图形较少；但直立体位用力与Ⅱ度会阴裂伤增加和产后出血量超过 500ml 有关[57]。研究人员得出结论，如果没有明确的指征需要产妇采取某一特定体位，应该鼓励产妇采取自己感觉最舒适、能支持第二产程持续进展的体位，对于无论有无硬膜外麻醉的产妇都是如此[57,58]。通过提供信息、询问产妇的喜好和使用支持性指导，可以帮助产妇选择相应的分娩体位[37]。

尽管 RCT 研究中的结果不多，但早期评估产妇体位对骨盆径线影响的研究表明，第二产程末期直立位可能具有优势[59,60]。产时产妇直立位和仰卧位影像学研究发现，直立位增加了骨盆出口的前后径和横径，骨盆出口平面的面积增加了约 20%[59,60]。尽管这些研究比较早，而且考虑到 X 射线的不良影响，不会再有进一步研究，但妊娠期骨盆关节活动范围更大，而下蹲位能使骶骨向后方转动，为骨盆出口平面提供了更大的空间。

## 接产准备

如果是住院分娩，助产士应该了解医疗机构接产场所的有关规定。比如：在一些医疗机构，如果出现羊水胎粪污染可能需要增加额外人手，并且分娩地点要从单间待产室转到接产室。住院分娩的一般性准备见表 28-8。

在接产前后母亲和新生儿同时都需要照护，因此需要有至少两名医护人员在场。是否需要有其他额外人员在场取决于存在的风险因素。助产士有职

| 表 28-6　第二产程自发性用力与指导性用力的比较 | |
| --- | --- |
| **自发性** | **指导性** |
| 也称为生理性或支持性用力 | 也称为 Valsalva 或指导性用力 |
| 产妇感觉有不可控制的用力欲望时便开始用力 | 当检查发现宫口完全扩张（10cm）并且产妇说已准备好用力时，便开始用力 |
| 用力是自发性的——是产妇对自发的欲望和感觉的反应。通常每阵宫缩用力下推 5~6 次，每次用力 3~10 秒 | 用力下推由医护人员指导进行——医护人员指导产妇何时用力下推以及用力多长时间。通常每阵宫缩用力下推 3 次，每次用力 8~10 秒 |
| 用力下推常发生在产妇呼气时，嘴和声门打开，通常会有呼噜声和低声呻吟 | 用力下推时产妇屏住呼吸，鼓励不出声，经常是 Valsalva 方式 |

| 表 28-7　第二产程推荐母亲体位时应考虑的原则 |
| --- |
| 1. 仰卧位和截石位与子宫压迫下腔静脉、产妇低血压、子宫灌注降低和胎心率图形变异有关。 |
| 2. 直立体位与疼痛减轻和宫缩增强有关。 |
| 3. 当产妇脊柱向后弯曲而不是拱起前凸时，子宫和胎先露能更好地与骨盆轴线对齐。 |
| 4. 直立前倾体位增加了子宫和脊柱之间的角度，从而将胎先露部推向较大的骨盆后部空间。 |
| 5. 频繁变换体位能促进骨盆径线的变化，有助于胎儿在分娩机转中找到"最佳适应"。 |
| 6. 蹲位能增加约 20% 的骨盆出口面积，在第二产程末期，当胎先露达到骨盆出口平面时这个体位最有益。 |
| 7. 无论产妇采取什么体位，她的双腿都不应该夸张地向两侧分开（截石位），因为这种姿势能加重会阴部的压力和紧张度。 |

| 表 28-8 | 住院分娩的接产准备 |
|---|---|
| 1. 确定最合适的接产场所。如果因某种原因需要将产妇转移到另一个房间接产,应该告知产妇及其支持者,将有关物品转移到接产的房间。多数情况下,没有必要在接产前将产妇从待产的房间转移到另一个房间。 | |
| 2. 告知产妇的伴侣和其他在场人员分娩在即,并回想他们的角色和将要发生的事情。 | |
| 3. 通知婴儿护理人员胎儿娩出在即。 | |
| 4. 确认新生儿复苏设备和用品齐备并处于正常备用状态。 | |
| 5. 确认必要的器械和物品齐全且处于可及位置。如果需要的话,准备额外的无菌手套可能会有帮助。 | |
| 6. 穿上防护服(长袍或其他防水衣服),按照无菌操作规程戴好无菌手套。 | |
| 7. 消毒器械应有序摆放以方便拿取使用,保证这些物品摆放在无菌区内。 | |
| 8. 使用机构提供的布单并按照操作程序遮盖产妇。 | |

责考虑母亲和新生儿的特定风险因素,在接产前请求必要的资源,并且知道在意外发生时如何启动应急系统寻求支援。

一般来说,如果产程进展正常,经产妇最好在宫口完全扩张前就开始做接产准备,初产妇应在第二产程开始时做接产准备。助产士需要决定何时穿防护服,包括防水袍或衣服以及护目镜。如果计划在水中分娩,助产士还需要戴上加长手套或完全防水的长袍,以保证达到通用感染防护的要求。

## 分娩管理

分娩管理包括使用标准的接产手法协助分娩、即刻评估新生儿、产后即刻评估产妇状况。接产手法见附录 28A。助产士可能需要对下述管理技术的顺序进行快速决策:①在第二产程最后的会阴阶段如何为产妇提供支持性指导;②是否使用热敷、会阴按摩,选择"放手"或"动手"方法;③在协助胎头娩出时保持会阴完整的最佳方法;④是否施行会阴切开术;⑤产后即刻将新生儿放在哪里,即是否促进产后即刻新生儿与母亲的肌肤接触;⑥何时钳夹和剪断脐带。

### 保护会阴完整

接产开始时,第一个重点是促进会阴完整和防止撕裂。已知的降低产道损伤发生率的分娩体位包括侧卧位和半直立体位[61,62]。蹲位与 Ⅱ 度会阴裂伤增加有关,这也许是由于在该体位下助产士难以控制胎头的仰伸。会阴裂伤发生率更高的体位是截石位,因为截石位下大腿过度外展横向拉紧会阴部,使会阴体成为一个紧绷的带状结构,在胎头娩出时无法弹性扩展。

旨在减少生殖道损伤发生率的会阴保护技术包括:热敷、会阴按摩、"放手"和"动手"的会阴保护方

法[62]。减少会阴裂伤风险的策略见表 28-9[61~63]。大多数阴道分娩的产妇都会有一些会阴损伤[61,62],会阴裂伤的类型见表 28-10[64]。延伸至肛门括约肌的严重会阴裂伤被称为"产科肛门括约肌损伤"(OASIS)。会阴裂伤会引起短期和长期的发病率与疼痛。

| 表 28-9 | 促进会阴完整的策略 |
|---|---|
| • 确保产妇的大腿和小腿没有过度横向张开。 | |
| • 在第二产程的会阴阶段采取会阴热敷可降低 Ⅲ 度和 Ⅳ 度会阴裂伤发生率。 | |
| • 第二产程中避免过度或持续的会阴按摩,否则会导致会阴水肿和裂伤。 | |
| • 宫缩间歇期缓慢娩出胎头,控制胎头仰伸,这样对会阴的压力不会突然间增大。 | |
| • 如果看到会阴体变白,鼓励产妇喘气而不要用力,协助胎头缓慢娩出。 | |

一项荟萃分析回顾了各种会阴保护技术对会阴裂伤的影响,研究发现在第二产程的会阴阶段采取持续湿热敷会阴体,虽然没有增加会阴完整的发生率,但可以降低 Ⅲ 度和 Ⅳ 度裂伤的发生率[62]。使用润滑剂按摩会阴与会阴完整率增加和外阴切开率减少有关,但对产妇会阴裂伤程度和需要缝合的创伤发生率没有影响[62]。

"放手"是指胎头着冠前(即胎儿双顶径通过外阴前)不用手接触胎头或会阴。"动手"是指用一只手放在胎头枕部,帮助并保持胎头俯屈,另一手用来保护会阴,拇指与其余四指分置于会阴体两侧。对这两种技术的对比研究没有发现哪一种方法优于另一种[62,65]。然而,有一项 RCT 研究进行了降低生殖道裂伤的技术要素多元分析,研究发现在宫缩间歇期控制胎头娩出速度与生殖道裂伤发生率降低相

| 表 28-10 | 会阴裂伤的分类 |
| --- | --- |
| **会阴裂伤** | **损伤特点** |
| Ⅰ度 | 仅涉及会阴皮肤 |
| Ⅱ度 | 涉及会阴部皮肤、阴道黏膜和阴唇系带,延伸至会阴体筋膜和肌肉组织,但不包括肛门括约肌,包括会阴浅横肌和深横肌 |
| Ⅲ度 | 涉及皮肤、阴道黏膜、阴唇系带、会阴肌肉和肛门外括约肌<br>Ⅲa.<50% 肛门外括约肌撕裂<br>Ⅲb.>50% 肛门外括约肌撕裂<br>Ⅲc.肛门外括约肌完全断裂,肛门内括约肌撕裂 |
| Ⅳ度 | 涉及皮肤、阴道黏膜、阴唇系带、会阴肌肉、裂伤延伸至肛门内外括约肌和直肠前壁黏膜 |
| 沟槽状撕裂伤 | 阴道黏膜和黏膜下组织沿着阴道后壁的一侧或两侧向阴道内撕裂,而不是阴道下段中央性撕裂 |
| 阴唇 | 阴唇系带前部撕裂并延伸至一侧或双侧大阴唇 |
| 尿道周围 | 小阴唇纵向或横向撕裂,非常靠近尿道 |
| 阴蒂 | 尿道周围撕裂延伸至或靠近阴蒂 |
| 宫颈 | 宫颈任何部位的撕裂,通常是宫颈一侧或双侧,大约在 3 点和 9 点,即宫颈前后部分连接处 |

关(RR=0.82；95%CI=0.67~0.99)[61]。

### 会阴切开术

直至 20 世纪 90 年代,常规施行会阴切开术是标准产科管理的一部分,历史性的观点是会阴切开能降低会阴裂伤和胎 / 婴儿脑损伤的发生率。从常规实施会阴切开术到很少实施会阴切开术的转变发生在 20 世纪 90 年代的十年间。

1989 年发表的一项开创性研究显示,相对于分娩时的自然会阴裂伤,会阴切开术更容易造成Ⅲ度或Ⅳ度会阴裂伤[66]。在这项研究中,有或无硬膜外麻醉镇痛产妇的直肠裂伤发生率分别为 28.4% 和 2.2%(aOR=8.9；95%CI=6.1~13.0)[66]。随后的多项研究和 Cochrane 荟萃分析证实了这些结果[66~70]。2017 年的一项对 12 个随机试验的 Cochrane 系统综述发现,与在常规实施会阴切开术地区分娩的产妇相比,在限制会阴切开术地区分娩产妇的严重会阴裂伤率减低 30%(RR=0.70；95%CI=0.52~0.94);比较疼痛、尿失禁或性交困难等长期结局,两组间没有差异[67]。一项出院数据的大型国家调查显示,会阴切开率从 2002 年的 20.3% 下降到 2011 年的 9.4%,

这使得循证指南从常规实施会阴切开术转变为减少会阴切开术[71]。

目前不再推荐常规实施会阴切开术[55,72],会阴切开的主要指征是 FHR 图形提示有胎儿发生酸血症风险快速增加的情况。进一步的争论是,准备使用产钳或胎吸、或有肩难产高危风险因素时,施行会阴切开术可能有利。然而,没有证据表明在这些情况下预防性实施会阴切开术是有益的,会阴切开明显增加了裂伤延伸至或超过肛门括约肌的风险。

如果决定施行会阴切开术,需要做局部麻醉或阴部神经阻滞麻醉,然后选择两种会阴切开术类型中的任何一种:中切或侧切(表 28-11)。相对于会阴中切,侧切可能较不容易导致Ⅲ度或Ⅳ度会阴裂伤。在美国临床上更倾向于实施会阴中切,而在其他西方和欧洲国家主要倾向于会阴侧切。如果阴唇系带和直肠括约肌之间的距离特别短,选择会阴侧切术比较好,可防止直肠括约肌裂伤,尤其是产妇有影响愈合的异常状况时,将会增加伤口裂开的机会。简言之,在切口愈合过程中,相对于侧切,会阴中切造成的疼痛较少,因为会阴正中切开和修复区域的神经分支分布较少,但正中切开发生Ⅳ度会阴裂伤的风险更高。

| 表 28-11 | 会阴切开术的类型 |
| --- | --- |
| **会阴切开术类型** | **描述** |
| 正中切开 | 正中切口始于阴唇系带,向下延伸通过会阴体中心腱,包括会阴横肌。涉及皮肤、阴道黏膜、阴唇系带、会阴肌肉,但未涉及肛门括约肌。损伤程度类似于Ⅱ度会阴裂伤。 |
| 会阴侧切 | 从阴唇系带的正中开始,斜向一侧下方切开,远离直肠。会阴侧切口可以选择斜向右侧或左侧。 |

娩出胎头

娩出胎头的理想时间是在宫缩间歇期。胎儿娩出时,宫缩力和产妇自发用力形成双重力量压迫会阴体,使得胎头娩出过快,阻力解除更加突然。助产士与产妇之间保持密切沟通有助于团队合作,在尽力保证会阴完整的同时,帮助产妇柔和地娩出胎儿。

里特根手法

里特根手法(Ritgen Maneuver)或改良的里特根手法是一种古老的技术,接产医生用一只手对胎儿下巴施压,另一只手按住枕骨,以控制胎头的娩出。在产妇直肠后方触及胎儿下巴并向前推,同时另一只手帮助枕骨俯屈,其结果使胎头在前移的同时保持俯屈。该手法选择在宫缩间歇期实施。最初使用此手法的目的是为了控制胎头仰伸和防止会阴裂伤。随着时间的推移,它成为一种加速分娩的常用方法[73,74]。目前这种手法已很少使用,而是使用胎吸和产钳来阴道手术助产。

1855年最早的里特根手法在德国首次推出,建议将手指放入产妇直肠。经过改良的里特根手法是将手指放在直肠和尾骨之间(图28-2)。里特根手法不能减少会阴裂伤的发生率[73,74]。虽然现在很少用到,但在没有其他资源可用时,可以采用里特根手法在短时间内快速分娩。表28-12详细介绍了里特根手法的相关步骤。

胎头到胎体的娩出间隔和两步娩出

一旦胎头娩出后,助产士可立即协助复位和娩出胎体;或者等待下一次宫缩出现,以实现自然复位和娩出胎肩,再引导胎体娩出阴道。采取"一步法"的理由是能减少胎儿娩出花费的时间,从而预防或减轻新生儿酸血症。"两步法"则是一种生理现象。虽然美国常用的实践方法是胎头娩出后尽快娩出胎体,但没有证据支持快速分娩比需要更多时间的两步分娩

更加安全。只有少数研究测量了胎头到胎体的娩出间隔时间,并评估了胎头到胎体的娩出间隔时间长短与脐血pH值和新生儿血细胞比容的关系[75,77]。

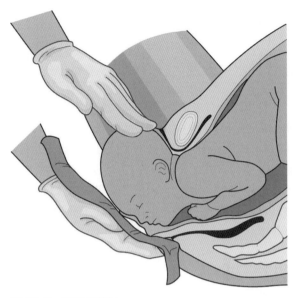

图28-2 里特根手法

"两步法"胎头到胎体的娩出间隔时间的平均值约为88秒,而"一步法"胎头到胎体娩出的间隔时间平均约为24秒[75]。虽然胎头到胎体的娩出间隔时间较长时脐动脉pH值下降,但在控制第二产程持续时间的影响后,这种下降没有统计学或临床上的显著意义[75]。一项关于肩难产的研究发现,胎头到胎体的娩出间隔小于5分钟时与新生儿酸血症无关[76]。鉴于这些结果,当胎儿未发生酸血症或没有增加酸血症发生的风险时,采取生理性的"两步法"是安全的。

为协助娩出而选择"一步法"或"两步法"策略时要依据产妇个人和当时的情况。因为娩出阶段的脐带阻塞比产程中的脐带阻塞更加严重,这一阶段胎儿酸血症的发展也更快。因此,如果FHR图形提示可能有胎儿酸血症发生或存在有其他临床因素可增加胎儿酸血症的风险,则采用一步法更好。在决定是否选择较长的胎头到胎体娩出间隔时,要考虑的另一个因素是肩难产。尽管临床上提示的肩难产

| 表28-12 | 里特根手法的操作步骤 |
|---|---|

里特根手法通过控制胎头的俯屈和仰伸来控制胎头娩出。通过对胎儿下巴向前加压促进胎头仰伸来加速分娩。

1. 胎头着冠时一只手压在枕部来保持胎头俯屈,直至在阴道口可以看见双顶径。

2. 另一只手用纱布或无菌毛巾保护避免直肠污染,并在尾骨和直肠之间的区域找到胎儿下巴。

3. 放在下巴的下方并向着前外方向施压的一只手,与放在胎头枕部以控制胎头娩出速度的另一只手,共同作用控制胎头仰伸。

风险因素并不具有很强的预测性,但一些作者建议快速娩出可以防止前肩嵌顿于耻骨联合后面。然而,几乎没有证据支持这种说法,其他学者认为采用两步法反而可以让胎肩旋转到理想的位置,实际上可以降低肩难产的发生率[78,79]。

## 水疗和水中分娩

许多产妇对水中待产和水中分娩感兴趣。关于水中待产(水疗)和/或水中分娩母婴结局的研究很难进行分析。许多水中分娩的研究是在欧洲进行的,都是观察性研究或案例报告,不足以区分非常见结果的差异[80,81]。此外,当出现并发症时,产妇通常会被转移出水疗组,这将产生分类偏差,进而扰乱研究结果[82]。

### 水中待产

虽然水中分娩的研究还不能得出结论,但迄今为止已经发表的研究发现,产程中水浴与较少使用药物镇痛、较高的产妇满意度、第一产程时间较短有关[80-83]。水疗对会阴裂伤影响的证据是相互矛盾的,一些研究报告会阴裂伤减少,另一些研究则报告裂伤增加[80,82]。但水中待产与增加感染、剖宫产和阴道助产率降低或新生儿不良结局的增加无关[80-83]。

### 水中分娩

水中分娩是指新生儿完全在水下出生。新生儿的面部在5~10秒内轻轻地被举出水面,一定要注意脐带的长度,防止发生脐带撕裂[84]。与水中待产相比,评估水中分娩结局的研究非常少。到目前为止有关研究已经发现水中分娩可以提高产妇满意度、产程时间略微缩短,由于存在研究方法学问题,现有研究难以解释这些结果的临床意义。例如:一些研究评估了水中待产、水中分娩或两者的结合,但没有说明评估的是其中哪一种实践[80]。因此,整个分娩过程中母亲浸入水中对胎儿的实际影响尚未确定。

虽然对这些研究做出整体分析后证实水中分娩对母亲或新生儿均无不良影响,但迄今为止进行的观察性研究和两项RCT试验的样本量都太小,无法检验新生儿不良结局发生上的差异,而这些不良结局在适合水中分娩的健康产妇中又非常少见[80,82,85]。水中分娩时发生脐带撕裂、新生儿入住NICU、输血、新生儿低钠血症和新生儿溺水的几个案例报告已经发表[86]。然而,新生儿不良结局的真实发生率仍不清楚。Schafer回顾了所有脐带撕裂的有关报告,并计算出每1 000新生儿会有3.1个发生脐带撕裂,这些新生儿中的23%会入住NICU,13%会发生新生儿出血[86]。这些数字只是粗略估计,因为没有前瞻性研究跟踪新生儿不良结果的发生率,也没有水外分娩新生儿脐带撕裂的发生率。美国儿科学会(AAP)和美国妇产科医师学会(ACOG)联合发表了一份声明,支持水中待产,敦促谨慎并建议在进行更多的研究之前不要水中分娩[87]。

尽管缺乏有力的证据支持或反对水中分娩的价值,但很多产妇对水中待产和水中分娩感兴趣,一些医疗机构提供有这些选择。美国护士-助产士学会已经发布了水中分娩指南,包括适应证、禁忌证、操作规范和质量控制要求[84]。这些指南可以在本章末尾的信息资料部分找到。

## 新生儿出生后即刻

### 新生儿与母亲肌肤接触

新生儿出生后即刻最理想的位置是母亲的腹部,开始母婴肌肤接触,促其从子宫内向子宫外生活的积极过渡(图28-3)。肌肤接触有助于新生儿的体温调节,降低生理应激,提高早期和产后3个月的母乳喂养成功率,促进母婴依恋[88]。在新生儿与母亲肌肤接触的同时完成新生儿评估,包括Apgar评分和最初的生命体征检查[88]。

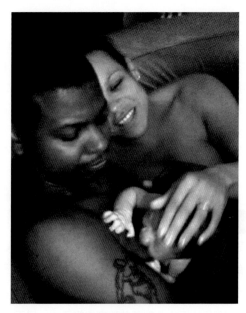

图28-3　肌肤接触护理
得到 Melissa Scott 许可并转载

健康新生儿在与母亲肌肤连续接触大约 20 分钟后，开始爬向母亲的乳房，多数在平均 50 分钟后已经能够正确吸吮并开始母乳喂养[88]。常规性的新生儿护理程序应该推迟在至少 1 小时后，这样可以使新生儿在持续肌肤接触的同时逐渐适应子宫外的生活。

### 钳夹和剪断脐带：延迟脐带结扎

延迟脐带结扎是一种循证实践，它能促进新生儿从宫内到宫外生活的过渡，并能提供其他的健康益处[89-92]。延迟脐带结扎是指在新生儿出生后，至少等待 30 秒，最长可达 5 分钟，再去钳夹和剪断脐带[90-92]。

延迟脐带结扎使得脐血管和胎盘中的循环血液在产后继续进入到新生儿的血循环中。这个过程称为胎盘输血，它可使新生儿的血容量增加约 30%，红细胞体积增加 50%[93]。增加的血容量、红细胞、干细胞及其他成分对所有新生儿都有显著的健康益处。因此，延迟脐带结扎已成为标准的产科护理建议[91,92,94,95]。

目前尚不清楚为什么在 20 世纪 50 年代和 60 年代新生儿出生后立即结扎脐带会变成医院的标准实践[96,97]。一项历史记录的回顾发现，文献建议产后立即剪断脐带是为了避免床单污染和新生儿血液丢失[98]。另一个文献认为产后立即断脐有助于减少母亲产后出血和胎盘滞留[97]。有趣的是，查阅脐带结扎时间的相关历史文献发现，长期以来关于结扎脐带的最佳时间一直是有争议的[98]。尽管如此，直到 20 年前的一项研究文献对立即断脐提出质疑之前，立即断脐一直属于临床标准实践[90]。现代研究已经证实，在剪断脐带前等待一段时间，对所有新生儿都有显著的健康益处[99~103]。

剪断脐带的时间和操作程序见附录 28B，其中包括讨论如何在复杂的临床情况下钳夹脐带，如肩难产、脐带绕颈或需要新生儿复苏时。

尽管延迟脐带结扎的定义在不同的专业组织的建议中有所不同[91,92,104]，但延迟脐带钳夹对早产儿和足月儿都有重要的健康益处。对于足月儿，延迟脐带钳夹能使铁蛋白水平提高，降低缺铁性贫血的风险，并且可以增加脑磷脂的储存，这对于更快建立有效的大脑沟通非常重要[89,105]。对于早产儿，延迟脐带结扎会降低输血的需求、减少脑室出血和坏死性结肠炎的发生率、改善全身平均血压、降低住院死亡率[99,103,104]。延迟脐带结扎对任何孕龄的

新生儿都显示有更好的神经发育结果[102,106,107]。在所有的临床状况下，无论何种分娩方式、胎龄大小，在产后等待短短几分钟再去钳夹脐带都会有显著的健康益处[90,108]。

### 储存脐带血

脐血库是在出生后收集和储存脐带血，而组织库则是储存脐带或胎盘。公共脐血库或组织库可以免费为父母储存，但他们要放弃对干细胞的所有权，干细胞可以供给任何符合条件的人使用。私人脐血库或组织库需要缴付存储费用，但干细胞是为新生儿或家庭成员将来的需要而"保存"的。美国妇产科医师学会建议，如果收集干细胞，应该将它们存放在公共储存库内，因为这些储存库通常会面向公众输送更多的干细胞用于移植[109]。

Mousavi 描述了来自世界各地 35 000 个脐血库的质量和数量，报告显示平均脐血采集量为 80 ml（24 ml/kg），每一单位平均含有总有核细胞 130 亿个[110]。总有核细胞包括造血干细胞（制造血液细胞）以及许多非造血干细胞，这些细胞可以帮助修复体内许多不同的组织[110]。干细胞是机体内源性愈合系统的一部分。受损的组织释放出细胞因子，这些细胞因子吸引干细胞移向受损区域并开始修复愈合过程。动物研究显示，人类脐血干细胞可帮助机体损伤的愈合，无论以何种方式引入机体[111]。

收集用于脐血库储存的脐血时需要立即钳夹脐带，这会失去胎盘输血对新生儿的益处。随着越来越多的研究证明延迟钳夹脐带对新生儿有益，围绕脐血库的伦理问题变得更加需要事前做出决定。需要与产妇及其家人进行知情讨论，讲解脐带血/组织采集的潜在风险和益处。

### 检查会阴和裂伤修复

新生儿一经娩出即开始进入第三产程，此时产后出血的风险最高。将婴儿安全地交给分娩助理去观察/护理后，助产士就应立即开始观察阴道出血情况，同时检查阴道和会阴是否有裂伤和动脉出血。附录 28C~28F 介绍了系统检查程序、局麻或阴部阻滞麻醉技术、会阴裂伤修复技术。

### Apgar 评分

20 世纪中期是产程中使用镇定和麻醉剂非常普遍的时代，麻醉师 Virginia Apgar 在工作中设计发明了新生儿 Apgar 评分系统。在那个年代，因产程

末期母亲接受大剂量吗啡后出现新生儿呼吸抑制和肌张力降低并不少见。Apgar 医生创造了 Apgar 评分系统来评估母亲麻醉对新生儿的影响[112,113]。虽然建立 Apgar 评分系统的实际原因不能清楚肯定，但由于其对新生儿评估设计的简单性，使得该评分系统被很快应用于临床实践。现在美国普遍使用 Apgar 评分来衡量新生儿在出生后 1 分钟和 5 分钟对宫外生活的适应情况。

Apgar 评分使用 5 个指标来评估新生儿[113]。这五个指标包括了心血管和循环状态、肺功能和神经肌肉功能完整性的关键要素。7~10 分表示新生儿富有活力，4~6 分的新生儿需要一些重点复苏帮助，而 3 分或以下的新生儿则需要强化复苏过程。在评

分系统发表几年后，评分表使用了 Virginia Apgar 的姓氏来命名，一些专业人员将评分系统记录为皮肤颜色（Appearance）、脉搏（Pulse）、痛苦表情（Grimace）、肌张力（Activity）和呼吸（Respirations）（APGAR），如表 28-13 所示。Apgar 评分可能被错误地作为探测有无围产期窒息的评估方法。虽然 Apgar 评分的某些指标与产前酸碱平衡有关，但这一评分并不能可靠地检测围产期窒息。然而，Apgar 评分是复苏成功的指标，如果正在进行新生儿复苏，应每 5 分钟评估一次。此外，启动复苏不应该只依赖于最初的 Apgar 评分，因为生命的第一分钟很关键。

为了避免 Apgar 评分的主观性，新生儿检查和 Apgar 评分最好由不直接负责接产的助产士或护士

| 表 28-13 | Apgar 评分 | | | |
|---|---|---|---|---|
| 经典评分指征 | 代表词字首 | 0 分 | 1 分 | 2 分 |
| 皮肤颜色 | Appearance | 青紫或全身苍白 | 躯干红润,四肢青紫 | 全身红润 |
| 心率 | Pulse | 无 | <100 次 / 分 | ≥ 100 次 / 分 |
| 反射 | Grimace | 对刺激无反应 | 刺激时皱眉,弱哭 | 刺激时啼哭或躲闪 |
| 肌张力 | Activity | 瘫软 | 四肢稍屈曲 | 四肢活动自如,拉伸时有阻力 |
| 呼吸 | Respirations | 无 | 弱,不规律,喘息 | 大声啼哭 |

进行。1 分钟的 Apgar 评分与远期结局无关。然而，新生儿死亡率与 5 分钟 Apgar 评分是密切相关的，本世纪的各种研究一致证实了这一关联，即使在脐血采样和其他评估方法出现以后也是如此[114,115]。

## 结论

总之，在整个产程和分娩过程中助产士都要

维持一个安全、自信、尊重的氛围，为产妇、胎儿和新生儿提供最佳的产程和分娩支持。要做到这一点，助产士必须充分了解参与产程和分娩的每个成员的个人愿望和期待。这允许助产士在个体状况、分娩环境和临床因素界定的范围内，运筹安排出一个最佳的分娩体验，为分娩家庭提供高质量的照护。

（徐鑫芬 译　段得琬 审）

### 信息资源

| Organization | Description | Webpage |
|---|---|---|
| American College of Nurse-Midwives (ACNM) | Waterbirth resources | http://www.midwife.org/Water-Birth-Resources |
| California Perinatal Quality Care Collaborative (CPQCC) | Resources and a webinar on delayed cord-clamping | https://www.cpqcc.org/DCCPP |
| International Federation of Gynecology and Obstetrics (FIGO) | Management of the second stage of labor | http://www.sigo.it/wp-content/uploads/2015/10/guida_management_labour1.pdf |

参考文献

1. Kennedy HP, Rousseau AL, Low LK. An exploratory metasynthesis of midwifery practice in the United States. *Midwifery*. 2003;19(3):203-214.

2. Roberts JE. A new understanding of the second stage of labor: implications for nursing care. *J Obstet Gynecol Neonatal Nurs*. 2003;39:794-801.

3. Friedman EA. *Labor: Clinical Evaluation and Management*. 2nd ed. New York, NY: Appleton-Century-Crofts; 1978.

4. Roberts JE. The "push" for evidence: management of the 2nd stage. *J Midwifery Womens Health*. 2002;47(1):2-15.

5. American College of Obstetricians and Gynecologists and Society for Maternal–Fetal Medicine; Caughey AB, Cahill AG, Guise JM, Rouse DJ. Safe prevention of the primary cesarean delivery. *Am J Obstet Gynecol*. 2014;210(3):179-193.

6. Kopas ML. A review of evidence-based practices for management of the second stage of labor. *J Midwifery Womens Health*. 2014;59:264-276.

7. Spong CY, Berghella V, Wenstrom KD, Mercer BM, Saade GR. Preventing the first cesarean delivery: summary of a joint Eunice Kennedy Shriver National Institute of Child Health and Human Development, Society for Maternal–Fetal Medicine, and American College of Obstetricians and Gynecologists Workshop. *Obstet Gynecol*. 2012;120(5):1181-1193.

8. Kilpatrick SJ, Laros RK. Characteristics of normal labor. *Obstet Gynecol*. 1989;74(1):85-87.

9. Zhang J, Landy HJ, Brancy DW, et al. Contemporary patterns of spontaneous labor with normal neonatal outcomes. *Obstet Gynecol*. 2010;116:1281-1287.

10. Cheng YW, Hopkins LM, Laros RK Jr, Caughey AB. Duration of the second stage of labor in multiparous women: Maternal and neonatal outcomes. *Am J Obstet Gynecol*. 2007;196(6):585-590.

11. Cheng YW, Shaffer BL, Nicholson JM, Caughey AB. Second stage of labor and epidural use: a larger effect than previously suggested. *Obstet Gynecol*. 2014;123(3):527-535.

12. Rouse DJ, Weiner SJ, Bloom SL, et al. Second-stage labor duration in nulliparous women: relationship to maternal and perinatal outcomes. *Am J Obstet Gynecol*. 2009;201(4):357.e1-357.e7.

13. Gimovsky AC, Berghella V. Prolonged second stage: what is the optimal length? *Obstet Gynecol Surv*. 2016;71(11):667-674.

14. Laughon SK, Berghella V, Reddy UM, Sundaram R, Lu Z, Hoffman MK. Neonatal and maternal outcomes with prolonged second stage of labor. *Obstet Gynecol*. 2014;124(1):57-67.

15. LeRay C, Audibert F, Goffinet F, Fraser W. When to stop pushing: effects of duration of second-stage expulsion efforts on maternal and neonatal outcomes in nulliparous women with epidural analgesia. *Am J Obstet Gynecol*. 2009;201(4):361.e1-361.e7.

16. Kearney R, Miller JM, Ashton-Miller J, DeLancey JOL. Obstetric factors associated with levator ani muscle injury after vaginal birth. *Obstet Gynecol*. 2006;107(1):144-149.

17. Low LK, Zielinski R, Tao Y, Galecki A, Brandon C, Miller J. Predicting birth-related levator ani tear severity in primiparous women: Evaluating Maternal Recovery from Labor and Delivery (EMRLD Study). *Open J Obstet Gynecol*. 2014;4:266-278. doi:10.4236/ojog.2014.46043.

18. Miller JM, Low LK, Zielinski R, Smith AR, DeLancey JO, Brandon C. Evaluating maternal recovery from labor and delivery: bone and levator ani injuries. *Am J Obstet Gynecol*. 2015;213(2):188.e1-188.e11.

19. Cheng YW, Caughey AB. Defining and managing normal and abnormal second stage of labor. *Obstet Gynecol Clin North Am*. 2017;44:547-566.

20. Leiberman E, Davidson K, Lee-Parritz A, Shearer E. Changes in fetal position during labor and their association with epidural anesthesia. *Obstet Gynecol*. 2005;105:974-982.

21. Simkin P. The fetal occiput position: state of the science and a new perspective. *Birth*. 2010;37(1):61-71.

22. Osborne C, Ecker JL, Gauvreau K, Davidson KM, Lieberman E. Maternal temperature elevation and occiput posterior position at birth in women receiving epidural analgesia. *J Midwifery Womens Health*. 2011;56(5):446-451.

23. Cheng YW, Shaffer BL, Caughey AB. The association between persistent occiput posterior position and neonatal outcomes. *Obstet Gynecol*. 2006;107:837-834.

24. Malvasi A, Tinelli A, Barbera TM et al. Occiput posterior position diagnosis: vaginal examination or intrapartum sonography? A clinical review. *J Matern Fetal Med*. 2014;27(5):520-526.

25. Le Ray C, Lepleux F, De La Calle D, et al. Lateral asymmetric decubitus position for the rotation of occipito-posterior positions: multicenter randomized controlled trial EVADELA. *Am J Obstet Gynecol*. 2016;215;511.e1-511.e7.

26. Stremler R, Hodnett E, Petryshen P, Stevens B, Weston J, Willan AR. Randomized controlled trial of hands and knees positioning for occiput posterior position in labor. *Birth*. 2005;32(4):243-251.

27. Cohen SR, Thomas CR. Rebozo technique for fetal malposition in labor. *J Midwifery Womens Health*. 2015;60(4):445-451.

28. Shaffer BL, Cheng YW, Vargas JE, Caughey AB. Manual rotation to reduce cesarean delivery in persistent occiput posterior or transverse position. *J Matern Fetal Neonatal Med*. 2011;24(1):65-72.

29. Liang CC, Wong SY, Tsay PT, et al. The effect of epidural analgesia on postpartum urinary retention in women who deliver vaginally. *Int J Obstet Anesth*. 2002;11(3):164-169.

30. Weiniger CF, Wand S, Nadjari M, et al. Post-void residual volume in labor: a prospective study comparing parturients with and without epidural analgesia. *Acta Anaesthesiol Scand*. 2006;50(10):1297-1303.

31. American Society of Anesthesiologists. Practice

guidelines for obstetric anesthesia: an updated report by the American Society of Anesthesiologists Task Force on Obstetric Anesthesia and the Society for Obstetric Anesthesia and Perinatology. *Anesthesiology*. 2016;124(2):270-300.

32. American College of Nurse-Midwives. Clinical Bulletin No. 16: providing oral nutrition to women in labor. *J Midwifery Womens Health*. 2016;61(4):528-532.

33. Bergstrom L, Richards L, Morse J, Roberts J. How caregivers manage distress in second stage labor. *J Midwifery Womens Health*. 2010;55(1):34-38.

34. Sperlich M, Seng JS. *Survivor Moms: Women's Stories of Birthing, Mothering and Healing After Sexual Abuse*. Eugene, OR: Motherbaby Press; 2008.

35. American College of Nurse-Midwives. Clinical Bulletin No. 11: intermittent auscultation for intrapartum fetal heart rate surveillance. *J Midwifery Womens Health*. 2015;60(5):626-632.

36. Roberts JE, Gonzalez C, Sampselle C. Why do supportive birth attendants become directive of maternal bearing down efforts in second stage? *J Midwifery Womens Health*. 2007;52:134-141.

37. Nieuwenhuijze M, Low LK, Korstjens I, Lagro-Janssen T. The role of maternity care providers in promoting shared decision-making regarding birthing positions during second-stage labor. *J Midwifery Womens Health*. 2014;59(3):277-285. doi:10.1111/jmwh.12187.

38. Association of Women's Health, Obstetric, and Neonatal Nurses (AWHONN). *Nursing Care and Management of the Second Stage of Labor: Evidence-Based Clinical Practice Guideline*. 2nd ed. Washington, DC: AWHONN; 2007.

39. Roberts J, Hanson L. Best practices in second stage labor care: maternal bearing down and positioning. *J Midwifery Womens Health*. 2007;52(3):238-245.

40. Tuuli M, Frey HA, Odibo AO, Macones GA, Cahill AG. Immediate compared with delayed pushing in the second stage of labor: a systematic review and meta-analysis. *Obstet Gynecol*. 2012;120:660-668.

41. Brancato R, Church S, Stone P. A meta-analysis of passive descent versus immediate pushing in nulliparous women with epidural analgesia in the second stage of labor. *J Obstet Gynecol Neonatal Nurs*. 2008;37:4-12.

42. Fraser WD, Marcoux S, Krauss I, Douglas J, Goulet C, Boulvain M. Multicenter randomized, controlled trial of delayed pushing for nulliparous women in the second stage of labor with continuous epidural analgesia. *Am J Obstet Gynecol*. 2000;182:1165-1172.

43. Fitzpatrick M, Harkin R, McQuillan K, et al. A randomised clinical trial comparing the effects of delayed versus immediate pushing with epidural analgesia on mode of delivery and faecal continence. *Br J Obstet Gynaecol*. 2002;109(12):1359-1365.

44. Simpson KR, James DC. Effects of immediate versus delayed pushing during 2nd-stage labor on fetal well-being: a randomized clinical trial. *Nurs Res*. 2005;54(3):149-157.

45. Gillesby E, Burns S, Dempsey A, et al. Comparison of delayed versus immediate pushing during second stage of labor for nulliparous women with epidural anesthesia. *J Obstet Gynecol Neonatal Nurs*. 2010;39(6):635-644.

46. Vause S, Congdon HM, Thornton JG. Immediate and delayed pushing in the second stage of labour for nulliparous women with epidural analgesia: a randomised controlled trial. *Br J Obstet Gynaecol*. 1998;105(2):186-188.

47. Yee LM, Sandoval G, Bailit J, et al.; Eunice Kennedy Shriver National Institute of Child Health and Human Development (NICHD) Maternal–Fetal Medicine Units (MFMU) Network. Maternal and neonatal outcomes with early compared with delayed pushing among nulliparous women. *Obstet Gynecol*. 2016;128(5):1039-1047.

48. Lemos A, Amorim MRM, De Andrade AD, de Souza A, Filho JEC, Correia JB. Pushing/bearing down methods for the second stage of labour. *Cochrane Database Syst Rev*. 2017;10:CD009124. doi:10.1002/14651858.CD009124.pub2.

49. Mhyre JM. What's new in obstetric anesthesia? *Int J Obstet Anesth*. 2011;20(2):149-159.

50. Torvaldsen S, Roberts CL, Bell JC, Raynes-Greenow CH. Discontinuation of epidural analgesia late in labour for reducing the adverse delivery outcomes associated with epidural analgesia. *Cochrane Database Syst Rev*. 2004;4:CD004457. doi:10.1002/14651858.CD004457.pub2.

51. Sampselle CM, Hines S. Spontaneous pushing during birth: relationship to perineal outcomes. *J Nurse Midwifery*. 1999;44(1):36-39.

52. Bloom SL, Casey BM, Schaffer JI, McIntire DD, Leveno KJ. A randomized trial of coached versus uncoached maternal pushing during the second stage of labor. *Am J Obstet Gynecol*. 2005;194:10-13.

53. Schaffer JI, Bloom SL, Casey BM, et al. A randomized trial of the effects of coached vs uncoached maternal pushing during the second stage of labor on postpartum pelvic floor structure and function. *Am J Obstet Gynecol*. 2005;192(5):1692-1696.

54. American College of Obstetricians and Gynecologists. Committee Opinion No. 687: approaches to limit intervention during labor and birth. *Obstet Gynecol*. 2017;129(2):e20-e28.

55. King TL, Pinger W. Evidence-based practices for intrapartum care: the pearls of midwifery. *J Midwifery Womens Health*. 2014;59:572-585.

56. Yildirim G, Kizilkaya N. Effects of pushing techniques in birth on the mother and fetus: a randomized study. *Birth*. 2008;35(1):25-30.

57. Gupta JK, Sood A, Hofmeyr GJ, Vogel JP. Position in the second stage of labour for women without epidural anaesthesia. *Cochrane Database Syst Rev*. 2017;5:CD002006. doi:10.1002/14651858.CD002006.pub4.

58. Kibuka M, Thornton JG. Position in the second stage of labour for women with epidural anaesthesia. *Cochrane Database Syst Rev*. 2017;2:CD008070. doi:10.1002/14651858.CD008070.pub3.

59. Fenwick L, Simkin P. Maternal positioning to prevent or alleviate dystocia in labor. *Clin Obstet Gynecol.* 1987;30:83-89.

60. Russell JGB. Moulding of the pelvic outlet. *J Obstet Gynaecol Br Commonw.* 1969;76:817-820.

61. Albers LL. Midwifery care measures in the second stage of labor and reduction of genital tract trauma at birth: a randomized trial. *J Midwifery Womens Health.* 2005;50:365-372.

62. Aasheim V, Nilsen ABV, Reinar LM, Lukasse M. Perineal techniques during the second stage of labour for reducing perineal trauma: updated review. *Cochrane Database Syst Rev.* 2017;6. doi:10.1002/14651858 .CD006672.pub3.

63. Low LK. Promoting physiological labor and birth in supporting a physiologic approach to pregnancy and birth. In: Avery M, ed. *Supporting a Physiologic Approach to Pregnancy and Birth.* Ames, IA: Wiley; 2013: 49-77.

64. American College of Obstetricians and Gynecologists. *Obstetric Data Definitions (Version 1.0).* Washington, DC: American College of Obstetricians and Gynecologists; 2014. Available at: https://www.acog .org/-/media/Departments/Patient-Safety-and-Quality -Improvement/2014reVITALizeObstetricDataDefinitions V10.pdf?dmc=1&ts=20171212T2301409385. Accessed December 11, 2017.

65. Bulchandani S, Watts E, Sucharitha A, Yates D, Ismail KM. Manual perineal support at the time of childbirth: a systematic review and meta-analysis. *BJOG.* 2015;122(9):1157-1165.

66. Green JR, Soohoo SL. Factors associated with rectal injury in spontaneous deliveries. *Obstet Gynecol.* 1989;73(5 pt 1):732-738.

67. Jiang H, Qian X, Carroli G, Garner P. Selective versus routine use of episiotomy for vaginal birth. *Cochrane Database Syst Rev.* 2017;2:CD000081. doi: 10.1002/14651858.CD000081.pub3.

68. Frankman EA, Wang L, Bunker CH, Lowder JL. Episiotomy in the United States: has anything changed? *Am J Obstet Gynecol.* 2009;200(5):573.e1-573.e7.

69. Albers LL, Borders N. Minimizing genital tract trauma and related pain following spontaneous vaginal birth. *J Midwifery Womens Health.* 2007;52:246-253.

70. Hartmann K, Viswanathan M, Palmieri R, Gartlehner G, Thorp J Jr, Lohr KN. Outcomes of routine episiotomy: a systematic review. *JAMA.* 2005;293:2141-2148.

71. Kozhimannil KB, Karaca-Mandic P, Blauer-Peterson CJ, Shah NT, Snowden JM. Uptake and utilization of practice guidelines in hospitals in the United States: the case of routine episiotomy. *Jt Comm J Qual Patient Saf.* 2017;43(1):41-48.

72. American College of Obstetricians and Gynecologists. Practice Bulletin No. 165: prevention and management of obstetric lacerations at vaginal delivery. *Obstet Gynecol.* 2016;128:e1-e15.

73. Jonsson ER, Elfaghi I, Rydhstrom H, Herbst A. Modified Ritgen's maneuver for anal sphincter injury at delivery. *Obstet Gynecol.* 2008;112(2 pt 1):210-211.

74. Cunningham FG. The Ritgen maneuver: another sacred cow questioned. *Obstet Gynecol.* 2008;112 (2 pt 1):212-217.

75. Locatelli A, Incerti M, Ghidini A, et al. Head-to-body interval using "two-step" approach in vaginal deliveries: effect on umbilical artery pH. *J Matern Fetal Med.* 2011;24:6:799-803.

76. Leung TY, Stoart O, Sahota DS, Suen SSH, Lau TK, Lao TT. Head to body delivery interval and risk of fetal acidosis and hypoxic ischemic encephalopathy in shoulder dystocia: a retrospective review. *BJOG.* 2011;118:474-479.

77. Zanardo V, Gabrieli C, de Luca F, et al. Head-to-body delivery by two-step approach: Effect on cord blood hematocrit. *J Matern Fetal Neonat Med* 2013;26(12): 1234-1238.

78. Kotaska A, Campbell K. Two-step delivery may avoid shoulder dystocia: head-to-body delivery interval is less important than we think. *J Obstet Gynaecol Can.* 2014;36(8):716-720.

79. Menticoglou S. Delivering shoulders and dealing with shoulder dystocia: should the standard of care change? *J Obstet Gynaecol Can.* 2016;38(7):655-658.

80. Nutter E, Meyer S, Shaw-Battista J, Marowitz A. Waterbirth: an integrative analysis of peer-reviewed literature. *J Midwifery Womens Health.* 2014;59(3): 286-319.

81. Pinette MG, Wax J, Wilson E. The risks of underwater birth. *Am J Obstet Gynecol.* 2004;190:1211-1215.

82. Bovbjerg ML, Cheuney M, Everson C. Maternal and newborn outcomes following waterbirth: the Midwives Alliance of North America Statistics Project, 2004 to 2009 cohort. *J Midwifery Womens Health.* 2016;61:11-20.

83. Cluett ER, Burns E. Immersion in water in labour and birth. *Cochrane Database Syst Rev.* 2009;2:CD000111. doi:10.1002/14651858.CD000111.pub3.

84. Kane Low L, Nutter EM. A model practice template for hydrotherapy in labor and birth. *J Midwifery Womens Health.* 2017;63(1):120-126.

85. Simpson KR. Underwater birth. *JOGNN.* 2013;42(5): 588-594.

86. Schafer R. Umbilical cord avulsion in waterbirth. *J Midwifery Womens Health.* 2014;59:91-94.

87. American College of Obstetricians and Gynecologists. Committee Opinion No. 679: immersion in water during labor and delivery. *Obstet Gynecol.* 2016;128:e231-e236.

88. Moore ER, Bergman N, Anderson GC, Medley N. Early skin-to-skin contact for mothers and their healthy newborn infants. *Cochrane Database Syst Rev.* 2016;11:CD003519.

89. McDonald SJ, Middleton P, Dowswell T, Morris PS. Effect of timing of umbilical cord clamping of term infants on maternal and neonatal outcomes. *Cochrane Database Syst Rev.* 2013;7:CD004074. doi:10.1002/14651858.CD004074.pub3.

90. Mercer JS, Erickson-Owens DA. Rethinking placental

transfusion and cord clamping issues. *J Perinat Neonatal Nurs.* 2012;26(3):202-217. doi:10.1002/14651858 .CD003519.pub4.

91. American College of Obstetricians and Gynecologists. Committee Opinion No. 543: timing of umbilical cord clamping after birth. *Obstet Gynecol.* 2012;120(6): 1522-1526.

92. American College of Nurse-Midwives. Delayed cord clamping: position statement. 2014. Available at: http:// www.midwife.org/ACNM/files/ACNMLibraryData /UPLOADFILENAME/000000000290/Delayed -Umbilical-Cord-Clamping-May-2014.pdf. Accessed December 11, 2017.

93. Yao AC, Moinian M, Lind J. Distribution of blood between infant and placenta after birth. *Lancet.* 1969;2:871-873.

94. Rabe H, Diaz-Rossello JL, Duley L, Dowswell T. Effect of timing of umbilical cord clamping and other strategies to influence placental transfusion at preterm birth on maternal and infant outcomes. *Cochrane Database Syst Rev.* 2012;8:CD003248. doi:10.1002/14651858 .CD003248.pub3.

95. Lawton C, Acosta S, Watson N, et al. Enhancing endogenous stem cells in the newborn via delayed umbilical cord clamping. *Neural Regen Res.* 2015; 10(9):1359-1362.

96. Bayer K. Delayed cord clamping in the 21st century: indications for practice. *Adv Neonatal Care.* 2016; 16(1):68-73.

97. Downey CL, Bewley S. Historical perspectives on umbilical cord clamping and neonatal transition. *J Royal Soc Med.* 2012;105(8):325-329.

98. Niermeyer S. A physiologic approach to cord clamping: clinical issues. *Matern Health Neonatol Perinatol.* 2015;1:21. doi:10.1186/s40748-015-0022-5.

99. Raju T. Timing of umbilical cord clamping after birth for optimizing placental transfusion. *Opin Pediatr.* 2013;25(0):1-8.

100. Hutton EK, Hassan ES. Late vs early clamping of the umbilical cord in full-term neonates: systematic review and meta-analysis of controlled trials. *JAMA.* 2007;297(11):1241-1252.

101. van Rheenen P, Brabin BJ. Late umbilical cord-clamping as an intervention for reducing iron deficiency anaemia in term infants in developing and industrialised countries: a systematic review. *Ann Trop Paediatr.* 2004;24(1):3-16.

102. Andersson OB, Lindquist B, Lindgren M, Stjernqvist K, Domellöf M, Hellström-Westas L. Effect of delayed cord clamping on neurodevelopment at 4 years of age: a randomized clinical trial." *JAMA Pediatr.* 2015;169(7):631-638.

103. Fogarty M, Osborn DA, Askie L, et al. Delayed vs early umbilical cord clamping for preterm infants: a systematic review and meta-analysis. *Am J Obstet Gynecol.* 2018;218(1):1-18.

104. World Health Organization. Guideline: delayed umbilical cord clamping for improved maternal and infant health and nutrition outcomes. 2014. Available at: http://apps.who.int/iris/bitstream /10665/148793/1/9789241508209_eng.pdf. Accessed December 11, 2017.

105. Mercer J, Erickson-Owens D, Deoni S. Effects of placental transfusion on ferritin and brain myelin volume at 4 months of age [Abstract]. Session 3130: Neonatal Medicine: Clinical Trial I, Pediatric Academic Societies conference, 2016.

106. Mercer JS, Erickson-Owens DA, Vohr BR, et al. Effects of placental transfusion on neonatal and 18 month outcomes in preterm infants: a randomized controlled trial. *J Pediatr.* 2016;168:50-55.

107. Rabe H, Sawyer A, Amess P, Ayers S; Brighton Perinatal Study Group. Neurodevelopmental outcomes at 2 and 3.5 years for very preterm babies enrolled in a randomized trial of milking the umbilical cord versus delayed cord clamping. *Neonatology.* 2016;109(2): 113-119.

108. Mercer JS, Erickson-Owens DA. Is it time to rethink cord management when resuscitation is needed? *J Midwifery Womens Health.* 2014;59(6):635-644.

109. American College of Obstetricians and Gynecologists. ACOG Committee Opinion No. 648: umbilical cord blood banking. *Obstet Gynecol.* 2015; 126(6):e127-e129.

110. Mousavi SH, Abroun S, Zarrabi M, Ahmadipanah M. The effect of maternal and infant factors on cord blood yield. *Pediatr Blood Cancer.* 2017;64:e26381. doi:10.1111/pbc.26381.

111. Meier C, Middelanis J, Wasielewski B, et al. Spastic paresis after perinatal brain damage in rats is reduced by human cord blood mononuclear cells. *Pediatr Res.* 2006;59(2):244-249.

112. Finster M, Wood M. The Apgar score has survived the test of time. *Anesthesiology.* 2005;102(4):855-857.

113. Apgar V. A proposal for a new method of evalua tion of the newborn infant. *Curr Res Anesth Analg.* 1953;32(4):260-267.

114. Casey BM, McIntire DD, Leveno KJ. The continuing value of the Apgar score for the assessment of newborn infants. *N Engl J Med.* 2001;344:467-471.

115. Vahabi S, Haidari M, Akbari Torkamani S, Gorbani Vaghei A. New assessment of relationship between Apgar score and early neonatal mortality. *Minerva Pediatr.* 2010;62(3):249-252.

# 28A

# 接 产 手 法

BARBARA J.REALE
感谢前版作者 Lisa Kane Low，Mavis Schorn，Mary C.Brucker 和 Tekoa L.King 的贡献

## 引言

接产时放置第一只手是为了胎儿娩出时保护会阴的完整性。一旦胎头着冠，放置另一只手至关重要，这样可使助产士在胎儿娩出的过程中和娩出即刻用两只手安全地抱紧娩出的胎头和胎体。新生儿的身体很滑，有时产妇的用力和宫缩力会形成合力，导致快速和有冲力的娩出。在整个过程中，助产士必须能够安全地抱握住新生儿。本附录中介绍的操作手法可用于任何分娩环境。

用一只手控制胎头仰伸是经过证明能够降低会阴裂伤发生率的最有效技术[1,2]。其他技术包括：①会阴按摩；②会阴热敷；③"hands-off"（会阴适度保护接生法），即胎儿双顶径娩出之前助产士不触碰胎头或会阴；④"hands-on"（会阴保护接生法），被以不同形式描述为协助胎头俯屈，控制其仰伸，同时用手托起会阴。在实践中，"hands-on"技术是指将一只手放在胎头上来控制其仰伸，另一手的拇指和其余四指放在会阴两侧坐骨结节附近，向内稍稍施加压力，以抵消胎头压迫所致的会阴横向牵拉。

虽然产前使用会阴按摩和热敷的研究证据只有低到中等的质量等级，但这些做法与降低初产妇Ⅲ度和Ⅳ度会阴裂伤有关[1,2]。强力按摩会导致会阴水肿，因此不推荐。虽然有随机对照试验对娩出前的"hands-off"和"hands-on"会阴保护技术进行了比较，没有证明哪种技术比另一种技术更加有效，但许多助产士仍会使用一些会阴保护的手法[1-5]。因此，虽然没有基于证据的结论，但这些技术可在接产

时选择性使用。

## 胎儿枕前位，产妇半坐、侧卧或仰卧位分娩时的接产手法

1. 确保产妇的会阴、外阴部分充分暴露和可及。

   a. 助产士取站位或坐位，确保视野清楚和操作方便；

   b. 将消毒单铺放在便于拿取的台面上，摆放接产器械和放置胎盘的器皿。

2. 控制胎头仰伸。在胎头仰伸过程中，胎头前后径逐渐从枕下前囟径（9.5cm）变成枕额径（11.5cm），然后再转为枕颏径（12.5cm）。娩出过程中，胎头径线不断增加引起会阴部扩张，控制胎头并缓慢仰伸，有助于防止会阴裂伤。控制胎头仰伸的主要目的是防止胎头突然仰伸而增加会阴裂伤的风险。

   a. 为了控制着冠时胎头仰伸，助产士将一手的手指伸直，以手掌面放在阴道口处拨露胎头的枕部。当胎头周围的外阴部开始膨胀伸展并包裹着娩出的胎头时，将手置于胎头上（图 28A-1）。将手指与手掌保持在一个平面时，能最好地控制胎头仰伸。手指在此位置使助产士能够控制胎头延伸；如果只是将指尖放在胎头上，助产士就没有那么大的控制力。如果在宫缩或母亲用力时胎头突然仰伸，指尖很可能沿着胎头的曲面滑动，触及或损伤到敏感的阴蒂区域，胎头会突然地进入助产士的手掌，形成对会阴部位的快速挤压。助产士使用一只手来控制仰伸时，另一只手可以自如地用来检查有无脐带绕颈，并操作任何需要用到的器械或物品。由于每个助产士的手大小有别，每个产妇分娩时的体位也不一致，实践中手放置的位置并

不那么重要,重要的是助产士找到自己能够控制胎头的舒适位置和保持视野清晰的做法。良好的人体力学机制对于防止助产士受伤非常重要。

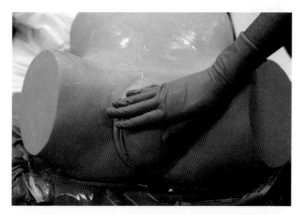

图 28A-1　助产士的手指与手掌处于同一平面可最大限度地控制胎头仰伸

ⅰ. 如果产妇侧卧,她应该弯曲膝盖,当双腿打开时,要保持两腿平行。在膝盖间放置枕头或花生球可以增进舒适。如果上方的腿被推向产妇头部,而且比下腿更加屈曲,则骨盆被过度拉伸而失去对称性,会阴也变得紧绷。当产妇有机会抬起并自然地摆放上腿时,多数产妇在胎儿即将娩出之前是不会这样做的。

ⅱ. 助产士如果站在产妇背后,能很容易地看清会阴和保持胎头俯屈。如果面向产妇腹部,则不能看清会阴,但指导分娩可能会容易一些。在任何位置时,助产士都要将手指放在胎头枕部,根据需要以手掌向会阴方向适度施压,在胎头娩出时控制其仰伸。

b. 如果助产士用第二只手保护会阴("hands-on"法):使用没有用来控制胎头仰伸的另一只手,将手的拇指和食指放在阴唇系带下方坐骨结节附近的会阴处,这样将容易发生撕裂的会阴体中心部分置于拇指和食指之间。拇指和其余四指向内对会阴体中心区域施压,减轻因胎头仰伸造成的会阴横向张力。

3. 检查有无脐带绕颈。儿头一经娩出,用一只手的指尖触诊新生儿颈部,并沿着颈部向两侧滑动,仔细检查有无脐带绕颈。如果有脐带绕颈,在脐带和颈部之间滑动手指,确定脐带的松紧度。当有脐带绕颈时,有 4 种胎儿娩出方法:

a. 解脱脐带:如果脐带较松,可在胎肩娩出前将脐带从儿头上滑过解脱绕颈(也叫经头解脱脐带)。

b. 穿过脐带娩出:如果脐带较紧,但仍有一定活动度,在娩出时将脐带上推滑过肩膀,使胎儿身体穿过脐带娩出。

c. 翻跟斗法:如果脐带太紧无法推过胎儿肩部,

但仍有一定长度可以活动,则在娩出胎体时,以一手让儿头紧贴产妇大腿并固定,然后另一只手帮助胎儿身体在会阴处"翻跟斗"娩出,这样可以减轻对脐带的牵拉[6,7]。翻跟斗手法见图 28A-2。

d. 钳夹和断脐:脐带确实很紧无法进行以上操作时,用两把血管钳夹住绕颈的脐带,在血管钳之间剪断脐带,然后娩出胎儿身体。

4. 如果计划两步分娩(假设脐带未被钳夹和剪断):在等待复位、外旋转和下次宫缩的时候,助产士或助手用吸湿的柔软纱布擦干新生儿面部和口鼻。但此时不要刺激新生儿,没有必要使用洗耳球抽吸婴儿的口腔和鼻道[8,9]。

a. 等待下次宫缩和外旋转发生,外旋转表现为枕部旋转 90°。

b. 如果需要加速分娩(例如:脐带已经钳夹和剪断),旋转胎肩至骨盆前后径上来促进复位;必要时使用改良式罗宾手法(Rubin's Maneuver)来促进外旋转。一手的两个手指插入并放在前肩肩胛骨上,另一只手的两个手指抵在后肩的锁骨上,然后稳固地将儿头旋转至骨盆出口斜径上。

5. 协助娩肩:

a. 助产士将双手分别放置于儿头两侧的顶骨和颧骨上,使手指朝向婴儿面部和鼻部,如图 28A-3。小指靠近会阴,拇指远离会阴。这是确保所有后续操作能安全抱紧新生儿的步骤。请记住,"小指靠近会阴"。

ⅰ 如果胎方位为 LOT,婴儿面向产妇右腿,此时助产士的左手置于儿头下方,右手置于儿头上方;

ⅱ 如果胎方位为 ROT,则助产士的右手置于儿头下方,左手置于儿头上方;

ⅲ 须记住的是"婴儿面向右,助产士右手在上"(图 28A-3)。

b. 协助娩出前肩。助产士将手指伸直,手掌平置于儿头两侧,避免握住胎儿的颈部。下次宫缩产妇用力时,儿头上方的手轻柔地用力下压儿头,直至前肩娩出,在耻骨联合下可见前肩及腋窝。在此过程中,保持儿头与其脊柱平行对齐。单纯下拉儿头,会使其朝向后肩侧曲,这会增大胎颈与前肩之间的夹角,可能导致过度拉伸而损伤新生儿臂丛神经丛。

c. 一旦前肩和腋下可见,双手托住儿头上下两侧,沿着 Carus 的自然弧度,轻柔地向上、向着产妇腹部,用力托起儿头。操作过程中避免侧向屈曲婴儿颈部。一些助产士在协助后肩娩出时,让下方的手滑过后肩,尽量让婴儿手臂紧贴身体,以达到保护会阴的目的。

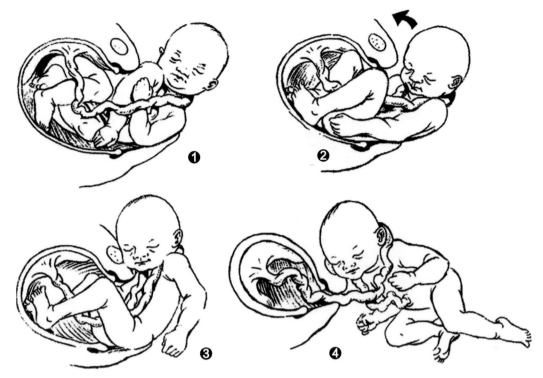

图28A-2  翻跟斗手法包括:将婴儿的头部屈曲并引导其向上或向侧面靠向耻骨或大腿,让婴儿做一个"翻跟斗",娩出后是婴儿的脚朝向母亲的膝盖,头部仍然保持在会阴部

1. 一旦发现有脐带绕颈,在不触碰脐带的情况下,将前肩和后肩在控制下缓慢地娩出。
2. 肩部娩出后,屈曲儿头,使婴儿的脸部靠向母亲的大腿。
3. 新生儿的头部保持在会阴的旁边,而身体以"翻跟斗"的形式娩出。
4. 然后解脱脐带,随后按常规处理。

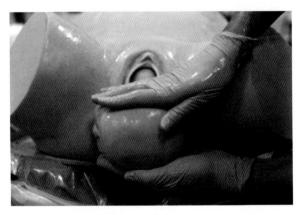

图28A-3  娩出胎身时手的位置

d. 后肩娩出时,儿头下方的手托住儿头,形成一个C型杯状,掌心朝向婴儿,掌背朝向会阴,拇指与其余手指松松地握住婴儿的胸背部。此时助产士前臂支撑儿头。儿头娩出时,如果助产士的手正确放置,其拇指将停留在肩胛骨附近位置,其余手指横跨在婴儿胸颈部,儿头轻轻地放在拇指与食指间的虎口上。这是抱紧新生儿安全接产的第一步掌控。在这种姿势下,母亲用力时不会导致助产士失去对婴儿身体的掌控。手置于儿头下方,还可以稳定颈部

和头部。下方的拇指和手指朝向新生儿身体中心,能防止婴儿颈部的转动。

e. 将原来放在儿头上方的手顺婴儿的背部下滑,用这只手抓住婴儿的一条或两条大腿,这是抱紧新生儿安全接产的第二步掌控。

6. 完成分娩的最后步骤。随着婴儿身体娩出,可立即将其放在产妇腹部,靠在助产士的前臂上并面向助产士,或交给另一位临床医护人员进行评估。

a. 婴儿立即置于产妇腹部:用支撑婴儿头部的手托住胸部和肩胛骨,将婴儿平稳地越过会阴部上方放在母亲腹部。婴儿侧卧于母亲腹部,头面部略低于身体,以利于口鼻内液体流出。

i. 将婴儿置于产妇腹部时,注意确定脐带没有受到牵拉;

ii. 确定母亲安全地怀抱婴儿后,助产士才能松开双手。

b. 将婴儿移交给其他医护人员。选择两种方法之一,转动手的位置以托住婴儿的胸部和肩胛骨:

i. 拇指和其余手指放在新生儿肩膀部位,伸出

一根手指支撑住枕骨和稳定颈部。新生儿肩膀在助产士的掌心，拇指和其余手指轻松放在颈部两侧，而不是用力压迫。在这个操作中，助产士上面的手仍然抓着新生儿的腿。

　　ⅱ．另一种做法是，下方的手上滑到婴儿头部，拇指和其他手指放在婴儿顶骨两侧，枕骨置于助产士的掌心。这个手法可以固定婴儿颈部，因为肩胛骨被助产士的掌根所牢牢支撑（图28A-4）。

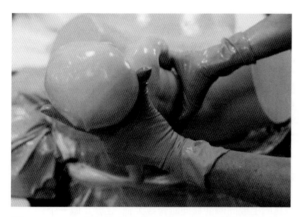

图28A-4　在准备将新生儿交给另一个医护时稳定颈部

　　ⅲ．新生儿的臀和腿牢固地夹在助产士下面的手臂和腰之间。新生儿的背由助产士的前臂支撑，新生儿的头被牢牢握住，略微悬垂并面向一侧，以鼓励体位性引流。这是抱紧新生儿安全接产第三步掌控技术，无论产妇的体位如何。此时应进行初始评估。现在助产士腾出一只手（原来放在上面的那只手），在适当的时候用来钳夹和剪断脐带。

### 枕后位分娩的接产手法

　　枕后位分娩的接产手法与枕前位基本相似，不同的是，枕后位分娩时，帮助胎头俯屈的用力方向是向上，而不是向下，因为此时枕骨靠近直肠而不是靠近耻骨联合。当见到双顶径时，停止向上托举枕骨，以适当的手法控制仰伸。

　　这种方法同样也适用于面先露。面先露时胎儿下巴处于耻骨联合下方，胎头娩出时，通过颈部俯屈，面部相继娩出。如果面先露时胎头旋转，需要将下巴转向后方，因为颈部太短胎儿无法经阴道分娩。枕后位分娩在胎头娩出后的其余步骤与枕前位相同。

### 手膝位分娩的接产手法

　　虽然分娩机转不会因母亲采取手膝位而改变，

但胎儿拨露的方向是倒置的，因而手的支撑方向和位置也相应发生变化。这种体位使视野和操作变得比较容易，但产妇只能听到助产士的声音，却无法看到助产士。因此分娩前应该尽量做好前期指导，告知产妇将会出现什么样的过程和她要在何种体位下接抱住新生儿。此外，手膝位分娩时可能会对阴唇前部及尿道周围造成压迫。图28A-5展示了枕前位时产妇以手膝位分娩的过程。

　　1. 当胎头娩出时，手指在枕骨处向肛门方向轻微施压来保持胎头俯屈。

　　2. 允许胎头逐渐仰伸，在头顶部继续施加柔和的对抗压力。保持胎头俯屈，直到枕部通过耻骨联合娩出开始仰伸，这样会降低会阴裂伤的风险。

　　3. 可以用另一只手支撑会阴或使用温湿毛巾垫手支撑。许多产妇喜欢在胎头逐渐仰伸时使用肛门区域的湿热敷。如果有大便出来，用毛巾盖住肛门，避免大便接触新生儿。

　　4. 与其他体位分娩一样，手膝位时也需要检查脐带绕颈、观察复位和外旋转。手膝位接产检查脐带绕颈时应该手心向上，手指在儿头下滑向背部。

　　5. 娩肩：一些人首先娩出耻骨联合下的前肩，同母亲仰卧位分娩时一样；另一些人则颠倒顺序，首先娩出靠近直肠的后肩。

　　6. 当婴儿上身娩出后，扶住婴儿双臂使其紧贴婴儿身体，然后沿着Carus曲线娩出婴儿，这样做可以保护会阴和外阴前部的结构。

　　7. 将婴儿从产妇两腿间递给产妇，确保产妇抱紧婴儿后才可松开手。然后助产士绕到产妇对面，协助产妇坐起身来。这样做时一定要注意观察脐带是否受到牵拉。

　　8. 另一个方法是产妇小心抬起一只腿跨过新生儿和脐带，然后转身面对助产士坐下，这时再将婴儿放到母亲腹部。

　　9. 当婴儿娩出后，许多产妇会自然地转身坐下，此时如果婴儿还未转交给产妇，很可能出现脐带或婴儿被压在产妇身下的情况。为了避免这种情况的发生，助产士需要在事前和接产过程中对产妇及其陪同家属做好前期指导。

### 全蹲或支撑性半蹲位分娩的接产手法

　　第二产程直立位和蹲位与第二产程时间缩短、异常胎心率图形减少、产妇疼痛程度减少有关。这些姿势也与会阴Ⅱ度裂伤增加和失血超过500ml有

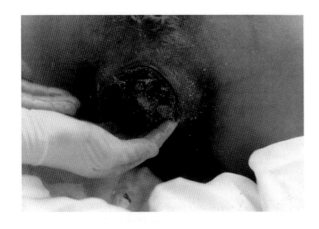
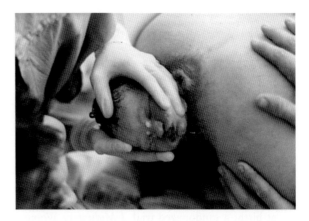
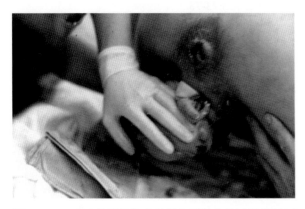
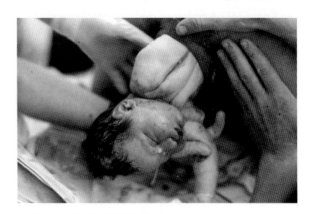

图 28A-5　手膝位胎儿复合前臂先露的分娩过程（照片由 Tekoa L.King CNM,MPH 提供）

关。蹲位增大了骨盆径线,重力作用可以帮助胎儿下降。根据产妇双腿的摆放位置,该体位有可能会增加会阴的横向张力[10~12]。

　　蹲位分娩时,为了观察、操作和控制,助产士要坐在产妇面前的矮凳或地板上。全蹲位时,产妇两腿屈膝、外展,重量分别放在腿和脚之间。这个姿势会使产妇的会阴部位接近其臀下的平面,所以胎儿娩出时距离平面只有很短的距离。另外,婴儿娩出后被送入母亲手臂的自然曲线路径正好是 Carus 曲线的延伸。

　　支撑性半蹲位时,产妇的臀部部分坐在接产床的边缘、专用分娩椅或小凳上。产妇可握住椅子两边的把手,双手、臀部、腿部和双脚共同支撑体重。产妇也可在一个支持者的支撑下维持半蹲位。这个人可以靠墙站立取得背部支撑,双臂在产妇腋下,双手在产妇胸前交叉,向上用力托起产妇身体。两个人都弯曲双腿,轻轻蹲下,产妇用力时需要得到来自身后的支撑。可以把枕头放在两腿之间的地板上,这样婴儿娩出后产妇和支持者可以滑下坐在枕头上。半蹲位时会阴部通常会

悬空于地板之上,为接产操作提供了空间。与全蹲位相比,半蹲位时产妇的会阴部分可能绷得不太紧。

　　下面介绍蹲位分娩的助产手法:

　　1. 胎头拨露时,用手和手指的掌面来控制和协助胎头俯屈。保护会阴的方法同前面介绍的其他体位一样,但在这种体位下是通过感觉来完成的,而非视觉。

　　2. 当胎头逐渐仰伸和娩出时,一定要注意观察阴道口的阴唇边缘。当产妇采取蹲位时,胎头娩出对阴道口产生的压力平均分布于会阴和阴唇之间。阴唇边缘裂伤较为常见,但如果控制好胎头仰伸,则裂伤会较表浅。

　　3. 其后的操作同前所述,将娩出的新生儿送到母亲腹部。如果产妇得到支持,她会很容易地抱住婴儿。

　　4. 用如前所述的接产手法完成:检查脐带、擦拭婴儿头部、观察复位和外旋转、娩出前肩和后肩及身体。

（徐鑫芬 译　段得琬 审）

## 参考文献

1. Aasheim V, Nilsen ABV, Reinar LM, Lukasse M. Perineal techniques during the second stage of labour for reducing perineal trauma. *Cochrane Database Syst Rev.* 2017;6:CD006672. doi:10.1002/14651858 .CD006672.pub3.

2. Albers LL, Borders N. Minimizing genital tract trauma and related pain following spontaneous vaginal birth. *J Midwifery Womens Health.* 2007;52:246-253.

3. Albers LL. Midwifery care measures in the second stage of labor and reduction of genital tract trauma at birth: a randomized trial. *J Midwifery Womens Health.* 2005;50:365-372.

4. Kopas ML. A review of evidence-based practices for management of the second stage of labor. *J Midwifery Womens Health.* 2014;59:264-276.

5. Bulchandani S, Watts E, Sucharitha A, Yates D, Ismail KM. Manual perineal support at the time of childbirth: a systematic review and meta-analysis. *BJOG.* 2015;122:1157-1165.

6. Schorn MN, Blanco JD. Management of the nuchal cord. *J Nurse Midwifery.* 1991;36:131-132.

7. Mercer JS, Skovgaard RL, Peareara-Eaves J, Bowman TA. Nuchal cord management and nurse-midwifery practice. *J Midwifery Womens Health.* 2005;50: 373-379.

8. Keleher J, Bhat R, Salas AA, et al. Oronasopharyngeal suction versus wiping of the mouth and nose at birth: a randomised equivalency trial. *Lancet.* 2013;382: 326-330.

9. Foster JP, Dawson JA, Davis PG, Dahlen HG. Routine oro/nasopharyngeal suction versus no suction at birth. *Cochrane Database Syst Rev.* 2017;4:CD010332. doi:10.1002/14651858.CD010332.pub2.

10. Golay J, Vedam S. The squatting position for second stage labor: effects on the evaluation and progress of labor and on maternal and fetal well-being. *Birth.* 1993;20(2):73-78.

11. Moraloglu O, Kansu-Celik H, Tasci Y, et al. The influence of different maternal pushing positions on birth outcomes at the second stage of labor in nulliparous women. *J Matern Fetal Neonat Med.* 2017;30(2):247-249.

12. Gupta JK, Hofmeyr GJ, Smyth RMD. Position in the second stage of labour for women without epidural anaesthesia. *Cochrane Database Syst Rev.* 2004;1:CD002006. doi:10.1002/14651858.CD002006.pub2.

# 28B

## 婴儿娩出后的脐带钳夹

DEBRA A.ERICKSON-OWENS，JUDITH S.MERCER

## 引言

延迟脐带钳夹带来的胎盘输血是为新生儿提供含铁丰富的红细胞、干细胞和血浆的主要来源。如果没有钳夹脐带，在出生后的几分钟内会继续保持胎盘输血。与即刻施行脐带钳夹的新生儿相比，延迟脐带钳夹新生儿的血容量增加约30%，含铁丰富的血细胞增加50%[1]。最近的随机对照试验证明了足月和早产新生儿延迟脐带钳夹（DCC）的短期和长期益处，没有发现任何的副作用[2]。本附录的重点是延迟脐带钳夹用于足月新生儿。

## 回顾

世界卫生组织建议延迟脐带钳夹的时间为3分钟[3]。2014年美国护士-助产士学会（ACNM）关于延迟脐带钳夹的立场声明建议在钳夹脐带前等待至少5分钟[4]。足月产后即刻脐带钳夹常定义为在出生后30秒内钳夹和切断脐带[5]。延迟脐带钳夹的定义各不相同，但通常定义为出生后等待1~3分钟才实施脐带钳夹[3-7]。当新生儿与母亲进行肌肤接触（高于胎盘水平）时，鼓励延迟脐带钳夹5分钟或更长时间[5,8]。这样做对早产儿的好处包括改善血流动力学的稳定性可减少颅内出血、入住NICU的早产儿输血率降低、提高血容量和血压、减少肺支气管发育不良[2,9,10]。对足月儿的好处包括：出生体重增加、早期红细胞压积水平升高、婴儿期铁储备增加、贫血减少、大脑早期发育区域的髓鞘增多[8]。

## 要点

- 延迟脐带钳夹会增加婴儿早期的铁储存量。婴儿期铁储备不足可能对大脑发育产生不可逆转的影响，尽管可以口服补铁。
- 重力作用会影响新生儿接受的胎盘输血量。出生后即刻进行母婴肌肤接触时，延迟脐带钳夹需要更长的时间。
- 在脐带钳夹之前可以安全地使用宫缩剂。
- 当需要尽早钳夹脐带时，将脐带血挤压给新生儿是延迟脐带钳夹的安全替代方法。
- 关于延迟脐带钳夹会引起高胆红素血症或症状性红细胞增多症的担忧，目前尚无研究证据支持。
- 在复杂的临床情况下，延迟脐带钳夹的管理在不同产科机构是不同的。
- 改变脐带钳夹的实践方式需要所有分娩参与者的共同合作。

## 管理步骤

向产妇及其支持人员简要讲述胎盘输血的益处。解释延迟脐带钳夹是分娩时的标准实践，除非产妇有其他要求。

脐带钳夹有几个问题需要考虑，包括时间、新生儿的位置、宫缩剂的使用情况、挤压脐带输血、分娩环境的影响以及复杂的临床情况。

### 时间

- 重力作用会影响新生儿接受的胎盘输血量。将新生儿置于胎盘水平以下会加速输血，而将新生儿置于胎盘水平以上会减慢输血速度。进行母婴肌肤接触的新生儿需要延迟更长的时间[4,5,11~13]。

- 输血完成后,脐带会变得松软、苍白、扁平,看起来已经明显排空,此时可以钳夹并剪断脐带[4,13]。"等待变白"是一个助记符,标志着输血已经完成。

- 触诊脐带搏动停止仅意味着脐动脉阻断,不是钳夹脐带的指征。第三产程子宫收缩时,胎盘中还会含有更多的血液可以转输给新生儿[12]。

## 体位

- 新生儿和产妇进行肌肤接触时用温暖的毛巾擦干并覆盖新生儿,保持脐带完整至少5分钟或直到胎盘即将娩出。肌张力和呼吸功能良好的新生儿才能立即进行母婴肌肤接触[5,12]。

- 对于不想进行母婴肌肤接触的产妇,可将新生儿放在产妇双腿之间的干净垫子上,等待胎盘输血完成[12]。

## 宫缩剂的使用

- 在钳夹脐带前,可以安全地使用宫缩剂[7,14]。

- 宫缩剂可增加宫缩的强度和频率,加快胎盘输血的速度。广泛存在的误解是新生儿会被过度输血,但是,有证据表明不会有过度输血发生[13]。

## 挤压脐带输血

需要将新生儿转移到暖箱进行复苏时,另一种方法是挤压脐带输血[5,12,13]。虽然挤压脐带不如延迟脐带钳夹为新生儿提供的血液量那样多,但它也能提供额外的血液和红细胞容量[4,5]。

在挤压脐带(手捋脐带)时,助产士用一手拇指和食指夹住阴道口一侧的脐带,然后顺着脐带沿朝向新生儿脐部的方向挤压3~5次。阴道分娩后,从阴道口开始挤压;剖宫产时,从胎盘上脐带根部开始挤压。完成脐带全长的挤压一次大约需要2秒;挤压后等待约2秒,待脐带血充盈后再次挤压[13,15]。

# 临床复杂情况

## 脐带绕颈

约有三分之一新生儿出生时有脐带绕颈,通常属于非紧急情况。过紧的脐带绕颈并不常见,但可能与新生儿血容量不足有关。强烈建议保持脐带完整,可采用翻跟斗手法协助胎儿娩出(图28A-2)[16]。

随后,将带有完整脐带的新生儿转移至暖箱(或进行复苏处理)[17]。

## 肩难产

肩难产时常伴有低血容量。肩难产的胎儿娩出后,在钳夹脐带前评估新生儿的同时使用延迟脐带钳夹或脐带挤压等技术可帮助恢复血容量。如果肩难产伴有过紧的脐带绕颈,尽量避免在胎肩娩出前钳夹脐带[18]。

## "启动缓慢"需要复苏的新生儿

如果新生儿肌张力不佳或"启动缓慢",需要制定一个行动计划来支持安全的新生儿过渡[13,18]。院外分娩场所的抢救人员通常在会阴部复苏新生儿,同时保持脐带完整[19]。医院分娩在这方面具有挑战性,抢救人员可能能够或无法保持完整的脐带而进行复苏抢救(除非是研究项目的内容)。

## 完整脐带复苏(延迟脐带结扎)

新生儿可以放在会阴部的清洁垫上或保持在胎盘水平以下,以加速胎盘输血[5]。根据新生儿复苏项目(NRP)指南,需要评估呼吸、心率和肌张力。可以通过轻轻触诊脐带来评估心率。即使最初新生儿没有呼吸,通常心率也是正常的。按照NRP指南,此时可以开始复苏。助产士应该再次检查心率;如果没有改善,可在不剪断脐带的情况下,于会阴处进行所有的常规新生儿复苏操作。一旦新生儿恢复了呼吸和肌张力,可以开始与母亲进行肌肤接触。这种复苏方法已经在院外环境中安全地实施了多年。

## 挤压脐带复苏

当无法延迟脐带结扎,而新生儿心率较慢时,可以在钳夹脐带前向着新生儿方向挤压脐带3~5次,以加速血容量的转移[5,13]。然后将新生儿转移至暖箱内,按照NRP指南开始复苏操作。

## 脐带血气采样

住院分娩时,按照医院的标准流程可能需要进行脐动脉血气分析采样。操作者通常在婴儿出生后立即用两把止血钳夹住并剪断脐带,在截下来的这段脐带的动脉和静脉中采集血液样本。Andersson等人展示了一种保持完整脐带下的脐血气分析采样技术[20]。操作时,分娩助手立即抱住新生儿,然后助产士用双手收集脐血气样本。使用带有小针头

(25G 或 27G) 的结核菌素注射器,首先从脐动脉收集样本,然后采集脐静脉血。在穿刺部位放置一个小的 2×2 纱布垫,施加非常轻微的压力来阻止血液渗出。这样仍然可以保证延迟脐带钳夹,如果适宜的话新生儿可与母亲进行肌肤接触。

(徐鑫芬 译 段得琬 审)

## 参考文献

1. Yao AC, Moinian M, Lind J. Distribution of blood between infant and placenta after birth. *Lancet.* 1969;2(7626):871-873.

2. Rabe H, Diaz-Rossello JL, Duley L, Dowswell T. Effect of timing of umbilical cord clamping and other strategies to influence placental transfusion at preterm birth on maternal and infant outcomes. *Cochrane Database Syst Rev.* 2012;8:CD003248. doi:10.1002/14651858.CD003248.pub3.

3. World Health Organization. Guideline: delayed umbilical cord clamping for improved maternal and infant health and nutrition outcomes. 2014. Available at: http://apps.who.int/iris/bitstream/10665/148793/1/9789241508209_eng.pdf. Accessed December 11, 2017.

4. American College of Nurse-Midwives. Delayed cord clamping: position statement. 2014. Available at: http://www.midwife.org/ACNM/files/ACNMLibraryData/UPLOADFILENAME/000000000290/Delayed-Umbilical-Cord-Clamping-May-2014.pdf. Accessed December 11, 2017.

5. Mercer JS, Erickson-Owens DA. Rethinking placental transfusion and cord clamping issues. *J Perinat Neonatal Nur*s. 2012;26(3):202-217; quiz 18-19.

6. Andersson O, Lindquist B, Lindgren M, Stjernqvist K, Domellöf M, Hellström-Westas L. Effect of delayed cord clamping on neurodevelopment at 4 years of age: a randomized clinical trial. *JAMA Pediatr.* 2015;169(7):631-638.

7. McDonald SJ, Middleton P, Dowswell T, Morris PS. Effect of timing of umbilical cord clamping of term infants on maternal and neonatal outcomes. *Cochrane Database Syst Rev.* 2013;7:CD004074. doi:10.1002/14651858.CD004074.pub3.

8. Mercer J. Delayed Cord Clamping and Infant Brain Study (IBS). Clinicaltrials.gov Identifier NCT01620008. 2012. Available at: https://clinicaltrials.gov/ct2/show/NCT01620008. Accessed December 11, 2017.

9. March MI, Hacker MR, Parson AW, Modest AM, de Veciana M. The effects of umbilical cord milking in extremely preterm infants: a randomized controlled trial. *J Perinatol.* 2013;33(10):763-767.

10. Katheria AC, Leone TA, Woelkers D, Garey DM, Rich W, Finer NN. The effects of umbilical cord milking on hemodynamics and neonatal outcomes in premature neonates. *J Pediatr.* 2014;164(5):1045-50.e1.

11. Yao AC, Lind J. Effect of gravity on placental transfusion. *Lancet.* 1969;2(7619):505-508.

12. Mercer JS, Erickson-Owens DA, Collins J, Barcelos MO, Parker AB, Padbury JF. Effects of delayed cord clamping on residual placental blood volume, hemoglobin and bilirubin levels in term infants: a randomized controlled trial. *J Perinatol.* 2017;37(3):260-264.

13. Katheria AC, Lakshminrusimha S, Rabe H, McAdams R, Mercer JS. Placental transfusion: a review. *J Perinatol.* 2017;37(2):105-111.

14. Vain N. Delayed cord clamping and use of oxytocin. Clinicaltrials.gov Identifier NCT02618499. 2015. Available at: https://clinicaltrials.gov/ct2/show/NCT02618499. Accessed December 11, 2017.

15. Erickson-Owens DA, Mercer JS, Oh W. Umbilical cord milking in term infants delivered by cesarean section: a randomized controlled trial. *J Perinatol.* 2012;32(8):580-584.

16. Mercer JS, Skovgaard RL, Peareara-Eaves J, Bowman TA. Nuchal cord management and nurse-midwifery practice. *J Midwifery Womens Health.* 2005;50(5):373-379.

17. Katheria AC, Brown MK, Rich W, Arnell K. Providing a placental transfusion in newborns who need resuscitation. *Front Pediatr.* 2017;5:1.

18. Mercer JS, Erickson-Owens DA. Is it time to rethink cord management when resuscitation is needed? *J Midwifery Womens Health.* 2014;59(6):635-644.

19. Fulton C, Stoll K, Thordarson D. Bedside resuscitation of newborns with an intact umbilical cord: experiences of midwives from British Columbia. *Midwifery.* 2016;34:42-46.

20. Andersson O, Hellstrom-Westas L, Andersson D, Clausen J, Domellof M. Effects of delayed compared with early umbilical cord clamping on maternal postpartum hemorrhage and cord blood gas sampling: a randomized trial. *Acta Obstet Gynecol Scand.* 2013;92(5):567-574.

# 28C

## 生殖道损伤:产后即刻检查外阴、会阴、阴道及宫颈

BARBARA J.REALE

感谢前版作者 Lisa Kane Low 的贡献

## 引言

产后立即检查外阴、会阴、阴道和宫颈有无裂伤或血肿。在检查过程中,助产士应该明确:

- 是否有动脉性出血,需要立即缝合
- 裂伤的位置和类型
- 裂伤是否需要修复[1~2]
- 是否有血肿存在

## 要点

### 缓解疼痛

检查阴道和宫颈时,可能会引起产妇不适和疼痛。第一步要确定产妇是否因裂伤而有大出血。如果有,止血必须在止痛之前或同时进行。可以用手压、止血钳或缝合止血。

一旦完成止血,助产士必须确定检查时产妇是否需要止痛剂。这取决于检查的范围和产妇的痛阈高低。如果需要进行广泛的检查或修复,产妇可能需要使用静脉阿片类镇痛药,如芬太尼、吗啡。如果产妇已经有硬膜外麻醉,应该通知麻醉医师要对产妇进行检查,这样硬膜外麻醉能够继续提供必要的镇痛效果。如果产妇有自控性硬膜外镇痛泵,让她按下另一个剂量按钮。必要时,进行阴部神经阻滞或局部浸润麻醉。

### 足够的照明

检查软产道时要保证有充足照明。如果光线不足,可能会导致裂伤判断错误或检查与修复时间过长。有可能需要将产妇移动位置或换到另一个房间,以确保充分的视觉效果。

### 产妇和助产士的位置

将产妇置于她感觉最舒适的体位,并考虑到助产士能进行充分的检查。对于大多数检查来说,让产妇取改良的膀胱截石位,半卧且膝盖弯曲,两脚放在床上或其他平面上就够了。如果怀疑有阴道穹隆或宫颈裂伤,产妇双腿置于腿架或脚架上会有助于检查。

### 视野清晰度

助产士需要将 3 根或 4 根手指伸进阴道,以提供足够的空间来检查宫颈及阴道裂伤的顶端。或者使用牵拉器放在阴道前壁拉开,便于更好暴露检查。操作步骤包括:

- 检查裂伤部位是否已经止血或仍在出血;
- 确定裂伤部位,以便准确记录在产妇的病历中,为其他产后照顾者提供指导;
- 判断裂伤类型(表 28-10)以及是否需要缝合。

### 器械物品

- 无菌手套
- 无菌纱布垫(或 X 光可探测的海绵垫)
- 组织钳

- 阴道牵拉器（Sims 牵拉器）
- 两把卵圆钳
- 消毒液

## 外阴和会阴检查步骤

1. 戴无菌手套，用手指轻柔地分开阴唇，用无菌纱布轻轻地清除血迹或凝血块以暴露裂伤部位。

2. 需要直视检查的部位有尿道口周围、阴蒂周围、阴唇、阴唇系带、会阴以及肛门直肠区域。

3. 如果裂伤边缘不规则，可用组织钳将裂伤的一侧拉向另一侧对位，这有助于助产士计划如何修复裂伤。

4. 如怀疑有Ⅲ度或Ⅳ度裂伤，戴第二双手套后将一只手的食指伸入肛门内，检查肛门括约肌的完整性。检查时掌心朝上，轻轻向上托起，露出全部裂伤伤口。直肠检查后摘掉外层手套丢弃。

## 阴道穹隆部全面检查步骤

为了检查方便将阴道穹隆划分为四部分：前、后穹隆及两侧穹隆，检查时需观察阴道黏膜的损伤情况。有系统的检查操作可以在检查时确保动作迅速，且所有部位都能彻底检查到。检查前计数纱布的块数。

1. 一块 4×4 无菌纱布四方对折，用卵圆钳夹持并清理血液。然后用另一把卵圆钳轻轻夹起脱出的宫颈，或用牵拉器抬起阴道前壁，无死角地暴露出两侧及前、后阴道穹隆。

2. 检查阴道壁时，将戴好无菌手套手的几个手指伸进阴道内，手掌向下朝着要检查部位的对侧方向压迫。一个部位检查完后，手指放松，再将手挪动到新的部位，继续施压检查。

3. 卵圆钳持无菌纱布，顺着阴道内的手指之间向前滑动直至指尖。此操作可减少纱布对阴道壁的接触，因为纱布会摩擦这些组织。无菌纱布像海绵一样可吸干检查部位的血迹及其他液体，有助于直视检查。如果纱布浸湿，取出卵圆钳更换新的纱布后继续清理检查。操作中助产士应注意清点使用过纱布的数量，以防有纱布遗留在阴道内。在分娩台上划出一个区域放置用过的纱布，有助于清点纱布数目。

## 宫颈检查步骤

如果有一个助手配合操作会比较容易，且效果更好。

1. 戴无菌手套，非主力手掌心朝下，3~4 个手指沿阴道后壁伸入阴道，到达宫颈前的深度。这只手是用来下压阴道后壁，协助暴露宫颈。

2. 一旦宫颈暴露后，主力手持卵圆钳夹住宫颈前唇。第一把卵圆钳夹住宫颈前唇使其进入视野，第二把卵圆钳用来夹住宫颈后唇（图 28C-1）。

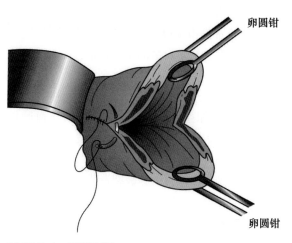

图 28C-1   暴露宫颈

3. 用主力手持住两把卵圆钳的钳柄，必要时轻轻向外牵拉卵圆钳，使宫颈能看得更清楚。将卵圆钳柄移向会阴一侧轻轻拉动宫颈，这样可以看到对侧宫颈的顶端。

4. 仔细检查两把卵圆钳之间的宫颈一侧。

5. 如果必要可用阴道内手的食指检查宫颈边缘，以确认目测检查是否正确。

6. 重复上述步骤，将钳柄移向会阴另一侧，观察并检查宫颈的另一侧。

7. 如果产后宫颈扩张太严重，单纯钳夹宫颈前、后唇来检查整个宫颈环可能会有困难。此时可在宫颈前唇放置一把卵圆钳，在其旁边放置第二把。然后松开第一把钳子，置于第二把钳子的另一边，继续逐次环绕宫颈进行"蛙跳或行走"，完成整个宫颈的检查。此方法也可应用于宫颈后唇无法暴露的情况。

8. 如检查后未发现裂伤，撤出卵圆钳和阴道内的手。

9. 如发现宫颈裂伤处有出血，可在修复前使用卵圆钳直接钳夹止血，这样可以明显减少失血量。

## 血肿

妊娠期间，孕妇外阴及阴道有丰富而完整的血管床，这增加了分娩时遭受创伤的风险。当其中一个血管撕裂或损坏时，血肿就会发生并快速增大[3]。

大多数血肿是由阴道或会阴裂伤中撕裂的血管形成的，但血管也可能损伤却没有明显的撕裂伤口。血肿发展迅速，对于没有区域麻醉的产妇来说非常疼痛。一个典型的症状是尽管用了镇痛药，但疼痛没有缓解或反而加剧。硬膜外麻醉产妇最常见的症状为肛门坠胀感或肛门疼痛。血肿的详细内容请查阅"第三产程"及"产后并发症"章节。

血肿经常是由动脉损伤引起，大量失血可造成产妇休克。血肿最常发生的位置包括：外阴、阴道及腹膜后腔[4]。

阴部动脉分支破裂可导致外阴血肿。由于Colles筋膜、泌尿生殖隔膜及肛门筋膜阻止血肿扩张，这些血肿会向皮肤表层和疏松的皮下组织处扩展[5]。在大阴唇处可见隆起的血肿。

阴道血肿可由子宫动脉破裂造成。这些血管周围没有筋膜包围，出血可广泛进入阴道旁组织。

发生于阔韧带之间的腹膜后血肿比其他两种血肿类型更少见。这类血肿是由髂内动脉分支损伤造成的，多见于子宫破裂或阴道旁血肿扩张。出血可能很严重，可迅速发展引起血流动力学不稳。出血可以是静脉性的，也可以是动脉性的。血流动力学稳定的产妇，一般为静脉出血；相反如果血流动力学不稳定，则多为动脉出血。

（徐鑫芬　译　段得琬　审）

## 参考文献

1. Cioffi JM, Swain J, Arundell F. The decision to suture after childbirth: cues, related factors, knowledge and experience used by midwives. *Midwifery.* 2010;26(2):246-255.

2. Cioffi JM, Arundell F, Swain J. Clinical decision-making for repair of spontaneous childbirth trauma: validation of cues and related factors. *J Midwifery Womens Health.* 2009;54(1):65-72.

3. Mirza FG, Gaddipati S. Obstetric emergencies. *Semin Perinatol.* 2009;33(2):97-103.

4. Elharmeel SMA, Chaudhary Y, Tan S, Scheermeyer E, Hanafy A, van Driel ML. Surgical repair of spontaneous perineal tears that occur during childbirth versus no intervention. *Cochrane Database Syst Rev.* 2011;8:CD008534. doi:10.1002/14651858.CD008534.pub2.

5. Mirza FG, Gaddipati S. Obstetric emergencies. *Semin Perinatol.* 2009;33:97-103.

# 28D

## 局部浸润麻醉在会阴裂伤修复中的应用

BARBARA J.REALE, TEKOA L.KING
感谢前版作者 Lisa Kane Low 的贡献

局部浸润麻醉可在胎儿娩出前需要进行会阴切开术之前进行,也可在自发性裂伤发生后用于需要缝合的相关区域或结构中实施。

### 局部注射使用的麻醉剂

局部浸润麻醉推荐使用的药物是 1% 盐酸利多卡因(Xylocaine)10mg/ml。利多卡因可以加或不加肾上腺素。肾上腺素使血管收缩,这有助于延长药物在修复组织中的停留,从而延长麻醉时间。

药代动力学研究发现,利多卡因注射后一分钟内就能在母体血浆中检测到,而且胎盘转运速度相当快[1]。从理论上讲,肾上腺素对子宫血流和胎儿可能有显著的潜在性不良影响。由于有这种风险,胎儿娩出前不应使用加有肾上腺素的利多卡因。相反,添加肾上腺素的利多卡因可用于产后的局部浸润麻醉,因为这样需要的药物量少,且麻醉效果更持久[2]。

#### 利多卡因的毒性

利多卡因中毒可引起头晕、晕眩、耳鸣、味觉异常、口周麻木和意识模糊。严重的毒性反应会导致意识丧失和呼吸困难。如果静脉注射不含肾上腺素的利多卡因,第一征兆可能是低血压和心动过缓。如果静脉注射含有肾上腺素的利多卡因,第一症状可能是高血压和心动过速。

利多卡因中毒通常发生于静脉注射、药物在黏膜等血管丰富区域快速吸收或者用药过量。因此,对安全使用利多卡因的最大剂量做出了规定。如果发生意外的静脉注射或未监测注射药物的总量,可以造成利多卡因用药过量达到中毒水平。中毒水平取决于产妇的体重、药物的浓度和规定的安全给药范围。

有胎儿利多卡因中毒的病例报道,继发于药液直接注射到胎儿头皮内。这种危险事故的发生多见于胎儿枕后(OP)位,或在胎儿娩出生前大于 4 分钟注射了大剂量利多卡因。

#### 利多卡因的剂量和药代动力学

- 推荐的不含肾上腺素的 1% 利多卡因的剂量通常为 5~10ml(50~100mg)。用药 3~15 分钟血浆浓度达峰值,开始生效可能要在用药后的 3 分钟。注意一定要等到麻醉生效,作用持续时间约为 30~60 分钟[2-4]。

- 1% 利多卡因的最大剂量是基于毒性的个案研究、较早的动物研究和生产商的建议[2,3]。

- 不含肾上腺素的 1% 利多卡因:30ml (300mg)[2,3]。在欧洲,最大推荐剂量为 20ml (200mg),因此出版物报告的计量可能会是 200mg 或 300mg[2]。

- 含有肾上腺素的 1% 利多卡因:50ml(500mg)。

#### 局部浸润的器械物品

局部浸润麻醉需要使用的器械物品见表 28D-1。

| 表 28D-1 | 局部浸润麻醉所需的器械物品 |
| --- | --- |

- 无菌手套
- 1% 利多卡因(10mg/ml)
- 一个 10~20ml 的注射器

注射器针头

- 18G,1.5 英寸(38mm)针头用于从原来的容器中抽出麻醉剂
- 22G,1.5 英寸(38mm)针头用于会阴切开、会阴或阴道裂伤、或阴道沟槽裂伤修复
- 25G,1 英寸(25mm)针头用于尿道周围或阴蒂周围裂伤修复

## 会阴切开术前的局部浸润麻醉

当着冠的胎头或胎先露压迫使会阴体变薄变平,准备实施会阴切开术前需要进行局部浸润麻醉。此时前后组织一般很少,仅有一个平面需要麻醉。会阴体薄而扁平,更容易实施麻醉和识别浸润区域。但也存在潜在性挑战,即刺穿会阴后壁,将局部麻醉剂注入阴道或危险地注入胎儿。为了避免这些风险,建议遵循以下原则。

一般原则

1. 缓慢地注射。

2. 在注射过程中,定期回抽检查是否有回血,避免注入静脉。

步骤

1. 将非主力手的两个手指插入阴道内 3~4cm深,置于胎先露和平坦的会阴体之间。手指在会阴体后面稍微施压,在准备浸润的区域与胎先露之间形成一些空间。

2. 有两种会阴体局部浸润麻醉方法可以选用。

a. 将针头刺入阴唇系带的中央,并针头沿着中线向直肠进针。抽吸后,在针头缓慢退出的同时连续注入不超过 10ml(100mg)的利多卡因药液。理想的效果是产生一块大而可见、可及、宽约为 2~2.5cm 的麻药皮丘,从会阴体中心的上端延伸到底端(图 28D-1)。

b. 将注射器针头刺入阴唇系带的中央并抽吸,然后以在会阴体上呈倒置扇形的方式进针并注射麻醉药。这种技术可在会阴体上形成一个更宽的麻醉区域,但需要较多的时间,因为要将针头反复抽回注

射,并重新改变角度后再进针。这样做的目的是为了避免多次针扎,方法是把针抽回来但不拔出针尖,再朝着会阴体的另一个方向重新进针(图 28D-2)。

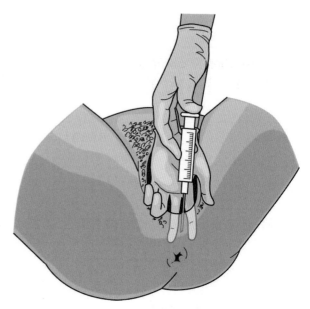

图 28D-1　会阴中切术前局部浸润麻醉操作方法①

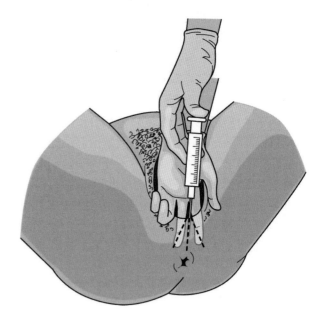

图 28-2　会阴中切术前局部浸润麻醉操作方法②

3. 如果计划进行会阴侧切,进针方向和由此产生的麻药皮丘就不在会阴中心部,而是沿着将要进行会阴侧切部分的路径侧向进针注药。

## 局部浸润麻醉用于产后裂伤的修复

如果胎儿娩出前使用的麻醉已经耗尽,产后实施阴部神经阻滞失败,或者局部浸润麻醉就是当时

的选择,都需要实施局部浸润麻醉来完成会阴裂伤的修复。裂伤修复时使用局部浸润麻醉的主要缺点是扭曲组织结构,从而增加了组织正确对合的难度。

步骤

1. 确认所有需要麻醉和修复的组织。

2. 将针尖放在离阴唇系带最近的裂伤末端或边角上,进针深度为伤口的长度,到达预计缝合开始或结束的组织部位。

3. 回抽确保针头没有进入血管。

4. 沿着伤口的边缘,一边退出针头一边注射麻醉剂。

5. 当针尖退到接近入点时停止注射药物,但不退出针头。

6. 针头沿着需要缝合的开放性伤口下方的任何组织,重新定向进针。

7. 一边退出针头一边注射麻醉剂,直至退回到进针处。

8. 重复上述步骤,直到所有需要缝合的区域都已麻醉。

9. 一旦所有需要麻醉区域完成浸润注射,撤出针头;在不相邻的另一个裂伤区域实施同样的麻醉步骤。

(徐鑫芬 译　段得琬 审)

**参考文献**

1. Phillipson EH, Kuhnert BR, Syracuse CD. Maternal, fetal, and neonatal lidocaine levels following local perineal infiltration. *Am J Obstet Gynecol.* 1984;149(4):403-407.

2. Rosenberg PH, Veering BT, Urmey WF. Maximum recommended doses of local anesthetics: a multi-factorial concept. *Reg Anesth Pain Med.* 2004;29:564-575.

3. Lidocaine hydrochloride: drug summary. *Prescribers Digital Reference.* Available at: http://www.pdr.net/drug-summary/Lidocaine-Viscous-Solution-lidocaine-hydrochloride-2696. Accessed December 13, 2017.

4. Colacioppo PM, Riesco MLG. Effectiveness of local anaesthetics with and without vasoconstrictors for perineal repair during spontaneous delivery: double blinded randomised controlled trial. *Midwifery.* 2009;25:88-95.

# 28E

---

## 阴道分娩时的阴部神经阻滞

---

DEBORAH ANDERSON

*感谢 Barbara J Reale 的贡献;感谢附录前版作者 Lisa Kane Low 的贡献*

阴部神经阻滞是区域麻醉技术的一种,通过麻醉阴部神经减轻或消除阴部神经控制区域内肌肉和组织的痛觉。阴部神经阻滞有以下优点:

- 主要用于阴道手术分娩和 / 或生殖道撕裂修复时的镇痛。也可用于自然分娩第二产程晚期的疼痛缓解,或者用于局部麻醉后会阴修复时疼痛缓解不充分或不满意的产妇。

- 可对外阴和肛门进行麻醉,包括阴蒂、大阴唇、小阴唇和会阴体,因此,比局部浸润麻醉覆盖的区域范围更加广泛。阴部神经阻滞不能缓解子宫收缩和宫颈扩张导致的疼痛,也不能有效缓解阴道上段和宫颈裂伤修复或手入宫腔探查所导致的疼痛。

- 不会改变子宫收缩的强度和频率,但会降低第二产程用力的感觉。

- 在安全剂量范围内和正确用药的情况下,对产妇、胎儿或新生儿风险最小。

### 阴部神经阻滞的麻醉剂

阴部神经阻滞通常使用的麻醉剂是不含肾上腺素的 1%(10mg/ml) 盐酸利多卡因(Xylocaine)[1]。利多卡因能被迅速吸收,穿过胎盘,注射后 5 分钟内可在母体静脉和胎儿头皮血中检测到,注射 10~20 分钟后达到峰值水平[2]。最大阻滞可能需要 20 分钟才能生效,因为阴部神经是一个较大的有髓鞘外周神经,具有较小的表面积与体积比。因此,麻醉生效延迟,与通常 5 分钟生效的会阴皮下浸润麻醉相比最大阻滞作用的见效时间较晚[3]。

麻醉持续时间取决于阴部神经阻滞的成功操作和所用的药物。利多卡因的平均作用时间为 30~60 分钟。1% 利多卡因的安全剂量为 3mg/kg(68kg 的女性为 204mg) ~4.5mg/kg(68kg 的女性为 300mg)。最大推荐剂量为 300mg[3,4]。

### 阴部神经阻滞需要的器械物品

实施阴部神经阻滞需要的器械物品见表 28E-1。该技术操作使用的针头导向器、针头和注射器见图 28E-1[1]。

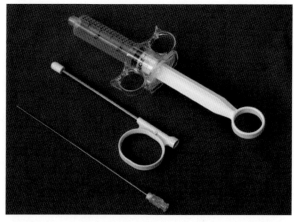

图 28E-1  阴部神经阻滞器械包:针头、针头导向器、注射器

---

**表 28E-1  阴部神经阻滞需要的器械物品**

- 无菌手套
- 阴部神经阻滞消毒器械包,包括:
  针头导向器(如爱荷华小号)
  12~15cm(5~6 英寸)20G 或 22G 手术针头
  20ml 注射器
  抽取麻醉剂的 18~20G 针头
- 局部麻醉剂:1% 利多卡因(不含肾上腺素,Xylocaine)

---

## 用于会阴麻醉的阴部神经阻滞

阴部神经是阴道下段、外阴、会阴和肛门的感觉神经支配的主要来源,并为会阴肌、尿道括约肌和肛门外括约肌提供运动神经支配。将局麻剂浸润于阴部神经干周围,通过阻滞阴部神经抑制神经传导来缓解这些区域的疼痛。为了有效和安全地定位阴部神经,清楚了解阴部神经和阴部内动脉的部位十分重要。

### 阴部神经的解剖位置

阴部神经起源于 S2~S4 骶神经根,穿过梨状肌和尾骨肌,经坐骨大孔穿出骨盆。然后经由骶棘韧带后侧表面,在位于坐骨棘后的阴部血管内侧前行,在坐骨棘下方通过,再沿着骨盆侧壁穿过 Alcock 通道,分为三个分支:痔下神经、会阴神经、阴蒂背神经[5]。

### 有效阻滞阴部神经的关键原则

1. 为了有效和安全地定位阴部神经,了解阴部神经和阴部内动脉的位置是必不可少的。

2. 了解定位利多卡因浸润最佳点的关键解剖学标志,来最有效地阻滞阴部神经。

3. 留出足够的时间来达到有效镇痛。

### 阴部神经阻滞的禁忌证

阴部神经阻滞的禁忌证有凝血功能障碍、阴道感染、局麻药过敏、不能耐受操作过程或拒绝阴部神经阻滞者。

### 阴部神经阻滞操作步骤

1. 解释阴部神经阻滞的风险和益处,获得知情同意。

2. 用注射器抽取 1% 利多卡因 20ml,连接针头并排出注射器和针头内的空气。将带有注射器的针头放入针头导向器中。

3. 触诊找到坐骨棘。

a. 如果坐骨棘的位置不清楚,则触诊找到骶棘韧带,然后顺着侧行的骶棘韧带找到其在坐骨棘上的附着点。骶棘韧带是一条坚固的带状组织,在骶尾关节和坐骨棘之间。如果骶棘韧带的位置不清楚,触诊骶尾关节(尾骨与骶骨连接处),找到附着的骶棘韧带,并沿着韧带侧向滑动手指,找到坐骨棘。

4. 将针尖收回到导向器内,将带有注射器的导向器插入阴道,将导向器顶端放在骶棘韧带上于坐骨棘内侧 10mm 处(图 28E-2)。

a. 为了防止意外的针刺,确保在插入阴道期间针尖被拉入导向器内。

b. 进行右侧阻滞时,将右手食指放在坐骨棘

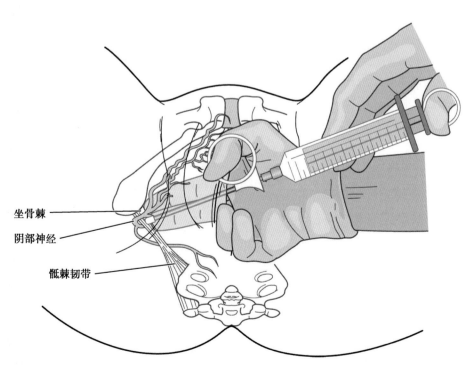

坐骨棘

阴部神经

骶棘韧带

图 28E-2　阴部神经阻滞操作

上。将中指放在相邻的骶棘韧带上。左手持导向器和连接的注射器,沿着右手滑入达到食指和中指指尖中间的位点。

c. 左侧阻滞时,将左手食指放在坐骨棘上,用右手握持导向器和连接的注射器。

d. 位置正确的导向器能将针尖引导至最佳浸润点(坐骨棘内侧 10mm 和后侧 10~15mm)。导向器仅允许针头从其顶部刺出 10~15mm 的长度(不同制造商间有所不同)。

e. 当胎头进入骨盆较深位置时,注射阴部神经阻滞可能具有挑战性,因为操作时通常会刺激产妇自发用力。选择在宫缩间歇期操作,并鼓励产妇深呼吸,可帮助她克服操作过程中自发用力。

5. 稳定导向器。

a. 食指在坐骨棘上轻微向前施压,有助于稳定导向器。

6. 推动导向器内的针头,穿过骶棘韧带,到达最佳浸润点。

a. 小心警示! 当针头通过导向器完全推进时,它将从导向器的顶端刺出。为防止针刺伤,保证将针头缩入导向器,直至准备好要穿刺韧带时。在推进针头之前,确保手指不在导向器尖端的前方。

7. 回抽。

a. 这是预防血管内给药的必要安全措施。在以后的每次注射之前都要进行回抽。

8. 首先在一侧注入 1% 利多卡因 10ml。

a. 注射前提醒产妇即将注射。

9. 在对侧重复该过程。

10. 允许足够的时间达到有效阻滞。

a. 达到最大镇痛效果可能需要 20 分钟时间。为了检查阻滞是否有效,可轻触肛门附近的皮肤。阻滞有效将阻断肛门括约肌的反射性收缩。可在另一侧重复。

b. 如果阻滞无效或仅单侧有效,可以再追加注射 1% 利多卡因 5ml,记录每次用药剂量,量不可超过 30ml(300mg)。

c. 在某些情况下,例如需要紧急分娩,不可能等待 20 分钟达到最大麻醉效果,操作者可能会先作会阴局部浸润麻醉,然后再进行阴部神经阻滞。这将提供更加快速的会阴麻醉,在术前阴部神经阻滞不能完全生效时协助缓解疼痛。

变化的阴部神经阻滞操作方法:多次注射方法

变化的阴部神经阻滞标准操作过程已经建立,在此做出讲解[1,4,6]。单次注射方法可以最大限度地降低阴部神经阻滞并发症的风险;而多次注射方法可以减少阻滞不完全的可能性。但目前还没有比较单次和多次注射技术的安全性或有效性的研究发表。

## 变化操作过程 1[1,6]

按照前述操作程序直至注射 1% 利多卡因这一步骤,改变单次注射方式,具体操作如下:

- 向坐骨棘内侧后方 10 毫米处,骶棘韧带内注入 1% 利多卡因 3ml。
- 将针前推穿过骶棘韧带,注射剩余的 7ml。
- 在每次注射药物前都要回抽检查,避免进入血管。
- 在另一侧重复操作。

## 变化操作过程 2[1,4]

按照前述操作程序直至注射 1% 利多卡因这一步骤,改变单次注射方式,具体操作如下:

- 在坐骨棘尖下方将 1% 利多卡因 1ml 注入黏膜,形成隆起的黏膜丘。
- 朝向骶棘韧带进针,在韧带内注入 1% 利多卡因 3ml。
- 针头穿过骶棘韧带,在韧带后方注入 1% 利多卡因 3ml。
- 回抽针头进入导向器,在坐骨棘上方进针注入 1% 利多卡因 3ml。
- 在每次注射药物前都要回抽检查,避免进入血管。
- 在另一边重复操作。

## 阴部神经阻滞相关结局

大约有 3%~50% 的阴部神经阻滞在一侧或两侧无效[1]。Ford 认为,阴部神经阻滞相关知识不足和操作不熟练是导致效果不佳的原因[3]。但只要阴部神经阻滞取得成功,其麻醉镇痛效果就会非常显著。

阴部神经阻滞的潜在并发症很少,一旦发生却可能很严重,包括血肿伴感染或无感染、局部感染(腰肌后和臀下脓肿)、注射部位感染、意外血管内注射或药物过量引起的全身中毒反应、一过性坐骨神经麻痹、骶神经病变、针头和麻药意外进入胎儿头皮、产妇或操作者[6-9]。

(徐鑫芬 译 段得琬 审)

参考文献

1. Anderson D. Pudendal nerve block for vaginal birth. *J Midwifery Womens Health*. 2014;59(6):651-659.

2. Zador G, Lindmark G, Nilsson BA. Pudendal block in normal vaginal deliveries: clinical efficacy, lidocaine concentrations in maternal and foetal blood, foetal and maternal acid-base values and influence on uterine activity. *Acta Obstet Gynecol Scand Suppl*. 1974;(34):51-64.

3. Ford JM, Owen DJ, Coughlin LB, Byrd LM. A critique of current practice of transvaginal pudendal nerve blocks: A prospective audit of understanding and clinical practice. *J Obstet Gynaecol*. 2013;33(5):463-465.

4. Cunningham FG. Obstetrical anesthesia. In: Cunningham FG, ed. *William's Obstetrics*. 24th ed. New York: McGraw-Hill; 2014:504-522.

5. Standring S, ed. *Gray's Anatomy: The Anatomical Basis of Clinical Practice*. 39th ed. Edinburgh: Elsevier Churchill Livingstone; 2005.

6. Kurzel RB, Au AH, Rooholamini SA. Retroperitoneal hematoma as a complication of pudendal block. diagnosis made by computed tomography. *West J Med*. 1996;164(6):523-525.

7. Svancarek W, Chirino O, Schaefer G Jr, Blythe JG. Retropsoas and subgluteal abscesses following paracervical and pudendal anesthesia. *JAMA*. 1977;237(9):892-894.

8. Langhoff-Roos J, Lindmark G. Analgesia and maternal side effects of pudendal block at delivery. A comparison of three local anesthetics. *Acta Obstet Gynecol Scand*. 1985;64(3):269-272.

9. Pages H, de la Gastine B, Quedru-Aboane J, Guillemin MG, Lelong-Boulouard V, Guillois B. Lidocaine intoxication in newborn following maternal pudendal anesthesia: Report of three cases. *J Gynecol Obstet Biol Reprod (Paris)*. 2008;37(4):415-418.

# 28F

# 会阴裂伤及会阴切开的修复

BARBARA J.REALE

感谢前版作者 Lisa Kane Low,Mary C.Brucker,Saraswathi Vedam 和 Tekoa L.King 的贡献

大约 85%~90% 的初产妇和 60% 的经产妇在阴道分娩的过程中会发生生殖道裂伤[1,2],这些裂伤可轻可重。会阴部的裂伤通常需要修复,而生殖器其他部位的撕裂通常只有在出血时才需要修复。此外,有指征时可能会实施会阴切开术,即在会阴体后方实施的手术切开,用于加快分娩。修复生殖道裂伤是必须掌握的助产技术。

本附录讲述了缝合的基本原则、产道裂伤修复的不同缝合针法、阴道分娩常见产道裂伤的修复技术。本文对现有关于不同修复技术的争议也做了简单综述。最后一部分介绍了会阴切开技术。临床根据涉及的组织和肌肉情况对生殖道裂伤来进行分类,见表 28-10。裂伤是自发性事件,而会阴切开是有目的实施的手术。

图 28F-1 是会阴裂伤的解剖图谱。受损的解剖结构可包括:皮肤、阴道黏膜、处女膜环、阴唇系带、球海绵体肌、会阴横肌;如果裂伤延续到直肠,受损部位还包括直肠外括约肌、直肠内括约肌和直肠黏膜。

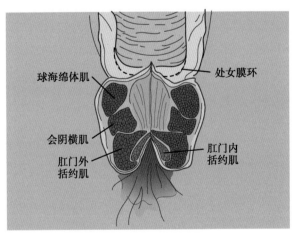

图 28F-1　会阴裂伤或正中会阴切开伤口解剖图

## 产道裂伤修复所需器械物品

- 锋利的手术剪
- 无菌纱布(4×4)
- 持针器(针持)
- 无齿和有齿的组织钳
- 缝合线
- 不含肾上腺素的 1% 利多卡因
- 注射器和 18 号针头,用于抽取利多卡因
- 22 号针头,用于局部浸润注射

备用物品:
- 爱荷华喇叭形针头导向器和用于阴部神经阻滞的针
- Sims 阴道牵拉器

Ⅲ度或Ⅳ度裂伤修复:
- Gelpi 牵拉器
- Allis 钳

## 一般原则和缝合技术

生殖道裂伤或外阴切开术的修复为了实现三个目标:①止血;②恢复功能完整性;③美容修复。互联网上有很多电子资源,为需要视觉演示的学习者展示了会阴裂伤修复的各个方面。在经验丰富的助产士或医生的直接监督下使用模型的积极练习非常重要。

### 止血

在伤口闭合前必须先止血。血块会增加炎症反

应,并且会成为细菌培养基。大的血块压迫相邻组织,可以导致组织坏死。

通过结扎出血血管、消除死腔、尽量减少组织损伤的技术来达到止血。以下操作可以促进止血:

1. 在缝合前轻柔地探测伤口深度,以确定黏膜层下需要修复组织的确切深度。

2. 缝合起点至少在伤口顶端 1cm 以上,以确保回缩的血管也被缝合在内。

3. 在血管密集部位使用促进止血的缝合方法,如:连续锁套缝合(或毯式缝合)。

4. 使用无创(圆锥形)缝针而不是三角针。

## 促进伤口愈合

创伤愈合包括三个阶段:炎症期、增生期、成熟期[3]。尽管健康妇女通常愈合良好,但是使用无菌技术以避免感染仍是至关重要的。无菌技术包括:接产后立即更换手套;必要时重新铺盖手术单以创造无菌区域;直肠检查时,做检查的那只手佩戴双层无菌手套,检查完成后立即丢弃外层手套;在修复过程中确保缝合针线放置在无菌区域。

在伤口修复操作过程中,以下技术可促进伤口愈合:

● 使用满足需要的最细缝合线、缝合用针和最少的缝合针数。

● 使用无创性圆针缝合。

● 准确对合邻近组织:在需要的地方只缝合一次。不要为了获得更完美的结果拆除和更换已经完成的缝合针脚。

● 不要缝合太密或太紧,过密缝合可能导致组织缺血缺氧。

● 避免不必要地反复擦拭、摩擦和探查伤口,轻蘸可以避免对组织造成额外的创伤。

● 避免使用可能损失组织的器械。

● 闭合伤口前清除血块和组织碎片。

● 闭合伤口前充分止血以避免血肿形成。

● 严格关闭全部死腔。

## 缝线材料选择

缝线种类包括标准合成线、快速吸收合成线、丙三醇浸润肠线、标准合成线加快速吸收合成单股缝合线及肠线[4]。合成线是首选,缝合造成的产后即刻疼痛较少[3,5]。与肠线相比,合成线多数不需要拆线和重新缝合[3,5]。肠线的另一个缺点是导致较强的组织炎症反应,造成缝合部位水肿与压迫引起组

织坏死。组织功能修复不良可能会导致永久性疤痕。最常见的两种可吸收合成线是聚乙醇酸(Dexon, Davis & Gerk Ltd.,United Kingdom)和羟乙酸乳酸聚酯910(Vicryl,Ethicon Ltd.,Edinburgh,United Kingdom)。

## 缝线规格和缝针类型

肌肉通过疤痕组织的沉积而愈合,需要比其他组织更坚固的缝合。缝线规格号数越大,缝线越细(如 6-0、8-0 比 4-0 要细)。不同情况下使用缝线规格的建议见表 28F-1。

推荐使用无创性锥形尖圆针,而不使用三角针,以减少组织创伤和引起出血的风险(图 28F-2)。三角针的针体形状为三角形,每一个角都很锋利;相反,无创性圆形缝针的针尖是一个圆锥形顶点。后者更容易穿过软组织,而且不会损伤血管。缝针的解剖形状见图 28F-3。

| 表 28F-1 | | 常见修复部位对应的缝线规格标号和材料选择 | |
|---|---|---|---|
| 厚度 | 规格标号 | 适用修复部位 | 缝合方法类型 |
| 薄 | 4-0 | 阴蒂裂伤 | 连续,间断 |
| | | 浅表会阴裂伤 | 连续,间断 |
| | | 直肠前壁(Ⅳ度裂伤修复) | 连续,锁套 |
| | 3-0 | 阴道黏膜 | 连续,锁套 |
| | | 深度会阴裂伤 | 皮下,连续 |
| | | 部分断裂的盆底肌 | 深部间断 |
| | 2-0 | 肛门外括约肌 | 连续,深部间断 |
| | | 宫颈裂伤 | 连续,深部间断 |
| | | 侧壁裂伤 | 连续,深部间断 |
| 厚 | | 深部盆底肌 | 深部间断 |

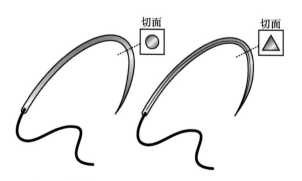

无创性圆形缝针　　切割性三角形缝针

图 28F-2　弯曲形带线缝针的种类

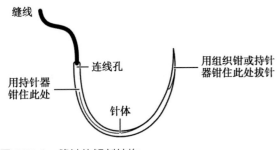

图 28F-3　缝针的解剖结构

缝线
连线孔
用组织钳或持针器钳住此处拔针
用持针器钳住此处
针体

## 缝合

### 要点

1. 在缝合前应该复习缝合的基本技术和不同组织应选用何种缝线。需要缝合的组织应该清楚暴露并确定伤口标记点。

2. 多余缝线握在拿持针器的手掌中,以避免在手术区内摇晃或接触到污染区域。

3. 用持针器顶端来夹住缝针,使缝针的曲线平面与持针器手柄平面垂直。持针器在缝针与缝线连接处的下方紧夹针头。

4. 不要将持针器夹在缝针与缝线连接处,或夹在缝线上,避免破坏缝线强度。

5. 持针器是通过操作者手腕动作来控制。持针器的正确握法是:钳环握于手掌中,由小拇指和无名指固定。大拇指和中指握在长柄的两侧,食指放在钳柄较宽的一侧(通常是在上方),不要让手指穿过钳环。一些助产士称这一姿势为与持针器"握手"(图 28F-4)。

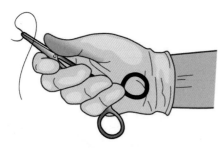

图 28F-4　手握持针器的一种方法

6. 为了符合通用感染预防措施,一旦针头穿过组织,助产士必须使用钳子夹住或"拾起"针头,来引导缝针完成一个缝合针脚。

7. 缝针应沿着其弧度穿过组织。当沿着针的弧度而不是以直线穿过出针时,缝线也将沿着缝针通过时留下的最小空间穿过。如果缝针直线穿过出针,其弧形构造将增大其穿过组织时留下的空间,缝线穿过这个较宽大的轨迹空间时会导致缝线不稳固或血液和渗出液的聚集。转动手腕,与缝针弧度保持一致,可促使缝针平稳移动。

8. 缝合进针时应夹住缝针弯曲针体的中心部,这样穿过组织时,缝针才能垂直于组织刺入。因此,握持针器长柄的手必须调整到手背朝上的位置,然后再进针。随着缝针进入组织,转动手腕大约180°,这样缝针才能沿着正确的弧线轨迹出针来完成缝合。

9. 当针尖露出时,用无齿组织钳夹住针尖或者松开持针器来夹住针尖(图 28F-5)。缝合深度至中等深度裂伤时,尽可能使用组织钳来夹针尖。因为在这种情况下缝合的组织量较多,松开持针器后针尖会回缩到组织中,无法再用持针器夹住针尖。不要用手指来握住针尖,可能会导致针刺伤。

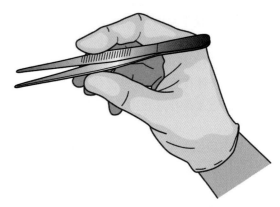

图 28F-5　无齿组织钳

10. 避免多次针刺、不必要的针脚、过密的缝合针脚,缝合位置错误则必须拆除。伤口的过度缝合会引起对异物的炎症反应,延缓愈合过程。

## 打结

方结是修复会阴切开伤口和会阴裂伤的基本打结方法(图 28F-6)。先打一个左手结,再打一个右手结就可以形成一个方结。大部分专家提倡一个方结后要再打一次结以确保缝线不会松脱。这种结俗称为"一个半结",当第一个或第三个结套变松,或者缝线比预期更快溶化时,仍可以有一个方结存在。

可以用手、器械或两者一起来打结,因为这些方法都可以确保方结被系紧且平置于修复组织上面。器械打结为首选方法,因为这对于操作者而言最安全。器械打结法的另一个优点是所需缝线长度较短,而双手打结法需要更长的缝线。

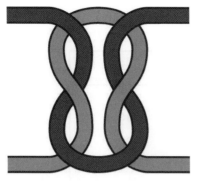

图 28F-6 方结

打结技术需要多多练习。网上有很多关于如何打结的视频讲解,包括双手打结法和器械打结法的实际操作(这一部分不属于本章内容)。实际操作练习时可以使用打结板,但也并非必需[6]。

## 打结要点

1. 结扣越小越好,以减少使用过多的缝线材料,此外结扣尾线越短越好。打更多的结并不会使结扣更加结实,反而会增加多余而不提供保险的缝线材料去刺激愈合组织。

2. 尽可能减少缝线之间的摩擦,也叫拉锯,因为摩擦会破坏缝线的完整性。

3. 不要将缝线反折,除非器械打结时需要夹住缝线末端。

4. 只缝合需要缝入的适量组织,缝线不要系得太紧,因为系得太紧可能会导致组织过度捆绑而失去血液循环。

5. 在打结时,每一个结应该用力均等,线结完成后应该尽可能与组织保持水平。助产士可能需要调整自己的位置才能打好线结。

## 缝合针法

在讨论产道裂伤缝合针法时,主要的挑战在于缝合基本操作技术存在很多微小的变化,而每种缝合方法及其变化又有很多的不同的名称。最常见的缝合针法包括:连续缝合、连续锁套缝合、间断缝合、皮内缝合、8 字缝合和冠状缝合,见图 28F-7。该图以右手为例,描述了每一种缝合针法技术。如果是用左手操作时则方向相反。

### 连续锁套缝合(毯式缝合)和连续缝合(滚动缝合)

连续缝合通常被称为滚动或"鞭样"缝合,也可以每一针打成锁套,使缝合更加稳固。有无锁套是这两种常用连续缝合针法之间的不同之处。

1. 从伤口右侧进针,穿过伤口组织到达伤口左侧。两侧所留出的组织量应该大致一样。为了保证组织数量一致,可以先在伤口中部出针,找好定位,再向左侧进针出针。

2. 第一针在伤口左边定位打结,剪短一侧的缝线末端。

a. 在连续锁套缝合(毯式缝合)中,出针点在前一针的出针点之前,针从线圈里穿过。当出针时缝线位于缝针的后面,这样形成一个锁套针脚。

b. 在连续(滚动)缝合时,出针点在前一针的出针点之前,但针不穿过线圈。

3. 缝针和缝线应该沿着缝针的弧度穿过组织。

a. 用右手缝合时,连续固定或锁定缝线的锁套(毯式)是沿创面的左侧排列,用左手缝合时则是沿创面的右侧排列。

b. 连续(滚动)缝合的从右到左(左手为从左到右)的缝线针脚间距为 0.5~1cm,进针点与出针点平行排列。从一侧的组织进针,缝线穿过两侧的裂伤组织在对面的阴道黏膜出针。在组织中缝线为斜向穿行,在与前一针 0.5~1cm 的距离再进下一针,然后穿过裂伤组织再到对侧。

重复以上步骤直到伤口完全闭合。

### 间断缝合

单次间断缝合包括一次进针出针和打一个结(缝线两端均剪短)。

1. 从伤口的一侧进针,在正对进针点部位的对侧出针,缝线不要拉到头,要留出用于打结的长度。

2. 两侧缝入的裂伤组织数量应大致相等,除非两侧伤口的组织深度不一致(如:会阴侧切术的伤口)。如果伤口较深需要缝合的组织太多,建议在一侧进针后先从伤口底部中间出针,定位后再缝对侧,这样做可以保证两侧缝入的组织数量相同,一次进针也不会穿过太多的组织。

3. 用双手或器械将两侧的缝线打方结完成一针缝合。如果使用间断缝合法缝合深部肌肉组织,整个缝合应该包括伤口顶端,以防遗漏任何未缝合的死腔。

遵循这些步骤完成间断缝合的每一针。

### 皮内缝合(褥式缝合)

裂伤和会阴切开修复时使用皮内缝合关闭伤口,可将缝线水平地藏在会阴皮肤下,表皮上看不到

| 缝合针法 | 别名 | 图示 |
|---|---|---|
| 连续锁套缝合 | 毯式缝合 | 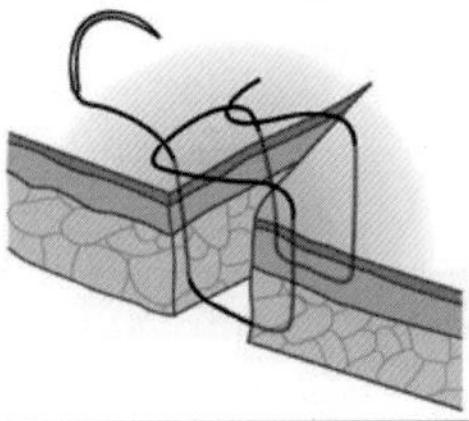 |
| 连续缝合 | 滚动缝合 | 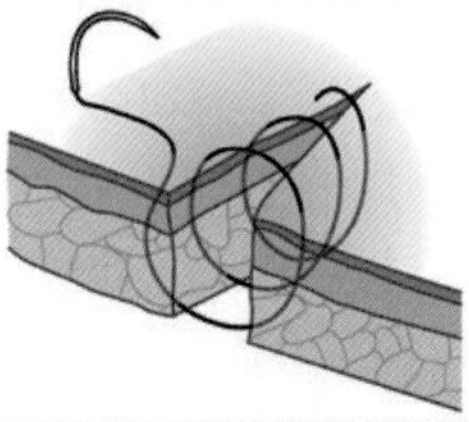 |
| 间断缝合 | | 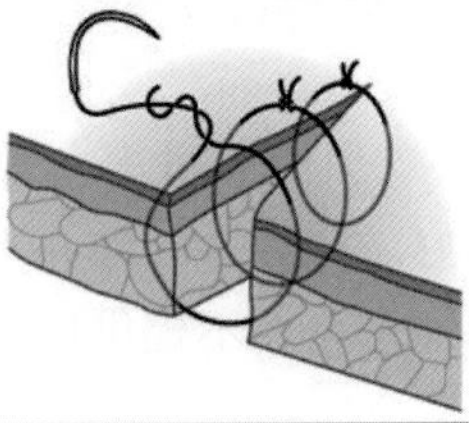 |
| 双针间断缝合<br>（用于Ⅲ度裂伤） | | 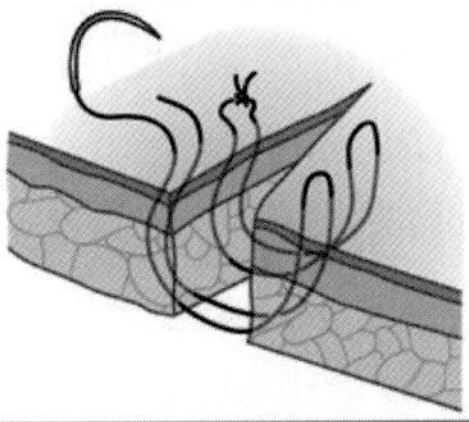 |
| 皮内缝合 | 褥式缝合 | 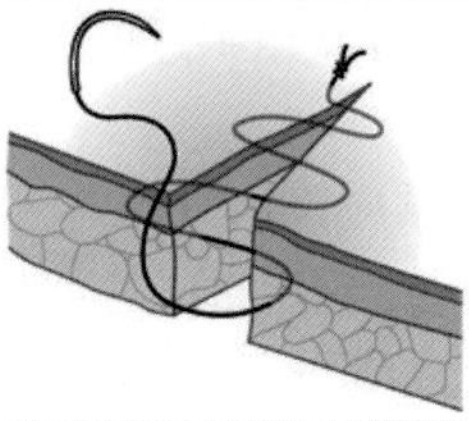 |
| 冠状缝合 | | 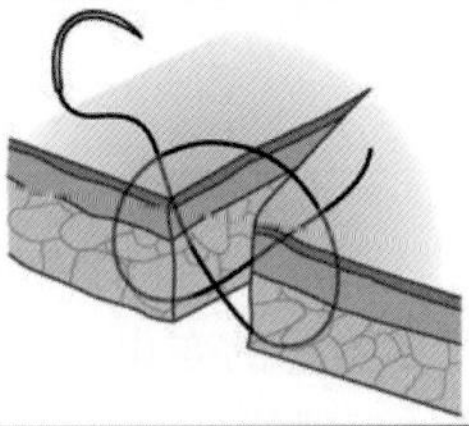 |
| 8字缝合 | | 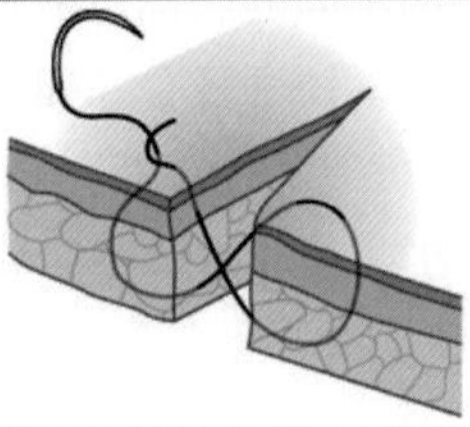 |

图 28F-7　各种缝合针法

缝线针脚。

1. 需要时可将第一个定位结打在适宜的位置，缝线一端剪短。在修复Ⅱ度裂伤时，皮内缝合不需要定位结，因为皮内缝合是接在连续滚动缝合之后进行。

2 在进行缝合时使用有齿组织钳夹住与固定皮肤和结缔组织可能会有所帮助。夹起需要进针或出针部位前面的组织。

3. 从伤口的一侧平行进针。与其他缝合方法不同，进针深度较浅，一般称之为"一个细胞层"深度，但是这个深度很难确定。缝线刚刚位于表皮层下，两侧缝合针脚与伤口走向平行。

4. 引导缝线轻柔地穿过组织，每针长度大约0.5cm。

5. 伤口一侧与对侧的缝合方法相同。一侧进针点与对侧前一针的出针点正好相对，如果两侧没有对齐皮肤会出现"突起"。小心对齐的缝合会形成平滑整齐的闭合。

重复两侧交替缝合的步骤直至伤口完全闭合。

## 8 字缝合

8 字缝合可以用来止血，结扎活动性出血的血管，也可用来固定肛门括约肌。

1. 在位于出血血管后面的一侧组织进针，在血管后面的对侧位置出针。缝线先不打结也不剪短，保持打结尾端的缝线放松。

2. 第二针从第一针进针一侧的出血血管前面进针，从血管前面的对侧位置出针。

3. 把缝针从缝线上剪掉，两个缝线尾端在组织表面以斜线方向打结，形成一个 8 字。出血的血管在缝线形成的 8 字结构中被压迫结扎。

## 冠状缝合

冠状缝合被用来重新对合会阴部的球海绵体肌肉（即球海绵体肌）。这个操作用来恢复会阴、阴道口和阴唇结合处肌下的解剖连接结构。当球海绵体肌撕裂时，肌肉断端常常向上后方内缩，冠状缝合将两侧的肌肉向下向中线拉出对合固定在一起。

1. 在会阴与阴道交界处伤口左上方的组织处，向斜上方向进针。切口边缘部分保留充足的空间，以确保在冠状缝合完成后还有进行皮内连续缝合潜在可能的皮下缝合的余地。缝线不打结不剪断。

2. 控制缝针的进针方向，向上、再向侧、再向下，再向内，最后在进针处后方的同一水平出针。做

好这项操作需要丰富的经验，因为侧向刺入的程度最好刚刚能达够到球海绵体肌的回缩断端。牵涉的侧方组织越多，涉及的血管面积就越大，血肿风险也会越高。检验缝线是否进入球海绵体肌的方法是，在离开组织一小段距离的地方轻拉缝线，如果缝线已经将球海绵体肌缝入，整个左侧阴唇都会被拉动。

3. 然后缝针从正对着左侧出针点位置的伤口右侧进入组织。缝针走向和第二步中的一样。用第二步描述的检验方法来确认正确的缝线部位。

从缝针上剪断缝线，缝线两端应该离得很近，打结并剪短缝线尾端。球海绵体肌的两个断端应该紧紧对接在一起，但也不要对合得太紧。牵拉和两边组织缝合太紧可能会增加瘢痕组织和造成性交困难。

## Ⅱ度会阴裂伤或会阴切开的修复

下面是Ⅱ度会阴裂伤和会阴切开的修复步骤。这只是众多的助产技能中多种操作方法里的一种操作。这个操作方法包括连续缝合和间断缝合。人们已经发现，仅仅使用间断缝合技术来闭合伤口与伤口更加疼痛有关。

会阴中切和会阴侧切的修复基本上是一样的。然而助产士应该知道会阴侧切切口靠近中间的部分比外侧部分回缩更多，所以在缝合时特别要注意避开直肠。此外，侧切伤口修复的缝线针脚要沿着切口的走向，与会阴中切或正中裂伤不同，缝合走向是斜线的而不是直线，侧方的组织要比中间的组织稍微多缝进去一点。缝合完成后，缝线针脚比正中缝合要彼此接近。有时会阴裂伤伤口也可能会有一定的角度，这时可以用同样方法修复。

### 修复前注意事项

1. 必须建立无菌区域并保持无菌原则。通过清除污染物、冲洗或清洁污浊的皮肤来建立无菌区域；如果需要的话，在臀部下面放置干净布垫或铺无菌单。

2. 确保修复手术野暴露良好非常重要。调整手术野照明和手术者站立位置。偶尔情况下，产妇需要用截石位脚蹬固定双腿，手术时间要控制在 90 分钟内，以减少循环障碍或发生血栓性静脉炎的风险。

3. 暴露外阴、阴唇、前庭、阴道壁、子宫颈和会阴，在修复前找出所有的出血点和受损组织。

4. 在修复整体裂伤之前找出所有活动性出血

血管,并用 8 字缝合法结扎止血。

5. 确定各个方向的撕裂深度。浅裂伤通常不包括肌肉,但有时肌肉会被拉伤。在这些情况下,肌肉基本上是完整的,良好的连续缝合可以为肌肉提供足够的支撑,以促进良好对位愈合。深层裂伤涉及肌肉,裂伤肌肉的两个断端可以使用间断缝合达到良好对位。当两侧断裂的会阴肌肉没有很好地对位时,可造成阴道口无力和加大开张。

6. 需要足够的麻醉镇痛,必要时可以进行局部浸润麻醉或阴部神经阻滞。

7. 产妇、助产士和其他协助人员之间保持良好沟通。

### Ⅱ度会阴裂伤或会阴切开的修复步骤

1. 需要时使用带尾海绵或其他吸水材料作为吸血塞放入阴道(尾线暴露于阴道外)来保持阴道的干燥。不要使用没有尾巴的阴道塞。放入阴道的纱布一定要有一部分暴露在阴道外可见,以确保在手术结束时移除。

a. 沿着阴道后壁插入 2 个手指,施加向下的压力,将卷起来的吸血塞自手指背面滑入放置到阴道后穹隆处。

b. 用血管钳将吸血塞的尾线固定在消毒单上,确保视线可见,以提醒在手术结束后不会被遗忘在阴道内。

2. 检查肛门括约肌的完整性:感受伤口的深度,确定肛门括约肌仍然完整。必要时在检查手上再套一只无菌手套进行肛门指诊,确定括约肌和直肠黏膜的完整性,检查后立即丢弃外层手套。操作者检查时动作要轻柔,避免引起更多的损伤。

3. 在开始缝合前,轻轻托起组织,使组织自然对位,找到解剖上对合的定位点,包括处女膜环、阴道黏膜顶端、皮肤与黏膜的交界处和会阴顶点。在开始缝合之前,使用有齿组织钳来提起裂伤的一侧并将其带到另一侧,观察两侧组织应该如何对合在一起,这种做法可能对缝合有所帮助。

4. 阴道黏膜和直肠之间的组织由肌肉、筋膜和其他纤维组织组成,这些组织统称为直肠 - 阴道隔。它需要分几步和在不同的平面上修复。从上方缝合,缝合线在阴道内向下进入隔膜。在侧向的缝合,缝线藏在会阴皮肤下方,走向组织内。

5. 修复阴道黏膜和下方的直肠 - 阴道隔:阴道黏膜的修复选用 3-0 可吸收合成线、无创锥形圆针进行连续锁套缝合(图 28F-8)。

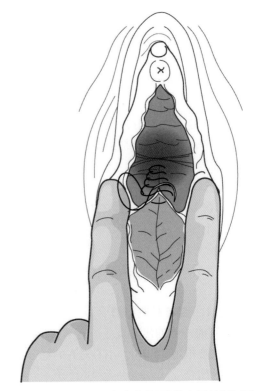

图 28F-8　使用连续锁套缝合(毯式缝合针法)修复阴道黏膜和直肠 - 阴道隔

a. 两个手指沿着两侧伤口边缘适当施加向下的压力来暴露阴道伤口顶点。第一针定位放在伤口顶点上方约 1cm 处,保证能够结扎回缩血管而止血。缝线打结,一侧剪短留下大约 0.5cm 的线尾。

b. 用缝线的另一端使用连续锁套(毯式)缝合阴道黏膜与筋膜直至阴道黏膜与处女膜环后方的交界处。针距大约 1~1.5cm。第一针或第二针应该包括伤口两侧足够多的组织以完全关闭切口。此后的缝合可以较浅,只包括阴道黏膜,保证肌肉部分充分暴露以利于修复。

c. 避免将缝线穿过或置于处女膜环上,因为可造成愈合期间的不适,可能还会导致以后的性交困难(尽管缺乏明确的证据证实)。阴道内最后的一针采取锁套缝合,然后缝针进入阴道黏膜在处女膜环下穿过,进入会阴平面。从会阴伤口的黏膜下组织出针。

d. 如果伤口很浅,且肌肉看起来只是被轻度拉伤,则如稍后所述,使用连续缝合针法将皮下组织缝合到会阴裂伤的顶点。相反,如果伤口看起来较深已造成会阴肌肉显著分离,则使用深部间断缝合为会阴结构的准确重建提供良好的支持。

e. 需要进行深部缝合时,将前面缝合阴道所用过的针线先放在一旁,等待后面进行皮内缝合时再

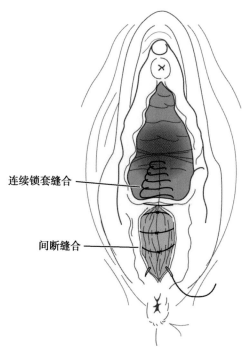

图 28F-9 使用间断缝合修复肌肉

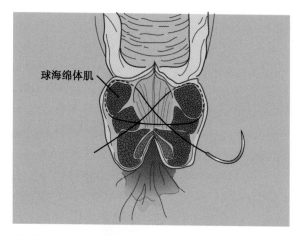

图 28F-10 冠状缝合

用。需要用持针器夹住闲置的缝针尾部,针尖朝下放在不会碰到的无菌铺单区域。

6. 肌层缝合:通常使用一层间断缝合针法来将两侧球海绵体肌和会阴肌肉缝合在一起。可使用一个手指从已经修复过的阴道黏膜下方插入来确定是否有大于 1cm 深度的死腔存在。如果在黏膜下有大于 1cm 的死腔,使用间断缝合来关闭死腔(图 28F-9)。

a. 使用 2-0 可吸收合成线和无损圆针来进行间断缝合。

b. 可以使用冠状缝合来对合球海绵体肌的断端(图 28F-10)。由于肌肉断端会向后和向上回缩,冠状缝合针法最适合从上到下带住大型肌肉的断端进行对位。将撕裂的球海绵体肌看成被切断的弹性管状圆环,切断的基部发生回缩,可能会有所帮助。

一些助产士选择仅通过水平间断缝合来修复肌肉。这种偏好是因为以前曾担忧冠状缝合可能会增加后继性交困难。但水平间断缝合球海绵体肌只是完成了缝合工作的一部分,特别是缝合仅通过肌肉最下层的部分时。没有证据支持哪一种方法比另一种方法更合适,但球海绵体肌的完整性却具有重要的功能意义。

c. 会阴肌肉侧向回缩。采用与水平面平行的

间断缝合进针法,可以保证缝针不会意外刺入直肠黏膜。若产妇处于仰卧位则持针器与地面和阴道口垂直。因为一针需要带入的组织量较多,所以先在缺损伤口的最里面出针,然后再次持针,第二针缝合对面的组织。保证两侧的进针点和出针点准确对合很重要。

d. 间断缝合结束后,进行直肠指诊确定在直肠黏膜内没有触及缝线。为保持无菌状态,在检查手上可以再加一只手套并用后丢弃,或者检查后换一只新的手套。如果在直肠内触及到缝线,则修复缝线必须拆除,防止出现感染或产生窦道。如果所有间断缝合都是谨慎地在水平面上操作,则可以消除缝线进入直肠的风险。

7. 缝合皮下组织:在第 5 步被放在一旁的剩余缝线,这时用来修复阴唇系带下方的皮下组织及延伸到肛门处的裂伤。目的是为了消灭皮层以下的缺口关闭死腔。

a. 使用连续(非锁套)缝合关闭会阴皮下筋膜,如图 28F-11 所示。

b. 继续使用闭合阴道黏膜层时剩下的缝线来连续缝合皮下组织,沿着伤口向下直至接近肛门部位的伤口末端。不要缝得太接近皮肤,因为紧靠皮肤下的组织层要用来做皮内缝合。

c. 针与针之间的距离大约 1cm。

d. 在会阴裂伤顶点出针。

e. 改变针持上缝针的方向来进行皮内缝合。

8. 皮内缝合:在伤口两侧留下的充足和相等空间上进行最后一层的皮内连续缝合,最后一针从会阴处伤口顶端的中点出针。缝合应该表浅且正好处于皮下却不穿过皮肤。

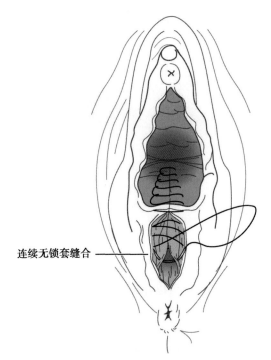

连续无锁套缝合 ——

图 28F-11    使用连续缝合修复会阴皮下筋膜

a. 皮内缝合（或褥式缝合）所用的缝线是前面皮下缝合时用的同一根缝线。

b. 从一侧到另一侧来回顺序缝合，在阴唇系带处从下到上方向进行。每一次进针都与另一侧出针的部位正好相对（图 28F-12）。

ⅰ 将缝线牵引到另一侧来确定下一次进针的部位。

ⅱ 在会阴靠近肛门处的缝针距离较短，靠近皮肤黏膜接合处的缝线距离可以较长。

ⅲ 缝线不要拉得太紧，不要让皮肤边缘重叠。

c. 准确对合皮肤黏膜交界，向处女膜环方向再加几针皮下缝合。产妇阴唇系带的深度，或皮肤黏膜交界与处女膜环之间的距离大小是不同的。有些可能只需要 1~2 针，而有些可能需要 3~4 针之多。

d. 最后的打结：将缝线带出到处女膜环的后下方，然后打方结。进针点应该与之前的出针点靠近，并在同一边；出针点应该正对着另一边穿过裂伤部位。不要将缝线全部拉过组织，而是留下了一个圆环作为打结的一方。剪掉缝针，用缝线断端与对面的线环打结。结要确保稳固，但不要太紧避免造成组织捆绑，线结放置部位应该在阴道口处女膜环的后方，这样可以减少产妇的不适。

9. 缝合完成后，如果使用了任何形式的吸血塞都应该取出移除。检查缝合状况，确保缝线完整且不存在血肿或活动性出血。其他产后即刻操作还包括：确定宫底收缩硬度、清除血块。根据需要进行

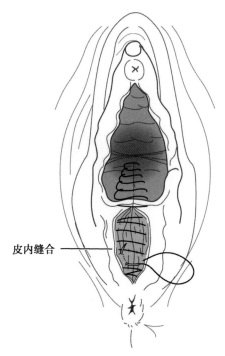

皮内缝合 ——

图 28F-12    使用皮内缝合（褥式缝合）重新对合皮肤

直肠指诊检查，除外任何可能的直肠内缝线或血肿。需要时冲洗产妇会阴部、大腿和臀部。协助产妇采取舒适体位。在修复后的裂伤处放置冰敷。

10. 在修复操作期间和结束后，助产士应该保持与产妇及其家属的沟通，并提供前期辅导和健康宣教。

## Ⅰ度裂伤的修复

绝大部分的Ⅰ度裂伤是很小的皮肤破损，很少损伤阴道黏膜，不需缝合即可自愈。较严重的Ⅰ度裂伤可以用连续缝合修复。有些情况下，一针或两针间断缝合即可完成伤口的闭合。助产士应该在修复前评估裂伤大小，暴露所有伤口对位的标志点；提前计划需要缝合的针数，然后在确保止血和组织对合的前提下，以尽可能少的缝针次数完成修复。一根细的缝针缝线，如 4-0 号羟乙酸乳酸聚酯线和小针，即可提供足够的缝合强度并减少创伤。

## 阴道后壁沟槽状裂伤的修复

沟槽状裂伤是一种涉及阴道黏膜和黏膜下组织的Ⅱ度裂伤，不是发生在中线上，而是沿着阴道后壁沟槽的一边（单边）或两边（双边）的裂伤。阴道后

壁在阴道内延伸形成一个纵脊,纵脊的两侧与阴道侧壁汇合处产生一个小的沟槽,这就是沟槽状裂伤的来源。

较深的沟槽状裂伤可以有严重出血,需要马上进行 8 字缝合止血。沟槽状裂伤修复与一般阴道裂伤的不同之处在于如果有双侧阴道黏膜裂伤时要做双侧修复。在这种情况下,中线上的伤口在阴道上方分开向两侧延伸,形成一个"Y"字形。从裂伤的两个顶点进行连续锁套缝合来关闭两侧的阴道黏膜伤口,在两侧伤口汇合的基底部,一边的缝线在完成最后一针后打方结剪断;使用另一边的缝线将基底部以下的伤口缝合到一起。沟槽状裂伤有时会很深,可能需要间断缝合深部的肌肉层,进行两层缝合。为了更好地间断缝合深部的肌肉部位,可在两侧裂伤汇合的基底部先缝几针闭合阴道黏膜来保证对位,再继续向上进行深部肌层的间断缝合,缝线最后转回来进行阴道黏膜的修复。由于伤口较深会有暴露困难,可能需要有第二个人来协助暴露伤口和完成修复的过程。

## 尿道周围、阴蒂和阴唇裂伤的修复

尿道周围和阴唇裂伤通常是沿着会阴前庭轮廓的纵向裂伤。它们在深度和长度上可有不同,最长的可以延续到阴蒂上方的阴蒂头,或向内暴露阴蒂脚。有些情况下可能是横向裂伤,伤口延伸到小阴唇,有时会穿过大阴唇,导致大阴唇被分成了两半。

尿道周围裂伤的修复取决于裂伤深度、出血情况及外观的需求。任何靠近尿道的尿道周围裂伤,修复时都应该先插入导尿管以防止将尿道闭合。小而表浅的尿道周围裂伤,如果没有出血,一般可以自愈不需要缝合。虽然少见,涉及两侧阴唇并彼此相对的裂伤有可能会愈合在一起,使阴唇闭合,因此,至少要修复关闭一侧的阴唇裂伤,以防此类情况发生。当存在严重阴唇水肿时,修复两侧阴唇和进行产后治疗,如冷敷,可以减少阴唇水肿的严重程度。

当需要修复时,绝大部分尿道周围裂伤应该使用 4-0 缝线进行间断缝合。在修复前,需要评估和设计最好的缝合方法,在同时能到达止血和组织准确对合的基础上,尽量减少缝合使用的针数。因为每一个裂伤都是独一无二的,所以没有确切的缝合方式或缝合顺序。

阴唇裂伤的修复也是使用 4-0 缝线进行间断缝合。间断针距大约为 0.5~1cm 之间,不要系得太紧,因为此处的组织很容易水肿。不推荐使用连续缝合修复阴唇裂伤,因缝线可捆绑水肿的组织影响愈合过程。

## Ⅲ度和Ⅳ度裂伤的修复

只有富有经验的助产士才有资格修复Ⅲ度或Ⅳ度裂伤。这个操作需要有相应的教育、经验和机构授权。

### 要点

1. 良好的视野和充分的麻醉是进行准确Ⅲ度或Ⅳ度裂伤修复的必要条件,可能需要有助手来协助保证足够的手术视野。

2. 如果有其他会阴裂伤同时存在时,应首先修复Ⅲ度或者Ⅳ度裂伤。

3. 修复目的是为了恢复直肠括约肌的管状肌肉组织结构,肛管肌肉大约厚 2cm,长 3cm。

4. 修复前可能需要用生理盐水冲洗手术区域,这与多年前的操作不同,现在不再使用抗菌溶液冲洗伤口,因为这会刺激组织。

### Ⅳ度裂伤的修复

Ⅳ度裂伤包括肛门外括约肌、内括约肌和前部直肠黏膜。直肠黏膜和肛门内括约肌的修复总是在修复肛门外括约肌之前进行。确定了直肠前壁伤口的位置及肛门括约肌裂伤的终点后,修复第一步是重新对合直肠黏膜前壁。这个区域的修复采用 3-0 或 4-0 羟乙酸乳酸聚酯(polyglactin)可吸收缝线,使用无损圆缝针进行两层缝合。

1. 第一层缝合开始于伤口内部的顶端,在直肠黏膜下层进行一排间断缝合来对合直肠黏膜,不要在肠腔内留下缝合线。使用较小的无损弧形缝针来缝合小量的组织是非常必要的,以此来减少缝线延伸到肠腔内的风险。

2. 第二层是缝合肛门内括约肌:肛门内括约肌是外观呈亮粉色的较厚组织,位于刚刚缝合好的直肠黏膜上面。它经常向两旁和上方回缩。使用 3-0 羟乙酸乳酸聚酯可吸收线连续缝合。缝合也开始于伤口内部的顶端,最后在交界的皮肤处出针,然后打结。

3. 确定直肠腔内无缝线后,开始修复肛门外括约肌,方法如下所述。然后再进行会阴裂伤或会阴切开的标准缝合修复,则修复全部完成。在重建会阴体肌肉层时要特别注意,因为此时这一层肌肉已经完全断裂开了。

### Ⅲ度裂伤的修复

Ⅲ度裂伤和Ⅳ度裂伤的区别在于Ⅲ度裂伤不涉及直肠黏膜。肛门括约肌的修复在这两种裂伤中是一样的。

1. 找到裂伤的肛门外括约肌。当断裂末端回缩时,靠近会阴体底部伤口的两侧表面会变红,伴随有凹陷。括约肌的肌纤维与周围筋膜明显不同。通常一侧有凹陷,而另一侧则可看见明显有肌肉断端突出。

2. 用 Allis 钳夹住肌肉的两个断端,牵引并对合在一起。选用 2-0 可吸收合成线。有些助产士喜欢用 3-0 可吸收线先在肛窦后方皮肤裂伤伤口的顶端做几针皮内缝合,然后将缝线放在一边待用。这样做是为了避免完成直肠括约肌修复后再做皮内缝合时暴露伤口顶端会变得困难。

3. 用 Allis 钳夹住对合断裂的肛门外括约肌两端后,可以用双针间断缝合或 8 字缝合来进行肛门外括约肌的修复。

a. 将括约肌周围的前后筋膜层都缝合进去可以使修复更加牢固。

b. 肛门内外括约肌都可能撕裂,解剖学知识是识别肛门括约肌的基础。

c. 可用两种方法来修复肛门外括约肌:一种是将两个断端"尾尾相对";另一种是"断端重叠"进行括约肌的修复(图 28F-13)。目前发现断端重叠方法在大便失禁和疼痛的发生率方面优于尾尾相对方法[7~10]。推荐在肛门外括约肌完全性断裂时使用断端重叠方法修复,但在部分性肛门外括约肌断裂(Ⅲa度或部分Ⅲb度)时无法使用断端重叠方法来进行修复[7]。

d. 双针间断缝合技术

ⅰ 从肌肉的右侧进针,然后从肌肉的左侧出针。

ⅱ 靠近前一针左侧出针点的部位进针,然后在右侧出针。

ⅲ 现在就有两道缝线存在,在开始缝合的那一侧打结。

e. "尾尾相对"修复法:进行 4 组双针间断缝合,如图 28F-13(A)所示。从后侧开始,每针间隔圆周的四分之一,开始于 6 点钟方向,然后是 9 点钟方向,之后是 12 点钟方向,最后是 3 点钟方向。

f. "断端重叠"修复法:用 Allis 钳夹住并将括约肌的两个尾端重叠,在重叠肌肉的两边进行 3 次双针间断缝合,见图 28F-13(B)。

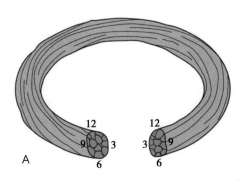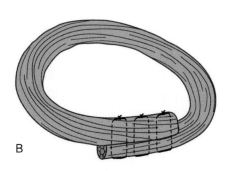

图 28F-13 肛门括约肌修复。A. 尾尾相对缝合方法。B. 断端重叠缝合方法

4. 括约肌修复完成后,在继续进行剩余部分的修复前,需要先进行肛门指诊来确定没有缝线穿过直肠黏膜,方法如前所述。后续的裂伤修复与会阴切开或会阴裂伤修复的标准操作流程相同。

5. 如果产妇有Ⅲ度或者Ⅳ度的会阴裂伤产后需要常规使用大便软化剂、口服镇痛药和坐浴来协助早期产后康复。是否使用抗生素来预防感染则因人而异[7]。

## 宫颈裂伤的修复

宫颈裂伤很难识别并可有严重出血。此时,有助手的帮助是非常有用的,助手可以协助使用牵拉器来提供清晰的视野。

### 要点

1. 良好的视野非常必要,包括使用卵圆钳牵拉宫颈而使裂伤部位充分暴露和收缩良好的子宫,这样任何潜在性出血并模糊视野的情况都能降至最小(图 28F-14)。

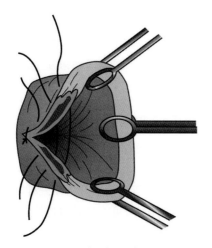

图 28F-14　使用间断缝合修复宫颈裂伤

2. 如果没有助手,用 Gelpi 或 Sims 牵拉器等器械来营造较好的视野范围。由于宫颈裂伤有可能会延伸至子宫下段,因此确定充分暴露伤口的顶端非常重要。

3. 麻醉镇痛同时可以促进产妇放松,从而提供更好的手术视野。

4. 宫颈裂伤长度超过 1cm 或者任何长度的裂伤伴有出血都应该进行修复。

5. 使用 2-0 可吸收合成线修复宫颈裂伤。

### 宫颈裂伤修复的操作步骤

1. 使用卵圆钳夹住裂伤两端促进两端伤口的对合。卵圆钳应该靠近裂伤边缘,但是必须留出需要缝合的部分,以免缝针穿过钳孔。

2. 宫颈裂伤修复可以采用间断缝合、连续缝合,如果需要止血也可以使用连续锁套缝合。

3. 首针应该位于裂伤顶点上大约 1cm 处,以保证将回缩的血管缝合进去。

4. 在缝合两侧伤口时要十分谨慎对位,确保只有伤口的两侧边缘被缝合起来,以保持宫颈管的通畅状态。

## 关于会阴裂伤和会阴切开修复的争议

关于什么情况下修复产道裂伤,什么时候允许伤口自己愈合这个问题一直存在争议。因为每个裂伤都是独特的,所以很难找到有力的证据来给出问题的答案。总体来讲,如果在对组织进行处理前或产妇双腿自然放松的情况下,伤口边缘能够良好对合,可以不进行缝合。现在一些专业人士提出,甚至Ⅱ度裂伤是否都可以同样的方式自愈的问题,但是关于这个话题的证据既不充分也不一致[11]。

### 是否修复皮肤边缘

一些作者认为留下皮肤边缘不做缝合,造成的疼痛和性交困难会更少,因为缝线本身就可以造成刺激。关于两层修复和三层修复的随机研究发现,不缝合皮肤边缘确实在产后三个月中引起的疼痛和性交困难较少,而且不会产生感染或修复裂开的后果[12]。

### 会阴切开

多项随机试验和 Cochrane 荟萃分析显示,常规会阴切开术会增加严重会阴裂伤的风险[13]。因此,这个做法不再是所有接产时的标准实践。

然而,每一例分娩都是不同的,会阴切开术的切开和修复是一项技能,应该包含在助产士的保留操作中,以便在需要时可以胜任。了解会阴解剖学对于会阴切开术 / 裂伤的讨论至关重要,相关信息可参考“女性生殖系统的解剖和生理”一章。

应在临产前与孕妇讨论会阴切开术,以便她们了解适应症,和必要时实施手术的过程。会阴切开术的一个适应症是产程中出现胎儿心动过缓或其他提示胎儿酸血症的胎心率图形,而需要加速分娩。其他有争议的适应证包括:阴道手术助产、疑似肩难产和会阴体短(实施会阴侧切术以避免发生Ⅳ度裂伤)。

### 要点:准备阶段

1. 产程中当出现明显需要做会阴切开术的情况时,助产士应该和产妇及其家属讨论其适应症和处理意见。在操作过程中与产妇保持沟通,告知产妇各个进行中的事件,尤其是当她使用区域麻醉有感觉抑制的时候。

2. 所需的手术器械应该准备待用。

3. 在进行会阴切开术前,麻醉镇痛是先决条件,麻醉程度与持续时间应该与手术和修复全程所需的时间相符。尽管一氧化氮(笑气)或注射阿片类药物可以达到止痛作用,但硬膜外麻醉或阴部神经阻滞会更加有效。尽管局部浸润麻醉可能会导致组织变形和水肿,但有些情况下还会在会阴切开术前使用局部浸润麻醉。局部浸润麻醉和阴部神经阻滞技术在"裂伤修复的局部浸润麻醉"和"阴部神经阻滞"附录中有详细介绍。如果产妇有药物过敏史，则可能会除外某些麻醉方法的使用。

### 会阴中切术与会阴侧切术

会阴切开术有两种类型：会阴中切术和会阴侧切术。会阴中切术在美国更加常用。

### 会阴中切术

会阴中切术的阴道伤口顶端在会阴体中央腱上，球海绵体肌和会阴浅横肌被切开。根据切口的深度不同，会阴深横肌可能也会被切开成两半。会阴伤口顶点在肛门括约肌的上方。

会阴中切术的主要优点是便于修复而且愈合后比较美观。尽管关于产后疼痛的回顾性研究发现会阴中切术引起的疼痛比会阴侧切术要少，但前瞻性研究并未发现有显著差别。因为会阴中切术的伤口下方顶点位于直肠括约肌的正上方，有扩展成Ⅲ度或者Ⅳ度裂伤的可能风险[14]。

### 会阴侧切术

会阴侧切术的阴道伤口顶端也在会阴体中央腱上。这个切口将球海绵体肌、会阴浅横肌和会阴深横肌切开，一直到耻尾肌（提肛肌）。会阴中切伤口是正前方到正后方，而会阴侧切伤口是从阴唇后系带开始，沿着一定斜度（向左或向右），剪刀尖端朝着左侧或者右侧的坐骨结节方向剪开（图 28F-15）。

会阴侧切术的主要优点是，与会阴中切术相比，造成Ⅲ度或Ⅳ度裂伤的可能要少。一些研究发现会阴侧切术的出血量较多，而有些研究则没有发现出血量的增加。与会阴中切术相比，会阴侧切术的修复会更具有挑战性。切口上方的伤口比下方的伤口暴露的组织面积要大，缝合时要求从上面缝入较多的组织才能将两侧伤口对齐。

### 实施会阴切开术的时机

只有极少数的证据可以用来指导助产士关于何时施行会阴切开术。实施会阴切开术过早可能导致额外的失血。如若等到会阴变得纸一样薄、先露膨出的时候再实施切开，可能会导致过快和难以控制的胎头娩出，造成会阴切开伤口的进一步撕裂。很多助产士倡议当胎头着冠且在宫缩间歇期间不再回缩的时候进行会阴切开，此时可能在数次宫缩后胎儿即可娩出。当胎头充分压迫在会阴体上时，还可作为一种阻塞物来减少出血。

会阴切开后，助产士仍应该在胎头部位持续施加柔和的压力来控制和指导胎头缓慢仰伸。这有助于避免急产、防止会阴体受到突然的压力造成切口延伸。

### 会阴切开术的操作步骤

1. 助产士将食指和中指放置在阴道内、掌心向下，面部朝向远离产妇一边。手指轻轻分开，在会阴

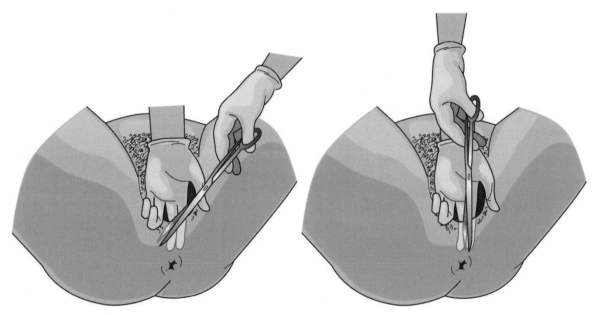

图 28F-15　会阴切开术的类型

体处施加向外的轻柔压力，在会阴和胎头之间形成足够的空间。以手指为导向，剪刀在两个手指之间进入。这样不会触及胎头，将胎头保护起来。施加的压力也使会阴体变得平坦，使切开较容易进行。

2. 剪刀刀锋要放置在合适的方向，要么垂直正前正后方向；要么倾斜，取决于选用何种会阴切开术的类型。剪刀一侧刀锋应该抵在阴道后壁，另一侧刀锋抵在会阴体的表皮处，从阴唇后系带的中点处开始剪开。

3. 可以通过手指触诊来确定肛门后括约肌的位置，食指和中指放置在阴道内，同手的大拇指放置在会阴体的外部。确定肛门外括约肌的位置可以减少因为害怕损伤括约肌而进行会阴切开时的犹豫不决。

a. 进行会阴中切术时，调整会阴体上剪刀刀锋的长度，使其在肛门括约肌上方终止。

b. 进行会阴侧切术时，调整刀锋位置使切口终止在距离括约肌大约 1cm 远的提肛肌处。另一种方法是从中线偏离 40°~60° 角来侧向切开[15]。这可以使切口足够靠向一侧，在切开和修复时避开肛门括约肌。一定注意不要在阴唇系带的侧方开始切口，或者切口过于倾斜而切开同侧的巴氏腺。

4. 应该是一刀切开会阴，能够充分打开会阴体并延伸到阴道内。以这种方式切开可以打开阴道和会阴。只在阴道和会阴体上进行一次切开，避免多次切口造成不必要的组织损伤。

5. 会阴部切口完成后，观察并评估有无活动性出血。用纱布吸干血迹，创造良好的操作视野，但是过度的、粗鲁的吸干或擦拭会进一步损伤组织。

6. 如果必要，也可在此时实行第二次切开。将手指放在阴道内指引切开，可以很好地扩展切口和保护胎头。

7. 通过触诊评估阴道口内有无带状紧绷造成阻碍的阴道组织，助产士还可以进一步了解切口是否足够大。如果触及到这样的带状紧绷组织，需要确定是否要将这些组织剪开来减少阻力。

（徐鑫芬　译　段得琬　审）

## 参考文献

1. Albers L, Garcia J, Renfrew M, McCandlish R, Elbourne D. Distribution of genital tract trauma in childbirth and related postnatal pain. *Birth*. 1999;26:11-17.

2. Smith LA, Price N, Simonite V, Burns EE. Incidence and risk factors for perineal trauma: a prospective observational study. *BMC Pregnancy Childbirth*. 2013;13:59. doi:10.1186/1471-2393-13-59.

3. Leffell DJ, Brown MD. *Manual of Skin Surgery: A Practical Guide to Dermatologic Procedures*. New York, NY: Wiley; 1997.

4. Kettle C, Dowswell T, Ismail KMK. Absorbable suture materials for primary repair of episiotomy and second degree tears. *Cochrane Database Syst Rev*. 2010;6:CD000006. doi:10.1002/14651858.CD000006.pub2.

5. Bharathi A, Reddy DB, Kote GS. A prospective randomized comparative study of Vicryl Rapide versus chromic catgut for episiotomy repair. *J Clin Diagn Res*. 2013;7(2):326-330. doi:10.7860/JCDR/2013/5185.2758.

6. Ethicon. Knot tying manual. Available at: http://surgsoc.org.au/wp-content/uploads/2014/03/Ethicon-Knot-Tying-Manual.pdf. Accessed December 12, 2017.

7. American College of Obstetricians and Gynecologists. Practice Bulletin No. 165: prevention and management of obstetric lacerations at vaginal delivery. *Obstet Gynecol*. 2016;128:e1-e15.

8. Fernando RJ, Sultan AH, Kettle C, Radley S, Jones P, O'Brien PM. Repair techniques for obstetric anal sphincter injuries. *Obstet Gynecol*. 2006;107(6):1261-1268.

9. Leeman L, Spearman M, Rogers R. Repair of obstetric perineal lacerations. *Am Fam Physician*. 2003;68(8):1585-1590.

10. Fernando RJ, Sultan AH, Kettle C, Thakar R. Methods of repair for obstetric anal sphincter injury. *Cochrane Database Syst Rev*. 2013;12:CD002866. doi:10.1002/14651858.CD002866.pub3.

11. Elharmeel SMA, Chaudhary Y, Tan S, Scheermeyer E, Hanafy A, van Driel ML. Surgical repair of spontaneous perineal tears that occur during childbirth versus no intervention. *Cochrane Database Syst Rev*. 2011;8:CD008534. doi:10.1002/14651858.CD008534.pub2.

12. Gordon B, Mackrodt C, Fern E, Truesdale A, Ayers S, Grant A. The Ipswich childbirth study: 1. A randomized evaluation of two stage postpartum perineal repair leaving the skin unsutured. *Br J Obstet Gynecol*. 1998;105:435-440.

13. Jiang H, Qian X, Carroli G, Garner P. Selective versus routine use of episiotomy for vaginal birth. *Cochrane Database Syst Rev*. 2017;2:CD000081. doi:10.1002/14651858.CD000081.pub3.

14. Sooklim R, Thinkhamrop J, Lumbiganon P, et al. The outcomes of midline versus medio-lateral episiotomy. *Reprod Health*. 2007;4:10-16.

15. Ma K, Byrd L. Episiotomy: what angle do you cut to the midline? *Eur J Obstet Gynecol Reprod Biol*. 2017;213:102-106.

# 29

# 产程中与分娩时的并发症

AMY MAROWITZ

感谢 Nancy J.Reedy 和 Esther R.Ellsworth Bowers 对本章的贡献,感谢前版作者 Linda A.Hunter 的贡献

## 引言

即使在最正常的情况下产时并发症也可能发生。虽然多数情况下这些产时并发症是逐渐发展形成的,或许是与已知的高危状态有关,但有些产时并发症却可能在毫无预兆的情况下突然出现。本章在"妊娠相关异常"和"孕期内科并发症"两章内容的基础上,有选择地对产时可能发生的并发症与异常情况做出了介绍。熟悉产程与分娩期间的并发症和产科急症对于助产实践十分重要,另外还要做到经常去复习最新的管理指南。如果必要可对更多的资源和研究进行深入探索,以便对那些已经存在的高风险状况的病理生理机制有所了解。

产时并发症出现时,干预措施启动后的继续管理常常是渐进性的,助产士要高度警惕病情恶化的症状与体征。此外,干预措施的使用可能会扰乱正常产程的进展,需要仔细评估干预与不干预相应的风险/收益比值。当异常情况出现时,与产妇和她的支持者共同就护理计划的改变做出决策是助产管理的重要组成部分,当偏离正常的情况出现时应该尽量这样去做[1]。

如果是产科急症就需要及时识别和快速采取行动,以避免不利于母亲或胎儿的严重结果发生,此时可能无法寻求共同决策。助产士也必须做好准备,在医疗机构规范和法律规定的助产士职责权范围内,能够尽快控制紧急情况,坚持到并发症解除或上级医师到达并接手管理之后。

在许多情况下,临产之前经上级医师会诊做出的管理计划已经制定到位。但如有新的产时并发症或偏离正常产程进展的情况发生时,助产士仍需要再次请求上级医师会诊咨询,或建立联合管理的计划。在这种共同管理的医疗模式里,助产士为产妇提供连续性的护理和代言,并在产科临床情况允许的前提下维护正常的产程进展。此外,助产士会在参与医疗决策的同时坚持以家庭为中心的护理,并将产妇出现的任何异常改变报告给上级医师。会诊和联合管理的原因、参与产妇管理会诊的医务人员等都应详细记录在产妇的产科病历里面。

当需要将产妇的管理职责向上转诊时,助产士仍可以在产妇及其家庭的支持护理中起到积极作用,并与医生合作达到医学管理与助产学管理之间的合理平衡。助产士的这种连续的支持作用可以从产时管理过程一直持续到产后阶段。经历了意料之外的产科并发症或急救的孕产妇大大受益于她们的助产士所提供的这种连续照护和情感上的支持。

## 早产

早产是美国新生儿死亡的主要原因之一[2]。妊娠 37 周前出生的婴儿也面临着发病率增加的风险,如:神经系统和发育障碍。"妊娠相关异常"一章详细介绍了早产的风险评估以及各种预防策略的作用。本章的重点是对怀疑或确诊早产临产的孕妇的评估和管理。

### 可能发生早产孕妇的评估

应在孕期检查过程中提供关于可能的早产临产(PTL)体征和症状的前期指导,并鼓励孕妇报告任何

此类症状或体征。如果妇女在 37 孕周前出现疼痛或频繁的子宫收缩或每小时超过 6 次宫缩、阴道出血或有任何阴道流液,应立即评估除外早产[3]。其他不太典型的症状,如:腹部痉挛、盆腔压力、腹痛、腰痛、阴道水样分泌物也可以提示早产。

自发性早产的鉴别诊断包括:生理性的不规则宫缩、脱水、阴道松弛、圆韧带痛。其他较严重的病因有感染(宫内、肾脏、生殖道)、胎盘早剥、创伤、阑尾炎,这些都应该考虑在内,要认真地询问病史和进行体检。早产的评估程序见表 29-1。

## 胎儿纤连蛋白

用宫缩频度来预测早产很不可靠。在评估一个孕妇是否会出现早产时使用胎儿纤连蛋白检测和测量宫颈长度可增加诊断的准确性[3]。

胎儿纤连蛋白(fFN)作为一种生化标志物,已被证明能够协助对存在早产症状的孕妇进行鉴别诊断。fFN 是存在于羊膜绒毛膜中的一种细胞外糖蛋白,作为羊膜绒毛膜和蜕膜之间的粘合剂。正常情况下,在孕 20 周前和孕 37 周后当宫颈为足月临产

| 表 29-1 | 早产的评估 |
| --- | --- |
| **1. 病史和病历回顾** | |
| 1) 使用现有最可靠的临床资料确定孕龄。 | |
| 2) 回顾产妇病史中是否存在任何早产的危险因素,尤其是既往早产分娩史或不明原因的孕中期流产。 | |
| 3) 如果存在既往早产史: | |
| i. 是否使用过羟基孕酮注射? | |
| ii. 产前保健记录中是否有经超声检查或宫颈长度测量仪得到的宫颈长度的系列记录? | |
| 4) 询问近期有无性生活、剧烈的体力活动、腹部创伤、阴道出血、阴道液体流出、发热、恶心、呕吐、尿路感染症状、白带异常。 | |
| **2. 体检** | |
| 1) 注意孕妇的行为、紧张度、应对状况。 | |
| 2) 测量体温、脉搏、呼吸、血压。 | |
| 3) 触诊腰背部,评估有无肋脊角压痛以排除单纯性的或并发的尿路感染。 | |
| 4) 触诊腹部有无反跳痛、肌张力增加。 | |
| 5) 触诊子宫有无宫底压痛、宫缩强度 、胎位(四步触诊)。 | |
| 6) 进行连续电子胎心监测,以评估胎儿情况和子宫活动情况。 | |
| 7) 消毒阴道窥器检查: | |
| i. 如果见到液体池需要检查硝嗪试验、蕨形试验或其他检验,以除外早产胎膜早破(PPROM)。 | |
| ii. 如果前 24 小时内没有阴道出血、阴道检查、性生活,取样做胎儿纤连蛋白(fFN)培养 (图 29-1 描述了采集技术)。 | |
| iii. 取样做淋病和衣原体培养。 | |
| iv. 取样做阴道湿涂片评估细菌性阴道炎或滴虫感染。 | |
| v. 阴道下段与肛门周围取样做 B 型链球菌培养。 | |
| 8) 如果无证据表明胎膜早破,进行阴道指诊评估宫颈口扩张情况、宫颈消失情况、胎先露和先露的位置。 | |
| 9) 化验检查: | |
| i. 尿常规及尿培养 | |
| ii. 血常规检查 | |
| iii. 根据临床指征进行其他实验室检查 | |
| 10) 超声检查 | |
| i. 阴道超声宫颈长度测量评估(取决于机构规范和条件的可及性)。 | |
| ii. 确认胎先露。 | |

进行准备发生重塑改变时,fFN 可出现在宫颈阴道分泌物中。如果在 24~34 孕周之间,有 fFN 出现则属不正常,可能存在有炎症或子宫收缩活动,而这两者都是早产发生的前兆[4]。

不幸的是,研究发现 fFN 的阳性预测价值(PPV)较差。在有早产症状的孕妇中 fFN 检测的阳性预测价值从 13.9% 到 25.9% 不等[5,6]。相反,fFN 有高达 97.6% 的阴性预测率,提示在未来 7 天内不会发生临产分娩[6]。这意味着在实践中 fFN 不应该用作筛查测试[6]。一个有早产症状的孕妇其 fFN 测试阳性在临床上意义有限,不能作为单一指标来决定管理方案。然而,如果 fFN 测试阴性则能帮助有早产症状的孕妇避免不必要的干预治疗,特别是在似是而非的情况下,如:有宫缩但无宫颈扩张变化的情况下。24~34 孕周出现早产症状的孕妇如果 fFN 培养(或化验)呈阴性,只有 1%~2% 的可能会在接下来的 7~14 天内临产分娩[6]。

通过阴道分泌物样本进行 fFN 检测时,样本采集必须在其他任何阴道检查之前进行。如果有胎膜破裂则禁忌 fFN 取样。fFN 检测的准确性会因以下情况降低:润滑剂、血液、近期同房或前 24 小时内有宫颈操作。如果宫颈扩张超过 3cm 或宫颈长度消失 80%,则不应该再做阴道分泌物 fFN 取样检测。

通常,应在对存在早产症状的孕妇进行其他检查之前进行 fFN 取样,样本先放置一旁,直至宫口指诊检查和可能的经阴道超声检查完毕后,再根据临床检查发现决定是送检培养或是丢弃。fFN 的取样操作见图 29-1。

### 宫颈长度测量

正如"妊娠相关异常"中所讨论的,16~24 孕周

阴道超声检查可用做出现早产症状孕妇的评估工具。如果 16 孕周后至 24 孕周前的子宫颈长度测量 ≤ 25mm 时早产相关风险增加[7]。妊娠超过 24 周的孕妇出现早产症状,宫颈长度测量也可作为 fFN 检测的辅助手段。现在一些学者提出将 fFN 和宫颈长度结合在一起用于早产测试的标准流程[4,8,9]。

这些建议提出的做法是,在对 24~34 孕周出现早产症状的孕妇进行初始窥器检查时先收集 fFN 样本(如:无禁忌证),然后做宫颈长度的测量。按照宫颈长度测量的结果来决定是否需要 fFN 送检测试。如果宫颈长度非常短(<20mm)或长度很长(> 30mm),那么所收集的样本可以丢弃不用。例如,宫颈长度为 30mm 属于正常,其阴性预测值即早产不会发生的可能性是 96%~100%[8]。此时可以丢弃 fFN 样本,如果无其他临床异常可允许孕妇回家。如果宫颈长度在 20~29mm,就应将 fFN 样本送检。如果 fFN 检验阴性,则不太可能发生早产。相反,如果 fFN 化验阳性或宫颈长度 <20mm,就应将孕妇接收住院并启动早产治疗方案。

宫颈长度不正常的标准在 20mm 到 30mm 之间。fFN 检测和宫颈长度测量两者的阳性预测价值都十分不确定,一个有紧急症状孕妇的管理不可依赖于其中任何一项指标。虽然早产评估流程可以减少早产的假阳性诊断和不必要的住院治疗,但许多地方缺少超声宫颈长度测量的条件,并且测量者必须要经过专门的培训和资格认证。

制定有早产症状但没有宫颈扩张改变孕妇的管理计划是一个挑战。March of Dimes 工具为这种情况提供了一些建议,可以防止不必要的住院治疗和干预[3]。如果是 >34 孕周,建议 fFN 检测和 / 或经阴道超声测量宫颈长度;如果没有 fFN 检测

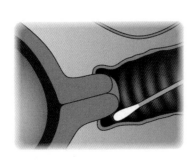

第一步:窥器检查时沿着阴道后穹隆轻轻旋转取样拭子10秒使其吸收宫颈阴道分泌物

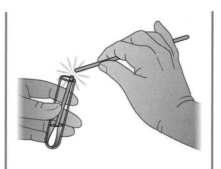

第二步:将浸有样本的拭子头浸入缓冲液中,折断拭子杆与试管同长

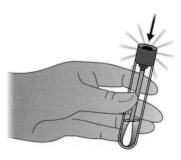

第三步:将拭子杆断端与管盖上的凹陷孔对齐,下推来关紧密和封试管,确保管盖水平对齐,以避免里面的液体漏出

图 29-1   胎儿纤连蛋白(fFN)取样的操作方法(感谢 HOLOGIC 授权使用)

或没有超声测量宫颈长度,或孕妇≥34孕周,在首次宫口指诊的2小时后,重复评估宫颈扩张情况,最好由同一人完成检查。如果fFN是阴性,或宫颈长度≥25mm,或宫颈扩张情况没有改变,March of Dimes建议孕妇可以出院回家[3]。

### 早产的治疗

对于34~37孕周之间活动性早产妇女,助产士应根据实践指南和医疗机构条件请求上级医生会诊,制定联合管理计划。如果孕妇<34孕周,初始宫颈检查宫口扩张>3cm或宫颈消失到达80%,则应启动早产治疗,立即将产妇转诊给上级医师处理。许多较小的医疗机构会将妊娠<36孕周的早产妇女转至能提供特殊新生儿护理的三级医疗中心。在各个医疗机构的所有助产士都应了解当前的早产治疗建议,并根据临床情况的需要启动这些干预措施。在初始数据收集期间如遇到有任何其他异常,助产士应根据个人实践指南进行管理和处理。

以前所采用的早产预防措施有:卧床休息、在家观察宫缩、抑制宫缩、补液、牙周保洁护理、禁止性生活。因为没有证据证明这些方法可以有效地减少早产的发生率,因此它们不再作为早产预防或治疗的特定疗法。

关于使用宫缩抑制剂来延长妊娠的研究已有了充分的证据。在过去的50年中,经过对不同宫缩抑制剂的研究后证明,没有任何一种药物可以有效地减少早产的发生率或降低新生儿的死亡率和发病率(表29-2)[9,10]。一定要记住在孕妇有任何需要分娩的情况下禁忌使用宫缩抑制剂,如:胎死宫内、胎儿情况不稳定、重度先兆子痫、羊膜绒毛膜炎、致死性胎儿异常、母亲出血伴有血流动力学不稳定,或任何孕妇禁忌使用宫缩抑制剂的情况[9]。

### 宫缩抑制剂

所有的宫缩抑制剂都只能在一定程度上减缓子宫收缩,即便是最好的效果也只能将分娩推迟2~7天时间[9,10]。以前硫酸镁和β受体激动剂(特布他林)是最常用的宫缩抑制药物。近期的研究发现钙通道阻滞剂(硝苯地平)和前列腺素合成酶抑制剂(吲哚美辛/消炎痛)与硫酸镁和特布他林相比有更好的效果,以及较低的毒性与母体副作用[9]。因此特布他林不再作为急性宫缩抑制的推荐用药,硫酸镁也只限制于当硝苯地平和吲哚美辛存在临床禁忌时,或需要寻求胎儿/新生儿神经保护作用的临床情况

下使用[9]。

无论选择哪种宫缩抑制剂,主要目标都是要推迟分娩,以获取足够长的时间来使用全程皮质类固醇给药促进胎儿肺部成熟,并争取时间将该妇女转移到三级医疗中心。这两种干预措施已被证明可以显著改善新生儿结局,是早产管理的主要策略。

### 促进胎儿肺成熟的皮质类固醇

已经证实,24~34孕周的早产孕妇使用皮质类固醇药物可以促进胎儿肺成熟,并减少与早产相关的其他疾病[9]。可使用倍他米松(Celestone)12mg按24小时间隔肌肉注射2次,或地塞米松6mg按12小时间隔肌肉注射4次[9]。一旦完成了整个疗程的皮质类固醇激素治疗,孕妇就可停止使用宫缩抑制剂。如果<33孕周,用药后超过2周孕妇没有分娩,但仍有在近7天内分娩的风险,可以重复一次皮质类固醇激素疗程作为"补救治疗"[9]。新的证据表明晚期早产时使用皮质类固醇同样有益[11]。因此34+0至36+6孕周有7天内早产风险的孕妇如果从未使用过皮质类固醇,也应该考虑接受这种治疗[9]。

### B型链球菌的预防性治疗

早产治疗中的另一个重要干预措施是使用抗生素预防B型链球菌(GBS)相关疾病。早产儿更加容易感染GBS脓毒血症,通常GBS的筛查要在35~36孕周的时候进行,因此早产孕妇的带菌情况还未被确定。所有37孕周前,GBS带菌状况未知的早产孕妇都必须进行抗生素预防性治疗[12]。疾病预防和控制中心(CDC)的官方网站会不断更新GBS的预防治疗指南和管理方案[12]。

### 硫酸镁的神经保护作用

除了使用宫缩抑制剂外,对早产孕妇使用硫酸镁治疗可以减少32孕周前早产婴儿的脑瘫发生风险[9]。许多医疗机构现在已把使用硫酸镁治疗纳入了早产的常规管理方案。这种胎儿神经保护作用的机制还不清楚,假设的原因是硫酸镁可以改善胎儿大脑的血流供应,因此保护胎儿免受缺氧的威胁。发育不成熟的早产儿和低出生体重儿本身就是造成脑瘫最严重的已知风险因素,硫酸镁对32孕周之前出生婴儿的神经保护作用可以极大地改善这些儿童未来的神经系统发育状况。

**表 29-2** 用于早产管理的宫缩抑制剂

| 药物（制剂名）<br>作用机制 | 标准剂量 | 常见母亲副作用 | 胎儿副作用 | 禁忌证 / 注意 |
|---|---|---|---|---|
| **硝苯地平**（Procardia） | | | | |
| 钙通道阻滞剂，直接阻断钙离子通过细胞膜和抑制来自肌浆网的细胞内钙释放，以抑制子宫肌层收缩。 | 最佳用量还未建立。常用初始剂量:20~30mg 分次口服；然后每 3~8 小时 10~20mg 口服 | 外周血管扩张可造成一过性恶心、潮热、头痛、心悸、低血压、头晕、心动过速 | 继发于母亲低血压 | 禁忌:前负荷依赖性心脏疾病、左心室功能不全、充血性心衰或血流动力学不稳定<br>不可与特布他林或硫酸镁同用 |
| **吲哚美辛**（消炎痛） | | | | |
| 环氧化酶（COX）抑制剂，减少前列腺素的生成。 | 初始剂量:50~100mg 口服或 50mg 直肠用药；然后每 6 小时 25~50mg 口服,共 48 小时 | 胃肠系统:恶心、呕吐、胃反流、胃炎、血小板功能障碍 | 动脉导管过早关闭、羊水过少 | 禁忌:血小板功能障碍、出血因素、肝功能障碍、胃肠溃疡性疾病、阿司匹林引发的哮喘<br>不推荐连续使用超过 48 小时<br>不推荐用于 ≥ 32 孕周的早产 |
| **硫酸镁** | | | | |
| 作用机制不确定,可能是细胞膜处的钙竞争剂,减少子宫肌层收缩所需的钙离子。 | 初始剂量:4~6g 在 20~30 分钟期间静滴；然后 2g/h 静脉滴注（需要用静脉给药泵） | 潮热、恶心、视力模糊、头痛、嗜睡、肌肉无力、低血压罕见反应:肺水肿、呼吸或心搏骤停 | 神经保护作用、减小胎心率变异性、新生儿肌张力减弱 | 禁忌:肾脏功能受损、重症肌无力、心脏传导障碍<br>不可与硝苯地平同用<br>毒性:膝腱反射消失、尿生成减少 <30ml/h、呼吸次数 <12 次 /min、当血肌酐 >1.0mg/dl 时毒性风险增高 |
| **特布他林** | | | | |
| 与 β-2 肾上腺素受体结合的 β 激动剂,引起连锁反应造成细胞内钙不足,阻断子宫肌层受体。<br>长时间使用可出现受体去敏感化,减低药效。 | 用量可以多变通常用法为每 20~30 分钟 0.25mg 皮下注射（SQ）,最多 4 次然后每 30~4h 0.25mg SQ也可连续静脉滴注 | 心动过速、外周血管扩张、低血压、支气管松弛、肺水肿、高血糖、心肌梗死 | 胎心过速、新生儿低血糖 | 禁忌:心动过速敏感性心脏病、控制不良的高血压、控制不良的糖尿病<br>出血孕妇慎用,因为心动过速和低血压可以是出血的并发症<br>FDA 黑框警示:因为母亲心脏异常风险,特布他林作为宫缩抑制剂使用不可超过 72h,并反对口服用药,因为无效。<br>然而 ACOG 同意短期住院病人使用特布他林 |

FDA,食品药物管理局;ACOG,美国妇产科医师学会

使用硫酸镁进行胎儿神经保护的医疗机构都应该有具体用法和用量的书面临床指南[7]。这些指南还应该包括向孕妇和其家属告知并讨论使用硫酸镁预防脑瘫的风险和好处，获得知情同意决策。助产士应该熟悉硫酸镁的使用指南，并清楚区分硫酸镁是用于神经保护而不是作为宫缩抑制剂之间的不同。更重要的是，硫酸镁用于胎儿神经保护的用药剂量与过去作为宫缩抑制时所使用的剂量，以及目前用于子痫前期／子痫治疗的用药剂量也都完全不同。

### 追踪

接受早产住院治疗的孕妇一般至少留院 24 小时。一旦皮质类固醇激素治疗疗程完成后，就可停止使用宫缩抑制剂，如果孕妇还没有分娩，则继续进行保守期待管理。如果孕妇的宫口出现进展性扩张，或者是非常早期的早产状况时，孕妇需要延长住院监测时间。助产士在孕妇住院期间应该发挥积极的支持作用，并在临床情况发生改变时随时与上级医师讨论管理计划。在出院前，助产士应该再次评估孕妇的早产风险，并在需要时启动任何必要的治疗或干预措施。

孕妇在以后的孕期保健门诊追踪，包括进行常规每周一次的产前检查，根据孕期保健计划规定由助产士、或医生、或两者共同实施检查。应该对孕妇进行有关早产症状的咨询宣教，当有任何症状发生时，孕妇可给助产士或医生打电话并去医院就诊。一旦早产症状真的出现，孕妇应该去医院进行再次评估，如果需要则重新进行相应的治疗。

## 过期妊娠

对于过期妊娠分娩所带来的相关风险，特别是对围产期死亡率的影响吸引了大量的研究努力。早期研究提出的干预措施是引产。研究目的是要确定常规引产是否会改善预后，以及在哪个孕周引产和确定相关风险，特别是剖宫产率增加的风险。

### 期待管理与引产对比

三项荟萃分析比较了过期妊娠时常规引产和期待管理的结局，得出了稍微不同的结论[13~15]。2012年的 Cochrane 荟萃分析研究发现，在 41 孕周常规人工引产可使围产期死亡率降低（0.03% 或 1/3 285分娩对比 0.33% 或 11/3238 分娩)，且没有增加剖宫产率[13]。Wennerholm 等人的荟萃分析则发现，41 孕周引产与期待管理相比，剖宫产和胎粪吸入综合征的发生率较低，而围产死亡率无差异[14]。Sanchez-Ramos 等人报告，41 孕周引产与期待管理相比，剖宫产率和围产死亡率较低，尽管围产期死亡率的差异没有达到统计学意义[15]。

过期妊娠引产带来的剖宫产风险必须与在任何孕周时常规人工引产相关剖宫产风险分开考虑。后者将在本章的"人工引产"部分进行讨论。有明确证据表明，过期妊娠引产不会增加剖宫产的风险，实际上可能会降低剖宫产的发生率[13~15]。

根据这一证据，美国妇产科医师学会（ACOG）支持在 41$^{+0}$ 和 41$^{+6}$ 周之间进行引产的考虑；建议在 42$^{+0}$ 孕周进行引产。有证据表明如果达到 42$^{+6}$ 孕周时所有孕妇均应进行引产，因为此时的围产死亡率和患病率风险均有增高[16]。

过期妊娠孕妇的期待管理包括要进行胎儿产前监测，如：无应激试验或生物物理指标监测。产前监测并未显示可以降低围产死亡率和患病率，因为出于伦理原因，对过期妊娠孕妇的研究无法设置无监测的对照组[15]。不管怎样，在 41 孕周时开始进行产前胎儿监测可对继续妊娠提供安全保证，也是目前被普遍接受的一种临床管理实践。

### 过期妊娠的助产学管理

当孕妇接近 41$^{+0}$ 孕周时，孕期保健检查中必须要进行针对过期妊娠管理方案选择的讨论。在讨论中，明确讲解以下内容非常重要：①过期妊娠的风险；②过期妊娠时人工引产和进行胎儿监测的期待管理方法之间结局的比较。

遵循共同决策的原则可以最好地引导讨论以下方面，包括：解释 41 孕周后分娩风险增加的证据和选择不同管理方法带来利弊的证据。这些讨论的原则还包括要使用绝对风险而不是相对风险，可使用视觉辅助手段，如：像形图表[17]。解释相对风险与绝对风险时用此方法非常重要。围产死亡是罕见的结果，死胎死产和早期新生儿死亡的绝对风险在无并发症妊娠中很少见。使用相对风险来解释数字证据可能会使孕妇产生不必要的错误理解。

共同决策的另一个原则是讨论孕妇的价值观、目标、和偏爱，这是过期妊娠助产管理的重要组成部分。有些妇女急于在尽可能短的时间内结束妊娠，并且准备好要求在 41 周时进行引产；一些孕妇不能接受任何增加的围产期死亡风险，所以选择引产以避免这种风险；另一些孕妇则强烈倾向于避免引产，可能会选择等待自发性临产。

对于在 $42^{+0}$ 孕周时仍然拒绝引产的孕妇，需要请求上级医生会诊制定继续管理计划。建议对胎儿密切监测，以及继续与孕妇讨论引产和等待自发临产相比的风险和益处。上级医师会诊结果、胎儿监护的结果和与孕妇讨论的细节都应记录在病历中。

## 胎膜早破

胎膜早破（prelabor rupture of membranes，PROM）的定义是在临产启动前发生胎膜破裂。胎膜早破的意思是"临产前胎膜破裂"，不应与孕周上的早产在用词上混淆。当胎膜早破发生于妊娠小于 37 孕周的孕妇时，被称为早产胎膜早破（premature prelabor rupture of membranes，PPROM）。发生在足月妊娠后的胎膜早破，与临近分娩时羊膜变得脆弱有关，属于正常的生理过程。相反，早产胎膜早破则可能与某些潜在病理原因有关，如：感染。对足月胎膜早破的推荐管理与早产胎膜早破推荐的管理方案有所不同，因此将其分开进行讲述。

### 胎膜破裂的评价

临床胎膜早破的诊断建立在评估发现有阴道液体流出的基础上。孕妇突然有大股液体自阴道流出，将内裤浸湿等病史，这些都强烈提示发生了胎膜破裂。有些孕妇会说"感觉潮湿"或阴道间歇性的有少量液体涌出，在这些情况下，诊断可能比较难以做出。对可能有胎膜早破孕妇的评估方法在"第一产程"一章中进行介绍。

### 早产胎膜早破

对早产胎膜早破和足月胎膜早破的管理都可以采取期待管理或引产来处理。一般而言，在没有其他并发症存在的前提下，胎儿能在子宫内更长时间会比较有益。与足月胎膜早破不同的是，出现早产胎膜早破的孕妇常有临床或亚临床的感染存在。很多早产胎膜早破的孕妇被诊断有临床感染；15%~20% 有绒毛膜羊膜炎，15%~20% 有产后子宫内膜炎[17]。

早产胎膜早破的管理重点在于权衡早产儿的风

险与潜伏期延长和延迟分娩造成的感染风险。一般情况下，早产胎膜早破采取期待管理时的平均潜伏期为 1 周，但在某些情况下，也可能会持续几周。确诊为早产胎膜早破的孕妇应该转诊给上级医师进行管理。诊断确定时的管理决定取决于：孕周、是否存在其他并发症，如感染或早产、胎儿状况、胎儿肺成熟情况，以及有新生儿重症监护病房的三级医院的可及性。

### 小于 23 孕周的早产胎膜早破

对发生在妊娠 23 孕周之前的早产胎膜早破进行管理的医疗机构，需要由包括有新生儿专家在内的医疗团队来制定个体化的协作治疗程序。如果胎儿处于可成活期前的孕龄，则不推荐使用 GBS 预防、宫缩抑制剂、皮质类固醇激素治疗和硫酸镁胎儿神经保护措施[18]。对孕妇和家人进行深入详细的咨询来取得共同决策。助产士可以通过倾听和帮助孕妇理解与当下情况有关的复杂的信息，来发挥其重要作用。

### 在 23~33$^{+6}$ 孕周期间的早产胎膜早破

23~33$^{+6}$ 孕周之间的早产胎膜早破，如果没有感染、胎儿受损或已经临产的情况，最好进行期待管理。如果需要应将孕妇向三级医疗机构转诊。此外，应使用全程类固醇激素治疗以促进胎儿肺部成熟，以及在潜伏期内使用相应的抗生素预防感染。不同的医疗机构对抗生素的选择可能不同，但一定会包括针对 GBS 的抗生素预防用药[12]。疾病预防和控制中心（CDC）关于 GBS 预防用药的指南可以在 CDC 的网站上找到，早产胎膜早破孕妇的评估与管理内容包括：GBS 培养、使用抗生素的时长、如果孕妇临产或没有临产该如何管理。美国妇产科医师学会（ACOG）不推荐此时使用宫缩抑制剂。但如果 <32 孕周且预计分娩会在 12~24 小时内发生时，可以考虑（虽然不肯定）使用硫酸镁对胎儿进行神经保护。禁忌做宫颈指诊，以减少发生绒毛膜羊膜炎的风险，甚至基线宫颈检查也应禁止。

### 34 周后的早产胎膜早破

在本孕龄阶段的感染风险是否大于早产相关风险尚不清楚。ACOG 建议在妊娠 ≥ 34 孕周时，对所有早产胎膜早破的孕妇进行引产[18]。现在还建议，对妊娠在 $34^{+0}$ 至 $36^{+6}$ 孕周期间的早产孕妇给予倍他米松治疗，以减少新生儿呼吸系统疾病的发病率，无论有无早产胎膜早破[18]。此时可以考虑采取助产士和医生联合管理计划,但取决于助产士个人的临床经验和机构的实践指南。

### 足月胎膜早破处理的争议

与足月胎膜早破相关的重要风险是感染的发生,如:羊膜内感染或绒毛膜羊膜炎。与感染风险增加密切相关的因素是:宫颈指诊检查、母亲携带GBS、破膜时间长短、产程长短和潜伏期长短(即从破膜到分娩的时间)[19]。

胎膜早破妇女的两种管理选择是:引产和期待管理。关注的主要问题是哪种管理方案会使感染率降低,以及使用该方案是否与剖宫产率增高有关。1996年的"足月胎膜早破研究"因其随机设计和大样本量的特性成为当代最有力的研究成果[20]。在这项研究中发现,接受引产和期待管理的孕妇其新生儿感染率和剖宫产率相似,但期待管理组中的孕产妇感染率较高。研究存在的几项局限性可能影响了母体感染的风险:绒毛膜炎诊断上的不统一、期待管理组有更多的宫颈检查次数,以及孕期没有对GBS进行筛查,造成GBS阳性孕妇在分娩期间没有进行抗生素预防用药[21]。

ACOG建议将引产作为最佳管理方法,但保留期待管理作为拒绝引产孕妇的一个选择[22]。美国护士-助产士学会(ACNM)关于足月胎膜早破的立场声明坚持赋予孕妇自主决定的权利,并支持低风险孕妇的期待管理选择[23]。表29-3总结了这些推荐建议[23]。

选择或要求引产的孕妇将被接收入院,并制定出包括使用促进宫颈成熟和/或催产素输注决定的管理计划。根据医疗机构指南和个人临床经验来请求上级医生会诊。如果选择引产,允许产程潜伏期有足够的时间很重要,这可以避免因引产失败进行剖宫产。多次宫颈指诊检查是感染的主要危险因素,因此在引产期间应尽量减少宫颈检查的次数[18,19]。

| 表 29-3 | 胎膜早破期待管理的指征 |
|---|---|

- 足月妊娠(> 37⁺⁰ 孕周)
- 单胎妊娠
- 头先露胎位
- 羊水清
- 无发热
- 无感染存在,包括:HIV、乙肝、丙肝
- 非 GBS 携带(GBS 阴性)
- 胎心率模式无胎儿酸血症风险存在的证据
- 没有需要立即进行引产的健康与产科异常情况

如果选择进行期待管理,管理计划应包括:孕妇在哪里等待临产、等待多长时间以及在等待期间如何对孕妇和胎儿的情况进行监测。关于决定孕妇在临产前应该在哪里等待的地点缺少支持的证据[17],可以考虑让孕妇在计划好的时间内回家待产。应叮嘱选择期待管理回家的孕妇使用温度计每2~4小时认真测量体温,观察宫缩情况与胎动频率。重要的一点是要嘱咐孕妇不可有任何东西放入阴道内。最后,要叮嘱孕妇如果体温达到或超过38℃(104℉)、胎动减少、有进入临产产程活动期的表现、羊水出现胎便或臭味时,要立即拨打电话和迅速前往医院。孕妇回家管理一定要有后续追踪检查的计划。

在"足月胎膜早破研究"中,潜伏期持续时间的中位数是33小时,95%的胎膜早破孕妇在95~107小时内分娩[20]。期待管理的最佳时间长度尚不清楚。"足月胎膜早破研究"中给出的时间是96小时,然后就进行引产[20]。选择期待管理的孕妇也可以随时选择进行引产。

胎膜早破的孕妇无论选择哪种管理方案,都必须要监测有无感染情况,母亲有心动过速、发热、子宫压痛和羊水有恶臭味都可能是绒毛膜羊膜炎的迹象。出现任何这类体征或症状都需要住院、与上级医生磋商,并迅速启动适宜的治疗干预措施。为避免感染,应在引产或自然分娩过程中尽量减少宫颈指诊检查的次数。

## 宫内感染

宫内感染或炎症是指羊膜囊、羊膜和绒毛膜感染[24,25]。绒毛膜羊膜炎是传统的术语,但指的是一组有不同严重程度的感染或炎症特征的异常。因此,宫内感染、宫内炎症或宫内感染和炎症均有(三联感染)等术语成为相互替代的用词。在本章中羊膜内感染也被称作绒毛膜羊膜炎,两者同义。

引起羊膜内感染最常见的原因是细菌沿着母体下生殖道上行。病原微生物有:B型链球菌、大肠杆菌、脲原体菌类、梭状变形杆菌类和支原体类,都可能成为致病的病原体[26]。羊膜是胎儿防止感染的保护屏障,胎膜破裂时间过长和产程延长是发生绒毛膜羊膜炎的危险因素。阴道或宫腔内的操作和多次阴道宫颈指诊检查都可增加感染的可能性特别是在有胎膜早破的情况下[24]。由于这些因素之间相互关联在一起,所以它们各自的影响作用还没有得到充分确定。例如:产程延长和胎膜破裂时间的延

长会导致产程中宫颈指诊检查次数的增加,且这两者本身也都会增加感染的风险[24,27]。

绒毛膜羊膜炎只能在分娩后通过胎盘和胎膜的组织学检查才能最后确诊[24,25]。产程中出现母亲发热是绒毛膜羊膜炎的主要临床表现,占95%的病例[26]。但母亲体温升高也可见于母亲脱水、室温过高,或者在淋浴或浴缸里的时间过长。母亲发热也常见于产妇使用硬膜外麻醉镇痛的时候。鉴于这些模糊混淆情况,2015年举行的国家卫生研究院专家小组研讨会评估了关于羊膜感染的研究,并发布了诊断和管理羊膜内感染的新的指南(表29-4)[25]。

定义区分了疑似与确定的羊膜内感染,并为母亲发热提供标准化的体温标准。专家组研讨会将体温为≥39℃但没有其他临床危险因素的妇女定义为单纯产母发热组,而ACOG建议将这些孕妇视为可疑羊膜内感染病例[24]。

有些羊膜内感染的危险因素是可以控制的。如产程中注意给母亲补水、减少宫颈指诊次数,这些都是助产实践的重要组成部分。如果发现母亲体温开始升高,可先给予冲击量静脉补液,在1小时后复查体温。

出现单纯母亲发热或可疑羊膜内感染时,应在产程中使用抗生素、请求上级医师会诊或通知上级医师。虽然还没有随机试验对各种抗生素的配伍进行对比研究,针对可疑感染目前最常用的给药方法是一种广谱抗生素(如:氨苄西林或盘尼西林)加上庆大霉素联合治疗。静脉给药直到产妇分娩之后,临床证据表明这些抗生素可以有效地对抗引起新生儿败血症的两种主要细菌——B型链球菌与大肠杆菌。图29-2总结了推荐的抗生素用药方案,包括有盘尼西林或氨苄西林过敏产妇的替代药物选择[24-26,28]。

| 表 29-4 | 宫内感染、宫内炎症或两者均有的临床诊断标准 |
|---|---|
| 诊断 | 诊断标准 |
| 单纯母亲发热 | 口表体温 38~39℃,30 分钟后复查体温不变 |
| 可疑宫内感染、炎症、或两者都有(三联感染,羊膜内感染) | 口表体温 ≥ 39℃[a] 没有其他症状,或母亲产时发热有以下一种或多种情况:<br>胎儿心动过速,胎心率 >160 次/min<br>母亲白细胞升高,无类固醇激素用药情况下 WBC>15 000/mm³<br>宫口有脓性分泌物流出 |
| 确诊的羊膜内感染 | 以上所有都有,另外:<br>羊水穿刺证明有革兰氏阳性细菌、葡萄糖含量低或羊水培养阳性<br>胎盘组织学检查有感染表现 |

[a] 美国国家卫生研究院专家小组研讨会定义 ≥ 39℃但没有其他临床危险因素的孕妇定义为单纯产母发热,而 ACOG 建议将这些孕妇视为可疑羊膜内感染病例

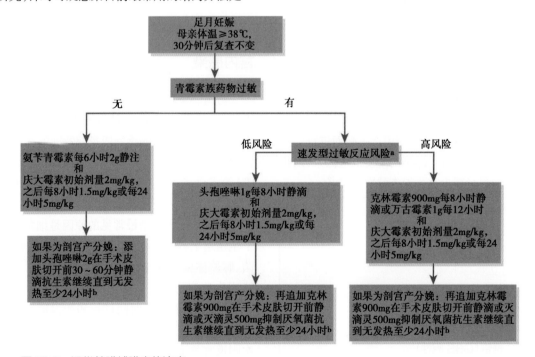

图 29-2　疑似羊膜绒膜炎的治疗

[a] 青霉素族药物速发型过敏反应风险是指任何人有在使用青霉素族药物后出现血管性水肿、呼吸窘迫、荨麻疹(风团)或其他速发型过敏反应的病史

[b] 有些学者认为在手术后追加一剂抗生素效果即可,因此术后用药方案取决于医疗机构规范

B型链球菌携带产妇使用盘尼西林或者氨苄西林的预防用药对于绒膜羊膜炎没有足够强度的治疗作用。如果已经使用盘尼西林来预防B型链球菌的产妇在产程中出现发热，还应增加一种针对厌氧菌的有效广谱抗生素药物来进行治疗。

还应当给产妇口服对乙酰氨基酚975mg，已证明降低母亲体温可以改善胎儿酸碱平衡[26]。应当密切监测产妇状况以及产程进展情况。如果产程进展不正常，应该使用催产素。羊膜内感染不应作为剖宫产的指征。如果进行剖宫产，则需要给产妇额外添加一种对抗厌氧菌的抗生素，如：头孢唑啉或克林霉素来预防产后子宫内膜炎。一旦分娩结束，胎盘应送到病理化验室进行组织学检查，并密切观察新生儿有无败血症或感染体征。分娩完成后，静脉抗生素通常还要进行一次追加剂量的用药，不少医疗机构会继续使用静脉抗生素直到产妇体温恢复正常后至少24小时[28]。

## 引产

引产是指通过人工方法刺激子宫收缩。引产的方法包括激素法与非激素法。在决定进行引产前，需要评估继续妊娠和选择人工引产对母亲和胎儿的风险，也可以是因为临床医学指征而选择进行人工引产。需要进行引产有循证基础的医学指征包括：妊娠高血压、子痫前期/子痫、胎儿生长受限、妊娠胆汁淤积症、糖尿病、胎死宫内、绒毛膜羊膜炎、羊水过少以及异常的胎儿状况[29]。其他医学指征还包括胎膜早破和过期妊娠。引产只能在医院内进行，要排除任何禁忌阴道分娩的情况，如：前置胎盘、前置血管、横位、脐带脱垂、既往有进入宫腔的子宫肌瘤切除术、经典子宫纵切口手术、活动性生殖器疱疹感染或Ⅲ类胎心率模式[30]。

对于使用选择性人工引产存在争议，诸如为了：方便母亲或产科保健提供者、曾有急产分娩史、孕妇居住地址距离医院较远、解除晚期妊娠带来的生理不适、避开某些特定日期或节日、医院人员值班安排的考虑以及提高孕妇满意度等，都可能成为选择性人工引产的原因[30]。与引产相关的风险因素包括：子宫收缩过频、胎儿对产程不耐受、产后宫缩乏力、增加剖宫产风险。选择性人工引产的弊端包括：如果有孕周估算错误造成医源性早产增加新生儿患病

的风险，以及增加医疗费用[30]。

剖宫产与引产的关系是复杂的。某些引产适应证，如过期妊娠[13]和足月胎膜早破[21]与剖宫产的风险增加无关。21世纪初，有大量证据表明初产妇引产可引起剖宫产风险的明显增高，大多数研究都发现剖宫产风险至少增加了一倍[30,31]，这些研究比较了相同孕周自然临产分娩与引产孕妇的分娩结局。一些研究人员还注意到，引产对照组的孕周相同的产妇实际上是接受期待管理的孕妇[32]。最近进行的几项研究，包括使用这一对照组的系统评估，显示与期待管理的孕妇相比进行引产的孕妇其剖宫产率较低[33~36]。最近的一个小规模随机控制研究发现，妊娠39孕周的初产妇其子宫颈条件不良，选择引产的剖宫产率增高[30.5%对比17.7%；相对风险（RR）=1.72；95%置信区间（CI）=0.96~3.06][37]。虽然这一结果在统计学上没有显著差异，但在临床上也许存在显著意义，所以仍需进一步研究以便更好地分析可能增加或不增加引产后剖宫产风险的临床特征。引产与剖宫产的关系可能受到很多因素的影响，如：初产、肥胖、宫颈未成熟、孕周和产程管理实践方法[34]。

选择性人工引产与医源性人为早产的关系已经搞清，39孕周以前的选择性人工引产，已被证实与晚期早产风险增加有关。现在已经有确定孕周的严格标准，39孕周以前的选择性人工引产受到禁止[29]。一些医疗机构还采取了对足月选择性人工引产的严格规定，需要有达标的Bishop宫颈成熟度评分、知情同意签字、引产前医护人员检查核实临床指征的量表[38,39]。Bishop宫颈成熟度评分系统是由与宫颈和胎儿状况相关的四项指标构成的一个评估工具，可被用来预测引产成功的可能性[40,41]。目前使用的Bishop评分标准版见表29-5[29,40,41]。美国护士-助产士学会对选择性人工引产的立场声明（2016年）明确表示不支持选择性人工引产的做法。助产士们在临床实践中可从这份文件里找到有价值的信息资源[42]。

在开始使用任何促宫颈成熟方法或引产之前，应该向孕妇提供咨询，讲解有关引产的医学指征、引产和期待管理对她和胎儿的风险与益处。此外，还要求助产士请求上级医师会诊，就诱导宫颈成熟和引产方法制定出合作管理计划。表29-6总结了照护需要引产和诱导宫颈成熟的孕妇时应考虑到的关键助产学因素。

| 表 29-5 | Bishop 评分系统修改版 | | | |
|---|---|---|---|---|
| 分值 | 0 | 1 | 2 | 3 |
| 宫颈口位置 | 后位 | 中位 | 前位 | |
| 宫颈硬度 | 硬韧 | 中等硬度 | 软 | |
| 宫颈长度[a](cm) | >4 | 2~4 | 1~2 | <1 |
| 宫颈扩张(cm) | 0 | 1~2 | 3~4 | >5 |
| 胎先露水平[b] | -3 | -2 | -1/0 | +1/+2 |

[a] 以前宫颈长度是宫颈管消失的 %,分级为 0~30%、40%~50%、60%~70%、>80%。使用宫颈长度或宫颈管消失 % 临床均可接受

[b] 胎先露水平范围为 -3 到 +3 之间

| 表 29-6 | 进行引产和 / 或诱导宫颈成熟之前的临床考虑要点 |
|---|---|

1. 诱导宫颈成熟或开始催产素引产之前需要有上级医师咨询会诊。有时还需要制定联合管理方案。

2. 需要同孕妇和家人讨论引产的临床指征。对提出的每一方法或技术存在的风险和好处要进行详细的讲解。对孕妇的选择应该加以考虑。要将讨论的情况记录在孕妇的病历中。

3. 开始引产(或诱导宫颈成熟)之前的基础信息资料应该包括:

   a. 记录推算孕周和最后确定孕周时使用的指标。

   b. Bishop 宫颈成熟评估得分。

   c. 引产或诱导宫颈成熟的临床指征。

   d. 无引产禁忌证。

   e. 临床骨盆测量情况。

   f. 确定为头(顶)先露胎位。

   g. 确定为 I 型胎心率模式。有 II 型胎心率模式时,经过上级医师会诊也可进行催产素引产。

4. 如果有引产临床医学指征的孕妇拒绝引产,应该通知上级医师。

5. 如果要采用无医学文献支持的其他替代引产或诱导宫颈成熟的方法,在开具处方或向孕妇推荐之前要十分小心谨慎。

6. 引产过程中注意鼓励正常产程进展(如:使用遥感监测鼓励走动、口服补液)。

7. 催产素引产时可以考虑使用淋浴或浴缸进行水疗(使用防水遥感胎心率监测)。

## 诱导宫颈成熟的方法

随着预产期的临近,子宫颈逐渐出现软化、颈管消失、宫颈宫口移向阴道前穹隆内。这个过程通常被称为宫颈的"成熟",是子宫颈胶原纤维和其他糖蛋白连接组织发生重塑的正常结果。经产妇的宫颈成熟会发生得更为完全,这一过程会开始于产程启动的几天前或几周前。

宫颈的成熟度可按照修订版的 Bishop 评分系统进行评定,该评分系统考虑到了与宫颈重塑相关的所有因素(表 29-5)。这个评分系统以孕妇的宫颈是"适合"还是"不适合"来预测引产成功率,它是目前预测引产是否成功的最佳方法。

举例来说,修正 Bishop 得分高于 8 分的孕妇被考虑为宫颈条件适合,引产时有阴道分娩的高度可能性[29]。对比之下,Bishop 得分 ≤ 6 分时孕妇宫颈条件则属于不适合状况,在这种情况下先去诱导宫颈成熟可能会提高引产的成功率。诱导宫颈成熟的措施能够通过直接作用于宫颈内的糖蛋白(激素法),或者机械性扩张宫颈来提高 Bishop 评分值。因为宫颈扩张程度被认为是 Bishop 评分指标中最能预测引产成功率的因素,所以目前经常会选用机械扩张的方法与激素诱导宫颈成熟或催产素引产同时使用。除非有引产的医学指征,否则在 40 孕周前不应使用任何方法来诱导宫颈成熟。

### 弗利气球导尿管

最常见的机械扩张方法是使用弗利(Folley)气球导尿管,虽然有些地方仍在使用阴道吸湿扩张棒(昆布海藻棒)。在无菌操作下,将带有一个 30ml 容积气球的弗利导尿管插入宫颈,前行到达宫颈内口以上,用 30ml 无菌水或生理盐水充满导尿管顶端连接的气球装置,然后将导管的另一端固定在产妇的腿部,施加少量牵拉力。导尿管插入宫颈的过程可在阴道窥镜暴露下或指诊检查的感觉下来完成。当宫颈扩张到 3cm 时弗利气球导尿管会自动脱落,这种情况一般会在 6~12 小时内出现。插入导尿管的过程中孕妇会感觉不适,并可引起持续性下腹痉挛疼痛,也可能会引起意外胎膜破裂或宫颈出血。在进行弗利气球导尿管插入操作前应当向孕妇说明此项操作的利、弊、可能出现的副作用,并且将操作过程记录在孕妇的病历中。

### 前列腺素诱导宫颈成熟

目前用于诱导宫颈成熟的两类激素是:前列腺素 $E_2$(地诺前列酮)与人工前列腺素 $E_1$ 相似物(米索前列醇,Cytotec)。表 29-7 中列出了目前这些制剂的剂量和配方,以及实际临床考虑[43,45]。目前已

| 表 29-7 | 诱导宫颈成熟的前列腺素制剂 a | | | | | |
|---|---|---|---|---|---|---|
| 药名 | 剂量/给药途径 | 作用开始时间（分钟） | 血浆峰值（分钟） | 作用时长（小时） | 子宫收缩平均持续时间（分钟） | 临床考虑 |
| 前列腺素 $E_1$ 米索前列醇（塞特泰克，Cytotec） | 25~50μg 每 3~6 小时口服 或 | 12±3 | 2~30 | 2 | 90 | 子宫有手术瘢痕的孕妇禁用 必须住院在连续胎心率监测下进行 不建议阴道用药 50μg 因与宫缩过频发生率增高有关 |
|  | 25μg 每 3~6 小时阴道后穹窿放置 | 20.9±5.3 | 6~80 | 4.5~5 | 106 | 最后一次用药后的 4 小时可考虑开始进行催产素滴注 |
| 前列腺素 $E_2$ 地诺前列酮（Prepidil） | 0.5mg 凝胶用 2.5ml 针管注入宫颈内用药 | 快速生效 | 60~120 | 变异 | 127 | 必须住院在连续胎心率监测下进行 留置阴道内可达 12 小时 如果宫缩 >3 次 /10min（宫缩过频）立即取出 取出后 30~60 分钟可考虑开始进行催产素滴注 |
|  | 10mg 0.3mg/h 阴道内用药 | 快速生效 | 未知 | 变异 | 未知 | 可以每 6 小时重复，可使用 3 次 可以有选择地用于非住院孕妇的宫颈成熟诱导 每次用药后要监测胎心率 1~2 小时 可在最后一次用药 6~12 小时后开始使用催产素滴注 |

a 如果有不正常的胎心率模式或 10 分钟内有 3 次以上宫缩，禁忌使用宫颈成熟诱导剂

有研究对单独使用前列腺素与前列腺素和机械方法联合使用的效果进行了比较。研究结果显示，在使用催产素之前使用前列腺素诱导宫颈成熟可缩短引产到临产开始的时间，并能提高阴道分娩的几率。但到目前为止，还没有产生出一个诱导宫颈成熟最佳方案[43]。米索前列醇阴道给药是最可能在 24 小时内完成分娩的干预措施，但它也是引起子宫过度收缩发生率最高的做法；相比之下，使用弗利导尿管诱导宫颈成熟发生过度收缩的可能最低；而口服米索前列醇的剖宫产率最低[44]。

许多影响因素，比如：医务人员的偏好、条件的可行性、每个医疗机构的临床指南不同，这些都可能影响到制剂的选择和选用哪种方法。所有的前列腺素制剂都可能导致子宫过度收缩（宫缩过频）或成功引产，因此，首先对胎儿宫内情况做出评估是使用前列腺素诱导宫颈成熟之前必须要进行的重要步骤。

在使用前列腺素诱导宫颈成熟的过程中，助产士应当密切观察孕妇对于诱导宫颈成熟制剂的反应，并且对宫缩过频和胎儿对于子宫收缩无法适应的异常情况时刻保持警惕。

**米索前列醇（塞特泰克）**

米索前列醇（塞特泰克，Cytotec）每片剂量为 100~200μg。经美国食品药物管理局（FDA）批准在市场上存在的米索前列醇是用来治疗消化性溃疡症状的临床用药。这种药片原本不是作为阴道用药的制剂，且 FDA 也并未批准其作为诱导宫颈成熟的用药。然而，由于使用它来诱导宫颈成熟十分有效，目前被广泛用于诱导宫颈成熟这个未被标注在药物指南上的用药指征。米索前列醇禁用于以前有过剖宫产或子宫手术病史的孕妇。

米索前列醇可以口服或阴道用药。由于要将药

片切开使用,剂量会不太准确,所以子宫对药物的反应不太容易预测和确定,尤其是采取阴道用药时。作为预防措施,如果孕妇在 10 分钟内有 >3 次宫缩,通常不重复给药。

应当随时准备好特布他林备用,用来治疗米索前列醇造成的宫缩过频异常或不确定的胎心率模式。有趣的是,尽管给出了明确的警示,但所有研究均未发现因使用米索前列醇引起宫缩过频所导致的一过性胎心率减速与新生儿的不良结局有关。

### 引产技术

#### 胎膜剥离

胎膜剥离是在门诊孕期检查时经常进行的一种做法,孕妇已经足月并要求诱导尽快临产的干预。胎膜剥离本身并不是一种引产方法,但已被证明可以缩短临产间隔时间。这一做法在"妊娠相关异常"一章中有详细叙述。

#### 人工破膜

有计划地人工破膜(artificial rupture of the membranes,AROM)可作为一种引产的方法,可单独使用或与催产素一起使用。研究表明当宫颈成熟时进行人工破膜效果会更好,但是不同个体对于人工破膜的反应难以预测,并且可能会在规律宫缩启动前有较长的等待时间[29]。如果在宫颈不成熟的情况下进行人工破膜,可能会因产程延长出现潜在的感染风险。当人工破膜与催产素联合使用时,引产到分娩的产程时间会缩短;但人工破膜的最佳时机至今仍未明确设立。此外,一旦人工破膜,产妇住院后必须分娩,就不再有进行诱导宫颈成熟的机会,一旦催产素引产失败,则无法再转回到期待管理的等待间歇。而当产妇的宫颈扩张达到 4cm 左右时进行人工破膜,则不会出现母体和新生儿的不良结局,并且可将产程缩短 2 小时或更多[45]。

人工破膜的主要风险是脐带受压,更紧急的危险为脐带脱垂。当出现脐带受压时,常会出现胎心率变异性减速;这种胎心率变异性减速的应对措施在"产程中的胎儿评估"一章中进行讨论。脐带脱垂是产科急症,自然破膜或人工破膜时都有可能发生,这就是为什么当胎头没有入盆衔接时不应进行人工破膜的主要原因。关于脐带脱垂管理的详情见本章中的"产科急症"部分。

### 催产素引产

催产素是由下丘脑生成,通过脑垂体后叶释放的一种九个氨基酸组成的肽类激素。这一激素与脑垂体后叶加压素类似,对于肾脏有直接的抗利尿作用,最重要的是催产素是一种强效的引起子宫收缩的宫缩剂。虽然催产素主要来自脑垂体分泌,但这种激素也可由胎盘和胎儿合成分泌。人工合成的催产素在化学成分上与内源性催产素相同,是目前助产实践中最常使用的药物之一。

当催产素使用得当时,临床获益非常显著,尤其是用于治疗产后出血。然而,催产素也与胎儿和母亲的不良结局有关,并经常在产科诉讼案中受到指控[46]。因此,现在催产素被归类为"高警示"药物,要求有安全使用规范以降低因使用错误造成的母亲或新生儿发病风险。目前对于催产素用药的各种保障措施均已到位,包括:标准静脉用药浓度、必须使用输液泵给药、连续电子胎心率监测、低剂量增量规定[46,47]。

催产素通过与子宫肌层上的受体结合起到激动剂的作用。在产程早期,这些受体得到激活或活性"升级"达到以前的 100 倍以上。子宫收缩功能很大程度上受到这些受体功能的影响,这就是为什么对这一药物的反应会有如此明显个体差异的理论原因。在催产素使用时间过长之后,催产素受体还会出现下调或变得不敏感,这也许可以部分地解释为什么经过长时间的催产素引产后,产妇出现产后出血的风险增加[48,49]。

人工合成催产素在使用后的 3~4 分钟开始出现效应,半衰期约为 15 分钟。30~40 分钟后子宫的反应达到稳定状态[49]。对特定剂量催产素的反应存在较大的个体差异。且产妇对催产素的反应与剂量相关:输液的速度增加,子宫收缩的强度和频率随之增加。

#### 催产素的给药方案

由于对催产素反应的个体差异,要求用药从小剂量开始,调节滴速来增加剂量直到达目标宫缩频率和强度。根据起始剂量和增加剂量的频度以及增加剂量的数量设计有多种给药方案。临床通常称为"低剂量"或"高剂量"方案,但这些术语都没有被明确的定义。一般来说,高剂量方案以 6mU/min 作为起始剂量,每 15~40 分钟增加剂量 3~6mU/min;反之,基于催产素的药代动力学的低剂量方案是以 0.4~

2mU/min 为起始剂量,每 40 分钟增加剂量 1~2mU/min。大剂量给药方案与更频繁的子宫收缩、起始用药到临产时间较短和产程缩短有关。关于高剂量和低剂量方案的剖宫产率对比结果不一致,尽管大多数研究都没有发现高剂量方案会造成剖宫产率的增高[49-51]。目前尚不清楚临床医护人员使用催产素催产的行为对剖宫产率的影响。

尽管缺乏标准方案,但目前的趋势是使用低剂量方案,在增加催产素剂量之前至少要等待 30~40 分钟,以便对之前使用的催产素剂量的最大效果进行评估。这种调节剂量的时间节律可允许催产素达到稳定的血浆浓度,减少子宫收缩异常或宫缩过频的发生机会。此外,在第一产程阶段,产妇血液循环中可能已经存在小量基线浓度的内源性催产素,它可与静脉输注的催产素叠加在一起,产生对子宫收缩的累积效应[45,49,52]。

**催产素的副作用与不良反应**

有引产禁忌证的妇女不宜使用催产素。催产素具有抗利尿作用,因此对需要限制液体入量或者肺水肿风险增高的产妇要慎用。如果催产素输入过快可引起低血压、心动过速、心电图出现短暂的心肌缺血改变。

催产素最常见的副作用是出现子宫收缩过频。宫缩过频的定义是在 30 分钟期间里,平均每 10 分钟内有超过 5 次的子宫收缩[53]。由于催产素的半衰期很短,减慢或停止催产素滴注可迅速减慢子宫收缩的频率。在许多情况下,子宫收缩过频并不会造成明显的胎儿受损,但仍然需要调整催产素的给药剂量,以便胎儿能够在宫缩间歇期间恢复足够的氧合状况。催产素滴注给药的速度是高度个体化的,经常需要在达到有效宫缩与避免出现子宫收缩过频之间去谨慎地寻找平衡。接受催产素滴注的产妇,在产程活跃期间需要每 15 分钟对母亲与胎儿状况进行一次评估,在第二产程要每 5 分钟进行一次评估[47,52]。这一重要安全保障措施可以保证及时识别和处理子宫收缩过频和 / 或异常胎心率模式。

无论子宫收缩状况如何,如果有任何胎儿窘迫的异常征象出现时,都要立即停止催产素滴注。进一步的干预包括:产妇换成侧卧位、乳酸林格液体 500ml 快速静脉补液、吸氧。如果采取这些干预后子宫收缩状况仍未改进,可给予 0.25mg 特布他林单次皮下注射。助产士应该通知上级医生,并留在产妇床旁,直到胎儿状况好转稳定。在胎儿状况好转

稳定了 15~30 分钟后,可以重新开始催产素滴注。子宫收缩过频的管理指南参见"产程中的胎儿评估"一章。

在某些情况下,催产素引产比预期的时间要长,特别是因临床禁忌无法进行诱导宫颈成熟或改进 Bishop 评分的措施无效时更是如此。经过较长时间连续使用催产素后,可能会发生子宫催产素受体敏感性的减退(功能下调)[49]。在发生这种情况的时候,催产素的效果减低,继续加大剂量只能增加子宫收缩过频的风险和不出现宫颈扩张的无效宫缩活动。长时间使用催产素会由于同样原因导致宫缩乏力,增加产后出血的风险。应该高度警惕这种可能,对于使用过数小时外源性催产素的产妇在第三产程应考虑采取主动管理,以减少发生产后出血的风险(参见"第三产程"一章)。

除了产后出血以外,使用催产素引产或催产还与子宫破裂的风险增高有关。在美国,子宫破裂在无瘢痕子宫的产妇中十分罕见(<1/10 000)[54]。相比之下,在资源贫乏和缺少进行剖宫产条件的地区子宫破裂的发生则比较多见,尤其是有过多次分娩史并出现难产的产妇。在发达国家中,子宫破裂则几乎只见于剖宫产后阴道分娩试产(trial of labor after cesarean,TOLAC)的产妇。尽管催产素引产或催产对于尝试 TOLAC 的产妇来说不属绝对禁忌,高剂量催产素却可以显著增加子宫破裂的风险,因此应当避免。

如果孕妇的情况稳定,使用催产素滴注 10~12 小时后仍未出现活跃的临产,应停止催产素滴注。这种保守的处理方法将会纠正使用催产素后造成的任何程度的催产素受体功能下调状况,并使孕妇得到休息。这样做也可减低因长时间使用催产素造成产后宫缩乏力的风险。此外,如果需要还可利用夜间休息时间来诱导宫颈成熟。第二天,可以重新开始催产素滴注,继续进行引产计划。对于有些孕妇,从引产到实现阴道分娩需要产科照护者付诸极大的耐心。文献中没有明确的"引产失败"诊断标准,只有在产程进入活跃期后才有考虑这种诊断的可能[29]。

与使用催产素有关的最后一个问题是管理目标与沟通之间的相互冲突,这种冲突有时会发生在床旁管理输液的护士与下医嘱的产科医生之间[46],经常见到的是有关增加滴注剂量间隔时间的冲突。一个可能的解决方案是,按照相互商定同意的临床记录核查单来监测管理催产素的使用情况[46,47,52]。这

些临床记录核查单以观察胎儿和子宫对催产素的反应情况为重点,而不拘泥于某个特定的给药方案,给出允许正常的产程进展发生的时间,而不去使用更多的催产素。这里面还包括其他的安全措施,如:适宜的医护人员配比和治疗宫缩过频的标准医嘱流程。使用催产素时不需要额外的医嘱即可及时启动针对出现问题的干预措施,这是使用催产素最佳实践建议中的一个重要组成部分[52]。

### 其他引产方法

许多孕妇有兴趣使用更"自然"的技术来刺激分娩或促进子宫颈成熟,在许多情况下,这些方法可用来帮助孕妇避免使用催产素引产。

### 乳头刺激

已经有学者评价了乳头或乳房刺激作为一种刺激或诱导临产方法的安全性和有效性[55]。已知刺激乳头可以诱导脑垂体释放内源性催产素,这与外源性催产素一样可以引起子宫收缩。事实上,乳头刺激已被用来替代催产素作为进行宫缩应激试验的一种方法。可以采用各种方法来刺激乳头,如:用手指揉捏刺激一侧或两侧乳头,也可使用手动或电动吸奶器来刺激乳房。

一个对现有乳头刺激研究的系统综述报告指出,对宫颈已经成熟的低风险孕妇使用乳头刺激方法更有可能会在 72 小时内激发临产[55]。其他发现是使用乳头刺激方法可显著减少产后出血发生率,且不会有宫缩过频或异常的胎心率变化。另外要关注的一点是,乳头刺激和内源性催产素对胎盘灌注的影响。由于现在还没有专门针对有胎儿酸血症风险的孕妇使用乳头刺激后影响的研究证据,因此不提倡这些孕产妇使用乳头刺激方法[55]。

### 植物草药制剂

几种植物草药制剂,如:蓖麻油、月见草油、覆盆子叶、蓝或黑升麻,已被用于刺激临产启动。使用植物草药制剂的助产士们认为,这些方法安全、廉价,并可帮助孕妇避免使用药物引产和过期妊娠[56]。孕妇可以自己在家或在分娩中心使用这些植物草药,而催产素和前列腺素是禁忌在家或在分娩中心使用的。关于使用植物草药进行引产的信息通常来源于医务人员同事之间的非正规交流学习,多数是基于民间传说和传统做法。如何与何时使用这些植物草药即便是在助产士之间其做法也有着广泛的不同。

关于中药引产方法的一个文献综述报告,这些植物草药制剂的治疗效果和对孕妇的临床好处从整体上讲还缺乏科学证据[57]。有病例报告,蓝升麻与围产期脑卒中和急性心肌梗死有关,因此不应该使用[58]。关于黑升麻的安全性或有效性目前还没有科学文献记载。在科学研究证据解除对其担忧以前,蓝升麻或黑升麻、单用或合用、或与其他草药联用在临床实践中都应禁止。相反,月见草油和覆盆子叶通过多年使用经验表明没有发生危害的证据。它们是否真正能够引发宫缩或促进宫颈成熟也还没有确切的证据,但在孕期使用月见草油和覆盆子叶被认为是安全的[58]。

蓖麻油的使用可以追溯到古埃及时代,这种制剂至今仍然被用来诱导或刺激临产。虽然确切的作用机制尚不完全清楚,但服用蓖麻油制剂可以产生强大的导泻作用,进而引起子宫收缩。有些妇女报告服食蓖麻油后引起迅猛快速的临产,使用该制剂还与羊水粪染风险增高有关。几个对于蓖麻油引产功效的研究所得出的证据仍属不能定论。虽然在孕期摄入蓖麻油对母亲是安全的,但选择使用蓖麻油来诱导临产的助产士应该记住,该做法的研究证据尚不一致,以及缺乏标准的服用剂量。

总之,当开具或建议使用缺少科学文献支持的引产与促进宫颈成熟的替代方法时,应该谨慎行事。在开具或推荐使用任何植物草药制剂之前,助产士应该告知孕妇有关该制剂已知的风险、好处和安全性。

## 产程异常

典型的分娩进展异常有潜伏期延长、活跃期进展缓慢、活跃期停滞、胎先露下降停止、第二产程延长和第二产程胎先露下降停止。第二产程的异常情况在"第二产程与分娩"一章里有详细介绍。对产程进展的评估是一项产时评估,但是产程时间长短与孕产妇和新生儿结局之间的关系尚不十分清楚[59]。真正的头盆不相称导致的难产是一种真实的现象,被忽视的难产现象是资源匮乏的地区产妇和新生儿发病率和死亡率的重要因素[60]。这一问题的主要原因是儿童时期营养不良导致骨盆变小,并且在分娩期间没有可及的高级别医疗护理条件。

发达国家的情况则非常不同。目前尚不清楚在美国常用的诊断和治疗产程延长的框架是否可以改善结局[59]。产程无进展是初次剖宫产最常见的原因，并间接地导致许多的重复剖宫产，大多数人都认同这种情况中存在有过度诊断的问题[61,62]。

有许多术语被用于表示异常缓慢的产程，例如：难产、无效产程、产程没有进展。对于这些术语的诊断标准缺少共识[62]。关于正常产程进展参数的最新研究和专家意见在"第一产程"一章中进行了回顾，关于与产程进展相关的适当总体护理框架的问题是一个不断演变的复杂课题[63-71]。

多年来，对产程进展的评估一直是根据费里德曼在 20 世纪 50 年代发表的分娩曲线的数据[63]。在费里德曼异常产程进展的框架参数下，产程进展异常有以下几种[64]：

- 潜伏期延长：

  初产妇：>20 小时；

  经产妇：>14 小时

- 活跃期延长：

  初产妇：宫口扩张速度小于 1.2cm/h

  经产妇：宫口扩张速度小于 1.5cm/h

- 活跃期停滞：2 小时内产程无进展

后来的两个大数据的研究，1959—1966 年围产期协作项目（CPP）[65] 和 2002—2008 年安全分娩联合会（CSL）[66] 对弗里德曼的标准提出质疑，认为现代产妇的产程进展无论是初产妇还是经产妇实际上要慢得多。一个关键的发现是，许多妇女直到在宫颈扩张 6cm 后才进入产程的活跃期。根据 CSL 数据库，目前循证的产程进展变异定义如下[62,66]：

- 初产妇：宫口扩张速度 <0.5~0.7cm/h；

- 经产妇：宫口扩张速度 0.5~1.3cm/h，随着产程进展扩张更快

- 宫口扩张 6cm 前不应诊断活跃期。

Zhang 等人以后的研究与弗里德曼的产程曲线之间的差异可归结为几个因素[65,66]。一些人提出，与弗里德曼研究中包括的妇女人群相比，现在的妇女年龄更大、体重更重，而且在产程中使用的干预措施也不同。此外，弗里德曼的研究是基于直接观察产程与分娩，而 Zhang 等人是对以前收集的数据进行统计学分析，还讨论了最佳干预时机和类型，包括剖宫产。在过去，产程管理的建议是根据弗里德曼的产程过慢和产程停滞标准。此时催产素和人工破膜术经常被用来加强宫缩，如果产程在 2 小时内没有进展，就必须进行剖宫产[67]。

目前还没有统一的管理规范说明何时应该开始干预。由美国妇产科医师学会（ACOG）和母胎医学

会（Society for Maternal-Fetal Medicine）发表的共识文件指出"当第一产程减慢或停止时，通常推荐使用催产素"[61]。共识还指出缓慢但渐进的产程并不是剖宫产的指征[61]。此外，还建议在因为产程无进展而进行剖宫产术之前，产妇宫口扩张应在 ≥ 6cm、胎膜已破、在有效宫缩活动 4 小时后无宫颈扩张、或在使用催产素达到有效宫缩活动后 6 小时宫颈扩张没有改变[61]。Neal 等人提供了更加具体的指导，建议在宫颈扩张 >5cm，如果超过 4 小时无宫颈扩张改变，可以考虑加用催产素[59]。

### 异常缓慢产程的助产学管理

#### 潜伏期延长

如何准确测量产程的潜伏期存在问题，且潜伏期的持续时间长短与结局之间的关系仍不清楚[68]。

对潜伏期延长的管理尤其具有挑战性。延迟住院时间直到产程进入活跃期后是最理想的做法，因为住院时间越早，使用各种干预措施的风险越大，如：使用催产素催产、硬膜外麻醉镇痛和剖宫产[69]。

在家中使用应对方法对于一些潜伏期较长的产妇来说十分有效[68,69]。这些策略包括：伴侣支持、温水浴或淋浴、保证饮食摄入、安抚措施（例如：按摩）、行走和有节奏的运动、音乐和芳香疗法[70]。应该鼓励母亲保证饮水、营养和休息。

一些有镇静作用的药物可用来帮助妇女睡眠[70]。关于这些药物在产程期间使用的有效性或安全性研究很少，如：苯海拉明（Benadryl）在孕期使用有很长的历史，并且看起来非常安全。另一些药物，如：司可巴比妥，其半衰期很长，可能对新生儿产生不利影响，因此不再被常规使用。短效的非苯二氮䓬类镇静剂，如：唑吡坦（Ambien）可能在某些地方会用于此目的，但尚无评估其安全性或有效性的研究报告发表。

定性证据表明，许多产妇发现在家中应对产程潜伏期有困难和压力，希望比建议的时间更早住院。这对于助产士来说是一个两难的问题，特别是当潜伏期较长的时候。经常与助产士保持电话联系、门诊检查、保持正常生活规律、现实预期指导和情感支持，也许可以帮助许多产妇在家中度过这个产程阶段。

如果因潜伏期延长产妇出现脱水或严重睡眠不足，可能需要住院治疗。在这种情况下的两种治疗方法是：①治疗性休息，停止宫缩并允许产妇休息

一段时间;或②使用宫缩剂以促进规律的有效宫缩。最好根据产妇和胎儿状态和产妇的偏好来做出管理决定,而不是根据潜伏期持续时间来决定。

治疗性休息通常是使用单剂量硫酸吗啡肌注或静脉注射,有时与非那根同用[70]。各种用药方式的主要目标是强力镇定或诱导睡眠。常见的母体副作用包括:呼吸抑制、欣快感、眩晕、镇定、恶心和呕吐。吗啡对新生儿的呼吸抑制作用是一种潜在的问题,如果产程进展迅速,接近分娩时使用吗啡会对新生儿造成威胁。在许多情况下,治疗性休息后睡过几个小时的产妇,会在产程活跃期醒来。

### 活跃期进展缓慢

宫颈扩张延迟可能是某些产妇的正常产程变化。对 CSL 数据库的分析发现,在产程活跃期,从一个厘米扩大到下一个厘米的时间间隔有显著的个体差异[66]。此外,特别是在宫口达到 7cm 之前在 2 小时内产程没有进展是一种常见现象[71]。产程缓慢的管理应该从认真收集数据开始。首先必须确定产妇和胎儿的状况是否良好,然后去评估所有可能导致产程进展缓慢的因素,包括:生理、心理和环境因素(表 29-8)。

如果没有加快产程的临床指征,继续期待管理是合理的。应向产妇介绍刺激或催产的可能措施,以及各自的风险和好处。根据产妇的意愿,首先应该尝试侵入性最小的策略。例如:如果产妇休息和应对良好,应该鼓励其走动或改变体位。

从理论上讲,急性压力可能会使产程进展减缓或停滞,一些学者发现恐惧或焦虑会干扰产程进展。在应激反应时,身体会释放儿茶酚胺,即去甲肾上腺素和肾上腺素,这些激素通常对子宫收缩力具有抑制或减慢的作用。如果产程疲劳和疼痛导致急性应激反应,可能会减低子宫的收缩能力。一些小型研究的结果支持这一血浆肾上腺素水平和子宫收缩性相关的假设[72]。目前尚不清楚子宫中存在的内源性儿茶酚胺作用的 β 肾上腺素能受体在足月妊娠产程期间是否有显著上调,支持该理论的研究并不十分充分。因此,恐惧或焦虑与产程进展缓慢之间的关系仍然处于理论阶段。如果产程进展缓慢,那么增进情绪健康和安全肯定是一个好的选择。持续的产程支持,特别是助产士的治疗性陪伴,减少医护人员不必要的刺激,光线调暗和保护隐私,可能有助于减轻生理应激反应。

减轻疼痛是产程进展缓慢管理的另一项重要组成部分。严重持续的疼痛也与循环中儿茶酚胺的水平升高有关。水疗可以非常有效地减轻疼痛并增加舒适度。一些无法应对的产妇可能需要药物止痛,如硬膜外麻醉镇痛。虽然这一策略可能会增加使用其他刺激宫缩干预措施的几率,但保证充分缓解疼痛始终处于优先的地位。

枕后位等异常胎位和其他胎儿与骨盆关系的正常变异,如:倾势不均,是产程进展缓慢的常见原因。建议的方法是观察等待和变化产妇体位以增加骨盆径线。大多数枕横位或枕后骨位的胎儿在分娩前会旋转至枕前部。持续的胎位异常在"第二产程与分娩"一章讨论。

当产程进展减慢时,采取人工破膜也能刺激宫缩和催产。这一做法与自发临产和正常产程进展产妇的产程时间缩短无关[73]。相反,在引产和产程进展缓慢的产妇中,人工破膜加催产素催产与缩短产程有关[74]。

管理产程进展缓慢的最后一个策略是催产素催产。无论催产素是用于催产还是引产,注意事项和临床考虑都是相同的。除非体外监测无法监测到宫缩的强度和频率,否则不必插入宫内压力导管监测。应告知上级医生已开始使用催产素催产、产妇产程的进展情况、正在进行的产程管理计划,并密切监测胎儿对干预的反应。

| 表 29-8 | 产程进展缓慢的评估 |
| --- | --- |

1. 观察产妇出现疲惫、应对能力减低或脱水的征象。

2. 探查与产程或分娩有关的引起母亲恐惧或焦虑的可能潜在原因,以确定改善产妇应对能力的方法。

3. 评估产妇得到的产程支持和所处环境又无导致产程缓慢的因素。

4. 检查母亲的生命体征,除外有发热或者心动过速。

5. 触诊评估宫缩的频率与强度,并且注意有无变化趋势。

6. 使用四步触诊法再次评估胎儿大小、胎位、胎方位、先露水平和胎儿产式。

7. 通过间断听诊或者连续电子胎心率监测评估胎儿健康状况。

8. 回顾以前的产程进展情况。

9. 如果胎膜未破进行宫颈检查,仔细评估宫颈扩张大小、宫颈消失情况、先露水平、胎方位,并且注意有无不均倾、胎头变形、产瘤形成的情况。

10. 在进行宫颈检查时,重新进行骨盆测量,注意骨盆径线有无明显狭窄。

11. 如果胎膜已经破裂,必须要有临床指征才能进行宫颈检查。

通常有许多可能适用的产程进展缓慢管理策略。在这种情况下，产妇的选择和共同决策是临床管理方案制定的一个要点。

### 活跃期产程停滞

当产妇宫口扩张 ≥ 6cm，胎膜已破，子宫收缩良好（> 200 蒙得维亚单位）时，如果 ≥ 2 小时没有改变，或在宫缩不佳的情况下 ≥ 6 小时没有宫颈扩张改变，即诊断为活跃期产程停滞[61]。活跃期产程停滞诊断做出后，需要将产妇转诊给上级医生，因此时的处理是进行剖宫产。活跃期产程停滞可能的原因有：头盆不称或骨盆深部枕横位，即胎儿在中骨盆内不能从枕横位旋转成枕前位或枕后位。头盆不称可能继发于母体骨盆结构、胎儿大小或位置异常。

## 剖宫产后阴道试产（TOLAC）

在过去的几十年里，关于以前曾有过一次或多次剖宫产的妇女在以后妊娠时的分娩方式产生了一系列变化性的观点。20 世纪 80 年代以前，独占鳌头的原则是"一旦有一次剖宫产，以后就都要剖宫产"。然而当剖宫产后阴道分娩（vaginal birth after cesarean，VBAC）成功的早期报道出现后，这项以前长期使用的实践方法受到了挑战。结果，国家卫生研究所（NIH）在 1980 年公布了一个划时代的声明，以前有过一次子宫下段剖宫产的孕妇可以进行阴道试产[75]。在接下来的十多年里，剖宫产后阴道分娩的人数不断增多，有几个大规模的研究报告发现，剖宫产后阴道试产的成功率为 60%~80%[76]。这些研究也同时证明了，选择重复剖宫产分娩（planned repeat cesarean delivery，PRCD）的母亲其患病率比选择 TOLAC 后以 VBAC 分娩的母亲增高。

NIH 希望通过推广 TOLAC 来降低正在不断上升的剖宫产率，并且降低因剖宫产带来的患病率和相应的高昂医疗费用。至 1996 年，美国的剖宫产率降到了 20.7%，达到近代历史上的最低水平[76]。随着剖宫产率的降低和越来越多的孕妇选择 TOLAC，TOLAC 过程中出现子宫破裂的安全性问题开始出现。1996 年一个大样本临床研究发表论文，检查了选择 TOLAC 产妇发生严重并发症（如：子宫破裂、子宫切除、手术损伤）的情况，结果为显示接受 TOLAC 产妇的绝对风险为 1.6%，重复剖宫产分娩

产妇的绝对风险为 0.8%[77]。TOLAC 组中非计划性实施再次剖宫产的产妇发生这些并发症的风险更高，达到 40%。

这项得到广泛注意的研究还发现，有严重母亲并发症的 TOLAC 产妇与 PRCD 相比其相对风险增加一倍。对 TOLAC 的热情几乎立即开始减退，使得 VBAC 的选择率开始稳步下降。出于对子宫破裂风险的担心及其相关的法律责任，ACOG 制定了相关指南，建议在必要进行紧急剖宫产时，要有值班的产科医生和麻醉师同时即刻在场[78]。许多医院和医疗服务提供者随后停止提供 TOLAC 服务，从而改变了孕妇分娩方式的选择范围。截至 2007 年，剖宫产率已上升至 32.8%；相反，VBAC 的实施率暴跌至 8.9%[79]。虽然有许多因素与剖宫产率升高有关，但 TOLAC 服务的可及性降低，特别是在偏远地区没有立即到场的值班麻醉师服务，常常是这种不幸趋势的常见原因。

出于对初次剖宫产率上升及相关的发病率的担心，特别是造成以后妊娠时的前置胎盘和胎盘植入发生率的增加，NIH 重新对 VBAC 与 PRCD 的安全性进行了比较。2010 年，NIH 共识发展会议中有关该课题的声明发表，提出以前曾有子宫下段横切口剖宫产的孕妇，可在无其他阴道分娩禁忌证的情况下安全进行阴道分娩的尝试[79]。NIH 声明还鼓励产科医生改善 TOLAC 服务的可及性，并在可能的情况下支持孕妇的选择。ACNM 发表了立场声明和更新了临床实践公告，来支持 NIH 的共识文件[80]。2017 年 ACOG 发布了修订指南，建议对符合 TOLAC 条件的孕妇在 1 级医院环境中提供安全的 TOLAC 服务[81]。这些医疗机构不需要有能立即进行麻醉的值班麻醉师，但需要有在危及生命的情况下启动紧急剖宫产的能力[81]。

### TOLAC 和 PRCD 的风险

TOLAC 与 PRCD 的相对风险在"妊娠相关异常"一章中有所介绍，提出在孕期保健期间就应该开始讨论这些问题。选择 TOLAC 的产妇最严重的和后果性风险是子宫破裂。一般而言，术语子宫破裂是指子宫肌层的解剖学分离[76,79,81]。这个结果可以进一步区分为子宫瘢痕裂开和子宫肌层完全裂开。隐匿性瘢痕裂开不涉及子宫浆膜层，是一种意外的无症状发现，没有母亲或胎儿的不良后果。相反，子宫完全破裂则是一种威胁生命的紧急情况。

目前在尝试 TOLAC 的产妇中子宫破裂的风险是 0.4%~0.7%，而选择 PRCD 的孕妇则为 0.03%[79]。子宫破裂后的子宫切除术率为 14%~33%，产时胎儿死亡率为 6%（或每 10 000 名 TOLAC 妇女中有 2.9 例胎儿死亡）[79]。

PRCD 对孕妇当前妊娠和随后的妊娠都有风险。有剖宫产手术史的孕妇其胎盘异常（胎盘前置、胎盘植入和胎盘早剥）的风险增加，且这种风险随着剖宫产的次数增加而增加。例如：一次剖宫产后出现前置胎盘的风险是 9/1 000，但在两次剖宫产后这种风险增加到 17/1 000[82]。

以前有过典型纵切口或者"T"形子宫切口剖宫产、子宫破裂病史、任何宫底部手术史（如：子宫肌瘤剔除术）都可使子宫破裂的风险显著增加[81]。孕期检查时发现有这些风险因素的孕妇不是 TOLAC 的人选，而应该进行 PRCD。选择性 PRCD 的最佳时间为 39 孕周[82]。此外，这些孕妇如果在手术日之前出现了规律宫缩，需要马上住院进行连续电子胎心监测，并进行上级医生会诊管理。

两次或两次以上子宫下段剖宫产史、早产剖宫产史等因素均能不同程度地增加子宫破裂的风险。对现有证据的回顾发现，这些因素与子宫破裂发生的相关性较小，并且得出结论，对大多数以前认为能增加子宫破裂风险因素的了解仍然有限[81]。综上所述，具有这些产科病史的孕妇在咨询后如果有要求，现在也可安全地选择进行 TOLAC。因为可能存在子宫破裂风险增加的情况，这些孕妇在孕期保健时应当接受产科医生的咨询。

### 选择 TOLAC 时的引产和产程中催产

产程进展不正常与子宫破裂风险轻度增高有关[75,81]。有研究发现，TOLAC 产妇在产程中使用催产素催产发生子宫破裂风险同样有轻微增高[75]。然而产程中使用催产素催产发生子宫破裂的风险增高很小，不足以限制在有临床指征时使用催产素催产[75,81]。由于 TOLAC 产妇使用催产素的最高剂量限制还未设立，建议使用催产素时采取保守方式，并应同时严密监测胎儿健康状况、宫缩情况和产程进展。

同样，TOLAC 产妇使用催产素引产发生子宫破裂的风险也有增高，但绝对危险并不高[81]。值得注意的是，催产素引产后取得成功 VBAC 结局的几率不高，特别是在宫颈成熟度不佳的状况下[81]。因此 TOLAC 产妇使用催产素引产只限于有临床指征时，并要在有剖宫产条件的医院内和有能够实施剖宫产的医生在场的情况下进行。

TOLAC 孕妇能否使用诱导宫颈成熟制剂的争议较大。前列腺素和米索前列醇是促进宫颈重塑的常用制剂，显示有能够增加引产成功率的作用。由于研究结果不一致以及设计上的限制，例如将不同类型的前列腺素归并在一起、使用出生证明数据（已知准确性较差）和检测相关结果的能力不足，因此这些因素使得研究数据难以解释[81]。即使如此，根据几项小型研究发现，剖宫产后使用米索前列醇子宫破裂的发生率增加，该药物现在被禁忌使用[81]。有关前列腺素 $E_2$ 对瘢痕子宫产妇的影响证据有限，但不鼓励使用该药物[81]。机械方法（如：宫颈弗利气囊）与子宫破裂风险增加无关，可用于诱导宫颈成熟[81]。

### TOLAC 产妇的产时管理

表 29-9 总结了 TOLAC 产妇的产时管理要点。在对有剖宫产史的孕妇进行是否临产的评估时，要认真回顾孕期检查的病历记录，以及以前所进行过的有关分娩管理计划的讨论记录。此时要再次确认产妇仍旧要求 TOLAC，并且已经签署过知情同意书。产时记录资料应该包括对既往产科病史的认真回顾，特别注意前次剖宫产前后的有关情况。确定剖宫产时子宫切口的类型（也许已知）与确定在前次分娩后该妇女没有进行过任何其他子宫手术同样重要。最后，如果产妇存在进行 VBAC 的任何禁忌证或产妇要求进行 PRCD，应该通知上级医生。

对于 TOLAC 产妇的产时助产管理与任何临床产妇的产程管理基本相同，只有几点例外，包括：建议进行胎心率和子宫收缩的连续电子监测，可能还要开放静脉通道。此外，以前有过意料外剖宫产病史的产妇经常因为以前分娩的经历而感到紧张。因此，当产程进展到前次出现剖宫产的阶段时，她们必须克服自身的心理障碍。助产保健模式提倡与支持自然分娩，对于选择 TOLAC 的产妇会有所获益。因此，所有干预要从安全考虑，并与正常产程进展与机制相吻合。

| 表 29-9 | TOLAC 产妇的产时管理指南 |
| --- | --- |

1. 当接收要求 TOLAC 的产妇入院时应该通知上级医生[80]。

2. 根据医疗机构规范开放静脉通道(如:肝素静脉插管或生理盐水静脉通道)。

3. 饮用透明液体应不予限制;但有些医疗机构可能只允许冰渣或少许小口饮水。

4. 要求较经常地进行胎心率监测:连续电子胎心监测,或者按照高危管理指南进行间断胎心监测(如:活跃期每 15 分钟一次;第二产程每 5 分钟一次)。为鼓励自由活动可使用遥控监测装置。

5. 密切监视产妇有无子宫破裂征象。最常见的早期征兆是胎心率减速,逐渐发展为更深度的减速或突然变成胎心率过缓。其他征象还包括:宫缩改变或停止、阴道出血、胎儿先露水平突然升高[80]。

6. 不禁忌采用硬膜外麻醉,硬膜外麻醉不会掩盖大多数的子宫破裂体征和症状[81]。

7. 严密监测产程进展及早发现产程进展异常的征兆。催产素要谨慎使用,只用于其他促进产程进展的非药物疗法无效时。要在请求上级医师会诊得到同意后才可开始使用催产素催产。

8. 禁止使用高剂量催产素催产方法。

9. 宫内压导管插管不能准确判断即将发生的子宫破裂,不应为此目的而使用。

10. 虽然许多医疗机构禁止使用水疗方法,但如果有防水胎心率监测设备,水疗(如:盆浴或淋浴)不受禁忌。

11. 只要胎儿评估结果允许,不禁忌使用其他体位分娩。

12. VBAC 第三产程管理与其他正常阴道分娩时的管理相同。助产士和产妇可选择第三产程的期待管理或主动管理方法。胎盘娩出后,无症状时不需要探查有无子宫瘢痕裂开。

13. 既往有子宫瘢痕的产妇发生胎盘异常(如:胎盘植入)的风险增加。胎盘滞留时进行手取胎盘前必须请求上级医师会诊。

TOLAC,剖宫产后阴道试产;VBAC,剖宫产后阴道分娩

## 存在内科并发症产妇的产时管理

能够造成母亲与胎儿损害的两个最常见的两个内科并发症是:糖尿病和高血压。在照护有糖尿病或高血压的孕妇时,应该确定助产士与上级医师之间的联合管理合作关系已经到位。当这些产妇临产后,管理的主导人员平衡在很大程度上取决于机构的管理规范、当时的临床状况和助产士的经验水平。助产士应该了解对于该产妇的产程期待目标,认识到临床产程进展可能会突然发生变化,需要立即将产妇转诊至产科医生来管理。为保证母亲和婴儿的最佳结局,产程中助产士与上级医师之间保持连续明确的沟通十分关键。助产士在联合管理有内科并发症的产妇时,通常是由助产士来监测产程进展,上级医师负责监测和管理内科并发症的干预措施,力求将不良结局限制到最小。例如:合并糖尿病产妇的产程,由助产士来管理产程进展和接产,上级医师负责管理胰岛素的使用和糖尿病监测检查。

还有其他一些可以危及妊娠的内科并发症,包括:癫痫、自身免疫疾病、心脏疾患等。尽管本书不可能讲述所有可能的并发症,但管理原则都集中于了解疾病的生理特征、诊断和疾病对妊娠的影响。助产士还需要知道何时需要寻求上级医师咨询会诊和 / 或将病人转诊给上级医师管理。下面的内容将以糖尿病和高血压为例来讲解对存在内科并发症产妇的助产管理过程。

### 合并糖尿病的产妇

在美国,妊娠妇女中合并有糖尿病的比例约为6%~7%,其中 90% 为妊娠糖尿病[83]。孕前糖尿病但控制良好的孕妇,建议在39~40 孕周进行引产[83]。控制良好的妊娠糖尿病孕妇的最佳分娩时机目前尚不清楚[83]。应该与孕妇和上级医生合作,制定胎儿监测和分娩时机的计划。

合并孕前糖尿病或妊娠糖尿病的孕妇发生肩难产的风险增高,这一趋势反映了巨大胎儿风险的增加,以及糖尿病母亲的婴儿在特定体重下肩宽增大的趋势[84]。使用超声检查和临床触诊预测巨大胎儿非常不准确。对疑似巨大胎儿不建议进行引产。如果合并糖尿病孕妇的估计胎儿体重 ≥ 4 500 克,可建议选择剖宫产[84]。这种做法是根据有证据显示这种产妇分娩时发生婴儿臂丛神经损伤的风险增高。附录 29A 讲解了肩难产的处理。患有糖尿病孕妇的胎儿肺成熟可能会延迟,这使得这些应该已经足月的婴儿在产后即刻出现呼吸抑制障碍和其他有关并发症的风险增高。

产程中连续监测产妇的血糖并使其保持在正常水平,可以减少新生儿低血糖的发生率[83]。单纯依靠饮食控制即可将血糖控制在正常范围的糖尿病产妇产程中不需监测血糖水平。而需要使用胰岛素或降糖药的糖尿病产妇则需要每 2 个小时进行一次扎手指血糖仪测量血糖水平。产程中如发现有血糖过高,应该立即使用静脉胰岛素治疗,并以 5% 葡萄糖林格液体来进行平衡。目标是将产妇血糖保持在80~110mg/dl 的水平[83]。每个医疗机构都有不同的

管理规范,助产士应该与上级医师一起制定最适宜的管理方案。当产妇需要静脉使用胰岛素时,最好采取联合管理方式,上级医师负责糖尿病的管理,助产士负责产程进展的管理。

接受产妇入院时,使用四步触诊法仔细评估胎儿的大小,并严密观察产程进展。如果使用胰岛素静脉用药,则需要进行连续电子胎心率监测。分娩时助产士应该做好处理肩难产的准备,放低第二产程时需要有上级医师在场的标准。还应通知新生儿团队做好准备,特别是在有血糖控制不良或任何胎儿肺部不成熟的可能性存在时。

### 合并高血压疾病的产妇

高血压疾病的诊断标准在"孕期内科并发症"一章进行了讲述。许多情况下,这些诊断可能变成终止妊娠的临床指征,但在时间选择上会根据母亲病情严重程度和胎儿孕龄大小有所不同。虽然高血压疾病与胎儿风险有关,但母亲死亡率和患病率则是关注的重点,治疗的要点是预防终端脏器的损害。对于临床医护人员来说最重要的一点是,高血压疾病与子痫前期可能会难以预测的重叠在一起发生。基于这一原因,对存在以上情况被接收入院的产妇在产程中要密切监测,高度警觉细微变化的出现或者有关症状突然发生并加重恶化。助产士要与上级医师紧密配合,制定最佳管理方案,特别是当产妇被诊断为子痫前期的时候。

其他产时管理的注意事宜还包括:连续评估产妇有无头痛、视力变化、上腹部疼痛。任何头痛症状都应告知上级医师,特别是服用乙酰氨基酚后头痛仍无法缓解时。视力变化,如:出现视觉盲点(视野缺失)、眼冒金星,以及上腹部或右上腹疼痛都是应该引起警觉的症状,需要马上评估和请求上级医师会诊。仔细监测液体平衡也很重要。尽管子痫前期的产妇会出现静脉内液体不足,但在有肾功能受损的情况下,静脉输液会增加她们出现肺水肿的风险。表29-10总结了产程管理中需要进行的有关具体检查,表29-11介绍了如何鉴别有或无肌肉阵挛。

重度高血压和子痫是子痫前期的最严重的结果。全国产妇安全伙伴关系委员会有一个共识(循证指南),建议识别这些情况的早期预警迹象(触发因素)和治疗严重高血压疾病(表29-12)[85,86]。其他循证管理方案列于本章末尾的信息资源部分。

对于患有重度子痫前期的产妇,硫酸镁仍然是预防和治疗子痫的标准治疗措施[85 86]。在100ml中

| 表 29-10　产程中对子痫前期产妇的特殊检查 |
| --- |
| 1. 每小时进行血压监测[a]:<br>　任何时候发生收缩压 ≥ 160mmHg 或舒张压 ≥ 110mmHg,立即请求上级医师会诊,并开始使用静脉降压药[85]。 |
| 2. 肺部听诊和 / 或使用脉搏血氧检测仪:<br>　A. 任何气短、异常呼吸音(细啰音、喘鸣音)或其他肺水肿体征均需要请求上级医师马上到场。<br>　B. 如果产妇出现气短,马上使用脉搏血氧仪测定血氧水平。 |
| 3. 深部肌腱反射:<br>　肌腱反射亢进或出现肌肉阵挛需要马上请求上级医师会诊(肌肉阵挛的评估见表 29-11)。 |
| 4. 血清肌酐、肝功能(AST)、全血计数(血红蛋白、血红蛋白比值、血小板)化验:<br>　入院当时进行化验,然后根据本机构规范每 8 小时复查一次。发现异常马上报告上级医师。 |
| 5. 严格限制液体出 / 入量:<br>　A. 至少每 2~4 小时检查一次尿量。如果平均尿量 ≤ 30ml/h,应通知上级医生。<br>　B. 严格监测静脉入液与口服液体量。 |
| 6. 如果使用硫酸镁静脉滴注:<br>　A. 每小时检查呼吸频率、深部肌腱反射、尿量。出现任何硫酸镁中毒表现(呼吸频率 <12 次 / 分钟、肌腱反射消失或减弱、尿量 <30ml/h),立即停用硫酸镁并通知上级医生。<br>　B. 硫酸镁中毒的解毒剂是 10% 葡萄糖酸钙溶液 10ml 在 3 分钟时间内静脉给药。 |

[a] 建议人工手动血压计测量血压,因为手动血压测量最准确

加入 4~6g 硫酸镁,在 20 分钟内输注,之后在整个产程至分娩后 24 小时,每小时 2g 静脉输注。如果子痫前期没有严重的临床特征,不推荐使用硫酸镁治疗[85,86]。然而,子痫前期恶化可以突然间发生,因此必须密切监测产妇发生的任何变化。

检查深部肌腱反射(DTR)是初始评估和连续评估的一部分。DTR 评估按照 0 至 4+ 来分级:

0 :缺失、无反射;

1+:减少、减弱、迟缓;

2+:正常;

3+:活跃;

4+:非常活跃,反射过度(通常与肌肉阵挛有关)

| 表 29-11 | 肌肉阵挛的评估 |
| --- | --- |

**什么是肌肉阵挛?**

当肌肉受到快速牵拉并保持于屈曲或伸张位置时,肌肉出现非自主、快速、重复、有节奏的收缩,即为肌肉阵挛。肌肉阵挛可发生于许多部位,产科常用的部位是脚踝部。

**引起肌肉阵挛的原因是什么?**

出现肌肉阵挛与肌肉亢进状况有关,并可反映中枢神经系统(CNS)的异常亢奋。肌肉阵挛总会与不正常的深部肌腱反射(4+)共同存在,可能是子痫惊厥的前兆。

**肌肉阵挛的评估**

1. 将产妇放置于膝盖半弯曲体位,用一只手支撑于弯曲的膝盖之下。

2. 用另一只手抓住产妇的脚,快速向上背屈脚部,施加压力保持背屈姿势。

3. 一连串的肌肉阵挛可被观察到或感觉到,有节奏的肌肉收缩与放松引起脚部背屈与跖屈交替运动。被牵拉的肌肉与足踝反射涉及的肌肉相同,即比目鱼肌与腓肠肌。

| 表 29-12 | 严重高血压的治疗 | |
| --- | --- | --- |
| 药物 | 剂量 | 禁忌证 a |
| 肼苯哒嗪 | 5~10mg 每 20 分钟静滴<br>最大总合剂量:第 1 小时<br>20mg | 心动过速 |
| 拉贝洛尔 | 20mg 快速静滴<br>如果无效 10 分钟后追加<br>40mg<br>如果无效 10 分钟后追加<br>80mg<br>最大总合剂量:第 1 小时<br>300mg | 哮喘、充血性<br>心衰 |
| 硝本地平<br>(心痛定) | 10~20mg 每 30 分钟口服<br>最大总合剂量:第 1 小时<br>50mg | 心动过速 |

注意:如果血压为收缩压 ≥ 160mmHg 或舒张压 ≥ 110mmHg,15 分钟后复查,如果结果不变,在 30~60 分钟内启动高血压治疗
ᵃ 根据临床情况,禁忌证可能为相对禁忌证

　　1+ 的反射为低正常反射;3+ 反射比平均反射要更活跃,表明可能存在异常,但不绝对肯定;0 和 4+ 反射是肯定异常,表明疾病存在需要上级医生会诊。正常深部肌腱反射的评估分数是 1+ 或 2+。反射亢进(如 3+ 或更强)是惊厥即将发生的预兆之一,因此当产妇存在有高血压时,检查有无深部肌腱反射亢进是必须要获得的一个重要临床信息。另一方面,深部肌腱反射缺失或受抑还是硫酸镁中毒的一个表现。在使用硫酸镁静脉滴注时,需要每个小时进行深部肌腱反射检查。

## 产科急症

　　每个助产士在临床实践中都不可避免地会遇到产科急症。幸运的是,多数产科急症罕有发生,而且某些情况是可预测的。无论如何,助产士在产程和分娩过程中都负有照护产妇的责任,这就需要了解在产程与分娩过程中如何管理产科紧急情况。做到及时识别与迅速处理非常关键,直到病人症状缓解或上级医师接管治疗。以下内容将对一些产时急症的临床管理做出回顾,包括:产时出血、肩难产、脐带脱垂、双胎妊娠和臀位分娩。

　　近期关于产妇发病率和死亡率的研究表明,40%~50% 的孕产妇死亡是可预防的[87]。识别与处理的延迟使得早期预警症状快速发展,延迟了快速反应团队介入以有效迅速地协助临床照护人员控制产科急症。需要立即引起注意的产妇警示触发危险因素列于表 29-13。所有产妇照护者都应了解这些指征和相应干预计划。本章末列出了更多了解产妇预警系统的信息资源。

| 表 29-13 | 启动产妇紧急干预的警示指标 |
| --- | --- |
| 体征或症状 | 定义 |
| 血压 | 收缩压:<90 或 >160mmHg<br>舒张压:>100mmHg |
| 心率 | <50 或 >120 次/min |
| 呼吸频率 | <10 或 >30 次/min |
| 母亲症状 | 烦躁、意识不清、无反应<br>如有子痫前期:无法缓解的头痛或气短 |
| 氧饱和度(海平面水平,室温下) | <95% |
| 尿量减少 | <35ml/h(在 >2 小时期间) |

### 产时出血

　　第二产程和第三产程产妇出现阴道出血的鉴别诊断包括:前置胎盘、胎盘早剥、子宫破裂、血管前置。助产士对有阴道出血产妇的管理责任是启动稳定病情的措施,直到上级医师到场接管主导治疗的职责。麻醉师、手术室小组和新生儿小组也应启动待命,以便进行紧急剖宫产和可能的新生儿复苏。如果产妇的血流动力学不稳定或胎儿处于危险之

中,则不论胎龄如何,都要立即结束分娩。

母亲血流动力学状况进行初始评估的指标包括:生命体征、意识状态、皮肤颜色(苍白)和目测失血量。立即报告上级医师进行床旁会诊。如果从产妇的衣服与身体上判断有大量失血的证据,且有母亲血流动力学状况受损的表现,立即开放两个大口径的静脉通道。并给产妇吸氧,并进行连续电子胎心监护。化验检查应包括:全血计数、凝血功能检查、血型、抗体检测,如果产妇有活动性出血,准备至少 4 个单位的配血。此外,所有 Rh 阴性产妇要进行 Kleihauer-Betke 测验以鉴定有何种程度的母胎输血,用以指导 Rh 免疫球蛋白(RhoGAM)的用量。

当产妇有阴道出血时,禁止进行阴道指诊。尽快调出孕期超声检查记录,如果以前的超声检查确定胎盘位置正常,可除外有前置胎盘,但仍需考虑胎盘早剥和血管前置的可能。

### 前置胎盘

前置胎盘可能引起少量阴道出血或可能导致急性出血。在大多数情况下,有前置胎盘的孕妇最初会出现孕期无痛性阴道出血。在第一次发作时,出血通常停止,母亲和胎儿情况稳定。在这种情况下,应启动住院期待管理。在住院期间,监测孕妇的临产征兆,并且根据胎儿孕周考虑使用皮质类固醇促进胎儿肺成熟和/或使用硫酸镁用于胎儿神经保护。

有前置胎盘时,孕妇的管理应由上级产科医生来负责,助产士可继续配合治疗,提供情感支持和预期指导。母乳喂养和照护婴儿技巧准备,以及家庭对孕妇住院管理的调整适应都是孕妇照护计划中重要的助产学组成部分。

### 胎盘早剥

胎盘早剥是孕中期与孕晚期产科出血的主要原因之一,定义为正常植入位置的胎盘过早发生剥离[88]。胎盘早剥在所有妊娠中的发生几率约为1%,并且与显著增高的围产死亡率与患病率有关[89,90]。

胎盘早剥中的多数情况是在羊膜和蜕膜之间发生出血,血液经过子宫颈流入阴道。很少发生的情况是隐匿型胎盘早剥,血液在胎盘后面聚集,而无明显的阴道出血。在这种情况下,血液可能会穿透子宫蜕膜流入腹腔,这种状况被称为库弗莱尔子宫(Couvelaire uterus)。

胎盘早剥可能是整体性的(整个胎盘剥离)或部分性的(仅涉及胎盘的一部分)(图 29-3)。整体性胎盘早剥是急剧发展的产科急症,通常会导致胎儿死亡和显著增高的母亲患病率。

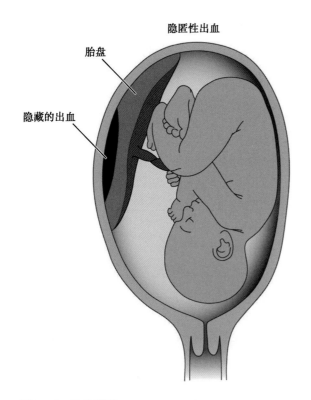
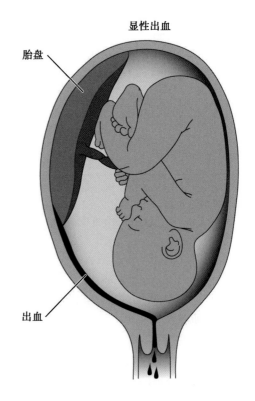

图 29-3　胎盘早剥

虽然引起胎盘早剥的具体病因还不清楚,但有些相关因素已经得到确定(表 29-14)。这些因素中最常见的是高血压性疾病,特别是慢性高血压伴有子痫前期[89,90]。既往有过胎盘早剥病史、母亲吸烟和使用可卡因毒品也会使胎盘早剥的风险显著增高。此外,发生母亲创伤时(跌倒、腹部受伤、亲密伴侣家庭暴力或者交通事故),都要尽快去医院检查除外有胎盘早剥情况。>24 孕周妊娠的孕妇腹部受伤之后,应该至少进行 4 个小时的连续电子胎心率监测。如果任何一小时内出现了超过 6 次的子宫收缩,连续胎心率监测应该持续至少 24 小时。

| 表 29-14 | 胎盘早剥的风险因素 |
|---|---|
| **母亲风险因素** | |
| • 高龄母亲 | |
| • 使用可卡因 | |
| • 孕期吸烟 | |
| **产科风险因素** | |
| • 绒毛膜羊膜炎 | |
| • 胎儿生长受限 | |
| • 即往胎盘早剥病史 | |
| • 高血压疾病(慢性高血压、妊娠高血压、子痫前期) | |
| • 多胎妊娠 | |
| • 胎膜早破 | |
| • 羊水过多 | |
| • 血栓形成倾向 | |
| **急性病因** | |
| • 创伤(跌倒、腹部受伤、车祸) | |
| • 臀位外倒转 | |

胎盘早剥的临床表现取决于胎盘剥离的程度和失血量有多少。孕妇的临床症状可以有很大程度的不同,从轻度广泛性腰背部不适或腹部绞痛到典型的阴道出血症状和严重腹痛。胎盘早剥的早期体征可能会与临产时的症状类似,孕妇可能会出现规律性的轻度宫缩,伴随有类似见红的出血或血性羊水。如果胎盘植入位置在子宫后部,且出现隐匿型胎盘剥离,那么腰痛可能是唯一的临床症状。孕妇也许会报告有胎动减少或甚至近期出现胎动明显增多。

在检查过程中,孕妇的表现与难受程度超过临床体征的客观发现。孕妇的生命体征可能正常,没有血流动力学功能损伤的明显表现。腹部可有轻度压痛伴随有可触及到的子宫收缩,或者感觉腹部发硬、紧张、有广泛性疼痛。盆腔检查会发现有少量出血或没有出血,隐匿性出血的失血量与临床看到的出血量不相符合。多数情况下,规律的低张力宫缩可在体外胎心监测仪上被探测到。胎儿状况在很大程度上也取决于胎盘剥离的程度和失血量的多少。因此胎盘早剥相关的胎心率模式有各种各样,包括:复发性晚期或变异性减速、变异减速、胎心率变异性消失、胎儿心动过缓或正弦曲线样模式[89]。发生胎儿死亡与胎盘剥离超过 50% 有关,没有其他严重症状时这种程度的胎盘早剥很少发生[89]。

超声检查在确诊胎盘早剥或者判断胎盘剥离程度时没有太大的帮助。已有研究表明,超声波图像中胎盘剥离表现变异性很大,极大地决定于自急性失血发生后已经过去了多少时间[89]。但是,对有阴道出血的孕妇进行超声检查,可以检查胎盘的位置和是否有前置胎盘存在。虽然存在前置胎盘时也可能看到某些程度的胎盘剥离,但这是截然不同的诊断,可以有效地排除胎盘早剥是造成出血的原因。

当孕妇出现胎盘早剥的症状时,应立刻对孕妇进行评估鉴别有无血流动力学功能受损的体征,并检查有无胎儿酸血症风险增加的表现。后续管理部分取决于妊娠周数,部分取决于孕妇和胎儿的状况。助产士应该立刻告知上级医师自己的临床评估与检查结果,由上级医师会诊决定最适宜的处理方案。助产士还应该启动前面曾经讲述过的保持母亲和胎儿状况稳定的初始措施与化验检测。

虽然随着母亲与胎儿受损程度的不同管理计划也会有所不同,如果接近足月妊娠时一旦确诊为胎盘早剥就要尽快分娩。许多时候,胎盘早剥后会激发强烈的宫缩,产程会自行快速进展。助产士可以和上级医生合作管理这种产科状况,有序地按照计划进行分娩接产。在产程中,应该使用连续电子胎心率监测,任何胎儿受损的表现都应立刻向上级医生报告。即便只是轻度的胎盘早剥,情况也可能会迅速恶化,母亲处于发生凝血功能障碍和低血容量休克的严重风险之中。除了给母亲输血,还需要快速置换凝血因子。分娩后,胎盘应送去做病理学检查,应该与上级医生一道联合密切监护产妇,直到其情况稳定下来。

## 脐带脱垂

脐带脱垂有三种类型:隐匿型、内在型、暴露型。隐匿型脐带脱垂时,脐带沿着胎先露部分在子宫下段或子宫内口处受到压迫,宫颈检查时没有触及脐带,但经常会有胎心率的变异性减速或胎心率过缓,与产程中脐带受压类似(见"产程中的胎儿评估"一章)。内在型脐带脱垂时,宫颈检查时可在胎先露前方触及到脐带。暴露型脐带脱垂时,脐带完全经过子宫颈从子宫内脱出,并可能脱垂至阴道外口处。可以见到哪种胎心率变异模式,取决于脐带受到胎先露压迫的程度。

当发生明显的完全性脐带脱垂时,需要进行紧急剖宫产,并立即采取改善胎儿供氧的干预措施。脐带脱垂的风险因素和紧急管理措施总结与附录29B。

## 羊水栓塞

羊水栓塞(amnoitic fluid embolism,AFE)是一种罕见的产科急症,可能发生在正常产程开始直至胎盘娩出30分钟之内。在美国羊水栓塞的发病率为5.1/10万分娩中[91]。羊水栓塞的特征性表现是母亲心脏呼吸骤停,可能包括低血压、呼吸困难和发绀[92]。血压急剧下降,外周动脉血氧分压低于90%。新的统一诊断标准特别指出在产程期间没有发热和没有血管内凝血(DIC)的体征和症状,因为以前明显存在的凝血功能障碍可以是急性失血或休克相关的消耗性凝血异常的原因[92]。

临床上,出现羊水栓塞的产妇会突然出现呼吸困难,同时伴有心血管系统情况恶化。羊水栓塞的病因以前被认为是由于突然流入母体循环的羊水中的胎儿细胞机械性阻塞了肺血管而造成。而在尸体解剖中发现有肺血管痉挛,这显示为对胎儿细胞的变态过敏反应,因此现在认为羊水栓塞是一种免疫炎症反应[91]。鉴别诊断包括:隐匿性出血、脓毒血症休克、肺梗死、速发性过敏反应。如果羊水栓塞症状在剖宫产手术中发生,还应考虑麻醉意外的可能[92]。

当出现症状时,助产士的责任是召唤紧急医疗救援,在必要时启动心肺复苏,并在急救团队中提供协助。有羊水栓塞的产妇需要重症监护,包括心肺支持和凝血功能障碍的纠正。过去认为羊水栓塞的死亡率接近100%,现在根据人群的研究计算,死亡率范围为11%~44%[93]。助产士还可在妇女康复过程中为产妇提供支持,并在协助其向母亲角色过渡中发挥重要作用。

## 肩难产

肩难产是指在胎儿头部娩出后小心的向下牵引无法娩出胎肩,必须经过额外的产科操作才能使胎儿娩出[94,95]。肩难产的推断原因是胎儿前肩嵌顿于耻骨联合处,少数情况是胎儿后肩嵌顿在骶骨岬处。由于没有形成标准定义,但通过寻常方式无法娩出胎儿肩部、胎头到胎儿身体娩出的间隔时间延长、需要使用辅助操作手法娩出肩部都可以成为诊断的标准[94]。因为研究设计的不同、使用的肩难产定义上的差异和研究人群的差异[94,95],真实的肩难产发生率尚不清楚。最近的1985-2012年文献综述发现,肩难产在美国的总体发生率为1.4%,没有糖尿病的产妇的发生率为0.6%,合并有糖尿病的产妇的发生率为1.9%[94]。

### 肩难产的风险因素

肩难产在孕期的风险因素包括:胎儿过大、孕前糖尿病和妊娠糖尿病、既往有过肩难产史、孕妇肥胖、孕期体重增长过多、经产妇[96]。当>2个因素同时存在的时候,发生肩难产的风险明显增高[96]。尤其巨大儿是显著的危险因素。肩难产的发生率随着胎儿大小的增加而增加,尤其是患糖尿病孕妇所生的婴儿[95]。肩难产在产时的风险因素有第二产程过快和阴道手术助产。第二产程胎儿下降过快,没有允许胎儿有足够的时间来完成正常的内旋转机转来把肩膀挤压向胸部,这导致了胎儿的前肩嵌顿在了耻骨的后面。负责管理有以上风险因素产妇的第二产程时,助产士应该放低要求有上级医生在场协助的标准。

### 预防策略

要准确预测肩难产是不可能的。已知的危险因素对肩难产也只是有较低的阳性预测价值[96],部分是由于缺乏一个准确产前诊断巨大儿的方法。此外,绝大多数巨大儿没有肩难产,48%的肩难产发生在胎儿并非巨大儿的时候。剖宫产可预防肩难产和与肩难产有关的新生儿并发症。尽管如此,鉴于母亲患病率和医疗费用的增加,对巨大儿预测准确性很差,还是不建议为疑似巨大儿的产妇剖宫产,只有以下两种情况除外:①糖尿病孕妇估计胎儿体重超过4 500g;②无糖尿病孕妇估计胎儿体重超过5 000g[95]。

**肩难产并发症**

即使是处理得当,肩难产还是可能会导致新生儿受损,如:肱骨骨折或锁骨骨折、新生儿暂时性或永久性的臂丛神经损伤(欧勃麻痹,Erb's palsy)。处理难度较大的肩难产时导致胎儿长时间的窒息,还会引起新生儿脑病、癫痫、甚至婴儿死亡。母亲的并发症包括:大量失血(如:产后出血)和会阴、阴道与直肠的裂伤。其他方式无效时使用的最终操作,例如:将胎头重新送回子宫,通过剖宫产进行经腹部的急救,都会大大增加孕产妇患病率和围产死亡率。

肩难产造成的新生儿不良后果是许多医疗纠纷的根源。由于这个原因,产科医学文献对臂丛神经损伤的课题倾注了大量的注意力。这个损伤被认为是由于强力的牵拉或者向一侧过度拉伸胎儿颈部,造成了一支或全部臂丛神经的撕开或断裂。在努力娩出胎儿前肩的时候,对新生儿颈部施加的横切力是可能的原因。有研究试图对导致臂丛神经损伤的用力强度进行量化,但这类损伤也可能是在分娩前就已经存在,属于一种无法避免的情况[94]。

**肩难产的处理**

肩难产处理的详细步骤参见附录29A。多年来,肩难产的处理都是遵循特定的管理步骤,先从使用外部操作手法开始配合母亲用力下推,在外部操作手法重复几次失败后再采用内旋转手法。而目前的研究证据表明,肩难产的处理重点应该首先放在内部操作手法上,如旋转和娩出胎儿后臂,不要求母亲用力下推或在胎儿颈部施加压力[97~100]。这种“不干涉”的做法可减少臂丛神经损伤[97~100]。

最近有两篇评论主张对所有的分娩都采取不干涉的做法[100,101]。这些学者提出正常分娩时只通过产妇用力来娩出胎肩,如果必要的话,在头部娩出后等待下一次宫缩。从理论上讲,这种方法可能允许胎肩有更加充分的内旋转,预防某些肩难产情况的发生[100]。事实上这还可以避免使用横向牵引,而横向牵引可能是造成臂丛神经损伤的原因,即使没有过度牵引[100]。

所有的专业组织的管理建议都同意不能在宫底加压,以及只有在阴道操作需要更大空间的情况下才实施会阴切开术[95]。ACOG建议可以将McRoberts的方法作为第一步,同时也指出没有证据表明哪种肩难产解除方法比其他方法更加有效

和安全[95]。皇家产科医师学会(RCOG)则建议,即使在没有肩难产的情况下,也不要使用任何侧向牵引来促进肩部娩出,推荐轴向牵引(即顺着胎儿脊柱走向牵引),在胎儿肩部娩出之前产妇不要向下用力[102]。加拿大妇产科医师协会(SOGC)的处理建议也反对产妇向下用力和任何导致严重颈部损伤的牵引力[103]。解除肩难产时产妇是否应该向下用力和是否使用横向牵引来娩肩目前还没有达到共识,助产士在处理肩难产时应该考虑这些做法在理论上的关注点。

另一个要考虑的问题是如何利用产妇膝手趴位来解决肩难产问题。RCOG和SOGC都在各自的肩难产管理流程里包括了这个体位,放在使用仰卧体位McRoberts的手法、旋转手法和娩出后臂之后[103,104]。这样安排的推理非常可能是大家对这个分娩体位不熟悉,而助产士对产妇使用膝手趴位分娩已经比较熟悉。此外,以前有许多报道提到过当产妇分娩中改变成为膝手趴位后,胎儿肩部的嵌顿得到解除。如果产妇可以活动,建议比RCOG和SOGC管理流程推荐的更早使用这个策略。

**肩难产模拟培训**

鉴于肩难产的发生率相对较低,风险因素难以预测,如何获得处理肩难产这个复杂情况的技能是一种挑战。目前常用的肩难产处理流程是帮助记忆的工具,有证据表明,模拟和团队培训能够提高处理肩难产的技巧和自信心[105~107]。有研究证明按照肩难产设计的模拟模型中高仿真人体模型效果更好,特别是用于学习和实践转动操作手法时更是如此[105~107]。“高仿真”是指人体模型设备的性能和环境其逼真程度可使学生有身临其境的感觉,以此来实习处理真实发生的肩难产状况[108]。

模拟培训的另一个优点是培训学生在特定临床急症(如:肩难产)的抢救过程中作为一个多学科合作团队来进行操练。急症抢救的场景训练结束时,在有经验的模拟训练老师指导下参与者有机会汇报参加抢救的体会。模拟训练老师将重新总结教学重点,结合最初的学习目标针对受训团队的表现给出建设性的反馈意见。研究表明,肩难产处理高仿真人体模型模拟培训可提高受训者的自信心与技能[105~107]。然而,并不是所有学生和医务人员都有条件到高仿真人体模型模拟培训中心去接受培训,这类培训在改善与提高对肩难产的判断性思维和管理技能方面的好处也不应过于夸大。

## 双胎妊娠

近年来,由于辅助生殖技术的使用,双胎和多胎妊娠的发生率在不断快速增高。目前美国的双胎妊娠约占所有妊娠的 3%,占所有早产的 17%。双胎的围产死亡率比单胎妊娠增高 7 倍[109]。此外,先天异常、胎儿生长受限和孕妇并发症,如:妊娠高血压、子痫前期、糖尿病的发生率在多胎妊娠中都有所增加[109]。最后,双胎的产时并发症,如:胎位不正、脐带脱垂、胎盘早剥、产后出血均较常见[110]。

当确诊为双胎妊娠时,了解形成方式很重要,即有 1 个或 2 个胎盘,1 个或 2 个羊膜囊。这决定了这对双胎是双绒毛膜 - 双羊膜囊(di-di),还是单绒毛膜 - 双羊膜囊(mono-di),或是单绒毛膜 - 单羊膜囊(mono-mono)。双胎妊娠的形成方式在"孕期产科并发症"一章有更深入的解释。

在多数有助产士工作的医疗机构中,诊断为双胎后将转诊由医生进行管理,特别是如果没有看到胎儿与胎儿之间有羊膜间隔存在,为单绒毛膜 - 单羊膜囊(mono-mono)的双胎妊娠时。如果是双绒毛膜 - 双羊膜囊(di-di)或者单绒毛膜 - 双羊膜囊(mono-di)双胎妊娠,有上级医生加入并设有随时向上级医生转诊标准的助产士 - 医生协同管理计划也可考虑(取决于医疗机构的临床规范)。在整个孕期要对母亲与胎儿的并发症进行严密的监测。还需要通过适当的知情决策讨论,制定出有关最佳分娩时机和分娩方式的个性化管理计划。

### 分娩方式

分娩方式取决于产式位的情况。因此,随着妊娠进展,要对每个胎儿的胎产式和胎方位进行仔细检查,并记录在产前记录中。双羊膜囊双胎,胎儿呈头 - 头胎位的孕妇是阴道分娩的理想人选[109,111]。在临产前应该同孕妇认真全面地讨论阴道分娩与择期剖宫产各自的风险与好处。目前还没有证据表明进行剖宫产分娩可以改善头 - 头胎位双胎妊娠的围产期结局,所以应该鼓励头 - 头胎位双胎妊娠的孕妇选择阴道分娩[109,111]。

在妊娠 32 周或以上的双胎孕妇中,如果先进入骨盆的第一个胎儿是顶先露,第二个胎儿是臀位或者横位,如果接产医生具有宫内足倒转和臀位分娩的技能,这些孕妇也可以采取阴道分娩[109,111]。当双胎中第一个进入骨盆的胎儿为臀位时,建议剖宫产[109,111]。

双胎产妇临产住院时,应该再次进行超声检查确定每个胎儿的胎产式与胎方位。如果产妇选择阴道试产,助产士应该通知上级医生并制定联合管理计划。双胎妊娠的产时管理指南参见附录 29C。当产妇临产而上级医生不能到场时,助产士可能需要协助双胎或臀位产妇进行分娩,因此这些技能要根据需要定期复习。

## 胎位异常

胎儿先露有三种,即头位、横位和臀位。基于胎头俯屈和仰伸的程度头先露又包括顶、前囟、额和脸先露。

- 顶先露:枕骨是指示点。如果胎儿位于枕前位,胎儿头部以最小的前后径和横径通过产道娩出,这是阴道分娩的最佳位置。变异包括:枕后位,与产程延长有关,特别是第二产程延长;中骨盆枕横位停顿,与第一产程或第二产程中的宫颈扩张停止或胎头下降停止有关。此外,胎儿倾势不均使下降的头径增大,产程进展缓慢慢。

- 前囟先露:胎头呈部分仰伸。处于这种位置的胎儿通常通过头部朝下巴方向俯屈转为顶先露。

- 额先露:如果胎儿头仍然保持正中姿势(军姿)即处于完全仰伸和完全俯屈之间的位置。则眉部变成指示点。这种位置最不常见。额先露的胎儿可以转为枕部或面部先露,但如果胎儿继续保持这一姿势,则需要剖宫产,因为顶颏径(13cm)是胎儿头径中最大的径线,不能经阴道分娩。

- 面先露:胎儿完全仰伸,胎儿枕骨靠向背部方向,就会成为面先露。如果产妇骨盆够大,胎儿可以旋转到颏前位,然后阴道分娩。如果旋转成颏后位,则需要剖宫产。

胎儿横位时是肩先露。如果产程开始时胎儿还没有转为头位或臀位,则需要剖宫产。

## 臀位分娩

即便拥有严谨的评估技术,仍会有一些孕妇直到临产时才被发现是以前未被查出的臀先露胎位,臀位也可能是在进行阴道检查时首次得到诊断。阴道检查触诊到胎儿小的肢体部分,通常是脚,或可触诊到胎儿臀部,然而有时要区别肉感的胎儿臀部与软组织覆盖的胎儿头部会非常困难。在个别情况下,直到产妇已经进入产程活跃期一段时间后,见到有新鲜胎粪从阴道流出时才发现是臀位。一旦确定为臀位，应该告知产妇，并立即通知上级医师。如果分娩将至或无条件马上进行剖宫产，助产士应准备进行臀位阴道接产。附录(29D)叙述了臀位阴道接产的处理步骤，所有从事产时照护的助产士都应该将这些操作技术熟记于心。

20世纪90年代后期以前，臀位阴道分娩十分常见，臀位阴道接产是对助产士和临床医生进行产科培训内容的重要组成部分。然而在2000年的一篇题为"足月臀位试验"的文章发表后，臀位阴道分娩的实践模式发生了极大的改变[112]。这个多中心随机试验研究最初的报道称，对臀位孕妇施行选择性剖宫产可明显降低围产期发病率和死亡率。几乎即刻，臀位孕妇失去了选择阴道分娩的可能。多年以后，有学者对"足月臀位试验"所使用的定义与方法进行了分析，挑战了这项研究结果的可信性与合理性[113]。"足月臀位试验"中几个违反规范的做法被发现并指出，还有后续研究报告臀位孕妇采用不同分娩方式其胎儿的围产期结局与以前的结果不同[112-115]。简而言之，目前的证据表明，阴道臀位分娩时一些不良新生儿结局的风险有所增加，如：围产死亡率和低Apgar评分，但迄今完成的研究还没有准确地确定这些结局的发生率。剖宫产产妇的孕产妇死亡率较高，对2岁儿童的随访也显示剖宫产分娩的儿童群体中出现医疗问题的发生率也有增加[115]。

不幸的是，这些最新的研究发现并未能够完全扭转由"足月臀位试验"所带来的临床实践改变。当前的医学法律环境一直都在影响着临床实践的选择，臀位孕妇至今仍然会被建议进行选择性剖宫产。更重要的是，自"足月臀位试验"发表以来，能够施行臀位阴道分娩的产科专家和临床学习臀位阴道分娩的机会已经缺失。因此，目前臀位阴道分娩与其他高危产科管理技能(如：肩难产)一道被放在模拟训练课程的教学大纲内容中。鼓励助产士们尽可能地参加这些体验性的训练课程。

一些臀位孕妇会拒绝进行手术或去寻找可以按计划进行臀位阴道分娩的产科医生。目前已经设立有处理此种情况的指导方针和规范，鼓励可以安全提供此项服务的医疗机构制定相应的产时管理指南[114]。能否为孕妇提供臀位阴道分娩的选择总是取决于是否有有经验并愿意进行臀位阴道分娩的产科医生存在。与孕妇进行详细的知情讨论并签署知情同意书也是必需的程序。有文献资源列出了提高臀位阴道分娩成功率的具体选择标准，如：超声检查确定估计胎儿体重在2 500~4 000g、单臀或全臀胎位、无胎儿先天异常、母亲骨盆足够大、有足够的羊水量、胎头俯屈(经超声检查确定)[114]。

## 特殊的临床情况

出生通常被认为是一个人生命的开始，但也可以是结束。虽然生孩子对大多数妇女来说是一个欢乐的时刻，但死胎死产和新生儿出生时有严重疾病或致命性畸形对家庭来说是一个最严重的创伤经历。并且这些临床情况对所有人员也都可能是创伤性的。

### 死胎妇女的产时保健

大多数被确认为有死胎的妇女将选择住院分娩，以下讨论将讲解这种情况。妇女在到达医院之前，医院工作人员应该被告知诊断(产妇已被诊断胎死宫内)，并安排产妇有一个单独的待产室，以确保产妇的隐私和家属随时探视。许多医疗机构和生育中心都有这类的运行机制，可以将胎儿死亡(或致命性畸形)的信息秘密地传递给全体员工(例如：一个贴在门上的磁贴标记)。重要的是要保证产妇不会被不知道诊断的工作人员意外接近，而被当做是有正常胎儿正常分娩的产妇。

在照护死胎产妇或有致命性畸形胎儿产妇时，助产士的作用将根据个人实践指南和临床具体情况而决定。应由医生会诊来制定最适宜的管理计划，多数情况下需要转诊至上级医生进行管理。然而，助产士的继续在场陪伴可以对产妇及其家庭提供情感支持和安慰，尤其是在产后的阶段。在这些情况下，照顾产妇的助产士还要处理好自己的悲伤情绪。最重要是始终集中注意力来关注产妇在分娩期间的需要。

一旦孕妇住院，助产士应详细阅读产前检查病历记录，以及以前拟定的管理计划的讨论过程。入院时必须进行血常规和凝血检查(尤其是血小板和纤维蛋白原)，以提供凝血因子的基线评估，因为此时存在有弥散性血管内凝血的潜在风险，(通常发生在死胎滞留宫腔时间过长>2周时)[116,117]。如果计划进行引产，应由上级医生会诊决定最适宜的引产方法和诱导宫颈成熟方法。具体使用何种药物和方案将取决于孕妇诊断、胎儿的胎龄、既往产科病史和目前的宫颈Bishop评分[116]。再次与孕妇和家属核对管理计划,明确说明对产程和分娩进展的预期。孕妇可能需要多次重复信息,应给其机会表达她的感受和提出问题。必须尽一切努力尊重孕妇的选择和要求。

多数医疗机构的产房设置都有为失去孩子的父母所制定的具体程序和清单,其中包括向社会服务机构转诊、提供牧师服务、协助制定殡葬计划,以及收集婴儿出生后的照片、脚印和其他纪念物品。这些服务在母亲住院期间适当的时候为其提供。宗教和文化选择应得到支持和尊重(如:希望给婴儿实施洗礼)。

还应告知母亲和为她提供支持的家人,分娩后可以进行详细的婴儿检查评估。这些评估包括:标准尸检、采集血样或组织样本以及胎盘和脐带的病理学检查。还可提供侵入性较小的选择,如:照片、X射线成像和超声检查[116]。可以委婉地强调,这些检查会有助于她和家人如何计划以后的妊娠。特别是在没有尸检的情况下,胎儿组织或羊水样本的染色体核型检查可以帮助诊断先天综合征或染色体异常[116]。如果产妇拒绝尸检或组织检查,分娩后胎盘和脐带应送病理学检查。

父母可能会感觉很难做出决定,特别是在婴儿出生后看到或拥抱婴儿时。如果产妇事先决定孩子出生后不想见到婴儿,护理人员应该在婴儿出生后将婴儿带到另外的房间。然而,事后产妇也可能会改变主意,助产士应保持对所有可能性的包容态度。

分娩管理本身与其他阴道分娩管理一样,只不过胎儿颅骨可能会软化或错位,或发现以前未知的异常情况。此外,肩难产的风险会增加。在接产时,即使是对胎儿身体任何部分施加非常轻微的牵引力都要谨慎;最好是依靠产妇向下用力推动胎儿娩出。脐带钳夹和切断部位应尽可能地接近婴儿腹部,用包巾将婴儿轻轻地包裹起来。按照通常的方式娩出胎盘,缝合修复会阴裂伤。

分娩后,仔细检查婴儿、脐带、胎盘,确定是否有任何可识别的异常。任何异常发现(如:脐带真结节)都应出示给产妇及其伴侣。有时找到明确的死因可以让悲痛的家庭的疑问得到答案有所释然。不幸的是,大多数胎死宫内都是原因不明,因此在没有明确证据的情况下不要提供模棱两可的诊断。

可以鼓励产妇和她的家人查看、抚摸和拥抱婴儿,并给出尽可能多的时间满足她们的需要。通常会拍摄照片和取下一些纪念物品(如:一缕头发和脚印)交给父母保留。一旦她们准备好和婴儿告别,根据医院的规定,可以将婴儿送入太平间。

## 危及生命或致命的胎儿诊断

由于诊断技术的进步,更多的父母在分娩前就已经知道存在有危及生命的胎儿诊断了。在某些情况下,这种早期诊断可以使孕妇在孕期转诊到三级医疗中心,并得到新生儿专家的会诊,商讨可能的干预措施来提高婴儿的存活率。其他时候,孕妇和伴侣还需决定是否继续妊娠直到足月。根据诊断时妊娠的周数和各州的法律,有时孕中期以后选择终止妊娠或提前引产已经太晚而不可行。这部分将重点讨论有已知致命胎儿异常的孕妇在孕足月自然临产或进行计划引产的情况。

大多数情况下,孕妇与家人的管理照护团队会由多学科专家组成,包括有新生儿学、母胎医学、遗传学与社会服务方面的专家。通常认真斟酌制定的围产协商管理计划已经形成,并已经就产程与分娩时可能遇到问题的痛苦决策与孕妇和家人做过讲解和商讨。围产协商管理计划属于跨学科产物,超过了传统的情感疗伤支持,在诊断发现有胎儿缺陷时就已经开始形成,而不是在产程与分娩时才做出的[118]。这个顾及各个方面的做法,综合考虑孕妇的选择与疗伤支持的原则,同时制定婴儿出生后医疗照护的现实目标,并包括有围产临终关怀的部分。保证生活质量,尊重婴儿的生命与死亡是这个计划框架的核心[118]。

一旦产妇住进医院产房,有上级医师参加的联合管理计划就开始运行。通知管理团队的其他成员(如:新生儿科、儿科、牧师)分娩即将发生。根据先天缺陷的类型、孕龄、预计的围产结局、母亲内科并发症,需要进行医生团队管理。

此时的产时管理与死胎产妇的管理相似。不论孕期曾有过多少咨询与支持,产程中产妇仍会出现极其不同的情绪反应。如果要求,可使用任何镇痛措施,但产妇会犹豫并害怕镇痛药物对婴儿产生副作用。此外,当接近第二产程时,产妇会感觉更加困难去做出应对,对用力下推感到纠结。胎儿娩出代表着要真正面对婴儿即将发生的死亡,产妇会下意识地把持住不去用力下推,来防止这一结果的发生。给出和善的鼓励、支持与耐心可以帮助产妇解除约束,找到控制局面的意识。

如果新生儿团队计划在新生儿出生后进行体检,为了不分散产妇的注意力,分娩完成前应该先请他们在产房的外面等待。做出围产协商管理计划也能协助从婴儿娩出到生命终止的过渡过程顺利进行[118]。

# 结语

　　并发症可以发生在产程与分娩期间的任何时间,在助产实践中对这些情况有清楚的了解十分重要。懂得这些并发症的自然发展过程和对母亲与胎儿的影响,掌握出现产科并发症时在何种情况下需要请求上级医师咨询会诊、与上级医生合作管理或将病人转诊给医生管理,这些都是助产士所必须具备的基本技能。此外,产科急症难以预料,知道如何管理那些最常见的情况可帮助助产士安全地照护产妇。所有出现产时并发症的产妇都会从助产士所提供的连续照护、健康教育和支持中获益。

（姜梅 译　段得琬 审）

## 信息资源

| Organization | Description | Webpage |
|---|---|---|
| **Hypertension and Preeclampsia Toolkits** | | |
| American College of Obstetricians and Gynecologists (ACOG) | Resources for diagnosis and management of hypertensive disorders of pregnancy. Includes recent publications and guidelines. | https://www.acog.org/Womens-Health /Preeclampsia-and-Hypertension-in-Pregnancy |
| California Maternal Quality Care Collaborative (CMQCC) | Preeclampsia toolkit. Includes guidelines, algorithms, and resources for caring for women with preeclampsia. | https://www.cmqcc.org/resources-tool-kits /toolkits/preeclampsia-toolkit |
| **Maternal Early Obstetric Warning System (MEOWS) and Maternal Early Warning Criteria (MERC)** | | |
| American College of Obstetricians and Gynecologists (ACOG) | Maternal early warning system. | https://www.acog.org/-/media/Districts /District-II/Public/SMI/v2/MaternalEarly WarningSystem.pdf?dmc=1&ts=201710 23T1836554977 |
| Council on Patient Safety | Maternal safety bundles. | https://safehealthcareforeverywoman.org/wp -content/uploads/2017/02/MEWS-Protocol.pdf |
| **Preterm Birth** | | |
| National Institutes of Health (NIH) | Preterm Labor and Birth: For Researchers and Health Care Providers. Website has a collection of links to research, guidelines, and professional organizations involved in preterm labor and birth. | https://www.nichd.nih.gov/health/topics /preterm/resources/Pages/providers.aspx |
| **Obstetric Emergencies** | | |
| American College of Obstetricians and Gynecologists (ACOG) | Preparing for Clinical Emergencies in Obstetrics and Gynecology: Committee Opinion No. 590. 2014 (reaffirmed 2016). This document lists triggers and recommends tools for managing obstetric emergencies based on the Modified Early Obstetric Warning System from the United Kingdom. | https://www.acog.org/Resources-And -Publications/Committee-Opinions/Committee -on-Patient-Safety-and-Quality-Improvement /Preparing-for-Clinical-Emergencies-in -Obstetrics-and-Gynecology |
| **Apps** | | |
| American College of Obstetricians and Gynecologists (ACOG) | Indicated Delivery Calculator. This app summarizes all ACOG professional guidelines and best evidence for gestational age at which induction is indicated for multiple obstetric and medical complications. | https://www.acog.org/About-ACOG/ACOG -Departments/ACOG-Rounds/September-2017 /Early-Indicated-Delivery-ACOG-Has-an-App -for-That |

## 参考文献

1. Gee RE, Corry MP. Patient engagement and shared decision making in maternity care. *Obstet Gynecol.* 2012;120:995-997.

2. Frey HA, Klebanoff MA. The epidemiology, etiology and costs of preterm birth. *Semin Fetal Neonatal Med.* 2016;21:68-73.

3. Hedriana H, Byrne J, Campbell Bliss M, et al. *March of Dimes Preterm Labor Assessment Toolkit.* White Plains, NY: March of Dimes; 2013.

4. Wax JR, Cartin A, Pinette MG. Biophysical and biochemical screening for the risk of preterm labor: an update. *Clin Lab Med.* 2016;36:369-383.

5. Koulalli B, Oudijk MA, Nijman TA, Mol BW, Pajkrt E. Risk assessment and management to prevent preterm birth. *Semin Fetal Neonatal Med.* 2016;21:80-88.

6. Sanchez-Ramos L, Delke I, Zamora J, Kaunitz AM. Fetal fibronectin as a short-term predictor of preterm birth in symptomatic patients. *Obstet Gynecol.* 2009;114(3):631-640.

7. American College of Obstetricians and Gynecologists. Practice Bulletin No. 13: prediction and prevention of preterm birth. *Obstet Gynecol.* 2012;120:964-973.

8. Society for Maternal-Fetal Medicine; McIntosh J, Feltovich H, Berghella V, Manuck T. The role of routine cervical length screening in selected high- and low-risk women for preterm birth prevention. Society for Maternal-Fetal Medicine Consult Series #40. 2016. *Am J Obstet Gynecol.* 2016;15(3):B2-B7.

9. American College of Obstetricians and Gynecologists. Practice Bulletin No. 171: management of preterm labor. *Obstet Gynecol.* 2016;128:931-933.

10. Nijman TA, Vliet EO, Koullali B, Mol BW, Oudijk MA. Antepartum and intrapartum interventions to prevent preterm birth. *Semin Fetal Neonatal Med.* 2016;21:121-128.

11. Gyamfi-Bannerman EA, Thom EA, Blackwell SC, et al. Antenatal betamethasone for women at risk for later preterm delivery. *N Engl J Med.* 2016;374:1311-1320.

12. Centers for Disease Control and Prevention. Prevention of perinatal group B streptococcal disease: revised guidelines from CDC 2010. *MMWR.* 2010;59(RR-10). Available at: https://www.cdc.gov/mmwr/pdf/rr/rr5910.pdf. Accessed October 20, 2017.

13. Gulmezoglu AM, Crowther CA, Middleton P, Heatley E. Induction of labor for improving birth outcomes for women at or beyond term. *Cochrane Database Syst Rev.* 2012;6:CD004945. doi:10.1002/14651858.CD004945.pub3.

14. Wennerholm UB, Hagberg H, Brorsson B, Bergh C. Induction of labor versus expectant management for post-date pregnancy: is there sufficient evidence for a change in clinical practice? *Acta Obstet Gynecol Scand.* 2009;88:6-17.

15. Sanchez-Ramos LF, Oliver F, Delke I, Kaunitz AM. Labor induction versus expectant management for postterm pregnancies: a systematic review with meta-analysis. *Obstet Gynecol.* 2003;101:1312-1318.

16. American College of Obstetricians and Gynecologists. Practice Bulletin No. 146: management of late term and postterm pregnancies. *Obstet Gynecol.* 2014;124:182-192. [Reaffirmed 2016].

17. Edwards A, Elwyn G, Mulley AL. Explaining risks: turning numerical data into meaningful pictures. *Br Med J.* 2002;324:827-830.

18. Marowitz A. Evidence-based management of prelabor rupture of the membranes at term. In: Anderson B, Rooks J, Barroso R, eds. *Best Practices in Midwifery* (2nd ed.). New York, NY: Springer; 2017:411-427.

19. Marowitz A, Jordan R. Midwifery management of prelabor rupture of membranes at term. *J Midwifery Womens Health.* 2007;52:199-206.

20. Hannah ME, Ohlsson A, Farine D, et al. Induction of labor compared with expected management for prelabor rupture of the membranes at term. *N Engl J Med* 1996;334:1005-1010.

21. Middleton P, Shepherd E, Flenady V, McBain RD, Crowther CA. Planned early birth versus expectant management (waiting) for prelabour rupture of membranes at term (37 weeks or more). *Cochrane Database Syst Rev.* 2017;1:CD005302. doi:10.1002/14651858.CD005302.pub3.

22. American College of Obstetricians and Gynecologists. Practice Bulletin No. 188: premature rupture of membranes. *Obstet Gynecol.* 2018;131(1):187-188.

23. American College of Nurse-Midwives position statement: premature rupture of membranes at term. ACNM Division of Standards and Practice, Clinical Practice Section; 2008 (reviewed 2012). Available at: http://www.midwife.org/ACNM/files/ACNMLibraryData/UPLOADFILENAME/000000000233/PROM%20Mar%202012.pdf.

24. American College of Obstetricians and Gynecologists. Committee Opinion No. 712: intrapartum management of intraamniotic infection. *Obstet Gynecol.* 2017;130:e95-e101.

25. Higgins RD, Saade G, Polin RA, et al. Evaluation and management of women and newborns with a maternal diagnosis of chorioamnionitis. *Obstet Gynecol.* 2016;127:426-436.

26. Fahey JO. Clinical management of intra-amniotic infection and chorioamnionitis: a review of the literature. *J Midwifery Womens Health.* 2008;53:227-235.

27. Cahill AG, Duffy CR, Odibo AO, Roehl KA, Zhao Q, Macones GA. Number of cervical examinations and risk of intrapartum maternal fever. *Obstet Gynecol.* 2012;119:1096-1101.

28. Fishman SG, Gelber SE. Evidence for the clinical management of chorioamnionitis. *Semin Fetal Neonatal Med.* 2012;17:46-50.

29. American College of Obstetricians and Gynecologists. Practice Bulletin No. 107: induction of labor. *Obstet Gynecol.* 2009;114:386-397. [Reaffirmed 2016].

30. Bonsack CF, Lathrop A, Blackburn M. Induction of labor: update and review. *J Midwifery Womens Health.*

2014;59:606-615.

31. Glantz J. Elective induction vs. spontaneous labor associations and outcomes. *J Reprod Med.* 2005;50:235-240.

32. Little SE, Caughey AB. Induction of labor and cesarean: what is the true relationship? *Clin Obstet Gynecol.* 2015;58(2):269-281.

33. Caughey AB, Sundaram V, Kaimal AJ, et al. Systematic review: elective induction of labor versus expectant management of pregnancy. *Ann Intern Med.* 2009;151:252-263.

34. Osmundsen S, Ou-Yang R, Grobman W. Elective induction compared with expectant management in nulliparous women with a favorable cervix. *Obstet Gynecol.* 2010;116:601-605.

35. Osmundsen S, Ou-Yang R, Grobman,W. Elective induction compared with expectant management in nulliparous women with an unfavorable cervix. *Obstet Gynecol.* 2011;117:583-587.

36. Wood S, Cooper S, Ross S. Does induction of labour increase the risk of caesarean section? A systematic review and meta-analysis of trials in women with intact membranes. *BJOG.* 2013;121:674-685.

37. Miller NR, Cypher RL, Foglia LM, Pates JA, Nielsen PE. Elective induction of labor compared with expectant management in nulliparous women at 39 weeks of gestation: a randomized controlled trial. *Obstet Gynecol.* 2015;126(6):1258-1264.

38. O'Rourke PT, Girrardi GJ, Balaskas TN, et al. Implementation of a system-wide policy for labor induction. *MCN.* 2011;36:305-311.

39. Fisch JM, English D, Pedaline S, Brooks K, Simhan HN. Labor induction process improvement: a patient quality-of-care initiative. *Obstet Gynecol.* 2009;113:797-803.

40. Bishop EH. Pelvic scoring for elective induction. *Obstet Gynecol.* 1964;24:266-268.

41. Lange AP, Secher NJ, Westergaard JG, Skovgård I. Prelabor evaluation of inducibility. *Obstet Gynecol.* 1982;60(2):137-147.

42. American College of Nurse-Midwives position statement: induction of labor. ACNM Division of Standards and Practice; 2016. Available at: http://www.midwife.org/index.asp?bid=59&cat=3&button=Search.

43. Yount S, Lassiter N. The pharmacology of prostaglandins for induction of labor. *J Midwifery Womens Health.* 2013;58:133-144.

44. Chen W, Zue J, Peprah MK, et al. A systematic review and network meta-analysis comparing the use of Foley catheters, misoprostol, and dinoprostone for cervical ripening in induction of labor. *BJOG.* 2016;123(3):346-354.

45. Macones GA, Cahill A, Stamilio DM, Odibo AO. The efficacy of early amniotomy in nulliparous labor induction: a randomized controlled trial. *Am J Obstet Gynecol.* 2012;207:403.e1-403.e5.

46. Clark SL, Simpson KR, Knox GE, Garite TJ. Oxytocin: new perspectives on an old drug. *Am J Obstet Gynecol.* 2009;200:35.e1-35.e6.

47. Simpson KR. Clinicians guide to the use of oxytocin for labor induction and augmentation. *J Midwifery Womens Health.* 2011;56:214-221.

48. Gimpl G, Fahrenholz F. Oxytocin receptor system: structure, function, and regulation. *Physiol Rev.* 2001;81(2):629-683.

49. Page K, McCool WM, Guidera M. Examination of the pharmacology of oxytocin and clinical guidelines for use in labor. *J Midwifery Womens Health.* 2017;62:425-433.

50. Wei S, Luo Z, Qi H, Xu H, Fraser WD. High-dose vs low-dose oxytocin for labor augmentation: a systematic review. *Am J Obstet Gynecol.* 2010;204:296-304.

51. Budden A, Chen LJY, Henry A. High-dose versus low-dose oxytocin infusion regimens for induction of labour at term. *Cochrane Database Syst Rev.* 2014;10:CD009701. doi:10.1002/14651858.CD009701.pub2.

52. Simpson KR, Miller L. Assessment and optimization of uterine activity during labor. *Clin Obstet Gynecol.* 2011;54:40-49.

53. Macones GA, Hankins GD, Spong CY, Hauth J, Moore T. The 2008 National Institute of Child Health and Human Development workshop report on electronic fetal monitoring: update on definitions, interpretation, and research guidelines. *Obstet Gynecol.* 2008;112:661-666.

54. Dow M, Wax JR, Pinette MG, Blackstone J, Cartin A. Third-trimester uterine rupture without previous cesarean: a case series and review of the literature. *Am J Perinatol.* 2009;26:739-744.

55. Kavanagh J, Kelly AJ, Thomas J. Breast stimulation for cervical ripening and induction of labour. *Cochrane Database Syst Rev* 2005;3:CD003392. doi:10.1002/14651858.CD003392.pub2.

56. McFarlin BL, Gibson MH, O'Rear J, Harman P. A national survey of herbal preparation use by nurse-midwives for labor stimulation. *J Midwifery Womens Health.* 1999;44:205-216.

57. Hall HG, McKenna LG, Griffiths DL. Complementary and alternative medicine for inductions of labor. *Women Birth.* 2012;25:142-148.

58. Dugoua JJ, Perri D, Seely D, Mills E, Koren G. Safety and efficacy of blue cohosh (*Caulophyllum thalictroides*) during pregnancy and lactation. *Can J Clin Pharm.* 2008;15:e66-e73.

59. Neal JL, Lowe, NK. Physiologic partograph to improve birth safety and outcomes among nulliparous women with spontaneous labor onset. *Med Hypotheses.* 2012;78:319-326.

60. Neilson J, Lavender T, Quenby S, Wray S. Obstructed labour: reducing maternal death and disability during pregnancy. *Br Med Bull.* 2003;67:191-204.

61. American College of Obstetricians and Gynecologists, Society for Maternal-Fetal Medicine. Obstetric Care Consensus No. 1: safe prevention of the primary cesarean delivery. *Obstet Gynecol.* 2014;123:693-711.

62. Neal JL, Ryan SL, Lowe NK, Buxton M, Holley SL,

Wilson-Liverman AM. Labor dystocia: use of related nomenclature. *J Midwifery Womens Health* 2015;60:485-498.

63. Friedman EA. Primigravid labor: a graphicostatistical analysis. *Obstet Gynecol.*1955;6:567-589.

64. Friedman EA. *Labor: Clinical Evaluation and Management* (2nd ed.). New York, NY: Appleton-Century-Crofts; 1978.

65. Zhang J, Troendle J, Mikolajczyk R, Sundaram R, Beaver J, Fraser W. The natural history of the normal first stage of labor. *Obstet Gynecol.* 2010;115:705-710.

66. Zhang J, Landy H, Branch DW, et al. Contemporary patterns of spontaneous labor with normal neonatal outcome. *Obstet Gynecol.* 2010;116:1281-1287.

67. American College of Obstetricians and Gynecologists. Practice Bulletin No. 49: dystocia and augmentation of labor. *Obstet Gynecol.* 2003;102:1445-1454.

68. Marowitz A. Caring for women in early labor: can we delay admission and meet women's needs? *J Midwifery Womens Health*. 2014;59:645-650.

69. Neal JL, Lowe, NK, Phillipi JC, et al. Likelihood of cesarean delivery after applying leading active labor diagnostic guidelines. *Birth*. 2017;44(2):128-136.

70. Greulich B, Tarrant B. The latent phase of labor: diagnosis and management. *J Midwifery Womens Health*. 2007;52:190-198.

71. Neal JL, Lowe NK, Ahijevych KL, Patrick TE, Cabbage LA, Corwin EJ. "Active labor" duration and dilation rates among low-risk, nulliparous women with spontaneous labor onset: a systematic review. *J Midwifery Womens Health*. 2010;55:308-318.

72. Lowe N, Corwin E. Proposed biological linkages between stress, obesity, and inefficient uterine contractility during labor in humans. *Med Hypothesis*. 2011;76:755-760.

73. Smyth RMD, Alldred SK, Markham C. Amniotomy for shortening spontaneous labour. *Cochrane Database Syst Rev.* 2013;1:CD006167. doi:10.1002/14651858.CD006167.pub3.

74. Wei S, Wo BL, Qi HP, et al. Early amniotomy and early oxytocin for prevention of, or therapy for, delay in first stage spontaneous labour compared with routine care. *Cochrane Database Syst Rev.* 2013;8:CD006794. doi:10.1002/14651858.CD006794.pub4.

75. National Institutes of Health. *Consensus Development Conference on Cesarean Childbirth.* Publication No. 82: 2067. Bethesda, MD: National Institutes of Health, Department of Health and Human Services; 1981.

76. Guise JM, Denman MA, Emeis C, et al. Vaginal birth after cesarean: new insights on maternal and neonatal outcomes. *Obstet Gynecol.* 2010;115(6):1267-1278.

77. McMahon MJ, Luther ER, Bowes WA, Olshan AF. Comparison of a trial of labor with an elective second cesarean section. *N Engl J Med.* 1996;335(10): 689-695.

78. American College of Obstetricians and Gynecologists. *ACOG Practice Bulletin No. 5: Vaginal Birth After Previous Cesarean Delivery.* Washington, DC: American College of Obstetricians and Gynecologists; July 1999.

79. National Institutes of Health consensus development conference statement on vaginal birth after cesarean: new insights March 8-10, 2010. *Obstet Gynecol.* 2010;115(6):1279-1295.

80. American College of Nurse-Midwives. Caring for women desiring vaginal birth after cesarean: ACNM Clinical Bulletin No. 12. *J Midwifery Womens Health.* 2011;56:517-525.

81. Committee on Practice Bulletins—Obstetrics. Vaginal birth after previous cesarean delivery. Practice Bulletin No. 184. *Obstet Gynecol.* 2017;130:217-233.

82. Chiossi G, Lai Y, Landon MB, et al. Timing of delivery and adverse outcomes in term singleton repeat cesarean deliveries. *Obstet Gynecol.* 2013;121:561-569.

83. American College of Obstetricians and Gynecologists. Practice Bulletin No. 115: gestational diabetes mellitus. *Obstet Gynecol.* 2013;122(2 pt 1):406-416.

84. American College of Obstetricians and Gynecologists. Practice Bulletin No. 173: fetal macrosomia. *Obstet Gynecol.* 2016;128e:195-209.

85. American College of Obstetricians and Gynecologists. *Hypertension in Pregnancy.* Washington, DC: American College of Obstetricians and Gynecologists; 2013.

86. Bernstein PS, Martin JN Jr, Barton JR, et al. National Partnership for Maternal Safety: consensus bundle on severe hypertension during pregnancy and the postpartum period. *Obstet Gynecol.* 2017;130(2):347-357.

87. Mhyre JM, D'Oria R, Hameed AB, et al. The maternal early warning criteria: a proposal from the National Partnership for Maternal Safety. *Obstet Gynecol.* 2014;124(4):782-786.

88. Silver RM. Abnormal placentation. *Obstet Gynecol.* 2015;126:654-668.

89. Oyelese Y, Ananth CV. Placental abruption. *Obstet Gynecol.* 2006;108:1005-1016.

90. Hladky K, Yankowitz J, Hansen WF. Placental abruption. *Obstet Gynecol Surv.* 2002;57(5):299-305.

91. Tamura N, Farhana M, Oda T, Kanayama N. Amniotic fluid embolism: pathophysiology from the perspective of pathology. *J Obstet Gynaecol Res.* 2017;43(4):627-632.

92. Clark S, Romero R, Dildy G, et al. Proposed diagnostic criteria for the case definition of amniotic fluid embolism in research studies. *Am J Obstet Gynecol.* 2017;217(2):228-229.

93. Benson MF. Amniotic fluid embolism mortality rate. *J Obstet Gynaecol Res.* 2017;43(11):1714-1718.

94. Hansen A, Chauhan SP. Shoulder dystocia: definitions and incidence. *Semin Perinat.* 2014;38:184-188.

95. American College of Obstetricians and Gynecologists. ACOG Practice Bulletin No. 40: shoulder dystocia. *Obstet Gynecol.* 2002;100:1045-1050. [Reaffirmed 2015].

96. Mehta SH, Sokol RJ. Shoulder dystocia: risk factors, predictability and preventability. *Semin Perinat.* 2014;38:189-193.

97. Gurewitsch ED, Allen RH. Reducing the risk of shoulder dystocia and associated brachial plexus injury. *Obstet Gynecol Clin North Am.* 2011;38:247-269.

98. Inglis SR, Feier N, Chetiyaar JB, et al. Effects of shoulder dystocia training on the incidence of brachial plexus injury. *Am J Obstet Gynecol*. 2011;204:322.e1-322.e6.

99. Hoffman MK, Bailit JL, Branch W, et al. A comparison of obstetric maneuvers for the acute management of shoulder dystocia. *Obstet Gynecol*. 2011;117: 1272-1278.

100. Politi S, D'Emidio L, Cignini P, Giorlandino M, Giorlandino C. Shoulder dystocia: an evidence-based approach. *J Perinat Med*. 2010;4:35-42.

101. Kotaska A, Campbell K. Two-step delivery may avoid shoulder dystocia: head-to-body interval is less important than we think. *J Obstet Gynecol Can*. 2014;36:716-720.

102. Royal College of Obstetricians and Gynaecologists. *RCOG Green-Top Guideline No. 42*. London, UK: Royal College of Obstetricians and Gynaecologists; 2012.

103. Society of Obstetricians and Gynaecologists of Canada. Shoulder dystocia. In: *Advances in Labour and Risk Management Textbook. ALARM International Program Manual*. 22nd ed. Ottawa, Canada: Society of Obstetricians and Gynaecologists of Canada; 2016. Available at: https://alarm.cfpc.ca/wp-content/uploads /2015/05/22nd-Ed-Manual-Printable-Version.pdf. Accessed October 23, 2017.

104. Menticoglou S. Delivering shoulders and dealing with shoulder dystocia: should the standard of care change? *J Obstet Gynecol Can*. 2016;38:655-658.

105. Andrighetti TP, Knestrick JM, Marowitz A, Martin C, Enstrom JL. Shoulder dystocia and postpartum hemorrhage simulations: student confidence in managing these complications. *J Midwifery Womens Health*. 2012;57:55-60.

106. Crofts JF, Fox R, Ellis D, Winter C, Hinshaw K, Drawycott TJ. Observations from 450 shoulder dystocia simulations: lessons for skills training. *Obstet Gynecol*. 2008;112:906-912.

107. Fahey JO, Mighty HE. Shoulder dystocia: using simulation to train providers and teams. *J Perinat Neonat Nurs*. 2008;22:114-122.

108. Maran NT, Glavin RT. Low- to high-fidelity simulation: a continuum of medical education? *Med Educ*. 2003;37(suppl 1):22-28.

109. American College of Obstetricians and Gynecologists. ACOG Practice Bulletin No. 169: multifetal gestations: complicated twin, triplet, and higher order multifetal pregnancies. *Obstet Gynecol*. 2016;128: 926-928.

110. Lee YM. Delivery of twins. *Semin Perinatol*. 2012; 36:195-200.

111. Monson M, Silver RM. Multifetal gestation: mode of delivery. *Clin Obstet Gynecol*. 2015;58:690-702.

112. Hannah ME, Hannah WJ, Hewson SA, Hodnett ED, Saigal S, Willan AR. Planned cesarean section versus planned vaginal birth for breech presentation at term: a randomised multicentre trial. Term Breech Trial Collaborative Group. *Lancet*. 2000;356: 1375-1383.

113. Lawson GW. The Term Breech Trial ten years on: primun non nocere? *Birth*. 2012;39:3-9.

114. American College of Obstetricians and Gynecologists. Committee Opinion No. 340: mode of term singleton breech delivery. *Obstet Gynecol*. 2006;108:235-237.

115. Hofmeyr GJ, Hannah M, Lawrie TA. Planned caesarean section for term breech delivery. *Cochrane Database Syst Rev*. 2015;7:CD000166. doi:10.1002/14651858 .CD000166.pub2.

116. American College of Obstetricians and Gynecologists. ACOG Practice Bulletin No. 102: management of stillbirth. *Obstet Gynecol*. 2009;113:748-761.

117. Maslow AD, Breen TW, Sarna MC, Soni AK, Watkins J, Oriol NE. Prevalence of coagulation abnormalities associated with intrauterine fetal death. *Can J Anaesth*. 1996;43:1237-1243.

118. Kobler K, Limbo R. Making a case: creating a perinatal palliative care service using a perinatal bereavement model. *J Perinat Neonat Nurs*. 2011;25:32-41.

# 29A

---

# 肩 难 产

---

AMY MAROWITZ
感谢前版作者 Linda A.Hunter 的贡献

肩难产是大多数助产士在临床实践中都会不可避免地遇到的产科急症。肩难产的管理侧重于通过采用系统处理步骤尽量减少不良结局,特别是避免婴儿臂丛神经损伤。本附录讲述了在肩难产发生时,安全产时实践和操作管理步骤的要点。

临床上有肩难产发生的可能迹象是:在母亲用力下推时胎头仰伸缓慢到达会阴处,儿头在完成全部仰伸动作前却又回缩到阴道内,即通常所称的"乌龟征"(图 29A-1)。由于胎儿的肩部没有沿中轴线的机转进入骨盆内,而是以前后肩嵌顿于与骨盆的前后径上,因此儿头没有发生复位和外旋转。在母亲肥胖的情况下,过厚的软组织阻碍了儿头的仰伸和外旋转,也会出现这类"乌龟征"的表现。采取麦克罗伯特手法(McRorbert's maneuver)让母亲尽量弯曲髋关节,使耻骨联合滑过新生儿前肩的上方,通常可加大空间使正常分娩机转得以完成(图 29A-2)。

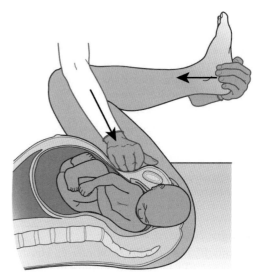

图 29A-2　麦克罗伯特手法和耻骨联合上施压

准确诊断肩难产十分重要,而保持冷静并充分评估临床情况也同样重要。在儿头娩出后,等待下一次宫缩,允许正常复位的发生,并让产妇自己用力下推无需外来帮助地将胎儿娩出阴道,这样可以降低肩难产的发生几率。如果没有出现复位和外旋转,除了重新改变母亲体位以外,在采取任何操作手法之前首先要评估胎肩的位置。在家分娩或在分娩中心接生时如有肩难产发生,助产士需要得到产妇家属或其他家庭成员的帮助。即便肩难产很快得到解决,复苏抢救以及呼叫救护车将母婴转诊到最近的医院来使母亲和新生儿得到进一步照护可能仍有必要。

在处理完肩难产之后,应该详细地记录分娩病历,包括分娩事件的过程和使用操作手法的细节。一些医疗机构有用于肩难产分娩记录的专门程序或

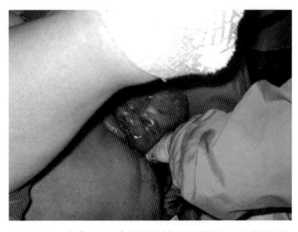

图 29A-1　乌龟征,因为婴儿头缩回阴道其下巴不能见到

表格。记录中至少应该包括胎头娩出时的位置、哪侧胎肩在前、胎头娩出的时间、有谁在场或呼叫后到场、按照什么顺序采用了什么操作手法、胎儿身体娩出的时间、新生儿体重和 Apgar 评分、脐带血气检查结果、新生儿怎样安置、初次新生儿检查时有无上肢的运动缺陷;还应检查产妇是否有任何损伤。此外,应当避免使用术语"牵拉"或试图量化所使用的力量。从医学法律的角度出发,还应该特别注明没有使用宫底加压。应该清楚和简单地解释事件,不要试图编撰或过于具体。

肩难产对一切有关人员来说都是创伤性事件。助产士可尽快地组织其他在场医务人员和上级医生在一起开个小会,以无威胁的支持态度对事件发生的经过进行讨论总结,可能会有所助益。助产士还应与产妇及其家人保持密切联系。在发生严重的肩难产事件时,他们可能会面临新生儿受损的严重结果,需要对其提供连续支持和后续追踪。助产士应该诚实和准确地的向产妇提供关于分娩过程中发生事件的信息,不要有任何的责备与偏向。

## 肩难产的定义[1~4]

1. 胎儿前肩嵌顿在耻骨的后面
2. 或后肩嵌顿在骶骨岬上
3. 胎儿头部娩出至身体娩出的间隔时间 >60 秒
4. 需要使用辅助操作手法帮助胎肩娩出

## 发生率[1,2]

1. 在不同研究中,由于研究设计的差异、肩难产的定义缺乏共识、研究人群差异,报告的发生率不同。
2. 现代文献综述:发病率约为全部分娩的 1.4%。
3. 由于研究设计、定义、人群差异上的不同,肩难产的发生率可能被低估了。
4. 发生率随胎儿体重增加而增加。
5. 发生率在患有糖尿病并有巨大胎儿的孕妇中最高。

## 危险因素[5]

1. 孕期危险因素
a. 巨大胎儿(体重 >4 000g)

b. 母亲糖尿病
c. 既往妊娠有肩难产病史
2. 产时危险因素
a. 第二产程过快
i. 胎儿下降过快没有足够的时间完成正常的旋转机转
b. 阴道手术分娩(产钳或胎吸牵引)
c. 第二产程延长(增加了手术助产的风险)
3. 相关危险因素(所有增加巨大胎儿发生率的因素)
a. 母亲肥胖
b. 孕期体重增加过多
c. 过期妊娠

## 关键点

1. 保持冷静,与产妇及产科团队保持清楚的沟通。
2. 不要惊慌,不要匆忙。
3. 有系统地、严谨地完成管理程序。
4. 尽可能不用双手接触婴儿头部,减少对儿头的牵拉。
5. 操作手法要在产妇停止用力下推的情况下完成。
6. 在接产人员提出要求前,不要让任何人在耻骨上施加压力。
7. 在任何情况下无论何人都不能进行宫底加压。
8. 一种操作手法只试一次,如果无效改换另一种操作手法,每项手法的操作时间不要超过 30 秒。
9. 进行每项操作手法时都要通知团队成员。
10. 只有在不能将整个手全部伸进阴道时才做会阴切开术。
11. 如果以前没有做,应立即开放静脉通路、取血化验血型与抗体。
12. 进行连续胎心率监测并且在需要时给产妇吸氧。
13. 处理肩难产时不要钳夹或剪断绕于婴儿颈部的脐带,一旦难产排除用翻转操作手法娩出胎儿(见"第二产程与分娩"一章的附录"接产手法")。
14. 做好婴儿出生后应对产后出血的准备。
15. 做好新生儿复苏抢救的全套准备,如果肩难产时间延长或出生后出现新生儿窒息的征象,留取脐带血做血气分析化验。

16. 操作延续到达 5 分钟时,新生儿窒息风险显著增加。到达 4 分钟时即应考虑复苏抢救手法(将儿头送回子宫内或经腹剖宫产分娩)。这就需要将产妇转移至手术室并有能够进行手术的产科医生在场。

## 管理步骤

不同的操作手法之间没有明确的先后顺序。对于仰卧位分娩的产妇,通常建议使用麦克罗伯特手法作为第一步骤[2-4]。步骤 4,5,7,8,12 和 13 作为单独操作手法进行介绍。当发生肩难产时,应根据情况和助产士的判断来指导手法顺序的选择。

1. 怀疑发生肩难产时,告诉产妇停止用力,立即进行阴道检查了解胎肩的位置。

2. 如果发现前肩嵌顿,冷静清楚地向产妇和医疗团队说明:"发生了肩难产"。

3. 立即请求援助:增加人手,请求上级医生、新生儿团队、麻醉师马上到场。

4. 将产妇移到床边,使用**麦克罗伯特手法**(产妇取头低位,膝盖/髋部弯曲尽量靠向腹部;见图 29A-3)。过度屈曲大腿不会增加骨盆的径线,但可以使耻骨联合向母亲头部方向移动,使耻骨联合滑过胎儿的前肩。告诉产妇不要用力。

5. 指挥另一个人在**耻骨联合上加压**,压力的方向是推动胎肩向胎儿胸部方向旋转。这些要在宫缩间歇期间来做。

6. **麦克罗伯特手法与耻骨联合上加压法联合应用**可以解除大部分的肩难产。如果这样做无效,可能是因为胎儿过大不能进入这个径线,需要进行旋转操作手法。

7. **洛宾手法**(Rubin's maneuver)。将手(或尽量多的手指)从胎儿背部插入至前肩后方,并尝试将肩膀旋转到骨盆的斜径上,这也被称为"肩部折叠",可帮助减少两侧胎肩之间的直径。在手转胎肩的同时,产妇可在转肩时配合用力下推,同时让助手在耻骨联合上加压。使用尽量小和轻柔的侧向牵拉(在胎儿肩膀上,而不是头部或颈部)。如果仍不能顺利解除难产,不应该继续尝试,因为反复操作会增加臂丛神经损伤的风险。

8. **娩出胎儿后臂**。整个手部从后方插入阴道,沿着胎儿后臂找到肘部。如果手臂是伸展的,尝试找到前臂使肘部弯曲,直到能够找到胎儿的手。握住胎手或在肘部轻加压力,使手臂扫过胸前娩出阴道。这可能会增加肱骨或锁骨骨折的风险,但在大多数情况下,娩出后臂能够解除肩难产。该手法出现臂丛神经损伤的风险最低。有些产科医生选择在采用洛宾手法之前先用此法。

9. 轻柔、谨慎、目的明确的操作。想象将你的手插入一个装土豆片的圆筒或穿过很紧的手镯。随时告知合作团队你在做什么(如:"我现在要试着娩出后臂")。

10. 只有在需要更多空间以便手插入操作时才做会阴切开术。

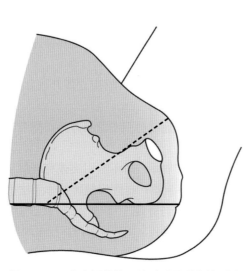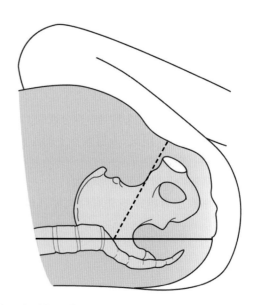

图 29A-3　麦克罗伯特手法对耻骨联合的影响。注意当母亲髋部屈曲腿靠向腹部时耻骨联合上移滑过胎儿前肩

11. 继续指导产妇不要用力,随时告知所有操作,得到她的继续配合至关重要。

12. **盖斯金手法**(Gaskin maneuver)。让产妇翻转移动到膝手趴位。如果改换成该体位没有立即解决肩难产,尝试娩出后臂。如果没有成功,可保持此种体位尝试旋转手法或恢复仰卧位的麦克罗伯特体位。

13. **伍德旋转手法**(Woods' screw/Rotation maneuver)。用一只手坚定地推向胎儿的后肩或前肩,推动肩部顺时针或逆时针旋转180°弧形。继续沿任何可以运动的方向来回旋转两侧胎肩,直到嵌顿解除后胎儿娩出。这一手法需要双手操作(一只手在前;另一只手在后)按照相反方向用力推动(图 29A-4)。

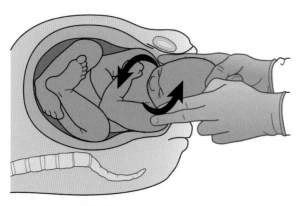

图 29A-4 伍德旋转手法

14. 当上级医师或其他援助医生进入房间时,跨步让开,让他们来操作协助胎儿娩出。

15. 故意折断锁骨可以缩小双肩直径,但在紧急情况下可能难以实施。

16. 处理进行到 5 分钟时,新生儿窒息风险开始增加,必须考虑复苏抢救手法。需要将产妇转诊给医生处理,并要有麻醉师和完整的手术室团队到场。

17. **复苏抢救手法**包括将儿头送回子宫内(Zavanelli **手法**)或者经腹部剖宫产抢救,两者都需要完整的手术室团队及能够进行剖宫产手术的产科医生在场。

(姜梅 译 段得琬 审)

参考文献

1. Hansen A, Chauhan SP. Shoulder dystocia: definitions and incidence. *Semin Perinat*. 2014;38:184-188.

2. American College of Obstetricians and Gynecologists. ACOG Practice Bulletin No. 40: shoulder dystocia. *Obstet Gynecol*. 2002;100:1045-1050. [Reaffirmed 2015].

3. Royal College of Obstetricians and Gynaecologists. *RCOG Green-Top Guideline No. 42*. London, UK: Royal College of Obstetricians and Gynaecologists; 2012.

4. Society of Obstetricians and Gynaecologists of Canada. Shoulder dystocia. In: *Advances in Labour and Risk Management Textbook. ALARM International Program Manual*. 22nd ed. Ottawa, Canada: Society of Obstetricians and Gynaecologists of Canada; 2016. Available at: https://alarm.cfpc.ca/wp-content/uploads/2015/05/22nd-Ed-Manual-Printable-Version.pdf. Accessed October 23, 2017.

5. Mehta SH, Sokol RJ. Shoulder dystocia: risk factors, predictability and preventability. *Semin Perinat*. 2014;38:189-193.

# 29B

## 脐带脱垂的紧急干预

AMY MAROWITZ

感谢前版作者 Linda A.Hunter 的贡献

暴露型脐带脱垂属于需要立即进行剖宫产的产科急症。脐带脱垂发生时,首先出现的表现经常是突然出现的胎心过缓或复发性变异减速,并很快变得更加严重。当助产士意识到有脐带脱垂发生时,

对这一紧急情况管理的第一步就是快速行动,在启动手术室团队和上级医生的同时采取适宜的生命抢救干预措施。图 29B-1 形象地表现各种脐带脱垂的类型。

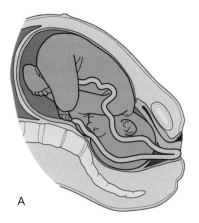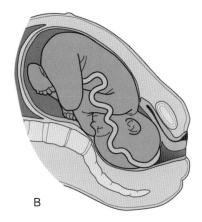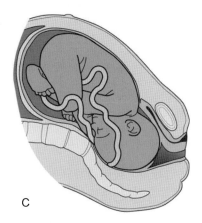

图 29B-1 脐带脱垂。A. 完全性脐带脱垂。B. 脐带在胎头前方脱出。C. 隐匿型(潜藏)脐带脱垂

## 定义

1. 完全性脐带脱垂:脐带从宫颈完全脱出并进入阴道。

2. 隐匿型脐带脱垂:脐带在子宫下段或宫口内沿着胎儿先露部分受到压迫。

a. 改变产妇体位或在宫颈检查时上推胎头可解除隐匿型脐带脱垂。

b. 如果有胎心率减速存在,应该启动宫内复苏措施(参见"产程中的胎儿评估"一章)。

3. 内在型脐带脱垂:胎先露前方可触及部分脐带。

内在型脐带脱垂需要与上级医生共同管理来制定出最适宜的处理计划。

## 风险因素

1. 早产

2. 多胎妊娠

3. 多次分娩的经产妇

4. 羊水过多

5. 胎位异常

6. 胎膜早破:胎头未衔接时自发或人工破膜

## 管理步骤

1. 立即请求援助,不要离开产妇身边。

2. 清楚地陈述:"我这里出现了脐带脱垂"。

3. 告诉助手去呼叫上级医生和通知手术室

团队。

4. 告诉产妇发生了脐带脱垂,她需要进行紧急剖宫产手术。

5. 重新改变产妇体位,侧卧臀部抬高或膝胸卧位。

6. 不要尝试将脐带放回子宫内。

7. 戴上消毒手套,上到待产床上将一只手伸入阴道内,用力上推胎儿先露部分来缓解其对脐带的压力。不要让手离开或沿先露上移。

8. 进行连续胎心率监测。

9. 给产妇吸氧和静脉补液。

10. 待在床上,准备保持这个姿势与产妇一道进入手术室。

11. 手术室工作人员会将你盖在消毒单下,直到新生儿安全解除风险,手术医生会通知可以移开你的手了。

(姜梅 译 段得琬 审)

# 29C

# 双胎妊娠的产时管理

AMY MAROWITZ

感谢前版作者 Linda A.Hunter 的贡献

助产士管理双胎妊娠的分娩计划一定要在医院内进行,并要有能够进行剖宫产手术的上级产科医生在场密切合作。许多医疗机构要求双胎阴道分娩在手术室内进行,有麻醉师与手术室团队准备待命。在产妇临产入院时,还应立即通知新生儿(或儿科)团队,保证有足够的护理人手和工作人员做好双胎新生儿出生后的全套复苏抢救准备。不论孕期是怎样区分这两个胎儿的,首先出生的胎儿都叫"宝宝A",第二个婴儿叫"宝宝B"。

## 双胎妊娠发生率

1. 在所有分娩中占 3%。
2. 临产时有 40% 为头 - 头胎位[1]。

## 双胎妊娠的类型[1]

1. 单绒毛膜 - 单羊膜囊(mono-mono)
a. 必须转诊给医生管理
b. 通常在 32 孕周经剖宫产分娩[1]
2. 单绒毛膜 - 双羊膜囊(mono-di)
3. 双绒毛膜 - 双羊膜囊(di-di)

## 双胎分娩有关的产科风险因素[1]

1. 早产
2. 胎位异常
3. 脐带脱垂
4. 胎盘早剥(尤其是宝宝 B)
5. 产后出血

6. 子痫前期
7. 前置胎盘

## 双胎妊娠的产时管理指南

1. 临产到达医院时,超声波复查每个胎儿的胎位、胎方位。

2. 这些检查应由上级医生来核实并决定原定的阴道分娩计划是否仍然适合。与产妇讲解分娩计划并获得知情同意书。

3. 开放静脉通道、化验血型和抗体、配血。

4. 双胎的产程镇痛没有特殊改变,如果产妇要求可以使用硬膜外麻醉。许多医疗机构推荐使用硬膜外麻醉,因其可以在需要进行紧急剖宫产时提供麻醉镇痛。

5. 整个产程中要求使用可以记录两个胎儿胎心的连续电子胎心率监测。如果有临床指征,只能给宝宝 A 放置头皮电极。

6. 上级医生应该留在医院内,胎儿娩出时亲临产房现场。由于宝宝 B 需要紧急剖宫产的风险很大,建议分娩在手术室内进行。

7. 宝宝 A 的接产方式与单胎接产一样,只有存在临床指征时才作会阴切开术。

8. 钳夹宝宝 A 的脐带时要做好记号,这样就能够确定哪个是宝宝 A 的脐带。比如:宝宝 A 用一个夹子,宝宝 B 用两个夹子。

9. 宝宝 A 娩出后,立即超声检查宝宝 B 的位置和胎位,进行宫颈检查了解宫口扩张情况和胎先露的水平。

10. 严密监测宝宝 B 的胎心率,因为此时是脐带脱垂的高风险阶段。

11. 如果宝宝 B 为头先露,进行人工破膜时要非常小心以防出现脐带脱垂。如果宝宝 B 还未衔接,不要进行人工破膜。

12. 如果宝宝 B 不是头先露,上级医生应该就位接管,准备进行臀位接产。

13. 防备产后出血的发生,安排好宫缩制剂和配型血液备用。

14. 小心标记好宝宝 A 和宝宝 B 的脐带,胎盘送病理学检查。

（姜梅 译 段得琬 审）

## 参考文献

1. Lee YM. Delivery of twins. *Semin Perinatol.* 2012; 36:195-200.

# 29D

# 臀 位 分 娩

AMY MAROWITZ

*感谢前版作者 Linda A.Hunter 的贡献*

正如本章正文讨论过的,可能会有已知臀位的孕妇计划阴道分娩的情况。臀位阴道分娩都应该住院由产科医生主导管理进行。在临床实践中助产士可能遇到的情况是,已经进入产程活跃期的产妇首次发现是以前未被发现的臀位情况。尽管此时会尽最大的努力马上进行剖宫产,但如果分娩已经在即,则只能选择阴道分娩。本附录回顾了臀位分娩的管理技术,助产士们应该定期复习这些步骤。同其他产科急症一样,进行臀位阴道分娩模拟演练培训可以提高医护人员的自信心和改善团队的交流沟通。如果医疗机构有这类的培训助产士们应该去积极参加。

## 臀位发生率

足月时占所有妊娠的 3%~4%[1]。

## 臀位分类[1]

参见图 29D-1 :

1. 单臀(占 50%~70%)。胎儿髋部弯曲,两腿伸直,脚在胎儿头部附近(如:跳水的"团身"姿势),先露部位为臀部。

2. 全臀(占 5%~10%)。髋部和膝盖都弯曲,双脚的位置高于臀部("盘腿"的姿势),先露部位为

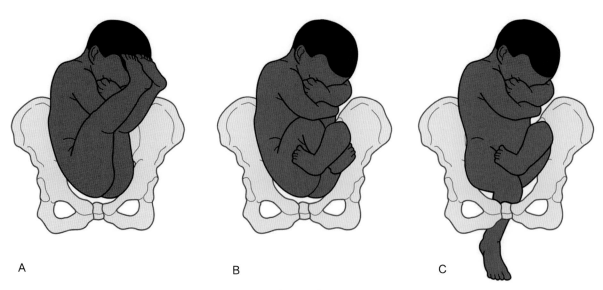

A        B        C

图 29D-1　臀位分类。A. 单臀。B. 全臀。C.足先露(不完全)臀位

臀部。

3. 足先露臀位(占 10%~30%)。胎儿的一个或两个脚伸至臀部之下进入阴道。可以是单足或双足先露,有时被称为"不完全臀位"。

## 导致因素[2]

1. 早产
2. 多胎妊娠
3. 多次妊娠分娩的经产妇子宫松弛
4. 羊水过多
5. 羊水过少
6. 子宫畸形(双角子宫)
7. 子宫肌瘤(尤其是子宫下段肌瘤)
8. 前置胎盘
9. 胎儿缺陷(脑积水、非整倍体染色体异常、颈背部肿块)

## 提高臀位阴道分娩成功率的因素[3,4]

1. 无已知先天异常的平均体重胎儿(2 500~3 800g)
2. 母体骨盆各径线足够大
3. 单臀或全臀姿势
4. 有胎头俯屈的记录(经超声检查)
5. 自然临产且产程进展正常
6. 臀和髋部已经自然容易地娩出

## 关键点

1. 四步触诊是重要的评估工具,但是在产程活跃期间确定胎先露可能会不准确。
2. 对临产产妇进行宫颈检查时,触诊寻找胎儿头颅的骨缝可确定是否为头先露。
3. 任何怀疑有臀先露的情况都应该通过超声检查确诊。
4. 在医院外的接产地点,助产士只能使用四步触诊技术和阴道检查去仔细地触诊寻找胎儿头颅的骨缝来确定是否为头先露。如果有任何怀疑为臀先露应立即向医院转诊。助产士可打 911 电话寻求援助和通知上级医生,特别是当产妇拒绝去医院或分娩发生在即时。
5. 胎儿的骶骨是标志点(用来表示与母亲骨盆关系的解剖学部位)。

6. 当臀位分娩即将发生时,助产士应该请求任何可能找到的产科医生的援助(或者在没有医生的情况下,请求有更多经验的助产士协助)。还应该呼叫新生科或儿科团队到场做好进行全套新生儿复苏的准备。麻醉和手术室团队也应待命,以备出现需要进行手术干预的情况。

7. 分娩期间,由于胎儿臀部受到挤压可能会有黏稠的胎便从阴道排出,这往往是产程中发现是"未诊断出的臀位"的第一个迹象。

8. 应该保持连续胎心率监测。如果可能尽快开放静脉通道,有任何胎儿酸血症的征象要给产妇吸氧。

9. 臀位分娩接产的关键点是,在胎臀娩出至肚脐水平以前采取"hands-off"干预的方式,要耐心地等待正常自然分娩机转的过程。可以允许产妇用力下推,密切观察产程的进展情况。

10. 如果产妇有任何臀位阴道分娩的禁忌证,应立即将其送往医院手术室,准备进行剖宫产。如果有禁忌证的产妇无法及时进行剖宫产,助产士应该协助完成臀位阴道分娩。

## 臀位接产的分娩机转和管理技术

1. 胎儿下降贯穿于分娩全程,由母亲用力下推协助完成。
2. 胎儿髋部通常以转子粗隆间径(两侧髋部外方之间的距离)发生衔接,进入母体骨盆的斜径,胎方位为右骶前(RSA)或左骶横(LSA)。
3. 前髋下降速度通常比后髋要快。
4. 当遇到来自盆底的阻力时,胎儿臀部会发生45°的内旋转,前髋进入耻骨下方,髋部的转子粗隆间径在母体骨盆的前后径,为右骶横(RST)或左骶横(LST)。
5. 继续下降时,前髋会成为后髋的支点,通常后髋先穿过会阴娩出。通过脊柱侧屈前髋娩出。
6. 在此之前应该允许产妇按照感觉下推用力,并且密切监测胎儿臀部的下降情况。抑制住去牵拉臀部的冲动,允许产妇的下推力作为第二产程正常进展的动力。如果胎儿娩出过快,胎头就可能没有充分的时间发生俯屈,而这是胎头娩出所必需的过程。
7. 一旦臀部娩出,在会阴处见到肚脐,动作轻柔地将胎儿的腿一条一条的从阴道口取出。应该在母亲用力的间歇时期进行,沿大腿找到膝盖弯曲腿部,让腿滑过胎儿的腹部娩出。

8. 如果胎儿是单臀臀位,完全伸展的胎腿会阻碍下降,可以使用**皮纳尔德手法**(Pinard's maneuver)来"把胎臀展开"(图 29D-2)。插入左手或右手(根据骶骨的位置),沿着一条大腿找到膝盖后面的腘窝,拇指应该放在大腿的前面,轻轻按压腘窝将胎腿从中线移向外侧。这样做会使腿在膝盖处弯曲,将脚带到能被抓住的地方,拉住脚将腿按照自然运动的范围经过腹部向下穿过阴道娩出。如果需要的话,重复以上操作手法娩出另一条胎腿。

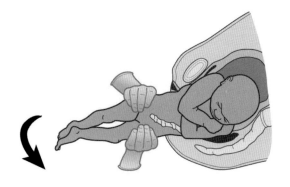

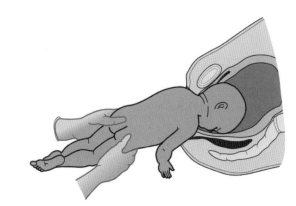

图 29D-3　助产士的手放在婴儿下体,拇指放在骶髂关节处

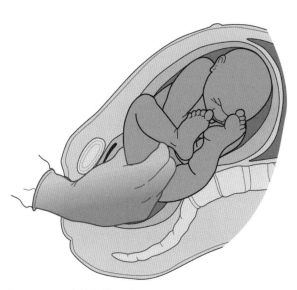

图 29D-2　皮纳尔德手法

9. 在躯干、腿、脚都娩出后,外旋转发生将胎儿的背部转向骶前方位,这会导致肩膀的内旋转到达母体骨盆的斜径,胎肩经耻骨下方滑出。

10. 为防止脐带受压造成胎儿缺氧,分娩的剩余部分应在 3~5 分钟内完成。可将脐带拉出一长段防止对脐带插入肚脐的部位造成牵拉。

11. 可以用一个热毛巾包裹住肚脐以下的婴儿身体。这样做既能保暖也能抱住婴儿臀部防滑。

12. 协助肩部娩出时,将拇指放在骶骨处,其他的手指放在髂嵴处(图 29D-3)。避免对胎儿腹部或两胁的软组织施加压力。

13. 在产妇用力下推的配合下,使用向下和向外的牵引力牵引婴儿的身体,温柔地将婴儿旋转为右骶横或者左骶横的位置(图 29D-4)。

14. 继续在产妇用力下推的配合向下牵引,直到能够看到前肩的肩胛骨和腋下部分。

15. **娩出肩膀和手臂**。可使用不同的技巧来娩出肩膀和手臂,先娩出哪一侧肩膀都行。通常,在对

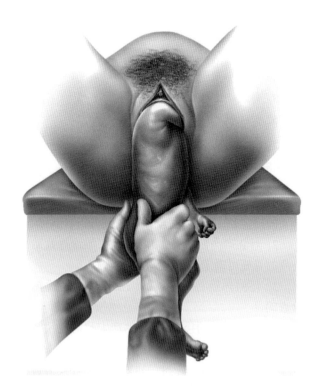

图 29D-4　通过向下牵引娩出前肩。注意手要放在胎儿的髋部

胎儿身体施加向下的牵引力时会先见到前肩。一旦看到腋窝,接产者就可以用手找到胎儿的肘部将手

臂划过胸部娩出手臂。前臂娩出后,将婴儿保持背部向上旋转180°。这将把后肩胛骨和腋窝暴露于前方,以同样方式娩出另一个手臂。

16. **娩出后臂**。如果对身体施加的向下牵引力后没有看到前肩,可先来娩出后臂。一手抓住婴儿双脚,向母亲腹部一侧的方向提起身体,直到在会阴部位能看到后肩的肩胛骨和腋窝。用另一只手沿着胎儿上臂找到肘部,并将手臂划过胸部娩出。此时,要么再用下牵力将婴儿复位;要么旋转婴儿,直到能看到前肩和腋窝部分(图 29D-5)。

17. 胎儿头部通常衔接于骨盆斜径。胎肩的娩出促进内旋转的发生,一旦手臂娩出,胎头通常处于枕前位,颈背部在阴道口可见。

18. 非常重要的一点是不要让胎头旋转至枕后位,因为此时对胎儿身体使用的任何牵引力都会导致胎头的仰伸,增加嵌顿在骨盆里面的风险。

19. 娩出头部最好的方法是使用**莫 - 斯 - 韦三氏手法**(Mauriceau-Smellie-Veit maneuver)(图 29D-6)。这种手法有几种变异,将手从阴道后方插进去,手指小心地放在胎儿的嘴里和/或嘴的周围,促进胎头俯屈。食指和中指要么放在鼻子两侧,要么放在上颌骨,下压来保持胎头俯屈。必须特别注意避免对下颌使用任何压力,或者不小心将手指插入眼眶。虽然有时在描述这一部分手法时会说将一个手指插入胎儿嘴里,但是这样做会有损伤舌及周围组织的危险。

20. 一旦将后手的手指放在上颌骨处,就可让婴儿的身体骑靠在手臂上。另一只手放在婴儿身体的上方,用食指和中指放在颈部两侧的肩上,手指也可以放在枕骨部,把儿头夹在两只手的中间,防止头和颈部的仰伸。

21. 在这一过程中指导助手施加耻骨上压力来保持头部俯屈。

22. 继续向下牵引,让婴儿像三明治一样夹在两个胳膊和手之间,直到在耻骨联合下方能够看到发际线。必须小心避免对臂丛神经的压力。

23. 一旦看到发际线,向上牵引抬高婴儿身体,沿着骨盆卡勒斯曲线依次将婴儿的下巴、脸、眉毛、额头和头部的其余部分顺序经会阴部娩出。

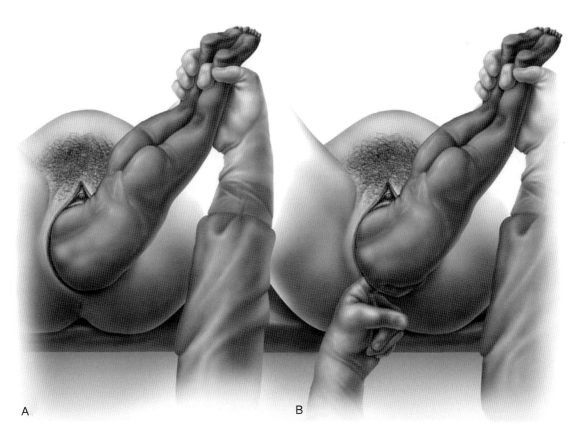

A                                    B

图 29D-5 娩出后臂。A. 向上牵引使后肩娩出。B. 娩出后臂

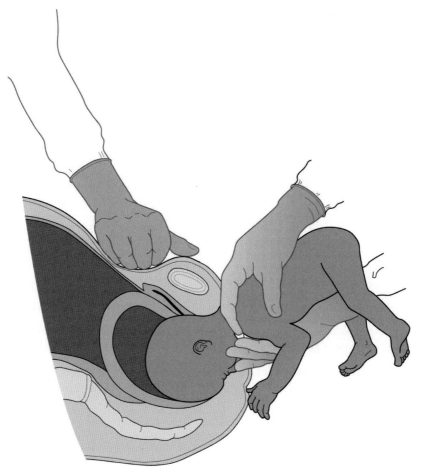

图 29D-6 莫 - 斯 - 韦三氏手法(Mauriceau-Smellie-Veit maneuver)联合耻骨联合上加压

（姜梅 译 段得琬 审）

参考文献

1. Yeomans ER, Gilstrap LC. Breech delivery. In: Queenan JT, Spong CY, Lockwood CJ, eds. *Queenan's Management of High-Risk Pregnancy: An Evidence-Based Approach*. 6th ed. Malden, MA: Wiley-Blackwell; 2012:424-428.

2. Glezerman M. Planned vaginal breech delivery: current status and the need to reconsider. *Expert Rev Obstet Gynecol*. 2012;7:159-166.

3. Alarab M, Regan C, O'Connell MP, Keane DP, O'Herlihy C, Foley ME. Singleton vaginal breech delivery at term: still a safe option. *Obstet Gynecol*. 2004;103:407-412.

4. American College of Obstetricians and Gynecologists. ACOG Committee Opinion No. 306: mode of term singleton breech delivery. *Obstet Gynecol*. 2006;108:235-237.

# 30

# 第 三 产 程

MAVIS N.SCHORN

## 引言

孩子的降生对于产妇及其家人来说是兴奋与激动情感到达高峰的时刻。然而,胎儿娩出后即刻对于产妇和新生儿来说也是一个关键的时刻。胎盘娩出过程和之后的产妇生理状况是否稳定,使得这一时期变得非常脆弱易感。产后出血(postpartum hemorrhage,PPH)是美国乃至全球范围内产妇发病及死亡的主要原因之一,最常发生在第三和第四产程[1]。此外,胎儿娩出后的第一个小时被视为产妇及新生儿心理和生理上的"敏感期",在此期间,持续的身体接触对产妇和新生儿都有着重要的益处[2]。本章主要回顾在第三产程中促进正常生理适应的方法、可能发生的产科并发症以及针对这些并发症的干预措施。

## 概念定义

第三产程是指从胎儿娩出后到胎盘娩出的时期。超过 30 分钟胎盘仍未娩出是现代诊断第三产程延长的常规标准,也称为胎盘滞留。胎盘滞留可增加出血和并发症的风险,这些风险在某种程度上与手取胎盘时必须使用的麻醉有关[3~6]。

## 第三产程的生理

### 第三产程的持续时间

第三产程通常在 10 分钟内完成[7]。一项根据 12 000 例分娩病例的回顾研究数据显示,只有 3% 的产妇第三产程超过 30 分钟[5]。早产的产妇与足月妊娠产妇相比,第三产程的时间通常较长[8]。尽管尚未确定各个胎龄对应的第三产程正常值的最长界限,但对于所有孕龄的产妇来说,并发症的风险都随着第三产程持续时间的延长而增加[5~7]。一项对 45 000 多例分娩产妇的研究发现,90% 的足月妊娠产妇其胎盘会在 15 分钟内自动娩出,97.8% 会在 30 分钟内娩出[6]。

对一个在第三产程中常规使用子宫收缩药物的医疗机构的研究发现,其第三产程的平均时长是 5.6 分钟,第 99 百分位的时长为 28 分钟[5]。这项分析还发现,当第三产程超过 20 分钟时,产后出血的风险显著增加(校正后 OR 值为 1.82,95% CI 为 1.43~3.21,13.2% VS 8.3%)[6]。虽然一些研究者建议,胎盘滞留的诊断应以第三产程持续 20 分钟或更长为准[5,6],但 30 分钟无胎盘娩出仍然是第三产程延长或胎盘滞留的标准定义。尽管美国的大多数医疗机构会在 30 分钟后开始启动干预措施,但世界卫生组织(WHO)仍建议,如果没有出血,胎盘在婴儿娩出后 60 分钟内未娩出,无需启动干预措施[9]。

### 胎盘剥离

第三产程中子宫的收缩频率和强度其实与第二产程类似[8,10],虽然产妇主观感觉宫缩的强度减弱,特别是同临近胎儿娩出前的宫缩强度相比。这种胎儿娩出后的持续宫缩可以闭合供给胎盘血液的血管,从而起到止血的作用。胎盘剥离是宫腔面积在胎儿娩出时及娩出后突然变小的结果。随着子宫收缩,胎盘附着部分的面积减小,而胎盘大小没有相应的变化。这种附着面积和胎盘大小的不一致导致了胎盘与蜕膜的分离。

胎盘剥离后,胎盘通过子宫下段进入阴道的上部,引起胎盘剥离的临床体征。表 30-1 列出了胎盘剥离的常见征象。没有使用镇痛措施的产妇,在胎盘分离过程中可能会感觉宫缩轻度增强和盆底不适感。

| 表 30-1 | 胎盘剥离征象 |
|---|---|
| 胎盘剥离征象 | 解释 |
| 少量血液流出 | 剥离过程中,一些血液从胎盘和蜕膜间隙流出。 |
| 脐带变长 | 随着胎盘下降进入阴道,脐带滑落至阴道使阴道外脐带变长。 |
| 子宫底在腹腔内上升 | 胎盘下降进入阴道,子宫向上移位。 |
| 子宫收缩为坚硬球状 | 一旦胎盘从子宫排出,子宫平滑肌收缩更强引起子宫形状的改变。 |

### 胎盘娩出

胎盘的娩出有两种机制:舒尔茨(Schultz)机制或邓肯(Duncan)机制。大多数情况下为舒尔茨机制,但是两种机制都是正常的。

当胎盘首先从中间部分剥离时,其娩出过程为舒尔茨机制。胎盘的胎儿面(该面有光滑发亮的羊膜,连接着绒毛膜,并覆盖着脐带)下降到子宫下段,然后经宫颈进入盆底和阴道。所以胎盘排出时是胎儿面首先出来,胎盘的母体面由羊膜包裹着随后排出,胎膜最后排出体外。在这一机制下,胎盘和羊膜囊发生翻转,羊膜从蜕膜处剥离并跟在胎盘后排出。同时,这一机制使得胎盘剥离过程中出现的大部分出血隐藏在胎盘的后面,被羊膜囊包裹着,随着胎盘和羊膜囊排出体外(图 30-1)。

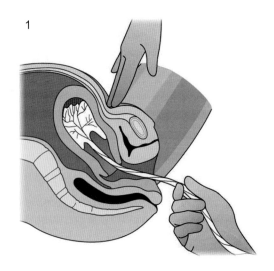

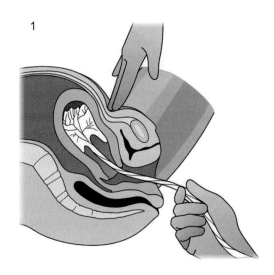

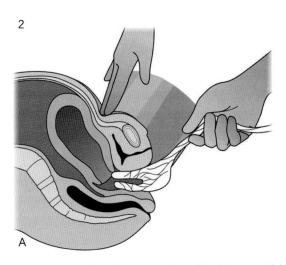

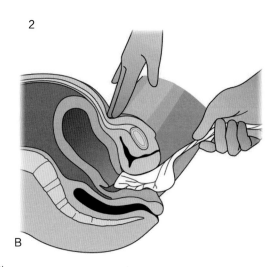

图 30-1　胎盘娩出的机制。A. 舒尔茨机制。B. 邓肯机制

相反,如果胎盘剥离由边缘开始则为邓肯机制。表现为胎盘无翻转地滑向宫颈口,胎盘母体面(呈现暗红色)与胎儿面同时娩出。胎膜和子宫壁之间的积血随着胎盘剥离的进行而流出,在剥离过程中即可见到阴道外有出血。羊膜囊无翻转地跟随胎盘娩出。

为了便于记忆,可根据在阴道口首先看到胎盘的哪个侧面出现,来正确判别胎盘娩出机制。胎儿面是发亮光滑的,有羊膜覆盖在胎盘上,而母体面则是颜色较深的肉状结构——因此有了“光亮的舒尔茨”和“脏兮兮的邓肯”的说法。曾有研究显示,当拖尾的胎膜存在时(见于邓肯机制时)出现产后出血的风险较高,但尚没有充分的证据证实这一说法。

## 第三产程的管理

有关第三产程管理方面的研究正在逐渐增加,但关于第一产程和第二产程是如何影响第三产程发展的有关信息却知之甚少。在第三产程中,常规管理技术的重点是预防产后出血。以循证依据为基础的第三产程管理仍存在争议,临床实践中的作法也是多种多样。随着研究中新证据的出现,最佳实践也在迅速发展。

目前推荐的第三产程管理方法有两种,通常称作:生理学(期待性)管理和主动管理[11]。与主动管理相比,生理学管理是一种非干预性方法[12],世界上很多地方的助产士通常都是采用这种管理策略[13~15]。然而国际助产士联盟(ICM)、国际妇产科联盟(FIGO)和世界卫生组织(WHO)则推荐采用主动管理方法,因为相关研究显示这种方法可以降低产后出血[9,16]。表30-2是这两种方法的比较。研究显示产科人员和医疗机构通常采用混合方法,综合借鉴了上述两种方法,而不是严格地拘泥于其中任何一种[15,17,18]。

### 主动管理

第三产程采取主动管理已经证明能够降低一般产妇人群产后出血的风险[11]。Cochrane的一项关于比较第三产程主动管理和生理学管理的荟萃分析显示,主动管理第三产程的产妇与生理学管理第三产程的产妇相比,在估计失血量超过500ml(RR=0.33;95% CI:0.20~0.56;n=2 941)、输血(RR=0.30;95% CI:0.10~0.88;n=3 134)和应用子宫收缩剂治疗(RR=0.15;95% CI:0.11~0.21;n=3 134)的风险显著降低[11]。因此,在缺乏产后出血治疗条件的低资源配置地区,这种管理方法非常重要。

最初的随机对照试验对主动管理的评估包括四个方面:①有控制的牵拉脐带,协助胎盘娩出;②早期钳夹、剪断脐带;③常规预防性使用宫缩剂;④按压宫底(在部分研究中)[10]。然而,主动管理中的单一因素没有得到过很好的检验,而且只对单一因素进行检验时可能会出现不良结果。此外,第一和第二产程的处理也可能影响到第三产程,但第三产程处理并未与产程管理结合进行研究[12]。因此,随着

| 干预措施 | 生理学管理 | 主动管理 |
|---|---|---|
| 产妇体位 | 直立体位可以更好地利用重力协助胎盘娩出 | 未指出 |
| 推迟脐带钳夹 | 是 | WHO建议推迟脐带钳夹;ICM/FIGO在补充说明中提到推迟脐带钳夹1~3分钟可减少新生儿贫血 |
| 牵拉脐带 | 无,通常采用“hands-off”法,由产妇自然娩出胎盘 | 有,有胎盘剥离体征时持续轻柔牵拉脐带 |
| 产妇用力协助胎盘娩出 | 是 | 未指出 |
| 胎盘娩出后体外子宫按摩 | 无,通常采用“hands-off”法,不干预子宫收缩 | 有(ICM/FIGO推荐) |
| 常规使用宫缩剂 | 无 | 有 |
| 新生儿早吸吮 | 有 | 未指出 |
| 排空脐带血 | 未指出 | 未指出 |

**表30-2　第三产程中生理学管理和主动管理的比较**

FIGO,国际妇产科联盟;ICM,国际助产士联盟;WHO,世界卫生组织

主动管理方案的发展，一些单一因素已经从护理实践中删除。

最近 ICM 和 FIGO 联合发表声明推荐以下三个步骤：①有控制的牵拉脐带(一旦健康新生儿的脐带搏动消失后)；②应用宫缩剂；③胎盘娩出后按摩宫底[16]。早期钳夹断脐已经不再包括于其中，这从另一方面表明推迟脐带钳夹对新生儿有明显益处[19~21]。WHO 建议在任何情况下都常规使用宫缩剂，但是有控制的脐带牵拉必须是在有经验产科人员在场情况下才可以实施；为了支持这项提议，WHO 援引了有关研究证据来说明有控制的牵拉脐带和早期脐带钳夹可能对产妇和婴儿造成伤害[9]。WHO 不推荐持续性宫底按摩[9]。

自从主动管理第三产程方案公布后，控制性脐带牵拉、宫缩剂使用、宫底按摩、早断脐/晚断脐就成了研究的主题[19~25]。随着新知识的出现，第三产程主动管理的内容不断演变[11,26]。现有证据表明，第三产程使用宫缩剂是预防产后出血最有效的措施，而且是主动管理体系中统一使用的临床手段[26]。

宫缩剂的种类多样，而且关于最佳给药途径和剂量的争议不断。ICM/FIGO 和 WHO 的最新指南建议以肌内注射或静脉稀释液滴注催产素 10IU 作为首选[9,16]。虽然指南建议在胎儿娩出后使用催产素，但催产素也可以在胎儿前肩娩出后、胎儿娩出后，或者胎盘娩出后使用。使用时间并不影响出血量或者产后出血的发生风险[27]。胎儿娩出中使用宫缩剂是安全有效的，除非产妇怀有多胎，还有一个胎儿在子宫内尚未娩出。一些助产士曾经担心，如果胎盘娩出前使用宫缩剂会增加胎盘滞留于宫内的风险；但是，在有关宫缩剂使用的调查研究中这种情况并没有发生，因此只能算是一个理论上的疑问，缺乏临床证据的支持。

### 生理学管理

第三产程的生理学管理包括：不常规使用宫缩剂、推迟脐带钳夹、必要时进行轻柔脐带牵拉、鼓励产妇用力协助胎盘娩出。一项 Cochrane 的研究显示，纳入分析的保守处理第三产程的研究存在不一致性[11]。然而，这项研究显示，对于没有产后出血危险因素的产妇来说，主动管理第三产程与生理学管理第三产程相比，发生产后出血的风险无显著差异(RR=0.31 ; 95% CI=0.05~2.17 ; n=2 941)。

对来自随机对照试验的数据进行的二次分析表明，与产程中用过催产素的产妇相比，产程中没有使用催产素进行引产或催产的产妇接受产后出血(出血量大于 1 000ml)预防性催产素用药后，预防作用有所不同[12]。因此，对于发生产后出血风险较低的产妇，在有条件应对产后出血状况的医疗机构里，应给予生理学管理；而在低配置条件状况下，采取主动管理会更加有效。

### 混合管理

第三产程混合管理兼有生理学管理和主动管理的联合措施。混合管理策略在实践中的基本改变是推迟脐带钳夹，已经证明这对新生儿是有益的[1]。采用混合管理时，助产士会在胎儿娩出后常规使用宫缩剂，推迟一段时间进行脐带钳夹或者等到脐带搏动消失时钳夹，然后轻柔地进行有控制的脐带牵拉[19]。在临床实践中，助产士的通常做法、出生地点、机构或实践指南、产妇的病史和分娩情况以及妇女的特殊偏好都可能会影响到第三产程的管理，并且很少严格符合生理学管理或者主动管理。

对助产士和医生的调查表明，他们在第三产程中可能使用的干预措施超过 100 项[14,17]。然而，第三产程使用的多种措施可以归类为不同的实践模式，从基本的不干预到更高级的干预模式[17]。这些模式——即这些护理措施的组合——对产后出血率的影响仍然是未知的。

### 宫缩剂预防产后出血

预防产后出血最常使用的宫缩剂是催产素(Pitocin)。但是，它对于已经接受了大剂量催产素用于引产或催产的产妇可能不太有效[12]。在这种情况下，要考虑使用其他宫缩制剂。麦角新碱、前列腺素类、Syntometrine(一种催产素与麦角碱的混合制剂，在美国未上市)是二线预防性宫缩剂[28]。预防性使用米索前列醇不是非常有效，但可以在其他宫缩剂不能使用时选择[28]。

常规使用催产素或任何其他药物，脐静脉注射生理盐水，尚未发现有效，不应用于预防产后出血[29]。补充疗法如草药或顺势疗法治疗产后出血的疗效尚不清楚[30]。

### 牵拉脐带

牵拉脐带与早期脐带钳夹一起最初是主动管理方案的组成部分，持续地牵拉脐带协助胎盘快速娩出，以避免由于早期使用宫缩剂造成宫口关闭使胎盘滞留于子宫内。然而研究并未发现延迟脐带钳夹与胎盘残留子宫内有关[31]，而控制性牵拉脐带的作用原理更不能令人信服。

实施脐带牵拉时，应跟随在胎盘剥离征象出现之后，助产士一手在产妇腹部子宫下段的位置向下按压，另一只手轻轻地持续向下牵拉脐带。一些钳夹工具，例如：止血钳可以用来夹住阴道口脱出的脐带；或者，用一块纱布缠绕在脐带上，这样可以较容易地牵拉住脐带。牵拉应当顺着骨盆轴曲线走向进行。例如：如果产妇是半坐卧位，当胎盘下降至盆底时向下牵拉脐带，当胎盘娩出可以在阴道口看见时，改为向上牵拉脐带。

如果产妇采取蹲姿或者其他直立性体位时，就没有必要再牵拉脐带，否则可能带来危害。过度牵拉脐带会增加子宫翻出的风险，如果产妇采取直立性体位，理论上这种风险会更大。产妇处于直立性体位时，当胎盘下降至盆底时产妇会感到胎盘的压力，并主动用力将胎盘排出。

### 脐带放血

第三产程中进行母体端脐带放血，包括移去先前钳夹剪断脐带后留在脐带上的脐带夹（在留出脐带血样本后），然后排空脐带和胎盘中的血液。Soltani 等人在一项对三个随机对照实验进行的荟萃分析中（n=1 257）发现，与无脐带放血的样本相比，脐带放血可将第三产程时间长度缩短约 3 分钟，同时总出血量至少减少 80ml[32]，但这是否算一个临床重大发现仍有待检验。脐带放血对比无放血的产妇，第三产程并发症并没有减少[32]。如果将脐带放血列入第三产程管理方案中，那么引流出的血液不应该计入母体失血量中，因为这部分血液属于胎儿血。在一些接产地点，如：医院外分娩，血液的处理会成为问题，所以不如让脐带血留在胎盘内。

### 胎盘娩出后体外子宫按摩

胎盘娩出后的子宫按摩是 ICM、FIGO 推荐的第三产程主动管理方法中的一部分[16]。但是，常规子宫按摩带来的益处，即使有也被掩盖了。

在一项已发表的随机试验中，研究人员将产妇分成三组：有子宫按摩组、使用宫缩剂组和两者都有组，对有子宫按摩和无子宫按摩的产妇进行了比较[33]。发现单纯接受子宫按摩组的产妇失血量多出 300ml，且他们需要使用宫缩剂的情况增多，具有统计学差异[33]。如果已经使用了催产素，子宫按摩

并没有更多好处。

使用宫缩剂后，体外子宫按摩不能对早期产后出血的风险提供进一步的保护作用，反而会造成母体的严重不适[34]。胎盘娩出前不建议进行子宫按摩，因为如果在胎盘与子宫壁剥离之前进行子宫按摩，可能会造成胎盘剥离不全，引起医源性出血。

### 失血量估测

分娩期间的失血量估测可以提供客观数据，提示产妇在分娩后的健康状况。目测估计失血量已经在临床实践中使用多年，尽管已有多项研究表明这种简单的做法并不准确[35]。如果失血量大，目测法通常会低估失血量[35~37]。如果将目测法作为评估失血量的常用方法，同时进行常规化验室检查作为对照可以提高估计的准确性。

虽然通过训练可以提高失血量目测估计法的准确性，但也可以使用其他定量方法来估测失血量。测量法和称重法是两种相对简单易行的测量方法。使用标准重量垫巾可以测量失血量。如果没有标准重量垫巾用于放置臀下，或产妇的体位无法使用臀下垫巾（例如：蹲靠位），也可以测量被血浸透物品的重量。因为 1g 等同于 1ml 的血容量，测量所有被血浸湿的物品重量减去它们的干重，可以相对准确地计算出失血量。卫生垫或者标准重量垫巾应当在产后即刻使用，避免其他成分，如羊水、尿液等与产后出血混在一起。

一些产科机构规定进行常规失血量定量测量，这样可以确认失血量的估算是否高于正常值，提高估测的准确性，并指导临床管理计划。可用一份样本图示，通过称量分娩中通常使用的物品重量来快速计算出产后失血量[38,39]。一些医院已将这些计算方法加入了他们的电子病历记录系统中[39]。

## 第三产程中的助产管理

第三产程中助产管理的一系列步骤详见附录 30A。

### 支持产妇的选择

在分娩前要确认产妇在第三产程自然过程中有无不做干预的主动要求。既要保证支持第三产程的自然过程，又要建议产妇采取必要的干预措施以减低产后出血的风险。产前的一些预防保健措施，例如：保证健康饮食预防贫血，可降低分娩过程中因

出血带来的不利影响。产程中避免使用其他可能导致出血的干预,例如:人工引产、催产和外阴切开,也可降低产后出血风险。相反,延迟使用宫缩剂直到已经发生失血量过多,可能会增加产妇产后出血的风险。

在不同文化中,胎盘、脐带和胎膜具有特殊的文化和精神的重要意义。产妇在第三产程中的额外请求可能是多种多样的。现代不同文化中对于胎盘娩出有多种仪式。因此,产妇或其家人可能会想要保留下胎盘用于各种各样的目的。将胎盘埋起来的仪式可能是为了保护婴儿和产妇,或者是为了在婴儿和大地之间建立起一种精神上的或神圣的联系[40,41]。父母也可能会倾向于不剪断脐带,而是保留住胎盘与新生儿的连接直到脐带自然脱落,称为"莲花分娩法"[41]。有些产妇还会食用胎盘,生的或者煮熟后,或者做成药丸服用,来保佑自己免于产后抑郁或作为催乳剂,虽然与这些做法相关的研究并未得到有意义的发现[41~43]。

脐带和胎膜胞衣也会有一些象征意义。脐带可能会被做成小的保佑饰品或者作为药用。传统上认为,如果胎儿出生时被胞衣包裹着(羊膜包裹住头部),就意味着孩子永远不会溺水;因此,这些胎膜曾被卖给水手用来作为护身之用。当产妇有特殊请求时,焦点应集中在产妇的健康安全上,并尽力去满足她的要求。只要可能达成共识,尊重这些关于这一器官的信仰非常重要。

### 胎盘检查与胎盘病理

在检查与按摩子宫确认子宫出血减少后,应当对胎盘进行有系统的检查。认真的胎盘常规检查有助于发现异常情况,并且降低了忽略重大异常的可能性。关于脐带、胎盘和胎膜的详细检查步骤见附录30B。

表30-3列出了常见脐带、胎盘和胎膜变异的类型。一些变异,例如:脐带真结可能是无意中发现的,但是会增加新生儿患病的风险。如果发现这一情况,

| 表30-3 | 脐带、胎盘和胎膜的变异类型 |
| --- | --- |
| **变异类型** | **意义** |
| **脐带形态的变异类型** | |
| 双血管脐带(单脐动脉) | 双血管脐带(单脐动脉)见于0.5%~1%的新生儿,单脐动脉的发生与胃肠道、泌尿生殖系统和心血管的异常有关 |
| 脐带过长 | 脐带过长是指脐带长度超过75cm,常与脐带打结和脐带缠绕,以及羊水增多和胎儿活动增多有关 |
| 脐带过短 | 脐带过短是指脐带长度小于32cm,与胎儿运动受限和胎儿异常有关,如:唐氏综合征、神经肌肉疾病和胎儿肢体功能障碍。脐带过短还会导致胎儿在分娩下降过程中造成脐带牵拉,引起胎心率异常 |
| 脐带过细 | 与羊水过少和胎儿生长受限有关 |
| 脐带过粗 | 与羊水过多和巨大胎儿有关 |
| 边缘性脐带插入(球拍状胎盘) | 脐带插入于胎盘边缘1.5cm处或更靠边缘。边缘性脐带连接可能并无临床意义,但与早产、胎儿在分娩过程中的胎心率异常(受压),以及产程中出血(血管破裂)有关 |
| 脐带帆状附着 | 脐血管穿过羊膜和绒毛膜之间才进入胎盘,脐血管处于无保护状态。这种类型的脐带附着可能会导致血管破裂和胎儿出血,特别是在有血管前置存在时(血管附着于宫颈位置)更加危险。这种情况在双胎妊娠时更常见 |
| 打结、脐带环缠绕、扭转或者狭窄 | 这些变异类型与胎儿死亡率和患病率增高有关 |
| **胎盘形态的变异类型** | |
| 胎盘苍白 | 胎盘苍白与早产儿和贫血有关。水肿、苍白、厚大的胎盘见于免疫和非免疫性胎儿水肿、双胎输血综合征、胎儿充血性心脏衰竭和感染 |

续表

| 变异类型 | 意义 |
|---|---|
| 胎盘绿染 | 胎盘暴露于胎粪时间过长,胎盘可以染成绿色 |
| 钙化 | 胎盘母体面通常是光滑的,但也可能有坚硬钙化的白色区域。一般来说,钙化点的数量无临床意义 |
| 胎盘小叶缺失 | 胎盘排出不全。与宫缩乏力和产后感染发生有关。 |
| 过小、过轻胎盘 | 胎盘低于相应孕龄胎盘的第 10% 百分位,可能与宫内感染、遗传突变或高血压有关 |
| 过大、过重胎盘 | 胎盘大于相应孕龄胎盘的第 90% 百分位,往往与各种母体或胎儿异常有关,如:母亲糖尿病、胎儿红细胞增多症、胎儿水肿、胎儿充血性心衰、母儿梅毒 |
| 胎盘梗死 | 局部胎盘组织缺血性坏死,常发生有绒毛血管阻塞。胎盘梗死常发生在胎盘的边缘。小的梗死属正常变异。较大的梗死与高血压、死胎死产、胎盘早剥和胎儿生长受限有关。任何异常影响到子宫胎盘循环都可导致胎盘梗死 |
| 胎盘胎儿面结节和硬块 | 与羊水过少、肾发育不良、鳞状上皮细胞化生(良性)、感染相关 |
| 恶臭 | 与感染相关 |
| 轮廓胎盘 | 胎膜不是从胎盘的边缘升起包向胎儿,而是在距离脐带较近的位置即离开胎盘。因此减少了绒毛膜板的面积。胎膜自身反折,在胎盘的外缘形成一个致密的、灰白色的圆环,胎儿血管在圆环处截止。这类变异出现胎盘早剥的风险增加,可能的原因包括各种胎盘发育异常。这一发现通常没有显著的临床意义,但与先兆流产、早产、妊娠 20 周后无痛性阴道出血、胎盘功能不全、胎儿生长受限、产时和产后出血有关 |
| 边缘胎盘或环形边缘胎盘 | 属于轮廓胎盘的一种,胎膜不形成反折的白色圆环。该种变异时,胎盘组织外延超过胎膜升起的环形边缘。这一发现通常无显著临床意义 |
| 副胎盘 | 胎膜下面出现一个或多个较小的胎盘副叶,由胎儿血管与胎盘主叶连接。这种现象常见于多胎妊娠。胎盘副叶可能发生滞留,导致产后出血或感染。这些副胎盘也可出现脐带帆状附着 |
| 双叶胎盘 | 也被称为双叶或复叶胎盘。如果有三个或更多胎盘分叶则称为多叶胎盘 |
| **胎膜形态变异类型** | |
| 胎膜混浊 | 与感染相关 |
| 胎膜不完整 | 残留的胎膜通常会在产后自动排出;然而它们的残留也可导致子宫复旧不良、宫缩乏力、感染 |

应该将这个异常情况同时记录在产妇和新生儿的病历当中。

### 胎盘病理学

并非所有胎盘都需要由病理学家进行胎盘评估。然而,胎盘的病理检查在某些情况下是具有诊断意义的,美国病理学会已经发表了关于何时进行胎盘病理检查的建议[44]。例如:对胎盘进行病理检查可以帮助确定死胎死产时的诊断[45]。胎盘病理学通常分为四类:

● 对需要立即注意的产妇或新生儿先前未被怀疑的疾病过程进行鉴别(如李斯特菌一类不常见的感染)

● 复发率较高的情况(如:植入性胎盘)

● 获得可指导未来妊娠管理或影响妇女或新生儿长期护理的信息(如:组织学显示有绒毛膜羊膜炎的早产病例)

● 对胎儿死亡或生长受限等不良结局做出诊断性的解释[46]

详细的胎盘病理学检查可为新生儿神经发育障碍或其他不良妊娠结局提供有价值的信息或解释[47,48]。表 30-4 列出一些要求对胎盘进行详细病理检查的常见临床情况[44,48]。

| 表 30-4 | 胎盘病理学检查的临床指征 | | |
|---|---|---|
| **母体指征** | **胎儿或新生儿指征** | **胎盘指征** |
| 胎盘早剥,不明原因的孕晚期出血,或出血过多 | 先天异常 | 严重的胎盘异常(形状、梗死、大小、羊膜结节、异常着色、恶臭、血栓) |
| 孕期间感染(如:艾滋病、梅毒、巨细胞病毒感染、原发性疱疹、弓形体病、风疹、寨卡病毒) | 胎儿生长受限或出生体重小于第10位百分点<br>孕周 <34 周或 >42 周 | 胎盘粘连<br>胎盘早剥 |
| 侵入性手术后怀疑有胎盘创伤 | 感染或怀疑新生儿败血症<br>新生儿神经系统异常(如:癫痫) | 脐带异常(过长或过短、边缘或帆状插入、单脐动脉) |
| 产妇发热或绒毛膜羊膜炎<br>产妇创伤<br>羊水过少<br>羊水过多<br>危害母亲或新生儿的临床系统性疾病(如:自身免疫性疾病、糖尿病、高血压、胶原蛋白疾病、癫痫、严重的贫血、血栓性静脉炎或血栓栓塞)<br>药物毒品滥用 | 新生儿脐带血血气值异常、Apgar评分低或需收住新生儿重症监护室(NICU)<br>多胎妊娠<br>死胎死产或早期新生儿死亡<br>羊水有黏稠胎粪污染<br>早孕期双胎之一死亡<br>极低出生体重儿 | |

## 第三产程的并发症

虽然大多数分娩的第三产程会平稳顺利,但往往也有一些严重的分娩期并发症发生在第三产程中,包括:胎盘滞留、胎盘植入、子宫翻出。产后出血可发生在第三产程或产后最初的几个小时内。

### 胎盘滞留

按照主动管理方法,第三产程的时间应当不超过 20 分钟,98% 的产妇在新生儿出生后 30 分钟内胎盘娩出[49]。按照第三产程生理学管理方法,98%的产妇会在新生儿出生后 60 分钟内胎盘娩出[50]。

胎盘滞留的高危因素包括:以前有胎盘滞留病史、刮宫史、早产、子痫前期、药物催产、仰卧位分娩、初产妇、使用麦角胺(甲基麦角新碱)[49,51]。理论上讲,在胎盘娩出前常规使用麦角胺会导致子宫阵挛性或强直性收缩,因此可能会导致胎盘包裹在子宫内。麦角胺促进子宫收缩的作用机理与催产素不同,催产素引起的极向性宫缩不会增加胎盘滞留的风险。

胎盘滞留首要的风险是出血。出血风险在胎儿出生后大约 20 分钟胎盘未娩出时开始增加,直到大约 75 分钟时达到高峰平台[51]。一旦第三产程延长得到确诊,应该请求上级医师会诊。当第三产程时间加长时,助产士可首先采取一些干预措施,包括:鼓励产妇直立体位、通过鼓励开始母乳喂养或人工

方法来刺激乳头、确定膀胱排空,如有必要通过导尿管排空膀胱。

如果通过保守治疗措施胎盘还没有剥离,并且时间已经过了 30 分钟,下一步的措施是手取胎盘。出于安全和需要进行麻醉或深度镇痛的原因,非急诊手取胎盘应该在医院内进行,因为这是一个非常疼痛的操作过程。附录 30C 详细介绍了手取胎盘的操作过程。在非紧急情况下,助产士可以在上级医生的指导下手取胎盘或者等待上级医生到来后进行处理。如果产妇发生出血,助产士可能需要紧急手取胎盘。

### 脐带扯断

胎盘剥离前过度牵拉脐带可能引起脐带与胎盘分离或扯断,需要手取胎盘,这会使产妇经历该干预带来的不必要疼痛和增加感染风险。当脐带断开时会有组织撕裂的感觉。如果出现这种情况,应立即停止牵拉脐带,等待出现明显的胎盘分离征象时再进行牵拉。保持产妇直立性体位可能有助于胎盘排出。

### 子宫翻出

子宫翻出发生时,宫底部分塌陷进入到子宫内膜腔内,子宫发生部分或完全翻出。子宫翻出是一种罕见的并发症,大约 10 000 例分娩中会有 2.9 例发生;但已发现子宫翻出主要发生在低危妊娠的孕

产妇当中[52]。过度牵拉脐带和在宫底部植入的胎盘与该情况的发生有关,然而也可以是自发性的。子宫翻出可以是不完全的(宫底翻出在子宫内膜腔内)、完全性的(子宫底翻出于宫颈口外)、脱出性的(宫底翻出脱出于或超出阴道外口)、或者是整体性的(子宫和阴道全部翻出)。子宫不完全或完全性翻出在宫颈或阴道口的触诊感觉像一个柔软的肿瘤包块,而腹部触诊感觉到一个漏斗状的凹陷,而不是圆形的子宫底部。

子宫翻出可引起产妇休克和弥散性血管内凝血(DIC)。因此,这种并发症是危及生命的紧急情况。如果产妇在分娩后无明显原因却出现休克症状,应怀疑有子宫翻出的可能,应立即进行阴道检查。大量出血和严重的子宫疼痛可能出现,也可能没有。附录30D详述了子宫翻出的处理方法,并介绍了助产士在处理这一紧急情况时的操作手法。

### 胎盘植入

胎盘植入是指胎盘在子宫壁上发生异常附着。胎盘植入还可进一步细分为:肌内植入性胎盘,指胎盘侵入子宫肌层内;和浆膜植入性胎盘,指胎盘侵入穿过子宫肌层和子宫浆膜层扩展到邻近组织,通常是膀胱。胎盘植入最常发生在胎盘着床时出现蜕膜形成缺陷的区域,如子宫瘢痕部位或子宫下段[53]。剖宫产的产妇在以后再次妊娠时胎盘植入的风险会增加。先前有过一次或多次剖宫产病史,本次妊娠伴有前置胎盘的产妇发生胎盘植入的风险很高。剖宫产次数越多,发生胎盘植入的风险越大。

据报告胎盘植入的总体发生率从1/2 500例妊娠到1/500例妊娠[53],并发现胎盘植入的发生率随着剖宫产率的增加而增高。

如果胎盘是完全粘连,通常出血很少。如果是部分剥离或部分附着,则有可能会有出血,而出血情况可以看见或者无法看见。如果胎盘滞留和粘连,怀疑有胎盘植入,必须要请求上级医生会诊和住院管理。保留植入的胎盘于子宫内,进行子宫切除术是推荐的胎盘植入治疗方法。

### 产后出血

产后出血可在产后最初6周的任何时候发生,可分为两种类型:产后出血在产后24小时内发生时,称为早期或原发性产后出血。相反,当发生在产后24小时后到产后6周内,则称为晚期或继发性产后出血[54,55]。

在全世界,产后出血是导致产妇死亡的主要原因。过去几年里,在许多发达国家,包括美国,产后早期出血(尤其是需要输血的严重出血)的发生率有明显增加[56]。虽然产后出血的发生率增加涉及许多因素,但很大一部分与更频繁地使用催产素和剖宫产有关。在美国,产后出血占分娩总数的2%~3%[56]。最重要的是,一半以上产后出血导致的死亡是可以预防的。在发达国家,有充足的医疗资源,产妇死亡的主要原因多是由于未能协调处理这一紧急情况[57]。

识别风险因素、预防措施以及早期发现和处理有助于减轻这一并发症的不利后果。在过去的几年里,情景模拟、临床指南、系列管理流程已经被推广为改进团队应对和管理紧急情况的一种手段。使用指导方针处理产后出血降低了严重的产妇发病率[58]。这些信息资源的清单列于本章末尾[59,60]。

每分钟大约有800~1 000ml的血液流向妊娠的子宫。因此,如果子宫不能在出生后立即有效收缩,大量失血就会很快发生。

过去对产后出血有几种定义。2014年,为了鼓励标准化,一个美国多学科合作组织,包括来自美国护士-助产士学会的成员,将早期产后出血定义为产后24小时内累计失血1 000ml(包括产程中的失血量)或失血伴低血容量症状[55]。以前,普遍接受的定义是阴道分娩后失血量超过500ml,或剖宫产后失血量超过1 000ml[54]。然而,大多数健康的女性能够耐受1 000ml的失血,而不会产生不良后果。此外,临床失血量估计往往会被低估[37]。事实上,测量失血量的结果显示,似乎500ml是一个正常的自然阴道分娩后的平均失血量。因此"大于500ml"的定义是武断出来的,而不根据证据。

其他学者建议,产后红细胞压积相对于产前值下降10百分点定义为产后出血。这一回顾性的定义在临床第三产程中不具有实际帮助意义。

最终,低血容量的体征和症状可以用来定义产后出血。然而,低血压和心动过速的症状通常出现在15%的血容量丢失后。因此,出血过多需要确认时,临床症状并不是助产士可以用于识别早期产后出血时的一个敏感指标。在临床实践中,产后出血是一种估计失血量的主观评估,而失血量则威胁血流动力学的稳定性。重要的是,不要等到这些阈值达到之后才采取措施来控制产后出血。在失血过多的情况下早期采取措施可能会预防实际的产后出血。

## 早期产后出血的病因学

表 30-5 列出了早期产后出血最常见的原因，可使用助记代表符号(张力、组织、创伤、凝血酶)来帮助记忆这些原因[39,60-62]。子宫收缩乏力或胎盘滞留是大约 80% 的早期产后出血的原因，然而多数产后出血的产妇并没有明确的危险因素[56,62]。晚期产后出血往往是由胎盘碎块残留、感染、凝血功能障碍、或是胎盘附着部位子宫复旧不全引起。

许多评估方法已被用来确定产妇是否有过度失血的风险。按照风险将产妇分为低、中、高危组，这些评估分组的价值在于可以指导预期准备工作。即

便如此，大多数发生产后出血的产妇实际上并没有相关的危险因素[55,58,60]。

## 产后出血阶段分期

如表 30-6 所示，低血容量症状通常随失血量增大出现。因此，根据临床症状和失血量不同产后出血程度可分为代偿期、轻度、中度或重度失血[39]。有些产妇血容量已经不足，如子痫前期，可能会更为迅速地失代偿。

大量失血时，第一生理代偿是全身血管收缩，临床表现为脉压减小。15%~25% 的血容量丢失后，收缩压开始下降，心率加快。低血压和心动过速是出血较晚期的体征。当出血过多时，脉压缩小的趋势对于早期监测是一个较灵敏的生命体征。

| 表 30-5 | 早期产后出血的"4T"原因 | | | |
|---|---|---|---|---|
| | 原因 | 病因(%) | 临床表现 | |
| 张力<br>(Tone) | 子宫过度充盈，如：巨大胎儿、多胎妊娠、羊水过多<br>产程延长(产程的各个时期)<br>急产<br>催产素引产或催产<br>多次分娩的经产妇<br>既往产后出血病史<br>合并绒毛膜羊膜炎<br>子宫肌肉血流灌注过低，低血压<br>用药：硫酸镁、硝苯地啶、全麻药<br>子宫异常，如子宫肌瘤 | 70 | 鲜红色的出血、血凝块，触诊子宫松软 | |
| 组织(残留)<br>(Tissue) | 断裂残留的胎盘小叶、胎盘副叶<br>异常胎盘：植入性、肌层植入、浆膜植入<br>血凝块残留 | 20 | 鲜红色的出血、血凝块，触诊子宫松软 | |
| 创伤<br>(Trauma) | 会阴切开，尤其是会阴侧切<br>血肿<br>会阴、阴道或宫颈裂伤，<br>子宫破裂<br>子宫翻出 | 10 | 裂伤：鲜红色的出血、血凝块，触诊宫底质硬<br>血肿：出血部位强烈疼痛<br>子宫翻出：休克程度超出预期 | |
| 凝血酶<br>(Thrombin) | 凝血功能障碍<br>获得性凝血功能障碍，如：胎盘早剥、羊水栓塞、弥散性血管内凝血、HELLP 综合征、死胎、败血症<br>先天性凝血缺陷，如：血友病<br>抗凝治疗 | 1 | 出血过多 | |

| 表 30-6 | 产后出血性休克的临床阶段 | | | |
|---|---|---|---|---|
| | 代偿性产后出血 | 轻度产后出血 | 中度产后出血 | 重度产后出血 |
| 失血量(ml) | <1 000 | 1 000~1 500 | 1 500~2 000 | ≥ 2 000 |
| 失血量占血容量百分比(%) | 10~15 | 15~30 | 30~40 | ≥ 40 |
| 心率(次/min) | <100 | >100 | ≥ 120 | ≥ 140 |
| 收缩压(mmHg) | 正常 | 正常 | 低血压 | 严重低血压 |
| 脉压 | 正常或升高 | 缩小 | 缩小 | 缩小 |
| 呼吸频率(次/min) | 14~20 | 20~30 | 30~40 | >40 |
| 尿量(ml/h) | ≥ 30 | 20~30 | 5~15 | 无尿 |
| 精神状态 | 正常 | 无力、出汗、烦躁、轻度焦虑 | 躁动、苍白、精神错乱 | 气短、虚脱、嗜睡 |

## 产后出血的并发症

产后出血可导致贫血、低血压、严重者可导致低血容量性休克引发弥散性血管内凝血(DIC)、成人呼吸窘迫综合征(ARDS)、和/或席汉综合征(Sheehan's syndrome)。

DIC 是一种消耗性凝血异常,可以导致血小板和凝血因子的减少。其病因是凝血及纤溶系统的广泛激活。这一连锁发展过程的激活是由于循环系统中出现了大量胎盘中的组织因子。最终出现无法控制的出血。最近的产后出血研究发现,DIC 比以前认为发生的时间更早[61],DIC 的早期治疗可以明显改善孕产妇的结局。凝血功能评估是产后出血初始检查的一部分,一旦确定有 DIC 的重大风险,尽快输血是推荐的产后出血 DIC 治疗方案。

ARDS 和席汉综合征是罕见的产后出血并发症。ARDS 是肺血管内皮细胞损伤的结果,流体渗出进入肺泡,导致呼吸窘迫。席汉综合征是脑垂体坏死的结果[63]。脑垂体通过静脉压力灌注,这使得它在低血压的情况下容易出现缺血和受到损伤。席汉综合征最常见的首发症状是泌乳阶段 II 功能失败。可能的脑垂体功能减退并发症有停经、肾上腺功能不全、低钠血症、低血糖。

## 产后出血的预防措施与尽量减少不良后果

减少产后出血不良结局的预防措施包括:纠正孕前和孕期贫血,取消常规会阴切开,避免生殖道裂伤[62]。最好的预防策略是在第三产程进行主动管理,首先是在胎儿娩出期间或者在分娩后即刻使用宫缩剂[11]。表 30-7 列举了对具有发生早期出血中

| 表 30-7 | 产后出血中等或高度风险产妇的管理方案 |
|---|---|

1. 为产妇及其重要家庭成员提供预期的指导(在产妇的许可之下)。
2. 根据风险评估结果选择分娩地点。
3. 产妇临产后,制定护理计划并与所有的医疗团队成员沟通,包括护理人员和麻醉师。根据产妇风险水平可能需要提醒上级医生关注。
4. 根据产妇的风险水平,产妇的产程护理计划可能包括以下几方面:
　a) 根据需要,做血型和抗体筛查或者查血型和交叉配血试验。
　b) 开放一个大口径的静脉通道(直径至少为 18G)以便能快速静脉输血输液。
　c) 如果产妇有膀胱充盈又无法自动排空,进行导尿。因为充盈的膀胱可能会妨碍产后子宫收缩。
　d) 考虑采取产后出血处理措施时的疼痛管理方案,在产程早期即与产妇一起制定疼痛管理计划。
　e) 在胎儿的前肩娩出后使用宫缩剂,但需要确认宫内不存在双胎。
　f) 胎盘娩出后及时开始和持续进行子宫按摩,同时密切观察出血情况。
如果发生出血,进一步采取附录 30E 概述的步骤。

等或高度风险的产妇推荐的产前准备措施。

## 产后出血的管理步骤

一些重要的生命体征,如脉压缩小或失血量较多都可以作为触发警示,立即启动产后出血管理程序和请求治疗团队援助。

表 30-8 总结了用于治疗产后出血的宫缩剂的剂量、禁忌证和副作用[64-66]。催产素是一线宫缩剂。如果产后出血不能被解决,可以使用二线药物——

比如甲基麦角新碱马来酸盐（麦角新碱）或者前列腺素类药物。氨甲环酸是近来研究用于预防和治疗产后出血的药物。随机对照试验结果显示，氨甲环酸的使用降低了产后出血产妇的死亡率[65]，接下来的研究要关注它的副作用和相关效果。

附录 30E 列出了产后出血处理的推荐步骤，附录 30F 详述了必要时如何探查宫腔的步骤[67~69]。模拟演习或简单复习标准操作流程可以加快在真正有产后出血发生时的反应时间[57,59]。WHO 推荐了预防和治疗产后出血的正式方案[9]，然而至今没有确定最佳实践方案。

许多资源提供了助产士在产后出血发生时应当采取的操作程序[58,59]。此外，助产士工作的医疗机构也会提供处理产后出血的指南，其中也可以找到一些优秀的流程图。在本章节最后的资料部分列举了产后出血处理的流程图[39]。

双手子宫按摩结合宫缩药物使用即可控制住绝大多数的产后出血。如果管理措施启动迅速，可以避免过多失血的发生。如果双手子宫按摩和宫缩药物使用后出血仍然持续，或者产妇出现血容量不足的表现，应立即请求多学科专业团队进行紧急救治。设定统一的生命体征“报警启动值”，可以使产后出血紧急救治管理标准化，尽量减少产妇发病率。例如，触发启动产后出血管理措施的报警值可以是产妇脉搏超过 110 次 /min、估计失血量超过 500ml 或收缩压低于 85mmHg。处理这种紧急情况的医护抢救团队通常要包括一个麻醉师、一个产科医生和其他护理人员。在出血情况得到控制后，应继续保持密切产后监测，直到出血量变得最小，产妇情况稳定。

**表 30-8 宫缩乏力所致急性产后出血的宫缩剂治疗**

| 药物种类（名称） | 剂量和用法 | 禁忌证 | 副作用 | 临床建议 |
|---|---|---|---|---|
| **一线药物** | | | | |
| 催产素（缩宫素） | 10~80U 溶于 250ml 或 500ml 生理盐水或乳酸林格液<br>或 10U 肌内注射 | 过敏 | 痉挛痛<br>大剂量导致低钠血症 | 生效：2~3 分钟<br>有效时间 15~30 分钟<br>作用持续时间：肌内注射 2~3 小时<br>快速输注未经稀释的大剂量药物可能导致低血压和心脏衰竭 |
| **二线药物** | | | | |
| 甲基麦角新碱马来酸盐（麦角新碱） | 0.2mg 肌内注射<br>5 分钟内可以重复一次<br>之后每 2~4 小时注射一次 | 高血压、子痫前期<br>不要使用静脉注射以防突发性血管痉挛、高血压或脑血管意外 | 痉挛痛<br>恶心、呕吐<br>高血压、<br>惊厥、头痛 | 建议在使用前测量产妇的血压<br>生效：2~5 分钟<br>血浆浓度峰值：20~30 分钟<br>血浆半衰期：3~4 小时<br>冠心病产妇发生心梗的危险升高<br>FDA 黑框警告：新生儿出生后 12 小时内禁止母乳喂养 |
| 卡前列素氨丁三醇或 15 甲基前列腺素 F2α 类似物（欣母沛） | 250μg 肌内注射<br>每 15~90 分钟重复<br>最多 8 次 | 哮喘或有活动性心肺肾肝疾病 | 恶心、呕吐<br>腹泻<br>支气管痉挛<br>高血压<br>常见发热 | FDA 黑框警告：只能在医院内使用推荐剂量的药物；新生儿出生后 12 小时内禁止母乳喂养。<br>血清浓度峰值：30 分钟<br>效果比甲基麦角新碱差 |

续表

| 药物种类<br>（名称） | 剂量和用法 | 禁忌证 | 副作用 | 临床建议 |
|---|---|---|---|---|
| 地诺前列醇<br>（黄体酮 E2） | 20mg 阴道或直肠栓剂<br>每 2 小时重复 | 低血压<br>心脏病 | 恶心、呕吐<br>腹泻<br>常见发热 | FDA 黑框警告：只能在医院内使用推荐剂量的药物<br>生效：10 分钟 |
| 米索前列醇<br>（赛特泰克） | 600~800μg 舌下含服<br>或 800~1 000μg 直肠<br>用药<br>只用 1 次 | | 恶心、呕吐<br>腹泻<br>腹痛<br>大剂量使用时有发热 | 生效：3~5 分钟<br>浓度峰值：舌下用药 30分钟；<br>直肠用药 40~60 分钟 |
| 氨甲环酸ª<br>（抗凝血酸） | 1mg 静脉注射，30 分钟后可以重复 | | 轻微的胃肠道症状 | WHO 推荐在其他药物无效时使用，因抑制纤维蛋白溶解，容易发生血栓。 |

FDA，食品药物管理局；WHO，世界卫生组织

ª 氨甲环酸是纤维蛋白溶解抑制剂，其防治产后出血的作用正在评估之中。关于其禁忌证与不良反应的研究正在进行中

## 血肿

血肿是血管损伤的结果，通常发生在产时或产后阶段。血肿最常见的位置是：①外阴；②阴道；③腹膜后腔[69]。血肿的类型和表现在"第二产程"一章的附录"生殖道损伤：产后即刻检查外阴、会阴、阴道及宫颈"中有详细的描述。

没有进行硬膜外麻醉的产妇发生血肿时疼痛非常强烈，所以疼痛是血肿发生的首要表现[69]。有硬膜外麻醉的产妇的主诉可以是突发的肛门直肠压迫感。除疼痛以外，血肿的其他临床表现包括失血的症状和体征，例如：低血压或心动过速。

因为血肿在体外可能看不到，必要时进行轻柔的阴道内指诊检查协助确诊。发现阴道内或外阴部有圆形质硬的血肿，如血肿体积不大且无迅速发展增大，可以先做保守管理，频繁观察确定血肿不再扩大、放置冰袋冷敷，并开放静脉通道以便需要急救时能够快速扩容（表 30-9）。可能需要使用导尿管帮助排尿，并进行全血细胞计数化验以建立基线数据。助产士应该告知产妇和主要照护者（医院中的护士或者居家分娩时的家庭成员）及时报告疼痛加剧或肿胀加大非常重要。

如果疼痛严重、血肿快速增大或者有低血容量的症状，应当采取急救措施。如果产妇处于医院外分娩的环境，应立即请求急救车转诊。助产士应通知上级医师和麻醉人员，并启动紧急救援机制。由于存在潜在出血的可能，助产士在没有其他医疗人员帮助时不应切开血肿。在等待紧急救援团队到来的同时，需要开始扩容输液，可能时进行输血。

| 表 30-9 | 生殖道血肿的保守管理 |
|---|---|
| **管理方法** | **依据** |
| 反复评估 | 评估的频度取决于血肿诊断的时间、血肿有无变化，以及产妇身体的不适程度。一旦确定血肿状况稳定后，评估间期可能延长。 |
| 鼓励血肿部位冰袋冷敷 24~48 小时 | 冰袋可以帮助血管收缩，减少出血和水肿。 |
| 提供药物疼痛管理 | 即使是微小的血肿也能导致不适。非甾体类抗炎药（NSAID）可能足够处理小血肿引起的疼痛，但大的血肿可能需要使用阿片类药物。 |
| 鼓励侧卧位 | 侧卧位可以缓解压力和减轻疼痛。检查评估和诊断血肿时，侧卧位通常也是有效体位。产妇体位不会改变血肿的进展。 |

## 罕见的紧急并发症

如果刚刚完成分娩的产妇出现产后呼吸障碍、心血管衰竭、精神状态改变或者失去意识，应立即采取急救措施。鉴别诊断可包括：肺栓塞、妊娠过敏反应综合征（如：羊水栓塞）、感染性休克、围产期心肌病和非典型子痫。产妇状况出现迅速恶化，需要快速救援反应。所有产科急救管理的启动步骤在附录 30G 中列出[70,71]。

无论何种原因引起的紧急情况，生命支持措施中足够的氧合是重要的。一旦急救团队到位，助产士的重要任务是报告产妇的既往史包括产程分娩情

况、急诊病情发生变化过程、已经采取了哪些急救措施。最后,助产士要与产妇家属保持沟通,告知他们每一项急救处理措施的进行情况。

## 结论

第三产程的管理对于一个新家庭的健康开始非常关键。注重预防、早期识别和治疗并发症可以减轻其造成的潜在长期影响。见证一个家庭迎接新生命的诞生,对于助产士来说是最高的褒奖。助产士在努力帮助产妇及其家人度过分娩的同时,称赞并强调产妇的成就是助产士可以作为回报的礼物。

(侯睿 译 段得琬 审)

### 信息资源

| Organization | Description | Webpage |
| --- | --- | --- |
| California Maternal Quality Care Collaborative (CMQCC) | Collaborative of researchers and stakeholder organizations that analyzes data and quality improvement initiatives to end preventable morbidity, mortality, and racial disparities in maternity care in California. This organization is a leader in the publication of guidelines for managing postpartum hemorrhage, preventing cesarean birth, and treatment of preeclampsia. The website has multiple resources, slide sets, toolkits, and flow charts for managing postpartum hemorrhage. | https://www.cmqcc.org |
| Council on Patient Safety in Women's Health Care | Collaborative of national professional organizations that works to improve safe care through multidisciplinary collaboration. Teams in this organization create and disseminate safety bundles. | http://safehealthcareforeverywoman.org/patient-safety-bundles/obstetric-hemorrhage/ |

### 参考文献

1. GBD 2015 Maternal Mortality Collaborators. Global, regional and national levels of maternal mortality, 1990–2015: a systematic analysis of the Global Burden of Disease study 2015. *Lancet*. 2016;388:1775-1812.

2. Moore ER, Bergman N, Anderson GC, Medley N. Early skin-to-skin contact for mothers and their healthy newborn infants. *Cochrane Database Syst Rev*. 2016;11:CD003519. doi:10.1002/14651858. CD003519.pub4.

3. Combs CA, Laros RK. Prolonged third stage of labor: morbidity and risk factors. *Obstet Gynecol*. 1991;77:863-867.

4. Frolova AI, Stout MJ, Tuuli MG, López JD, Macones GA, Cahill AG. Duration of the third stage of labor and risk of postpartum hemorrhage. *Obstet Gynecol*. 2016;127:951-956.

5. Magann EF, Evans S, Chauhan SP, Lanneau G, Fisk AD, Morrison JC. The length of the third stage of labor and the risk of postpartum hemorrhage. *Obstet Gynecol*. 2005;105:290-293.

6. Abdel-Aleem H, Abdel-Aleem MA, Shaaban OM. Tocolysis for management of retained placenta. *Cochrane Database Syst Rev*. 2011;1:CD007708. doi:10.1002/14651858.CD007708.pub2.

7. Soltani H, Hutchon DR, Poulose TA. Timing of prophylactic uterotonics for the third stage of labour after vaginal birth. *Cochrane Database Syst Rev*. 2010;8:CD006173. doi:10.1002/14651858. CD006173.pub2.

8. Dombrowski MP, Bottoms SF, Saleh AA, Hurd WW, Romero R. Third stage of labor: analysis of duration and clinical practice. *Am J Obstet Gynecol*. 1995;172:1279-1284.

9. World Health Organization. WHO recommendations for the prevention and treatment of postpartum haemorrhage. 2012. Available at: http://apps.who.int/iris/bitstream/10665/75411/1/9789241548502_eng.pdf. Accessed January 28, 2017.

10. Schorn MN. Uterine activity during the third stage of labor. *J Midwifery Womens Health*. 2012;57:151-155.

11. Begley CM, Gyte GML, Devane D, McGuire W, Weeks A. Active versus expectant management for women in the third stage of labour. *Cochrane Database Syst Rev*. 2015;3:D007412. doi:10.1002/14651858. CD007412.pub4.

12. Erickson E. Role of prophylactic oxytocin in the third stage labor: physiologic versus pharmacologically influenced labor and birth. *J Midwifery Womens Health*. 2017. 62(4):418-424.

13. Fahy K, Hastie C, Bisits A, Marsh C, Smith L, Saxton A. Holistic physiological care compared with active management of the third stage of labour for women at low risk of postpartum haemorrhage: a cohort study. *Women Birth*. 2010;23:146-152.

14. Schorn MN, Minnick A, Donaghey B. An exploration of how midwives and physicians manage the third stage of labor in the United States. *J Midwifery Womens Health*. 2015;60:187-198.

15. Tan WM, Klein MC, Saxell L, Shirkoohy SE, Asrat G.

How do physicians and midwives manage the third stage of labor? *Birth*. 2008;35:220-229.

16. International Confederation of Midwives, International Federation of Gynecology and Obstetrics. Joint statement: management of the third stage of labour to prevent post-partum hemorrhage. Available at: http://www.internationalmidwives.org/assets/uploads /documents/FIGO/PPH%20Joint%20Statement.pdf. Accessed January 28, 2017.

17. Schorn MN, Dietrich MS, Donaghey B, Minnick AF. US physician and midwife adherence to active management of the third stage of labor international recommendations. *J Midwifery Womens Health*. 2017;62:58-67.

18. Winter C, Macfarlane A, Deneux-Tharaux C, et al. Variations in policies for management of the third stage of labour and the immediate management of postpartum haemorrhage in Europe. *BJOG*. 2007;114:845-854.

19. McDonald SJ, Middleton P, Dowswell T, Morris PS. Effect of timing of umbilical cord clamping of term infants on maternal and neonatal outcomes. *Evid-Based Child Health*. 2014;9:303-397. doi:10.1002/ebch.1971.

20. Andersson O, Hellström-Westas L, Andersson D, Domellöf M. Effect of delayed versus early umbilical cord clamping on neonatal outcomes and iron status at 4 months: a randomised controlled trial. *BMJ*. 2011;343:d7156.

21. Hutton EK, Hassan ES. Late vs early clamping of the umbilical cord in full-term neonates: systematic review and meta-analysis of controlled trials. *JAMA*. 2007;297:1241-1252.

22. Gülmezoglu AM, Lumbiganon P, Landoulsi S, et al. Active management of the third stage of labour with and without controlled cord traction: a randomized, controlled, non-inferiority trial. *Lancet*. 2012;379:1721-1727.

23. Westhoff G, Cotter AM, Tolosa JE. Prophylactic oxytocin for the third stage of labour to prevent postpartum haemorrhage. *Cochrane Database Syst Rev*. 2013;10:CD001808. doi:10.1002/14651858.CD001808.pub2.

24. Peña-Martí GE, Comunián-Carrasco G. Fundal pressure versus controlled cord traction as part of the active management of the third stage of labour. *Cochrane Database Syst Rev*. 2007;4:CD005462. doi:10.1002/14651858.CD005462.pub2.

25. Hofmeyr GJ, Mshweshwe NT, Gülmezoglu AM. Controlled cord traction for the third stage of labour. *Cochrane Database Syst Rev*. 2015;1:CD008020. doi:10.1002/14651858. CD008020.pub2.

26. Afaifel N, Weeks AD. Active management of the third stage of labor: oxytocin is all you need. *BMJ*. 2012;345:e4546.

27. Soltani H, Hutchon DR, Poulose TA. Timing of prophylactic uterotonics for the third stage of labour after vaginal birth. *Cochrane Database Syst Rev*. 2010;8:CD006173. doi:10.1002/14651858.CD006173.pub2.

28. Gizzo S, Patrelli TS, Gangi SD, et al. Which uterotonic is better to prevent the postpartum hemorrhage? Latest news in terms of clinical efficacy, side effects, and contraindications: a systematic review. *Reprod Sci*. 2013;20:1011-1019.

29. Mori R, Nardin JM, Yamamoto N, Carroli G, Weeks A. Umbilical vein injection for the routine management of third stage of labour. *Cochrane Library*. January 1, 2012. PMID: 22419311. doi:10.1002/14651858. CD006176.pub2.

30. Yaju Y, Kataoka Y, Eto H, Horiuchi S, Mori R. Prophylactic interventions after delivery of placenta for reducing bleeding during the postnatal period. *Cochrane Database Syst Rev*. 2013;11:CD009328.

31. Jackson KW, Albert JR, Schemmer GK, Elliot M, Humphrey A, Taylor J. A randomized controlled trial comparing oxytocin administration before and after placental delivery in the prevention of postpartum hemorrhage. *Am J Obstet Gynecol*. 2001;185(4):873-877.

32. Soltani H, Poulose TA, Hutchon DR. Placental cord drainage after vaginal delivery as part of the management of the third stage of labour. *Cochrane Database Syst Rev*. 2011;9:CD004665. doi:10.1002/14651858. CD004665.pub3.

33. Abdel-Aleem H, Singata M, Abdel-Aleem M, Mshweshwe N, Williams X, Hofmeyr GJ. Uterine massage to reduce postpartum hemorrhage after vaginal delivery. *Int J Gynaecol Obstet*. 2010;111:32-36.

34. Hofmeyr GJ, Abdel-Aleem H, Abdel-Aleem MA. Uterine massage for preventing postpartum haemorrhage. *Cochrane Database Syst Rev*. 2013;7:CD006431. doi:10.1002/14651858.CD006431.pub3.

35. Schorn MN. Measurement of blood loss: review of the literature. *J Midwifery Womens Health*. 2010;55:20-27.

36. Al Kadri HM, Al Anazi BK, Tamim HM. Visual estimation versus gravimetric measurement of postpartum blood loss: a prospective cohort study. *Arch Gynecol Obstet*. 2011;283:1207-1213.

37. Loverro MT, Mastrolia SA. The more you lose the more you miss: accuracy of postpartum blood loss visual estimation: a systematic review of the literature. *J Matern Fetal Neonatal Med*. December 16, 2016:1-26.

38. Gabel KT, Weeber, TA. Measuring and communicating blood loss during obstetric hemorrhage. *JOGNN*. 2012;41:551-558.

39. Lyndon A, Lagrew D, Shields L, Melsop K, Bingham B, Main E, eds. *Improving health care response to obstetric hemorrhage: California Maternal Quality Care Collaborative toolkit to transform maternity care*. Version 2. California Maternal Quality Care Collaborative; July 2010. Available at: https://www .cmqcc.org/resource/obstetric-hemorrhage-20-toolkit. Accessed June 12, 2017.

40. Buckley SJ. Placenta rituals and folklore from around the world. *Midwifery Today Int Midwife*. 2006;80:58-59.

41. Burns E. More than clinical waste? Placenta rituals among Australian home-birthing women. *J Perinat Educ*. 2014;23:41-49.

42. Cole M. Placenta medicine as a galactogogue: tradition or trend?. *Clin Lact*. 2014;5:116-122.

43. Marraccini ME, Gorman KS. Exploring placentophagy in humans: problems and recommendations. *J Midwifery Womens Health.* 2015;60:371-379.

44. Langston C, Kaplan C, Macpherson T, et al. Practice guideline for examination of the placenta: developed by the Placental Pathology Practice Guideline Development Task Force of the College of American Pathologists. *Arch Pathol Lab Med.* 1997;121:449-476.

45. Miller ES, Minturn L, Linn R, Weese-Mayer DE, Ernst LM. Stillbirth evaluation: a stepwise assessment of placental pathology and autopsy. *Am J Obstet Gynecol.* 2016;214:115.e1-115.e6.

46. Redline RW. Classification of placental lesions. *Am J Obstet Gynecol.* 2015;213(4 suppl):S21-S28.

47. Chang KT. Examination of the placenta: medico-legal implications. *Semin Fetal Neonatal Med.* 2014;19(5):279-284.

48. Curtin WM, Krauss S, Metlay LA, Katzman PJ. Pathologic examination of the placenta and observed practice. *Obstet Gynecol.* 2007;109:35-41.

49. Magann EF, Doherty DA, Briery CM, Niederhauser A, Chauhan SP, Morrison JC. Obstetric characteristics for a prolonged third stage of labor and risk for postpartum hemorrhage. *Gynecol Obstet Invest.* 2008;65:201-205.

50. Weeks AD. The retained placenta. *Best Pract Res Clin Obstet Gynaecol.* 2008;22:1103.

51. Combs CA, Laros RK Jr. Prolonged third stage of labor: morbidity and risk factors. *Obstet Gynecol.* 1991;77:863-867.

52. Coad SL, Dahlgren LKS, Hutcheon JA. Risks and consequences of puerperal uterine inversion in the United States, 2004 through 2013. *Am J Obstet Gynecol.* 2017. [Epub ahead of print]. doi:10.1016/j.ajog.2017.05.018.

53. Oyelese Y, Smulian JC. Placenta previa, placenta accreta, and vasa previa. *Obstet Gynecol.* 2006;107:927-941.

54. American College of Obstetricians and Gynecologists. ACOG Practice Bulletin No. 76: postpartum hemorrhage. *Obstet Gynecol.* 2006;108:1039-1047.

55. Menard MK, Main EK, Currigan SM. Executive summary of the reVITALize initiative. *Obstet Gynecol.* 2014;124:150-153.

56. Kramer MS, Berg C, Abenhaim H, et al. Incidence, risk factors, and temporal trends in severe postpartum hemorrhage. *Am J Obstet Gynecol.* 2013;209(449):449.e1-449.e7.

57. Bingham D, Jones R. Maternal death from obstetric hemorrhage. *JOGNN.* 2012;41:531.9.

58. Main EK, Cape V, Abreo A, et al. Reduction of severe maternal morbidity from hemorrhage using a state perinatal quality collaborative. *Am J Obstet Gynecol.* 2017;216: 298.e1-298.e11.

59. Arafeh J, Gregory K, Main E, Lyndon A. Definition, early recognition and rapid response using triggers: CMQCC obstetric hemorrhage toolkit. 2015. Available at: https://www.cmqcc.org/resource/ob-hem-definition-early-recognition-and-rapid-response-using-triggers. Accessed June 12, 2017.

60. Merriam AA, Wright JD, Siddiq Z, et al. Risk for postpartum hemorrhage, transfusion, and hemorrhage-related morbidity at low, moderate, and high volume hospitals. *J Matern Fetal Neonatal Med.* April 3, 2017:1-10.

61. Rani PR, Begum J. Recent advances in the management of major postpartum hemorrhage: a review. *J Clin Diagnost Res.* 2017;11(2): QE01-QE05. doi:10.7860/JCDR/2017/22659.9463.

62. Evensen A, Anderson JM, Fontaine P. Postpartum hemorrhage: prevention and treatment. *Am Fam Physician.* 2017;95(7):442-449.

63. Karaca Z, Laway BA, Dokmetas HAS, Atmaca H, Kelestimur F. Sheehan syndrome. *Nat Rev Dis Primers.* 2016;2:16092. doi:10.1038/nrdp.2016.92.

64. Lowe N, Opensahw M, King TL. Labor. In: Brucker MC, King TL, eds. *Pharmacology for women's health.* Burlington, MA: Jones & Bartlett Learning; 2017:1088.

65. WOMAN Trial Collaborators. Effect of early tranexamic acid administration on mortality, hysterectomy, and other morbidities in women with post-partum haemorrhage (WOMAN): an international, randomised, double-blind, placebo-controlled trial. *Lancet.* 2017. pii: S0140-6736(17)30638-4.

66. Vallera C, Choi LO, Cha CM, Hong RW. Uterotonic medications: oxytocin, methylergonovine, carboprost, misoprostol. *Anesthesiol Clin.* 2017;35:207-219.

67. Anderson JM, Etches D. Prevention and management of postpartum hemorrhage. *Am Fam Physician.* 2007;75:875-882.

68. Maughan KL, Heim SW, Galazka SS. Preventing postpartum hemorrhage: managing the third stage of labor. *Am Fam Physician.* 2006;73:1025-1028.

69. Rajan PV, Wing DA. Postpartum hemorrhage: evidence-based medical interventions for prevention and treatment. *Clin Obstet Gynecol.* 2010;53:165-181.

70. Mirza FG, Gaddipati S. Obstetric emergencies. *Semin Perinatol.* 2009;33:97-103.

71. Dubbs SB, Tewelde SZ. Cardiovascular catastrophes in the obstetric population. *Emerg Med Clin North Am.* 2015;33:483-500.

# 30A

# 第三产程的管理

NAVIS N.SCHORN

## 病史

- 在分娩第三产程中发生过并发症的既往病史,包括产后出血
  - 产后出血的危险因素
  - 此次产程和分娩过程情况
  - 产妇对第三产程管理的特殊要求

## 体格检查

- 产妇对分娩的反应
- 生命体征稳定性
- 持续评估以往存在的任何显著异常
- 评估新出现的异常状况,例如:恶心在第三产程中并不常见
  - 评估第三产程的进展,包括胎盘剥离的征象
  - 持续评估出血情况

## 管理步骤

这些步骤包括保守处理和积极处理第三产程,具体情况下应根据产妇情况进行相应的改变。

1. 维持或营造一个平静的环境,以减轻产妇的焦虑和促进正常管理过程,在有并发症发生时保证治疗处理程序的顺利进行。

2. 沟通下一步将采取的处理措施并安抚产妇。

3. 通过在脐带根部和腹部触诊来检查新生儿的心率。如果新生儿心率超过 100 次 /min,呼吸正常,并且没有其他明显的异常,可以将新生儿放在产妇的胸腹部进行母儿肌肤接触,或者放在产妇事先选择好的亲属身上进行新生儿生命开始阶段的肌肤接触。

4. 尽量在新生儿进行肌肤接触的同时继续观察新生儿开始宫外生活的过渡情况。需要注意,实施助产的助产士在第三产程的主要责任是负责产妇的护理,而不是新生儿的管理。

5. 如果在胎儿前肩娩出时没有使用宫缩剂,此时应该使用宫缩剂(剂量选择应根据产妇产后出血的风险、机构指南和产妇的出血量决定)。

6. 如果可行,考虑产妇直立性体位,利用重力作用辅助胎盘娩出。

7. 如果无脐带血气化验指征,需要准备两把血管钳:

   a. 等待至少 1~3 分钟,或者直至脐带停止搏动,在靠近新生儿肚脐的部位用两把血管钳靠近彼此夹住脐带。

   b. 由新生儿的父亲、伴侣、其他护理者或者产妇自己在两个血管钳之间剪断脐带。

8. 如果有指征需要做脐带血气化验,则需要准备四把血管钳:

   a. 在接近母体阴道口的地方首先钳夹脐带。

   b. 在新生儿脐部附近用两把血管钳相邻夹住脐带。

   c. 在两把血管钳之间剪断脐带(也可由其他人切断),将新生儿放在产妇腹部或根据需要将新生儿转交给其他医护人员护理。

   d. 在靠近母体阴道口的第一把血管钳旁边用第四把血管钳夹住脐带,并在两钳之间剪断脐带。

现在就得到由两把血管钳夹住的一段密闭的脐带,可以用来采集脐带血进行血气化验(图 30A-1)。

　　e. 首先从脐动脉中获得血液样本,然后再从脐静脉中获得样本,放于肝素化注射器中,并在注射器上正确标记来自于脐动脉或静脉。一旦封闭注射器,在进行血气值测量前的 30 分钟内血液可保持稳定。

　　9. 检查脐带断端,计数脐血管的根数。

　　10. 打开靠近母体阴道口的血管钳,将来自胎盘的血液收集到非肝素化的采血管中,大约需要 5~10ml 血液。这个血液样本将被用来确定新生儿的血型和 Rh 状况。收集样本时不要挤压脐带以免组织凝血酶原混于脐带血中,干扰分析结果。

　　11. 观察胎盘剥离征象(表 30-1),胎盘剥离之前禁止按摩子宫。因胎盘完全剥离之前按摩子宫可能会增加子宫出血或者导致胎盘娩出不全。

　　12. 将一只手放在耻骨联合上子宫底前方护住子宫,检查子宫在腹部的位置,防止胎盘娩出时子宫翻出。

　　13. 确定胎盘是否已经剥离:

　　a. 使用 Brandt-Andrews 手法(图 30A-2)。用护住的那只手在骨盆的上缘施加轻微向下的压力,另一只手拉住脐带。如果胎盘仍在子宫中,当在腹部按压的手使子宫上移时,脐带就会变得绷紧。如果胎盘已经剥离进入在阴道中,子宫的上移则不会造成脐带回缩,此时可以安全地继续向下牵拉脐带,并保持腹部按压手的反向作用力。

　　b. 另一种检查胎盘位置的方法是,用一根手指(戴无菌手套)顺着脐带滑入阴道内,如果胎盘在阴道中,指尖会感觉到。脐带插在胎盘上的感觉有点像一个倒置的雨伞。如果脐带进入宫颈,那么胎盘就还没有从子宫内排出。如果在阴道内触及到胎盘,可以安全地继续牵拉脐带。

　　14. 如果胎盘已经剥离,产妇可能会自动用力下推使其娩出。助产士也可以结合使用 Brandt-Andrews 手法和控制牵拉脐带协胎盘娩出。

　　15. 如果没有护住子宫,不应进行脐带牵拉,因为这样操作可能导致脐带断裂或子宫翻出。

　　16. 胎盘娩出时用双手捧抓住胎盘,并轻轻带出胎膜。沿着产道的骨盆轴曲线慢慢地引导胎盘和胎膜娩出,防止胎膜断裂。如果还有更多的胎膜需要娩出,可在托住胎盘的同时慢慢扭转胎盘,或用卵圆钳夹住胎膜轻轻地拉出,这一过程通常称为"引导排出"。

　　17. 通过腹部触诊来检查宫底是否坚硬。常规用力按摩刺激子宫收缩尚未显示可以减少出血。如果存在出血过多时,可以用力进行子宫按摩,协助血凝块从宫腔内排出,但如果估计失血量正常,则不需要这样做。

　　18. 按照附录 30B 中所描述的方法(表 30-4)检查脐带、胎盘、胎膜。

　　19. 如果产妇和家属有意愿,可以向其展示胎盘。

　　20. 测量或称重计算失血量。

　　21. 胎盘称重。

　　22. 如果有临床指征送胎盘做病理检查。

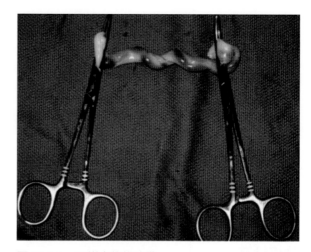

图 30A-1　双钳夹住的脐带

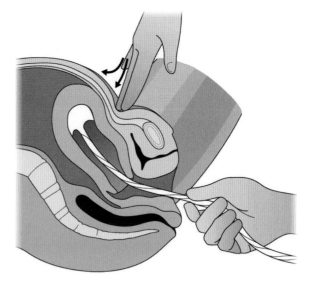

图 30A-2　Brandt-Andrews 手法

（侯睿 译　段得琬 审）

# 30B

# 检查脐带、胎盘和胎膜

NAVIS N.SCHORN

一旦产妇和新生儿的状况稳定舒适后,应立即对脐带、胎盘和胎膜进行检查。任何异常发现都应记录在产妇和新生儿的病历档案之中。在某些情况下,照片是有价值的记录。

## 检查脐带

### 脐带血管根数

如有需要,用纱布或纸巾擦拭脐带断端。施加压力后血管的进出口断端即可暴露。如果血管已经塌陷,重新钳夹并再次剪断脐带,然后在新的断端部位寻找血管(图 30B-1)。

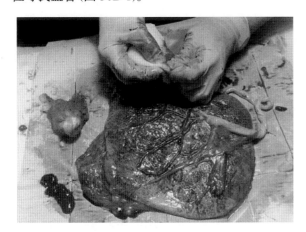

图 30B-1 计数脐带血管的根数

脐带中应该有三根血管:两个小的脐动脉和一个大的脐静脉。如果只看到两根血管即为单脐动脉脐带应送病理检查,同时应通知新生儿科医生。

### 测量脐带的长度

如果脐带看起来有过长或过短的情况,应该测量脐带长度。测量时,应记住脐带长度包括断脐时留在新生儿端的那部分脐带。

脐带正常长度约为 55~60cm(范围为:30~90cm)。如果脐带长度超过 75cm,常与脐带打结和胎儿缠绕有关。脐带长度小于 32cm,可能与胎儿活动受限有关。

### 检查脐带异常

寻找是否有打结、血肿、肿瘤、囊肿、水肿并检查脐带胶质(Wharton's jelly)的多少(图 30B-2)。脐带的正常粗度为 1~2cm。脐带粗细受脐带胶质多少的影响。

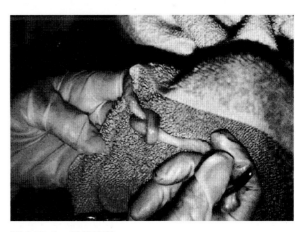

图 30B-2 脐带真结

### 检查脐带的插入部位

观察脐带与胎盘体相连接的插入部位,是位于中央、偏心、或边缘(球拍状胎盘)。确定脐带是否直接插入胎盘,或是由暴露的血管连接再插入胎盘(帆状脐带插入)(图 30B-3)。脐带中心和偏心(偏离中心)插入属于正常变异;而帆状和边缘插入则属于异常插入,并有前置血管在胎膜破裂后发生血管撕裂的风险。

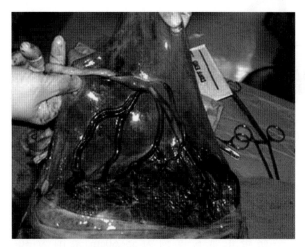

图 30B-3　帆状脐带插入

## 检查胎盘

### 检查胎盘的颜色、形状、大小和完整性

把胎盘放在一个平面上,观察胎盘的胎儿面和母体面。如果有必要,可以将胎膜翻转开来观察两个面。

胎盘的形状通常是圆形或略呈椭圆形,厚度约为 2~3cm。胎儿面表面平滑。母体面表面通常是光滑的胎盘小叶其边缘处呈锯齿状,但也可能出现坚硬的白色钙化区域。一般来说,钙化点的数量无临床意义。胎盘苍白通常与早产儿和贫血有关。胎盘长期暴露于胎粪中,可能会被染成绿色。

### 检查胎盘胎儿面的光滑度和明亮度

检查从脐带到胎盘表面的血管分布。胎儿面的血管从脐带的插入点分开走向胎盘的边缘,向着母体面进入薄壁组织。检查是否有囊肿并确定这是否是一个绒毛膜外胎盘(无论是轮状胎盘或轮廓胎盘)。如果必要的话,将膜翻开以便检查整个胎儿面。也应仔细检查胎儿面有无断裂或完整的血管走在胎膜内,以确定有无缺失或完整的胎盘复叶(胎盘子叶)。

### 检查母体面

检查胎盘边缘有无通向胎膜的断裂血管,以

寻找胎盘副叶存在的证据。胎盘小叶从胎盘主体缺失表现为胎盘主体存在表面粗糙的缺陷部分,或者在胎盘边缘有断裂血管。胎盘剥离时也可留下粗糙的表面,应该加以区别。区分方法是,托起胎盘使母体面向上,胎盘小叶会归位彼此靠在一起(图 30B-4)。胎盘小叶缺失时就像一个拼图游戏缺了一块,周围的其他小叶不能严丝合缝地拼接对位在一起。还要观察有无梗死、囊肿、肿瘤和水肿。

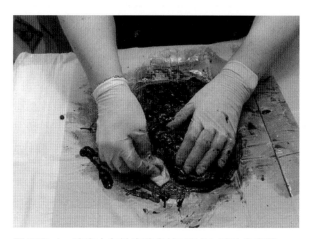

图 30B-4　助产士在检查胎盘的母体面,该胎盘完整

### 胎盘的测量和称重

测量和称重胎盘多是根据医疗机构规范,而非常规操作。足月儿的胎盘重量通常在 400~4 600g 之间。如果胎盘大小出现异常,无论有无规定,都应称重并进行病理检查。然后将这些信息记录在产妇和新生儿的医疗档案中。

## 检查胎膜

将胎盘母体面朝下,然后将一只手伸入胎儿面的胎膜下,向上提起胎膜复原胎膜包裹时的囊状形态(图 30B-5)。如果胎膜参差不齐,不能形成一个囊状结构,胎膜很可能是不完整的。如果部分胎膜缺失,可能仍有胎膜滞留在宫内,当然这并不是判断胎膜滞留的一个敏感指标。

检查和记录工作完成后,胎盘应该妥善处置。有些情况下,出于文化和习俗上的考虑,有些家庭可能会要求以特殊方式处理胎盘,例如:将胎盘掩埋在花园中,其他人可能希望给胎盘留下影像作为胎盘艺术。然而,助产士应该记住,胎盘含有人的体液,应遵循通用卫生预防措施进行处理。

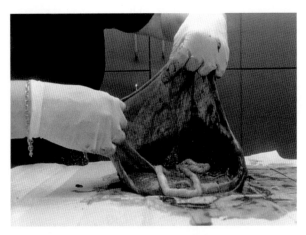

图 30B-5 助产士在检查胎盘的胎儿面,该胎盘的胎膜不完整

（侯睿 译 段得琬 审）

# 30C

# 手取胎盘术

NAVIS N.SCHORN

阴道分娩的产妇中约有 0.01%~6.3% 会发生胎盘滞留[1,2]。虽然对于胎盘延迟多长时间尚未娩出即诊断为胎盘滞留还没有达成明确共识，但世界卫生组织认为如果胎盘超过 30 分钟尚未娩出即为胎盘滞留，并建议再等待 30 分钟再实施手取胎盘术，除非产妇有活动性出血[3]。在美国，如果在胎儿出生后 30 分钟时胎盘仍未排出就属于胎盘滞留，在产妇无活动性出血的情况下，建议在 30~60 分钟之间实施手取胎盘术[2]。

## 病史

胎盘娩出时间延长确定为胎盘滞留。

## 体格检查

- 评估第三产程进展，包括胎盘剥离的征象。
- 持续评估出血情况：即使胎儿娩出后胎盘娩出的时间没有延长，也可能出现活动性出血。有活动性出血时需要及时干预。

## 管理步骤

1. 向产妇和其他陪伴或家庭成员（在产妇的许可下）解释出现的问题和解决问题的计划方案。

2. 讨论疼痛管理的选择，如：使用阿片类药物、加强硬膜外麻醉镇痛和／或使用笑气。

3. 提醒助产团队（例如：分娩助理、护士）出现了胎盘滞留问题和手取胎盘的计划。根据分娩地点，立即请求其他具有丰富经验的产科人员（例如：产科医生或其他助产士）到位帮助并提供会诊。

4. 如果静脉尚未开通，应立即开通直径至少 18G 的静脉通道，以应对严重出血时静脉补液之需。

5. 确认新生儿被妥善照护。如果产妇抱着新生儿，应请其人员负责接管婴儿或者把婴儿放在一个安全的地方。

6. 如有需要进行导尿，因为手取胎盘时，充盈的膀胱会妨碍子宫收缩止血。

7. 更换消毒手套或套上第二副手套，使操作程序做到无菌。可以使用普通长度的手套，但较长的手套可以套在无菌衣袖外，从而提供了更多的保护避免感染。

8. 将手指聚拢尽可能地缩小手的直径，然后慢慢地把整只手通过阴道和宫颈插入宫腔。整只手插入可以方便完成操作。操作手一旦进入，在操作未完成前不应再离开子宫。手重复的进入和离开会增加产妇的疼痛和感染风险。

9. 操作手在宫腔内沿着胎盘的边缘寻找已经分离的区域。一旦发现到一个已经剥离的部位，旋转手的位置使手背靠向子宫壁。这样做使操作手呈一个杯状的姿势，可以尽量减少造成子宫壁意外穿破的风险。

10. 手指进入到胎盘和子宫壁之间建立剥离间隙，通过前后左右来回扫动，用手掌外侧、指尖和食指分开蜕膜来剥离胎盘（图 30C-1）。

11. 在尝试取出胎盘之前将胎盘整个剥离。如果不能确定胎盘是否已经全部剥离，再次扫过子宫壁，感觉有无任何未分离的剩余部位。如果胎盘还有剩余部分粘连在子宫壁上就试图取出胎盘，会增加产妇发生子宫翻出的风险。

12. 如果胎盘或胎盘的某个部位与子宫壁粘连，应停止手取胎盘的尝试。这一发现可能提示有胎盘异常,如:胎盘植入。此时需要立即咨询上级医生或立即转诊。

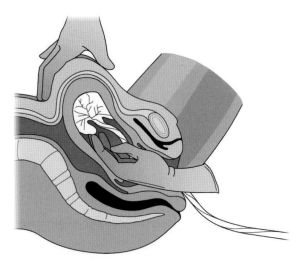

图 30C-1 手取胎盘

13. 确定胎盘没有粘连后,慢慢取出胎盘;同时继续使用另一只手维持宫底收缩。

14. 可能需要慢慢拉出胎膜,详见附录 30A 所述。

15. 仔细检查胎盘,如附录 30B 中所述。如果胎盘不完整,应考虑进行子宫探查,以便取出任何残留的组织(附录 30F)。

16. 如有需要保持连续子宫按摩刺激子宫收缩,并使用宫缩剂。继续密切观察以排除宫缩乏力。

17. 取出胎盘后:

a. 如果产妇失血过多,产后 24~72 小时期间应重复化验检查和观察临床症状,以评估产妇的身体反应,包括血红蛋白和红细胞压积值。由于对失血的耐受性受许多因素影响,一些产妇会比其他人有更加明显的症状(例如:晕厥)。因此包括输血在内的管理方案需要个体化。

b. 是否使用抗生素治疗存在有争议,缺乏强有力的证据来支持或反对。因此,根据个人情况使用抗生素和请求会诊可能是一个合理的措施。

c. 记录所有的操作过程和产妇的反应,包括特殊情况下进行的会诊和转诊过程。

(侯睿 译 段得琬 审)

**参考文献**

1. Cheung WM, Hawkes A, Ibish S, Weeks AD. The retained placenta: historical and geographical rate variations. *J Obstet Gynaecol*. 2011;31:37-42.

2. Weeks AD. The retained placenta. *Best Pract Res Clin Obstet Gynaecol*. 2008;22:1103-1107.

3. World Health Organization. WHO recommendations for the prevention and treatment of postpartum haemorrhage. 2012. Available at: http://apps.who.int/iris/bitstream/10665/75411/1/9789241548502_eng.pdf. Accessed January 28, 2017.

# 30D

# 子宫翻出的初步管理

NAVIS N.SCHORN

子宫翻出是产科急诊。子宫翻出发生时,出现产后出血和弥散性血管内凝血(DIC)的风险很高。产妇可能需要在全麻下进行子宫复位。子宫翻出最常见的症状是产妇迅速发生休克。对休克的治疗应立即启动,甚至在症状变得明显之前就应采取行动。

1. 通告护士或其他助产人员子宫翻出的诊断。请求产科急诊医生和麻醉师会诊,要求更多的护理支援。如果是医院外分娩,应立即启动紧急转诊措施。

2. 由家庭成员或其他护理人员照护新生儿。

3. 向产妇和其他陪产人员解释出现了子宫翻出,并简要介绍子宫复位的操作步骤。

4. 立即开始子宫复位。一旦子宫翻出得到确认,应在子宫下段和子宫颈收缩形成收缩环前尽早开始复位,这样可提高复位的成功率。

    a. 如果胎盘仍然附着于子宫,不要试图取出胎盘。子宫翻出时剥取胎盘会增加出血和发生并发症的风险。

    b. 把整个手放在阴道内来进行子宫复位。

      ⅰ. 先将手指尖放在子宫翻出的反折处,这样内翻的子宫底就会落在掌心中(图 30D-1)。

      ⅱ. 手指置于子宫壁,掌心托住子宫底并施加压力。指尖轻轻地向上移动或沿着子宫壁向上滑动,将子宫底推回到原来的位置。必须小心注意不要穿破柔软的子宫壁。

    c. 将手握成拳头放在宫底,等待子宫收缩包住拳头。这样可以加强子宫韧带的张力来保持子宫的位置,同时球状的拳头阻止宫底再次翻出。

    d. 即便子宫翻出看起来已被纠正,仍需保持该手在阴道/子宫内,直到有上级医生到场接管操作。

    e. 利用放在腹部的另一只手来保护子宫,使之提升到骨盆之上,高于耻骨联合水平,保持这种位置数分钟。

5. 同时:

    a. 保持产妇头低脚高位。

    b. 开放一个留置大口径针头的静脉通道。

    c. 停止使用宫缩剂。

    d. 评估休克体征。

    e. 请求手术室和手术团队做好准备。

    f. 检验血型并要求做交叉配血 2 单位红细胞,或启动产后出血管理程序(如果程序到位)。

    g. 对失血量进行定量测量。

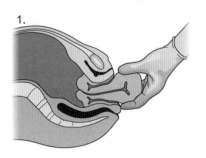
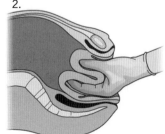
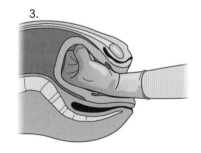

图 30D-1 子宫翻出的复位

（侯睿 译 段得琬 审）

# 30E

## 产后即刻出血的管理

NAVIS N.SCHORN

## 引言

第三产程即刻出血过多产妇的管理方案取决于出血的严重程度、胎盘是否娩出,以及当时手边的医疗资源状况。本附录中列出的步骤带领读者一步一步地走过对刚刚娩出胎盘、出现活动但尚未危及生命的出血产妇的评估和管理过程。在实际操作时,管理方案还应因人而异做出调整。例如:产妇发生产后出血,伴随子宫不硬,第一反应可能应该做双手子宫按摩。相反,如果出血不严重,医生在采取其他步骤之前可能会先检查裂伤。同样,如果胎盘尚未娩出,第一步行动将是手取胎盘。产后出血的管理内容与范畴有许多推荐的治疗流程。我们鼓励读者了解所有可能的管理方法,这样可以根据产妇个体化情况实施相应的措施。

## 管理步骤

1. 保持或者建立一个安静的环境,以减少焦虑并方便管理。

2. 触诊检查产妇子宫,约有 80% 的产后即刻出血是继发于宫缩乏力。体外子宫按摩可能是唯一需要的干预措施。

3. 如果出血持续,则进行下一个步骤。

4. 向产妇和其他在场的家庭成员说明(在得到产妇的许可时)阴道出血过多的状况,并解释出血处理方案的具体步骤。

5. 让其他家庭成员或负责人员接管新生儿。也可将新生儿放置在一个安全并能观察到的地方。

6. 与分娩医疗团队的其他成员商讨,如果出血持续不停,该团队应该包括有一名上级医师。这种情况下,根据出血量和出血速度,请求另外一名医生到达床旁;如果是在院外环境分娩,应立即启动紧急转诊机制。

7. 除外裂伤出血,进行有效地会阴、外阴、阴道和宫颈检查。结扎缝合所有有活动性出血的血管。

8. 如果出血不是继发于裂伤或宫缩乏力,继续进行下一步骤。

9. 插管导尿,避免因为膀胱充盈影响子宫收缩。

10. 如果在新生儿前肩娩出时没有使用过宫缩剂,给予宫缩剂治疗。催产素是最常用的药物,可将催产素 10~40 单位溶于 1 000ml 溶液中快速静脉滴注(500ml/h),并根据宫缩情况调整;或催产素 10 单位肌内注射。同时开放大号针头(常用 18G)静脉通道。如果新生儿娩出时已使用过宫缩剂,考虑第二种药物(例如:米索前列醇、15- 甲基 -F$_{2\alpha}$- 前列腺素)。表 30-8 详述了药物种类和给药方式、剂量和用于治疗产后出血的副作用。

11. 如果产妇处于院外分娩环境,在上述措施之后出血仍继续,应立即紧急转诊去医院。如果出血很快得到控制,可以取消转诊。

12. 如果继续出血,建立第二条静脉通路输入生理盐水,做好输血准备,维持血容量。

13. 确认已经通知上级医师;在等待紧急医疗救援服务到达时,进行以下步骤。

14. 采用双手子宫按摩(图 30E-1)治疗宫缩乏力。

   a. 将一只手的手指收拢,轻轻地放入阴道内,在进入阴道后将手握拳。

   b. 拳头掌心向上放在阴道前穹隆。

   c. 拳头对子宫的前壁施加向内和向上的压

力直接压迫子宫下段和子宫体部。

d. 同时体外的另一只手放在腹部,将子宫置于两个手之间。

e. 对两手之间的子宫进行挤压。腹部手直接按压于宫底和宫体区域的子宫后壁,这个部位直接压住出血的子宫血管,同时刺激子宫收缩,子宫收缩又会产生持续压力止血。

f. 坚持双手按压直到出血得到控制和宫缩乏力得到纠正。暂时停止对子宫的按压,评估子宫的硬度和出血情况,以此检验干预措施的效果。

g. 应该注意宫缩乏力在真正纠正之前可能看起来像是好转了,所以双手按压不要停止,要到子宫变硬后再持续数分钟。手拿出后再进去会增加疼痛不适和感染的风险。

h. 如果双手按压有反应,但宫缩乏力仍未得到纠正,应继续按压直到上级医生到来。

15. 如果在医院,通知血库交叉配血2个单位。

16. 在等待外科医生/产科医生时,请其他医疗保健人员比如麻醉师、护士长、经验丰富的人员参与。

17. 如果怀疑残余妊娠组织是出血的原因,下一步应该进行宫内探查。此时可能需要进行麻醉或疼痛管理。

18. 在出血得到控制后,根据要求向产妇及其家人讨论和解释治疗情况。

19. 开始对失血量进行定量评估。

20. 评估产妇对产后失血的反应,应在产后24~72小时期间重复化验检查,包括血红蛋白和红细胞压积值,并评估产妇临床症状。由于对失血的耐受性受到多种因素影响,一些产妇会比其他人有更加明显的症状(如:晕厥)。因此包括输血在内的管理方案需要个体化。

21. 子宫探查后的抗生素治疗是有争议的,缺乏强有力的证据来支持或反对使用抗生素。根据个人体征和会诊可能是较合理的做法。

22. 记录所有的操作程序和产妇的反应,包括进行的所有会诊和转诊过程。

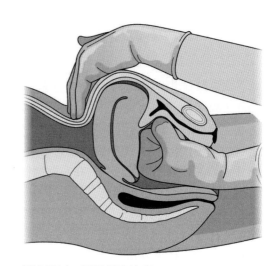

图 30E-1 双手子宫按摩

(侯睿 译 段得琬 审)

# 30F

# 宫 内 探 查

NAVIS N.SCHORN

**宫内探查步骤：**

1. 更换消毒手套或套上第二副手套，使操作过程尽可能无菌。可以使用普通长度的手套，但较长的手套可以套住无菌衣袖，从而提供更多的防感染保护。

2. 将海绵纱布（如：4×4）缠绕在两个或四个手指上，用拇指和食指固定纱布边缘。纱布的粗糙表面可以有效地取出胎盘碎片、破损胎膜、或凝血块。只用一块纱布，以便操作控制方便，并尽量减少将纱布遗忘在子宫或阴道内的风险。

3. 与子宫双手按压时相似，将体外手放在产妇的腹部并抓握住子宫，从而固定子宫位置。

4. 另一只手的手指并拢，尽量缩小手的直径，缓慢稳重地穿过阴道和子宫颈插入宫腔。整只手插入可以加强操作运行的能力。操作手的进入和移出会增加产妇疼痛和感染的风险，所以操作要谨慎小心。

5. 用操作手的手背来回扫过子宫腔，同时保持与子宫壁的接触，这样可以探查整个宫腔内的情况。

6. 从子宫／阴道内小心地取出手来，打开纱布、检查、然后丢弃纱布。如果不确定是否所有的组织都被移除，重复以上操作以便取出全部残留的组织或血凝块。

7. 通过使用宫缩剂和子宫按摩来促进子宫收缩。持续密切观察以排除宫缩乏力。必要时延长观察恢复时间。

8. 清点纱布数目，确认没有纱布遗留在阴道或子宫内。

9. 如果任何时候发现有部分胎盘仍然粘连在子宫壁上，应停止操作。这一发现可能显示有胎盘异常，如：胎盘植入。此时需要立即请求上级医生会诊或进行转诊，并做好手术准备。

（侯睿 译　段得琬 审）

# 30G

## 产后突发心血管或神经系统急症

NAVIS N.SCHORN

### 体格检查

- 产妇意识
- 生命体征,包括体温
- 氧合状况(氧饱和度)
- 皮肤颜色
- 评估新的异常情况(如:某些未预料到的部位意外出血)
- 持续监测子宫张力和阴道出血情况

### 管理

- 立即寻求紧急医疗救援。如果处于医院外环境,启动紧急转诊机制。如果在医院内,立即请求紧急医疗救援团队支援。
- 如果静脉通道未开放,立即开通大口径针头(18G 或更大)静脉通道。如果已有静脉通道留置,保持通畅。

- 冷静地向产妇和在场的其他朋友或家人解释出现的状况。
- 安排专人为新生儿提供照护。
- 如果产妇出现低血压,0.9% 氯化钠溶液或乳酸林格液快速晶体输液。
- 氧气面罩吸氧,流速控制在 10~12L/min。
- 频繁监测产妇的血压、脉搏、体温和氧饱和度水平。如果产妇血压能够维持,不要过度静脉输液,因为液体过多会导致肺水肿。
- 准备启动心肺复苏抢救。如有必要,准备和协助进行气管插管和打开人工通气。
- 产妇保持半坐卧位。
- 速查血气、全血计数、血小板、纤维蛋白原、凝血酶原时间、血型和交叉配血 2 单位红细胞,以及胸部 X 光片。
- 插入和留置导尿管,连接计量引流尿袋,以精确监测尿量。

(侯睿 译　段得琬 审)

# 31

# 家庭分娩和分娩中心分娩

MARSHA E. JACKSON AND ALICE J. BAILES

## 引言

分娩深受环境的影响,理想状态下,产妇和帮助其分娩的团队都应处在对于产妇来说最舒适和最安全的环境下。对很多女性、家庭以及照护者来说,家或分娩中心是分娩最安全、最舒适的环境。

在家中或分娩中心工作的助产士有机会获得助产技能中的精髓——徒手、少器械干预的助产技能。对正常分娩的精通与执着使助产士敏锐地意识到助产更多的是依靠女性的本能来完成分娩过程。助产士通过自己觉察力和合作技能的良好协调,来增强妇女自身的分娩能力。在这些分娩机构分娩的产妇能够很积极地建立一种支持网络,优化她们的健康,使她们安全、高效、满意地分娩。

正如"美国助产专业发展史"一章所述,助产起源于家庭,助产士之后才有分娩中心的概念。本章节主要介绍了助产士如何与选择家庭或分娩中心分娩的产妇共同合作,并且向这些机构提供一些基于证据支持的安全实践指南。

正如瓦尔尼在她早前的一个版本的文本中所描述的:

如果把由产妇承担的责任和自控力放在一条连续的发展线上,那么这条线从医院分娩连到了家庭分娩。把更多权利转交到产妇自己手中期间有两次重大的突破。第一个突破是将分娩转移到医院之外。第二个突破是将分娩从一个独立于医院的分娩中心转移到家中。每一次转变,产妇都离那些强加于她们分娩体验中的外界干预规定和政策越来越远[1]。

## 背景

直到 19 世纪中叶,美国的医疗模式都还是以家庭为基础,自食其力型的,这其中包括多种方法[2]。美国的孕妇期望在家中分娩,她们依靠自己的力量,不需要外科手术或相关的医疗干预。分娩女性被女性陪产者围绕着,这些人当时是助产的中心人物[3,4]。这些陪产者通过自己的直接经验和学徒教授的方式传播助产技能。

20 世纪初,工业化和城市化进程对社会组织和家庭生活带来了巨大变化,对公共健康产生了负面影响。州人口普查官员开始收集产妇和婴儿死亡率统计数据,很快发现美国的数据明显差于国际平均数据[5]。当助产学逐渐专业化后,助产士引入了以家庭为基础的临床实践的教育项目,并在家庭和分娩中心实施,招募并配备人员。据与这些助产实践相关的结局数据显示,有助产士参与的分娩效果良好[6]。尽管如此,一项由医生领导的运动,提倡在医院由医生协助分娩,使公众舆论倾向于在医院分娩,而在医院,助产士是不被允许执业的。

到 20 世纪 40 年代末和 50 年代初,美国的大多数分娩都在医院进行。妇女在分娩期间使用止痛药镇静,在分娩过程中和产后,家人与产妇处于被分离的状态。在 20 世纪 50 年代末和 60 年代,消费者产生了强烈的反弹,许多妇女和家庭拒绝医院的环境,因为医院环境过于局限以及她们感到丧失自主权。因而,妇女、助产士和一些医生开始在妇女家中进行分娩工作[7~10]。

分娩中心的概念出现是多年来非正式发展想法的发展顶点的体现。一些助产士可能不愿意上门服务,一些妇女可能家中也并不具备分娩的条件。在这种情况下,助产士便指定一个单独的家庭区域或一个单独的机构来接生。后来,那些认为医院政策过于严格,却又不想在自己家里分娩的消费者,开始寻找另一种选择。助产士也在寻找合适提供助产服务的场所。以前的全国生育中心协会(NACC)也就是现在的美国分娩中心协会(AABC),在1983年成立;该组织致力于制定统一标准并推广一个与医疗系统相结合的示范场所,并可以实现提供"低投入、高回报"的护理服务[11,12]。

医院经常宣传他们的产房为分娩中心或替代分娩中心。这些标签可能会让人感到疑惑,因为它们既指隶属于医院的分娩中心,也指独立于医院之外的分娩中心。本章节讨论的分娩中心都是指独立的分娩中心,或隶属于医院但地理位置上独立于主院区或分娩区域之外的分娩中心。大部分情况下,这些机构行政自由,对它们所服务的家庭的操作设备和流程方面有特定的政策和步骤。

## 家和分娩中心的比较

尽管家和分娩中心的实践有共同的理念和管理特点,但是家和分娩中心之间。最主要的区别在于:分娩中心依然是一个需要产妇前往的专业人员的领域,而家中分娩则发生在产妇的领域,需要助产士前往[1]。两种机构的权力平衡是不同的。

决定在家中分娩的产妇是在她自己的领域中,并且有更大的权威性。助产士和协助者是客人,而产妇自己是主人。产妇对环境的熟悉和隐私可以得到保障,降低了分娩带来的心理压力。由于分娩时是助产士前往产妇的家中,产妇的分娩过程及产后照护不会受路途转移的干扰,从而避免了分娩早期产程的变缓或停止,分娩活跃期不适感增强,或途中分娩的发生。当一个家庭在家中迎接宝宝的到来时,家中成人和小孩子的日常生活基本不受影响,家庭成员之间的亲密关系也不会受影响。当产后产妇和新生儿状态稳定后,助产士和协助者可以将产妇和新生儿放在床上,然后安静地离开。在美国,大约1%的女性在家中分娩。这一比例自19世纪60年代以来相对稳定,但在过去13年有所增加[13]。

分娩中心的概念是一个已经被广泛认为的可复制的模式。它提供给计划不在医院分娩的家庭一种

选择,这样的家庭也不愿选择家中分娩或不适合家中分娩。根据美国分娩中心协会(AABC):

分娩中心是一个类似居家的机构,属于卫生保健系统,具备根据妊娠和分娩健康模式设计的照护程序。分娩中心在预防、敏感、安全、恰当的医疗干预和经济效益的原则指导下运行。分娩中心在正常的妊娠和分娩前、中、后为健康的产妇提供以家庭为中心的分娩照护[14]。

资质认证是加强选择分娩中心分娩的家庭和从业者信心的另外一个因素。分娩中心认证委员会(CABC)提供了外部评审的机制,为计划开设分娩中心并在其中从业的专业人员提供指导[15]。而家中分娩并没有相应的代理机构。

## 家中分娩与分娩中心分娩安全性

为了保证家庭和分娩中心分娩的安全性,遵循以下几项基本原则非常必要[16,17]:

1. 产妇必须积极主动地参与自身健康促进。没有良好的健康状态,计划在家中或分娩中心分娩是不安全的。产妇需要在妊娠阶段建立或维持健康的状态。

2. 分娩开始之前计划好分娩地点。对分娩地点恰当的计划包括确定分娩开始时产妇的健康水平和妊娠过程都是正常的,并且适当的支持准备工作已经到位。

3. 陪伴者必须技术熟练,能够进行适当的监测,提供谨慎地照护,并且在紧急的并发症发生时有能力处理。一个居家或分娩中心的技术熟练的助产士,除了能够在产前阶段帮助产妇促进健康水平,还能在分娩过程中进行严密的监护、交流沟通、数据收集和照护。严密的监护是指能够确定体征是否正常,并且能够识别出可能会排除家庭或分娩中心分娩选择的信号。如果产妇分娩周期中任何时间出现了问题并且持续存在,助产士应该纠正问题,或者必要时稳定产妇的情况并转诊至基于医院的照护机构。

4. 具备医疗会诊、住院治疗和紧急转诊系统。

临床实践指南列出会诊和转诊机制的适应证。助产士和医院的从业者之间建立了紧密联系,以确保在转诊指征出现时能够顺利转诊至医院。

### 家中分娩和在分娩中心分娩的分娩结局

许多发达国家,使用不同的研究方法和研究人

群,进行了与家中和分娩中心分娩的安全性和分娩结局有关的数据收集和研究[18~21]。在美国的一项研究显示:对单胎头先露的孕妇来说,有计划的家中或分娩中心分娩与医院分娩一样安全,甚至在一些情况下比医院分娩要更加安全[22,23]。尽管如此,仔细分析这些数据仍然是重要的。鉴于各种调查中有着不同的研究人群、风险状况、提供者类型以及不同的研究方法,这些研究分析过程是十分复杂的。本章末尾的参考资料部分提供了详细的参考文献及参考书目。

在家中或在分娩中心分娩的健康妇女的产科结局良好,一般比符合人口特征和提供者类型并在医院分娩女性的结果好[22~24]。在医院外的环境中分娩发作并分娩的妇女的产科干预率和剖宫产率较低。尽量减少医疗干预技术可能会预防一些并发症,如绒毛膜羊膜炎,并增加正常分娩的可能性;在家中和分娩中心是有意避免使用这类技术[23]。

研究中,有关家中和分娩中心分娩对新生儿结局的研究结果各不相同,这些研究发现的临床意义仍存在争议。例如,美国对出生证明的数据的研究发现,在家中出生的婴儿,新生儿重症监护病房(NICU)的住院率较低,而产后五分钟的 Apgar 评分小于7,早产新生儿的癫痫发生率高[22~24,25]。然而,在所有情况下,新生儿癫痫发作的绝对风险都不到1%。因此,比较相对危险度可能会传达风险增高的信息,事实上,这些增高的风险并不显著,因为评估的是一些本来就罕见的结局[26]。

客观分析围产儿和新生儿死亡率也很困难。一些研究报告了围产期死亡率,其中包括胎儿死亡和出生7天之内新生儿的死亡,而另一些研究采用的新生儿死亡率,只计算活产但是在分娩后28天内死亡的新生儿。此外,由于有并发症的妇女被转移到医院,并且不一定总是知道预期的分娩地点,因此医院分娩的新生儿中可能会纳入一些最初计划在家里或是在分娩中心分娩的女性的新生儿的数据。

两项利用美国计划在家中分娩的妇女的数据进行的研究中包括一项治疗意向分析(根据预期的出生地点分配结果,因此包括医院转诊),Snowden 等发现与家庭分娩相关的围产期死亡率(死产和围产期死亡)为 3.9/1 000[25]。Cheyney 等发现 1 000 例分娩中有 1.30 例在产后死亡;新生儿早期死亡率为 0.41/1 000;晚期新生儿死亡率为 0.35/1 000[27]。Snowden 等的研究发现具有类似特征的在医院分娩的妇女的围产期死亡率为 1.8/1 000[25]。美国出生中心的综合数据显示,新生儿死亡率为 0.47/1 000,

在分娩中心出生的新生儿死亡率为每 0.40/1 000[23]。

总而言之,美国和其他发达国家的大多数关于家中分娩研究都发现,在家分娩的新生儿不良结局的风险尽管很小,但风险还是增加了,这主要体现在初产妇中,尽管风险的增加很小。来自英国英格兰的一个设计良好的研究就是一个很好的例子。对于低风险的初产妇,在家分娩与一些不良新生儿结局的风险增加,这些结局包括:分娩后死胎、新生儿早期死亡、新生儿脑病、胎粪吸入综合征、臂丛损伤、肱骨骨折或锁骨骨折。这项研究发现,每 1 000 名在家中出生的新生儿中有 9 名新生儿有不良结局,而在医院出生的每 1 000 名新生儿中有 4 名新生儿有不良结局[18]。

一些相互冲突的立场的专业组织仍在继续讨论,为了就医院以外的分娩安全问题达成共识。美国护士-助产士学会(ACNM)指出,一个非高危妊娠的妇女,同时有合格的服务提供者的协助,在家分娩基本上是安全[28,29]。美国妇产科医师学会支持医院和分娩中心作为最安全的分娩场所,但声明他们的成员尊重妇女选择期望的分娩地点的权利[30]。世界卫生组织的立场与此相似,建议那些在处于低风险妊娠的妇女,如果有熟练的接生者照顾,在有必要的情况下,有能力转诊到可以获得更高层次的照顾的场所时,可以选择家中分娩[31]。

## 家中分娩与在分娩中心分娩中的必需要素

表31-1 概述了家庭和生育中心生产的基本特征。

| 表31-1 分娩中心和家中分娩的基本特征 |
| --- |
| • 参与决策制定 |
| • 健康的产妇,有正常的妊娠过程 |
| • 以产妇为中心 |
| • 助产士和分娩家庭的主导权增加 |
| • 更容易保护产妇的隐私 |
| • 鼓励家庭成员不同程度的参与 |
| • 为正常分娩提供最佳环境 |
| • 助产士熟练的技术与充足的器械 |
| • 谨慎地远离复杂的技术干预 |
| • 通过与社区保健系统对接来维护安全 |
| • 助产实践中的独立性 |
| • 官僚主义最小化 |
| • 通常是由助产士主导的实践 |

## 共同决策

共同决策是助产照护的一个固有组成部分,但是,共享决策的过程在家中或分娩中心的助产实践中作用更为重要。在临床实践中,关系建立的早期,助产士引入了在服务者-助产士伙伴关系中工作的概念,在这种合作关系中,每一方都有着独特的责任。有关共同决策的更多信息,请参见"妇女健康管理简介"一章。

## 权力、主导和隐私

妇女有权决定自己的分娩,并有权选择希望分享生育经验的人。在家和分娩中心提供的小而私密的环境中很容易实现以产妇为中心。将分散注意力的事情最小化,使分娩中的产妇和实践者集中精力在重要事情上来。产妇由谁陪在她身边可以选择,从而满足她对于隐私或陪伴的需求[32]。

产妇在分娩环境、分娩管理和分娩结局方面有自己权威的控制权。分娩之前,妇女对所被提供的照护越来越有自信,她认为唯一可能会让她感到意外的应该就是分娩过程中出现的事情。所有的人在产妇分娩的过程中能够把所有的注意力放在产妇身上,并且提供他们的技术、参与和支持。他们可以增加产妇的舒适感,帮助产妇有效地使用她的力量。他们提供了安全的环境,向产妇灌输了信心,传播了产妇做得很好并且有能力完成分娩的信念。帮助她的团队可以少至4人(产妇和她的伴侣,助产士和协助者),或者多至家庭或分娩中心最多可容纳的人数,这样能够保证妇女的隐私权能够得到尊重。环境本身也传达了对于正常分娩过程的期望。我们需要重视产妇本身的努力,以及陪伴在产妇身边且认为分娩是一个正常的生理过程的工作人员。在这样的环境下,我们认为产妇有能力进行正常的分娩。她可以实现在有生理、社会和心理支持,而无复杂的技术干预的情况下分娩。产妇不应该依附于这些辅助分娩的设施。她可以自由活动并且选择任意体位。她可以在室外活动来鼓舞自己,分散注意力,并且促进产程进展。她可以进行盆浴增加舒适感。私人的分娩环境让女性感到安全。她可以发出声音,而不必担心附近的陌生人听到。她可以穿自己的衣服或不穿衣服,只要看起来适宜。进食日常的食物和饮料可以让产妇获得充足的营养。在家中和分娩中心,产妇所处的分娩环境很少有致病菌和侵入性操作,这点也会反过来降低院内感染或不良结局的风险。

在家和分娩中心分娩实践中,强调分娩是一个动态的过程,有时过程可能很快而有时可能会很慢。这些起伏从本质上来讲都是正常的过程。鼓励女性活动以促进产程,保持环境的安静使产妇能够很好地放松,这些都是简单的任务。在医院的环境中,会有很多方面的压力改变产程进展中这些正常的起伏。这些压力可能是物理性的,主要是为了腾出空间以接收其他产妇。另外,医院可能会有一些积极的处理政策和产程管理的规定。相反的,在医院之外的分娩机构,注意力主要集中于满足产妇的需求,帮助产妇产程进展或休息,期待并适应进展中的间歇。

## 助产士-服务对象之间的关系

在任何一个机构,助产士和产妇之间的关系都至关重要。在家中和分娩中心,明确每一个参与者的角色非常重要,因为他们之间是在相互信任的基础上建立的共同负责,合作共事的关系。对正常的目标和标准进行明确的描述。同时,在产妇的支持系统下,所有人需要共同负责整个照护过程和结局。而这需要在整个分娩周期中有清晰且连续的沟通。

选择在家庭和分娩中心工作的助产士需要对自身的优势和局限性有清晰的认识。她们应该乐于合作,不以自己为中心工作。为达到这些要求,助产士需要提高其沟通技能,乐于发现如何能够提高灵活性,并且知道如何设置并解释这些基于证据的局限性和界限。家庭和分娩中心的助产士必须能够判断是否存在理想情况和实际情况的差异,并设法解决这些问题。当产妇计划在家庭或分娩中心分娩时,对她来说自己的行为对结果产生的影响更加显而易见。产妇在照护过程中的职责非常明确,包括认识到她自己的行为可以改变分娩过程。

家中和分娩中心的助产士要能够确定她们和她们的服务对象之间的分娩理念上的差距在哪里,并且想办法去解决。家中和分娩中心的助产士在欢迎并期待产妇积极参与到决策和管理中的同时,也需要能在其中起到领导的作用。在助产士描述家中分娩或分娩中心实践的局限性时也应该是坚定而自信的。

## 助产士-咨询者之间的关系

如果服务对象的健康状况变化需要咨询、合作或转诊,助产士需要与社区保健系统对接,保证妇女受益。咨询可由家庭医生或产科医生提供,他们是单独执业者、团体执业者、几所不同的诊所或医院雇用的家庭工作人员。一些经过认证的护士-助产士（CNMS）/认证助产士（CMS）在家中和分娩中心助产时，也有医院的执业权限，方便在必要时将产妇转诊到医院，实现照顾的连续性。其他家中分娩和分娩中心助产士不想或不能获得医院权限，但与医生或与医院的 CNMS/CMS 保持咨询关系。对于没有医院执业权限的助产士来说，与医院内的助产士咨询签订一项咨询协议，为获取医院就诊，促进助产士间的团体关系提供一种方法。产妇很欣赏这种安排，因为即使她们转往医院，也依然会有助产士接生。

当建立了咨询转诊关系时，助产士需要写下临床实践指南，用以指导实践，识别需要咨询会诊、合作或转诊的情况。之后可以就希望获得的服务与咨询医师进行协商。最后的文件仅仅是咨询会诊服务的合同，绝非是监管协议。一些咨询医师考虑到职业风险，害怕失去医院执业权限，或者由合作者带来的职业风险等方面的因素，可能会犹豫要不要签署协议。近年来，一些州已经通过了立法，撤销对助产士必须与医师或医院签署书面的合作实践协议的要求。这项立法移除了助产士实践的障碍，为产妇提供了更多选择和获得助产士保健的机会。由于法律上可能不再需要书面的合作实践协议，助产士和咨询医师或医院之间基于相互的信任、开放的交流和尊重，建立起来合作关系就变得更加重要在大多数咨询服务中，除非出现了问题，咨询医师一般都不会在妊娠期见到服务对象，但是，妇女可能仍然希望会见咨询顾问，如果女性想见，就应鼓励她们这样做。

## 产前保健

在产前访视期间，助产士应致力于增强妇女的自信和自立。解释妊娠期的正常生理变化使产妇安心，表达对她完成分娩的信心，助产士应帮助妇女以强化优势，并帮助她弥补不足。

### 实践介绍

助产士和产妇之间的第一次产前访视中，助产士会向分娩家庭介绍其提供的服务和他们可能遇到的一般情况。助产士需要利用这次机会向产妇解释，如果想要在家庭或分娩中心分娩，助产士和产妇都需要坚定信念从而促进健康，保持分娩过程的正常，并在分娩过程中给予非药物的方法促进舒适[32-34]。

助产士、产妇和她的家庭一起讨论他们的需求，并探索产妇希望如何满足需求。此次保健也为产妇和助产士对他们一起合作的能力进行评价提供了机会。分配好时间完成以下所有任务非常重要。

### 妊娠期服务对象的职责

在初次保访视中，向妇女列举她的职责可以让其对于她的任务有一个概念，包括需要做的工作，以及如何使她的妊娠过程舒适化及最大可能地自主选择的分娩地点进行正常分娩。

基本的健康促进包括：充足的营养，适度的休息和锻炼，减压，按计划产检，避免药物、酒精和吸烟。产妇的职责也包括确保在怀孕、分娩和产后阶段，承担主要陪伴职责的支持伙伴能够参与其中。如果有小朋友要参与分娩过程，应该有主要支持伙伴之外的成年人照顾小朋友。

初次访视时提出的职责在妊娠的后期也会再次进行强调，包括进行母乳喂养准备，参加分娩教育课程，参观医院，准备分娩物品，以及为儿童健康保健做准备时。产妇在妊娠期间也可能会被要求与会诊医师见面。

### 妊娠期间助产士的职责

产妇首次产前访视时，其关于助产士角色的期望使助产士的职责得以明确。助产士向产妇解释助产士-客户合作的工作概念，各自的职责设置。在产程周期中，助产士提供教育、指导和健康照护等服务，尤其需要强调对正常及不正常症状体征的识别的重要性。同时助产士还应讨论产妇主要支持伙伴的角色，并且助产士还会向产妇提供24小时在线服务。最后，助产士将介绍可能的会诊和转诊服务，助产士的酬劳资金以及需要转诊情况下会诊医生的酬劳。

### 分娩地点的选择

在初次访视的时候，助产士和产妇会讨论所有分娩选择的利弊。她们描述每个分娩地点可以和不可以做的事情，共同选出最好的分娩地点。在讨论分娩地点的选择时，每个地点积极和消极的方面都应该进行讨论。在美国选择家庭或分娩中心分娩的产妇少于2%[29]。因此，理解产妇做出分娩选择的动机能够使助产士与产妇之间的合作更加有效。同时，讨论中也应该考虑到产妇伙伴的态度。

对于分娩地点选择的影响因素可能包括产妇及其照护者的信念，对干预技术的感情倾向，产妇的健康状态,产妇既往分娩体验,社会和家庭因素以及经济问题。

## 安全标准和医院转诊

初次访视时就需要说明出现并发症时的转诊问题。妊娠、分娩及产后短期内可能出现的问题及其出现概率应该向产妇及其家庭进行解释。促进健康的自我保健及早期干预的重要性也需要再次进行强调。助产士要评价产妇的健康需求以确保产妇选择了合适的分娩地点,让产妇知道有些健康情况最好选择在医院保健分娩。(表31-2列出了怀孕期间可能预先出现或可能变得明显的情况,这意味着需要选择在医院分娩。表31-3列出了可能在分娩、分娩和产后立即发生的需要转移到医院情况。)

助产士的临床判断能力、技术和资源能够影响对产妇个体化最佳分娩地点的决策。这也包括助产士对环境安全的评估。如果助产士觉得产妇在家里分娩不安全,没有产前保健记录,或者是离医院过远很难获得医疗资源,在这种情形下需要在医院分娩。尽管有些产妇会为会诊或医院服务做基本准备,但是助产士在建立与医院系统的联系方面承担着最终的责任。尽管在医院或分娩中心很少出现紧急情况[23,25,27],但是产妇也需要做好出现最坏的分娩结局的心理准备。这是一个敏感的话题,可能产妇在初次产检时并没有做好讨论的准备,告诉产妇出现这些问题的可能性,在初次和随后的产检过程中不断重复这个事实是保证产妇充分理解这个问题最好的方式。

## 经济因素的考虑

要跟自费和医保的产妇说明清楚费用准备。应该写出具体的支付计划,包括保险信息和付费安排。关于经济问题应该在所有参与成员之间进行公开的讨论。一些妇女选择家庭和分娩中心分娩,因为她们缺乏经济来源。经济上有困难的产妇则能够从助产士带来的个性化的、非官僚主义的、尊重的、一对一的照护中获益,这些她在其他卫生保健体系中可能不能经常遇到。只要产妇做好了分娩必需的准备并且妊娠阶段一切正常,她就可以成为医院外分娩很好的候选者。尽管在一切正常的条件下,家庭或分娩中心分娩可能会更便宜,但是如果出现了并发症,则可能要比医院的花费还要高。最终,并不鼓励产妇纯粹考虑经济因素而寻求这样的服务。

| 表31-2 | 需要在医院分娩的指征 [ab] |
|---|---|
| **• 先前的妊娠情况** | |
| 既往死产或新生儿死亡事件 | |
| 需要后续干预的原发性产后出血史 [c] | |
| 剖宫产史 | |
| 肩难产并致伤史 | |
| **• 目前的妊娠情况** | |
| 活动早产(妊娠37[+0]孕龄)或早产,胎膜破裂 | |
| 原发性高血压或妊娠期高血压 [d] | |
| 先天性胎儿畸形需要新生儿专家立即评估和/或处理 | |
| 胎儿生长受限 <5百分位数 | |
| 胰岛素依赖型糖尿病或妊娠期糖尿病需要药物治疗 | |
| 胎位不正:臀位,横产式 | |
| 需要药物引产 | |
| 过期产 >41[+6]周 | |
| 多胎妊娠 | |
| 羊水过少及其他复杂因素 | |
| 羊水过多 | |
| 妊娠中期前置胎盘 | |
| 胎盘早剥 | |
| 子痫前期 [e] | |
| RH血型同种免疫 | |
| **• 医疗状况** | |
| 活动性感染肝炎、人体免疫缺陷病毒、生殖器疱疹、梅毒或肺结核 | |
| 可能影响产后护理管理或分娩后产妇或新生儿过渡期的精神疾病 | |
| 怀孕期间需要紧急医疗监护,并可能影响分娩的疾病:如心脏病、癫痫、血栓栓塞症或血液病。 | |
| 药物使用或依赖 | |

[a] 这份清单并非详尽无遗

[b] 怀孕期间可能出现其他产科或医疗状况,需要通过咨询、协作或转诊,以确定最佳分娩地点。针对女性的个体化风险评估可能因其先前的病史、手术史和产科病史以及社区内医疗资源的可及性而有所不同。个体化助产实践指导、客户、及助产士的慎重将影响关于分娩地点选择的共同决策,这一过程需要被详细记录

[c] 如巴克里球囊,扩张和刮除,输血和人工摘除胎盘

[d] 诊断妊娠期高血压妊娠的诊断标准:20周后对一名先前血压正常的妇女进行诊断,两次血压测量值均 >140/90mmHg,两次测量时间间隔4小时 [32]

[e] 子痫前期诊断:妊娠20周后,间隔4小时的两次血压测量值 >140/90mmHg。如果没有其他检测蛋白尿的技术,可以使用试纸测量超过1个+判断蛋白尿。如果血压为160/110mmHg或更高,则可立即诊断。在没有蛋白尿的情况下,若出现高血压和血小板减少、肾功能不全、肝功能受损、肺水肿和/或脑或视觉症状,则可诊断 [32]

| 表 31-3 | 分娩期、产后的孕妇和新生儿需要转诊到医院的指征 [a] |
|---|---|

**分娩期的转诊指征 [b]**

- 胎位不正:分娩期发现的臀位和横产式
- 出现妊娠期高血压 [c] 或子痫前期的体征或症状
- 绒毛膜羊膜炎 [d]
- 难产、分娩时或在胎粪存在的情况下对宫内复苏无反应的持续Ⅱ类胎心音
- 需要药物加快产程
- 胎盘早剥或不明原因阴道出血增加

**产后的转诊指征**

- 需要处理超出助产士能力范围之外的外阴裂伤
- 对初期治疗无效的产后出血
- 胎盘滞留
- 不明原因阴道出血

**新生儿需要转诊的指征**

- 生命体征不稳定

[a] 怀孕期间可能出现其他产科或医疗状况,需要通过咨询、协作或转诊,以确定最佳分娩地点。针对女性的个体化风险评估可能因其先前的病史、手术史和产科病史以及社区内医疗资源的可及性而有所不同。个体化助产实践指导、客户、及助产士的慎重将影响关于分娩地点选择的共同决策,这一过程需要被详细记录

[b] 当分娩迫在眉睫时,必须优先考虑转诊对最佳处理潜在影响

[c] 诊断妊娠期高血压妊娠的诊断标准:20 周后对一名先前血压正常的妇女进行诊断,两次血压测量值均 >140/90mmHg,两次测量时间间隔 4 小时 [32]

[d] 绒毛膜羊膜炎临床上诊断标准为:产妇发热 >38℃伴心动过速(>100 次 /min)和 / 或胎儿心动过速(>160 次 /min)

## 妊娠期初次访视

在初次访视时,助产士需要评估产妇既往正常及不正常的症状,并进行身体评估。产妇及其爱人应该提供准确的家族史、病史、月经史及生育史。必要时需要产妇提供其他保健机构或人员那里就诊的记录。在充分了解产妇的病史信息和身体评估的基础上,产妇和助产士才能够识别未来可能会出现问题的因素。尽早制定预防策略能够增加产妇在自己选择的地点进行分娩的可能性。

## 计算预产期

因为对于大部分医院外的分娩机构来说,在家庭或分娩中心分娩有 5 周的安全足月期,所以助产士应该特别注意计算正确的预产期。孕足月是指

孕 37~42 周之间。在 37 周之前或 42 周之后,选择医院分娩更加安全,但是有时在严密的胎儿监护和适当的咨询会诊下,分娩的安全期限也可以扩大几天。若在 37 周之前分娩,胎儿的肺可能还没有发育成熟。一些不可避免早产的产妇需要转诊到医院,在医院,有更加适宜的技术和工作人员为新生儿提供必要的长期支持。类似的,在 42 周之后分娩的产妇在分娩时出现羊水粪染和胎心率变异的风险会增高,这些都与发病率和死亡率相关 [35]。

## 复诊

每次复诊时,产妇和助产士需要通过询问两次产检之间的病史,进行身体评估和实验室辅助检查,识别孕期是否正常或出现了什么问题。在家庭和分娩中心工作的助产士承担着教育者角色,她们需要告知产妇孕期可能出现的提示有问题的症状。这样,产妇就能在问题的早期识别中发挥关键作用,并且做到早预防。为了能使产妇有条件进行医院外分娩,在一些不可逆的问题出现之前进行早干预尤其重要。产妇应该知道,如果她们出现了特殊的并发症,她们将失去在自己计划的地点分娩的机会——这对于产妇积极参与到健康促进中是一个强有力的激励。

## 家庭需要为分娩和产后做的准备

对分娩的规划包括做好参与的准备,并且需要一定的时间、思考和能量。当在医院外的机构分娩时,家庭所做的准备工作可能会更多。家庭的责任在表 31-4 中详细列出。

随着预产期的临近,分娩课程帮助产妇和她主要的支持伙伴集中精力在即将到来的分娩中。最有益的课程强调了产妇内心的力量,并且由非常熟悉家庭和 / 或分娩中心分娩的专业人员讲授,使产妇在院外可选择药物很少的情况下,对进行非药物干预分娩的可能性有信心。使产妇能够依靠课堂中学到的技能来帮助自己舒适和放松,缓解疼痛,促进分娩。医院的分娩课程经常被当做医院系统的情况介绍,并帮助在这些机构分娩的产妇做好准备。

书写分娩计划使产妇及其伴侣参与讨论他们在分娩过程中重要的事情。这些计划详细描述了他们对环境、社会干预和促进舒适措施的偏好。产妇及其伴侣会确定参与分娩过程的人员,他们特定的职

| 表 31-4 | 家庭为分娩和产后所做的准备 |
| --- | --- |

- 持续承诺合作建立照护计划
- 随时让助产士了解生活中的改变
- 指定内容的阅读
- 参加分娩教育课程
- 书写分娩计划
- 直面并解决恐惧
- 产前做好母乳喂养的准备
- 受邀的参与者做好其职责内的准备
- 做好兄弟姐妹参与的准备
- 为保健付费和／或传达保险信息
- 收集并组织家庭分娩需要的特定物资
- 获取并打包需要拿至分娩中心的物资
- 安排好分娩助理
- 准备好干净的房子
- 做好分娩期间宠物的安全和照顾准备
- 获取婴儿安全座椅并进行正确的安装
- 制作一个到家的精确且详细的地图或者检查全球定位系统（GPS）是否可用
- 需要时进行产科咨询
- 制定应急计划，并且把它们贴在每台电话上和记录单上
- 准备好装满汽油的车
- 知道如何到达医院
- 需要时安排导乐

责，兄弟姐妹们的角色，宗教或信仰习惯，以及和家人及朋友计划过的事项。分娩计划同样描述了从之前的分娩经验中习得的应对措施，希望的分娩体位，以及分娩过程中不同时间点的隐私和陪伴偏好。同时也可以列出对音乐、图片以及音频和／或视频的计划。

为了强化可能出现的转诊情况的现实情况，分娩家庭最好在家庭或分娩中心分娩计划之外，再列出医院分娩计划。该计划以干预措施和与新生儿接触等方面的偏好为主。分娩家庭应该认识到，如果有转诊至医院的指征，那么一些医疗性的干预就成为必要。

在大部分家和分娩中心的实践中是希望产妇进行母乳喂养的。母乳喂养对在医院外分娩的产妇来讲是一项基本的安全因素。当产妇在缺少专业帮助下进行家庭分娩时，母乳喂养可以促进子宫收缩，从而可以控制产后出血。国际母乳协会、其他的母乳喂养支持组织，以及哺乳顾问在产前母乳喂养准备和产后支持方面都是很重要的资源。

参与到分娩过程中的人员同样需要准备。如果有小朋友参与分娩过程，他们需要额外注意一下分娩中视觉、声音等方面的刺激对孩子的影响。他们还需要一位成年人专门负责照顾小朋友。这个成年人需要明晰他／她的角色。他／她在分娩过程中必须照顾好小朋友，从而使产妇及其伴侣能够将全部注意力集中在分娩过程中。同样，如果需要转诊，必须有人能一直和小朋友在一起，直至产妇和／或其伴侣从医院返回。

参与到分娩过程中的人员需要进行认真筛选。也应该让参与分娩的人员清楚认识到，如果分娩过程中产妇由于他们的出现变得烦躁不安，则他们可能需要离开。有一些参与者可能会害怕医院外分娩。在分娩之前处理恐惧情绪可能会让他们的态度有所改变，他们在分娩中的参与可能会成为一次革命性的体验。

计划在分娩中心分娩的家庭需要在孕 36 周之前打包好需要用的物品（表 31-5）。家庭分娩需要的物品（表 31-6）也应该在孕 36 周前准备好，并放在准备分娩的房间或其他相邻的地方。最新的电子版或纸质的产妇健康档案也需要放置在产妇身边。

### 产前家庭访视

大约在孕 36 周时，助产士或分娩助理需要进行家庭访视，以确保家庭已经做好了在家中或分娩中心分娩的准备。分娩家庭需要准备详细的地图或者确保全球定位系统（GPS）可用，以确保在家庭访视时能够被找到。对于选择家庭分娩的家庭来说，准备一个相对干净的房间并管好宠物是其重要的责任。大部分宠物可以参与到分娩过程而不引起问题。此外，分娩家庭需要为助产士及助手安排停车。

在此次家访中，需要确定脐带血保存、胎盘包封或其他所需服务的计划。如果计划在水中分娩，助产士需要提醒家庭在开始分娩前测试热水箱的容量，确保所有用具都在可以轻易拿到并可以正常使用，确保没有任何疏漏。关于水中分娩的相关设备和安全规定的信息，请参阅本章末尾的参考资料部分。

| 表 31-5 | 分娩中心分娩时需要的家庭物资 |
|---|---|

36 周前打包准备好,方便运至分娩中心的物品:

- 为你和你的分娩团队准备的有营养的,方便准备的食物和小吃
- 3 脱果汁,功能性饮料,茶和肉汤
- 蜂蜜
- 分娩过程中穿的舒适的衣服和回家时穿的另外的衣服
- 额外的枕头
- 音乐(CD 或者电子设备)
- 相机和 / 或摄影机
- 游泳裤 / 衣以及为伴侣准备的额外的毛巾
- 大孩子的娱乐物品(如:书,游戏,视频)
- 为新父母准备的营养的产后餐
- 去除污渍和清洗衣服需要的双氧水和氨
- 为新生儿准备
- 干净的体温计
- 4 个婴儿毯
- 凡士林
- 5 个新生儿尺寸的一次性尿布
- 适合天气的新生儿的衣服
- 婴儿安全座椅,调整至适合新生儿的模式

家中每一台电话和产妇的记录单都应该贴上紧急预案和重要的电话号码。分娩家庭应该去备选医院"演习",以确保万一需要转诊时,了解最快的路线、交通状况、停车场的位置和进入大楼的路线。需要保证用于紧急转诊的汽车有充足的汽油。分娩前在网上完成入院表格或准备好完整的纸质病历复印件,这样在必须向医院转诊时可以减少压力。

## 在家中或分娩中心的分娩期

在分娩期间,助产士承担了分娩环境监护人的职责。产妇和她的支持团队需要依赖于助产士才能安心。助产士的存在为分娩提供了生理和心理支持,并且关注了产妇的舒适性和产程进展,必要时也会使用一些简单的干预措施。产妇在产程中能否持续保持正常取决于助产士。一旦出现并发症,助产士需要具备管理、稳定、解决问题的技能,并能在必要时寻求其他帮助。如果并发症不能在家庭或分娩中心解决,需要立即将产妇转诊至医院。

### 人力和设备

大部分家庭和分娩中心的会有两个分娩期照

| 表 31-6 | 家庭分娩时需要的家庭物资 |
|---|---|

大部分助产士要求分娩家庭在孕 36 周之前准备好这些物品。其中有一些是家中常见的物品,另外的一些可以按照需求购买。

- 床套(如塑料罩单,浴帘)
- 额外的枕头包上塑料
- 为分娩准备的食物和液体
- 可弯曲的吸管
- 干净的毛巾
- 消毒清洗剂(如聚维酮碘,苯扎氯铵)
- 方巾或者 4×4 纱布
- 有电的手电筒及额外的电池
- 镜子
- 1L 容积的碗
- 冲洗球
- 电热毯
- 宝宝的帽子
- 婴儿毯 / 柔软的毛巾
- 温度计
- 卷尺
- 产褥垫和内裤
- 会阴冲洗的塑料挤瓶
- 一次性防水垫巾
- 婴儿物品,包括衣服、尿布和婴儿座椅等
- 大的塑料垃圾袋
- 塑料冷藏袋
- 2 个装呕吐物的轻塑料容器
- 纸巾
- 面巾纸
- 祛除残留血液的双氧水
- 检查摄影设备并充电
- 准备音频 / 音乐设备

护者:主要的助产士和一个分娩助理。分娩助理可能是第二个助产士、一个注册护士、急诊技师、甚至有些是准备参加助产课程的人员。分娩过程常常较长,为了满足产妇的需求,助产士常常需要定时的休息。将参与人员限制在一个助产士和一个分娩助理,可以减少人员调换的打扰,且能提供恰当的帮助。选择这两种人员作为照护者保证了适宜的人员配置,既能满足分娩家庭的支持需求和安全保障,又能保障私密性。一些分娩家庭也想要导乐服务。

分娩助理能够提供分娩及产后支持和技术等相关技能,必要的技能包括对产妇生理和情感需要及分娩状态的评估,也包括对母体、胎儿及新生儿重要

指标的监测,进行成人心肺复苏(CPR)的资质认证,且精通新生儿复苏流程(NRP)。分娩助理也需要能够在母乳喂养和产后照护方面提供帮助。分娩助理没有必要一定要是医学专业人员。分娩教育者、母乳协会领导人,以及导乐都可以通过获得所需的额外技能,从而成为一名好的分娩助理。

协助分娩的设备很简单。每次助产士和分娩助理准备接生前,都会整理并检查设备(表31-7)[32]。对产妇病历和分娩计划的回顾可以将注意力集中在满足产妇个性化的需求上。图31-1展示了新生儿复苏所需设备。

| 表 31-7 | 家中或分娩中心分娩需要的设备 |
|---|---|
| **必需品** | |
| 有最新的电子版或打印版记录单 | **新生儿必需品** |
| 分娩期、产后和新生儿计划的纸板或电子版表格 | 电热毯或婴儿毯 |
| 出生证明表格 | 冲洗球 |
| 血压袖套、听诊器 | 婴儿称 |
| 胎儿镜 / 多普勒听诊器 | 卷尺 |
| 手套(无菌 / 非无菌) | 维生素 K |
| 润滑油(无菌 / 非无菌) | 红霉素眼用软膏 |
| 导尿管 | **新生儿复苏用设备** |
| 针和缝合线 | 光源(如手电筒) |
| 局部麻醉剂,注射器和针 | 吸引器或吸痰器 |
| 尿液试纸 | 新生儿正压复苏袋和面罩 |
| 酸碱试纸 | 脉搏血氧计成人 / 新生儿 |
| 静脉内液体:乳酸钠林格和加 5% 葡萄糖的乳酸钠林格 | 喉罩 |
| 套管针,长的静脉内导管,胶布,消毒剂,纱布 | 配有婴儿专用刀片的喉镜(1 号) |
| 采血物品:止血带,导管,注射器,针和真空管 | 气管内导管,尺寸分别为 3.0mm 和 3.5mm,带导丝 |
| 锐器盒和医疗废物垃圾桶 | 肾上腺素 |
| **无菌物品** | 胃管(8F)和大注射器 |
| 剪刀(2 对) | 口腔导气管(新生儿,成人) |
| 大夹钳(Kelly 钳或者 Rochester-Ochsner 钳) | 小氧气瓶,氧气管,面罩(新生儿和成人) |
| 持针器 | **产后出血的控制** |
| 环钳 | 注射用催产素 |
| 羊膜勾 | 注射用马来酸甲基麦角新碱 |
| 无菌 4×4 纱布 | 米索前列醇片 |
| **额外用品** | |
| 成人正压复苏袋及面罩 | **个人用品** |
| 抗生素及 150ml 生理盐水用于抗生素静脉给药 | 围裙或长袍 |
| 相机 | 换洗衣服 |
| 电解质替代型饮料 | 护目镜 |
| 可弯曲的吸管 | 盥洗用品 |
| 热水瓶或电热毯 | 个人药物 |
| 局麻使用的利多卡因凝胶 | 镜子 |
| 按摩滑轮 | 窥器 |
| 用于会阴热敷的设备 | **无菌物品** |
| **新生儿用品** | Allis 钳 |
| 新生儿的足迹盖章 | 穴位梳 |
| 血糖监测棒和 / 或血糖仪 | Culturette 无菌取样试纸 |
| 纯棉的婴儿帽子 | 止血钳 |
| 耳镜 / 检眼镜 | 组织钳 |

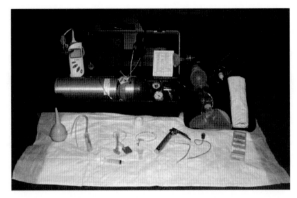

图 31-1 美国心脏协会和美国儿科学会的新生儿复苏计划步骤印在一张小卡片上,可以用来指导复苏过程

当分娩发动时,分娩家庭联系助产士、分娩助手,以及其他被邀请的人员。一些情况下,助产士会直接联系分娩助理。助产士是主要的参与人员,并且负责协调整个照护过程。在分娩家庭通知分娩发动的电话中,助产士需要收集产妇当前分娩感受、需求以及现有支持系统等方面的信息。助产士、产妇及其支持网络根据产妇的认知和妊娠过程再次评估,并制定适宜的分娩管理计划。计划包括更频繁的电话沟通或助产士见到产妇后再进行进一步的评估。

如果产妇在家中感觉舒适,并能够得到她需要的支持,并且不存需要立即并持续联系助产士的问题。产妇可能还想继续她的日常活动,但是需要更加注意饮水,营养和休息。可以向产妇提供充足的食物选择,并且这些食物也应该分给整个分娩团队。朋友和家人可能会赶来帮助进行最后的准备及家庭事务的管理,从而让产妇和她的主要支持伙伴能够集中精力在分娩中。

计划在家中分娩的产妇可以多铺一些东西以保护床垫不污染。床上可以铺一套亚麻布,然后在上面盖一层塑料,如塑料床垫套、一块布或者浴帘。在塑料上铺上干净的旧床单,这样就准备好了分娩时的产床了。结束分娩后,可以简单的直接丢掉最上层的床单和塑料。然后铺好干净的亚麻布让产妇在产后感到舒适。

无论产妇选择在哪里进行分娩,助产士都可以在产妇家中、分娩中心或者助产士办公室为产妇进行初步体格检查。助产士也可以选择把该项检查交给分娩助理完成。初次评估内容应该包括:回顾产前保健记录,评估当前的状况,产妇和胎儿的重要体征,宫缩情况,以及母体对分娩的反应。之前的检查也作为这次体格检查的一部分,用来确认生产过程,

核实当前的情况,或者向产妇提供其需要的信息。

随着产程的进展,助产士或分娩助理需要根据临床实践指南或者美国护士-助产士学会(ACNM)关于胎心听诊的临床报告,对产妇的状态和胎心率进行评估[36]。分娩家庭一般会在分娩计划中描述其对于分娩的偏好。应该针对产妇及其家庭,根据其独特的分娩过程而提供个性化的照护。分娩持续的时间因人而异,期间助产士应该一直在产妇身边。助产士和分娩助理也应该设法增强分娩伙伴的支持,从而使产妇安心并保存体力。分娩过程中产妇可以自由活动,并采取自己选择的任何体位。助产士可以推荐一些舒适、促进产程进展、并维持胎儿良好状态的体位。在分娩中心或家庭中,产妇在床以外的地方分娩也是常见的。

在家中或分娩中心分娩,进入到第二产程时,产妇仍可以随意改变体位,从床上移动到其他位置也是可以的。助产士需要保持警惕,能够灵活应对产妇的活动。无菌器械应该放在可移动的无菌台面,这样可以保证助产士能够随着产妇的活动而提供支持。助产士、产妇及其分娩团队之间的良好沟通能促进其合作。当产妇描述她感知到的胎儿下降的位置及程度时,助产士可以给予反馈以确定或纠正产妇的认知。当产妇不愿意改变体位时,助产士则可能需要使用有说服力的沟通方式来建议产妇采取能促进分娩的体位。

当胎儿的头部露出后,产妇和/或其伴侣经常将手伸向下面完成分娩(图 31-2)。在最初的几秒之内,助产士可以看到并感受新生儿的肌张力,对新生儿的健康状态进行快速的评价。助产士和分娩助理继续观察新生儿的心率和呼吸情况。协助产妇的伴侣将新生儿放在产妇身上进行皮肤接触,从而使新生儿保暖。整个过程中,助产士负责指导分娩助理并且持续关注新生儿从宫内到宫外的转换。

一些新生儿一出生会立即吸吮,而另外一些新生儿可能对探究其环境的改变更有兴趣——看、听、擦鼻子、舔,并不慌不忙地找到乳头开始吸吮,这都是正常的。大部分情况下,产妇渴望将宝宝放在她的胸前。一些产妇可能更加希望先用一小段时间从分娩的强度中调整过来,然后再欢迎她们的宝宝。在助产士关注第三产程进展时,分娩助理在不影响家人和新生儿之间的联系的情况下,对新生儿的重要体征进行检查。新生儿在产妇的怀中保持皮肤接触,同时分娩助理每 30 分钟检查一次新生儿的重要体征,新生儿有指征的情况下则需要更加频繁地检

查。这个时候,整个家庭的注意力开始转移到对新生儿的迎接中。兄弟姐妹有的时候参与整个分娩过程,有的时候产妇会在合适的时间邀请他们进来。

胎盘的娩出通常不会很快。如果产妇希望胎盘能快点娩出,可以下蹲或坐在马桶上促进第三产程的完成。所有的参与者都需要对母亲和新生儿产后的症状和体征保持警觉,并进行良好的信息沟通。助产士可能会将胎盘交给有害垃圾处理公司处理。有些家庭可能希望留下胎盘,埋在植物或树下。近年来开始流行在家庭的要求下将胎盘晾干封装,用作所谓的医疗用途。尽管后者做法在目前受争议。

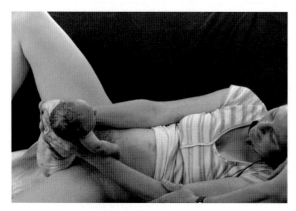

图 31-2　母亲伸手完成分娩

## 产后早期及随访

产后最初的 2~4 个小时之内对新妈妈及其家人、朋友来说是一段特殊的时间,这段时间用于欢迎新生儿并与其建立起联系。家庭和分娩中心的助产士和分娩助理在迎接新生儿的这段时间是参与者。在建立起母乳喂养后,产妇和新生儿常常会进入稳定的状态。一旦确定重要的体征如恶露,子宫位置,子宫稳定性,以及新生儿的状态都在正常范围内,助产士就可以离开分娩的房间,为这个家庭提供私密的时间,继续建立与新生儿联系。通常,眼预防和维生素 K 管理都会推迟到家庭关系建立时间之后。一些家庭在知情选择时放弃了这些新生儿的管理程序。如果妇女没有过多出血,必要的话,也可能推迟会阴缝合;或者,根据妇女的喜好,可以立即进行。

在亲密关系建立期间,助产士可以完成分娩过程记录等产后职责。需要完成的任务与在医院环境中需要完成的任务既相似又不同。在这期间,助产

士常常需要积极完成那些在医院由护士、秘书、家政和餐饮工作人员完成的工作。助产士和分娩助理需要确保产妇营养充足,帮助产妇进行母乳喂养,协助产妇淋浴和排泄,助产士还需要清洗器械以及整理分娩地点。通常,家人和参与分娩过程的朋友在产后家庭时光中成为了帮手。

助产士为新生儿进行全面的体格检查,常使用加热毯来提供一个温暖的平台。随着新生儿进行从宫内到宫外相应的转变,在亲密关系建立后,助产士就可以开始根据家人的偏好对新生儿进行体格检查。体格检查提供了一次教学的机会,常在小朋友激动地迎接新的兄弟姐妹时,在母亲的床上进行。在朋友们拍照和庆祝的时候,家庭成员经常参与到称体重、测量身长,以及为新生儿穿衣的活动中。

在助产士离开家庭或者分娩家庭离开分娩中心后,依然建议产妇和新生儿保持紧密联系。为了保持新生儿体温稳定,可以将洗澡时间推迟到分娩后 24~48 小时。在产后 2 天助产士还需要在产妇家中或自己办公室或通过电话对产妇和新生儿进行评估。母乳喂养,家庭关系的建立,家庭帮助是否足够,新生儿照护能力,以及随后和新生儿保健人员的预约等方面都需要在此次访视中进行评估[1]。在产后 6 周之内的恢复时间,分娩家庭可能需要去助产士办公室评估产妇产后复旧情况,以及产妇、新生儿及家庭其他方面的需求。

## 临床管理框架

在家中和分娩中心的管理中,临床情况的管理策略可以分为三个领域:可预防的,非急诊的以及紧急情况。计划在家中或分娩中心分娩的妇女转诊到医院转诊率约为 7%~24%[18,20]。除了产妇或胎儿的健康状况外,转诊的可能性还取决于多种因素,包括到合作医院的距离和合作协议。尽管有一小部分妇女在分娩前转到医院接受照顾,但 84%[23]~89%[27] 的女性在家中或分娩中心分娩发作,最终会在她们喜欢的地方分娩。对于在分娩期间转到医院的 10% 的妇女来说,转移的原因是产程进展不佳(40%)以及寻求止痛处理或产妇产程延长(20.5%)[27]。在家中分娩的妇女中,大约 1.5% 的人产后转诊,约 1% 的新生儿转诊[27]。分娩中心的产后转诊率相似,2.5% 的妇女需要产后转诊,2.6% 的新生儿需要转诊[23]。大多数转诊都是非紧急的。当 Stapleton 等在一项全国分娩中心的研究(n=

13 030)发现,只有不到 1% 的在分娩中心分娩的妇女需要紧急转诊[23]。

预防是维持安全性的一线防护措施。积极实施降低风险的策略能够最有效地维持安全性。大部分选择家庭或分娩中心分娩的产妇认为,为了能够实现在她们喜欢的地方分娩的目标,她们必须通过保持良好的健康状态以及妊娠期避免出现并发症,建立起最佳的母体状态。当积极执行促进健康的策略时,安全能得到最大程度的保证。早期识别的异常情况,可能是非紧急的,通过咨询与合作及时予以解决。紧急情况发生时,除了咨询和/或协作照顾之外,还可能还需要转诊到医院。如果助产士确定需要更多的人力和复杂的技术,则需实施先前安排好转诊的计划,以获得更安全的医疗干预措施[15-23,28]。在转诊过程中,助产士必须运用出色的决断能力和临床技能,并促进助产士、产妇、分娩家庭和咨询机构之间的良好沟通。当需要与医院系统相互联系时,包括转诊,一个简洁、全面的表格对产妇和相关的助产服务来说是一个有效的信使。

## 非紧急临床情况的管理

### 产程延长

多项研究显示初产妇产程延长是由家庭或分娩中心转为医院分娩最常见的原因。为了避免产程延长继发宫缩乏力和产妇疲乏,助产士能够使用的最重要的干预措施就是,用耐心和注意力支持产妇在分娩过程中有效利用自身的能量。保证充足的水和营养提供以能量是非常必要的。当分娩过程变缓时,助产士可以让产妇进行阶段性的休息。

必须清楚认识到,当产程进展缓慢已经成为一个问题时,不能在家庭或分娩中心使用缩宫素来增强或诱导分娩。外源性缩宫素可能会引起心动过速,导致胎盘供血减少,引起胎儿缺氧。如果通过散步、营养支持、蓖麻油、性生活、或者乳头刺激等措施不能刺激分娩发动,可能需要进行医院转诊。

有时当产程停滞时,产妇将失去控制疼痛的能力,且非药物镇痛方法将失效。若医院外的分娩机构内有限的可选择的缓解疼痛的方式已经不能满足产妇,那么也需要进行医院转诊。只要产妇和胎儿的重要体征维持在正常范围内,就可以使用家中的汽车进行非紧急情况的转诊。即使产妇首次分娩因为产程延长被转运到医院,在之后的分娩中常常也

可以在医院外的机构完成分娩。

### 胎膜破裂延长

在家中或分娩中心出现胎膜破裂时间延长,感染的问题会减少但不能完全避免。只要产妇不是 B 族链球菌(GBS)的携带者,周围的致病菌不会很多,并且避免阴道检查也可以降低感染的风险。然而,对感染症状的监测非常重要。必要时在转诊之前设定一个转运时间期限,这个期限可以取决于助产士及产妇的意愿,以及和卫生保健系统的协商,包括对产科和新生儿团队标准的考虑。

### B 族链球菌定植

有 B 族链球菌定植的产妇可能能够在家庭或分娩中心安全分娩。当有静脉预防性使用抗生素的指征时,可以在家庭或分娩中心给药。有 B 族链球菌定植的产妇需要在产前与儿科保健人员制定新生儿随后的照护计划。教会家庭成员监测并记录新生儿的重要体征,使他们能够在分娩后 12~48 小时向儿科保健人员传递关于新生儿健康状况方面的信息。

### 羊水粪染

如果在胎膜破裂后的任何时间出现羊水粪染,都需要对胎粪的稠度进行评估。是否通知会诊医生取决于会诊共识以及出现的胎便的类型。羊水粪染和证明胎儿健康状态的胎儿评估,并不总能提示产妇是否需要转诊至医院。羊水混合稠厚的胎便提示:如果有时间合适,产妇需要在分娩之前转诊至医院。

如果胎儿心率正常,没有胎儿酸中毒的迹象,产程进展良好,则在家庭或分娩中心分娩是可以的。然而,必须与产妇及其支持伙伴就助产士的评估、吸入胎粪可能引起的后果,以及院内院外治疗方案的选择进行讨论和记录。决定是否转诊需要在助产士的指导下,并考虑到家庭成员的倾向。如果决定留在医院外分娩,口腔吸引管和其他复苏需要的设备都应该准备好。

### 剖宫产后的阴道分娩

曾有过剖宫史的妇女可能希望避免再次剖宫产。一些想进行剖宫产后阴道分娩(VBAC)的妇女,她们所居住的地区的医院不提供剖宫产后阴道分娩服务[37,38]。

如妊娠相关情况一章中所述,风险和益处都与剖宫产后分娩试验(TOLAC)或择期再次剖宫产

（elective repeat cesarean birth，ERCB）有关。如果该妇女曾经历过一次剖宫产，那么对于分娩家庭而言，选择哪一种分娩方式可能是一个棘手的决定。

简而言之，有限的数据表明，在家中或分娩中心进行剖宫产后阴道分娩的成功率为87%，这一比率高于在医院进行剖宫产后阴道分娩的妇女，医院的剖宫产后阴道分娩的成功率为74%[37~39,40]。虽然VABC成功率在院外环境中可能更高，但在剖宫产后分娩的妇女子宫破裂的风险和胎儿/新生儿发病率或死亡率都更高[37~41,42]。Cox等对计划在家中分娩的大样本产妇队列进行分娩结果调查，比较有剖宫史的产妇（n=1 052）与没有剖宫史的经产妇（n=12 092）在母婴结局方面的差异。在同一队列，组间的新生儿结局的比较显示，有剖宫史组的产妇与无剖宫产史的经产妇相比，新生儿围产期的死亡率几乎增加了4倍（4.74/1 000分娩比1.24/1 000分娩；$P \leq 0.05$）[37]。在相似的一项队列研究中，在医院进行VABC的产妇与在家分娩的VABC产妇相比，对其新生儿结局的研究也发现在家分娩的新生儿癫痫的发生率有所增加[矫正比值比（aOR）=8.53；95%可信区间（CI）=2.87~25.4；0.19%比0.02%]，新生儿5分钟Apgar评分小于7，虽然医院出生的新生儿NICU住院率较高（aOR=0.40；95% CI=0.29~0.57；1.11%比3.10%)[39]。

以往无阴道分娩、有剖宫产史的产妇有着仅次于在家分娩的围产期死亡率（10.2/1 000次妊娠），这一比率接近：臀位分娩（16.8/1 000）、双胎分娩（14.5/1 000）和子痫前期（16.1/1 000）[42]。尽管如此，围产期死亡的绝对风险对于有过剖宫史和阴道分娩史的妇女来说，要比初产妇的围产期死亡率要低得多。（分别为1.27/1 000和3.43/1 000）[42]。阴道分娩史，似乎大大降低了不良结果的风险。

在美国，其他研究发现，有剖宫产史并在家中或分娩中心分娩的妇女，与在医院分娩的有剖宫产史的妇女相比，新生儿的发病率和死亡率有所增加[37~41,42]。ACNM和其他组织建议将医院作为有剖宫产史妇女的首选分娩地点[43]。

## 紧急临床情况的管理

### 胎心率异常

异常的胎心率可能需要紧急转诊至医院。类似的，如果在分娩过程中任何时间内，助产士认为需要

对胎儿进行不间断的胎儿镜或多普勒成像监护时，则需要将产妇转诊至医院，而不是将胎儿监护仪转移到产妇身边。胎儿电子监护仪的使用超出了美国分娩中心协会的标准，若变异的胎心率如反复减速或心动过速，在增加饮水、改变产妇体位，以及短时间的面罩吸氧等情况下都不能解决，那么提示胎儿在分娩时发生临床严重酸血症的风险增高。提示需要转诊至医院，获取需要的人力及技术来处理问题。

### 臀先露

在产前诊断出胎儿臀先露或其他胎位不正的产妇，需要对以下内容进行知情决策：①外倒转术；②去医院进行阴道臀位分娩的计划；或者③臀位剖宫产。如果分娩发动后仍为持续性臀位，则推荐进入医院分娩。考虑到新生儿不良结局的风险增加，在分娩发作时出现臀位是转诊到医院的指征[42]。在家庭或分娩中心分娩的产妇很少会出现之前未被检测到的臀先露。如果时间允许，助产士可以打911寻求额外的人员和设备。这种情况下，助产士通过手部的动作完成臀位分娩可以强化臀先露的分娩机制。在有指征的情况下，助产士需要通知会诊医师，并且将产妇转移至医院。

### 产后出血

在家庭或分娩中心分娩另外一个常见的担心是"如果产妇出血太多怎么办？"事实上，产后出血需要转诊的发生率相当低，报告的发生率仅为0.2%~1%[23]。在医院外分娩组和医院内低风险分娩组的对照研究中发现，医院低风险组产后出血的发生率更高[19]。

在医院外的机构出现产后出血量大，可以开始增加缩宫素的静脉输注，也可以麦角新碱肌内或口服给药，或者使用米索前列醇。除了在家庭和分娩中心不能获得血液和血制品外，在这些机构进行的产后出血的处理通常是安全且成功的。但是如果产妇的血细胞比容小于30%或者血红蛋白低于10g/dl，可能不能承受正常的产后出血量，这种情况下，应该考虑在产前转诊至医院。

如果产后即刻出血或晚期的产后出血导致了低血容量的症状，使产妇活动困难，自我照护能力降低，泌乳Ⅱ阶段延迟，或者产妇代偿的能力降低，产妇可能需要家人和朋友之外的专业的产后帮助。她可能需要去医院就诊进行评估和治疗。需要提醒产

妇的是,在家庭或分娩中心分娩,产后超过 3~12 个小时后将不能获得连续的专业产后支持。

### 新生儿并发症

"如果宝宝不能呼吸怎么办?"这是一般人群关于家庭和分娩中心分娩最大的担心。实际上,当一个健康的产妇经历了正常的妊娠过程,无医疗干预且无并发症发生的分娩过程,并且在家庭或分娩中心分娩时,极少需要新生儿复苏[44]。然而,处理人们的这种恐惧非常必要。因此,参与家庭和分娩中心分娩的助产士和分娩助理能够获取新生儿复苏课程认证至关重要。应保证有两个经过培训的人员在场,可以应对所有的分娩情况。如果在这些地方发生了需要复苏的情况,且进行急救距离太远,此时就只能依靠助产士了。家庭和分娩中心助产士提供的复苏设备和技术,在刺激新生儿呼吸方面通常很成功,并且新生儿一般都能立刻恢复。如果没有恢复,则需要稳定新生儿状态,充分给氧直至转移至新生儿重症监护。

### 帮助获得住院治疗

如果出现的问题需要转诊到医院,接受所有人原本希望避免的技术处理,助产士将成为分娩家庭和医院之间的纽带。分娩家庭、助产士和接受产妇的医院对产妇分娩的转诊都是倍感压力的,因此每个人之间的良好沟通是至关重要的。尽可能提前通知接收转诊的医院有助于转诊顺利进行,并使妇女能够及时获得她所需的护理[45]。在非紧急情况下,转诊通常是通过汽车完成的。对妊娠期、分娩期、产后早期可能出现的并发症的处理取决于既定的临床实践指南、产妇及其支持系统的特征、医疗支持网,以及助产士临床实践能力[28]。其他影响决策的因素包括:注册护士助产士/注册助产士的经验水平、到医院的距离及路况。转诊小结(图 31-3)是一个

姓名＿＿＿＿＿＿＿＿＿＿＿＿＿＿＿＿＿＿＿＿＿＿

| 时间 | 日期 | |
|---|---|---|
| | | 转诊原因: |
| | | 客户及其家庭的回顾: |
| | | 会诊医师: |
| | | 医院名称: |
| | | 会诊和计划: |
| | | 转诊电话（如果有）: |
| | | 转诊车辆到达（如果有）: |
| | | 转诊方式: |
| | | 母亲: T＿＿＿P＿＿＿R＿＿＿BP＿＿＿＿状况＿＿＿＿ |
| | | 婴儿: FHT＿＿＿T＿＿＿P＿＿＿R＿＿＿状况＿＿＿＿ |
| | | 从家庭/分娩中心离开（周期1） |
| | | 到达医院/陪同人员: |
| | | 接诊人员: |
| | | 干预类型: |
| | | 治疗开始: |
| | | 分娩信息:　　阴道分娩　　Inst. Asst. 剖宫产　　Apgar评分 ＿＿/＿＿ |
| | | 结局小结: |
| | | 注册护士助产士离开医院: |
| | | 母乳喂养情况: |
| | | 医院记录寄出: |
| | | 医院记录接收: |

签名＿＿＿＿＿＿＿＿＿＿＿＿＿＿＿＿＿＿＿＿＿＿

图 31-3　转诊小结

列出了相关资料的简单易读的表格,它也是一个质量管理工具,能够准确地记录转诊的信息。

大部分情况下,需要转诊的问题一出现就会被识别。不幸的是,转诊经常发生在分娩持续时间很长,助产士和产妇都非常疲惫的情况下。如果由于并发症的出现必须转诊至医院,那么之前计划在家庭或分娩中心分娩的产妇必须处理好以下两个问题:对她们自身及新生儿健康状况的担心,以及不能实现之前在家庭或分娩中心分娩计划的感受。产妇及其家人可能会失望,并且有时会责怪助产士让他们失望。

在产前对产妇进行预先的指导可以在转诊变为既定现实时,减少分娩家庭的悲伤感。在妊娠晚期再次提醒家庭成员存在转诊的可能性也非常必要,对之前的实践统计进行回顾,对实际的转诊经历进行描述也会有所帮助。需要与分娩家庭就决策制定过程,咨询会诊,到医院的过程,以及收住院等方面的内容进行讨论。产妇需要理解,如果进入医院,她们之前想避免的技术干预,在现在这种情况下是必须接受的。

在初次保健的知情决策和孕 36 周左右的再次知情决策的过程中,产妇需要被告知,无论她们选择什么样的分娩机构,在分娩的过程中都有可能出现胎儿 / 新生儿受伤或死亡。尽管大部分产妇不愿意接受这个可怕的问题,她们也必须设想好一旦发生,她们将如何处理。她们也需要想到该如何应对不支持她在医院外分娩的家人或朋友,助产士需要做好准备,为妇女及其家人提供的支持和咨询。以些妇女,以及为她们服务的医务人员,可能受益于专家的咨询服务,获得意想不到的结局。

### 促进顺利转诊

家庭分娩高峰会议已经制定了从计划的家庭分娩转诊医院的最佳实践指南[45]。指南包括助产士和接受医院工作人员的示范做法以及政策制定建议[45]。

在与会诊人员一同工作时,可能会出现一些管理困境。如果产妇的希望与当前可接受的医学界的标准相冲突时,说服会诊人员实施一个安全的,但在医疗界不常用的计划就会变得困难。最终导致的情况可能会让人很不舒服。医院外的助产士现在就面临着医疗界和产妇的希望不一致的困境。院外的助产士和会诊人员就会变得左右为难。这个难题可能会潜在地影响与会诊人员之间的关系,以及所有的家庭或分娩中心转诊至医院的问题。在解决这类冲突的时候,双方都需要做出妥协让步。

很多情况下助产士都会受她的心而不是她的大脑的诱导。一些不顾并发症出现,坚持希望助产士参与分娩的家庭,也可能会强迫助产士支持这种行为。好的希望并不能总是出现。学会说"不"不仅仅是重要的,更是非常关键的。助产士在描述他们自己的技术水平,方便程度和亲身体验时,必须对自己有"残忍的"诚实。

## 医院外分娩机构的经济效益

美国不同州的经营家庭分娩和分娩中心的法律各不相同。在一些州,助产士在分娩家庭从事助产是违法的。此外,助产士必须符合的管理要求因州而异。分娩中心的规定在各州之间也是不一致的。鼓励在美国执业的助产士仔细查阅她们所在的州家中分娩和分娩中心运作的法律要求和实践。美国护士 - 助产士学会(ACNM)在国家及以下层面有合法的联络人和游说人,使成员能清楚了解政治和实践方面的问题。美国分娩中心协会(AABC)也有帮助助产士的工作人员,帮助助产士开办和经营分娩中心。为了打破障碍,进行职业保护,以及保障产妇及其家庭的卫生保健的权利,助产士必须保持谨慎和积极主动的态度。

开展任何一次助产实践时都需要处理相关的管理和经济问题。在家庭或分娩中心执业也需要与在医院执业相同的合法的职业证明,同样也需要可靠的财务管理系统。大部分的分娩中心归助产士所有和经营。独立经营的助产士,在决策制定和管理方面有更多的控制权。尽管大部分分娩中心和家庭分娩服务机构,但能够减少官僚主义,简化沟通和政策。与较大的机构相比,这样一个小型机构更能满足产妇、分娩家庭和助产士的需要。在不利方面,自营职业涉及更多的责任、和财务风险,花费时间更多[32]。

行政支持有利于家庭或分娩中心的实践,助产士能够提供可持续的临床服务。负责记账和收集的人员是财政问题的关键。人际交往能力和投入的工作能够帮助服务机构在财政上处于盈余的状态。临床工作人员的工资应该能占据所有收入的 50%,即使在已经建好的实践机构中,家庭分娩或分娩中心分娩的助产士也常常比医院的同行工资水平低。

很多家中和分娩中心的助产士是管理式医疗小组中的保健人员,并且受医疗补助计划和补偿方案补助。一些保险公司要求参与分娩中心实践的助产士需要通过分娩中心认证委员会认证。和保险公司之间的协商需要耐心、坚持原则和足够的专业知识。美国护士 - 助产士学会（ACNM）已经发展了帮助助产士成为熟练的协商者的相关资料。

与会诊医师之间的财务问题应该清晰明确。会诊医师可能不会选择向助产士收取服务咨询费，而是向实际接受会诊的产妇收费。通过准时付费，助产士与会诊医师之间可以建立起了良好的关系。有时当执业医师担任家庭和分娩中心实践转诊的会诊医师时，他们不仅能够从助产士实践中得来的建议获益，还能从客户网以及同行分娩教育者的推荐中获益。但是有一些医师同行拒绝交叉担任助产士的会诊医师。

在实践机构开展之前应该准备好统计数据收集的机制。准确的统计能够促进对实践的有效评估、质量管理、同行互查，以及科学研究。这些实践中的统计数据必须进行规律的收集，且至少每年进行一次分析。美国分娩中心协会（AABC）和北美助产士学会（MANA）都有复杂且方便使用的网络统计程序。如果部署明确，这些统计也可以作为向分娩家庭传播关于结局和转诊等重要信息的重要工具。

在家中和分娩中心机构实践的助产士需要敏锐地意识到是谁执掌着权力。这些在主流产科系统之外提供服务。家庭和分娩中心的环境中，官僚主义并不明显，助产士有更多的自由，但她们的实践会受到更严格的审查，并且缺乏医院有的保护权益的机构。美国护士 - 助产士学会（ACNM）有专门的工作人员，帮助助产士清楚了解政治和实践方面的问题。为了打破障碍，进行职业保护，以及保障产妇及其家庭的卫生保健的权利，助产士必须保持谨慎和积极主动的态度。

## 结论

在家庭和分娩中心的环境下，助产士在获取重要的时间、地点和社会互动资源方面有所提升。在医院，工作人员常常无意识地中断分娩：

研究发现在教学医院进行第一次低风险正常分娩时，在 6 个小时的分娩时间内，有多达 16 位工作人员参与了一个产妇的分娩，但是大部分时间产妇还是独自一人。诊疗常规及陌生人员的参与以及分娩过程中独留产妇一人，这些因素都会导致压力，这些压力可能会导致产程延长，干扰正常的分娩过程[31]。

只要分娩过程处于正常，助产士的角色就限制在帮助产妇尽可能感觉舒适，确认产妇在努力分娩，以及偶尔协助伴侣支持。

在家庭和分娩中心的环境下，连续性照护对助产士有了新的含义。在分娩过程中她可以更自由地提供一对一的连续性照护。助产士会认真选择干预措施并且只有在产妇真正需要，且不影响正常的分娩的情况下使用。家庭和分娩中心的助产士一项独特的工作是了解地点、时间和社会互动，并且鼓励个性化。在这些小而个性化的环境下，助产士能够最大化实践"无干预艺术"的机会[46]。

（陆虹 译　段得琬 审）

### 信息资源

| Organization/Author | Description | Webpage |
| --- | --- | --- |
| American Association of Birth Centers (AABC) | Includes information about birth centers, position statements, information of standard for birth centers, and resources for health outcomes in birth centers. | http://www.birthcenters.org |
| American College of Nurse-Midwives (ACNM) | A Model Practice Template for Hydrotherapy in Labor and Birth. | http://onlinelibrary.wiley.com/doi/10.1111/jmwh.12587/epdf |
| | Home Birth Resources | http://www.midwife.org/Home-Birth-Transfer-Guidelines |
| Commission for Accreditation of Birth Centers (CBAC) | Information on which birth centers are CBAC accredited, requirements for accreditation, and so on. | https://www.birthcenteraccreditation.org/find-accredited-birth-centers/ |
| Home Birth Summit | Best Practice Guidelines: Transfer from Planned Home Birth to Hospital. | http://www.homebirthsummit.org/wp-content/uploads/2014/03/HomeBirthSummit_BestPracticeTransferGuidelines.pdf |

| Organization/Author | Description | Webpage |
| --- | --- | --- |
| Midwives Alliance of North America (MANA) | Professional organization for certified professional midwives and midwives who care for women exclusively at home or in birth centers. | https://mana.org |
| Vedam S, Stoll K, Schummers L, Fulton C | Home Birth: An Annotated Guide to the Literature. | http://midwifery.ubc.ca/files/2013/11/HomeBirth_AnnotatedGuideToThe Literature.pdf |

## 参考文献

1. Varney H. *Varney's Midwifery*. 3rd ed. Sudbury, MA: Jones and Bartlett; 1997.

2. Starr P. *The Social Transformation of American Medicine: The Rise of a Sovereign Profession and the Making of a Vast Industry*. New York, NY: Basic Books; 1982.

3. Litoff JB. *American Midwives 1860 to the Present*. Westport, CT: Praeger; 1978.

4. Wertz R, Wertz D. *Lying-In: A History of Childbirth in America*. New Haven, CT: Yale University Press; 1989.

5. Hetzel AM. History and organization of the Vital Statistics System. National Center for Health Statistics. 1997. Available at: https://www.cdc.gov/nchs/data/misc/usvss.pdf. Accessed September 19, 2017.

6. Laird MD. Report of the Maternity Center Association Clinic, New York, 1931–1951. *Am J Obstet Gynecol*. 1955;69(1):178-184.

7. Kline W. Back to bed: From hospital to home obstetrics in the city of Chicago. *J His Med Allied Sci*. 2018;73(1):29-51.

8. Stewart D, Stewart L. *Safe Alternatives in Childbirth*. Marble Hill, MO: NAPSAC International; 1976.

9. Ventre FI. The lay midwife. *J Nurse Midwifery*. 1977; 22(4):32-35.

10. Myers-Ciecko JA. Evolution and current status of direct-entry midwifery education, regulation, and practice in the United States, with examples from Washington state. *J Nurse Midwifery*. 1999;44(4):384-393.

11. Ernst K, Bauer K. Birth centers in the United States. American Association of Birth Centers; 2017. Available at: http://c.ymcdn.com/sites/www.birthcenters.org/resource/collection/028792A7-808D-4BC7-9A0F-FB038B434B91/Birth_Center_in_the_United_States.pdf. Accessed September 18, 2017.

12. Phillippi JC, Alliman J, Bauer K. The American Association of Birth Centers: history, membership, and current initiatives. *J Midwifery Womens Health*. 2009;54(5):387-392.

13. MacDorman MF, Mathews TJ, Declercq E. *Trends in Out-of-Hospital Births in the United States, 1990–2012*. NCHS Data Brief, No. 144. Hyattsville, MD: National Center for Health Statistics; 2014.

14. Ernst K, Bauer K. *The Birth Center Experience*. Perkiomenville, PA: American Association of Birth Centers; 2016. Available at: https://c.ymcdn.com/sites/www.birthcenters.org/resource/collection/028792A7-808D-4BC7-9A0F-FB038B434B91/The_Birth_Center_Experience.pdf. Accessed September 19, 2017.

15. Commission for the Accreditation of Birth Centers. Indicators of compliance with standards for birth centers: Reference Edition 1.0 (effective 06/15/16). Available at: https://www.birthcenteraccreditation.org/wp-content/uploads/2014/02/CABC_IndicatorsRefEd_2016-0615v1.1.pdf. Accessed September 19, 2017.

16. Jackson ME, Bailes A. Home birth with certified nurse-midwife attendants in the United States: an overview. *J Nurse-Midwifery*. 1995;40:493-506.

17. Sakala C, Corry M. *Evidence-Based Maternity Care: What It Is and What It Can Achieve*. New York, NY: Milbank Memorial Fund; October 2008.

18. Birthplace in England Collaborative Group, Brocklehurst P, Hardy P, et al. Perinatal and maternal outcomes by planned place of birth for healthy women with low risk pregnancies: the Birthplace in England national prospective cohort study. *BMJ*. 2011;343:d7400. doi: 10.1136/bmj.d7400.

19. Hutton EK, Reitsma AH, Kaufman K. Outcomes associated with planned home and planned hospital births in low-risk women attended by midwives in Ontario, Canada, 2003–2006: a retrospective cohort study. *Birth*. 2009;36(3):180-189.

20. Janssen PA, Saxell L, Page LA, Klein MC, Liston RM, Lee SK. Outcomes of planned home birth with registered midwife versus planned hospital birth with midwife or physician. *CMAJ*. 2009;181(6-7):377-383.

21. de Jonge A, van der Goes BY, Ravelli AC, et al. Perinatal mortality and morbidity in a nationwide cohort of 529,688 low-risk planned home and hospital births. *BJOG*. 2009;116(9):1177-1184.

22. Cheng Y, Snowden JW, King TL, Caughey AB. Selected perinatal outcomes associated with planned home births in the United States. *Am J Obstet Gynecol*. 2013;209(4):325.e1-325.e8.

23. Stapleton SR, Osborne C, Illuzzi J. Outcomes of care in birth centers: demonstration of a durable model. *J Midwifery Womens Health*. 2013;58(1):1-12.

24. Wax J. Maternal and newborn morbidity by birth facility among selected United States 2006 low risk births. *Am J Obstet Gynecol*. 2010;202:152.e1-5.

25. Snowden JM, Tilden EL, Snyder J, Quigley B, Caughey AB, Cheng YW. Planned out-of-hospital birth and birth outcomes. *N Engl J Med*. 2015;373:2642-2653.

26. DeClercq E. The absolute power of relative risk in the debates on repeat cesareans and home birth in

_Experience.pdf. Accessed September 19, 2017.

the United States. *J Clin Ethics.* 2013;24(3):215-224.

27. Cheyney M, Bovbjerg M, Everson C, Gordon W, Hannibal D, Vedam S. Outcomes of care for 16,924 planned home births in the United States: the Midwives Alliance of North America Statistics Project, 2004 to 2009. *J Midwifery Womens Health.* 2014;59(1):17-27.

28. American College of Nurse-Midwives. Clinical Bulletin No. 14: midwifery provision of home birth services. *J Midwifery Womens Health.* 2015;61(1):127-133.

29. American College of Nurse-Midwives. Planned home birth. Position statement. December 2016. Available at: http://www.midwife.org/ACNM/files/ACNMLibraryData /UPLOADFILENAME/000000000251/Planned-Home -Birth-Dec-2016.pdf. Accessed November 3, 2017.

30. American College of Obstetricians and Gynecologists. Committee Opinion No. 697: planned home birth. *Obstet Gynecol.* 2017;129:e117-e122.

31. World Health Organization, Maternal and Newborn Health/Safe Motherhood Unit. *Care in Normal Birth: A Practical Guide.* Geneva, Switzerland: World Health Organization; 1996.

32. Bailes A. *The Home Birth Practice Manual.* 3rd ed. Washington, DC: American College of Nurse-Midwives; 2016.

33. Nieuwenhuijze M, Low LK. Facilitating women's choice in maternity care. *J Clin Ethics.* 2013;24(3):276-282.

34. Avery MD. *Supporting a Physiologic Approach to Pregnancy and Birth: A Practical Guide.* Ames, IA: John Wiley & Sons; 2013.

35. Murphy PA, Fullerton J. Outcomes of intended home births in nurse-midwifery practice: a prospective descriptive study. *Obstet Gynecol.* 1998;92:461-470.

36. American College of Nurse-Midwives. Clinical Bulletin No. 13: intermittent auscultation for intrapartum fetal heart rate surveillance. *J Midwifery Womens Health.* 2015;60(5):626-632.

37. Cox K, Bovbjerg ML, Cheyney M, Leeman LM. Planned home VBAC in the United States, 2004–2009: outcomes, maternity care practices, and implications for shared decision making. *Birth.* 2015;42(4):299-308.

38. Boucher D, Bennett C, McFarlin B, Freeze R. Staying home to give birth: why women in the United States choose home birth. *J Midwifery Womens Health.* 2009;54(2):119-126.

39. Tilden EL, Cheyney M, Guise JM, et al. Vaginal birth after cesarean: neonatal outcomes and United States birth setting. *Am J Obstet Gynecol.* 2017;216:403e1-403e8.

40. National Institutes of Health Consensus Development Conference statement: vaginal birth after cesarean: new insights. March 8–10, 2010. *Obstet Gynecol.* 2010;115(6):1279-1295. Available at: https://consensus .nih.gov/2010/images/vbac/vbac_statement.pdf. Accessed September 19, 2017.

41. Lieberman E, Ernst EK, Rooks JP, Stapleton S, Flamm B. Results of the national study of vaginal birth after cesarean in birth centers. *Am J Obstet Gynecol.* 2004;10(5)4:933-942.

42. Bovbjerg ML, Cheyney M, Brown J, Cox KJ, Leeman L. Perspectives on risk: assessment of risk profiles and outcomes among women planning community birth in the United States. *Birth.* 2017;44:209-221.

43. American College of Nurse Midwives. Clinical Bulletin No. 12: care of women desiring vaginal birth after cesarean. *J Midwifery Womens Health.* 2011;56(5): 517-525.

44. Weiner GM, Zaichkin J, Kattwinkel J, et al. *Textbook of Neonatal Resuscitation.* 7th ed. Elk Grove Village, IL: American Academy of Pediatrics and American Heart Association; 2016.

45. Home Birth Summit. Best practice guidelines: transfer from planned home birth to hospital. Available at: https://www.ftc.gov/system/files/documents/public _comments/2014/04/00173-90022.pdf. Accessed August 16, 2017.

46. Kennedy HP. The essence of nurse-midwifery care: the woman's story. *J Nurse-Midwifery.* 1995;40:493-507.

# 产后保健

CHERYL TATANO BECK

产后部分所介绍的知识将协助助产士为新科母亲提供全面的产后保健。"产后解剖与生理"一章详细介绍了分娩后母亲的机体如何走过复杂的产后生理调整过程。产妇机体中所有受到妊娠与分娩影响的系统都将恢复到非孕状况,这包括:心血管、血液、呼吸系统、肾脏泌尿、肝脏、胃肠道、肌肉骨骼、皮肤、代谢和内分泌系统。"产后保健"一章将为助产士们提供详尽的产后保健相关内容,为提供理想的产后保健护理打下基础。在这一章里,产后保健的内容按照循序渐进的方式组织起来,开始是产后的第一个小时,逐渐走向产后初期阶段(产后的头72 小时),最后进入产后中期(从分娩到产后的6 个星期)。"产后并发症"一章为助产士们提供了各种产后并发症的诊断与治疗的最新相关信息,这些并发症包括有:子宫内膜炎、子痫前期或子痫、继发性产后出血和血栓性静脉炎。最后一章是"母乳喂养和母婴共同体",其中叙述了母乳喂养对于产妇和婴儿健康的好处、阻碍和促进母乳喂养的因素、母乳喂养的禁忌证、母乳喂养与药物使用、系统评估和母乳喂养的有关问题。

一个母亲身体状况的好坏可以影响到她心理状况的好坏。在产后阶段,产妇的生理状况和心理状况千丝万缕地联系在一起。虽然围产期妇女的心理异常在"心理健康"一章中已经有过详尽的介绍,用于帮助助产士提供心理卫生保健,但是这个课题在产后阶段的产妇卫生保健中尤其重要,应该引起重视。

在过去的几十年中,产后抑郁症作为一种围产期心理异常得到了更加广泛的认识。但分娩过程中的创伤和因为创伤所引起的创伤后应激障碍(PTSD)还是经常被人们所忽略。据估计有 45% 的产妇报告她们在分娩过程中曾经有过创伤性体验[1]。在最近的一个荟萃分析中Yildiz 等人报告,与分娩创伤有关的创伤后应激障碍的发生率在社区人群样本中为 4.0%,在高危人群样本中为 18.5%[2]。同总体人群一样,抑郁症与创伤后应激障碍同样可以存在于产后阶段的产妇人群当中。在处理本章讲述的生理性并发症时,也应考虑到妇女心理健康状况对其的影响,正如"心理健康"一章中所叙述的那样。

此外,产后并发症和心理健康异常之间的关系非常复杂。在"第二期倾听母亲心声"的美国国家普查中发现,分娩后生理问题的增多与母亲产后创伤应激障碍的发病率增加有显著的关联[3]。产后并发症和不适症状与创伤后应激障碍同产后抑郁症有很强的联系。

对于助产士来说,产妇可能没有明确地认识到她的分娩过程是创伤性的。正如一个美好或者是创伤性的分娩过程在不同的人身上所引发的认知是不一样的[4]。产妇对分娩的认知可能与接生的助产士的认知完全不同。助产士能够尽快发现母亲因分娩创伤而造成的困扰情况非常重要，只有这样才能尽快启动临床干预。创伤性分娩还可能造成长期的慢性影响。产妇在分娩过程中经历的几分钟或几个小时创伤性体验就像一个落入水中的小石子，会引起弥漫扩展的波纹[5]。因分娩创伤引起的这些情感涟漪可能会对母亲以后的母乳喂养过程、对苦痛的纪念和以后的妊娠分娩产生负性的影响。

创伤性分娩不仅会影响到产妇本人，也会影响到为她们提供产时照护的助产士。照顾病人的医务人员同样可以受到创伤性的打击。这就是被助产士们明确记录下来的"继发性创伤应激"[6]。一次分娩过程会影响到在场的每一个人，这些影响会终生存在。当我们为产妇提供产后照护的时候，同样应该记住要照顾好我们自己。

（段得琬　译）

## 参考文献

1. Alcorn KL, O'Donovan A, Patrick JC, Creedy D, Devilly GJ. A prospective longitudinal study of the prevalence of posttraumatic stress disorder resulting from childbirth events. *Psychol Med.* 2010;40:1849-1859.

2. Yildiz PD, Ayers S, Phillips L. The prevalence of post-traumatic stress disorder in pregnancy and after birth: a systematic review and meta-analysis. *J Affect Dis.* 2017;208:634-645.

3. Beck CT, Gable RK, Sakala C, Declercq ER. Posttraumatic stress disorder in new mothers: results from a two-stage U.S. national survey. *Birth.* 2011;38:216-227.

4. Beck CT. Birth trauma: in the eye of the beholder. *Nurs Res.* 2004;53:28-35.

5. Beck CT. Middle range theory of traumatic childbirth: the ever-widening ripple effect. *Glob Qual Nurs Res.* 2015;1-13.

6. Beck CT, LoGiudice J, Gable RK. A mixed methods study of secondary traumatic stress in certified nurse-midwives: shaken belief in the birth process. *J Midwifery Womens Health.* 2015;60:16-23.

# 32

# 产后解剖与生理

TEKOA L. KING
感谢 Linda J.Smith 对本章的贡献,感谢前版作者 Jennifer O.Fahey 的贡献

## 引言

从生理上讲,产后期是指从胎盘娩出到子宫复旧及**其他**生殖器官逐渐恢复到未孕状态的过程。但即便恢复以后也还是不同于从未怀孕前的状态,因为妊娠本身会给女性的身体带来长期的影响。

一般情况下,产后期约持续 6~8 周。但这并不是严格不变的,并且因人而异。母乳喂养的产妇,在哺乳期间和断奶后的乳腺组织在解剖学和生理学上不同于未孕的或非母乳喂养的女性。

产妇产后身体状态的好坏很大程度上影响着她与新生儿感情建立和照护新生儿的能力,也影响她在发生胎儿死亡等意外后悲痛期的愈合能力。同样,产后的生理状态也影响着是否发生产后抑郁、创伤后应激障碍或其他围产期情绪障碍的风险。

## 哺乳解剖学和生理学

拉姆齐对哺乳期乳房“活动”的超声波研究,彻底改变了目前对产乳和泌乳过程的认识[1,2]。腺细胞组织包括被描述为“盘根错节”的乳管结构,乳管通常在到达乳头 / 乳晕复合体时随机相交。9 到 10 个导管在乳头和小叶乳腺泡结构的表面开口。乳导管终止于乳头下的“乳管窦”处,不再被认为是独特的解剖结构。基质包括结缔组织、脂肪(动物脂肪)组织、血管、淋巴管和库珀韧带。乳汁形成于腺体组织,腺体组织(生乳细胞、乳腺泡和支持结构)分布在整个乳房,有超过 65% 的腺体组织位于以乳头为

圆点,30 毫米半径范围内[1]。哺乳期乳房平均重达 600~800g。

有泌乳功能的结构是乳腺。乳腺泡,即乳腺上皮细胞,将母体循环系统中的营养物质转化为各种乳成分,并将乳汁分泌到乳腺泡囊腔内(图 32-1)。乳腺泡被肌上皮细胞包围,肌上皮细胞可在催产素作用下收缩,导致乳汁被释放到乳导管中,然后通过乳导管微孔向乳头移动。乳晕下方的蒙哥马利腺分泌挥发性化合物,可引发婴儿的特定行为,包括嗜睡、转头和食欲反应;这些分泌的化合物被认为是促进所谓的“乳房爬行”的刺激因素之一。所谓“乳房爬行”是指婴儿出生后,如果将皮肤贴在母亲的腹部和胸部,新生儿可能会自发地爬向乳房[3]。

### 泌乳

泌乳是指分泌乳汁的能力,其发生有四个阶段(表 32-1)。泌乳 I 期(分泌起始期)开始于妊娠后期,而泌乳 II 期(分泌激活期)发生于产后第一天。泌乳 III 期是指泌乳完全成熟的时间。泌乳 IV 期是指当母乳喂养停止时发生的乳腺萎缩。

#### 泌乳 I 期:妊娠期间的发育

在妊娠早期末,乳腺腺泡上皮细胞(生乳细胞)开始分泌蛋白质和脂肪(初乳)、胎盘催乳素、孕激素、雌激素和泌乳素。在孕中期和孕晚期,乳导管系统扩张,小叶的数量和活性增加。乳房皮肤表面的静脉变得越来越明显,孕妇可能会看到一些初乳从乳头渗出。在妊娠 16 至 18 周时,初乳开始分泌,为随后大量分泌乳汁做准备。妊娠期间乳房的生长模式各不相同,与妇女的营养状况无关。

| 表 32-1 | 泌乳的阶段 | |
|---|---|---|
| 阶段 | 描述 | 该阶段发生时间 |
| 泌乳Ⅰ期 | 乳腺腺泡细胞的细胞和酶的分化；开始收集制造乳汁的原料；初乳的产生始于小的脂肪滴和蛋白质 | 约开始于 16 孕周，持续到分娩后的几天甚至几周 |
| 泌乳Ⅱ期 | 乳糖分泌开始，液体量增加。初乳被乳糖和液体稀释成为成熟乳 | 约发生于产后 30~72 小时；在剖宫产后可能会延迟至 96 小时 |
| 泌乳Ⅲ期 | 应对婴儿或其他方式从乳房中吸出乳汁的需要而不断分泌大量的乳汁 | 持续到断奶和乳房复旧 |
| 泌乳Ⅳ期 | 乳腺腺体复旧，腺泡细胞凋亡 | 从吸出乳汁的需要量减少或结束时开始。在大量乳汁分泌结束后可能在数周甚至更长时间内仍有乳汁生成 |

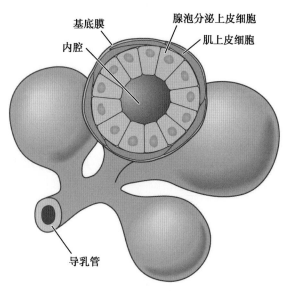

图 32-1 乳腺腺泡细胞的解剖结构

### 泌乳Ⅱ期：乳汁的大量生成

一旦胎盘娩出，血浆中孕激素水平突然下降就会触发第二阶段的泌乳，这一阶段的特征是开始有大量的乳汁分泌（"下奶"），可以经常地将乳汁哺喂给婴儿。生乳细胞分泌的乳糖，加上从间隙渗透出的液体使得乳汁体积迅速增加，这一过程约于分娩后的 30~40 小时开始。

泌乳Ⅱ期包括乳汁合成和乳汁的排出/释放（或乳汁产出），至少有两种不同的激素协同工作以协调这些功能。吸吮可以刺激脑垂体前叶泌乳素的分泌，一旦开始吸吮，泌乳素的血浆浓度会快速上升。泌乳素通过作用于腺泡细胞而启动乳汁分泌。吸吮还会刺激脑垂体后叶释放催产素，进而引起肌上皮细胞收缩，将乳汁从乳腺腺泡和小叶中排出至乳腺导管。

催产素有多种复杂功能，被称为"照料和友善"激素。催产素对哺乳期妇女和婴儿有镇静作用，能稳定产妇血压，降低皮质醇水平，增强信任和面部识别，减少焦虑和攻击性行为[4~6]。

很多因素可以造成泌乳Ⅱ期启动延迟至超过产后 72 小时，包括：肥胖、糖尿病、多囊卵巢综合征和其他与雄激素水平增加有关的生物学异常[7~12]。泌

乳Ⅱ期延迟还与剖宫产、胎盘碎片残留、卵巢皮质黄素囊肿、甲状腺功能减退、某些类型的乳房手术和严重的孕产妇贫血有关[9]。有这些因素的产妇出现泌乳Ⅱ期延迟的实际病因尚不清楚，可能是多因素导致的。例如：患有肥胖症的妇女更容易受到引起泌乳延迟的干预措施的影响，如：剖宫产[8]。

虽然有些婴儿因素，如早产或新生儿疾病不允许早期开奶，会对正常泌乳Ⅱ期的启动产生负性影响，但早期吸奶或挤出乳汁（出生后 1~2 小时内）仍可形成刺激效应，并为婴儿提供营养[13]。当新生儿吮吸无效或无力、有上颚异常、舌活动受限、先天性心脏缺陷时，可能无法有效吸出初乳。如果婴儿有上述任何一种情况时，应在产后 1~2 小时内开始吸奶，来促进正常的泌乳启动和为婴儿提供乳汁营养[6,8]。

### 泌乳Ⅲ期：乳汁持续生成

泌乳Ⅲ期为大量乳汁生成阶段，是乳汁持续产出的时期，包括泌乳成熟建立后向自主分泌或局部控制泌乳的转换。其机制是：婴儿吮吸刺激乳头，激发脑垂体前叶释放泌乳素和下丘脑产生催产素，催产素从脑垂体后叶释放[14]。泌乳素刺激生乳细胞分泌乳汁，催产素刺激腺泡周围的肌上皮细胞收缩，从而使乳汁进入输乳导管（图 32-2）。当母亲看到、感觉到、触摸、闻到或听到使她想起婴儿和哺乳的信号刺激时，催产素还可通过感觉器官途径被刺激释放[15]。

此外，乳汁排空可以促进乳汁的合成。如果乳汁没有从乳房中排出，泌乳过程首先会减慢，然后在几天内停止[16]。当乳汁没有排空时，炎症压力会

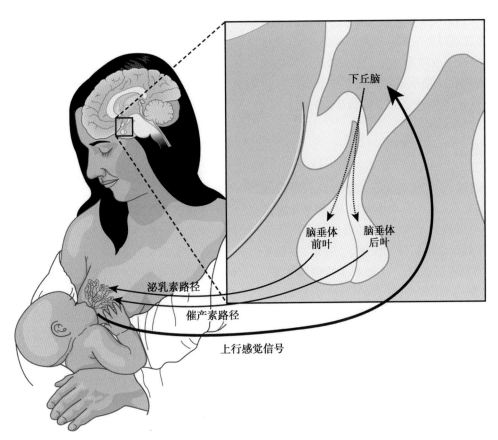

图 32-2 泌乳的自主分泌调控:婴儿吸吮引发神经脉冲到达下丘脑。接着下丘脑:①生成催产素,发出信号刺激脑垂体后叶释放催产素。②发出信号刺激脑垂体前叶释放泌乳素。催产素的释放在前,引起乳腺泡周围的肌上皮细胞收缩排出以前生成的乳汁,泌乳素启动乳汁的生成

导致乳房合成与释放一种作为泌乳反馈抑制剂的乳蛋白。该蛋白下调了乳细胞表面泌乳素受体的数量[17]。因此乳汁的合成速度和每天产乳总量与乳房的"排空"程度密切相关,因此乳汁的产生在白天和晚上不同,一侧乳房与另一侧乳房之间也不相同[18]。

母乳的成分是生物学中最奇妙的现象之一,它可根据每个婴儿的需要而变化。母乳的主要成分是乳糖、低聚糖、脂肪、蛋白质、矿物质和其他生物活性物质,如:可提供被动免疫的免疫球蛋白。这些化合物除了提供营养外,还有多种功能。例如,母乳在婴儿肠道中具有抑菌、抗炎和免疫调节的特性。同样,母乳能刺激胃肠蠕动,促进婴儿肠道发育成熟。母乳的其他成分包括中性粒细胞、淋巴细胞、上皮细胞和巨噬细胞。巨噬细胞具有胞饮和趋化能力,而淋巴细胞则直接调控婴儿的某些免疫反应和细胞介导免疫能力的发育。

总之,母乳喂养对新生儿和婴儿的健康具有短期和随之而来的长期重要益处。其中一些益处反映

了母乳的生理作用,而另一些则是母婴互动带来的间接影响。感兴趣的读者可以参考最近的综述[19~27]和"母乳喂养和母婴共同体"一章,来更深层次地了解母乳喂养的好处。

### 泌乳Ⅳ期:复旧

乳腺复旧过程发生在哺乳停止后。大多数关于乳腺复旧的解剖学研究都是在小鼠身上进行的,所以在人类身上发生的确切生理事件顺序尚不清楚[28]。当婴儿不再吮吸乳房时,母亲的泌乳素水平下降,泌乳素对母乳产生的影响也随之结束。在复旧的早期阶段如果继续哺乳还可以逆转回继续泌乳的状态。否则,乳腺就会复旧,或通过乳腺上皮细胞凋亡(细胞自毁)的过程恢复到非泌乳状态。剩余的乳汁会被吸收,来自乳细胞的脂肪组织重新沉积在乳房内。在大多数情况下,乳汁排出停止后的复旧过程大约需要 6 周时间,然而母亲的乳房再也不会完全恢复到孕前的状态[28]。

逐渐断奶启动的是另一种抑制泌乳和乳腺复旧

的过程,这种过程不涉及急性乳汁停滞。在这种情况下,随着婴儿对母乳的摄取量逐渐减少,会出现渐进式的自主乳汁生成抑制反应。无论母亲是否选择母乳喂养,一些在孕期生成的乳腺上皮细胞同样会保留下来。因此,乳房永远不会回到孕前的状态。

## 生殖器官复旧

刚刚分娩后,子宫长约 20cm,重约 1kg,呈后倾状[29]。在分娩后的最初几个小时内,在脐下几厘米的腹中线处可以摸到子宫底,形如硬球。在产后最初几天,子宫处于轻度后倾的位置,"悬垂"在骶岬之上,从腹部很容易触及[30]。随着子宫继续收缩,子宫会以中轴线为中心进行 100°~180° 的旋转,产后 7 天左右呈垂直状[30]。产后第一周结束时,子宫重约 500g,仍然可以在耻骨联合上方摸到。产后 10~14 天,子宫重约 300g,此时子宫通常在骨盆内恢复到非孕时的解剖位置,一般女性呈前倾前屈位,不可在腹部触及(图 32-3)。

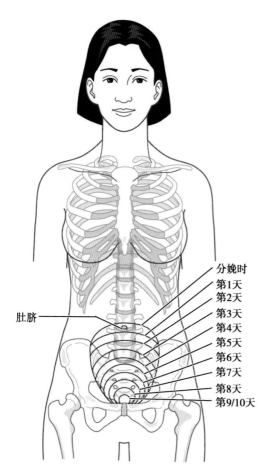

分娩时
第1天
第2天
第3天
第4天
第5天
第6天
第7天
第8天
第9/10天

肚脐

图 32-3 产后子宫复旧。宫底高度以大约每天 1cm 的速度向骨盆下降

### 产后止血

在胎盘剥离并从子宫内娩出后,会出现一系列生理事件来促进胎盘剥离创面的止血。这些事件从胎盘剥离前开始,由催产素刺激子宫肌层收缩,引起子宫肌层肌纤维永久性和渐进性的缩短。肌纤维的变短和收缩不仅帮助胎盘与子宫壁分离,还压迫了为胎盘供血的母体动脉[31]。随着子宫肌层的收缩,子宫壁相互挤压,可以进一步地促进止血。

子宫肌层收缩引起的机械压迫是产后立即止血的主要机制。此外,在胎盘娩出时凝血反应启动,进一步促进了胎盘附着部位的止血。产后第 1 个小时的子宫松弛可导致产妇大出血,尤其是有收缩不良的时候。

孕期凝血 - 纤溶系统发生的一系列的变化可促进凝血,如:血小板活性增加、纤维蛋白溶解减少和凝血因子增加。这种"高凝状态"在产后可促进和支持胎盘附着部位充分凝血,防止产后出血。总之,孕期(特别是孕晚期)母体的凝血因子(I, II, VIII, IX 和 XII 增加,S 蛋白水平减少,并且随着孕周的增加活性蛋白 C 的活性会逐步下降[32]。这些凝血因子可以促进产后胎盘附着部位母体断裂血管的凝血,但在预防出血的同时,也会增加血栓形成的风险[33,34]。凝血因子的相应比例在产后 3 周基本恢复到非孕状态,但某些凝血辅助因子水平,如 S 蛋白水平,可能要到产后 8 周或更晚才能恢复到正常水平[33,35]。

### 子宫复旧

子宫复旧是子宫收缩、子宫肌细胞缩复、子宫内膜重建和再生的过程。在产后 24~48 小时内子宫达到约 50% 的缩复,在接下来的 6~8 周内逐渐缩小至非孕时的大小[29]。多次分娩产妇的这一过程比初产妇女要长[36]。

在复旧过程中,子宫会因为子宫肌层细胞的自溶而失去质量。主要是肌细胞体积变小而不是数量变少。大约 90% 的细胞蛋白在由肌层细胞、子宫血管内皮细胞、巨噬细胞释放的蛋白溶解酶的作用下降解。

孕期子宫蜕膜分为数层。分娩后,胎盘在海绵层(即底蜕膜)剥离,大部分底蜕膜会随着胎盘一起剥离或者在产后早期自动剥离。在产后的第 2~3 天,残留的蜕膜组织分化成两层,即表层和基底层。表层是由白细胞浸润形成,可以预防胎盘脱落后出现子宫内膜感染,随后表层将坏死脱落。相反,基底层保持完整,并且通过残留的腺体和间质组织的增生形成新的子宫内膜。产后 1 周,子宫内膜表面上皮化;产后 2~3 周,子宫内膜再生恢复到孕前水平,胎盘附着部位残留的血管形成血栓,经过坏死组织脱落和子宫内膜重塑的"脱皮"过程,在大约 6 周完成愈合过程。

### 恶露

从分娩完成到产后约 4~8 周的阴道分泌物称为恶露。恶露的平均持续时间为 33 天[37~39]。根据恶露的颜色可以分为血性恶露、浆液性恶露和白色恶露。颜色的改变主要是由子宫内膜修复过程中脱落排出组织构成的变化所引起。

最初的恶露主要由血液构成,因此血性恶露呈红色或棕红色。产后 3~5 天时子宫出血减少,出现白细胞浸润和胎盘附着部位的脱落,此时阴道分泌物含有一些血液,但主要是伤口渗出物和白细胞,因此浆液性恶露为粉棕色。浆液性恶露平均持续时间为 22 天[37,38]。有些产妇可能会在产后 7~14 天再次出现一过性的出血量增加,这是由于胎盘附着部位的伤口结痂脱落所致。直至子宫复旧的结尾,子宫内膜才能完成基本的修复。白色恶露主要是由一些白细胞和蜕膜细胞构成的,表现为白色或淡黄色。

### 宫颈和阴道复旧

分娩过程中,母体宫颈经过重塑而变得柔软、易于扩张;同时宫颈也变短,与子宫下段没有明显的区别。重塑的前两个阶段在"产程和分娩过程中的解剖和生理"章节有更详细的描述。新生儿出生后,子宫颈开始重建。此时,可能出现宫颈水肿并发生撕裂。在这个过程中,细胞外基质得到修复和上皮屏障重新建立[40]。产后一周时,宫颈管再次出现,宫颈内口约容 1cm。宫颈外口的形状通常不能再恢复到初产妇孕前的圆窝形状,而变成了横隙的形状(图 32-4)。宫颈内皮在产后阶段也会进行重塑,这与宫颈内皮高度异常的高自动修复率有关[41]。

阴道分娩后,阴道最初会有水肿和擦伤,并且失去孕前的肌张力和褶皱。阴道壁的褶皱在产后约 3~4 周时可以恢复,但是阴道的肌张力则再也不能恢复到孕前的紧度。阴道上皮通常在产后 6~10 周完全愈合。在第一次阴道分娩后,处女膜环被处女膜痕所取代,阴道口变得可见而不再被小阴唇遮住。

未生育过的产妇　　经产妇

图 32-4　产后宫颈的解剖结构改变

## 创伤愈合

有些产妇在阴道分娩过程中使用产钳助娩、负压吸引器助娩或实施会阴切开术,造成会阴裂伤。会阴和阴道裂伤的鉴别、分类和缝合在"第二产程与分娩"一章的附录中有描述。伤口愈合过程分为三个阶段:止血与炎症、肉芽与增生、重塑[42]。

### 止血与炎症

止血过程在受伤时立即开始,并持续数天。首先,血小板在受损组织上黏附,并结合在一起形成血小板栓。纤维蛋白原被吸引到血小板栓上,通过凝血酶作用将其裂解成纤维蛋白。纤维蛋白是一种有弹性、不可溶的蛋白质,它形成一个交织的纤维网络来稳定血管损伤的区域。血小板还会释放一些生长因子,这些生长因子会召集成纤维细胞迁移到受伤区域,同时还会释放一些细胞因子,引导最初的炎症反应。

炎症反应在会阴损伤后的 6~8 小时内开始。多形性核中性粒细胞(PMN)从损伤区域周围的血管向损伤部位迁移。这些白细胞起到清除细菌、受损细胞和细胞碎片的作用。PMN 还协助吸引单核细胞到损伤区域,然后单核细胞分化成巨噬细胞,通过吞噬过程清除外来细胞以及受损和坏死的细胞。PMN 是最初炎症反应的一部分,寿命短暂;与 PMN 不同,巨噬细胞可以存活数月。大约 3~4 天后,巨噬细胞除了清除该区域的碎片、异物和死亡细胞外,还开始释放关键生长因子,触发受伤部位新生组织的生长。在这个阶段,产妇的裂伤区域可能会出现水肿、烧灼样疼痛或瘙痒。

### 肉芽组织与增生

损伤发生后约 5~7 天,早期炎症反应聚集起来的成纤维细胞移向受伤部位,并且形成细胞外基质和胶原组织,作为新生组织重建的"构架"。伤口处血管再生为新生的肉芽组织提供所需的营养和氧气。受伤区域保留下来的原有血管长出新的血管分支。上皮层的再生主要是通过伤口边缘或周围组织的上皮细胞移行,这个过程大约需要4~5周。

随着肉芽组织生长填平伤口,受伤区域呈红色或淡粉色,尤其是在组织二期愈合的情况下(没有进行适当的缝合修复)。这些新生组织的血运丰富且易破裂,因此要指导产妇保持受伤部位清洁,建议在大小便或清洗之后吸干伤口部位的水分。要将水吸干而不要擦干,以免损伤新生组织。应该告知进行过伤口缝合的产妇,由于缝合线材质的不同,缝合线完全吸收可能需要6周或更长的时间。

### 重塑

在伤口愈合的最后一个阶段,胶原组织进行重塑使之恢复到接近分娩前的组织状态,这个过程可能会持续数年时间。很多在伤口增生期生成的新生血管开始消逝。在特殊的收缩性成纤维细胞(也称纤维母细胞)的作用下伤口收缩。胶原瘢痕组织,尤其是最初的瘢痕组织在重塑之前,组织较厚且不易延展。这样的改变可能会导致产后性交困难。在伤口恢复的过程中,一些产妇描述瘢痕组织部位从疼痛变为麻木。随着时间的推移,新生的组织会逐渐恢复其弹性和敏感性。因为瘢痕组织并不像正常的组织一样牢固或有弹性,因此在之后的分娩中瘢痕组织裂伤的风险会增加。

## 非生殖器官的产后生理学

妊娠会造成身体所有器官系统解剖学和生理学的改变,这些改变在产褥期又会再次发生改变(表32-2)[43-53]。这些生理上的改变随着时间的推移可能会消失,取决于牵涉到的器官和每个妇女的潜在健康状况。由于其重要性和深远影响,本章将对心血管系统和内分泌系统的产后变化做出具体和详细的阐述。

| 表32-2 产后母体的生理适应 | | |
|---|---|---|
| 产后变化 | 恢复到未孕状态的时间 | 临床说明 |
| **心血管系统** | | |
| 由于胎盘娩出以及细胞外液转移进入心血管系统,血容量增加10%~15%。心搏量和心输出量增加80% | 即刻 | 有高血压,先兆子痫或心血管疾病的产妇在产后24~48小时内出现肺水肿或心衰的风险增高 |
| 子宫胎盘循环的血液回流到母体循环、妊娠子宫移除后造成的下腔静脉机械压力减轻使回流增加、细胞外液转移入,造成心输出量增加 | 分娩后最初48小时心输出量增加,然后在产后6~12周缓慢恢复到正常水平 | 有某些心脏疾病的产妇产后发生心衰、肺水肿和其他心脏疾病的风险增高 |
| 血浆容量缓慢恢复到非孕水平 | 产后2周 | 在产后初期产妇会有正常的多尿和多汗 |
| **血液系统** | | |
| 增高的纤溶状态恢复正常 | 24~48小时 | |
| 白细胞水平恢复正常 | 6天 | 产程中白细胞增高,在产褥期逐渐恢复正常 |
| 凝血因子恢复正常 | 4~6周 | 产后最初几周内血栓形成的风险增加 |
| 血小板功能恢复正常 | 12周 | |
| **呼吸系统** | | |
| 分娩后妊娠子宫重量的消除减轻了腹腔内的压力,使横隔膜位置升高,恢复横隔膜正常移动 | 即刻 | 妊娠导致的呼吸困难在产后会迅速缓解。因此,如果产后出现气短,胸痛症状应立即进行评估,因为产后阶段血栓栓塞的风险增加 |
| 肺潮气量下降至正常。参与调节孕期呼吸系统变化的胎盘黄体酮消失,正常未孕状态的呼吸参数很快恢复 | 即刻 | |
| 孕期下降的RV和ERV恢复正常 | RV立即恢复而ERV需要几个月恢复到未孕水平 | |

| 产后变化 | 恢复到未孕状态的时间 | 临床说明 |
|---|---|---|
| **肾脏及泌尿系统** | | |
| 孕期改变的 GFR、肾血流量、血清肌酐、BUN 和肌酐清除率逐渐恢复未孕状态 | 产后 2~3 个月 | 如不一致则提示孕期的变化还没有完全恢复到未孕水平 |
| 产后最初几天可能出现轻度尿蛋白 | 3~5 天 | 新出现的蛋白尿可能与正常的产后变化有关。但是如果在产后最初 2~3 周内发现了新出现的蛋白尿,应该检查评估排除子痫前期 |
| 尿钠排泄(钠排泄)和多尿(尿量增多)导致血容量下降至未孕水平 | 3 周或更短 | 催产素促进水的重吸收。催产素水平的下降导致了产后多尿。在产后 2~5 天时产生的尿量可以达到每天 3 000ml。很多产妇在多尿之外,在产后第一周还会出现多汗症状 |
| 膀胱肌张力、膀胱大小和功能、妊娠期扩张的输尿管和肾盂等器官都逐渐恢复 | 6~8 周,可能会更长 | 妊娠期的改变和创伤,包括分娩过程中的干预,可以导致产后尿路感染和尿潴留的风险增加 |
| **肝脏** | | |
| 分娩时出现的肝功指标升高(AST,ALT,LDH)恢复至正常 | 3 周或更短 | 解释产后化验检查的结果时应考虑到孕期和 / 或分娩导致的改变可能还没有恢复到未孕的水平 |
| 妊娠期增加的碱性磷酸酶恢复至正常 | 6 周 | |
| **胃肠道** | | |
| 产后 2~3 天内胃肌力和动力下降 | 产后 2~3 天重新开始排便,产后 1~2 周恢复正常的胃肠道功能和排便习惯 | 产后胃肠道动力降低可以导致腹胀,便秘以及严重时出现肠梗阻 |
| **肌肉骨骼** | | |
| 韧带和肌肉变松,因此产后腹壁柔软松弛。可能出现腹直肌分离 | 因人而异 | 运动锻炼对腹部肌肉力量的恢复和腹直肌分离症状的缓解有一定程度上帮助 |
| 分娩过程中拉伸的肌肉和相关组织会逐渐变得结实 | 因人而异,但需要数月或数年 | 盆底肌肉组织和相关结构的拉伸和损伤增加了尿失禁、便失禁和盆腔脏器脱垂的风险。预防这些并发症应尽量避免会阴侧切,要进行产后盆底肌锻炼 |
| **表皮(皮肤和毛发)** | | |
| 妊娠期出现的色素沉着(包括黑线和妊娠斑)、妊娠纹、静脉曲张和其他皮肤变化将会消退或复原 | 6 个月或更短 | 很多皮肤的改变不能完全消失。大约 3 个月后,妊娠纹通常逐渐从红色变为银白色 |
| 随着雌激素水平下降至未孕水平,头发生长变慢,毛囊进入脱发时期,导致一段时间脱发或产后斑秃 | 大部分女性产后 4~6 个月恢复正常的头发生长 | 产妇产后脱发很常见,保健人员可以让其安心。大量的脱发可能导致秃顶或脱发持续时间超过 6 个月时应该对甲状腺功能障碍或营养缺乏等问题进行评估 |
| **代谢** | | |
| 对营养的需求和激素水平会突然下降。母体营养素的新陈代谢开始恢复。孕期出现的母体胰岛素不敏感在胎盘娩出后会很快恢复 | 孕期糖代谢正常的产妇产后 3~5 天空腹血糖和游离脂肪酸水平恢复到未孕状态;甘油三酯水平在 2~3 周内恢复正常 非母乳喂养的产妇 6 周 | 胰岛素不敏感在产后会立刻恢复,但是有 GDMA2 的产妇可能需要调整用药。产妇血糖在产后 6 周复查时应该恢复到正常水平。有 GDM 的产妇应该在产后 6~12 周复查糖耐量化验,筛查继续存在的血糖问题 |
| 孕期肠道钙吸收的增加会恢复至未孕状态时的钙吸收水平 | | 在母乳喂养的产妇中,通过增加对骨骼钙的再吸收来满足母乳对钙需求的增加。这种母体骨密度降低是可逆的 |

续表

| 产后变化 | 恢复到未孕状态的时间 | 临床说明 |
|---|---|---|
| **内分泌** | | |
| 甲状腺结合球蛋白下降,导致 T3 和 T4 的下降 | 最初 3~4 天 | 分娩后产妇甲状腺功能亢进,产后甲状腺炎和甲状腺危相的风险增加。诊断会变得复杂 |
| 低 FSH 和 LH 水平 | 2 周<br>非母乳喂养的产妇 4~6 周内恢复到未孕水平 | 产后最初 2 周几乎不会有排卵。FSH 和 LH 水平的恢复与哺乳状态有关,并且非母乳喂养的产妇比母乳的产妇排卵恢复要早 |
| 泌乳素和催产素 | 不喂母乳的情况下 7~14 天下降至正常未孕水平 | 参见"母乳喂养和母婴共同体"一章,回顾泌乳 II 期。脑垂体功能紊乱可以导致秘乳素水平的改变,影响泌乳 |

ALT,谷丙转氨酶;AST,谷草转氨酶;LDH,低密度脂蛋白;BUN,血尿素氮;ERV,呼吸储备量;FSH,尿促性素;GDM,妊娠糖尿病;GFR,肾小球滤过率;GI,胃肠道;LDH,乳酸脱氢酶;LH,黄体生成素;RV,残余量

## 心血管和血液学改变

在产后即刻心血管系统会发生一系列显著而迅速的变化,如:失血、低压胎儿 - 胎盘单位娩出后继发的 10%~15% 的血容量自体输血[47]、细胞外液转移回到母体循环。这些戏剧性的体液转移使产后即刻成为母亲心血管系统不稳定的时期,对于患有心脏病、高血压或子痫前期的产妇来说,这段时期会增加不良结局的风险,包括肺水肿、心力衰竭甚至死亡。

在新生儿出生后最初的 10~15 分钟,母体心搏量和心输出量比孕期增加约 80%[52]。理论上,产生该变化的原因是子宫胎盘循环的血液回流到母体循环的自身输血,以及妊娠子宫移除后造成的下腔静脉机械压力减轻使回流增加,从而引起心脏前负荷增加。在产后第一个小时,母体心搏量和心输出量保持高升,心率下降,但平均动脉压不变[52]。

在产后最初的几天,细胞外液重新进入母体循环有助于增加产妇的血容量。这种血容量快速增加有助于代偿正常的产后失血。在产后即刻心输出量突然增加之后,产妇的血容量大约需两周的时间下降到孕前水平。心血管功能恢复正常还部分取决于产后第 1 周的生理性多尿。如果回流至血管系统的细胞外液没有正常排出,肺水肿的风险就会增加,尤其是患有心脏病或子痫前期的产妇。

孕期母体心搏出量首先增加,在产后期间会有一过性的心脏左心房增大[48]。这种生理性的心室肥大比心搏出量和心输出量的增加恢复得要慢。左心室大小大约要到产后 6 个月才能恢复正常[48]。

分娩时失血会导致产妇红细胞(RBC)体积的显著下降。此外,在产后第 1 周,由于组织间液移入使血浆体积增加,会出现血液稀释。红细胞的丢失与这种血液稀释加在一起会导致产后第 1 周时血红蛋白和红细胞压积的下降。随着血浆容量和红细胞生成恢复正常,产妇的血红蛋白和红细胞压积在产后 4~6 周内逐渐恢复到孕前水平。

## 内分泌系统改变

胎盘娩出后,多种激素——包括胎盘生乳素(hPL)、绒毛膜促性腺激素(hCG)、雌激素和孕激素——的血液水平会突然下降。这一改变引发了一系列内分泌改变,包括血糖和血脂代谢的改变和泌乳 II 期的启动。

随着循环雌激素水平的下降,甲状腺结合球蛋白水平(怀孕期间升高)也会下降。这种变化反过来又会导致碘塞罗宁(T3)和甲状腺素(T4)的生成减少,并逐渐恢复未孕期的甲状腺功能。然而,甲状腺功能障碍在产后比在女性一生中的其他时段更加常见。产后甲状腺功能障碍的发生率为 7%~10%,未孕妇为 3%~4%。

产后甲状腺功能障碍,包括产后甲状腺炎,往往是暂时性的。产后甲状腺疾病是一种出现于产后第一年的甲状腺疾病,被认为是一种自身免疫性疾病,由于妊娠后免疫功能的反弹而在产后出现[49]。在大约 23% 的女性中,甲状腺功能障碍会变成永久性的[50]。

产后母体激素状况的显著变化被认为是引起产

后情绪紊乱的原因,包括产后抑郁症。评估激素变化与抑郁症发展之间关系的研究得出的结果相互矛盾,总的来说,还没有发现激素水平与产后抑郁症之间存在一致性的联系[51]。在设法确定特定的生物因素与情绪障碍发展之间的因果关系时,特别是在所有生理和心理系统都在经历重大变化的时候,会出现方法学上的重大困难。然而,缺乏证据并不一定意味着不存在这种联系。到目前为止,激素水平还不能有效预测产后情绪障碍的发展或确定治疗的需要。

### 垂体功能、月经周期与排卵的恢复

在整个妊娠过程中,下丘脑 - 垂体 - 卵巢(HPO)轴受到抑制,因此尿促性素(FSH)和黄体生成素(LH)的分泌也受到抑制。分娩后,FSH 和 LH 水平在产后最初的 2 周保持较低水平,随后逐渐上升。此外,在产后的前几周,卵巢分泌的雌激素和孕激素也处于较低的水平。

垂体功能在产后 4~6 周恢复到未孕水平。然而,促性腺激素释放激素(GnRH)、FSH 和 LH 的分泌恢复到孕前水平的时间和方式与泌乳状态直接相关。在母乳喂养的产妇中,排卵和月经周期恢复的情况各不相同,与母乳喂养持续的时间和频率有关。泌乳素水平的升高,以及其他与婴儿吸吮和哺乳频度有关的内分泌改变,会破坏 GnRH 的脉冲释放,进而抑制 LH 的快速上升。这一连串的事件最终导致排卵抑制。即便恢复了排卵,母乳喂养的妇女也很可能是无法受孕的排卵。这种与母乳喂养有关的排卵和月经周期抑制被称为“哺乳性闭经”。

非母乳喂养的产妇,恢复排卵可发生在产后45~94 天[53]。其中 70% 的排卵是可受孕的,20%~70% 的产妇排卵发生在第一次月经以前[53]。因此,适宜的避孕咨询对于产后妇女是非常重要的,特别是没有母乳喂养的妇女可能在她们接受产后第一次访视之前就可能已经排卵并且受孕了。对于想要推迟一段时间再怀孕的妇女来说,及时选用女性使用的避孕方法是一项重要的干预管理措施。

### 产后体重恢复

妊娠完成后减肥是女性普遍关心的问题。除了分娩后因宝宝出生、胎盘娩出、产后第一周的体液排出带来的即刻体重减轻,产后减肥的生理学(超出了本章的范围)与妇女一生中任何时期的减肥生理学没有不同。决定产后体重下降的速度和数量的因素与妇女一生中任何阶段减体重的决定因素是相同的,包括:现有体重 / 身高体重指数(BMI)、饮食、年龄和运动水平[54]。此外,研究表明孕期增加的体重滞留不是体重超标的重要决定因素。一项研究跟踪了 7 000 名妇女的两次妊娠时段,发现从第一次妊娠到下一次妊娠她们的体重平均增加了 3.4kg[55]。

考虑到人类会随着年龄增长而体重增加,另外一项控制年龄的研究发现,两次妊娠期间体重增加仅有 0.3~0.5kg[55]。这些调查结果提示,减少孕产妇肥胖率的干预措施不仅应该侧重于减掉孕期增加的体重,而且还应侧重于初级卫生保健中的肥胖预防和孕前的体重管理。

## 结论

产后是一个独特和迅速的生理调整时期。为确定产后期正常和异常进展之间的差异,了解产后生理学知识十分必要。尽管绝大多数的产妇都会有一个正常的产后恢复期,重要的是要教会所有产妇及时识别产后期的危险体征和可疑的症状。最后,尽管产后期是从妊娠期生理状态过渡到未孕期生理状态的时期,是相对快速的变化过程,但是一定要提醒产妇,在新生儿出生后的几周甚至几个月里,她感觉不能完全恢复到“过去的自我”是很正常的。产后期所包含的巨大角色转换和生命改变过程是不能通过解剖学和生理学的变化来完整描述的。

(刘军 译 段得琬 审)

### 参考文献

1. Ramsay DT, Kent JC, Hartmann RA, Hartmann PE. Anatomy of the lactating human breast redefined with ultrasound imaging. *J Anat.* 2005;206(6):525-534.

2. Geddes DT. Inside the lactating breast: the latest anatomy research. *J Midwifery Womens Health.* 2007;52(6):556-563.

3. Doucet S, Soussignan R, Sagot P, Schaal B. The secretion of areolar (Montgomery's) glands from lactating women elicits selective, unconditional responses in neonates. *PLoS One.* 2009;4(10):e7579.

4. Jonas W, Nissen E, Ransjo-Arvidson AB, Matthiesen AS, Uvnas-Moberg K. Influence of oxytocin or epidural analgesia on personality profile in breastfeeding women: a comparative study. *Arch Womens Ment Health.* 2008;11(5-6):335-345.

5. Bell AF, Erickson EN, Carter CS. Beyond labor: the role of natural and synthetic oxytocin in the transition to motherhood. *J Midwifery Womens Health.* 2014;59(1):35-42.

6. Galbally M, Lewis AJ, Ijzendoorn M, Permezel M. The role of oxytocin in mother–infant relations: a systematic review of human studies. *Harv Rev Psychiatry*. 2011;19(1):1-14.

7. Lind JN, Perrine CG, Li R. Relationship between use of labor pain medications and delayed onset of lactation. *J Hum Lactat*. 2014;30(2):167-173.

8. Jevitt C, Hernandez L, Goer M. Lactation complicated by obesity. *J Midwifery Womens Health* 2007;52(6):606-613.

9. Hurst NM. Recognizing and treating delayed or failed lactogenesis II. *J Midwifery Womens Health*. 2007;52(6):588-594.

10. Leeners B, Rath W, Kuse S, Neumaier-Wagner P. Breast-feeding in women with hypertensive disorders in pregnancy. *J Perinat Med*. 2005;33:553.

11. Vanky E, Isaksen H, Moen MH, Carlsen SM. Breast-feeding in polycystic ovary syndrome. *Acta Obstet Gynecol Scand*. 2008;87:531.

12. Carlsen SM, Jacobsen G, Vanky E. Mid-pregnancy androgen levels are negatively associated with breast-feeding. *Acta Obstet Gynecol Scand*. 2010;89:87.

13. Parker LA, Sullivan S, Krueger C, Mueller M. Association of timing of initiation of breastmilk expression on milk volume and timing of lactogenesis stage II among mothers of very low-birth-weight infants. *Breastfeed Med*. 2015;10(2):84-91.

14. Kent JC. How breastfeeding works. *J Midwifery Womens Health*. 2007;52(6):564-570.

15. Stuebe AM, Grewen K, Meltzer-Brody S. Association between maternal mood and oxytocin response to breastfeeding. *J Womens Health (Larchmt)*. 2013; 22(4):352-361.

16. Kent JC, Mitoulas LR, Cregan MD, Ramsay DT, Doherty DA, Hartmann PE. Volume and frequency of breastfeedings and fat content of breast milk throughout the day. *Pediatrics*. 2006;117(3):e387-e395.

17. Wilde CJ, Addey CV, Bryson JM, Finch LM, Knight CH, Peaker M. Autocrine regulation of milk secretion. *Biochem Soc Symp*. 1998;63:81-90.

18. Neville MC, Allen JC, Archer PC, et al. Studies in human lactation: milk volume and nutrient composition during weaning and lactogenesis. *Am J Clin Nutr*. 1991;54(1):81-92.

19. Victora CG, Bahl R, Barros AJ, et al. Breastfeeding in the 21st century: epidemiology, mechanisms, and lifelong effect. *Lancet*. 2016;387(10017):475-490.

20. American Academy of Pediatrics. Breastfeeding and the use of human milk. *Pediatrics*. 2012;129(3): e827-e841.

21. Giugliani ERJ, Horta BL, Loret de Mola C, Lisboa BO, Victora CG. Effect of breastfeeding promotion interventions on child growth: a systematic review and meta-analysis. *Acta Paediatr*. 2015;104:20-29.

22. Horta BL, Loret de Mola C, Victora CG. Breastfeeding and intelligence: a systematic review and meta-analysis. *Acta Paediatr*. 2015;104:14-19.

23. Lodge CJ, Tan DJ, Lau MXZ, et al. Breastfeeding and asthma and allergies: a systematic review and meta-analysis. *Acta Paediatr*. 2015;104:38-53.

24. Bowatte G, Tham R, Allen KJ, et al. Breastfeeding and childhood acute otitis media: a systematic review and meta-analysis. *Acta Paediatr*. 2015;104:85-95.

25. Hassiotou F, Geddes DT. Immune cell–mediated protection of the mammary gland and the infant during breastfeeding. *Adv Nutr*. 2015;6(3):267-275.

26. Ip S, Chung M, Raman G, et al. *Breastfeeding and Maternal and Infant Health Outcomes in Developed Countries*. Rockville, MD: Agency for Healthcare Research and Quality; 2007.

27. Victora CG, Horta BL, Loret de Mola C, et al. Association between breastfeeding and intelligence, educational attainment, and income at 30 years of age: a prospective birth cohort study from Brazil. *Lancet Global Health*. 2016;3(4):e199-e205.

28. McNally S, Stein T. Overview of mammary gland development: a comparison of mouse and human. *Methods Molec Biol*. 2017;1501:1-17.

29. Langer JE, Oliver ER, Lev-Toaff AS, Coleman BG. Imaging of the female pelvis through the life cycle. *Radiographics*. 2012;32(6):1575-1597.

30. Diniz CP, Araujo Júnior E, Lima MM, Guazelli CA, Moron AF. Ultrasound and Doppler assessment of uterus during puerperium after normal delivery. *J Matern Fetal Neonatal Med*. 2014;27(18):1905-1911.

31. Weydert JA, Benda JA. Subinvolution of the placental site as an anatomic cause of postpartum uterine bleeding: a review. *Arch Pathol Lab Med*. 2006;130:1538-1542.

32. O'Riordan MN, Higgins JR. Haemostasis in normal and abnormal pregnancy. *Best Pract Res Clin Obstet Gynaecol*. 2003;17(3):385-396.

33. Bremme KA. Haemostatic changes in pregnancy. *Best Pract Res Clin Haematol*. 2003;16(2):153-168.

34. Brenner B. Haemostatic changes in pregnancy. *Thromb Res*. 2004;114(5-6):409-414.

35. Dahlman T, Hellgren M, Blomback M. Changes in blood coagulation and fibrinolysis in the normal puerperium. *Gynecol Obstet Invest*. 1985;20:37-44.

36. Paliulyte V, Drasutiene GS, Ramasauskaite D, Bartkeviciene D, Zakareviciene J, Kurmanavicius J. Physiological uterine involution in primiparous and multiparous women: ultrasound study. *Obstet Gynecol Int*. 2017;2017:6739345. doi:10.1155/2017/6739345.

37. Chi C, Bapir M, Lee CA, Kadir RA. Puerperal loss (lochia) in women with or without inherited bleeding disorders. *Am J Obstet Gynecol*. 2010;203(1):56.e1-56.e5.

38. Fletcher S, Grotegut CA, James AH. Lochia patterns among normal women: a systematic review. *J Womens Health (Larchmt)*. 2012;21(12):1290-1294.

39. Sherman D, Lurie S, Frenkel E, Kurzweil Y, Bukovsky I, Arieli S. Characteristics of normal lochia. *Am J Perinatol*. 1999;16(8):399-402.

40. Timmons BC, Mahendroo M. Processes regulating cervical ripening differ from cervical dilation and postpartum repair: insights from gene expression studies. *Reprod Sci.* 2007;14(8 suppl):53-62.

41. Ueda Y, Enomoto T, Miyatake T, et al. Postpartum outcome of cervical intraepithelial neoplasia in pregnant women determined by route of delivery. *Reprod Sci.* 2009;16(11):1034-1039.

42. Guo S, DiPietro LA. Factors affecting wound healing. *J Dent Res.* 2010;89(3):219-229.

43. Sminakis KV, Chasan-Tabe L, Wolf M, Markenson G, Ecker JL, Thadhani R. Postpartum diabetes screening in women with a history of gestational diabetes. *Obstet Gynecol.* 2005;106:1297-1303.

44. Gaberšček S, Zaletel K. Thyroid physiology and autoimmunity in pregnancy and after delivery. *Expert Rev Clin Immunol.* 2011;7(5):697-706.

45. Chiarello CM, Falzone LA, McCaslin KE, Patel MN, Ulery KR. The effects of an exercise program on diastasis recti abdominis in pregnant women. *J Womens Health Phys Ther.* 2005;29(1):11-16.

46. Hellgren M. Hemostasis during normal pregnancy and puerperium. *Semin Thromb Hemost.* 2003;29(2):125-130.

47. Duvekot JJ, Peeters LL. Maternal cardiovascular hemodynamic adaptation to pregnancy. *Obstet Gynecol Surv.* 1994;49(12):S1-S14.

48. Mone SM, Sanders SP, Colan SD. Control mechanisms for physiological hypertrophy of pregnancy. *Circulation.* 1996;94:667-672.

49. Stagnaro-Green A. Postpartum thyroiditis. *J Clin Endocr Metab.* 2002;87(9):4042-4047.

50. Alexander EK, Pearce EN, Brent GA, et al. 2017 guidelines of the American Thyroid Association for the diagnosis and management of thyroid disease during pregnancy and the postpartum. *Thyroid.* 2017;27(3):315-389.

51. Le Donne M, Mento C, Settineri S, Antonelli A, Benvenga S. Postpartum mood disorders and thyroid autoimmunity. *Front Endocr.* 2017;8:9.

52. Ouzounian JG, Elkayam U. Physiologic changes during normal pregnancy and delivery. *Cardiol Clin.* 2012;30(3):317-329.

53. Glasier JE. A return of ovulation and menses in postpartum nonlactating women: a systematic review. *Obstet Gynecol.* 2011;117:657-662.

54. Schauberger CW, Rooney BL, Brimer LM. Factors that influence weight loss in the puerperium. *Obstet Gynecol.* 1992;79(3):424-429.

55. Gore SA, Brown DM, Smith West D. The role of postpartum weight retention in obesity among women: a review of the evidence. *Ann Behav Med.* 2003;26(2):149-159.

# 33

# 产 后 保 健

IRA KANTROWITZ-GORDON

*感谢 Mavis N.Schorn 对本章的贡献*

## 引言

产后期是妊娠的结束和由妊娠引起的身体各系统变化恢复到未孕状态的过程,包括子宫复旧、心脏输出量和血容量减低,雌、孕激素水平下降等。母乳喂养的产妇,泌乳 II 期开始启动,泌乳可持续数月或数年。但是产后远不止身体的变化,对于产妇和家庭来说它也是社会心理状态的转变时期。

### 产后期的定义

当胎盘和胎膜娩出后,妊娠就此结束。从此产妇开始进入向未孕状态的生理过渡。传统意义上的产后期或产褥期,持续 6 周,因为到产后第 6 周绝大多数产妇完成了生理转变和过渡:子宫复旧完成、恶露停止、泌乳已很好地建立。这种时间结构的规定一定程度上是主观和有争议的,它只给了较短的父母角色过渡时间。产后期的另一个定义就是"孕后的第四个 3 个月阶段",是指持续大约 3 个月的过渡期。

康复是指从疾病或创伤的状态中恢复正常,但是产后过渡在人生经历中的意义远远超过了一般正常的康复过程。新生儿的到来使家庭成员们在家庭和社会中担负起了新的角色。对大多数家庭来说,父母双方的就业状态都有可能因此而发生改变。近几十年来,家庭的定义也在扩展,越来越多的人意识到孩子出生后家庭成员在适应过程上有所不同。尽管如此,产妇和家庭成员在产后期可能得到的关注和支持与妊娠期和分娩期相比会有所减少。所以,产后期对健康保健来说是一段机遇和挑战并存的时期。

## 美国的产后保健

今天美国标准的产后保健遵循的还是传统护理模式,产妇在产后 4~6 周去孕期保健提供者的诊室接受产后检查。而已经参加了"以妊娠为中心"孕期保健小组的产妇通常在产后 1~2 个月会有一次聚会。因此许多产妇直到产后 6 周的随访检查才有机会见到她们的保健提供者,而且不参加这一随访的产妇人数也很多。选择产后 6 周这个具体时间的原因尚不清楚,在一些医疗中心这一次的随访被提早到产后 2~3 周的检查所取代,以弥补从分娩后出院到产后 6 周之间的空白,并支持母乳喂养、指导避孕和帮助产妇完成产后社会心理的过渡。尽管有在产后 1~2 周增加一次额外随访的建议,但由于额外的随访通常没有保险支付,临床实践的财务压力使得许多保健提供者不能提供这次随访。

在发达国家,给产后妇女提供的财政支持数额有很大的差异。在美国,根据"家庭与医疗休假法案"无薪产假的期限为 12 周,但只有约 56% 的产妇有资格获得这项工作保护[1]。对许多家庭来说,要求休假来照顾产妇和婴儿会给家庭带来巨大的经济危机。与美国的产假经济危机不同,其他多数发达国家都有从 14 周(新加坡和瑞士)到 1 年(日本和芬兰)的带薪产假政策。在另外一些国家中,还有类似时长的父亲带薪产假[2]。

## 产后期的文化视角

提供有效的产后保健的第一步是在产妇的社会文化背景下来了解她,以便所提供的产后保健具有文化敏感性。纵观历史,在世界各地和不同文化之间,产后期被认为是特殊的或脆弱的时期,在此期间产妇遵循着不同的固定程序。例如:美国墨西哥裔移民会有称为"cuarentena"的产后 40 天恢复期[3]。在此期间,女性身体被认为是开放的而容易患病。保护产妇的做法包括节制性生活、紧身衣(fajas)包裹腹部、避免食用口味浓重的和冷的食物,以及尽可能多地呆在家里。

在亚洲的很多地区,新妈妈们产后会留在家里休息 30~40 天,这种做法通常被称为"月子规矩"[4]。这种长时间的休息期用来避免产妇暴露于疾病以及保暖来保护产妇很好地照顾新生儿。为了保暖,产妇会吃特殊的食物、避免洗浴,并卧床休息。通常在产后的头几个月会有一个女性家庭成员与新妈妈住在一起,并负责打扫卫生和做饭以便她能得到休息。与此相似的是中国的"坐月子"[5,6]。在产后的第 1 个月,产妇由母亲、婆婆或祖母来照顾,避免食用冷的饮食,穿长款衣服和呆在室内来保暖。除了保护的目的,坐月子还被认为是对长者的理念和几千年来传统的尊重[6]。越南女性也认为产后阶段是一个寒冷的时期,所以要通过保暖来保护自己。文化习俗包括:洗热水澡和用热水刺激泌乳,呆在室内,食用热性食物如肉、鸡蛋、姜和酒[7]。在土耳其东南部,产后的文化习俗与亚洲和拉丁美洲的习俗惊人地相似。这些习俗包括避免食用冷的食物,持续留在家里 40 天来减少活动[8]。所有这些习俗的共同目的都是为了给产妇在分娩后提供额外的社会支持。

当产妇和她的大家庭距离很远时,可能很难维持这些文化习俗[9]。助产士不仅首先要了解不同文化的风俗习惯,而且要带着好奇与谦卑的态度将这些知识应用到临床实践中去,使产妇及其家庭能够以他们所希望的方式得到照护。要达到这样的平衡,需要不断地进行临床询问和与产妇沟通来保持文化上的一致性,使产后保健成为符合家庭价值观和含义的保健过程[10,11]。在进行文化评估时,表 33-1 中的问题可能会对助产士有所帮助。与此有关的助产服务信息资源列于本章的末尾。

**超越性别**

育儿是一种有性别特征的、社会性的体验。女同性恋、男同性恋、双性恋、变性人以及不确定性倾向者(LGBTQ)和不定性者(TGNC)成为父母时,对生育可能会有不同的社会心理体验,他们的产后经历鲜为人知。由于多中心在实践中的语言和历史模式的差异、歧视行为、缺少大家庭的支持等问题,这些家庭在当前的卫生保健系统中可能会遇到困难[12]。此时以性别来确定育儿中父母角色的做法可能不再适用。例如,女同性恋夫妇中的任何一方都可以选择母乳喂养。女转男变性人所经历的分娩生理反应可能会与其他父母不同[13]。由于这种家庭面临着额外的压力,所以一个支持性的环境、医疗团队与社会关系网对其分娩和产后保健是非常重要的[14]。助产士在照顾跨性别的父母时,应该用带有文化谦卑和探究的方法切入,并且使用支持他们偏好的代名词和性别认同语言。与 LGBTQ 和 TGNC 群体有关的一般医疗保健问题在"助产士:服务对象、社会因素和保健服务"一章有简要回顾。

## 产后 1 小时:第四产程

第四产程是指胎盘娩出后的产后第一个小时。胎盘娩出后,随着产程与分娩的生理和情感压力消除,以及产后恢复和母儿联结的开始,母体会立即发生一系列的变化。正如附录 33A 所述,在第四产程中需要密切观察和频繁评估,因为这是一个易受突发并发症影响的生理脆弱时期,且是产妇与家人同新生儿相见的高敏时期。本节简要概述产后最初 1 小时的母婴行为以及支持家庭联结和家庭形成的循证实践。

| 表 33-1 | 产后文化评估 |
| --- | --- |

在给产妇及其家庭提供产后保健服务时需要考虑的问题:

- 产后期应该是一个正常的生理过程吗? 是一次健康的体验? 还是脆弱的风险阶段或一种患病状态? 产后经历对产妇意味着什么?

- 产后期应该是私密的,还是公开社会化的?

- 新的家庭在产后期都需要什么支持? 由谁来提供这种支持?

- 产后期有什么文化风俗:在饮食上、营养上、治疗方法(包括药物疗法)、活动上?

- 产后期有什么需要注意或限制的?

- 如何处理产后疼痛?

- 新生儿护理的模式是什么? 新生儿在核心家庭和大家庭中的位置关系如何? 在新生儿的喂养和护理上有什么期待模式?

## 母婴联结与依恋

在20世纪70年代Klaus和Kennell首次提出了这样一种理论,即婴儿出生后会有一个由生物学决定的关键时期,在此期间母亲和新生儿会建立起联结关系[15]。研究人员发现,产妇和新生儿在产后一小时内的皮肤接触,会导致产妇在产后一个月时对她的婴儿产生更多的依恋行为。Klaus和Kennell的这项开创性工作为后续更多的研究奠定了基础,这些研究对产妇、新生儿和家庭的产后期护理产生了深刻的影响。父母与新生儿之间的情感依恋关系具有终生的意义。

第四产程期间,临产分娩过程中大幅度的激素变动,从分娩时的强体力劳动恢复过来,并第一次见到出生的新生儿,这些事件使产妇经历了巨大的生理和心理变动。伴侣、祖父母、兄弟姐妹和其他家庭成员或分娩支持人员同样也会有强烈的感知和可能的心理脆弱性。创伤性分娩、既往创伤史或新生儿疾病等因素都会影响个体对分娩的反应、对新生儿的联结以及成为母亲或新生儿主要看护者身份和角色的转换过程。

父母-婴儿依恋的定义在历史上包括了联结、爱、依恋或本能联系等概念。父母和新生儿之间依恋关系最初的发展可有多种形式;父母一方的反应可能不同于另一方。更重要的是,这个过程是双向性的,包括大量的互动和互惠行为。婴儿的主要行为是寻求身体上的亲近。母亲(或其他主要照顾者)的行为表现出对新生儿暗示的反应。例如:对动物和人类产后1小时亲子联结关系的研究发现,健康的新生儿出生后会立即进行一系列可预测的行为,包括爬向母亲的乳房、含接乳头、吸吮以及看着母亲的脸[16]。理论上认为,这种行为是在母亲的气味和声音识别刺激下产生的[17]。

Goulet等人使用概念分析法,查阅了大量相关文献以期获得对“依恋”的明确理解和做出定义[18]。基于这个分析,他们确定了父母和婴儿之间相互关系的三个关键因素。

- 亲近。身体的亲近可通过多种感觉(如:听觉、触觉、视觉和嗅觉)的互动,建立一种很强的情感连接,感知到新生儿不同于父母需求的个性化特征和需求。

- 互惠。父母和新生儿以一种回应与适应的方式进行互动。父母在照护新生儿的过程中学会感知孩子的暗示和身体语言,新生儿通过对父母行为的强化来促进亲子互动。

- 承诺。对确保婴儿的安全、成长和发展负有责任的感觉和行动,使婴儿在家庭中处于中心地位,这也使父母找到了在成人角色中的父母角色这一重要部分。

对联结理论的一个重要提示是,这项工作的大部分结果来源于动物研究,在动物研究中,婴儿对看护者的即时印记有着特定的生物学物种局限。把动物研究的结果叠加在人类行为上,可能会产生没有科学依据的观念。此外,这一敏感时期对于母婴关系建立是必需的这一基本前提也受到了一些人的指责。依恋情结会随着时间的推移而形成,涉及神经回路、催产素等激素以及互动行为的复杂相互作用[19]。在因母亲或新生儿异常需要母婴分离而错过产后即刻联结的情况下,过度强调产后第1个小时的重要性有时会是有害的。幸运的是,还有无数的机会来发展建立依恋关系,正如领养不同年龄孩子的父母们所证明的那样。持续的互惠反应、关系的强化、角色的变换发生在整个生命进程中,包含产后期。

第四产程期间照护者的干预措施,包括那些有关医疗、社会心理和环境条件的干预,既可能促进也可能会干扰这些重要的过程。尽管与母亲适应相关的确切神经生物学知识还不完备,大量的研究已经确定了某些具体护理实践的短期和长期影响,如:母婴皮肤接触、新生儿自主含接的早期母乳喂养。

## 早期持续母婴皮肤接触

早期母婴皮肤接触涉及出生后立即或不久就将一个裸露的新生儿俯卧位放置于母亲的腹部或胸部。婴儿的身体要擦干,而且婴儿不接触母亲皮肤的部位要用毛毯覆盖来帮助保暖。在婴儿擦干后的头上戴一个帽子来帮助保持头部的温度。新生儿和母亲的生命体征可在婴儿置于母亲胸前的状态下监测。其他程序可推迟至少1小时或等到第一次成功进行母乳喂养之后进行。

持续的母婴接触和皮肤接触已经被证实能改善母亲的情感行为,调节新生儿行为,增加母乳喂养持续时间[20]。早期接触还可以提高母亲的敏感性和婴儿1岁时的自我调节能力与兴奋性。Moore等人对46篇早期皮肤接触的随机对照试验(RCT)进行荟萃分析(n=3 850对母婴),发现皮肤接触可改善母乳喂养和1~4个月时的母乳喂养持续时间

（RR=1.24；95% CI 1.07~1.43），尽管研究方法的差异和风险偏倚给这些研究结果的可信度带来了一些不确定性[21]。进行早期皮肤接触组的总体评分改善，表现为母亲的情爱与触摸、母亲的依恋行为、婴儿哭闹时间变短的积极趋势[21]。

因剖宫产（图 33-1）而与父亲进行皮肤接触的新生儿在产后头 2 个小时很少哭闹，变得比较安静，比放在婴儿床中没有进行皮肤接触的新生儿更容易入睡[22]。

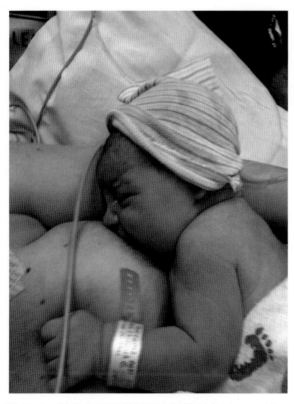

图 33-1　剖宫产后即刻母婴皮肤接触（Tekoa L.King CNM,MPH 提供）

催产素和皮质醇可能是早期亲子互动的重要调节介质。与母亲进行皮肤接触的早产儿有更好的心肺稳定性[21]。早产儿[23]以及剖宫产后的新生儿[24]进行皮肤接触护理之后，催产素水平的增加，这显示了在此情况下促进依恋和成功母乳喂养的一种生理机制。母亲和父亲体内的催产素水平被证明与产后6 个月内的情感行为和接触相关[25]。进行皮肤接触护理的新生儿心率会更加稳定，与生后没有立即与母亲进行皮肤接触的新生儿相比，其唾液皮质醇水平较低[26]。鉴于这些研究发现，美国越来越多的医院开始给所有产妇，包括剖宫产后在手术室和恢复室的产妇在婴儿出生后立即进行母婴皮肤接触[27]。

### 新生儿自主含接乳头

当健康足月新生儿在出生后 1 小时内被放置在母亲身上做皮肤接触时，他们会爬行，自动寻找到乳晕，大多数会开始自发地吸吮[16]。支持新生儿与父母的互动可增强新生儿的自我调节和他（她）的长期行为能力（如：改善其睡眠、社交互动行为与语言发展）[16]。提倡不受限制的母婴接触，强化在分娩后的最初几个小时内避免不必要的干扰来保护家人相处的重要性。

### 包括其他重要的人员

产妇的伴侣、新生儿的父亲或者第四产程中其他支持人员的参与都对产后期产妇有所帮助[28]，并能增加伴侣对新生儿的情感投入[29]，增加伴侣的安全感[30]。男性伴侣和女同性恋伴侣表达了分娩期间的无助感、无用感、焦虑、身不由己以及脆弱；让家庭成员参与到这一过程中来是"以家庭为中心"的助产服务的重要组成部分[31,32]。

因此，在第四产程通过评估和满足伴侣的需求来促进向父母身份的过渡就显得很重要。可采取的策略包括预期指导和向产妇以及对其重要的人员做出解释。有助产士在场并提供信息指导可以改善伴侣的分娩体验[33]。让伴侣参与到像断脐以及皮肤接触这类的活动中来，可以加强他们和新生儿的情感联结[29]。其他活动还可包括：在生殖道损伤修复期间给产妇提供持续的鼓励、鼓励伴侣参与到新生儿过渡期的观察中，以及帮助启动母乳喂养等。

### 早期母乳喂养

母乳喂养改善母儿健康结局的证据已经非常充足；这一证据在"母乳喂养和母婴共同体"一章作了回顾。建议在分娩后最初的几个小时内启动母乳喂养，因为新生儿在这一时期是警觉的、清醒的。第四产程被证实可以促进早期母乳喂养的活动包括：出生后新生儿与母亲立即进行皮肤接触，并在生后的几个小时内保持这样的接触[34]。如果产妇和她的新生儿因为医学指征而必须分开，可以在重症监护室内进行皮肤接触，早期开始有效吸奶挤奶，寻求来自其他住院产妇和医院员工的支持，这些对于促进新生儿病房中的母乳喂养都很重要[35]。

## 产后早期

分娩后最初的 72 小时被称为产褥早期。助产士评估产妇和新生儿的次数取决于分娩的场所和特定的环境。在大多数医院里,助产士至少每天检查产妇一次。每次访视包括:病历回顾;近期病史,如分娩后身体、心理、情绪变化;体格检查;以及家庭互动的观察。这一时期对产妇的照顾包括:治疗疼痛和常见不适、按需接种疫苗和健康教育。

### 病历回顾

进行产后检查之前,应该回顾产妇孕期和分娩情况的病历记录。新生儿健康情况的回顾也是检查前准备的一部分,因为新生儿的健康状态可以直接影响到对产妇的管理计划。病历回顾包括产妇生命体征的评估、化验结果、所用药物和其他照护者的评估观点,以前的医嘱和随访记录也要审查。对孕期、分娩期间药物停用后的情况做出评估,以决定这些药物是否还需要再用。

时间以 1 小时、1 天的方式流过,助产士应识别产妇身体相应的变化。当记录产后病历时,写清时间是非常重要的。例如:产后 1 天可能表示是在分娩后的 24 小时内,也可以是分娩后的 24~48 小时之间。因为对产后天数的描述有可能产生对分娩时间和日历时间的矛盾,所以最好是定义为距离分娩时间的小时数。

### 产后近期病史

母亲身体健康的初步评估从母亲营养状况、膀胱直肠功能、恶露量、活动情况、疼痛或不适的程度开始。不论助产士是否是新生儿保健的提供者,新生儿喂养方法、新生儿行为、睡眠觉醒周期等信息都应该收集。

当家庭访视时,助产士应该尽量安排在新生儿处于觉醒时进行。这样可以评估新生儿和父母的互动,也可以评估父母的技能和照料新生儿的自如程度,还可以发现他们需要进一步学习的方面。新生儿 - 父母互动情况的评估标准在表 33-2 列出[36]。助产士在评估父母 - 新生儿互动的过程中还应该注意考虑到文化因素[37]。

### 体格检查

体格检查的重点在于分娩后发生的生理变化,

包括对心脏、肺、乳房、腹部、会阴、肛门和下肢的评估。产后体格检查的程序和预期结果在附录 33B 中详细列出。

| 表 33-2 | 新生儿和父母互动的临床评估 |
|---|---|

- 温柔地抚摸新生儿
- 面对面与新生儿交流的姿势
- 当与新生儿接触时直接注视着新生儿
- 进行视觉的接触
- 显示各种表达性面部表情
- 用语音与新生儿交流
- 对孩子做出积极、肯定和喜爱的评价,避免做出蔑视的评价
- 对于新生儿的暗示做出适应性的反应
- 引发新生儿的暗示发声和行为,并对此做出适当反应
- 对新生儿的不安做出反应

### 产后早期的产妇照护

产褥早期产妇照护的具体组成部分因个体需求的不同而不同。在许多医院,设有产后第一天的护理常规和标准医嘱。但考虑这些常规是否适用于某一个特定产妇是非常必要的。常规可能需要个性化,例如:修改疼痛管理常规、停止静脉输液、转诊给泌乳咨询师。助产士应该确认将表 33-3 中列出的项目包括在书面医嘱内,或者在照护院外分娩产妇时被考虑在内。

### Rh 同种免疫

绝大多数产妇在分娩过程中会有少量胎儿血液进入母体循环(胎儿母体输血),主要发生在胎盘剥离时。如果胎儿血型是 Rh D 阳性,母亲的血型是 Rh D 阴性,进入母体循环的胎儿红细胞就会被识别为外来抗原。胎儿细胞刺激母体产生针对 Rh D 阳性红细胞的免疫应答反应,产生免疫球蛋白 M(IgM)和免疫球蛋白 G(IgG)抗体(同种免疫)。在随后的 Rh D 阳性胎儿妊娠中,这些抗体可以穿过胎盘并与胎儿红细胞结合,引起胎儿和新生儿的溶血性疾病。约有 17% 的以前未发生过免疫反应的 RH D 阴性孕妇将发生同种免疫[38]。

抗 D 免疫球蛋白(RhoGAM)是一种高免疫血浆衍生物,可与胎儿 Rh D 阳性细胞结合,阻止母体

| 表 33-3 | 产后常规医嘱和管理计划 |
|---|---|
| 项目 | 详细说明 / 选择 |
| 补液 | 尽量口服补液,注意医嘱写清何时停止何种静脉补液 |
| 营养 | 考虑到食物过敏、文化喜好和有无糖尿病 |
| 活动水平 | 通常不限制;有硬膜外麻醉、剖宫产或产后出血的产妇第一次下床需要有人搀扶 |
| 产后常规用药 | 必要时给 Rh 免疫球蛋白(RhoGAM)、维生素和铁剂、大便软化剂或缓泻药、止疼药、免疫接种、安眠药 |
| 现有用药 | 继续或恢复孕期用药,例如:甲状腺素替代治疗、按产前计划安排的抗抑郁药,需要时咨询上级医生 |
| 会阴护理 | 冰袋、局部皮肤用药、会阴冲洗瓶 |
| 排尿困难的管理 | 在洗手间用薄荷精华油,必要时导尿 |
| 乳房护理 | 提纯羊脂油或水凝胶缓解乳头疼痛,乳房肿胀用吸奶器,非母乳喂养产妇使用束缚支撑性胸衣 |
| 化验室检查 | 有贫血或血容量不足症状检查血红蛋白和红细胞压积,母亲 Rh 阴性血型,做新生儿 Rh 血型筛查 |
| 疫苗接种 | 给无免疫力的产妇注射水痘、风疹疫苗;流感疫苗;因怀孕停止的 HPV 疫苗系列可以重新开始;孕期忽略了的 Tdap 疫苗 |
| 避孕 | 开具口服避孕药处方;出院前注射 DMPA 避孕针 |
| 出院 | 取决于家庭是否准备好和新生儿的状况 |
| 随访 | 产后门诊、家访、2 周或 6 周产后检查 |

DMPA,长效甲羟孕酮;Tdap,破伤风、白喉和百日咳疫苗

产生抗 D 抗体[39]。出生后 72 小时内给予抗 D 免疫球蛋白可显著降低发生同种免疫的风险(RR=0.12；95% CI 0.07~0.23),推荐所有分娩 Rh D 阳性血型新生儿且尚未致敏的 Rh D 阴性妇女使用抗 D 免疫球蛋白[40]。

新生儿的血型通常通过来自脐带血的小样本进行测试。如果不知道新生儿脐血的 Rh 血型,使用 Rh 免疫球蛋白的好处要超过无必要用药的理论风险。72 小时后给抗 D 免疫球蛋白可能同样具有保护作用,甚至可以一直到产后的 14 天内注射,因为迄今为止还没有研究证明保证注射有效性的最迟时间。Rh 抗 D 免疫球蛋白是一种血液制品,理论上讲有感染风险;然而,在目前筛查技术下的产品可筛选出所有已知病毒,例如人类免疫缺陷病毒(HIV)。助产士应该与产妇认真讨论用药的利弊,尤其是对于反对使用血液制品的产妇。

标准的 300μg 剂量的抗 D 免疫球蛋白足以治疗含有 15ml 红细胞或 30ml 全血的胎儿母体输血。虽然罕见,但知道母胎输血何时超过此数量很重要,因为如果出血量大于 30ml 全血,则需要额外的抗 D 免疫球蛋白。因此,对母亲的血液进行 Rosette 测试,以确定在母体血液中是否可检测到 Rh 阳性血液。如果 Rosette 测试为阳性,则进行 Kleihauer-Betke 试验以确定存在的胎儿血红蛋白量。一些医院则直接做 Kleihauer-Betke 试验,因为它可以对母血中的胎儿红细胞做定量测试,该检验结果用于决定是否需要增加 Rh 免疫球蛋白的用量和增加多少。

### 免疫接种

产后早期是为产妇提供针对多种感染保护的机会。在孕前接受部分人乳头瘤病毒(HPV)疫苗系列的产妇可以在产后继续完成该系列的接种。无论她们的妊娠状况如何,所有女性都应该接种季节性流感疫苗,如果产妇在孕期没有接种,应该在产后接种流感疫苗。在孕晚期应该对所有孕妇进行破伤风 - 白喉 - 无细胞百日咳(Tdap)的强化免疫。这适用于所有孕妇,包括在孕前或以前怀孕时接种过了这种疫苗的孕妇[41]。如果在孕期没有接种 Tdap 疫苗,可以在产后期间接种。用一次性的 Tdap 疫苗对所有家庭成员进行接种也能保护婴儿免患百日咳[41]。

对风疹和水痘没有免疫力的产妇应该在产后立即接种活病毒疫苗。此时产妇不太可能怀孕,即使是在疫苗接种后的 1~3 个月内怀孕也不会增加先天异常的风险。但还是建议推迟到活疫苗接种 1 个月后再计划怀孕。

### 产后早期的常见不适

疼痛和疲劳是大多数产妇在分娩后头几天经历的最常见的不适。疼痛可以是继发于会阴裂伤或腹部切口、因乳房肿胀引起的乳房疼痛、与婴儿吸吮有关的乳头疼痛、子宫收缩痛和痔疮。未缓解的疼痛会影响产妇照顾婴儿的能力,延迟产后康复,增加产后抑郁和持续性疼痛的风险[42]。

### 产后早期疼痛的治疗

药物和非药物治疗都可用于控制乳房和会阴部疼痛。通常根据疼痛的严重程度、作用机制、是否有已知的药物过敏以及是否影响母乳喂养进行个体化用药。鉴于产后疼痛的个体差异很大,推荐采用多模式管理的个体化渐进式措施[43]。表33-4列出了在产褥早期治疗疼痛的常用药物[43,44]。

| 表33-4 | 产后早期常用的止疼药 | | | |
|---|---|---|---|---|
| **药物名称** | **规格** | **适应证和剂量** | **注意事项** | **哺乳** |
| 对乙酰氨基酚(泰诺) | 325mg,500mg | 轻到中度疼痛,每6小时500mg、650mg、1 000mg | 最大剂量4g/d。包括各种来源对乙酰氨基酚的总合 | 安全 |
| 布洛芬 | 200mg,400mg,600mg | 轻到中度疼痛,每6小时400~600mg | 与食物同服,最大剂量3 200mg/d,高血压病人禁服。所有NSAID药物都有天花板效应,增大剂量不增加止痛效果 | 安全 |
| 酮咯酸 | 肌注15mg,30mg,60mg 口服:10mg(初始用药不可口服) | 用于术后短期止痛,肌注60mg后可第一次口服20mg,之后每4~6h口服10mg | 降低术后阿片类制剂的使用 最大剂量40mg/d 有肾脏疾病的产妇忌用 用药间隔不可少于4小时 | 安全 |
| 对乙酰氨基酚(泰诺)/可待因No.3 | 复合剂为300/30mg | 中度疼痛,每4~6小时1片 | 与食物同服 对于代谢较快的产妇可产生母亲和新生儿的过度镇定 | FDA建议如果可能,避免哺乳期妇女使用可待因。如果必须使用,用最小有效剂量不超过4天。观察新生儿的镇定、嗜睡、喂养不良情况 |
| 氢可酮/对乙酰氨基酚(诺科) | 复合剂为5/325mg,7.5/325mg,10/325mg | 中度疼痛,每4~6小时1~2片 | 最大剂量 所有来源的对乙酰氨基酚总合4g/d | |
| 氢可酮/对乙酰氨基酚(维柯丁) | 复合剂为5/300mg | 中度疼痛,每4~6小时1~2片 | 最大剂量 所有来源的对乙酰氨基酚总合4g/d | |
| 维柯丁西文 | 复合剂为7.5/300mg | | | |

NSAID,非甾体类抗炎药

经阴道分娩无并发症的产妇可能不需要比布洛芬更强的药物,宫缩痛或会阴部疼痛时每6小时口服布洛芬600mg即可[44]。非甾体类抗炎药(NSAID)似乎比对乙酰氨基酚或阿司匹林更加有效,可能是因为NSAID具有镇痛和抗炎两种作用[45]。NSAID具有天花板效应,在某一特定剂量后增加剂量只会增加副作用的发生率,但不会提高镇痛效果。布洛芬的剂量上限约为每剂400mg。NSAID转移到母乳中的剂量非常少,对母乳喂养的产妇是安全的。

需要更强镇痛的产妇通常使用氢可酮-对乙酰氨基酚联合镇痛药治疗,但有必要提出警示。可待因和氢可酮的活性代谢物吗啡是亲脂性的,能够进入母乳。有与酶CPY2D6复制有关的遗传多态性个体其对CYP2D6代谢的药物(如可待因)的代谢速度加快。2006年,一篇案例报告首次报告了一例服用可待因治疗产后疼痛的超快代谢产妇,使用可待因后出现了不良反应,因其药物超快代谢导致她的婴儿通过母乳摄入了大量吗啡而死于吗啡过量[46]。随后,美国食品和药物管理局(FDA)发布了关于母乳喂养妇女使用可待因的警告,提醒母乳喂养的妇女使用可待因有导致婴儿吗啡中毒的可能。2017年,FDA扩大了药物安全警讯,建议母乳喂养的妇女和婴幼儿不要使用可待因或曲马多[47]。

CYP2D6超快代谢者的发生率因种族而异。总的来说,在美国其发生率为4%~5%。中国血统的人群只有0.5%的人是这种酶复制个体,但埃塞俄比亚人的发生率高达29%[48]。虽然有商业性的基因组检测方法可以检测到这种遗传状态,但因为价格过于昂贵,不推荐用于一般常规筛检。

虽然出生后头几天经常进行母乳喂养是建立哺乳实践的关键时期,但有些产妇可能需要在此期间服用含有阿片类药物的镇痛药物。在了解母乳喂养对健康的显著好处和母乳喂养新生儿发生吗啡过量的几率很小的前提下,建议采用表33-5中列出的用药策略[49~51]。这些指南由加拿大的"母亲风险计划"制定[49],已被证实可降低母亲使用可待因后出现新生儿镇定的发生率[50]。

| 表33-5 | 母乳喂养期间安全使用含有可待因药物的用药策略 |
| --- | --- |

如果已知该母亲为CYP2D6的超快代谢者,则不要开具含可待因的药物。如果可能考虑使用不含可待因或曲马多的阿片类镇痛药。几项随机对照试验发现,非甾体类抗炎药(NSAID)可缓解的疼痛程度与可待因相当。美国儿科学会药物委员会指出,需要使用阿片类药物缓解疼痛的母乳喂养产妇首选使用吗啡、氢吗啡酮和布托啡诺。

如果使用可待因:
- 使用最低有效剂量。
- 用药时间尽可能短,不要超过4天。4天后新生儿中枢神经系统抑制可出现恶化,可能继发于吗啡的累积。用药4天后,应减少剂量或使用不同的药物。
- 当可待因引起中枢神经系统镇定(嗜睡,多睡)时,母亲和母乳喂养的婴儿之间的镇定程度是一致的。因此,如果母亲出现镇定体征,也应对新生儿进行检查。
- 注意避免产妇自行增加用药剂量。
- 教会服药的母亲观察新生儿的危险症状,包括:嗜睡(一次睡眠超过4小时)、哺乳困难、肢体松软无力或呼吸困难。
- 通知婴儿保健提供者母亲正在服用含可待因的药物。
- 针对个别情况考虑基因组测试。

确定母亲是否属于超快速代谢风险的人群,更

多基因组测试的信息在"药物治疗学"一章中有具体介绍。此外,应告知产妇所有含对乙酰氨基酚药物中的对乙酰氨基酚叠加最大剂量在24小时内不应超过4000mg。

## 乳房肿胀

乳房肿胀发生于泌乳Ⅱ期开始时。大多数产妇在分娩后的48~72小时泌乳Ⅱ期开始,但也可能直到产后7天才出现[52]。理论上讲,乳房肿胀是因为乳汁累积和淤滞以及血管增多和充血造成的。这些综合因素又会导致进一步的淋巴管和静脉阻塞。乳房肿胀开始于泌乳量增加,持续约24~48小时。乳房会变得膨胀、张力加大、有触痛。皮肤触感温暖,可见明显的静脉分布于乳房表面。乳头变硬,可能导致婴儿含接困难。尽管乳房肿胀不是炎症,但泌乳过程中的代谢增加可能导致母亲体温轻度升高。然而,如果有超过38.0℃的发热则提示有乳腺炎或其他感染的可能,详见"产后并发症"一章。产后立刻开奶、频繁使用双侧乳房哺乳、避免补充奶粉喂养或使用吸奶器将乳汁吸出再用奶瓶喂养的产妇,不容易发生疼痛性乳房肿胀。

肿胀的有效治疗措施包括:使用冷敷、增加哺乳频率以及使用一般效力的镇痛药[53]。根据圆白菜叶子中含有称为黑芥子苷的物质可以消除肿胀的理论,建议使用冷圆白菜叶冷敷。研究尚未发现圆白菜叶具有治疗效果,然而使用任何冷的东西都会引起血管收缩和胀奶疼痛的减轻[53,54]。

对不进行母乳喂养产妇的安抚措施应该着重于缓解疼痛和停止产奶。在美国没有得到批准的泌乳抑制的药物。但仍可应用一些措施来帮助缓解不适和抑制乳汁分泌:如穿戴支撑束缚性胸罩支托起乳房、使用冰敷、止痛剂等。使用支撑束缚性胸罩支托起乳房,甚至在晚间睡觉时仍然这样穿戴可能会感觉更加舒适。避免用手和使用热敷将乳房内的母乳挤出来,因为这样只会促进乳汁喷出(即喷乳反射),并增加乳汁分泌,因此产妇应该避免进行热水淋浴和让热水淋在乳房上。当使用冰敷时,一定注意不能让冰块直接接触皮肤。乳房肿胀会在24~48小时内缓解,但泌乳可能会过几周后才能完全停止。

## 乳头疼痛

乳头疼痛和创伤在产后最初几天很常见。如果不治疗,乳头疼痛会导致母乳喂养中断。虽然大多数产妇在哺乳开始时会经历乳头疼痛然后逐渐自然

消退,但有些产妇会出现乳头水疱、剧烈疼痛或乳头皲裂和出血。鉴别诊断包括:新生儿喂奶的体位或吸吮方式不对,乳头表面或导管真菌感染,以及雷诺病。乳头疼痛的评估、诊断和治疗在"母乳喂养和母婴共同体"一章中有更详细地回顾。

无水羊毛脂曾被推荐用于治疗乳头疼痛和乳头创伤。最近有研究表明,涂抹乳汁和使用乳盾进行保护在治疗创伤和减轻疼痛方面比使用哺乳之前必须擦除的羊毛脂更加有效[55,56]。

## 子宫痉挛痛

产后子宫痉挛痛,通常称为产后痛,是由于子宫持续的收缩和放松所引起。疼痛性痉挛多见于经产妇,且最常发生在产后头几天母乳喂养期间。婴儿吮吸能刺激脑垂体后叶释放催产素而引起子宫收缩。排空膀胱能减轻子宫痉挛痛,因为充盈的膀胱会使子宫上移,使子宫收缩时更加疼痛。使用热的垫褥、俯卧体位、在下腹部垫个枕头或卷成筒状的毯子也会帮助缓解产后子宫痉挛痛带来的不适。NSAID 通常对治疗子宫痉挛痛非常有效,通常最多需要服用 48~72 小时。

## 会阴疼痛

会阴疼痛可以用非药物的外用制剂、口服镇痛药或局部麻醉剂治疗。有效的如厕技术包括:在排尿期间用冲洗瓶加温水冲洗、从前到后擦拭、蘸干伤口区域而不是摩擦或擦拭。如果会阴部不适没有随时间逐渐改善,应进行复查以排除病理情况,如发生感染。

冰袋或冷凝胶包用于减轻头 24 小时内的会阴肿胀麻木最有效。所有冰袋外应有柔软的覆盖物包裹,吸水面朝外,以防止冻伤;使用时间不应超过 20 分钟。

金缕梅贴片可放置于会阴或肛门区域并用卫生巾固定到位。可以使用浸泡过金缕梅的 4×4 纱布或即用型商用金缕梅产品。目前还没有关于金缕梅有效性的研究评估。同样,少数研究显示使用局部麻醉剂或局部外用抗炎药膏与冷敷和其他外用药的效果相比没有显著差异[44,57,58]。

当会阴疼痛需要使用镇痛药时,NSAID 可以为大多数产妇提供有效的止痛效果。阿片类镇痛药应该留给那些使用中等剂量 NSAID 仍不能有效控制疼痛的产妇[44]。阿片类药物引起的便秘还会加剧会阴疼痛。

## 痔疮与便秘

在第二产程产妇向下用力时可能导致痔疮部位水肿和损伤。非药物缓解措施详见表 33-6,除了冷敷和热敷不能同时使用外,这些措施可以联合起来使用。

此外,温和的大便软化剂可以防止大便硬结时产生的排便痛苦。增加液体摄入量和高纤维饮食也可以促进正常的排便功能。如果粪便变得太软或呈液体状,应停止使用大便软化剂或泻药。如果产妇有会阴三度或四度撕裂,应避免使用栓剂。

| 表 33-6 | 产妇痔疮的缓解措施 |
| --- | --- |
| 冰袋 | |
| 冷水坐浴 | |
| 温水外敷 | |
| 温水坐浴 | |
| 痔疮药物:<br>　软膏<br>　镇痛或麻醉喷雾<br>　金缕梅贴片(Tucks 垫)<br>　氢化可的松栓剂 | |

## 剖宫产术后护理

虽然剖宫产后与自然产后护理的目标相似,但必须考虑到一些特殊的情况。在术后即刻,要密切监测产妇的生命体征、子宫张力和出血。此阶段,出血(腹腔内或阴道)的风险最高。在此期间通常由护士、麻醉师和外科医生来照顾产妇。"产后并发症"一章回顾了与剖宫产相关的常见产后并发症。

随着区域麻醉影响的消退,开始使用口服镇痛药来控制疼痛,拔除导尿管,并开始允许产妇走动。只要能够耐受,就可以进食和饮用液体,在产妇能够口服摄入足够的液体时,可以停止静脉输液。护理措施旨在预防并发症,如:深静脉部血栓形成、肠梗阻和子宫内膜炎等。

由于产妇手术后不便活动,产褥期深部静脉血栓形成的风险有所增加。降低风险的措施包括使用气动压缩装置,直到产妇能够恢复自行活动并开始早期运动。虽然各医院的护理指南不同,但没有证据显示剖宫产术后禁食禁水有益[59]。剖宫产术后不限制饮食可以加速胃肠道功能的恢复,术后 12~24 小时内应该能听到肠鸣音。

如果在腹部切开之前或断脐后使用了单剂量抗

生素预防性用药,剖宫产术后就没有必要再进行预防性抗生素治疗。B 型链球菌(GBS)携带孕妇接受的预防性抗生素治疗,在术后同样可以立即停止。如果产妇在分娩期间出现绒毛膜羊膜炎,在分娩后抗生素治疗可以立即停用,或者持续应用到体温正常后的 24 小时,取决于个人具体情况。

产后贫血常见于剖宫产后,因为剖宫产手术的平均失血量为 1 000ml。术后止痛的方法多种多样,目标是在出院时过渡到口服用药。如手术用了订皮钉关腹,应该在出院前或产后一周内到医院门诊将订皮钉移除。除钉时间取决于医生的选择和个体伤口裂开的风险。

在剖宫产术后约 48~72 小时,没有并发症的产妇通常就能出院。最近有研究发现,剖宫产术后出院时开具的阿片类药物用量可能会超过所需的药量[60]。剖宫产术后首次开始服用阿片类药物的产妇,大约每 300 名中就有 1 名会成为阿片类药物的长期依赖者,因此出院处方的药物类型和剂量的用药个性化非常重要。

产后健康教育应包括手术部位感染的警示体征和腹部大手术后适当身体活动的指导。这些指导通常会包括建议产妇不要举起比婴儿更重的东西,并避免其他可能对手术部位造成过度牵拉的活动。

### 输卵管绝育术后的护理

产后输卵管绝育术通常在阴道分娩后 1 天或剖宫产手术中进行。当计划输卵管绝育时,要在绝育术前 6~8 小时禁食禁水。如果阴道分娩过程中使用了硬膜外麻醉,应将麻醉插管保留在原位以便绝育术时继续使用。一般来讲绝育术的切口很小,只需简单的绷带胶布覆盖伤口,不要求特殊的术后护理,术后也不需要额外的限制和指导。关于绝育术种类和健康指导的更多信息请详见"非激素类避孕方法"章节。

### 产后早期宣教

乏力、兴奋和感到力不从心可能会影响父母接受新信息的能力。因此,产后早期的宣教应该有优先次序并要对每个产妇及其家庭有针对性。评估父母的需求是宣教的第一步。想当然的假设可能会造成误导,例如:假设一个经产妇已经掌握了护理新生儿的健康知识,或者一个初产妇不知道如何护理自己和新生儿。在宣教时对一些重要方面的信息做

出特别强调会更有帮助,同时需要补充一些书面资料和网上电子资源,并提供有关社区服务的联络信息。宣教过程中增加家庭成员参与可以增强宣教的效果。涉及的宣教内容条目详见表 33-7。一些并发症的重要指征详见表 33-8。母乳喂养中的不适(乳头疼痛和皲裂)详见"母乳喂养和母婴共同体"一章。

| 表 33-7 产后早期宣教 |
| --- |
| **身体护理** |
| 母乳喂养中及乳房肿胀时的乳房护理 |
| 会阴护理和盆底肌锻炼(Kegel 运动) |
| 活动、锻炼、营养与休息 |
| 个人卫生,包括盆浴和最好使用淋浴 |
| 产后并发症的症状和体征及产后情绪障碍 |
| **社会关系照护** |
| 自我情绪管理(产后忧郁) |
| 避孕措施 |
| 过渡中的家庭关系 |
| 伴侣的需求与担忧 |
| 与婴儿分开与伴侣独处的时间需求 |
| 产后性行为 |
| 兄弟姐妹争宠 |

| 表 33-8 产后并发症的症状 |
| --- |
| **产妇** |
| 突然发作的头痛、视力改变或上腹部疼痛 |
| 发热或寒战 |
| 一侧乳房的红、热、硬块、疼痛 |
| 腹痛或外阴痛加剧 |
| 阴道出血过多 |
| 小腿疼痛、发热或肿胀 |
| 情绪发生明显改变 |
| **新生儿** |
| 喂养困难 |
| 黄疸 |
| 发热 |
| 难以抚慰 |
| 排尿排便量不足 |
| 24 小时 >6 次排便、血便或水样便 |
| 无精打采,清醒时不警醒 |
| 呼吸困难,发绀 |

## 盆底肌锻炼

指导产妇做盆底肌锻炼(也称 Kegel 运动)是一种促进长期会阴舒适感和加强会阴力量的措施。盆底肌锻炼被证实可以降低孕期和产后压力性尿失禁的发生率[61],改善产后性功能[62]。Kegel 运动可以增强局部血液循环、加快伤口愈合、重建盆底肌肉张力,使肌肉运动自如。当产妇在床上活动或坐在椅子上时,即可进行这种反复收缩会阴肌肉、提升盆底、保持收缩状态的运动。为了增加肌肉张力,每次训练应该做 10 组,每组重复收缩和放松盆底 5~10 秒,每天 2~3 次以上重复训练,这种强化训练可以避免对敏感区域的直接压力和帮助盆底复原。如果产妇做了会阴中切,做 Kegel 运动可能会牵拉到伤口后端的缝线,切口部位的肌肉运动会引起太多不适,要等到会阴伤口愈合后再做此项训练。

## 产后性行为

每个产妇分娩后恢复性生活的时间不同,不同文化习俗规定的产后节制性生活的时间长短也有差异。与性生活减少和性交困难有关的原因包括:阴道助产、会阴侧切、三或四度会阴裂伤和尿失禁[63]。其他可能干扰产后性生活的因素还有:居住环境缺乏隐私保护、各种干扰和疲乏。传统建议将产后性生活推迟直到产后 6 周的产后检查以后是没有科学依据的。相反,应该等到产妇认为合适和准备好恢复性生活的时候。帮助顺利地恢复产后性生活的建议有:使用阴道润滑剂,尤其是在有母乳喂养的情况下;在性交时采用舒适的体位;加入一些其他的性或非性形式的亲密行为。

## 避孕

产后早期是与产妇讨论避孕措施的好时机。尽管对于刚刚结束分娩的产妇来说性行为早已抛诸脑后,但是在常规的产后 6 周去医院检查时,已经有多达 50% 的产妇恢复了性生活[64]。非母乳喂养的产妇平均在产后 39 天就会恢复排卵。在母乳喂养的产妇中,排卵周期的恢复区别很大,取决于母乳喂养的持续时间和频率。大约有 1%~5% 的处于闭经状态的哺乳期妇女也有排卵,尽管这种情况并不常见[65]。

较好的开场话题是询问产妇有关未来妊娠的计划和对避孕措施的考虑。宫内节育器(IUD)可以在胎盘娩出后即刻放入,尽管此时放置比产后 4 周时放置的脱出率要高[66]。醋酸甲羟孕酮(DMPA)可以在产后出院的时候注射。因为产妇仍然处于血液高凝状态,所以"美国医疗资格标准有关避孕方法使用的规定"提示,含有雌激素的避孕方法要等到分娩后 3~4 周才能开始使用,而一些别的学会则建议应该等待更长时间再开始使用[67]。

母乳喂养情况下避孕措施的选择和开始使用的时间存在有争议。根据"美国医疗资格标准有关避孕方法使用的规定"[67],哺乳并不是使用避孕措施的禁忌证。一些权威机构反对使用联合激素的避孕方法,例如:口服复合避孕药、避孕药贴、阴道避孕环等,因为这些方法可以减少乳汁分泌。基于类似的原因,他们也建议推迟几周使用高剂量的孕酮如DMPA。

另一个是关于妊娠糖尿病的拉美裔产妇是否可以在产后使用单纯孕激素避孕药(POP)的问题。一项关于 904 名拉美裔产妇的研究发现,使用 POP 的产妇在 2 年内发展成为 2 型糖尿病的几率是使用无激素避孕方法或联合激素避孕方法产妇的 3 倍(调整后 RR=2.87;95% CI=1.57~5.27),并且这种风险随着连续使用的时间增长而增加[67]。还有一些研究发现拉美裔产妇使用 DMPA 会增加糖尿病发生风险,尤其是母乳喂养的产妇,但是并无统计学意义[67]。表 33-9 列出了对产妇产后避孕的建议,包括她们是否进行母乳喂养的差别[67]。

## 产后护理计划

从出院到产后复查之间的这段时期,对于产妇来说在身体上和心理上可能都具有相当大的挑战。在产后出院回家之前,应该确认几个事项。应该告知产妇产后复查的联系信息,以及何时进行复查的计划。避孕计划应包括进行避孕方法何时开始使用、有效性和与之相关风险的教育。母乳喂养的产妇可能需要哺乳咨询等方面的信息资源。此外,还应教育产妇了解产后抑郁症的表现,并提供资源以便必要时获得相应照护。所有孕期或产后并发症都应加以回顾,并根据需要制定相应的随访计划。

| 表33-9 美国医疗资格标准有关避孕方法使用的规定,2016 | | | | | | |
|---|---|---|---|---|---|---|
| 条件和子条件 | 含铜-IUD | LNG-IUD | 皮下植入 | 注射 | POP | 联合避孕药片、药贴、阴道避孕环 |
| **产后(包括剖宫产)** | | | | | | |
| <胎盘娩出后10分钟,有母乳喂养 | 1 | 2 | | | | |
| <胎盘娩出后10分钟,无母乳喂养 | 1 | 1 | | | | |
| 胎盘娩出后10分钟至<4周 | 2 | 2 | | | | |
| ≥4周 | 1 | 1 | | | | |
| 产后败血症 | 4 | 4 | | | | |
| **产后(有母乳喂养)** | | | | | | |
| <产后21天 | | | 2 | 2 | 2 | 4 |
| 产后21~30天内,有其他VTE危险因素 | | | 2 | 2 | 2 | 3 |
| 产后21~30天内,没有其他VTE危险因素 | | | 2 | 2 | 2 | 3 |
| 产后30~42天,有其他VTE危险因素 | | | 1 | 1 | 1 | 3 |
| 产后30~42天,没有其他VTE危险因素 | | | 1 | 1 | 1 | 2 |
| >产后42天 | | | 1 | 1 | 1 | 2 |
| **产后(无母乳喂养)** | | | | | | |
| <21天 | | | 1 | 1 | 1 | 4 |
| 21~42天,有其他VTE危险因素 | | | 1 | 1 | 1 | 3 |
| 21~42天,没有其他VTE危险因素 | | | 1 | 1 | 1 | 2 |
| >42天 | | | 1 | 1 | 1 | 1 |

IUD,宫内节育器;LNG,左炔诺孕酮;POP,仅含孕激素的药丸;VTE,静脉血栓栓塞
类别1:使用避孕方法没有限制
类别2:使用该方法的优点通常大于理论上或已证明的风险
类别3:理论上或已证明的风险通常大于使用该方法的优点
类别4:如果使用该避孕方法将有难以接受的健康风险

## 产后中期

传统意义上产褥期的终点是产后6周,选择这个节点是因为那时产妇的子宫已完成复旧恢复到未孕状态。通常在出院和产后6周之间的这段时间,产妇不会去医疗保健机构就诊。然而这段时间内,产妇面临着许多并发症的风险[68~74],而她们与医疗保健系统的相互联系往往是松散与缺失的。尽管对产妇和新生儿产后随访的最佳安排目前缺乏证据与共识,但产后6周这段时间应是产妇继续接受重点医疗保健服务的时段。所以,完整的产后期应重新定义为分娩后一年内的整个过程[75,76]。

### 产后最初六周的护理

在产后最初6周内与助产士或其他医疗保健提供者保持联系可能对所有产妇都有益处。这段时间的保健护理可以通过多种方式来进行。如通过助产士电话随访、家庭访视、产后2周时的母婴门诊随诊。此外,一些助产士可能会与护士合作或培训助手来电话随访或进行家庭访视。许多助产士根据产妇、婴儿和家庭的需求将这些活动结合起来进行。诊室里面对面的随访适用于患有高血压、剖宫产、母乳喂养困难、有慢性内科疾病的产妇,以及有产后抑郁症风险的产妇[69]。

### 电话随访

利用电话随访来评估母婴健康状况,特别是那些新生儿出生不久后就要单独生活的家庭,使助产士有机会对需要去诊室、儿科医生办公室,甚至是急诊室就诊的紧急问题进行甄别。电话随访通常是在分娩后或出院后的次日,并在几天后再进

行一次。电话随访过程中,助产士应当通过询问母亲和新生儿健康状况来筛查问题。通过电话交流来对产妇状况做出全面的评估,包括获取她自我报告的身体和情绪状况、母乳喂养是否成功、与孩子出生相关的重要家庭变化信息。助产士还应该询问产后并发症的症状体征。电话随访内容详见表 33-10。

| 表 33-10 | 产后电话随访:对母亲的评估 |
|---|---|
| **系统** | **评估** |
| 一般状况 | 食物及液体摄入 |
| | 睡眠质量及时间 |
| | 发热或寒战 |
| | 头痛 |
| 乳房 | 乳房肿胀、乳头情况、疼痛、硬结 |
| | 初乳至成熟乳的转换 |
| | 喂养频率及是否喂养成功 |
| 腹部 | 腹痛、痉挛 |
| | 上腹痛 |
| | 肠道功能、便秘、大便失禁 |
| | 排尿困难或尿失禁、尿急 |
| 盆腔 | 恶露的量、颜色、气味 |
| | 会阴疼痛、水肿、发红 |
| | 痔疮 |
| 下肢 | 水肿、疼痛、发红、静脉曲张 |
| 适应情况 | 情绪改变(产后忧郁和产后抑郁症) |
| | 对分娩后生活转变的应对过程,与新生儿互动的情况 |
| | 社会支持和对家务事的帮助 |
| | 体力活动水平 |
| | 腹部及会阴锻炼 |
| | 新生儿来到后的家庭调整适应 |
| | 婴儿护理的信心 |

无论助产士是否是新生儿卫生保健的提供者,电话随访还提供了了解新生儿状况的机会。电话随访是对婴儿喂养是否充分、有无高胆红素血症、感染或心脏异常体征进行鉴别的重要机会。表 33-11 列出了通过电话随访评估新生儿情况的内容。

电话随访的限制是不能直接筛查是否有新生儿高胆红素血症、新生儿体重降低过多,此外还要依赖于产妇是否有可靠的电话服务。

### 家庭访视

家庭访视需要评估的内容与电话随访相同,但同时助产士可以观察以下情况:产妇对婴儿需求和暗示的反应、父母与新生儿的互动、新生儿在家庭环境中所处的位置和家庭社会环境(如:管道设施、供水、冰箱、空调/暖气、纱窗、婴儿护理用品)。家庭访视也可包括产妇和新生儿简单的体格检查。

| 表 33-11 | 产后电话随访:新生儿评估 |
|---|---|
| **系统** | **评估** |
| 一般状况 | 体温 |
| | 睡眠节律 |
| | 抚慰难易 |
| | 警觉性及与父母交流 |
| 喂养 | 人工喂养的频率和喂奶量 |
| | 母乳喂养含接情况、母乳量、哺乳频率 |
| | 喂养后婴儿的满足情况 |
| 尿布 | 大小便的频率 |
| | 大便性状 |
| 肤色 | 黄疸 |
| | 发绀 |
| 肚脐部位 | 脐部发红或有分泌物 |
| | 脐带残端脱落 |
| 包皮环切 | 包皮环切的男孩观察龟头外观 |

### 两周后的诊室随诊

两周后的随诊评估重点关注产后身体、生理和心理变化,尤其应注意产妇对这些变化应对得好坏,以及对产后抑郁症的评估。可以有针对性地进行体格检查。

如果产妇带着婴儿去做两周后的随诊,助产士可以观察产妇与婴儿的互动情况,她对婴儿需求和暗示的反应。每次与新妈妈接触时,都有机会与她讨论婴儿的能力发展、安全问题、婴儿刺激和育儿技巧,并确定婴儿是否已经看过或预约了儿科医生,讨论看儿科医生的必要性及讨论免疫接种问题。

对于母乳喂养的产妇,两周后的随诊也可以用于鼓励有效的母乳喂养和解决喂养方面的问题。如果产妇需要选择避孕措施,两周后的随诊是一个很好的机会来为其选择和提供适宜的避孕方法。许多夫妇会在恶露干净后恢复性生活,人工喂养的产妇通常会在产后 4~6 周复查之前就出现排卵。

### 产后 6 周随访

产后复查的具体时间是灵活的,复查甚至可以提前至产后 4 周。这次随访的重要性不止是确认产妇是否已恢复至孕前状态,作为最后一次产科相关的保健,这次随访也标志着卫生保健系统对孕产期高度关注的健保服务结束。满足产妇在分娩后第一年经历的身体、情感和社会变化中的健康需求在整个妇女卫生保健中只是很小的一部分[69~76]。理想的产后随访应该同时是医疗保健支持服务新阶段的开始,而不仅仅是产科医疗保健服务的结束。从这个角度来说,产后检查还应包括有在"贯穿整个生命周期的健康促进"一章中所讲述的妇女卫生保健所建议的常规筛检和咨询。

如"妇女健康管理简介"一章所述,产后 4~6 周的随访应包括全面的病史、体格检查和盆腔检查。应系统回顾孕期、产时和产后的病历记录。产后随访的内容程序见附录 33B。表 33-12 列出了此次随访期间应解决的问题[74~80]。

| 表33-12 | 产后6周随访的内容 |
|---|---|
| **内容** | **讨论** |
| 回顾妊娠与分娩 | 为产妇提供一个询问任何与自身经历有关问题的机会。<br>如果产妇有妊娠糖尿病、高血压疾病或早产等并发症,应告知她这些异常会增加她一生中患心脏和代谢疾病的风险。 |
| 孕期或分娩期并发症 | 妊娠糖尿病:进行空腹血糖或75克/2小时糖耐量测试。<br>高血压、肥胖、糖尿病、肾病:按计划安排内科随访。<br>死胎死产或流产:查看尸检结果、情感支持、必要时提供丧葬咨询。 |
| 产后症状 | 询问:尿失禁、母乳喂养困难、性交痛、减重进展、戒烟和药物毒品滥用情况。 |
| 生育计划 | 建议两次妊娠间隔18个月以上。<br>对于选择使用避孕方法的产妇,制定使用计划并讲述该方法的有效性、使用说明及副作用。 |
| 预期指导 | 营养、身体活动、性生活、重返工作岗位。 |
| 评估产后情绪异常 | 使用有效的筛查工具筛查:焦虑和抑郁等产后情绪异常。 |
| 初级卫生保健医生的随访计划和预约时间 | 在产后随访的最后,产妇需要选定一位日常初级卫生保健医生,并建议预约随访的时间。 |

**管理计划**

回顾孕期病历记录可以识别产妇是否还有孕期

中延续未决的异常情况,如孕期超声波检查时发现的卵巢囊肿或肾囊肿需要后续追踪处理。根据助产士的职权范围来决定是自己做后续追踪,还是需要转诊给其他保健医生处理。建议对所有参加产后随访的妇女进行产后抑郁症的筛查[81,82]。

在病史回顾和临床体检结果完成后,助产士可能需要为产妇开具产假证明书或产后痊愈恢复工作的证明书。为了能够做出恰当的评估,应对产妇的工作种类有所了解。助产士应该为那些希望在重返工作岗位后继续母乳喂养的产妇提供支持,并提供如何继续母乳喂养的做法和指导。

为需要使用避孕方法的产妇开具避孕药处方、提供随访预约、进行健康教育。不必等到月经恢复才开始使用口服避孕药或放置宫内节育器(IUD)。如果产妇已经有了无保护性生活,应该适时服用紧急避孕药;在无保护性生活后的两周内禁欲或严格使用避孕套,两周后做妊娠试验以排除妊娠。产后检查也是同产妇讨论今后妊娠计划和给予孕前咨询的时机。

营养与运动锻炼的话题对许多产妇来说非常重要。产后 6 周时,除了进行旨在消除妊娠分娩过程对肌肉群影响的腹部和盆底肌肉锻炼外,多数产妇的恢复水平应当可以重新开始做孕前的常规运动锻炼。根据美国运动锻炼指南,女性每周应该进行至少 150 分钟的中等强度锻炼[83],产后恢复运动应该循序渐进,逐渐恢复到规定的运动量水平。有限的证据显示,锻炼或卡路里限制并不会影响母乳喂养或婴儿成长[84,85]。有关运动锻炼的其他建议可参考"贯穿整个生命周期的健康促进"一章。

许多产妇想要减肥将体重恢复到孕前水平或某个理想体重水平,达到目的的最好办法是营养与运动相结合,并要考虑 BMI 和其他综合因素来决定理想的健康体重目标。产妇应该注意防止产后急速减肥。一个有用的提醒是:体重增加是在 9 个月的孕期内形成的,至少要给同样的时间长度来减去这些体重。关于饮食建议的详细讨论可以在"营养"一章中找到。

## 成为父母的必经之路:对生儿育女的心理适应

为人父母是一个复杂的过程,通过这个过程女性将获得扮演母亲角色的能力,并将母性行为融入她的身份定义[86]。这个过程受到许多因素的影响。

外部因素包括:社会对母亲概念的看法、文化期望以及个人环境中的支持或障碍。此外还涉及许多内部因素,如:知识、以前与儿童接触的经历、自身被养育长大的经历、目前存在的心理健康异常、人际关系状况和个人期望等[87]。强烈的情绪感受、急速的激素变化、身体恢复和疲劳也是产后环境的一部分。在这种情况下,母亲必须使她"想象中的婴儿"与真正的新生儿挂钩,了解和照顾新生儿,满足这种24小时担负责任的需求,并进入为人母的全新角色。产后期对任何人来说都很困难,对于经历过创伤性分娩或其他创伤的产妇来说更难。这个过程是相互作用和持续发展的。

助产士评估母亲成长过程时有三个独立的判断标准:①观察母婴互动,以确定母婴依恋联结的进展情况;②审查产妇的周围环境,以确定支持来源和可能阻碍进展的因素;以及③对产后情绪异常迹象的认真评估。

本章简要回顾了成长为一个母亲的心理过程。对产妇产后经历的研究常常是小样本和使用方法不同,这使得将其结果整合为一个统一的结果十分困难。但疲惫感、不堪重负、失去控制和失去身份认证却是经常被产妇们提及的感受[88]。产妇一致表示的在产后期的需求涉及四个方面:①有关于婴儿的更多信息;②心理支持;③分享经验的需要;以及④实际行动或物质上的帮助[73,89]。这四个方面为助产学评估提供了良好的框架。

产后情绪障碍如:焦虑、创伤后应激障碍和抑郁症不可避免地与以前存在的和孕期出现的心理健康异常紧密相关。有关产后情绪障碍及其筛查方法的详细介绍,请参阅"心理健康"一章,其中读者还可以找到既往心理健康异常和孕期精神健康异常如何对产后过渡时期产生影响的有关信息。

### 创伤性分娩

分娩进展过程将会如何很难预测,经常会与夫妻事前的分娩计划相违背。分娩计划与现实产生的差异主要有镇痛和麻醉的使用、分娩方式、新生儿性别、分娩中提供支持的质量。对于一些家庭来说,他们的经历大大超过失望,因为他们要面对失去孩子的痛苦,这包括:死胎死产和早期新生儿死亡、紧急子宫切除后丧失生育能力、发现孩子有先天性的出生缺陷、自愿或非自愿的将孩子交给领养父母或司法机构、新生儿被送到新生儿重症监护病房。父母对于这些结果的悲痛反应会因其特定环境、应对策略与社会支持的不同而各不相同。

创伤性分娩使母亲处于创伤后应激障碍(PTSD)的危险中。在第二次"倾听母亲意见"的全国调查中,9%的产妇符合PTSD的诊断标准,18%的产妇在分娩后7~18个月里经历了不同程度的PTSD症状[90]。

大多数情况下,在经受过打击事件以后,倾听本身就具有治疗作用。通过在产后早期倾听产妇描述她们的分娩经历,助产士可以识别哪些经历过创伤性分娩的产妇需要通过正规咨询获得帮助。对创伤性分娩后降低PTSD和产后抑郁症发生的随机对照研究得出了不同的结果。最可能获益的产妇是那些要求接受咨询或已经部分符合PTSD诊断标准的产妇[91,92]。相反一再盘问可能会造成产妇再次受伤,有害无益。

## 关注特殊情况

### 吸烟

虽然许多产妇在孕期中成功戒烟,但产后复吸也很常见。一个使用孕期风险因素评估监测系统(PRAMS)的美国州际研究显示,48%的产妇在产后6个月内复吸,接受了孕期戒烟干预的产妇与大多数孕期没有接受干预的产妇相比其复吸率并没有减低[93]。

虽然没有任何一项单独的干预措施会对所有产妇有效,但一些帮助妇女产后继续戒烟的干预措施已显现出一定的效果。一个以产后电话访谈形式对产妇戒烟动机给予支持和复吸反弹加以预防的项目,在产后3、6、9、12周给参加研究的产妇打干预电话,该项目的RCT研究发现,在接受干预的试验组产妇中74%在产后12周继续保持戒烟,而对照组的产妇只有37%继续保持戒烟[94]。还有另一个研究显示,邮寄自我督促的小册子在维持高戒烟率方面有所帮助,尤其是对低收入群体[95]。助产士应该向产妇提供有关社区戒烟项目的信息,并就戒烟对于自身和孩子健康的重要性进行宣教。有关戒烟策略的更多信息,请参阅"贯穿整个生命周期的健康促进"一章。

### 青少年

年纪轻轻就成为母亲无论对青少年妈妈还是新生儿都会产生负面影响。社会和经济因素,而非生物因素,可能是产生这些影响的原因。产后的青少年母亲相对于推迟怀孕的同龄人更容易发生产后抑郁症、缺少自尊心、滥用药物毒品和生活贫困。另外,青少年母亲不太可能获得高水平的教育,相比同龄人有更大可能遭遇亲密伴侣的家庭暴力[96]。

有许多为产后青少年母亲提供关怀的项目,这些项目的目标通常包括提高青少年家长为人父母的技能、提供社会支持、支持继续完成学校教育、使用避孕措施来防止再次妊娠。这些项目可以在家庭、社区、学校、医院门诊完成。

许多学者研究了针对青少年的产后理想避孕措施,都倾向于长期可逆的避孕方法(LARC),例如:宫内节育器、皮下植入、注射长效甲羟孕酮。如果在医院或分娩中心产后出院前即给予皮下植入3年的依托孕烯,相对于使用宫内节育器(IUD)、醋酸甲羟孕酮(DMPA)和口服避孕药有较长的续用率,对下次妊娠有较长的推迟作用[97]。

### 女变男变性人

女变男变性人的产后体验可能与常态女性有很大不同。理想情况下,助产士和怀孕的变性人在怀孕期间就开始对产后护理和决策做出计划。护理计划包括提高医院或分娩中心工作人员的敏感性和支持力度,决定是用母乳还是配方奶喂养婴儿,以及开始睾酮治疗的时机。

女变男变性人可能更愿意将哺乳称为"胸部喂养"而不是"母乳喂养"[14],变性人可能做过了胸部手术,例如:双侧乳房切除术,这会降低或消除他们哺乳的能力。也有变性人会推迟这种手术直到生育子女后,或决定不进行手术。由于与女性身体功能相关联,变性人对泌乳接受程度可有不同[98]。

虽然有限的证据表明睾酮不会进入人类乳汁中[14,99,100],有些女变男变性人还是可能会选择推迟恢复睾酮治疗直至断奶。无论变性人是否选择哺乳,没有研究结果给出何时为恢复睾酮治疗的最佳时机。

性伴侣为生物学男性的女变男变性人可能需要使用避孕措施[14,100],预先想到这些临床决策,并采取开放和尊重的方式来进行沟通,可以提高对变性人及其家庭个性化产后护理的效果。

### 新生儿住进重症监护室(NICU)

早产是新生儿需要重症监护的最常见原因,在美国早产的发生率约为12%。其他入住NICU的原因还有高胆红素血症、低血糖、感染、胎便吸入、新生儿窒息、先天畸形、呼吸窘迫。新生儿入住NICU后限制了父母与新生儿亲子联结的建立,增加了父母接收新生儿暗示的困难,因为要在家庭和医院两头跑,父母不能把自己的时间全部投入到与新生儿相处之中。新生儿住院治疗与产妇创伤后应激和产后抑郁症高发率相关[101]。因新生儿早产和神经肌肉发育不全而不能成功吸吮,使母乳喂养变得十分困难。

当医疗团队的注意力集中在脆弱的新生儿身上时,助产士则可以去做较多的工作来帮助这些家庭[102]。建立和保持母乳喂养的支持手段包括:分娩后6小时内即开始进行一天至少6次的吸奶器吸奶,用手挤奶的方法可以帮助增加泌乳量。即使是在有使用监护和呼吸设备的情况下,助产士也可以协助父母抱着生病的新生儿进行皮肤接触[103]。应该观察新生儿住院对家长带来的心理影响,更加关注他们的心理健康。

### 放弃或领养新生儿

女性可以通过领养或代孕来主动放弃对新生儿的照顾,也可能是因为法律的原因而并非自愿放弃。这些情况下,助产士可以参与到对亲生父母、领养父母以及新生儿的护理当中。领养或放弃抚养新生儿的情感反应是复杂的,每个家庭各不相同。

对产妇提供的支持包括社会心理支持、治疗性沟通、随访服务和宣教。助产士应当用中立的沟通方式与产妇讨论她们的情感,正视她们的感觉,并承认情感的矛盾复杂性。站在产妇的位置上,助产士应该确定放弃新生儿给他人领养的决定不是在强制下做出的,除非是儿童保护机构通过法律途径把孩子领走。将弃养产妇转介给社会工作者或咨询人员帮助舒缓其痛苦心情和讨论孩子访视的问题。

作为初级卫生保健提供者,助产士同时也可能是领养新生儿妇女的照护者。决定领养孩子的妇女通常以前有过多次尝试怀孕失败的经历,也可能有过多次流产。所以这些父母对于收养的情绪反应是复杂的,他们会担心自己只是孩子法律上的养父母,害怕孩子有一天会回到亲生父母身边。产后抑郁症也可能发生在通过收养成为母亲的妇女身上,因为她们所承担的压力与分娩妇女在产后所承担的压力很相似[104]。领养新生儿的妇女会有护理新生儿知识的需求,并可能尝试哺乳。介绍领养家庭了解周围存在的服务资源和支持组织是很有帮助的[105]。

因为涉及收养的法律法规不同,助产士应该了解这一领域中有哪些可靠的机构和律师。

## 服刑的产妇

服刑期监禁是新生儿在产后和母亲分离的另一种情况。因为分娩后这些母亲将会被送回监狱继续服刑而与她们的新生儿分开,为这类产妇提供产后保健将面临着特殊的挑战。在监狱内设立的婴儿室,使新生儿得以与监禁中的母亲共处,这是一种避免把新生儿与母亲强制性分离的替代方法,但是有这类特殊婴儿室的监狱少之又少。当监狱没有婴儿室时,以社区为基础的居民抚养项目或者把新生儿交给亲属抚养,是新生儿继续留在家庭内的抚养选择[106,107]。

助产士可以为这些家庭提供支持,并与监狱内的医务人员合作为产妇提供全面的孕期和产后保健。当为服刑监禁的产妇提供护理服务时,需注意有狱警在场的情况下保护产妇的隐私,出于安全和尊重的原因避免使用捆绑戒具。

## 结论

产后期是一个生理和心理发生巨大变化的时期,助产士在综合考虑到每个产妇所处的环境、家庭、文化属性的前提下才能为其提供有效的助产保健。重要的一点是要记住,产后期不仅是生育过程的结束,也是妇女生命旅程中未孕期时期的开始。要重视存在于正常妊娠分娩以外的某些高发异常情况,如大小便失禁、性交痛、产后抑郁症。除了为某个产妇个人提供保健服务外,助产保健还可以上升到整个妇女卫生保健的系统层面上。在医疗成本增加,缺少医疗保险人群的保健需求上升的形势下,促进妇女人群的健康保健面临着新的挑战和机遇。

（刘军 译　段得琬 审）

## 信息资源

| Organization | Description | Webpage |
| --- | --- | --- |
| Postpartum Support International (PSI) | PSI has a mission of support, education, advocacy, and research for people living with mental illness. | http://www.postpartum.net |
| Postpartum Progress | Focuses on raising awareness, reducing stigma, providing social support, and connecting mothers to help for perinatal mood and anxiety disorders such as postpartum depression. | http://postpartumprogress.org |
| Centers for Disease Control and Prevention (CDC) | The U.S. Medical Eligibility Criteria (U.S. MEC) for Contraceptive Use is a resource for appropriate selection of contraception for women with various conditions. Includes print version, mobile apps, and charts. | https://www.cdc.gov/reproductivehealth/contraception/contraception_guidance.htm |
| Ethnomed | Information on health care and cultures organized by clinical topic, culture, and language. Includes information for practitioners and patients. | https://ethnomed.org |

## 参考文献

1. Andres E, Baird S, Bingenheimer JB, Markus AR. Maternity leave access and health: a systematic narrative review and conceptual framework development. *Matern Child Health J.* 2016;20(6):1178-1192.

2. Earle A, Mokomane Z, Heymann J. International perspectives on work–family policies: lessons from the world's most competitive economies. *Future Child.* 2011;21(2):191-210.

3. Waugh LJ. Beliefs associated with Mexican immigrant families' practice of *la cuarentena* during postpartum recovery. *J Obstet Gynecol Neonatal Nurs.* 2011;40(6):732-741.

4. Raman S, Srinivasan K, Kurpad A, Razee H, Ritchie J. "Nothing special, everything is maamuli": Socio-cultural and family practices influencing the perinatal period in urban India. *PLoS One.* 2014;9(11):e111900.

5. Raven JH, Chen Q, Tolhurst RJ, Garner P. Traditional beliefs and practices in postpartum period in Fujian Province, China: a qualitative study. *BMC Pregn Childbirth*, 2007;7(8):1-11.

6. Callister LC, Eads MN, Diehl J. Perceptions of giving birth and adherence to cultural practices in Chinese women. *Am J Matern Child Nurs.* 2011;36(6):387-394.

7. Lundberg PC, Trieu TNT. Vietnamese women's cultural beliefs and practices related to the postpartum period. *Midwifery*. 2011;27(5):731-736.

8. Geçkil E, Sahin T, Ege E. Traditional postpartum practices of women and infants and the factors influencing such practices in south eastern Turkey. *Midwifery*. 2009;25(1):62-71.

9. Schim SM, Doorenbos A, Benkert R, Miller J. Culturally congruent care: putting the puzzle together. *J Transcult Nurs*. 2007;18(2):103-110.

10. Coast E, Jones E, Lattof SR, Portela A. Effectiveness of interventions to provide culturally appropriate maternity care in increasing uptake of skilled maternity care: a systematic review. *Health Policy Plan*. 2016;31(10):1479-1491.

11. Callister LC. Cultural meanings of childbirth. *J Obstet Gynecol Neonatal Nurs*. 1995;24(4):327-331.

12. Renaud MT. We are mothers too: childbearing experiences of lesbian families. *J Obstet Gynecol Neonatal Nurs*. 2007;36(2):190-199.

13. Ellis SA, Wojnar DM, Pettinato M. Conception, pregnancy, and birth experiences of male and gender variant gestational parents: it's how we could have a family. *J Midwifery Womens Health*. 2015;60(1):62-69.

14. Obedin-Maliver J, Makadon HJ. Transgender men and pregnancy. *Obstet Med*. 2016;9(1):4-8.

15. Klaus MH, Kennell JH. *Maternal–Infant Bonding: The Impact of Early Separation or Loss on Family Development*. Saint Louis, MO: Mosby; 1976.

16. Widström A-M, Lilja G, Aaltomaa-Michalias P, Dahllof A, Lintula M, Nissen E. Newborn behavior to locate the breast when skin-to-skin: a possible method for enabling early self-regulation. *Acta Paediatr*. 2011;100:79-85.

17. Sullivan R, Perry R, Sloan A, Kleinhous K, Burtchen N. Infant bonding and attachment to the caregiver: insights from basic and clinical science. *Clin Perinatol*. 2011;38:643-655.

18. Goulet C, Bell L, Tribble DS, Paul D, Lang A. A concept analysis of parent–infant attachment. *J Adv Nurs*. 1998;28(5):1071-1081.

19. Kim P. Human maternal brain plasticity: adaptation to parenting. *New Dir Child Adolesc Dev*. 2016(153):47-58.

20. Bystrova K, Widström AM, Matthiesen AS, et al. Skin-to-skin contact may reduce negative consequences of "the stress of being born": a study on temperature in newborn infants, subjected to different ward routines in St. Petersburg. *Acta Paediatr*. 2003;92(3):320-326.

21. Moore ER, Bergman N, Anderson GC, Medley N. Early skin-to-skin contact for mothers and their healthy newborn infants. *Cochrane Database Syst Rev*. 2016;11:CD003519. doi:10.1002/14651858 .CD003519.pub4.

22. Erlandsson K, Dsilna A, Fagerberg I, Christensson K. Skin-to-skin care with the father after cesarean birth and its effect on newborn crying and prefeeding behavior. *Birth*. 2007;34(2):105-114.

23. Cong X, Ludington-Hoe SM, Hussain N, et al. Parental oxytocin responses during skin-to-skin contact in preterm infants. *Early Hum Dev*. 2015;91(7):401-406.

24. Yuksel B, Ital I, Balaban O, et al. Immediate breastfeeding and skin-to-skin contact during cesarean section decreases maternal oxidative stress: a prospective randomized case-controlled study. *J Matern Fetal Neonatal Med*. 2016;29(16):2691-2696.

25. Gordon I, Zagoory-Sharon O, Leckman JF, Feldman R. Oxytocin and the development of parenting in humans. *Biol Psychiatry*. 2010;68(4):377-382.

26. Takahashi Y, Tamakoshi K, Matsushima M, Kawabe T. Comparison of salivary cortisol, heart rate and oxygen saturation between early skin-to-skin contact with different initiation and duration times in healthy full-term infants. *Early Hum Dev*. 2001;87(3):151-157.

27. Schorn MN, Moore E, Spetalnick BM, Morad A. Implementing family–centered cesarean birth. *J Midwifery Womens Health*. 2015;60:682-690.

28. Kainz G, Eliasson M, von Post E. The child's father, an important person for the mother's well-being during the childbirth: a hermeneutic study. *Health Care Women Int*. 2010;31:621-635.

29. Brandão S, Figueiredo B. Fathers' emotional involvement with the neonate: impact of the umbilical cord cutting experience. *J Adv Nurs*. 2012;68(12): 2730-2739.

30. Persson EK, Fridlund B, Kvist LJ, Kykes A. Fathers' sense of security during the first postnatal week: a qualitative interview study in Sweden. *Midwifery*. 2011;28(5):e697-e704.

31. Genesoni L, Tallandini MA. Men's psychological transition to fatherhood: an analysis of the literature, 1989–2008. *Birth*. 2009;36:305-317.

32. Spidsberg BD, Sørlie V. An expression of love: midwives' experiences in the encounter with lesbian women and their partners. *J Adv Nurs*. 2012;68:796-805.

33. Hildingsson I, Cederlöf L, Widén S. Fathers' birth experience in relation to midwifery care. *Women Birth*. 2011;24:129-136.

34. Chung M, Raman G, Trikalinos T, Lau J, Ip S. Interventions in primary care to promote breastfeeding: an evidence review for the U.S. Preventive Services Task Force. *Ann Intern Med*. 2008;149;565-582.

35. Renfrew MJ, Dyson L, McCormick F, et al. Breastfeeding promotion for infants in neonatal units: a systematic review. *Child Care Health Dev*. 2009;36:165-178.

36. Fowles ER, Horowitz JA. Clinical assessment of mothering during infancy. *J Obstet Gynecol Neonatal Nurs*. 2006;35(5):662-670.

37. McCollum JA, Ree Y, Chen YJ. Interpreting parent–infant interactions: cross-cultural lessons. *Infants Young Child*. 2000;12(4):22-33.

38. Bowman JM. Controversies in RH prophylaxis: who needs Rh immune globulin and when should it be given? *Am J Obstet Gynecol*. 1985;151:289-294.

39. Aitken SL, Tichy EM. Rh(O)D immune globulin products for prevention of alloimmunization during pregnancy. *Am J Health Syst Pharm*. 2015;72(4):267-276.

40. Crowther CA, Middleton P. Anti-D administration after childbirth for preventing Rhesus alloimmunization. *Cochrane Database Syst Rev.* 1997;2:CD000021. doi:10.1002/14651858.CD000021.

41. Centers for Disease Control and Prevention. Updated recommendations for use of tetanus toxoid, reduced diphtheria toxoid, and acellular pertussis vaccine (Tdap) in pregnant women—Advisory Committee on Immunization Practices (ACIP), 2012. *MMWR.* 2013;62(7):131-135.

42. Eisenach JC, Pan PH, Smiley R, et al. Severity of acute pain after childbirth, but not type of delivery, predicts persistent pain and postpartum depression. *Pain* 2008;140(1):87–94.

43. American College of Obstetricians and Gynecologists. Practice advisory on codeine and tramadol in breastfeeding women. 2017. Available at: https://www.acog.org/Clinical-Guidance-and-Publications/Practice-Advisories/Practice-Advisory-on-Codeine-and-Tramadol-for-Breastfeeding-Women. Accessed December 28, 2017.

44. Fahey JO. Best practices in management of postpartum pain. *J Perinat Neonat Nurs.* 2017;31(2):126-136.

45. Wuytack F, Smith V, Cleary BJ. Oral non-steroidal anti-inflammatory drugs (single dose) for perineal pain in the early postpartum period. *Cochrane Database of Systematic Reviews* 2016, Issue 7. Art. No.: CD011352. doi:10.1002/14651858.CD011352.pub2.

46. Koren G, Cairns J, Chitayat D, Gaedigk A, Leeder SJ. Pharmacogenetics of morphine poisoning in a breast-fed neonate of a codeine-prescribed mother. *Lancet.* 2006;368:704.

47. U.S. Food and Drug Administration. FDA Drug Safety Communication: FDA restricts use of prescription codeine pain and cough medicines and tramadol pain medicines in children; recommends against use in breastfeeding women. April 20, 2017. Available at: https://www.fda.gov/Drugs/DrugSafety/ucm549679.htm. Accessed July 5, 2017.

48. Cascorbi I. Pharmacogenetics of cytochrome p4502D6: genetic background and clinical implications. *Eur J Clin Invest.* 2003;33(suppl 2):17-22.

49. Madadi P, Moretti M, Djokanovic N, et al. Guidelines for maternal codeine use during breastfeeding. *Can Fam Physician.* 2009;55(11):1077-1078.

50. Kelly LE, Chaudhry SA, Rieder MJ, et al. A clinical tool for reducing central nervous system depression among neonates exposed to codeine through breast milk. *PLoS One.* 2013;8(7):e70073.

51. Sutton CD, Carvalho B. Optimal pain management after cesarean delivery. *Anesthesiol Clin.* 2017;35(1):107-124.

52. Neville MC, Morton J, Umemura S. Lactogenesis: the transition from pregnancy to lactation. *Pediatr Clin North Am.* 2001;48:35.

53. Mangesi L, Zakarija-Grkovic I. Treatments for breast engorgement during lactation. *Cochrane Database Syst Rev.* 2016;6:CD006946. doi:10.1002/14651858.CD006946.pub3.

54. Roberts KL, Reiter M, Schuster D. A comparison of chilled and room temperature cabbage leaves in treating breast engorgement. *J Hum Lact.* 1995;11(3):191-194.

55. Vieira F, Mota DDCF, Castral TC, Guimarães JV, Salge AKM, Bachion MM. Effects of anhydrous lanolin versus breast milk combined with a breast shell for the treatment of nipple trauma and pain during breastfeeding: a randomized clinical trial. *J Midwifery Womens Health.* 2017. [Epub ahead of print]. doi:10.1111/jmwh.12644.

56. Dennis CL, Jackson K, Watson J. Interventions for treating painful nipples among breastfeeding women. *Cochrane Database Syst Rev.* 2014;12:CD007366. doi:10.1002/14651858.CD007366.pub2.

57. Hedayati H, Parsons J, Crowther CA. Topically applied anaesthetics for treating perineal pain after childbirth. *Cochrane Database Syst Rev.* 2005;2:CD004223. doi:10.1002/14651858.CD004223.pub2.

58. East CE, Begg L, Henshall NE, Marchant PR, Wallace K. Local cooling for relieving pain from perineal trauma sustained during childbirth. *Cochrane Database Syst Rev.* 2012;5:CD006304. doi:10.1002/14651858.CD006304.pub3.

59. Mangesi L, Hofmeyr GJ. Early compared with delayed oral fluids and food after caesarean section. *Cochrane Database Syst Rev.* 2002;3:CD003516. doi:10.1002/14651858.CD003516.

60. Bateman BT, Cole NM, Maeda A, et al. Patterns of opioid prescription and use after cesarean delivery. *Obstet Gynecol.* 2017;130(1):29-35.

61. Kocaöz S, Eroğlu K, Sivaslıoğlu AA. Role of pelvic floor muscle exercises in the prevention of stress urinary incontinence during pregnancy and the postpartum period. *Gynecol Obstet Invest.* 2012;75:34-40.

62. Citak N, Cam C, Arslan H, et al. Postpartum sexual function of women and the effects of early pelvic floor muscle exercises. *Acta Obstet Gynecol Scand.* 2010;89(6):817-822.

63. Leeman LM, Rogers RG. Sex after childbirth: postpartum sexual function. *Obstet Gynecol.* 2012;119(3):647-655.

64. Rowland M, Foxcroft L, Hopman WM, Patel R. Breastfeeding and sexuality immediately post partum. *Can Fam Physician.* 2005;51:1366-1367.

65. Gray RH, Campbell OM, Apelo R, et al. Risk of ovulation during lactation. *Lancet.* 1990;335:25.

66. Chen BA, Reeves MF, Hayes JL, Hohmann HL, Perriera LK, Creinin MD. Postplacental or delayed insertion of the levonorgestrel intrauterine device after vaginal delivery: a randomized controlled trial. *Obstet Gynecol.* 2010;116(5):1079-1087.

67. Curtis KM, Tepper NK, Jatlaoui TC, et al. U.S. Medical Eligibility Criteria for Contraceptive Use, 2016. *MMWR Recomm Rep.* 2016;65(RR-3):1-104.

68. Gould CV, Umscheid CA, Agarwal RK, Kuntz G, Pegues DA. Guideline for prevention of catheter-associated urinary tract infections 2009. *Infect Control Hosp Epidemiol.* 2010;31(4):319-326.

69. American College of Obstetricians and Gynecologists.

Committee Opinion No.666: optimizing postpartum care. *Obstet Gynecol.* 2016;127:e187-e192.

70. Thung FS, Norwitz ER. Postpartum care: we can and should do better. *Am J Obstet Gynecol.* 2010;202(1):1-4.

71. Walker LO, Murphey CL, Nichols F. The broken thread of health promotion and disease prevention for women during the postpartum period. *J Perinat Educ.* 2015;24(2):81-92.

72. Burgio KL, Zyczynski H, Locher JL, Richter HE, Redden DT, Wright KC. Urinary incontinence in the 12-month postpartum period. *Obstet Gynecol.* 2003;102:1291-1298.

73. Declercq ER, Sakala C, Corry MP, Applebaum S, Herrlich A. Major survey findings of Listening to Mothers III: New Mothers Speak Out: report of national surveys of women's childbearing experiences, conducted October–December 2012 and January–April 2013. *J Perinat Educ* 2014;23:17-24.

74. Haran C, van Driel M, Mitchell BL, Brodribb WE. Clinical guidelines for postpartum women and infants in primary care: a systematic review. *BMC Pregn Childbirth* 2014;14:51.

75. Fahey JO, Shenassa E. Understanding and meeting the needs of women in the postpartum period: the Perinatal Maternal Health Promotion Model. *J Midwifery Womens Health.* 2013;58(6):613-621.

76. Borders N. After the afterbirth: a critical review of postpartum health relative to method of delivery. *J Midwifery Womens Health.* 2006;51(4):242-248.

77. Carter EB, Stuart JJ, Farland LV, et al. Pregnancy complications as markers for subsequent maternal cardiovascular disease: validation of a maternal recall questionnaire. *J Womens Health.* 2015;24(9):702-712.

78. Enkhmaa D, Wall D, Mehta PK, et al. Preeclampsia and vascular function: a window to future cardiovascular disease risk. *J Womens Health.* 2016;25(3):284-291.

79. Rich-Edwards JW, Klungsoyr K, Wilcox AJ, Skjaerven R. Duration of pregnancy, even at term, predicts long-term risk of coronary heart disease and stroke mortality in women: a population-based study. *Am J Obstet Gynecol.* 2015;213(4):518.e1-8.

80. Martinez NG, Niznik CM, Yee LM. Optimizing postpartum care for the patient with gestational diabetes mellitus. *Am J Obstet Gynecol.* April 26, 2017. [Epub ahead of print]. doi:10.1016/j.ajog.2017.04.033.

81. Guille C, Newman R, Fryml LD, Lifton CK, Epperson CN. Management of postpartum depression. *J Midwifery Womens Health.* 2013;58(6):643-653.

82. American College of Nurse-Midwives. Depression in women: position statement. 2003; updated 2013. Available at: http://midwife.org/ACNM/files/ACNM LibraryData/UPLOADFILENAME/000000000061 /Depression%20in%20Women%20May%202013 .pdf. Accessed July 14, 2017.

83. U.S. Department of Health and Human Services. 2008 physical activity guidelines for Americans. Be active, happy and healthy. 2008. Available at: http://www.health.gov /paguidelines/pdf/paguide.pdf. Accessed June 25, 2013.

84. Daley AJ, Thomas A, Cooper H, et al. Maternal exercise and growth in breastfed infants: a meta-analysis of randomized controlled trials. *Pediatrics.* 2012;130(1): 108-114.

85. Weaver K. Review: dietary restriction, with or without aerobic exercise, promotes weight loss in postpartum women. *Evid Based Nurs.* 2008;11(1):14.

86. Mercer RT. Becoming a mother versus maternal role attainment. *J Nurs Scholarsh.* 2004;36(3):226-232.

87. Koniak-Griffin D, Logsdon MC, Hines-Martin V, Turner CC. Contemporary mothering in a diverse society. *J Obstet Gynecol Neonatal Nurs.* 2006;35: 671-678.

88. Javadifar N, Majlesi F, Nikbakht A, Nedjat S, Montazeri A. Journey to motherhood in the first year after child birth. *J Fam Reprod Health.* 2016;10(3):146-153.

89. Slomian J, Emonts P, Vigneron L, et al. Identifying maternal needs following childbirth: a qualitative study among mothers, fathers and professionals. *BMC Pregn Childbirth.* 2017;17:213.

90. Beck CT, Gable RK, Sakala C, Declercq ER. Posttraumatic stress disorder in new mothers: results from a two-stage U.S. national survey. *Birth.* 2011;38(3):216-227.

91. Bastos MH, Furuta M, Small R, McKenzie-McHarg K, Bick D. Debriefing interventions for the prevention of psychological trauma in women following childbirth. *Cochrane Database Syst Rev.* 2015;4:CD007194. doi: 10.1002/14651858.CD007194.pub2.

92. Meades R, Pond C, Ayers S, Warren F. Postnatal debriefing: have we thrown the baby out with the bath water? *Behav Res Ther.* 2011;49(5):367-372.

93. Tran T, Reeder A, Funke L, Richmond N. Association between smoking cessation interventions during prenatal care and postpartum relapse: results from 2004 to 2008 multi-state PRAMS data. *Matern Child Health J.* 2013;17(7):1269-1276.

94. Jiménez-Muro A, Nerín I, Samper P, et al. A proactive smoking cessation intervention in postpartum women. *Midwifery.* 2012;29(3):240-245.

95. Brandon TH, Simmons VN, Meade CD, et al. Self-help booklets for preventing postpartum smoking relapse: a randomized trial. *Am J Public Health.* 2012;102(11):2109-2115.

96. Ruedinger E, Cox JE. Adolescent childbearing: consequences and interventions. *Curr Opin Pediatr.* 2012;24(4):446-452.

97. Lewis LN, Doherty DA, Hickey M, Skinner SR. Implanon as a contraceptive choice for teenage mothers: a comparison of contraceptive choices, acceptability and repeat pregnancy. *Contraception.* 2010;81(5):421-426.

98. MacDonald T, Noel-Weiss J, West D, et al. Transmasculine individuals' experiences with lactation, chestfeeding, and gender identity: a qualitative study. *BMC Pregn Childbirth.* 2016;16:106.

99. Glaser RL, Newman M, Parsons M, Zava D, Glaser-Garbrick D. Safety of maternal testosterone therapy during breast feeding. *Int J Pharm Compd.* 2009;13(4):314-317.

100. Light AD, Zimbrunes SE, Gomez-Lobo V. Reproductive and Obstetrical care for transgender patients. *Curr Obstet Gynecol Rep.* 2017;6:149-155.

101. Lefkowitz DS, Baxt C, Evans JR. Prevalence and correlates of posttraumatic stress and postpartum depression in parents of infants in the neonatal intensive care unit (NICU). *J Clin Psychol Med Settings.* 2010;17(3):230-237.

102. Kantrowitz-Gordon I. Expanded care for women and families after preterm birth. *J Midwifery Womens Health.* 2013;58(2):158-166.

103. Nyqvist K, Anderson G, Bergman N, et al. Towards universal kangaroo mother care: recommendations and report from the First European conference and Seventh International Workshop on Kangaroo Mother Care. *Acta Paediatr.* 2010;99(6):820-826.

104. Mott SL, Schiller CE, Richards JG, O'Hara MW, Stuart S. Depression and anxiety among postpartum and adoptive mothers. *Arch Womens Mental Health.* 2011;14(4):335-343.

105. Foli KJ. Nursing care of the adoption triad. *Perspect Psychiatr Care.* 2012;48(4):208-217

106. Clarke JG, Adashi EY. Perinatal care for incarcerated patients: a 25-year-old woman pregnant in jail. *JAMA.* 2011;305(9):923-929.

107. Committee on Health Care for Underserved Women. ACOG Committee Opinion No. 511: health care for pregnant and postpartum incarcerated women and adolescent females. *Obstet Gynecol.* 2011;118(5):1198-1202.

# 33A

# 自然阴道分娩后第四产程的管理

IRA KANTROWITZ-GORDON

## 体检及管理

### 生命体征

每 5~15 分钟检查一次产妇的生命体征。如果产妇的状况或出血模式发生变化,应按照指征更频繁地评估生命体征。

### 出血

大多数产后出血发生在第四产程。在婴儿娩出后即刻每 5~15 分钟评估一次阴道出血情况,或根据产妇状况和出血模式的变化,更频繁地评估阴道出血情况。

### 子宫

每 5~15 分钟评估宫底位置和子宫硬度,如果有出血量过多需要更频繁地进行评估。

- 宫底位置:通过腹部触诊来检查子宫位置,产后即刻子宫通常位于腹部正中,在耻骨联合和肚脐之间。如果宫底位于肚脐上方或明显偏离于脐的一侧,则可能是子宫内填满了血凝块,也可能是充盈的膀胱使子宫发生移位。应该考虑清宫或者排空膀胱。

- 子宫硬度:触诊时子宫应该是硬且可立即触摸到的。松软无力且难以触及的子宫说明子宫收缩不良。经过腹部对子宫进行柔和的按摩可以促进子宫收缩,如果触诊子宫不硬,应进行子宫按摩。如果经腹部按摩后子宫仍未变硬,应评估有无产后出血以及子宫内是否有血液或血凝块聚集。

### 膀胱

第三产程后立即检查膀胱情况,了解有无膀胱充盈和发生尿潴留。膀胱充盈可引起子宫出血量增加,因为当膀胱胀满造成子宫移位时,子宫无法收缩。没有进行区域阻滞麻醉的产妇通常可以自行排尿,如果有区域阻滞麻醉,可能需要通过导尿来排空膀胱。

### 会阴

新生儿出生后以及第三产程结束后立即检查阴道和会阴是否有撕裂、淤伤或早期血肿形成。如有需要,检查宫颈。应注意并记录阴道口或会阴整个区域的水肿或淤伤。

### 其他评估和护理实践

- 清点分娩时使用过的针和纱布,确保没有纱布不慎留在阴道内,所有利器已安全处理,并将所有利器从无菌区移除。

- 根据需要做好产妇和床上用品的清洁。

- 会阴垫或冰袋可以放置在会阴部,以减轻水肿和缓解疼痛。在产后 24 小时内可间断使用会阴冰袋。

- 分娩后鼓励母儿皮肤接触,这样产妇就可以注意到新生儿何时开始寻求哺乳。

- 如果产妇打算母乳喂养,帮助其调整姿势以促进新生儿含接乳头。

- 评估舒适度。在第四产程出现短时寒战很常见,与感染无关,可通过温暖的毯子、安抚和放松技术来缓解。

- 评估入量并鼓励口服摄入液体。

- 评估家庭关系和气氛。

# 33B

---

## 产后早期病史和体格检查

---

IRA KANTROWITZ-GORDON

产后早期检查与所有检查类似,助产士先向产妇问候,安排适宜的检查时间,确保环境舒适以及私密性。通过进行检查,助产士可以弄清楚以下问题(表33B-1),并提供相应的宣教和对未来产后恢复的过程进行预期指导。

### 产后体格检查

表33B-2总结了产后体格检查的程序。盆腔检查应首先视诊检查会阴部伤口是否愈合。双合诊应包括通过将检查者的一个手指放入阴道让产妇进行Kegel运动来评估阴道的张力,并检查阴道壁是否有皱褶减少和萎缩。

除非需要进行宫颈涂片检查,一般不需要做窥器检查。由于窥器检查会造成产妇不适,助产士应该等到会阴裂伤或会阴切开术伤口完全愈合后再考虑插入窥器检查。虽然轻度裂伤可能会完全愈合,但更严重伤口修复的完全愈合以及疼痛的消失可能会需要几个月时间。如果曾在产后即刻放置宫内节育器(IUD),那么助产士应在窥器检查或双合诊时检查是否有IUD尾线在子宫口,因为有IUD自行排出的可能。

| 表33B-1 | 产后6周复查的产后期间病史 |
|---|---|
| 医疗问题 | 是否有过向助产士或医生电话寻求帮助的情况<br>有无医院急诊室就诊的情况<br>有无住院治疗的情况 |
| 性生活 | 性生活是否恢复及次数<br>产妇/伴侣的愉悦和满足感<br>有无性交困难 |
| 避孕 | 使用哪种避孕措施或要求使用哪种避孕措施<br>既往避孕情况 |
| 运动锻炼 | 分娩后的运动锻炼<br>盆底肌锻炼 |
| 阴道出血 | 恶露何时停止<br>有无阴道出血过多情况<br>月经恢复情况 |
| 婴儿 | 是否做过儿童保健检查随访<br>婴儿的成长和健康状况 |
| 心理健康 | 产后精神障碍的症状和体征 |

在开始检查之前:

- 最好在产妇面前清洗双手,戴清洁手套。
- 帮助产妇采取舒适的仰卧或俯卧位。

| 表33B-2 | 产后体检:程序和预期结果 | | |
|---|---|---|---|
| | 程序 | 预期发现 | 偏离正常 |
| 一般检查 | 观察一般状态、活动、疼痛表现 | 困倦,可以在没有帮助的情况下走动,重复讲述分娩事件,通常很开心 | 主观:表示疼痛,不适,不满,不开心<br>客观:没有援助就无法走动;悲伤或哭泣 |
| 生命体征 | 评估体温、血压、脉搏和呼吸频率 | 体温:正常或低于标准<br>血压:在24小时时恢复正常<br>脉搏:休息时65~80次/min<br>呼吸频率:休息时12~16次/min | 体温:>38℃<br>血压:超过140/90mmHg或低于85/60mmHg<br>脉搏:超过100次/min |

续表

| 程序 | 预期发现 | 偏离正常 |
|---|---|---|
| 神经系统 | 正确判断人、时间和地点<br>没有明显疼痛<br>生理反射正常 | 迷失方向，突然发病或严重的头痛，和／或反射亢进<br>过度镇定或嗜睡，无法轻易唤醒<br>过度的或无法解释的疼痛或不安 |
| 甲状腺 | 大小正常或不易触摸到 | 甲状腺可能增大，表明有产后甲状腺炎 |
| 心血管 | 产褥早期心肺检查的方法与未孕期或产后检查时的方法相同。心脏听诊（心率、节律、心音）。<br>• 20% 的女性在产后一周后仍然存在收缩期喷射性杂音<br>• 产后 10 天内心率降至非孕期水平 | 主观：没有胸痛。轻度活动后可能感到心跳加快<br>客观：速率和节奏规则 | 主观：胸痛、心悸<br>客观：心动过速 |
| 肺部 | 根据需要听诊、叩诊肺部（助产士可以帮助产妇保持坐位来检查肺下叶部）。<br>• 产后一周内肺活量增至未孕期水平<br>• 肺底呼吸音减弱或有啰音提示肺水肿或肺炎 | 主观：没有呼吸短促或呼吸困难<br>客观：听诊清晰 | 主观：呼吸短促<br>客观：有啰音 |
| 乳房 [a] | 观察乳房是否对称<br>• 触诊评估乳房是否肿胀。<br>• 触诊腋窝是否存在副乳观察乳头表皮是否有红斑、擦伤、淤点、皲裂和出血<br>• 观察乳晕是否完整，有无水疱或皲裂<br>• 轻捻或轻轻挤压乳头，判断是否能变硬突出，有无初乳<br>• 如果产妇不进行母乳喂养，确定其胸罩是否可以提供舒适的支撑作用<br>• 如果产妇进行母乳喂养，确保胸罩有合适的支持性<br>注意：产后并不是即刻开展乳腺癌筛查的可靠时机 | 主观：新生儿正确含接且频繁哺乳乳头不适但不疼痛<br>3~5 天为初乳，在看到大量乳汁前乳房充盈<br>客观：前 1~2 天乳房柔软，从 3~5 天开始有一定程度的充盈<br>乳头完整，在受到刺激时变硬突出<br>腋窝软性肿胀可能是附乳组织，可引起不适，但通常是良性的 | 主观：新生儿没有很好含接和频繁地哺乳<br>乳头疼痛<br>4~5 天后没有乳房充盈<br>客观：乳头扁平、凹陷、皲裂、擦伤、起水疱或出血<br>乳房变红、肿胀 |
| 腹部／胃肠道 | 产褥期腹部检查始于子宫，此时子宫是腹内最大的可触及器官。<br>• 产妇处于仰卧位<br>• 触诊腹部，确定宫底位置：<br>– 产后即刻，宫底位于脐下数公分<br>– 产后第一天，子宫肌肉略微放松宫底上升至脐平<br>– 产后大约 2 周，宫底缓慢下降直至腹部不能触及<br>– 如果产妇身高或体重过大，其恢复可能存在部分差异<br>• 触诊耻骨联合上方部位，确保无充盈的膀胱<br>– 如果子宫上移并偏向一侧（通常为右侧），那么很有可能膀胱处于充盈状态<br>• 如果是剖宫产术后，使用 REEDA 评估并记录切口情况<br>• 判断肋脊角有无压痛（CVAT） | 主观：饮食没有困难。大便通常 2~3 天后恢复，2 周恢复正常肠道排便模式<br>腹部 - 子宫收缩／痉挛痛，尤其是在哺乳时<br>客观：<br>腹部 - 无压痛，无膨隆；可闻及肠鸣音；肌张力减低；腹胀在最初 2~3 天是很正常的，腹直肌分离在预料之中<br>子宫 - 宫底坚实，无压痛，居中，高度相对于产后日数正常<br>如存在手术切口，伤口干燥没有感染的表现 | 主观：恶心或呕吐、腹痛、便秘或腹泻<br>客观：<br>腹部 - 胀、压痛或无肠鸣音<br>子宫 - 宫底高度增高，偏离中线或有压痛<br>手术切口不正常，周围有红肿或渗出物 |

| | 程序 | 预期发现 | 偏离正常 |
|---|---|---|---|
| 腹部 / 胃肠道 | • 让产妇将头抬起至胸部,助产士触诊腹部中线来评估腹直肌分离程度,用指宽或厘米记录分离的宽度 | | |
| 排尿 | 评估有无尿潴留、尿失禁和尿路感染症状 | 主观:自行排尿,多尿和尿钠排泄正常,特别是在第 2~5 天之间<br>如果有使用硬膜外镇痛、阴道手术分娩或有会阴大面积创伤,产后 2 天内有轻微的排尿烧灼感、一定程度的尿潴留和 / 或尿失禁,以及无尿意或尿急很常见,但应很快缓解<br>修复部位酸痛<br>客观:膀胱无膨胀,不能触及 | 主观:盆腔压力或疼痛增加<br>持续性尿潴留或尿失禁<br>客观:膀胱膨胀<br>肋脊角压痛 |
| 会阴 | 鉴于有可能与体液接触,大多数临床医生通常在检查完四肢之后再去检查会阴。<br>• 照明良好,可见度清晰(手电筒、小型电筒或手机手电程序都很有帮助)<br>• 让产妇侧卧:<br>– 按照产妇的舒适度和室内布局来选择产妇侧卧的方向<br>– 轻柔地从侧面分开臀部检查,充分暴露伤口的后部以及肛门<br>• 检查过程中观察产妇有无不适<br>• 如果产妇想看伤口,可以考虑使用一面大镜子向产妇展示<br>• 换一副新的清洁手套<br>• 如果有裂伤或侧切,检查缝合伤口的全长,并用 REEDA 伤口评估工具进行记录。<sup>b</sup><br>– 产后 2~3 天会阴有轻度水肿是正常现象<br>– 如果有血肿征象,戴上手套,用拇指和食指轻柔的触诊来区分正常水肿和血肿。血肿的征象包括单侧阴唇肿胀、红肿部位变为黑色 / 青色、主诉阴道或肛门坠胀感、或突然出现剧烈疼痛<br>• 评估卫生巾上的恶露,观察恶露的颜色和血液饱和度,注意更换卫生巾的间隔时间<br>– 如果有需要,扔掉有血的卫生巾更换一个新的<br>• 弃去使用过的手套,清洗双手 | 会阴 - 可能存在轻微的变红、水肿或淤伤<br>伤口修复 - 几乎没有渗出<br>恶露 - 量减少、颜色、气味正常 | 会阴 - 压痛、色红、水肿、淤伤加重<br>伤口修复 - 伤口裂开、化脓或过度水肿、有血肿迹象<br>恶露 - 恶臭、有血凝块、出血浸湿或溢出卫生巾 |
| 肛门 | 评估有无痔疮 | 外观正常<br>痔疮:粉红色 | 痔疮 - 呈深蓝 / 紫色 |

续表

| | 程序 | 预期发现 | 偏离正常 |
|---|---|---|---|
| 下肢[c] | 检查有无单侧小腿压痛、红肿,这提示深部静脉血栓可能。 | 主观:没有疼痛或一般肌肉酸痛<br>客观:常见有水肿<br>生理反射正常 | 主观:酸痛、肿胀,特别是某一侧腿明显<br>客观:小腿深压痛、一侧小腿横向直径大于另一侧、皮温升高、曲张的静脉有变红和(或)触诊时疼痛 |
| 皮肤 | | 颜色正常<br>没有突然变化<br>过度色素沉着可能会保留,但随着时间推移会消失。妊娠纹、蜘蛛痣、毛细血管瘤、静脉曲张和皮赘逐渐消退但可能不会完全消失 | |
| 化验值 | | 血红蛋白:分娩后最初的 24 小时内略有下降,以后的 4 天内平稳,然后缓慢上升直至第 14 天<br>白细胞计数:下降到 6 000~10 000/mm³,在 6 天后回到正常值 | 每丢失 500ml 血液会造成约 1g 的色素或 3% 的红细胞容积降低这些数值在产后 4~6 周会恢复到正常水平 |

REEDA,色红、淤斑、水肿、渗出 / 溢液、与病情不符

[a] 泌乳阶段的乳房质地可以柔软、充盈(如:有张力、硬度增加、轻度肿胀)或肿胀(如:增大、变硬、变红、光亮;皮肤温度增加;疼痛,静脉扩张)

[b] REEDA 评分法为裂伤、手术切口的愈合提供了记录的指标,这个由助产士创立的会阴伤口标准评估评分法今天已经成为任何手术伤口检查的评估记录工具。虽然在过去多使用评分制,而现在助产士更多地使用其中的项目来做出伤口描述[1]

[c] 传统的下肢检查会使用霍曼征(Homan's sign)作为评估深部静脉血栓(DVT)的体征。但这个做法既不是诊断性的,理论上说还会在有血栓存在时引起血栓脱落。因此如今不再推荐做霍曼征检查。产后前 3 个月与孕期和非孕期相比发生 DVT 的风险增大 6 倍[2]。比霍曼征更能提示 DVT 的体征是单侧小腿压痛、红肿

## 化验检查

回顾临床病史找出需要进行化验检查的指征如表 33B-3 所示。根据目前的宫颈细胞学筛查指南,开始进行宫颈涂片检查的年龄为 21 岁以后,既往没有宫颈涂片异常的女性每 3 年需要进行一次宫颈涂片复查。对孕期超声检查发现有囊实性卵巢囊肿或其他异常的产妇,可能需要进行盆腔超声追踪检查。由于产后随访标志着生育期的结束和整个生命周期中妇女健康促进的延续,根据指征还应提供如“伴随终生的健康推广 / 促进”一章中所讲述的妇女卫生保健所建议的常规筛检和咨询。

| 表 33B-3 | 产后化验检查 | | |
|---|---|---|---|
| 化验检查 | 适应证 | 时间 | 正常范围 |
| 血红蛋白(Hgb)或红细胞压积(Hct) | 孕期贫血、产后出血、剖宫产术后 | 至少在产后 4 周之后,除非出现急性贫血症状 | Hgb ≥ 12g/dl<br>Hct ≥ 36% |
| 促甲状腺激素(TSH) | 当前或最近的甲状腺疾病、产后甲状腺炎史、甲状腺增生、产后抑郁症状 | 产后 6 周访视、产后 3 个月和 6 个月 | TSH:0.4~5.0mU/L |
| 宫颈细胞学检查 | 21 岁及以上,存在细胞学异常或 HPV 阳性未恢复正常,或者距上次检查超过 3 年者 | 会阴及外阴伤口完全愈合后 | 无宫颈上皮病变或恶性病变 |

续表

| 化验检查 | 适应证 | 时间 | 正常范围 |
|---|---|---|---|
| 性传播感染筛查(淋病、衣原体、梅毒、HIV) | 所有 <25 岁的妇女、>25 岁有性传播感染病史者、无保护措施的性生活、过去 12 个月内有多个性伙伴 | 每年一次,或距上次感染的 3 个月内 | 阴性 |
| 2 小时 /75g 葡萄糖耐量试验 | 妊娠糖尿病 | 产后 6~12 周以及此后每年一次 | 空腹血糖 <100mg/dl<br>2 小时血糖 <140mg/dl |
| **其他健康保持的筛查建议**[3] | | | |
| 酒精滥用 | 使用经过验证的筛查工具筛查所有妇女,并按照"贯穿整个生命周期的健康促进"一章中所讲述的妇女卫生保健建议提供咨询和教育 | | |
| 抑郁症 | 使用经过验证的筛查工具筛查所有妇女,并按照"贯穿整个生命周期的健康促进"一章中所讲述的妇女卫生保健建议进行管理 | | |
| 亲密伴侣暴力 | 使用"贯穿整个生命周期的健康促进"一章中描述的经验证的筛查工具筛查所有妇女 | | |
| 血脂异常 | 使用非空腹或空腹总胆固醇、LDL-C、HDL-C 筛查 ≥ 40 岁的妇女 | | |
| 吸烟 | 使用经过验证的筛查工具筛查所有妇女,并按照"贯穿整个生命周期的健康促进"一章中所讲述的妇女卫生保健建议提供咨询和教育 | | |

（刘军　译　段得琬　审）

参考文献

1. Davidson N. REEDA: evaluating postpartum healing. *J Nurse Midwifery*. 1974;19(2):6-8.

2. Pomp ER, Lenselink AM, Rosendaal FR, Doggen CJ. Pregnancy, the postpartum period and prothrombotic defects: risk of venous thrombosis in the MEGA study. *J Thromb Haemost*. 2008;6(4):632-637.

3. U.S. Preventive Services Task Force. Published recommendations. Available at: https://www.uspreventiveservices taskforce.org/BrowseRec/Index/browse-recommendations. Accessed July 4, 2017

# 34

# 产后并发症

DEBORAH BRANDT KARSNITZ

感谢 Ira Kantrowitz-Gordon 和 Andrew Youmams 对本章的贡献

母婴共同体"章节进行回顾。

## 引言

大部分产妇会渡过一个顺利的产褥期,不断发现自己的新生儿微妙和难以置信的生存能力。但有些时候也会出现产后并发症,需要及时识别和给予恰当的处理。

大约 70% 的妊娠相关死亡发生在分娩当天或产后早期[1]。在过去,感染和出血是导致产后死亡的主要原因。随着抗生素的出现,最常见的死亡原因已经发生了变化,比如在 20 世纪,出血、高血压和血栓栓塞是导致孕产妇死亡和发病的三大主要原因[1]。与前几代人相比,如今的孕妇更趋向于高龄化,并伴有慢性疾病,肥胖和剖宫产的发生率也有所增加。在美国,心血管疾病、心肌病、感染和出血是导致妊娠相关死亡的四大主要原因[1]。大约 50% 的妊娠相关死亡是可预防的[2]。因此,助产士能够识别产妇产后严重并发症的体征和症状极为重要[3]。

本章回顾了第四产程后可能发生以及可能影响生殖器官的并发症。首先讲述了尿潴留这个很少引起重大疾病的产后早期并发症,因为单纯尿潴留的处理属于助产实践管理范畴。本章还将回顾与孕产妇发病率或死亡率相关的严重并发症,如:出血(继发性出血和血肿)、伤口并发症(伤口液化、血肿、开裂和感染)、心肌病、子痫前期/子痫和血栓栓塞。临床上较少见的情况,如:产后甲状腺疾病,会在最后提及。产后早期出血,发生在第三产程或婴儿娩出后的第一个小时,会在"第三产程"一章进行回顾。产后情绪和焦虑障碍将在"心理健康"一章进行讨论,母乳喂养的并发症如乳腺炎将在"母乳喂养和

## 产后尿潴留

产后尿潴留可表现为完全无法排尿,或者产妇产后可以排尿但排尿后仍有超过 150ml 尿液留存于膀胱内的隐性尿潴留。约有 10% 经阴道分娩的产妇发生完全性尿潴留,而隐性尿潴留的发生几率则可达到 47%[4,5]。风险因素包括硬膜外麻醉镇痛、手术分娩、会阴切开术、分娩巨大儿、初次分娩[5,6]。引起尿潴留的潜在原因包括:硬膜外麻醉后感觉恢复缓慢、外阴过度水肿压迫尿道、膀胱颈部的损伤及水肿、膀胱神经损伤。虽然长期不良反应少见,但尿潴留在短期内会增加尿路感染和膀胱功能障碍的风险。

如果产妇在 6~8 小时内未排尿,应怀疑有产后尿潴留的可能,腹部检查可在耻骨联合上方触及到膀胱,子宫底上移至中线一侧或超声显示膀胱充盈。

首先,应选用无创护理,帮助产妇成功排尿。这些措施包括:保持隐私、充分镇痛、温水浸泡、在马桶或便盆的水里滴几滴薄荷油,同时配合流水声音。虽然缺少研究证明这些策略的有效性,但它们有益无害。如若这些措施不能立即取得成功,应及时用导尿来有效排空膀胱。尿潴留是泌尿系感染的危险因素,一旦确诊需要尽快解决。

尿潴留的临床诊断通常是建立在排尿困难的病史或腹部检查触及膀胱充盈的基础上。触及到充盈的膀胱但能自行排尿的产妇应测量其尿排出量,在产妇排尿后应立即重新评估,以排除产后隐性尿

潴留的可能。超声或排尿后导尿可用于诊断隐性产后尿潴留。产后隐性尿潴留的治疗方法仍是采取导尿术。

一般来说,对于膀胱排空功能障碍的患者来说,间歇性导尿与留置导尿管相比可降低导尿管相关的尿路感染风险。如果必须留置导尿管,应尽可能地缩短其使用时长[7]。在这种情况下,一种常见的做法是留置导尿管一晚,第二天早上拔除。如果产妇第二天仍然无法排尿,可能需要延长导尿管放置时间。

虽然 150ml 残留尿通常被用作诊断隐性尿潴留的标准,但没有证据表明达到这个临界值即出现不良结果的风险增加。Mulder 等人发现,阴道分娩后

(n = 439),产妇平均排尿后残余量为 140ml,残余尿容积大于 150ml 的大多数产妇在产后第 4 天能够自行排空膀胱[5,8]。因此,完全依赖 150ml 的数值标准可能会导致高于必需使用的导尿管留置率。考虑到缺乏明确证据证明残留尿量与不良反应的相关性,应个体化选择是间歇性导尿还是留置导尿管。

图 34-1 提供了一个产后尿潴留管理的流程图样本。医疗机构规范将决定采取该流程图每一步骤的临界值。如果产妇在导尿术后能够成功自行排空膀胱,在接下来的 2~3 次排尿时要检查其排出尿量是否足够,以评估她是否仍有一定程度的尿潴留。

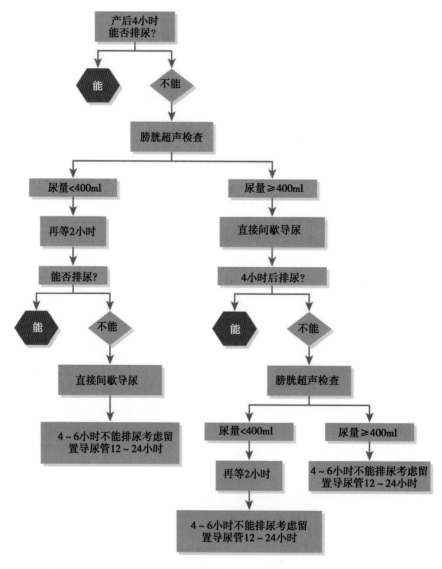

图 34-1　阴道分娩后排尿和尿潴留的评估

## 产褥热和产褥感染

产褥热是指分娩 24 小时以后至产后 10 天内有任何 2 天的体温 ≥ 38℃。发热持续时间若小于 24 小时,经常与感染无关。产后即刻的 24 小时内一过性轻度体温升高可以是分娩的生理反应,被排除在产褥热以外。同样,在分娩后 3~5 天,伴随着泌乳启动偶尔也会有短暂的 <38.0℃ 的发热现象。

与产后体温 ≥ 38.0℃ 有关的三种最常见的鉴别诊断是:子宫内膜炎、伤口感染(如:手术部位感染)、尿路感染[9]。在美国,这三种感染约占产后重新住院患者的 31%[10]。较少见的产后发热可能是:盆腔血栓性静脉炎、脓毒血症、输血反应或药物反应所引起。尽管可以使用有效的抗生素疗法,但产褥感染仍是全球孕产妇死亡最常见的原因之一。

产褥感染是指分娩、流产或终止妊娠后出现的任何生殖道感染。能引起产褥感染的病原体包括那些通常存在于下生殖道或肠道的细菌、在鼻咽部发现的细菌、存在于医护人员手上的细菌,以及存在于空气和环境尘埃中的细菌。常见跟产褥感染相关的病原体包括:革兰氏阳性有氧菌(如:链球菌 A、B、D)、肠球菌、金黄色葡萄球菌、表皮葡萄球菌;革兰氏阴性需氧菌,如大肠杆菌、克雷伯杆菌、肠杆菌、变形杆菌;革兰氏染色多变的病原体,如:阴道加德纳氏菌。剖宫产术后 24 小时内出现 ≥ 39.0℃ 的发热可能提示有 A 型链球菌感染。与产褥感染相关的厌氧菌包括:消化链球菌属、消化球菌属、拟杆菌属、梭状芽孢杆菌。其他与产褥感染有关的微生物还包括支原体、衣原体和淋病球菌。

除了体温升高,产褥感染的体征和症状可有:全身不适、疼痛、寒战、脉搏加速、腹痛,可能还有恶露恶臭。由于产褥感染的症状通常是全身性的,鉴别诊断还应包括:阑尾炎、肾盂肾炎和肺炎。考虑到感染蔓延的可能性十分重要,这些感染可以起源于局部感染,并通过静脉循环或淋巴管途径扩散到较远的部位产生细菌感染。产褥感染的扩展部位包括:盆腔蜂窝织炎、输卵管炎、卵巢炎、腹膜炎、盆腔和股骨血栓性静脉炎、脓毒症。

任何发生产褥感染的产妇都需要有医生会诊和/或上级医疗机构转诊。

### 子宫内膜炎

子宫感染,又称子宫内膜炎或子宫内膜肌膜炎,可发生在子宫内任何地方,即子宫内膜、子宫肌层,或两者兼有。子宫内膜炎通常在产后 2~4 天或延迟到 2~6 周内发生,感染可轻可重。这种类型的感染见于 1%~2% 阴道分娩后的产妇中,约 27% 的没有抗生素预防治疗情况下进行了剖宫产的产妇,和 11% 的在剖宫产前使用了预防性抗生素的产妇[11~12]。表 34-1 列出了子宫内膜炎的危险因素,剖宫产是使产妇发生该感染最重要的危险因素[13]。如果没有及时治疗,子宫内膜炎导致的危险结局是:输卵管炎、盆腔腹膜炎、坏死性筋膜炎、脓毒血症、感染性血栓静脉炎和死亡。

| 表 34-1 | 产后子宫内膜炎的危险因素 |
|---|---|
| **细菌定植** | |
| 细菌性阴道炎 | |
| A 或 B 型链球菌定植 | |
| **母体特征** | |
| 肥胖 | |
| 糖尿病 | |
| 严重贫血 | |
| HIV 感染 | |
| **妊娠特征** | |
| 早产 | |
| 过期妊娠 | |
| **分娩特征** | |
| 剖宫产 | |
| 绒毛膜羊膜炎 | |
| 产程中使用宫内监测 | |
| 手取胎盘 | |
| 胎粪深染 | |
| 阴道手术助产 | |
| 产程延长 | |
| 胎膜早破时间过长 | |

典型的子宫内膜炎症状包括:发热、心动过速、子宫压痛。产妇还可有寒战、周身酸痛、恶露恶臭、或厌食。根据引起感染的病原体不同症状出现的时间可有不同。

评估包括体检以排除其他部位的感染,如:肺炎、乳腺炎、肾盂肾炎或手术部位感染。尿液培养可排除肾盂肾炎,可能还需要胸部 X 光检查。由于清洁样本难以获得,所以不做子宫内膜培养。因为大多数病人对试验性治疗反应良好,如果产妇不是病情危急不建议常规进行血液培养。因此,临床大多是根据症状和在排除其他感染的基础上作出诊断。

如产妇有低血压、呼吸急促、血氧饱和度低于95%或气短等威胁生命的危急体征与症状出现,应立即请求上级医生会诊管理。

大多数的子宫内膜感染是多菌性的,通常包括来自生殖道的有氧菌和厌氧菌的混合感染。治疗措施为广谱抗生素,有几种方案可供选择。黄金标准疗法是静脉使用克林霉素和庆大霉素,直到产妇体温恢复正常后24~48小时停药[11]。大多数产妇在48~72小时内对静脉抗生素治疗产生反应,无需再继续使用口服抗生素;但急性菌血症产妇仍建议继续口服抗生素。阴道分娩后几天内出现轻度子宫内膜炎的产妇可以采用口服抗生素治疗。在没有静脉注射治疗条件的低资源机构,可以为产妇提供肌肉注射抗生素治疗。

如果妇女在48~72小时后仍然有发热,最可能的问题是肠球菌等耐药病原菌感染,改变抗生素种类可解决问题。在这种情况下,医生会诊和转诊是必要的,抗生素的选择取决于多种因素,包括其他可能的鉴别诊断,如:盆腔脓肿。

### 子宫内膜炎的预防

降低剖宫产率可显著降低产后子宫内膜炎的发生率。同样,明智的产科操作也可以降低产妇产后感染的风险,如:孕期感染的治疗、分娩时减少阴道检查次数、避免不必要的引产、延迟破膜和分娩时少做宫内操作。

在剖宫产前60分钟内给予单一剂量抗生素预防性治疗可显著降低子宫内膜炎的发生率;因此,在美国这已成为的标准方法[14]。术前用氯己定清洗阴道也可降低子宫内膜炎的发病率[15]。建议使用脐带牵引来取出胎盘,而不是手取胎盘。

### 伤口并发症

伤口并发症包括阴道分娩后会阴裂伤修复伤口及会阴切开缝合伤口的感染和裂开,以及手术伤口部位并发症,如剖宫产后腹部伤口液化、血肿、裂开和感染。

常见的伤口感染病原体包括:金黄色葡萄球菌、链球菌、有氧和厌氧杆菌。腹部和会阴伤口感染的体征和症状相似。产妇通常有低烧,很少超过38.3℃。伤口局部疼痛和水肿,常常伴随有修复边缘的红肿炎症。也可能发生伤口溢液、分离或裂开。外阴伤口感染常常伴有排尿困难[13]。

### 会阴伤口感染和伤口开裂

会阴裂伤或会阴切开术修复伤口的感染或裂开通常局限于皮肤和皮下组织。治疗包括拆除缝合线,扩大伤口开放部位,清创和清洗伤口,允许该区域形成肉芽组织愈合。建议请上级医生会诊。如果出现蜂窝织炎,则应使用抗生素。大多数会阴伤口感染不能再次缝合修复,除非有会阴三度或四度裂伤的扩展。据报道,随着在处理会阴三度或四度裂伤时使用预防性抗生素,伤口感染的发生率有所下降[16]。

### 外科手术部位的并发症

助产士经常合作管理剖宫产术后的产妇,所以助产士们需要了解该手术恢复期间的预期过程和手术并发症的表现。腹部手术部位的感染常常出现在剖宫产后的4~7天。

伤口液化是手术切口下的液体(血清)的聚集。透明液体可能从切口处溢出,且伤口边缘出现水肿。伤口液化一般不需要治疗,但要仔细观察以确定它们不会变得过大。有时切口皮肤会有一小段裂开,使得液体能够引流出来,或者可以在此暂时放置引流管[17]。同样,小的血肿通常不需干预即可重新吸收,但大的血肿可能需要清除血块。伤口液化和血肿都会增加产妇感染的风险。一旦发现这类并发症,都需要请医生会诊,反复评估手术切口,直到确定伤口液化或血肿的大小不再增加。

手术部位感染可能需要抗生素,偶尔需要引流,通常不需要做分泌物培养。如果出现腹部伤口裂开,可能需要重新关闭伤口。按照伤口裂开和感染的程度决定治疗方法,可包括每日清创、伤口填塞、抗生素治疗和必要时引流。建议医生会诊或转诊。如果产妇发热持续3天以上,应考虑其他并发症,如:脓毒症、脓毒性盆腔血栓性静脉炎、脓肿,以及很少发生的脓毒性休克。

许多技术可以帮助预防手术部位感染。除了使用预防性抗生素等用于预防子宫内膜炎的措施,其他技术还包括用剃毛备皮、用氯己定(而不是碘)清洁皮肤、用缝合线关闭皮肤而不是用订皮钉[17]。

### 尿路感染:肾盂肾炎

产后产妇出现尿路感染(UTI)的风险增加有几个原因,包括:分娩时尿道创伤、尿潴留、妊娠引起的尿道和输尿管扩张。在产褥期引起UTI的病原微生物与未孕妇女中见到的类似,像大肠杆菌、变形杆菌和肺炎克雷伯菌,其中大肠杆菌占此类 UTI 的 80%~90%。

尿路感染可引起尿频、尿急、排尿困难,偶尔还可引起下腹疼痛。肾盂肾炎的特点是低烧、后腰痛、肋脊角压痛(CVAT)、恶心和呕吐。相比之下,有上、下尿路 UTI 的产妇通常会出现发热和全身性症状,无排尿困难、尿频或尿急。因此,任何产后发热的产妇都应该进行 UTI 的评估。

尿路感染的最终诊断是通过清洁样本尿培养显示有某一种细菌的数量显著增多。产后 UTI 和肾盂肾炎的处理与非孕期的初级卫生保健相同。然而,一项对 256 例产前肾盂肾炎和 23 例产后肾盂肾炎的回顾性队列研究发现,产前肾盂肾炎和产后肾盂肾炎与围生期以外的肾盂肾炎相比较,具有同样的致病性,但却有更强的严重性[18]。因此,作者呼吁要及时诊断和治疗产后尿路感染。

## 产后出血并发症

发生在产后即刻出血之后最常见的两种出血并发症是外阴血肿和继发性(晚期)产后出血,幸运的是这两种并发症均不常见。产后出血(PPH)分为原发性产后出血和继发性产后出血。原发性 PPH 发生在分娩后的前 24 小时内,在"第三产程"中进行介绍。继发性(晚期)PPH 发生于产后 24 小时至 6~12 周之间[19]。

### 生殖道血肿

血肿是指流出血管外的血液(通常形成血凝块)在局部聚集。血肿造成的危险主要是出血、贫血和感染。产后血肿的发生率为 1/1 500 至 1/300 次分娩,主要是手术分娩和会阴侧切术导致的产伤所引起[20]。血肿发生于自发性或创伤性的血管破裂,多发生于分娩过程中或分娩后几个小时之内。血肿形成最常见的部位包括:外阴、阴道和阔韧带(图 34-2)。由于产后血肿的大小不一,有些小血肿可能会被忽略,这可能是导致发生率估计不一致的原因。

产后血肿形成的危险因素包括阴道手术分娩和会阴裂伤处破裂的血管未被缝合修复,血管破裂可能发生在局部麻醉注射时或会阴阴道裂伤修复期间所致。在会阴切开术或会阴裂伤修复时,没有将阴道裂伤顶端撕裂的血管结扎止血也会增加血肿形成的风险。其他危险因素包括初次分娩、多胎妊娠、胎儿体重过大、子痫前期、凝血功能障碍、外阴阴道静脉曲张和第二产程延长[20]。

外阴或阴道血肿的体征和症状包括:①会阴、阴道、尿道、膀胱或直肠压迫感和剧烈疼痛;②硬的肿块并有波动感;③组织变成蓝色或蓝黑色。血肿形成的特征表现为极度疼痛,与这段时间内预期的不适和疼痛程度不成比例,而且疼痛在分娩后 2~6 小时内迅速发展[20]。使用硬膜外麻醉镇痛的产妇可能只表现有突然的直肠压迫感。

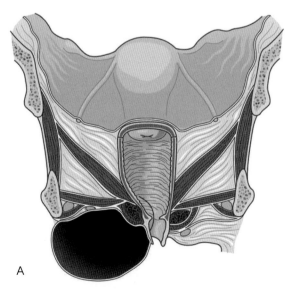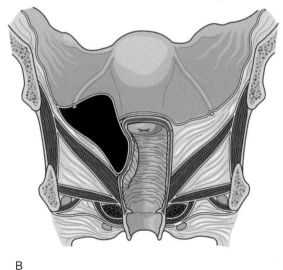

图 34-2 A. 外阴血肿。B. 阔韧带血肿

阔韧带血肿表现的症状和体征包括：触诊时敏感的子宫侧壁疼痛、疼痛扩散至侧腰腹部、高位直肠指诊时可感觉到有痛感的肿块、骨盆边缘可以感受到有组织隆起并向一侧延伸（即肿胀的阔韧带的边缘）、还可能有腹胀。腹膜下血肿的形成（阴道分娩很少发生）会导致难以控制的出血，并且可能直到产妇出现低血容量性休克时才会被发觉。

外阴血肿是最容易识别的生殖道血肿，通常在对阴道和子宫颈进行仔细检查和触诊时能被发现。小的和中等大小的血肿可能会自动吸收，只需要预期管理。如果一个外阴血肿小而可见，可以用笔在其边缘划出界线，然后经常观察以确定是否有进行性增大。

如果血肿较大或可能继续增大（这表明血肿腔内有活动性出血），一经发现就要进行全血细胞计数检测，并开放静脉输液通道。要经常监测生命体征，以观察有无休克的体征，并开具镇痛药。应请求上级医生会诊做出评估和管理计划。管理可能包括：监测红细胞压积水平、阴道填充物加压、或切开清理血液和血块、关闭缝合死腔。被诊断有血肿的产妇可能还需要其他外科干预，如介入性放射学检查，以及输血或抗生素治疗。

### 继发性产后出血

大约有 1% 的产妇会发生继发性产后出血，其中大多数发生在产后的前 2 周[19]。迟发性产后出血的常见原因包括：胎盘部位的子宫复旧不全、胎盘碎片或胎膜残留，以及子宫内膜炎[21,22]。不太常见的原因包括：血管性血友病（von Willebrand disease，vWD）或其他凝血障碍、癌症、动脉瘤、动/静脉血管畸形。原发性产后出血是继发性产后出血的已知危险因素[23]。

### 子宫复旧不全

子宫复旧的过程包括子宫大小和形状的解剖学变化，以及子宫内膜腔的生理学变化，包括支持胎盘的螺旋动脉发生复旧改变。血栓和子宫平滑肌收缩最初控制了失血。子宫内膜动脉恢复弹性、收缩和盘绕，侵犯子宫内膜蜕膜的细胞滋养层消失[21]。到产后约 2 周时，腹部已不能再触及到子宫，但通常要到产后 6 周子宫才能完全复旧。当子宫没有在预期的时间范围内恢复到孕前的大小和位置时，就称为子宫复旧不全。

复旧的过程可能受到各种因素的阻碍，最常见的是胎盘碎片残留、子宫肌瘤或感染。当子宫胎盘动脉（孕期改型的螺旋动脉）不能正常重塑时，胎盘部位就会发生复旧不全。动脉可能充满血栓使脱落不充分，或是内皮层不能再生[21]。由于胎盘部位复旧不全所致新出现的出血最常发生于产后的第 2 周；它可以表现为重新出现或增多的血性恶露，或大量出血[22]。当产妇活动量过度时，也可能会干扰复旧过程，其直接病因还不清楚，虽然没有直接的证据支持这一理论，但假定的说法是因为过度活动可能减缓愈合过程。

### 产后出血的诊断与处理

最初期的产后出血鉴别诊断包括：胎盘部位复旧不全、胎盘碎片残留和子宫内膜炎。处理取决于出血的程度和产妇血流动力学是否稳定。

表 34-2 列出了产妇病史中有助于确立诊断的因素。盆腔双合诊检查的发现可包括一个松软有压痛的子宫，大于产后周数预期的大小。因为胎盘碎片残留也会引起子宫内膜炎，所以根据体检常常不易区分这两种病因。子宫内膜炎的表现还包括有恶露恶臭、移动子宫时有附件疼痛或压痛、阴道检查时有宫颈举痛（CMT）。如果怀疑有胎盘碎片残留，则需要超声检查。值得注意的是，超声并不是总能提供明确的诊断结果，因其不能区分胎盘碎片和血凝块[24]。

| 表34-2 | 产后出血的评估 |
|---|---|
| **评估** | **临床考虑** |
| 分娩方式 | 胎盘碎片残留在阴道分娩后更常见；子宫内膜炎更常见于剖宫产术后 |
| 有无月经过多或原发性产后出血史 | 月经过多史可能提示凝血功能障碍 |
| 当前用药 | 可能使产妇容易出现子宫出血的药物，如抗凝血剂、子宫松弛剂 |
| 有阴道操作或外伤史 | 可能造成新的阴道裂伤 |
| 感染症状 | 子宫内膜炎可伴有发热、疼痛和恶露恶臭 |

如果出血比平时多但不是特别重，而且一般状况平稳、子宫是预期的大小和形状，且没有感染或胎盘碎片残余的迹象，可在门诊处理，口服麦角新碱或甲基麦角新碱 0.2mg，每 3~4 小时一次，服用 24~48 小时。应该告诉服用这两种子宫收缩剂的产妇，

在服药过程中可能有短时出血量增加和子宫痉挛疼痛。

如果出血严重,病史和体格检查中发现有感染或其他异常表现,应请求上级医生会诊。例如:有月经过多史或既往产后出血史的产妇,产后出血发生在产后的 5 天之间,可能提示有血管性血友病。基本的化验检查包括:全血细胞计数、血小板计数、部分活化凝血活酶时间(aPTT)、凝血酶原时间和纤维蛋白原水平[25,26]。

虽然血管性血友病可有不同的亚型,但在产后发现的血管性血友病病例中的 80% 是由于凝血因子Ⅷ水平下降所引起。治疗取决于特定的亚型。凝血因子Ⅷ水平在妊娠期间增加,可以防止出血,通常到大约产后第 2 天后凝血因子Ⅷ的水平下降时才会引起关注[25-26]。血管性血友病继发的产后出血风险可持续 4 个月之久。被诊断为血管性血友病的产妇大约有 50% 的人可能会出现产后出血[25-26]。最初的评估不是为了直接诊断这种疾病,而是排除其他出血的原因。其他有助于诊断的检测还包括全血细胞计数和 β-hCG。

如果出现感染,建议使用广谱抗生素,如:氨苄青霉素 - 舒巴坦或头孢西丁。如怀疑有衣原体感染,可加入口服阿奇霉素 1g 单次剂量。根据产妇症状的严重程度来决定采用静脉或口服抗生素给药。如果怀疑有胎盘碎片残留,可以进行清宫处理。

如果产妇是在产后突然出现严重的迟发性出血,通常需要到急诊室就诊,采取急诊治疗来保证其血流动力学的稳定性。

## 产后子痫前期 / 子痫

产后高血压可能是孕期或产时存在的高血压的延续,也可能是一种新生的异常情况。高血压并发症是孕产妇严重发病和死亡的首要原因之一,包括出现脑出血、肺水肿、肾衰竭、肝破裂和死亡。全世界约有 18% 的孕产妇死亡是继发于孕期高血压疾病,75% 的孕产妇死亡是继发于分娩后的高血压异常[27,28]。早期发现和及时治疗可以显著降低这些高血压并发症的发生率[29]。

由于静脉输液或使用药物治疗,产后可能有短暂的一过性血压升高,但如果有神经系统、心脏或胃肠道症状出现则提示有更严重的潜在病理改变存在。这些病例的鉴别诊断包括:孕期高血压或子痫前期的延续、HELLP(溶血、肝酶升高、血小板计数低)综合征、慢性高血压、新发生的子痫前期,以及较少见的脑血管收缩综合征、脑血管意外或溶血性尿毒症综合征[30,31]。

子痫前期通常是在产前或产时被首次发现,但也可以在产后首次发生。大约有 30% 的子痫产妇是在产后发生的[31]。产后子痫前期往往比孕期子痫前期发病更加微妙。与产前或产时出现的子痫前期相比,产后子痫前期的神经系统症状(如:视觉障碍、头痛)、恶心和呕吐出现的频率更高[31]。高血压和蛋白尿在产后子痫前期并不总是出现,不应该作为诊断依据。新发生的迟发性产后子痫前期 / 子痫一般发生于产后 48 小时之后和产后 6 周以前[31]。这种类型的子痫前期与产妇年龄 >40 岁、非裔黑人、拉丁裔、体重指数 ≥ 30,以及妊娠糖尿病有关[32]。

母亲的血压通常在产后最初的 48 小时下降,但是子痫前期的产妇出现产后血压升高,在产后 3~6 天达到峰值[29,31]。因此,出现产后子痫前期的产妇其症状恶化时往往已出院回家。因此早期识别是预防子痫或产妇病情恶化的关键——这就是为什么要在出院回家前对所有产妇进行产后子痫前期体征和症状的宣教的重要性[29]。此外,在产前患有子痫前期的产妇应在产后 7~10 天监测血压情况。

任何出现产后高血压的产妇都应请上级医生会诊。轻度高血压产妇(收缩压 140~150mm,舒张压 90~100mm)无其他异常体征或症状时,可采用对母乳喂养无干扰的口服降压药治疗。

血压值超过 140/90mmHg 需要立即评估有无更多的临床症状。"国家母亲安全联盟"制定了针对严重孕期高血压和产后高血压的共识管理计划,要求每个围产保健单位形成规范,包括:如果 15 分钟内有 2 次测量血压的收缩压 ≥ 160mmHg 或舒张压 ≥ 110mmHg,应立即通知上级医生或初级卫生保健提供者[29]。如果助产士在检查产妇时发现有在此范围内的高血压情况,应立即请求上级医生会诊和转诊,应在第二次读数升高后的 60 分钟内开始启动治疗措施。

## 围产后期心肌病

心脏疾病在孕期或产后期的产妇中不是传统意义上的常见并发症,然而现如今在美国,心血管疾病占妊娠相关死亡的 15.5%,而心肌病占此类死亡的 11%[33]。

围产后期心肌病(peripartum cardiomyopathy,

PPCM)是一种相对少见的异常,妇女可在孕期的最后几周或产后最初的 5 个月出现新的心力衰竭,却没有其他可确认的原因来解释[34,35]。在美国和世界不同地区,这种情况的发生率有很大差异。美国的总发病率是 1/4 000 次分娩,但是在南加利福尼亚州 PPCM 的发病率是 1/3 000 次分娩,而在海地的发病率大约是 1/300 次分娩[36]。

对于助产士来说,对有 PPCM 妇女的护理只能立即转诊到适当的专家或多学科医疗管理小组,最好能有在治疗心力衰竭方面有经验的心脏病专家参加[37]。虽然护理和治疗管理有 PPCM 妇女不在助产士专业范围以内,能够及早识别和转诊却是对妇女有益的,因为有利于心脏一些受损功能的恢复[34]。

PPCM 的病因仍不清楚。与其有关的危险因素包括:慢性高血压、子痫前期、双胎妊娠、青少年妊娠、高龄妊娠、心衰家族史,以及孕期使用了宫缩抑制剂。诊断 PPCM 的一个挑战是,PPCM 的症状与孕期正常不适症状和子痫前期的症状非常相似[37]。例如:乏力、气短、水肿、体重增加是正常妊娠和 PPCM 的共同症状。最常见的与 PPCM 有关症状是:明显的呼吸急促、呼吸困难、心动过速、心悸、胸痛、咳嗽和水肿[38]。

超声心动图是确诊 PPCM 的检查方法。如果 12 导心电图显示左心室肥大表现或 ST-T 波异常,血液化验中 β 利尿钠肽(BNP)明显升高,也可提示有 PPCM 的可能性极大[34]。体检时可能发现肺底部的细湿啰音、凹陷性水肿、颈静脉扩张、心脏听诊时心音或最大脉冲有横向转移[34]。

虽然 PPCM 也可以出现在妊娠的最后几周,但约 75% 的 PPCM 患者是在产后得到诊断的[34]。这种表现可能提示孕期已经有 PPCM 的情况存在,但是直到产妇在产后出现无法缓解的气短、疲劳等症状时才会去寻求帮助。

患有 PPCM 的妇女面临多种挑战:严格的饮食、限制液体和药物治疗成为许多人日常生活的一部分。目前尚不清楚为什么有些妇女的射血分数可以恢复,但有些人则不会,但有证据表明,在患病过程中射血分数仍保持高于 30% 是一个关键因素[39]。在极端情况下,可能需要心脏移植或外科植入的机械心室辅助装置才能存活[40]。

助产士的责任是保持警惕,以识别和转诊疑似有 PPCM 的妇女。目前不建议有 PPCM 病史的妇女再次怀孕,因为 PPCM 复发的风险增加。然而,只要射血分数恢复到基线,这种情况也不是妊娠的绝对禁忌证。

## 产后血栓性静脉炎和血栓栓塞

产后血栓性静脉炎是指静脉炎症伴血栓(血凝块)形成,浅表或深部静脉都可能发生血栓性静脉炎。已有静脉曲张,或者遗传性静脉壁松弛和有静脉淤血倾向的妇女更容易形成血栓。

静脉血栓栓塞(VTE)仍然是美国发病率和死亡率的主要原因[1]。在产后期间,产妇静脉血栓形成和栓塞的风险是非孕妇的 21.5~84 倍[41]。来自全国住院病人抽样研究(NIS)的结果显示,在 1994—2009 年期间,因 VTE 而产后住院的人数增加了 47%[41]。许多血栓栓塞事件是可以预测或预防的。

静脉血栓栓塞的风险评估应在孕前或孕期即开始。然后在产时和产后 6 周内进行跟踪性风险评估[42]。几乎一半的妊娠相关血栓发生在产褥期[43]。

Virchow 三联征描述了孕期和产后血栓形成的三个影响因素:①淤血;②高凝状态;③血管创伤。黄体酮的影响和子宫对静脉的压迫造成静脉壁松弛,引起静脉淤血。孕期血液处于高凝状态。这种状态会持续到产后早期。在这种高凝状态下,血管扩张继发的静脉壁炎症和内皮损伤形成了血栓形成的先决条件[44]。产程中和分娩时长时间的静脉压迫可能是造成这一问题的原因之一。剖宫产也被认为是血栓形成的一个危险因素;因此,建议在剖宫产术前和术后使用交替压迫等机械性装置来预防血栓形成。

深部静脉血栓(deep vein thrombosis,DVT)更常见于左下肢(占 70%~80%),据推测主要是由于妊娠子宫以及右髂动脉的交叉对左髂静脉的压迫以及下肢血流量下降近 50% 所造成的[44-47]。

身高体重指数(BMI)≥ 30 的妇女比 BMI 较低的妇女发生产后和术后血栓形成的风险要高;且这种风险会随着 BMI 的增加而增加[48]。Ⅲ型肥胖(BMI > 40)的产妇建议在分娩后或手术后 12 小时开始每天使用低分子肝素进行血栓预防。根据 BMI 计算出来的剂量可能比每日 40mg 依诺肝素的标准剂量效果更好[48]。

血栓性静脉炎最大的风险是发生肺栓塞[46],这主要见于有 DVT 的产妇,而不是浅表性血栓性静脉炎的产妇。呼吸急促、呼吸困难和突发的胸部剧烈疼痛是肺栓塞最常见的症状。突然出现的以上症状提示需要进行紧急评估。也可能会出现一些其他的非特异性症状,包括心肺听诊音的改变和伴随产妇血氧水平下降的恐惧忧虑感。当怀疑有血栓性静脉炎时,无论如何都不能按摩妇女的腿部。表 34-3 总结了产后血栓性静脉炎的危险因素。

浅表性血栓性静脉炎和深部静脉血栓的体征和症状见表 34-4。DVT 表现为单侧水肿和腿围增加。在受影响的静脉部位可以有压痛和发热。浅表性血栓性静脉炎多为局部的表现,但是单凭身体检查可能较难区分这两种情况。

| 表 34-3 | 静脉血栓的危险因素 |
|---|---|
| **母体病史相关的危险因素** | |
| 肥胖 | |
| 吸烟 | |
| 年龄 >35 岁 | |
| 血栓病史 | |
| 血栓遗传倾向 | |
| 抗磷脂抗体综合征 | |
| 镰状细胞贫血 | |
| 心脏病 | |
| 糖尿病 | |
| 卧床状态(瘫痪) | |
| **妊娠相关的危险因素** | |
| 高凝状态 | |
| 静脉淤血 | |
| 多胎妊娠 | |
| 子痫前期 | |
| **产程和分娩相关的危险因素** | |
| 阴道手术助产 | |
| 剖宫产 | |
| 感染 | |
| 血管创伤 | |
| 卧床 | |
| 产后出血 | |
| 早产 | |
| 死胎死产 | |

鉴别诊断包括:浅表性血栓性静脉炎与深部静脉血栓形成、肌肉拉伤或创伤、囊肿破裂、血管炎和淋巴水肿。加压超声是主要的诊断性检查,使用有或无彩色的多普勒成像[49]。诊断性超声检查可以提示是否有 DVT,或在诊断浅表性血栓性静脉炎的同时排除潜在的 DVT。化验室检查包括测量纤维蛋白降解的高灵敏度 D- 二聚体测试。

| 表 34-4 | 浅表性血栓性静脉炎和深部静脉血栓的症状和体征 |
|---|---|
| **异常** | **体征和症状** |
| 浅表性血栓性静脉炎 | 局部有炎症<br>腿疼<br>局部发热<br>可触及到条索状变硬的血管或结节,有压痛 |
| 深部静脉血栓 | 突然发作的腿疼,活动或站立时加重<br>踝部、腿部、小腿的广泛性水肿<br>轻度心动过速<br>可能有轻度体温升高<br>小腿压痛<br>沿发病血管走向的压痛,可能触及到条索状变硬的血管 |

霍曼征(Homan'sign,脚背屈时痛)曾被认为是诊断 DVT 的体征。实际上,霍曼征阳性可以提示有 DVT,但是也可能提示有小腿肌肉拉伤。在确诊有 DVT 的妇女中,只有不足三分之一的病人有霍曼征阳性。相反的,霍曼征阴性并不能排除 DVT 的可能。加上霍曼征检查还有可能松动血栓,因此该检查不再作为产后腿部疼痛的推荐检查。

浅表性血栓性静脉炎和深部静脉血栓的治疗有显著不同。浅表性血栓性静脉炎的治疗包括腿部休息、抬高患肢、穿弹力袜和必要时使用的非甾体类抗炎药(NSAID)镇痛。深部静脉血栓的治疗包括这些方法,但加入了抗凝剂治疗。在身体允许的情况下可以逐渐进行走动,建议穿弹力袜。如有需要,抗凝剂治疗通常持续至少 6 个月或更长时间。在哺乳期使用华法林(香豆素)是安全的。建议转诊给医生处理 DVT。

## 甲状腺炎和甲状腺危象

有些产后甲状腺异常可能发生缓慢且症状轻微;但有时它们也可能突然发展成为一种严重的疾病。甲状腺异常可以在产后第一年的任何时候出现,因此症状出现时可能与分娩已相距一段时间,不被认为是一种产后并发症。产后甲状腺疾病可能难以识别,其症状与产后常见的症状类似:缺乏能量、睡眠困难、食欲改变、体重变化、记忆困难和情绪抑郁。这些情况也可出现在患有产后情绪障碍的妇女身上,如"心理健康"一章所述。产后甲状腺功能障碍与产后抑郁症有关[50]。由于甲状腺疾病和情绪异常症状非常相似,评价产后情绪障碍的第一步就是做甲状腺刺激素(TSH)的筛查。

### 产后甲状腺炎

产后甲状腺炎是一种自身免疫性甲状腺炎,表现为:①一过性甲状腺功能减退;②一过性甲状腺功能亢进;或③甲状腺功能亢进后继发甲状腺功能减退,然后恢复正常[51,52]。患病率从 1.1%~16.7% 不等[53]。产后甲状腺炎的危险因素有:妊娠糖尿病、自身免疫性疾病如 I 型糖尿病、既往甲状腺功能障碍,以及有甲状腺功能失调病史的妇女[54]。虽然大多数妇女在一年内甲状腺功能会恢复正常,但仍有少数妇女出现甲状腺功能减退,需要长期替代治疗。

这种疾病的临床过程起始于损害甲状腺腺泡的甲状腺炎症。这些炎症导致甲状腺激素释放过多而出现甲状腺功能亢进,一旦甲状腺内的激素储备耗尽,就会出现一过性的甲状腺功能减退。最终,炎症消退,甲状腺激素合成功能恢复正常。甲亢期一般发生在产后 3 个月左右,在 2~3 个月内自行消退。

产后甲状腺炎的症状和体征与产后妇女常见症状类似,此外,通常没有可识别的甲状腺疼痛或肿大。产后甲状腺炎的常见症状取决于疾病的时期(亢进或者减退)。表 34-5 比较了本病甲亢和甲减两期的常见体征和症状。

| 表 34-5 | 产后甲状腺炎的体征和症状 | |
|---|---|---|
| 异常 | 出现时间 | 体征和症状 |
| 甲状腺功能亢进 | 产后 1~4 个月 | 焦虑、疲劳、甲状腺肿大、怕热/出汗、失眠、易怒、体重下降 |
| 甲状腺功能减退 | 产后 4~8 个月 | 便秘、抑郁、皮肤干燥、疲劳、甲状腺肿大、注意力不集中 |

由于甲状腺炎直到产后很晚时间才会显现,各个阶段甲状腺功能紊乱的症状可能会被忽视或误诊。在甲状腺功能亢进阶段,甲状腺刺激素(TSH)处于较低水平,甲状腺过氧化物酶抗体的存在及促甲状腺激素受体抗体的缺失提示为产后甲状腺炎。

在甲状腺功能减退阶段,则以甲状腺刺激素水平增高,抗甲状腺过氧化物酶抗体阳性为诊断依据。产后抑郁症和焦虑症也可以有甲状腺炎类似的症状,因此应该考虑放在鉴别诊断范围内。患有甲状腺炎的妇女可有轻度的烦躁不安现象,可能会与精神疾病混淆。

治疗取决于阶段和症状严重程度。如果症状轻微,不需进行治疗。如果甲状腺功能亢进的症状明显,通常选用 β- 受体阻滞剂治疗;而出现甲状腺功能减退症状时,则可用左甲状腺素来补充甲状腺激素的不足[51,55]。关于治疗方案、药物的剂量和治疗时间并没有一致的标准,需要请求上级医生会诊与管理。

### 甲状腺危象

甲状腺危象也称临床甲状腺毒症,表现为甲状腺功能亢进的急性恶化,为一种少见但是威胁生命的紧急情况。其发生时间比甲状腺炎要早(通常在分娩后第一个月期间),并且以症状突发为特征。由于甲状腺激素的大量分泌,导致突然发生的代谢亢进状态。症状和体征包括:恶心呕吐、腹泻,高热(> 41℃)、心动过速和肌肉震颤。若未给予及时治疗,甲状腺危象可造成:脱水、癫痫、昏迷甚至死亡等潜在结局。甲状腺素($T_4$)水平的过度增高可导致心肌病和心力衰竭[56]。

甲状腺危象通过临床表现来做出诊断,在得到确定的化验检查结果之前就需要开始启动治疗措施。出现甲状腺危象的产妇常常因急症被送进急诊室,并且最初有可能被认为是子痫前期。出现神经精神症状和体温过高,可用来区分甲状腺危象和产后子痫前期或子痫[55]。甲状腺危象的产妇通常会在医院重症监护室内进行管理。

## 结论

能够准确评估产褥期正常生理变化的助产士,也将能够准确识别病理性的过程,并应做好准备,启动早期治疗,防止病情恶化。尽管大多数产后并发症需要医生管理,但助产士通常是启动诊断性检查的人,并确定在适当的时候进行会诊、合作管理或向上级医疗机构转诊,从而降低一线发病率和死亡率。在医生处理并发症的同时,助产士可继续管理产妇产后过程与调整的其他方面。

(刘军 译 段得琬 审)

## 信息资源

| Organization | Description | Webpage |
|---|---|---|
| California Maternal Quality Care Collaborative (CMQCC) | Preeclampsia Toolkit | https://www.cmqcc.org/resources-tool-kits/toolkits/preeclampsia-toolkit |
| Centers for Disease Control and Prevention (CDC) | Guideline for the Prevention of Surgical Site Infection, 2017 | http://jamanetwork.com/journals/jamasurgery/fullarticle/2623725 |
| Global Library of Women's Medicine (GLOWM) | Management of Secondary Postpartum Hemorrhage | https://www.glowm.com/pdf/PPH_2nd_edn_Chap-56.pdf |

## 参考文献

1. Creanga AA, Sylverson C, Seed K, Callaghan WM. Pregnancy-related mortality in the United States, 2011–2013. *Obstet Gynecol.* 2017;130:366-373.

2. Zuckerwise LC, Lipkind HS. Maternal early warning systems: towards reducing preventable maternal mortality and severe maternal morbidity through improved clinical surveillance and responsiveness. *Semin Perinatol.* 2017;41(3):161-165.

3. American College of Obstetricians and Gynecologists, Society for Maternal–Fetal Medicine; Kilpatrick SK, Ecker JL. Severe maternal morbidity: screening and review. *Am J Obstet Gynecol.* 2016;215(3):B17-B22.

4. Kekre AN, Vijayanand S, Dasgupta R, Kekre N. Postpartum urinary retention after vaginal delivery. *Int J Gynaecol Obstet.* 2011;112(2):112-115.

5. Mulder FEM, Rengerink KO, van der Post JAM, Hakvoort RA, Roovers JP. Delivery-related risk factors for covert postpartum urinary retention after vaginal delivery. *Int Urogynecol J.* 2016;27:55-60.

6. Mulder FE, Schoffelmeer MA, Hakvoort RA, et al. Risk factors for postpartum urinary retention: a systematic review and meta-analysis. *BJOG.* 2012;119(12):1440-1446.

7. Gould CV, Umscheid CA, Agarwal RK, Kuntz G, Pegues DA; Healthcare Infection Control Practices Advisory Committee. Guideline for prevention of catheter-associated urinary tract infections 2009. Updated 2017. Available at: https://www.cdc.gov/infectioncontrol/pdf/guidelines/cauti-guidelines.pdf. Accessed September 9, 2017.

8. Mulder FE, Hakvoort RA, de Bruin JP, Janszen EW, van der Post JAM, Roovers JP. Long-term micturition problems of asymptomatic postpartum urinary retention: a prospective case-control study. *Int Urogynecol J.* 2017. [Epub ahead of print]. doi:10.1007/s00192-017-3457-6.

9. Buddeburg BS, Aveling W. Puerperal sepsis in the 21st century: progress, new challenges and the situation worldwide. *Postgrad Med J.* 2015;91(1080):572-578.

10. Clapp MA, Little SE, Zheng J, Robinson JN. A multistate analysis of postpartum readmissions in the United States. *Am J Obstet Gynecol.* 2016;215:113.e1-113.e9.

11. Smaill FM, Gyte GM. Antibiotic prophylaxis versus no prophylaxis for preventing infection after cesarean section. *Cochrane Database Syst Rev.* 2010;1:CD007482. doi:10.1002/14651858.CD007482.pub2.

12. Mackeen AD, Packard RE, Ota E, Speer L. Antibiotic regimens for postpartum endometritis. *Cochrane Database System Rev.* 2015;2:CD001067. doi:10.1002/14651858.CD001067.pub3.

13. Karsnitz DB. Puerperal infections of the genital tract: review and management. *J Midwifery Womens Health.* 2013;58(6):632-642.

14. American College of Obstetricians and Gynecologists. Practice Bulletin No. 120: use of prophylactic antibiotics in labor and delivery. *Obstet Gynecol.* 2011;117(6):1472-1483. [Reaffirmed 2013].

15. Haas DM, Morgan S, Contreras K. Vaginal preparation with antiseptic solution before cesarean section for preventing postoperative infections. *Cochrane Database Syst Rev.* 2014;12:CD007892. doi:10.1002/14651858.CD007892.pub5.

16. Buppasiri P, Lumbiganon P, Thinkhamrop J, Thinkhamrop B. Antibiotic prophylaxis for third- and fourth-degree perineal tear during vaginal birth. *Cochrane Database Syst Rev.* 2014;10:CD005125. doi:10.1002/14651858.CD005125.pub4.

17. Kawakita T, Landy HJ. Surgical site infections after cesarean delivery: epidemiology, prevention and treatment. *Matern Health Neonat Perinatol.* 2017;3:12. doi:10.1186/s40748-017-0051-3.

18. McDonnold M, Friedman A, Raker C, Anderson B. Is postpartum pyelonephritis associated with the same maternal morbidity as antepartum pyelonephritis? *J Matern Fetal Neonat Med.* 2012;25(9):1709-1711.

19. American College of Obstetricians and Gynecologists. Practice Bulletin No. 76: postpartum hemorrhage. *Obstet Gynecol.* 2006;108:1039-1047. [Reaffirmed 2013].

20. Ridgway LE. Puerperal emergency: vaginal and vulvar hematomas. *Obstet Gynecol Clin North Am.* 1995;22(2):275-282.

21. Weydert JA, Brenda JA. Subinvolution of the placental site as an anatomic cause of postpartum uterine bleeding. *Arch Pathol Lab Med.* 2006;130:1538-1542.

22. Kavalar R, Arko D, Fokter DN, Takač I. Subinvolution of placental bed vessels: case report and review of the literature. *Wien Klin Wochenschr.* 2012;124(19-20):725-730.

23. Debost-Legrand A, Riviere O, Dossou M, Vendittelli F. Risk factors for severe secondary postpartum hemorrhages: a historical cohort study. *Birth.* 2015;42(3):235-241.

24. Sellmyer MA, Desser TS, Maturen KE, Jeffrey RB Jr,

Kamaya A. Physiologic, histologic, and imaging features of retained products of conception. *Radiographics*. 2013;33(3):781-796.

25. American College of Obstetricians and Gynecologists. Committee Opinion No. 580: von Willebrand disease in women. *Obstet Gynecol*. 2013;122:1368-1373. [Reaffirmed 2015].

26. Pacheco LD, Costantine MM, Saade GR, Mucowski S, Hankins GD, Sciscione AC. von Willebrand disease and pregnancy: a practical approach for the diagnosis and treatment. *Am J Obstet Gynecol*. 2010;203(3):194-200.

27. Khan KS, Wojdyla D, Say L, Gulmezoglu AM, Van Look PF. WHO analysis of causes of maternal death: a systematic review. *Lancet*. 2006;367:1066-1074.

28. Zuleta-Tobón JJ, Pandales-Pérez H, Sánchez S, Vélez-Álverez GA, Velásquez-Penagos JA. Errors in the treatment of hypertensive disorders of pregnancy and their impact on maternal mortality. *Int J Gynaecol Obstet* 2013;121:78-81.

29. Bernstein PS, Martin JN, Barton JR, et al. Consensus bundle on severe hypertension during pregnancy and the postpartum period. *J Midwifery Womens Health*. 2017;62(4):493-501.

30. American College of Obstetricians and Gynecologists, Task Force on Hypertension in Pregnancy. Hypertension in pregnancy. 2013. Available at: https://www.acog.org/~/media/Task%20Force%20and%20Work%20Group%20Reports/public/HypertensioninPregnancy.pdf. Accessed September 15, 2017.

31. Sibai BM. Etiology and management of postpartum hypertension-preeclampsia. *Am J Obstet Gynecol*, 2012;206(6):470-475.

32. Bigelow CA, Pereira GA, Warmsley A, et al. Risk factors for new-onset late postpartum preeclampsia in women without a history of preeclampsia. *Am J Obstet Gynecol*. 2014;210:338.e1-338.e8.

33. Centers for Disease Control and Prevention. Pregnancy mortality surveillance system: trends in pregnancy-related deaths. Available at: https://www.cdc.gov/reproductivehealth/maternalinfanthealth/pmss.html. Accessed January 6, 2017.

34. Sliwa K, Hilfiker-Kleiner D, Petrie MC, et al. Current state of knowledge on aetiology, diagnosis, management, and therapy of peripartum cardiomyopathy: a position statement from the Heart Failure Association of the European Society of Cardiology Working Group on Peripartum Cardiomyopathy. *Eur J Heart Failure*. 2010;12(8):767-778.

35. Jagodzinska A, Gondek A, Pietrzak B, Cudnoch-Jedrzejewska A, Mamcarz A, Wielgos M. Peripartum cardiomyopathy: from pathogenesis to treatment. *J Perinat Med*. 2017. [Epub ahead of print]. doi:10.1515/jpm-2016-0247.

36. Okeke T, Ezenyeaku C, Ikeako L. Peripartum cardiomyopathy. *Ann Med Health Sci Res*. 2013;3(3):313-319.

37. Fowler K, Schafer D, Sica M, et al. Peripartum cardiomyopathy (PPCM): interdisciplinary coordination for a complex patient population. *Heart Lung*.

2017;46(3):212-213.

38. Dekker RL, Morton CH, Singleton P, Lyndon A. Women's experiences being diagnosed with peripartum cardiomyopathy: a qualitative study. *J Midwifery Womens Health*. 2016;61(4):467-473.

39. Elkayam U, Habakuk O. The search for a crystal ball to predict early recovery from peripartum cardiomyopathy? *JACC: Heart Failure*. 2016;4(5):389-391.

40. Hamdan R, Nassar P, Zein A, Issa M, Mansour H, Saab M. Peripartum cardiomyopathy, place of drug therapy, assist devices, and outcome after left ventricular assistance. *J Crit Care*. 2017;37:185-188.

41. Ghaji N, Boulet SL, Tepper N, Hooper WC. Trends in venous thromboembolism among pregnancy-related hospitalizations, United States, 1994–2009. *Am J Obstet Gynecol*. 2013;209:433.e1-433.e8.

42. D'Alton ME, Friedman AM, Smiley RM, et al. National Partnership for Maternal Safety: consensus bundle on venous thromboembolism. *J Midwifery Womens Health*. 2016;61(5):649-657.

43. Saghazadeh A, Rezaei N. Inflammation as a cause of venous thromboembolism. *Crit Rev Oncol Hematol*. 2016;99:272-285.

44. Chan WS, Spencer FA, Ginsberg JS. Anatomic distribution of deep vein thrombosis in pregnancy. *Can Med Assoc J*. 2010;182(7):657-660.

45. Waldman M, Sheiner E, Sergienko R, Shoham-Vardi I. Can we identify risk factors during pregnancy for thrombo-embolic events during the puerperium and later life? *J Matern Fetal Neonatal Med*. 2015;28(9):1005-1009.

46. Bennett A, Chunilal S. Diagnosis and management of deep vein thrombosis and pulmonary embolism in pregnancy. *Semin Thromb Hemost*. 2016;42:760-773.

47. American College of Obstetricians and Gynecologists. ACOG Practice Bulletin No. 84: prevention of deep vein thrombosis and pulmonary embolism. *Obstet Gynecol*. 2007;110:429-440. [Reaffirmed 2016].

48. American College of Obstetricians and Gynecologists. Practice Bulletin No. 156: obesity in pregnancy. *Obstet Gynecol*. 2015;126:e112-e126.

49. Guyatt GH, Akl EA, Crowther M, Gutterman DD, Schüunemann HJ; American College of Chest Physicians Antithrombotic Therapy and Prevention of Thrombosis Panel. Executive summary: antithrombotic therapy and prevention of thrombosis, 9th ed.: American College of Chest Physicians evidence-based clinical practice guidelines. *Chest*. 2012;141:7S-47S.

50. LeDonne M, Mento C, Settineri S, Antonelli A, Benvenga S. Postpartum mood disorders and thyroid autoimmunity. *Front Endocrinol (Lausanne)*. 2017;8:91. doi:10.3389/fendo.2017.00091.

51. Goldstein AL. New-onset Graves' disease in the postpartum period. *J Midwifery Womens Health*. 2013;58:211-214.

52. Alexander EK, Pearce EN, Brent GA, et al. 2017 guidelines of the American Thyroid Association for the diagnosis and management of thyroid disease during pregnancy and the postpartum. *Thyroid*.

2017;27(3):315-389. Available at: http://online.liebertpub.com/doi/pdf/10.1089/thy.2016.0457. Accessed September 15, 2017.

53. Yalamanchi S, Cooper DS. Thyroid disorders in pregnancy. *Curr Opin Obstet Gynecol*. 2015;27(6):406-415.

54. Carney LA, Quinlan JD, West JM. Thyroid disease in pregnancy. *Am Fam Physician*. 2014;89(4):273-278.

55. Argatska A, Nonchev B, Orbetzova M, Pehlivanov B. Postpartum thyroid dysfunction in women with autoimmune thyroiditis. *Gynecol Endocrinol*. 2016;32(5):379-382.

56. American College of Obstetricians and Gynecologists. Practice Bulletin No. 148: thyroid disease in pregnancy. *Obstet Gynecol*. 2015;125:996-1006.

# 35

# 母乳喂养和母婴共同体

LINDA J.SMITH, TEKOA L.KING, AND CECILIA M.JEVITT
感谢 Mary K.Barger 对本章的贡献, 感谢前版作者 Erin M.Wright 的贡献

## 引言

　　母乳通常被认为是新生儿最初 6 个月至 1 年内最理想的营养成分[1-4]。母乳喂养对产妇和新生儿均有诸多健康益处[5-7]。尽管母乳是迄今为止新生儿最佳的营养来源，但还是有一部分产妇并不能进行母乳喂养或选择不采取母乳喂养。本章回顾了母乳喂养、母乳喂养的禁忌证、母乳喂养的常见问题、母乳喂养产妇的药品管理以及其他新生儿喂养方法。本章中使用的"母乳"特指人类母乳。商业或家庭准备的母乳替代品即通常所指的配方奶，该名词也将在本章中使用。

## 定义

　　研究显示对健康结局有显著临床影响的母乳喂养关键指标包括：纯母乳、持续时间、产后母乳喂养的开始时间。尽管对母乳喂养行为定义的不同影响了母乳喂养的有关研究，但是大部分母乳喂养研究还是使用了 2008 年世界卫生组织（WHO）的定义，详见表 35-1[8]。在本章使用的"奶瓶喂养"一词可指装有母乳或者配方奶的奶瓶喂养，不应当被当做母乳替代品喂养的同义词。在变性人或性别不定的（TGNC）人群中，通常认为使用"胸部喂养"一词比"母乳喂养"更恰当。

### 母乳喂养的普遍性

　　在 2013 年分娩的产妇中，有的人 81.1% 开始了母乳喂养，超过半数（51.8%）在产后 6 个月仍然在母乳喂养，几乎有三分之一（30.7%）的人在产后 12 个月坚持母乳喂养[9]。尽管有很多国家级、州级和地

| 表 35-1 | 母乳喂养术语 |
|---|---|
| **术语** | **定义** |
| 母乳喂养 | 给婴儿喂养母乳（包括挤出的母乳或者代哺乳母的乳汁）。母乳喂养的婴儿可能也会摄取其他食物或者液体。 |
| 启动母乳喂养 | 至少一次用母乳喂养新生儿。 |
| 早开奶 | 产后 1 小时内开始母乳喂养。世界卫生组织（WHO）推荐尽早开奶。 |
| 纯母乳喂养 | 只喂母乳（包括挤出的母乳或者代哺乳母的乳汁）；允许有滴剂、糖浆、维生素、矿物质以及药物，但是不允许有其他经口摄入的食物。WHO 推荐完全母乳喂养至 6 个月；美国儿科学会同样推荐母乳喂养至约 6 个月。 |
| 母乳喂养大部分 | 喂养母乳（包括挤出的母乳或者代哺乳母的乳汁）作为主要的营养来源。可能包括水、水质饮料、果汁、滴剂、糖浆、维生素、矿物质和药物，但是不包括非母乳或食物类液体。 |
| 部分或补充母乳喂养 | 部分喂养母乳，并加入其他液体（如：母乳替代品 / 配方奶或牛奶）以及食物。 |
| 母乳喂养持续时间 | 小儿接受任何形式母乳喂养的天数、月数或年数。WHO 推荐坚持母乳喂养，在 6 个月时适当增加辅食（家庭食物），按照母亲和婴儿的愿意，坚持母乳喂养 2 年或更长。 |

区性的措施来支持母乳喂养，但是大部分的州仍未实现"健康人民 2020"（Healthy People 2020）中关于实施母乳喂养以及坚持纯母乳喂养 3~6 个月的目标[10]。此外，母乳喂养率还存在有显著的地区和种

族差异。非拉美裔的黑人新生儿与拉美裔和非拉美裔白人的新生儿相比母乳喂养率较低(64.3% 对比81.5% 和 81.9%),且 6 个月内纯母乳喂养率更低(14%对比 22.5% 和 18.2%)[11]。由于母乳喂养率在产后最初几个月下降最快,因此产后早期为产妇提供的支持举措主要集中在该时间段。

## 乳汁的分泌和构成

泌乳 II 期(也指泌乳激活期)是分娩后产生丰富的乳汁的开始。泌乳 II 期一般发生在胎盘娩出后的2~4 天(60 小时),但是也可能直到产后 5~7 天才发生[12]。泌乳 II 期的生理变化是由于黄体酮的快速下降所引起的,在"产后解剖与生理"一章中有详细的介绍。

母乳是一种个体特有的生物液体,包含有多种生物活性物质、细胞和营养成分(图 35-1)。母乳中有大约 80% 为水分,剩余 20% 包含多种物质[13~15]:

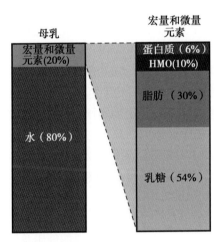

图 35-1 母乳的构成。HMO,母乳低聚糖
注意:尽管随着时间变化,甚至在每次母乳喂养的过程中,乳汁的成分比例均有所变化,但是在乳汁中已经发现了超过 200 种生物活性物质

- 宏量元素:母乳中主要的宏量元素为碳水化合物(主要为乳糖),乳脂(脂肪),蛋白质如乳清和酪蛋白,以及矿物质包括钙和磷。
- 微量元素:维生素 D 和维生素 K 处于较低水平。其他维生素根据母亲饮食情况含量分布不同。
- 生物活性物质:能够抑制炎症和诱导抗体反应的物质,包括:生长因子、参与免疫反应的细胞(巨噬细胞、T 细胞、淋巴细胞、白细胞)、细胞因子、免疫球蛋白(主要是 IgA,也包括 IgG 和 IgM),以及低聚糖。

母乳的成分存在个体间和个体内的变异。乳汁的构成受到一些因素的影响,包括:分娩孕周、每天的时段、泌乳阶段,以及母体环境因素。母乳中脂肪浓度变化的最大。

乳汁通常分为初乳(泌乳 II 期启动之前)、过渡乳(产后 2~5 天)和成熟乳(泌乳 II 期和 III 期)。初乳和成熟乳相比蛋白质含量更高,乳糖含量较低。初乳还包含大量的分泌性免疫球蛋白(IgA),低聚糖和生长激素。根据这些成分,一些作者认为初乳的主要作用是免疫而非营养,因为初乳中的免疫球蛋白提供了大量的被动免疫,从不同的方面来保护新生儿。与成熟乳相比,初乳和过渡乳有更多脂肪和碳水化合物形式的卡路里,呈乳白色。过渡乳并不是一种独立的乳汁类型,而是从初乳到成熟乳过渡阶段的乳汁。

泌乳 II 期前大约 24 小时的临床变化明显,母乳中乳酸盐和柠檬酸盐的含量增加,而钠和氯的含量减少。泌乳 II 期的体征有乳房充盈、刺痛和变硬、漏乳,以及乳汁颜色从黄色/乳白色变为淡蓝色/水样。

成熟乳比过渡乳更稀薄且含水量更多。成熟乳又分为前乳和后乳,前乳在喂养开始时出现,含有更多的碳水化合物,而后乳在喂养结束时出现,含有更多的脂肪和脂质[14]。一旦哺乳建立起来,产妇每天可产生大约 700~800ml 的母乳,但具体乳量也会因人而异。

母乳中大量的生物活性物质对新生儿的健康和生长发育有显著的保护和促进作用。尽管哺乳的产妇和母乳喂养的新生儿之间具体的生理变化超出了本章介绍范围,但感兴趣的读者可以从最近的综述中获得相关资料[16,17]。

## 母乳喂养的重要性

母乳喂养对哺乳的母亲和婴儿有很多短期和长期的积极影响。

### 母乳对婴儿的重要性

目前母乳喂养与新生儿健康结局之间的关系很难总结,主要是由于研究设计的多样性,参与人数的不同,以及不同的社会和家庭因素都可以对结局产生独立的影响。此外,母乳喂养的益处在资源丰富和资源贫乏的国家之间也会有所不同的[7]。表 35-2 和表 35-3 列出了母乳喂养已经被证实具有明显量性正相关的健康益处。

| 表 35-2 | 母乳喂养对新生儿的重要性 |
|---|---|
| **益处** | **风险降低的百分比（%）** |
| **任何形式的母乳喂养** | |
| 胃肠炎 | 64 |
| 炎症性肠病 | 31 |
| 肥胖 | 24 |
| 中耳炎 | 23 |
| 2 型糖尿病 | 40 |
| 婴儿猝死综合征（SIDS） | 36（>1 个月的任何形式的母乳喂养） |
| **母乳喂养 ≥ 3 个月** | |
| 哮喘 | 26（无家族史）<br>40（有家族史） |
| 过敏性皮炎 | 27（无家族史）<br>42（有家族史） |
| 中耳炎 | 50 |
| 1 型糖尿病 | 30 |
| **母乳喂养 >6 个月** | |
| 急性淋巴细胞白血病 | 20 |
| 复发性中耳炎 | 77 |
| 上呼吸道感染 | 63 |

| 表 35-3 | 母乳喂养母亲的相关健康结局 |
|---|---|
| **降低疾病风险** | |
| 乳腺癌 | |
| 心血管疾病 | |
| 子宫内膜癌 | |
| 高血压 | |
| 卵巢癌 | |
| 产后抑郁症 | |
| 妊娠糖尿病患者转为 2 型糖尿病 | |
| 风湿性关节炎 | |
| **增进健康的受益** | |
| 减少产后失血量 | |
| 增加生育间隔 | |
| **社会受益** | |
| 增强亲子关系（降低忽略或虐待儿童的风险） | |

在资源贫乏的国家，母乳喂养能降低婴儿发病率、死亡率、胃肠炎、呼吸系统疾病以及腹泻的发生。大部分母乳喂养的婴儿和纯母乳喂养的婴儿相比，所有原因导致的死亡率均有所增加[相对风险（RR）=1.48 ;95% 置信区间（CI）=1.13~1.92 ]；非母乳喂养的婴儿和纯母乳喂养的婴儿相比，死亡率增加更

明显（RR=14.4 ;95% CI= 6.13~33.9）[18]。尽管在资源丰富的国家，对发病率和死亡率的影响没有如此显著，但是母乳喂养对胃肠炎、呼吸系统疾病、哮喘、湿疹和过敏性鼻炎的发生有明显的保护作用[1,7,18,19]。一个系列荟萃分析总结了母乳喂养对口腔健康的影响，结果显示母乳喂养的婴儿和非母乳喂养的婴儿相比，龋齿的风险和咬合不正（口腔闭合时牙齿位置有缺陷）的风险减低一半[20,21]。

母乳喂养对儿童的长期影响也很明显，尽管母乳喂养和较低的疾病发生率之间的确切病原学关系尚未确立。配方奶喂养的儿童和母乳喂养的儿童相比其发病率和死亡率增高。母乳喂养儿童的中耳炎（复发性及非复发性）、哮喘、1 型和 2 型糖尿病、肥胖、呼吸道感染、过敏性皮炎、炎性肠道疾病、结肠炎、肠胃炎、儿童白血病、淋巴瘤，以及婴儿猝死综合征（SIDS）等疾病的发生率较低[1,17,22~24]。

母乳喂养对早产儿更加重要。未进行母乳喂养的早产儿发生坏死性小肠结肠炎、新生儿败血症、青春期代谢综合征，以及再入院率的风险都显著升高。且这些新生儿和母乳喂养的早产儿相比神经系统发育不良的风险更高[1,6,7,25,26]。

母乳喂养对儿童认知发育的影响尚未被完全证实。母乳喂养的儿童长大后在智力测试中表现更好，但是这些结果还可能受到照顾者特征的影响，如：教育程度、家庭环境因素，以及与促进神经发育相关的社会经济学因素等。到目前为止，母乳喂养对神经发育结局的影响尚未得出最终结论[27,28]。

### 母乳喂养对母亲的重要性

母乳喂养对母亲同样有重要的健康益处。母乳喂养引起的哺乳期闭经延长了母亲再次受孕的间隔时间[5]。哺乳期闭经的时间及其避孕效果与产妇在产后 6 个月内哺乳的频率有关。该内容在"计划生育"一章中有详细的阐述。产后早期开奶能够通过催产素的分泌促进子宫复旧，减少产后出血。长期来看，母乳喂养能够降低母亲发生生殖系统癌症（如：乳腺、子宫内膜和卵巢）、风湿性关节炎、2 型糖尿病、高血压、高血脂和心血管疾病的风险[1,5,29~31]。此外，非母乳喂养的母亲产后体重恢复较慢，由于还受到很多干扰因素的影响这点不一定适用于所有的母亲，这些影响因素有：母亲的饮食选择、孕前及分娩时的身高体重指数（BMI）[1,6]。

母乳喂养和心理健康之间的关系似乎是双向性的。有产前抑郁症的母亲选择母乳喂养的可能性较

低,且产后母乳喂养时间越短产后抑郁症发生的可能性越高。尽管一些研究发现母乳喂养降低了产后抑郁症的风险,但是也有研究无法证实该结果,因此关于母乳喂养对围产期情绪障碍的影响有待进一步探讨[32]。

母乳喂养对母婴关系的总体影响同样重要。催产素是一种高效的神经内分泌肽,能够有效抑制下丘脑 - 垂体轴的应激反应,从而促进母婴联结的建立[33,34]。母乳喂养能够促进催产素的分泌,这可能在一定程度上解释了一项长期的观察性研究中的发现,即母乳喂养的产妇忽略或虐待儿童的可能性更低,即使在调整了潜在因素之后结果也是如此[35]。

## 母乳喂养的阻碍因素

对家庭和社会来说配方奶喂养都是昂贵的。使用配方奶喂养一个孩子花费不菲,即便家庭有接受美国农业部妇女、婴儿、儿童食物补充项目(WIC)的经济支持。另外,非母乳喂养的婴儿用于疾病治疗的个人及社会花费都有所增加,这为国家和国际母乳喂养的倡议提供了强有力的支持。因不清楚母乳喂养实践的重要性而导致较低的母乳喂养率的状况吸引了人们的注意力,因而促使大量关于母乳喂养阻碍因素和有效提高母乳喂养率干预措施的相关研究出现并展开[36~38]。

### 对母乳喂养有不利影响的分娩干预措施

产程与分娩过程中常规使用的一些干预措施可能会对母乳喂养产生负性影响作用[39]。直到几年前很多医院还都使用一些干预措施作为常规标准实践(如:分娩时的负压吸引、常规母婴分开以及提供安慰奶嘴和配方奶),这样做促进了配方奶喂养却导致了母乳喂养率降低。由于证据显示这些干预措施对母乳喂养不利,医院正在逐渐把这些干预措施从实践常规中取消。

### 硬膜外麻醉镇痛

产程中使用的所有药物均能通过胎盘。在胎儿娩出后确实可以在脐动脉和脐静脉中定量检测出硬膜外麻醉药物和阿片类药物[40,41]。尽管硬膜外麻醉与较低的 Apgar 评分或产后 24 小时内神经发育测试没有显著相关性[42],一些小的研究却发现大量使用阿片类药物对母乳喂养的启动有不利影响[43]。Beilin 等人在研究中对成功进行母乳喂养的产妇根

据硬膜外麻醉镇痛时使用的芬太尼的剂量不同进行随机分组,结果显示与硬膜外麻醉中无芬太尼的产妇相比,接受芬太尼剂量越大的产妇越难建立母乳喂养,且在产后 6 周内越容易中断母乳喂养(17% 对比 2%;$P$=0.005)。尽管该研究只纳入了 107 位产妇,但是研究应用了相当严谨的方法学且与大量采用不同设计方法的小样本研究所得出的结论一致。这种相关性并不意味着阿片类药物的使用总是对母乳喂养有不利影响。产时阿片类药物使用的长期副反应尚未得到最终证明。此外,这些研究并未控制在使用硬膜外麻醉之外的产时因素,而这些因素都可能对母乳喂养成功与否产生独立的影响。例如,产程延长或胎位不正等因素均可增加产妇对硬膜外麻醉的需求,但同时也可对母乳喂养有各自独立的不利影响。

产后最初几天母乳喂养困难对有强烈母乳喂养意愿的产妇影响较小,但对有其他挑战性母乳喂养问题的产妇则有较大的不良影响。改善产程中使用药物带来的副作用的最重要干预措施是产后即刻不间断地母儿皮肤接触至少 1 小时,最好是直到新生儿移动到母亲胸前开始哺乳。

### 阴道助产

经历了长时间的难产和使用产钳或负压吸引助娩的产妇,分娩后常处于疼痛和精疲力竭的状态,这对早期母乳喂养启动不利。负压吸引助娩与新生儿颅内出血有关,这可能给新生儿带来疼痛。如果产钳助娩过程中,产钳的放置损伤了新生儿的面部肌肉或神经,也会增加损伤吸吮反射的风险[39]。

### 剖宫产

几个回顾性研究发现剖宫产和较低的母乳喂养率相关。尚不明确是剖宫产手术本身对母乳喂养有影响,还是剖宫产指征是最重要的母乳喂养影响因素。因临床指征实施剖宫产的产妇多数会有产程延长、长时间的硬膜外麻醉,并且可能出现绒毛膜羊膜炎。同时剖宫产会增加出血,导致泌乳 II 期的启动延迟。经历剖宫产的产妇经常会有切口疼痛,这为选择舒适的母乳喂养体位带来了挑战。另外,剖宫产分娩的新生儿发生呼吸窘迫的风险增高,这也影响了母乳喂养的启动。

剖宫产导致了母婴皮肤接触的延迟,这影响了产后关键 1 小时内早开奶的启动。应当尽力争取剖宫产后的早期母婴之间不间断的皮肤接触,在手术

室内或至少在恢复室内开始。

## 促进母乳喂养的实践

一些针对产妇个人或医疗系统政策的促进母乳喂养启动和持续的临床干预措施被证实能够提高母乳喂养率。

### 产后即刻母婴皮肤接触

产后即刻和持续的母婴皮肤接触能显著提高母乳喂养率,延长母乳喂养时间[44]。由于该项实践有如此显著的益处,阴道分娩后立即将新生儿放在母亲胸前进行皮肤接触已经逐渐变为常规性的产科实践,并且很多机构在剖宫产术后也如此实践[45]。产后较长时间的母婴皮肤接触对早产儿尤其有益。

婴儿自主或母亲引导的生理性母乳喂养产科护理实践,其概念是指把母亲和新生儿放在一起,保持新生儿的双手自由(图 35-2)。新生儿发出觅乳暗示信号,产妇对其做出反应,引导新生儿进入哺乳体位;临床照护者的角色则是为这样的互动提供支持。这种方法与临床照护者主动将新生儿摆成哺乳体位的做法形成对照[46]。

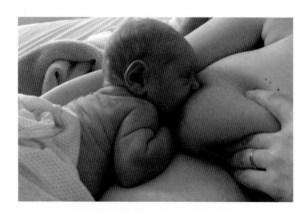

图 35-2  皮肤接触的生理性母乳喂养启动

### 促进母乳喂养的政策

2011 年,美国卫生和人口服务部发布了题为"卫生部长对支持母乳喂养的行动倡议"的文件,呼吁临床医生、企业雇主、研究人员、政府领导人以及社会团体等,帮助广大妇女实现"健康人民 2020(Healthy People 2020)"中关于母乳喂养的目标,以

及她们个人母乳喂养的目标[3,10]。该文件包括了 20 项促进目标实现的行动,还包括了直接针对系统提升的行动(表 35-4)。对母乳喂养的支持行动可以分为几个方面,包括:孕产妇保健实践、专业教育、专业支持,母乳喂养宣教、工作场所支持,同伴支持项目以及社会营销。

联邦政府对母乳喂养的支持应和了众多妇幼保健医学专业组织对母乳喂养的倡导,包括美国预防服务工作组(USPSTF)[36]、疾病预防和控制中心[37]、美国儿科学会(AAP)[1]、美国护士 - 助产士学会(ACNM)[4]以及美国妇产科医师学会[47]。这些组织一致认为母乳喂养是"婴儿的最佳营养品"。

电子哺乳指导,即产妇通过自己的移动设备程序进行双向视频获取哺乳咨询专家支持,正在引起越来越多的兴趣。可以按每天 24 小时或者每月的要求订购这样的服务[48]。

在众多促进母乳喂养的干预措施中,最知名的是世界卫生组织和联合国儿童基金会发布的全球爱婴医院倡议[38]。成功实施了爱婴医院倡议的 10 项举措的医院将被授予特定的称号。10 项举措主要集中在已知可促进持续母乳喂养的产妇照护实践措施和医院政策。有关爱婴医院倡议和母乳喂养结局相关性的研究使用了多种方法学、研究设计和人群,这种多样性导致了对总体文献评估的困难。总之,关于爱婴医院倡议的研究显示出有母乳喂养持续时间延长和纯母乳喂养率增高,但是其对母乳喂养启动的影响尚未得到清楚结论[49]。有关爱婴医院倡议和有效的母乳喂养干预措施的更多信息可在本章结尾的信息资源部分找到。

| 表35-4 卫生部长对健保人员支持母乳喂养的行动倡议 |
| --- |
| 1. 确保美国的产科实践全力支持母乳喂养。 |
| 2. 建立起医院和社区卫生保健机构之间在哺乳技术方面的连续性支持体系。 |
| 3. 对所有为产妇和儿童提供保健服务的卫生保健人员提供有关母乳喂养的教育和培训。 |
| 4. 把对母乳喂养的基本支持纳入助产士、产科医生、家庭医生、执业护士和儿科医生的医疗保健实践标准中。 |
| 5. 确保能够提供有国际委员会认证的哺乳咨询师服务。 |
| 6. 识别和处理实行中的问题,以保证母乳库能够为脆弱婴儿提供更多更安全的库存捐献母乳。 |

## 母乳喂养禁忌症

尽管不常见,还是有一些情况和异常不宜进行母乳喂养。产妇和新生儿母乳喂养的临床禁忌证详见表 35-5 [1,38,50~53]。

| 表 35-5 | 禁忌或需要暂时中断母乳喂养的异常情况 |
|---|---|
| 疾病 / 异常 / 用药 | 母乳喂养建议 |
| **新生儿疾病** | |
| 半乳糖血症 | 禁忌 |
| 葡萄糖 -6- 磷酸脱氢酶缺陷(G6PD) | 如果母乳喂养,产妇应该避免摄入蚕豆、呋喃妥因、伯安奎、非那吡啶,以避免导致新生儿溶血 |
| 苯丙酮尿症 | 可以选择部分母乳喂养,也可选择特殊调整的配方奶喂养并进行监测 |
| **母体感染性疾病** | |
| 未经治疗的布鲁士菌病 | 禁忌 |
| 巨细胞病毒 | 因新生儿情况而异 |
| 疱疹,乳房上有活动病灶 | 可以将母乳挤出喂养新生儿,因为感染病原并不会通过乳汁传染 |
| HIV 阳性 | 发达国家:禁忌<br>发展中国家:母乳喂养的益处可能大于感染的风险 c |
| 1 型或 2 型人类 T 淋巴细胞病毒感染(HTLV) | 禁忌 |
| 流感,H1N1 | 尽量将产妇与新生儿隔离<br>可以将母乳挤出喂给新生儿,因为感染病原不会通过乳汁传染 |
| 未经治疗的肺结核 | 可以将母乳挤出喂给新生儿,因为感染病原不会通过乳汁传染 |
| 产前 5 天～产后 2 天内感染的水痘 | 母婴分离<br>可以将母乳挤出喂给新生儿,因为感染病原不会通过乳汁传染 |
| **母亲用药** a,b | |
| 酒精 | 偶尔饮酒可以,但是避免在饮酒后 2 小时内哺乳 |
| 胺碘酮 | 禁忌,可能导致新生儿甲状腺功能减退 |
| 抗惊厥药物 | 苯巴比妥钠、乙琥胺、扑米酮在乳汁中浓度较高并可导致新生儿镇定作用,建议需要服用抗惊厥药物的产妇进行上级医师会诊 |
| 抗病毒逆转录用药 | 禁忌 |
| 癌症化疗药(如: 干扰 DNA 复制和细胞分裂的抗代谢物,如甲氨蝶呤) | 药物可存在于母乳中,中断母乳喂养 |
| 氯霉素 | 需要密切监测产妇和新生儿血内的药物水平,避免骨髓抑制 |
| 可待因或含曲马多的镇痛剂 | FDA 建议母乳喂养的产妇不可使用含可待因或曲马多的镇痛药[51]。<br>ACOG 表示如果需要可以在产后即刻使用含可待因或曲马多的药物。如果需要使用阿片类药物,应尽量使用最低剂量,并且监测母乳喂养的新生儿有无毒性反应[51]。<br>如果已知产妇为超快代谢遗传型,则禁用 |
| 环孢霉素 | 需要密切监测产妇和新生儿血内的药物水平 |
| 药物毒品滥用 | 母乳中会出现高浓度可卡因、海洛因和大麻,并且与新生儿生长发育迟缓密切相关 |
| 麦角胺(如二氢麦角胺) | 禁忌 |
| 碘 | 会导致新生儿甲状腺功能减退 |
| 甲硝唑 | 存在争议。甲硝唑进入乳汁的浓度相对较高——大约占母体药物剂量的 20%。该药物在动物中是明确的基因诱变剂。美国儿科学会建议产妇摄入单次 2g 药物后中断母乳喂养 12~24 小时。其他学者表示药物剂量在 200~400mg 范围内可以母乳喂养。目前尚无对母乳喂养新生儿有害作用的报告。 |

续表

| 疾病/异常/用药 | 母乳喂养建议 |
|---|---|
| 锂(碳酸锂) | 需密切监测产妇及新生儿血锂水平 |
| 放射治疗(需要暂时停止) | 只要乳汁内有放射活性存在就要停止母乳喂养 |
| 维生素A(如异维A酸) | 禁忌 |
| 他汀类药物(如辛伐他汀) | 禁忌 |
| 磺胺类药物(如新诺明) | 如果新生儿有早产、黄疸或G6PD缺陷时避免母乳喂养 |

ACOG,美国妇产科医师学会;FDA,美国食品与药物管理局

ᵃ 本表格并不全面,关于药物对母乳喂养影响的最新信息可查阅美国国家医学图书馆网站 LactMed(https://toxnet.nlm.nih.gov/newtoxnet/lactmed.htm)

ᵇ 对母乳喂养婴儿有影响的更多药物,如:抗焦虑剂 Ativan、抗精神病药、抗抑郁药,作用不详

ᶜ 译注:我国一般沿用世界卫生组织的推荐:HIV 的母亲能否母乳喂养要个体化,有条件的者建议完全人工喂养;无条件者(经济条件差,无法负担奶粉费用)最初 6 个月完全母乳喂养(最好消毒后喂养);禁忌混合喂养

### 酒精、烟草和大麻

回顾了有限的关于吸烟和母乳喂养相关性研究。疾病预防与控制中心(CDC)和其他专业机构都建议无论在孕期吸烟或者在产后复吸的母亲都可以母乳喂养。尽管在乳汁中发现了尼古丁,但是尚无研究证实母乳喂养期间母亲吸烟与新生儿健康问题有关。如果产妇确实想吸烟,则建议她在哺乳后再吸烟,并且去室外吸烟,以减少新生儿暴露于有害健康的二手烟风险。

孕期饮酒的影响有很好的研究证据,但是很少有关于母乳喂养期间饮酒影响的研究。酒精很容易进入乳汁,以至于其浓度接近母体酒精水平。酒精可抑制喷乳反射,暂时性降低乳汁的产生。建议产妇饮酒后等待 2 小时再哺乳或者哺乳完再饮酒[54]。

大麻越来越多被用于治疗药物或娱乐。由于在有些州,为了娱乐使用大麻已经合法,因此产妇可能会将大麻与酒精等同使用,并且认为在母乳喂养期间使用大麻是安全的。大麻是脂溶性的物质很容易在乳汁内聚积。已发现乳汁中存在有中等剂量的δ-四氢大麻酚(THC)[55]。很少有对规律使用大麻产妇的母乳喂养新生儿进行随访的研究,但通过宫内大麻暴露的研究数据,以及大麻对成人大脑影响的研究数据来进行推断,建议母乳喂养的产妇不要使用大麻[55]。

### 药物治疗和母乳喂养

产妇用药时应当考虑以下四个关键问题:①有多少药物能够进入母乳? ②如果药物能够进入母乳,那么对新生儿有无副作用,有无禁忌或使用警告? ③该药物是否抑制母乳的产生? 以及④该药物是否为催乳剂(促进乳汁产生)? 处方原则、基本的药物动力学和药效动力学在"药物治疗学"一章中进行了阐述。评估哺乳期间药物使用的安全性的网络资源在本章最后的信息资源部分详细列出。

### 药物向乳汁中的转移

由乳细胞构成的乳腺腺泡形成了乳房内的腺体分泌组织。产后最初几周里,产妇乳腺腺泡的乳细胞之间存在较大的压力差,这就促进了各种物质的转移,如免疫球蛋白。随着泌乳的建立和乳腺腺泡细胞的扩张,细胞内的压力差消失,使药物的转移变得困难。

一些药物学关系在药物转移进入母乳汁的过程中起着关键作用[56]:

● 非常容易与血浆蛋白结合的药物,如布洛芬,比不易与血浆蛋白结合的药物向乳汁内转移的可能性要低。

● 能够从血浆快速转移到组织内的药物减少了药物在血浆中的聚积,从而减少了进入乳汁的机会。例如:甲强龙作用于细胞水平,能够快速进入母体组织。

● 高脂溶性药物更容易进入母乳并可能在乳脂中聚积。例如阿片类药物可能在母乳中大量聚积。

● 大分子的药物如肝素和胰岛素不容易进入母乳。

● 一些药物以非离子的形式通过细胞膜。母乳与血浆相比呈弱酸性,使高碱性的药物离子化并在母乳内聚积。因此弱碱性的药物如可待因和氢可酮可能会在母乳中离子化并被"困顿"在乳汁中,从而进一步增加母乳中的药物浓度。

● 少部分药物通过主动转移方式移动(如:雷尼替丁、呋喃妥因、阿昔洛韦)。

临床上最常用的计算药物在母乳内聚积量的计算方法是婴儿相对剂量(RID)。RID 是指假设母乳摄入量为 150ml/(kg·d),母亲在标准药物摄入剂量的情况下,新生儿摄入药物剂量占母亲剂量的最大百分比。在 RID<10% 时,被认为对健康足月新生儿是安全的[56]。美国国家医学图书馆的 LactMed 药物数据库使用的就是 RID 计算方法。LactMed 药物数据库和 RID 计算数据的信息详见本章结尾的信息资源部分。

幸运的是,母乳喂养的产妇使用的大部分药物适用于母乳喂养。尽管很多药品仍需要更多的研究,药物转移却很少成为停止母乳喂养的理由。助产士在向产妇提供这项实践的安全性咨询时,应当寻找最新、最可靠的信息。表 35-6 总结了母乳喂养和药物使用的指南。

| 表 35-6 | 母乳喂养和药物使用的基本指南 |
| --- | --- |
| 1. 仅在必要时使用药物。 | |
| 2. 在有效的前提下使用最小的治疗剂量和最短的时间。 | |
| 3. 在可能的情况下,选择半衰期短,婴儿相对剂量(RID)小于 10%,且非缓释性的药物剂型。 | |
| 4. 安排好用药时间,选择哺乳刚结束后或在婴儿长时间睡觉之前用药。 | |
| 5. 如果该药物属于婴儿禁忌,可使用吸奶器吸出乳汁并丢弃。 | |
| 6. 因用药而需要停止母乳喂养的情况很少见。 | |

### 母乳喂养期间禁用的药物

2001 年,美国儿科学会发布了一份基于循证的母乳喂养有关药物信息清单[53]。该文件通过了时间的验证,且仍被认为是目前关于母乳喂养产妇用药的最有说服力的信息资源。2013 年的更新文件增加了部分专题,如:抗抑郁药、非法药物毒品、镇痛药和疫苗。表 35-5 总结了初级卫生保健中最常用药物的用药建议、母乳喂养期间的禁用药物,以及使用时需要特别小心的药物[38,55~59]。

### 抑制泌乳的药物

长期以来,人们认为避孕药中所含的雌激素剂量会抑制泌乳。然而,研究显示雌激素用量需要达到 30μg/d 才能达到抑制泌乳的效果;而当前避孕药所含的雌激素剂量明显小于这一剂量,因此使用含雌激素的联合避孕药与抑制泌乳无关。目前 CDC 关于含雌激素避孕产品在母乳喂养产妇中的应用指南在"产后保健"一章介绍[60]。这些建议反映了该文献中专家的具体意见,包括对母乳喂养重要性的考量,以及雌激素和黄体酮的应用在母乳喂养期间的理论风险。表 35-7 列出了可能抑制泌乳的药品。

在过去,溴隐亭等抑制泌乳的药物被用来为不能或不愿意母乳喂养的产妇回奶。这些药物性能的证据尚且不足,且可能存在的副作用也没有确定。这些药物已经不再建议在临床实践中使用[61]。缓解乳房肿胀的非药物性方法包括:包裹胸部、穿紧的支撑性胸罩,以及冰敷。

| 表 35-7 | 可能抑制泌乳的药物 |
| --- | --- |
| 溴隐亭 | |
| 卡麦角林 | |
| 含雌激素的避孕药 | |
| 麦角碱 | |
| 黄体酮 | |
| 假麻黄碱 | |
| 睾酮 | |
| 他莫昔芬和其他雌激素受体阻滞剂 | |

### 催乳剂

当母乳喂养不能很好建立,且使用保守方法后仍不能增加产乳量时,可能需要考虑使用促进泌乳的药物。催乳剂是一种多巴胺受体激动剂,能够增高泌乳素的水平[62]。关于催乳剂有效性的证据还很有限,因而在使用时要考虑到药物可能的副作用,慎重用药。

多潘立酮是一种能够显著增加母乳生成量的药品,但在美国没有。美国食品药品管理局(FDA)反对使用多潘立酮,因为它会导致心电图 QT 波的抬高,在极少情况下可能会是致命性的[63]。

胃复安是一种多巴胺受体拮抗剂,被用于胃肠道症状。该药物的一个副作用是催乳,因此被用于在没有药物说明认证情况下的增乳剂。胃复安有一些可能的副作用,包括:乏力、精神疲劳以及锥体外束反应,因此该药物仅应在有限的短时间内使用[64]。更加严重的副反应包括迟发性运动障碍

（非自主的重复动作如做鬼脸）和肌张力障碍，因此 FDA 在药品标签上使用了"黑框"警告，不推荐长时间使用或用药剂量太大。胃复安并未被证实比安慰剂更加有效[64]。

催乳的草药如葫芦巴已经被应用了多年且在很多国家被广泛接受，虽然数据说明它们的效果尚不确定。草药制剂应当谨慎使用，因为这些药物未经标准化处理，可能被污染，甚至可能与处方药产生相互反应[65]。

### 产后镇痛药

会阴侧切、裂伤缝合修复、阴道手术助产或剖宫产导致的疼痛可能会降低产妇的舒适度和母乳喂养的意愿。相反，应用阿片类药物控制疼痛可能使产妇和新生儿镇静并减少母乳喂养。非药物性的镇痛方法，如冷敷或热敷，在这一点上可能会有所帮助。

产后即刻使用阿片类药物的规范在"产后保健"一章中进行了阐述[66]。如果在产后早期需要使用阿片类药物缓解疼痛，那么应当在最短时间内应用最小剂量的阿片类药物，作为多方式、渐进性最佳镇痛方案中的一部分[52]。尽管 FDA 建议母乳喂养的产妇不应使用含可待因和曲马多类的药物[51]，还是会出现一些需要使用阿片类药物的情况。如果母乳喂养的产妇需要阿片类药物来控制疼痛，建议在病历中详细记录上级医师会诊情况、共同决策的制定过程。

非甾体类抗炎药可以用于母乳喂养产妇的镇痛。在产妇每 6 小时服用 400mg 剂量布洛芬的情况下，母乳没有药物存在或药物含量很低。因此该药是产后镇痛、解热的理想选择。

### 抗抑郁药、抗焦虑药以及抗精神病类药物

抗抑郁药物对母乳喂养新生儿的影响不够明确。大部分抗抑郁药在母乳内含量很少，多数可以在哺乳期间安全服[57,67]。RID ≥ 10% 的药物包括：安非他酮、安定、氟西汀、西酞普兰、锂剂、拉莫三嗪以及文拉法辛。如果母乳喂养的产妇需要使用这类药物，应当考虑到药物的半衰期、作用时间、停药反应以及改换药物考量因素。建议请产科医师或精神科医师会诊。

### 母乳喂养期间的母婴共同体评估

母乳喂养评估的目标是检查母乳喂养的有效

性，以及发现导致母乳喂养不充分或母乳喂养中断的问题。尽管首次母乳喂养的评估应当在孕期进行，但是该评估需要重复，有时可能在第一次母乳喂养开始之前才进行首次评估。母乳喂养评估还应该在检查任何母乳喂养有关问题时进行，并且应当包含对产妇和新生儿两者的评估（表 35-8）。

| 表 35-8 母乳喂养的产后评估 |
| --- |
| **母乳喂养的意愿** |
| 若母亲计划母乳喂养，需要获取以下病史 |
| **产妇的评估** |
| 病史：<br>　有无可能不利于母乳喂养的情况与异常，包括：多囊卵巢综合征、糖尿病或甲状腺疾病<br>　乳房手术史，包括：乳房切除、乳房肿块切除、隆胸术或乳房切除缩小手术<br>　既往母乳喂养失败<br>　当前使用阿片类镇痛药 |
| 乳房检查：<br>　有无乳房肿胀、疤痕或异常<br>　乳头类型（回缩、凹陷、普通、扁平）、受伤（裂缝、擦伤、水疱、感染征象）<br>　乳头损伤：裂缝或水疱<br>　腋窝或乳沟处有无乳腺组织。如果有，这类额外乳腺组织可能会在泌乳 II 期肿胀，可以告知产妇会发生额外乳腺组织肿胀预期的结果 |
| **新生儿的评估** |
| 病史：<br>　分娩孕周<br>　分娩方式：产钳或负压吸引手术助娩可能会导致创伤，如：头皮血肿或头皮擦伤<br>　产程中母亲使用药物种类及使用时间<br>　新生儿并发症，有 / 无干预<br>　排尿频率、排便频率、大便性状 |
| **体格检查：** |
| 体重<br>头部（有无头皮血肿）<br>颈部：活动范围或活动过程中有无不适的表现<br>口腔检查，除外舌系带受限[a] 或有无鹅口疮 |

[a] 舌系带受限是一种舌系带短或过厚的异常，婴儿不能充分伸展舌头。虽然舌系带受限与母乳喂养困难和乳头痛有关，有关舌系带切开术的研究并没有一致的证据证明手术可以改善母乳喂养的时间长度。常规舌系带检查不是首次母乳喂养评估的必要内容

表 35-9 用图解展示了几种不同的乳头类型[68]。大部分母亲的乳房大小、形状和结构是适合于母乳

| 表 35-9　乳头的基本类型 | | |
|---|---|---|
| **乳头类型** | 刺激前 | 刺激后 |
| **正常乳头**：见于大部分妇女。休息时微微突出，受到刺激时勃起且容易被含接。宝宝很容易就能找到并含接住乳头，把一大块乳房组织拉进口腔，乳头拉入到口腔的顶部。 | 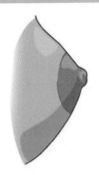 | 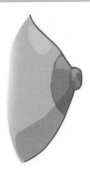 |
| **扁平乳头**：乳头的柄非常短，宝宝不容易找到并含接。在刺激下，可能出现轻微的向内或向外的活动，但是并不足以帮助宝宝在乳房中心上找到乳头并将乳头衔入口中。 | 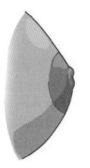 | 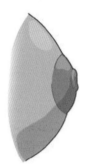 |
| **外观性内陷乳头**：乳头看起来是凹陷的，但是在刺激之后勃起并且容易被含接。 | 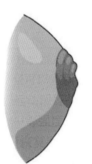 | 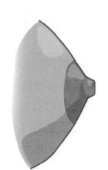 |
| **内缩乳头**：最常见的凹陷乳头类型，在刺激下回缩，难以触及。 | 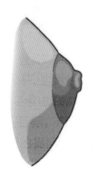 | 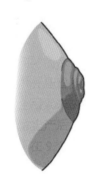 |
| **真正凹陷乳头**：乳头在休息和刺激下都是内缩的。这样的乳头非常少见，并且婴儿很难含接。 | 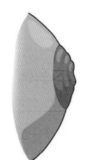 | 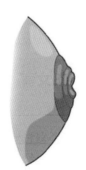 |

喂养的,但小部分母亲可能会面临暂时性或永久性的挑战。乳头过平或乳头凹陷不利于新生儿含接,而孕期准备如乳头揉搓并不能促进早开奶。无论乳头的形状与结构如何,最重要的是乳汁能否排出和新生儿能否吸取母乳。

现在已经有几种母乳喂养评估工具存在并得到验证[69],但迄今还没有一个方法在临床实践中被证实适用于所有的人群。一个母儿共同体的母乳喂养评估应当检查母乳喂养过程的五个方面:①婴儿觅乳的暗示;②含接和婴儿吸吮;③乳汁的传输;④母亲的舒适度;以及⑤新生儿满足的表现[70]。

### 觅乳暗示

新生儿在娩出后的几分钟内就能够寻觅、吸吮和吞咽(表35-10)[70]。新生儿会使用其触觉、视觉、嗅觉和听觉来确定乳房的位置,并且通过仰伸和有意识的动作移向乳房。如果这些早期暗示没有被察觉,婴儿就会采取更急迫的暗示,也称为应激暗示,手和拳头移向嘴边、急迫寻找、呜咽或者发出其他不耐烦的声音。

| 表 35-10 | 婴儿觅乳暗示信号或哺乳前行为 | |
|---|---|---|
| 哺乳暗示 | 暗示出现时间 | 表现 |
| 警醒性增加 | 早 | 尤其是眼睑闭合时的快速动眼运动(REM) |
| 寻找 | 早 | 转头,尤其伴随嘴部的找寻动作 |
| 屈曲 | 早 | 腿和胳膊 |
| 弯曲手臂或握紧拳头 | 早 | 可能把手移向嘴部 |
| 吸吮 | 早,中 | 拳头或手指 |
| 咂嘴 | 早 | 嘴唇和舌头移动动作 |
| 烦躁或哭闹不安 | 中 | 哭或扭动 |
| 大哭 | 晚 | 脸部充血变红,高声尖叫 |

婴儿在浅睡眠或活跃警醒的意识状态下最容易完成母乳喂养。在喂奶过程中婴儿经常会变得昏昏欲睡或者睡着。要把一个婴儿从深度恢复性睡眠状态中唤醒会很难,特别是为了进行母乳喂养时。尽管大部分父母能够很快学会新生儿饥饿的暗示信号,以上这些表现可供新晋父母学习[71]。

### 婴儿含接和吸吮

良好的含接是保证充足的乳汁输送和避免母亲乳头疼痛的一项基本要素。首先,产妇应该选择一个能够进行 30 分钟哺乳舒适的体位。直立式、半卧式和完全侧卧式是常见且舒适的体位[72]。目的是让婴儿贴近乳房,母亲身体有所依靠,以方便产妇在哺乳时能得到放松。新生儿应当直接面对母亲的乳房并且由母亲的胳膊和手支撑。

如果母亲处于半卧位姿势,新生儿俯卧在母亲身体前方接近裸露的乳房,大部分新生儿都能自己移向乳房并进行含接。如果能看到新生儿张开嘴巴的角度,其角度应当超过90°(通常为130°~150°)两片嘴唇向外打开。如果产妇是直立的姿势,可以把醒着的新生儿拉到胸前,等待新生儿张大嘴的时机,如图 35-3 所示[72,73]。

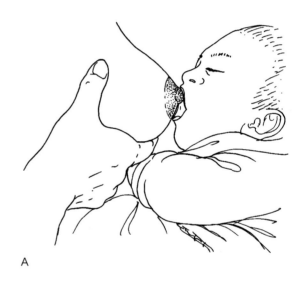

A

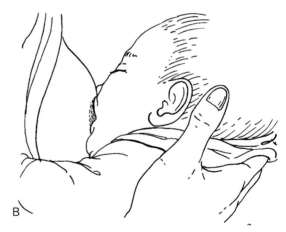

B

图 35-3 含接。A. 张大嘴巴。B. 移向乳房

婴儿使用嘴唇、舌头、口腔、下颌、面部肌肉和脸颊脂垫来产生负压和正压。正压来自舌头的波

浪状蠕动,把乳汁吸出推向咽部。负压来源于下巴的下降来增大口腔,使乳汁在泌乳反射的过程中大量涌入,然后下巴上升来进行吞咽和呼吸。母亲的乳头在新生儿口腔中能被吸拉成正常长度的 2 倍,

其顶端在上颚软硬交接的地方[74]。新生儿的吸吮频率大约是每秒钟 1.2 次。母乳喂养的姿势详见表 35-11[68]。

| 表 35-11 | 母乳喂养常见的身体姿势 | | |
|---|---|---|---|
| 姿势 | 做法 | 优势 | 图片 |
| 摇篮式或 Madonna 式 | 母亲坐直。婴儿侧躺,面向母亲,头的一侧和身体躺在母亲哺乳所用乳房同一侧胳膊的手臂上 | 最常用和感觉最自然的哺乳姿势,特别是数个月大的婴儿。小婴儿可能需要头和肩部更多的支撑 | |
| 交叉摇篮式 | 母亲坐直。婴儿侧躺,面向母亲,侧放在母亲哺乳所用乳房对侧胳膊的手臂上 | 对小婴儿或早产儿最适用。对婴儿的头和上体能够提供更多的支撑 | |
| 橄榄球式或夹抱式 | 母亲坐直。婴儿的脚指向母亲的背部,婴儿仰卧于母亲的支撑手臂之上或身体旁边,哺乳乳房和手臂在同侧 | 适应于乳房较大和剖宫产的母亲 | |
| 半躺式(后仰) | 母亲向后倾斜,婴儿俯卧躺在她的胸前 | 重力帮助母亲和婴儿。婴儿可自己移到乳头深度含接,母亲可以放松,不用担心婴儿从身上掉下去 | |
| 侧卧式或恢复体位 | 母亲侧卧,婴儿也面对母亲胸部侧卧。母亲的下臂放婴儿的头下方或头上方,上臂围住婴儿的腿或身体 | 在给婴儿喂奶时,产妇可以安然入睡 | |
| 澳大利亚式或婴儿上位 | 母亲仰面平躺在下面,婴儿趴在其胸部上 | 婴儿可含接更深但是需要头部支撑,适用于有乳汁大量喷射的母亲 | |

## 母乳喂养过程中乳汁传输的评估

母乳喂养时随着婴儿协调性的吸吮、吞咽和呼吸运动，产生听得见、看得着的节奏[75]。哺乳开始时，是快速的吸吮、吞咽和呼吸节奏，婴儿在几次吸吮之后才吞咽和呼吸。1~2分钟后当喷乳反射建立起来，随着大量乳汁的流动加快，吸吮、吞咽和呼吸的比例下降至1:1:1的节律。当乳汁的流动减慢后，婴儿又恢复为几次吸吮之后才吞咽和呼吸的节奏。多数母亲在哺乳的过程中可有至少两次的喷乳反射体验，虽然她们有时只感受到开始的一次。在喷乳反射乳汁到来时，婴儿的吸吮、吞咽和呼吸模式变得慢而深来应对快速大量分泌的乳汁。当乳汁的流动减慢时，婴儿恢复为浅而快的模式在几次吸吮之后才吞咽，一直到下一次喷乳反射的到来。在两次喷乳反射之间，婴儿也可能趴在乳房上休息。婴儿吃饱后会满意地松开嘴离开乳房。

## 母乳喂养过程中母亲的舒适感

在开始母乳喂养时身体的舒适感比选取舒适的体位更重要。母乳喂养的母亲应该能够方便地获取哺乳过程中可能需要的物品，如：读物、眼镜、水、或者电话。如果有辅助母乳喂养的设备会更有帮助，如在母乳喂养期间能放置新生儿的特殊枕头（其他枕头也可以）。剖宫产或阴道手术助产之后还需要帮助产妇缓解疼痛以保持舒适。

很多产妇在开始母乳喂养的时候会感到乳头痛或酸。含接不良、乳头创伤或感染均会导致疼痛。乳房肿胀时若不及时排空乳房产妇会感到胀痛和跳痛。在喂养之间排空的乳房是柔软且不痛的。

## 婴儿饱足的征象

母乳喂养的婴儿需要经常进食，这是正常的，并且符合他们的生理特征和母乳的组成。健康的婴儿可以按需哺乳，因为频繁的排空乳汁是调节持续泌乳的最重要的机制。"按暗示信号"哺乳的婴儿通常在24小时内喂奶8~12次。在第1个月，婴儿每天需要大约600~720ml母乳，他们的胃容量不足30ml[76]。

一些婴儿倾向于2次或多次喂养的模式——也就是吃2次或更多次奶后有一次短时睡眠或在喂养暗示信号之间处于安静的警醒状态。在出生后的最初几周，大多数婴儿能逐渐进入可预知的喂养模式。在一项研究中，大约13%的婴儿是两次或多次喂养

模式；大约30%每次哺乳只需一侧乳房的乳汁，其余57%为混合模式[77]。最初6个月完全母乳喂养的婴儿，"按暗示信号"喂养每24小时约哺乳(11±3)次，每次吸乳(76±12.6)g(范围0~240g)[77]。配方奶喂养的婴儿比母乳喂养的婴儿进食的频率略少。

## 体重增加和排泄形态是有效母乳喂养的标志

体重增加、经常排尿和排便规律是婴儿身体状况良好的可靠指标[78]。如果对哺乳是否有效有疑问，可在哺乳前后称重（穿相同的服装和婴儿尿布），使用敏感性较高的秤称重，根据婴儿喂奶后体重增加多少来证明乳汁的摄入量。母乳喂养的婴儿体重平均每周增加120~210g，且婴儿随体重增长呈线性成长。

新生儿在出生后的第一天，即泌乳建立之前，可能只有几次排尿。一旦母乳喂养建立，营养充足的婴儿将经常排尿，大约每天6~8次[78]。母乳喂养的婴儿可能在每次哺乳后排便。母乳喂养建立后排便的频率和性状会发生变化。正常的新生儿的排便模式在"新生儿解剖与生理"一章中阐述。

# 母乳喂养中的的问题

母乳喂养率在分娩后的第一个月下降最多。母亲停止母乳喂养最常见的原因是产奶量不足、婴儿吮吸时感到疼痛和困难，以及缺乏信心[3,78-82]。这些问题大多可以通过协助、宣教和/或支持来得到解决[3]。帮助产妇解决母乳喂养问题应该算是助产实践中能够给妇女和家庭健康带来最大好处的方面。

表35-12针对产妇在母乳喂养方面最常见的问题提供了婴儿暗示信号、启动哺乳和指导要点[81]。表35-13总结了本章提到的最常见的乳房异常的症状和体征，用于帮助进行鉴别诊断[82]。

## 乳房肿胀

乳房肿胀是一个用于描述乳房变硬和胀大，并有疼痛或不适的非特异性叫法。原发性乳房肿胀见于大多数产妇的泌乳Ⅱ期，被认为与乳汁生成和间质水肿有关[12]。如果乳汁没有从乳房中排出来，在任何时候都会发生继发性乳房肿胀。当乳房肿胀变得严重时，乳头可能变得扁平，婴儿可能无法有效地含接乳头。

原发性乳房肿胀一般持续约48小时，然后自行

| 表 35-12 | 克服阻碍纯母乳喂养障碍的关键点 | | |
|---|---|---|---|
| 时间 | 父母关注的问题 | 主要障碍 | 提供建议 |
| 孕期 | "我想要母乳喂养,但因为我要工作,我也需要配方奶喂养" | 缺乏将母乳喂养与工作相结合的信息<br>缺乏关于挤奶和使用吸奶器的信息 | 强烈建议参加孕期母乳喂养宣教班(应与分娩宣教讲座有同等时间)<br>如果可能的话,考虑延长产假<br>准备在过渡到为人父母的过程中简化生活 |
| | "我的丈夫/伴侣和其他家庭成员也想帮忙喂孩子。如果只是母乳喂养,他们不会感到被排斥吗?" | 家属想喂孩子 | 在护理婴儿中寻求父亲/伴侣的协助;父亲/伴侣可以通过抱着婴儿皮肤接触或在母亲睡觉时照顾孩子来与婴儿互动<br>母乳喂养建立后,可以挤出母乳让其他人用奶瓶来喂给婴儿 |
| | "我想混合喂养" | 渴望"两全其美"的混合喂养<br>缺乏关于产后早期频繁哺乳和完全母乳喂养对促进泌乳重要性的知识 | 只有母亲的乳汁才能给婴儿提供更大的健康益处,还能够帮助维持足够的泌乳量<br>如果符合条件,参加妇女、婴儿和儿童特别补充营养计划(WIC)为母乳喂养的母亲提供食物供给、咨询、吸奶器和同伴咨询 |
| 产时 | "我的朋友说较好的做法是,让护士在晚上照顾孩子,这样我就可以睡一会儿觉了" | 对产后住院期间的不切实际的期望<br>缺乏孕期教育<br><br>频繁的打扰和过多的访客会耗尽新妈妈的精力<br>晚上9点到早上6点分娩的婴儿使用配方奶喂养的风险增加 | 鼓励婴儿出生后立即进行皮肤接触,以便在出生后一小时内开始母乳喂养<br>教母亲识别新生儿觅乳的暗示信号,并根据宝宝的需要经常哺乳;提倡在医院常规照护中不使用配方奶<br>建议母亲在住院期间请求母乳喂养的帮助,以促进技能掌握<br>鼓励持续母婴同室,这样母亲就可以在得到掌控的环境中和孩子在一起,并学会舒适有效地让婴儿含接 |
| | "黄色乳汁看起来不多。一点配方奶是不会有害的,对吗?" | 认为在大量泌乳到来之前的少量初乳是不够的 | 解释初乳的效用和充分性,以及泌乳量在产后36~96小时会快速增多 |
| 3~5天 | "现在我们从医院回家了,孩子似乎每小时都在吃奶。或许母乳不能满足他/她的需要" | 缺乏对母乳喂养新生儿正常喂养频率的认识<br>新生儿通常在出生后的第二个晚上,也就是婴儿在家的时候开始更频繁地进食<br>因为母亲无法看到新生儿从乳房中摄取了多少乳汁,所以担心孩子是否得到了足够的乳汁<br>沉睡的新生儿 | 解释在24小时内8~12次哺乳是常见的和必要的,这能保证建立起丰富的泌乳量<br>提供一个吸奶器或手挤奶,这样母亲可以看到她有多少乳汁<br>解释一旦泌乳建立起来正常新生儿的排泄状态(3~5天时每天3~5次排尿,3~4次排便;4~5天开始出现黄色奶便)<br>给婴儿称重(喂奶前后),以确定母亲在喂奶时孩子摄入乳量<br>教母亲区分新生儿的"假吸"和"玩乳头"来舔食少量乳汁与主动吮吸和有规律的吞咽地"喝奶"的区别<br>瘙痒腋窝或举起手可以帮助宝宝将注意力集中在吃奶上;当婴儿停止吮吸时,挤压乳房喷出乳汁来诱使他或她再次开始吸奶<br>新生儿预计在产后大约10~14天的时候会出现食欲激增 |
| | "我的乳头又痛又裂。我可以休息一下,给我的宝贝一点配方奶吗?" | 乳头疼痛通常是由于不正确的含接方式引起的,也是母亲提早停止母乳喂养或开始使用配方奶的常见原因 | 观察哺乳过程以评估含接情况;可以考虑将母亲推荐给哺乳咨询师,让她一对一地帮助母亲含接 |

| 时间 | 父母关注的问题 | 主要障碍 | 提供建议 |
|---|---|---|---|
| 2周后 | "我的乳房不那么胀了。是不是我的乳汁没了""我怎么知道我的孩子吃饱了呢？" | 随着产后乳房肿胀问题的缓解和乳房对泌乳和排空的适应，母亲们可能会认为她们有泌乳量不足<br>10~14天的食欲爆发会使母亲怀疑她的乳汁供应是否充足 | 预计新生儿体重将在10~14天内超过出生体重，可在产后35天随访时让母亲看到新生儿体重增加的速度<br>虽然母亲的乳房没有产后肿胀时那么充盈，但在喂奶前应该感到胀奶，喂奶后应该感到变软<br>哺乳前后称重让母亲了解新生儿的摄入量<br>预计在大约3周的时候，婴儿又会有一次食欲激增 |
| 1个月 | "我的孩子经常哭，我累了，需要睡觉" | 正常婴儿哭闹高峰大约在6周(24小时哭闹3~5小时)<br>母亲可能将婴儿的啼哭归因于饥饿或对乳汁的不良反应 | 祝贺妈妈坚持了1个月的母乳喂养<br>如果婴儿体重增长正常，向母亲证明她的乳汁供应是充足的<br>为婴儿哭闹提供应对策略，包括：抱起婴儿做皮肤接触；5Sᵃ策略(用襁褓裹住婴儿使其双手举起靠近头部，以评估觅乳暗示信号)；使用婴儿车；带孩子坐推车或汽车出去溜达；观察一段时间孩子脸变成紫红色的大哭 |
| | "除了奶瓶，似乎没有什么能让我的孩子平静下来" | 如果婴儿从提供的奶瓶中喝奶，母亲可能会认为她的婴儿并不满足于母乳喂养 | 解释婴儿吮吸是一种神经反射，从奶瓶里喝东西并不总是意味着婴儿饿了；宝宝"不能一边尖叫一边吮吸"，所以奶瓶可能会让宝宝安静下来，就像安慰奶嘴一样<br>如果母亲想用奶瓶喂奶，可以挤出母乳用奶瓶来喂<br>提前告知母亲集中哺乳的现象(傍晚/晚上孩子吃奶次数较多)和即将到来的食欲激增阶段，约发生在6周和约3个月时 |
| 2个月 | "我妈妈说，如果我在睡觉前给宝宝一瓶米糊，他或她晚上可能睡得更久" | 父母的睡眠不足<br>母亲可能已经回去工作了，这往往会增加疲劳，导致乳汁供应减少 | 解释缺乏谷类或其他固体食物能增加婴儿睡眠时间的证据<br>提醒母亲增加辅食是一个复杂的过程，会增加父母的工作量<br>加强完全母乳喂养对母婴健康好处和保持泌乳的重要性 |
| | "我要回去工作了，我担心没有足够冷冻储存的乳汁。有什么可以吃的草药来保证我有足够的乳汁分泌吗？" | 缺乏乳汁生成原理的知识和对催乳剂有效性的不切实际的信念 | 寻求他人的帮助，包括对重返工作岗位的支持<br>解释没有"神奇药丸"或特殊的饮料来增加母乳的供应；保持母乳产生的关键是要经常有效地排空乳汁(每3~4小时)<br>提醒母亲吸奶的间隔不要太久 |
| 4个月 | "我的宝宝似乎只吃奶几分钟，当我试图把她/他放回乳房时，她/他拒绝了""我的宝宝对他或她周围的一切似乎都比吃奶感兴趣" | 对婴儿哺乳满意效果的误解引起了对母乳摄取量是否足够的担心<br>婴儿正常的注意力分散使母亲相信她的婴儿该断奶了 | 解释婴儿在母乳喂养方面变得更加有效率，到3个月的时候他们可以在4~7分钟内吸干乳汁<br>鼓励继续延迟添加固体食物<br>解释在这个年龄婴儿注意力分散是一种正常的发育行为，短而有效的喂养是常见的<br>在一个安静黑暗的房间里哺乳 |
| 6个月 | "我的宝宝一直在流口水，还不停地在她/他的牙龈上蹭来蹭去。我不认为我可以继续母乳喂养了，因为孩子可能会咬我""我的孩子几乎一整天都拒绝吃母乳。她/他是该断奶了吗？" | 常见的误区是，母亲需要在孩子长牙后断奶，以避免在哺乳时被咬<br>对突然拒绝母乳喂养("哺乳罢工")的误读，认为婴儿是自己断奶的 | 祝贺母亲实现6个月完全母乳喂养！<br>解释婴儿不能在吸奶的同时咬合。婴儿咬人通常是在不想吃奶的时候给她/他喂奶或吸奶结束的时候<br>如果婴儿咬人，就说"不要咬"，触摸婴儿的嘴唇，把婴儿放下，然后短暂离开房间<br>解释某些婴儿在4至7个月大时会突然无缘无故拒绝接受母乳；常见的原因有：上呼吸道感染、耳朵感染、出牙、经常使用奶瓶喂养、使用了新的肥皂/香水、母亲压力或乳汁供应量减少<br>因为很多婴儿会在睡觉时吸奶，所以尝试在婴儿困倦或睡着时喂奶<br>如果宝宝不吸奶，要定期吸奶，并将泵出的母乳喂给宝宝，直到孩子又开始自己吸奶吃 |

ᵃ 5S是指：襁褓包裹、侧躺、轻摇、发出咝咝的声音和吸吮。5S是由Harvey Karp医生提出的用于安慰啼哭婴儿的干预措施，这些措施还未经研究验证

| 表35-13 | 母乳喂养妇女常见乳房异常的症状和体征 | | | | | | |
|---|---|---|---|---|---|---|---|
| 异常 | 定义 | 表现 | 全身症状 | 发热 | 疼痛 | 单、双侧 | 其他 |
| 乳房肿胀 | 乳房充满乳汁 | 坚硬、增大、发亮、双侧发红 | 无,偶尔有一过性发热称为"泌乳热",通常在24~48小时内消失 | <38.4℃ | 有 | 双侧 | 与泌乳Ⅱ期启动有关 |
| 导管堵塞ª | 乳房有局部乳汁淤积形成的包块 | 单独包块状区域,伴发红 | 不太可能 | 不太可能 | 压痛或局部疼痛 | 通常为单侧 | 可能出现乳头疼痛性白色水疱ᵇ |
| 乳腺囊肿 | 一个乳汁聚集的囊肿 | 光滑边界清楚的包块 | 无 | 无 | 可能有 | 通常为单侧 | 对囊肿进行按压可能有乳白色的液体从乳头排出 |
| 炎症性乳腺炎 | 继发于乳房乳汁排空不良和/或阻塞 | 发红 | 50%~66%的产妇有 | 轻微:<37.5℃ 急性:>37.5℃但<38.5℃ 超急性:>38℃ | 有,局部 | 通常为单侧 | 见注释ᶜ |
| 感染性乳腺炎 | 由未治疗的乳汁淤积和/或宿主所携带的致病菌引起 | 坚硬的,通常为楔形。可能有发红 | 33%~50%的产妇没有 | 轻微:<37.5℃ 急性:>37.4但<38.5℃ 超急性:>38℃ | 通常有 | 通常为单侧但也可能是双侧 | 见注释ᶜ |
| 乳房脓肿 | 局部感染形成了肉芽组织的分隔屏障 | 肿块,可能有波动感,发红 | 可能有,也可能没有。可继发于乳腺炎之后 | | 严重 | 经常为单侧,但也可能是双侧 | |

ª 也叫"局部乳房肿胀"、"乳房硬块"

ᵇ 水疱可采用热水浸泡、按摩、用消毒针刺开以缓解不适

ᶜ 临床医生并不能在临床上明确区分感染性乳腺炎和非感染性乳腺炎。如果母亲出现了急性的病况、有严重的或双侧的症状、有乳头龟裂,或者在乳汁排出改善后12~24小时症状还没有缓解,就需要使用抗生素治疗

缓解。管理的目标是协助婴儿的含接和减少产妇的不适。如果乳晕也有肿胀,可以通过手或吸奶器来吸出少量乳汁来软化乳晕。乳房不需要全部清空。如果超过三分之二的乳汁被排空泌乳量将会增加;相反,如果乳汁排空少于三分之一,泌乳量将保持稳定或下降[12]。最好让婴儿来控制乳汁排空量。

产后乳房肿胀的治疗方法尚未得到充分的验证[83]。常见治疗方法包括:紧裹住乳房使其舒适、使用冰袋、冷圆白菜叶冷敷、和使用布洛芬等镇痛药。虽然使用冷圆白菜叶冷敷是一种很受欢迎的家庭疗法,但它与冰袋冷敷对比的效果并没有显示出

什么不同[84]。

### 泌乳Ⅱ期延迟

泌乳延迟是指泌乳Ⅱ期到来的时间比预期时间要迟。泌乳延迟不同于泌乳失败或继发性泌乳不足。这部分内容将依次讨论这些问题。

临床上对泌乳Ⅱ期延迟的定义和许多研究中使用的方案是指在分娩后≥72小时仍没有明显的泌乳表现[85]。然而,这个定义可能并不能反映人类正常的生理变化。尽管大多数关于泌乳Ⅱ期发生时间的研究都是在几年前进行的,而且样本量较小,

但也可以由此得出一些结论。Neville 等发现经产妇的泌乳启动时间发生在产后 46~92 小时之间[86]。Arthur 等则报道在产后 38~92 小时监测到产妇泌乳 II 期的启动,平均时间为产后 74 小时[87]。Brownell 等最近的一项研究调查了美国 2 491 例在 35 周之后分娩健康新生儿的产妇,在本研究中,11% 调查对象的泌乳 II 期发生于产后 1 天或更早的时间,66% 在产后 2~3 天,15% 在产后 4 天,8% 在产后 4 天之后[88]。综上所述,发生泌乳 II 期的正常时间可能比以前所认为的要晚。

尽管缺乏对泌乳 II 期的定义规范,但有一些危险因素是众所周知的。初产妇比经产妇泌乳 II 期发生要迟,据报道可延迟约 24 小时[89],剖宫产的产妇也可能比阴道分娩的产妇延迟约 24 小时,但泌乳量没有减少[88,89]。

有胎盘残留、糖尿病、甲状腺疾病、子痫前期、脑垂体肿瘤、席汉综合征、黄体囊肿、多囊卵巢综合征(PCOS)、母亲 BMI 高、妊娠糖尿病的产妇均可有泌乳延迟[56,88-90]。当产妇出现泌乳延迟时,还应考虑产妇是否有使用可能导致泌乳减少的药物。最近曾食用胎盘胶囊被认为是泌乳 II 期延迟或失败的一个危险因素[91]。

## 肥胖和泌乳延迟

孕前肥胖的产妇母乳喂养启动率较低、泌乳 II 期延迟多见,且母乳喂养时间较短[92]。许多因素可能导致高 BMI 产妇的母乳喂养启动率降低,包括:更多地使用催产素、产程延长和剖宫产率较高。潜在的作用机制还可能与该人群中瘦蛋白水平较高有关。瘦蛋白是脂肪组织中产生的一种脂肪因子,它有抗收缩作用能够降低催产素所引起的喷乳反射。

产后早期哺乳后挤奶或吸奶、乳房按摩、温敷等均有助于增强肥胖产妇早期母乳喂养的努力。这些产妇还可能受益于早期母乳喂养宣教、哺乳咨询师的支持访视或电话,以及同伴支持小组的活动。

## 泌乳 II 期失败

虽然少见,但泌乳 II 期失败可能继发于乳腺发育不全。虽然对乳腺发育不全的发生率还没有严格的研究,但估计只有不到 5% 的妇女会有乳腺组织发育不全。体检可发现,乳腺组织不全的乳房可能表现为过多的腺体导管、乳房中间的距离较宽(胸骨处两侧乳房间距超过 3.8cm)、或大小与形状明显不对称。由于乳房腺体组织发育不全,乳房大小在妊娠期间没有增长,胸罩罩杯的尺寸没有改变[93]。

许多有乳腺发育不全的产妇会在每次哺乳后补充配方奶,或者改为完全配方奶喂养。对乳腺发育不全的妇女在决定婴儿营养最佳选择时需要给予安慰和支持。

## 母乳供应不足

担心母乳供应不足的产妇的常见关切是婴儿经常哭泣和乳房不充盈。供给和需求是控制泌乳发生的最基本的原则:乳房排空得越充分,乳腺腺泡产生乳汁越快。排空最充分的乳房的泌乳速度大约是每侧乳房每小时 60g。当乳房完全充盈时,这个速度可下降到每侧乳房每小时 10g,平均泌乳速度为每侧乳房每小时 1 盎司[94]。母乳供应不足的常见原因是乳房排空的频率不够经常和新生儿对乳房的排空不够充分。

对母乳供应不足的评估包括询问哺乳时间间隔、每次喂奶持续时间以及有无使用可能降低泌乳量的用药史。应该对婴儿进行体检和称重。观察哺乳过程可以发现有无婴儿含接问题。如果婴儿喂养良好、体重增加,并且有正常的排泄模式,一般不太可能有母乳供应不足。在这种情况下,分享婴儿有正常生长发育检查结果的信息,以及 24 小时内婴儿预期的哭闹时间,可以帮助重新构建和讲述婴儿行为模式的状况。产妇还可以在哺乳前后称量婴儿的体重,来获取显示有效母乳传输的数据。如有需要,哺乳后可人工挤奶或使用吸奶器吸奶来提高泌乳量。

如果婴儿体重减轻或出现低钠血症症状,应请求哺乳咨询师和 / 或儿科医生会诊。

## 导管和乳腺囊肿

堵塞的导管通常是由于乳房某一部位的乳汁流动受到限制。鼓励母亲经常地给婴儿喂奶,最好先喂受影响一侧的乳房,以便更彻底地排空堵塞的地方。将婴儿的下巴朝向堵塞的区域可以改善引流。手工按摩将囊肿推向乳头方向可能可以打开堵塞的区域。乳头尖端的堵塞水疱(白色气泡样)如针刺样疼痛,通常与导管堵塞有关。轻柔的按摩和温水浸泡通常会解除堵塞。

乳腺囊肿是一种由于导管堵塞而形成的乳汁囊肿,通常是无压痛的肿块。在哺乳期间乳腺囊肿并不常见,最有可能在断奶的过程中发生。虽然这些囊肿是良性的,但鉴别诊断应包括:乳腺脓肿、脂肪瘤、纤维囊性变和乳腺恶性肿瘤等。可以通过超声

和 / 或针刺抽吸样本检查鉴别。虽然少见，但如果乳腺囊肿非常大或疼痛，建议反复针刺抽吸引流或切除。

### 影响乳头和乳晕的情况

婴儿开始母乳喂养的第一天乳头和乳晕可能出现疼痛和皮肤病灶，也可能出现在泌乳建立后的晚些时候。

### 母乳喂养开始时出现的情况：乳头创伤

在母乳喂养开始的前 3~4 天，乳头疼痛或不适在哺乳最初的 30~60 秒出现是正常情况，一旦婴儿有效含接住乳头并哺乳，这种最初的疼痛就会消失。哺乳期间的持续性疼痛或随时间而加重的疼痛需要做进一步的评估。

在这种情况下，应该检查乳头，以确定有无皲裂、损伤、水疱或感染迹象。下一步是确定病因。乳头疼痛最常见的原因是婴儿没有有效地含接乳头。如果婴儿含接部分太靠近乳头尖端，乳头就会被挤在婴儿的舌头和硬腭之间，造成压力，最终引起摩擦损伤。治疗方法是将乳头更深地含进婴儿的嘴里，这样在吸吮时乳头接触的就是软腭部位而不是硬腭。

如果没有如皲裂或水疱一类明显的乳头损伤，在重新摆放婴儿位置后仍不能缓解疼痛，下一个可能的原因则是吸吮功能未组织好或失调。哺乳咨询师或口腔运动专家可以对早产、口腔解剖结构和肌张力等因素作出评估。舌系带受限会抑制有效的乳汁摄入，同时损害产妇的乳头，尽管大多数舌系带受限的婴儿没有哺乳困难。哺乳咨询师和 / 或儿科医生可以评估婴儿舌系带状况，决定是否考虑舌系带切开术。

对于在母乳喂养的首日出现的乳头创伤，可采用几种治疗方法，包括：使用无水羊毛脂、乳头护罩和使用母乳本身涂抹。将母乳涂抹在伤口上然后使用乳头护罩来保护受伤区域，似乎比使用无水羊毛脂（哺乳前必须擦去）、乳头护罩或甘油凝胶敷料更加有效[95,96]。

### 母乳喂养建立后出现的情况

对于母乳喂养建立后的迟发性或新发性乳头痛的产妇，鉴别诊断的范围很广。潜在的原因包括：①感染——真菌、细菌、或少见的病毒（疱疹病毒）；②非感染性乳头创伤，包括湿疹、非特异性皮炎、牛皮癣、血管痉挛，以及极少发生的佩吉特病（Paget's disease）；③雷诺综合征。

### 乳头 / 乳晕非感染性情况

非传染性疾病，如皮炎（非特异性、接触性、或过敏性）或牛皮癣通常影响乳晕部位。急性皮疹可能产生水疱、硬结和糜烂，而慢性皮疹的特征是干燥、红斑和鳞屑。有湿疹病史的妇女可能会出现非特异性皮炎，从乳头开始，再从乳晕扩展到乳房。接触性皮炎是直接接触的结果，可能的刺激物包括肥皂、外用抗生素和新的未洗衣服。在这种情况下，受影响的区域仅限于乳房上与刺激物接触的部位。过敏性皮炎是对刺激物的过敏反应，可能的过敏刺激包括羊毛脂、茶包的丹宁酸、维生素 A 和 E、芦荟和香水。需要请求皮肤科医生会诊。

### 乳头 / 乳晕感染：细菌 VS 念珠菌

感染常常伴随皮肤损伤出现，它们也可能继发于细菌或真菌的定植。对念珠菌感染和细菌感染的诊断有一定困难，因为这两种类型的感染所表现的体征和症状相同。此外，由于母乳具有抗菌性，且含有能抑制念珠菌生长的乳铁蛋白，因此是否需要得到母乳病原体的培养结果存在争议。这个问题极大地阻碍了对致病微生物准确诊断[97]。

乳头 / 乳晕感染的诊断通常是根据病史和体检得出。念珠菌感染的母亲，其婴儿可能有鹅口疮或严重尿布疹病史，或婴儿现时就有鹅口疮存在。乳头和乳晕通常有发亮、发红，乳头周围的皮肤剥脱或乳晕皲裂。疼痛往往与体检的发现不成比例，通常会有烧灼感、瘙痒、刺痛、"玻璃片扎刺"的感受或者针刺样疼痛向后辐射到胸壁。针刺样疼痛被认为是继发于导管系统感染。存在多种症状对念珠菌感染的预测价值高于单一症状，见表 35-14[98,99]。

多数患有严重乳头 / 乳晕疼痛和 / 或针刺样乳房疼痛的母亲对抗生素或氟康唑（双氟康），或两者同时使用都有良好的治疗反应。如果怀疑是念珠菌感染，婴儿应同时接受外用抗真菌治疗[99,100]。乳头 / 乳晕感染常用的试验性治疗用药见表 35-15。

### 雷诺综合征

乳头血管痉挛可能是哺乳后或当乳头暴露在冷空气中出现疼痛的原因，如在：淋浴后、在寒冷的温度下或汽车空调冷气直吹时。乳头变成苍白或紫色伴随尖锐的烧灼痛。这可能与结缔组织病或雷诺综合征有关,应加以探查[101]。一些临床医生使用硝苯地平(一种受体阻滞剂)来治疗不能通过避免冷暴露或保暖来缓解的乳头痉挛[102]。

| 表 35-14 | 产后 2~9 周母乳喂养产妇乳房念珠菌感染症状及体征的阳性预测值 |
| --- | --- |
| **症状 / 体征** | **阳性预测值** |
| 酸痛 + 烧灼感 + 疼痛 + 针刺样痛 + 皮肤变化ᵃ | 100% |
| 烧灼感 + 疼痛 + 针刺样痛 + 皮肤变化 | 100% |
| 疼痛 + 针刺样痛 + 皮肤变化 | 100% |
| 酸痛 + 烧灼感 + 疼痛 + 皮肤变化 | 80%~91% |
| 烧灼感 + 疼痛 + 皮肤变化 | 80%~85% |
| 酸痛 + 烧灼感 + 疼痛 + 针刺样痛 | 74% |
| 烧灼感 + 疼痛 + 针刺样痛 | 63% |
| 疼痛 + 针刺样痛 | 57% |

注释:酸痛,酸痛但无乳头烧灼感;烧灼感,乳头乳晕的烧灼痛;疼痛,乳房疼痛但无针刺感;针刺样痛,乳房针刺样疼痛;皮肤变化,乳头 / 乳晕复合体皮肤光亮剥脱

ᵃ 皮肤变化还可分为乳头皮肤光亮或乳头 / 乳晕皮肤剥脱

## 乳腺炎

乳腺炎是指乳房的炎症,乳房的一个或多个部位出现发热、发红和发炎。感染性乳腺炎的危险因素包括:未处理的乳汁淤积、乳头损伤、和既往乳腺炎病史。乳腺炎很常见,每 5 名产妇中就有 1 名患乳腺炎。约有 11% 的没有得到治疗的乳腺炎患者会发展成乳房脓肿,大约 3% 的乳腺炎患者即使得到治疗也会发展成乳房脓肿[103]。对有乳腺炎症状妇女的评估应包括乳房检查以排除乳房脓肿。

临床上对乳腺炎的诊断主要根据有单侧乳房的局部皮肤发红,伴有发热(≥ 38.5℃)、周身不适、流感样症状和乏力。这类乳腺炎最常见的感染源包括金黄色葡萄球菌和凝血酶阴性葡萄球菌(CoNS),此外还有念珠菌、大肠杆菌、肠杆菌科和结核分枝杆菌从感染乳房样本中培养出来。双侧乳腺炎很少见,多数与链球菌感染有关,表现为经过充分治疗后依然有反复发作的乳腺炎。耐甲氧西林金黄色葡萄球菌(MRSA)感染的乳腺炎可见于该病原菌高发的社区[104]。多数乳腺炎在使用抗生素治疗后其症状可在 48 小时内缓解。

如果在使用抗生素 48 小时内症状没有缓解或症状加重,乳汁应该送细菌培养,并请求会诊来决定转

| 表 35-15 | 乳头和乳房感染的治疗选择 | |
| --- | --- | --- |
| **异常** | **治疗** | |
| 乳头 / 乳晕感染ᵃ | 如果怀疑有细菌感染:<br>2% 莫匹罗星油膏(不是霜膏)外涂。如果无效,考虑细菌培养检查,选择病原体敏感药物治疗、或念珠菌试验治疗、或考虑其他病因<br>多粘菌素 B 硫酸盐(杆菌肽):每次哺乳或吸奶后使用莫匹罗星或杆菌肽<br>如果怀疑有念珠菌感染ᵇ:<br>制霉菌素:<br>• 婴儿:100 000 单位 /ml。把 1ml 放在杯中,然后擦拭婴儿口腔,每日 4 次。较大的婴儿使用 2ml 每日 4 次,让婴儿把擦拭后剩下的药液喝掉<br>喂奶前,用 1% 的甲紫和 10% 的酒精混合,棉签涂于婴儿的嘴巴,这样在喂奶的时候母亲的乳头可以被其覆盖。应该每天用,坚持 4 天,如果有改善但没完全愈合可以延长至 7 天<br>• 母亲:外用制霉菌素悬滴液或者软膏。氟康唑或克霉唑乳膏更好,因为制霉菌素耐药菌在增加。每次喂奶后涂抹软膏或悬滴液。让悬滴液自然风干,如使用软膏,取少量揉擦<br>用 1% 的甲紫和 10% 的酒精混合涂于乳头。应该每天用,坚持 4 天,如果有改善但没完全愈合可以延长至 7 天<br>抗炎或抗生素药膏治疗继发的金黄色葡萄球菌感染。"纽曼医生药膏"(Dr.Newman's APNO)每次哺乳后外用涂抹,直至乳头处的酸痛解除。APNO 的有效成分为:2% 莫匹罗星油膏 15g;0.1% 倍他米松油膏 15g;2% 浓度的咪康唑药粉或 2% 浓度的克霉唑药粉 | |
| 导管感染(向深部扩展的疼痛、烧灼感) | 如外用药不能缓解母亲症状,应考虑系统用药。有些学者认为只有在乳汁培养或皮肤脱屑氢氧化钾检查证实有念珠菌感染时才使用氟康唑治疗<br>氟康唑(大扶康)400mg 首剂口服,之后每日 200mg,服用 14 天。该药对母乳喂养的婴儿安全 | |

续表

| 异常 | 治疗 |
|---|---|
| 感染性乳腺炎 | 一线选择：<br>双氯西林 500mg 每日 4 次使用 10~14 天；或者<br>头孢氨苄 500mg 每日 4 次使用 10~14 天；<br>如果对青霉素过敏，使用克林霉素 300mg 每日 4 次，或红霉素 250mg 或 500mg 每日 4 次，使用 10~14 天<br>母亲出现急重病情、治疗无效、高度怀疑 MRSA、双侧乳腺炎时考虑进行乳汁和乳头细菌培养。婴儿可能需要与母亲一起治疗，特别是在怀疑有 A 或 B 型链球菌感染时 |
| 复发性乳腺炎 | 细菌培养和敏感抗生素治疗 14~30 天<br>每日或每周使用低剂量红霉素或克林霉素。如果有金黄色葡萄球菌携带状况，考虑做培养和使用莫匹罗星鼻内喷药 |
| 导管感染 | 细菌培养和敏感抗生素治疗至少 14 天。治疗需谨慎，坚持直至症状缓解后至少 1 周。依照经验，可以用克林霉素 300mg 每日 4 次或者复方新诺明每日 2 次开始治疗<br>如果婴儿出现念珠菌感染的症状，则需要使用抗真菌剂治疗。一线：氟唑康（大扶康)200~400mg 即刻，之后 100~200mg/ 每日，坚持 2~3 周或者直到症状缓解达后的 1 周。也可使用酮康唑 |
| 乳房脓肿 | 门诊病人：<br>双氯西林 500mg 口服每日 4 次，10~14 天<br>头孢氨苄 500mg 每日 4 次使用 10~14 天<br>如果对青霉素过敏，使用克林霉素 300~400mg 每日 4 次，或红霉素 250mg 或 500mg 每日 4 次，使用 10~14 天<br>如果有 MRSA$^c$ 的风险或婴儿已经超过新生儿期，复方新诺明 1 片每日 2 次或者克林霉素 300mg 每日 3 次<br>住院病人：<br>萘夫西林或苯苯唑西林 2.0g 每 4 小时一次静脉滴注，或头孢唑啉 1.0g 每 6 小时一次静脉滴注，或万古霉素 1.0g 每 12 小时一次静脉滴注。<br>切开引流或使用超声波引导穿刺抽脓。抽出的脓液送培养。婴儿可以继续使用患侧乳房哺乳，除非切开的伤口在乳晕附近。如果母亲有金黄色葡萄球菌或链球菌感染时，婴儿可能需要与母亲一起治疗 |

APNO，广谱使用乳头油膏；MRSA，耐甲氧西林金黄色葡萄球菌

$^a$ 所有乳头 / 乳晕痛和 / 或导管感染的治疗均属试验性的。没有足够证据证明哪种疗法更好

$^b$ 如果怀疑或确诊有念珠菌，母亲和婴儿必须同时治疗，即便其中一人没有症状也应治疗

$^c$ MRSA 的危险因素包括近期住院、近期手术、血液透析、HIV 感染、使用注射性药物毒品、以前使用抗生素治疗失败、在军队服役、分用运动器械、混用针头或刮胡刀

换抗生素的最佳选择。在非常罕见的情况下，长时间不能治愈的乳腺炎可能是炎性癌症的早期表现。

## 乳房脓肿

脓肿是乳房内局部脓液的聚集，脓液由破碎的细胞构成，被炎症区域包围（图 35-4）。最常见的病原菌是金黄色葡萄球菌，然而 MRSA 在乳房脓肿病例中变得越来越多。鉴别诊断包括：乳腺炎（没有脓肿）和乳腺囊肿。诊断取决于临床体检和超声波确诊。

脓肿的治疗是手术切开引流或针刺将脓液抽吸出来。可能还需要抗生素治疗。乳房脓肿的妇女常需要转诊给医生管理，也可能会联合管理，由助产士协助进行中的母乳喂养支持。

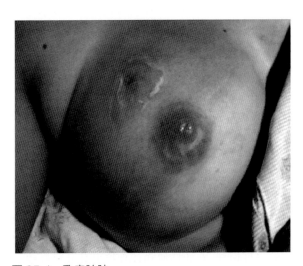

图 35-4　乳房脓肿

## 特殊人群

有许多情况下,进行母乳喂养变得具有挑战性。本节讲述了想要母乳喂养但可能需要特殊支持才能满足婴儿营养需求的母亲。

### 乳房缩小手术和隆胸

对于采用椎弓根技术进行乳房缩小手术的妇女,哺乳通常不会受到影响。相反,那些在乳房缩小手术时一并切除乳头的妇女,母乳喂养则不太可能[105]。虽然在隆胸的女性中泌乳不足比较常见,但结果还是不可预测。有些产妇能够毫无困难地进行完全母乳喂养[106]。所有接受过乳房手术的产妇都应监测是否存在泌乳不足,最好由在这方面有经验的哺乳咨询师提供支持。

### 继发于疾病的母婴分离

产后母亲与新生儿可能会因产妇或新生儿的健康问题而分离。早产儿可能有短的吮吸周期、虚弱或不协调的吸吮 - 吞咽 - 呼吸节奏、口腔过小和呼吸异常等问题阻碍母乳喂养。如果新生儿不能有效地进行母乳喂养,那么母亲的目标是将母乳按照与新生儿正常喂养大约相同的频率吸或挤出来。大多数新生儿在 24 小时内约喂养 8 次。乳汁可以通过手挤、手动吸奶器或电动吸奶器泵出[107]。一些医院有母乳库,捐献的母乳可以用来喂养新生儿。捐献者需要接受 HIV-1、HIV-2、人类 T 细胞白血病病毒1 和 2、乙肝、丙肝和梅毒的筛查。对捐赠牛奶的低温灭菌处理会降低乳汁内的细胞成分、生长因子和营养素;因此,母乳库内为早产儿捐献的母乳还需要添加一些必需的营养素。

许多不同的方法可以帮助不能母乳喂养的产妇[108]。在哺乳方面受过专门培训的助产士可以成为医疗团队的一员来帮助处于这种情况下的家庭。本章的结尾列出了一些可以帮助未受过专门培训的助产士在没有哺乳咨询师或儿科专家可及的情况下,提供特殊护理的有关信息资源。

### 挤出母乳后奶瓶喂养

在许多情况下产妇可能需要挤出母乳,再让她们的婴儿通过奶瓶进行母乳喂养。对于这种情况的一般指导包括:有效挤奶和处理挤出乳汁的知识与方法。挤出的母乳在 19℃~25℃ 的室温下能保证安全 4~6 小时[109]。在有冰或冰袋的温度低于 15℃ 的保温箱内母乳能够保证安全 24 小时。母乳也可以在 0~3℃ 的冰箱内保存 3~8 天,或者在 –15℃ 的冻箱内保存 3~4 个月[109]。母乳可以在冰箱里过夜来解冻,一旦解冻后就不能再重新冷冻[109]。

### 领养和重新哺乳

尽管有许多有关领养孩子后重新哺乳(停止后恢复哺乳)和诱导哺乳的个例报告发表,但这些技术的有效性和成功率并不确定。在这种情况下,建议由哺乳咨询师提供额外支持。

## 哺乳期产妇的营养

哺乳产妇每天比非孕妇女大约多消耗 500~700卡路里的热量,一旦泌乳建立,这些能量将用于每天产生大约 750~800ml 的母乳。"营养"一章列出了哺乳期产妇每日推荐的宏量营养素、微量营养素和维生素的参考摄入量。不建议所有产妇都常规添加营养补剂,因为哺乳期增加的特殊需求完全可以通过健康的饮食而轻松获得。然而素食或完全素食饮食的产妇、作过减肥胃减容手术的产妇,有吸收不良疾病的产妇可能需要特定微量营养素的补充。哺乳期特别需要的微量营养素是维生素 D、长链多不饱和脂肪酸和维生素 $B_{12}$。

所有产妇的母乳中维生素 D 含量都很低。因此母乳中维生素 D 水平低于纯母乳喂养婴儿的每日推荐摄入量。因此,建议所有母乳喂养的婴儿每天口服维生素 D 400IU。

二十二碳六烯酸(DHA)是一种长链多不饱和脂肪酸,在胎儿、新生儿和婴儿发育过程中的大脑内含量丰富。这些脂肪酸是"必需的",因为它们不能由身体合成,必须从母亲的饮食中获得。饮食中DHA 浓度较高的产妇,其母乳中 DHA 的浓度也较高。虽然一些研究发现,在母乳喂养期间补充 DHA可以改善婴儿的认知能力、视力和发育[110],但对这些研究的 Cochrane 荟萃分析并没有发现在哺乳期服用 DHA 补剂对产妇有任何显著的益处[111]。美国儿科学会建议饮食中缺乏 DHA 的哺乳期产妇应服用该种补剂[1]。每周吃两份鱼可以获得足够的DHA。因此,严格的完全素食母亲可能需要服用含有 DHA 的补剂。

维生素 $B_{12}$ 在 DNA 合成中起着重要作用,是通过食用肉类或奶制品来获得。婴儿维生素 $B_{12}$ 不足可能导致发育异常和贫血。接受过减肥胃减容手术的母亲、完全素食者或不食乳的素食者建议补充维生素 $B_{12}$，每天 2.8μg[112]。

有过敏和特异性湿疹高危的婴儿经过 4~6 个月纯母乳喂养，发生这些异常的几率会降低。没有证据证明母亲在怀孕期间不吃某些食物可以降低婴儿过敏的风险，但有证据表明高危母亲在哺乳期间避免摄入抗原食物可以减少特异反应性疾病[113]。

### 母乳喂养期间减重

产后体重复原对产妇来说是一个重要的健康问题。关于母乳喂养在产后体重减轻中的作用结论不一，这可能是因为研究中对哺乳频率和时间长度控制不佳所致。然而，也有高质量研究数据表明母乳喂养一年以上可以减轻 1kg 体重[114]。对发达国家母乳喂养妇女的总结回顾发现，纯母乳喂养的妇女恢复孕前体重的时间比非母乳喂养的妇女早大约 6 个月；停止母乳喂养后体重下降速度减慢[6]。

分娩后应该咨询讨论产妇产后减轻体重的做法。即使是母乳喂养的妇女也可以毫无问题地进行常规锻炼（每天 45 分钟，每周 4 天），每天减少 500 大卡（约 2 100kJ）热量摄入，既能达到每周 450g 的安全减肥效果，且不会对她们婴儿的健康造成不良影响[115]。

## 配方奶喂养

选择不给新生儿母乳喂养或无法进行母乳喂养的产妇，可以使用母乳替代品。通常建议用以牛奶为主的母乳替代品配方奶来喂养婴儿，那些对牛奶过敏的婴儿除外。这些替代产品的配方要么是粉末，与水混合后使用，要么是预先配制好的液体配方奶。配制不正确的配方奶可能会导致婴儿营养不良

或肠胃不适；因此，液体的即食配方奶对于一些家庭来说可能是最好的选择。以牛奶为主的配方奶被设计成近似母乳，有相似的乳清 / 酪蛋白比例。这些配方也与母乳的卡路里含量近似：30ml 含 19~20 大卡（约 80kJ）。健康足月新生儿的正常摄入量是每天 100~110 大卡 /kg（400~460kJ/kg）。在这些配方通常会添加：铁、维生素 D、叶黄素、DHA 和花生四烯酸（ARA）。

对于牛奶过敏的婴儿来说，牛奶水解物的配方奶是首选。水解提取物是在牛奶里加入酶后，通过加热酪蛋白和乳清让酶将蛋白质分解成肽链和游离氨基酸来生产的。新开发的大米水解物也有望成为对牛奶过敏婴儿的首选方法。大豆制成的配方奶是第二选择，因为 10%~15% 对牛奶过敏的婴儿也会对大豆制品过敏[116]。

应该按照婴儿的暗示信号哺喂，而不应该强制婴儿进食特定数量的配方奶。不应该用一个撑在物体上的奶瓶给孩子喂奶，或在婴儿床里给孩子奶瓶自己举着吃，因为这样做会增加噎呛和肺吸入的风险。

## 结论

现在美国大多数产妇开始母乳喂养，大约一半的产妇会坚持母乳喂养至少 6 个月。大多数与母乳喂养有关的问题都有相对容易的解决方法，且正是在助产实践范围内。如有需要，可转诊给母乳喂养咨询师，以保持母乳喂养关系的继续。对那些选择不进行母乳喂养的产妇或初级保健人员也应当给予支持而不加评判。让这些产妇和那些不能母乳喂养的产妇放心，她们的婴儿通过母乳替代品的配方奶也能获得基本的营养。

（刘军 译　段得琬 审）

### 信息资源

| Article | | |
|---|---|---|
| Turner-Maffei C. Lactation resources for clinicians. *J Midwifery Womens Health*. 2007;52:e57-e65. https://doi.org/10.1016/j.jmwh.2007.03.024. | | |
| **Organization** | **Description** | **Webpage** |
| Academy of Breastfeeding Medicine (ABM) | Protocols in English, Spanish, and other languages for management of many breastfeeding problems. | http://www.bfmed.org/Resources/Protocols.aspx |

| Organization | Description | Webpage |
|---|---|---|
| Baby-Friendly Hospital Initiative (BFHI) | Baby-Friendly USA is the accrediting body for the BFHI in the United States. | https://www.babyfriendlyusa.org |
| La Leche League International (LLLI) | Community-based support for women. | http://www.llli.org |
| World Alliance for Breastfeeding Action (WABA) | A worldwide coalition of organizations to improve breastfeeding protection and support. | http://waba.org.my |
| Centers for Disease Control and Prevention (CDC) | U.S. breastfeeding data, policies, and information for women and healthcare professionals. | https://www.cdc.gov/breastfeeding /resources/us-breastfeeding-rates.html |
| | *Strategies to Prevent Obesity and Other Chronic Diseases: The CDC Guide to Strategies to Support Breastfeeding Mothers and Infants.* Atlanta, GA: Department of Health and Human Services; 2013 | https://www.cdc.gov/obesity /downloads/fandv_2011_web _tag508.pdf |
| | This guide presents evidence-based maternity care practices, professional support, peer-support programs, and breastfeeding education programs. | |
| Human Milk Banking Association of North America (HMBANA) | Guidelines for establishing a milk bank and locations of milk banks in the United States and Canada | https://www.hmbana.org |
| International Lactation Consultant Association (ILCA) | Directory of lactation consultants (IBCLC). Continuing education in breastfeeding and lactation. | http://www.ilca.org/home |
| National Library of Medicine (NLM) | Drugs and Lactation Database: database for checking safety of medication use during breastfeeding. | https://toxnet.nlm.nih.gov/newtoxnet /lactmed.htm |
| Office on Women's Health (OWH) | Resource for breastfeeding women who are returning to work. | https://www.womenshealth.gov /breastfeeding |
| World Health Organization (WHO) and United Nations Children's Fund (UNICEF) | *Breastfeeding and Maternal Medication: Recommendations for Drugs in the Eleventh WHO Model List of Essential Drugs*: rates drugs on a 5-point scale that moves from compatible with breastfeeding, through compatible with side effects, to avoid. Extremely comprehensive and easy-to-use reference. | http://apps.who.int/iris/bitstream /10665/62435/1/55732.pdf |
| United States Breastfeeding Committee (USBC) | Coalition of professional, educational, and governmental organizations. Publishes core competencies on breastfeeding for healthcare professionals. These competencies are endorsed by the American College of Nurse-Midwives. | http://www.usbreastfeeding.org<br>http://www.usbreastfeeding.org/p/cm /ld/fid=170 |
| **Resources for Medication Use During Breastfeeding** | | |
| American Academy of Pediatrics (AAP) | The AAP Committee on Drugs publishes a list of drugs with rating for safety during breastfeeding. | http://www.aap.org/breastfeeding |
| LactMed from National Institutes of Health (NIH) | Database that summarizes information on drugs and other chemicals to which breastfeeding women can be exposed. Reviews studies of pharmacokinetics, and recommends alternatives where appropriate. Data are well referenced. App is available. | http://toxnet.nlm.nih.gov/newtoxnet /lactmed.htm |

续表

| Organization | Description | Webpage |
|---|---|---|
| Motherisk | Service of the Hospital for Sick Children in Toronto. This site has a wealth of reviews on current drug topics of interest for breastfeeding. Motherisk counselors are available for phone contact during the week at 1-877-439-2744. | http://www.motherisk.org/prof/breastfeeding.jsp |
| Organization of Teratology Information Specialists (OTIS) | MotherToBaby service of OTIS provides fact sheets and counseling about medications and other exposures. | https://mothertobaby.org/fact-sheets-parent/ |

## 参考文献

1. American Academy of Pediatrics. Breastfeeding and the use of human milk. *Pediatrics*. 2012;129(3):e827-e841.

2. World Health Organization. Global strategy for infant and young child feeding. 2003. Available at: http://www.who.int/maternal_child_adolescent/documents/9241562218/en/. Accessed August 30, 2017.

3. U.S. Department of Health and Human Services. *The Surgeon General's Call to Action to Support Breastfeeding*. Washington, DC: U.S. Department of Health and Human Services Office of the Surgeon General; 2011. Available at: https://www.surgeongeneral.gov/library/calls/breastfeeding/index.html. Accessed August 28, 2017.

4. American College of Nurse-Midwives. Position statement on breastfeeding. 2016. Available at: http://www.midwife.org/ACNM/files/ACNMLibraryData/UPLOADFILENAME/000000000248/Breastfeeding-statement-Feb-2016.pdf. Accessed August 29, 2017.

5. Chowdhury R, Sinha B, Sankar MJ, et al. Breastfeeding and maternal health outcomes: a systematic review and meta-analysis. *Acta Paediatr*. 2015;104:96-113.

6. Ip S, Chung M, Raman G, et al. Breastfeeding and maternal and infant health outcomes in developed countries. *Evid Rep Technol Assess*. 2007;153:1-186.

7. Victoria CG, Bahl R, Barros A, et al. Breastfeeding in the 21st century: epidemiology, mechanisms, and lifelong effect. *Lancet*. 2016;387:475-490.

8. World Health Organization. Indicators for assessing infant and young child feeding practices: Part 1 definitions. 2008. Available at: http://whqlibdoc.who.int/publications/2008/9789241596664_eng.pdf. Accessed August 31, 2017.

9. Centers for Disease Control and Prevention. Breastfeeding report card 2016. Available at: https://www.cdc.gov/breastfeeding/pdf/2016breastfeedingreportcard.pdf. Accessed August 28, 2017.

10. *Healthy People 2020 Breastfeeding Goals*. Washington, DC: U.S. Department of Health and Human Services, Office of Disease Prevention and Health Promotion. 2014. Available at: https://www.healthypeople.gov/2020/topics-objectives/topic/maternal-infant-and-child-health/objectives. Accessed August 29, 2017.

11. Anstey EH, Chen J, Elam-Evans LD, Perrine CG. Racial and geographic differences in breastfeeding—United States, 2011–2015. *MMWR*. 2017;66(27):723-727.

12. Kent JC. How breastfeeding works. *J Midwifery Womens Health*. 2007;52(6):564-570.

13. Ballard O, Morrow AL. Human milk composition: nutrients and bioactive factors. *Ped Clin North Am*. 2013;60(1):49-74.

14. Andreas NJ, Kampmann B, Le-Doare KM. Human breast milk; a review on its composition and bioactivity. *Early Hum Develop*. 2015;91:629-635.

15. Gomez-Gallego C, Garcia-Mantrana I, Salminen S, Collabo MC. The human milk microbiome and factors influencing its composition and activity. *Semin Fetal Matern Med*. 2016;21:400-405.

16. Allen-Blevins CR, Sela DA, Hinde K. Milk bioactives may manipulate microbes to mediate parent–offspring conflict. *Evol Med Public Health*. 2015(1):106-121.

17. Gomez-Gallego C, Garcia-Mantrana I, Salminen S, Collado MC. The human milk microbiome and factors influencing its composition and activity. *Semin Fetal Neonatal Med*. 2016;21(6):400-405.

18. Sankar MJ, Sinha B, Chowdhury R, et al. Optimal breastfeeding practices and infant and child mortality: a systematic review and meta-analysis. *Acta Paediatr*. 2015;104:3-13.

19. Lodge CJ, Tan DJ, Lau MXZ, et al. Breastfeeding and asthma and allergies: a systematic review and meta-analysis. *Acta Paediatr*. 2015;104:38-53.

20. Tham R, Bowatte G, Dharmage SC, et al. Breastfeeding and the risk of dental caries: a systematic review and meta-analysis. *Acta Paediatr*. 2015;104:62-84.

21. Peres KG, Cascaes AM, Nascimento GG, Victora CG. Effect of breastfeeding on malocclusions: a systematic review and meta-analysis. *Acta Paediatr*. 2015;104:54-61.

22. Owen CG, Martin RM, Whincup PH, Smith GD, Cook DG. Does breastfeeding influence risk of type 2 diabetes in later life? A quantitative analysis of published evidence. *Am J Clin Nutr*. 2006;84(5):1043.

23. Carlin RF, Moon RY. Risk factors, protective factors, and current recommendations to reduce sudden infant death syndrome: a review. *JAMA Pediatr*. 2017;171(2):175-180.

24. Moon RY. Task Force on Sudden Infant Death Syndrome. SIDS and other sleep-related infant deaths: evidence base for 2016 updated recommendations for a safe infant sleeping environment. *Pediatrics*. 2016:138(5). pii: e20162940.

25. Koh K. Maternal breastfeeding and children's cognitive development. *Soc Sci Med*. 2017;187:101-108.

26. Huang J, Peters KE, Vaughn MG, Witko C. Breastfeeding and trajectories of children's cognitive development. *Develop Sci*. 2014;17(3):452-461.

27. Der G, Batty GD, Deary IJ. Effect of breast feeding on intelligence in children: prospective study, sibling pairs analysis, and meta-analysis. *BMJ*. 2006;333(7575):945.

28. Kramer MS, Aboud F, Mironova E, et al.; Promotion of Breastfeeding Intervention Trial (PROBIT) Study Group. Breastfeeding and child cognitive development: new evidence from a large randomized trial. *Arch Gen Psychiatry*. 2008;65(5):578-584.

29. Perrine CG, Nelson JM, Corbelli J, Scanlon KS. Lactation and maternal cardio-metabolic health. *Annu Rev Nutri*. 2016;36:627-645.

30. Karlson EW, Mandl LA, Hankinson SE, Grodstein F. Do breast-feeding and other reproductive factors influence future risk of rheumatoid arthritis? Results from the Nurses' Health Study. *Arthritis Rheum*. 2004;50(11):3458-3467.

31. Schwarz EB, Brown JS, Creasman JM, et al. Lactation and maternal risk of type 2 diabetes: a population-based study. *Am J Med*. 2010;123(9):863.e1-863.e6.

32. Pope CJ, Mazmanian D. Breastfeeding and postpartum depression: an overview and methodological recommendations for future research. *Depression Res Treat*. 2016;2016:4765310.

33. Bell AF, Erickson EN, Carter CS. Beyond labor: the role of natural and synthetic oxytocin in the transition to motherhood. *J Midwifery Womens Health*. 2014;59:35-42.

34. Cox EQ, Stuebe A, Peirson B, Grewen K, Rubinow D, Meltzer-Brody S. Oxytocin and HPA stress axis reactivity in postpartum women. *Psychoneuroendocrinol*. 2015;55:164-172.

35. Strathearn L, Mamun AA, Najman JM, O'Callaghan MJ. Does breastfeeding protect against substantiated child abuse and neglect? A 15-year cohort study. *Pediatrics*. 2009;123(2):483-493.

36. Patnode CD, Henninger ML, Senger CA, Perdue LA, Whitlock EP. Primary care interventions to support breastfeeding updated evidence report and systematic review for the U.S. Preventive Services Task Force. *JAMA*. 2016;316(16):1694-1705.

37. Centers for Disease Control and Prevention. *Strategies to Prevent Obesity and Other Chronic Diseases: The CDC Guide to Strategies to Support Breastfeeding Mothers and Infants*. Atlanta, GA: Department of Health and Human Services; 2013. Available at: https://www.cdc.gov/obesity/downloads/fandv_2011_web_tag508.pdf. Accessed August 29, 2017.

38. World Health Organization, United Nations Childrens Fund. *National Implementation of the Baby-Friendly Hospital Initiative 2017*. Geneva, Switzerland: World Health Organization; 2017. Available at: http://apps.who.int/iris/bitstream/10665/255197/1/9789241512381-eng.pdf?ua=1. Accessed August 29, 2017.

39. Smith LJ. Impact of birthing practices on the breastfeeding dyad. *J Midwifery Womens Health*. 2007;52(6):621-630.

40. de Barros Duarte L, Dantas Móises EC, Cavalli RC, Lanchote VL, Duarte G, da Cunha SP. Distribution of bupivacaine enantiomers and lidocaine and its metabolite in the placental intervillous space and in the different maternal and fetal compartments in term pregnant women. *J Clin Pharmacol*. 2011;51(2):212-217.

41. de Barros Duarte L, Moisés EC, Carvalho Cavalli R, Lanchote VL, Duarte G, da Cunha SP. Distribution of fentanyl in the placental intervillous space and in the different maternal and fetal compartments in term pregnant women. *Eur J Clin Pharmacol*. 2009;65(8):803-808.

42. Wang K, Cao L, Deng Q, et al. The effects of epidural/spinal opioids in labour analgesia on neonatal outcomes: a meta-analysis of randomized controlled trials. *Can J Anaesth* 2014; 61:695.

43. Beilin Y, Bodian CA, Weiser J, et al. Effect of labor epidural analgesia with and without fentanyl on infant breast-feeding: a prospective, randomized, double-blind study. *Anesthesiology*. 2005;103(6):1211-1217.

44. Moore ER, Bergman N, Anderson GC, Medley N. Early skin-to-skin contact for mothers and their healthy newborn infants. *Cochrane Database Syst Rev*. 2016;11:CD003519. doi:10.1002/14651858.CD003519.pub4.

45. Hung KJ, Berg O. Early skin-to-skin after cesarean to improve breastfeeding. *Matern Child Nurs*. 2011;36(5):318-324.

46. Schafer R, Watson Genna C. Physiologic breastfeeding: a contemporary approach to breastfeeding initiation. *J Midwifery Womens Health*. 2015;60:546-553.

47. American College of Obstetricians and Gynecologists' Committee on Obstetric Practice; Breastfeeding Expert Work Group. Committee Opinion No. 658: optimizing support for breastfeeding as part of obstetric practice. *Obstet Gynecol*. 2016;127(2):e86-e92.

48. Uscher-Pines L, Mehrotra A, Bogen DL. The emergence and promise of telelactation. *Am J Obstet Gynecol*. 2017;217(2):176-178.

49. Howe-Heyman A, Lutenbacher M. The Baby-Friendly Hospital Initiative as an intervention to improve breastfeeding rates: A review of the literature. *J Midwifery Womens Health*. 2016;61:77-102.

50. Centers for Disease Control and Prevention. When should a mother avoid breastfeeding? Available at: https://www.cdc.gov/breastfeeding/disease/index.htm. Accessed March 14, 2017.

51. U.S. Food and Drug Administration. FDA Drug Safety Communication: FDA restricts use of prescription codeine pain and cough medicines and tramadol pain medicines in children; recommends against use in breastfeeding women. Silver Spring (MD): FDA; 2017. Available at: https://www.fda.gov/Drugs/DrugSafety/ucm549679.htm. Retrieved April 24, 2017

52. American College of Obstetricians and Gynecologists. Practice advisory on codeine and tramadol in breast-

feeding women. April 27, 2017. Available at: https://www.acog.org/Clinical-Guidance-and-Publications/Practice-Advisories/Practice-Advisory-on-Codeine-and-Tramadol-for-Breastfeeding-Women. Accessed December 28, 2017.

53. American Academy of Pediatrics, Committee on Drugs. Transfer of drugs and other chemicals into human milk. *Pediatrics*. 2001;108(3):776-789.

54. Haastrup MB, Pottegard A, Damkier P. Alcohol and breastfeeding. *Basic Clin Pharmacol Toxicol*. 2014;114(2):168-173.

55. Foeller ME, Lyell DJ. Marijuana use in pregnancy: concerns in an evolving era. *J Midwifery Womens Health*. 2017;62(3):363-367.

56. Newton ER, Hale TW. Drugs in breast milk. *Clin Obstet Gynecol*. 2015;58(4):868-884.

57. Sachs HC; Committee on Drugs. The transfer of drugs and therapeutics into human breast milk: an update on selected topics. *Pediatrics*. 2013;132(3):e796-e809.

58. Moretti ME, Lee A, Ito S. Which drugs are contra-indicated during breastfeeding: Mortherisk Update. *Can Fam Physician*. 2000;46:1753-1757. Available at: https://www.ncbi.nlm.nih.gov/pmc/articles/PMC2145042/pdf/canfamphys00031-0055.pdf. Accessed September 2, 2017.

59. Buschimi CS, Weiner CP. Medications in pregnancy and lactation. *Obstet Gynecol*. 2009;113:166-188.

60. Curtis KM, Tepper NK, Jatlaoui TC, et al. U.S. medical eligibility criteria for contraceptive use, 2016. *MMWR Recomm Rep*. 2016;65(RR-3):1-104.

61. Oladapo O, Fawole B. Treatments for suppression of lactation. *Cochrane Database Syst Rev*. 2012 (9):CD005937. doi:10.1002/14651858.CD005937.pub3.

62. The Academy of Breastfeeding Medicine Protocol C. ABM Clinical Protocol #9: use of galactogogues in initiating or augmenting the rate of maternal milk secretion (first revision January 2011). *Breastfeeding Med*. 2011;6(1):41-49.

63. Osadchy A, Moretti ME, Koren G. Effect of domperidone on insufficient lactation in puerperal women: a systematic review and meta-analysis of randomized controlled trials. *Obstet Gynecol Int*. 2012;2012:642893.

64. Bazzano AN, Hofer R, Thibeau S, Gillispie V, Jacobs M, Theall KP. A review of herbal and pharmaceutical galactagogues for breast-feeding. *Ochsner J*. 2016;16(4):511-524.

65. Mortel M, Mehta SD. Systematic review of the efficacy of herbal galactogogues. *J Hum Lact*. 2013;29(2):154-162.

66. Kelly LE, Chaudhry SA, Rieder MJ, et al. A clinical tool for reducing central nervous system depression among neonates exposed to codeine through breast milk. *PLoS One*. 2013;8(7):e70073. doi:10.1371/journal.pone.0070073.

67. Payne JL. Psychopharmacology in pregnancy and breast-feeding. *Psychiatr Clin North Am*. 2017;40(2):217-238.

68. International Lactation Consultant Association; Mannel R, Martens PJ, Walker M, eds. *Core Curriculum for Lactation Consultant Practice*. 3rd ed. Burlington, MA: Jones & Bartlett; 2013.

69. Hill PD, Johnson TS. Assessment of breastfeeding and infant growth. *J Midwifery Womens Health*. 2007;52(6):571-578.

70. Cadwell K. Latching-on and suckling of the healthy term neonate: breastfeeding assessment. *J Midwifery Womens Health*. 2007;52(6):638-642.

71. Hetherington MM. Understanding infant eating behaviour: lessons learned from observation. *Physiol Behav*. 2017;176:117-124.

72. Colson SD, Meek JH, Hawdon JM. Optimal positions for the release of primitive neonatal reflexes stimulating breastfeeding. *Early Hum Develop*. 2008;84(7):441-449.

73. Wambach KA, Riordan J. *Breastfeeding and Human Lactation*. 5th ed. Burlington, MA: Jones & Bartlett Learning; 2016.

74. Jacobs LA, Dickinson JE, Hart PD, Doherty DA, Faulkner SJ. Normal nipple position in term infants measured on breastfeeding ultrasound. *J Hum Lact*. 2007;23(1):52-59.

75. Sakalidis VS, Geddes DT. Suck–swallow–breathe dynamics in breastfed infants. *J Hum Lact*. 2016;32(2):201-211.

76. Bergman NJ. Neonatal stomach volume and physiology suggest feeding at 1-h intervals. *Acta Paediatr*. 2013;102(8):773-777.

77. Kent JC, Mitoulas LR, Cregan MD, Ramsay DT, Doherty DA, Hartmann PE. Volume and frequency of breastfeedings and fat content of breast milk throughout the day. *Pediatrics*. 2006;117(3):e387-e395.

78. Nommsen-Rivers LA, Heinig MJ, Cohen RJ, Dewey KG. Newborn wet and soiled diaper counts and timing of onset of lactation as indicators of breastfeeding inadequacy. *J Hum Lact*. 2008;24(1):27-33.

79. Wagner EA, Chantry CJ, Dewey KG, Nommsen-Rivers LA. Breastfeeding concerns at 3 and 7 days postpartum and feeding status at 2 months. *Pediatrics*. 2013. 132(4):e865-e875.

80. Ahluwalia IB, Morrow B, Hsia J. Why do women stop breastfeeding: findings from the pregnancy risk assessment monitoring system. *Pediatrics*. 2005;116(6):1408-1412.

81. Bunik M. The pediatrician's role in encouraging exclusive breastfeeding. *Pediatr Rev*. 2017;38(8):353-368.

82. Betzold CM. An update on the recognition and management of lactational breast inflammation. *J Midwifery Womens Health*. 2007;52:595-605.

83. Mangesi L, Zakarija-Grkovic I. Treatments for breast engorgement during lactation. *Cochrane Database Syst Rev*. 2016;28(6):CD006946. doi:10.1002/14651858.CD006946.pub3.

84. Roberts KL. A comparison of chilled cabbage leaves and chilled gelpaks in reducing breast engorgement. *J Hum Lact*. 1995;11(1):17-20.

85. Brownell E, Howard CR, Lawrence RA, Dozier AM.

Does delayed onset lactogenesis II predict the cessation of any or exclusive breastfeeding? *J Pediatr.* 2012;161(4):608-614.

86. Neville MC, Allen JC, Archer PC, et al. Studies in human lactation: milk volume and nutrient composition during weaning and lactogenesis. *Am J Clin Nutr.* 1991;54(1):81-92.

87. Arthur PG, Smith M, Hartmann PE. Milk lactose, citrate, and glucose as markers of lactogenesis in normal and diabetic women. *J Pediatr Gastroenterol Nutr.* 1989;9(4):488-496.

88. Scott JA, Binns CW, Oddy WH. Predictors of delayed onset of lactation. *Matern Child Nutr.* 2007;3(3):186-193.

89. Vestermark V, Hogdall CK, Birch M, Plenov G, Toftager-Larsen K. Influence of the mode of delivery on initiation of breast-feeding. *Eur J Obstet Gynecol Reprod Biol.* 1991;38:33-38.

90. Hurst NM. Recognizing and treating delayed or failed lactogenesis II. *J Midwifery Womens Health.* 2007;52(6):588-594.

91. Joseph R, Giovinazzo M, Brown M. A literature review on the practice of placentophagia. *Nurs Womens Health.* 2016;20(5):476-483.

92. Bever Babendure J, Reifsnider E, Mendias E, Moramarco M, Davila Y. Reduced breastfeeding rates among obese mothers: a review of contributing factors, clinical considerations and future directions. *Int Breastfeed.* 2015;10:21. doi:10.1186/s13006-015-0046-5.

93. Arbour MW, Kessler JL. Mammary hypoplasia: not every breast can produce sufficient milk. *J Midwifery Womens Health.* 2013;58(4):457-461.

94. Kent JC, Prime DK, Garbin CP. Principles for maintaining or increasing breast milk production. *J Obstet Gynecol Neonatal Nurs.* 2012;41(1):114-121.

95. Vieira F, Mota DD, Castral TC, Guimarães JV, Salge AKM, Bachion MM. Effects of anhydrous lanolin versus breast milk combined with a breast shell for the treatment of nipple trauma and pain during breastfeeding: a randomized clinical trial. *J Midwifery Womens Health.* 2017;62(5):572-579.

96. Dennis CL, Jackson K, Watson J. Interventions for treating painful nipples among breastfeeding women. *Cochrane Database Syst Rev.* 2014;12:CD007366. doi:10.1002/14651858.CD007366.pub2.

97. Betzold CM. Results of microbial testing exploring the etiology of deep breast pain during lactation: a systematic review and meta-analysis of nonrandomized trials. *J Midwifery Womens Health.* 2012;57(4):353-364.

98. Francis-Morrill J, Heinig MJ, Pappagianis D, Dewey KG. Diagnostic value of signs and symptoms of mammary candidosis among lactating women. *J Hum Lact.* 2004;20(3):288-295; quiz 296-289.

99. Wiener S. Diagnosis and management of *Candida* of the nipple and breast. *J Midwifery Womens Health.* 2006;51(2):125-128.

100. Amir LH, Donath SM, Garland SM, et al. Does *Candida* and/or *Staphylococcus* play a role in nipple and breast pain in lactation? A cohort study in Melbourne, Australia. *BMJ Open.* 2013;3(3). pii: e002351. doi: 10.1136/bmjopen-2012-002351.

101. Barrett ME, Heller MM, Stone HF, Murase JE. Raynaud phenomenon of the nipple in breastfeeding mothers: an underdiagnosed cause of nipple pain. *JAMA Dermatol.* 2013;149(3):300-306.

102. Garrison CP. Nipple vasospasms, raynaud's syndrome, and nifedipine. *J Hum Lact.* 2002;18(4):382-385.

103. Amir LH, Forstere D, McLachlan H, Lumley J. Incidence of breast abscess in lactating women: a report from an Australian cohort. *BJOG.* 2004;111(12):1378-1381.

104. Berens P, Swaim L, Peterson B. Incidence of methicillin-resistant *Staphylococcus aureus* in postpartum breast abscesses. *Breastfeed Med.* 2010;5(3):113-115.

105. Thibaudeau S, Sinno H, Williams B. The effects of breast reduction on successful breastfeeding: a systematic review. *J Plast Reconstr Aesthet Surg.* 2010;63:1688.

106. Michalopoulos K. The effects of breast augmentation surgery on future ability to lactate. *Breast J.* 2007;13:1:62-74.

107. Becker GE, Smith HA, Cooney F. Methods of milk expression for lactating women. *Cochrane Database Syst Rev.* 2016;9:CD006170. doi:10.1002/14651858.CD006170.pub5.

108. Flasherman VJ, Lee HC. "Breastfeeding" by feeding expressed mother's milk. *Pediatr Clin North Am.* 2013;60:227-246.

109. La Leche League International. What are the LLLI guidelines for storing my pumped milk? Available at: http://www.llli.org/faq/milkstorage.html. Accessed August 27, 2017.

110. Carlson SE. Docosahexaenoic acid supplementation in pregnancy and lactation. *Am J Clin Nutr.* 2009;89(2):678S-684S.

111. Delgado-Noguera MF, Calvache JA, Bonfill Cosp X, Kotanidou EP, Galli-Tsinopoulou A. Supplementation with long chain polyunsaturated fatty acids (LCPUFA) to breastfeeding mothers for improving child growth and development. *Cochrane Database Syst Rev.* 2015;7:CD007901. doi:10.1002/14651858.CD007901.pub3.

112. Penney DS, Miller KG. Nutritional counseling for vegetarians during pregnancy and lactation. *J Midwifery Womens Health.* 2008;53(1):37-44.

113. Kramer MS, Kakuma R. Maternal dietary antigen avoidance during pregnancy or lactation, or both, for preventing or treating atopic disease in the child. *Cochrane Database Syst Rev.* 2012;9:CD000133.

114. Neville CE, McKinley MC, Holmes VA, Spence D, Woodside JV. The relationship between breastfeeding and postpartum weight change: a systematic review and critical evaluation. *Int J Obesity.* 2014;38(4):577-590.

115. Lovelady CA, Garner KE, Moreno KL, Williams JP. The effect of weight loss in overweight, lactating women on the growth of their infants. *New Eng J Med.* 2000;342(7):449-453.

116. Vandenplas Y. Prevention and management of cow's milk allergy in non-exclusively breastfed infants. *Nutrients.* 2017;9(7):731.

# 新生儿

LILY HSIA

新生儿来到这个世界的那一刻,响亮的啼哭声立刻给家庭带来无比的快乐和幸福。最初的和自发的哭声向新生儿的母亲、父亲和助产士以及其他人宣告,新生命已经踏上了人生神秘的征程,虽有巨大的不确定性,但有更大的希望。出生后仅几秒钟或几分钟,父母亲就已经对宝宝充满了期望。随着周围的声声祝贺,在场的所有人现在都可以深呼一口气并感到安心了。

出生时,婴儿的身体功能和结构的适应性有限。生后第一个小时通常被称为"生命的黄金时刻",这是因为新生儿从宫内至宫外的转换既天翻地覆又至关重要。助产士需要提供一个安全的环境,以协助新生儿顺利进行过渡。完成呼吸系统和循环系统的功能及生理变化,立即建立体温调节和葡萄糖代谢系统,这样婴儿才能迅速地完成生理的独立(详见"**新生儿解剖与生理**"章节)。

由于出生后新生儿立即与母亲紧密地联接在一起,助产士的重要职能之一就是在这个家庭面前对新生儿进行初步的从头到脚的全身检查。助产士需要熟悉母亲的产前、产程和分娩史,并注意任何可能对新生儿健康产生不利影响的问题,如宫内胎儿发育、围产期、遗传、家庭、社会和环境的因素。助产士对新生儿进行的这项即时系统评估旨在确定婴儿的外观和行为是否在正常范围内,如果发现与正常情况有偏差,是否需要寻求新生儿和/或儿科的咨询和进一步观察和再评估(详见"**新生儿检查**"和"**新生儿照护**"章节)。

为出生到生后28天的产妇和新生儿提供服务的助产士必须掌握最新的对新生儿进行系统评估和管理的基本知识,具备扎实的有关新生儿从宫内到宫外环境变化的生理学基础,必要时提供快速和支持性照护。本书所提供的评估和管理标准均是现行经过循证的和可靠的标准。

助产士有幸在妇女和他们的家庭最脆弱的时期为之提供有力、富有同情心和受尊重的服务。为此,助产士通过向他们提供宣传、信息、知识和资源、信任和理解,来提升家庭的应对能力,帮助他们做出明智的选择,使之能够在怀孕和分娩期间获得满意的经历。受益于助产士在教育和情感方面的承诺与支持,孕产妇的家庭也能够在自身的适应过程中自主而健康地成长。

(庞汝彦 译)

# 36

# 新生儿解剖与生理

CECILIA M.JEVITT

感谢前版作者 Mary Kathleen Mchugh 和 Tekoa L.King 的贡献

子宫外的新生命在刚出生的那刻以及随后的数小时是其整个生命中最有活力的时刻。出生时,新生儿从完全依赖母亲变为生理上的独立。有些器官例如肺脏,会在出生后数日内快速完成转变。其他器官系统,例如肝脏系统,会需要长一点的时间才能转换至子宫外的功能。总之,完成子宫外生活的转变是一系列持续不断的过程:从怀孕开始并一直延伸贯穿至整个婴儿期。

胎儿出生后的过渡期可能受一些孕期因素以及分娩期事件的影响。每个孩子出生时,助产士会考虑孕期或者分娩期的一些因素可能导致在出生后最初几个小时对新生儿生命的影响。在受孕及孕期的一些问题可能对其造成一些危害,包括胎儿生长受限、先天畸形、遗传性疾病、宫内感染(特别是病毒感染)、慢性营养不良、早产儿或者过期儿,母亲的慢性疾病(心脏的、肾脏的、肝脏的疾病,以及糖尿病),其他有居住环境或工作地方的致畸剂的影响和母亲毒品的滥用。分娩过程和出生的时刻也会影响胎儿从宫内到宫外的转化,包括产程延长、母亲发烧、宫内缺氧、产伤、感染、胎便排出、胎儿失血、分娩期药物的使用、难产和手术产或任何原因导致的失血等。精确的风险预测是为孕妇选择合适的分娩地点和助产人员的基础。

新生儿最急剧而快速地从宫内到宫外过渡表现在四个方面:呼吸系统,循环系统,自我体温调节能力,保持血糖稳定的能力。在这四个方面的转化都必须成功且平稳的进行,他们之间互相影响——不管新生儿在哪个方面遇到问题都会影响其他方面。无论何时新生儿在过渡的过程中,有一个方面出现问题都需要及时的支持,以避免一系列其他问题的

出现;并且对新生儿的转化来说,这些转化必须是成功的和平稳进行。

## 呼吸系统的改变

出生之前,胎儿从母亲经胎盘和脐静脉的血循环中获取氧气。在不同的孕期,肺脏都在不断地发育[1]。最初,气道发展出分支,肺毛细血管也发展出分支,两个系统被间质分开。在妊娠 16~24 周,为第二细支气管期,其末端终末肺泡囊出现。在妊娠约 28~36 周的第三阶段,即终末囊泡期,肺毛细血管和肺泡之间的空间减小,使得毛细血管与肺泡基底膜直接接触。原始肺泡形成并产生了两种肺泡细胞。气体交换发生在非常薄的 I 型上皮肺泡细胞。散在的立方体形状的 II 型上皮肺泡细胞产生和储存表面活性物质。表面活性剂是复合磷脂,它围绕于肺泡,通过表面活性作用,在呼气时使肺泡保持部分开放。肺泡期始于 36 周,并贯穿儿童期。在此阶段,更多的肺泡形式,创造更大的表面积以用于气体交换。人体 3 亿个肺泡,三分之一在出生时是成熟的,其余的在出生后逐渐成熟。

出生后肺脏发生的最主要的事件是:①肺泡液的清除,②肺扩张,以及③增加肺灌注的循环系统的变化。分娩前,肺部充满了液体,这是 II 型肺泡细胞分泌氯离子的副作用,液体进入了肺泡间隙。足月胎儿在分娩前数日,肺部液体已经开始减少,这就减少了新生儿首次呼吸时需要清除的液体。上皮细胞钠通道(ENaC)的增多及其活性有利于肺泡液的清除,当 ENaC 活跃时,钠离子($Na^+$)从胎儿肺液进入细胞,通过主动转运从细胞进入细胞间隙。这个

过程产生了电化学梯度,使肺液和氯离子(Cl⁻)也发生变化,从而减少肺泡中的液体(图 36-1)[2-5]。在分娩过程中,胎儿血浆中儿茶酚胺和皮质醇水平升高,这些激素在分娩过程中通过上调产生 ENaC 的基因,进一步刺激肺液的重吸收[3,6]。上述所有的过程均使肺脏从活跃的液体分泌状态变为活跃的液体吸收状态[7]。ENaC 的活性与孕周有关,与足月新生儿相比,早产儿及近足月儿出生后 ENaC 的活性较弱,肺部液体更多,增加了发生呼吸窘迫的几率[2,3]。

在第二产程的最后几分钟,胎儿在产道里对胸廓的挤压有利于挤出上呼吸道中的液体,尽管这个作用并不大[6,7]。经历剖宫产的新生儿,尤其是未发动分娩就剖宫产的新生儿,没有经历所有有助于减少肺部液体的过程,发生新生儿湿肺(TTN)或呼吸窘迫综合征(RDS)的风险增加。

尽管已研究数十年,刺激新生儿开始第一次呼吸的现象仅被认识一部分。许多生物化学与机械的变化都涉及这个过程。例如:新生儿在产程末期的相对缺氧状态和遭受的一些物理刺激如冷、重力、疼痛、光照和噪音都能引起呼吸中枢兴奋。出生后胸部压力的减少及胸廓的扩张也可能帮助刺激呼吸。伴随着新生儿儿第一次呼吸,嘴里和气管里的液体能部分地被排出来,气体开始充满气道。第一次自主呼吸启动一个系列连续活动:①协助从胎儿的循环系统转换为成人的循环系统,②排空肺内的液体,③建立新生儿肺容量和新生儿特有的肺功能,以及④减少肺动脉压力。

当新生儿头娩出后,黏液从鼻孔和口腔流出。许多新生儿在这一刻喘气甚至哭泣。随着最初的几次呼吸,空气开始填满新生儿的气管和细支气管。残留于肺泡内的肺液被推向肺外并吸收。最初几秒的呼吸需要正压,室内空气进入充满液体的肺部[8]。

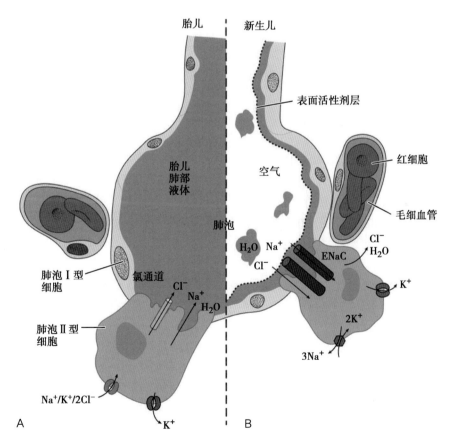

图 36-1 A. 胎儿肺泡:氯离子由 Ⅱ 型肺泡细胞分泌并主动排出,钠离子和水因此被动地跟随,从而将液体分泌到肺泡空间。B. 新生儿肺泡:上皮细胞钠通道在肺泡细胞的顶端进行上调。钠离子通过 ENaC 进入细胞。细胞内增加的钠离子刺激细胞膜基底外侧的 $Na^+$-$K^+$-ATP 酶活性,从而排出 3 个钠离子,交换 2 个钾离子。当净离子从顶面移动到层间时,就会产生渗透梯度,从而将水通过水通道蛋白或被动扩散导向同一方向。这个过程将肺泡液排空到间质空间和肺循环中。Cl⁻:氯离子;ENaC:上皮细胞钠通道;$H_2O$:水;K⁺:钾离子;$Na^+$:钠离子

如果新生儿在分娩过程中造成衰弱和伤害,可能需要帮助清除上呼吸道的液体或黏液。使用吸引设备,如吸引器球或者墙壁的负压吸引装置,使用这些应该是有条件的,只有在新生儿的呼吸能力不足的时候[9]。

渐渐的所有肺泡内充满了气体。当有充足的肺泡表面活性剂,以及通过肺微循环获得了足够的血流,肺泡才能发挥其最大功能。在孕 34 周以后,足够数量的肺表面活性剂帮助稳固肺泡壁以至于在呼气末不会导致肺泡塌陷。这样减少了随后的呼吸中需要扩张肺泡的压力,因此,也减少下次呼吸的工作负荷。足够的氧是维持气体交换的关键因素。在缺氧的情况下,肺血管收缩,肺泡内的氧不能输送到血管内为身体的其他器官供氧。

如果第一口呼吸有足够的容量和压力,它们会建立起新生儿的功能残气量(functional residual capacity,FRC),即每次呼吸末留在肺内的气体。FRC 的维持是生存的关键。啼哭被证实是有一定功能性的作用[10]。当新生儿哭泣时,呼气被狭窄的声门减慢,有助于维持肺中的呼气末压力。横膈的肌肉也能减慢肺萎缩的速率。控制呼气确保肺缓慢放气,能够使肺泡塌陷和 FRC 丢失的几率最小化[11]。

随后的呼吸继发于中枢脑干活动和颈动脉窦的特殊细胞。对于足月新生儿,颈动脉窦的化学感受器可增加通气功能来应对酸中毒和高碳酸血症,减少通气功能以应对低碳酸血症。呼吸存在波动,在新生儿肺扩张期不是稳定和有规律的。在此转换期间,新生儿的呼吸声可能听起来有些嘈杂、湿啰音。另外,对于足月儿,可能会有短暂的呼吸暂停和叹气样呼吸[12]。缺乏稳定的节律和偶尔周期性的呼吸(伴有呼吸暂停的不规律节奏)在近足月的早产儿很常见。

然而,要观察新生儿某些异常的现象。在生命最初的 2 个小时内如果呼吸频率持续高于 60 次 /min,不管是否伴有鼻翼煽动、呻吟样呼吸或者胸骨凹陷,都明显是异常的。鼻翼煽动和胸骨凹陷是呼吸窘迫的典型表现,需要儿科保健服务提供者迅速评估。周期性呼吸的发作提示在发生呼吸暂停前需要进行医疗干预。其他正常或者异常的反应见表格 36-1。

当一个新生儿的确需要复苏和呼吸支持时,首先使用空气而不是 100% 氧气[13]。只有在空气不足以支持呼吸和复苏时才转换为 100% 氧气。尽管以前 100% 氧气被用于呼吸复苏,但目前认为,100% 氧气能够产生氧自由基,加重再灌注损伤并减少脑灌注。因此,目前优选空气。

| 表 36-1 | 新生儿正常和异常的呼吸特点 | |
| --- | --- | --- |
| **特征** | **正常** | **异常** |
| 呼吸频率 | 40~60 次 /min | <30 次 /min 或 >60 次 /min |
| 隔膜 | 膈肌和腹式呼吸 | 呻吟 |
| 鼻 | 通过鼻呼吸 | 鼻翼煽动 |
| 胸廓 | 无凹陷 | 呼吸时可见胸骨下或肋骨下凹陷 |

## 循环系统的变化

源于胎盘的血流随着脐带的夹闭而停止,这个动作中断了母体对氧气的供应,引起随后一系列的反应,这些是对肺部的第一口呼吸的反应。

胎儿循环的特点是三个分流:卵圆孔、动脉导管和静脉导管(图 36-2)。因为肺是一个封闭的充满液体的器官,它需要很小的血流,因此,肺循环的血管阻力高。含氧的血液绕过肺通过左右心房之间的卵圆孔进入降主动脉。第二种分流,右心室的血液不流进高压的肺血管,而是通过动脉导管进入降主动脉。胎盘前列腺素、前列环素和较低的氧分压保持动脉导管开放[14]。第三种分流,静脉导管连接脐静脉至下腔静脉,从而使一部分胎儿血液通过肝脏绕过循环。

胎儿在出生时,氧分压上升,胎盘前列腺素和前列环素不再通过脐静脉进入循环系统。这使得动脉导管收缩,这样,右心室的血液就能进入肺循环,而且氧化血通过动脉导管时也促进其收缩。在 48 小时内,动脉导管功能性关闭[15]。

夹紧脐带切断胎儿 - 胎盘单位特征性的低压系统,使新生儿的循环系统成为一个独立的、封闭的系统。夹闭脐带的直接影响是使外周血管阻力(systemic vascular resistance,SVR)升高。最重要的是,与此同时,新生儿开始了第一次呼吸,呼吸中的氧气使肺血管放松和开放。肺血管阻力(pulmonary vasculature resistance,PVR)降低,正如 SVR 的增加,而且这种压力的转变,伴随着动脉导管的闭合,促进了血液进入肺循环系统。在这个过渡时期内,扭结的肺血管得以伸直,血流阻力降低。随着时间的推

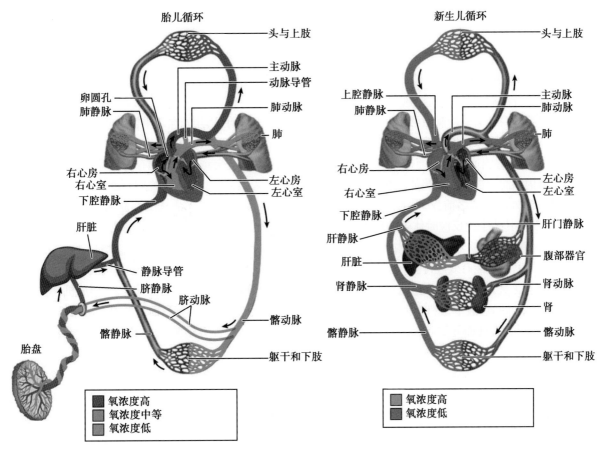

图 36-2  胎儿与新生儿循环

移,细胞壁延长、变薄也增加了血管弹性。

SVR 的增加与 PVR 的降低也同时改变了心脏内的血流压力。随着心脏左侧血流量的增加,卵圆孔关闭。SVR 和 PVR 的变化以及胎儿三种分流的关闭,完成了心脏解剖和生理的根本性改变,缺氧血进入新生儿心脏,在肺中完成氧化,并被输送至其他所有的身体组织。

循环系统发生巨大变化的临床表现就是越来越红润的肤色、正常的心率和有力的脉搏。虽然这些变化需要数周才能从解剖学上完成,但卵圆孔和动脉导管的功能性关闭在出生后不久即可完成。从胎儿到新生儿循环的转变与完好的呼吸功能及氧合密切相关。受缺氧、低血糖、寒冷或感染影响的足月新生儿可能不会顺利完成此项转变,而且可发展为持续性肺高压[6]。

## 体温调节

新生儿体温可以迅速受到环境温度变化而变化。胎儿的体温通常高于母体 0.6℃。导致新生儿热损失的因素包括新生儿巨大的体表面积(新生儿

体表面积与体重之比比成人的高两倍)、皮下脂肪有限,以及尚不能够通过颤抖来产生热量。

### 预防低体温

新生儿可以通过四种机制丢失热量:对流、传导、辐射和蒸发。对于健康的足月新生儿,推荐新生儿与母亲的皮肤与皮肤的接触作为维持体温的首要方法[16]。皮肤接触使传导性热损失降到最低,而且比捆绑或将新生儿放在暖箱中更有利于维持短期内的体温稳定。皮肤接触应为低体温治疗的第一线措施,尤其在资源有限的环境中[17,18]。

### 应对冷应激

新生儿可以通过三种方式来产生热量:自主的肌肉活动、寒战和非颤抖性产热。肌肉活动可以产热,但对升高体温的作用有限,即使是足月儿有足够的肌肉力量。如果有非常寒冷的刺激可见足月新生儿寒战。非颤抖性产热是指利用棕色脂肪产热,棕色脂肪组织比白色脂肪组织含有更多的脂质、线粒体和毛细血管。棕色脂肪组织的主要作用是产生热量,这种组织是新生儿不可再生的一种能源。棕色

脂肪组织位于脊柱上部、锁骨、胸骨、肾脏以及大血管处。棕色脂肪组织的数量取决于胎龄,而生长发育受限的新生儿和早产儿相对较少。

出生时,随着儿茶酚胺的激增和胎盘抑制因子前列腺素和腺苷的撤离,储备的棕色脂肪开始产热。离开母亲温暖的身体后的冷刺激会激发新生儿的下丘脑活动,使储存的棕色脂肪的脂质氧化,随之产热[19]。棕色脂肪细胞通过调节葡萄糖和糖原,将多个小的细胞内脂肪泡液转化为热能。在血液循环到新生儿身体的外围区域之前,产生的热量温暖着血液,并确保发生其他生化反应时体温的稳定[20]。然而,对于低血糖或甲状腺功能紊乱的新生儿,对储备的棕色脂肪的利用不能有效进行。

随热量的丢失,会很快给新生儿带来一些副作用,包括低血糖、缺氧、酸中毒和呼吸窘迫(图36-3)。低温时肺血管收缩,继而导致呼吸窘迫。这些影响是新生儿试图建立一个适宜的中性温度环境而导致新陈代谢需求增加的结果。

世界卫生组织定义低体温为核心温度低于36.5℃。低体温的临床症状可能是微弱的,包括低核心温度、皮肤冰冷、皮肤苍白、肌张力减退、嗜睡或烦躁、喂养不良或呕吐性呼吸急促、心率增加[17]。

因为与非颤抖性产热相关的高热量需求,任何低温新生儿都应评估是否为低血糖[21]。

## 血糖的调节

出生前,胎儿处在几乎恒定的血糖水平,大约为母体水平的60%~70%。在为子宫外生活做准备时,健康的胎儿会将葡萄糖储存为糖原,主要在肝脏,大多数糖原储存发生在孕晚期。虽然任何婴儿都有可能患有症状的或无症状的低血糖,但胎儿生长受限的新生儿、过期产儿、早产儿和出生前发生过任何形式窘迫的胎儿,他们的风险都会增加[22]。在上述这些新生儿中,糖原的储存比正常足月新生儿要少。大于胎龄儿同样容易发生低血糖,形成机制有多种,包括为了维持身体体温而需要更多的能量消耗。无论其母亲是否有糖尿病,其患低血糖的风险会随着出生体重的增加而增加[23]。

一旦脐带被夹断,新生儿必须找到一种方法来维持大脑功能所必需的血清葡萄糖水平。血糖水平在出生后1~2小时降至最低点,生理最低水平发生在出生后1~1.5小时,在3~4个小时达到稳定。在一个对足月新生儿的mata分析中,Alkalay等人建

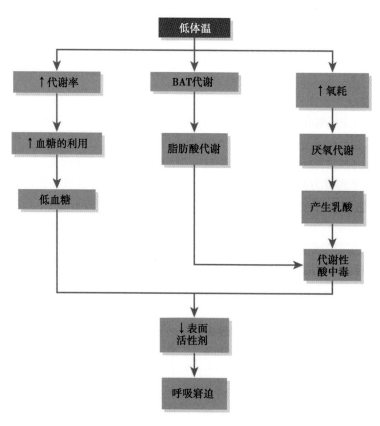

图 36-3 新生儿低体温。BAT,棕色脂肪组织

议足月新生儿血浆葡萄糖的下限为出生后 1~2 小时 28mg/dl, 3~23 小时 40mg/dl, 24~47 小时 41mg/dl, 48~72 小时 48mg/dl[24]。他们的分析包括奶瓶喂养和母乳喂养的新生儿。这些研究人员还指出, 需要对纯母乳喂养的新生儿进行进一步的研究。

健康新生儿维持血糖水平的途径有三种: ①通过摄入母乳或母乳代用品; ②使用储备的糖原 (肝糖分解); ③通过糖异生。健康新生儿产生葡萄糖的速度为 4~8mg/(kg·min)。应鼓励健康的新生儿在出生后尽早喂养。许多新生儿在第一个反应性阶段都在积极寻找喂养, 这是加深母乳喂养经历印象的理想时间。产程时间长的新生儿因感到精疲力竭和压力, 可能对喂养的兴趣很小, 因此发生低血糖的风险增加。

无法摄取充足食物的新生儿将把糖原转化为葡萄糖。然而, 糖原的分解只会在婴儿储存有充足的糖原时才会发生。虽然婴儿从脂肪或蛋白质中产生葡萄糖是可能的, 但是糖异生的效率低下, 还会产生许多副产物。

对于没有并发症的足月新生儿, 没有证据表明要常规监测血糖[25,26]。然而, 所有新生儿应该监测有无低血糖征兆。低血糖最初可能是无症状的, 当症状发生时也可能是模糊的和非特异性的, 包括轻微抖动、发绀、呼吸暂停、哭声弱、嗜睡、无力和拒奶。持续低血糖症状的长期影响包括对大脑枕骨区的损伤, 表现为癫痫、神经发育迟滞以及注意力缺陷障碍[27]。若低血糖伴随新生儿窒息, 可导致损害加重。

# 血液系统

一个足月新生儿的血液成分正常值见表 36-2。新生儿血细胞的指标因出生孕周、阴道分娩、分娩未发动的剖宫产以及新生儿性别的不同而不同[28,29]。与成人相比, 新生儿在出生时血液中有较高的血红蛋白和血细胞含量。新生儿的血液中含有胎儿血红蛋白 (HbF), 与成人血红蛋白 (HbA) 包含 2 个 α 亚基和 2 个 β 亚基不同的是, 它含有 2 个 α 亚基和 2 个 γ 亚基。相比于 HbA, HbF 对氧的亲和力更高, 在酸性环境中更加稳定, 寿命也更短。新生儿出生后, HbA 逐渐取代 HbF。由于 HbF 分解的速度比红细胞生成快, 所以, 新生儿在出生 6~8 周后会出现生理性贫血。血红蛋白水平在出生后 7~9 周缓慢下降, 2 个月的婴儿平均达 12g/dl。

| 表 36-2 | 足月新生儿的血液学数值 |
|---|---|
| 成分 | 最佳范围 |
| 血红蛋白浓度 | 14.0~20.0g/dl |
| 红细胞 (RBC) 计数 | 4 200 000~5 800 000/mm³ |
| 血细胞比容 | 43%~63% |
| 细胞平均直径 | 8.0~8.3μm |
| 平均红细胞体积 (MCV) | 100~120μm³ |
| 平均红细胞血红蛋白值 (MCH) | 32~40pg |
| 平均红细胞血红蛋白浓度 (MCHC) | 30%~34% |
| 网织红细胞计数 | 3%~7% |
| 有核红细胞计数 | 200~600/mm³ |
| 白细胞计数 | 10 000~30 000/mm³ |
| 粒细胞百分比 | 40%~80% |
| 淋巴细胞百分比 | 20%~40% |
| 单核细胞百分比 | 3%~10% |
| 血小板计数 | 150 000~350 000/mm³ |
| 血清铁浓度 | 125~225mcg/dl |
| 总铁结合能力 | 150~350mcg/dl |

## 延迟脐带结扎

新生儿最初的血红蛋白/血细胞比容受脐带结扎的时间和新生儿娩出后的体位影响。延迟断脐可使新生儿被动地得到胎盘的输血, 从而增加新生儿血容量[30]。延迟断脐的生理学功能在 "第二产程与分娩" 这一章的附录 "婴儿娩出后的脐带钳夹" 中有阐述。与生后立即断脐相比, 延迟断脐可使胎盘中的血液在出生后数分钟内继续输给新生儿, 大约增加 30% 的血容量以及 50% 的含铁丰富的血细胞[30]。延迟断脐有几个好处: ①新生儿在第一次呼吸时获得大量的氧合血液; ②血容量的增加促进肺毛细血管的扩张; ③足够的氧导致胎儿结构如动脉导管的闭合更快速地完成; ④降低 4~6 个月患缺铁性贫血的风险[30-33]。延迟断脐至脐带搏动停止, 已经被证明是安全的, 而且推荐用于增加新生儿出生时的铁储量, 尽管有轻微增加高胆红素血症的风险[34,35]。

为了支持生命最初几分钟的生理性输血,新生儿被放置在母亲的腹部(皮肤接触)并保持脐带完好。这个体位使流向新生儿的血流量没有强制性、大剂量输血的潜在危险,5 分钟后,大部分脐血完成从脐带到新生儿的输送。

## 红细胞和高胆红素血症

新生儿红细胞的平均寿命只有短暂的 80 天,成人是 120 天。这种快速的细胞更新产生了更多的细胞分解的副产物,包括胆红素,这是必须被代谢掉的。此外,新生儿尿苷二磷酸葡萄糖醛酸基转移酶(UGT)的蛋白质活性会降低。这种酶有助于结合胆红素并为排泄做准备。这两个因素是促进许多新生儿产生常见的生理性黄疸的原因[36]。

出生后约 3 天总血清胆红素达到峰值。96% 的新生儿在出生后 96 个小时其总血清胆红素不超过 17mg/dl。因此高于此水平可视为病理性[36]。出生 3 天内出现明显黄疸也可能是病理性的。在生命的最初 24 个小时出现可视黄疸就需要特别关注。新生儿的网状细胞数量很高,这反映出红细胞的生成率很高。

## 白细胞

新生儿白细胞(WBC)的平均水平是 10 000~26 000/mm$^3$。出生后 24 小时内,一个健康新生儿的白细胞数可能会高于这个范围,但是在接下来的 3~5 天,白细胞数会逐渐下降。由于这些生理变化,用嗜中性粒细胞来提示感染更为有效。足月新生儿正常的嗜中性粒细胞的上限会发生改变,在出生后 8 小时正常峰值是 28 500/mm$^3$,72 小时是 13 000/mm$^3$[37]。分娩、胎粪吸入、长时间哭泣和产妇发热都会造成嗜中性粒细胞数上升。

## 血小板和凝血因子

新生儿血小板计数与成人相同。如果低于 150 000/mm$^3$ 应该迅速做进一步的医学评估。然而足月新生儿的血小板集聚性可能会有所不同。在出生后的第 1 个月里,许多依赖于维生素 K 的凝血因子会普遍不足。由于新生儿普遍缺乏,所以习惯在出生后给新生儿补充维生素 K。由于科学研究尚未充分揭示口服的疗效,因此肌注维生素 K 是常用的方法[38,39]。凝血酶原时间、凝血酶时间以及部分凝血活酶时间都稍有延长。

## 新生儿免疫系统

新生儿免疫系统在很多方面是不成熟的,包括胃肠道系统物理与化学屏障的不完整、分泌性 IgA 数量有限且分泌较晚、补体系统不完善以及呼吸道及胃肠道的抗感染机制不成熟。这种功能性未成熟使新生儿容易受到许多感染和产生过敏反应,先天免疫仍然是新生儿的主要防护手段[40]。

### 先天性免疫

先天性免疫包括细胞与非细胞的防止感染的第一道防线。一些先天免疫的例子包括:①皮肤、黏膜及肠道黏膜提供的保护屏障;②呼吸道的滤网作用;③保护性微生物在皮肤和肠道的定植;④胃部酸性环境提供的化学保护;⑤母乳为新生儿提供的先天性免疫功能。

胎儿经阴道分娩时皮肤和黏膜被定植。胎儿皮脂中含有抗菌蛋白和多肽(APP),对其身体形成一个"生物盾牌"[41,42]。胎脂的存在也滋润皮肤、增加皮肤酸度,抑制病原菌的生长[43]。正常新生儿被称为中毒性红斑或"新生儿皮疹"的炎性皮肤反应含有抗菌肽 LL-37,说明此皮肤状况可能是一个细菌定植的表象[40,42,44]。

在生命最初几天摄入的初乳以及出生第 1 个月的母乳喂养是婴儿先天性免疫反应强有力的刺激,母乳含有很多生物活性物质,刺激婴儿免疫系统的发育。在婴儿的胃肠道,母乳可抑制许多毒素的结合、抑制炎性反应并促进构成微生物群的共生细菌的定植[44]。母乳影响肠上皮细胞中免疫信号基因的表达。这些 toll 样受体(TLR)通过识别病原体相关分子信号的模式,在免疫信号转导中发挥中心作用。

细胞水平也会提供先天性免疫。三种类型的细胞 - 中性粒细胞(PMN)、单核细胞和巨噬细胞 - 通过吞噬作用吞噬和杀死外来抗原。中性粒细胞最终将成为宿主防御的主要吞噬细胞。然而,新生儿的中性粒细胞在调动和向正确方向移动的能力以及粘附在炎症部位的能力有所欠缺[42,45],这些不足并不能完全归因于中性粒细胞数量不足,而是缺乏趋化性和调理性。

趋化性是指吞噬细胞的组织运动,即游走在全身。调理作用是改造或者"标记"外来微生物或抗原的细胞表面,促进外来细胞的破坏。新生儿趋化性和调理性的不成熟降低了吞噬反应的有效性,导致了新生儿免疫系统的一个主要缺点:无法将感染局部化。因此,新生儿全身感染的风险比较大的儿童和成人高。

新生儿的先天免疫系统还包括无数的非细胞的蛋白质,如补体分子、急性反应蛋白、细胞因子、趋化因子、凝血蛋白和血管活性物质。如果外来细胞被补体成分预先处理,那么吞噬作用的过程会增强。自然杀伤(NK)细胞也有利于先天免疫,但新生儿期它们的功能有限,因为它们的溶解细胞的能力有限[46]。

对于新生儿来说,感染的迹象可以是轻微的,如活动、声调、皮肤颜色或喂养的改变,在感染的早期阶段可能很难识别。此外,不发烧不能排除感染的可能性。因此观察全身感染的症状是卫生保健专业人员评估新生儿的最重要的内容之一。

### 获得性免疫

获得性免疫是后天获得的,是对特定病原体的反应。它可以分为两个部分:细胞和抗体介导的(体液的)。细胞的获得性免疫反应通过 T 淋巴细胞和 B 淋巴细胞起作用。T 细胞主要有两个作用:杀死受感染的细胞和通过刺激细胞因子帮助其他细胞。与以后时期相比,新生儿的这些细胞为高水平的,但反应迟缓,需要增加刺激以产生活性[45]。产生免疫记忆的 T 细胞 -CD8 和 CD4 细胞在新生儿期水平比较低,需在整个童年过程中缓慢增长。直到新生儿暴露于某些抗原,这些 T 细胞才提供明显的保护。因此,直到出生后的 4~6 周,婴儿才会受到这些细胞的最小保护[47]。

抗体介导的 B 细胞的活性依赖于 T 细胞。因此,新生儿 T 细胞功能减弱的影响使 B 细胞的活性也不足,反应延迟和持续时间短。细菌也可能激发 B 细胞发育。最近的证据表明,B 细胞也可以被母体肠道菌群在新生儿肠道的早期定植时被激活。

### 被动免疫

新生儿出生时带有对病毒和细菌的被动免疫,来自母体的免疫球蛋白 IgG,其在孕晚期通过胎盘进入胎儿体内,出生后继续保护婴儿几个月[45]。新生儿依赖这种被动免疫直到婴儿 6 个月,因为婴儿大约 6 个月以后才能够分泌出足够多的 IgG 抗体。其他的免疫球蛋白,如 IgM 和 IgA,比 IgG 大很多,

无法透过胎盘。母乳含有大量的分泌型 IgA,源于母体肠道的微生物,可以保护婴儿。在脐带血中发现 IgM 或 IgA,是胎儿在宫内积极应对感染的迹象。

渐渐地,年幼的婴儿将开始产生足够的 IgG 类循环抗体。这个过程需要时间,对外源性抗原进行完全抗体应答是不可能的,直至进入童年早期。

总之,因为先天和后天免疫的各种不足,新生儿容易发生感染。新生儿对感染的反应迟缓和不足,导致很容易全身性感染而不是局部。阴道分娩和母乳喂养都有助于建立健康的微生物定植,这种影响贯穿于婴儿期。母乳喂养通过其他直接和间接的机制支持和刺激新生儿免疫系统的发展。

## 新生儿胃肠道

足月新生儿胃肠道系统的成熟水平有所不同。出生前,足月儿会表现出吸吮和吞咽的动作。在出生时具有成熟的呕吐和咳嗽反射。胎便尽管是无菌的,但是含有羊水中的残渣,这证实胎儿摄取了羊水并且羊水经过了胃肠道。

足月新生儿摄取和消化外源食物的能力受限于胃肠道中不同数量的消化酶和激素。与成人相比,新生儿消化蛋白质和脂肪的能力很弱。碳水化合物的吸收能力相对较强,但是仍然比成人要弱。新生儿吸收单糖的能力特别强,比如葡萄糖,只是葡萄糖的量不能太大。

新生儿及婴儿的贲门括约肌 - 食管下部和胃的结合处并不完善,这使胃中食物经常反流。胃本身容量有限,足月新生儿的胃容量小于 30ml。

新生儿肠功能也相对不成熟。出生前,肠功能处于半休眠状态。正常的宫外转变包括血流量显著增加以及血管阻力降低,使增加的血流进入新生儿快速增长的肠道[48]。新生儿肠部的基础肌肉组织比成人的更薄、功能更弱,这导致不定期的肠道蠕动。肠壁褶皱和绒毛尚未充分发育。新生儿小肠的上皮细胞没有快速的细胞更新,从而不能促进最有效地吸收。肠上皮细胞的不成熟影响肠对有害物质的抵御能力,而血管阻力的降低加重了缺氧后损害的风险[48]。

在婴儿早期,新生儿面临"关闭肠道"的繁重任务,在这个过程中肠道上皮表面对抗原变得不可渗透。肠道关闭前,婴儿很容易受细菌 / 病毒的感染,同样,也容易对通过肠道吸收的大分子产生过敏。

在胃肠道的防御系统是防御增多的酸性物质

的化学屏障,能分解大分子物质的消化酶以及小肠中的分泌型 IgA 构成。分泌型 IgA 能抑制不合适的免疫活化以及与有害抗原的结合[49,50]。对于母乳喂养的新生儿,母体分泌型 IgA 限制了免疫活化以及细菌的附着[48]。与其他类型的免疫球蛋白不同,分泌性 IgA 不被吸收,而是在肠道中发挥作用[51]。

经口喂养会刺激肠黏膜趋于成熟,因为在这个过程中细胞快速更新,微绒毛酶也会生成,比如淀粉酶、胰岛素以及胰脂肪酶。所有的肠道喂养,即使是很小的量,也会导致肠胃营养因子的有益激增。这些营养因子主要是导致肠功能完全成熟的激素[52]。新生儿结肠保留水分功能比成人要弱,从而使新生儿容易患上缺失水分的并发症,这是腹泻对婴幼儿造成严重危害的原因。

## 新生儿的微生物菌群

整个胃肠道是人类自然免疫系统的组成部分,自然免疫系统共同代表宿主的防御系统。正在进行的母体和新生儿微生物菌群学研究正在取代以前的新生儿细菌定殖理论。微生物在皮肤、口腔和肠道中大量繁殖,并似乎影响消化、免疫系统、内分泌功能以及可能的神经信号[53]。出生时,共生菌对胎儿无菌肠道的快速定植起到非常有价值的作用,阻止病原菌成为主导的微生物群。

经阴道分娩时,首先定植的是母体阴道的细菌;经剖宫产出生时,首先定植的是手术室环境中的细菌。因此,出生后,肠上皮暴露于数以万亿计的细菌中。然后,在建立黏膜的宿主 - 微生物稳态过程中,这种微生物的多样性群体参与创建对细菌的有效屏障。最初的黏膜宿主 - 微生物相互作用,开始发展一种识别健康细菌并排斥有害细菌的肠道微生物群[49]。这些微生物还帮助消化和分解毒素,以及合成维生素。

许多因素可能会改变新生儿的微生物群:母体的压力与膳食、抗生素使用、剖宫产以及婴儿饮食。早产儿与足月儿、阴道分娩新生儿与剖宫产新生儿、母乳喂养新生儿与配方粉喂养新生儿、出生前后使用抗生素以及未暴露于抗生素的新生儿,其微生物群均显示出不同。目前正对理想的新生儿微生物接种方法进行研究,如将剖宫产新生儿暴露于母体阴道分泌物。这一新兴研究的结果还不足以得出结论,影响目前的新生儿护理实践。

## 肾脏系统

足月新生儿的肾脏系统存在结构性及功能性未成熟,这些问题的大部分会在出生后第一个月内自然解决[54]。与成人相比,新生儿的肾脏血流少,且肾小球滤过率低。肾小管功能不成熟,可导致大量钠的丢失和其他电解质的紊乱[55]。新生儿不能够很好的浓缩尿液,表现在较低的尿比重(1.004)和尿渗透压。早产儿的这些问题会更加严重。肾脏功能这些方面的问题只会在新生儿患病或发生窘迫的时候提出来。如果新生儿需要静脉输液或静脉用药,处在发育期的肾脏系统的问题会增加医源性药物过量的风险[55]。

新生儿在出生后 48 小时内排出少量尿液,通常仅仅有 30~60ml。这时的尿液不含有任何蛋白质或血液。大量的细胞碎片可能表明肾脏系统受损伤或受到刺激。

## 结论

新生儿生理功能由迷人的、动态的且快速变化的系统组成,这个系统保护新生儿适应宫外生活,与此同时当面对某些应激源时显得很脆弱,如寒冷或感染。新生儿生理的基础知识可以帮助助产士照顾新生儿,并能教父母如何照顾他们的孩子。

(高素红 译 庞汝彦 校)

## 信息资源

| Organization | Description | Webpage |
| --- | --- | --- |
| Global Health Media | Training video on newborn heel stick procedure. These training videos have been provided by the Global Health Media Project and are based on standards of care described in *Care of the Newborn Reference Manual*, Save the Children, 2004; *Managing Newborn Problems*, World Health Organization, 2003; and *Integrated Management of Childhood Illnesses* | https://youtu.be/m6MBM0pylpA?list=PLXeu9kWMOoFLMXFrdo67Xx06HiCa3Q6Vv |

续表

| Organization | Description | Webpage |
|---|---|---|
| | *Chart Booklet*, World Health Organization, 2011. | |
| Global Library of Women's Medicine (GLOWM) | Korones S. Anatomic aspects of fetal development. This online site has detailed descriptions of fetal anatomy, growth, and development. | http://editorial .glowm.com /ch075/framesets /006f.html? p=glowm.cml /section_view &articleid=102 |
| Quizlet | This site provides online reviews, including flashcards and quizzes on newborn lab values such as hemoglobin and hematocrit. | https://quizlet .com/4042928 /normal-new born-blood -lab-values-flash -cards/ |

## 参考文献

1. Laudy JA, Wladimiroff JW. The fetal lung 1: developmental aspects. *Ultrasound Obstet Gynecol.* 2000;16(3):284-290.

2. Matalon S, Bartoszewski R, Collawn J. Role of epithelial sodium channels in the regulation of lung fluid homeostasis. *Am J Physiol Lung Cell Mol Physiol.* 2015;309(11):L1229-L1238.

3. Katz C, Bentur L, Elias N. Clinical implication of lung fluid balance in the perinatal period. *J Perinatol.* 2011;31(4):230-235.

4. Keene SD, Bland RD, Jain L. Lung fluid balance in developing lungs and its role in neonatal transition. In: Oh W, Guinard J-P, Baumgart S, eds. *Nephrology and Fluid/Electrolyte Physiology: Neonatology Questions and Controversies.* 2nd ed. Philadelphia, PA: Saunders Elsevier; 2012:221-232.

5. Graves BW, Haley MM. Newborn transition. *J Midwifery Womens Health.* 2013;58(6):662-678.

6. Swanson J, Sinkin R. Transition from fetus to newborn. *Pedatr Clin North Am.* 2015;62:329-343.

7. Morton S, Brodsky D. Fetal physiology and the transition to extrauterine life. *Clin Perinatol.* 2016;43:395-407.

8. Vyas H, Field D, Milner AD, Hopkin IE. Determinants of the first inspiratory volume and functional residual capacity at birth. *Pedatr Pulmonol.* 1986;2:189-193.

9. Evans M. Does medical evidence support routine oronasopharyngeal suction at delivery? *J Okla State Med Assoc.* 2016;109(4-5):140-142.

10. Te Pas AB, Wong C, Kamlin CF, Dawson JA, Morley CJ, Davis PG. Breathing patterns in preterm and term infants immediately after birth. *Pediatr Res.* 2009;3(65):352-356.

11. Hutten GJ, van Eykern LA, Latzin P, Kyburz M, van Aalderen WM, Frey U. Relative impact of respiratory muscle activity on tidal flow and end expiratory volume in healthy neonates. *Pediatr Pulmonol.* 2008;43(9):882-891.

12. MacLean J, Fitzgerald D, Waters K. Development changes in sleep and breathing across infancy and childhood. *Paediatr Resp Rev.* 2015;16:276-284.

13. Wyckoff MH, Aziz K, Escobedo MB, et al. Part 13: neonatal resuscitation: 2015 American Heart Association guidelines update for cardiopulmonary resuscitation and emergency cardiovascular care. *Circulation.* 2015;132(18 suppl 2):S543-S560.

14. Backer CL, Eltayeb O, Monge MC, Mazwi ML, Costello JM. Shunt lesions part I: patent ductus arteriosus, atrial septal defect, ventricular septal defect, and atrioventricular septal defect. *Pedatr Crit Care Med.* 2016;17(8S1):S302-S309.

15. Lakshminrushimha S, Sauqstad OD. The fetal circulation, pathophysiology of hypoxemic respiratory failure and pulmonary hypertension in neonates and the role of oxygen therapy. *J Perinatol.* 2016;36(S2):S3-S11.

16. Association for Women's Health, Obstetric and Neonatal Nurses. Immediate and sustained skin-to-skin contact for the healthy term newborn after with AWHONN Practice Brief Number 5. *JOGN.* 2016;45(6):842-844.

17. Lunze K, Hamer DH. Thermal protection of the newborn in resource-limited environments. *J Perinatol.* 2012;32(5):317-324.

18. World Health Organization, United Nations Population Fund, UNICEF. *Pregnancy, Childbirth, Postpartum and Newborn Care: A Guide for Essential Practice.* 3rd ed. Geneva, Switzerland: World Health Organization; 2010.

19. Ravussin E, Galgani JE. The implication of brown adipose tissue for humans. *Annu Rev Nutr.* 2012;31(1):33-47.

20. Tews D, Wabitsch M. Renaissance of brown adipose tissue. *Hormone Res Pediatr.* 2011;75:231-239.

21. Soll RF. Heat loss prevention in neonates. *J Perinatol.* 2008;28(suppl 1):S57-S59.

22. Rozance P, Hay W. New approaches to management of neonatal hypoglycemia. *Matern Health Neonatol Perinatol.* 2016;2:3.

23. Weissmann-Brenner A, Simchen MJ, Zilberberg E, et al. Maternal and neonatal outcomes of large for gestational age pregnancies. *Acta Obstet Gynecol Scand.* 2012;91(7):844-849.

24. Alkalay A, Sarnat H, Flores-Sarnat L, Elashoff J, Farber S, Simmons C. Population meta-analysis of low plasma glucose thresholds in full-term normal newborns. *Am J Perinatol.* 2006;2(23):115-119.

25. Adamkin D. Metabolic screening and postnatal glucose homeostasis in the newborn. *Pediatr Clin North Am.* 2015;62:385-409.

26. Stanley C, Rozance PJ, Thornton PS, et al. Re-evaluating "transitional neonatal hypoglycemia": mechanism and implications for management. *J Pediatr.* 2015;166(6):1520-1525.

27. Jobe A. Transitional neonatal hypoglycemia. *J Pediatr.* 2015;166(6):1329-1332.

28. Henry E, Christensen R. Reference intervals in neonatal hematology. *Clin Perinatol.* 2015;42:483-497.

29. Christensen RD, Henry E, Jopling J, Wiedmeier SE. The CBC: reference ranges for neonates. *Semin Perinatol.* 2009;33:3-11.

30. Katheria AC, Lakshminrusimha S, Rabe H, McAdams R, Mercer JS. Placental transfusion: a review. *J Perinatol.* 2017;37(2):105-111.

31. McDonald SJ, Middleton P, Dowswell T, Morris PS. Effect of timing of umbilical cord clamping of term infants on maternal and neonatal outcomes. *Cochrane Database Syst Rev.* 2013;7:CD004074. doi:10.1002/14651858 .CD004074.pub3.

32. Mercer JS, Skovgaard RL. Neonatal transitional physiology: a new paradigm. *J Perinatal Neonatal Nurs.* 2002;15(4):56-75.

33. Chaparro CM. Timing of umbilical cord clamping: effect on iron endowment of the newborn and later iron status. *Nutr Rev.* 2011;69:S30-S36.

34. McDonald SJ, Middleton P, Dowswell T, Morris PS. Effect of timing of umbilical cord clamping of term infants on maternal and neonatal outcomes. *Evid Based Child Health.* 2014;9(2):303-397.

35. Reiser DJ. Neonatal jaundice: physiologic variation or pathologic process. *Crit Care Nurs Clin North Am.* 2004;16(2):257-269.

36. Muchowski KE. Evaluation and treatment of neonatal hyperbilirubinemia. *Am Fam Physician.* 2014;89(11):873-878.

37. Prosser A, Hibbert J, Strunk T, et al. Phagocytosis of neonatal pathogens by peripheral blood neutrophils and monocytes from newborn preterm and term infants. *Pediatr Res.* 2013;74(5):503-510.

38. Phillippi J, Holley SL, Morad A, Collins MR. Prevention of vitamin K deficiency bleeding. *J Midwifery Womens Health.* 2016;51(5):632-636.

39. Ipema HJ. Use of oral vitamin K for prevention of late vitamin K deficiency bleeding in neonates when injectable vitamin K is not available. *Ann Pharmacother.* 2012;46(6):879-893.

40. Gil A, Kenney L, Mishra R, Watkin L, Aslan N, Selin L. Vaccination and heterologous immunity: educating the immune system. *Trans R Soc Trop Med Hyg.* 2015;109:62-69.

41. Tollin M, Bergsson G, Kai-Larsen Y, et al. Vernix ca-seosa as a multi-component defence system based on polypeptides, lipids and their interactions. *Cell Molecul Life Sci.* 2005;62(19):2390-2399.

42. Kumar S, Bhat B. Distinct mechanisms of the newborn innate immunity. *Immunol Lett.* 2016;173:42-54.

43. Visscher MO, Narendran V, Pickens W, et al. Vernix caseosa in neonatal adaptation. *J Perinatol.* 2005;25(7):440-446.

44. He Y, Lawlor NT, Newburg DS. Human milk components modulate toll-like receptor–mediated inflammation. *Adv Nutr.* 2016;7(1):102-111.

45. Ygberg S, Nilsson A. The developing immune system: from foetus to toddler. *Acta Paediatr.* 2012;101(2):120-127.

46. Lee Y, Lin S. Neonatal natural killer cell function: relevance to antiviral immune defense. *Clin Devel Immunol.* 2013;2013:427696. doi:10.1155/2013/427696.

47. Lusyati S, Hulzebos CV, Zandvoort J, Sauer PJ. Levels of 25 cytokines in the first seven days of life in newborn infants. *BMC Res Notes.* 2013;2013;6:547. doi: 10.1186/1756-0500-6-547.

48. Walker A. Intestinal colonization and programming of the intestinal immune response. *J Clin Gastroenterol.* 2014;48(S1):S8-S11.

49. Nuriel-Ohayon M, Neuman H, Koren O. Microbial changes during pregnancy, birth and infancy. *Front Microbiol.* 2016;14(7):1031.

50. Turfkruyer M, Verehasselt V. Breast milk and its impact on maturation of the neonatal immune system. *Curr Opin Infect Dis.* 2015;28(3);199-206.

51. Harris NL, Spoerri I, Schopfer JF, et al. Mechanisms of neonatal mucosal antibody protection. *J Immunol.* 2006;177(9):6256-6262.

52. Neu J. Gastrointestinal maturation and implications for infant feeding. *Early Hum Develop.* 2007;83: 767-775.

53. Yang I, Corwin E, Brennan P, Jordan S, Murphy J, Dunlop A. The infant microbiome: implications for infant health and neurocognitive development. *Nurs Res.* 2016;65(1):76-88.

54. Saint-Faust M, Boubred F, Simeoni U. Renal development and neonatal adaptation. *Am J Perinatol.* 2014;31(9):773-780.

55. Sulemnji M, Vakili K. Neonatal renal physiology. *Semin Pediatr Surg.* 2013;22:195-198.

# 37

# 新生儿检查

CECILIAM.JEVITT

感谢前版作者 Mary Kathleen McHugh，Janet L.Lewis 和 Cynthia Jensen 的贡献

## 介绍

完整的新生儿检查由三个部分组成，即：①收集新生儿出生史；②胎龄评估及；③体格检查。根据这些结果，助产士就能够确定新生儿的健康水平，并识别潜在的或现有的疾病。这样才能给新生儿及其家庭制定合适的护理计划。本章内容主要介绍基本的新生儿检查知识。有关新生儿体格检查的更多内容和结果，见附录 37A。

近年来，新生儿出生史和胎龄评估的作用越来越受到重视。鉴于对基因遗传、胎儿发育及母体状况对胎儿健康的影响的新认识，人们现在意识到胎儿的出生仅仅是已经受很多因素影响的生命延续。对这些因素的准确了解成为新生儿整体评估的一个重要部分。

### 新生儿检查方法

新生儿检查过程的目标在于最大限度地获得信息，同时尽量减少新生儿和父母的痛苦。父母通常会对任何引起他们孩子哭闹的操作或检查措施表现出一定的担心。新生儿检查最好是在喂奶后 1 小时左右进行，这个时候通常孩子是安静的、满足的。检查的一般顺序也应该根据检查时婴儿的状态进行相应调整。例如：如果婴儿处于睡眠或安静的觉醒阶段，则应该先进行这一状态下方便进行的评估，如心率和呼吸频率。一旦收集完这些数据，可能会让婴儿不适的一些检查步骤就可以进行了。

在开始体格检查和胎龄评估之前，检查者应该查看母亲在妊娠、待产和分娩期间的记录以及新生儿的记录。检查的环境应当有适宜的光照、干净且温暖。检查过程中需要的所有设备都应提前准备好，包括记录胎龄和体格检查的表格（或者能获得电子记录的方式）、测量皮尺、生长发育图、听诊器和眼底镜。检查者需要熟知这些检查设备的正确使用方法和准确测量的指南。例如：2009 年发表的一项研究报道称有 200 名儿童在一个大型的城市医院就诊，绘制的身高曲线图只有 24% 的孩子的是正确的[1]。

在与新生儿进行任何身体接触之前，助产士们会向孩子的母亲和 / 或其他家庭成员说明检查的目的并获得他们的允许，然后助产士应使用一块杀菌皂刷洗手部和前臂大约 20 秒。无菌手套在检查中也会经常用到，尤其是在医院的环境中。在检查过程中，除了任何重要的发现，新生儿的优势和气质也可反馈给父母。作为交流的一部分，助产士们还可以告知父母护理婴儿的更多的信息以及进一步评估他们是否做好照顾婴儿的准备。

## 病史

新生儿孕期和家族史可通过查看记录以及对母亲、也可能其他家庭成员进行访谈而获得。随着信息的收集，助产士在心中列出可能需要关注的地方，包括环境因素、基因因素、社会因素、有关母亲的医学因素、围生期及新生儿因素等。

### 环境及遗传因素

可以影响新生儿的环境因素包括母亲或父亲对危险物质的职业暴露，例如：X 线、其他放射物、溶剂、感染性介质、烟雾和气体。在家庭环境中可导致

胎儿或新生儿损伤或疾病的因素包括不安全的饮用水、摄入生肉或未煮熟的肉类、接触过油漆或溶剂、由家养宠物或户外活动所传播的感染、通风不良的加热器、居住在危险的垃圾场附近以及接触由某一家庭成员从工作单位带回家的毒物。

询问家庭中其他孩子的健康状况和年龄,对于评估产妇是否在产前暴露可影响胎儿的疾病十分重要,例如:水痘、巨细胞病毒(CMV)、微小病毒或其他病毒性疾病的感染。

遗传因素应包括所有家庭成员的信息,无论健在或是已经过世,有无生理或精神疾病或遗传疾病。对存在多次不明原因流产史的家庭成员也应注意。还应收集新生儿父母、兄弟姐妹和二级亲属(姨姑、叔伯等)当前的健康状态。

### 社会因素

社会因素包括母亲的居住地点、交通便利性以及社会支持。需要收集的信息包括新生儿的照护者以及家庭中的其他成员。

如果母亲还有其他孩子,助产士应该尝试询问一下她是否和其他孩子住在一起,如果不住在一起,原因何在。询问其他孩子的健康状况也很重要,对于任何提示虐待或忽视的偶然情况都要尤其注意。在过去,用于明确家庭中其他孩子受到的照护状态的一个关键问题是询问这些孩子的免疫接种情况。由于越来越多的家庭会选择不同的免疫接种程序,与这一话题相关的决策应该进一步探讨。这个家庭是否对其孩子的免疫接种知情同意?或者这个家庭是不是由于忽视或其他问题而没有免疫接种,如卫生保健服务不可及?

对新生儿母亲或其他家庭成员是否存在药物滥用的筛查十分重要。即使是母亲被动地吸入二手烟

都会影响胎儿的生长发育[2],而被动吸烟的新生儿和幼儿存在出现呼吸系统疾病的风险,包括婴儿猝死综合征(SIDS)[3]。若新生儿的家中存在吸毒或对处方药物的过量使用,那么也可能会出现对新生儿的忽视。在这样的环境中,暴力也可能会增加,无论是直接的还是间接的。

### 母亲医疗及围生期因素

关于新生儿母亲的基本信息包括母亲年龄、末次月经以及预产期。产检次数以及产前检查的任何问题都要记录。所有的实验室检查及产前检查,包括超声报告都应查看,见表 37-1。

| 表 37-1 | 在检查新生儿之前需要了解的产前筛查 |
|---|---|
| **检查目的** | **产前筛查** |
| 血型 | ABO 血型和 Rh 血型,筛查有无同种免疫的抗体 |
| 母亲感染 | 乙肝表面抗原,沙眼衣原体筛查,梅毒,B 型链球菌定植实验,HIV 筛查,淋球菌 |
| 糖尿病(包括孕期糖尿病) | 血浆血糖水平作为孕期糖尿病的筛查,或者以糖化血红蛋白 A1c(HbA1c)筛查 2 型糖尿病 |
| 出生缺陷 | 载体筛查(如,囊性纤维化),染色体异常的筛查(如,唐氏综合征,在孕早中期筛查),以及诊断实验(绒毛取样或羊膜穿刺) |
| 胎儿超声检查 | 胎儿形态学检查,羊水量,孕周 |
| 药物滥用 | 毒理学筛查 |

母亲医疗、产前及分娩期间的许多疾病都可以给新生儿的健康造成不良影响。表 37-2 列举出了母亲的医疗状况及其对胎儿和新生儿可能的影响[4-13]。

| 表 37-2 | 母亲医疗及围生期因素对新生儿的影响 |
|---|---|
| **因素** | **可能对新生儿的影响** |
| **母亲医疗因素** | |
| 心脏病 | 慢性宫内缺氧 |
| 糖尿病(1 型或 2 型)[a] | 对新生儿的影响与母亲患病起始时间、持续时间以及血糖失调的程度有关。风险包括:先天畸形,流产或死胎,围生期窒息,宫内生长受限,大于胎龄儿,羊水过多,产伤尤其是肩难产后臂丛神经损伤,红细胞增多症,高胆红素血症,低血糖,呼吸窘迫<br>长期影响:婴儿患糖尿病、肥胖和代谢综合征的风险增加 |
| 高血压疾病[a] | 新生儿的风险与母亲高血压的起始时间、持续时间以及程度有关。新生儿并发症包括:宫内生长受限,早产,胎盘早剥,死产,呼吸窘迫 |

| 因素 | 可能对新生儿的影响 |
| --- | --- |
| 肾脏疾病 | 早产；胎儿生长受限 |
| Rh 或其他同种免疫 | 贫血，黄疸，胎儿水肿 |
| 需要抗惊厥治疗的癫痫 | 与一些抗惊厥药物有关的先天畸形的风险增加，癫痫作为独立因素可增加许多新生儿发病的风险：死产、早产、胎盘早剥和先兆子痫 |
| 性传播疾病 | 母婴传播 |
| 物质（药物）滥用 | 新生儿戒断综合征 |
| **产前因素** | |
| 阴道助产 | 头颅血肿，擦伤，角膜下出血 |
| 妊娠期糖尿病 [a] | 对新生儿的影响与母亲患病起始时间、持续时间以及血糖失调的程度有关。风险包括：先天畸形，流产或死胎，围生期窒息，宫内生长受限，大于胎龄儿，羊水过多，产伤尤其是肩难产后臂丛神经损伤，红细胞增多症，高胆红素血症，低血糖，呼吸窘迫<br>长期影响：婴儿患糖尿病、肥胖和代谢综合征的风险增加 |
| 感染 | 母婴传播 |
| 羊水过少 | 胎儿生长受限；羊膜索缺陷；脱水综合征；新生儿肾脏 / 膀胱异常 |
| 羊水过多 | 新生儿肾脏问题；气管食管瘘；其他畸形 |
| 胎儿大小与胎龄不一致 | 胎儿生长受限；巨大儿；产伤 |
| **围生期事件** | |
| 胎先露或胎位异常 | 新生儿产伤 |
| 急性胎心下降（如：胎盘早剥，子宫破裂，脐带脱垂） | 胎儿宫内死亡、新生儿脑病、新生儿低血容量症、出生时代谢性酸中毒（base excess，BE，pH>12)，脑瘫 [b] |
| 剖宫产 | 胎儿被划伤，呼吸窘迫 |
| 胎儿分娩不耐受 | 出生时即有代谢性酸中毒（BE，pH>12)，新生儿脑病 |
| 羊膜内感染或母亲分娩时发烧 | 新生儿败血症 |
| 羊水粪染 | 胎粪吸入性肺炎 |
| 早产 | 新生儿的风险与早产的程度有关。相关问题包括短期影响以及长期影响，如收住新生儿重症监护病房，呼吸窘迫综合征以及脑瘫 |
| 胎膜早破，足月或早产 | 新生儿败血症 |
| 过期产（>42 周） | 过度成熟综合征，胎粪吸入综合征，收住新生儿重症监护病房 |
| 阴道助产：胎吸或产钳 | 胎吸：头颅血肿，颅内出血，帽状腱膜下出血，视网膜出血，肩难产<br>产钳：颅骨骨折，面部神经麻痹，颅内出血，帽状腱膜下出血 |
| 肩难产 | 欧勃麻痹，锁骨骨折 |

[a] 孕期糖尿病及高血压疾病对新生儿的影响可以很严重，也可以很小。如果孕期糖尿病仅需饮食控制，或者轻度的慢性高血压不需要治疗，就不太可能产生严重的不良影响

[b] 大约 10% 的脑瘫病例继发于产时窒息

## 新生儿因素

新生儿出生后重要的即时信息，包括 1 分钟和 5 分钟的阿氏评分、脐动脉 pH 和剩余碱（如果有的话）以及生后立即进行的所有复苏操作的持续时间。提示新生儿出现围生期窒息风险增加的信息十分重要，同样可提示体温过低 / 体温过高和低血糖的信息也都十分重要。

提示新生儿健康的行为包括吸吮、喂养能力、警觉、排泄以及胎便排出；值得关注的行为包括神经过敏、昏睡、吸吮不良或无吸吮以及异常哭闹。

在产房进行的实验室检查结果应该记录在新生儿出生史中。这些化验通常包括外周血血糖、红细胞压积及脐带血气。采血部位也要记录下来，因为这些部位在体格检查中也要评估。

## 胎龄评估

胎龄评估和体格检查的关键信息，单独用观察法就可以获得。观察法在新生儿评估过程中尤其有用而且方便。客观公正地使用观察法可最大限度地减少对新生儿的操作及其引起的新生儿激惹。如果孩子生病了，减少对其翻转和操作可维持新生儿的血氧和血糖稳定。

### 胎龄评估量表

自 Dubowitz 于 1970 年将其研究发表之后，胎龄评估的标准表格获得了广泛应用，包括一套与胎龄相关的详细的检查内容[14]。Dubowitz 检查将生理评估和神经发育评估结合在一起。

1979 年，Ballard 发表了一个基于体格检查和神经肌肉评估的简化的胎龄评估方法[15]。这种方法是在 Dubowitz 检查和前人工作的基础上发展而来，在获得准确结果的过程中不仅对患病新生儿的操作减少，对于新生儿安静休息的状态的要求也更少。该量表于 1991 年进行了修订，其目的在于更为准确地评估极度早产新生儿并为足月儿的评估提供更高的准确性[16]。修订过后的量表现在被称为新 Ballard 量表，且已经成为评估新生儿胎龄的通用量表。

新 Ballard 量表（图 37-1）对于评估生后 2 周内的新生儿比较准确，而且可以评估的最小胎龄为 20 周。该量表是标准化的，最好由训练有素的检查者来完成。过去的研究发现研究者之前了解胎龄的产科评估方法并不会对研究者使用新 Ballard 量表造成偏倚[17]。其他研究已经证实新 Ballard 量表可作为中度早产儿出生 7 天内评估的可靠临床工具，在这段时间内新生儿的神经系统体征比严格意义上的生理体征更为可靠[18]。但新 Ballard 量表也的确存在其局限性，最明显的就是，与超声或末次月经相比，它可能会高估体重低或者孕周小的婴儿的胎龄，以及母亲在产前接受过皮质醇类药物治疗者的

胎龄[19]。

完成一次新 Ballard 量表的评估大约需要 2~3 分钟，且其结果应直接记录在标准表格上。评估时最好边评估边及时记录结果，而不要在评估后依靠记忆进行记录。在记录好每一项生理和神经肌肉成熟度的分值后，将这些分值加起来，根据总分来获得新生儿的胎龄。

神经肌肉评估和对生理成熟度进行评估的正确操作流程见附录 37A。使用新 Ballard 量表进行准确评估需要不断的实践，而且刚开始的检查者们应该在导师的指导帮助下完成对不同胎龄新生儿进行多次的胎龄评估。

### 胎龄的分级

将新 Ballard 量表上的生理成熟度得分和神经肌肉成熟度得分加在一起之后就得出了新生儿的胎龄，根据其胎龄结果，新生儿可分为以下几类[20~24]：

1. 早产儿：胎龄不足 37 周
   极早早产：小于 $27^{+6}$ 周
   早期早产：$28~31^{+6}$ 周
   中期早产：$32~33^{+6}$ 周
   晚期早产：$34~36^{+6}$ 周
2. 足月儿：胎龄为 37~42 周
   早期足月儿：$37^{+0}~38^{+6}$ 周
   完全足月儿：$39^{+0}~40^{+6}$ 周
   晚期足月儿：$41^{+0}~41^{+6}$ 周
3. 过期产儿：胎龄超过 42 周

### 小于胎龄儿、适于胎龄儿及大于胎龄儿

医务人员可仅根据新生儿的胎龄评估该新生儿的健康风险。在胎龄和出生体重之间存在着更为复杂的联系[23]。在这三类胎龄中都会有一些新生儿会比同龄的孩子要大一些或更小一些。无论是加速生长或生长迟滞，都与特定新生儿疾病和易感性体质有关。

对于任何胎龄，新生儿的体重都可因出生地的海拔高度、种族、国家及社会经济阶层而有所不同[25]。因此，对于特定的胎龄没有国际标准的正常体重。

过去根据胎龄来描述新生儿体重的表格在使用上存在局限性，是因为这些表格仅仅是根据母亲的月经史来决定胎龄的。更多近期的研究已经探索了出生体重与胎龄之间的关系，以新 Ballard 量表和超声来确定胎龄。根据出生体重与胎龄的关系可将新

**神经肌肉成熟度**

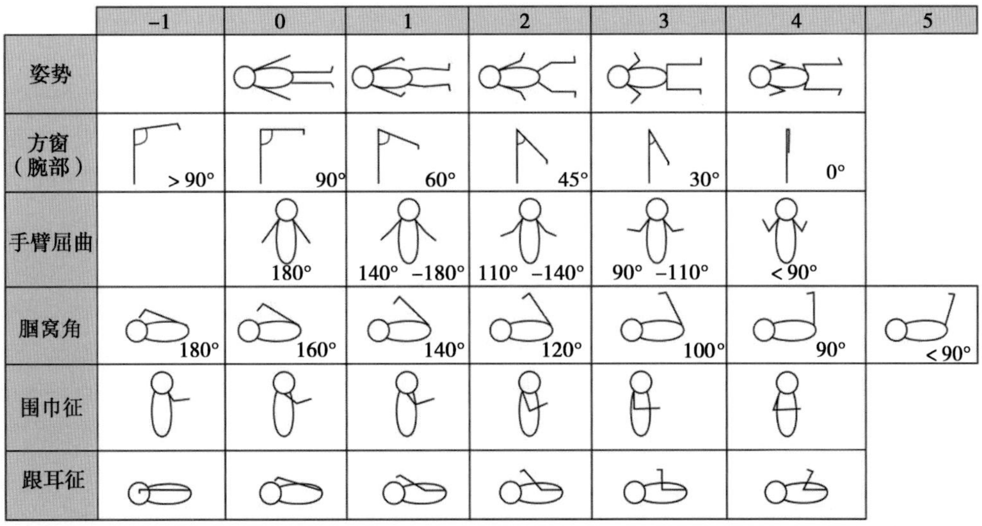

| | -1 | 0 | 1 | 2 | 3 | 4 | 5 |
|---|---|---|---|---|---|---|---|
| 姿势 | | | | | | | |
| 方窗（腕部） | >90° | 90° | 60° | 45° | 30° | 0° | |
| 手臂屈曲 | | 180° | 140° ~180° | 110° ~140° | 90° ~110° | <90° | |
| 腘窝角 | 180° | 160° | 140° | 120° | 100° | 90° | <90° |
| 围巾征 | | | | | | | |
| 跟耳征 | | | | | | | |

**生理成熟度**

| | | | | | | | |
|---|---|---|---|---|---|---|---|
| 皮肤 | 粘、脆弱、透明 | 凝胶状、红色、半透明 | 光滑、粉色、静脉可见 | 表皮脱屑和/或皮疹，可视静脉少许 | 表皮裂痕、皮肤部分苍白、罕见可视静脉 | 皮肤羊皮纸样、裂缝较深，无可视静脉 | 皮肤厚、呈皮革样、皱的 |
| 胎毛 | 无 | 稀疏 | 丰富 | 稀薄 | 部分秃 | 大部分秃 | |
| 足底纹理 | 足跟-趾尖长度40~50mm为-1，<40mm为-2 | 足跟-趾尖长度>50mm，无皱痕 | 细红痕 | 仅前侧有横纹 | 前三分之二皱痕 | 全足底有皱痕 | |
| 乳腺 | 无法察觉 | 几乎可察觉 | 乳晕平坦，无突起 | 点状乳晕，1~2mm突起 | 乳晕凸起，3~4mm突起 | 乳晕完整，5~10mm突起 | |
| 眼睛/耳朵 | 眼睑闭合：松，为-1；紧，为-2 | 眼睑开放；耳廓平坦，折叠状 | 耳廓轻微弯曲，软，回弹缓慢 | 耳廓弯曲良好，柔软但是回弹良好 | 耳廓形成且结实，可立即回弹 | 软骨较厚，坚实 | |
| 生殖器（男性） | 阴囊平坦，光滑 | 阴囊空虚，皱襞微少 | 睾丸位于上腹股沟内，皱襞稀少 | 睾丸下降，皱襞较少 | 睾丸下降，皱襞良好 | 睾丸悬垂，皱襞较深 | |
| 生殖器（女性） | 阴蒂突出，阴唇扁平 | 阴蒂突出，小阴唇小 | 阴蒂突出，小阴唇增大 | 大小阴唇一样明显 | 大阴唇大，小阴唇小 | 大阴唇覆盖阴蒂及小阴唇 | |

**成熟度评分**

| 得分 | 周数 |
|---|---|
| -10 | 20 |
| -5 | 22 |
| 0 | 24 |
| 5 | 26 |
| 10 | 28 |
| 15 | 30 |
| 20 | 32 |
| 25 | 34 |
| 30 | 36 |
| 35 | 38 |
| 40 | 40 |
| 45 | 42 |
| 50 | 44 |

图37-1 新Ballard量表（NBS）

生儿分为三类：

1. 小于胎龄儿（SGA）
2. 适于适龄儿（AGA）
3. 大于胎龄儿（LGA）

在准确地将新生儿纳入胎龄和基于胎龄的体重分类之后，就可以制定计划来评估和处理与每一类评估结果相关的潜在问题。

助产士们经常要护理足月儿，但是也可能需要共同照护晚期早产儿（34~36⁺⁶周）以及早期足月儿（37⁺⁰~38⁺⁶周）。这些孕周出生的婴儿比足月儿出现多种呼吸问题、喂养问题、体温调节问题、黄疸以及死亡的风险更高[26,27]。

## 新生儿体格检查

新生儿体格检查的目的在于筛查个体差异、畸形及了解新生儿的整体健康状况。新生儿体格检查的内容与成人有很大差异。

在新生儿体格检查过程中,除了观察以外,还会使用到四种基本的体格检查方法,即视诊、触诊、叩诊和听诊。完整的体格检查包括三种类型的评估:①人体测量;②各器官评估;③神经学评估。

在记录体格检查的发现时,要记录任何个体差异,同时要避免使用非描述性的短语"正常范围内"。新生儿许多微小的体格和行为差异都在正常结果范围内,因此,应该使用符合新生儿特征的特殊的用词及描述。

## 检查方法

大多数教科书和体格检查记录设定的检查顺序都是从头到脚。然而,对于新生儿,这一方法并非是必须的。例如:如果新生儿处于安静或熟睡状态,许多检查者会以听诊心脏和肠鸣音及触诊股动脉搏动来开始实际动手的操作检查。对于处于觉醒状态、警觉的新生儿,检查者可能会先检查其视网膜红反射[28]。新生儿在哭泣时可便于视诊其口腔和喉部。过多的操作可过度刺激新生儿。很多情况下如果新生儿的母亲允许,在检查过程中,手指戴上非乳胶手套或用安慰奶嘴让新生儿吸吮可安抚新生儿。

## 人体测量

人体测量包括测量婴儿的身长、胸围和头围。新生儿的身体外貌较为特殊。通常情况下,新生儿的头围大于其胸围,腹部凸起且四肢呈屈曲状态(图37-2)。测量时应使用标准的方法,如果将新生儿的头对着一块稍硬的平面来测量新生儿的身长,其结果最为准确。检查者们通常会在桌子的纸上做个记号来标记新生儿头顶的位置,然后拉伸新生儿的腿,待腿部伸直时在纸上标记足跟的位置,然后把

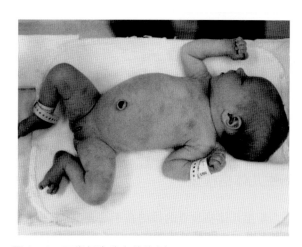

**图 37-2　正常新生儿身体比例**

新生儿从桌子上抱下来。纸上新生儿的头顶标记到其足跟标记的距离就是新生儿的身长,以厘米为单位进行记录。

新生儿头围的测量是将皮尺沿着枕骨、顶骨隆起和眉毛正上方测量一圈作为头围。新生儿生后第一周其头围测量结果可能会有所减少,这是由于出生时引起的胎头水肿、颅内血肿或软组织肿胀会逐渐好转。胸围测量时在胳膊下面,穿过两乳头连线水平为准。

新生儿在使用体重秤测量体重时要在新生儿和金属表面或塑料表面之间垫上衣物。这样能够防止热传导损失并减少交叉感染。体重秤需要减去所垫衣物的重量来校准。表37-2列出了在北美出生的足月新生儿(37~42周)的平均出生体重、身长及头围[29]。新生儿的体格数值随着胎龄、性别以及民族的不同而不同,亚洲后裔的新生儿出生时最小。使用正确的评估标准可防止误将新生儿分类为小于胎龄儿。

## 产伤的评估

分娩伤害可能发生在产程延长或难产期间。例如:它们可能与胎儿较大或胎先露/胎产势异常有关。与出生创伤有关的体格检查结果包括小的头皮擦伤、与产钳放置有关的颜面部一侧相应的擦伤、臂丛神经损伤以及骨折,最常见的是锁骨或四肢。

婴儿的头骨没有融合,因此它们某些程度上是可移动的,在通过阴道时能够适应来自母体骨盆的压力。新生儿的头骨不是标准的圆形,很正常。家长们可以放心,在几天内头骨将呈现正常的新生儿形状。

新生儿体格检查有关头部的发现可见图37-3的显示。婴儿头部经常有称为产瘤(血清和皮下液体的半透明聚集体)的软组织肿胀,这是先露部。产瘤没有明确的边界,可能穿过骨缝线,没有明显的绷紧。相反,头颅血肿是在某一颅骨的骨膜下集聚的血液,通常是顶骨。与产瘤或普通的水肿不同,由于出血位于骨膜下,血液不会穿过新生儿颅骨的骨缝线。一些头颅血肿与线性颅骨骨折同时发生,大部分愈合良好。帽状鞘膜下出血是位于头皮下但骨膜上的出血。这是一种罕见但危及生命的并发症,因为这个空间很大,新生儿很快就会丢失大量血液。症状包括头部弥漫性肿胀,与头部的运动无关。此外,新生儿会出现休克和低血容量的症状。

面瘫是一种暂时性症状,其症状包括面部不对

称。臂丛神经损伤的新生儿可能会疼痛。损伤的症状取决于损伤的神经根及受损程度。涉及的神经根可包括颈根 C5 和 C6(Erb-Duchenne 麻痹)、颈根 C8 和胸根 T1(Klumpke 麻痹)或两者都有[30]。Erb-Duchenne 麻痹的体征包括受影响的手臂运动的丧失,下臂内收。这导致了典型的形似“侍者接收小费”动作的体征,包括手臂下部的内旋,手指和手腕弯曲[30]。抓握反射是完整的,但莫罗反射在受累的一侧较弱。Klumpke 瘫痪时,抓握反射消失,婴儿的手保持爪状姿势[30]。

分娩过程中的压力和操作可能导致骨折,宫内骨折偶尔也会发生。最常受累的骨头包括锁骨和四肢。骨折的症状包括肿胀、皮肤颜色改变、运动减少、姿势异常和运动时疼痛[31]。触诊时偶尔会听到捻发音。莫罗反射将是不对称的。

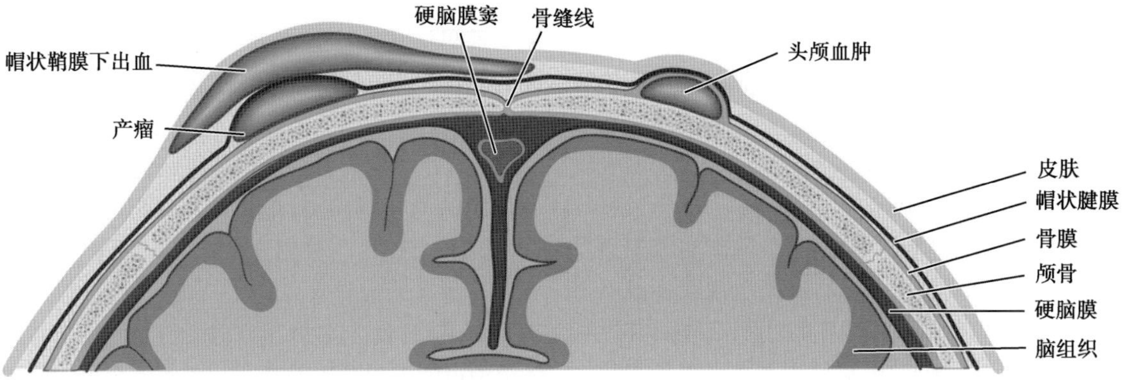


图 37-3 产瘤、头颅血肿、帽状鞘膜下出血的解剖

**表 37-3 不同性别、胎龄及种族的出生体重、身长及头围的平均值(及标准差)**

| 胎龄 | 欧洲后裔 | | 中国后裔 | | 南美洲后裔 | |
|---|---|---|---|---|---|---|
| | 体重(g)<br>均值(标准差) | 身长(cm)<br>均值(标准差) | 体重(g)<br>均值(标准差) | 身长(cm)<br>均值(标准差) | 体重(g)<br>均值(标准差) | 身长(cm)<br>均值(标准差) |
| **男孩** | | | | | | |
| 37 | 3 336.4(434.3) | 49.4(2.0) | 3 119.0(361.9) | 48.3(1.6) | 3 060.6(346.1) | 48.7(3.9) |
| 38 | 3 359.4(416.3) | 49.4(1.7) | 3 209.5(356.5) | 48.4(2.0) | 3 201.8(397.8) | 50.2(2.2) |
| 39 | 3 586.0(460.3) | 50.5(1.9) | 3 359.0(390.4) | 49.4(2.0) | 3 361.2(383.5) | 50.2(1.7) |
| 40 | 3 687.6(410.5) | 50.8(1.7) | 3 500.4(343.5) | 50.1(1.6) | 3 452.5(399.1) | 50.4(2.5) |
| 41 | 3 877.1(384.4) | 51.4(2.2) | 3 724.1(522.3) | 50.9(2.9) | 3 674.7(363.1) | 51.4(1.5) |
| **女孩** | | | | | | |
| 37 | 3 050.7(414.1) | 47.4(2.5) | 3 048.4(402.9) | 47.6(1.7) | 2 956.8(436.3) | 48.2(2.2) |
| 38 | 3 993.5(423.3) | 48.6(1.8) | 3 190.2(377.1) | 48.2(1.6) | 3 188.4(371.4) | 48.8(1.8) |
| 39 | 3 455.8(434.0) | 49.4(1.7) | 3 271.0(424.1) | 48.7(1.7) | 3 311.7(458.5) | 49.5(1.9) |
| 40 | 3 639.5(458.2) | 50.2(1.8) | 3 373.3(362.3) | 49.2(2.2) | 3 376.1(389.4) | 50.0(2.6) |
| 41 | 3 696.8(448.0) | 50.5(1.6) | 3 451.0(344.5) | 49.4(2.7) | 3 411.4(401.6) | 50.6(1.6) |

## 出生缺陷评估

生理外貌的差异可能是由微不足道的人类变异或家族特征所导致的。然而,大约有 3%~4% 的活产新生儿存在一些先天性缺陷,大多数都是小缺陷,但有些可能会很严重。许多基因、染色体及多因素的疾病最初都是根据新生儿的生理外貌异常的线索而可疑甚至诊断的。

许多父母都坚信正常的产前检查结果可以保证他们的孩子是正常的。但不幸的是,所有的产前检查都有其局限性,对于医生而言,向初为人父母者解释,明确大多数产前检查都是用于筛查新生儿出现某种常见疾病的风险度增加的工具,而不是用于诊断或检测出所有可能的出生缺陷。新生儿的检查者必须告知孩子的父母所有的潜在问题并转诊去看专科医生以便进行更进一步的评估治疗。

大多数轻微的畸形(表 37-4)如果单独出现通常都是简单的生理差异。但是,如果出现三处或以上,则提示新生儿存在严重的潜在畸形,需要对其进行进一步评估[30]。例如:内眦赘皮本身可能是正常的,尤其是婴儿是某些亚裔种族的话。但是,当内眦赘皮和通贯掌及低耳位同时出现时,就要建议进行遗传学评估,以防三染色体性畸形。

| 表37-4  新生儿检查过程中常见的微小畸形 |
| --- |
| • 囟门较大 |
| • 内眦赘皮 |
| • 头发漩涡 |
| • 前额上发际中央向下突出形成 V 型发尖 |
| • 后发际线低 |
| • 耳前标记和耳坑 |
| • 轻微的耳部畸形:突出、旋转、位置较低 |
| • 达尔文结节(耳轮上下 1/3 处的一个稍肥厚的结节状小突起) |
| • 数量异常:指趾(弯曲指)、屈曲指(手指屈曲)、并指(蹼指) |
| • 通贯掌 |
| • 阴囊松弛下垂 |
| • 脐带过长 |
| • 乳间距宽 |
| • 副乳 |

随着产前超声的常规应用,胎儿的许多生理畸形在产前阶段就可能被检测出来。然而,超声波检查的准确性可以受到很多因素的影响(例如:技师的经验水平,超声检查时的胎儿体位),这些都可能会导致一些微小的畸形在检查时被忽略,直到胎儿出生时才被发现。表 37-5 列举出了在体格检查中的一些可见线索,以及这些线索所提示的严重疾病[30]。早期评估及干预可有助于预防畸形的严重后遗症,例如:感染、肠穿孔、脊髓损伤或智力障碍。

外生殖器双性发育新生儿是一项挑战。这些新生儿同时具有男性和女性特征的外生殖器。如果检查者对新生儿的生殖器具有疑问,则应立即向新生儿医务团队进行咨询。在某些情况下,外生殖器不明与先天性肾上腺增生有关,后者可导致新生儿在生后不久即出现危及生命的脱水。医务人员应测量新生儿的阴蒂或阴茎。这一测量结果和生殖器的其他生理特征一起将根据 Prader staging 分类用于描述女性男性化[32]。应与家属讨论这些发现以及后续的建议。在一些情况下,鼓励他们不要对新生儿指派性别。

对存在生理异常的新生儿进行完整的评估需要一个团队的共同参与,包括专家,例如新生儿学专家、遗传学专家、内分泌学专家以及照护婴儿的护士。一些常见的异常可在 48 小时内通过快速检查来明确,但不幸的是,要想完成一份全面的遗传染色体组型可能需要几周的时间。医务人员可能需要其他额外的测试来评估新生儿畸形的类型和范围。当发现需要关注的生理变异时,助产士的角色就是提供咨询并支持这个家庭。

| 表37-5  提示先天缺陷和遗传性疾病的可视线索 | |
| --- | --- |
| 诊断 | 可能的可视线索 |
| **常染色体显性遗传(孟德尔式遗传)** | |
| 神经纤维瘤病Ⅰ型 | 牛奶咖啡斑 |
| 结节性硬化症 | 灰斑:色素不足的皮肤 |
| 强直性肌营养不良 | 肌病性面容 |
| 瓦登伯革综合征(Waardenburg syndrome) | 面部异常,头发、皮肤和虹膜的颜色变浅 |
| 范德沃德综合征(Van der Woude 综合征) | 腭裂,唇裂,下唇凹陷 |
| Holt-Oram 综合征 | "心 - 手综合征":心脏及上肢异常 |
| **常染色体隐性遗传病(孟德尔式遗传)** | |
| 泰萨克病(Tay-Sachs disease) | 眼睛的黄斑处樱桃红色斑点 |
| 半乳糖血症 | 白内障和新生儿黄疸 |
| 囊性纤维化 | 胎粪性肠梗阻,直肠脱垂 |
| 先天性肾上腺皮质增生症 | 外生殖器不明 |

续表

| 诊断 | 可能的可视线索 |
|---|---|
| 黏多糖症 | 角膜混浊,关节挛缩 |
| 美-格二氏综合征 (Meckel-Gruber 综合征) | 多指畸形,脑膨出 |
| 罗氏骨营养发育不良 | 四肢近端短,白内障 |
| **X 染色体隐性(孟德尔式遗传)** | |
| 脆性 X 染色体综合征 | 大睾丸 |
| Duchenne 型肌营养不良症 | 腓肠肌大 |
| 门克斯扭结发综合征(Menke kinky hair syndrome) | 钢丝绒样的头发 |
| Usher 综合征(遗传性耳聋-色素性视网膜炎综合征) | 视网膜色素变性 |
| Lesch-Nyhan 综合征(自毁容貌症) | 砂砾尿(尿中有沉渣和砂石) |
| **线粒体病(非孟德尔式遗传)** | |
| 眼肌麻痹综合征(Kearns-Sayre 综合征) | 肌肉无力,眼肌麻痹(眼部肌肉瘫痪或力量减弱) |
| 莱伯遗传性视神经病变(Leber hereditary optic neuropathy) | 肌肉无力,眼肌麻痹 |
| MELAS 综合征 | 肌肉无力,眼肌麻痹 |
| MERRF 综合征 | 肌肉无力,眼肌麻痹 |
| **单亲双体型(非孟德尔式遗传)** | |
| 小胖威利综合征 | 肥胖,小手小脚 |
| **性腺镶嵌型(非孟德尔式遗传)** | |
| 成骨不全症 | 蓝色巩膜 |
| **致畸物** | |
| 酒精 | 小头畸形,短睑裂 |
| 尼古丁(吸烟) | 小于胎龄儿 |
| 地仑丁(苯妥英钠) | 指甲发育不全 |
| 卡马西平 | 神经管缺陷 |
| 华法林(香豆定) | 鼻梁扁平 |
| 维甲酸(异维甲酸) | 面部和肢体畸形 |

续表

| 诊断 | 可能的可视线索 |
|---|---|
| **多因素遗传** | |
| 畸形足 | 足部扭曲 |
| 唇裂/腭裂 | 唇部或腭部或两者都不连续 |
| 神经管畸形 | 脊柱裂,无脑,脑膨出 |
| 髋关节脱位 | 双腿不等长,髋关节弹响,但是有可能不对称 |
| 先天性心脏病 | 心脏杂音,肢端细胞增多症,周围型发绀 |
| 尿道下裂 | 尿道口位于阴茎下面 |
| **染色体** | |
| 21-三体 | 肌张力过低,通贯掌,舌头突出 |
| 18-三体 | 手指和关节挛缩,蹼颈 |
| 13-三体 | 多指、腭裂、头皮缺损 |
| 特纳综合征(45X0) | 身材矮小,蹼颈 |
| 科林菲特氏征 (47XXY) | 小睾丸,男性乳房增大症 |
| 猫叫综合征(染色体 5p 缺失综合征) | 出生时猫叫 |
| **偶发性多模式综合征** | |
| 德朗热综合征 (Cornelia de Lange syndrome) | 连体眉(眉毛在脸部中央汇合),短肢畸形(四肢发育不良) |
| 鲁宾斯坦-泰比综合征(Rubinstein-Taby syndrome) | 大拇指和巨脚趾 |
| 威廉姆斯综合征(Williams syndrome) | 丑陋面容 |
| 斯特奇-韦伯综合征(脑面血管瘤病,Sturge-Weber syndrome) | 鲜红斑痣 |
| VACTERL 联合畸形或 VATER 综合征 [a] | 气管食管瘘,肛门闭锁,肢体缺陷 |

MELAS,线粒体脑病、乳酸酸中毒和中风样癫痫;MERRF,肌阵挛癫痫伴破碎红纤维

[a] VACTERL 和 VATER 指出生时即表现出来的缺陷类型:脊椎、肛门、心脏、气管食管、肾脏、四肢

### 神经系统检查

评估反射、脑神经及特殊感觉的过程都被整合在全面体格检查中了,详细信息见附录37A。神经系统检查可反映神经系统的完整性。反应减弱及反应增强都需要引起注意。反应减弱可由先天性的神经缺如、感觉或运动通道损伤或感染而引起。对刺激的反应减弱或增强也可反应中枢神经系统的缺陷。

在神经系统检查过程中,医务人员会对新生儿的感官进行评估,包括视觉、听觉及嗅觉。对口腔刺激、听力刺激或嗅觉刺激的反应减弱或缺如都可提示神经损伤。

引不出反射或反射减弱都可提示许多疾病[33,34]。有时反射限于局部或减弱是由继发于药物或感染的新生儿抑制所引起的。在另一些情况下,新生儿的反应欠佳是由于传导刺激的感觉通路受到破坏,可提示脊髓或中枢神经系统病变。有时候反射无法引出是因为暂时性的运动神经损伤阻止了受损区域所控制的肌肉对刺激做出反应,例如:在臀位分娩后出现新生儿手掌握持反射较弱或在产钳分娩后出现面神经麻痹一样(图37-4)。有时损伤是永久性的,正如一些臂丛神经损伤和一些脊髓缺陷。在体格检查过程中会引出下列一些反射,详细描述见于附录37A:

1. 眼部:瞳孔反射、红反射、玩偶眼反射、瞬目反射

2. 上肢:握持反射

3. 下肢:膝反射、足跖反射、巴宾斯基反射(图37-5、37-6)

4. 躯干:肛门反射、颈项紧张反射

反射缺如、明显减弱或增强以及不对称都应在体格检查表上记录下来,并就进一步检查和随访咨询儿科医务人员。

最常见的用于评估新生儿神经系统状态的一种反射是莫罗反射,即拥抱反射。同其他原始反射一样,莫罗反射由脑干介导,且在胎龄约25~26周时即可出现[34]。曾经该反射被认为可用于反映婴儿抓紧或"拥抱"其照护者的努力,现在该反射更多地被看做是一种不自主的运动反应,用于保护婴儿在身体移位时免于突发变化的伤害[34-36]。对正常婴儿,该反应是对称的,且在其生后3~4个月时消失。莫罗反射主要是双臂外展外伸及双手分开,且拇指和

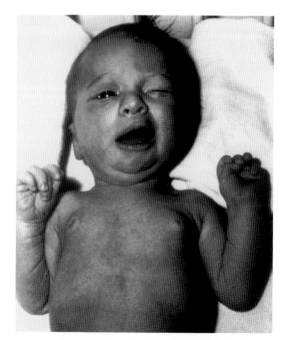

图 37-4　面神经麻痹

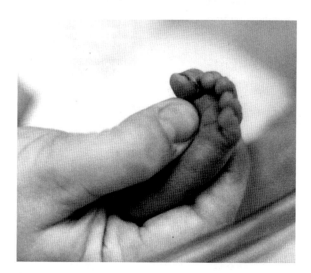

图 37-5　足跖反射

食指半屈曲呈 C 型。腿部运动也可能会出现,但可能与胳膊的运动并不一致。婴儿将胳膊缩回身体之后,就会放松或哭泣。相比之下,"受惊模式"(或反应)主要是一种臂前举而不是对于突发刺激的外伸反应,且该反应会随着婴儿成熟而变得越来越明显和常规,而不是和莫罗反射一样会逐渐减弱[33,34]。可用于引出莫罗反射同时避免引出"受惊反应"的方法包括以下几个:

1. 让孩子处于半坐位,然后让其向后躺卧在检查者张开的手上,孩子躯干和水平面呈30°。

2. 检查者双手抱住孩子使其处于水平位置上,快速降低高度约10~20cm,然后突然停住[33]。

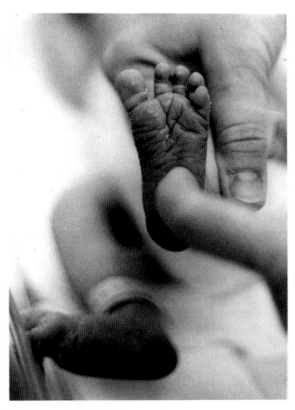

图 37-6 巴宾斯基反射

作为主要的原始反射之一,在检查时出现任何偏差,检查者都需要进行儿科咨询,同时要尽量保证检查操作简单且全面,尤其在同时发现了其他神经反射测试偏差时。莫罗反射可能出现的偏差及可能的病因如下所示:

1. 反射缺如可提示颅内病变。

2. 反射不对称可提示出生损伤,包括臂丛神经、锁骨或肱骨。

3. 拥抱姿势的异常持续可提示肌张力高。

4. 出生 4 个月后完整的莫罗反射持续存在可提示神经发育成熟延迟。

## 在新生儿体格检查中增加自信

完成和评估一项新生儿检查过程会涉及许多错综复杂的情况和细微的差别。对于所有参与新生儿护理的临床工作人员而言,识别正常及可能的异常同样都是非常重要的技能。尽管有许多学术资源可作为参考和回顾[37,38],但这些都无法替代通过对许多新生儿进行实际观察和检查而获得的丰富的临床经验。

(高素红 译 庞汝彦 校)

信息资源

| Organization | Description | Webpage |
|---|---|---|
| The New Ballard Score | This site explains gestational age estimation using the Ballard Score with drawings, photos, and video clips. | http://www.ballardscore.com |
| Global Health Media | Training video on examination of the newborn. These training videos have been provided by the Global Health Media Project and are based on standards of care described in *Care of the Newborn Reference Manual*, Save the Children, 2004; *Managing Newborn Problems*, World Health Organization, 2003; and *Integrated Management of Childhood Illnesses Chart Booklet*, World Health Organization, 2011. | https://youtu.be/m6MBM0pylpA?list=PLXeu9kWMOoFLMXFrdo67Xx06HiCa3Q6Vv |

参考文献

1. Lipman TH, Euler D, Markowitz GR, Ratcliffe SJ. Evaluation of linear measurement and growth plotting in an in-patient pediatric setting. *J Pediatr Nurs*. 2009;24(4):323-329.

2. Holbrook BD. The effects of nicotine on the human fetal development. *Birth Defects Res C Embryo Today*. 2016;108(2):181-192.

3. Zhang K, Want X. Maternal smoking and increased risk of sudden infant death syndrome: a meta-analysis. *Leg Med*. 2013;15(3):115-121.

4. Farrar D, Simmonds M, Bryant M, et al. Hyperglycaemia and risk of adverse perinatal outcomes: systematic review and meta-analysis. *BMJ*. 2016;354:i4694.

5. Friedmann I, Dahdouh EM, Kugler P, Mimran G, Balayla J. Maternal and obstetrical predictors of sudden infant death syndrome (SIDS). *J Matern Fetal Neonatal Med*. 2017;30(19): 2315-2323.

6. Manuck TA, Rice MM, Bailit JL, et al; Eunice Kennedy Shriver National Institute of Child Health and Human Development Maternal–Fetal Medicine Units Network. Preterm neonatal morbidity and mortality by gestational age: a contemporary cohort. *Am J Obstet Gynecol*. 2016;215(1):103.e1-103.e14.

7. Sjaus A, McKeen DM, George RB. Hypertensive disorders of pregnancy. *Can J Anaesth*. 2016;63(9):1075-1097.

8. Tucker J, McGuire W. Epidemiology of preterm birth. *BMJ*. 2004;329(7467):675-678.

9. Mitanchez D, Yzydorczyk C, Siddeek B, Boubred F, Benahmed M, Simeoni U. The offspring of the diabetic mother: short- and long-term implications. *Best Pract Res Clin Obstet Gynaecol*. 2015;29:256-259.

10. Fahey JO. The recognition and management of intrapartum fetal heart rate emergencies: beyond definitions and classifications. *J Midwifery Womens Health*. 2014;59(6):616-623.

11. American College of Obstetricians and Gynecologists. Practice Bulletin No. 146: management of late-term and postterm pregnancies. *Obstet Gynecol*. 201;124(2 pt 1):390-396.

12. Razaz N, Tomson T, Wikström AK, Cnattingius S. Association between pregnancy and perinatal outcomes among women with epilepsy. *JAMA Neurol*. 2017;74(8):983-991.

13. Caughey AB, Sandberg PL, Zlatnik MG, et al. Forceps compared with vacuum: rates of neonatal and maternal morbidity. *Obstet Gynecol*, 2005;106(5 pt 1):908-912.

14. Dubowitz L, Dubowitz V, Goldberg C. Clinical assessment of gestational age in the newborn infant. *Pediatrics*. 1970;77:1-10.

15. Ballard J, Novak K, Driver M. A simplified score for assessment of fetal maturation of newly born infants. *J Pediatr*. 1979;95(5 pt 1):769-774.

16. Ballard J, Khoury J, Wedig K, Wang L, Eilers-Walsman BL, Lipp R. New Ballard Scale, expanded to include extremely premature infants. *J Pediatr*. 1991;119(3):417-423.

17. Smith LN, Dayal VH, Monga M. Prior knowledge of obstetrical gestational age and possible bias of Ballard score. *Obstet Gynecol*. 1999;93(5):712-714.

18. Sasidharan K, Dutta S, Narang A. Validity of New Ballard Score until 7th day of postnatal life in moderately preterm neonates. *Arch Dis Child Fetal Neonatal Ed*. 2009;94:39-44.

19. Donovan EF, Tyson JE, Ehrenkranz RA, Verter J, et al.; National Institute of Child Health and Human Development Neonatal Research Network. Inaccuracy of Ballard scores before 28 weeks' gestation. *J Pediatr*. 1999;135(2 pt 1):147-152.

20. American College of Obstetricians and Gynecologists. reVITALize obstetric data definitions. Available at: https://www.acog.org/About-ACOG/ACOG-Departments/Patient-Safety-and-Quality-Improvement/reVITALize-Obstetric-Data-Definitions. Accessed September 28, 2017.

21. Spong CY. Defining "term" pregnancy: recommendations from the Defining "Term" Pregnancy Workgroup. *JAMA*. 2013;309(23):2445-2446.

22. Raju TNK. Moderately preterm, late preterm and early term infants: research needs. *Clin Perinatol*. 2013;40(4):10.1016.

23. Engle WA. A recommendation for the definition of "late preterm" (new term) and the birth weight-gestational age classification system. *Semin Perinatol*. 2006;30(1):2-7.

24. American College of Obstetricians and Gynecologists. Committee Opinion No. 579: definition of term pregnancy. Available at: http://www.acog.org/Resources-And-Publications/Committee-Opinions/Committee-on-Obstetric-Practice/Definition-of-Term-Pregnancy. Accessed September 28, 2017. [Reaffirmed 2015].

25. Soria R, Julian CG, Vargas E, Moore LG, Giussani DA. Graduated effects of high-altitude hypoxia and highland ancestry on birth size. *Pediatr Res*. 2013;74(6):633-638.

26. Celik IH, Demirel G, Canpolat FE, Dilmen U. A common problem for neonatal intensive care units: late preterm infants, a prospective study with term controls in a large perinatal center. *J Matern Fetal Neonatal Med*. 2013;26(5):459-462.

27. Pulver LS, Guest-Warnick G, Stoddard GJ, Byington CL, Young PC. Weight for gestational age affects the mortality of late preterm infants. *Pediatrics*. 2009;123:1072-1077.

28. Cagini C, Tosi G, Stracci F, Rinaldi VE, Verrotti A. Red reflex examination in neonates: evaluation of 3 years of screening. *Int Ophthalmol*. 2016;7. [Epub ahead of print]. doi:10.10007/s10792-016-0393-2.

29. Janssen PA, Thiessen P, Klein MC, Whitfield MF, Macnab YC, Cullis-Kuhl SC. Standards for the measurement of birth weight, length and head circumference at term in neonates of European, Chinese and South Asian ancestry. *Open Med*. 2007;1(2):e74-e88.

30. Wardinsky T. Visual clues to diagnosis of birth defects and genetic disease. *J Pediatr Health Care*. 1994;8(2):63-73.

31. Doumouchtsis SK, Arulkumaran S. Head injuries after instrumental vaginal deliveries. *Curr Opin Obstet Gynecol*. 2006;18(2):129-134.

32. Murphy C, Allen L, Jamieson MA. Ambiguous genitalia in the newborn: an overview and teaching tool. *J Pediatr Adolesc Gynecol*. 2011;24(5):236-250.

33. Futagi Y, Toribe Y, Suzuki Y. The grasp reflex and Moro reflex in infants: hierarchy of primitive reflex responses. *Int J Pediatr*. 2012;2012:191562. http://dx.doi.org/10.1155/2012/191562

34. Lewis M. A comprehensive newborn examination: Part II. Skin trunk, extremities, neurologic. *Am Fam Physician*. 2014;90(5):297-302.

35. Goldstein K, Landis C, Hunt W, Clarke FM. Moro reflex and startle pattern. *Arch Neurol Psychiatry*. 1938;40(2):322-327.

36. Sohn M, Ahn Y, Lee S. Assessment of primitive reflexes in high-risk newborns. *J Clin Med Res*. 2011;3(6):285-290.

37. Jones K. *Smith's Recognizable Patterns of Human Malformation*. 6th ed. Philadelphia, PA: Elsevier Saunders; 2006.

38. Zitelli BJ, McIntire SC, Nowalk AJ. *Zitelli and Davis' Atlas of Pediatric Physical Diagnosis*. 6th ed. Philadelphia, PA: Elsevier Saunders; 2012.

# 37A

# 新生儿体格检查

CECILIA M.JEVITT

感谢前版作者 Mary Kathleen McHugh，Janet L.Lewis 和 Cynthia Jensen 的贡献

| 检查结果 | 意义 | MOE | 备注 |
|---|---|---|---|
| **颜色** | | | 提示婴儿的整体状态,尤其是心肺系统的情况 |
| 肤色浅色的婴儿:身体和黏膜应该是粉色的<br>肤色深色的婴儿:黏膜应该是粉色的 | 没有心肺损伤 | I | |
| 出生后首个 24 小时手足发绀 | 由于从宫内转换到寒冷的宫外环境而导致的外周循环缓慢 | I | **定义**:发绀——四肢出现蓝色或紫色的斑点样变色,尤其是在手指、脚趾或鼻子上 |
| 皮肤发红 | 婴儿在宫外环境中进行氧水平的调整 | I | 尤其在出生后会立即出现 |
| 先露部位出现淤斑 | 分娩过程中对先露部位的压力,导致外部软组织层出现挫伤和血液淤滞 | I | **定义**:瘀斑——血液从破损血管流出进入组织中,组织会明显表现出一块蓝黑色或紫色的斑点或区域<br>**技术**:为了区别发绀和淤斑,可通过按压皮肤颜色加深的部位。如果是发绀,则该部位颜色会变白,而瘀斑部位颜色仍然为深色 |
| 臀部有蒙古斑(胎记),可延伸至骶骨区 | 色素沉着过度 | I | **正常变异**,尤其是深色皮肤的婴儿 |
| 黄疸在出生 48 小时后出现,第 4~5 天开始消退 | 生理性黄疸 | I | **定义**:生理性黄疸——血液供应至肝脏的过渡,RBC 计数增加但细胞寿命缩短,血浆蛋白水平下降,辅助胆红素结合的葡萄糖醛酸基转移酶减少<br>**早产**:黄疸高峰可能会延迟出现 |
| **大体外貌** | | | 提示婴儿的营养状态、成熟度以及一般健康状况 |
| 状态良好,皮下脂肪丰满,没有明显异常 | 营养状态良好;总体健康 | I | |
| 胎脂 | 随着胎龄而增加 | I | **定义**:胎脂——主要是由死亡细胞和皮脂腺分泌物组成的糊状物质,覆盖在新生儿皮肤上以保护胎儿皮肤 |

| 检查结果 | 意义 | MOE | 备注 |
|---|---|---|---|
| 胎毛 | 随着胎龄而减少 | I | **定义:**胎毛——浓密的绒毛或像绒毛一样生长的头发,尤其是覆盖一些哺乳动物胎儿的柔软绒毛<br>**技术**(NBS):使用直射光来检查新生儿背部的胎毛,以便于看得清楚 |
| **体位** | | | |
| 新生儿体位<br>• 双拳紧握<br>• 双臂内收屈曲<br>• 臀部外展<br>• 双膝屈曲<br>• 屈曲向上至双臂<br>• 脊柱笔直 | 足月产新生儿的活动 | I | **技术**(NBS):当婴儿仰卧且安静时,根据图 37-1进行评分<br>**早产:**双腿呈"青蛙样姿势" |
| 运动<br>• 自主的、对称的,可能会有轻微发抖<br>• 屈曲和外展应该是双侧对称的 | 足月产新生儿的活动 | I | **定义:**发抖——动作忽动忽停,动作不平衡<br>**早产:**没有运动,或运动不对称、不规律,发抖 |
| **肌肉力量和张力** | | | |
| 肌力和肌张力:强 | 可能是足月产新生儿 | I | **早产:**肌力和肌张力较弱,肌张力较低或肌力迟缓 |
| 手掌握持反射:强 | 整体力量较好,可能是足月产新生儿 | I | **早产:**手掌握持反射较弱 |
| **警觉和哭声** | | | |
| 情绪:<br>• 范围从安静到警觉<br>• 低落时可被安慰 | 正常新生儿活动 | I | **早产:**不容易引出,不是非常警觉 |
| 哭声:强 | 颅内压未增高 | I | |
| 莫罗(拥抱)反射:<br>• 对称<br>• 生后 2~4 个月时消失 | | I/Pa | **定义:**主要反应包括双臂外展及外伸,双手张开,同时拇指和食指半弯曲呈 C 型。可能会出现腿部运动,但可能与双臂运动不一致。随着婴儿双手缩回身体,婴儿会放松或哭泣。<br>**技术:**可用于引出莫罗反射同时避免引出"受惊反应"的方法:1. 让孩子处于半坐位,然后让其向后躺卧在检查者张开的手上,孩子躯干和水平面呈 30° 角。<br>2. 检查者双手抱住孩子使其处于水平位置上,快速使孩子高度降低约 10~20cm,然后突然停住。 |
| **心肺系统** | | | |
| 呼吸运作:<br>• 容易,不费力,有节律<br>• 可能不太规律,但是呼吸暂停时间 <15 秒<br>• 腹式呼吸 | 没有呼吸抑制或呼吸困难 | I | |
| 呼吸频率:40~60 次 /min | 正常频率 | I | **正常变异:**剖宫产或足月产的新生儿,可能是由肺液潴留而引起的一过性呼吸急促<br>**早产:**呼吸暂停 >15 秒,且伴随皮肤发暗,发绀或呼吸频率 >60 次 /min |

| 检查结果 | 意义 | MOE | 备注 |
|---|---|---|---|
| 胸廓:起伏幅度对称 | 正常呼吸模式 | I | **定义**:起伏——双肺和肺膜进行一次完整的扩张和收缩运动(即完成一次呼吸) |
| 前后径:正常 | 正常呼吸模式 | I | |
| 呼吸音:<br>• 清<br>• 双侧、前后对称<br>• 生后最初的 24 小时内可偶闻及啰音 | 肺野呼吸音清 | A | 正常变异:由于胎儿残余肺液,新生儿生后最初几小时内可偶尔闻及啰音,但不应伴随肤色改变或发绀 |
| 心率:<br>• 100~160 次 /min<br>• 频率和节律正常<br>• 没有杂音或仅在开始时有轻微杂音 | 心脏节律正常,没有明显异常 | A | **正常变异**:最初可闻及轻微杂音,通常在胸骨左缘或心尖搏动处上方;可持续至动脉导管关闭<br>**早产**:心动过缓:<100 次 /min 或心动过速:>160 次 /min;有杂音 |
| 头颅 / 腹部:无血管杂音 | 无动静脉畸形 | Pa | **定义**:血管杂音——听诊时闻及的常见异常声音中的一种 |
| 心尖搏动:在第 4 至第 5 肋间区,锁骨中线上,左前胸部 | 心尖搏动位置正常;没有移位,无心脏肥大 | | **正常变异**:最强搏动点位于锁骨中线上的第四肋间,在生后最初几小时内可移至右侧 |
| 震颤:在生后最初几小时内未出现 | 心脏活动未增加 | Pa | **定义**:震颤——通过触诊发现的呼吸或循环系统异常的轻微颤动或震动 |
| 血压:<br>• 平均收缩压:<br>　◆ 28~32 周:52mmHg<br>　◆ 32~36 周:56mmHg<br>　◆ 足月:63mmHg<br>• 四肢测量结果相等 | 心脏输出量正常;循环良好;可能没有心脏缺陷 | Pa | |
| 鼓音:整个肺野均无增强的鼓音 | 肺野边缘正常 | Pe | **定义**:鼓音——叩诊时听到的一种共鸣音 |
| **皮肤** | | | |
| 潮湿<br>触摸温暖<br>没有脱皮、皱纹、水肿或发亮 / 皮肤紧绷 | 正常,水化良好 | I | **技术**(NBS):在婴儿仰卧且安静的状态下,根据图 37-1 进行评分<br>**正常变异**(除非还伴随其他异常症状):鲜红斑痣、胎粪污染、瘀斑、皮肤胎记<br>**早产**:凝胶状,且静脉可视(皮肤透明,且可视的血管会随着胎龄增加而消失)<br>**过期产**:皮肤干燥、脱皮及干裂 |
| 胎脂:存在 | 随着胎龄而增加 | I | **定义**:参考前文<br>**早产**:没有皮脂 |
| 胎毛:稀少 | 足月产<br>随着孕周的增加而减少 | I | **定义**:参考前文<br>**早产**:胎毛丰富 |
| 粟粒疹 | 新生儿常见 | I | **定义**:粟粒疹——皮肤上较小、珍珠样的、坚硬的非炎性的突起,是由油脂腺导管被上皮的薄层堵塞而使角蛋白潴留所引起的 |

| 检查结果 | 意义 | MOE | 备注 |
|---|---|---|---|
| 新生儿红斑 | 新生儿全身性红疹,通常在生后 1~3 天出现 | I | |
| 斑纹 | 如果新生儿体温正常,且没有肤色改变或心动过缓,可能是由于新生儿器官系统不成熟而引起的正常反应 | I | |
| 体温:<br>• 温暖<br>• 腋温:35.5~37.0℃ | 正常范围 | P | **早产**:体温可降低(<35.5℃)或升高(>37℃) |
| **头部** | | | |
| 头部与身体比例正常(足月产新生儿的平均头围是 32~38cm) | 正常 | I | |
| 塑形:颅骨畸形持续不超过 5~7 天 | 阴道分娩过程中对颅骨压力过大 | I | |
| 骨缝重叠 | 阴道分娩过程中对颅骨压力过大 | I | |
| 产瘤 | 头皮水肿区域延伸覆盖在骨缝线上,由阴道分娩过程中对胎先露部位的压力而引起 | I | |
| 头竖立反应:足月产新生儿头后仰角度 ≤ 10° 能够支持头部 | 头滞后:随着成熟度增加而减轻 | I | **技术**:将新生儿拉起来,支撑其双臂让其从仰卧位变为坐位。评估头滞后的程度要根据婴儿头部与躯干之间所呈的角度<br>**早产**:头滞后 >10°,支撑很少或几乎不能支撑头部 |
| 头发分布:分布于头顶,可识别 | 足月 | I | **早产**:浓密,毛茸茸的,可分布于整个头部 |
| 头盖骨上没有肿块或柔软区域 | 正常 | Pa | **正常变异**:如果没有其他异常,顶骨部位的肿块或颅骨软化可能是正常的<br>**定义**:颅骨软化—婴幼儿颅骨所特有的点状变薄和变软 |
| 血管杂音:无 | 正常 | A | **定义**:参考上文 |
| **囟门** | | | |
| 前囟:<br>• 生后 12~18 个月闭合<br>• 钻石菱形<br>• 约 5cm × 4cm<br>• 沿着冠状面和矢状面骨缝线分布 | 正常 | I/A | |
| 后囟:<br>• 三角形<br>• 约 1cm × 1cm<br>• 沿着矢状面和人字骨缝线分布 | 正常<br>可在出生后即闭合 | I/A | |

续表

| 检查结果 | 意义 | MOE | 备注 |
|---|---|---|---|
| **面部** | | | |
| 眼睛:<br>• 平双耳水平<br>• 眼间距正常(约2.5cm)<br>• 表情平静 | 正常 | I | |
| 鼻子:位于中线 | 正常 | I | |
| **口腔** | | | |
| 口:<br>• 脸部中央,对称,在哭泣或其他口部运动时不会出现双侧不对称的下垂或倾斜<br>• 形状和大小与面部成比例 | 正常 | I | |
| 黏膜:湿润,粉色 | 水分和氧气充足 | I | |
| 下巴:形状和大小与面部成比例 | 正常 | I | |
| 嘴唇:完整,粉色且湿润 | 正常 | I | |
| 上颚:没有呈弓形,完整 | 正常 | I/Pa | |
| 舌头:<br>• 大小与嘴巴成比例<br>• 位于中线 | 正常<br>无神经系统功能不全 | I | |
| 悬雍垂:位于中线,且哭泣时位置上移 | 舌咽神经及迷走神经的功能正常 | I | |
| 咽反射:存在 | 舌咽神经及迷走神经的功能正常 | I | **生理**:在妊娠过程中反射通常是按照从头到脚的顺序发育的 |
| 吸吮反射:存在且反应强烈 | 发育成熟度正常,舌下神经完整 | I | **技术**:使用戴了非乳胶手套的手指或乳头进行测试<br>**早产**:可能缺如 |
| 觅食反射:存在 | 发育成熟度正常,三叉神经完整 | I | **技术**:当轻触新生儿的脸颊时,婴儿会将头转向轻触部位。<br>**早产**:可能缺如 |
| 唾液分泌:不过量 | 正常 | I | |
| **鼻子** | | | |
| 位置:中线 | 正常 | I | |
| 鼻孔:双侧均存在 | 完整 | I | |
| 鼻腔:通畅 | 正常 | I | **技术**:检查时闭上新生儿的嘴巴,堵住一侧鼻孔让其呼吸,要确保孩子可以用一侧鼻腔呼吸。或者将一个导管放进新生儿的鼻腔,一次仅放进一侧鼻腔,也可以检查通畅性 |
| 鼻腔:闻到强烈气味时会出现痛苦表情或哭泣 | 正常,味觉神经完整 | I | |
| 鼻腔:检测双侧呼吸 | 通畅 | A | **技术**:使用听诊器听诊呼吸,一次听诊一侧鼻腔 |

续表

| 检查结果 | 意义 | MOE | 备注 |
|---|---|---|---|
| **眼部** | | | **技术**(NBS):让新生儿仰卧且处于安静状态,按照图 37-1 的提示进行评分 |
| 巩膜:清澈 | 正常 | I | |
| 结膜:清楚 | 正常 | I | |
| 虹膜:双侧均匀着色 | 正常 | I | **正常变异**:Brushfield 斑(如果没有发现其他异常,这些金色斑点可能是正常的) |
| 瞳孔:双侧瞳孔等大,且对光反射存在 | 正常,动眼神经完整 | I | **技术**:检查宜在一个黑暗的房间中使用笔式电筒或手电筒进行;若是对住暖箱或育婴室中的新生儿进行检查,则要尽量遮挡住婴儿的眼睛 |
| 角膜:清楚 | 正常,完整 | I | **早产**:模糊 |
| 视网膜:透明 | 正常,完整 | I | |
| 泪管:通畅 | 正常 | I | **定义**:泪管——将泪液从泪腺输送至结膜穹隆的小导管 |
| 瞬目反射:有反应 | 视神经完整 | I | **技术**:对亮光有反应 |
| 红反射:存在 | 晶状体完整 | I | **技术**:使用一个靠近检查者眼睛的直接眼底镜,将透镜强度设置为 0。在一个暗室中,检查者要在距离新生儿双眼约 45cm 的地方将眼底镜的光同时投射在新生儿的双眼。双眼均有红反射引出且对称时方可认为是正常的<br>**正常变异**:泪液层的黏液出现一过性不透明,可随着眨眼移动并完全消失 |
| 眼睑:没有水肿、上睑下垂或内眦赘皮 | 正常,动眼神经完整 | I | **定义**:上睑下垂——上眼睑下垂<br>**定义**:内眦赘皮——上眼睑皮肤褶皱的延长,可覆盖眼睛的内眼角或内外眼角 |
| 眼脑反射(玩偶眼反射):存在 | 正常:滑车神经、外展神经、动眼神经完整 | I | **技术**:让婴儿处于仰卧位,将孩子的头从一侧转至另一侧,孩子的眼睛视线的方向与转头的方向相反 |
| 眼睛位置:无倾斜 | 正常 | I | |
| **耳朵** | | | **技术**(NBS):让孩子处于仰卧位且安静状态,根据图 37-1 的提示进行评分 |
| 位置:与双眼齐平,直角超过垂直线,无倾斜 | 正常 | I | |
| 皮肤胎记:无 | 正常 | I | |
| 软骨形成:耳廓弯曲良好,软骨强壮坚硬,弹性良好 | 正常 | I/Pa | **技术**:触诊整个耳廓检查软骨的存在<br>**早产**:软骨扁平,折叠时回弹性差 |
| 听力:新生儿会有受惊或哭泣的反应 | 正常,听神经完整 | I | **技术**:使用响亮的噪音或拍手来引出该反应 |
| 耳镜检查:<br>• 亮孔存在,珍珠灰色的鼓膜可能有皮脂<br>• 鼓膜可在没有鼓胀的情况下移动 | 正常,耳朵完整无感染 | I | **技术**:因为很难进行,该项检查经常会被省略,而且如果检查者缺乏经验技术,可能会对新生儿造成伤害;检查时要向后下部拉伸耳朵 |

| 检查结果 | 意义 | MOE | 备注 |
|---|---|---|---|
| **颈部** | | | |
| 形状:对称 | 正常 | I | **正常变异:**不对称可由胎儿在子宫中的体位所致 |
| 头部:<br>• 从一侧转向另一侧对称,关节活动范围全面,不受限<br>• 形状对称 | 正常 | I | |
| 长度:短,没有多余的皮肤 | 正常 | I | |
| 颈强直反射:不对称存在但减弱 | 正常 | I | **技术:**让新生儿处于仰卧位,固定身体,让其头从一侧转向另一侧,头部转向的一侧肢体会伸展,而另一侧肢体则屈曲;新生儿在其头部转向一侧时会尝试矫正头部的位置,可测试副神经是否完整<br>**早产:**可能不对称,且反应强烈 |
| 甲状腺:居中 | 正常 | P | |
| 淋巴结:未触及 | 正常 | P | |
| 包块:无 | 正常 | P | |
| 颈动脉:搏动强且有规律 | 心脏及循环功能正常 | P | **技术:**不要按摩颈动脉或颈部,因为这一动作可导致反射性心动过缓 |
| 锁骨:<br>• 光滑,无肿块<br>• 对称 | 无骨折 | P | |
| **腹部和胸部** | | | |
| 胸围:30~36cm | 足月产新生儿胸围均值 | I | **早产:**胸围 <30cm |
| 横膈膜:扩张对等 | 正常 | I | |
| 肋骨:对称 | 正常 | I | |
| 乳房:乳头位于同一水平线上,无多余乳头 | 正常 | I | **正常变异:**多余乳头 |
| 腋窝:抬高,且无分泌物 | 足月儿 | I | **正常变异:**扁平腋窝,有分泌物或肥大,可受母亲激素影响<br>**早产:**扁平腋窝和 / 或有分泌物 |
| 腹部:圆形,隆起,对称 | 正常 | I | 技术:准确记录腹部膨隆情况,每 4 小时测量一次腹围,连续监测其变化<br>早产:可存在腹部水肿或膨隆 |
| 脐带:<br>• 三根血管(2 根动脉,1 根静脉)<br>• 青白颜色 | 正常 | I | 正常变异:2 根血管(1 根动脉,1 根静脉) |
| 腹部肌肉:强壮 | 正常 | I | |
| 蠕动波:不可视 | 肠蠕动正常 | I | |
| 肠鸣音:存在 | 正常 | A | |
| 腹部:无杂音 | 正常 | A | |
| 肾脏:无杂音 | 正常 | A | |

续表

| 检查结果 | 意义 | MOE | 备注 |
|---|---|---|---|
| 胸骨剑突:存在 | 正常,完整 | Pa | |
| 肋骨:无包块或捻发音 | 完整,无缺陷或"气胸" | Pa | **定义**:捻发音——摩擦或沙沙的声音或感觉(就像骨头断端互相摩擦时产生的声音) |
| 乳腺组织:1cm | 正常:足月 | Pa | **技术**(NBS):触诊以准确评估乳腺组织<br>**早产**:乳腺组织可 <1cm,最小可为 5mm |
| 腹部:<br>• 质软<br>• 无压痛<br>• 无包块 | 正常 | Pa | **早产**:腹直肌分离较为常见 |
| 肾脏:<br>• 长 4~5cm<br>• 右肾位置要低于左肾<br>• 位于腹腔的后腰部或肋侧区域 | 正常 | Pa | **技术**:触诊时让新生儿按照其在宫内的体位双腿屈曲来使新生儿放松 |
| 肝脏:<br>• 位于右肋缘正上方,可触及锐缘<br>• 质地实 | 正常 | Pa | |
| 脾脏:位于左肋缘下 1cm | 正常 | Pa | |
| 膀胱:无潴留 | 肾脏及泌尿道系统正常 | Pa | **技术**:检查者确保在新生儿排泄后立即对其进行评估以免误认为存在潴留 |
| 腹股沟:<br>• 股动脉搏动强,且双侧均规律<br>• 无疝气或包块 | 正常 | Pa | |
| 胃部:<br>• 左肋缘正下方,朝向中线<br>• 鼓 | 正常 | Pe | |
| 腹部:叩诊鼓音,肝脏、脾脏及膀胱上为浊音 | 正常肝脏、脾脏及膀胱,无包块(叩诊浊音提示) | Pe | **技术**:确保在排泄后检查 |
| **泌尿生殖道(女性)** | | | |
| 大阴唇:存在且覆盖小阴唇之上 | 足月 | I | **技术**(NBS):让新生儿处于仰卧位且安静状态,根据图 37-1 的提示进行评分<br>**早产**:大阴唇小于小阴唇 |
| 小阴唇:存在且形态良好 | 足月 | I | **技术**(NBS):让新生儿处于仰卧位且安静状态,根据图 37-1 的提示进行评分<br>**早产**:小阴唇大于大阴唇 |
| 阴蒂:存在,可增大 | 足月 | I | **技术**(NBS):让新生儿处于仰卧位且安静状态,根据图 37-1 的提示进行评分<br>**早产**:也可增大 |
| 尿道口:存在于阴道口之前 | 正常 | I | |
| 阴道:通畅,可伴随或不伴随白色分泌物 | 正常 | I | **正常变异**:轻微出血,可受母体(?)激素影响 |

| 检查结果 | 意义 | MOE | 备注 |
|---|---|---|---|
| 生殖器:可辨别为男性或女性 | 正常 | l | |
| 会阴:光滑 | 正常 | l | |
| 肛门:<br>• 居中<br>• 通畅 | 正常 | l | **技术:**通过轻轻插入戴非乳胶手套的手指来检查 |
| 肛门反射:存在 | 括约肌正常 | l | **技术:**轻轻触碰,肛门区域会出现括约肌收缩 |
| **泌尿生殖道(男性)** | | | |
| 阴茎:<br>• 直的<br>• 与身体成比例<br>• 长度:2.8~4.3cm | 正常 | l | |
| 尿道口:<br>• 居中<br>• 阴茎头尖部 | 正常 | l | **技术:**如男性新生儿未行割礼,则轻轻回拉包皮。如已行割礼,也要检查看有无水肿或出血 |
| 排尿:直接从阴茎排尿 | 正常排尿模式 | l | 首次排尿应在出生后 24 小时内 |
| 睾丸和阴囊:饱满,褶皱众多 | 足月 | l | **技术(NBS):**让新生儿处于仰卧位且安静状态,根据图 37-1 的提示进行评分<br>**早产:**睾丸和阴囊可松软,光滑或褶皱很少 |
| 色素沉着:深 | 正常 | l | |
| 会阴:光滑 | 正常 | l | |
| 肛门:<br>• 居中<br>• 通畅 | 正常 | l | **技术:**通过轻轻插入戴非乳胶手套的手指来检查 |
| 肛门反射:存在 | 括约肌正常 | l | **技术:**轻轻触碰,肛门区域会出现括约肌收缩 |
| 睾丸:至少一侧下降 | 足月 | Pa | **正常变异:**睾丸未下降<br>**早产:**睾丸不可触及,但可发现其位于上方的腹股沟管中 |
| **上肢** | | | |
| 长度:<br>• 双侧互成比例<br>• 下肢和身体对称 | 正常 | l | |
| 全面的关节活动,包括:<br>• 外展<br>• 内收<br>• 内旋和外旋<br>• 屈曲<br>• 可根据关节情况延伸 | 正常 | l | **生理学:**随着新生儿的成熟,其上肢会逐渐能够进行完全屈曲<br>**早产:**<br>• 关节活动范围受限<br>• 屈曲范围受限 |
| 肩膀:全面的活动及屈曲 | 正常 | l | |
| 锁骨:全范围活动及屈曲 | 正常 | l | |
| 肘部:全范围活动及屈曲 | 正常 | l | **正常变异:**肘部活动范围或屈曲受限可与胎儿在宫内的体位有关 |

| 检查结果 | 意义 | MOE | 备注 |
|---|---|---|---|
| 腕部:方窗测试 | 正常 | I | **技术**(NBS):测试时将新生儿的腕部向其前臂屈曲,然后根据胎龄检查表格测量交叉角度(即足月新生儿为 0°);检查时适当施压确保腕部尽量屈曲 早产:<br>• 腕部活动范围或屈曲受限<br>• 方窗角度 >0° |
| 手—握持反射:存在,强,双侧对等 | 正常,成熟 | I | **正常变异**:反射较弱、缺如或双侧握持反射不对等,可受宫内胎位影响 早产:握持反射可能较弱或缺如,或双侧不对称 |
| 围巾征:肘部短于中线 | 成熟 | I | **技术**(NBS):让新生儿处于仰卧位,拿起新手儿的一只手将手绕过其颈部,然后尽量去覆盖对侧肩膀。通过将其肘部抬起越过身体来扶住肘部。观察肘部相对胸部的位置。根据胎龄表格给这一位置评分 早产:围巾征——肘部越过中线 |
| 上肢回弹 | 成熟 | I | **技术**(NBS):让新生儿处于仰卧位,完全屈曲其前臂 5 秒,然后通过牵拉双手使其完全伸展,然后松手;记录回弹时间并评分 早产:胳膊回弹——缓慢 |
| 手掌:无断掌 | 正常 | I | **定义**:断掌——延伸穿过整个手掌的一道深皱褶,可由两条正常出现的水平掌褶融合而成,且在患有唐氏综合征的患者身上尤其容易出现 |
| 手指:<br>• 10 根手指没有蹼指<br>• 间距相等 | 正常 | I | |
| 腕关节和掌指关节:<br>• 存在<br>• 双侧对称 | 无骨折;骨骼形成正常 | I | |
| 指甲:延伸越过甲床 | 正常;足月 | I | |
| 甲床:<br>• 粉色<br>• 毛细血管再充盈快速(<3 秒)<br>• 双侧对称 | 外周灌注正常,氧含量正常 | Pa | |
| 锁骨:<br>• 对称<br>• 无骨折或疼痛 | 正常 | Pa | |
| 肱骨、桡骨和尺骨<br>• 存在<br>• 对称<br>• 无骨折 | 骨骼形成正常 | Pa | |
| 脉搏:<br>• 肱动脉和桡动脉搏动强烈且双侧对称<br>• 肱动脉和桡动脉与股动脉相比搏动强烈且双侧对称 | 外周灌注良好,无明显心脏缺陷 | Pa | |

| 检查结果 | 意义 | MOE | 备注 |
|---|---|---|---|
| **下肢** | | | |
| 腿部:<br>• 长度与身体成比例<br>• 双侧对称<br>• 肢体竖直 | 正常肢体长度 | I | |
| 脚趾:<br>• 10 根脚趾<br>• 无蹼指<br>• 间距相等 | 正常 | I | |
| 脚:笔直 | 正常 | I | **正常变异:**<br>• 足外翻或足内翻的姿势可能与胎儿在宫内的体位有关,且通常会好转<br>• 足部水肿可能是由胎儿在宫内时所承受的压力所致 |
| 踝关节背屈 0° | 成熟 | | **技术:**将脚背屈靠在脚踝上,然后测量脚和脚踝之间的角度<br>**早产:**踝关节背屈 >0°,对于极早早产儿可能会达到 90° |
| 腘窝角 <90° | 成熟 | I | **技术**(NBS):让新生儿处于仰卧位,且骨盆平放于检查表面,腿部屈曲于大腿上,使用一只手使其大腿充分屈曲。随后使用另一只手让腿伸展<br>**早产:**对于非常不成熟的婴儿,腘窝角 >90° 且<180° |
| 足跟至耳征 | 成熟 | I | **技术**(NBS):让新生儿处于仰卧位,使用一只手扶住新生儿的一只脚,然后将脚尽可能靠近头部,但不要太过用力;保持骨盆平放在检查表面上。足月产的新生儿其脚跟不会够着耳朵,但仅能靠近肩膀区域。<br>**早产:**足跟能够着耳朵,或者距离耳朵很近 |
| 趾甲:延伸越过甲床 | 正常;成熟 | I | |
| 甲床:<br>• 粉色<br>• 毛细血管再充盈快速<br>　(<3 秒)<br>• 双侧对称 | 外周灌注良好 | I/Pa | |
| 足底纹理:覆盖整个足底 | 成熟 | I | **技术**(NBS):让新生儿处于仰卧位且安静状态,根据图 38-1 的提示进行评分<br>**早产:**足底纹理较少或只覆盖足底的前三分之一 |
| 臀部:纹理对称 | 臀部正常 | I | |
| 腓骨、胫骨、大转子和股骨:<br>• 存在<br>• 双侧对称 | 无骨折;骨骼形成正常 | Pa | |
| 跗骨和足掌骨:<br>• 存在<br>• 双侧对称 | 无骨折;骨骼形成正常 | Pa | |

续表

| 检查结果 | 意义 | MOE | 备注 |
|---|---|---|---|
| 全范围关节活动(包括各腿部、膝盖、踝部、双脚及脚趾关节的外展、内收、内旋和外旋、屈曲及伸展) | 正常,成熟 | Pa | **早产**:关节活动范围受限;双腿、双膝、脚踝、双脚及脚趾活动范围受限 |
| 髋部:无弹响,且全范围关节活动 | 全范围关节活动正常且无咔咔声 | Pa | **技术**:Ortolani 试验——屈曲新生儿的髋部和膝盖,然后外展及内收其髋部来监测髋部是否会滑出髋臼,或是否存在双侧不对称运动<br>**技术**:Barlow 实验—屈曲新生儿的髋部和膝盖,然后将一只手指放在其股骨和大转子上,推动髋部进行全范围活动,听诊有无咔咔声 |
| 膝反射:<br>• 存在<br>• 对称 | 正常,成熟 | Pa | **早产**:膝反射缺如、减弱或不对称 |
| 跖屈肌反射:<br>• 存在<br>• 对称 | 正常,成熟 | Pa | **技术**:使用一个相当锋利的物品轻触一只脚掌的侧面来引出大脚趾背屈;通常其他脚趾也会出现屈曲和内收<br>**早产**:足跖反射缺如、减弱或不对称 |
| 伸足底(巴宾斯基)反射:<br>• 存在<br>• 对称 | 正常,成熟 | Pa | **技术**:当强烈触碰单侧脚掌时,大脚趾会外伸(向后弯曲朝向脚背),而其他脚趾则会呈扇形散开;约 2 岁之内出现此反射为正常 |
| **背部** | | | |
| 脊柱:笔直 | 正常对齐 | I | **正常变异**:如果脊柱弯曲是由宫内胎位所致,则应该会逐渐好转 |
| 无可视差异或缺陷 | 完整 | I | **定义**:藏毛囊肿——囊肿中有毛发被包裹在其中;过去常用于描述位于骶尾部区域的先天性异常囊肿,该囊肿通常会感染且通过靠近肛门的通道释放分泌物 |
| 椎骨:存在,无增大或疼痛 | 正常脊柱 | Pa | |
| 肛门:详见生殖道 | | Pa | |
| 臀部:详见下肢 | | Pa | |

A,听诊;I,视诊;MOE,评估方法;NBS,新 Ballard 量表;Pa,触诊;Pe,叩诊;RBC,红细胞

来源:American Academy of Pediatrics, Section on Ophthalmology, American Association for Pediatric Ophthalmology and Strabismus, et al.Red reflex examination in neonates, infants, and children.Pediatrics, 2008;122:1401-1404;

Tappero EP, Honeyfield ME.Physical Assessment of the Newborn:A Comprehensive Approach to the Art of Physical Examination.5th ed.New York, NY:Springer;2016;

Boucher N.Marvicsin, Gardner SL.Physical examination, intervention, and referrals.In:Snell BJ, Gardner S, eds.Care of the Well Newborn. Burlington, MA:Jones&Bartlett Learning;2017:101-134.

(高素红 译　庞汝彦 审)

# 38

# 新生儿照护

CECILIA M.JEVITT

感谢前版作者 Mary C.Brucker 和 Mary Kathleen Mchugh 的贡献

## 介绍

助产士在照顾出生 1 个月内的新生儿所担任的角色有着明显的不同。在有些地区，一旦新生儿离开了产房，助产士就很少提供正式的服务。但在有些地方的临床实践中，助产士可以继续照顾妈妈以及孩子几周的时间。在 2012 年修订的"**基础助产士临床实践核心胜任力**"中明确了认证的护士 - 助产士和认证的助产士"能够独立为刚出生的新生儿及一直到生后 28 天的健康新生儿提供照顾"[1]。尽管助产士在正规的临床实践中有特定的职业范围，父母们仍然经常向助产士咨询与新生儿护理和健康有关的问题。因此，掌握正常的新生儿行为及疾病征象的知识，对于所有助产士来说是非常重要的助产实践内容。

在生后的最初 1 小时，新生儿需要成功地适应从子宫内到子宫外的转变，这个过程已在"**新生儿解剖与生理**"一章中描述。新生儿的完整检查在"**新生儿检查**"章节中呈现。本章描述的是新生儿第一个月的照护。

## 第一个黄金小时

黄金一小时的概念起源于对创伤受害者的照护，受伤后第一个 60 分钟的照料往往往能预测死亡或生存。现在这个术语也被运用到出生后这一重要的时段和即刻的行动[2]。

对新生儿的第一个检查要在生后即刻实施。尽管并不认为这是正式的体检，在正式的新生儿 Apgar 评分之前，许多重要的观察和评估都在婴儿出生的第一分钟就开始进行了。婴儿出生后会立刻放到妈妈的腹部或在助产士手上，在这个时刻助产士要识别新生儿的各种健康参数如肌张力、皮肤颜色和心跳（通过触摸没有被钳夹和剪断的脐带），并确定是否有任何分娩损伤或先天畸形。此外，助产士还要观察新生儿的基本生理反应和相应的父母行为，同时要对产妇健康状况保持警觉。如果有需要，在新生儿 1 分钟的 Apgar 评分之前，就要采取相应的复苏措施。

第二个是评估新生儿的 Apgar 分数，这个评估最好是由其他人而不是负责接生的相关人员来做，以减少偏差。在"**第二产程与分娩**"章节详细讨论了有关新生儿 Apgar 评分的问题。根据分娩机构指南或临床实践，可能会抽取脐动脉血气。如果父母要求在脐血库储存脐带血，此时可以采集。

## 出生后最初几小时的评估和照护

在过去几十年，在新生儿脱离母体后，脐带被迅速夹闭并剪断，然后送到一个保温的环境，方便专业人员做即刻的照护措施，包括体检、阿氏评分。一些设计很好的研究对这种即刻评估和出生一小时内母婴分离的干预措施的必要性提出疑问[3]。

### 皮肤 - 皮肤的直接接触

取代母婴分离而把新生儿放在母亲的腹部会有几个益处。把新生儿擦干后放到母亲的身上，母亲的体温可以减少孩子的寒冷。早期的直接皮肤接触（skin-to-skin contact，SSC），也称为袋鼠式护理，可促进母乳喂养时间的延长，而且发现与出生后迅速与母亲分离的新生儿相比，SSC 能够减少新生儿的哭泣[4]。有关 SSC 的一些潜在的旨在这个敏感期建立母子之间的信任的优越性还是被提及，尽管对于"敏感时期"假说的长期的研究并没有证明 SSC 可以改善母婴之间的情感联结。

## 延迟脐带结扎

在开始皮肤接触后 5 分钟内，新生儿的脐带被夹紧并剪断。通常是助产士做这项工作，但是妈妈的伴侣或者与母亲有关的重要的人物也可以剪断脐带。在夹紧和剪断脐带前至少等待 3 分钟，称为延迟脐带结扎——允许胎盘和脐带中的血液通过生理性循环输送给新生儿。延迟脐带结扎适用于所有的新生儿[5-8]。尽管在专业协会的指南中这个时长有些差别，但证据表明最少结扎时间为 3~5 分钟[8-12]。这种延迟脐带结扎的益处和过程可参阅**"第二产程与分娩"**章节的附录。

## 新生儿低体温

新生儿有发生低体温的倾向，因为他们单位体重有较大的体表面积。正如"新生儿解剖生理学"章节中所讨论的那样，棕色脂肪是产生热量的主要部分并且作为热量产生的一个循环路径，即非战栗产热的方式。体温过低与中枢神经系统的抑制、低血糖、代谢性酸中毒、呼吸急促、呼吸窘迫和减少外周灌注是有关的。发生低氧、低血糖或其他应激现象的新生儿发生低体温的风险高。

（母婴）皮肤接触（SSC）为新生儿提供了最好的热源，可以避免低体温的发生[4]。而且已经发现对于经历寒冷的新生儿，SSC 在复温方面的作用至少等同于暖箱[13]。其他的益处包括可促进母乳喂养的启动[4]。表 38-1 列出了预防低体温的其他方法。

| 表 38-1 | 防治新生儿低体温的措施 |
| --- | --- |

- 将新生儿复苏台做好预热
- 分娩室温度保持在 23.9℃
- 在出生前把所有的毯子、帽子或者衣物进行预热
- 出生后第一时间进行母婴皮肤接触
- 轻轻将新生儿身体擦干，并马上用新的干包布代替原来湿的包布。
- 进行评估时，不要将新生儿放置在潮湿的布垫或浴巾上
- 推迟给新生儿洗澡，一定要等新生儿的体温稳定达到 2 小时
- 将护理操作新生儿的位置远离窗户、外墙和过道
- 保持新生儿头部盖好，身体包裹好

世界卫生组织（WHO）推荐分娩室和手术室为足月新生儿保持在 25℃，为早产儿保持在 26~28℃[14]。因为新生儿头部有很大的散热表面积，在初步擦干后为新生儿戴一个针织的帽子是一个传统的做法；但是戴帽子可能会干扰母亲 - 新生儿气味的识别，并且戴帽子的必要性并没有完全被证实。在母婴皮肤接触时使用干燥、温暖的毯子对新生儿进行头部遮挡，有助于保持体温的稳定。

新生儿体温评估可在多种场合、使用不同的温度计实现。尽管传统的肛温计最常用于新生儿测温，这个方法却有它的缺陷。人体核心温度下降后，直肠温度仍可维持在较高水平，这个可能是受到大便的影响并且有直肠穿孔的风险，因此，直肠测温一般不再推荐。腋窝正常的温度范围在 36.5~37.5℃，但是在一个处于寒冷条件下的婴儿，由于棕色脂肪的代谢影响会使体温数据不准确。腹部皮肤的温度范围正常是在 36~36.5℃。婴儿耳温计（放置 2 秒即可）可以测得体温，但是对新生儿来说，准确度不太可靠。

非连续性的体温评估只有体温计在测量区域留足够的时间才有效，如果是使用腹部皮肤传感器，传感器必须和皮肤贴合完好并且要盖上一个反射性护罩。皮肤温度是比核心温度略低一点。

## 新生儿低血糖

在出生后 2 小时内，新生儿的血糖水平将降低到约 40mg/dl 的最低点，在子宫内母体对胎儿的血糖供给是不间断的。一旦离开母体，新生儿必须适应从母体内的连续血糖供给转变为由摄入母乳的间断性血糖供给。新生儿的血糖水平在几天内会有点偏低，但是新生儿不会出现什么临床症状。因为与低血糖的临床症状相关的血糖水平有很大的个体变异性，因此目前尚未见发表定义低血糖的特异性血糖数值[15,16]。

尽管在定义上有所不同，新生儿患低血糖的风险增加及特定的危险因素是可以识别的。患有糖尿病母亲的新生儿、早产儿、小于胎龄儿，都会增加低血糖的风险。低血糖的常见症状包括神经过敏、易激惹、嗜睡或喂养困难。从足跟血获得的血糖水平，在诊断低血糖时是有价值的。当葡萄糖值在 45~50mg/dl 或更低时，应立即通过静脉采血进行查证，并将结果告知儿科医生。

对于大多数新生儿，早期的频繁喂养是一个重要的预防措施。确认的低血糖症需要依照程度给予

配方奶喂养或静脉注射葡萄糖时,要根据其他临床因素如进食能力、体重以及低血糖的危险因素等判断[17]。尽管低血糖很容易治疗,在极端情况下,长期的低血糖和神经发育延迟有关。

低血糖的评估采用毛细血管的血样,目前不再建议在采血前温暖足跟。研究显示温暖足跟对血流、采血时间和新生儿的舒适度没有什么积极的作用[18,19]。当进行采血操作时,要小心避免刺伤脚底部的敏感部位(图38-1)[18],用手动针刺取血时需挤压脚跟,增加溶血;使用自动取血装置会减小创伤,更容易成功取样[20]。为避免感染,婴儿的足跟需要使用消毒液进行消毒清洗,再用无菌水擦拭并在空气中自然晾干。避免用酒精消毒以免晾干后残余在皮肤上。可以通过将新生儿抱在母亲或其他家庭成员的臂弯中以及非营养的吸吮来安抚减轻其不适[21]。

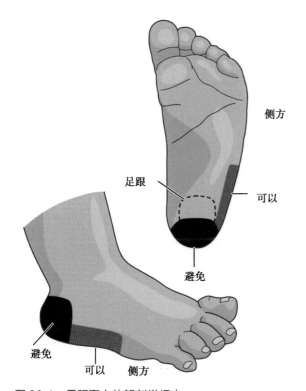

图38-1 足跟取血的解剖学标志

任何低于正常标准的血糖水平都需要干预。给婴儿进食是第一步,进食后三十分钟再做血糖复测评,如果临界水平持续存在,应检测静脉血样本。血糖值低应该立即从头皮静脉或肘窝抽取的静脉样本来进行评估。如果血糖低值已被确认,需要咨询儿科医生并予以治疗。

静脉样本可以用全血或血浆(血清)进行分析。血样在送往化验室的过程中需要冷藏。大多数化验室给出的血浆分析报告数值比正常全血样本的要高出近15%。因此,需要了解特定化验室的化验方法和参考值范围,以掌握化验的准确结果是特别重要的。

### 最初的新生儿预防性治疗

在新生儿刚出生的4小时内,推荐两个预防性治疗:眼部治疗预防新生儿眼炎,及使用维生素K防止新生儿出血性疾病。

### 眼科治疗

眼睛预防药物治疗最初旨在防止母亲未诊断的淋病奈瑟氏菌/淋球菌感染造成新生儿失明。现在美国,由沙眼衣原体引起的新生儿结膜炎(也称为新生儿眼炎)更加普遍。妊娠期间对孕妇进行筛查及治疗是预防衣原体和淋球菌感染造成失明的第一步,但并不能保证分娩时不会发生二次感染[22]。

如果母亲在分娩时已经感染了衣原体,那么出生的婴儿就会有20%~50%的风险患结膜炎。衣原体引起的新生儿结膜炎通常在出生后5~14天出现症状[22]。

淋球菌引起的新生儿结膜炎在出生后的1~5天出现症状,并且当母亲感染了淋球菌,婴儿患结膜炎的风险是30%~40%。

过去硝酸银或四环素被应用于预防结膜炎和失明临床治疗。现今,美国疾控中心将0.5%红霉素眼膏应用在全美国推广。它对淋球菌的有效性已被证实,这种药物被认为是唯一有效的预防沙眼结膜炎药物[22]。婴幼儿可能会在眼部感染预防后产生化学结膜炎,但这种情况会在24~48小时内自行缓解。在资源有限的国家,一些小样本的研究表明,聚维酮碘的使用也可以是一种可选的治疗方法[22]。

应该在出生后2小时内给药,一些法律规定,眼部预防需要在刚出生的第1个小时内执行,但在有些情况下,许多专业人员等到出生后即将一小时才进行这种治疗,以利于更好地促进父母和新生儿之间这一小时内面对面的互动。药物涂在每只眼睛下边的结膜囊上,通过对眼睑的温柔按摩扩散到全眼部。多余的软膏可以在1分钟后擦去,但是避免刺激眼睛。

### 维生素K的预防性使用

新生儿没有大量的维生素K储备。另外,母乳中维生素K的含量低,加上新生儿肠道菌群,特别是能产生维生素 K 的细菌往往也不成熟的,这些都导致新生儿维生素 K 的缺乏。维生素 K 缺乏可致新生儿出血性疾病(hemorrhagic disease of newborn, HDN)或维生素 K 缺乏性出血(vitamin K-deficiency bleeding, VKDB)。

HDN 通常被分为早期(在刚出生的 24 小时内)、典型期(1~7 天)或晚期(2~12 周)三类。早期 HDN 是少见的,当新生儿出血特别是注射部位或脐带部位出血时需要立即儿科会诊。早期 HDN 在母亲服用抗惊厥药物治疗的婴儿中最常见。典型 HDN 常见于生后第一天没有注射预防性维生素 K 的新生儿。最常见的出血部位是胃肠道、皮肤或阴茎(包皮环切术后)。晚期 HDN 在纯母乳喂养以及没有接受注射的新生儿中是最常见的,它可能是维生素 K 缺乏症最严重的类型,许多受这种影响的新生儿发展为颅内出血。

单次肌肉注射 1mg 的维生素 K 可以预防经典型 HDN[23]。虽然有一些证据证明口服 1mg 维生素 K 也有预防作用,但对于纯母乳喂养的新生儿肌内注射也有效[24]。关于新生儿处在晚期 HDN 风险中的预防最佳给药途径存在争议。肌内注射显示有效,这只是由美国食品药品管理局(FDA)批准的途径,但单剂量口服可能也是一种辅助治疗方式[25]。

# 最初的几个小时:存在紧急意外健康状况的新生儿

胎儿形态的产前评估并不能筛查出所有的先天性畸形。当新生儿出现意想不到的健康问题,助产士要识别出与正常情况的不同,启动儿科转诊。这一过程的关键点是助产士要与儿科沟通其问题的紧急程度并评估需要儿科协助的迅速程度。

## 先天性畸形

一些畸形,如唇腭裂和多指(趾),可以进行手术矫正,无长期后遗症。其他类型的先天性畸形可导致新生儿情况迅速恶化,如果没有进行适当处理,可能导致较高的发病率和死亡率。其中,腹壁缺损和脊髓畸形是特殊的挑战。

腹壁缺损分为腹裂畸形和脐膨出,两者的病因都不清楚[26]。腹裂是腹部内脏器官流到腹壁外面,而脐膨出是腹部器官的外部被一个囊包裹,避免肠道在宫内暴露于羊水以及生后暴露于外部空气。在这两种情况下,感染、低体温和脱水的发生率很高,因为大面积脏器暴露在外。

对新生儿的腹壁缺损的处置包括立即需要儿科的协助和转移到三级的儿童医院或护理单元进行治疗。新生儿被放置在辐射台上并尽可能保持无菌的环境。用加热的生理盐水浸泡过的无菌纱布垫盖在外露的内脏上。婴儿的躯干,包裹在无菌纱布中,并用生理盐水保持纱布湿润。婴儿不能通过母乳或奶瓶来喂养,而要插胃管并将胃内容物吸出。所以这个新生儿对静脉输液有着迫切的需求。

两种最常见的神经管畸形为脑脊膜膨出和脊髓脊膜膨出(也称为脊柱裂)[27]。脑脊膜膨出是脊柱骨缺损造成的。脊髓脊膜膨出是脊椎有缺陷,造成脊髓和脊髓神经根外露,位于在脊柱外面的膜囊内。脊髓脊膜膨出常见于脊椎下部、腰椎和骶椎区。对脊髓缺损即刻处置的原则类似于对腹壁缺损的处理:无菌温生理盐水敷料和干燥无菌的外包装,维持体温和液体入量。此外,将婴儿放于俯卧位,可以避免粪便污染。

膈疝需急诊手术,因为新生儿腹腔内容物进入胸腔可能造成肺发育不良[28]。这些疝通常发生在左侧。呼吸窘迫的程度直接关系到肺组织受到损害的数量。一些新生儿膈疝非常严重甚至造成同侧的肺发育不良,肺的生长受影响。膈疝症状包括左侧呼吸音和右侧的心音降低,以及出生时由于持续性肺动脉高压所致严重的呼吸窘迫。根据缺损的程度,腹腔组织器官可能挤在胸腔,造成舟状腹。必须立刻寻求技术熟练的儿科诊治。

## 产伤

麻痹和臂丛神经损伤通常被认为是产伤,传统上认为是和肩难产相关。然而,损伤也可能发生在子宫内,当分娩无特殊异常而出生后孩子出现麻痹或损伤这让父母和专业人士都感到惊讶[29,30]。

### 面神经麻痹与臂丛神经损伤

面部的损伤包括因手术钳擦伤或由产钳或母亲骶骨的压力引起的面神经麻痹,可能需要咨询。常见的治疗方法有使用眼罩和润滑滴眼液。臂丛神经损伤可能发生在出生前或出生时牵引颈部造成的[30]。这些损伤可发生在臀位分娩或涉及肩难产及手术分娩时。

治疗包括用夹板固定使得手臂贴近身体,并咨询儿科医生。因为患儿疼痛,应鼓励家长在第一周最大限度地减少对受伤的肢体触碰。父母可以放心,在绝大多数情况下,麻痹症状会在几周内初步改善明显,可在3~6个月消失。最初的肿胀消退以后,进行物理治疗是有帮助的。

如果臂丛神经损伤并伤及神经根(C3~C5)的话可导致明显的呼吸困难的迹象,因为膈神经麻痹和膈肌的运动受影响[30]。这种神经损伤使得新生儿呼吸非常浅,呼吸受限,出生后需要有力的呼吸支持。如果到6个月物理治疗无效,常会采用外科修复。

### 骨折

骨折的治疗包括获得儿科咨询和用夹板固定,如果怀疑胎儿的锁骨或手臂骨折,一定要让父母坚信新生儿的骨折通常会很快愈合的。

### 颅内血肿、帽状腱膜下血肿、颅内出血和颅骨骨折

头部损伤包括新生儿的颅内血肿、帽状腱膜下血肿、颅内出血、头皮擦伤、视网膜出血、颅骨骨折等[31]。由胎头吸引器牵引娩出的新生儿大约有10%会出现颅内血肿和轻度头皮擦伤[31]。颅内血肿也会出现在自然阴道分娩的新生儿中,尽管这种情况发生的概率非常低。严重的脑出血病例往往与产钳分娩有关。

如果出现帽状腱膜下出血的症状,儿科的救助是迫切需要的。颅内出血症状一般出现在出生后几个小时,包括烦躁,呼吸暂停,喂养困难或嗜睡,和可能出现的囟门饱满突起。

颅骨骨折的明显标志是胎儿颅骨凹陷的区域,尤其是顶骨上方。颅骨凹陷的区域增加了颅骨碎片穿过硬脑膜,即大脑覆盖物的可能性。处理方法包括新生儿的体位摆在受影响区域的对侧,并与儿科小组进行咨询,安排影像学检查。

## 最初的黄金日:正常新生儿行为

家长从专业人员、网站、社交媒体获得的信息,甚至来自家庭的建议,都让他们认为所有的新生儿早期行为是相似的。但是实际上每一个新生儿都是一个个体,所有的信息,特别是关于行为的信息,都应该是个性化的。在正常的新生儿期,助产士可以帮助父母对新生儿建立比较符合实际的期望。如果这是助产士参与新生儿护理的唯一重要方面,那么这也可能是健康保健专业人士为产后几周的新家庭所做的最重要和最有意义的贡献。

### 睡眠/觉醒状态

新生儿处于行为不稳定期。在这个时期当父母发现了新生儿行为的一种模式时,这种模式就会发生变化。对新生儿第1个月的生活的最好经验总结是:"不断变化的模式"。

新生儿活动分为两大类:清醒期和睡眠期。醒着的状态包括哭、相对活跃的状态、警觉的及昏昏欲睡。睡眠状态包括活跃(浅)睡眠期和深睡眠期。表38-2总结了这些状态,以及相关的照护[32,33]。

在生命的第1个月,每种状态所占时间的百分比都会发生变化。健康新生儿花费多达60%的时间睡觉。然而,许多这样的睡眠需要短时间的小睡的形式。作为生命进程的第1个月,胎儿脱离轻(浅)睡眠向着更长时间的深睡眠进展。同样地,觉醒状态的变化也会转为更多的清醒状态。

### 新生儿反射

新生儿有两类反射:**本体固有刺激的反射和感受外界刺激的反射**。本体固有刺激的反射包括粗大运动反射,如拥抱反射,可随时检查引出。如无法引出这样的反射时,需要引起警惕。当婴儿安静、警觉的时候受到外界刺激,如一些轻微触觉刺激,新生儿的反射能最好的诱发出来。它们包括:觅食反射、握持反射、足底反射和腹部浅反射。然而,在某些情况下,一个反射不能完整的诱导产生,如由于药物治疗引起的神经性抑制作用。在生命的第1个月,先前一些强反射的消失是需要引起警觉的,应报告给儿科大夫。

### 感官的能力

感官能力与胎龄密切相关。在出生后产生的强烈感官刺激可导致新生儿疲惫,表现为烦躁和不耐烦。哭泣的婴儿经常与疲惫的母亲有关[32]。

足月健康新生儿有能力注视和视觉跟踪物体。许多研究表明,新生儿对条纹有很强的喜好。在生命的第一个月里,新生儿会对与人脸类似的模型感兴趣。由于看到颜色的能力是有限的,尤其喜欢黑白图案或红色等鲜艳的颜色。新生儿在警觉期的状态下可以花几分钟盯着看物。

| 表38-2 | 婴儿的行为状态 | | | | |
|---|---|---|---|---|---|
| **状态** | **表现** | **眼部及面部的活动** | **呼吸状况** | **刺激反应** | **涵义** |
| **睡眠状态** | | | | | |
| 安静睡眠期（深度睡眠） | 基本安稳的睡觉,偶然的受惊吓 | 偶尔有规律的吸吮动作,其他时间安静 | 均匀,平稳 | 可耐受轻微刺激,对深度刺激有反应 | 此阶段应避免喂食,新生儿会拒绝进食 |
| 活动睡眠期（浅睡眠或称REM快速动眼期睡眠） | 有一些身体运动 | 快速眼球运动,眼球转动,偶尔发出微笑或哼唧声的 | 不均匀 | 相比深度睡眠,对饥饿和触摸的回应更加积极;如果受到刺激,可能会重新进入活动睡眠期,继而进入深度睡眠或觉醒状态 | 新生儿的睡眠时间绝大部分处于此阶段 在觉醒前处于此阶段尽管表现出饥饿,但不会很好的进食 |
| **清醒状态** | | | | | |
| 困倦 | 不同的活动 | 眼睛频繁睁开、闭上,或眯成一条缝 尽管经常没有面部动作,可能有微笑或发声 | 不均匀 | 有刺激有反应,反应可能迟缓 | 为了促进清醒,提供一些刺激,如视觉、听觉或吸吮刺激。 |
| 安静警觉 | 轻微动作 | 眼睛睁大,面部有精神而且专注 | 均匀 | 反应快速 | 非药物镇痛分娩后会立即出现这种状态,有利于促进母婴互动。 随日龄的增加,处于这个状态的时间增加。 哺乳的好时段。 |
| 活跃警觉 | 活动缓和,多样 | 眼睛睁大,但表情更加无聊。 尽管常常没有面部表情,可能会微笑或发声 | 不均匀 | 对刺激有反应,尽管反应可能迟缓 | 对刺激更加敏感（例如：饥饿和触摸）。 可能进入到哭泣状态。 如果疲劳,将进入困倦和睡眠状态。 |
| 啼哭 | 身体活动增加,肤色变暗 | 眼睛或开或闭表情痛苦 | 比他其他状态更不均匀 | 反应灵敏,特别是对不喜欢的刺激 | 有时啼哭会自己停止,可能需要褪褓包裹或怀抱或其他方式平息啼哭。 |

REM,快速动眼

新生儿有能力区分不同的气味[34]。新生儿能够区别出母亲乳垫的气味和其他哺乳女性乳垫的气味。新生儿对味觉变化反应强烈,对甜味液体表现出强烈的喜好。给新生儿装着甜味液体的奶瓶,他们能吸吮更长的时间,并伴随着心率的加快。

新生儿有敏锐的听力,能够在环境中定位声音。他们能够区分细微的声音并显示出对真正的人声的喜爱,而不是合成的声音。到生后1个月末,新生儿更喜欢类似说话的声音。

出生前,胎儿通过羊水的感受了触摸。出生时,新生儿第一次身体被擦干,并感受到许多不同形式的触摸。新生儿对这些不同的外界刺激的反应表现在诱发了觅食、持握、腹壁反射和脊柱弯曲反射等。

## 行为的调节

婴儿会通过各种神经行为表现来表达能力的转化,例如:稳定和正常的表现包括吸吮、微笑、吃奶姿势、手臂和腿的弯曲、寻找声音、眼睛与眼睛的对视和正常的生命体征。表达不舒服的行为如啼哭、表情痛苦、惊恐或哆嗦、皮肤变色和肿胀、发出咕噜声、(躯干)拱起、呼吸急促或心动过缓、易激惹、虚弱,或呕吐、频繁的胃反流或排便[35]。

照料者在婴儿大脑发展过程中担当非常重要的角色,通过互动帮助婴儿调节应激系统。照料者通过视觉、听觉观察和互动反应了解婴儿的行为暗示和反应。每个婴儿都有独特的能力对环境和个人身体功能的刺激发生反应。但是婴儿在应对这些刺激的能力上各不相同。新生儿在警觉状态下学习得最好。

有时,助产士可能会建议家长用 Brazelton 新生儿行为评定量表(Neonatal Behavioral Assessment Scale,NBAS)评价他们的新生儿[36]。这个测试通过观察婴儿对刺激的反应和神经反射来产生一个婴儿交流的全面状态。这些结果用来帮助父母理解新生儿的行为。测试是标准化的,只能由训练有素的检查者操作,结果才可靠。NBAS 要从睡眠状态的新生儿开始进行,对新生儿进行重复的刺激,由检查者观察新生儿对刺激的反应。由 NBAS 评价婴儿的行为包括六项内容,见表 38-3[36]。

| 表 38-3 | Brazelton 新生儿行为评定量表中的行为成分 |
| --- | --- |
| <ul><li>行为状态的组织</li><li>减少活动以应对感官的投入——能够提高警觉,专注听觉和视觉刺激</li><li>通过拥抱与照顾者互动</li><li>自我安慰能力</li><li>对重复刺激的习惯化</li></ul> | |

婴儿行为与发展的其他评估工具,例如:丹佛筛查测试(丹佛量表)评估从出生到 6 岁的儿童。与 NBAS 类似,用这个量表观察儿童的反应,并可以帮助识别提示脑性麻痹。Broussard 的新生儿知觉量表探讨母亲对婴儿的看法,评价母亲和婴儿的联结[37]。还有许多其他的评估测试方法或量表,但几乎都不能作为诊断工具。

## 早期婴儿的心理活动

出生后的最初几个月内,婴儿与主要照顾者(通常是母亲)之间产生一个重要的心理动力。在这段时间婴儿完成着心理的分化活动:确定一个独立个体和其他人之间。越来越多的研究表明,母体激素催产素启动和维护了依恋行为[38]。大脑是催产素活性的靶器官,因为已知它含有催产素受体。

虽然大多数文献讨论母婴依恋,但是同样重要的是要认识到其他可能的"保护伞",如父亲、祖父母或其他照料者。在与照料者的交流中,助产士会强调对新生儿的行为暗示做出反应的重要性。

## 生命最初的黄金日:健康新生儿的照护

### 母乳喂养

在"母乳喂养和母婴共同体"一章中已经综述了早期建立母乳喂养的好处和重要性证据。母亲 - 新生儿之间的双向关系应该得到专业性的支持,尤其是在早期启动泌乳的时期。

### 新生儿沐浴

WHO 建议在新生儿生后立即擦干,将洗澡时间至少推迟 6 小时,以防止体温过低,并促进与母亲皮肤接触和早期母乳喂养[39]。几项研究发现,只用水清洁婴儿和使用温和肥皂一样有效[40]。抗菌肥皂往往是太粗糙,应当避免使用[41]。目前,需要进行更严格的皮肤病学研究,以阐明不同的沐浴方法对新生儿皮肤完整性和水化的影响[41]。

### 脐带处理

过去生后立即或在很短的时间里进行脐带的残端处理。多数情况下是使用各种消毒液,包括酒精、碘、白毛茛、紫锥菊。但是现在多数的建议是保持干燥。一项 Cochrane 系统综述发现,用抗感染的消毒液处理新生儿脐带与不作任何处理或与用安慰剂相比产生脐炎的情况没有增加或减少[42]。相反,一些证据表明,用抗菌消毒液处理延长了脐带脱落的时间。

Cochrane 系统综述主要是基于发达国家的研究,这些国家的分娩环境干净。少数研究探索了在资源缺乏环境下的处理方法,在这些环境中,新生儿经常死于新生儿破伤风;然而,WHO 建议在卫生条件差的分娩地点使用氯已定(洗必泰,chlorhexidine)做脐带处理。在这些地区,需要更多的研究,尤其是有关抗菌消毒剂对于处理脐带的潜在优势[42]。

## 新生儿筛查和疫苗接种

最近的 60 年技术的发展,提高了筛查新生儿疾病以及危及生命但出生时表现不明显情况的能力[43~49]。常规的筛查始于 20 世纪 60 年代,当时可检测出新生儿苯丙酮尿症(PKU),而今的新生儿筛查测试范围已涵盖了很多种类。

大多数的新生儿筛查测试项目在美国各州都必须执行,但在各州之间筛查的项目有一些不同。美国的健康人类服务部出版了推荐筛查项目清单,这包括了各州的所有筛查项目。其所建议的专门筛查专家委员会的核心条件和国家的筛查项目的信息可在本章结尾"信息资源"部分看到。

父母的健康教育可能包含在国家新生儿筛查项目中,但是在一些州,助产士提供这些内容的健康教育可能得不到补偿的费用。一些州规定只对出生在医院的新生儿进行筛查,而不包括在医院外出生的新生儿。在医院外工作的助产士可以出资购买专门为新生儿筛查的设备或建议新父母转诊到能做新生儿筛查的机构,得到必要的筛查。

有一个普遍的共识,即如果一个疾病没有办法治疗,这种疾病就不应该包括在国家新生儿筛查范围内,但是这种病不一定必须"治愈",而是有办法治疗[49]。在考虑某一种特定筛查是否要加入国家的筛查项目时,假阳性结果引起的经济与家庭支出等因素已经作为重要问题加以讨论。新生儿的遗传基因的隐私也已经引起关注[49,50]。

## 床旁检测

新生儿筛查已扩大到包括听力和脉搏血氧饱和度以检查心脏状况。相对于干燥的血纸片在中心实验室检测,听力和脉搏血氧饱和度检测是在实验室外面执行和解读的,或在接近床旁进行。这种筛查也被称之为床旁检测[50]。

## 听力筛查

在美国,提倡所有 1 个月以下的婴儿进行听力筛查[51]。大约有一半听力损失的儿童没有可识别的危险因素,因此,以危险因素为基础的筛查是存在问题的。全面实施听力筛查已被证实是有效的,而且通过这种方式筛查出来存在听力问题的新生儿已经获益,通过早期干预,最终减少交流的

障碍[52]。

听力筛查项目往往遵循两步过程,在出生后的最初几天先用由耳声发射(otoacoustic emission,OAE)测试。如果新生儿未通过耳声发射测试,应进行听觉脑干反应(auditory brain stem response,ABR)的测试。在一些地方这两个测试都常规执行。由于偶尔发生假阳性结果,因此,儿科专业人员进行的确诊测试是必要的。提供医院外分娩服务的助产士发现这种筛查需要的仪器及其维护费用很昂贵,这种情况下,也可以让父母转诊到有条件的医院给新生儿进行测试。

## 脉搏血氧监测筛查先天心脏病

虽然早在 21 世纪,许多研究发现,脉搏血氧饱和度的监测是在未确诊前为健康新生儿中诊断是否有危重先天性心脏病(critical congenital heart defects,CCHD)的一个良好筛选方法,但是在最初的研究中参与者很少,且患病率低[53,54]。然而到 2013 年,一项对约 250 000 个婴儿的系统综述中发现,这个筛查的特异度很高,灵敏度中等,而且可能具有良好的成本效益[55]。

脉搏血氧监测可检测几个主要常见的和继发性的严重先天性心脏病,包括左心发育不良综合征、肺动脉完全闭锁、法洛四联症、主动脉狭窄和大血管错位。正常新生儿的血氧饱和度应大于 95%,手和脚的脉搏血氧监测的结果相比较,差异应小于3%。类似听力筛查,在院外接生的助产士可能需要寻找有条件的替代地方来进行脉搏的血氧饱和度测试。

## 乙型肝炎疫苗

美国建议新生儿出生 12 小时内接种乙肝疫苗已经 30 多年。对于新生儿或婴儿的乙肝疫苗免疫规划应根据母体的不同状况而定。乙型肝炎表面抗原(HBsAg)阳性的母亲,新生儿出生后 12 个小时内接种乙型肝炎疫苗(HBV)和乙型肝炎免疫球蛋白(HBIG)[56]。这些注射应在不同的部位进行。虽然大多数州都有法律规定,产科要为妇女筛查乙肝,偶尔也有母亲并不知晓自己的 HBsAg 状态。这些妇女生育的新生儿应在出生后 12 个小时内接受乙型肝炎疫苗。产妇血液应尽快检测。如果母亲的 HBsAg 阳性,则应在出生后的第一周内立即给新生儿注射乙肝免疫球蛋白[56]。

| 表 38-4 | 根据产妇乙肝表面抗原状态确定的新生儿接种乙肝疫苗时间表 | | | |
|---|---|---|---|---|
| **单抗原疫苗** | | | **单抗原 + 结合疫苗** | |
| 剂量 | 年龄 | | 剂量 | 年龄 |
| **母亲的 HBsAg 阳性** | | | | |
| 1[a] | 出生（≤ 12 个小时） | | 1[a] | 出生（≤ 12 个小时） |
| HBIG[b] | 出生（≤ 12 个小时） | | HBIG | 出生（≤ 12 个小时） |
| 2 | 1~2 个月 | | 2 | 2 个月 |
| 3 | 6 个月 | | 3 | 4 个月 |
| | | | 4[c] | 6 个月（Pediarix）或 12~15 个月（Comvax） |
| **母亲的 HBsAg 未知[d]** | | | | |
| 1[a] | 出生（≤ 12 个小时） | | 1[a] | 出生（≤ 12 个小时） |
| 2 | 1~2 个月 | | 2 | 2 个月 |
| 3[c] | 6 个月 | | 3 | 4 个月 |
| | | | 4[c] | 6 个月（Pediarix）或 12~15 个月（Comvax） |
| **母亲的 HBsAg 阴性** | | | | |
| 1[a,e] | 出生（出院前） | | 1[a,e] | 出生（出院前） |
| 2 | 1~2 个月 | | 2 | 2 个月 |
| 3[c] | 6 个月 | | 3 | 4 个月 |
| | | | 4[c] | 6 个月（Pediarix）或 12~15 个月（Comvax） |

HBIG，乙肝免疫球蛋白；HBsAg，乙肝表面抗原

[a] 重组乙肝疫苗或乙肝疫苗应用于出生时。Comvax（B 型流感嗜血杆菌和乙型肝炎联合疫苗）和 Pediarix 疫苗不能被用在婴儿出生以及出生后 6 周的时间里。

[b] 乙肝免疫球蛋白（0.5ml）应与疫苗在不同部位进行肌肉注射。

[c] 疫苗系列的最后一针不应该早于在 24 周（164 天）之前注射。

[d] 母亲入院待产后应立即抽血检测 HBsAg；如果母亲是 HBsAg 阳性，婴儿应尽快接受 HBIG，且不迟于 7 天。

[e] 基于个案的基础上，且仅在罕见的情况下，对于母亲 HBsAg 阴性者，婴儿体重达 2 000 克或更多的婴儿可延迟到出院后接种。当做出这样的决定时，显示怀孕期间母亲 HBsAg 为阴性的实验室报告的原件的复印件应放在婴儿的医疗记录里

几十年来，疾病控制和预防中心（CDC）建议所有的新生儿需进行乙型肝炎的免疫[56]，尽管人们对于这个年龄组是否必要接种乙肝疫苗产生了一些争议，但疫苗接种后的血清保护已得到肯定[57]。目前的建议是，所有的婴儿在出生后 12 个小时内接受第一针的乙肝疫苗。表 38-4 总结了母亲不同乙肝表面抗原试验结果的新生儿的接种建议，包括阴性、阳性或未知的结果。根据美国疾病控制和预防中心，经许可的疫苗每毫升含有 10~40μg 乙型肝炎表面抗原蛋白，不含有硫汞。只有一个单一抗 HBV 抗原产生的剂型用于出生时。

根据疫苗使用的种类，乙型肝炎疫苗包括三到四种针剂。在全球的一些地方，一岁以内接种使用联合疫苗[58]，包含乙型肝炎、白喉、破伤风、百日咳和流感等。

有些父母拒绝为婴儿接种乙肝疫苗。这表明了母亲在做决定上的自主性，尽管证据已表明通过免疫预防疾病的优势，见**生命周期的健康促进**章节。然而，如果母亲乙肝表面抗原呈阳性，婴儿发展为慢性乙型肝炎和致命的肝癌或肝硬化，风险是显而易见的。因此，这种情况下对伦理的考虑更复杂，与家庭进行对疾病风险和接种疫苗的得失分析进行全面讨论是最好的途径[59]。

### 包皮环切术（割礼）的决定

在 20 世纪 50 年代，男性新生儿割除包皮已成为流行。一个由宗教、文化和家庭传统围绕的复杂体系（影响）促使每个家庭做出这个决定。进行包皮环切术的操作者形形色色。在很多地方的妇产科医生负责这个操作，而在其他地区，是儿科医生或家庭

医生。如果是由于宗教因素进行的割礼,宗教职业人员如拉比或专门做包皮环切术的助产士也可以实施此操作。包皮环切术在助产士教育中不是核心能力,但美国助产士可以学习并且根据"ACMN 标准助产士实践指南"提供该服务。

包皮环切包括去除包皮粘连的外科手术,要对覆盖在阴茎龟头上的包皮做环切手术。此操作通常在医院实施或作为宗教仪式在出生后的 2 周内进行。手术要使用麻醉剂。包皮环切术的并发症并不常见,但可以很严重,最常见的是感染和出血。虽然男性新生儿的包皮很少能够回缩,但是绝大多数没有手术的男孩在最初几年里包皮可以自发的回缩。

现在割礼的合理性存在争议,即存在支持和反对男性包皮环切术,虽然真正的好处和危害很少涉及[60]。支持者认为男性的包皮环切术会减低一些医疗问题,包括降低阴茎癌、尿路感染(UTI)和性传播感染(STI)的发病率。阴茎癌是一种罕见的恶性肿瘤,尤其是在北半球的凉爽气候下。同样,婴儿尿路感染也不常见。一些研究发现未受割礼的男性与性传播疾病的发病率增加存在正相关,包括艾滋病病毒,尤其是在发达国家,但是没有排除其他因素如社会经济状况和性行为的影响。常规进行男性新生儿割礼的确预防一小部分男性因包茎(包皮不能回缩)导致龟头水肿和炎症,而且男性的包皮环切术并不会影响男性的生殖功能[61]。

这些话题引起了激烈的辩论,涉及男性的包皮环切术、女性生殖器割礼。包皮环切的反对者们认为,在美国的现代卫生条件下,环切的必要性不断减弱,认为该操作并未考虑婴儿意愿,通过疼痛的操作侵犯并去除了婴儿身体的一部分。对没有选择给婴儿环切的父母,通过健康教育使其了解阴茎正常解剖结构及其发育。随着孩子的成熟,他应该学会在洗澡时轻轻缩回包皮以清除集聚在包皮上的污垢。家长应劝告孩子不要强行将包皮缩回,由此带来的刺激和水肿可能会导致进一步的粘连。

正如人们关于包皮环切术的意见冲突,美国儿科协会(AAP)多年来发布的关于环切术的声明也在不断变化。根据 2005 年到 2010 年的研究,最新的 AAP 声明指出,包皮环切术对健康的好处大于风险,并且对选择了环切术的家庭提供帮助[61,62]。家庭的知情选择是这一过程的重要组成部分。有关包皮环切术的相关信息应包括在产前护理中,这样女性和他们的家庭有足够的时间做出决定。一些地区发展了适应他们自己文化的文件,以帮助个体做出相应的决策。

## 母体状况对新生儿保健的影响

### 感染艾滋病毒的妇女

HIV 感染是一个主要的围产期威胁。在 20 世纪 90 年代末,一个重大的研究突破,用立妥威(zidovudine,AZT,Retrovir)治疗艾滋病毒(HIV)阳性母亲,可降低其新生儿感染艾滋病的风险[63]。2013 年,据报道,一个新生儿出生时携带 HIV,在刚出生就进行了多重抗病毒的短时间治疗,后来发现并无任何感染[64]。今天,对携带艾滋病病毒的妇女的新生儿进行治疗是无争议的,但有效治疗药物、剂量以及后续跟进措施还没有统一规范。因此,一个 HIV 阳性母亲分娩的新生儿最好是由儿科医生或专业领域的人士治疗。

在美国,建议携带艾滋病毒的妇女不用母乳喂养婴儿,因为病毒通过母乳传播。然而,在一些地区母乳的安全替代品缺乏,HIV 感染必须与奶瓶喂养造成的新生儿腹泻和营养缺乏的风险之间进行权衡;因此,在此类地区是否推荐母乳喂养是一个非常复杂的决策[65]。

### B 型链球菌阴道定殖

B 型链球菌(GBS)感染在美国是导致 B 族链球菌败血症的最主要原因之一[66]。如果感染 GBS 的产妇在分娩时得不到处置,在 100~200 名新生儿中约有 1 个出生时被 GBS 感染而患上新生儿败血症。因为新生儿败血症的发病率和死亡率风险很高,所以防治 GBS 相关的新生儿疾病自 1996 年起就成为美国孕产期保健服务常规的一部分。

如母亲感染 GBS 并在分娩期间胎儿娩出前 4 小时或更早一点使用青霉素、氨苄西林(氨苄青霉素),或头孢唑林进行全面预防,对其足月新生儿要观察 24~48 小时。对这些新生儿不需要做特殊的诊断性检测,除非他们有发病的迹象或症状[67]。相反,对于所有出现败血症征象的婴儿和所有患有绒毛膜羊膜炎母亲的婴儿应该进行评价和抗菌治疗。2010 年 CDC 发布的指导可在他们的网站上找到。预计这个针对暴露于 GBS 的新生儿的护理指南将由美国儿科协会于 2018 年进行更新。

### 女性糖尿病患者

患糖尿病妇女的新生儿发生出生体重过低或过

高、先天异常、产伤、红细胞增多症以及低血糖的风险增加[68]。根据母亲糖尿病的不同类型及严重程度,生出的孩子可能是巨大儿或生长受限。新生儿低血糖可能是由高胰岛素血症引起的,高胰岛素血症是由于外源性母体葡萄糖引起的宫内高血糖和内源性葡萄糖生成减少所致。但这些对新生儿来说都是暂时的,如果孕妇在怀孕期间对糖尿病能进行良好的控制而使血糖水平稳定,婴儿低血糖则是不常见的。

由于低血糖的风险,早期喂养对这些新生儿很重要。这些新生儿应该在生后的两个小时内检测血糖水平[69]。发现血糖水平的任何异常,需要与儿科小组成员协商,因为可能需静脉输液治疗。

### 母亲的药物滥用

药物暴露这个词,对新生儿来说是涵盖了各种各样物质和情况的。对胎儿和新生儿宫内药物暴露作用的量化问题,如对尼古丁、酒精以及成瘾性药物,已经做了很多尝试。这些研究的一个主要局限是,药物滥用的妇女可能存在多种药物的摄入。此外,滥用的药物其添加剂和纯度也各不相同。滥用药物的妇女也可能同时遭受着营养不良、贫穷和长期压力,这些情况都会对胎儿和新生儿产生独立的不良影响。

在怀孕期间经常暴露于致畸或胎儿毒性制剂的新生儿往往会是小于胎龄儿和生理异常的状况。新生儿戒断症状包括广泛的生理和神经行为症状。任何被怀疑存在新生儿戒断综合征风险的婴儿都应该在出生后 72 小时内仔细观察。有些婴儿可能需要住院治疗一周。

### 尼古丁

过去,由于吸入尼古丁与低出生体重有关,它已经被认为存在胎儿毒性。现在的数据表明,吸烟引起胎儿正常发育的延迟可能开始于胚胎期[70]。这种现象是由于一氧化碳(导致胎儿缺氧)和尼古丁(导致胎盘血管收缩)的影响。吸烟对胎儿的影响似乎与吸烟量相关,如果孕妇在孕期停止吸烟,这种影响就会停止。对吸烟妇女分娩的婴儿应该评估孕周大小,对于小于胎龄儿应当进行相应的治疗。

### 酒精

酗酒妇女的新生儿会遭受严重的永久性损害[71,72]。因为乙醇很容易穿过胎盘,胎儿的暴露程度很高。损害的特征是持续的,可用两个术语来描述:胎儿酒精综合征(fetal alcohol syndrome,FAS)和胎儿酒精谱系障碍(fetal alcohol spectrum disorders,FASD)。FASD 包括 FAS 以及轻度受酒精影响的人。

存在 FAS 征象的新生儿可能会有生理和认知障碍。畸形特征与中线缺陷一样,是在胎儿生命早期发生的形体伤害。FASD 的表现更加微妙,随着孩子长大,表现更加明显,会出现学习困难与社交问题。FAS 的迹象不一定在新生儿期充分显现。损害程度与药物暴露的时间和剂量相关。如果发现可疑 FAS 或 FASD 的体格或行为迹象,有必要向儿科团队进行专业咨询。这类新生儿需要仔细监测,因为他们存在着不能健康成长的风险。他们的行为特征可能会使他们的父母在照顾他们时存在困难,从而使他们容易受到照顾者的虐待。

### 鸦片和其他毒品

以前认为新生儿戒断综合征与长期使用鸦片类药物如海洛因和可卡因有关。最近,在使用多种精神类药物的妇女的新生儿中发现戒断综合征[73~75]。孕妇使用可卡因一直被怀疑是多种胎儿问题的产生原因,大部分使用可卡因的孕妇都会产生血管强烈收缩,从而导致胎盘和脐带的问题。可卡因暴露的已知危害包括继发于中枢神经系统易激惹的行为问题。受可卡因影响的新生儿会易怒、震颤和难以安抚。他们可能会喜欢僵直性、过伸的姿势。受可卡因影响的表现与胎儿暴露的量、持续时间以及时机有关。在孕晚期使用可卡因更可能导致残留药物所致的行为影响。胎便是一种理想的药物测试物质,因为容易从尿布中获取,而且容易准确收集鸦片类药物和其他经常被滥用的药物样本[76]。在一些州和地区,毒理学检测的阳性结果必须向儿童福利官员报告。

### 新生儿戒断综合征

如果存在鸦片类物质或潜在的其他药物滥用,胎儿开始耐受,如果母亲孕期停止使用,胎儿在宫内就可表现出重度戒断症状。在出生时,大多数吸毒成瘾的母亲的孩子会出现戒断症状[73]。这些状况开始于出生后的最初几天,可以持续数周时间。如果女性使用静脉注射药物,她的新生儿也会存在感染肝炎和 HIV 的风险。

新生儿戒断综合征的症状涉及多个系统,包括中枢神经系统兴奋、震颤、过度饥饿和流涎症、多汗、打哈欠、打喷嚏、拳头吮吸和体温调节问题。有些患儿可发展为癫痫发作、大量呕吐和腹泻。这些新生儿需要在住院期间由儿科团队监护。包括提供一个安静的、非刺激性的环境，保证热能和液体需求的增加，以及可能需要药物治疗来控制症状。传统的美沙酮已经被用于帮助支持戒断，然而，丁丙诺菲（Buprenex）现在使用的已很普及。

新生儿经历戒断需要一个刺激性小的环境。应该教会母亲用襁褓法以及使其新生儿平静的技巧。医疗保健提供者有一个特殊的义务，那就是帮助这些母亲当她们在应对新生儿行为方面遇到困难时，她可以找到能依靠的资源。

## 新生儿疾病

许多情况可能会影响新生儿健康。对于新生儿照料者，面临的巨大挑战是，一些严重疾病的症状和体征的非特异性，所以就需要收集详细的病史和体格检查以提供给儿科专家。距儿科住院病房比较远的助产士应该熟悉新生儿开放外周静脉的技术。因为如果新生儿病情恶化，找到静脉会更加困难。

### 高胆红素血症

多达 50% 的新生儿出现明显的黄疸症状[77,78]。对其管理是取决于它是正常的生理性黄疸或是提示病理性过程的高胆红素血症。表 38-5 提供了一个列表来区分生理性黄疸与新生儿高胆红素血症。

新生儿生理性黄疸是真皮内胆红素沉积的结果。正如"新生儿解剖与生理学"一章所述，新生儿出生后最初几天胆红素水平升高，这与新生儿生理状况的三个方面有关：

- 新生儿的红细胞数量比成人多，但这些红细胞寿命更短。随着胎儿红细胞的分解，胎儿型血红蛋白才能被成人型血红蛋白替代，而血红素分解代谢的副产物是胆红素。
- 胆红素必须从非结合（间接胆红素）、非水溶性形式转换为结合的（直接胆红素）、水溶性的形式，才能通过尿液和大便排泄出来。新生儿胆红素结合的肝代谢途径不成熟，并且在数周内不够有效。
- 结合胆红素必须通过肠道细菌进行进一步分解，以排出体外。因为新生儿胃肠道是基本无菌的，所以结合胆红素通过肝肠系统的重吸收和重循环比成人更多。

因此，生理性黄疸是一段时间内胆红素增加、清

| 表 38-5 | 新生儿高胆红素血症 |
|---|---|
| 高胆红素血症的类型 | 症状和体征 |
| 生理性黄疸 | 黄疸出现在出生后 2~4 天<br>总胆红素上升缓慢，第 3 天或第 4 天达到最大值，峰值小于 13mg/dl |
| 高胆红素血症 | 黄疸在出生后 24 小时内可见<br>总胆红素上升很快，每 24 小时增加大于 5mg/dl，峰值大于 13mg/dl<br>一周后仍存在肉眼可见性黄疸<br>新生儿可能存在危险因素比如颅内血肿或者 ABO、Rh（D）血型不合、红细胞增多症 |
| 母乳不足型黄疸 | 黄疸出现在出生后一周<br>总胆红素水平可能达到大于 13mg/dl<br>纯母乳喂养：喂养不足，体重减轻，有脱水症状，尿量稀少<br>胎便排出延迟 |
| 母乳性黄疸 | 黄疸在新生儿出生一周后出现，持续达到 12 周<br>胆红素水平轻微增加，但不上升<br>喂养好，体重增加正常，尿量正常 |

除延迟的结果。

所有新生儿出生后最初几天都会表现出总胆红素水平升高，胆红素明显沉积在皮肤上，成为新生儿黄疸，是常见的现象。总胆红素血浆平均峰值发生在出生后 48~92 小时，平均值在 7~9mg/dl。

一些医院在新生儿出生后第一天检查所有新生儿血清总胆红素水平，低于 5mg/dl 的婴儿不进行第二次检查，除非临床情况发生改变。应该宣传一些能够促进清除胆红素的婴儿护理实践，比如早开奶并且频繁哺喂以加快胎便的排出等。作为肠肝循环的一部分，胎便的延迟排出会促进胆红素的重新收。教育所有父母有关新生儿黄疸的知识，并教会他们把新生儿放在一个光线好的房间或者有阳光的窗户附近让皮肤变白露出底色，以此评估新生儿黄疸。

高胆红素血症是指出生时胎龄达到或者超过 35 周的新生儿，总胆红素水平超过小时别的布塔尼计算图（Bhutani nomogram）的第 95 百分位被定义为高胆红素血症。这种计算图被用在计算标准化胆红素值，算法包括出生孕周、高危因素、出生后的小时数、胆红素水平。胆红素的计算可在从因特网或

者智能手机或个人电脑的 App 上实现。通过计算确定高胆红素血症的风险，并依据风险程度提供建议性解决办法。

总胆红素水平超过 25~30mg/dl 与胆红素诱导的神经性功能障碍（bilirubin-induced neurology dysfunction，BIND）相关。胆红素穿过血 - 脑脊液屏障和脑组织结合时会发生这种病变。非结合性胆红素具有较高神经毒性，急性胆红素脑病（acute bilirubin encephalopathy，ABE）是指与高胆红素血症相关的急性中枢神经系统损害，如易激惹、尖声哭声、亢奋或者肌张力者减低、癫痫，而且不治疗可致死亡。核黄疸是指高胆红素血症引起的婴儿慢性或者永久性脑损伤。核黄疸在足月新生儿中极其罕见，甚至在 ABE 婴儿中也少见。由于核黄疸仍持续存在，美国儿科协会 2004 建议所有新生儿在出院前要进行胆红素的监测，患有高胆红素血症的婴儿需要制定随访计划。2017 已把监测胆红素浓度列入新生儿访视的推荐项目[78]。

患有溶血的新生儿将会增加患高胆红素血症的风险，比如 ABO 血型不合，或者由于大量头颅血肿加速红细胞破碎。其他的危险因素包括固有红细胞膜缺陷、酶缺陷如葡萄糖六磷酸脱氢酶缺陷、新生儿脓血症、母亲患有孕期糖尿病的新生儿。

母乳性黄疸和母乳不足型黄疸是另外两种新生儿黄疸。母乳性黄疸的胆红素水平轻度升高，持续超过一周，在 3~12 周时缓慢降低。这些婴儿需要被观察但是很少需要治疗，鼓励持续喂养母乳。尽管病因不是很清楚，似乎一些妇女的母乳中存在一种物质，刺激了新生儿肠道胆红素的重吸收。相反，母乳不足型黄疸是纯母乳喂养但是摄入不足。这种情况，婴儿体重下降，胆红素的消除较少，而且通过肝肠循环重吸收得较多。母乳不足型黄疸不是母乳本身引起的，相反是由于太少的液体入量和脱水造成的。这种形式的新生儿黄疸出现在出生后一周，除了对哺乳的干预指导，可能还需要对黄疸进行特殊治疗。

胆红素可以通过中心静脉样本进行测定，或床边经皮的仪器测定，或者通过体格检查估测。黄疸首先出现在面部，并且从头到脚逐渐出现。尽管胆红素水平可以依据通过目测新生儿的黄疸程度进行估计，但是对于治疗决策，目测估算不够充分。

新生儿黄疸的治疗是光疗，严重的情况下需要换血。光疗中的光可将胆红素转化为可以被排出的水溶性的形式。美国儿科学会关于新生儿黄疸发行了相应指南，尽管不是所有都是基于循证的，但是全美国都在执行，尤其是关于光疗的指南[79]。新生儿出现以下的症状，表明黄疸不是生理性的，需要更详细的医学评估：呕吐、嗜睡、喂养困难、体重减轻、肝脾肿大、呼吸困难、体温不稳定，呼吸急促，尿液颜色加深或尿胆红素阳性，浅色粪便，以及黄疸持续超过 3 周。

光疗是治疗新生儿黄疸的有效方法，可以在家里进行。在家中进行光疗的有效性不如医院，但是，一个建议是在家庭中启用光疗的新生儿血清总胆红素水平比在医院启动的标准要低 2~3mg/dl。家庭治疗比在医院费用低，并且允许母亲和新生儿在一起，尤其是母乳喂养。但是母亲偶尔一个人在家不能完成治疗过程。美国之外的其他国家，降胆固醇制剂、氯贝丁酯已经与光疗同时使用，以更快地降低非结合性胆红素，但是需要进一步研究来评估它的有效性[79,80]。

## 呼吸系统状况

呼吸问题是新生儿最常见的异常情况。足月新生儿呼吸困难的肺部原因是气胸、胎粪吸入、新生儿肺炎、暂时性呼吸增快症（表 38-6）；呼吸困难的迹象包括呼吸急促（>60 次/min）、鼻翼煽动，如果严重的话，肋间肌和胸骨收缩或者发出呻吟声。发绀、啰音、干啰音都是有可能出现的。中枢性发绀是血红蛋白氧饱和度受到损害的迹象，需要额外的氧气补充。

如果新生儿呼吸困难，在等待儿科咨询或者转运时，持续监测心率和呼吸速率是有必要的。如果有条件，血压也可以检查一下。通过将连续脉搏血氧监测仪连在新生儿的手指或者脚趾上，可以评估血氧水平。这种方法可以计算动脉血氧饱和度，正常水平为 92%~95%。

## 新生儿感染

新生儿可能有先天性感染，或者在妊娠、分娩或产后感染病毒或者细菌。很可能造成先天性感染的病毒有弓形虫病、微小病毒、水痘、梅毒、风疹、巨细胞病毒（CMV）、疱疹病毒。感染这些病毒的婴儿，通常是小于胎龄儿。表现征象包括黄疸出现得早、肝脾肿大、淤点、可触淋巴结。一些病毒可造成白内障、四肢或者心脏缺陷、小头畸形、皮疹、小囊泡[81]。

血小板减少症在一个全血细胞计数中很显而易

| 表38-6 | 常见新生儿呼吸状况 |
|---|---|
| **相关的状况** | **注释** |
| 新生儿暂时性呼吸增快（TTN）是由于从充满液体的肺部过渡到充满空气的肺部所用时间较长导致 | 尽管 TTN 的新生儿需要协助喂养和额外的氧气，TTN 持续 48~72 个小时可自然缓解<br><br>一般情况下这些婴儿需要在医院内监测直到 TTN 缓解 |
| 胎便吸入可导致肺炎、缺氧、呼吸衰竭和持续性肺动脉高压 | 需要呼吸器的支持和偶尔的体外膜肺氧合（ECMO） |
| 新生儿肺炎是由细菌、病毒和其他微生物感染引起的 | 抗感染药与支持疗法 |
| 机械通气和过度通气之后经常会出现气胸（单侧或双侧）现象 | 大的气胸是儿科急症 |
| 先天性异常引起气道阻塞或肺阻塞 | 可能需要手术干预 |
| 败血症 | 评估败血症的其他体征，如温度变化 |

ECMO，体外膜肺氧合；TTN，新生儿暂时性呼吸增快

见。感染造成的影响程度将随胎儿暴露时间以及感染的严重程度而有所不同。

在确定明确的病毒之前，管理措施包括将新生儿与其他新生儿以及怀孕的医护人员隔离。通常母亲和婴儿可以被一起隔离。脐带血应该被保存以便进一步测试。历来 TORCH 检查已经成为评估小于胎龄儿的常规检查。TORCH 是"弓形虫、其他病毒、风疹、巨细胞病毒和疱疹病毒"的缩写，"其他病毒"包括梅毒、水痘和微小病毒[82]。虽然脐血中存在 IgM 抗体有助于确认疑似病毒感染，但 IgM 抗体帮助诊断很罕见。对先天性感染的诊断直到婴儿长大一些时才会明确。新生儿期的治疗是对症治疗。

在医院的环境中，由金黄色葡萄球菌和表皮葡萄球菌引起的感染通常在出生后发生。新生儿败血症的症状包括呼吸窘迫、呕吐、嗜睡、呼吸暂停和易激惹。在分娩过程中发生细菌感染的常见原因是 B 组 β 溶血性链球菌和大肠杆菌。

### 心脏的状况

新生儿的心脏问题是由多种原因引起的，并与其他一些问题类似，尤其是呼吸系统疾病和败血症。如前所述，建议对所有婴儿使用脉搏血氧监测识别这些情况。一些新生儿会迅速显示出先天缺陷的迹象。这些通常是解剖结构上的问题，可能会影响心脏瓣膜，心房和心室之间的隔膜，或心肌本身。

心脏病的首要症状包括中枢性发绀、杂音和其他心音[83]。根据缺陷不同，脉搏可能是加速或减少。上下肢的脉搏可以存在很大差异。同样，缺陷不同，出生时可能会出现大的杂音，或在出生后 1 到 2 周才能听到。心脏病的发绀可能存在于全身，这与正常新生儿常发现的外周型发绀有区别。对于存在室间隔缺损的婴儿来说，氧合血跨越室间隔开口，通过肺部再循环。这种情况下，直到生后 2 周或更长时间之后，随着增加肺血管阻力减少，使更多的血流量从左到右进行代偿，才会出现发绀，闻及杂音。这种转变是大型出生缺陷的特征，可能与充血性心力衰竭发作有一种微妙的联系，表现为呼吸急促、喂养困难，使婴幼儿不能茁壮成长。家长可能会在产后访视或电话咨询哺乳问时描述此类症状。在较小的室间隔缺损中，出生后不久会听到收缩期杂音，但不会导致充血性心力衰竭。

一些新生儿不能从宫内循环过渡到宫外的转变。在这些新生儿中，肺阻力依然很高导致新生儿肺血流量的下降。这种罕见的现象会导致持续性肺动脉高压（以前称为持续性胎儿循环）。症状包括呼吸急促、鼻翼煽动、肋间隙凹陷。由于从肺部而来的高阻力，动脉导管和卵圆孔可能保持开放，提供从右到左的分流。在这种情况下，周围血管搏动将增强，心前区可见心跳搏动，并会听到杂音[84]。

具有急性心脏病征象的新生儿的助产管理包括立即与儿科团队协商，并对由此引起的呼吸窘迫进行支持性照护。持续监测新生儿的心率和呼吸频率。如果怀疑是心脏病，上肢的动脉血氧饱和度可以与下肢相比。在持续性肺动脉高压中，在降主动脉中的饱和度较低。这种情况要通过头罩提供高浓度的温暖且加湿的氧气。如果新生儿呼吸急促，就不要再进行经口喂养。呼吸窘迫的新陈代谢需求会使新生儿容易发生低血糖症。

### 神经系统疾病的症状

新生儿神经系统损伤的最常见症状是癫痫发作。新生儿癫痫发作的原因很多，从低血糖到新生儿脑病[85]。治疗要基于癫痫发作的病因[84]。预后也与癫痫发作的病因有关，而不是癫痫本身，除非癫痫发作延长或频繁[85]。在有些罕见病例中，大脑可

能存在先天性异常。在年龄较大的新生儿中,癫痫发作可能是新生儿代谢异常的指征[86]。

新生儿可能表现出不同类型的癫痫发作活动。最常见的是小发作。癫痫发作的迹象包括吮吸运动、咀嚼、骑自行车状的四肢动作、流口水、呼吸暂停、眼睛斜视和眼睑翕动。这些癫痫发作是短暂的、重复的和突然发作的活动。在新生儿检查期间可以观察到这种重复的行为模式。由于低血糖与癫痫发作之间存在关联,在怀疑癫痫发作时,建议进行血糖筛查。由于有呼吸暂停的风险,具有癫痫发作的新生儿通常由在该地区具有专业知识的专业人员仔细监测。

针对缺氧性脑病继发性癫痫的新生儿目前的治疗方法包括低温治疗或脑降温[85,87]。其他类型的癫痫发作(多灶性,病灶集中性)在新生儿中较少见。这些癫痫发作的征象包括一个肢体的运动逐渐发展为其他肢体的运动或同侧的两个肢体的运动。

### 外表看不见的先天性畸形缺陷

气管食管瘘和食管闭锁在体格检查中不能检查出来,但是会出现唾液过度分泌、呼吸窘迫、吞咽问题和腹胀等症状。如果怀疑食管瘘,可以将无菌喂养管插入新生儿食道,但不能超过10~12cm[88]。在这种情况下,新生儿应位于俯卧位,头部抬高,禁止经口喂养。将注射器与插入的管子连接抽吸食管内容物,有助于减少吸入肺部的机会。气管食管瘘和食道闭锁常常同时发生[89]。

各种先天性畸形可导致新生儿肠梗阻。其中包括旋转不良和中肠旋转,胎粪堵塞、胎粪性肠梗阻、先天性巨结肠和肛门闭锁。所有这些异常的主要诊断症状是呕吐胆汁和未能排出粪便。胎粪肠梗阻、胎粪堵塞和先天性巨结肠会出现明显的腹胀[90]。具有这些体征的新生儿应由儿科人员立即检查评估。如果观察到呕吐物有胆汁,则不应给予经口喂养。如果忽视的话,上述任何畸形都可导致肠穿孔。

### 早期新生儿的出院检查

在医院,儿科医生通常负责对准备出院回家的新生儿进行评估,然而,在分娩中心或家里出生的新生儿,评估由助产士来做决定。不管在任何地方,助产士都要确定父母已基本了解照护新生儿的要领并能够喂饱婴儿。很多医院有严格的出院条件,如已排大小便,完成身体检查,或两次成功的喂养[91,92]。

当新生儿出院或离开分娩中心,建议后续的随访评估在48小时之后。父母需要协助安排出院后的婴儿进行适合相应月龄的检查,如代谢筛查。如果新父母知道助产士仍然可以提供咨询服务,那么出院的过渡期会便利许多。

## 第一个黄金月:新生儿的基本保健

在新生儿出生的第1个月里,助产士的角色不尽相同。在有些场所,新生儿离开产房后,助产士相应的工作就几乎没有了。在其他的一些临床实践中,助产士对产妇和新生儿的照顾要持续生后4~6周。这些助产士将与儿科医生合作做健康儿童照护,逐渐将这些工作转交给儿科或家庭保健提供者。

不管对助产士的角色有什么正式的期望,现实情况是,许多父母会打电话给助产士,询问他们新生儿的护理和健康问题。助产士深深懂得母亲和孩子之间的特殊联系,通过参与护理和提供有循证依据的建议来促进家庭的健康。

### 正常新生儿健康监测:新生儿的身体照护

父母们对新生儿的身体护理有很多的关注点,总的来说,他们应该明白新生儿的照护方式是多种多样的,而不是仅仅只有一种唯一正确的方式。很多助产士在家访时进行手把手的指导母亲,教会母亲如何护理孩子(图38-2)。父母常见的各种关注点总结在表38-7中。

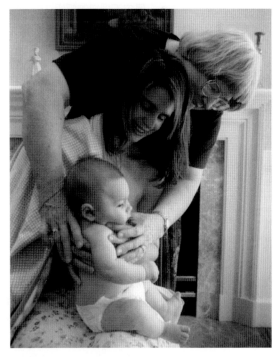

图38-2　助产士给母亲演示儿童的照护

| 状况 / 问题 | 注解 | 治疗 / 建议 |
|---|---|---|
| **皮肤情况** | | |
| 一般性尿布皮炎 | 疹是平的,发红<br>皮肤褶皱很少受损<br>给新生儿做清洁或更换尿布时新生儿表现出痛苦 | 用水温柔的清洗<br>频繁更换尿布<br>使用保护剂(如氧化锌) |
| 真菌感染性尿布皮炎 | 通常与白色念珠菌有关<br>红色皮损融合在一起<br>通常病变远离主要区域(卫星病灶)<br>即使不触碰,新生儿仍感觉痛苦 | 局部使用抗真菌治疗(如咪康唑)<br>局部使用类固醇药物(如氢化可的松) |
| 尿布皮炎引起继发感染 | 通常由于葡萄球菌链球菌菌属<br>皮肤蜕皮<br>囊泡<br>渗出液 | 根据感染的微生物类型进行相应的抗菌治疗 |
| 乳痂 | 皮肤脂溢性渗出液 | 使用油类轻轻梳理头发和头皮(例如用蔬菜油和橄榄油)<br>用洗发水去除渗出物<br>常洗头通常可解决问题 |
| 新生儿中毒性红斑和粟粒疹 | 各种疹子,小泡或一般的皮疹 | 这些皮肤状况生后一周很常见,通常会自愈<br>不必要治疗<br>这种状况似乎不会使新生儿感觉痛苦<br>家长可以放心,这是新生儿正常的暂时的现象 |
| **口腔情况** | | |
| 鹅口疮 | 附着在舌头、牙龈和 / 或上颚的白色斑块 | 口服抗真菌药物<br>如果母乳喂养母亲也排除乳腺炎 |
| 鼻部分泌物 | 明显的分泌物<br>偶尔不规律的呼吸<br>鼻孔周围可能结或不结硬痂 | 建议父母避免使用球形吸引器,它们可能导致创伤和水肿<br>盐水滴鼻<br>区分鼻塞和呼吸暂停(呼吸暂停常伴有心率下降,暂停 20 秒甚至更久) |
| **行为** | | |
| 易激惹 | 大哭<br>肠绞痛的表现<br>很难安抚<br>原因不明,可能是父母 - 新生儿之间一种独特的表现 | 多种方法建议去安抚婴儿,尽管目前没有研究表明下面哪种方法更好:<br>• 用襁褓包裹<br>• 和婴儿面对面地说话<br>• 拥抱、重新摆位、走动或移动婴儿<br>• 尝试给婴儿喂奶或用安抚奶嘴<br>• 减少环境敏感刺激<br>**禁止摇晃婴儿!** |
| **睡眠** | | |
| 睡眠时间 | 刚出生的几天内通常睡 16~18 小时<br>随婴儿成长会有很大变化,到第 4 周时,睡眠时长从最少的 8 小时到最多的近 20 小时<br>新生儿比成人更少受昼夜节律支配<br>睡觉和喂奶相关;更可能在白天睡觉 | 让父母放心,新生儿没有白天和黑夜的混淆可能需要 12 周以后,夜间睡眠时间才更长,而且可能需要 3~5 个月,与褪黑素和皮质醇的分泌有关 |

表 38-7　常见新生儿状况和出生第 1 个月里父母的关注点

| 状况/问题 | 注解 | 治疗/建议 |
|---|---|---|
| 安全睡眠 | 仰卧睡的新生儿较少遭受婴幼儿猝死综合征(SIDS)<br>最初国家宣传称为"仰卧睡眠",现在称为"安全睡眠" | 新生儿需要仰卧位睡觉<br>只有在新生儿清醒时需要有俯卧时间以及相互交流 |
| **喂养**[a] | | |
| 充足的喂养 | 新生儿每日需要喂养多次(例如:每2~4小时喂一次)<br>在刚出生的前几天,新生儿可能丢失5%~7%的体重 | 充足的摄入表现在:<br>体重在一周末或第二周初开始增加(通常每周150~200g)<br>刚出生前几天的大小便至少1~3次<br>一旦哺乳规律确立,每日可3~4次大便,5~6次小便。<br>如果很难确定尿不湿是否是湿的,在吸水尿布里面放一块柔软的物质<br>如果24~48小时内没有排便或排尿咨询儿科医生 |
| **汽车安全** | | |
| 汽车座位 | 新生儿应该坐在汽车后座 | 永远不要让新生儿一个人在车里<br>选择符合美国安全标准(会标记在包装箱或标签上)的汽车座椅<br>因为汽车座椅和汽车都存在多种型号,需要汽车座椅技术人员进行安装和验证 |

[a] 更多详细内容可参考"母乳喂养和母婴共同体"章节

举例来说,婴儿没有必要每天都洗澡。新生儿需要保持头部和尿布区域的干燥,用温和、非除臭的肥皂清洗后,一定要完全擦干。父母有时间偶尔进行全身洗澡对新生儿有放松的作用。在给孩子洗澡时父母要全神贯注,不可转移注意力。在婴儿入浴前要准备好肥皂、毛巾、洗发水和干净的小衣服,洗澡的防滑垫价格不贵而且是有用的。

父母可能喜欢使用——一次性的纸质尿不湿或尿布其中一种,哪种最好没有确定。有少数父母会自己清洗孩子的尿布。如果这样做的话,建议将脏的尿布先在有漂白剂的肥皂水里浸泡一段时间,再在很烫的水中洗涤两次,注意洗衣机内衣物不要放太满,以保证将所有细菌彻底消灭。

家庭成员会让新生儿父母给他穿很多层的衣服,一般的经验是给在室内的婴儿在正常人穿衣层数上再加一层即可。因为婴儿还不能有效的排汗,婴儿过热的症状为皮肤发红、烦躁和身体发热,最终过热的婴儿会昏睡。婴儿在遇到冷空气时会快速降温,当婴儿在室外有风的冷环境里,应该注意包裹脸部但需留出缝隙。

在新生儿到家的那一刻起,父母要检查家里的安全风险。在第一个月要注意婴儿床周边坠物的风险,以及保证不要在小床的床档的缝隙里卡住婴儿。在婴儿睡觉时,父母要注意从孩子睡觉的地方挪开软枕、手机、玩具,避免这些东西造成婴儿窒息。

如果父母选择使用安慰奶嘴,那么奶嘴应定期清洁,并检查是否有污垢或真菌的迹象。现在大部分奶嘴都有一种促进口腔肌肉正常发育的设计。由于存在窒息的风险,安抚奶嘴不应该放在婴儿的颈部周围。一些新生儿不接受安抚奶嘴,所以父母想出其他方法来帮助新生儿安静下来(抱着宝宝溜达,分散宝宝注意力,鼓励拇指吸吮)。

当婴儿长时间吸吮奶瓶时,来自牛奶或果汁的残留糖可能会导致儿童龋齿,也称为"奶瓶龋",口咽后部存积的乳汁同样可能会导致耳部感染等。因此,用奶瓶时间过长,特别是通过支撑瓶子的方法不应该作为安抚婴儿的方法。

父母也需要认识到新生儿需要立即进行儿科照护的情况。表38-8列出了应及时联系儿科医生的情况。

| 表 38-8 | 需要家长及时报告或转诊至儿科 ª 的新生儿体征和症状 |
|---|---|
| **危险征象** | **描述** |
| 体温不稳定 | 腋窝温度高于 37.4℃ 或低于 36.5℃<br>呼吸急促（> 60 次 /min），持续 60 秒<br>（周期性呼吸暂停）暂停时间大于 20 秒 |
| 呼吸异常 | 有规律的大喘气，喘息，呻吟样呼吸 |
| 肚脐感染 | 脐带残端出现异味，水样渗出或出血 |
| 眼部感染 | 眼睛出现化脓性分泌物 |
| 黄疸 | 眼部、胸部或四肢出现黄疸 |
| 胃肠道症状 | 喷射性呕吐<br>混有胆汁的呕吐物<br>出生后没有排泄大便或小便<br>绷紧的，肿胀的腹部 |
| 腹泻 | 24 小时内多于 6 次大便，大便带血或非常稀 |
| 常见生病征兆 | 咳嗽<br>频繁大便或水泻<br>肌张力差<br>不睡觉、拒绝吃奶、或入睡后叫不醒<br>吮吸无力<br>神经学征象，前囟紧张鼓起、易激惹、反射异常等 |

ª 这个清单并没有包括所有情况，提供健康新生儿照护的助产士可向当地儿科专业人员学习他们首选的咨询常规

### 健康新生儿访视

如果助产士为出生 28 天内的新生儿提供服务，可能会在流动医疗点看到新生儿，同时妇女在此进行产后检查。这次检查目的有四个方面：①监测正常生长和发育；②识别疾病症状；③提供筛查措施；④给父母提供健康教育和支持。当父母带新生儿进行体检时，应尽一切努力使婴儿不接触其他人，特别是生病的人。当父母同婴儿一起到医院时尽可能地立即被送入检查室。

可以从对家长或主要抚养人员的简短问询开始。应该特别注意的是与新生儿出生或出生后护理有关的未解决的问题。助产士应该评估父母的心理，并识别他们在抚养新生儿方面是否抑郁或无助的地方。可以询问家庭是否有人提供帮助、同胞的反应以及其他亲人对新生儿的反应。重点评估婴儿的喂养方式、警觉程度、大小便和啼哭情况。

在体格检查时，对新生儿进行一个完整的身体检查，助产士有机会观察父母与新生儿的亲子关系。观察喂养的过程可以为评估父母 - 新生儿的关系及父母掌握的哺育知识提供特别有价值的看法和建议。

开始新生儿访视的绝大部分时间应该用于询问家长所关心的问题，并提供指导和建议。对于出现疾病症状或体征的婴儿，提供健康新生儿访视的助产士应该为有疾病症状或体征的婴儿咨询或转诊建立明确的关系。

## 结论

尽管助产士一般不被认为是最主要的儿科照护者，但是当她们把新生儿递给妈妈的时候，她们就给新生儿做了第一次评估。在第三产程持续的评估确立了助产士在第一个黄金时段的重要角色。即使其他专业人员迅速承担了儿科照护，但是助产士与女性及其家属之间的关系往往意味着，当婴儿出现问题，助产士也许是第一个被电话呼唤的人。正因为这种责任，助产士在保障社会后代健康方面发挥着不可或缺的作用。

（刘宏 译　庞汝彦 校）

### 信息资料

| Organization | Description | Webpage |
|---|---|---|
| American Academy of Pediatrics (AAP) | This site contains policy statements and practice guidelines from the American Academy of Pediatrics, such as guidelines for delayed cord-clamping and breastfeeding. | http://www.aappublications.org/search/toc _section%3AFrom%20the%20American%20 Academy%20of%20Pediatrics%20sort %3Apublication-date?see_more_page =1&see_more_page_title=AAP%20Policy |
| Office on Women's Health (OWH) | This website contains information on newborn care for new parents, including bathing, feeding, car seat safety, circumcision care, and SIDS prevention. It | https://www.womenshealth.gov/pregnancy /childbirth-and-beyond/newborn-care-and-safety |

续表

| Organization | Description | Webpage |
|---|---|---|
| | may also be useful for students who have recently cared for newborns. | |
| U.S. Department of Health and Human Services (DHHS) | Newborn Screening Programs: Recommended uniform screening panel. | https://www.hrsa.gov/advisorycommittees /mchbadvisory/heritabledisorders /recommendedpanel/index.html |
| Global Health Media | Training videos on neonatal breathing difficulties and umbilical cord infections. These training videos are based on standards of care described in *Care of the Newborn Reference Manual*, Save the Children, 2004; *Managing Newborn Problems*, World Health Organization, 2003; and *Integrated Management of Childhood Illnesses Chart Booklet*, World Health Organization, 2011. | https://youtu.be/m6MBM0pylpA?list=PLXeu9kWMO oFLMXFrdo67Xx06HiCa3Q6Vv |
| National Newborn Screening and Global Resource Center | This agency has information on all the state newborn screening programs, including contact information and details about each state's program. | http://genes-r-us.uthscsa.edu |
| YouTube | This site contains a half-dozen videos showing infant car seats and their safe use. It is a resource for parents and midwives unfamiliar with infant car carriers. | https://www.youtube.com/watch?v=87wknW5t2Zk |

## 参考文献

1. American College of Nurse-Midwives. *Core Competencies for Basic Midwifery Practice*. Silver Spring, MD: American College of Nurse-Midwives; 2012.

2. Sharma D, Pradeep Sharma P, Sweta Shastri S. Golden 60 minutes of newborn's life: Part 2: term neonate. *J Matern Fetal Neonatal Med*. 2016;29:1-6.

3. Mercer JS, Erickson-Owens DA, Graves B, Haley MM. Evidence-based practices for the fetal to newborn transition. *J Midwifery Womens Health*. 2007;52(3): 262-272.

4. Moore ER, Bergman N, Anderson G, Medley N. Early skin-to-skin contact for mothers and their healthy newborn infants. *Cochrane Database Syst Rev*. 2016;5:CD003519. doi:10.1002/14651858 .CD003519.pub4.

5. American Academy of Pediatrics. Delayed umbilical cord clamping after birth. *Pediatrics*. 2017;139(6). doi:10.1542/peds.2017-0957.

6. World Health Organization. *Guideline: Delayed Umbilical Cord Clamping for Improved Maternal and Infant Health and Nutrition Outcomes*. Geneva, Switzerland: World Health Organization; 2014.

7. Committee on Obstetric Practice. Committee Opinion No. 684: delayed umbilical cord clamping after birth. *Obstet Gynecol*. 2017;129(1):e5-e10.

8. American College of Nurse-Midwives. *Position Statement: Delayed Umbilical Cord Clamping*. Washington, DC: American College of Nurse Midwives; 2014. Available at: http://www.midwife.org/ACNM/files /ACNMLibraryData/UPLOADFILENAME/000000000290 /Delayed-Umbilical-Cord-Clamping-May-2014.pdf Accessed September 28, 2017.

9. McDonald SJ, Middleton P, Dowsell T, Morris P. Effect of timing of umbilical cord clamping of term infants on maternal and neonatal outcomes. *Cochrane Database Syst Rev*. 2013;2:CD004074. doi:10.1002/14651858 .CD004074.pub3.

10. Mercer JS, Erickson-Owens DA, Collins J, Barcelos MO, Parker AB, Padbury JF. Effects of delayed cord clamping on residual placental blood volume, hemoglobin and bilirubin levels in term infants: a randomized controlled trial. *J Perinatol*. 2017;37(3):260-264.

11. Katheria AC, Lakshminrusimha S, Rabe H, McAdams R, Mercer JS. Placental transfusion: a review. *J Perinatol*. 2017;37(2):105-111.

12. Rabe H, Diaz-Rossello JL, Duley L, Dowswell T. Effect of timing of umbilical cord clamping and other strategies to influence placental transfusion at preterm birth on maternal and infant outcomes. *Cochrane Database Syst Rev*. 2012;8:CD003248. doi:10.1002/14651858 .CD003248.pub3.

13. Lunze K, Blood D, Jamison D, Hamer D. The global burden of neonatal hypothermia: systemic review of a major challenge for newborn survival. *BMC Med*. 2013;11(24). Available at: http://www.biomedcentral .com/1741-7015/11/24. Accessed July 10, 2017.

14. World Health Organization. *Thermal Control of the Newborn: A Practical Guide*. Geneva, Switzerland: Maternal and Safe Motherhood Programme, Division of Family Health, World Health Organization; 1993.

15. Haninger NC, Farley CI. Screening for hypoglycemia in healthy term neonates. *J Midwifery Womens Health.* 2001;46:292-301.

16. Hay WW Jr, Raju TN, Higgins RD, Kalhan SC, Devaskar SU. Knowledge gaps and research needs for understanding and treating neonatal hypoglycemia: workshop report from Eunice Kennedy Shriver National Institute of Child Health and Human Development. *J Pediatr.* 2009;155:612-617.

17. Thompson-Branch A, Havranek T. Neonatal hypoglycemia. *Pediatr Rev.* 2017;38(4):147-157.

18. Folk L. Guide to capillary heelstick blood sampling in infants. *Adv Neonatal Care.* 2007;7(4):171-178.

19. Janes M, Pinelli J, Landry S, Downey S, Paes B. Comparison of capillary blood sampling using an automated incision device with and without warming the heel. *J Perinatol.* 2002;22(2):154-158.

20. Yin T, Yang L, Lee TY, Li CC, Hua YN, Liaw HH. Development of atraumatic heel-stick procedures by combined treatment with non-nutritive sucking, oral sucrose, and facilitated tucking: a randomized, controlled trial. *Int J Nurs Stud.* 2015;52(8):1288-1299.

21. Morrow C, Hidinger A, Wilkinson-Faulk D. Reducing neonatal pain during routine heel lance procedures. *Am J Matern Child Nurs.* 2010;35(6):346-354.

22. Centers for Disease Control and Prevention. Sexually transmitted infection treatment guidelines, 2015. *MMWR.* 2015;24(16):55-56, 66-67.

23. Puckett RM, Offringa M. Prophylactic vitamin K for vitamin K deficiency bleeding in neonates. *Cochrane Database Syst Rev.* 2000;4:CD002776. doi: 10.1002/14651858.CD002776.

24. Van Winckel M, De Bruyne R, Van De Velde S, Van Biervliet S. Vitamin K: an update for the paediatrician. *Eur J Pediatr.* 2009;168(2):127-134.

25. Phillippi J, Holley S, Morad A, Collins M. Prevention of vitamin K deficiency bleeding. *J Midwifery Womens Health.* 2016; 61(5):632-636.

26. Skarsgard ED. Management of gastroschisis. *Curr Opin Pediatr.* 2016;28(3):363-369.

27. DeJong P, Adams N, Mann R, Polley J, Girotto J. Management of lumbosacral myelomeningocele. *Eplasty.* 2016;16:ic51.

28. Tovar J. Congenital diaphragmatic hernia. *Ophanet J Rare Dis.* 2012;7(1). doi:10.1186/1750-1172-7-18.

29. Karahanoglu E, Kasapoglu T, Ozdemirci S, et al. Risk factors for clavicle fracture concurrent with brachial plexus injury. *Arch Gynecol Obstet.* 2016;293(4): 783-787.

30. Yan LJ. Neonatal brachial plexus palsy: management and prognostic features. *Semin Perinatol.* 2014;38(4):222-234.

31. Doumouchtsis SK, Arulkumaran S. Head injuries after instrumental vaginal deliveries. *Curr Opin Obstet Gynecol.* 2006;18(2):129-134.

32. Kurth E, Kennedy HP, Spichiger E, Hösli I, Stutz EZ. Crying babies, tired mothers: what do we know? A systematic review. *Midwifery.* 2011;27(2):187-194.

33. Blackburn S, Bakewell-Sachs S. *Understanding the Behavior of Term Infants.* White Plains, NY: March of Dimes Birth Defects Foundation. Available at: http://www.marchofdimes.com/nursing/modnemedia /othermedia/states.pdf. Accessed July 12, 2017.

34. Winberg J. Mother and newborn baby: mutual regulation of physiology and behavior: a selective review. *Dev Psychobiol.* 2005;47(3):217-222.

35. Hotelling BA. Newborn capabilities: parent teaching is a necessity. *J Perinat Educ.* 2004;13(4):43-49.

36. Brazelton TB, Nugent JK. *Neonatal Behavioral Assessment Scale.* 4th ed. London, UK: Mac Keith Press; 2011.

37. Povedrano MCA, Noto IS, Pinhiero MDS, Guinsburg R. Mothers' perceptions and expectations regarding their newborn infants: the use of Broussard's Neonatal Perception Inventory. *Rev Paul Pediatr.* 2011;29(2):239-244.

38. Szymanska M, Schneider M, Chateau-Smith C, Nezelof S, Vuillez-Coady L. Psychophysiological effects of oxytocin on parent–child interactions: a literature review on oxytocin and parent–child interactions. *Psychiatry Clin Neurosci.* June 2, 2017. [Epub ahead of print]. doi:10.1111/pcn.12544.

39. Lavender T, Bedwell C, Roberts SA, et al. Randomized, controlled trial evaluating a baby wash product on skin barrier function in healthy, term neonates. *J Obstet Gynecol Neonatal Nurs.* 2013;42(2):203-214.

40. Ness MJ, Davis DMR, Care WA. Neonatal skin care: a concise review. *Int J Dermatol.* 2013;52:14-22.

41. Blume-Peytavi U, Hauser M, Stamatas GN, Pathirana D, Garcia Bartels N. Skin care practices for newborns and infants: review of the clinical evidence for best practices. *Pediatr Dermatol.* 2012;29(1):1-14.

42. Sinha A, Sazawal S, Pradhan A, Ramji S, Opiyo N. Chlorhexidine skin or cord care for prevention of mortality and infections in neonates. *Cochrane Database Syst Rev.* 2015;3:CD007835. doi:10.1002/14651858 .CD007835.pub2.

43. DeLuca J, Zanni KL, Bonhomme N, Kemper AR. Implications of newborn screening for nurses. *J Nurs Scholar.* 2013;45(1):25-33.

44. Centers for Disease Control and Prevention. CDC grand rounds: newborn screening and improved outcomes. *MMWR.* 2012;61(21):390-393.

45. Sweetman L, Millington DS, Therrell BL, et al. Naming and counting disorders (conditions) included in newborn screening panels. *Pediatrics.* 2006;117(5 pt 2):S308-S314.

46. Berry S. Newborn screening. *Clin Perinatol.* 2015;42(2): 441-453.

47. Ross L. Ethical and policy issues in newborn screening of children for neurologic and developments disorders. *Pediatr Clin North Am.* 2015;62(3):787-798.

48. Andermann A, Blancquaert I, Beauchamp S, Costea I. Guiding policy decisions for genetic screening: developing a systematic and transparent approach. *Public Health Genomics.* 2011;14(1):9-16.

49. Lewis MH, Goldenberg A, Anderson R, Rothwell E, Botkin J. State laws regarding the retention and use of

residual newborn screening blood samples. *Pediatrics*. 2011;127(4):703-712.

50. Kemper AR, Kus CA, Ostrander RJ, et al.; U.S. Secretary of Health and Human Services' Advisory Committee on Heritable Disorders in Newborns and Children. Implementing point-of-care newborn screening. 2012. Available at: http://www.hrsa.gov/advisorycommittees /mchbadvisory/heritabledisorders/recommendations /correspondence/implementpocnewbornscreen.pdf. Accessed March 24, 2013.

51. Wolff Melnyk BM, Grossman DC, Chou R, et al. USPSTF perspective on evidence-based preventive recommendations for children. *Pediatrics*. 2012;130(2):e399-e407.

52. Wolff R, Hommerich J, Riemsma R, Antes G, Lange S, Kleijnen J. Hearing screening in newborns: systematic review of accuracy, effectiveness, and effects of interventions after screening. *Arch Dis Child*. 2010;95(2):130-135.

53. Ewer AK. Review of pulse oximetry screening for critical congenital heart defects in newborn infants. *Curr Opin Cardiol*. 2013;28(2):92-96.

54. Ewer AK, Middleton LF, Furnston AT, et al. Pulse oximetry screening for congenital heart defects in newborn infants. *Lancet*. 2011;378:785-794.

55. Thangaratinam S, Brown K, Zamora J, Khan KS, Ewer AK. Pulse oximetry screening for critical congenital heart defects in asymptomatic newborn babies: a systematic review and meta-analysis. *Lancet*. 2012;379(9835):2459-2464.

56. Mast EE, Margolis HS, Fiore AE, et al.; Advisory Committee on Immunization Practices. A comprehensive immunization strategy to eliminate transmission of hepatitis B virus infection in the United States: recommendations of the Advisory Committee on Immunization Practices (ACIP). Part 1: immunization of infants, children, and adolescents. *MMWR Recomm Rep*. 2005;54(RR-16):1-31.

57. Schillie SF, Murphy TV. Seroprotection after recombinant hepatitis B vaccination among newborn infants: a review. *Vaccine*. 2013;31(21):2506-2516.

58. Bar-On ES, Goldberg E, Hellmann S, Leibovici L. Combined DTP-HBV-HIB vaccine versus separately administered DTP-HBV and HIB vaccines for primary prevention of diphtheria, tetanus, pertussis, hepatitis B and *Haemophilus influenzae* B (HIB). *Cochrane Database Syst Rev*. 2012;4:CD005530. doi:10.1002/14651858 .CD005530.pub3.

59. Isaacs D, Kilham HA, Alexander S, Wood N, Buckmaster A, Royle J. Ethical issues in preventing mother-to-child transmission of hepatitis B by immunisation. *Vaccine*. 2011;29(37):6159-6162.

60. Mielke R. Counseling parents who are considering newborn male circumcision [erratum, *J Midwifery Womens Health*. 2014;59(2):225]. *J Midwifery Womens Health*. 2013;58(6):671-682.

61. American Academy of Pediatrics, Task Force on Circumcision. Male circumcision. *Pediatrics*. 2012; 130(3):e756-e785.

62. American Academy of Pediatrics, Task Force on Circumcision. Circumcision policy statement. *Pediatrics*. 2012;130(3):585-586.

63. Sperling RS, Shapiro DE, Coombs RW, et al. Maternal viral load, zidovudine treatment, and the risk of transmission of human immunodeficiency virus type 1 from mother to infant. Pediatric AIDS Clinical Trials Group Protocol 076 Study Group. *N Engl J Med*. 1996;335(22):1621-1629.

64. Cohen J. HIV/AIDS: early treatment may have cured infant of HIV infection. *Science*. 2013;339(6124):1134.

65. World Health Organization. *HIV and Infant Feeding*. Geneva, Switzerland: World Health Organization; 2010.

66. Verani JR, Schrag SJ. Group B streptococcal disease in infants: progress in prevention and continued challenges. *Clin Perinatol*. 2010;37(2):375-392.

67. Verani JR, McGee L, Schrag SJ; Division of Bacterial Diseases, National Center for Immunization and Respiratory Diseases, Centers for Disease Control and Prevention. Prevention of perinatal group B streptococcal disease: revised guidelines from CDC, 2010. *MMWR Recomm Rep*. 2010;59(RR-10):1-36.

68. Mitanchez D, Yzydorczyk C, Siddeek B, Boubred F, Benahmed M, Simeoni U. The offspring of the diabetic mother: short- and long-term implications. *Best Pract Res Clin Obstet Gynecol*. 2015;29(2):256-269.

69. Maayan-Metzger A, Lubin D, Kuint J. Hypoglycemia rates in the first days of life among term infants born to diabetic mothers. *Neonatology*. 2009;96(2):80-85.

70. Fréour T, Dessolle L, Lammers J, Lattes S, Barrière P. Comparison of embryo morphokinetics after in vitro fertilization–intracytoplasmic sperm injection in smoking and nonsmoking women. *Fertil Steril*. 2013;99(7): 1944-1950.

71. Pruett D, Waterman EH, Caughey AB. Fetal alcohol exposure: consequences, diagnosis, and treatment. *Obstet Gynecol Surv*. 2013;68(1):62-69.

72. Warren KR, Hewitt BG, Thomas JD. Fetal alcohol spectrum disorders: research challenges and opportunities. National Institutes of Health, National Institute on Alcohol Abuse and Alcoholism. Available at: http:// pubs.niaaa.nih.gov/publications/arh341/4-14.htm. Accessed March 29, 2013.

73. McQueen K, Murphy-Oikonen J. Neonatal abstinence syndrome. *N Engl J Med*. 2016;375(25):2468-2479.

74. Källén B, Reis M. Neonatal complications after maternal concomitant use of SSRI and other central nervous system active drugs during the second or third trimester of pregnancy. *J Clin Psychopharmacol*. 2012;32(5):608-614.

75. Jevitt C, Rowe W. Perinatal drug dependency disorders. In: Csiernik R, Rowe W, eds. *Responding to the Oppression of Addiction: Canadian Social Work Perspectives*. 3rd ed. Toronto, Canada: Canadian Scholars' Press; 2017:95-108.

76. Launiainen T, Nupponen I, Halmesmäki E, Ojanperä

I. Meconium drug testing reveals maternal misuse of medicinal opioids among addicted mothers. *Drug Test Anal.* 2013;5(7):529-533.

77. Muchowski KE. Evaluation and treatment of neonatal hyperbilirubinemia. *Am Fam Physician.* 2014; 89(11):873-878.

78. American Academy of Pediatrics, Subcommittee on Hyperbilirubinemia. Management of hyperbilirubinemia in the newborn infant 35 or more weeks of gestation. *Pediatrics.* 2004;114:297-316.

79. Malwade US, Jardine LA. Home versus hospital-based phototherapy for the treatment of non-haemolytic jaundice in infants at more than 37 weeks' gestation. *Cochrane Database Syst Rev.* 2014;10(6):CD010212. doi:10.1002/14651858.CD010212.pub2.

80. Gholitabar M, McGuire H, Rennie J, Manning D, Lai R. Clofibrate in combination with phototherapy for unconjugated neonatal hyperbilirubinaemia. *Cochrane Database Syst Rev.* 2012;12:CD009017. doi: 10.1002/14651858.CD009017.pub2.

81. de Jong EP, Vossen AC, Walther FJ, Lopriore E. How to use neonatal TORCH testing. *Arch Dis Child Educ Pract Ed.* 2013;98(3):93-98.

82. Neu N, Duchon J, Zachariah P. TORCH infections. *Clin Perinatol.* 2015;42(1):77-103.

83. Fillips DJ, Bucciarelli RL. Cardiac evaluation of the newborn. *Pediatr Clin North Am.* 2015;62(2):471-489.

84. Jain A, McNamara PJ. Persistent pulmonary hypertension of the newborn: advances in diagnosis and treatment. *Semin Fetal Neonatal Med.* 2015;20(4):262-271.

85. American College of Obstetricians and Gynecologists, Task Force on Neonatal Encephalopathy. *Neonatal Encephalopathy and Neurologic Outcome.* 2nd ed. Washington, DC: American College of Obstetricians and Gynecologists; 2014.

86. Campistol J, Plecko B. Treatable newborn and infant seizures due to inborn errors of metabolism. *Epileptic Disord.* 2015;17(3):229-242.

87. Jacobs SE, Berg M, Hunt R, Tarnow-Mordi WO, Inder TE, Davis PG. Cooling for newborns with hypoxic ischaemic encephalopathy. *Cochrane Database Syst Rev.* 2013;1:CD003311. doi:10.1002/14651858 .CD003311.pub3.

88. Wessel LM, Fuchs J, Rolle U. The surgical correction of congenital deformities: the treatment of diaphragmatic hernia, esophageal atresia and small bowel atresia. *Dtsch Arztebl Int.* 2015;112(20):357-364.

89. Pinheiro PF, Simões e Silva AC, Pereira RM. Current knowledge on esophageal atresia. *World J Gastroenterol.* 2012;28;18(28):3662-3672.

90. Bergeron KF, Silversides DW, Pilon N. The developmental genetics of Hirschsprung's disease. *Clin Genet.* 2013;3(1):15-22.

91. Bentz W. Hospital stay for healthy term newborn infants: American Academy of Pediatrics policy statement. *Pediatrics.* 2015;135(5):948-953.

92. American Academy of Pediatrics, Committee on Practice and Ambulatory Medicine; Academic Pediatric Association, Bright Futures Periodicity Schedule Workgroup. 2017 recommendations for preventative pediatric health care. *Pediatrics.* 2017;139(4):e20170254.

# 索　引

## Z